BAUHAUS

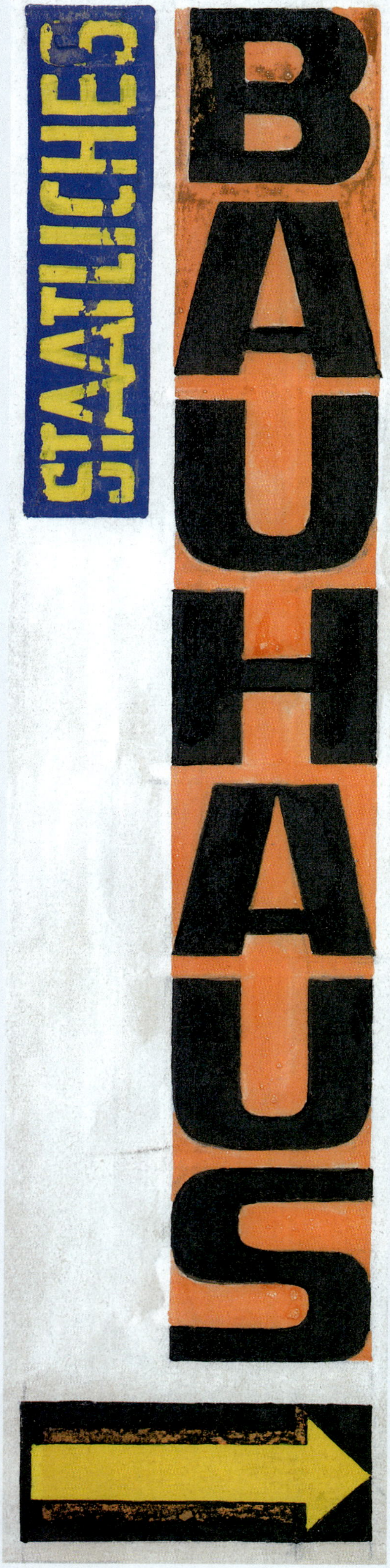
STAATLICHES
BAUHAUS

BAUHAUS

Herausgegeben von

Jeannine Fiedler
Peter Feierabend

KÖNEMANN

Hinweise

Bei den Maßen der Objekte gilt, wenn nicht anders angegeben, Höhe x Breite, bzw. Höhe x Breite x Tiefe. Wenn der Standort der abgebildeten Objekte nicht vermerkt ist, befinden sich diese in Privatbesitz oder in nicht ausgewiesenen Sammlungen.

Originalzitate wurden nach Maßgabe der Lesbarkeit typografisch vereinheitlicht.

Die Abbildungen dieses Bandes wurden ausgewählt und kommentiert von Jeannine Fiedler, Ute Brüning, Martin Kieren und Norbert M. Schmitz.

Abkürzungen

BHA	Bauhaus-Archiv Berlin
BUW	Bauhaus-Universität, Weimar
HfG	Hochschule für Gestaltung
KW	Kunstsammlungen zu Weimar
MMA	The Metropolitan Museum of Art
MOMA, NYC	Museum of Modern Art, New York City
SBD	Stiftung Bauhaus Dessau
SMBPK	Staatliche Museen Berlin – Preußischer Kulturbesitz

Gestaltung des Frontispizes unter Verwendung eines Entwurfs für ein Wegweiser-Plakat von Herbert Bayer. 1923, Tinte und Deckfarbe, 30,5 x 8,9 cm, Leihgabe Busch-Reisinger Museum, Harvard University Art Museums, Gift of Herbert Bayer.

Bonner Straße 126, 50968 Köln, Germany

Gestaltung: Peter Feierabend (Art Dir.), Anne-Claire Martin, Philine Rath
Projektmanagement: Birgit Gropp
Assistenz: Ulrike Kraus
Bildredaktion: Jeannine Fiedler, Ute Brüning, Monika Bergmann
Herstellung: Mark Voges
Reproduktionen: CDN Pressing, Verona
Druck und Bindung: Amilcare Pizzi, Mailand

Printed in Italy
ISBN: 3-89508-600-2

10 9 8 7 6 5 4 3 2 1

Inhalt

THEORIE

DOKUMENTATION

Vorwort

Eine Vision stand am Anfang der wohl erfolgreichsten wie folgenreichsten Schule für Gestaltung: die Idee, aus der Katastrophe des Ersten Weltkrieges einen neuen Menschen erstehen zu lassen. Ein Geschöpf, das mit allen Sinnen begabt, geschult durch die besten Künstler und Architekten der Zeit befähigt sei, Gegenwart und Zukunft eines modernen Jahrhunderts zu erfinden. Walter Gropius verlieh seiner Vision 1919 den programmatischen Titel „Bauhaus" und hätte in der Namensgebung kaum geschickter sein können. Denn ist nicht das „Haus" Synonym für Ideenreichtum, die Sorgfalt in der Ausführung und die Anpassungsfähigkeit an neue Methoden seiner Erbauer? Das Haus spendet die sinnstiftende Hülle für gemeinsam entwickelte Gedanken über die Gestaltung von Leben und Umwelt und ist eo ipso Momentum steter Reflexion über seinen eigenen Um- und Weiterbau. Der Vorgang, ein Haus zu bauen und es zu „behausen", wird gleichsam getragen von den seinsdefinierenden Elementen Raum und Zeit und markiert den Prozeß des Lebens schlechthin. (Auch am „Europäischen Haus" und seiner Struktur wird weiterhin gebaut werden, und seine Bewohner müssen untereinander Zivilisationsarbeit leisten.) Gropius und die Bauhäusler wollten ihrer Gesellschaft ein anderes Gesicht geben, ein aufregendes modernes Gebäude errichten, das – befreit vom Ausstattungsplunder der Kaiserzeit – vor allem auch dem Kopf die neue Richtung wies.

Für eine kurze Spanne von 14 Jahren teilte das Bauhaus diesen Willen zur Erneuerung mit der jungen deutschen Republik. Während jenes in den Ideenkammern von Ateliers und Werkstätten den Menschen und seine Lebensbereiche zivilisierte, versuchten die Politiker, das Staats- und Gesellschaftsgebäude zu demokratisieren. Es ist bekannt, daß die Demokratisierung für den Anbruch eines 1000jährigen Reiches ausgesetzt wurde; gleichfalls beendeten die Nationalsozialisten ab 1933 rigoros die ästhetisch-geistige Zivilisierung Deutschlands. Anderswo, in der Emigration, vor allem in den Vereinigten

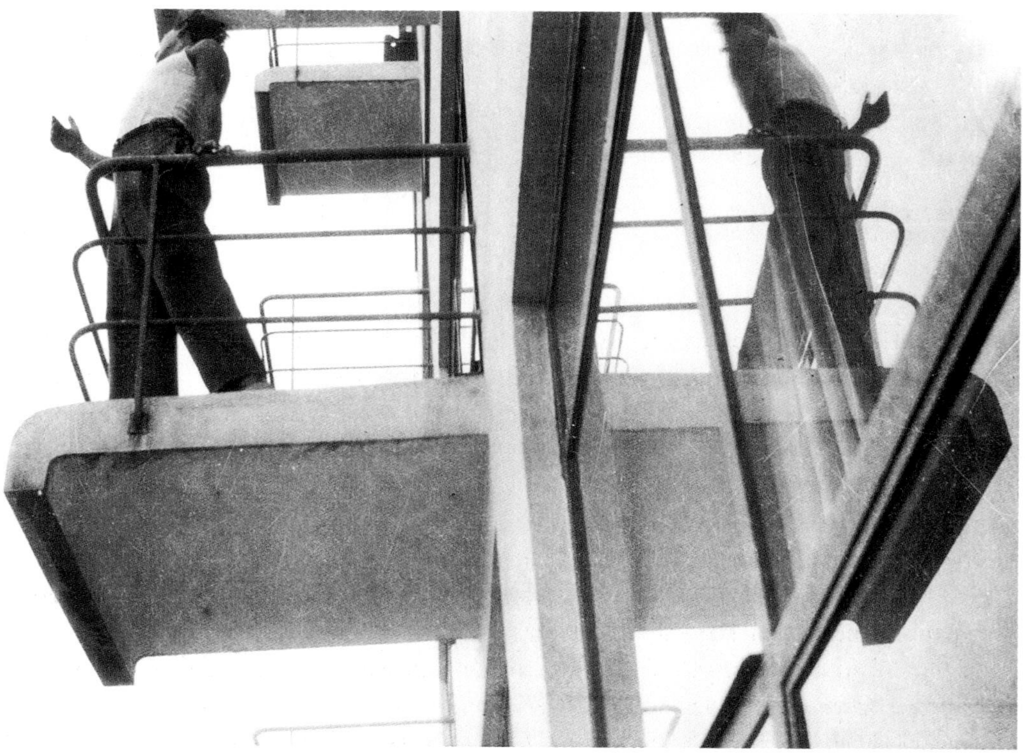

Studierender auf einem Balkon des Prellerhauses. Atelierhaus Bauhaus Dessau, um 1929. Foto von Marianne Brandt, BHA. • Prophet oder Visionär? Der Bauhäusler in kontemplativer Andacht.

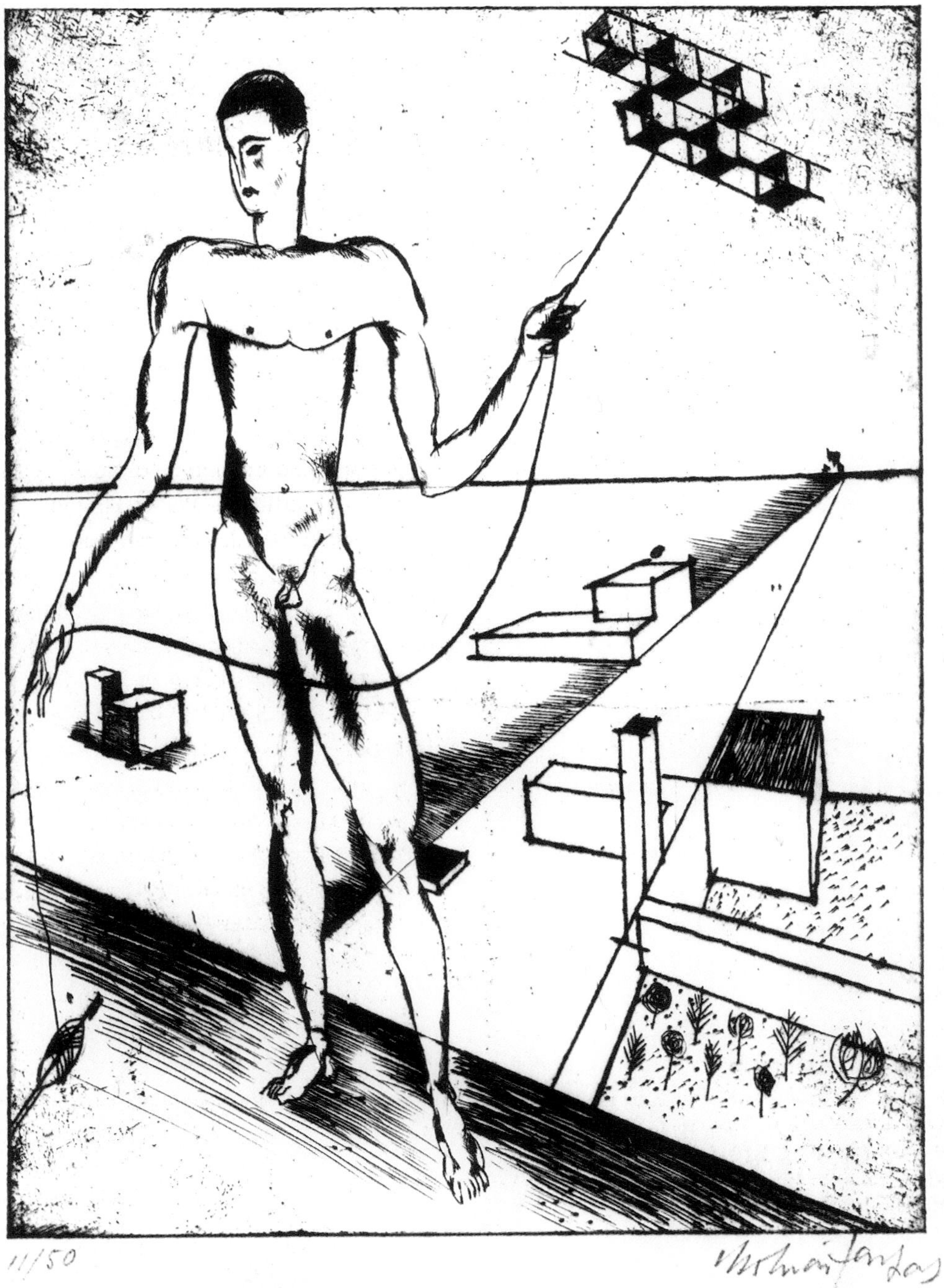

Farkas Molnár, Der Drachenflieger. 1923, Radierung auf Karton, Druck: 14,8 x 19,8 cm, Karton: 23,0 x 35,0 cm, BHA. ● Der „neue Mensch“ – hier dargestellt in seinem Harmoniebestreben zwischen Spiel und Kunst, Dynamik und Ausgleich, Körperhaftigkeit und Fortschritt.

Staaten und in Palästina wurde wenig später die soziale Utopie des Bauhauses mit derselben Energie wie an seinen Wirkungsorten in Weimar, Dessau und Berlin weitergedacht. Rückblickend fand der letzte Bauhausdirektor, Ludwig Mies van der Rohe, dafür in der ihm eigenen Präzision die Formel: „Nur eine Idee hat die Kraft, sich so weit zu verbreiten.“

Die Philosophie des Gestaltens, die durch diese Idee verkörpert wird, vereinte jene, die sie vertraten, über alle Grenzen hinaus. Etwas nimmt Gestalt an. Das Prozeßhafte des Wortes Gestaltung – wie ein Gegenstand entsteht und beschaffen sei – ist so alt wie der mittelalterliche Begriff von der Bauhütte, dem Zentrum der Zünfte und Kathedralenbauer, den Gropius im Namen „Bauhaus“ primär ansprach. Und die Worte Gestalt und Gestaltung sind so bedeutungsschwer, daß sie unübersetzbar Eingang in den englischen Sprachschatz gefunden haben. Weshalb T. Lux Feininger, der junggenialische Foto-Chronist des sprühenden Lebens am Bauhaus in seinen Betrachtungen über die Schule ahnte, daß „das Gefühl für das enge Nebeneinandersein des reinen Gedankens und der konkreten Substanz typisch deutsch“ sei.

Nach der Sturm-und-Drang-Periode Weimars, den Gründerjahren des Aufbruchs zwischen Jugendstil und Expressionismus, zwischen Handwerk und Technik, hatte sich um 1925/1926 in Dessau die Schule endgültig als Laboratorium des Gestaltungswillens etabliert. Das neue Unterrichtsgebäude aus Glas und Stahl, nach Plänen von Gropius errichtet, beherbergte nunmehr Produktivwerkstätten, denn was am

Unheimliche Straße I. 1928, Foto von Umbo (Otto Umbehr), BHA. • Das utopische Potential des Jahrhunderts im Schattenriß auf den Asphalt gebannt: der Mensch in seinem urbanen Lebensraum.

Bauhaus erprobt und entwickelt wurde, mußte sich rentieren: Die Zukunft des Handwerks lag in der schöpferischen Entwurfsarbeit für die industrielle Produktion begründet. Aus der anfänglichen Orientierungphase hatten sich Gesetzmäßigkeiten wie Norm, Typus und Synthese herausgebildet und markierten in der Vereinigung künstlerischer und handwerklicher Tendenzen den Weg zu neuen, industriellen Gestaltungsformen. „Junge Menschen – kommt ans Bauhaus" hieß es in einem Prospekt von Hannes Meyer. Sie kamen aus vielen Ländern und trugen die Vision der Schule hinaus in die Welt.

Nach zahlreichen Veröffentlichungen zum Thema Bauhaus stellen der interessierte Leser sowie das Fachpublikum an die Publikation eines aktuellen Kompendiums hohe Erwartungen. Dieses Buch möchte weder Monografien noch Spezialthemen ersetzen, wie sie die großen Sammlungen – das Bauhaus-Archiv in Berlin, die Stiftung Bauhaus Dessau, das Bauhaus-Museum Weimar, das Getty Research Center, Los Angeles, und die Misawa Homes' Bauhaus Collection, Tokyo – als Kataloge erarbeitet haben. Diesen Orten und seinen MitarbeiterInnen sei hier für ihre Unterstützung bei den Bildrecherchen großer Dank ausgesprochen. Mithilfe all dieser Institutionen ist es gelungen, eine bislang einzigartig umfangreiche Bildauswahl zum Bauhaus zusammenzustellen. Die Auswahl illustriert nicht nur die vielfältigen Textbeiträge, sondern entwickelt, unterstützt von eigenen knappen Bildkommentaren, eine ikonografische Dramaturgie, die auch auf rein visueller Ebene den Zugang zum Phänomen Bauhaus erlaubt.

Die Buchkonzeption sieht mit Themen, Werkteil und Dokumentation drei Einheiten vor. Die Themen bieten einen Einblick in das politisch-historische und pädagogische Umfeld des Bauhauses bis in die Gegenwart. Sie erleichtern das Verständnis für eine Keimzelle der Moderne, deren Wurzeln jedoch weit ins 19. Jahrhundert reichen. Zur Rezeptionsgeschichte des Bauhauses gehören ästhetisch-philosophische Ansätze ebenso wie seine Einbettung in die Geschichte der Weimarer Republik und die Erkenntnis seiner gesellschaftspolitischen Indienstnahme durch Nationalsozialismus und DDR-Diktatur. Spezifische Errungenschaften der Schule – zuallererst der berühmte Vorkurs, ihr didaktisches Konzept der innigen Durchdringung von Werkarbeit und theoretischer Lehre bis hin zu einem offensiv praxisbezogenen Curriculum – bestimmten nicht nur ihr pädagogisches Erbe in jenen Nachfolgeeinrichtungen, die das Lehrpersonal zum Teil aus Bauhausmeistern und -schülern rekrutierten, sondern wirken bis heute auf moderne Hochschulen und Akademien.

Es folgt ein Themenkreis, der in Leben und Alltag der Bauhäusler die intime Feinmechanik der Schule erschließt. Das Bauhaus als Brennpunkt eines radikal modernisierten Alltags wurde zum Katalysator für ein neues Lebensgefühl in den 20er Jahren. Seine Leistung bestand darin, antiakademische Geisteshaltungen zu bündeln und auf unkonventionelle Art schulisch zu verankern. Neue Modestile und Formen des Zusammenlebens – moderne Körperkonzepte, esoterische Techniken wie Mazdaznan, die Erprobung der freien Liebe, die Emanzipation der Frau und die Bauhausfeste als Seismographen für Zeitgeist und Experimentierfreudigkeit – waren die lebensertüchtigenden Formeln für den Schwung der Bauhäusler und für eine Lebendigkeit, die die Schule selbst nach 80 Jahren unvermindert ausstrahlt. Dieser reich illustrierte Themenkomplex verleiht der menschlichen Annäherung an die Ausbildungsstätte erstmalig eine eigene Wertigkeit.

Die Bauhauspersönlichkeiten markieren die Einleitung in den Werkteil: zuvorderst die Direktoren, die in den jeweiligen Schaffensperioden am Bauhaus mit ihren Erfolgen und dem Scheitern an den politischen Turbulenzen präsentiert werden. Hierauf folgt eine monografische Auswahl herausragender Meister und Jungmeister. Persönlichkeiten wie Georg Muche, Lothar Schreyer, Hinnerk Scheper, Joost Schmidt, Mart Stam, Lucia Moholy oder Lilly Reich werden objekt- oder werkstattbezogen gewürdigt. Wie sie Charakter und Unterrichtsplan des Bauhauses gestaltet haben, schildern die Basisinformationen; die Exkurse verweisen auf Aspekte aus den Viten der Künstler, die über ihr Wirken am Bauhaus hinausgehen und unter anderem ihre Beteiligung an den avantgardistischen Strömungen des Jahrhunderts anschaulich machen. Darüber hinaus beschäftigt sich der Werkteil mit der propädeutischen Lehre am Bauhaus. Hier werden die spezifischen Unterschiede der pädagogischen Modelle von Itten über Moholy-Nagy und Albers bis hin zum Unterricht Kandinskys und Klees erläutert.

Anschließend erfolgt mit der Einführung in das Formenspektrum der Werkstätten die Darstellung verschiedener Entwicklungsperioden von handwerklich bestimmter Produktion in Weimar, über die Entwurfstätigkeit für eine moderne Industriegesellschaft in Dessau bis hin zu einer wissenschaftlichen Ausrichtung des Lehrplans in der Spätphase der Schule. Auch hier eröffnen Exkursthemen mit neuen spezifischen Denkansätzen einen komplexeren Zugang auf die Werkstätten.

Die Theorie stellt sich als kleines Forum retrospektiver und in die Zukunft weisender Überlegungen dem Phänomen Bauhaus und der Moderne im 20. Jahrhundert.

Der Anhang gliedert sich in die Materialblöcke Dokumentation und Merchandising-Appendix. Letzterer führt die am häufigsten aufgelegten Bauhausobjekte vor; zur Förderung von „Sammlung und Leidenschaft" enthält er jene Firmen, die Bauhausobjekte, -möbel und -textilien vertreiben.

Wenige Inkunabeln moderner Gestaltung prägten den populären Begriff des „Bauhausstils". Das in diesem Buch ausgebreitete Material hingegen präsentiert ein offenes, dynamisches Regelwerk der Formen und Funktionen, das den gewohnten Blick auf das sensationelle Einzelobjekt gleichsam vervielfältigen soll. Von den Rezipienten zum Klassiker unter den Avantgarden geadelt, bleibt das Bauhaus auch über das ausklingende Jahrhundert hinaus Prüfstein für eine zweite oder dritte Moderne in Design und Architektur.

Jeannine Fiedler

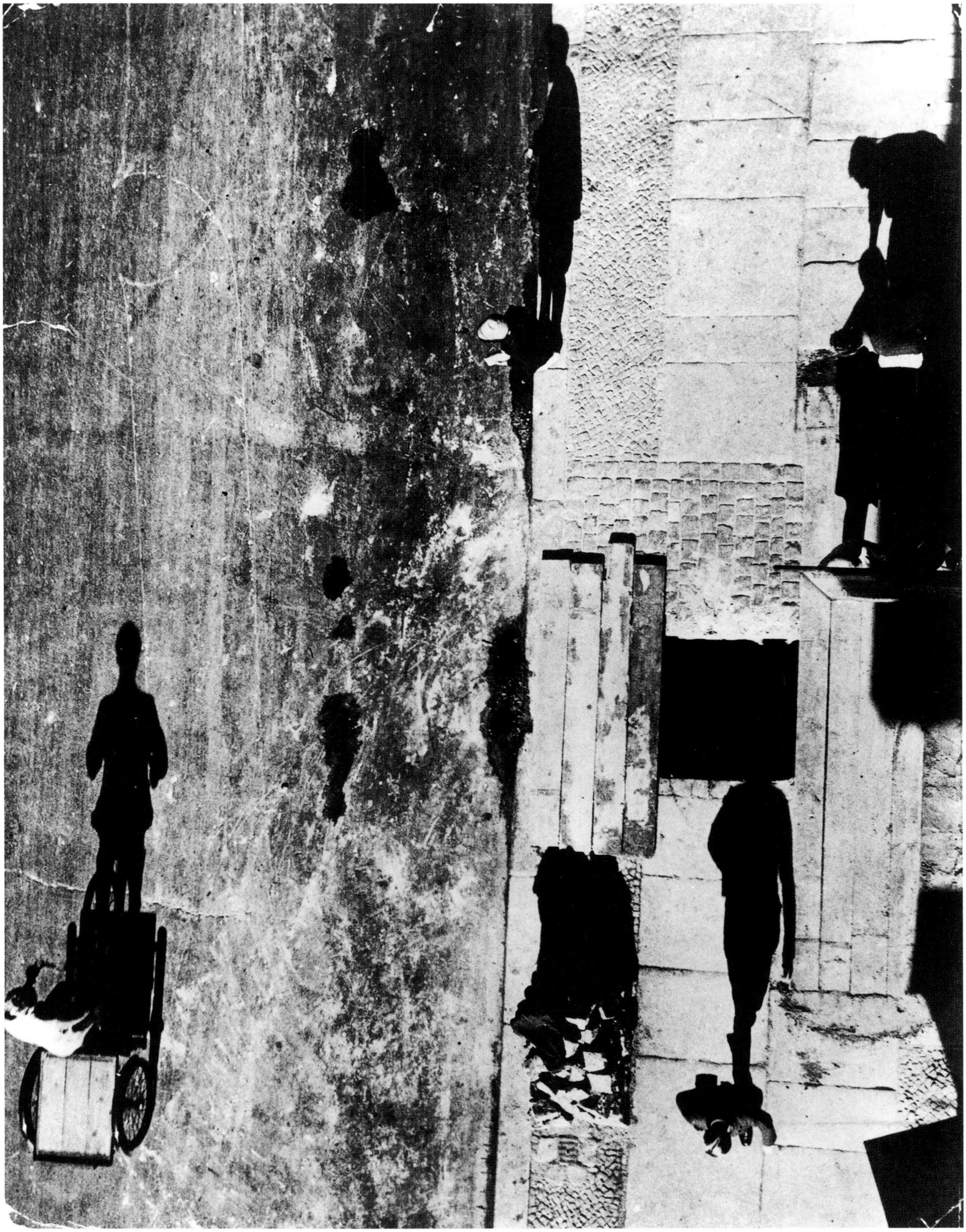

THEMEN

Grundlagen und Nachwirkungen

Bauhaus – geschichtlich

Andreas Haus

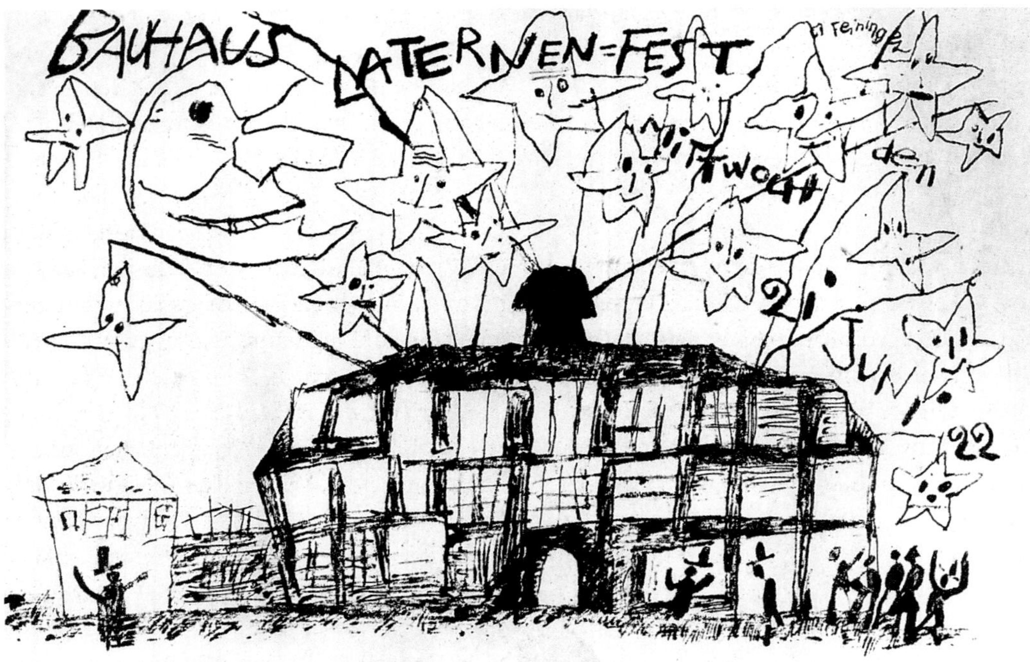

Lyonel Feininger, Postkarte zum Laternenfest. Mittwoch, 21. 6. 1922, Lithografie auf gelblichem Karton, Druck: 9,0 x 13,9 cm, Postkarte: 9,6 x 14,5 cm, BHA. ● In der hauseigenen Druckerei blühte bei Schülern wie Lehrern die individuelle Kunst, die man anläßlich von Festen und Veranstaltungen als Postkartenwerbung vervielfältigte. Feiningers Karte zeigt das dem versachlichten Jugendstil verpflichtete Gebäude, welches Henry van de Velde zwischen 1904 und 1911 für die Kunsthochschule errichtete. Ab 1919 diente es als Atelier- und Verwaltungsgebäude des Staatlichen Bauhauses Weimar.

Das Bauhaus ist das Kind einer Zeit, die sich revolutionär fühlte. Für viele Deutsche, die den Ersten Weltkrieg und den Zusammenbruch des Kaiserreichs erlebt hatten, schien Nietzsches „Umwertung aller Werte“ Wirklichkeit geworden. Nicht wenige waren der Ansicht, daß die alte, bourgeoise Welt des Industrialismus und des Militarismus mit ihren Adelsspitzen sich und ihre inneren Widersprüche im hybriden Krieg der Nationalstaaten selbst vernichtet hätte. Die Ideen der russischen Oktoberrevolution zündeten überall Visionen zur Erneuerung der Gesellschaft. Das Ende des „Alten“ und die Schaffung des „Neuen“ schienen nun möglich, und mancher fühlte sich zum Führer beim Aufbau einer besseren Zukunft berufen.

Die geistige Basis dieses Zukunftsdenkens war allerdings bereits seit Jahrzehnten gewachsen. Neben der durch Bismarcks Sozialistengesetze hervorgerufenen Sozialdemokratie- und Gewerkschaftsbewegung waren es vor allem die Künste, die seit den letzten Jahrzehnten des 19. Jahrhunderts neue Glückshoffnungen und Visionen menschlicher Freiheit herangebildet hatten. Eine ästhetische Bewegung umfaßte seit der Jahrhundertwende auch die Philosophie, die Pädagogik und zahllose Spielarten der Lebensreform. Jugendstil und Art Nouveau grundierten die Moderne in all ihren Zweigen. Der Historismus der Väter, der männliche Ichkult der Gründerzeit, bürgerliche Moralzwänge und die Rationalität positivistischer Weltanschauung waren – im Reich der Kunst – schon lange vor dem Ersten Weltkrieg von einer neuen Generation abgelöst worden, die reines Gefühl, Ursprünglichkeit, Erlebnis, Ausdruck und – als Ersatz für die Religion – ein universaleres, symbolisches Denken und Empfinden auf ihre Fahnen schrieb.

Man darf in der Rückschau feststellen, daß den politischen Erneuerungshoffnungen nach dem Ersten Weltkrieg eine ganze Generation künstlerisch-ästhetischer Entwürfe vorausgegangen war. Diesen Entwürfen grundsätzlich gemeinsam war die Idee einer Verbindung von Kunst und Leben, und aus dieser Idee heraus entstanden vielfach Projekte zur Reform der Kunstproduktion und des Kunstunterrichts. Insbesondere die akademische Trennung von hoher und angewandter Kunst galt zunehmend als überholt und ließ – ganz im Sinne des Jugendstils, der die Trennung von Kunst und Kunstgewerbe von vornherein aufgegeben hatte – Pläne reifen, die alten Akademien abzuschaffen oder mit den Kunstgewerbeschulen zu verbinden. Dies lag nahe, nachdem die Kunstgewerbeschulen seit ihrer Gründung in den 70er und 80er Jahren des 19. Jahrhunderts die traditionellen Akademien in bezug auf Modernität und Internationalität schnell überholt hatten und schon vor der Jahrhundertwende nicht selten von wirklich begabten Kunststudenten bevorzugt wurden. Zahlreiche der maßgeblichen Meister der Moderne waren ehemalige Kunstgewerbeschüler gewesen – in Deutschland wie im Ausland. Frankreich und England galten als die Vorbilder, und auch private („freie“) Kunstschulen spielten mit Programmen eine Vorreiterrolle, die immer öfter den abstrakt-dekorativen Tendenzen des modernen Kunstgewerbes Raum gaben.

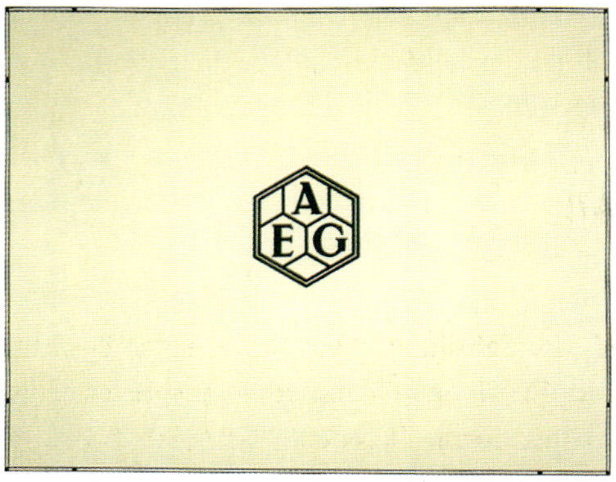

Peter Behrens, Signet der AEG. 1908, Frontispiz in „AEG 1883–1908. Festschrift zum 25jährigen Bestehen", SMBPK, Kunstbibliothek. ● Bei Peter Behrens, in dessen Büro der junge Walter Gropius von 1908–1910 arbeitete, führte der Versuch, die Industrie mit Kunst zu durchdringen, über gestalterische Typisierung, die ihm Voraussetzung für maschinell hergestellte Formen war. Auch am Erscheinungsbild der AEG sollte das Sinnbild geometrischer Konstruktion auf Standardisierung deuten und gleichzeitig einen „Extrakt" aus dem guten Geschmack früherer Zeiten bilden.

Wie so oft waren diese Avantgarden die Vorhut einer unterschwelligen Großbewegung, die sich den rasch wandelnden sozialen und ästhetischen Parametern der industriellen Revolution stellte. Das Ersetzen der Handarbeit durch moderne Maschinentechnik und damit das Ende sozial und kulturell eingebundener, individueller Werktätigkeit wurden Zeichen für die wachsenden sozialen Widersprüche. Das aufkommende Industrieproletariat der großen Städte mußte als anonyme Massenerscheinung in der Tat die Wohlstandswünsche des individuellen Bürgers bedrohen. Sozialromantische Reformideen, die durch handwerkliche Erneuerung von Kunst und Kultur zu einer besseren Gesellschaft führen sollten, hatte bereits John Ruskin um die Mitte des 19. Jahrhunderts mit seinen fast religiösen, industriekritischen Kunstpredigten eingeleitet. Sie führten zum Arts and Crafts Movement des Unternehmers William Morris und prägten als ästhetische Alternativrichtung entscheidend die kunsthandwerkliche Reform des Jugendstils.

Die Kunstgewerbebewegung des 19. Jahrhunderts suchte durch Aufwertung der Kunst im Handwerk ein Ideal ursprünglicher Einheit von Kunst und Leben zu bewahren und die Würde menschlicher Einzelarbeit auf einem kleinen Sektor der Wohn- und Lebenskultur zu konservieren. Es war dies eine typisch bürgerliche Theorie, daß über die künstlerische Hebung der produktiven Arbeit eine kulturelle und damit letztlich soziale Gemeinschaft des Volkslebens zu erhalten sei. Die enormen staatlichen Investitionen für Kunstgewerbemuseen und -schulen zeugen von der gesellschaftspolitischen Bedeutung, die man dieser Bewegung beimaß. Im Kampf um die Warenmärkte folgte in Deutschland allerdings bald das Bündnis der ästhetischen Reformer mit der Industrie. Die Gründung des Deutschen Werkbundes (1907) sammelte Architekten, Künstler, Kunstgelehrte, Industrielle und Wirtschaftspolitiker unter einem Programm, das nicht lediglich kulturelle, sondern vor allem auch volkswirtschaftliche Ziele hatte: „Der Zweck des Bundes ist die Veredlung der gewerblichen Arbeit im Zusammenwirken von Kunst, Industrie und Handwerk durch Erziehung, Propaganda und geschlossene Stellungnahme in einschlägigen Fragen." (Jahrbuch des Deutschen Werkbundes 1912)

So altväterlich der Name war – Werkbund –, so modern waren seine Ziele in mehrfacher Hin-

Das Bauhaus von De Stijl erobert. 12. 9. 1921, Postkarte von Theo van Doesburg an Antony Kok, (Ansicht des von Henry van de Velde errichteten Schulgebäudes), Haags Gemeendemuseum, Den Haag. ● Ein Sieg in Doesburgs Überzeugungskampf um das Bauhaus war 1921 noch nicht in Sicht. Einstweilen waren erst wenige begeistert von seinen Vorträgen, die, abseits vom Bauhaus, dann doch subversiv wirken sollten – die Mehrzahl der Bauhäusler begann gerade, nach van de Veldes Vorbild sich mit kunsthandwerklichen Produkten auf den Markt zu begeben.

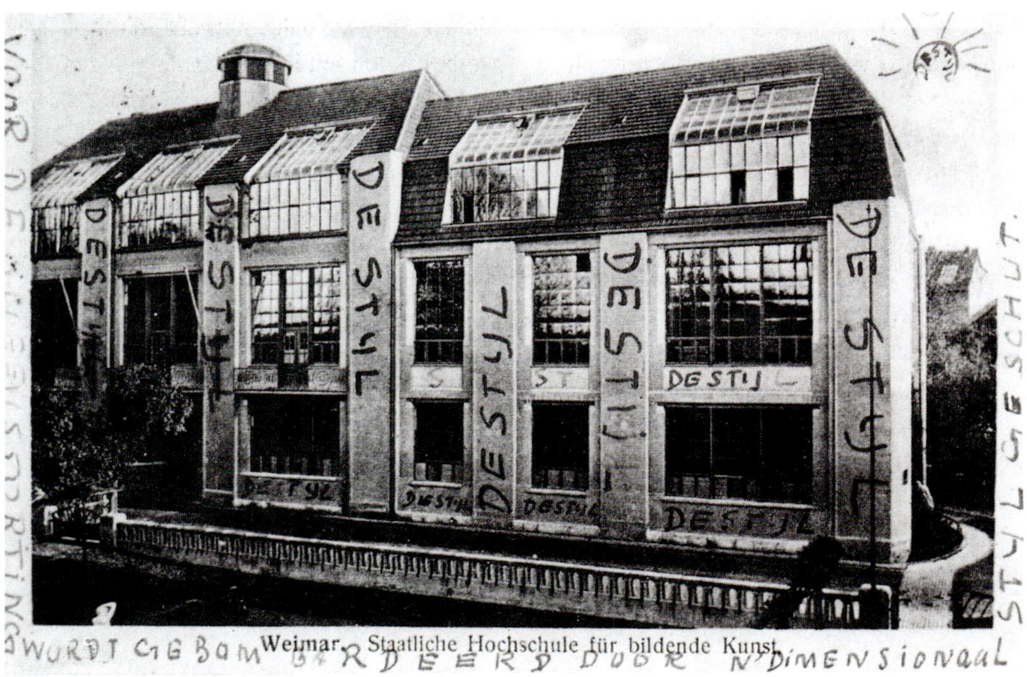

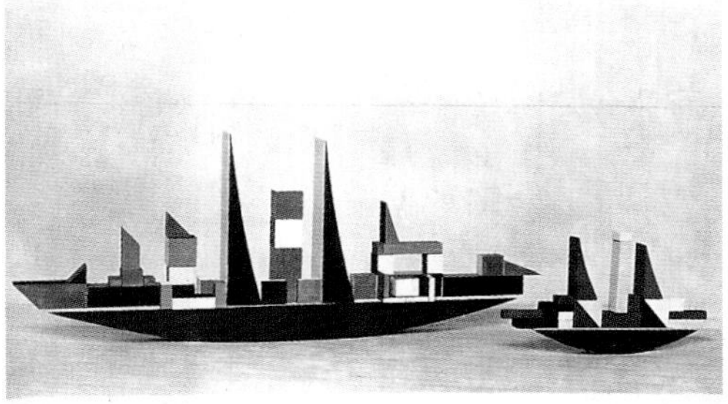

Alma Buscher, Bauspiel: Ein Schiff. 1923, Foto von Lucia Moholy, BHA. • Ein Bauhausprinzip zur Organisation des Materials: Die Errungenschaft der Abstraktion wird zum pädagogischen Umkehrprozeß. Die Anregung, die gegebenen stereometrischen Klötzchen selbständig zu Schiffsaufbauten oder anderen Gestalten zu arrangieren, förderte die individuelle Ausdeutung der Geometrie. Die Farbe sorgte für Dekoration.

sicht: Abschied von der nostalgischen Kunst-und-Handwerk-Ideologie, Anerkennung der Industrie und eine geradezu radikale Ersetzung des Begriffs „Kunst und Leben" durch „Kunst und Wirtschaft". Wirtschaft auf dem damals modernsten Niveau war gemeint, nämlich die Exportwirtschaft im Weltmarktsystem der konkurrierenden imperialistischen Nationalstaaten. Damit war der Werkbund weitgehend machtorientiert nach außen und nicht mehr nur kulturorientiert nach innen. Alle ästhetischen Fragen und Ziele im Werkbund tendierten bis zum Ausbruch des Ersten Weltkriegs zur Verherrlichung technisch-monumentaler Großformen. Im Reklameteil des Werkbund-Jahrbuches standen vielhundertpferdige Kraftübertragungsmaschinen Seite an Seite mit „Bürgermöbeln ... im neuzeitlichen Geiste ... von durchdachter Zweckmäßigkeit und Sachlichkeit, in sich schön durch die Wirkung des Holzes und die feinfühlig abgewogenen guten Verhältnisse ..." (Jahrbuch des Deutschen Werkbundes 1912)

Das Schlagwort des Werkbundes wurde die „Gute Form". Als deren Kennzeichen fungierten die Begriffe „Qualität" und „Sachlichkeit" – also völliges Aufgehen des funktionellen Objektbegriffs in schnörkellos konstruktiver Vollendung. Diese Identität von Form und Inhalt ließ den Werkbundstil zu einem frühen Funktionalismus werden. Der Gegenstand, das einzelne Warenobjekt, hatte für sich „notwendige" Gültigkeit zu erlangen und in seiner hundertprozentigen Gebrauchstüchtigkeit mit allen anderen Gestaltungen der Umwelt „vom Sofakissen bis zum Städtebau" eine nicht hinterfragbare Einheit einzugehen. 1914 wurde im Werkbund, in Angleichung an die technische Güterproduktion, auch im Möbelbau der Abschied vom künstlerischen Individualentwurf zugunsten maschinenproduzierter „Typenmöbel" diskutiert. Mit dem Standard der „Guten Form" gerieten alle individuell dekorierten Einzelstücke, jede Freiheit oder verspielte Extravaganz, wie sie der internationale Modern Style (Jugendstil) und vor allem das weltweit führende, zum Teil immer noch in Rokokoformen produzierende, französische Kunstgewerbe anboten, unter den Verdacht des Luxus und des schlechten Geschmacks. Im Deutschen Werkbund bildete sich erstmals eine an industrietechnischen Leistungsbegriffen orientierte Objektästhetik heraus, die das zweckmäßige Funktionieren an die entscheidende Stelle der ökonomischen wie ästhetischen Wertbestimmung rückte. Nicht zufällig enthielt das Werkbund-Jahrbuch 1914, das dem Verkehr gewidmet war, den Beitrag eines Korvettenkapitäns, der am modernen Kriegsschiff die „strenge Angleichung sowohl des technischen Aufbaues wie der künstlerischen Form an Wesen und Zweck des Kampfinstrumentes, durch Herausbildung eines wesenstreuen, wesenswahren organischen Gesamtkörpers" als vorbildlich herausstellte. Dieser Text, am Vorabend des Ersten Weltkriegs, stand nicht allein. Schnellbahnen, die „Architektur" von Fahr- und Flugzeugen, industrielle Bauformen allgemein, wurden als stilbildend erachtet. Um jedoch dem Vorwurf einer reinen Zweckästhetik zu wehren, wurde diese Funktionsstilisierung unter das Motto „Durchgeistigung der Deutschen Arbeit" gestellt. (Jahrbuch des Deutschen Werkbundes 1912) Die Formfrage wurde zur Kulturfrage und – nicht ohne Rückbesinnung auf die deutsche Klassik – zu einem Argument geistiger Führung.

Der junge Berliner Architekt Walter Gropius, dessen Großonkel Martin Gropius ein bedeutender Architekt und Schinkelschüler war, gehörte seit 1911 dem Werkbund an und hatte als Bearbeiter der Jahrbücher des Bundes eine wichtige Funktion. Gropius begann 1914 seinen Beitrag „Der stilbildende Wert industrieller Bauformen" mit den Worten: „Der Kunst der vergangenen Jahrzehnte fehlte der moralische Sammelpunkt und damit die Lebensbedingung zu einer fruchtbaren Entwicklung. Es gab in dieser nur materiell vorbereitenden Zeit kein geistiges Ideal von so allgemein gültiger Bedeutung, daß der schaffende Künstler über egozentrische Vorstellungen hinaus einen allgemein verständlichen Vorwurf daraus gewinnen konnte ... Das Grundproblem der Form war ein unbekannter Begriff geworden. Dem krassen Materialismus entsprach so ganz die Überschätzung von Zweck und Material im Kunstwerk." Gropius plädierte dagegen für die Findung eines „geistigen Begriffs der Zeit" und sah den Ansatz in der organisatorischen Bewältigung des modernen Weltverkehrs: „Mehr und mehr wird die Lösung dieser Weltaufgabe zum ethischen Mittelpunkt der Gegenwart, und damit wird der Kunst wieder geistiger Stoff zur symbolischen Darstellung in ihren Werken zugeführt." Bahnhöfe, Fabriken, Fahrzeuge stellten, so Gropius, für den Formkünstler die eigentlich zeitgemäßen Aufgaben: „Erkennt er ihre Notwendigkeit, werden sie ihm zum inneren Erlebnis, so sucht er ihren Sinn nicht nur allenthalben auf, sondern erfüllt damit seine Formen mit dichterischer Übertreibung, so daß jedwedem Beschauer die Grundidee des Ganzen sichtbar wird." Eindeutig plädierte Gropius also für die künstlerische, ja „dichterische" Gestaltung der technischen Form, und zwar in der Weise, daß nicht das konstruktive Skelett das Muster sei, sondern eine neue, gestalthafte Geschlossenheit: „Alle unwesentlichen Einzelheiten ordnen sich einer großen einfachen Darstellungsform unter, die schließlich, wenn ihre endgültige Gestalt gefunden sein wird, zum symbolischen Ausdruck für den inneren Sinn der modernen Baugebilde führen muß ... Automobil und Eisenbahn, Dampfschiff und Segeljacht, Luftschiff und Flugzeug (sind) förmlich zu Sinnbildern der Schnelligkeit geworden. Ihre klare, mit einem Blick erfaßbare Erscheinungsform läßt nichts mehr von der Kompliziertheit des technischen Organismus ahnen. Technische Form und Kunstform sind darin zu organischer Einheit verwachsen."

Ein interessanter Text des 31jährigen, der vielleicht schon futuristisch angehaucht ist und darüber hinaus einen eigenen, betont künstlerischen Charakter erkennen läßt. Doch man spürt, wie hier die Aufgabe künstlerischer Gestaltung, trotz aller Modernität, doch noch im Sinne des Jugendstils als symbolischer Gestaltausdruck organischer, naturhafter Dynamik aufgefaßt ist. Diese monumentale, zweckhafte und dabei organische Erscheinungsweise zeichnet die „Gute Form" der Dinge im Deutschen Werkbund aus: Sachlichkeit und gestalthafte Dingpräsenz in quasi naturgesetzlicher und damit fragloser Gültigkeit.

Die technischen Materialschlachten des Ersten Weltkriegs zerschlugen diese hochgemute Kulturauffassung vom stilbildenden Wert industrieller Formen gründlich. Nicht mehr „Sachlichkeit" oder der Wert der „Form" konnten Glauben schaffen, sondern die Not der Menschen, ihre existenzielle Angst vor Vernichtung, schrie geradezu nach humaner Erneuerung der Gemeinschaft. Der Expressionismus – vor dem Krieg eher eine Bohème-Bewegung – wurde in einer spirituellen Wendung zum Lebensgefühl der Kriegs- und Nachkriegsgeneration. 1918 bildete sich unter dem Eindruck der Novemberrevolution und nach dem Vorbild der Arbeiter- und Soldatenräte der „Arbeitsrat für Kunst". Gropius gehörte dessen Leitung an und veröffentlichte im „Deutschen Revolutionsalmanach für das Jahr 1919" einen Aufruf unter dem Titel „Baukunst im freien Volksstaat". Dort schrieb er: „Der alte Staat herrschte mit der Geste des Gewalthabers über die Kunst. Der neue Staat muß ihr dienen, um sich das große Beiwort ‚der freie' erst zu erringen." Gropius forderte nun nicht mehr Stil und Form, sondern „Gemeinsamkeit im Geistigen, die erst den natürlichen Rhythmus der Gesamtheit schafft ... Eine große allumfassende Kunst setzt die geistige Einheit ihrer Zeit voraus, sie braucht die innigste Verbindung mit der Umwelt, mit dem lebendigen Menschen ... Das heutige Geschlecht muß von Grund auf neu beginnen, sich selbst verjüngen, erst eine neue Menschlichkeit, eine neue Lebensform des Volkes schaffen. Dann wird die Kunst kommen ... dann wird das Volk wieder mitbauen an den großen Kunstwerken seiner Zeit. Die Künste werden aus ihrer vereinsamten Abgeschiedenheit in den Schoß der allumfassenden Baukunst zurückfinden ..."

Dies ist die geistige Stimmung, in der das Bauhaus entstand. Im ersten Kriegsjahr 1915 war in Weimar die Großherzogliche Kunstgewerbeschule aufgelöst worden, nachdem ihr Direktor Henry van de Velde – als Ausländer unerwünscht – zurückgetreten war. Gropius, den van de Velde noch als seinen Nachfolger empfohlen hatte, hatte sich seither mehrfach für eine reformierte Kunstausbildung in Weimar eingesetzt. Seine schließliche Berufung an die Weimarer Hochschule für Bildende Kunst Anfang 1919 bedeutete die De-facto-Anerkennung einer neuen Schulform, die, wie dies wenig später auch in Berlin geschah, die Ausbildungsstätten für hohe und angewandte Kunst vereinigte.

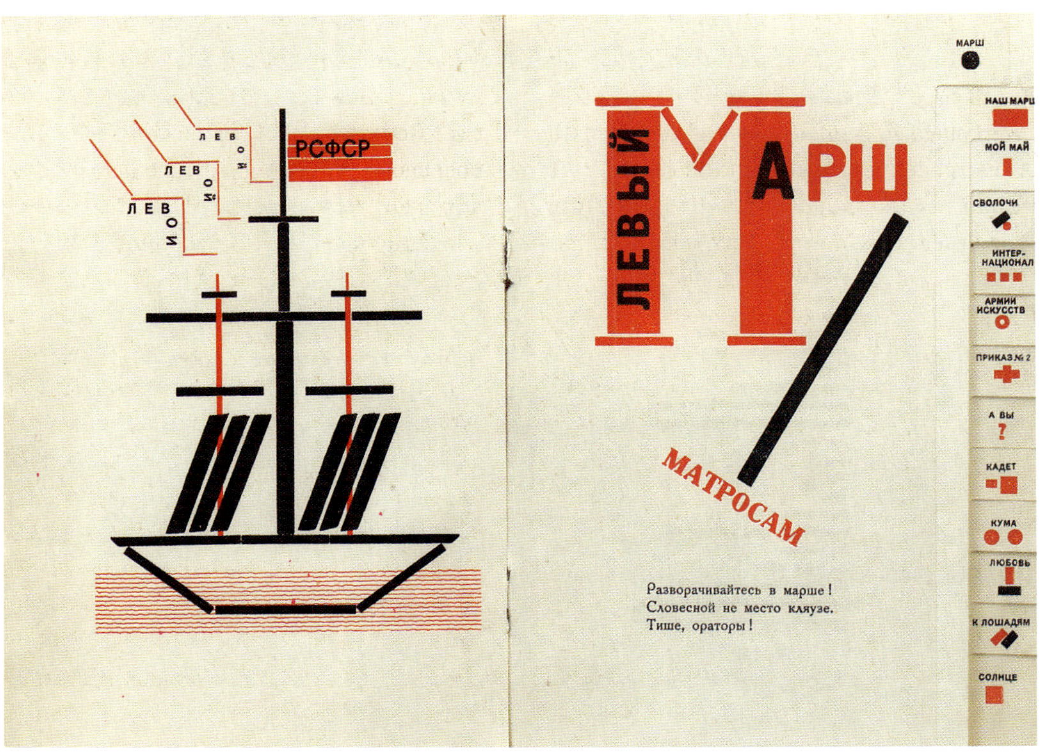

El Lissitzky, Doppelseite aus dem Gedichtband von Wladimir Majakowski „Dlja Golosa" („Für die Stimme"). 1923, Buchdruck, je 19,0 x 13,5 cm, BHA. ● Ein konstruktivistisches Prinzip der Organisation des Materials: Der Rückgriff auf elementare, gerade Linien vergegenwärtigte dem Vortragenden der Gedichte Aufbauprozeß und Kurs des stolzen Schiffes „UdSSR", was den Charakter des Vortrags überindividuell festlegen sollte. Ein Daumenregister mit Titelaufdruck und geometrischen Symbolen diente zum schnellen Auffinden der Gedichte. Die Farbe sorgte für eindeutige Zuordnung der Elemente.

Der Name für die neue Schule, den Gropius am 20. 3. 1919 beantragte, „Staatliches Bauhaus in Weimar (Vereinigte ehem. Großherzogliche Hochschule für bildende Kunst und ehem. Großherzogliche Kunstgewerbeschule)", war Programm: Hatte der Deutsche Werkbund noch im Sinne eines altdeutschen Zunftbegriffs das „Werk", die Objekte der Arbeit, Produkte und Waren, herausgestellt, die es zu schaffen galt, so bezog sich die Bezeichnung „Bauhaus" noch weiter zurück auf die Bauhütten des Mittelalters und betonte weniger die zu schaffenden Produkte als die soziale und geistige Gemeinschaft der Schaffenden. Eine durch und durch romantische Sehnsucht nach Einheit und Harmonie in autonomer, nur der Kunst und dem Glauben verpflichteter Arbeit am gemeinsamen Werk wurde zur leitenden Bauhausidee. Damit war das frühe Bauhaus, wenn man es mit den damals vorherrschenden deutschen Geistesströmungen vergleicht, auf einem besonderen Weg. Die jungen intellektuellen Deutschen der Weltkriegsgeneration waren zum großen Teil kulturkritisch eingestellte Nietzscheaner, mit einem Hang zum heroischen Individualismus. Nietzsches Kulturkritik verschärfte sich unter den Erschütterungen des Krieges bei vielen zu einem absoluten Nihilismus, für den etwa Ernst Jünger ein Beispiel gibt. Nihilisten in diesem Sinne waren auch die Dadaisten vom Schlag eines Raoul Hausmann oder eines Kurt Schwitters, die skeptische, oft zynische Einzelgänger blieben – eine Haltung, die sich noch in der Neuen Sachlichkeit der 20er Jahre niederschlug. Das Bauhaus hingegen gehörte zu jenen Aufbruchsbewegungen, die die Herrschaft

Konstruktivisten- und Dadaistenkongreß in Weimar. September 1922, Fotograf unbekannt, BHA. ● Hier wurde von Theo van Doesburg und seinem Freundeskreis ein „klassisches" Erinnerungsfoto in Szene gesetzt. Im Vergleich mit einer ersten, seriösen Variante symbolisiert diese Aufnahme die Abschaffung der Regeln. Obere Reihe: Lucia und László Moholy-Nagy, die erst 1923 ans Bauhaus kamen, in ihrer Mitte Alfréd Kemény; 2. Reihe von oben: Lotte Burchartz, El Lissitzky, Cornelis van Eesteren, Sturtzkopf; 3. Reihe von oben: Max Burchartz (mit Kind), Harry Scheibe, Theo van Doesburg, Vogel, Peter Röhl; vordere Reihe stehend: Alexa Röhl, Nelly van Doesburg, Tristan Tzara, Nini Smit, Hans Arp; vorne links: Werner Graeff; liegend: Hans Richter.

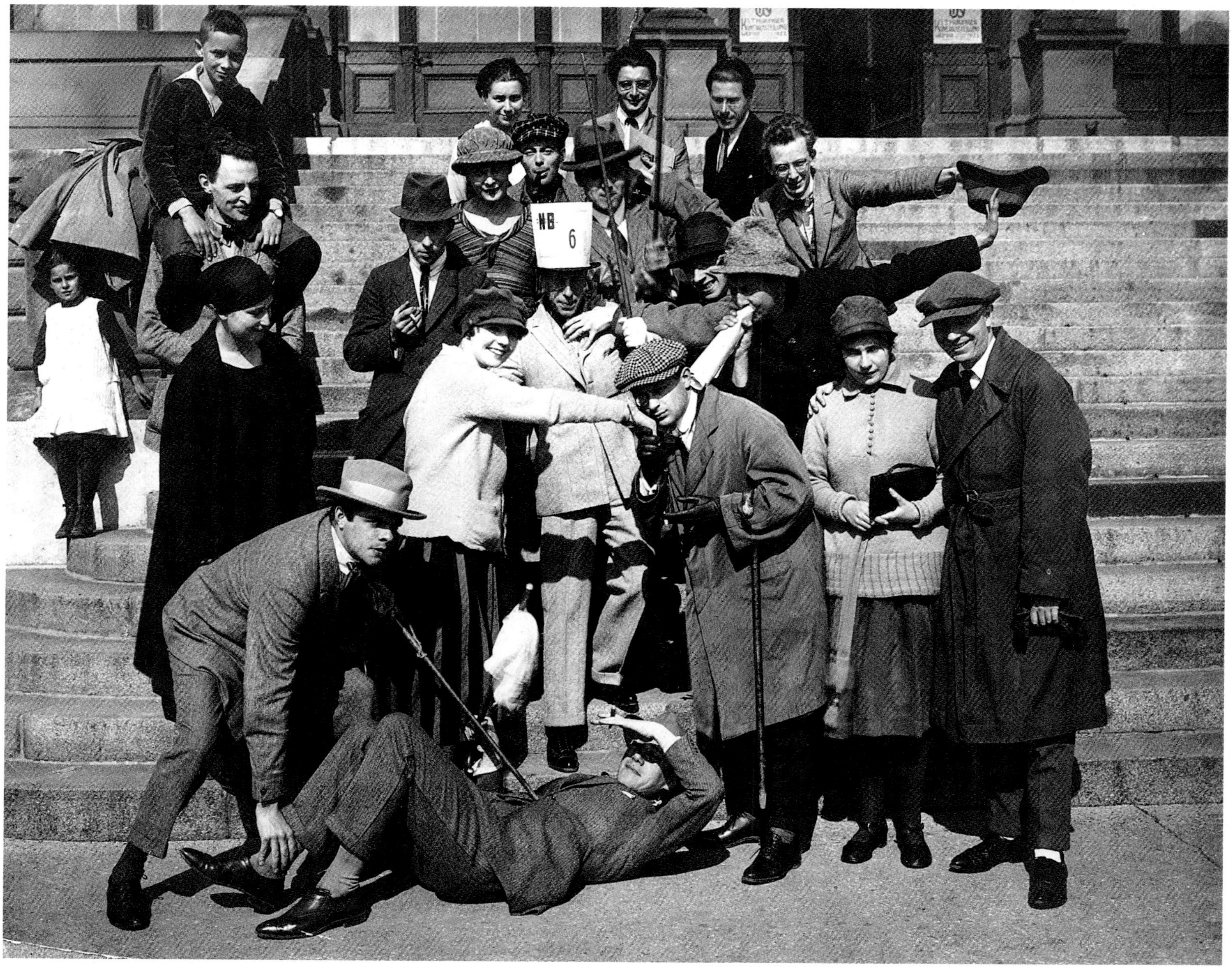

des Alten (nihilistisch Zerstörten) durch neue Impulse der Hoffnung, der Jugend und der Utopie ablösen wollten. Eine Erbschaft der Lebensreform erwachte neu, ein romantischer Idealismus der Herzen, der auf menschliche Gemeinschaft setzte. Auch nach dem berühmten Umschwung von 1923, als Gropius das Bauhaus mit dem Schlagwort „Kunst und Technik – eine neue Einheit" von einer handwerklichen auf eine technische Gestaltungsgrundlage hin orientierte, blieb das Bauhaus, wenn man es mit der mittlerweile aufkommenden neusachlichen Technikbegeisterung und dem modisch werdenden Amerikanismus der Zeit vergleicht, noch immer ein Zentrum der künstlerisch-geistigen Gemeinschaftskultur, wenn sich auch die äußere Form der Gestaltungsprinzipien technisch gewandelt und modernisiert hatte. Die Lichtmystik eines Moholy-Nagy, die Raumphilosophien eines Gropius, der feierliche Idealismus eines Schlemmer oder die naturpoetisch spielende Romantik eines Klee bilden inhaltliche Konstanten, die stärker sind als der eher zeittypische Formwandel vom holzgeschnitzten Zackenstil zu den glatten Flächen der Stahlmöbel. Nur wenn man in rein formalen Stilkategorien denkt, ist der Umschwung absolut. In seiner ideellen Substanz ist das Bauhaus aber, zumindest in der Ära Gropius bis 1927, weitgehend als Fortsetzung der älteren Lebensreform mit stark erzieherischen, sinnespädagogischen Grundzügen anzusehen, die sich den äußeren Veränderungen der politischen und gesellschaftlichen Realität kontinuierlich anpaßte und damit auch auf Kritik von außen, etwa von seiten des De Stijl oder des Esprit Nouveau, reagierte.
Man nennt das frühe Bauhaus oft das „expressionistische", um seine Anfänge von der ab 1923 einsetzenden Orientierung auf die Technik abzuheben. Ebenso richtig wäre es, vom „romantischen" Bauhaus zu sprechen. Der Ausspruch von Gropius im Gründungsmanifest von 1919: „Wir alle müssen zum Handwerk zurück", das Motiv der Kathedrale als „kristallenes Sinnbild eines neuen kommenden Glaubens" erinnern an Gedanken aus der Zeit nach den deutschen Befreiungskriegen von 1813/1814, an das religiöse Handwerkerethos der Nazarener und an die träumerischen Entwürfe gotischer Dome von Karl Friedrich Schinkel, die schon damals nationale Denkmäler des gewerblichen Aufschwungs und

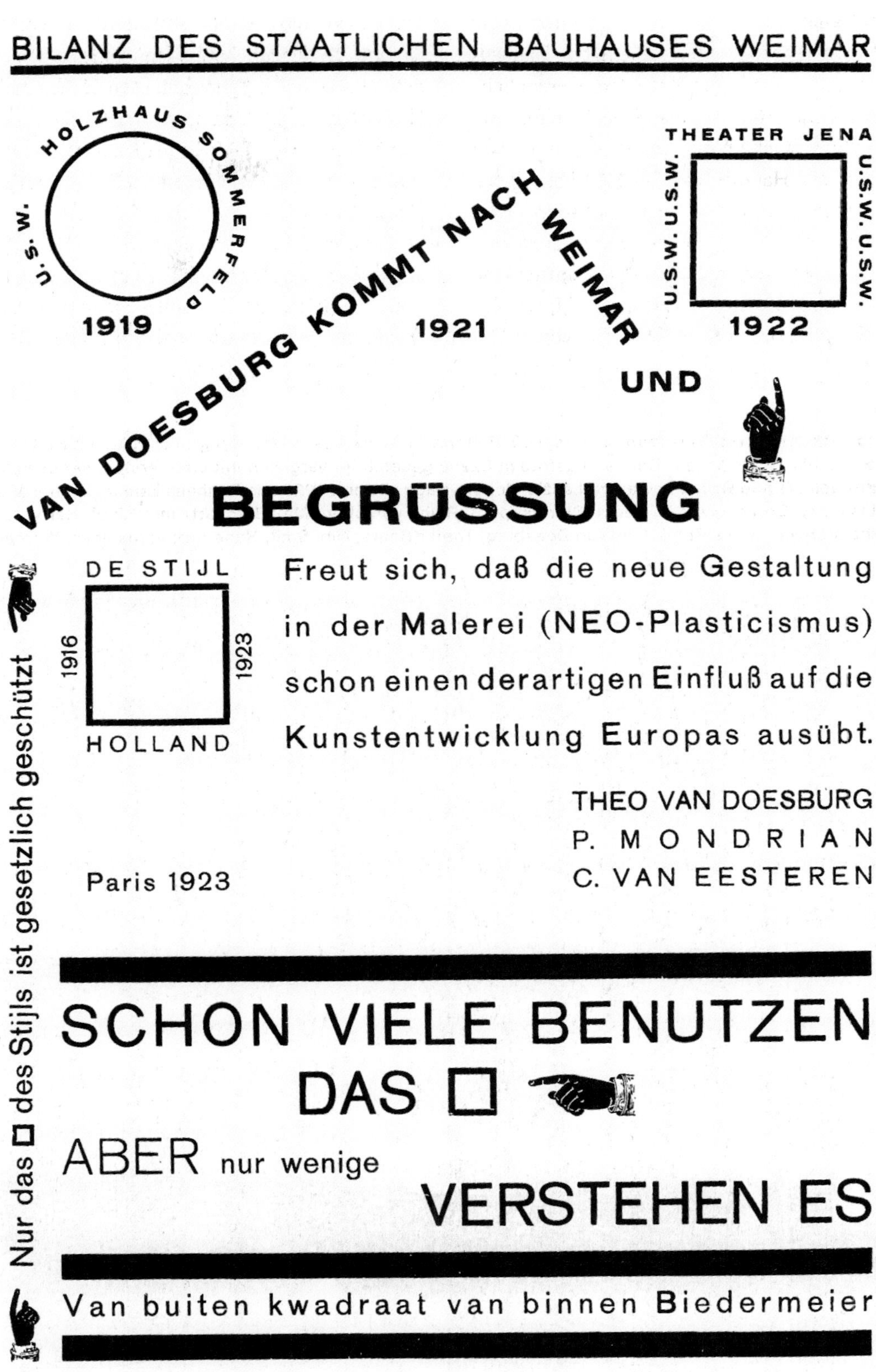
BILANZ DES STAATLICHEN BAUHAUSES WEIMAR
HOLZHAUS SOMMERFELD
U. S. W.
1919
VAN DOESBURG KOMMT NACH WEIMAR
1921
THEATER JENA
U.S.W. U.S.W.
U.S.W. U.S.W. U.S.W.
1922
UND
BEGRÜSSUNG
DE STIJL
1916
1923
HOLLAND
Freut sich, daß die neue Gestaltung in der Malerei (NEO-Plasticismus) schon einen derartigen Einfluß auf die Kunstentwicklung Europas ausübt.
THEO VAN DOESBURG
P. MONDRIAN
C. VAN EESTEREN
Paris 1923
Nur das □ des Stijls ist gesetzlich geschützt
SCHON VIELE BENUTZEN DAS □
ABER nur wenige
VERSTEHEN ES
Van buiten kwadraat van binnen Biedermeier

I. K. Bonset (d. i. Theo van Doesburg), Salut für das Quadrat. 1923, Seite aus „M-É-C-A-N-O", Nr. 4/5, 1923, BHA.

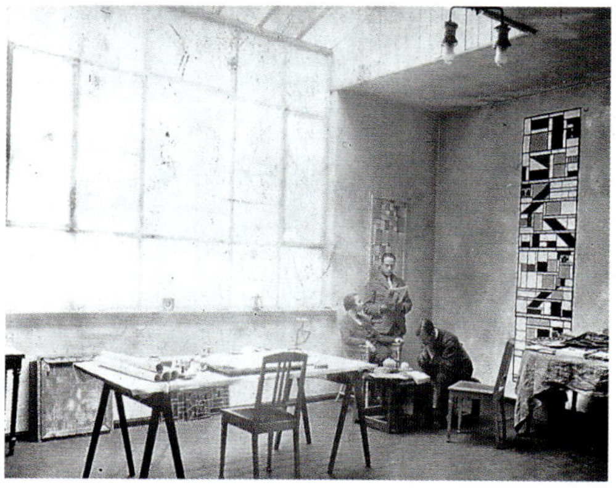

Theo und Nelly van Doesburg und Harry Scheibe in einem Weimarer Atelier. Februar 1922, Fotograf unbekannt, BHA. ● Rechts Entwürfe für „Large Pastorak“, Glasfenster in der Landwirtschaftsschule Drachten, 1921. Synthese von Künsten, Technik, Leben? Verkündete Doesburg nicht schon den Kurs des späteren Bauhauses? Die Schule wurde dennoch nicht zur De-Stijl-Kreation, sondern war Brennpunkt unterschiedlicher avantgardistischer Ideen.

einer neuen Handwerksgesinnung sein sollten – so wie Victor Hugo wenig später schrieb, die Kathedrale sei das Bild eines Volks bei der Arbeit („d'un peuple en travail“).

Geschichtlich erscheinen die Anfänge des Bauhauses als Wiederanknüpfung an die Epoche der romantischen Hoffnungen auf ein geeintes Volk. Die Rückkehr zum Handwerk schien 1918/1919 in der Tat so nah wie nie. Der Weltkrieg und die Reparationsforderungen der Siegermächte hatten das industrielle Deutschland so vollkommen zerschlagen, daß man vermutete, Deutschlands Wirtschaft sei für viele Jahrzehnte in vorindustrielle Zustände zurückgestoßen worden. Die Notwirtschaft nach dem Kriege ließ das kleinbürgerliche Handwerk – zuvor von der Industrie massiv bedroht – politisch und ideologisch erstarken. Dies bildete den realpolitischen Hintergrund für Gropius' ersten Bauhausappell. Daß die reaktionären Handwerkerverbände sich gegen das Weimarer Bauhaus wandten, war gewiß so nicht erwartet. Die Situation von 1919 ließ es zunächst durchaus möglich erscheinen, daß die Künstler zu einer gestaltenden Kraft im Volk würden. Dieser Aspekt verband die Bestrebungen des frühen Bauhauses auch mit anderen Avantgarden, deren äußerste Positionen durch die De-Stijl-Bewegung in Holland und durch die Konstruktivisten in Rußland bezeichnet werden. Auch diese Bewegungen wollten den individuellen Einzelkünstler abschaffen, die reine Elite- und Salonkunst, die Staffeleimalerei überwinden, um zu einer kollektiven Gestaltung des Lebens fortzuschreiten. Die Mittel jedoch waren vollkommen unterschiedlich. De Stijl folgte letztlich noch der ästhetischen Haltung des Jugendstils und suchte eine einheitliche formale Stillösung in der Kombinatorik einfachster Gestaltungselemente. Die Konstruktivisten hingegen ließen in der Konsequenz ihres materialistischen Programms überhaupt keine

Herbert Bayer, Isometrie des Arbeitszimmers von Walter Gropius im Bauhaus Weimar. 1923, Abb. aus „Staatliches Bauhaus Weimar. 1919–1923“, Weimar 1923, BHA. ● Der Wandmalereilehrling Herbert Bayer übersetzte Gropius' an De Stijl angelehnte Raumgestaltung in die Flächengeometrie eines Sechsecks – eine Parallelperspektive, die De-Stijl-Vorstellungen von Raumkontinuum und Unendlichkeit zur in sich geschlossenen Form umdeutete. Bayers Darstellung mag Gropius' Verschränkung von Behrensscher und De-Stijl-Geometrie durchaus treffen.

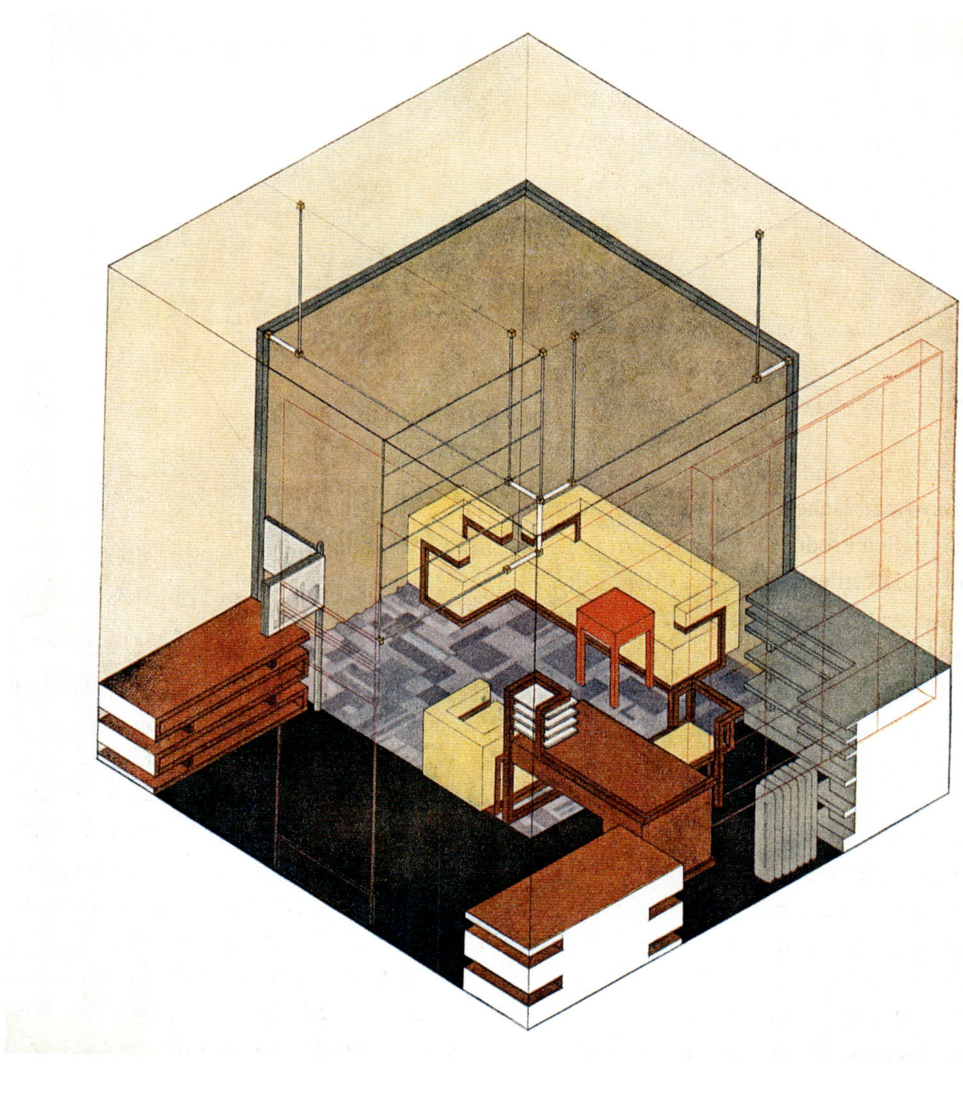

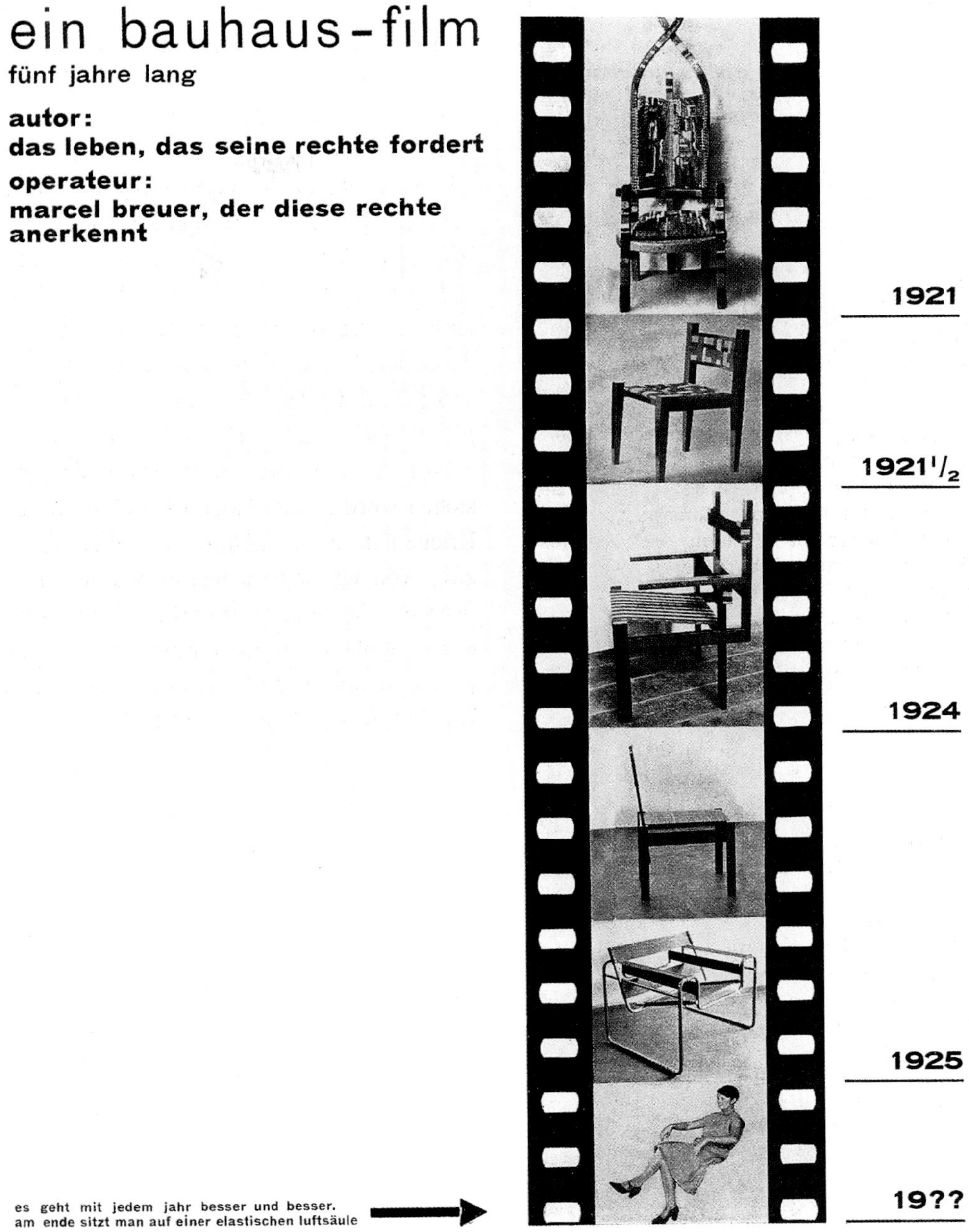

Marcel Breuer, ein bauhaus-film/fünf jahre lang/autor: das leben, das seine rechte fordert/ operateur: marcel breuer, der diese rechte anerkennt/es geht mit jedem jahr besser und besser/ am ende sitzt man auf einer elastischen luftsäule. 1926, Abb. aus „bauhaus", Heft 1, 1926, BHA.

Formfrage mehr gelten, sondern strebten die „Organisation" der Welt und der Gesellschaft selbst aus den Materialien der Gegenwart an. De Stijl wie der Konstruktivismus akzeptierten in vollstem Umfang die moderne Ingenieurstechnik als Grundlage der Gestaltung: De Stijl bevorzugte – vorwiegend aus ästhetischen Gründen – die elementare geometrische Rationalität und Regelmäßigkeit maschineller Bauteile, die russischen Konstruktivisten hingegen griffen in futuristischem Pathos nach den gesteigerten dynamischen Erlebniswerten der großindustriellen Produktionstechnik.
Gegenüber der alten Industrieästhetik des Werkbundes war beiden Richtungen wiederum gemeinsam, daß sie die funktionale „Gute Form" zugunsten größerer, zusammenhängender Strukturvorstellungen vollkommen überwinden wollten. Hier knüpfte auch das Bauhaus an, indem Gropius als Aufgabe der neuen Gestaltung nicht den Gegenstand, sondern in letzter Konsequenz das „Gestalten von Lebensvorgängen" hervorhob. Nicht Objekte, sondern Funktionssysteme wurden das Ziel der Gestaltung. Die Einzelobjekte hatten im System kaum mehr zu sein als integrierte Verbundelemente ohne eigenen Anfang und eigenes Ende. Der gesamte Gestaltungskomplex sollte sich primär den menschlichen Bewegungen im Raum zuordnen. Hier begann das Objekt als geschlossene Gestalt zu schwinden und damit auch die Werkbundtendenz der „Guten Form". Zunehmend wurde kritisch erkannt, daß das vollendet gestaltete Einzelstück zum Fetisch werden kann und den Menschen nicht von der Bindung an die Dinge befreit, sondern ihn von diesen abhängig macht. 1928 sprach Naum Gabo in der Zeitschrift „bauhaus" von der „Gefahr ..., aus dem Gegenstand einen Götzen zu machen"; Breuer schuf den zusammenklappbaren und wegräumbaren Klubsessel und entwickelte die Vision, statt auf einem Stuhl auf einer Luftsäule zu sitzen.
Wenn Bauhausmöbel als individuelle Einzelstücke, als Klassiker, einen dekorativen Platz in heutigen Wohnlandschaften finden, so geht dies wohl an den ursprünglichen Gestaltungsabsichten vorbei und beweist, daß unsere Einstellung eigentlich hinter die Einheitsvisionen des Bauhauses wieder auf die Ideologie der „Guten Form" zurückgefallen ist.

Bauhaus philosophisch – Kulturkritik und soziale Utopie

Nicole Colin

„Wir haben das Land verlassen und sind zu Schiff gegangen! Wir haben die Brücke hinter uns, mehr noch, wir haben das Land hinter uns abgebrochen.“ (Friedrich Nietzsche, Die fröhliche Wissenschaft)

Wie ein Echo dieser nietzscheanischen Standortbeschreibung klingen die Stimmen der Kulturkritik der 10er und 20er Jahre. Gleich, ob in philosophischer oder künstlerischer Absicht – die Mehrzahl der Welt- und Lebensentwürfe, die das Europa der Kriegs- und Nachkriegsjahre überschwemmten, wurde getragen von einer weitreichenden Kritik an den herrschenden desaströsen Verhältnissen sowie dem unbedingten Wunsch, das katastrophische Zeitempfinden als notwendige Bedingung eines Neuanfangs positiv zu wenden. Im Blick auf diese kulturkritische Dichotomie ist das Bauhaus als künstlerische Utopie ganz Kind seiner Zeit. Wie Gropius 1963 rückblickend beschreibt, entwickelte sich seine Ursprungsidee maßgeblich aus einer „Mischung tiefer Niedergeschlagenheit als Folge des verlorenen Krieges und der Zerrüttung geistigen und wirtschaftlichen Lebens und einer glühenden Hoffnung, aus diesen Trümmern etwas Neues aufbauen zu wollen“. (Brief an Tomás Maldonado. In: Ulm, Zeitschrift der Hochschule für Gestaltung, 10/11, 1964)

Als beispielhafte Manifestation dieses krisenhaften Weltgefühls sei der wohl berühmteste kulturhistorische Entwurf jener Jahre, Oswald Spenglers apokalyptisches Monumentalwerk „Der Untergang des Abendlandes“ (1918/1922), genannt. Spenglers Urteil ist definitiv: Unaufhaltsam steuere die dekadente „faustische“ Kultur auf ihre Vollendung, das heißt auf ihr baldiges Ende zu. Unterschiedslos reihen sich in seiner Argumentation Phänomene wie „Technik“, „Demokratie“, „Weltstadtkunst, Sport, Nervenreiz“, „Kultus der Wissenschaft“ sowie „sinnlose, leere Architektur und Ornamentik“ als Symptome dieses Untergangs aneinander. Für seine düstere, radikal antizivilisatorische Prognose erhielt Spengler den heftigen Beifall seiner Zeitgenossen. Vor allem

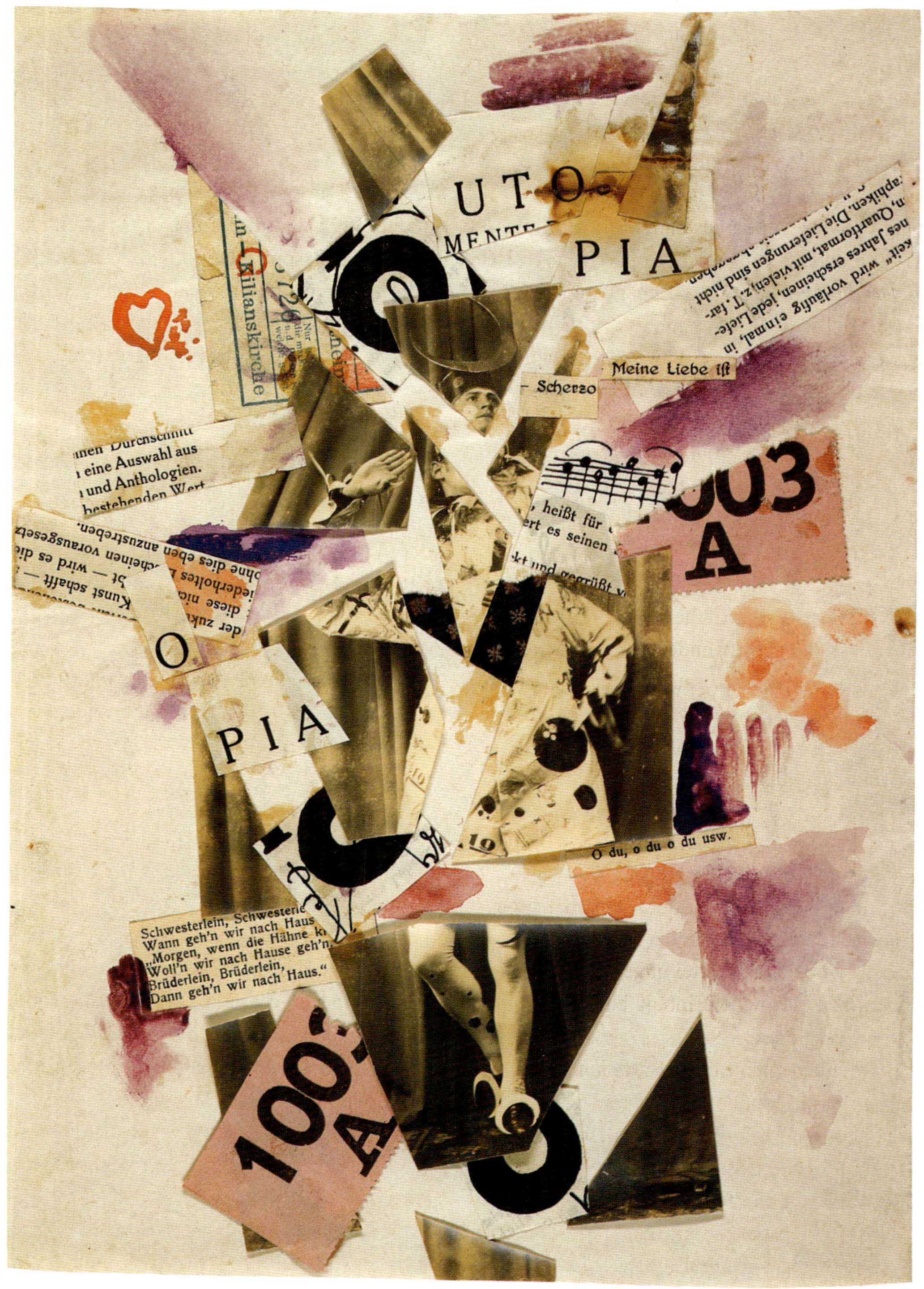

Rudolf Lutz, „Utopia. Dokumente der Wirklichkeit.“ 1921/1922, Collage aus zerschnittenem Porträtfoto von Rudolf Lutz in dadaistischem Kostüm sowie Schriftzeilen aus „Utopia. Dokumente der Wirklichkeit“. Eintrittskarten, Zeitungsausschnitte, schwarze Tusche, aquarelliert, 29,1 x 21,1 cm, BHA. • Von der Bauhauspublikation „Utopia“ sind nur Fragmente übrig geblieben, die ein zerschnittenes Künstlerbildnis durchsetzen. Ittens utopisches Konzept vom ganzheitlichen Menschen ist nurmehr Zitat.

für das konservative Bürgertum wurde der Begriff der „Zivilisation“ in Abgrenzung zu dem der „Kultur“ mehr und mehr zu einem Synonym für Nivellierung und Verfall.
Spenglers kulturpessimistische Euphorie war freilich nicht ohne Vorbild. Bereits im 19. Jahrhundert hatten sich Zweifel in den positivistischen Fortschrittsoptimismus eingeschlichen. In „Über Wahrheit und Lüge im außermoralischen Sinne“ beschreibt Friedrich Nietzsche, wie die Menschen, jene „klugen Tiere“, Vernunftkategorien in die Welt hineinlügen, um an der tatsächlichen Sinnlosigkeit allen Seins nicht zugrunde zu gehen. Mit diesem Selbstbetrug will der Nihilismus endgültig aufräumen: Es ist nichts, „nihil“, mit den platonisch-christlichen Sinngebungen des Lebens und der Geschichte, und es ist auch nichts mit den positivistischen Kategorien des Fortschritts und der Entwicklung. Anders als Spengler sieht sich der Nihilist in der Dialektik von Zerstörung und Wiederbeginn allerdings nicht am Ende der Geschichte, sondern bereits an deren Neuanfang – einer vom „Willen“ herbeigeführten Umwertung aller Werte.
Nicht zuletzt infolge der geradezu inflationären populärwissenschaftlichen Nietzsche-Rezeption der Jahrhundertwende wurde Zarathustras „Stunde des Mittags“ zum Leitmotiv unterschiedlichster künstlerischer und intellektueller Utopien. Diese Entwürfe, die bei genauerer Betrachtung tatsächlich oft recht wenig mit Nietzsche zu tun hatten, machten es sich, allgemein gesprochen, vor allem zur Aufgabe, den hypertrophierten Materialismus des 19. Jahrhunderts zu überwinden und die Zerrissenheit des sich selbst entfremdeten Menschen aufzuheben, wobei die Vorstellungen, auf welchen Prämissen die neue Einheit basieren sollte, stark divergierten.
Einer der bedeutendsten Ansätze jener Zeit, der sich in diesem Sinne für eine universelle Umkehr des Denkens einsetzte, war die Anthroposophie Rudolf Steiners. Auch Steiner hatte sich mit Nietzsche beschäftigt, glaubte er doch, bei ihm in verzerrter, karikierter Form seine eigenen Ideen wiederzufinden. Im Gegensatz zum Untergangspathos des Nihilismus bestimmte sich die Anthroposophie jedoch aus der grundsätzlich positiven Absicht einer Vereinigung von Theorie und Praxis, Wissenschaft und Religion, sinnlicher und übersinnlicher Welt. Starke Inspiration schöpfte der mit seherischen Fähigkeiten ausgestattete Naturwissenschaftler und gläubige Katholik zunächst aus der von dem russischen Medium H. P. Blavatsky 1875 gegründeten „Theosophischen Gesellschaft“, einer damaligen Modeströmung, die, ebenso wie Steiner selbst, wichtigen Einfluß auf die „spirituelle Fraktion“ des Bauhauses, vor allem auf Kandinsky, Klee und Itten, ausübte. Während die eher als „Geisterwissenschaft“ zu bezeichnende Theosophie aber in Mystizismus und Mediumismus verfangen blieb, strebte der erkenntnisoptimistisch gestimmte Steiner nach einer wissenschaftlichen Begründung des Glaubens. Dieses bereits 1894 in „Philosophie der Freiheit“ festgelegte Ziel seines „Erkenntnisweges“, das sich vor allem gegen Immanuel Kants epochale Widerlegung des ontologischen Gottesbeweises richtete, ist allerdings grundsätzlich als epigonal zu bezeichnen und stieß in Fachkreisen auch weitgehend auf Unverständnis.
Weniger okkult und inhaltlich überzeugender als die Anthroposophie präsentiert sich der als „Lebensphilosophie“ bekannt gewordene Ansatz Henri Bergsons. Seine Theorie ist vor allem im Hinblick auf den Begriff der „Intuition“ interessant, ein Phänomen, dem besonders im pädagogischen Programm Johannes Ittens eine dominierende Rolle zugesprochen werden muß. Von ähnlichen Motiven geleitet wie Steiner, wollte Bergson die Philosophie aus dem spekulativen in den spirituellen Bereich verlegen, um sie in Abgrenzung zur Wissenschaft neu zu begründen. In der 1912 in deutscher Sprache erschienenen „Schöpferischen Entwicklung“ proklamiert Bergson die Untauglichkeit des Intellekts für die Erkenntnis des Lebens, dessen fließender und einmaliger Charakter mit wissenschaftlichen Methoden nicht eingefangen werden könne. Der Verstand tauge nur zur Erforschung der leblosen Materie, des Unzusammenhängenden, Zähl- und Berechenbaren; allein die Intuition – hier nicht als mystische Eingebung, sondern vielmehr als „metaphysische Erfahrung“ verstanden – erfasse das Zusammenhängende, den Geist, das Leben und vermöge in das „Innere der Dinge“ vorzudringen.
In Bergsons negativer Beurteilung der rationalen Verstandestätigkeit schließt sich der Kreis zum Kulturpessimisten Spengler, dem die empirisch-wissenschaftliche Methodologie ungeeignet erscheint, den Sinn der Geschichte zu

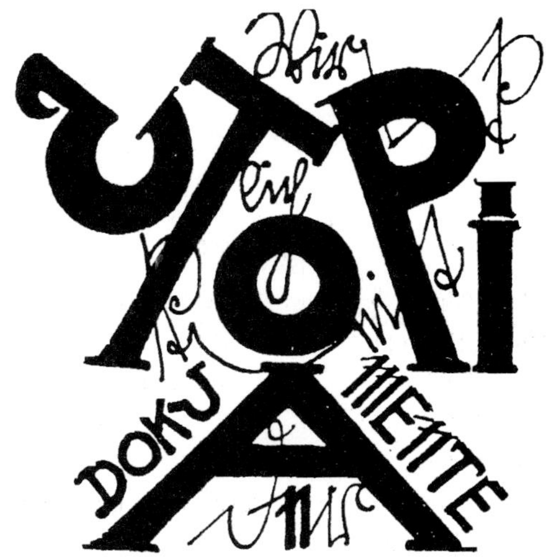

Johannes Itten, Titelblattentwurf „Utopia. Dokumente der Wirklichkeit“. Weimar 1921, Tusche auf Papier, 33,0 x 24,0 cm, Itten-Archiv Zürich. ● Wie weitgespannt Bauhausutopien sein konnten, zeigte besonders Itten. Sein Ziel, in Kunst und Leben Harmonie zwischen polaren Gegensätzen zu schaffen, war auf Gott ausgerichtet. Auch die „Dokumente der Wirklichkeit“ fügen sich Gottes Wort zwischen A(lpha) und O(mega), deren Form und Hervorhebung ein Loblied auf dessen Größe zu intonieren scheinen.

begreifen und der statt dessen auf Erlebniskategorien wie „Erfühlen“ und „Erspüren“ setzt. Dieser für das Denken der damaligen Zeit geradezu typische Umschlag ins Irrationale beschränkt sich keinesfalls auf das konservative Lager, sondern trifft gleichermaßen auch auf avantgardistische und expressionistische Weltmodelle zu. So formuliert Beat Wyss 1996 in „Der Wille zur Kunst“: „Die Moderne ist, kulturhistorisch gesehen, Produkt einer Mythologie, die von irdischer Erlösung spricht.“

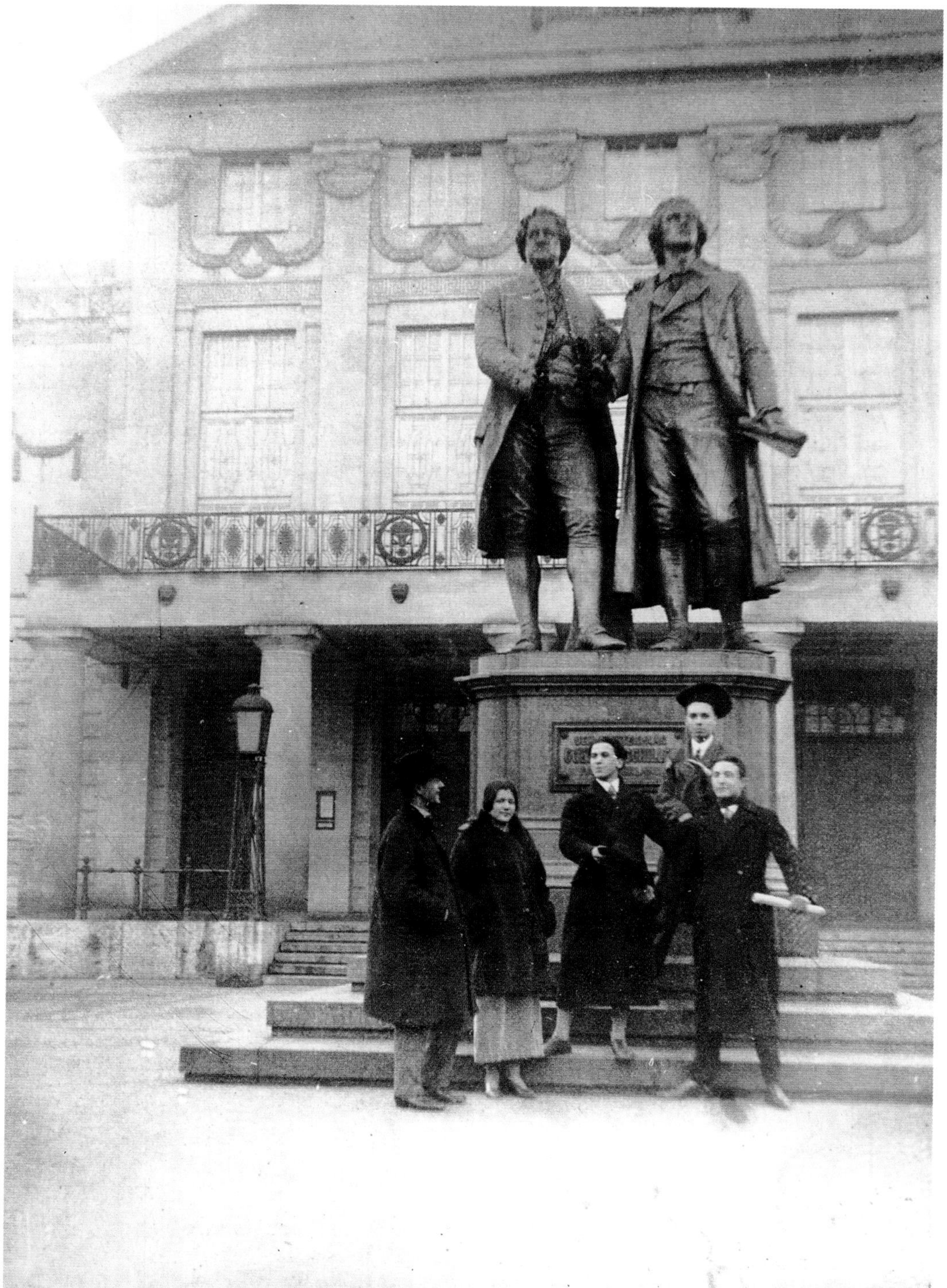

Bauhäusler am Goethe-Schiller-Denkmal vor dem Nationaltheater in Weimar. Um 1924/1925, von links: Paul Citroën, Ellen Hauschild, Xanti Schawinsky, Walter Menzel, Kapelner (?), Fotograf unbekannt, BHA. ● Ein Studentenulk, sich vor den Klassikern ablichten zu lassen – doch der Scherz mag auch ihrem Bewußtsein entsprochen haben, mit der Arbeit am Bauhaus zu wesentlichen gesellschaftlichen Veränderungen beizutragen.

Irdische Erlösung versprach man sich auch von der technischen Entwicklung, die mit fortschreitender Automatisierung immer mehr in den Mittelpunkt der kulturkritischen Diskussion gerückt war. Entsprechend vermerkt der Ingenieur und Biophysiker Friedrich Dessauer 1927 in „Philosophie der Technik“: „Diese gewaltigen und feinen Gebilde, welche die Säle der Fabrik erfüllen, haben ihre Weihe, wie der Acker sie hat und der Wald. Freilich, wer bei ihrem Rhythmus nur Wirtschaft hört, Geld sieht, ahnt sie nicht, die große Metaphysik der Maschine. Er bleibt traurig, unerlöst ... Wer sich darein vertieft, wird Ehrfurcht bekommen, vor den Maschinen, weil er das Göttliche spürt.“

Gegenüber Extrempositionen wie dieser proklamierte man am Bauhaus nicht die Vergöttlichung der Technik, sondern vielmehr ihre Humanisierung. „Wir brauchen die Maschine. Ohne jede Romantik“, vermerkt Moholy-Nagy. Tatsächlich blieb jedoch auch diese scheinbar sachliche Vision einer Neustrukturierung der Welt unter technischen Prämissen heilsgeschichtlichen Ideen verpflichtet. So gründete sich die konstruktivistische Begeisterung über die umfassenden Möglichkeiten industrieller Fertigung nicht zuletzt auf die Utopie, mit Hilfe der Technik in absehbarer Zeit eine definitive Lösung für alle sozialen Probleme zu finden. Diese Utopie, die den Schnittpunkt kommunistischer und kapitalistischer Zivilisationstheorie bildet, findet ihren prägnantesten Ausdruck in Henry Fords 1923 in Deutschland erschienener und rasch zum Bestseller gewordenen Autobiografie „Mein Leben und Werk“. Fords am eigenen Erfolg orientierte, klassisch liberale Geschäfts- und Sozialphilosophie, die bald zur wichtigsten Grundlage der modernen Techniktheorie avancierte, ist bezüglich ihrer optimistischen Einschätzung der sozialen Auswirkungen von Technik kommunistischen Vorstellungen erstaunlich nah. So richtete sich Marx' „vollendeter Humanismus“, der die Wiederherstellung der Ganzheit des durch die Entfremdung der Arbeit entwirklichten menschlichen Daseins fordert, zwar gegen die kapitalistischen Produktionsmethoden, nicht jedoch gegen die Technik selbst.

In ihrer utopischen Ausrichtung blieb die ökonomische Interpretation der Technik allerdings eschatologischen Hoffnungen verhaftet, Hoffnungen, die sich mühelos auf die gesamte menschliche Existenz ausweiten ließen. So bestimmt Moholy-Nagy 1929 in „Von Material zu Architektur" – Marx' Gedanken des „totalen Menschen" aufgreifend – die Technik als das „unentbehrlichste Hilfsmittel eines Lebensstandards", das „schreiende Unterschiede nivellieren" könne und so dem Menschen die Möglichkeit gebe, „frei" zu werden. Diese nicht unbedingt sachliche Schlußfolgerung führt uns zurück zum oben erwähnten Gedanken der „irdischen Erlösung", wobei die kontradiktorische Vermengung objektiver Argumentation mit irrationaler Heilsgeschichte nicht unbedingt negativ bewertet werden muß. Im widersprüchlichen Ringen um jene Fiktion einer geistigen und materiellen Einheit des Menschen schuf das Bauhaus letztlich Raum für ein spannungsvoll-fruchtbares, grundsätzlich jedoch paradox bleibendes Nebeneinander unterschiedlichster Anschauungen – von expressionistisch, lebensphilosophisch oder theosophisch inspirierten Kunst- und Weltentwürfen von Meistern wie Itten, Kandinsky, Klee, Feininger und Schlemmer bis hin zu den technisch-funktionalistischen Visionen einer reibungslos durchorganisierten Planungsgesellschaft bei Moholy-Nagy und Hannes Meyer.

Die Synthese revolutionärer Sozialphilosophie mit eschatologischer Verkündigung erinnert nicht zuletzt auch an Ernst Blochs 1918 publizierten „Geist der Utopie". In Stil und Inhalt keinesfalls auf die Entwicklung einer systematischen Philosophie zielend, entwirft Bloch sozusagen das Lebens- und Glaubensbekenntnis der expressionistischen Generation. Aufgabe der avantgardistischen Kunst sei der Entwurf von Gegenwelten, das heißt die Entwicklung von Modellen eines neuen, besseren Lebens mit künstlerischen Mitteln. In eindrucksvoller Weise zeigt sich hier die Parallelität künstlerischer und intellektueller Weltentwürfe: Fast zeitgleich mit der Bauhausgründung im Jahre 1919, jenem von Gropius beschworenen romantischen Aufbruch, der „den neuen Menschen in neuer Umgebung aufbauen und schöpferische Spontaneität in allen auslösen wollte" (Brief an Tomás Moldonado), erklärt Bloch das utopische Prinzip zum unverzichtbaren Thema aller bildenden Kunst. Seine pathetisch vorgetragene „Absicht" liest sich wie die poetische Bildbeschreibung von Lyonel Feiningers „Kathedrale des Sozialismus": „Nun haben wir

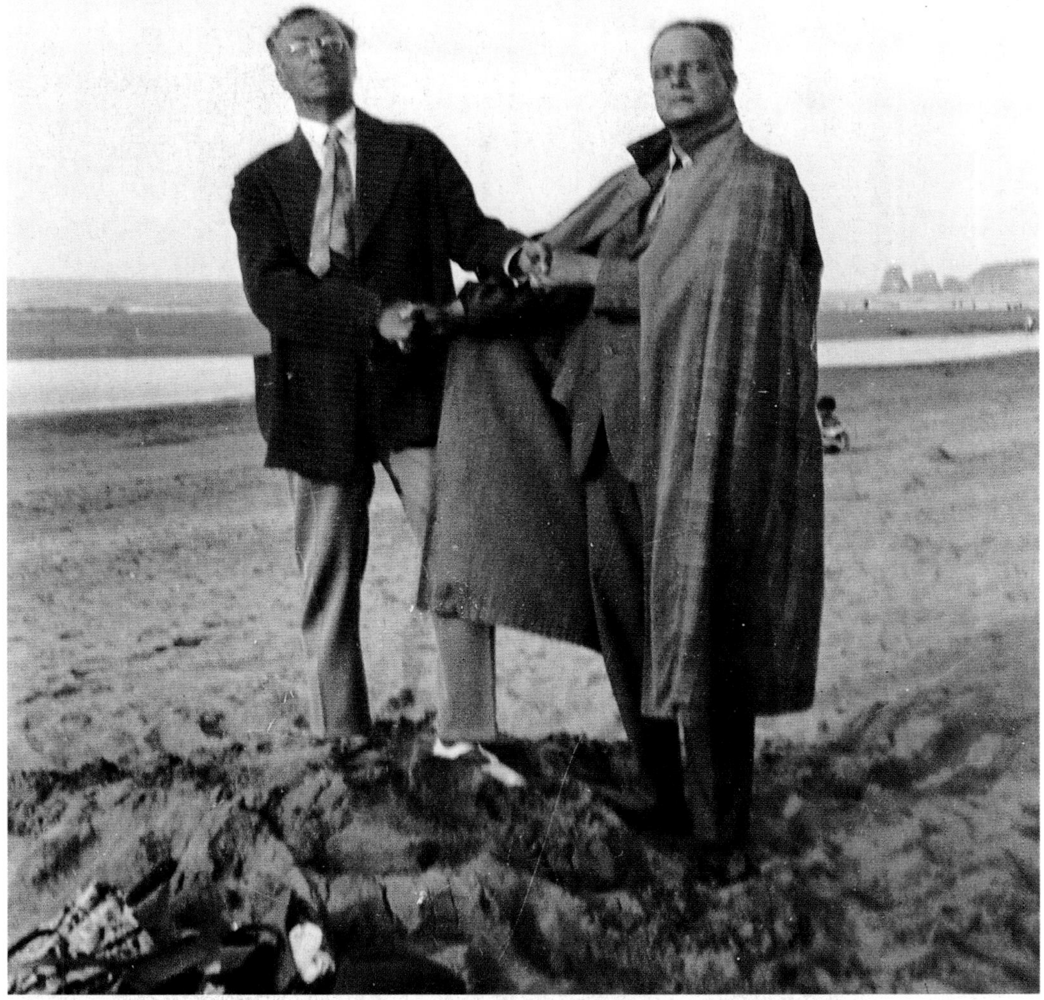

Wassily Kandinsky und Paul Klee am Strand von Hendaye. 1929, Foto von Lily Klee, Musée National d'Art Moderne, Centre Georges Pompi-dou Paris. ● In der Pose des Weimarer Goethe-Schiller-Denkmals scheinen die erfolgreichen Freunde bereits den Begriff der „klassischen Moderne" zu verkörpern. Goethes Versuch, Wissenschaft und Kunst noch einmal entgegen ihrer in der Aufklärung vollzogenen Trennung miteinander zu verbinden, korrespondierte allerdings nur am frühen Bauhaus mit dem Ziel, objektives Erkennen und subjektive Erlebnisfähigkeit zu fördern.

zu beginnen. In unsere Hände ist das Leben gegeben ... Das Rechte zu finden, um dessentwillen es sich ziemt zu leben ..., dazu gehen wir ..., bauen ins Blaue hinein, bauen uns ins Blaue hinein und suchen dort das Wahre, Wirkliche – incipit vita nova."

Bauhaus und Weimarer Republik – politische und kulturelle Hegemoniekämpfe

Justus H. Ulbricht

Utopische Sehnsüchte und politischer Enthusiasmus zu Beginn, ernüchterte Resignation und gesellschaftliche Enttäuschung am Ende – diese Gefühle kennzeichnen die Geschichte des Bauhauses und derjenigen Republik, die so wie die Kunstschule in Weimar 1919 gegründet und in Berlin 1933 zu Grabe getragen worden ist. Das Schicksal der in jenen Jahren renommiertesten Künstler- und Architektenschule Deutschlands war jedoch ursächlich und nicht nur chronologisch mit dem der ersten deutschen Demokratie verbunden. Am langsamen politischen Fall des Bauhauses, der manche ästhetische Blüte allerdings nicht ausschloß, läßt sich der Untergang der Republik von Weimar nachzeichnen, deren Kulturgeschichte bis heute zu immer neuen Deutungen provoziert. Von den „goldenen 20er Jahren“ sprach man in Gründungszeiten der Bundesrepublik gern und berief sich dabei auf das Erbe jenes „besseren Deutschland“, das man im kulturellen Treiben des metropolitanen Berlin, der Stimme des deutschen Exils und dem alsbald heroisierten Widerstand der „Männer des 20. Juli“ gleichermaßen verkörpert sah. Seit den 70er Jahren galt anderen die Zeit zwischen

Schaulustige vor dem Weimarer Nationaltheater während des 1. Sitzungstages der Nationalversammlung. 11. 2. 1919, Fotograf unbekannt, Ullstein Bilderdienst. • Vom 6. Februar bis Ende August 1919, zeitgleich also mit den Anfängen des Bauhauses, erarbeiteten 423 Abgeordnete die Weimarer Verfassung.

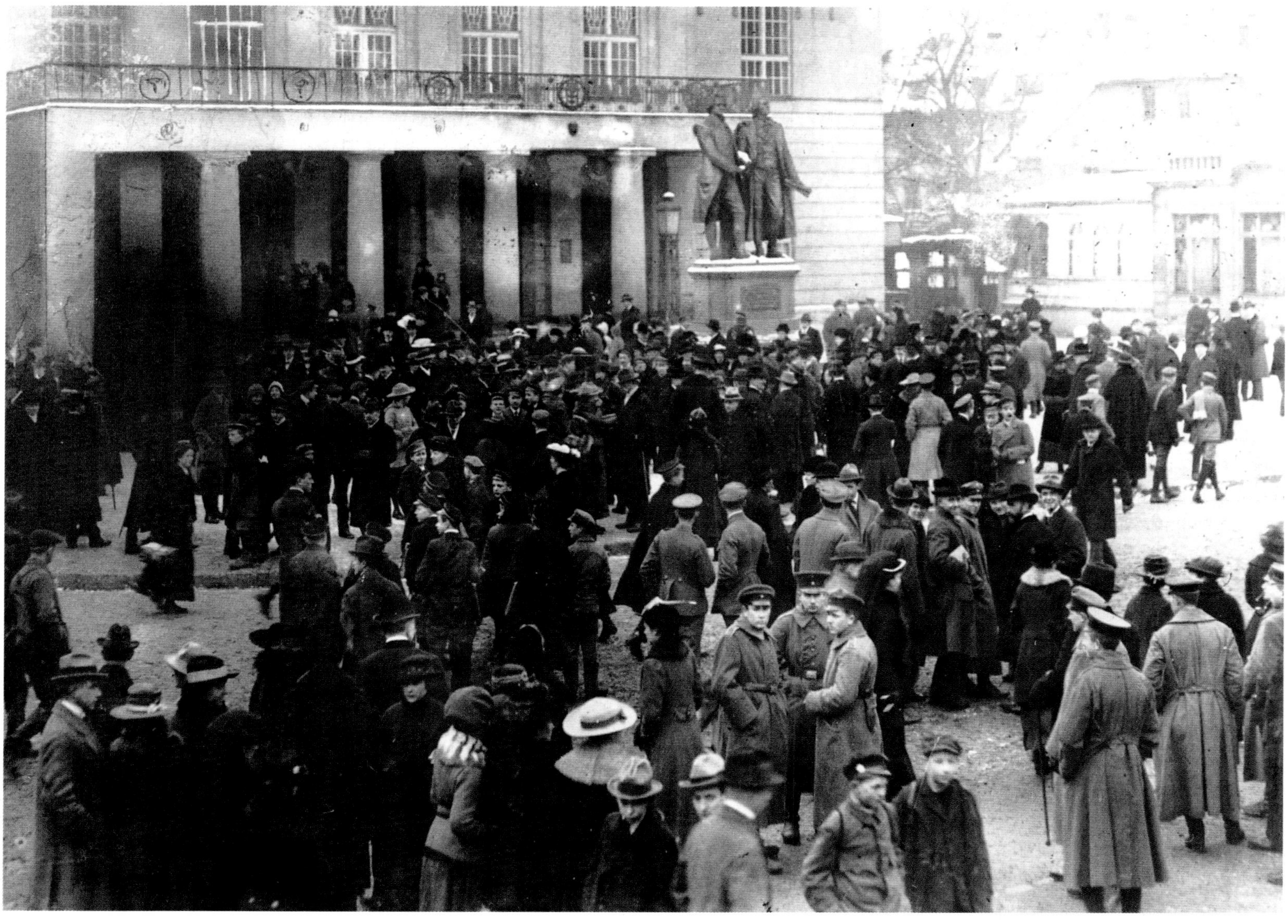

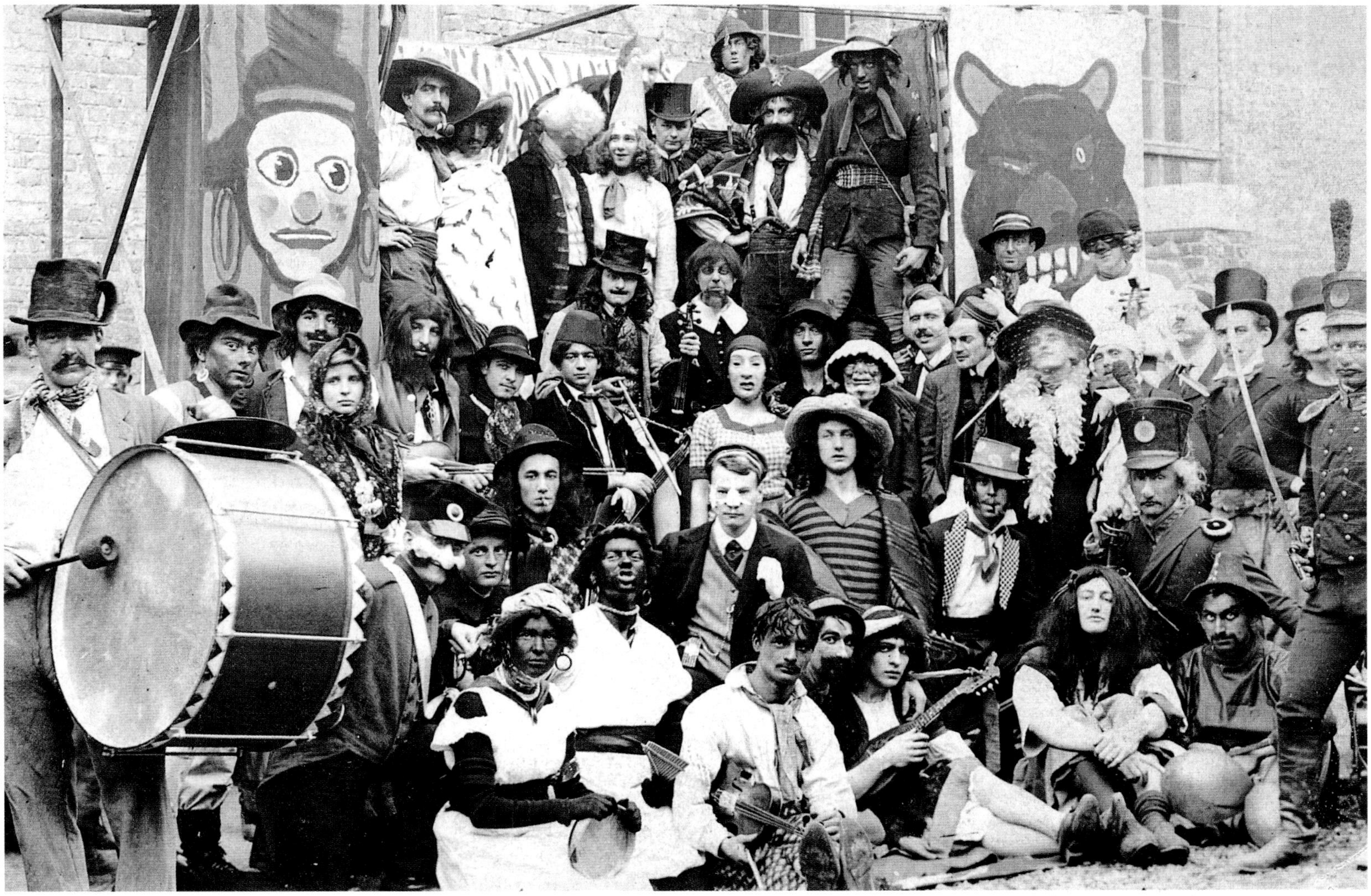

Räuberfest an der Großherzoglich Sächsischen Hochschule für Bildende Kunst, Weimar. Fasching 1912, Fotograf unbekannt, BHA. ● Die legendären Faschingsumzüge und phantastischen Kostümfeste der Kunsthochschüler erfüllten die Stadt Weimar, deren Honoratioren sich als Gralshüter deutscher Klassik sahen, von Zeit zu Zeit mit einem Hauch „weiheloser" Exotik.

Novemberrevolution, Bauhausgründung und Weimarer Nationalversammlung und den düsteren Jahren von Wirtschaftskrise und „Machtergreifung" als Ära der klassischen Moderne. Derartige Deutungen und Geschichtsbilder erzeugen immer auch Widerspruch und Korrektur, die dem Mythos der ersten deutschen Demokratie ebenso wie dem des Bauhauses notwendige Nuancen hinzufügten. Es gilt, bestimmte Brüche im allzu geschönten Bild einer Epoche sichtbar zu machen, die sich selbst jedoch der eigenen Zerrissenheit bewußter war als die meisten Nachgeborenen. Das heutige Lebensgefühl, am Ende des „Jahrhunderts der Extreme" (so der Historiker Eric Hobsbawm) zu stehen, provoziert Fragen nach den möglichen Geburtsfehlern der europäischen Moderne, deren utopische Potentiale in nicht wenigen Fällen ins Totalitäre ausgeschlagen sind.

Bereits hinter der Idee von Walter Gropius, durch die Einheit von künstlerischer und handwerklicher Ausbildung zu einem einheitlichen ästhetischen Ausdruck der Kultur zurückzufinden, stand nicht nur die Unzufriedenheit mit der zeitgenössischen Künstler- und Architektenausbildung, sondern auch die Hoffnung auf gesellschaftliche Erneuerung durch die Reintegration aller Künste in einem typischen Stilausdruck der Nation. Die von Gropius und anderen Lehrern des Bauhauses selbst noch in den härtesten politischen Debatten der frühen 20er Jahre stereotyp wiederholte Beteuerung, ihr Anliegen sei eigentlich „unpolitisch" und dürfe sich nicht in den Meinungsstreit der politischen Lager hineinziehen lassen, verdankte sich zum Teil nur dem unpolitischen Habitus, wie er für zahlreiche deutsche Bildungsbürger typisch war. Man versteht Gropius und seine

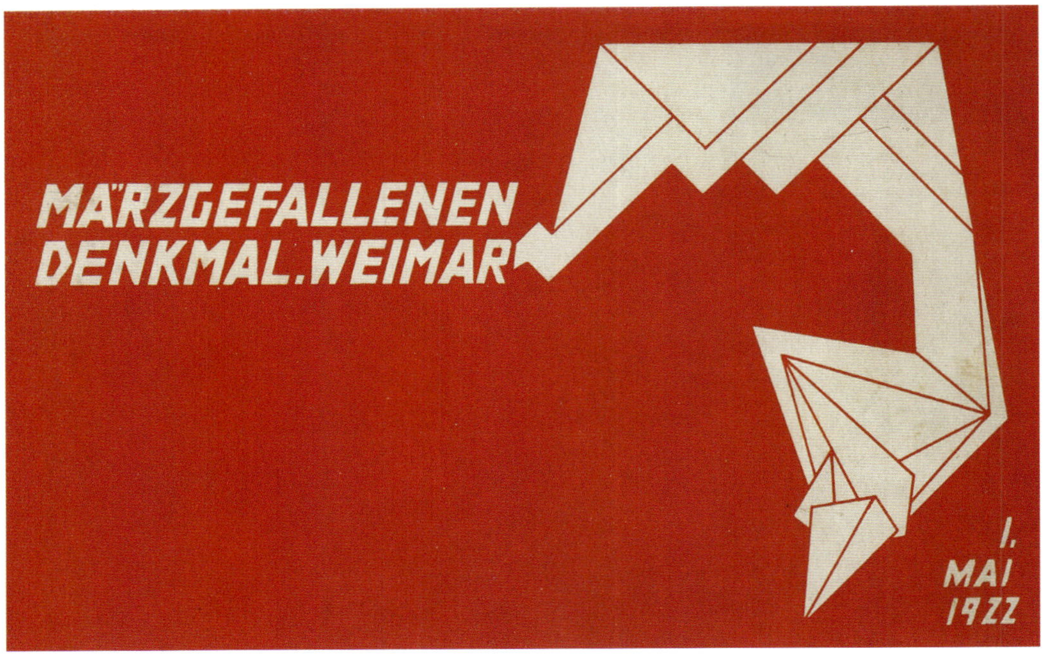

Titelseite der Broschüre zur Einweihung des Denkmals der Märzgefallenen in Weimar. 1. 5. 1922, Gestaltung von Walter Gropius (?), Stadtmuseum Weimar. ● Das Denkmal symbolisiert den Widerstand gegen den rechtsradikalen Umsturzversuch von Kapp und Lüttwitz mit einem sich aus dem Boden emporschiebenden „Kristall"-Stachel.

Freunde nur, wenn man begreift, daß zahlreiche Mitglieder der Avantgarde seit langem von den Künsten das erwarteten, was andere gemeinhin eher der Politik zutrauten: den Ausgleich antagonistischer Interessen, die Überwindung der Klassenschranken, die ästhetische Versöhnung des Menschen mit sich selbst und der Natur sowie die Schaffung einer solidarischen Gemeinschaft aller Völker und Nationen. Kunst war in dieser Hinsicht Meta-Politik, eine Utopie, die in Distanz zur Realpolitik gehen wollte und oftmals auch wirklich geriet. Der Traum vom Gesamtkunstwerk gründete nicht allein in ästhetischen Vorlieben, sondern auch im Schock der Erfahrung, daß die entfaltete industrielle Moderne ihre bedrohlichen Seiten besaß. Individuelle Autonomie und Freiheit, die mühsam errungenen zentralen Werte modernen Selbstgefühls, drohten oftmals in – wie man sagte – „Wurzellosigkeit" umzuschlagen, in Einsamkeit und Desorientierung,

Walter Gropius, Denkmal für die während des Kapp-Putsches ermordeten Arbeiter auf dem Ehrenfriedhof Weimar. Um 1922 (zerstört), Fotograf unbekannt, BHA. ● Dem Entwurf ging 1920 ein Wettbewerb voraus, an dem sich auch andere Bauhausmeister beteiligten. Gropius' Vorschlag setzte sich trotz Abwehr seitens der traditionsverhafteten Bürgerschaft durch.

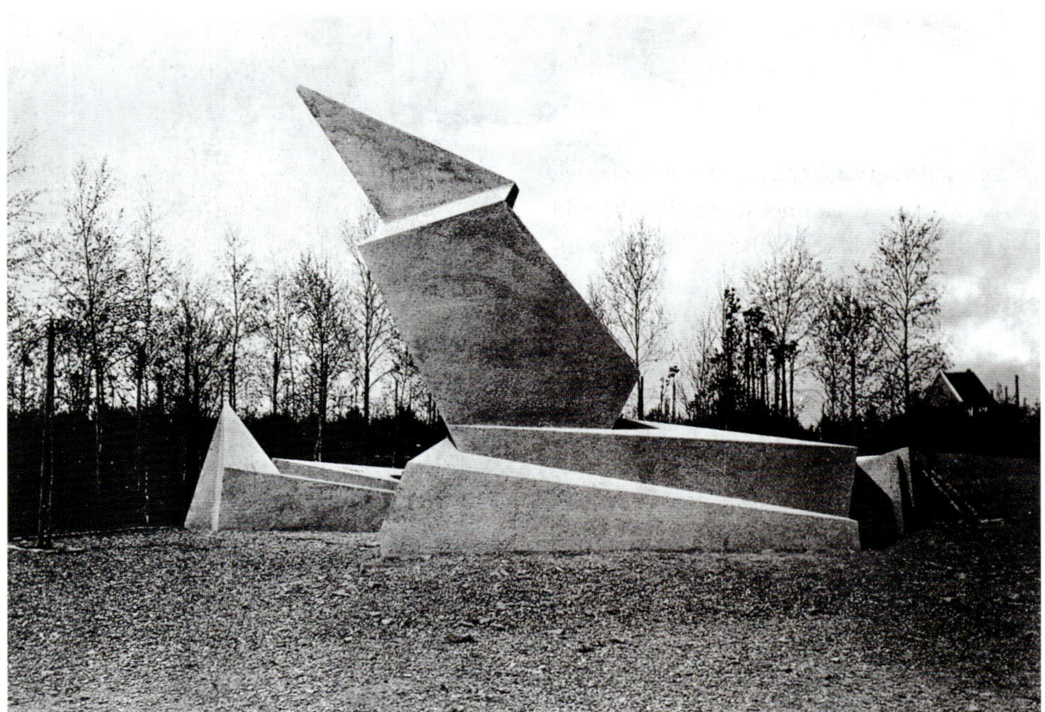

die den einzelnen nach neuer Gemeinschaft, dem neuen Menschen und verläßlicher weltanschaulicher Orientierung rufen ließen. Der industrielle Fortschritt erleichterte vielen das Leben, stieß andere jedoch ins Elend und verhäßlichte die Welt. Solche Ängste und realen Erfahrungen aber provozierten entsprechende Hoffnungen auf Wandel und Erneuerung, in vielen Fällen nahezu religiös übersteigert zur Utopie der Erlösung der Welt durch die Kunst – und den Künstler. Derartige Ideen beseelten jedoch nicht nur liberale Geister wie Gropius oder gar die wenigen Sympathisanten dezidiert linker gesellschaftlicher Strömungen, sondern auch zahlreiche Kunst- und Stilreformer eher traditionalistisch-konservativen Zuschnitts. Allemal aber entzauberten die hohen Erwartungen an die Kunst das politische Alltagsgeschäft der modernen Gesellschaft, das durch Interessenabwägung, Kompromiß, schnelle Positionswechsel und – zugegebenermaßen – taktische Unaufrichtigkeit gekennzeichnet war – und ist. Die seit der Jahrhundertwende immer deutlicher formulierten Ansprüche der gesellschaftlichen Mehrheit – von den einen als Proletariat verherrlicht, von anderen als Masse gefürchtet, von den meisten jedoch zum Volk idealisiert –, diese Partizipationsansprüche also bedrohten offen oder latent den Geltungsanspruch des individualistischen Künstlers, für den oftmals ein geistesaristokratischer Habitus typisch war. Auch in diesem Fall war die Position der Bauhäusler nicht eindeutig. Mal galt es, Massen ästhetisch zu erziehen und allgemeinverständliche künstlerische Formensprachen zu entwickeln; mal träumte man – so wie auch Gropius – von kleinen verschworenen Gemeinschaften elitärer Eingeweihter, die sich als Keimzellen der ästhetischen Revolte und damit als Avantgarde gesellschaftlicher Veränderungen verstanden.

Gelangweilt vom erstarrten Glanz des Wilhelminismus und verunsichert durch das Tempo des gesellschaftlichen Wandels, hatten viele im August 1914 ausgerechnet vom Krieg die Lösung aller sozialen und politischen Konflikte erwartet. Als dieser verlorenging im Debakel der brutalen Materialschlachten und der Kaiser glücklos abdankte, richteten sich sämtliche Hoffnungen auf Regeneration an die neue Republik und deren Repräsentanten. Der Zusammenbruch des Kaiserreichs schien revolutionären Veränderungen eine Chance zu bieten. In dem Maße aber, in dem sich die Republik etablierte und nach gesellschaftlicher und politischer Normalität strebte, verblaßten die utopischen Hoffnungen vieler. Zugleich jedoch polarisierten sich die Extreme bei denjenigen, deren radikalen Wünschen nach grundlegendem Wandel der Alltag der Republik nicht genügte. Provoziert vom revolutionären Habitus der Linken wie vom völkischen Radikalismus der extremen Rechten, gelang es der bürgerlichen Mehrheit nicht, eine positive Haltung zu Demokratie, Parlamentarismus, Pluralismus und Emanzipation zu entwickeln, zumal sich

Ludwig Mies van der Rohe, Denkmal für Rosa Luxemburg und Karl Liebknecht auf dem Friedhof Berlin-Friedrichsfelde. 1926 (zerstört), Fotograf unbekannt, BHA. • Ein Begräbnis der beiden Kommunisten auf dem Friedhof der Märzgefallenen von 1848 lehnte der Magistrat von Berlin 1919 mit der Begründung ab, sie seien keine Revolutionsopfer, sondern Aufrührer. Das Denkmal über den Gräbern entstand daraufhin in einem Arbeiterbezirk. Ein Polizeibericht erwähnte am 15./16. 1. 1935 seinen Abbruch. Der rote Stern verschwand im „Revolutionsmuseum der SA-Standarte 6“.

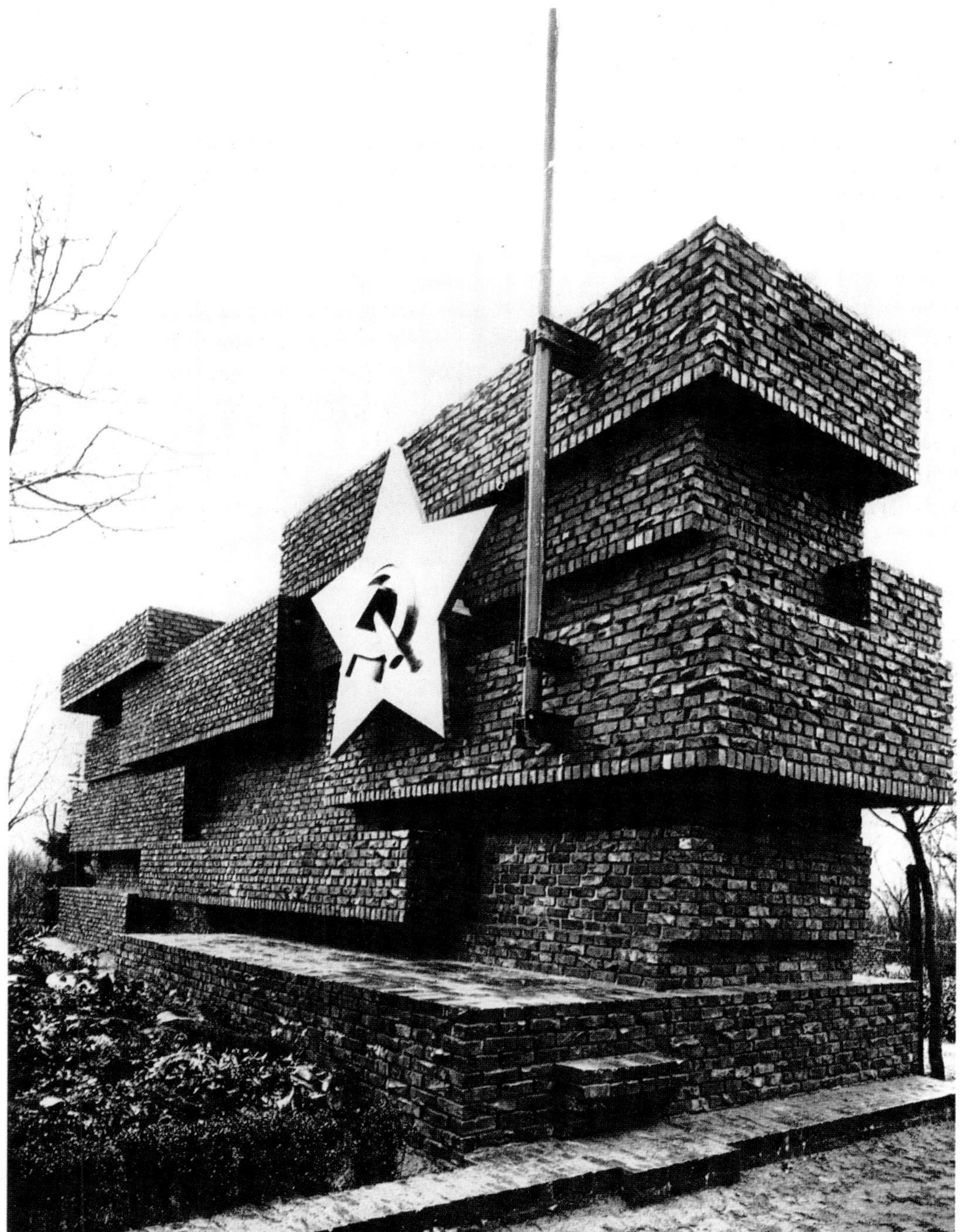

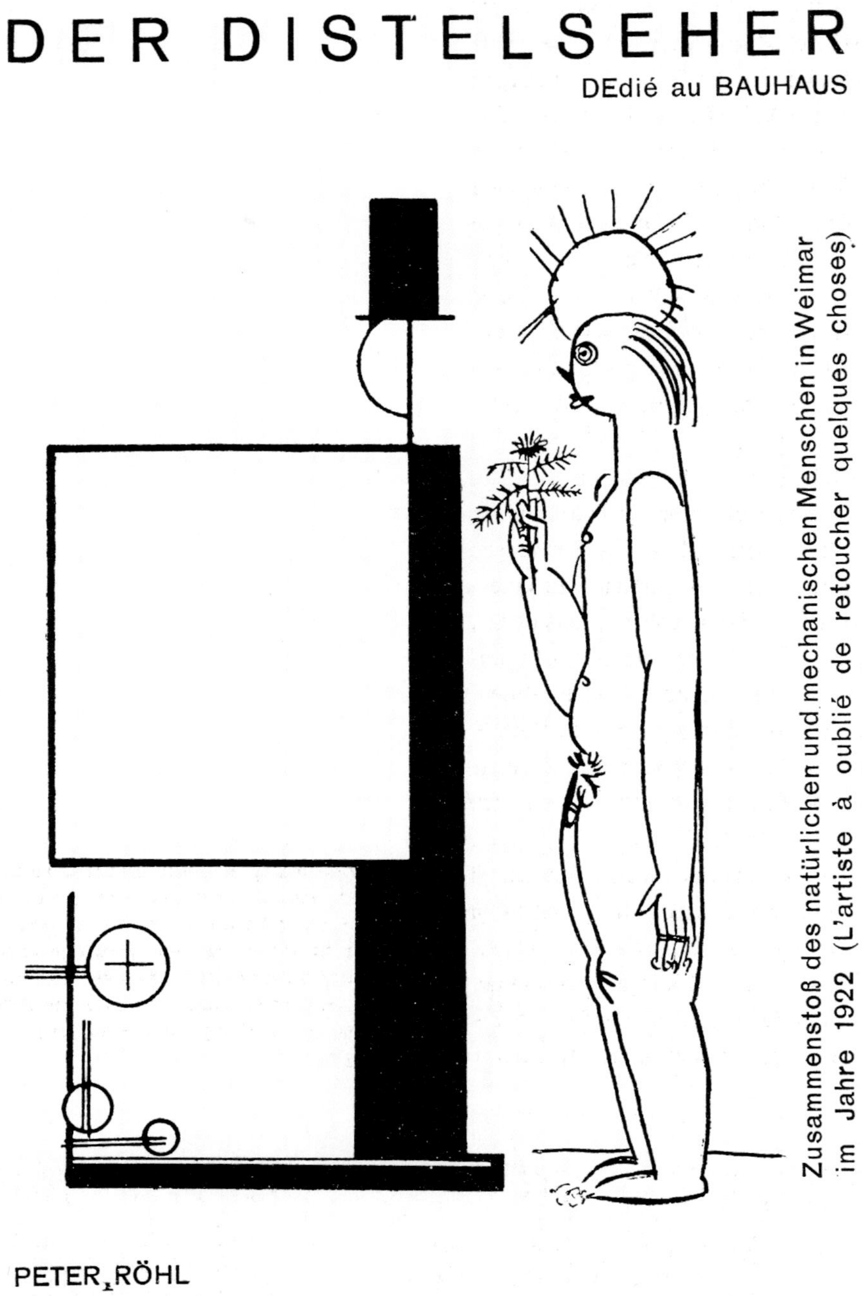

Karl-Peter Röhl, Der Distelseher. 1922, Abb. aus „mécano", Nr. 2, 1922, BHA. ● Die hoffnungsvolle Avantgardegemeinschaft am Bauhaus wurde bald von einer zweiten aus Holland aufgestört. Der Vorwurf „von außen Quadrat, von innen Biedermeier" kam von Theo van Doesburg. Ittens mystische Methoden der Wesenssuche, bei denen Disteln ein willkommenes Übungsobjekt waren, boten Anlaß zu Kritik.

die meisten deutschen Bürger damit bereits im Kaiserreich recht schwer getan hatten. Die alten monarchisch-feudalen Eliten lehnten die Republik ohnehin aus tiefster Überzeugung ab.

Diese hier nur grob skizzierten sozialen, weltanschaulichen und ästhetischen Konstellationen präformierten die Situation des Bauhauses, seiner Freunde und Gegner gerade in den ersten Weimarer Jahren. Selbst die konservativen Eliten und die bürgerliche Mehrheit waren davon überzeugt, daß ein grundlegender Wandel der gesellschaftlichen Verhältnisse, den man nicht zuletzt sozial- und bildungspolitisch zu unterstützen trachtete, unumgänglich sei. Gropius' bereits 1916 vorgelegte Denkschrift „Vorschläge zur Gründung einer Lehranstalt als künstlerische Beratungsstelle für Industrie, Gewerbe und Handwerk" weckte folglich Hoffnungen nicht nur auf die Erneuerung der Künstlerausbildung, sondern stellte über den Umweg ästhetischer Innovation die Hebung der Wirtschaftskraft von Handwerk, Handel und Industrie in Aussicht und ließ damit wachsenden Wohlstand erwarten.

Jedoch die revolutionäre Situation des Jahres 1918/1919 sowie der antibürgerliche Habitus der jungen Bauhäusler und einzelner „Meister" mobilisierten mehr Ängste und Ablehnung, als sie Hoffnungen weckten. Nicht wenige Weimarer Bürger fühlten sich an die Stilexperimente von Henry van de Velde und Harry Graf Kessler im „neuen Weimar" der Jahrhundertwende erinnert, deren innovativer Kraft man schon damals aus politischen Gründen mißtraut hatte. Im realen Chaos der unmittelbaren Nachkriegszeit konnten sich überdies nur wenige für das revolutionäre Pathos und die verunsichernde, formsprengende Gewalt ästhetischer Innovationen begeistern. Außerdem verkörperten die Bauhäusler den unruhigen Geist Berlins, der in der thüringischen Provinz seit langem mißtrauisch beäugten Metropole der Moderne. Unter dem Wahlspruch „Los von Berlin" hatten sich bereits seit 1900 in Weimar Stiltraditionalisten, Konservative und Völkische im Namen der Heimatkunst versammelt. Privaten Äußerungen einzelner Bauhäusler kann man umgekehrt die Arroganz urbaner Intellektueller gegenüber der vorgeblich muffigen Provinz entnehmen. Gropius sprach gern vom „rückständigen Bierdorf" Weimar und den dort lebenden „Kulturmumien", geriet also immer in Gefahr, die auch in dieser Stadt vorhandenen Möglichkeiten zur Veränderung der Verhältnisse falsch einzuschätzen. Immerhin hatten vor ihm bereits Karl Peter Röhl und Johannes Molzahn das Banner ästhetischer Revolte an der Ilm gehißt. Im Bürgertum der Stadt traf man zudem auf diejenigen, die schon van de Velde unterstützt und gefördert hatten und nun ebenso bereitwillig die neue Avantgarde in Weimar willkommen hießen. Paul Klopfer, der Direktor der Weimarer Baugewerkschule etwa, nahm in Leserbriefen öffentlich Partei für Gropius und seine Schule; der ehemalige Naturalist Johannes Schlaf handelte ähnlich. Selbst Friedrich Lienhard, einflußreichster Protagonist der „Los von Berlin"-Bewegung, war geneigt, der künstlerischen Jugend, die er im Bauhaus wirken sah, eine Chance einzuräumen. Diejenigen, die im Arbeiter- und Soldatenrat, vor allem aber im Thüringischen Landtag das politische und finanzielle Überleben des Bauhauses sicherten – also die Mehrheitssozialdemokratie –, standen ohnehin auf seiten von Gropius und seinen „Meistern" – allerdings ohne jedes einzelne der ästhetischen Experimente am Bauhaus zu kennen oder gar zu verstehen.

Die öffentliche Meinung in Weimar und der deutschen Kulturprovinz allerdings dominierten diejenigen, die im Bauhaus die – in ihren Augen verhängnisvollen – politischen Kräfte der Veränderung am Werke sahen. Als „bolschewistisch-spartakistisches Zentrum" dämonisierte man folglich die neue Kunsthochschule und proklamierte das Ideal einer „deutschen" Kunst als Wesensausdruck des eigenen Volkes. Der programmatische Internationalismus der politischen Linken mußte demgegenüber ebenso verstörend wirken wie die, alle herkömmliche Form sprengende, ästhetische Experimentierfreude am Bauhaus. Wenig beruhigend wirkte augenscheinlich die Linken wie Rechten gemeinsame Faszination durch das Mittelalter, in dessen Dombauhütten man die eigenen Ideen von Einheitskunstwerk und Kunstreligion wiederzuerkennen glaubte. Gegenüber dem örtlich gut organisierten Widerstand der Bauhausgegner sowie der Tatsache, daß der schleichende politische Wandel in ganz Thüringen dem Bauhaus weitere Sympathien entzog, fiel die Tatsache wenig ins Gewicht, daß die Kunstschule national wie international alsbald hohes Ansehen genoß.

Zu den Fürsprechern der Bauhausidee zählten der „Reichskunstwart" Edwin Redslob, der von Berlin aus versuchte, der modernen Kunst in seiner Heimatstadt Weimar im Kampf gegen konservative Gegner beizuspringen. Ein „Offener Brief an die Staatsregierung Sachsen-Weimar-Eisenach" vom Januar 1920 – der Zeit des ersten Höhepunkts im Bauhausstreit – trägt nicht allein Redslobs Unterschrift, sondern auch die des Weimarer Generalintendanten Ernst Hardt, der am Deutschen Nationaltheater die dramatische Moderne heimisch zu machen trachtete und folglich mit ähnlichen Anfeindungen zu kämpfen hatte wie Gropius. Harry Graf Kessler, einst zwischen 1903 und 1905 Museumsdirektor an der Ilm und gemeinsam mit Henry van de Velde Patron des „neuen Weimar", stand ebenfalls hinter Gropius, dessen Weimarer Sympathisanten Peter Raabe, Robert Reitz und Eduard Rosé zu den stadtbekannten Förderern und Interpreten moderner Musik gehörten. Auch Wilhelm Köhler, als Direktor der Kunstsammlungen Weimar seit 1918 ein Förderer der Moderne, verteidigte das Bauhausunternehmen öffentlich. Der Deutsche Werkbund und dessen engagierter Vorsitzender Hans Poelzig solidarisierten sich ebenfalls mit Gropius und beschworen die Thüringische Landesregierung, die Arbeit des Bauhauses weiter zu finanzieren und politisch zu unterstützen. Engagierte Bildungsbürger aus Erfurt, Gera und Jena, die dort ihrerseits zu den Freunden und Förderern moderner Kunst zählten, veröffentlichten in mehreren Regionalblättern eine „Kundgebung" für das Bauhaus, in der es unter anderem hieß: „Wir verwahren uns mit Nachdruck dagegen, daß Fragen der bildenden Kunst mit politischen oder gar antisemitischen Bestrebungen verquickt werden." Direktoren führender deutscher und österreichischer Kunsthochschulen und Kunstgewerbeschulen legten ein öffentliches Bekenntnis für Gropius ab, allerdings ohne die politischen Intentionen

Pressestimmen für das Staatliche Bauhaus Weimar. 1924, Gestaltung von László Moholy-Nagy, BHA. ● Kaum war das Bauhaus eröffnet, hagelte es schon Angriffe, vorwiegend aus politisch rechtsgerichteten Kreisen. Man nahm den Kampf auf, unter anderem mit einer Broschüre, die positive Stellungnahmen schwarz auf weiß bezeugte.

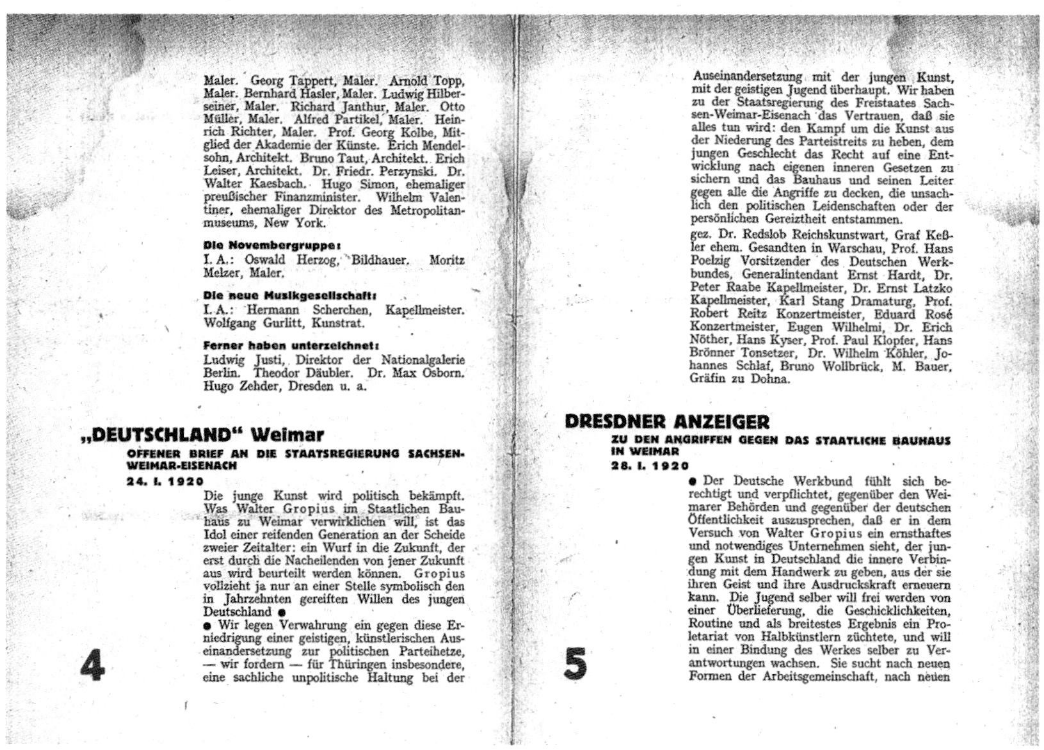
Maler. Georg Tappert, Maler. Arnold Topp, Maler. Bernhard Hasler, Maler. Ludwig Hilberseiner, Maler. Richard Janthur, Maler. Otto Müller, Maler. Alfred Partikel, Maler. Heinrich Richter, Maler. Prof. Georg Kolbe, Mitglied der Akademie der Künste. Erich Mendelsohn, Architekt. Bruno Taut, Architekt. Erich Leiser, Architekt. Dr. Friedr. Perzynski. Dr. Walter Kaesbach. Hugo Simon, ehemaliger preußischer Finanzminister. Wilhelm Valentiner, ehemaliger Direktor des Metropolitanmuseums, New York.

Die Novembergruppe:
I. A.: Oswald Herzog, Bildhauer. Moritz Melzer, Maler.

Die neue Musikgesellschaft:
I. A.: Hermann Scherchen, Kapellmeister. Wolfgang Gurlitt, Kunstrat.

Ferner haben unterzeichnet:
Ludwig Justi, Direktor der Nationalgalerie Berlin. Theodor Däubler. Dr. Max Osborn. Hugo Zehder, Dresden u. a.

„DEUTSCHLAND" Weimar

OFFENER BRIEF AN DIE STAATSREGIERUNG SACHSEN-WEIMAR-EISENACH

24. I. 1920

Die junge Kunst wird politisch bekämpft. Was Walter Gropius im Staatlichen Bauhaus zu Weimar verwirklichen will, ist das Idol einer reifenden Generation an der Scheide zweier Zeitalter: ein Wurf in die Zukunft, der erst durch die Nacheilenden von jener Zukunft aus wird beurteilt werden können. Gropius vollzieht ja nur an einer Stelle symbolisch den in Jahrzehnten gereiften Willen des jungen Deutschland ●

● Wir legen Verwahrung ein gegen diese Erniedrigung einer geistigen, künstlerischen Auseinandersetzung zur politischen Parteihetze, — wir fordern — für Thüringen insbesondere, eine sachliche unpolitische Haltung bei der

4

Auseinandersetzung mit der jungen Kunst, mit der geistigen Jugend überhaupt. Wir haben zu der Staatsregierung des Freistaates Sachsen-Weimar-Eisenach das Vertrauen, daß sie alles tun wird: den Kampf um die Kunst aus der Niederung des Parteistreits zu heben, dem jungen Geschlecht das Recht auf eine Entwicklung nach eigenen inneren Gesetzen zu sichern und das Bauhaus und seinen Leiter gegen alle die Angriffe zu decken, die unsachlich den politischen Leidenschaften oder der persönlichen Gereiztheit entstammen.

gez. Dr. Redslob Reichskunstwart, Graf Keßler ehem. Gesandten in Warschau, Prof. Hans Poelzig Vorsitzender des Deutschen Werkbundes, Generalintendant Ernst Hardt, Dr. Peter Raabe Kapellmeister, Dr. Ernst Latzko Kapellmeister, Karl Stang Dramaturg, Prof. Robert Reitz Konzertmeister, Eduard Rosé Konzertmeister, Eugen Wilhelmi, Dr. Erich Nöther, Hans Kyser, Prof. Paul Klopfer, Hans Brönner Tonsetzer, Dr. Wilhelm Köhler, Johannes Schlaf, Bruno Wollbrück, M. Bauer, Gräfin zu Dohna.

DRESDNER ANZEIGER

ZU DEN ANGRIFFEN GEGEN DAS STAATLICHE BAUHAUS IN WEIMAR

28. I. 1920

● Der Deutsche Werkbund fühlt sich berechtigt und verpflichtet, gegenüber den Weimarer Behörden und gegenüber der deutschen Öffentlichkeit auszusprechen, daß er in dem Versuch von Walter Gropius ein ernsthaftes und notwendiges Unternehmen sieht, der jungen Kunst in Deutschland die innere Verbindung mit dem Handwerk zu geben, aus der sie ihren Geist und ihre Ausdruckskraft erneuern kann. Die Jugend selber will frei werden von einer Überlieferung, die Geschicklichkeiten, Routine und als breitestes Ergebnis ein Proletariat von Halbkünstlern züchtete, und will in einer Bindung des Werkes selber zu Verantwortungen wachsen. Sie sucht nach neuen Formen der Arbeitsgemeinschaft, nach neuen

5

Lou Scheper-Berkenkamp, Humoristischer Stadtplan. 1924, Tuschfeder und Aquarell auf Papier, 28,4 x 25,2 cm, BHA. • Wie eine Bauhäuslerin sich der „klassischen" Provinz bemächtigte.

der Bauhausgegner auch nur zu benennen. In dieser Gruppe befinden sich mit Peter Behrens, August Endell, Hans Poelzig, Bruno Paul, Bernhard Pankok, Richard Riemerschmid und Fritz Schumacher die damals einflußreichsten Fürsprecher moderner Architektur und Kunst, die sich seit der Jahrhundertwende bereits gegen jeglichen Traditionalismus ausgesprochen und im Werkbund organisiert hatten. Doch darf deren Einigkeit im Kampf für das Bauhaus nicht über deren unterschiedliche politische Einstellung hinwegtäuschen. Ähnlich wie bei den Meistern am Bauhaus selbst bestand Übereinstimmung nur in der Abwehr äußerer Gegner, intern jedoch existierten durchaus persönliche und künstlerische Differenzen.

Demgegenüber schien die Front der Bauhausgegner geschlossener. Sie einte ein radikaler Antibolschewismus, deutschnationale Gesinnung, mal latenter, mal offener Antisemitismus und ein ästhetischer Traditionalismus – Einstellungen, die allesamt der Republik und den Experimenten moderner Kunst keine Chance geben wollten. Der Weimarer Studienrat Emil Herfurth, der für die Deutschnationale Volkspartei alsbald im Thüringer Landtag saß, führte die Fronde der Bauhausgegner in Weimar an, zu der mit Richard Engelmann, Friedrich Fleischer, Hans Bauer und Max Thedy auch prominente und einflußreiche Kunstprofessoren und Maler zählten. Alle sollten sich ab 1921 im Lehrkörper der neu eröffneten, eher konservativen Kunsthochschule wiedertreffen. Der Journalist und Schriftsteller Leonhard Schrickel und die Malerin Mathilde von Freytag-Loringhoven bombardierten die Öffentlichkeit mit Dutzenden aggressiver Artikel gegen Gropius und seine Freunde. Dabei versteckten sie ihre Attacken oftmals in der Berichterstattung zum traditionellen Weimarer Kunstleben und den Rezensionen entsprechender Ausstellungen. Ähnlich wie die Freunde beschränkten auch die Feinde des Bauhauses ihre Aktivitäten nicht allein auf Weimar. Aus Erfurt agitierte Oberstleutnant Corsepp, der stadtbekannte Feind des Museumsdirektors Walter Kaesbach, gegen das Weimarer Experiment. In Berlin erhob Konrad Nonn seine Stimme, der die Bauhausausstellung 1923 Monate später zum Anlaß nahm, sich auf das Bauhaus einzuschießen. Nonns Attacken, deren erste „Staatliche Müllzufuhr. Das staatliche Bauhaus in Weimar" hieß, begleiteten die Kunstschule bis spät in die Dessauer Zeit hinein. Ab 1929 war Nonn prominentes Mitglied im nationalsozialistischen „Kampfbund für deutsche Kultur" und damit ein Kampfgefährte Paul Schultze-Naumburgs, der ab 1933 in Weimar daranging, sämtliche Spuren der Bautradition an der Hochschule zu tilgen.

Die bereits 1919 einsetzenden Attacken der Bauhausgegner hatten jedoch nur Erfolg vor dem Hintergrund des politischen Klimawechsels in Thüringen 1923/1924 sowie angesichts der Tatsache, daß auch die Sozialdemokratie aus finanzpolitischen Erwägungen heraus dem Bauhaus mit zunehmender Skepsis begegnete. Enttäuscht von der mangelnden Solidarität der republikanischen Parlamentsmehrheit, die in den Wahlen von 1924 zur Opposition wurde, und zermürbt von den Angriffen der Gegner wich das Bauhaus 1925 nach Dessau aus. Dort bestanden, vor allem für Gropius und die Architekten, bessere Arbeitsmöglichkeiten. Wechselnde Mehrheitsverhältnisse im Dessauer Stadtrat und die allgemeine Radikalisierung des politischen Klimas der späten Weimarer Republik sorgten allerdings auch am neuen Standort für die ständige Bedrohung der Hochschule, deren internationales Renommee um 1930, bis dahin geleitet von Hannes Meyer, zugleich einen ersten Höhepunkt erreichte. Im Jahre 1932, als man in Weimar letztmalig auf republikanische Weise Goethe feierte, schlug dem Bauhaus in Dessau die Stunde. Die kurze Zeit in Berlin bis zum Sommer 1933, also das Direktorat von Mies van der Rohe, war nur ein Zwischenspiel vor dem endgültigen Ende des Bauhauses in Deutschland, dessen exilierte Repräsentanten ihre Konzeptionen moderner Architektur vor allem in den USA weiter verfolgen konnten.

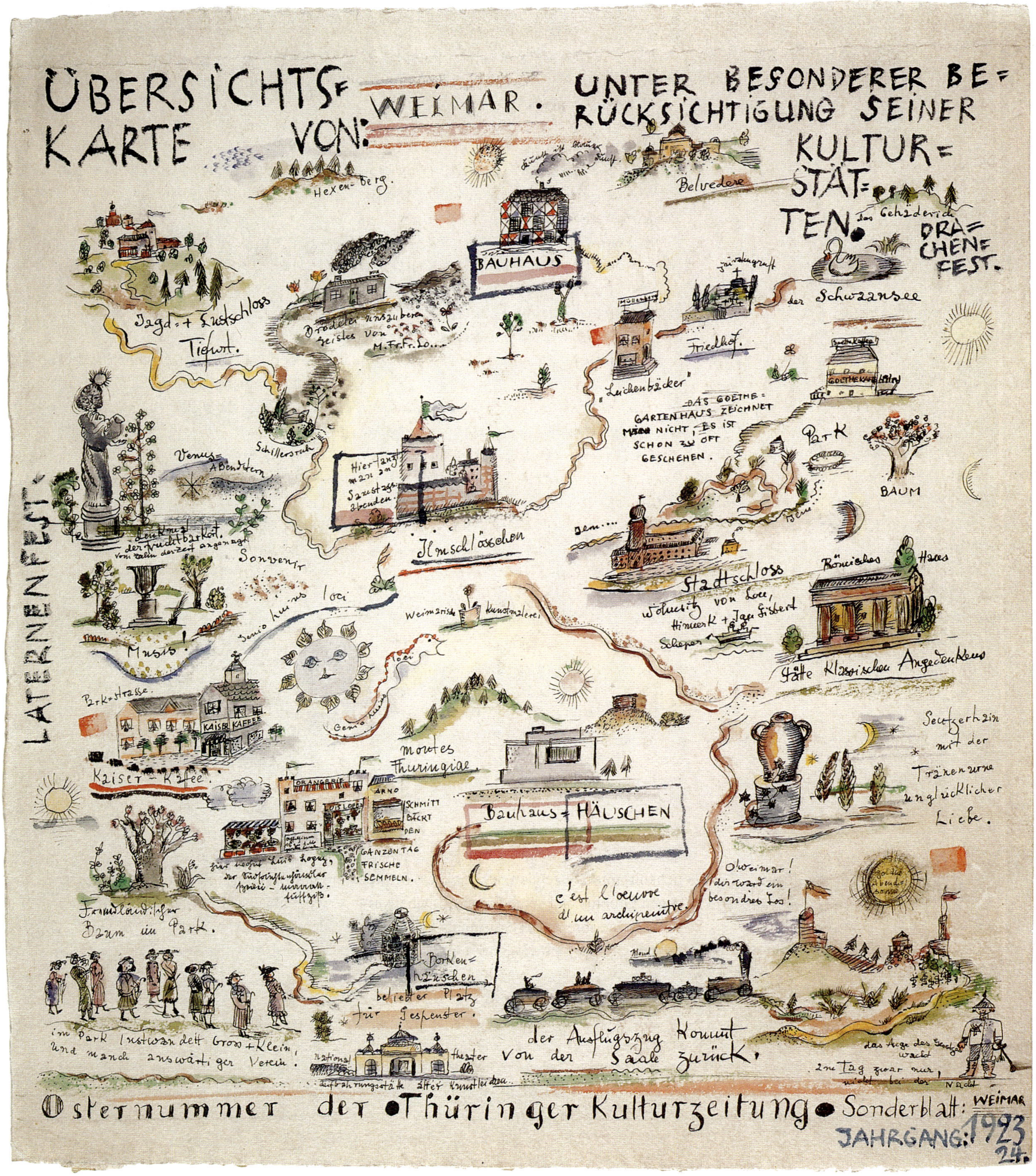
ÜBERSICHTS= KARTE VON:
WEIMAR.
UNTER BESONDERER BE= RÜCKSICHTIGUNG SEINER KULTUR= STÄT= TEN.
Hexen-berg
Belvedere
BAUHAUS
DRACHENFEST.
Jagd= + Lustschloss Tiefurt.
Friedhof.
"Leichenbäcker"
DAS GOETHE= GARTENHAUS ZEICHNET MAN NICHT, ES IST SCHON ZU OFT GESCHEHEN.
Park
BAUM
Hier tanzt man an Samstagabenden.
Ilmschlösschen
Stadtschloss
LATERNENFEST
Venus= Abendstern
Souvenir
Musis
Kaiser Kafee
montes Thuringiae
SCHMITT BÄCKT DEN GANZEN TAG FRISCHE SEMMELN.
Bauhaus= HÄUSCHEN
c'est l'oeuvre d'un archipeintre
O weimar! dir ward ein besondres Los!
Seufzerhain mit der Tränenurne unglücklicher Liebe.
Stätte Klassischen Angedenkens
Borken= häuschen beliebter Platz für Gespenster.
im Park lustwandelt Gross + Klein, und manch auswärtiger Verein!
der Ausflugszug kommt von der Saale zurück.
Osternummer der Thüringer Kulturzeitung Sonderblatt: WEIMAR
JAHRGANG: 1923 24.

Bauhaus und Nationalsozialismus – ein Kapitel der Moderne

Paul Betts

Noch vor einer Generation wäre die Andeutung, daß zwischen dem Bauhaus und der Kultur der Nationalsozialisten ein Zusammenhang bestehe, höchstwahrscheinlich als deplaziert, ja geradezu blasphemisch empfunden worden. Schließlich galten diese beiden als völlig unvereinbar: Das Bauhaus stand für die progressive Moderne der Weimarer Republik, der Nationalsozialismus für schändliche kulturelle Barbarei. Zweifellos gibt es vieles, das dieses Bild bestätigt, nicht zuletzt auch die Tatsache, daß die Nationalsozialisten von den späten 20er Jahren an das Bauhaus in ihrer Propaganda als eine gefährliche „undeutsche" Geißel und „kulturellen Bolschewismus" unablässig attackierten. Die aufsehenerregende Schließung des Bauhauses 1933 durch die Nationalsozialisten schien sowohl die antimodernistische Politik des Dritten Reiches als auch die lupenreine politische Vergangenheit des Bauhauses als angeprangertes Symbol republikanischer Modernität zu bestätigen.

Dieses hinlänglich bekannte Bild hat während der vergangenen zwanzig Jahre deutliche Risse bekommen. Im Zuge der Bemühungen, bislang vernachlässigte Aspekte des Nationalsozialismus zu untersuchen, gelangten Wissenschaftler auf beiden Seiten des Atlantiks schon bald zu der Erkenntnis, daß sich die Kultur der Nationalsozialisten nicht auf die monumentalen Bauwerke Albert Speers, eine heile teutonische Welt und „Blut und Boden"-Volkskitsch reduzieren läßt. Im Gegenteil, es gibt viele Hinweise darauf, daß die Nationalsozialisten – trotz ihrer Propaganda – der Moderne durchaus offen gegenüberstanden, wenn es ihren Zwecken diente. Für die Kulturhistoriker war nun die wichtigste Frage, wie modern die nationalsozialistische Kultur tatsächlich gewesen war. Diese Überlegungen lösten ein intensives Überdenken der Zusammenhänge zwischen Bruch und Kontinuität sowie Mittäterschaft und Widerstand aus. In Anbetracht der Tatsache, daß die Konzeptionen ost- und westdeutscher Kultur im Zuge des Kalten Krieges zum großen Teil auf der Behauptung und Fortschreibung eben dieser Unterschiede basierte, war das natürlich ein heikles Thema. Und obwohl die vielschichtigen revisionistischen Bemühungen von Zeit zu Zeit unangenehme neokonservative Aspekte zum Vorschein brachten, so zeigten sie doch, daß die früheren ideologischen Trennlinien, die 1932 und 1933 sowie 1945 und 1946 so stark voneinander abgrenzten, nicht so eindeutig waren wie bisher angenommen.

In diesem Zusammenhang wurde das Bauhaus nun genau untersucht. Es gibt eine ganze Reihe von Büchern – unter ihnen die von Winfried Nerdinger herausgegebene Essaysammlung „Bauhaus-Moderne im Nationalsozialismus" (1993), Peter Reichels „Der Schöne Schein" (1991) sowie „Design in Deutschland" (1990, herausgegeben von Sabine Weissler) –, die Licht in das merkwürdige Schattendasein der Bauhausmoderne im Dritten Reich zu bringen versuchen. Die Autoren analysieren zum einen noch einmal die beruflichen Laufbahnen und politischen Profile der Bauhäusler, einschließlich derer, die nach 1933 in Deutschland geblieben und beruflich äußerst erfolgreich gewesen waren. Zum anderen richtet sich ihr Augenmerk zum ersten Mal auf die Frage, wie und warum die Bauhausmoderne in den diversen Bereichen der nationalsozialistischen Kultur überleben konnte. Ein sehr aufschlußreicher Fall ist dabei die Architektur. Zu den überraschendsten Erkenntnissen auf diesem Gebiet gehören die Beziehungen zwischen den ehemaligen Bauhausdirektoren und den Nationalsozialisten.

Wie Winfried Nerdinger gezeigt hat, wurden Gropius und Mies von ihnen keineswegs abgelehnt, sondern während der 30er Jahre zumeist überaus geschätzt. Beide reichten Vorschläge für die 1934 von den Nationalsozialisten organisierte Ausstellung „Deutsches Volk – Deutsche Arbeit" ein – inklusive Hakenkreuz auf den Entwürfen. (Auch der Bauhäusler Joost Schmidt entwarf einen Teil der Ausstellung.) Das Verhältnis von Mies zu den Nationalsozialisten war besonders unklar. Er entwarf für

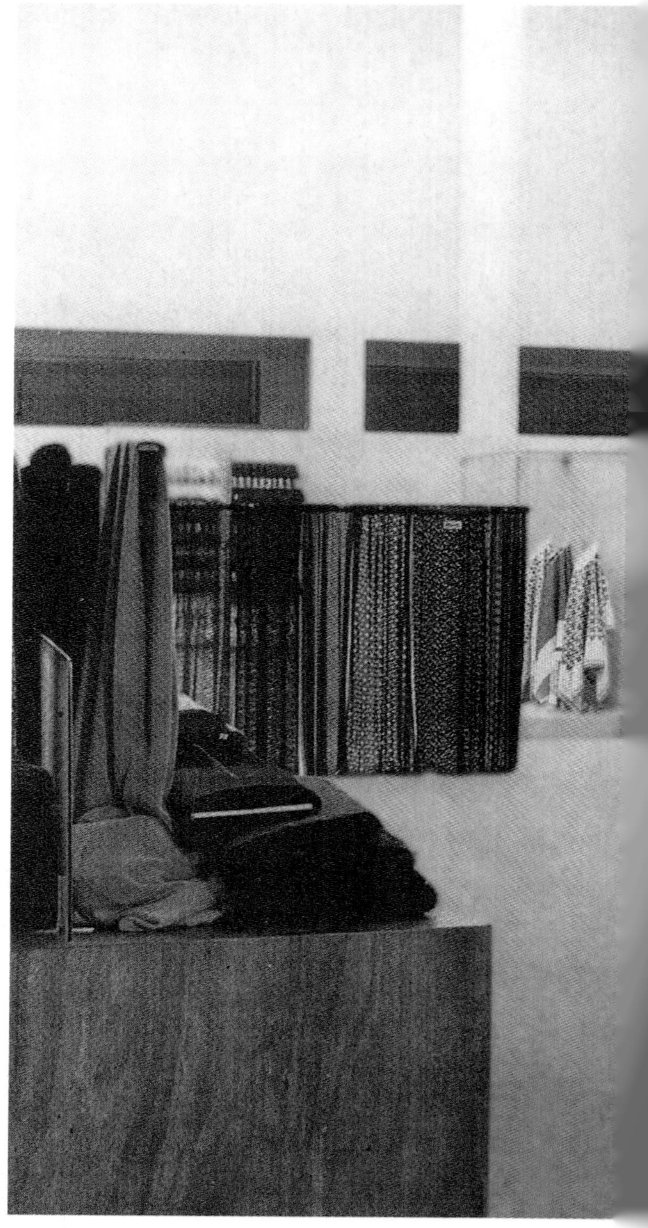

die Ausstellung „Deutsches Volk – Deutsche Arbeit" nicht nur die Abteilung „Bergbau", sondern wurde auch gebeten, den deutschen Pavillon für die Weltausstellung 1935 in Brüssel zu entwerfen. Gemeinsam mit seiner Partnerin Lilly Reich erhielt Mies den Auftrag, die Abteilung „Textilindustrie" in Albert Speers deutschem Ausstellungspavillon auf der 1937 in Paris stattfindenden Weltausstellung zusammenzustellen.

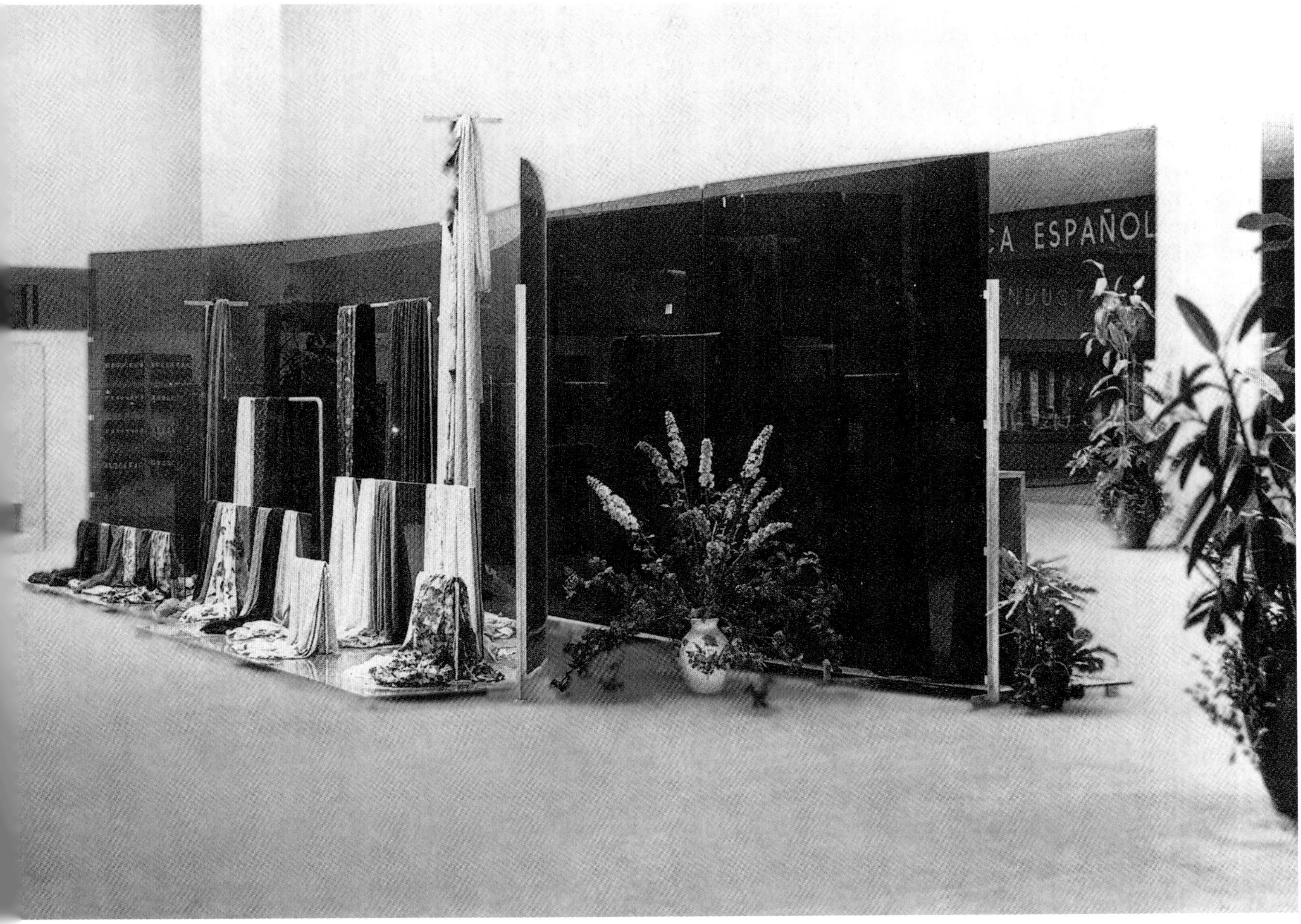

Stand der Deutschen Textilindustrie auf der Internationalen Technik- und Kunstausstellung, Paris. 1937, Gestaltung von Lilly Reich, MOMA, NYC, Lilly Reich Collection, Mies van der Rohe Archive. ● Lilly Reich, einst Lehrende am Bauhaus, teilte die Erkenntnis moderner Ausstellungsgestalter, nicht das Dekorum, sondern die Exponate selbst müßten die Hauptrolle in der Raumgestaltung übernehmen. Ihr ästhetisches Konzept, großflächig Materialqualität zur Wirkung zu bringen, mochte gerade der NS-Textilwirtschaft zur Propagierung neuer synthetischer Stoffe erfolgversprechend erschienen sein.

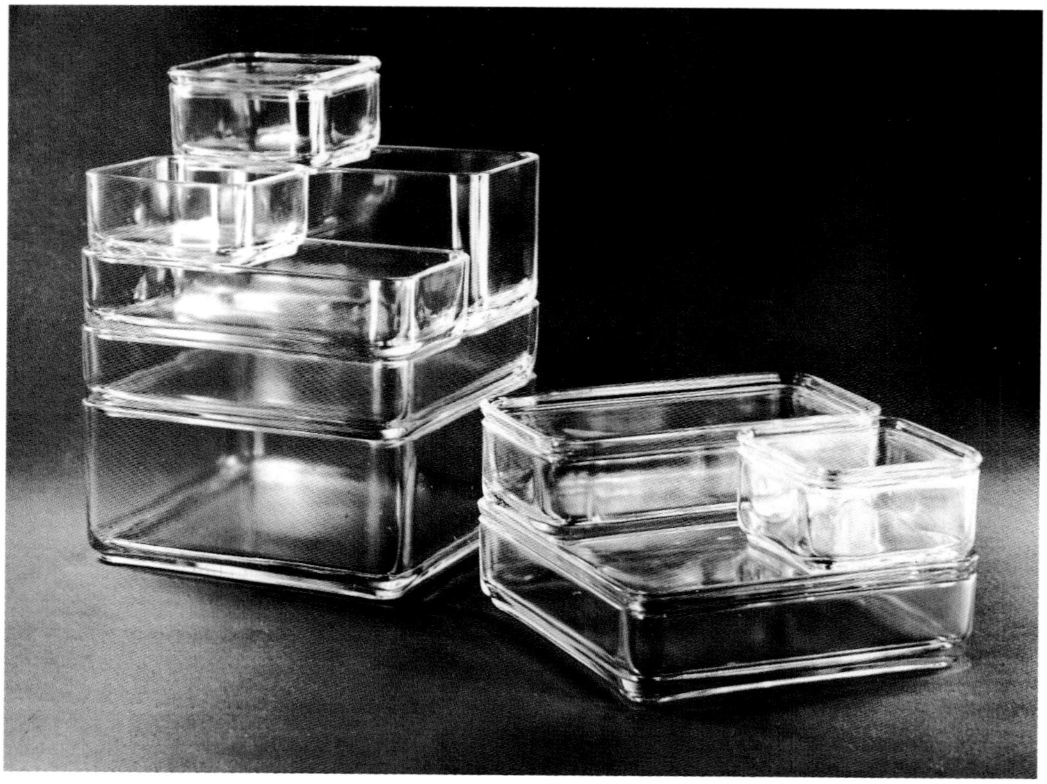

Wilhelm Wagenfeld, Vorratsgeschirr „Kubus". Um 1941, Foto von Dore Barleben, Wilhelm Wagenfeld Stiftung, Bremen. ● Dem Bauhausdenken verwandt scheint das Prinzip, verschließbare Vorratsgefäße so zu gestalten und stapelbar zu machen, daß sie einander zum platzsparenden Kubus ergänzen. In einer Anzeige erläuterte Wagenfeld 1941: „... aus Speisekammer und Kühlschrank bereit für den Tisch".

Ebenso bemerkenswert ist, daß die Schüler von Gropius (wie zum Beispiel Ernst Neufert, Hanns Dustmann und Otto Meyer-Ottens) und Mies (unter anderem Sergius Ruegenberg, Ernst Walther und Eduard Ludwig) unter den Nationalsozialisten beruflich sehr erfolgreich waren – ein sicherer Beweis dafür, daß die Nationalsozialisten die Verbindung zum angeblich verhaßten Bauhaus nicht als Karrierehindernis betrachteten. Es geht hier nicht darum, diese Personen anzuklagen, sondern zu zeigen, daß die Geschichte des Bauhauses in Deutschland 1933 nicht einfach endete. Noch wichtiger ist vielleicht die Tatsache, daß sich die wesentlichen Prinzipien und Programme der Bauhausarchitektur in den Bauvorhaben der Nationalsozialisten wiederfinden ließen. Auch wenn die Architektur der Nationalsozialisten weiterhin eine wirre Mischung aus Monumentalismus, Neoklassizismus und Reetdachromantik darstellte, so war die Architektur im Stil der vom Bauhaus inspirierten Neuen Sachlichkeit ebenfalls vertreten. Dies traf besonders auf die Bereiche der nationalsozialistischen Architektur zu, die keine repräsentativen Zwecke erfüllten, darunter vor allem die Industriegebäude. Ein weiteres gutes Beispiel für die Präsenz der Bauhausmoderne waren die Arbeiten, die in Speers Amt „Schönheit der Arbeit" hergestellt wurden, einem wichtigen Bestandteil von Robert Leys Deutscher Arbeitsfront. Das Amt war mit der Aufgabe betraut, den deutschen Alltag schöner zu gestalten und die „Würde" sowohl der deutschen Arbeit als auch des deutschen Arbeiters wiederherzustellen. Es stand an der Spitze einer groß angelegten Kampagne, das Innenleben der Fabriken (dazu gehörten die Einrichtung der Kantinen, deren Geschirr und sogar das Besteck) gemäß den Vorgaben einer funktionalistischen Bauhausmoderne neu zu gestalten. Mit der Zeit wandte sich die Deutsche Arbeitsfront auch den Arbeiterwohnungen zu, wobei beim Bau neuer Wohnungen oft dieselben modernistischen Gestaltungsprinzipien Anwendung fanden. 1978 gab Speer in einem berühmten Interview sogar zu, daß das Amt „Schönheit für Arbeit" regelmäßig die Ideen des Bauhauses plagiiert hatte.

Dasselbe galt im großen und ganzen auch für die grafische Gestaltung des Bauhauses.

Obwohl die Nationalsozialisten Zeitungen, Bücher und offizielle politische Dokumente wieder in „regotisierenden“ Schriften drucken ließen, genehmigte und förderte das Regime in verschiedenen Bereichen den Einsatz von Bauhausgrafik, um so als modernistisch orientiert zu gelten. Bei Kulturzeitschriften wie „Freude und Arbeit“ und „Die neue Linie“ sowie bei Haushaltsjournalen und sogar Architekturzeitschriften wie „Form“ war dies der Fall. Am deutlichsten kam die Bauhausgrafik jedoch in Bereichen zum tragen, die das Ausland betrafen, so vor allem in der Wirtschaftswerbung und diversen Ausstellungen. Berühmtes Beispiel hierfür sind die Arbeiten des Grafikers Herbert Bayer: Nach 1933 lieferte er das Gestaltungslayout für nationalsozialistische Ausstellungen wie „Die Kamera“, „Deutsches Volk – Deutsche Arbeit“, „Deutschland“, „Gebt mir vier Jahre Zeit“ und „Gesundes Volk – frohes Schaffen“. Ferner gestaltete er sowohl den Katalog für den deutschen Beitrag der 1933 in Chicago stattfindenden Ausstellung „Century of Progress“ als auch das Programmheft für die Olympiade 1936 in Berlin.

Am auffälligsten war die Wiederbelebung der Bauhausmoderne durch die Nationalsozialisten wohl im Bereich der industriellen Formgebung. So merkwürdig es auch scheinen mag – in deutschen Büchern und Zeitschriften über Wohnungseinrichtungen, wie zum Beispiel „Wohnung der Neuzeit“, „Das schöne Heim“ und „Schaulade“, waren bis weit nach 1933 Glasartikel von Wilhelm Wagenfeld,

Ernst Hegel, Haus Dr. Tornow, Berlin-Luckenwalde. 1937/1938, Fotograf unbekannt, BHA. • Hier rüstet sich die Moderne mit gutbürgerlichen Elementen: die freistehende Wand wird mit einer Kaminattrappe geschmückt, die Sitzgruppe auf Perser verbindet Elemente von Mies' „Barcelona“-chair mit rustikaler Eiche.

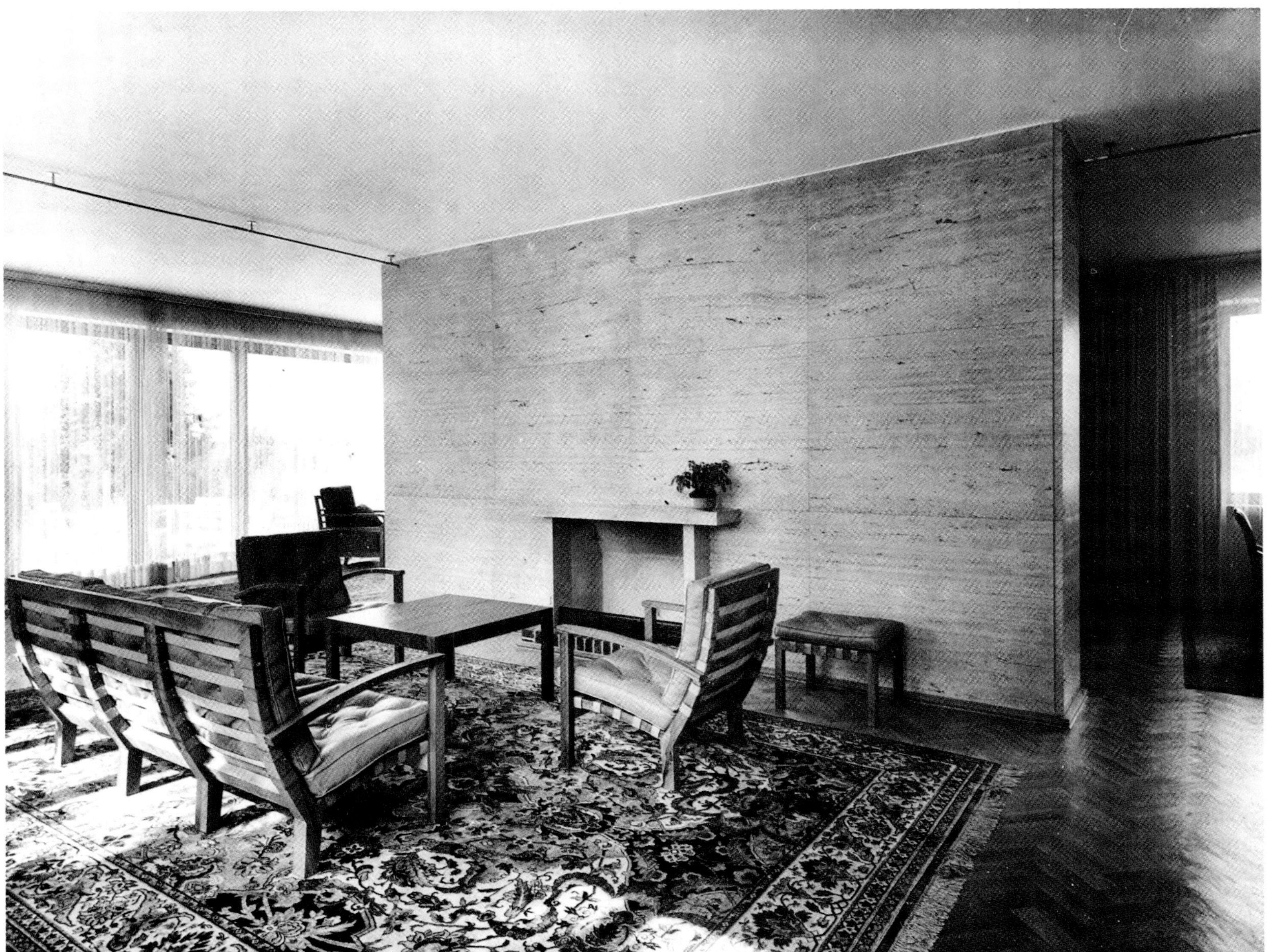

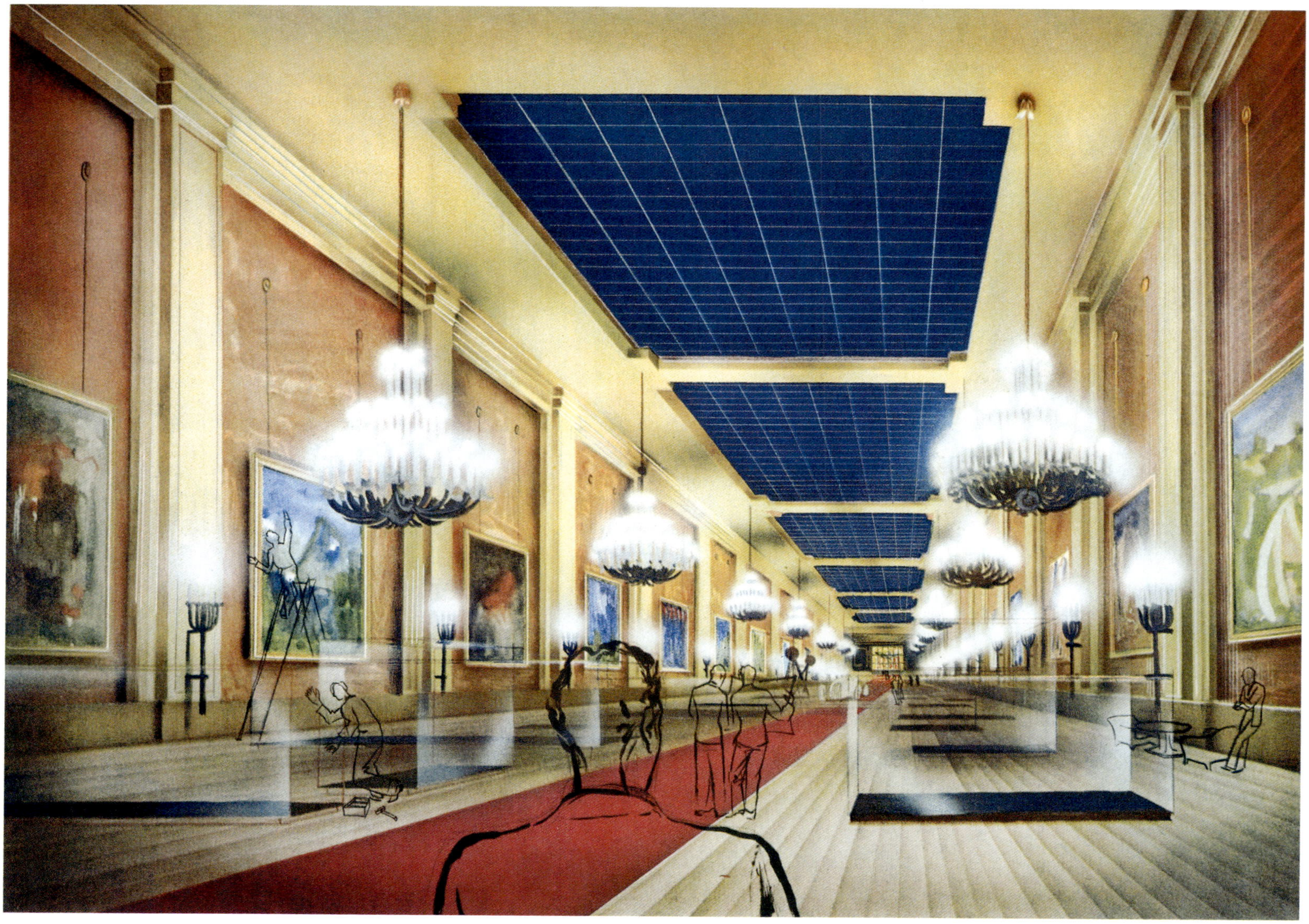

Kurt Kranz, Darstellung der Ausstellungshalle im Deutschen Pavillon auf der Weltausstellung, Paris. 1937, Abb. aus „Neue Linie“, Nr. 5, 1937, SMBPK, Kunstbibliothek. • Die Zeitschrift „Neue Linie“ demonstrierte durch ihre Themen und grafische Ausstattung dem In- und Ausland den Fortbestand der Moderne im nationalsozialistischen Deutschland. So bot Kranz den Ausstellungsraum in der Speerschen Architektur sichtlich moderner dar, als er tatsächlich ausgeführt wurde. Anstelle der Durchsichtigkeit, die Kranz an den Vitrinen suggerierte, wurden schwere Glasschränke mit wuchtigen Holzsockeln und -deckeln aufgestellt.

Geschirr von Hermann Gretsch, Teekessel von Marianne Brandt und Stahlrohrsessel von Marcel Breuer abgebildet. All diese Gegenstände wurden auch stolz auf vielen internationalen Ausstellungen präsentiert, so zum Beispiel auf der 1933 stattfindenden „Century of Progress“ in Chicago, der Weltausstellung 1937 in Paris, der Triennale 1937 und 1940 in Mailand, der Mannheimer Ausstellung „Künstler in der Industrie“ 1942 und den „Deutsche Wertarbeit“-Ausstellungen 1942 in der Schweiz und in der Türkei. Dazu kamen bis zum Jahr 1944 noch eine Vielzahl vom Kunst-Dienst, der Leipziger Messe und dem Grassi-Museum organisierter Ausstellungen moderner Gestaltung. Auch in dem 1939 vom Staat herausgegebenen Katalog „Deutsche Warenkunde“, der ausgewählte Gebrauchsgegenstände für die deutsche Industrie und den Export enthielt, waren Dutzende von Stücken abgebildet, die in Anlehnung an das Bauhaus entstanden waren. Dies alles bedeutet nicht, daß die moderne Gestaltung zum alleinigen Aushängeschild für den Stil des Dritten Reichs wurde. Was jedoch auffällt, ist die Tatsache, daß die Nationalsozialisten die Warengestaltung im Sinne des Bauhauses – im Gegensatz zur Architektur und Malerei – zur offiziellen kulturellen Repräsentation nutzten. Welchen Grund gab es dafür? Die Antwort, daß die moderne Gestaltung weniger politisch gefärbt war als andere Bereiche, ist sicher falsch. Der erste Grund war vielmehr wirtschaftlicher Natur. Man darf nicht vergessen, daß viele deutsche Gestaltungsfirmen wie Tapeten Rasch und die Jenaer Glaswerke große Exportmärkte belieferten und daß die Nationalsozialisten nicht die Absicht hatten, diese wertvolle Quelle staatlichen Einkommens versiegen zu lassen.

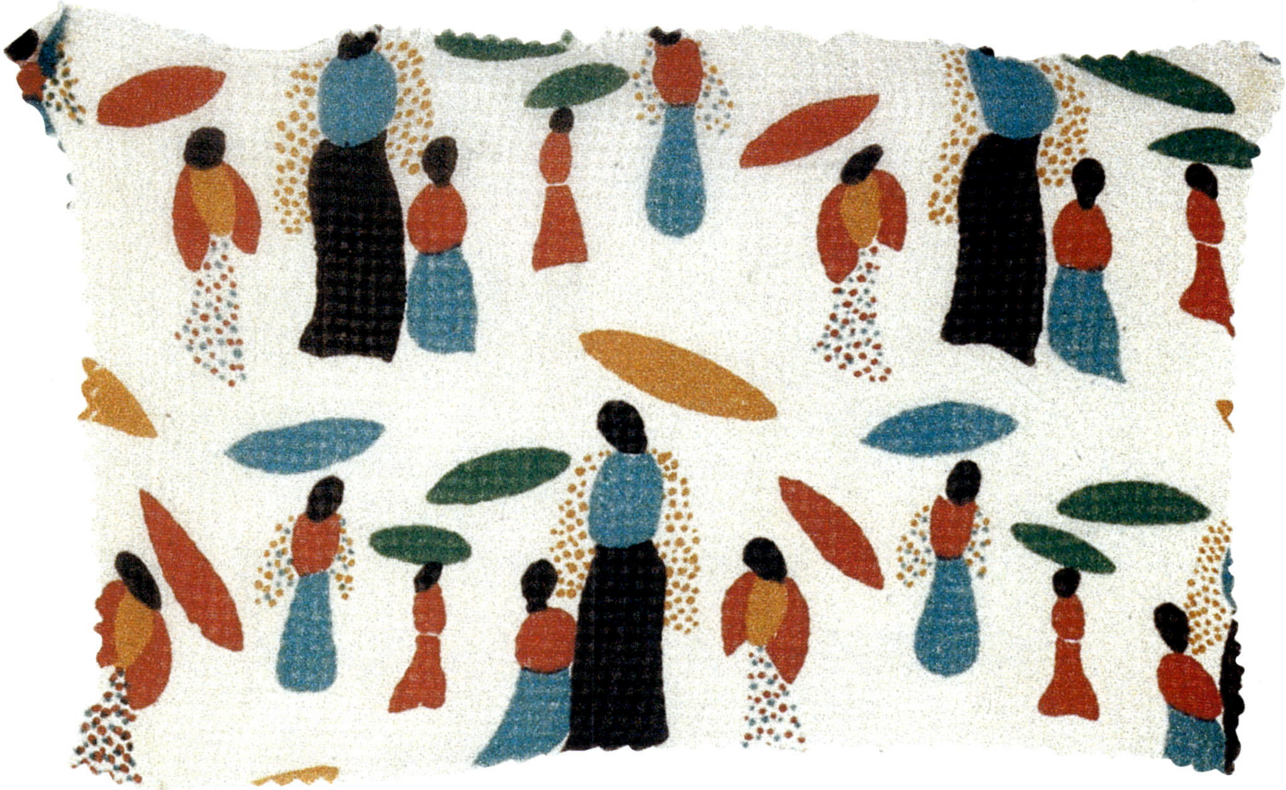

Stoffe aus der Höheren Fachschule für textile Flächenkunst in Krefeld. Leitung: Johannes Itten, 1932–1938, Musterproben. Deutsches Textilmuseum Krefeld. ● Die Bauhaus-Weberei schuf aus Funktion, Materialhaftigkeit und Experiment eine eigene ästethische Qualität. In den 30er Jahren erhielten Stoffe figürliche Imprints, die einer breiten Käuferschicht gefallen sollten.

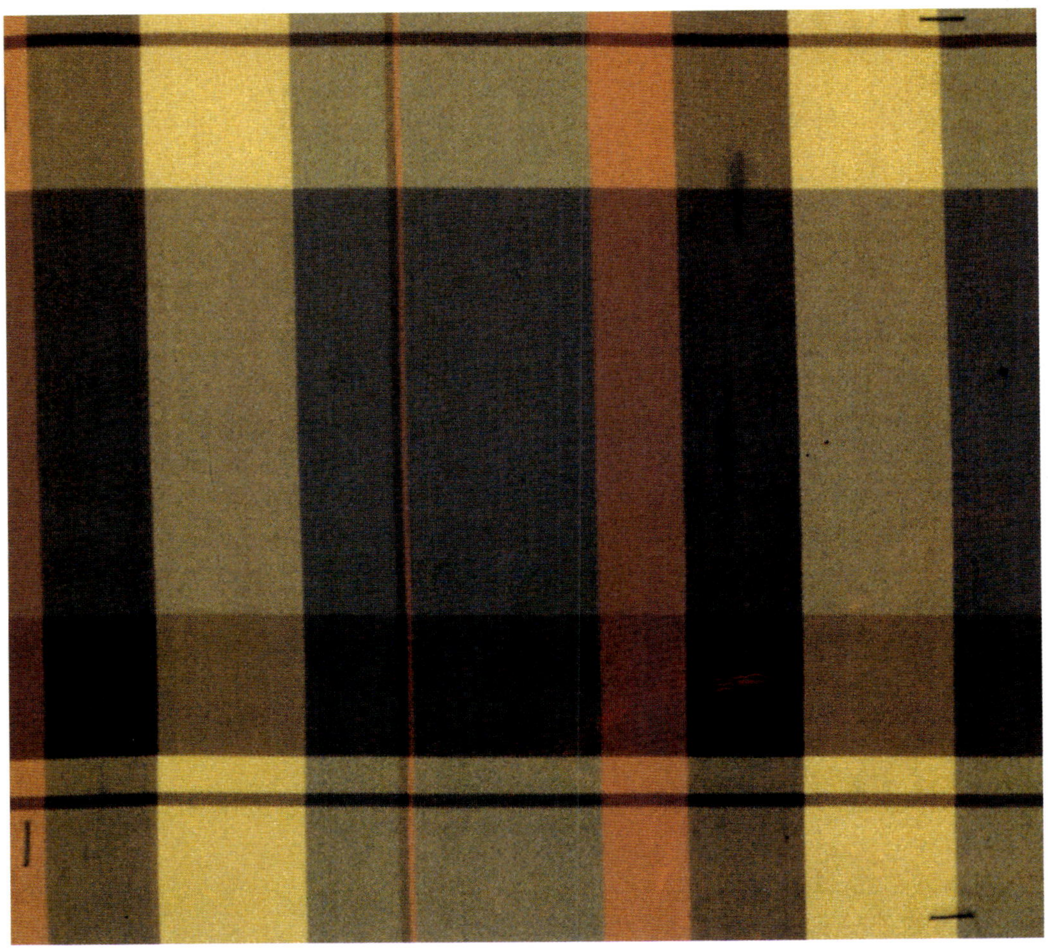

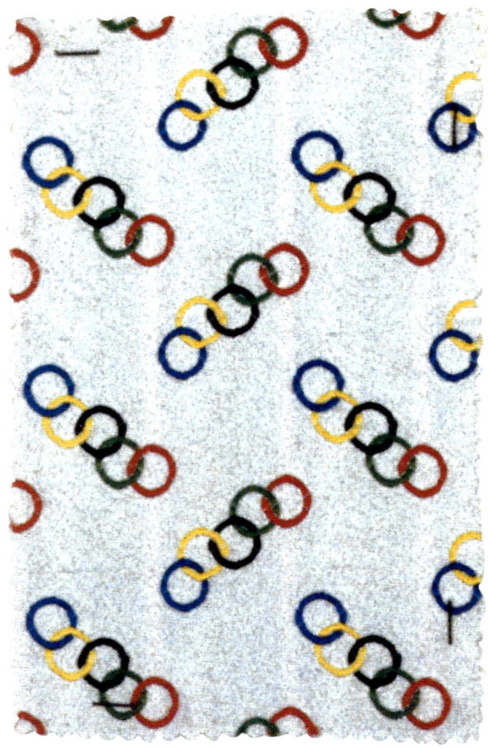

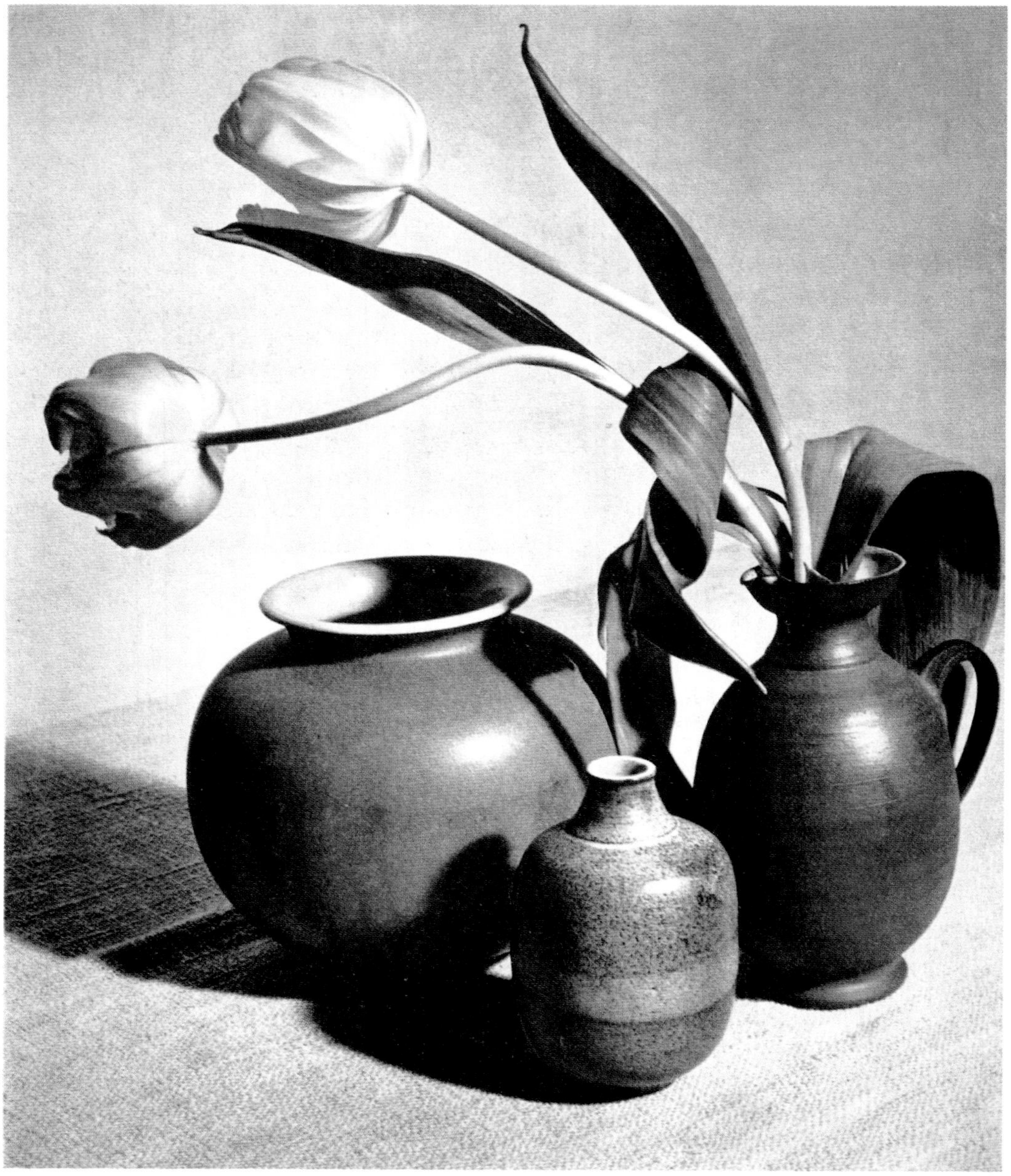

Otto Lindig, Vasen. Um 1940, Abb. aus Hermann Gretsch, „Gestaltendes Handwerk", hrsg. v. Fachamt „Das Deutsche Handwerk" in der Deutschen Arbeitsfront, Stuttgart 1940, SMBPK, Kunstbibliothek. ● Lindig, während des Dritten Reichs selbständiger Keramiker in Dornburg, brauchte seine Entwürfe offenbar nicht abzuwandeln, damit sie als vorbildliches Kunsthandwerk dem „deutschen Stil" zugehörig akzeptiert wurden.

Auch der Kriegsausbruch unterstrich noch einmal die Bedeutung modernistisch geprägter Gestaltung, insofern als sie eine wichtige Quelle für den Export nach Osteuropa darstellte. Zugleich paßte ihre funktionalistische Gestaltungsphilosophie gut zur Materialrationierung und Warenknappheit. Der zweite Grund war politischer Natur: Die Anzahl der großen von den Nationalsozialisten organisierten Ausstellungen im Bereich Gestaltung deutet darauf hin, daß die industrielle Ästhetik wesentlich dazu beitragen sollte, sowohl daheim als auch im Ausland das Bild vom nationalsozialistischen Deutschland als Verfechter moderner Technologie und Gestaltung zu verbreiten. Trotzdem darf die Bauhausmoderne nicht als eine von der Zeit vergessene Insel progressiver Kultur inmitten eines ansonsten düsteren Meeres politischer Reaktion und rassistischer Barbarei charakterisiert werden. Zwar wurde die Bauhausmoderne in auffälliger Weise von der nationalsozialistischen Kultur vereinnahmt, dies bedeutete jedoch nicht, daß sie im weitesten Sinne politisch unschuldig blieb. Die von Wagenfeld entworfenen Produkte oder Speers Amt „Schönheit der Arbeit" sind dafür der Beweis. Obwohl sich beide kräftig der Bauhausideen bedienten, ging es hier um die ideolo-

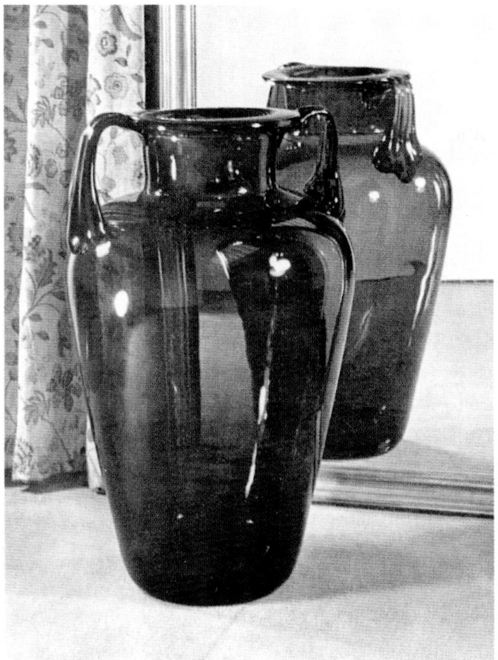

gische Bearbeitung dieser modernistischen Formen. Wie schwer eine solche „Kulturpolitik" wog, wird deutlich, wenn man bedenkt, daß Wagenfelds Arbeiten als bejubelte Symbole „deutscher Wertarbeit" und „deutscher Kultur" präsentiert wurden. Auch Speers „Schönheit der Arbeit" verfolgte klare nationalistische und sogar rassistische Ziele; die betreffenden funktionalistischen Artefakte galten als Glorifizierung der „deutschen Arbeit", des „deutschen Arbeiters" und der nationalsozialistischen „Volksgemeinschaft". Die eigentliche Tragweite dieser Politik ging jedoch weit über die Umwandlung der einst eindeutig international ausgerichteten Lehrsätze des Bauhausmodernismus in nationales Eigentum hinaus. Die Nationalsozialisten hatten beabsichtigt, funktionalistische Gestaltung mit nationalsozialistischer Metaphysik zu verquicken, die Gestaltungsformen des Bauhauses „umzutaufen" und zu Bestandteilen der Kampagne des Dritten Reichs zu machen, in der die Ästhetik der Technik gepredigt („Schönheit der Technik" war ein beliebtes Schlagwort) und alltäglichen Dingen und Orten eine höhere Bedeutung zugesprochen wurde. In diesem Licht zeichnet sich durch den denkwürdigen Erfolg des Bauhauses im Dritten Reich nicht nur ein differenzierteres Bild von der nationalsozialistischen Kultur ab; es wird auch deutlich, daß Moderne und Fortschritt nicht zwangsläufig zusammengehören.

Wilhelm Wagenfeld, Bodenvase „München". 1938, Abb. aus „Katalog der Vereinigten Lausitzer Glaswerke", Dresden 1939, Foto von Dore Barleben, SMBPK, Kunstbibliothek. ● Historisierende Formen wie an dieser stahlblauen Vase, die im Münchner Haus der Kunst ausgestellt war, sind im nationalsozialistischen Design immer wieder auch neben moderner Gestaltung zu finden. In der Formgebung Wagenfelds, der 1935 künstlerischer Leiter der Vereinigten Lausitzer Glaswerke geworden war, blieb die Vase eine Ausnahme.

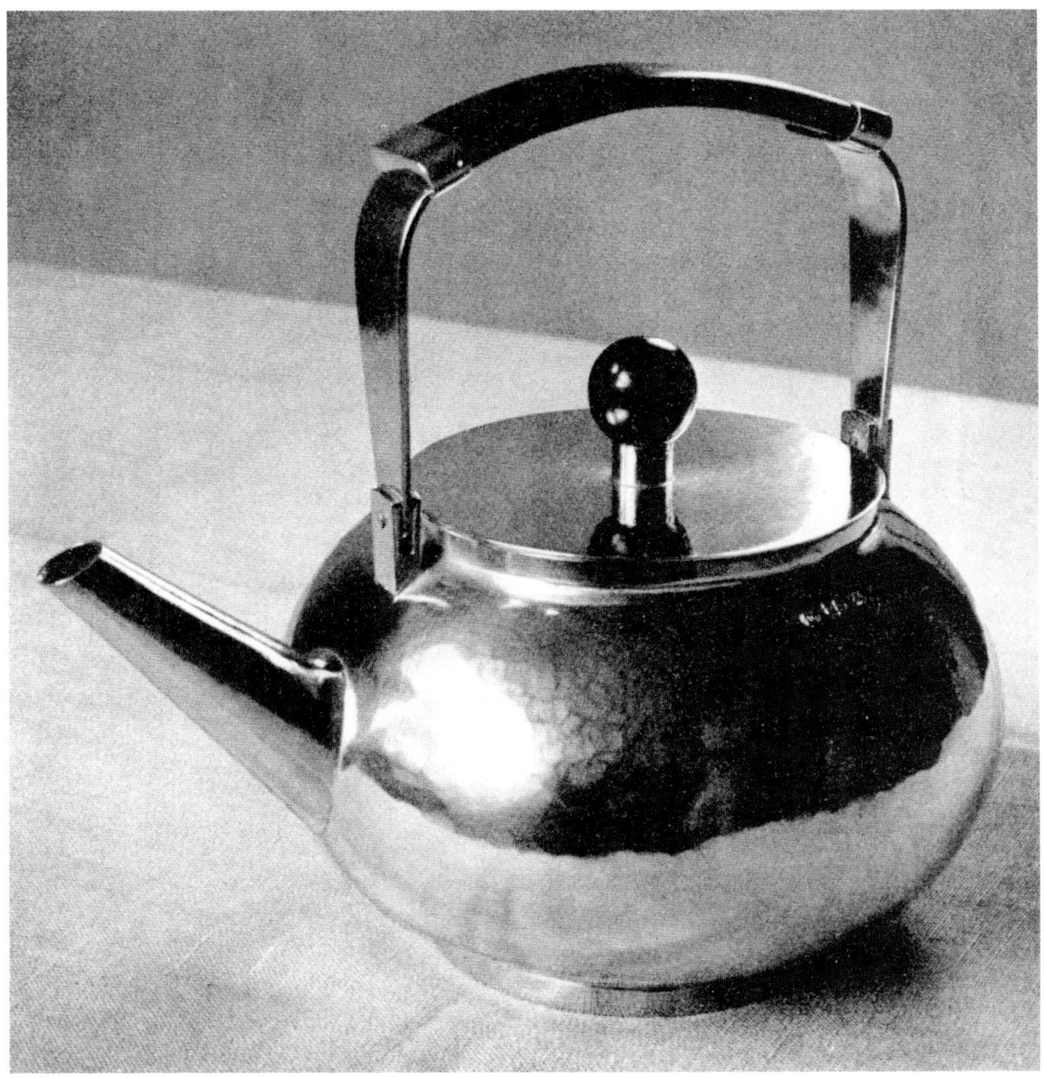

Hans Przyrembel, Teekessel. Um 1940, Abb. aus Hermann Gretsch, „Gestaltendes Handwerk", hrsg. v. Fachamt „Das Deutsche Handwerk" in der Deutschen Arbeitsfront, Stuttgart 1940, SMBPK, Kunstbibliothek. ● Kunsthandwerk erhielt im Nationalsozialismus im Vergleich zur Industrieformgestaltung einen deutlich höheren Rang als zuvor. Nicht selten betonte daher mancher Bauhäusler die handwerkliche Entstehung seiner Entwürfe.

Bauhaus in der DDR – zwischen Formalismus und Pragmatismus

Paul Betts

Kollektiv Richard Paulick, Haupteingang Block C, Stalinallee, Berlin. 1951–1953, Foto von Gert Kreutschmann, 1961, Ullstein Bilderdienst. ● Nach sowjetischem Vorbild galt es, gut ausgestattete Wohnpaläste für die Arbeiter zu schaffen. Klassizistische Repräsentationsformen herrschten vor. Der zurückspringende Mittelteil, ausgestattet mit einem Bildprogramm, war wie geschaffen für sozialistische Agitation und Propaganda. Über den gesamten Block zieht sich ein Dachgarten, dessen pergolaartige Aufbauten von weitem wie gotisierendes Maßwerk wirken.

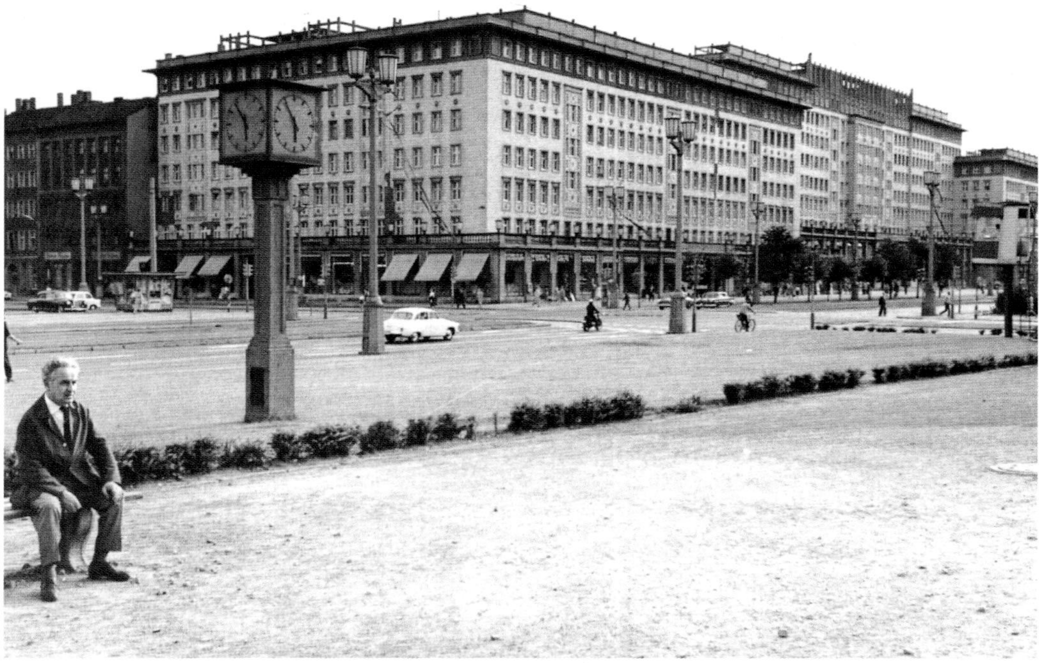

Kollektiv Richard Paulick, Block C, Stalinallee, Berlin. 1951–1953, Richard Paulick links im Bild, Foto von Klaus Lehnartz, 1969, Ullstein Bilderdienst. ● Um eine speziell sozialistische Architektur zu schaffen, zog man nur bestimmte Formen des „kulturellen Erbes" heran – das Neue Bauen, die „Eierkistenarchitektur", wie Walter Ulbricht sich ausdrückte, geriet zum Feindbild. Dennoch gehörte Richard Paulick, der einstige Mitarbeiter vieler Gropius- und Bauhausprojekte, zu den Gewinnern des Wettbewerbs um die Stalinallee.

Die Rezeption des Bauhauses in der DDR war stets ideologisch behaftet. Veröffentlichungen der letzten Zeit, allen voran Thomas Hoscislawskis „Bauen zwischen Macht und Ohnmacht" (1991) sowie die Zusammenstellung verschiedener Dokumente mit dem Titel „Zwischen Bauhaus und Stalinallee", 1991 herausgegeben von Andreas Schätzke, zeigen, inwieweit die Bedeutung des Bauhauses über die Bereiche Architektur und Gestaltung hinausging. Für einen Großteil der Nachkriegszeit war die Rezeptionsgeschichte des Bauhauses untrennbar mit der Politik des Kalten Krieges verbunden, die die wechselnden Ansichten über das Bauhaus in der sich ändernden Haltung der DDR gegenüber ihrer eigenen modernen industriellen Identität widerspiegelte.

Während des ersten Jahrzehnts nach Ende des Krieges unterlag das Bauhaus höchst unterschiedlichen Interpretationen. Die unmittelbare Reaktion in Ostdeutschland nach dem Krieg war überraschend positiv. Bis zum Jahr 1949 wurde das Bauhaus sowohl in Ost- als auch in Westdeutschland als leuchtendes Beispiel antifaschistischer Kultur, der deutschen Moderne und des Wiederaufbaus nach dem Krieg gepriesen. 1945 bezeichnete der Präsident des Kulturbundes, Johannes R. Becher, das Bauhaus als wesentliche Komponente bei der Rehabilitation von – so Becher – Deutschlands „reichem humanistischen Erbe". Gropius und das Bauhaus wurden nicht nur von „Aufbau", dem Sprachrohr des Kulturbundes, regelmäßig gepriesen; auch andere ostdeutsche Kulturzeitschriften wie „Bildende Kunst" und „Forum" sparten nicht mit Lob. Ein 1947 erschienener Artikel in „Forum" ging sogar so weit, das Bauhaus als „wirkliche sozialistische Arbeitsgemeinschaft" und „Erziehungsstätte im Geiste der Demokratie und des Sozialismus" zu

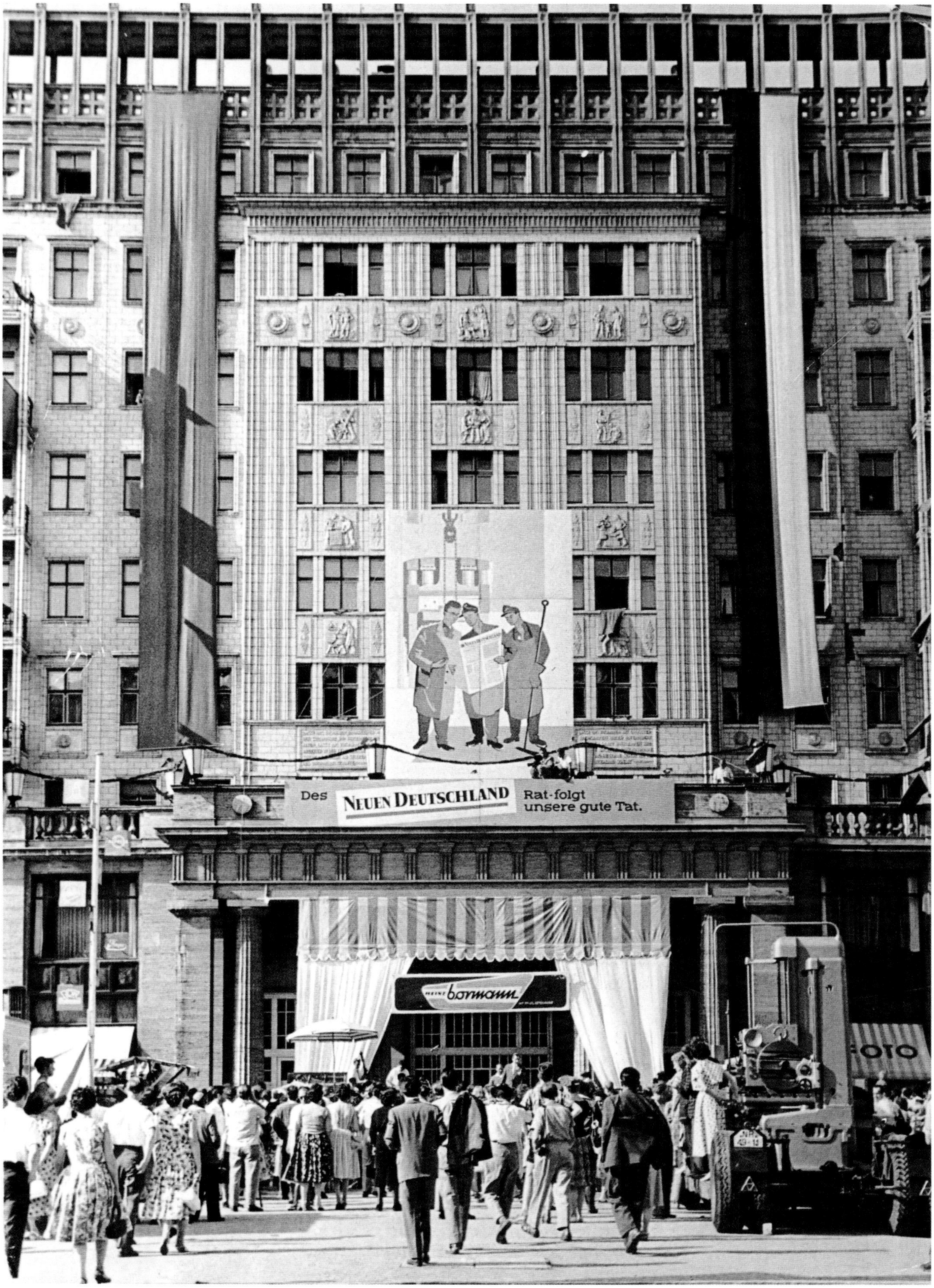
Des NEUEN DEUTSCHLAND Rat-folgt
unsere gute Tat.
FOTO

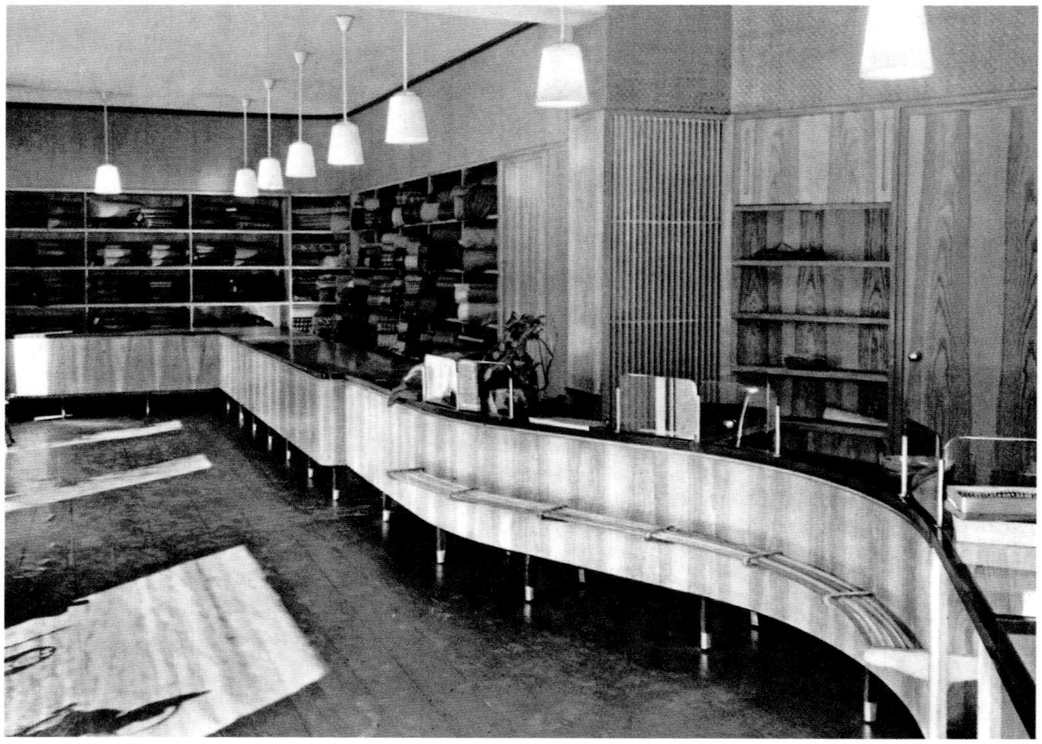

Selman Selmanagič, Einrichtung einer Konsum-Textilverkaufsstelle. 1951/1952, Ausführung durch Deutsche Werkstätten Hellerau, Dresden. • Während des Rektorats von Mart Stam an der neu gegründeten Hochschule für angewandte Kunst Berlin-Weißensee begann der Architekt und ehemalige Bauhäusler Selmanagič dort seine Tätigkeit als Professor für Bau und Raum. Noch wurde bei der Ausgestaltung einer Konsum-Verkaufsstelle der global wirkkräftige Nierenschwung akzeptiert.

bezeichnen. Obwohl die Bemühungen, das Dessauer Bauhaus nach dem Krieg neu zu eröffnen, letztendlich fehlschlugen, fand das Bauhaus während der ersten Nachkriegsjahre breiten öffentlichen Anklang.

All das änderte sich 1949. Die Zuspitzung des Kalten Krieges und die Gründung von BRD und DDR änderten den Status des Bauhauses in Ostdeutschland drastisch. Die Gründe dafür lagen unter anderem in der „Stalinisierung" der ostdeutschen Architektur und Kultur, im Rahmen derer die DDR nun im Namen von Entnazifizierung und Demokratisierung unter den kulturellen Einfluß der Sowjetunion geriet. Dies bedeutete allerdings nicht, daß die Architektur in Ostdeutschland einfach „sowjetisiert" wurde. Obwohl großer Wert auf die „wegweisende Rolle der Sowjetarchitektur" und den „sozialistischen Realismus" gelegt wurde, lag das Hauptziel darin, Deutschlands „nationale Architektur" aus dem humanistischen Erbe des frühen 19. Jahrhunderts wiederzubeleben. Diese Indienstnahme klassisch-humanistischer Kultur (ob in der Architektur oder in der Literatur) galt als bestes Mittel zur Erschaffung einer neuen kulturellen Identität der DDR als Bollwerk gegen die imperialistischen Pläne des Westens. In diesem Zusammenhang wurde das Bauhaus als zerstörerischer Einfluß der Bourgeoisie angegriffen, da es angeblich eine antinationale („kosmopolitische", „formalistische") und antisozialistische Kultur verkörperte. Die Ablehnung der Bauhausbaupläne durch die DDR (wobei viele Aspekte mit der vom CIAM-Kongreß 1933 verabschiedeten Charta von Athen zusammenhingen) basierte ebenfalls auf dieser Ideologie. Das ostdeutsche Ministerium für Aufbau verurteilte die Vorstellungen des CIAM-Kongresses von einer „Auflösung der Stadt" im Namen der Freiheit des einzelnen und des Autoverkehrs als westliche Dekadenz und legte alsdann die offiziellen Richtlinien für den Wiederaufbau der DDR fest: Die Städteplanung konzentrierte sich auf einen Stadtkern mit seiner „organischen" Integration von Arbeit, Wohnen und Freizeit.

Mit der berüchtigten Formalismus-Debatte von 1951 erreichten die Aversionen gegen das Bauhaus ihren Höhepunkt. Obwohl sich mit Gewißheit sagen läßt, daß die SED schon seit 1948 gegen moderne Kunst agitierte, trat der Kreuzzug des Staates gegen den Modernismus am deutlichsten während der 5. SED-Tagung unter dem Motto „Kampf gegen den Formalis-

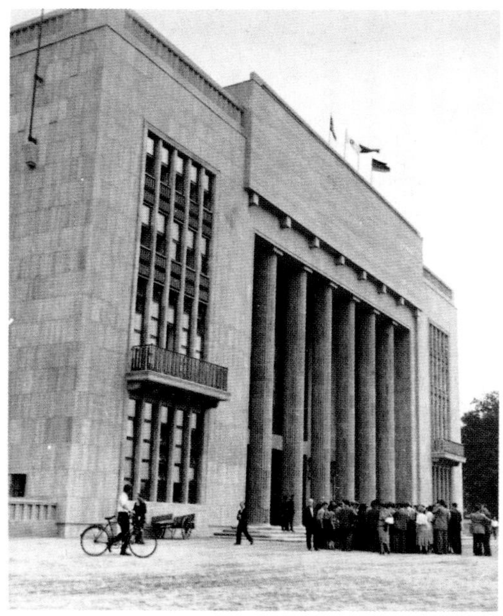

Richard Paulick, Haus des Sportes, Stalinallee, Berlin. 1951, Fotograf unbekannt, um 1954, Ullstein Bilderdienst. • Der gewaltige kubische Block ist statt eines Portikus mit einer zurücktretenden Säulenreihe versehen und gerahmt von hohen Fensterstreifen, die in der unteren Hälfte durch Balkone unterbrochen sind. Die Proportionen berücksichtigen ein vorspringendes, die Dachhöhe überragendes Feld, auf dem später ein Relief von der Funktion des Baus kündete.

mus in Kunst und Literatur, für eine fortschrittliche deutsche Kultur" zutage. Auf dieser Tagung läutete die SED eine Art kulturellen Frühjahrsputz ein, dem alles zum Opfer fiel, was als dekadenter „Kosmopolitismus" empfunden wurde. Auf dem neuen Index „entarteter Kunst" standen jetzt nicht nur die Malerei des abstrakten Expressionismus und die subjektivistische Literatur – dieses Mal hatte man es ganz besonders auf das Bauhaus abgesehen. Im krassen Gegensatz zur unmittelbaren Nachkriegszeit hielt sich die SED mit ihren Äußerungen nicht zurück: „In der Architektur, die im Rahmen des Fünfjahrplanes vor großen Aufgaben steht, hindert uns am meisten der sogenannte Bauhausstil und die konstruktivistische, funktionalistische Grundeinstellung vieler Architekten an der Entwicklung einer Architektur, die die neuen gesellschaftlichen Verhältnisse in der Deutschen Demokratischen Republik zum Ausdruck bringt." Wenige Monate später gab Ulbricht während einer Rede vor der Volkskammer anläßlich des ersten Fünfjahrplanes der DDR diesem Autodafé weitere staatliche Rückendeckung: „Gleichzeitig mit dem Studium der nationalen Traditionen als Grundlage der Entwicklung unserer Architektur müssen wir den Bauhausstil als volksfeindliche Erscheinung klar erkennen." (Genauso äußerte er sich in seiner Rede vom 8. 12. 1951 zur Eröffnung der Bauakademie.) Eine derartige Einflußnahme von höchster Ebene öffnete den Schmähungen gegen das Bauhaus Tür und Tor. Noch im selben Jahr beschimpfte ein Autor die Bauhausarchitektur als „charakteristische Erscheinungsform der verfaulenden

Kollektiv Edmund Collein und Kollektiv Werner Dutschke, Erster Sozialistischer Wohnkomplex zwischen Strausberger Platz und Alexanderplatz, Berlin. 1959–1965, Foto von Klaus Lehnartz, um 1966, Ullstein Bilderdienst. • Die ersten unter Paulick entwickelten Plattenbauten versuchten noch, mittels Dekoration die Gefahr der Monotonie zu bannen. Als zu kostspielig erkannt, war man in der – mittlerweile politisch verordneten – Plattenbauweise darauf angewiesen, die Bauteile selbst rhythmisch zu gliedern. Aus der staatlichen Forderung, den Bewohnern ein Zusammengehörigkeitsgefühl zu vermitteln, entstand die offene Bauweise.

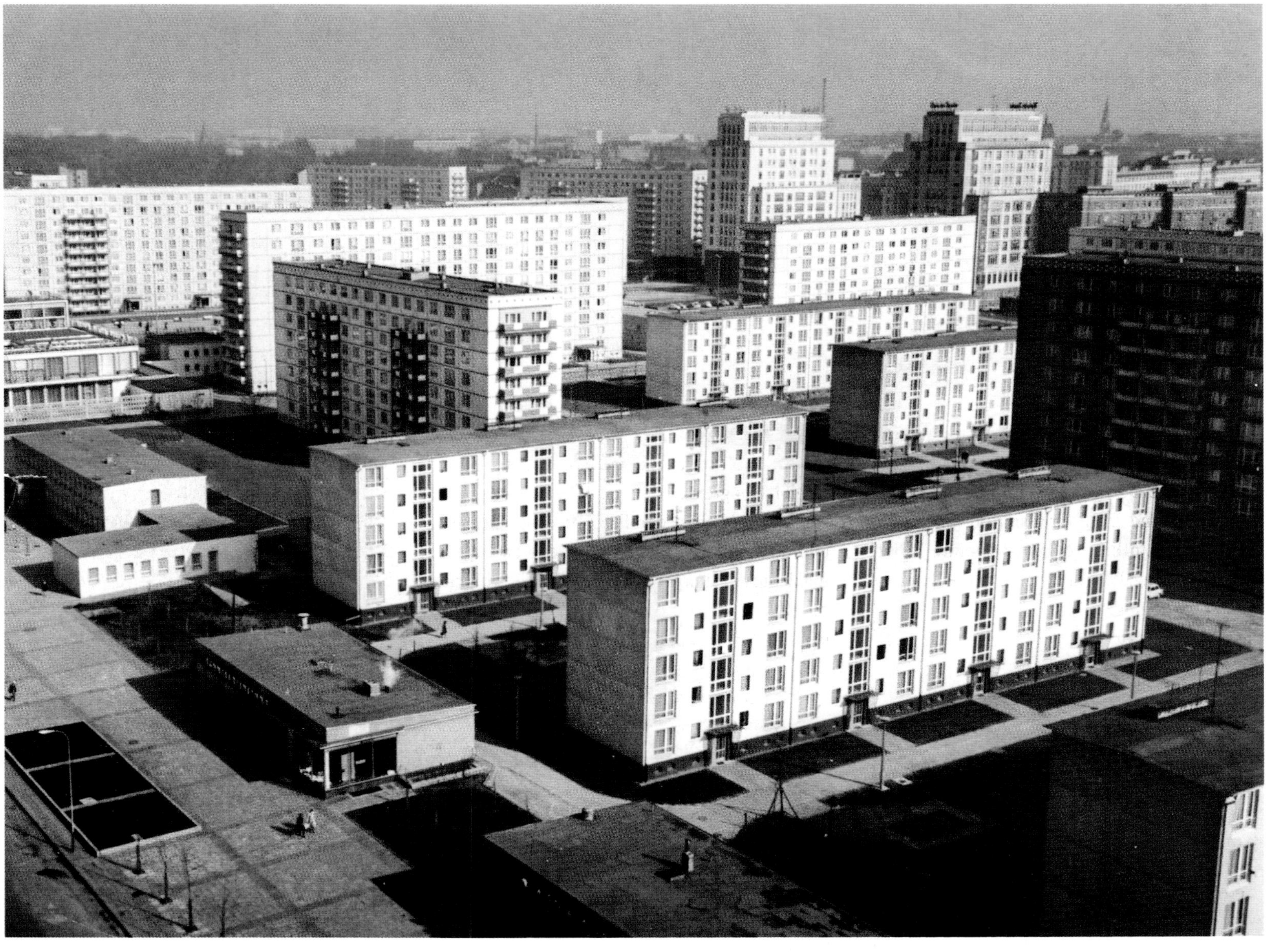

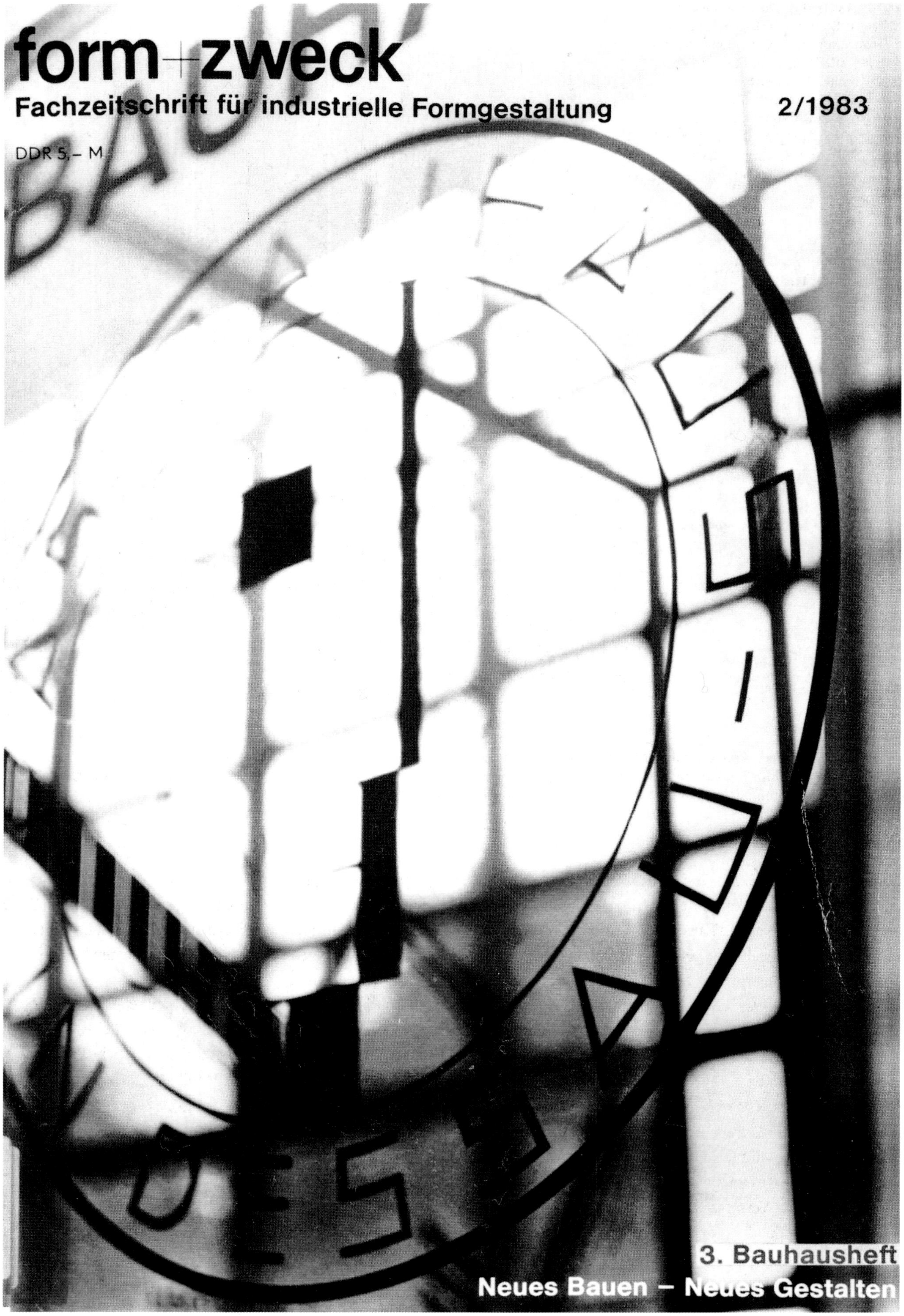
form+zweck
Fachzeitschrift für industrielle Formgestaltung
2/1983
DDR 5,– M
3. Bauhausheft
Neues Bauen – Neues Gestalten

Titelblatt der Zeitschrift „form + zweck", Nr. 2, 1983. BHA. ● Sozialistischer Realismus hieß das Gegenprogramm zur Kunst der Moderne, die man in der DDR für einen Feind des Sozialismus hielt und als „dekadent" und „formalistisch" bezeichnete. Das Thema Bauhaus war sogar noch bis in die 70er Jahre tabu. Die avantgardistische Designzeitschrift der DDR, „form + zweck", widmete ihm nach Aufhebung des staatlichen Verdikts drei Hefte.

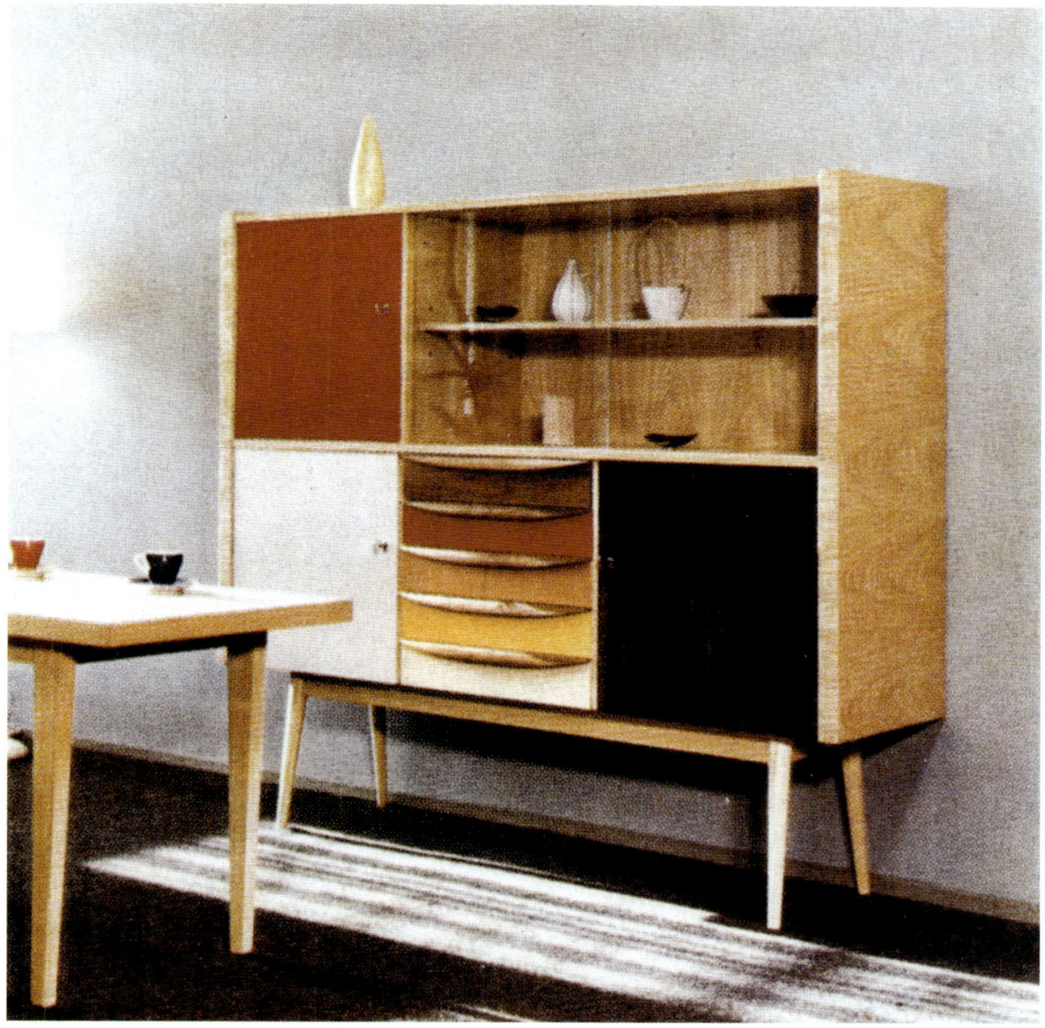

Franz Ehrlich, Wohnraummöbel, Typenserie 602. 1956, Ausführung durch Deutsche Werkstätten Hellerau, Abb. aus „form + zweck", Nr. 3, 1986, SMBPK, Kunstbibliothek. ● Die ehemaligen Bauhäusler Franz Ehrlich und Selman Selmanagič, die in der DDR zu wichtigen Positionen gelangt waren, handelten sich zu Beginn der 50er Jahre mit ihren schlichten Möbeln den Vorwurf des „Formalismus" ein.

kapitalistischen Gesellschaft", die sich „immer mehr von den Bedürfnissen des Volkes" entferne. Ein weiterer, 1951 im „Neuen Deutschland" erschienener Artikel stellte folgende Behauptung auf: „Der Bauhaus-Stil ist eben ein waschechtes Kind des amerikanischen Kosmopolitismus und seine Überwindung unerläßliche Voraussetzung für die Entwicklung einer nationalen deutschen Baukunst." In dieser angespannten Atmosphäre des Kalten Krieges galt das Bauhaus nicht länger als „Kathedrale des Sozialismus", noch nicht einmal als Bestandteil der deutschen Kulturgeschichte, sondern als bourgeoise kulturelle Verschmutzung und amerikanische Propaganda.

Dennoch blieb das negative Bild vom Bauhaus während der 50er und 60er Jahre nicht ungebrochen. Der Amtsantritt Chruschtschows 1953 signalisierte – wenn auch indirekt – eine deutliche Mäßigung dieses kulturellen Kreuzzuges. Chruschtschows Meinung zur sozialistischen Architektur wurde größtenteils von drängenden wirtschaftlichen Überlegungen beeinflußt, insbesondere von der im gesamten Ostblock herrschenden akuten Wohnungsnot und Materialknappheit. 1954 hielt er seine oft zitierte Rede mit dem Titel „Besser, billiger und schneller bauen", die eine verstärkte Industrialisierung und Standardisierung des Wohnungs- und Häuserbaus im Ostblock forderte. Dadurch verschob sich die Gewichtung vom formalen Aspekt des sozialistischen Realismus auf die eher technischen Fragen beim Bauen. Ein 1955 erschienener Artikel der Bauakademie registrierte diese Veränderung: „Der Hauptfehler auch in unserer Entwicklung besteht in einer Überbetonung der ideellen Seite der Architektur gegenüber der materiellen Seite". In der Folge tauchte das Bauhauserbe langsam wieder aus der ideologischen Versenkung in der DDR-Kultur auf.

Dies heißt jedoch nicht, daß die Rezeption des Bauhauses in der DDR in sämtlichen kulturellen Bereichen gleichermaßen vonstatten ging. Die Bauhausmoderne war zum Beispiel schon die ganze Zeit über in der industriellen Formgestaltung der DDR spürbar gewesen. Zum einen galt das 1948 erschienene Buch „Wesen und Gestalt" des ehemaligen Bauhäuslers Wilhelm Wagenfeld von den späten 40er Jahren an als Standardwerk für die Gestalter in der DDR. Zum anderen hatten die prominenten Modernisten Horst Michel und Mart Stam jeweils wichtige Positionen an der Hochschule für

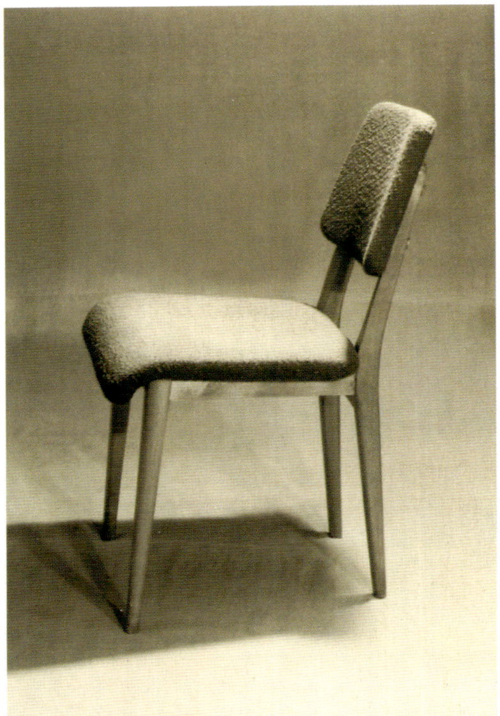

Franz Ehrlich, Polsterstuhl. 1957, Typenmöbel der Hellerau-Serie, SBD. Archiv der Sammlung. ● In zurückhaltender Gestaltung skandinavischem Design nicht unähnlich, konnte sich dieses Sitzmöbel dezent jedem sozialistischem Kleinhaushalt einpassen.

„50 Jahre Bauhaus", Versammlung ehemaliger Bauhäusler vor dem rekonstruierten Bauhausgebäude anläßlich seiner Wiedereröffnung. 4. 12. 1976, u. a. links außen: Edmund und Lotte Collein, Mitte: Max Bill, Foto von Ernst Steinkopf, BHA. ● Die Bauhausrezeption in der DDR konnte erst beginnen, nachdem die Formgestaltung innerhalb der Entwicklung einer sozialistischen Ästhetik nicht mehr ausschließlich Kampf- und Abgrenzungsstrategien diente, sondern auch Exportfähigkeit beweisen mußte.

Bauwesen und Bildende Künste beziehungsweise an der Hochschule für angewandte Kunst in Berlin inne, wo sie die Bauhaustradition im Bereich Gestaltung und der dazugehörigen Ausbildung pflegten. Außerdem wurden Wagenfelds Arbeiten in der Glas- und Metallgestaltung für die Glaswerke in Jena und Weißwasser als Beispiele für Gestaltung in der DDR gepriesen (ungeachtet der Tatsache, daß Wagenfeld in der BRD lebte) und bis zum Jahre 1989 produziert. Auch viele andere Gegenstände, die in der DDR vom Ende der 50er Jahre an hergestellt wurden, tragen die gestalterische Handschrift des Bauhauses. Und selbst wenn der Staat daran arbeitete, die Gestaltung in der DDR nach der Formalismus-Debatte 1951 in ein traditionelleres Kunsthandwerk umzuformen, ließ sich dennoch durchweg ein unterschwelliger Bauhausfunktionalismus erkennen. Dies war zu einem großen Teil „form + zweck" zu verdanken, der bekanntesten Zeitschrift für Gestaltung. 1958 gegründet, diente sie als wichtigstes Sprachrohr der industriellen Moderne und genoß beachtliche Freiheiten – so wurden in ihr positive Artikel über Gestaltung in Westeuropa und sogar in der BRD veröffentlicht.

1963 wurde das Zentralinstitut für Formgestaltung gegründet (das spätere Amt für Industrielle Formgestaltung), um die moderne industrielle Formgestaltung in der DDR voranzutreiben. Warum genoß die Gestaltung – im Gegensatz zur Architektur und Malerei – solch eine relative Autonomie? Der Hauptgrund war wirtschaftlicher Natur: Die Regierung wollte die ostdeutschen Exporteinnahmen nicht gefährden. Moderne Gestaltungsobjekte wurden auf der Leipziger Handelsmesse und anderen Ostblockausstellungen stolz als exemplarische Sinnbilder für die sozialistische Modernität der DDR vorgeführt. (Andere Stimmen wiederum behaupten, daß die erstaunliche Autonomie der Gestaltung teilweise damit zu tun hatte, daß die Ehefrau des Amtsleiters für industrielle Formgestaltung, Martin Kelm, Honeckers Privatsekretärin war.) Der Bereich Gestaltung war einzigartig insofern, als er von den ideologischen Auseinandersetzungen zwischen Ost- und Westdeutschland während des Kalten Krieges fast verschont blieb. Die DDR zeigte sich der Gestaltung in der BRD gegenüber sowohl vor als auch nach 1961 recht offen – so wurden die Hochschule für Gestaltung in Ulm (HfG) und die Braun AG in „form + zweck" stets gelobt.

Gegen Mitte der 60er Jahre wurde das Bauhaus dann nicht länger vehement abgelehnt. Diese Entwicklung war vor allem Chruschtschows Richtungswechsel Mitte der 50er Jahre und der wachsenden Wertschätzung des Bauhauses in der DDR zu verdanken. Zu jener Zeit begann Ostdeutschland, das sozialistische Bauhaus wieder für sich zu entdecken. Diejenigen, die mit der Geschichte des Bauhauses vertraut sind, werden sich vielleicht fragen, warum die DDR ihre Ansprüche auf das Bauhaus nicht schon viel eher geltend machte. Der Grund liegt im Erfolg der gemeinsamen Bemühungen Westdeutschlands und der USA, die Geschichte des Bauhauses als Odyssee des westlichen Liberalismus umzuschreiben und in der propagandistischen Ausschlachtung dieser Versuche durch die SED – er machte eine offizielle Anerkennung des Bauhauses in der DDR zunächst unmöglich. Die Tatsache, daß man im Westen in den späten 60er Jahren das Bauhaus als unerwünschte „fallenartige Moderne" verwarf, ebnete dessen Rehabilitation in der DDR zweifelsohne den Weg. Der ehemalige Bauhausdirektor Hannes Meyer, den Ulbricht einst als „reaktionären Konstruktivisten" verdammt hatte, wurde nun als vergessener Prophet der sozialistischen Architektur und Gestaltung wiederentdeckt. Die neue Bauhausbegeisterung hielt während der 70er Jahre unvermindert an und gipfelte 1976 in der Renovierung und Wiedereröffnung von Gropius' Dessauer Bauhaus. Im Anschluß daran nahm das Bauhaus seinen Platz als leuchtender Stern in der Architektur und Gestaltung der DDR wieder ein.

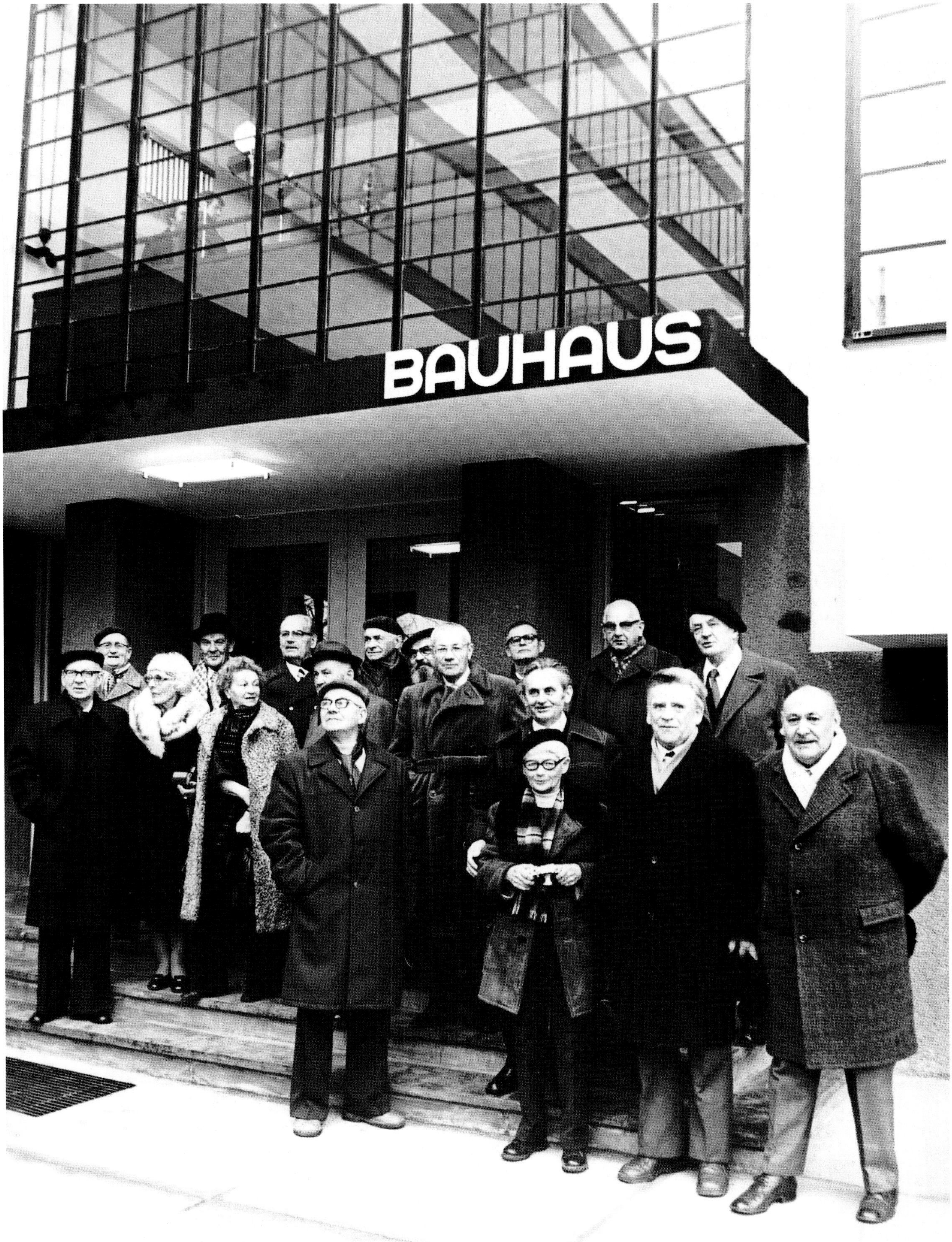
BAUHAUS

Bauhaus in der Bundesrepublik Deutschland – eine akzeptierte Hinterlassenschaft aus Weimar

Paul Betts

Das Bauhaus hat während der vergangenen 50 Jahre weiten Anklang innerhalb der westdeutschen Kultur gefunden. Trotz der scharfen Kritik, die Anhänger der 68er Bewegung und der Postmoderne erhoben, behielt das Bauhaus seine faszinierende Anziehungskraft innerhalb und außerhalb der westdeutschen Architektur- und Gestaltungskreise. Seine erfolgreiche Verbreitung nach 1945 ist auf die Tatsache zurückzuführen, daß das Bauhaus über die Architekturgeschichte als solche hinausging. In der Bundesrepublik Deutschland wurde es seit langem als willkommenes Zeichen für einen Neubeginn nach dem Nationalsozialismus sowie für eine transatlantische kulturelle Partnerschaft gesehen.

Das Bauhauserbe war von Anfang an von den nach dem Krieg herrschenden Bedingungen geprägt – so spielte es im Rahmen der kulturellen Rückbesinnung während der frühen Jahre der „Bonner Republik" eine überaus wichtige Rolle. An dieser Stelle sollte man sich ins Gedächtnis rufen, daß es während der späten 40er und 50er Jahre konzentrierte Bestrebungen zur Rehabilitation einer nicht nationalsozialistisch geprägten Vergangenheit gab. Die Bundesrepublik Deutschland erhob hierbei vorsichtige Ansprüche darauf, ein ehemals verbanntes, bedrohtes oder zerstörtes „besseres Deutschland" wiederzubeleben. Diese Aufgabe gestaltete sich jedoch alles andere als leicht. Das Vorhaben, eine akzeptable westdeutsche Identität aufzubauen, wurde kontinuierlich dadurch erschwert, daß die meisten Kulturbereiche Deutschlands, ob Architektur, Malerei, Film, Musik, Philosophie oder Geschichtsschreibung, mit dem Stigma ihrer nationalsozialistischen Vergangenheit behaftet waren. Noch schwerer wog die Tatsache, daß die wenigen Überreste einer antifaschistischen Kultur mit einer deutlichen Verbindung zum Kommunismus belastet waren. Ein Großteil der Bemühungen konzentrierte sich demzufolge darauf, die Leistungen der ins Exil verbannten Helden der Weimarer Republik wie Walter Gropius, Thomas Mann und sogar der wieder eingeführten Frankfurter Schule wachzurufen, die allesamt als lebende Beispiele einer positiven deutschen Kultur angesehen wurden, die nichts mit dem Nationalsozialismus zu tun hatte. Vor diesem Hintergrund erfüllte das Bauhaus genau zur richtigen Zeit einen politischen Zweck, da es zu den wenigen deutschen Traditionen gehörte, die offensichtlich den Schlagworten des Kalten Krieges – wie Antifaschismus, Antikommunismus und internationale Moderne – entsprachen.

Interessant ist diesbezüglich die Tatsache, daß das Bauhaus im wesentlichen außerhalb des Architekturbereichs rezipiert wurde. Die westdeutschen Architekten und Städteplaner schenkten dem Bauhaus und den Bauhäuslern während der 50er Jahre im Grunde wenig Beachtung. Die führenden Architekten in der Bundesrepublik Deutschland waren in der Hauptsache Traditionalisten und gemäßigte Modernisten, von denen die meisten dem Naziregime gedient hatten und die das späte Bauhaus unter dem Direktorat Hannes Meyers

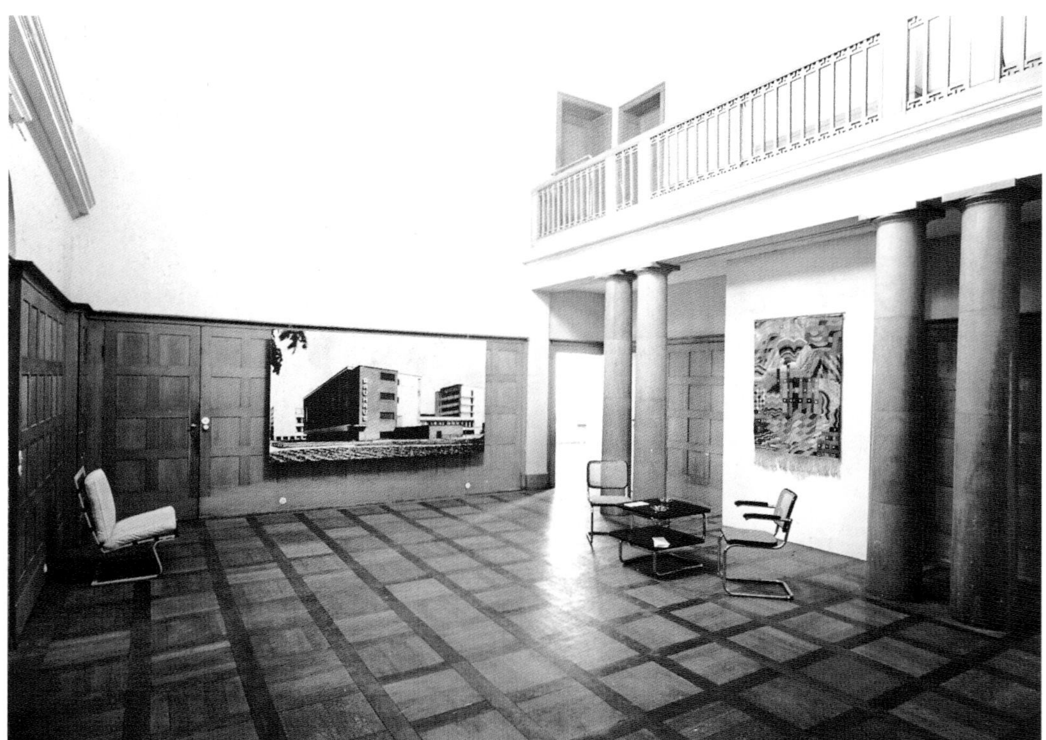

Bauhaus-Archiv Darmstadt, Blick in die Ausstellungshalle im Ernst-Ludwig-Haus auf der Mathildenhöhe. 1962, links: Sessel von Ludwig Mies van der Rohe, Mitte: Wandbehang von Gunta Stölzl, rechts: Sitzgruppe von Marcel Breuer, Fotograf unbekannt, BHA. ● Hans Maria Wingler rückte mit der Einrichtung des Archivs, 1961, und der damit verbundenen Forschung den Beitrag des Bauhauses zur Moderne in Kunst und Design erstmals nach dem Kriege wieder in ein breiteres Bewußtsein der westlichen Öffentlichkeit.

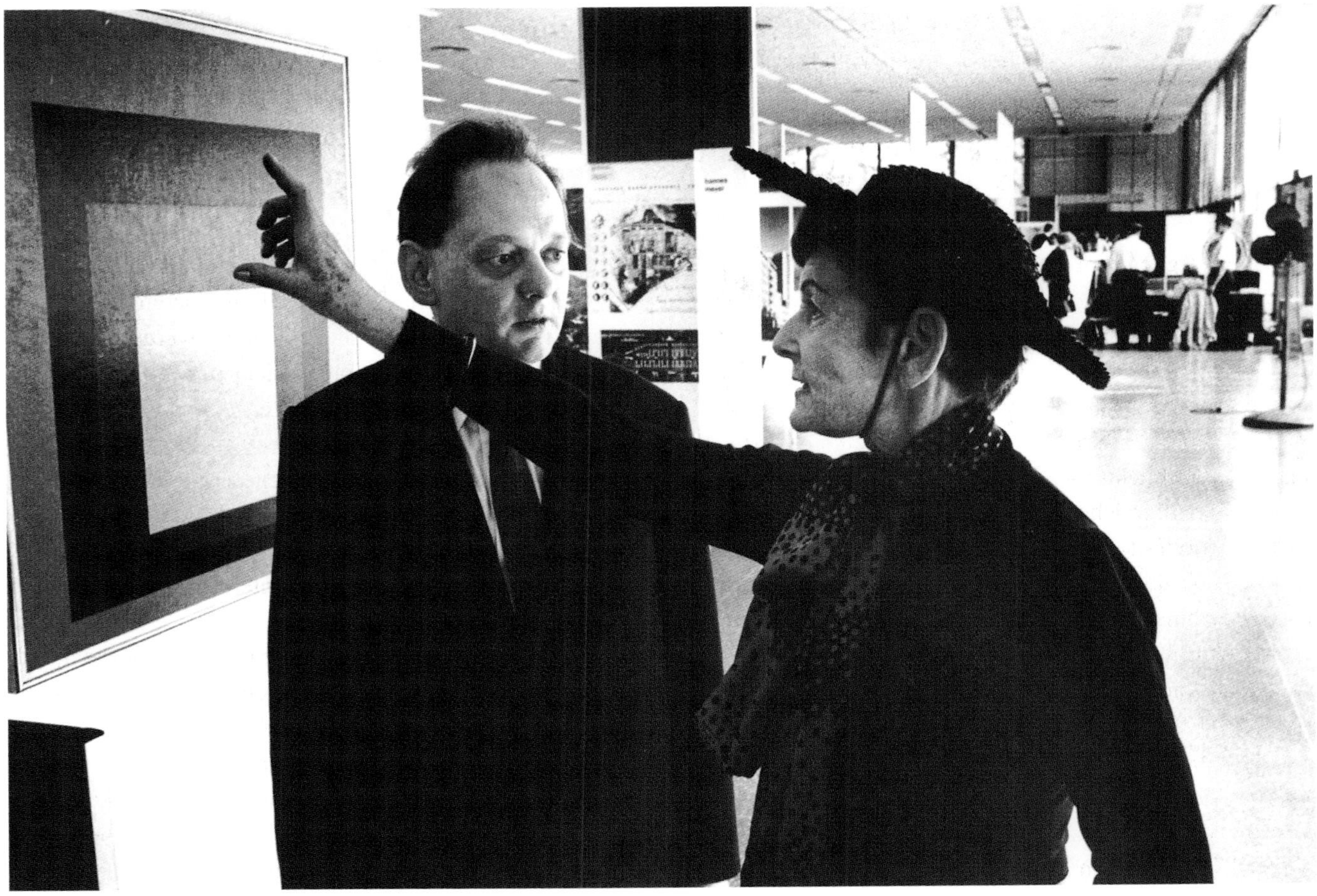

Hans Maria Wingler und Ise Gropius auf der Wanderausstellung „50 Jahre Bauhaus", Wanderstation Crown Hall, Chicago. September 1969, Foto von Taylor Gregg, BHA. ● In dem von Ludwig Mies van der Rohe errichteten Campus-Gebäude des Illinois Institute of Technology fand die Ausstellung einen adäquaten Spielort. Links im Bild ein „Homage to the Square" von Josef Albers.

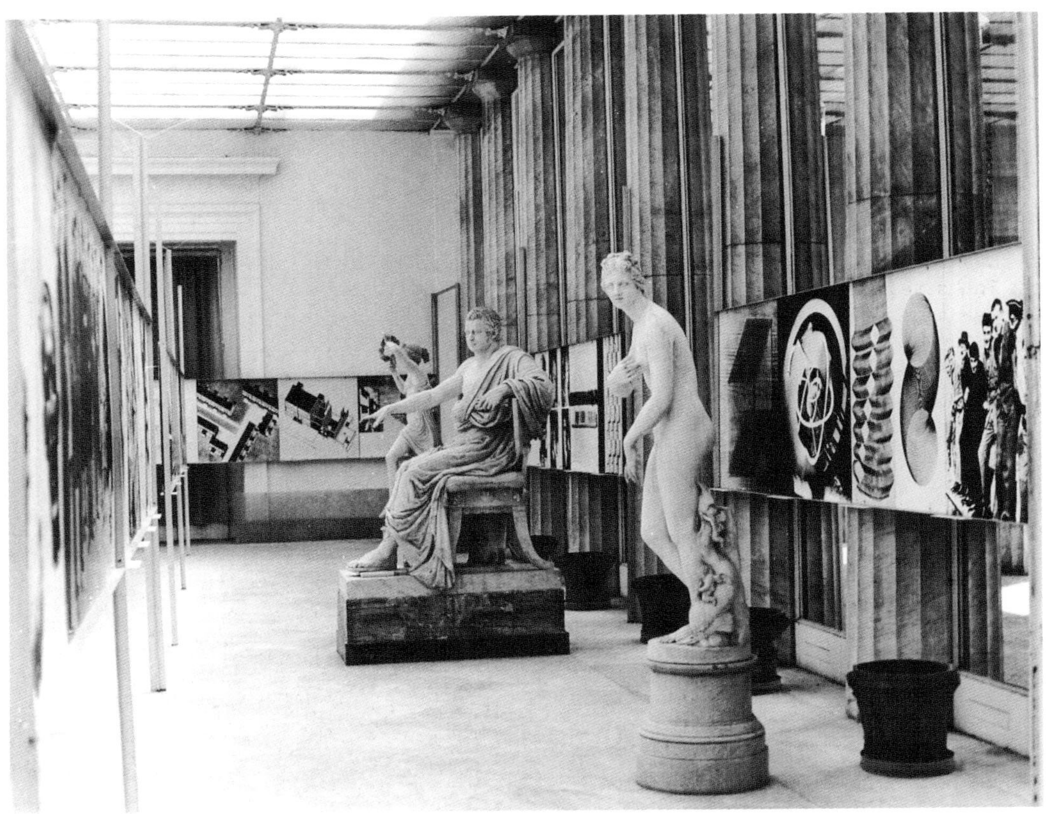

Bauhausausstellung in der Villa Pignatelli, Neapel. 1962, Fotograf unbekannt, BHA. ● Ein starker Kontrast zwischen antiken und modernen Gestaltungsformen präsentierte sich dem Besucher dieser Ausstellung.

Blick in die Ausstellungshalle im Kunstgebäude am Schloßplatz zur „50 Jahre Bauhaus"-Ausstellung im Württembergischen Kunstverein Stuttgart. 1968, Ausstellungsgestaltung von Herbert Bayer und Peter Wehr, Foto von Hans Kinkel, BHA. ● Die Ausstellung konstruierte das erste umfassende Bild der deutschen Vorkriegsavantgarde am Bauhaus. Anhand von Fotografien und Modellen dokumentierte man unter Mitarbeit vieler ehemaliger Bauhäusler Arbeit und Leben an der Schule. Die erfolgreiche Dokumentation sollte um die ganze Welt wandern.

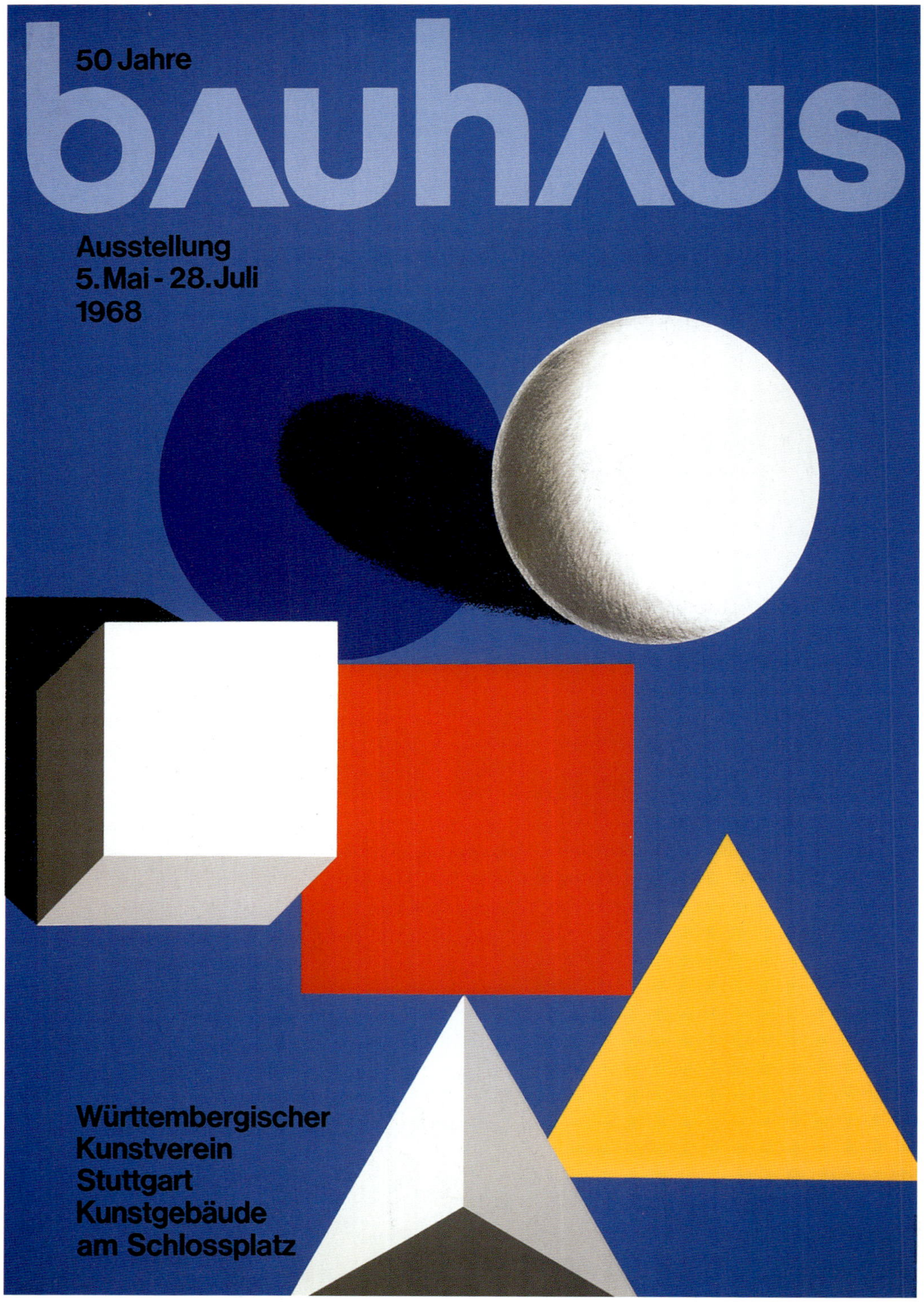

Plakat zur Ausstellung „50 Jahre Bauhaus" des Württembergischen Kunstvereins Stuttgart. 1968, Gestaltung von Herbert Bayer, BHA. ● Bayer erinnerte in seinem Plakat zur Jubiläumsausstellung des Bauhauses an dessen grundlegende Forschung und Lehre über Themen wie Primärfarben und -formen in Fläche und Raum.

als linksgerichtete Institution erinnerten – ein sehr verzerrtes Bild, das allerdings wesentlich den Einfluß des Bauhauses auf die Nachkriegsplanung blockierte. Dies bedeutete jedoch nicht, daß die westdeutsche Bevölkerung keinerlei Interesse für das Bauhaus hegte, sondern vielmehr, daß seine Rezeption weit über die Architekturkreise hinausging, in denen das Bauhaus und sein Gründer als Ikonen einer nicht korrupten Weimarer Kultur fortlebten. Offensichtlich wurde dies durch den Skandal um Rudolf Schwarz: Im Jahre 1953 hatte der Kölner Architekt einen aufsehenerregenden Artikel in „Baukunst und Werkform" veröffentlicht, in dem er das Bauhaus als eine Vereinigung vorlauter und aufgeregter Terroristen bezeichnete, die eine architektonische Ausdrucksform propagierten, die nicht deutsch wäre, sondern Jargon der Komintern. Gleichzeitig machten sich viele westdeutsche Sympathisanten dafür stark, das Bauhaus vor dem „Geist von 1934" zu bewahren. Damit wurde in dem Bemühen, die Schule als ehrenvolles Symbol westlicher Freiheit wiederzuentdecken, jegliche Diskussion über kommunistische Ausläufer am Bauhaus – mit Ausnahme von Hannes Meyer, den man als „Bauhaus-Judas" verurteilte – im Keim erstickt. (Viele Bauhäusler waren selbst recht einfallsreich darin gewesen, ihre Biografien den Nachkriegsbedingungen entsprechend zu

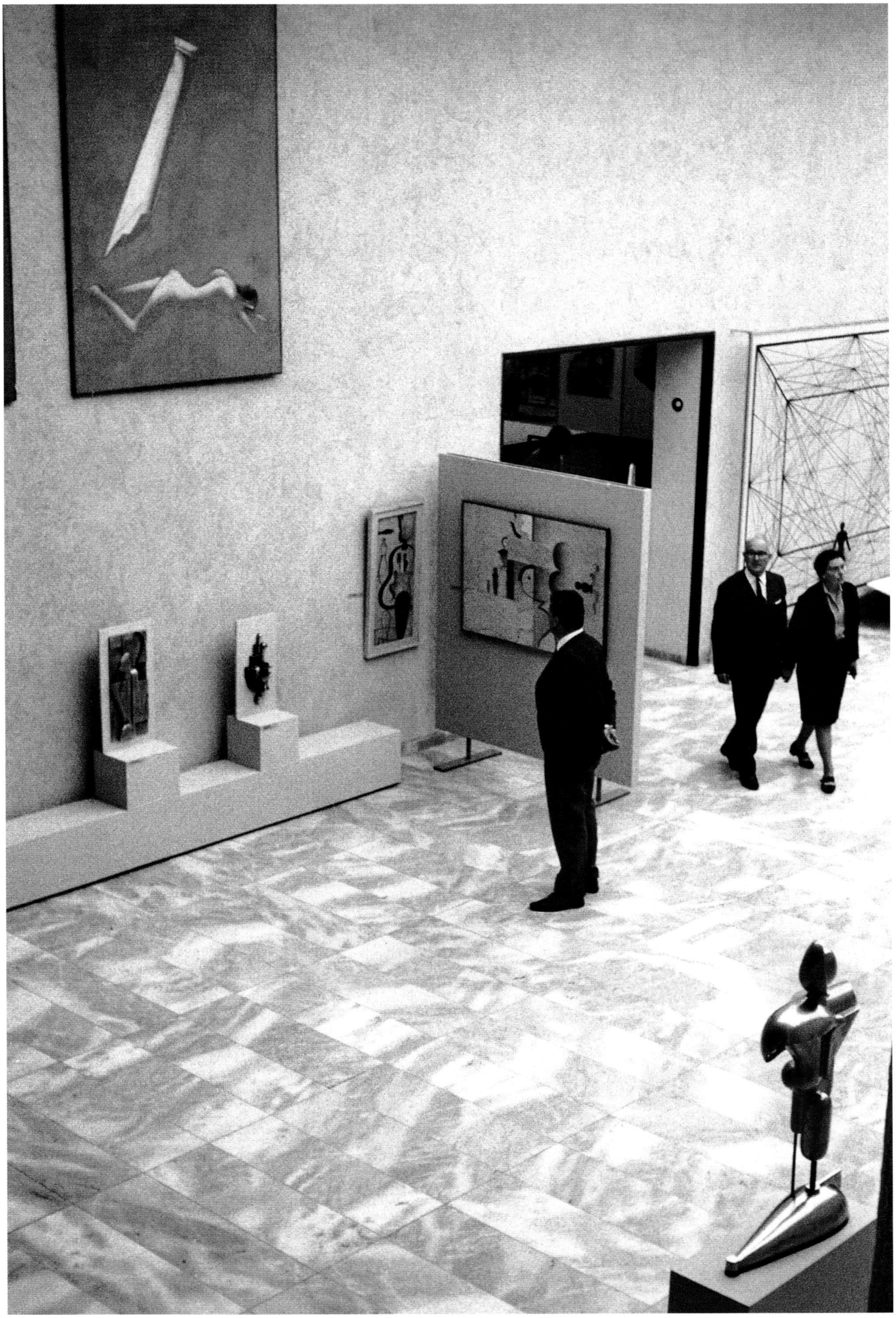

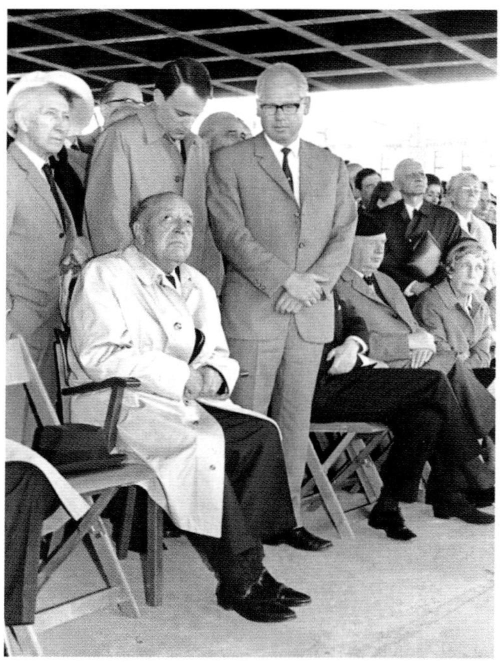

Ludwig Mies van der Rohe auf dem Richtfest der Neuen Nationalgalerie Berlin (West). 12. 4. 1967, links Mies van der Rohe im Trenchcoat, rechts Hans Scharoun mit Baskenmütze, Fotograf unbekannt, BHA. • Mies van der Rohes letztes großes Werk, das nurmehr mit einem schwebenden Dach die darunter fließenden Räume krönt, erinnert an die konstruktiven Aspekte des Neuen Bauens und bildet damit am Berliner Kulturforum einen Kontrast zu den organischen und kristallinen Formen der gegenüberliegenden Bauten von Hans Scharoun.

säubern und anzupassen.) Der Wirbel, den der Skandal um Schwarz in den gängigen Kulturmedien verursachte, verdeutlicht, wie hoch das Werk von Gropius und das Bauhaus von der breiten Öffentlichkeit als wertvolles Kulturgut, das es zu bewahren galt, geschätzt wurden.

Man darf jedoch nicht vergessen, daß die Rehabilitation des Bauhauses während der Nachkriegszeit schon in vollem Gange war, als der Skandal um Schwarz losbrach. Von Bedeutung ist hierbei, daß die gebildete westdeutsche Öffentlichkeit das Bauhaus nicht als eine abtrünnige Vereinigung radikaler Architekten ansah. Dank der nach 1945 erfolgten rückwirkenden Rehabilitation all derjenigen, die von den Nationalsozialisten 1937 in der berüchtigten Ausstellung „Entartete Kunst“ gebranntmarkt worden waren, wandelte sich das Bild vom Bauhaus als Brutstätte linksgerichteter Architektur noch während des Kalten Krieges in das Bild von einer kühnen, aber unbelasteten Schule der schönen Künste. Dies wurde vor allem während der ersten Bauhausausstellung nach dem Krieg, „Maler am Bauhaus“ 1950 in München, deutlich. Die ehemals zentrale Bauhausidee, sich über den Kult um den autonomen Künstler und über das damit verbundene Beiwerk einer exzessiven Subjektivität hinwegzusetzen, geriet in der Nachkriegszeit im Zuge der Neuentdeckung des Bauhauses als wesentlicher Festung einer untergegangenen deutschen Tradition des liberalen Humanismus in Vergessenheit. Von den Westdeutschen wurden die Bauhausmaler während des Kalten Krieges als Teil einer allgemeinen Kampagne gefeiert, in der der abstrakte Expressionismus (aufgrund seiner offensichtlichen Verherrlichung von künstlerischer Freiheit und Individualität) als die bevorzugte Ikonografie des Westens präsentiert wurde. Auch ließ die Verbreitung der Bauhausmoderne im kulturellen Leben der westdeutschen Mittelschicht (wie zum Beispiel bei der Inneneinrichtung, den Möbeln, Tapeten, der Plakatkunst sowie der Grafik) die Schule in den Augen der Öffentlichkeit immer weniger radikal erscheinen, da erstmals am Bauhaus gestaltete Möbel und Gegenstände des täglichen Gebrauchs für den Konsumenten massenhaft verfügbar waren. Auch die Bauhauspädagogik wurde nun von westdeutschen Pädagogen als beispielhaftes Modell für die Ausbildung von Künstlern, Handwerkern und Gestaltern gepriesen.

Besonders im Bereich der industriellen Formgebung wurde die Popularisierung der Bauhausmoderne deutlich. Dies resultierte zum Teil daraus, daß das Bauhauserbe keinesfalls ein festes, gemeinsames Vermächtnis war, sondern zum Zankapfel unter den verschiedenen miteinander konkurrierenden Richtungen in der Gestaltung westdeutscher Designer wurde. Zum einen erhob die organische Richtung (die allgemein unter dem eher abfälligen Beinamen „Nierentischkultur“ bekannt war) die abstrakten organischen Motive, wie sie in den Werken von Klee und Kandinsky zu finden waren, zu ihren leitenden Gestaltungsprinzipien. Die kräftigen Farben und wilden asymmetrischen Formen der Lampen, Vasen, Aschenbecher und Wandbehänge der 50er Jahre gehörten zum geballten Versuch dieser Richtung, den lebhaften Ausdruck und die maltechnischen Neuerungen als das wahre Bauhauserbe zu präsentieren. Dagegen stellte die stärker institutionalisierte Gestaltungskultur des wiedergegründeten Deutschen Werkbundes, der Hochschule für Gestaltung in Ulm, der Firmen Braun und WMF sowie des Rats für Formgebung den eher strengen, funktionalistischen Aspekt der Bauhausmoderne in den Vordergrund. Die Funktionalisten der Nachkriegszeit lehnten den „angewandten Kandinsky“ der organischen Gestaltung als verrückt und unverantwortlich ab. Sie hielten statt dessen die Gestaltung im Sinne der Neuen Sachlichkeit für angemessener, wenn es darum ging, Qualität bei der Produktion der nach dem Krieg dringend benötigten Haushaltsartikel zu garantieren. Es ist müßig, die jeweiligen Auseinandersetzungen um das Weimarer Erbe genau zu untersuchen, dennoch verdeutlicht dieser Konflikt die kulturelle Autorität des Bauhauses als leuchtender Stern am Himmel des postfaschistischen kulturellen Liberalismus.

Aus diesen Gründen besaß das Bauhaus während der 50er und 60er Jahre in Westdeutschland ein ungebrochenes kulturelles Prestige. Seine Rezeption gipfelte 1968 in der Stuttgarter Ausstellung „50 Jahre Bauhaus“, die 75 000 Besucher anlockte. Die anwesenden Diplomaten und Honoratioren feierten das Bauhaus als eine unverzichtbare Tradition, die eine Verbindung zwischen der Weimarer Republik und der Bundesrepublik sowie zwischen der westdeutschen und der amerikanischen Moderne schuf. Auch wenn Josef Albers und

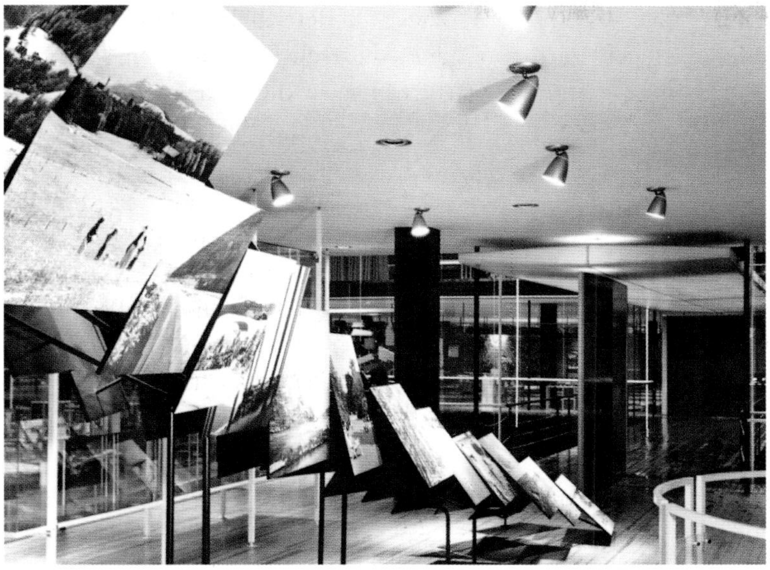

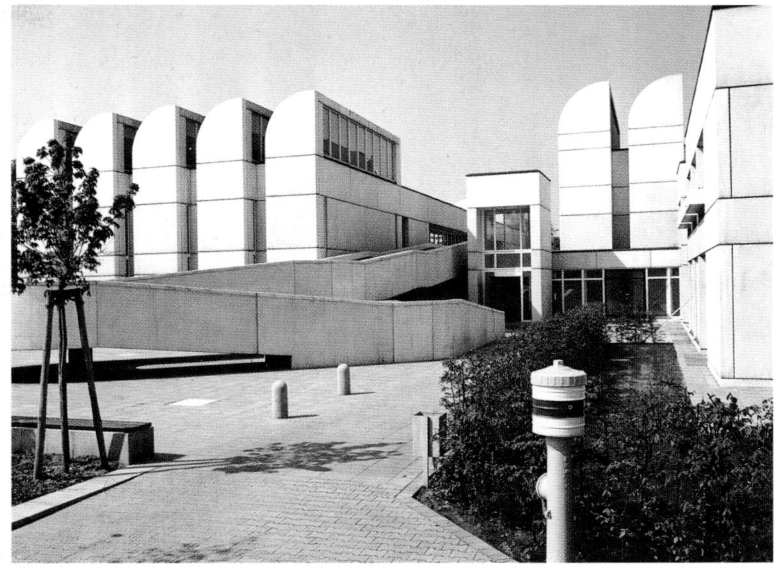

Weltausstellung Brüssel 1958. Ausstellungsgestaltung von Gustav Hassenpflug. Foto: Fotodocuments Nemerlin, Brüssel, BHA. ● Freischwebende Fotowände, im Blickwinkel des Ausstellungsbesuchers gestaffelt, hatte Herbert Bayer 1930 auf der Werkbundausstellung in Paris installiert. Gustav Hassenpflugs Rückgriff auf diese werbewirksame Präsentationstechnik ist um so erklärlicher, als er immer wieder gemeinsam mit Bayer an Projekten der Geschäfts- und Ausstellungsgestaltung gearbeitet hatte.

Bauhaus-Archiv, Museum für Gestaltung Berlin, Blick auf die Anlage von Osten. 1979, Fotograf unbekannt, BHA. ● Der Entwurf von Walter Gropius aus dem Jahre 1964 für ein Museum, das die Bauhaussammlung beherbergen sollte, wurde nicht am geplanten Ort in Darmstadt realisiert, sondern als neues Museumsprojekt vom Land Berlin übernommen. Der Architekt Alexander Cvijanovic wurde mit der Umplanung des Gropiusschen Entwurfes betraut (1971–1973), die Ausführungsplanung übernahm 1975 Hans Bandel. Im darauffolgenden Jahr wurde der Grundstein gelegt, die Eröffnung des Hauses fand 1979 statt. Das Museum für Gestaltung beherbergt die weltweit umfassendste Sammlung zum Thema.

Mies van der Rohe die Überbewertung von Gropius und seinem Wirken kritisierten, war die Ausstellung doch krönender Moment in der kulturellen Rehabilitation des Bauhauses. Es soll hier aber nicht der Eindruck entstehen, daß die Bauhausmoderne die westdeutsche Kultur dominierte. Zum einen stellte die Architektur der Nachkriegszeit noch immer ein diffuses Konglomerat aus traditionellem und modernem Stil dar, zum anderen hatte die Bauhausmoderne Mitte der 60er Jahre ihre Vormachtstellung auf dem Gebiet der industriellen Formgebung eingebüßt, obwohl sie weiterhin als Trägerin einer quasi offiziellen Ästhetik in den Bereichen Architektur und Gestaltung fungierte. Deutlich wurde dies beispielsweise in typischen Bauwerken wie dem 1951 errichteten Bundeshaus, dem Gebäude der Deutschen Botschaft in Washington D. C. sowie in der 1957 stattfindenden Interbau-Ausstellung, aber auch bei den von der Bundesrepublik Deutschland auf der Mailänder Triennale für Gestaltung präsentierten Ausstellungsstücken. Das anschaulichste Beispiel war jedoch der westdeutsche Pavillon auf der Brüsseler Weltausstellung 1958. Angesichts der Tatsache, daß sich auf der letzten Weltausstellung 1937 in Paris das faschistische Deutschland aggressiv mit Albert Speers Pavillon präsentiert hatte, war dieses Ereignis von besonderer Bedeutung. Um klarzustellen, daß 1958 nicht 1937 war, zeigte die Bundesregierung gemeinsam mit dem Rat für Formgebung ganz bewußt eine vom Bauhaus inspirierte modernistische Architektur und Gestaltung als Beweis für Erneuerung und politische Veränderung in Westdeutschland. Schließlich veranschaulichte die westdeutsche Orientierung an Vorgaben des Bauhauses bestens die zur Zeit des Kalten Krieges angenommene Verbindung zwischen der Hochschule und Bonn, den 20er und den 50er Jahren sowie der nationalen und internationalen Moderne.

In den letzten Jahren sind die Bemühungen der Nachkriegszeit, die Bauhausmoderne zum Denkmal für den Liberalismus des International Style zu erklären, völlig verebbt. Sowohl die nach 1968 neu aufgekommene Rezeption der Bauhausmoderne als bedrückend und menschenunwürdig als auch die Renaissance von Ornamentik und Historizismus als Charakteristika postmoderner Architektur sowie die jüngste Kritik an Gropius und Mies, die wegen ihrer politischen Profile mittlerweile als weniger heroisch dastehen, ließen dunkle Wolken über dem ehemals sonnigen Bauhausimperium aufziehen. Auch die 80er Jahre hinterließen ihre Spuren. Neben der in den frühen 80er Jahren in der Bundesrepublik aufgekommenen nostalgischen Rückbesinnung auf die „goldenen 50er" und der neuerwachten Begeisterung für die inoffizielle Alltagsgeschichte des Nachkriegslebens wurde die Beliebtheit der Bauhausmoderne während des Wirtschaftswunders nun als übertrieben und elitär kritisiert. Mittlerweile ist aus der Revidierung der Bauhausgeschichte während des Kalten Krieges ein Museumsstück der Geschichtsschreibung der westdeutschen Moderne nach 1989 geworden; offen bleibt jedoch die Bedeutung (und Zukunft) der Bauhausvergangenheit in der Zeit nach der Wiedervereinigung.

Staatliche Bauhochschule Weimar – ein „Bauhaus Gropius ohne Gropius"?

Justus H. Ulbricht

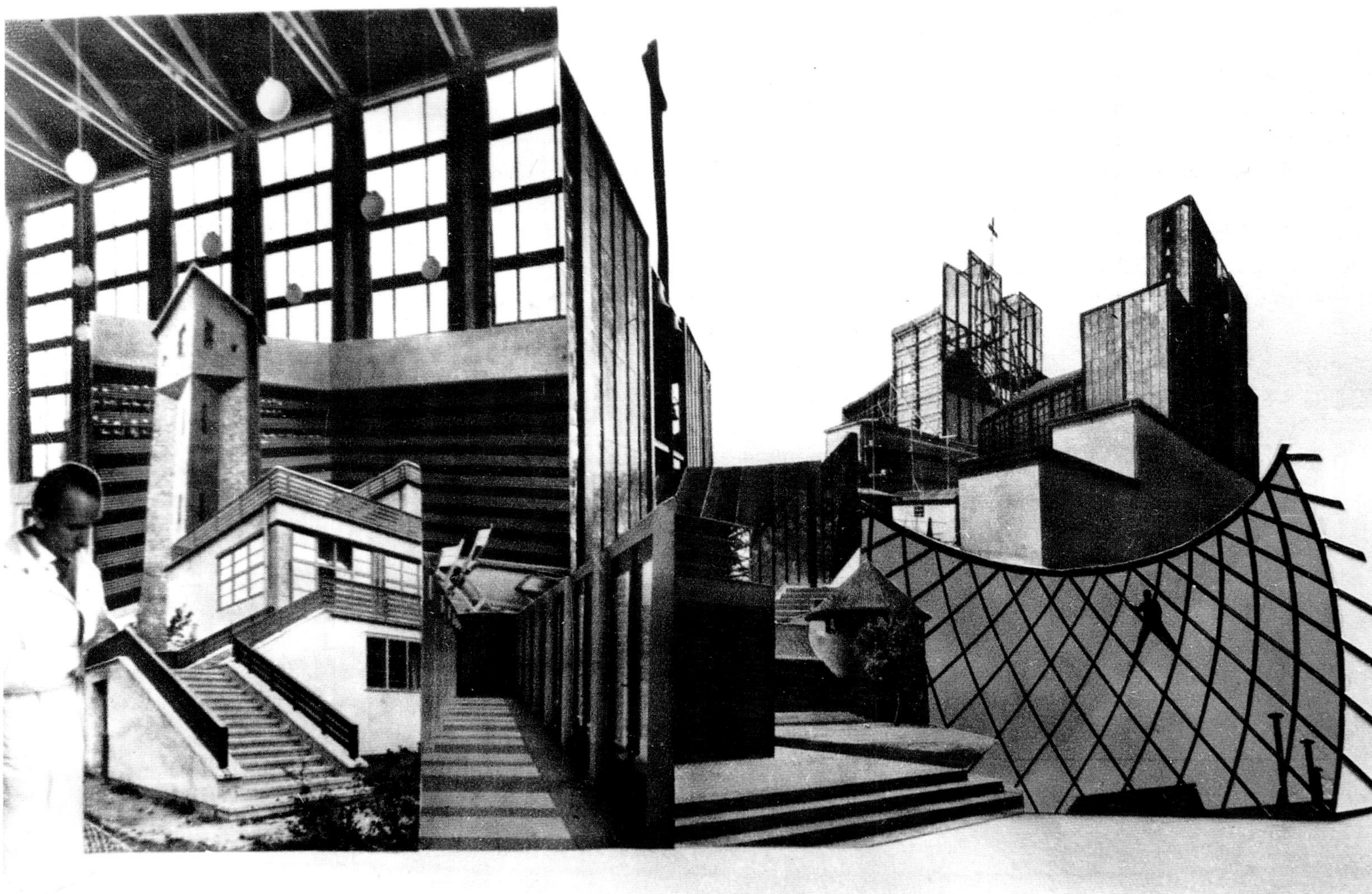

Anonym, Fotocollage mit Otto Bartning und verschiedenen seiner Bauten. Nach 1929, Reproduktion der Originalfotocollage, TU Darmstadt, Nachlaß Bartning. • Zitate von Projekten der Bauhochschule: links sieht man den Wasserturm in Zeipau/Schlesien (1922), darunter das Jenaer Studentenhaus (1931), in der Mitte das „Westwerk" der Stahlkirche von innen und das Musiklandheim in Frankfurt/Oder (1929), rechts ein Blick in den Pavillon des Deutschen Reiches auf der Mailänder Messe (1926) sowie die Stahlkirche in Bau und in fertigem Zustand.

Aus den thüringischen Landtagswahlen am 10. 2. 1924 gingen die bürgerlichen Parteien als Sieger hervor und bildeten, unterstützt vom parlamentarischen Rechtsradikalismus, die sogenannte „Ordnungsbund-Regierung". Damit war das politische Ende des „Staatlichen Bauhauses" unter Walter Gropius vorprogrammiert, dessen Position in Weimar ohnehin seit Jahren umkämpft gewesen war. Der Kündigung durch die neue Regierung zuvorkommend, erklärten Gropius und sämtliche anderen Meister des Bauhauses (Lyonel Feininger, Wassily Kandinsky, Paul Klee, Gerhard Marcks, Adolf Meyer, László Moholy-Nagy, Georg Muche, Oskar Schlemmer) sowie die meisten Handwerksmeister und Gesellen Ende 1924 ihren Rücktritt. Damit schien – gerade auch in den Augen der kunstinteressierten deutschen Öffentlichkeit – das Ende jeglicher modernen, den Formexperimenten der europäischen Avantgarde aufgeschlossenen Künstler- und Architektenausbildung in Weimar gekommen. Erstaunlicherweise jedoch sorgten die konservativen Gegner des Bauhauses mit der offiziellen Berufung des Berliner Architekten Otto Bartning zum Direktor der neu installierten „Staatlichen Bauhochschule Weimar" dafür,

daß der „eigentliche Vater des Bauhausgedankens“ (so Oskar Schlemmer) das Erbe von Gropius antreten konnte. Bartnings Hochschulkonzeption sowie seine intelligente Personalpolitik waren in der Tat dafür verantwortlich, daß Weimar ein „Bauhaus Gropius ohne Gropius ... nur ganz wesentlich teurer“ erhielt – wie es der kommunistische Landtagsabgeordnete Albin Tenner damals formuliert hat. Erst die jüngere kunsthistorische Forschung hat Bartnings „Bauhochschule“ aus dem übermächtigen Schatten des Bauhauses – und dessen eifrig gepflegter Mythen – heraustreten lassen. Deutlich ist heute, daß erst mit dem durch den nationalsozialistischen Innen- und Volksbildungsminister Wilhelm Frick verantworteten Ende von Bartnings Schule im Jahre 1930 die Avantgarde in Weimar heimatlos wurde.
Otto Bartning hatte sich früh einen Namen als Theoretiker und Praktiker des protestantischen Kirchenbaus gemacht. Den künstlerischen Impulsen der zeitgenössischen Stilreformbewegungen und der Avantgarde zeitlebens aufgeschlossen, galt er dennoch immer als Vermittler extremer ästhetischer Positionen, mehr als behutsamer Erneuerer denn als radikaler Überwinder der Tradition. Gleichermaßen geprägt durch einzelne kulturkritische Intentionen Paul Schultze-Naumburgs, die Kunstkritik aus dem Umfeld des Dresdner „Kunstwarts“ und den soliden Klassizismus seines Karlsruher Lehrers Friedrich Weinbrenner, entwickelte Bartning als Mitglied des Deutschen Werkbundes noch vor dem Ersten Weltkrieg seine persönliche Formensprache als Architekt einzelner Kirchen- und Wohnhausbauten. Wie für andere Angehörige seiner Generation waren seine architekturtheoretischen Vorstellungen eng verknüpft mit manchmal religiös überhöhten Hoffnungen auf einen umfassenden gesellschaftlichen Wandel. Derartige Sehnsüchte nach einer gesamtgesellschaftlichen Erneuerung durch die Künste wurden nach 1918 kennzeichnend für Bartnings Engagement in der Berliner „Novembergruppe“ und dem „Arbeitsrat für Kunst“. In diesen vom Enthusiasmus wie dem Chaos des nachrevolutionären Berlin gleichermaßen inspirierten Künstlerzirkeln traf Bartning nicht nur auf andere Stilerneuerer wie Hans Poelzig, Bruno Taut,

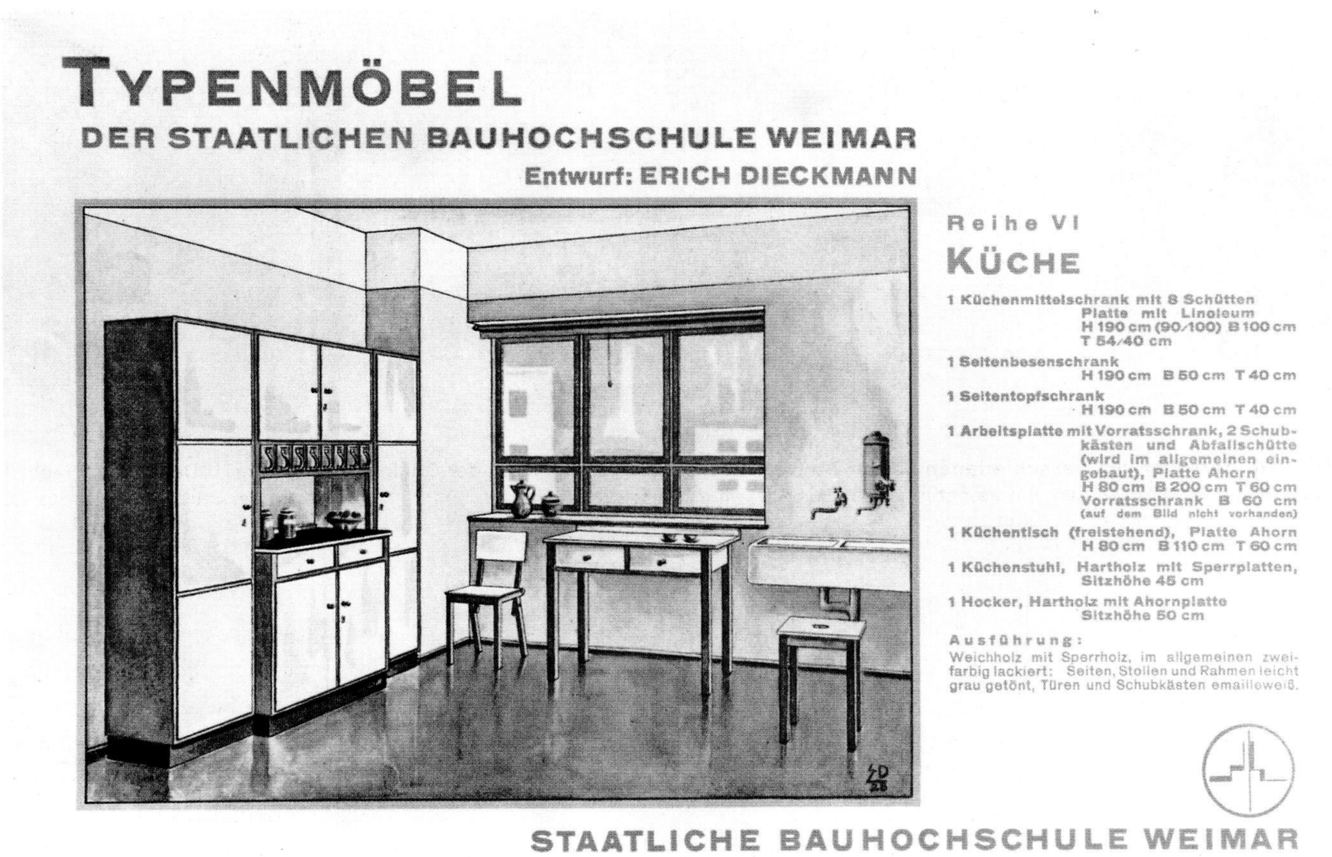

Katalogblatt „Typenmöbel der Staatlichen Bauhochschule Weimar“. Um 1929, Entwurf von Erich Dieckmann, BHA. ● Dieckmanns Interpretation von Funktionalität und Ökonomie, Material- und Fertigungsgerechtigkeit befindet sich eher in der Traditionslinie von Bruno Pauls „Typenmöbelprogramm“ von 1908 als in der des Bauhauses. Von der „Frankfurter Küche“, die alle hauswirtschaftlichen Funktionen auf engstem Raum organisierte, sind diese freistehenden Möbel weit entfernt.

Heinrich Tessenow – und Walter Gropius –, sondern er formulierte hier Konzepte einer grundlegend veränderten Künstler- und Architektenausbildung. Diese befruchteten die zeitgenössischen Diskussionen über eine staatliche Kunstschulreform ebenso, wie sie Gropius' Bauhauskonzeption und Bartnings eigenes, ab 1926 in Weimar umgesetztes Lehrgebäude der Einheit von Handwerk und Kunst anregten. „Das einheitliche Mittel jeder bildnerischen Tätigkeit ... ist das Handwerk ... Vom Handwerk zum Bauwerk führt der natürliche Werdegang für Handwerker, Architekten und bildende Künstler", proklamierte der künftige Direktor der Bauhochschule bereits im Jahre 1919. Bei ihm wie bei Gropius ist die zeittypische Faszination durch die mittelalterliche Bauhüttenidee unverkennbar sowie der ausgeprägte „Hunger nach Ganzheit", den der Kulturhistoriker Peter Gay einmal zur wesentlichen Signatur der frühen, von sozialen, politischen, ästhetischen und weltanschaulichen Differenzen zerrissenen Weimarer Republik erklärt hat.

Es war Heinrich Tessenow, der im Jahre 1924 den politisch Verantwortlichen Thüringens Bartning als Nachfolger von Gropius empfahl. Die Warnungen des konservativen Weimarer Bildhauers Richard Engelmann, der – ähnlich wie Schlemmer – Bartning für den eigentlichen „Vater des Bauhausgedankens" hielt, verhinderten nicht, daß dieser in die engere Wahl kam. Sein Konzept zur Gründung einer „Bauakademie" vom Februar 1925 überzeugte die Politiker. Bartning kam es noch vor seiner Berufung darauf an, sich mit Gropius gütlich über das materielle Erbe des Bauhauses zu einigen – dessen ideelles er selbst jedoch auf andere Weise anzutreten gedachte. Im März 1926 eingestellt, schloß Bartning noch im gleichen Monat mit den künftigen Lehrern der Bauhochschule bindende Verträge ab. Ohne das Mißtrauen der konservativen Landtagsmehrheit zu erwecken, rekrutierte der neue Direktor seinen Lehrkörper dabei fast ausschließlich aus Angehörigen des alten Bauhauses beziehungsweise der Werkstätten und aus einzelnen Sympathisanten der Bauhausidee. Aus Kassel holte er den Maler, Grafiker und Bühnengestalter Ewald Düllberg, der zwischen 1926 und 1928 die Werkstätten für Baumalerei und Bühnengestaltung prägen sollte. Bartnings Versuch, den holländischen Architekten J. J. P. Oud,

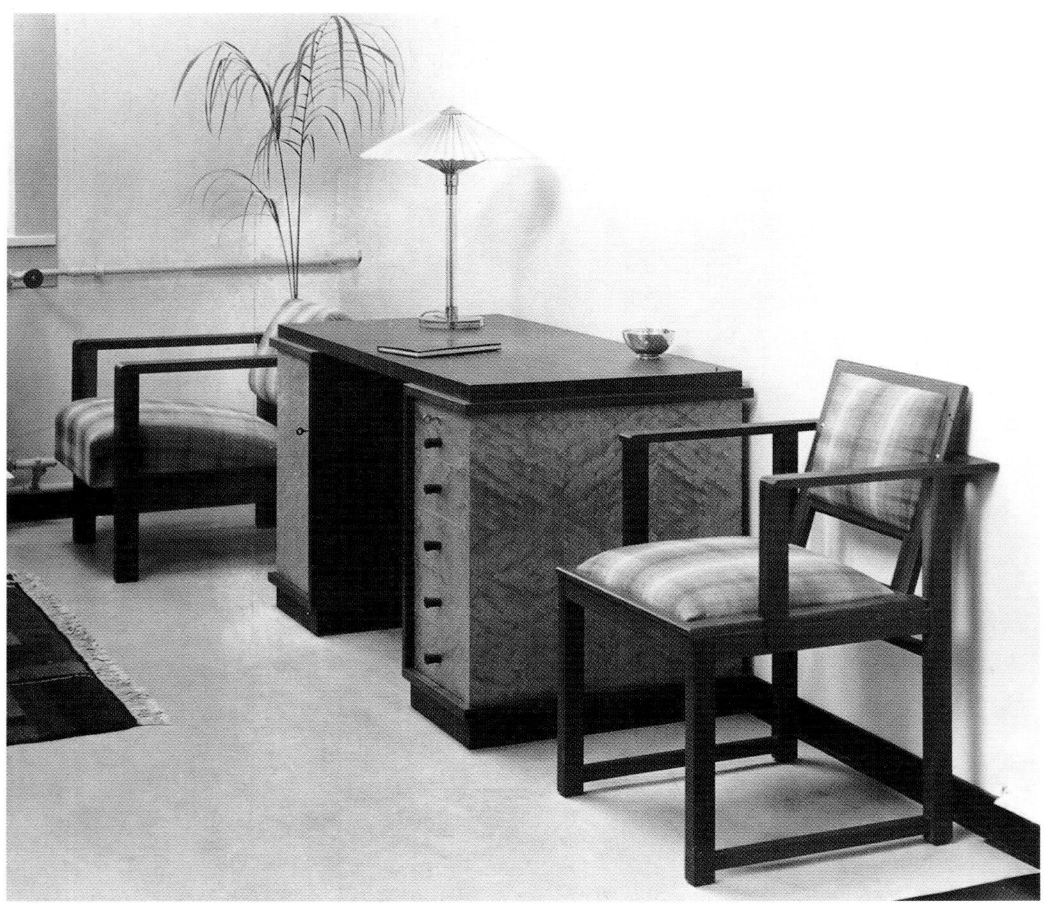

Erich Dieckmann, Mustereinrichtung mit Typenmöbeln (Damenzimmer für Professor S., Jena). 1928, Möbel von Erich Dieckmann, Tischleuchte M2 von Wilhelm Wagenfeld, Foto von Louis Held, BHA. ● „Zusammenführung der handwerklichen Disziplinen im Bauwerk", lautete das Programm des „anderen Bauhauses". Es bedurfte in der vom Staat finanziell weit besser als das Bauhaus ausgestatteten Schule des gestalterischen Experiments offenbar nicht. Der ehemalige Bauhäusler Dieckmann verband wohnliche Behaglichkeit mit dem rechten Winkel der Moderne.

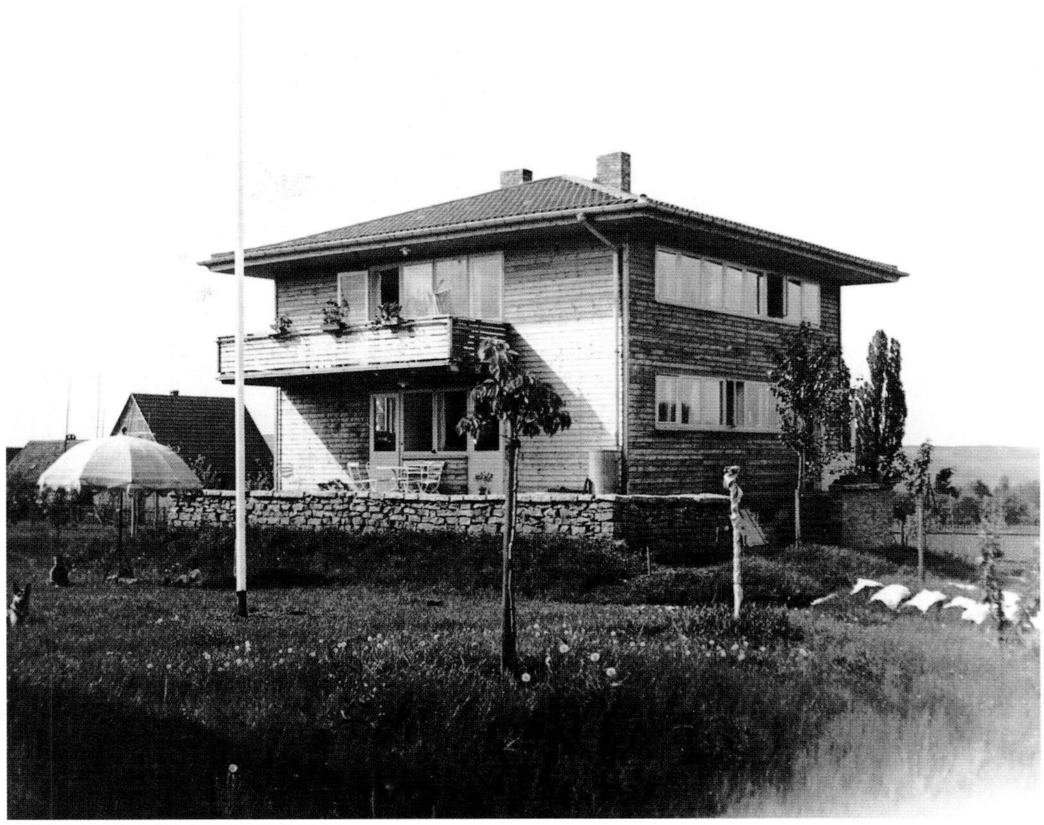

Ernst Neufert, Haus Neufert in Gelmeroda. Um 1930, Ansicht von Südosten, Fotograf unbekannt, BHA. ● Am Bauhausprojekt „Haus Sommerfeld" war Holz ein vorgegebenes Material, hier ein frei gewähltes. Die Ästhetik des Blockhauses verknüpfte der ehemalige Gropius-Mitarbeiter, jetzt Leiter der Architekturabteilung an der Staatlichen Bauhochschule, mit seinen Ideen der Normung von Bau und Raum.

einen Freund des De-Stijl-Theoretikers Theo van Doesburg, anzuwerben, mißlang jedoch. Immerhin konnte er aus Dessau Ernst Neufert gewinnen, den Leiter des dortigen Gropius-Büros, der damit aus dem Schatten seines Mentors heraustreten konnte. Neufert und der Niederländer Cornelis van Eesteren, Gastdozent für Städtebau von 1927 bis 1930, sollten neben Bartning künftig die einflußreichsten Architekturlehrer der Bauhochschule sein. Die Arbeit der auch kommerziell erfolgreichen Metallwerkstatt prägte von Anbeginn Wilhelm Wagenfeld, der nach zwei Jahren vom Assistenten zu deren Leiter aufstieg. Gerade Wagenfelds gestalterisches Werk zeigt deutlich das Weiterwirken einzelner Bauhausideen, denen sich Otto Lindig, Werkstattleiter der Keramik, ebenfalls besonders verpflichtet fühlte. Wagenfeld, Lindig und Erich Dieckmann, der Leiter der Tischlerei, hatten bereits unter Gropius in Weimar studiert.

Die Bauhochschule war, wesentlich stärker als das alte Bauhaus, von ihrer Bauabteilung dominiert, der es – unter der maßgeblichen Leitung Ernst Neuferts – gelang, einzelne seinerzeit viel diskutierte Bauvorhaben durchzuführen. Zwischen 1929 und 1930 entstanden in Jena das neue Studentenhaus sowie der „Abbeanum" genannte hochmoderne Neubau des mathematischen Instituts der Carl-Zeiss-Stiftung. Bartning selbst entwarf und baute das Musiklandheim in Frankfurt/Oder, eine vom Staat initiierte und geförderte Institution der musikalischen Erwachsenen- und Jugendbildung. Darüber hinaus sorgten Bartnings private Bauaufträge dafür, daß den Weimarer Werkstätten die innenarchitektonischen Arbeiten nicht ausgingen (Kinderheim Neuruppin, Deutscher Pavillon Mailänder Messe, Stahlkirche und Evangelische Bücherstube auf der Berliner „Pressa"). Große Anerkennung erwarb sich die Bauhochschule jedoch auch durch die Arbeit Erich Dieckmanns, dessen Tischlerei die deutsche Designgeschichte mit ihren „Typenmöbeln" geprägt hat. Ähnliches ist über Wagenfeld und die Metallwerkstatt zu konstatieren. Im Stil weniger revolutionär, in der Ausstattung jedoch gediegen, vor allem aber im Preis bedeutend erschwinglicher, gehörten alsbald Möbel, Lampen, Teppiche, Tapeten und andere Einrichtungsgegenstände zum Erscheinungsbild moderner Wohnungen, deren Inhabern die Entwürfe des Dessauer Bauhauses zu funktional, zu kühl und zu teuer waren.

Die Gestaltungsphilosophie der Bauhochschule, die versucht hatte, traditionsgebundene

Formensprache und massenkulturell geprägtes Industriedesign, Herstellungsweisen des alten Handwerks und industrielle Produktionsformen behutsam zu versöhnen, fand jedoch gerade im weimar-thüringischen Handwerk wenig Unterstützung. Die bereits für Gropius verhängnisvolle Koalition aus organisiertem Mittelstandslobbyismus, kulturellem Konservatismus und latenten wie offenen antidemokratischen Überzeugungen brachte auch Bartning und dessen Freunde zunehmend in Bedrängnis. Sein eigener luxuriöser Vertrag – er bezog ein relativ hohes Gehalt ohne Residenzpflicht in Weimar – weckte weitere Neider. Der fundamentale politische Klimawechsel in Thüringen brachte schließlich das Ende von Bartnings „anderem Bauhaus".

Ähnlich wie schon zu Zeiten seines Vorgängers bemühten die neuen nationalsozialistischen Herren vordergründig finanzpolitische Argumente, um die Bauhochschule in anderem Sinne umzugestalten. Die brachialen Attacken Innenminister Wilhelm Fricks und dessen Protegés, Paul Schultze-Naumburg, offen-

Otto Bartning, Stahlkirche auf der Internationalen Presseausstellung „Pressa", Köln. 1928 (zerstört), Seitenansicht, Foto von Hugo Schmölz, Stiftung Museum Schloß Moyland, Sammlung van der Grinten, Nachlaß Elisabeth Coester. • Die Kirche übersetzte Charakteristika der gotischen Kathedrale in vereinfachte Formen aus Stahl und Glas. An diesem Projekt waren, ähnlich anderen, die übrigen Abteilungen der Schule mit Entwürfen für Beleuchtung, Stoffe und Mobiliar beteiligt.

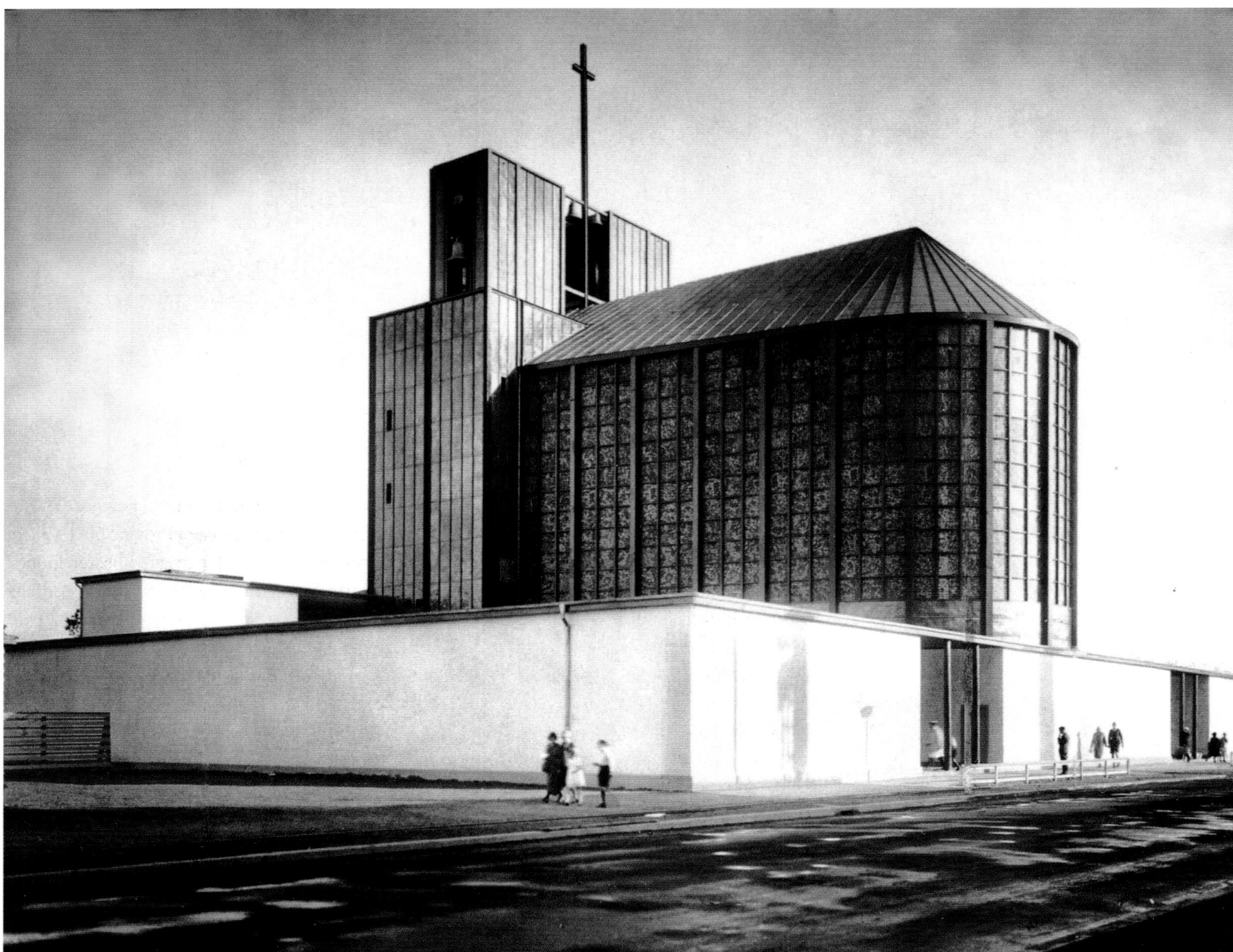

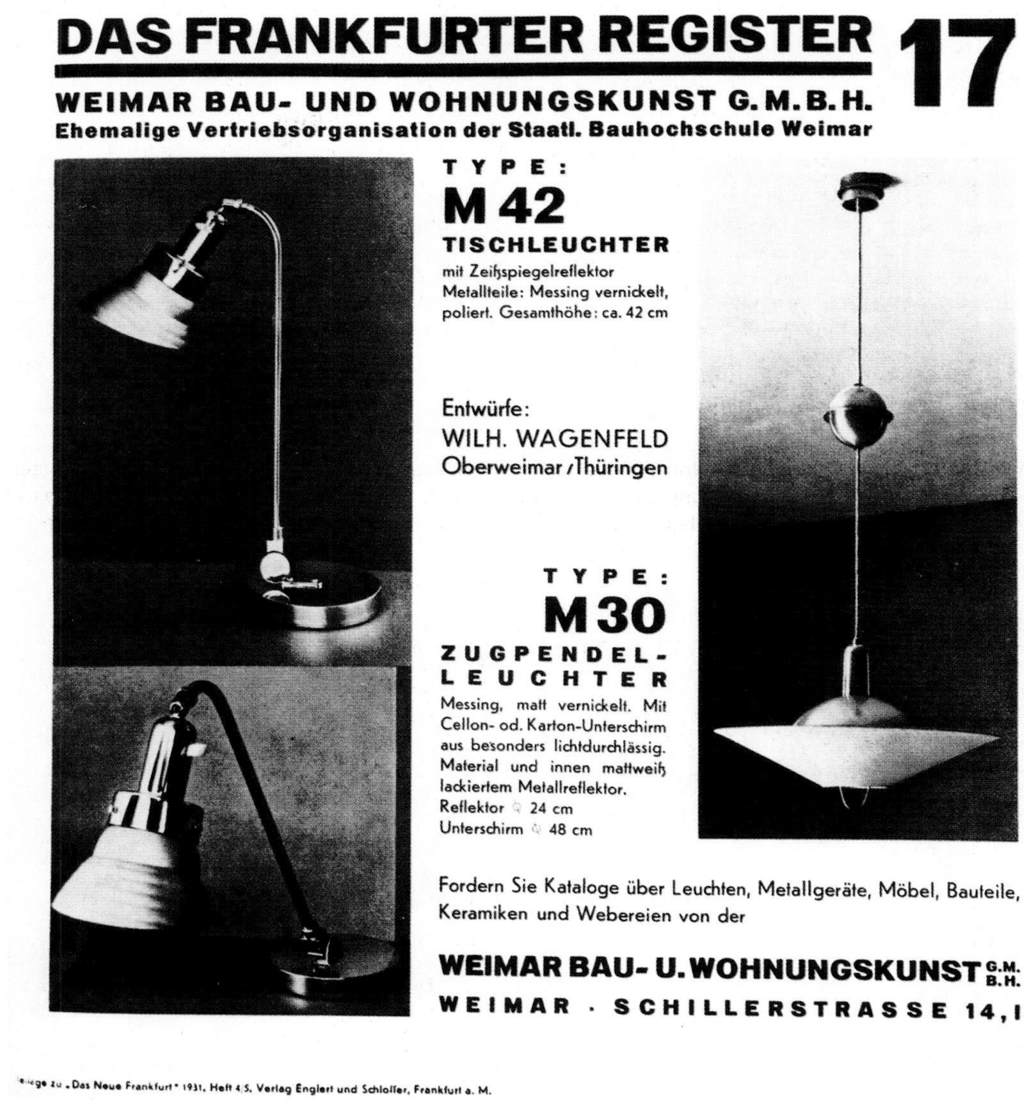

Das Frankfurter Register 17. Beilage zu „Das Neue Frankfurt", Heft 4/5, 1931, Entwürfe von Wilhelm Wagenfeld, SMBPK, Kunstbibliothek. ● Die Lampen, die in dieser Avantgardezeitschrift als zweckmäßige Typen vorbildlichen Hausrats empfohlen wurden, entstammen einer grotesken Situation an der Bauhochschule: in der Metallwerkstatt gab es außer dem Abteilungsleiter und seinem Assistenten nur einen Auszubildenden. Man vermarktete also nur die Entwürfe Richard Winckelmeyers und Wilhelm Wagenfelds.

barten jedoch, daß es schließlich doch das tiefe Mißtrauen gegen Bartnings gemäßigte Modernität war, das die Nationalsozialisten motivierte, die Nachfolgeinstitution des alten Bauhauses vollkommen umzugestalten. Der Geist eines kommenden neuen Deutschland zeigte sich erschreckend deutlich in den Säuberungen der Weimarer Kunstsammlungen von modernen Malern und der Zerstörung der Schlemmer-Fresken im Treppenhaus der Hochschule. Otto Bartning blieb in Berlin und kehrte für lange Jahre in sein angestammtes Metier zurück, den Kirchenbau. Das spektakuläre Ende des Bauhauses, das 1932 von Dessau nach Berlin vertrieben und dort 1933 endgültig geschlossen worden war, sowie der alles überstrahlende Ruhm des Bauhauses unter Gropius verdrängten Otto Bartnings Versuche, die Moderne in der thüringischen Provinz bis 1930 am Leben zu erhalten, lange aus unserer kulturhistorischen Erinnerung. Erst die neuerliche Frage nach den Ursprüngen ästhetischer Modernität um 1900, die sich nicht zuletzt unserer gewachsenen Erkenntnis von den Ambivalenzen der Moderne verdankt, ließ neue Kunst in Weimar jenseits der strikten Bauhaustraditionen klarer in den Blick geraten. So wurde deutlich, daß Walter Gropius und Otto Bartning zwar gemeinsam aufbrachen, doch alsbald auf getrennten Wegen versuchten, dem beengenden Gehege des ästhetischen Historismus zu entkommen.

Black Mountain College, NC

Paul Betts

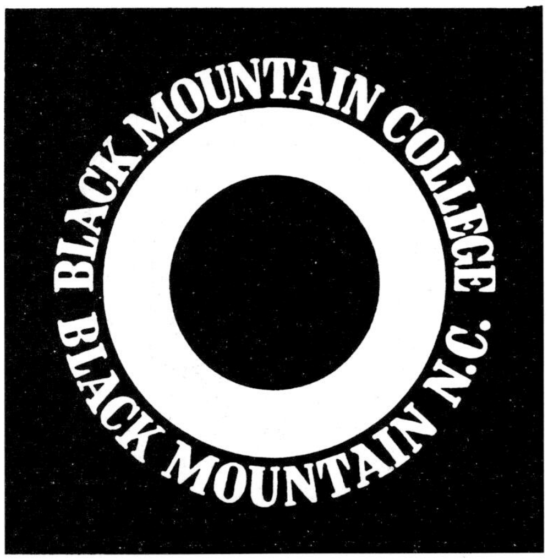

Über die Geschichte des Black Mountain College in den Bergen North Carolinas (1933 bis 1956) ist wenig bekannt. Obwohl Martin Duberman mit „Black Mountain: Experiment in Community“ und Emma Harris mit „The Arts at Black Mountain College“ zwei wichtige Monografien verfaßten, wird das Black Mountain College in Texten über das Bauhaus oft nur in den Fußnoten erwähnt – eine bedauerliche Tatsache, ganz besonders im Hinblick auf die herausragenden Lehrer, wie zum Beispiel Josef Albers, John Cage, Merce Cunningham, Buckminster Fuller, Willem de Kooning, Franz Kline, Charles Olson und Robert Rauschenberg. Was die Schule so einzigartig machte, war ihre kreative Synthese aus amerikanischer Progressivität und europäischer Moderne, die größtenteils auf den Idealen der Bauhauspädagogik basierte.

Gegründet wurde die Schule im Januar 1933 von John Andrew Rice, einem abtrünnigen Dozenten für Altphilologie. Rice war mit dem herkömmlichen Unterricht an amerikanischen Colleges unzufrieden, und es war sein Wunsch, eine progressivere Bildungsstätte einzurichten, in der die Kreativität des einzelnen Vorrang hatte. Im Gegensatz zu anderen führenden amerikanischen Universitätsreformern der 30er Jahre hielt Rice nichts davon, instrumentalisierter Vernunft und lauem Professionalismus durch eine Neubelebung der klassischen humanistischen Erziehung entgegenzuwirken. Seiner Ansicht nach wurden bei dieser Methode Augen und Ohren nicht miteinbezogen. Statt dessen entwickelte Rice in Anlehnung an John Dewey einen auf die „learning by doing“-Methode ausgerichteten Lehrplan, der auf Beobachten und Experimentieren basierte. Dazu

Josef Albers, Signet des Black Mountain College. Um 1933, BHA. ● Das Signet lehnt sich an Oskar Schlemmers Bauhaussiegel an und abstrahiert es gleichsam: Der Name der Schule wird aus den geschlossenen Sphären befreit und – kontrastierend weiß auf schwarz – kreisförmig in ein Quadrat eingelassen. Das strenge Profil des „neuen Menschen“ ist einem optischen Kontrapunkt gewichen: „Homage to the Circle“.

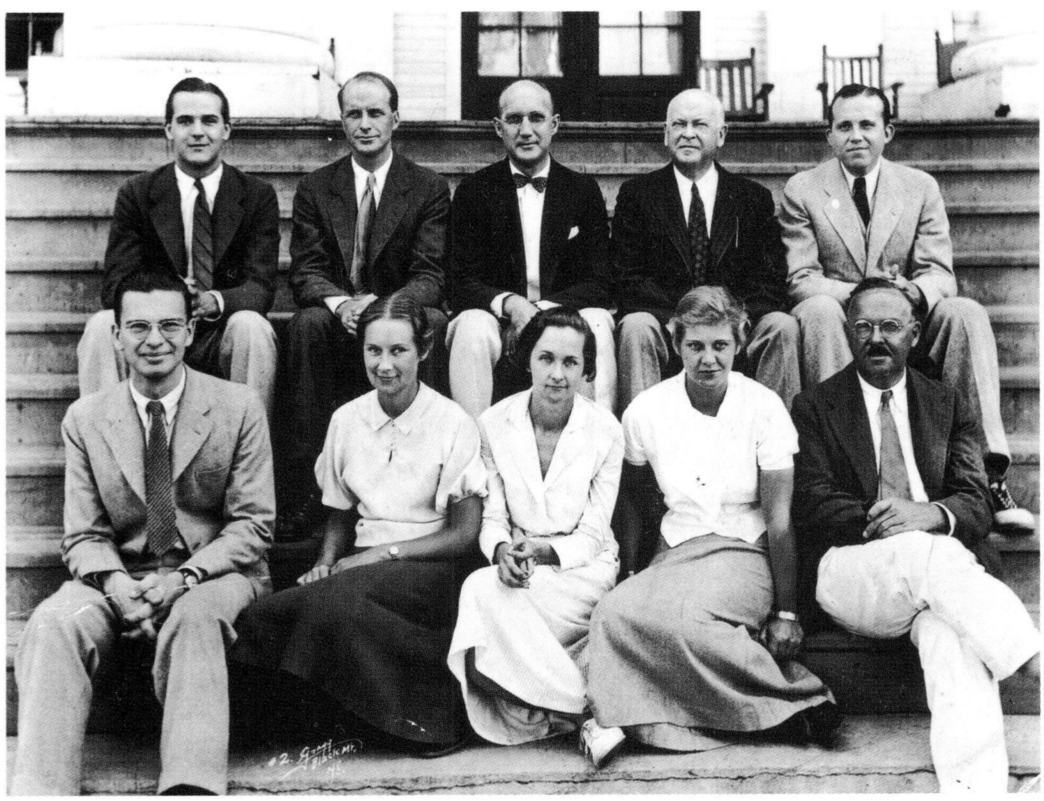

Gruppenporträt der Gründer und Gründerinnen des Black Mountain College vor dem Portal der Robert E. Lee Hall. 1933, unten von links: Joseph W. Martin, Helen Boyden, Peggy Loring Bouley, unbekannt, John Andrew Rice (Rektor), oben von links: John Evarts, Theodore Dreier, unbekannt, Mr. Lounsbury, William Hinckley, Fotograf unbekannt, BHA. ● Das Kollegium vor Ankunft der deutschen Emigranten.

Black Mountain College, Robert E. Lee Hall. 30er Jahre, Fotograf unbekannt, Courtesy North Carolina State Archives. ● Die Veranda des alten Schulgebäudes: Sie ist als Forum und Entspannungsort der Terrasse der Bauhauskantine in Dessau vergleichbar. Shaker-Schaukelstühle verleihen der „Dixie-Grandeur" der Südstaatenarchitektur ein demokratisches Maß.

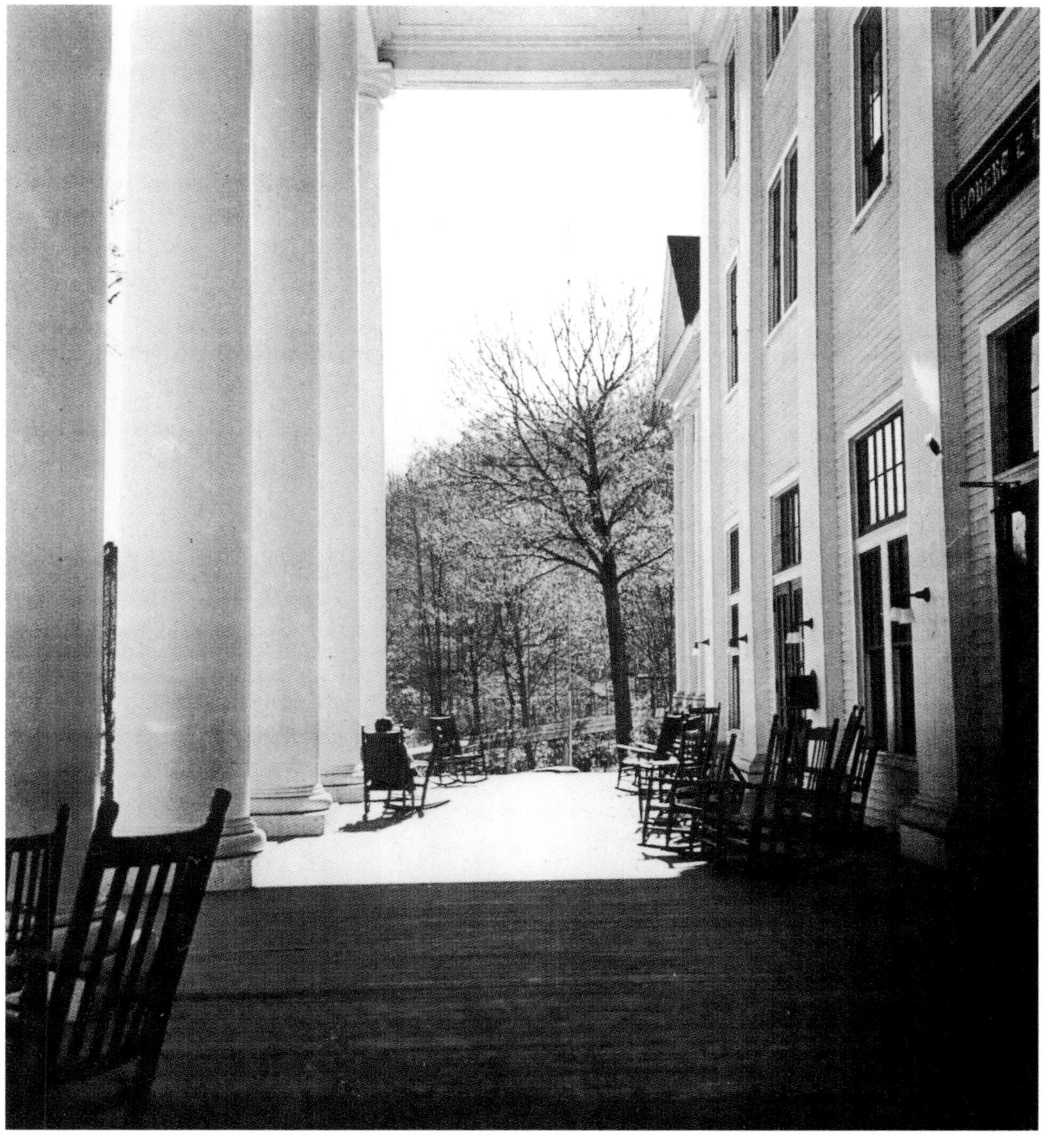

gehörten, so der Wortlaut des ersten Vorlesungsverzeichnisses, sowohl die schönen Künste als auch die humanistischen Fächer. Die Schule selbst war ähnlich progressiv strukturiert: Es gab keinen festen Lehrplan und keine Pflichtkurse; jeder Schüler stellte seinen eigenen Studienplan mit einem Tutor zusammen. Die Schüler hatten ferner ein Mitspracherecht innerhalb der Schulgemeinschaft, da ihre Vertreter an allen Konferenzen des Kollegiums teilnahmen. Alle wichtigen, die Schule betreffenden Angelegenheiten wurden auf gemeinsamen Konferenzen von Schülern und Lehrern besprochen. Die Teilnahme am gemeinsamen Schulleben wurde auf diese Weise nicht nur gefördert, sie war sogar Pflicht. Die Bemühungen, die Grenzen zwischen dem schulischen und außerschulischen Leben zu überwinden, wurden in der gemeinsam betriebenen Landwirtschaft sowie in der Instandhaltung der Schule fortgeführt. Bei der Wahl des für dieses Experiment in alternativer Ausbildung am besten geeigneten Standorts entschieden sich seine Gründer für das beeindruckende, 655 Hektar große Areal in den Kiefernwäldern der Black Mountains im US-Bundesstaat North Carolina, 18 Meilen östlich der Stadt Asheville. Die neue Schule machte aufgrund der Vielzahl von Besuchern schnell von sich reden. Zu den bedeutenden Gästen, die dieses Experiment von Leben und Lernen aus nächster Nähe beobachten wollten, zählten unter anderen Walter Gropius, Albert Einstein, Fernand Léger, Anaïs Nin, Aldous Huxley, Henry Miller und Langston Hughes.

Darüber hinaus war das College ein wichtiger Vorposten der Bauhausidee in der Diaspora. Die Anwesenheit von Josef Albers trug entschieden dazu bei. Rice und Mitgründer Theodor Dreier stellten Albers an, nachdem sie sich mit Philip Johnson und Alfred Barr vom Museum of Modern Art in New York beraten hatten. Das Bauhaus war wenige Monate zuvor geschlossen worden, und Albers suchte eine Arbeit außerhalb Deutschlands. In einem Telegramm an Dreier bekundete Albers sein Interesse an „der jungen organisation ihres institutes und seiner lebendigen absichten". Einziges Problem für Albers war die Tatsache, „daß ich anfänger im englischen bin". Erstaunlicherweise sah Rice darin keine großen Schwierigkeiten – für ihn war es vorrangig, den besten Kunstlehrer überhaupt zu engagieren. Im November des Jahres 1933 trafen Josef und Anni Albers (die am Bauhaus in der Webereiwerkstatt unterrichtet hatte) am Black Mountain College ein. Albers übte einen starken Einfluß auf das

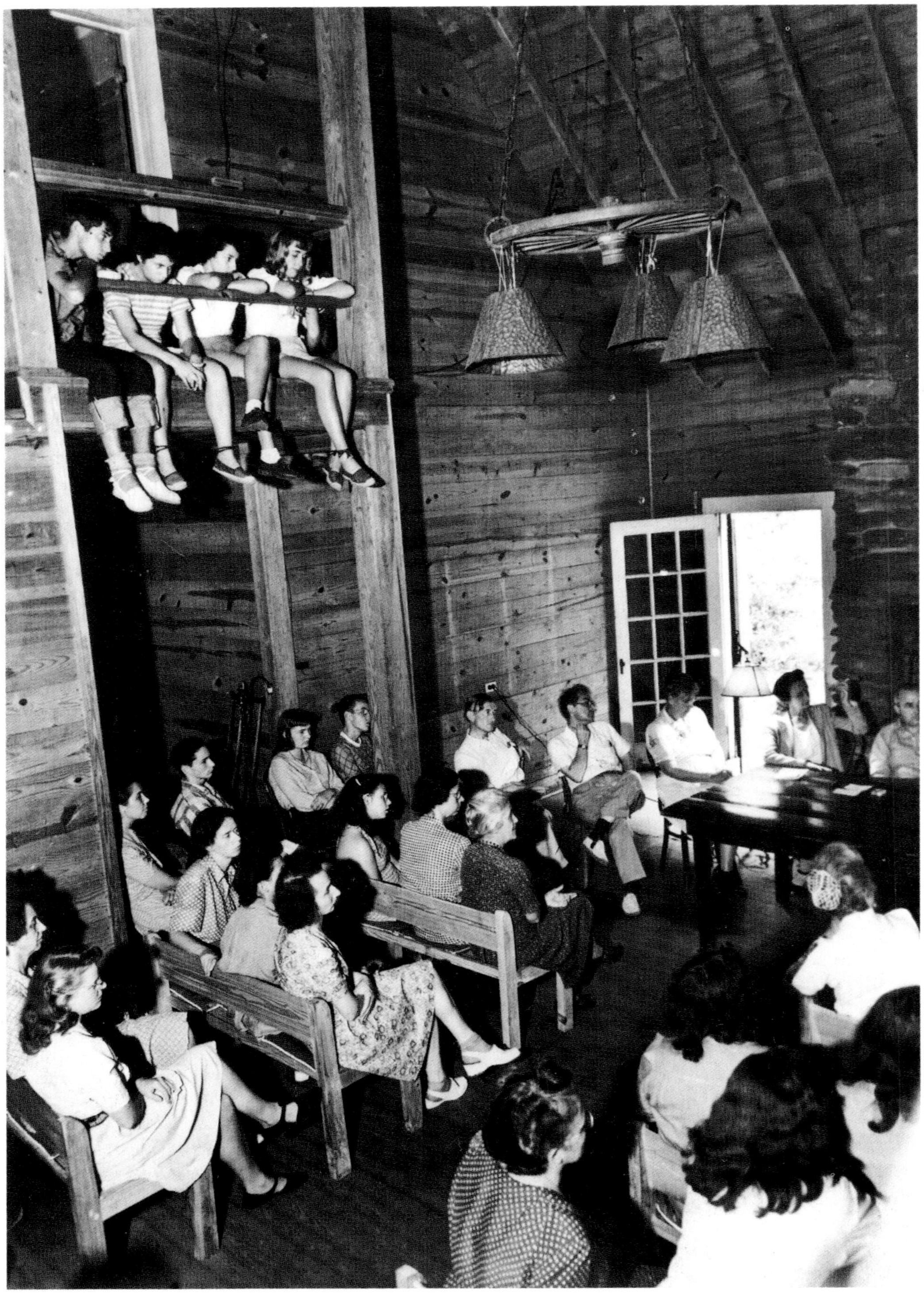

Summer Art Institute des Black Mountain College. 1944, Foto von Josef Breitenbach, BHA. ● Studenten, Besucher des College und Josef Albers (rechts neben dem Holzpfeiler) beim andächtigen Lauschen auf einer Podiumsdiskussion. Wie am Bauhaus, so wurden auch am Black Mountain College Gäste aus Kunst, Kultur und Wissenschaft zum Vortrag geladen. Die traditionelle Sommerschule bietet amerikanischen Studenten bis heute vielfältige Programme zur Weiterbildung in den Semesterferien.

Geschehen an der Schule aus. (Bis sich sein Englisch verbesserte, wurde er in seinem Unterricht von Übersetzern unterstützt.) Natürlich wirkte seine Anwesenheit in der ländlichen Umgebung etwas deplaziert, wie ein Beobachter feststellte: „Albers in dieser hinterwäldlerischen, tiefreligiösen und konservativen Gegend zu sehen, war, als stolpere man im tiefsten Dschungel über die Überreste einer hohen Zivilisation." Trotzdem verstanden sich Rice und Albers – zumindest während der ersten Jahre – ausgezeichnet. Beide teilten die Abneigung gegen den herkömmlichen akademischen Unterricht, beide vertraten die Ansicht, daß echtes Lernen mit intellektueller und seelischer Reife begänne. Albers' Unterricht entsprach genau dem Ziel des Colleges, „Imitation und Manierismus" zugunsten „der Entwicklung von Unabhängigkeit, Kritikfähigkeit und Disziplin" abzuschaffen. Seine Bauhausarbeit setzte Albers am Black Mountain College fort, indem er neben höheren Kursen in Farben- und Werklehre seinen bekannten Vorkurs anbot. Für seine Studien zur visuellen Wahrnehmung stützte er sich auf diese Erfahrung.

Der Einfluß des Bauhauses am Black Mountain College war unverkennbar. Zum einen war ein großer Teil des Lehrplans um Albers' Grundkurs herum aufgebaut, zum anderen spiegelte sich das Bauhaus in der Zusammensetzung des Lehrkörpers wider. Der ehemalige Bauhäusler Xanti Schawinsky hielt neben Malerei- und Zeichenkursen auch Theaterkurse ab, die auf Schlemmers Idee vom „totalen Theater" basierten. Anni Albers unterrichtete Weberei; und James Prestini, ein Kollege von László Moholy-Nagy am New Bauhaus in Chicago, bot Kurse in manuell und maschinell gefertigter Bildhauerei an. Auch das äußerst modern anmutende Schulgebäude für den neuen, in kurzer Entfernung am Lake Eden gelegenen Campus des Black Mountain Colleges trug eine deutliche Bauhaushandschrift. Der Einfluß des Bauhauses war ferner in den berühmten Sommerkursen des Colleges spürbar. So organisierte Albers während der 40er und Anfang der 50er Jahre das Summer Art Institute mit Kunstkursen unter der Leitung von Robert Motherwell sowie mit Vorträgen über Gestaltung von Edgar Kaufmann und Buckminster Fuller. Zusätzlich organisierte die Schule Veranstaltungen, die den „Bauhaus-Abenden" der 20er Jahre ähnelten. Die dabei wohl denk-

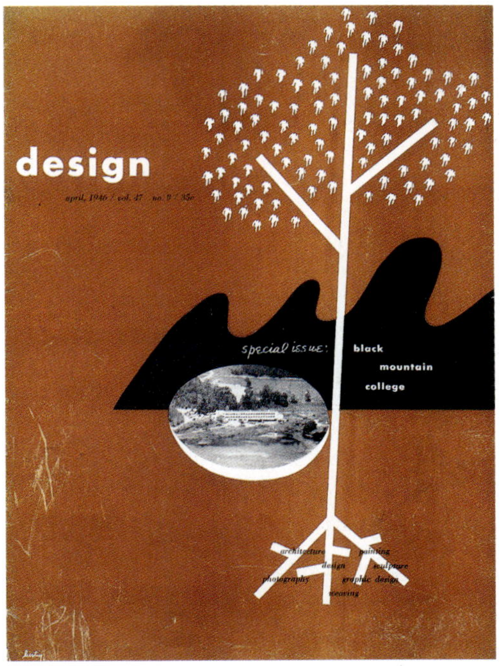

würdigste war das „Theater Piece No. 1" (1952) des Komponisten John Cage, das allgemein als das erste inszenierte „Happening" angesehen wurde. In diesem Stück mit seiner Mischung aus Texten, Bildern, Musik und Tanz wurde Cage von den beiden Malern Robert Rauschenberg und Franz Kline unterstützt, sowie von dem Dichter Charles Olson und dem Choreografen Merce Cunningham.

Die künstlerische Kreativität konnte jedoch den andauernden Geldproblemen des Colleges, die sich während des Krieges noch verschlimmerten, nicht entgegenwirken. Auch das Ende des Krieges brachte keine Verbesserung der Lage, da ein radikaler Konservatismus dem linksgerichteten College Beschränkungen auferlegte. Um die Geschichte der Schule noch einmal in eine andere Richtung zu lenken, bot das College 1948 den Direktorenposten dem modernen Dichter Charles Olson an, der den Schwerpunkt der Schule von den visuellen auf die literarischen Künste verlegte. Seine erfolgreichen Bemühungen, das Black Mountain College zu einem Haupttreffpunkt für amerikanische experimentelle Dichtung zu machen, konnten den Bankrott jedoch nicht verhindern. 1956 beschlossen die verbliebenen Lehrkräfte und Schüler, die Schule aufzulösen. Ihr Erbe lebte jedoch innerhalb der amerikanischen Gegenkultur weiter. Und wenn das College auch manchmal als isolierter „Black Magic Mountain", als „Schwarzer Zauberberg" also, verspottet wurde, so erwies es sich als fruchtbarer Nährboden für die nie veraltende Bauhausidee.

Titel von „design". April 1947, Nr. 8, Gestaltung: Lustig, BHA. ● Der Grafiker spielt im amorphen Formenvokabular der Zeit mit dem Namen und der landschaftlich reizvollen Lage des Black Mountain College in North Carolina. Vor den schwarzen Bergen „im See versunken" die neue Schulanlage.

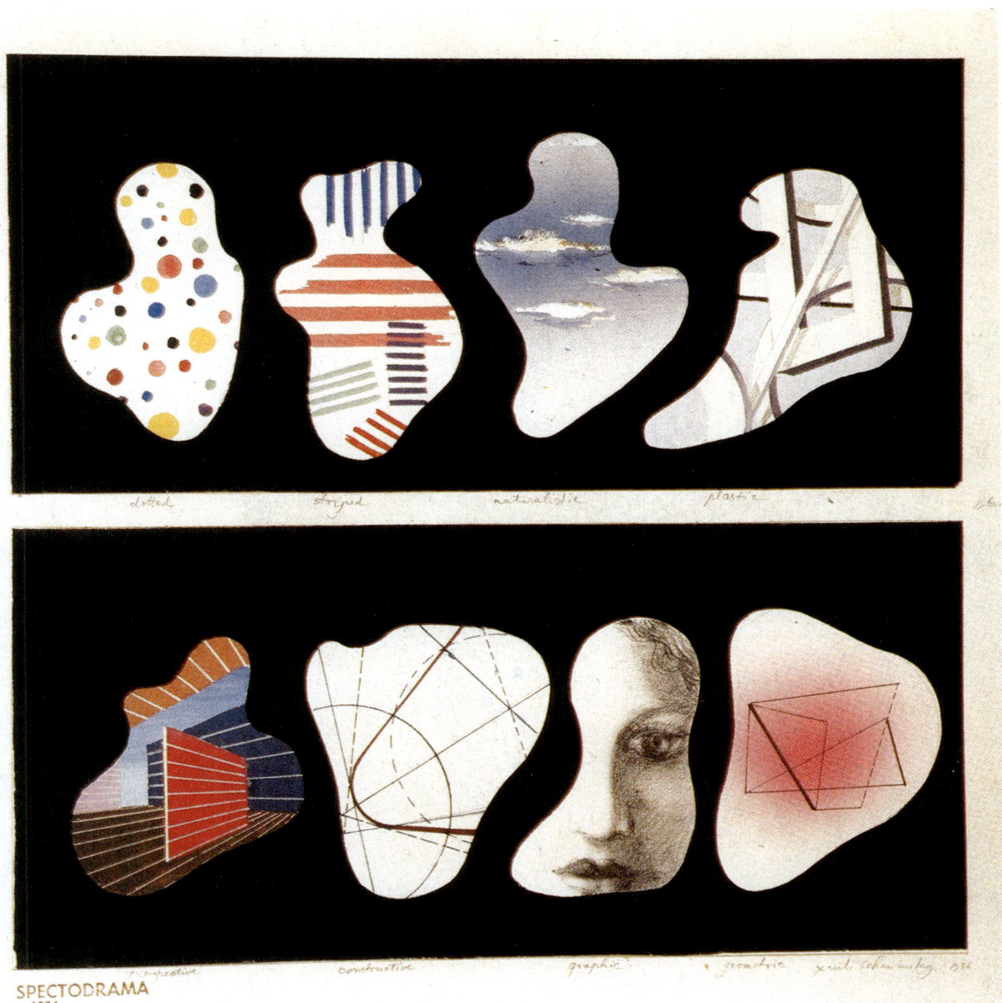

Xanti Schawinsky, Entwurf von 8 Bühnenrequisiten zum „Spectodrama". 1936, Tempera, Tusche und Bleistift, Darstellung: 20,3 x 47,7 cm, Blatt: 54,5 x 64,4 cm, Nachlaß Schawinsky, Schweiz. ● Schawinsky leitete die Bühnenklasse am Black Mountain College. Gemeinsam mit den Studenten entwickelte er ein Konzept – „Spectodrama" –, in dem Phänomene wie Form, Farbe, Klang, Sprache, Musik, Zeit und Raum auf Bühnenqualität und Illusionscharakter hin analysiert wurden. Die Requisiten markieren gegenständliche oder abstrakt-geometrische Dekors für Bühnenbilder, vor denen Tänze und andere Spektakel stattfanden.

New Bauhaus und School of Design, Chicago

Paul Betts

Von den wenigen Bauhausreinkarnationen nach 1933 ist das Chicago Bauhaus (1937 bis 1949) die bekannteste. Bis in die 70er Jahre fand das Thema der Bauhausnachfolge geringe wissenschaftliche Beachtung; erst in den vergangenen Jahren zeichnete sich ein wachsendes Interesse an diesem wichtigen Kapitel transatlantischer, modernistisch geprägter Kultur ab. Alain Findelis Bücher „Le Bauhaus de Chicago" (1995) und „50 Jahre new bauhaus: Bauhausnachfolge in Chicago", letzteres 1987 herausgegeben von Peter Hahn und Lloyd Engelbrecht, sowie J. S. Allens „The Romance of Commerce and Culture" (1983) zeigen, was für eine aufregende Fallstudie das Chicago Bauhaus unter den Ablegern, die das ursprüngliche Bauhaus gedeihen ließ, darstellt.

Das Chicago Bauhaus war ein Produkt der amerikanischen Wirtschaft; es wurde von der Chicago Association of Arts and Industries, einer amerikanischen Version des Werkbundes, ins Leben gerufen. Wie bei dem Deutschen Werkbund vor dem Ersten Weltkrieg handelte es sich bei der Chicago Association um eine Dachorganisation, deren Anliegen es war, Künstler und Industrielle im Namen von kulturellem Fortschritt und Exporteinnahmen zusammenzuführen. Vor allem aber strebte die Chicago Association danach, die Gestaltungskunst in den USA aus der Abhängigkeit von der

Ausstellung von Vorkursarbeiten am New Bauhaus. Um 1938, Fotograf unbekannt, BHA. • Der „foundation course", die Grundlehre, war wie am Bauhaus für jeden Studenten obligatorisch, um Form- und Materialempfinden zu trainieren. Der ehemalige Bauhäusler Hin Bredendieck regte dort aus seiner eigenen Erfahrung bei Josef Albers zu Papierfaltungen an, aber auch zu Draht- oder Holzskulpturen, die jetzt allerdings maschinell entstanden.

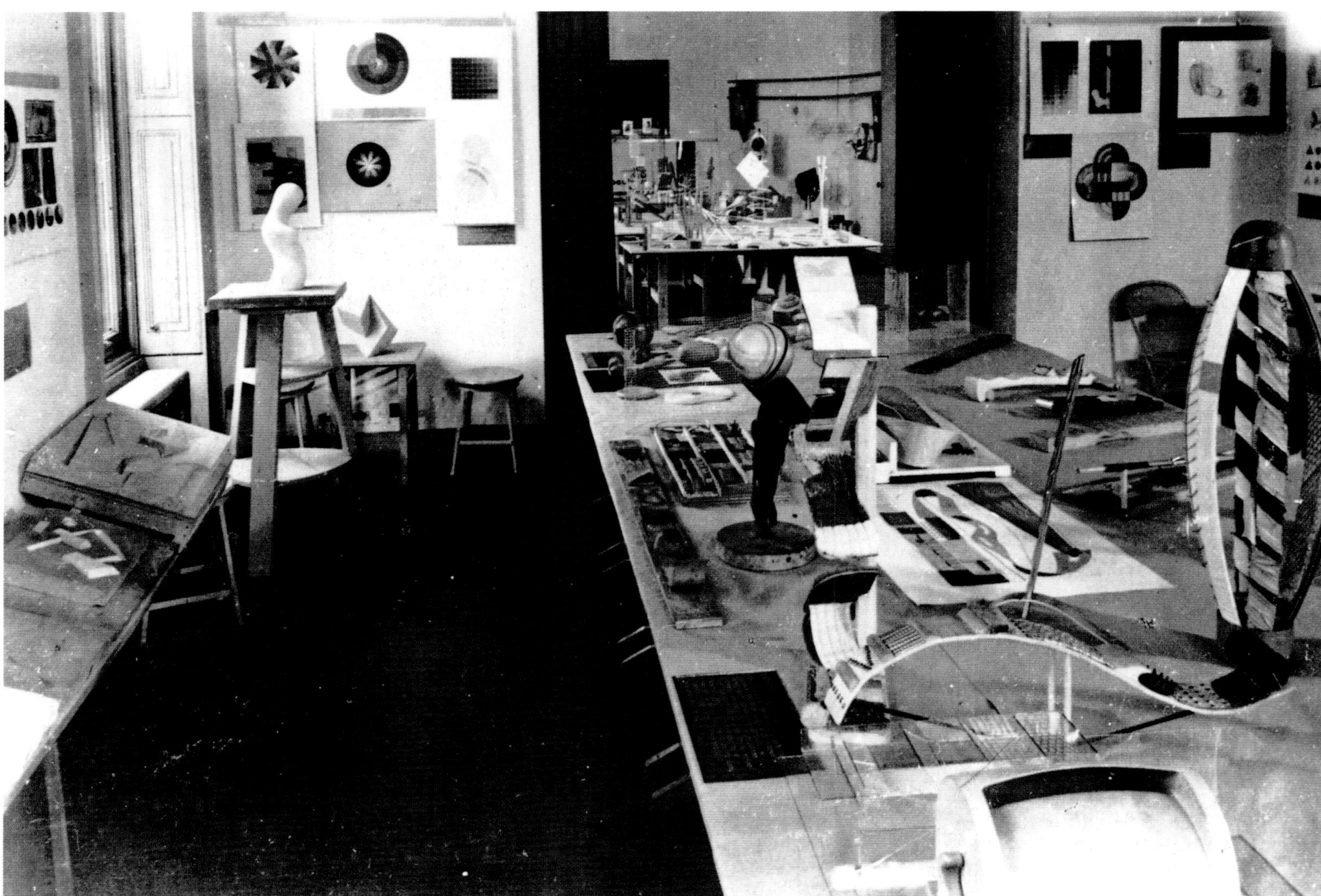

europäischen Kultur zu lösen. Vor diesem Hintergrund entstand die Idee einer Schule in Chicago, die kommerziell tätige Künstler und Gestalter im Sinne der industriellen Moderne ausbilden sollte. Es war nicht weiter überraschend, daß sich die Industrieführer für das Bauhaus als Modell einer Schule für Gestaltung entschieden – schließlich erfreute sich das Bauhaus in den USA seit den ausgehenden 20er Jahren einer großen Aufmerksamkeit, die 1938 in der Ausstellung „Bauhaus 1919–1928" im Museum of Modern Art in New York gipfelte. Auch hatte sich in Chicago dank Louis Sullivan und Frank Lloyd Wright schon früh die Moderne in der amerikanischen Architektur entwickelt. Der Erfolg der 1933 in Chicago stattfindenden Ausstellung „Century of Progress", die der modernen Gestaltungskunst zum Durchbruch verhalf, unterstrich den Bedarf an einem amerikanischen Bauhaus. Die Association of Arts and Industries begann, sich nach einem geeigneten Direktor umzusehen. Walter Gropius lehnte zwar ab, empfahl jedoch seinen langjährigen Freund und ehemaligen Bauhauskollegen László Moholy-Nagy für diese Position. Seiner Ansicht nach handelte es sich bei Moholy um „den feurigsten Stimulator des Bauhauses", er sei am besten für diese Aufgabe geeignet. Die Association war sich einig, daß Moholys Visionen und Erfahrungen als Bauhausmeister den generellen Zielen der Schule entsprachen, und bot ihm 1937 den Direktorenposten an. Moholy, der sich damals in England aufhielt, nahm das Angebot erfreut an und reiste in die USA.

Die Assimilierung Moholys und seiner dem Bauhaus verpflichteten Ideen gestaltete sich jedoch nicht einfach. Zum einen war Chicago für ihn eine „merkwürdige Stadt ohne Kultur, mit einer Million von ersten Ansätzen"; zum anderen war er mit den Schirmherren der Schule über die Ziele der Ausbildung im Bereich Gestaltung uneins. In seiner ersten Ansprache als Direktor des New Bauhaus erklärte er einer Gruppe von Chicagoer Geschäftsleuten, daß „es vom ersten Tag an unser Ziel war, den Gestalter für die wirklich notwendigen Dinge des Lebens auszubilden und nicht nur als Industriegestalter für den Alltag ... Deshalb müssen wir den Einsatz unserer Materialien, Techniken, Wissenschaft und Kunst für die menschlichen Bedürfnisse nicht nur unter einem ästhetischen, sondern auch moralischen

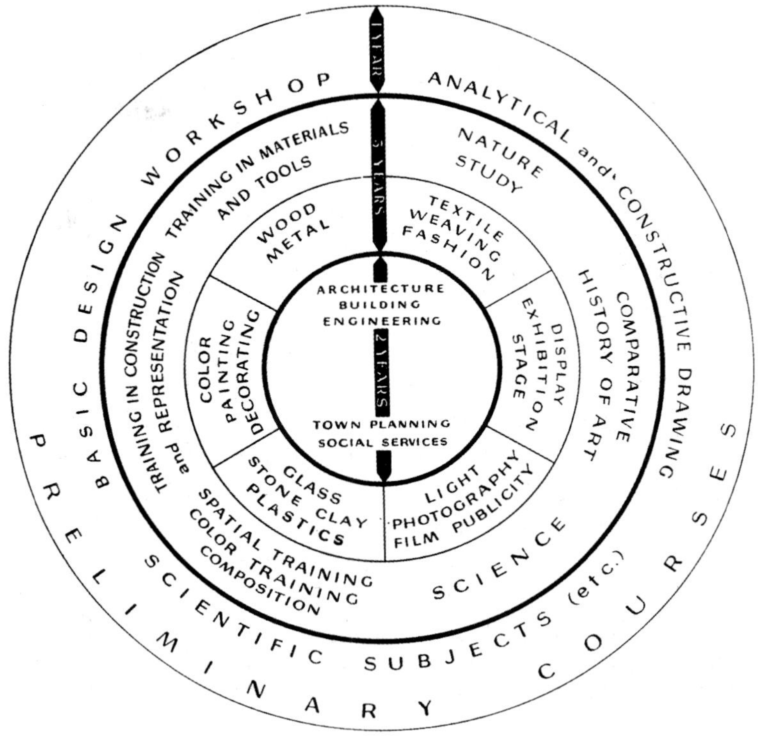

Curriculum und Signet des New Bauhaus. Um 1938, BHA. • Auf Durchdringung von Kunst und Technik zielte dieses Lehrprogramm, genau wie am Bauhaus, doch jetzt mit deutlicher Einbeziehung der Wissenschaft. Der zu erziehende neue Mensch, von Oskar Schlemmer einst im Signet symbolisiert, sollte damit noch um eine weitere Dimension reicher werden.

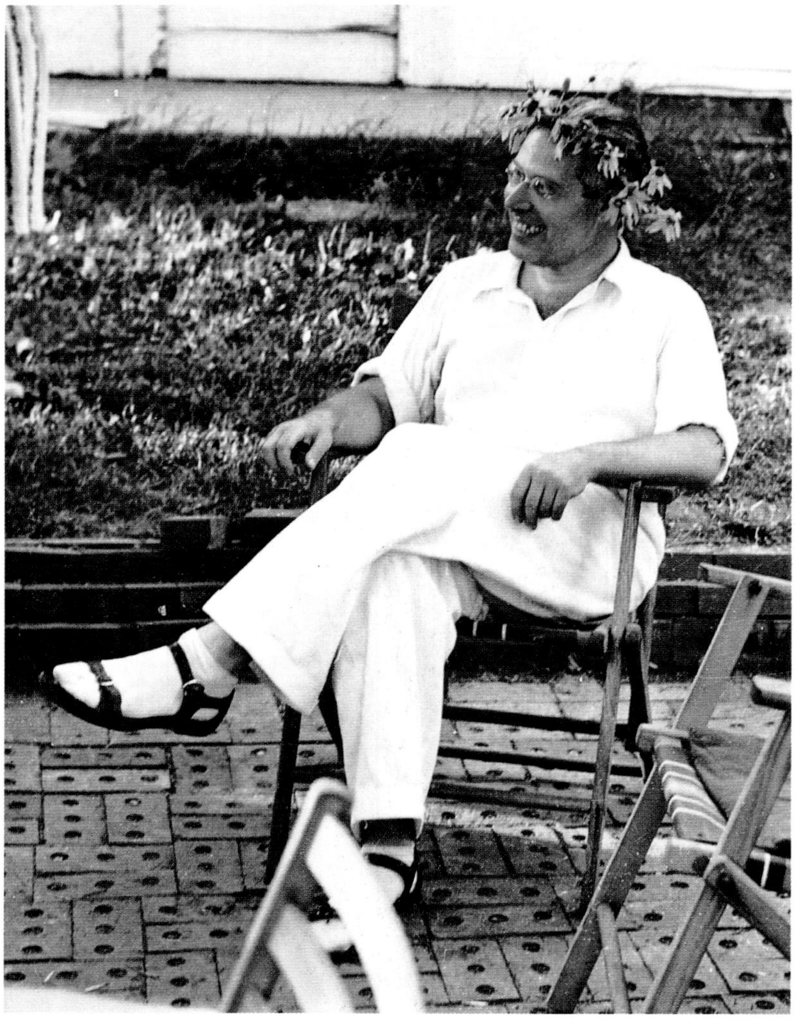

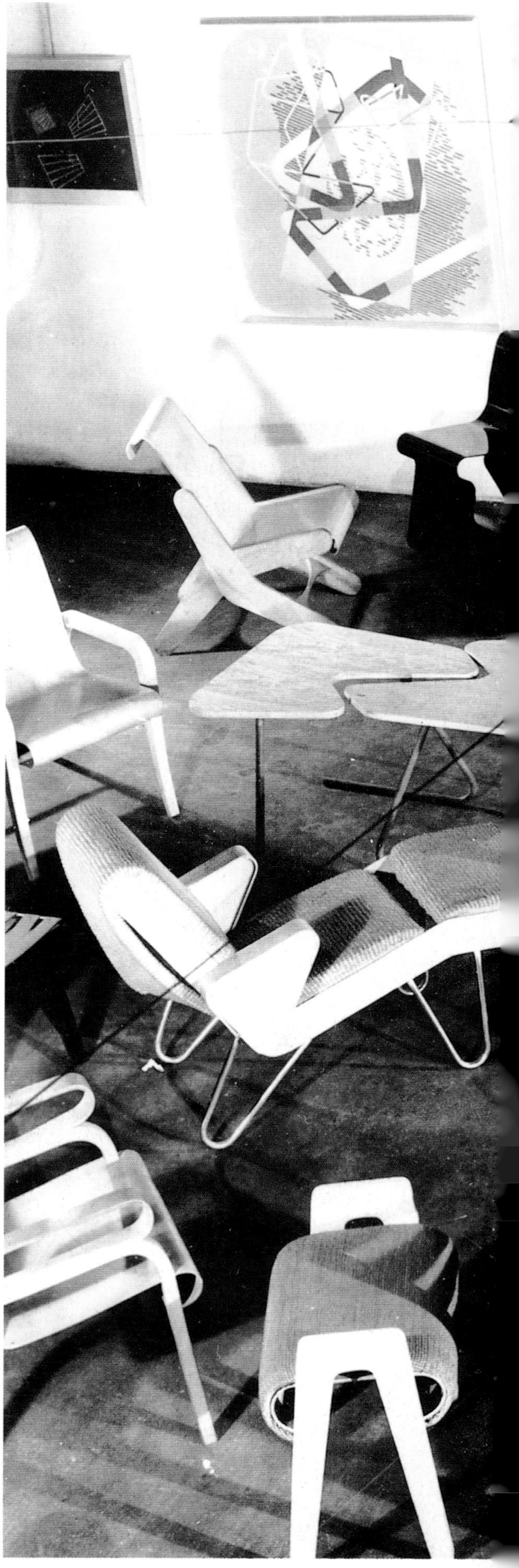

Porträt László Moholy-Nagy. 1942, Foto von William Kessler, BHA. ● Von den Studenten mit Heldenkranz geschmückt, feierte Moholy seinen Geburtstag in der Sommerschule von Somonauk, Illinois. Er leitete die Schule in der Überzeugung, daß jeder talentiert sei. Und wenn es nur gelänge, die im Menschen schlummernden Kräfte zu wecken, so sei er zu schöpferischer Arbeit befähigt.

Gemeinschaftsausstellung von Studenten an der School of Design, Chicago. 1942, Fotograf unbekannt, BHA. ● Der „Product Design Workshop" erlangte mit seiner kreativen Arbeit öffentliche Aufmerksamkeit und auch Aufträge. Diese Ausstellung zeigte beispielsweise die Ergebnisse verschiedener Experimente zu der Aufgabe, wie Stühle zum Federn zu bringen sind.

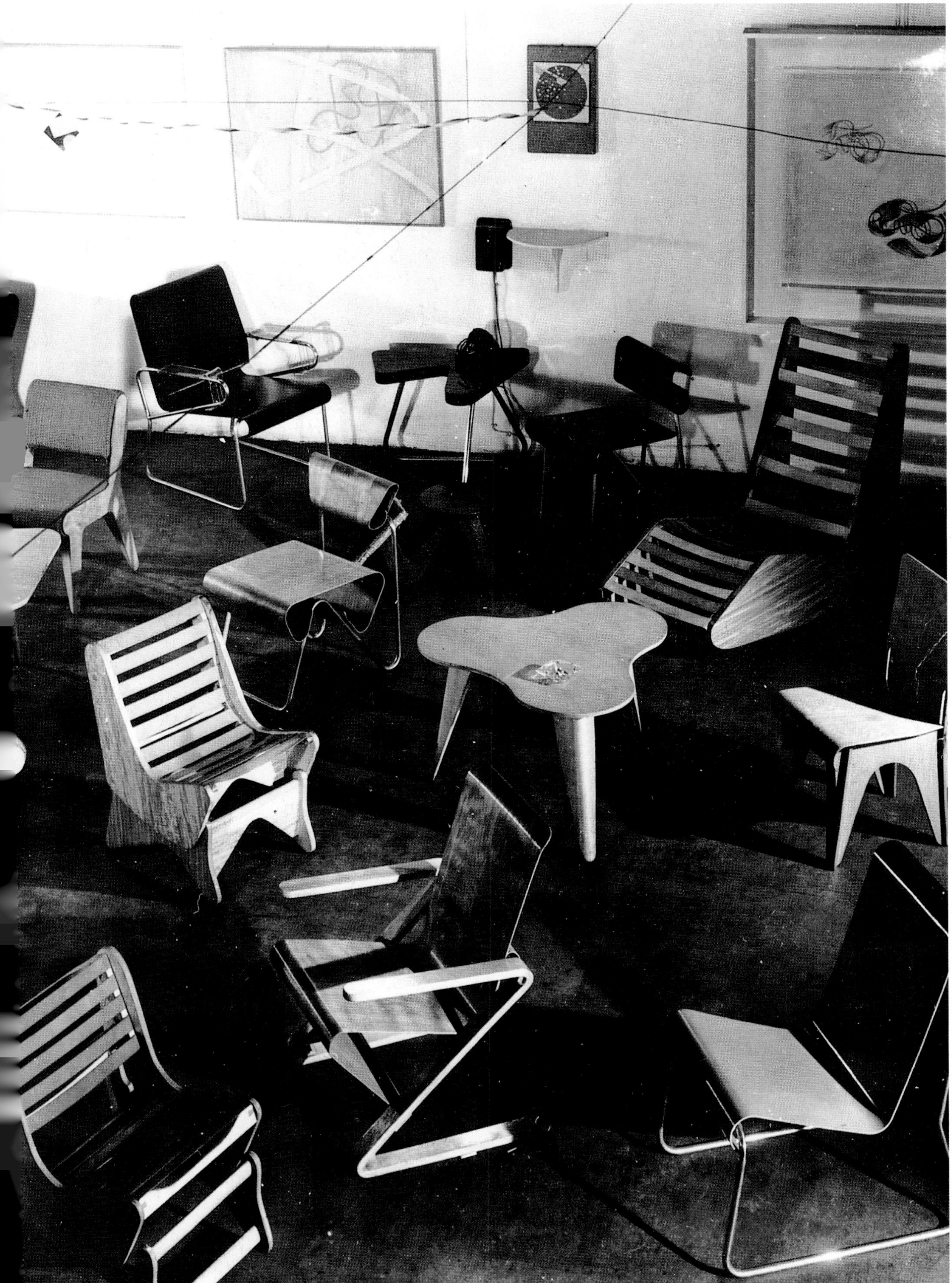

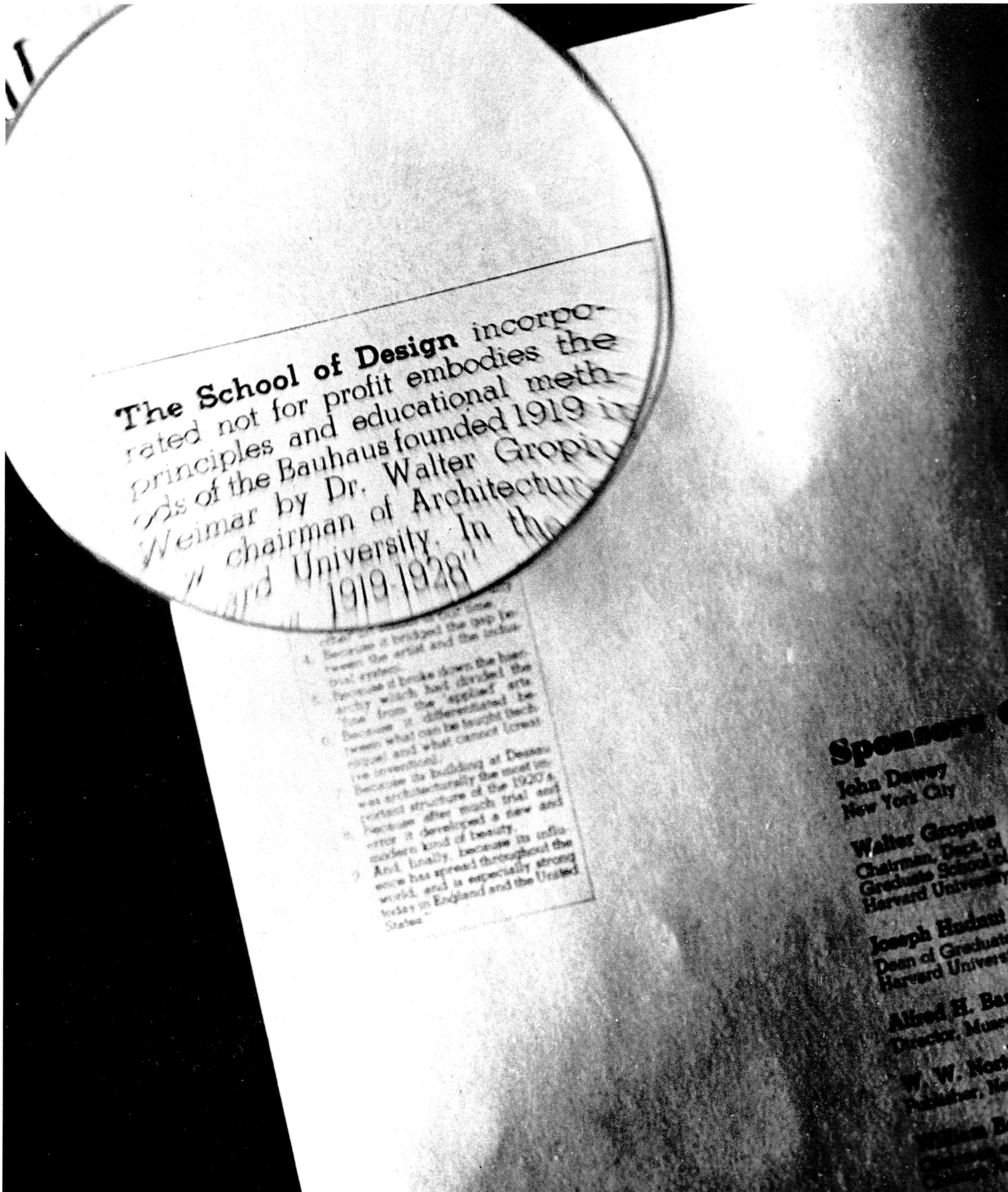
The School of Design incorpo-
rated not for profit embodies the
principles and educational meth-
of the Bauhaus founded 1919
Weimar by Dr. Walter
chairman of Architectu
University. In th
1919-1928
John Dewey
New York City
Walter Gropius
Harvard University
Joseph Hudnut
Dean of Graduate
Alfred H. Bar

Titel für den Katalog der School of Design, Chicago. 1939, Foto von Nathan Lerner, BHA. ● Experimente aus dem „photography and light workshop" – hier eine Studie mit Vergrößerungsglas – fanden auch bei der Gestaltung von hauseigenen Broschüren Anwendung.

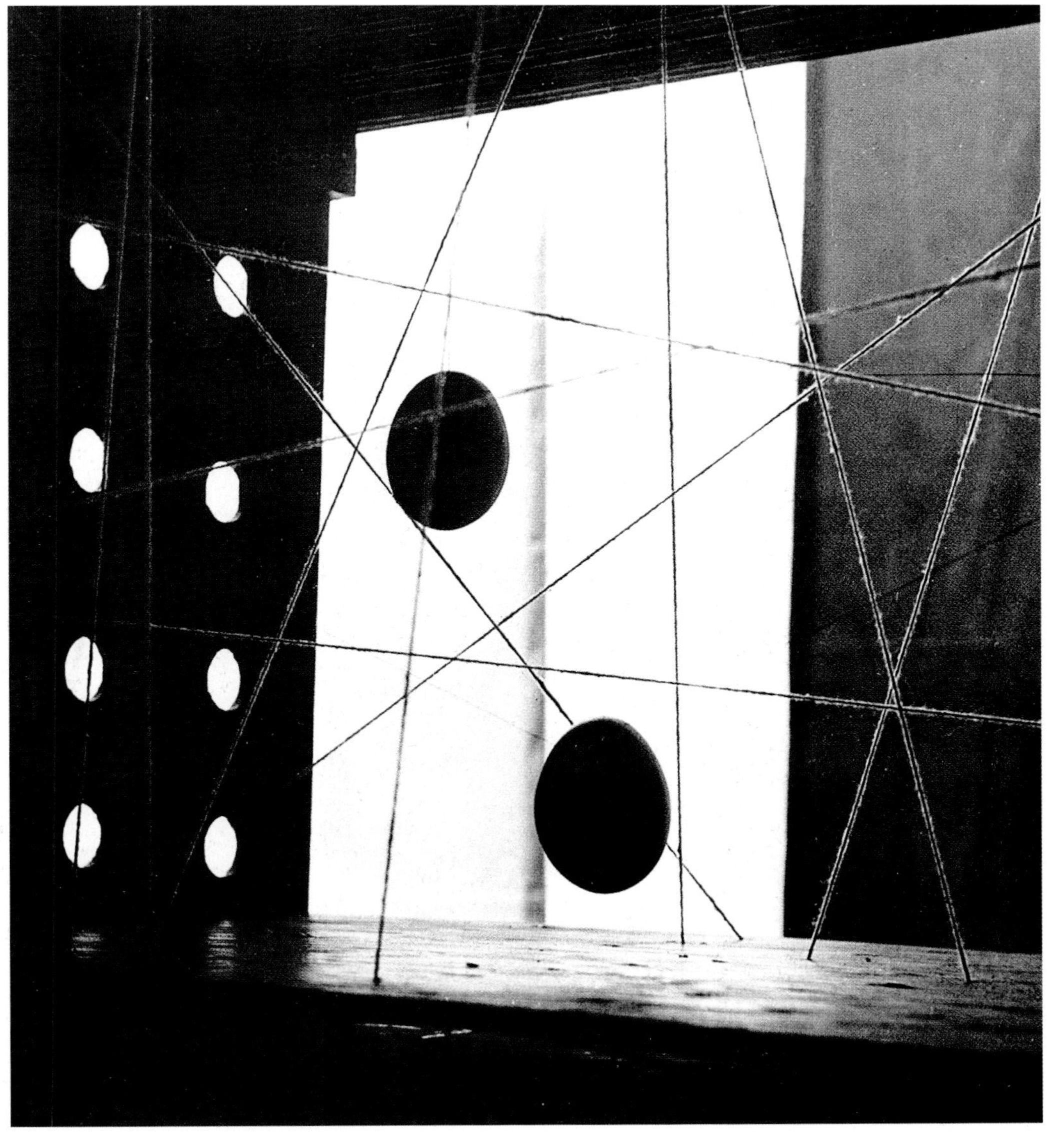

Nathan Lerner, Light Box Study #7. 1937, Foto, BHA. ● Sein Studium der Fotografie begann der „New Bauhäusler" zunächst ohne Apparat mit dem Erstellen von Fotogrammen. Über die „light modulators", an denen Beziehungen zwischen Licht, Raum und Körper erforscht wurden, näherte sich der Student mittels der „light box", Lerners Erfindung, einer inwendig schwarz gestrichenen und mittels Perforierung lichtdurchfluteten Schachtel der Kamerafotografie.

Gesichtspunkt kontrollieren." Obwohl viele der Anwesenden befürchteten, daß ihre Geldmittel für nutzlose pädagogische Experimente vergeudet würden, überzeugte Moholy sie letzten Endes doch von den Vorzügen seines „Laboratoriums für eine neue Erziehung". Unter diesem Begriff verstand er eine eher organisch ausgerichtete, von John Dewey angeregte „learning by doing"-Methode des Lehrens und Lernens. Moholy war der Ansicht, daß das Individuum die Welt mithilfe seiner Sinne, Gefühle und des Intellekts begreift und daß ein wirksames Bildungsprogramm demzufolge all diese Faktoren mit einbeziehen müsse, indem – so Moholy in seinem 1947 erschienenen Buch „Vision in Motion" – „die intellektuelle und emotionale sowie die soziale und technische Komponente miteinander in Einklang" gebracht würden. Bis zuletzt beinhaltete das Programm in Chicago sämtliche Aspekte der Gestaltung wie Produktdesign, Zeichnen, Malerei, Bildhauerei, Fotografie, visuelle Kommunikation, Architektur, Mathematik und Physik.

Der Einfluß des Bauhauses war von Anfang an spürbar. So gehörten die ehemaligen Bauhäusler Xanti Schawinsky und Hin Bredendieck dem Lehrkörper an; und auch die Symbiose von Wissenschaft, Technik und Kunst war ein deutliches Bauhauserbe. Ein weiterer Hinweis auf die enge Verbindung zum Bauhaus war die Bedeutung, die man in Chicago dem Vorkurs beimaß. Dennoch gab es auch starke Abweichungen vom deutschen Bauhaus; so wurde im Chicagoer Vorkurs im Gegensatz zu dessen

Dessauer Vorgänger mehr Wert auf Technik und Fotografie gelegt. Ferner spielten Kurse in Naturwissenschaften im neuen Lehrplan eine wichtige Rolle. Moholy lud zu diesem Zweck eine Reihe von Professoren der University of Chicago ein, im Rahmen des Bauhausprogramms „Intellectual Integration" Kurse in Semiotik, Kybernetik und Mathematik zu unterrichten. Die meisten dieser Professoren gehörten der sogenannten „Unity of Science"-Bewegung an, einer Denkrichtung, die dem Ideengut des Bauhauses nahestand. Bei dieser Bewegung hatte es sich ursprünglich um eine Erweiterung der Wiener Schule des logischen Positivismus gehandelt; in den USA strebte sie nach der Einheit von Sprache, Axiomen und analytischer Methode, die angeblich jedem Verlangen nach Wissen zugrunde liegt. Moholy begrüßte diesen Gedanken, da er mit seinem eigenen Wunsch, „die wesentliche Einheit aller menschlicher Erfahrungen wiederherzustellen", einherzugehen schien. Es ist nicht verwunderlich, daß Moholys Vision vom New Bauhaus nur mäßige Unterstützung auf seiten der Geschäftskunden fand. Obwohl die langjährige Zusammenarbeit mit der Container Corporation of America in den Bereichen Grafik und Werbung äußerst erfolgreich war und der Schule in Kunst- und Bildungskreisen große Aufmerksamkeit zuteil wurde, galt das Chicago Bauhaus in den Augen seiner Geldgeber aus der Wirtschaft als elitär und zu wenig marktorientiert. 1938 stellte die Chicago Association ihre finanzielle Unterstützung ein, so daß die Schule nach nur einem Jahr schließen mußte. Es war vor allem der großzügigen Unterstützung Walter Paepckes, des Leiters der Container Corporation, zu verdanken, daß die Schule 1939 unter dem neuen Namen „School of Design" wiedereröffnet wurde. Der Vorkurs wurde auf ein volles Jahr ausgedehnt, und der Begriff „Gestaltung" ersetzte im Lehrplan die „Kunst", um die kommerzielle Ausrichtung der Schule zu verdeutlichen. 1942 wurden sogar Werkstätten für Tarnungstechniken zum Einsatz während des Krieges eingerichtet. Finanzielle Probleme belasteten die Schule jedoch auch weiterhin: Sie mußte erneut schließen und wurde 1944 als „Institute of Design" wiedereröffnet. Mit Moholys Tod, zwei Jahre später, verlor die Schule ihre Vision und Energie. 1949 wurde sie in das von Mies van der Rohe geführte Illinois Institute of Technology integriert, womit eines der kühnsten Projekte der Moderne, nämlich Kultur und Wirtschaft sowie Wissen und Befreiung miteinander zu verbinden, vollendet wurde.

Anonym, ohne Titel. Um 1940, Foto, BHA. ● Am New Bauhaus gehörte die Fotografie neben dem Produkt- und Möbeldesign zu den Bereichen mit herausragenden Resultaten. Durch raffinierte Verteilung von Spiegeln in Verbindung mit drei unterschiedlichen Motiven ergeben sich in den „Fotomontagen ohne Schere" Einspiegelungen von surrealem Duktus.

Anonym, Virtuelles Volumen. Um 1940, Foto, BHA. ● Wie am Bauhaus, so war Moholy als Künstler, Pädagoge und Visionär auch an der Chicagoer Nachfolgeeinrichtung Vorbild, dem es nachzueifern galt. Das Endziel aller bildnerischen Tätigkeit war nicht mehr länger der Bau, sondern das kinetische Kunstwerk – und im „virtuellen Volumen" fand der Student einen Weg dorthin.

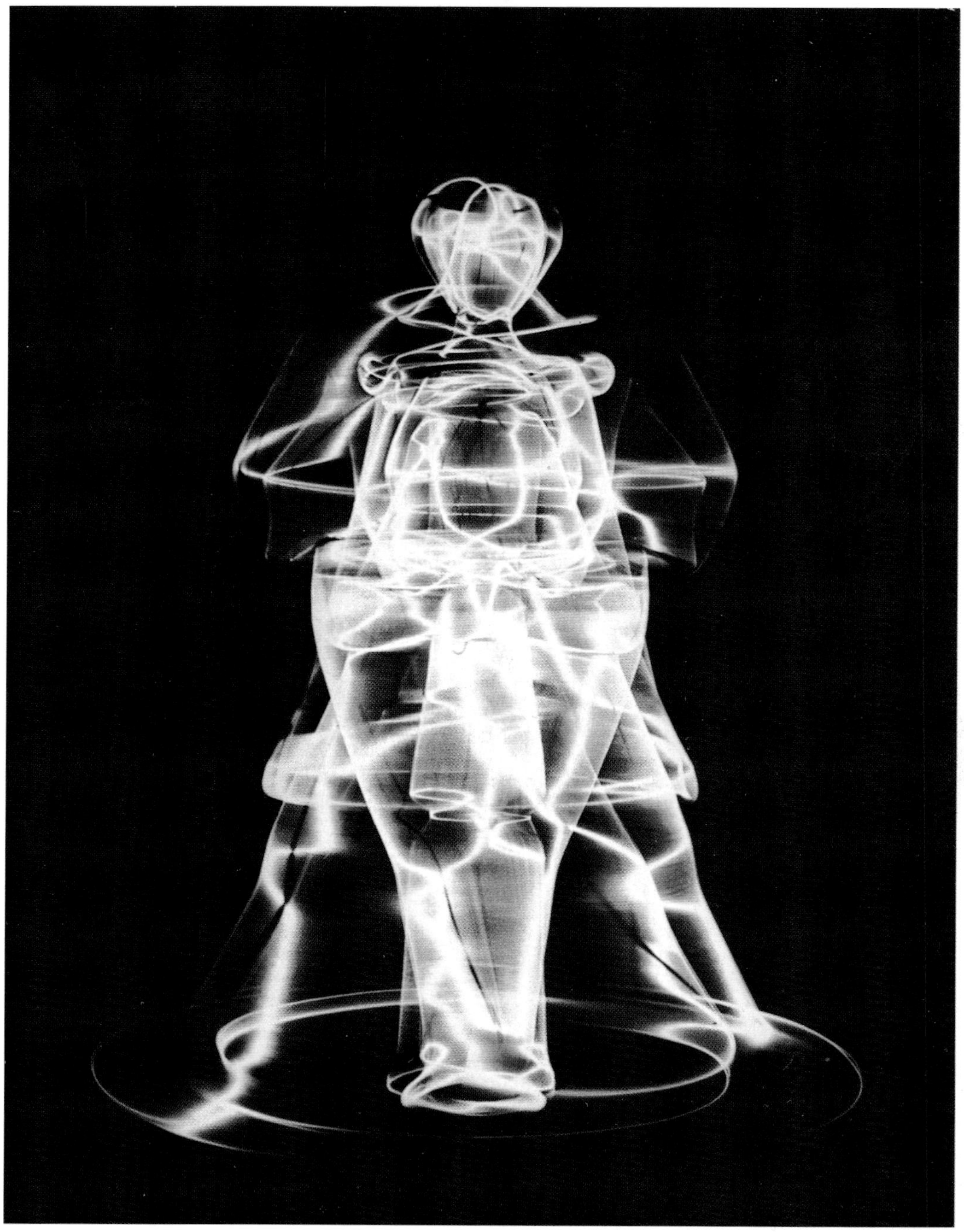

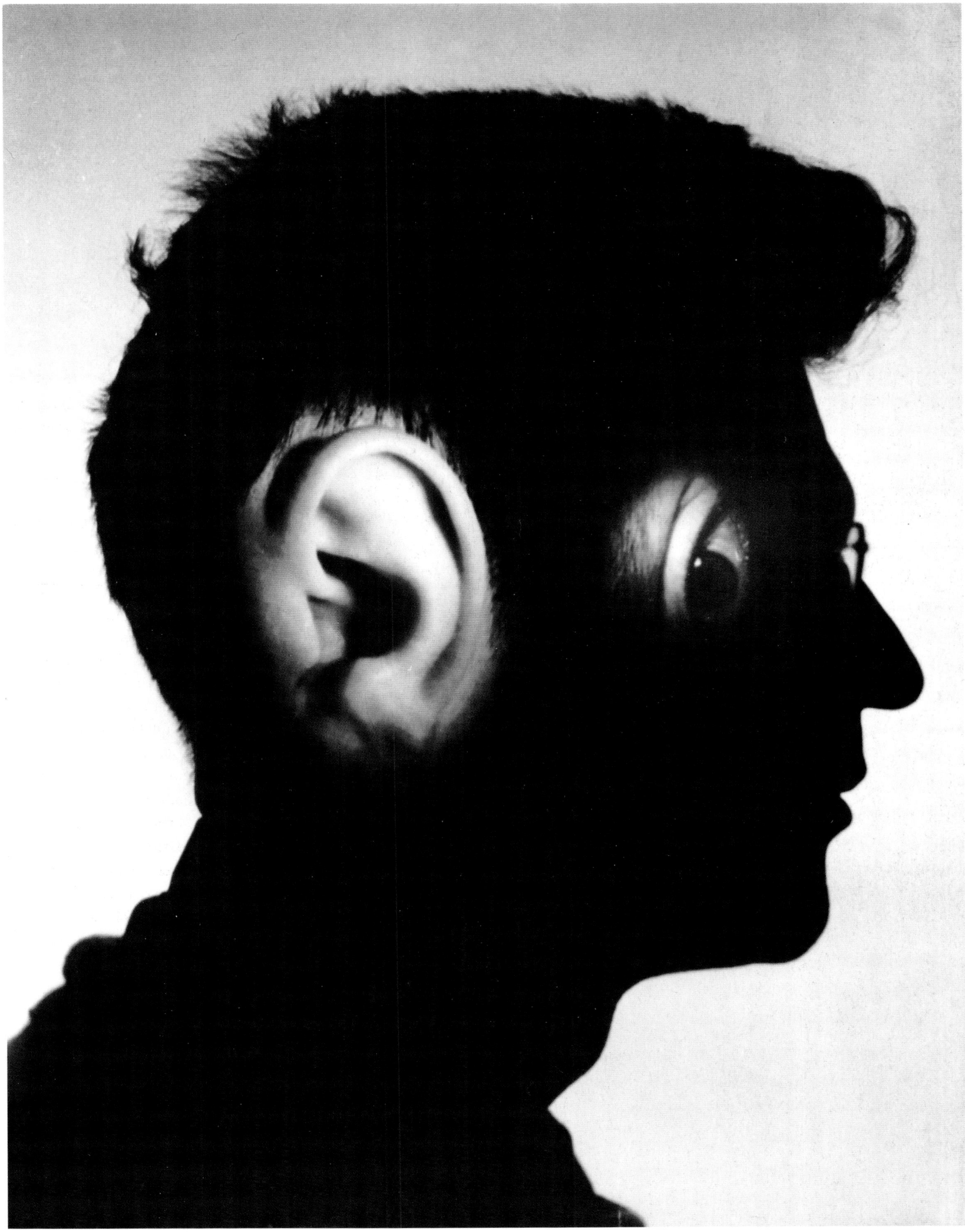

Hochschule für Gestaltung, Ulm

Paul Betts

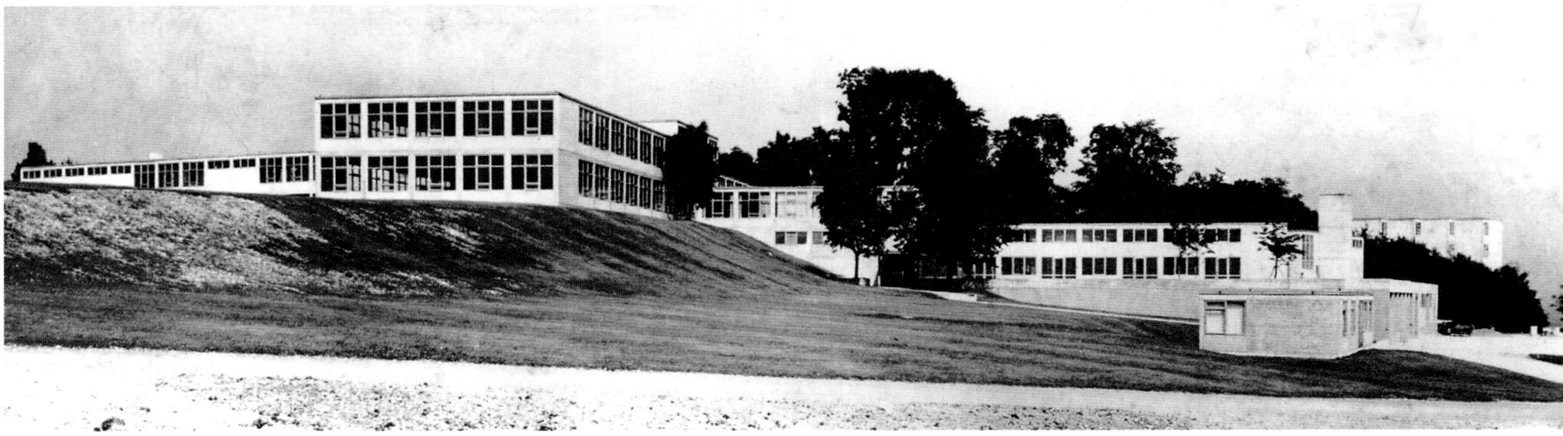

Ansicht der Hochschule für Gestaltung auf dem Kuhberg, Ulm. 1955, Fotografie von Ernst Hahn, BHA. • Gedacht als Fortführung des Bauhauses, erweitert und aktualisiert durch neue gesellschaftlich-gestalterische Aufgabenstellungen, lehrten anfangs auch ehemalige Bauhäusler an der neuen Hochschule. Als 1955 das neue Gebäude bezogen werden konnte, waren Ziel und Methoden der Ausbildung bereits Gegenstand von Kontroversen, die die Schule auch weiterhin erschütterten.

Die HfG Ulm (1953 bis 1968) gilt gemeinhin als letzte Schule für Gestaltung von internationaler Bedeutung in Westdeutschland. Angesichts des innovativen Programms für Gestalter und des berühmten Lehrpersonals, zu dem unter anderen Otl Aicher, Max Bill, Tomás Maldonado, Hans Magnus Enzensberger und Alexander Kluge zählten, wurde deutlich, daß es sich hier um keine gewöhnliche Schule für Design handelte. Die mit großer Aufmerksamkeit verfolgte Einweihung als „Neues Bauhaus" im Jahre 1955 veranschaulicht den wichtigen Status dieses Projekts – schließlich wurde es sowohl vom American High Command of Germany als auch von der Bonner Regierung unterzeichnet. Dieser Akt verdeutlichte die Bemühung, das bestehende Erbe der Bauhausmoderne als Wegweiser einer aufgeklärten westdeutschen Kultur zu rehabilitieren. Die Bedeutung der Schule ging jedoch weit darüber hinaus, Gestaltung in Diplomatie umzuwandeln. Sie verkörperte nicht nur die Träume und Schwierigkeiten, die mit der Gründung eines neuen Bauhauses in Deutschland nach 1945 verbunden waren, sondern stand auch für den letzten ernsthaften Versuch der Moderne, industrielle Formgebung und echte soziale Reform miteinander zu verbinden.

Das Ulmer Projekt war von Anfang an von der Vision kultureller Regeneration und politischer Reform nach der Zeit des Faschismus geprägt. Den Anstoß für das Ulmer Institut hatte Inge Scholl gegeben. Sie wollte eine neue Schule mit demokratischer Ausrichtung zum Gedenken an ihre Geschwister Hans und Sophie Scholl gründen, die beide 1943 als Mitglieder der Widerstandsgruppe „Weiße Rose" hingerichtet worden waren. Wichtigstes pädagogisches Ziel der Schule sollte es sein, den von Inge Scholl als verhängnisvoll bezeichneten historischen Antagonismus von „technischer Zivilisation" und deutscher Kultur zu überwinden. Zu diesem Zweck hoffte Scholl – gemeinsam mit dem Grafiker Otl Aicher, der der Widerstandsbewegung „Weiße Rose" nahestand – einen neuen „Kristallisationspunkt für ein besseres Deutschland" zu schaffen, an dem der „Geist von Frieden und Freiheit" eine antifaschistische europäische Kultur fördern sollte. Die Ernennung des bekannten Schweizer Bildhauers, Malers und Gestalters Max Bill zum Direktor änderte jedoch die von der Schule verfolgte Richtung. Bill, vormals Bauhausschüler und damaliger Präsident des Schweizer Werkbundes, erachtete es für notwendig, die Wünsche der Schulgründer nach einer eher politisch ausgerichteten Ausbildung (Soziologie, Medien- und Politikwissenschaften) dem Unterricht von Kunst, Architektur und Gestaltung unterzuordnen. Bill rechtfertigte diese Entscheidung mit dem Argument, daß echte soziale Reformen nicht mit einer aufgezwungenen politischen Ausbildung begännen, sondern mit der Wiederherstellung der Grundformen des sozialen Umfeldes wie zum Beispiel in der Städteplanung, der Architektur und bei den Alltagsgegenständen. Der letztlich beschlossene Aufbau der einzelnen Abteilungen der Schule (Information, Architektur und Städteplanung, visuelle Gestaltung, Produktgestaltung) spiegelte den Kompromiß hinsichtlich beider Ansätze wider.

Vor diesem Hintergrund entwickelte die HfG Ulm klare Vorstellungen in bezug auf Gestaltung und Gestalter. Die Erarbeitung des ursprünglichen Schulmodells ist vor allem auf Bill zurückzuführen, der die Hauptaufgabe des Gestalters darin sah, die Alltagsgegenstände im Namen „des Guten, Schönen und Praktischen" als „Kulturgüter" neu zu verzaubern. Seine erhabene Vision vom involvierten Künstler-Gestalter, der danach strebt, die Gestaltung aufzuwerten, indem er sie nicht als Kommerz, sondern als Kultur betrachtet, stieß jedoch rasch auf immer stärkere Kritik von seiten des jüngeren Ulmer Kollegiums, in erster Linie von Tomás Maldonado. Obwohl er Bills Wunsch teilte, sozial verantwortliche Gestalter anstatt kommerziell ausgerichtete Künstler auszubilden, lehnte er dessen Idealismus zugunsten einer mehr wissenschaftlich orientierten Vermittlung industrieller Formgebung ab. Seiner Ansicht nach mußte der neue Industriedesigner als Fachmann nach den Gesetzen der Massenproduktion und industriellen Automatisierung ausgebildet werden, um aktiv das, was Maldonado „unsere objektive und kommunikative Welt" nannte, entmystifizieren und koordinieren zu können. Maldonados Ansicht nach sollte Gestaltung, wenn sie auch eine kritische

Hochschule für Gestaltung, Ulm, Blick in die Mensa. Um 1955, Fotograf unbekannt, BHA. • Max Bills kubische Beton-Architektur, die sich der Landschaft einfügte, beherbergte Wohn- und Arbeitsstätten.

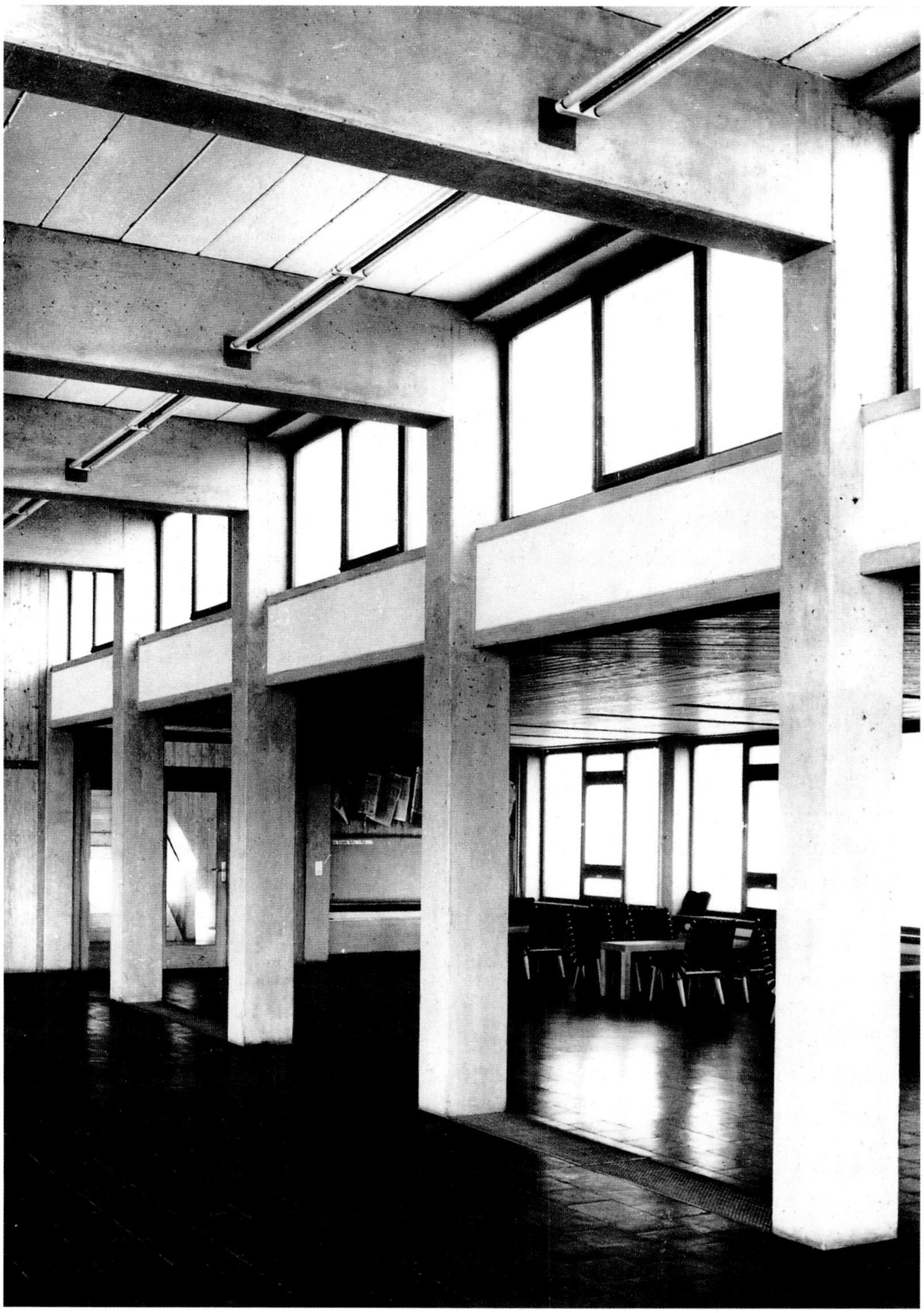

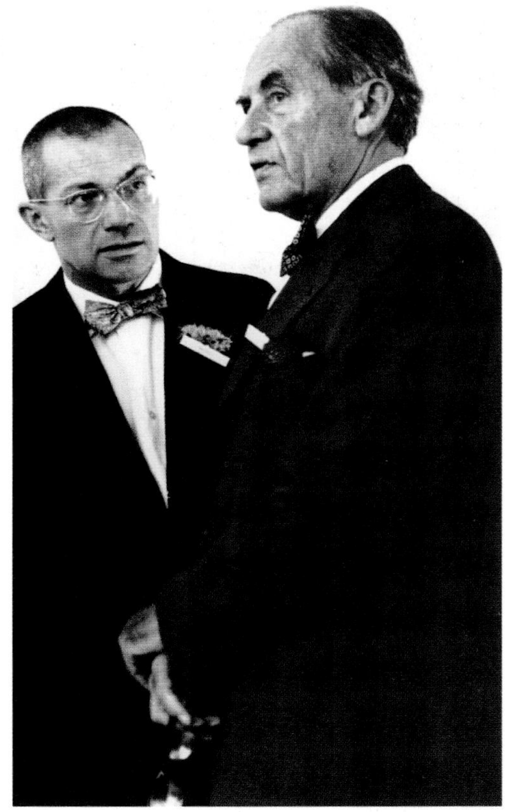

Max Bill und Walter Gropius an der Hochschule für Gestaltung, Ulm. 1955/1956, Fotograf unbekannt, BHA. • Gropius bot an, die neue Schule „bauhaus ulm" zu nennen, doch wollte sich ein Teil der Lehrer bewußt von einem Konzept entfernen, in dem ästhetische Maßstäbe aus der Kunst im Design wiederkehrten. Der erste Rektor der HfG Ulm, Max Bill, verließ seinen Posten, als wissenschaftliche Methoden das künstlerische Experiment verdrängten.

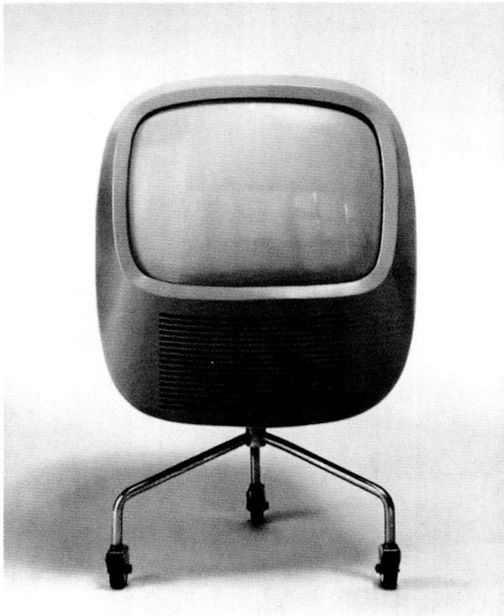

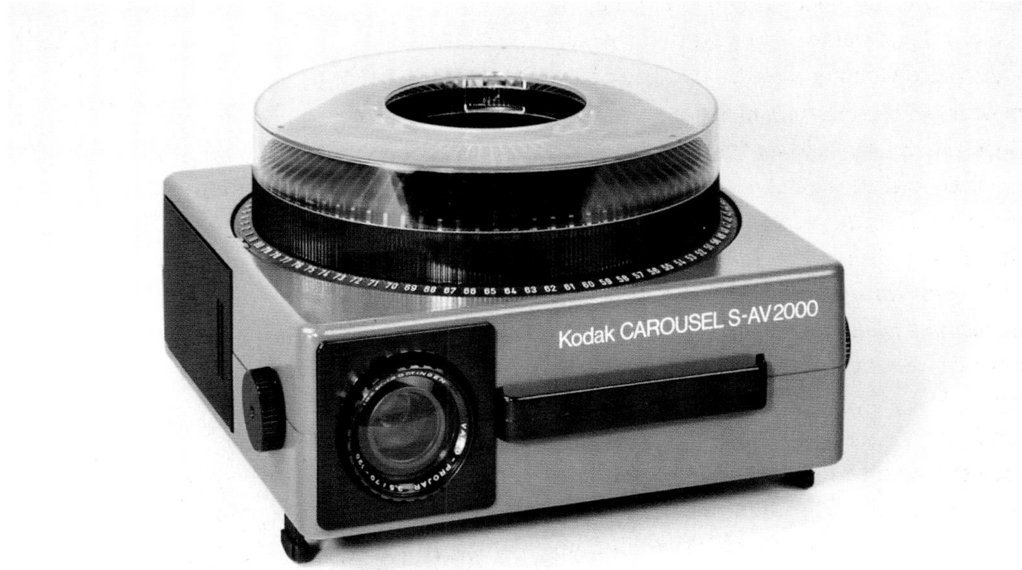
Kodak CAROUSEL S-AV2000

Rollbares Fernsehgerät. 1956, Gestaltung von Hans Gugelot und Helmut Müller-Kühn, Fotograf unbekannt, BHA. ● Hans Gugelot stand an der HfG Ulm für die Produktgestaltung. In dieser Abteilung hatte man sich funktional wie ästhetisch einer klaren Linienführung verschrieben, die auch die frühe Braun-Produktpalette so erfolgreich machen sollte.

Diaprojektor „Carousel S-AV 2000“. 1963, Gestaltung von Hans Gugelot, Foto von Hans-Joachim Bartsch, BHA. ● Der Gestaltung gingen Analysen voraus, in die kulturelle, wirtschaftliche und funktionale Aspekte einbezogen wurden. Gestalter in dem neuen Beruf „Industrial Designer“ wollten Einfluß auf Produktions- und Konsumgewohnheiten nehmen, was im Fall des Karussell-Prinzips am Diaprojektor gelang.

Dimension beibehalten wollte, in verstärkt wissenschaftlicher Anwendung von Produktmanagement und Systemanalyse neu strukturiert werden. Mit der Zeit spalteten die Differenzen zwischen Bill und Maldonado die Schule in zwei Lager und führten schließlich dazu, daß Bill seine Stelle als Rektor aufgab. Maldonados rationalistische Vision vom neuen HfG-Gestalter wurde danach in vollem Umfang umgesetzt: Der Unterricht in Farbenlehre wurde abgeschafft, Hans Gugelot und Walter Zeischegg bauten die Ingenieurswissenschaften aus, und schließlich sind neue Kurse in Mathematik, Semiotik, Ergonomie und Systemanalyse in den Lehrplan aufgenommen worden.

Die Abkehr von dem in der Kunst verwurzelten Erbe zwang die Schule unweigerlich dazu, ihre Stellung zum Bauhaus als ihrem Vorgänger neu zu bewerten. In diesem Punkt vertrat Maldonado die Ansicht, daß das Bauhaus unter Gropius nicht länger als Modell für eine industrieorientierte Ausbildung dienen könne, da dessen Lehre des „learning by doing“ die neue

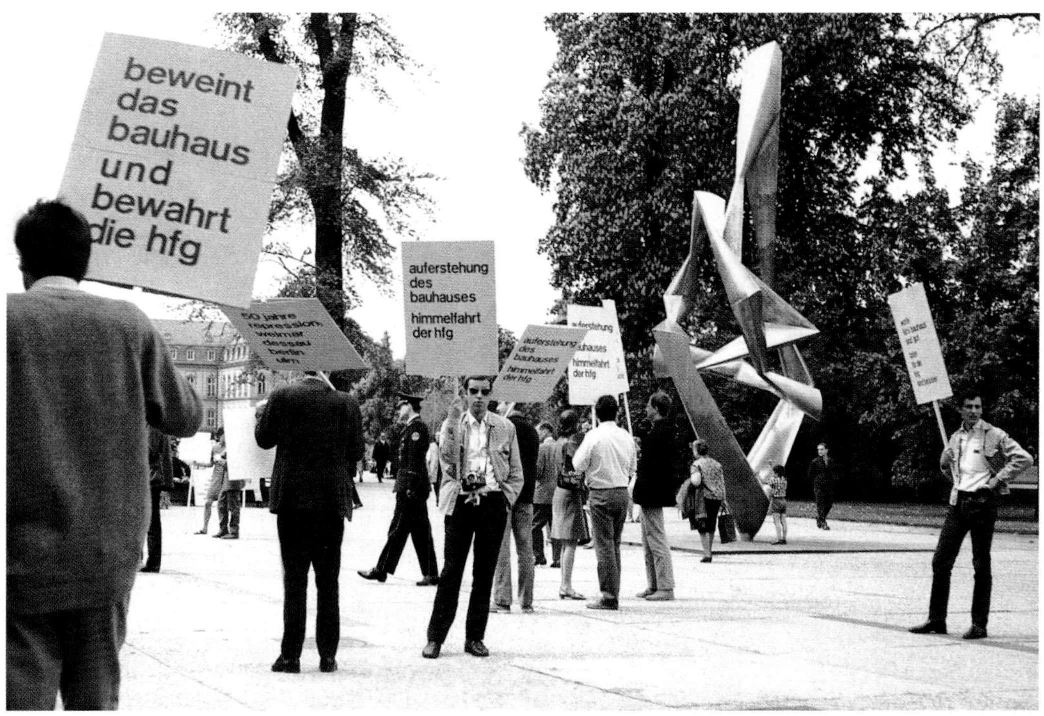
beweint das bauhaus und bewahrt die hfg
auferstehung des bauhauses himmelfahrt der hfg

Demonstration auf dem Schloßplatz in Stuttgart gegen die Schließung der Hochschule für Gestaltung, Ulm, während der Ausstellung „50 Jahre Bauhaus“. 1968, Foto von Hans Kinkel, BHA. ● Engagement für eine neue Gesellschaft auf der einen Seite, Produktion im Auftrag der herrschenden Industrie auf der anderen – dieser innere Widerspruch bedeutete für die Schule bei wachsenden politischen und finanziellen Schwierigkeiten das Ende.

wissenschaftliche Forschung ignoriere und den Schülern kaum eine Vorbereitung auf die komplizierte Welt der industriellen Beziehungen nach dem Krieg zukommen lasse. Anstatt jedoch das Erbe des Bauhauses komplett zu verwerfen, orientierte sich der junge Lehrkörper der HfG (unter anderen Otl Aicher, Hans Gugelot und Claude Schnaidt) an den Ideen von Gropius' linksgerichtetem Nachfolger am Dessauer Bauhaus, Hannes Meyer. Meyer war nicht nur für eine quasi marxistische Gestaltungsphilosophie nach dem Motto „Volksbedarf statt Luxusbedarf" eingetreten; er war außerdem verantwortlich dafür gewesen, daß der letzte Überrest handwerklicher Gesinnung und/oder expressionistischer Mystik am Bauhaus einer eher säkularisierten Gestaltungsphilosophie gewichen war, welche sich auf die wissenschaftlichen Prinzipien rationeller Produktion stützte. Meyers Tätigkeit am Bauhaus wurde daher als besonders wichtig für die Nachkriegsära angesehen. Der Erfolg der neuen Ulmer Gestaltungsphilosophie läßt sich wohl am deutlichsten an der berühmten Zusammenarbeit der HfG mit der Braun AG ablesen. Hier konkretisierte sich die Umorientierung der Schule fort vom heimeligen Stil hin zu High-tech-Produkten, wie zum Beispiel dem berühmten SK-4-Phonographen, eine Entwicklung, die auf sachlicher Analyse und technischem Wissen basierte.

Mit der Zeit jedoch kam es an der Schule zu Problemen. Zum einen begannen viele der Lehrer und Schüler, die extrem wissenschaftliche Ausrichtung des Lehrplans als übertrieben anzusehen; zum anderen weigerte sich die Landesregierung von Baden-Württemberg, die zunehmende Vormachtstellung pädagogischer Experimente und kritischer Gestaltungstheorie finanziell zu unterstützen. Die Situation verschärfte sich ferner durch die Tatsache, daß der

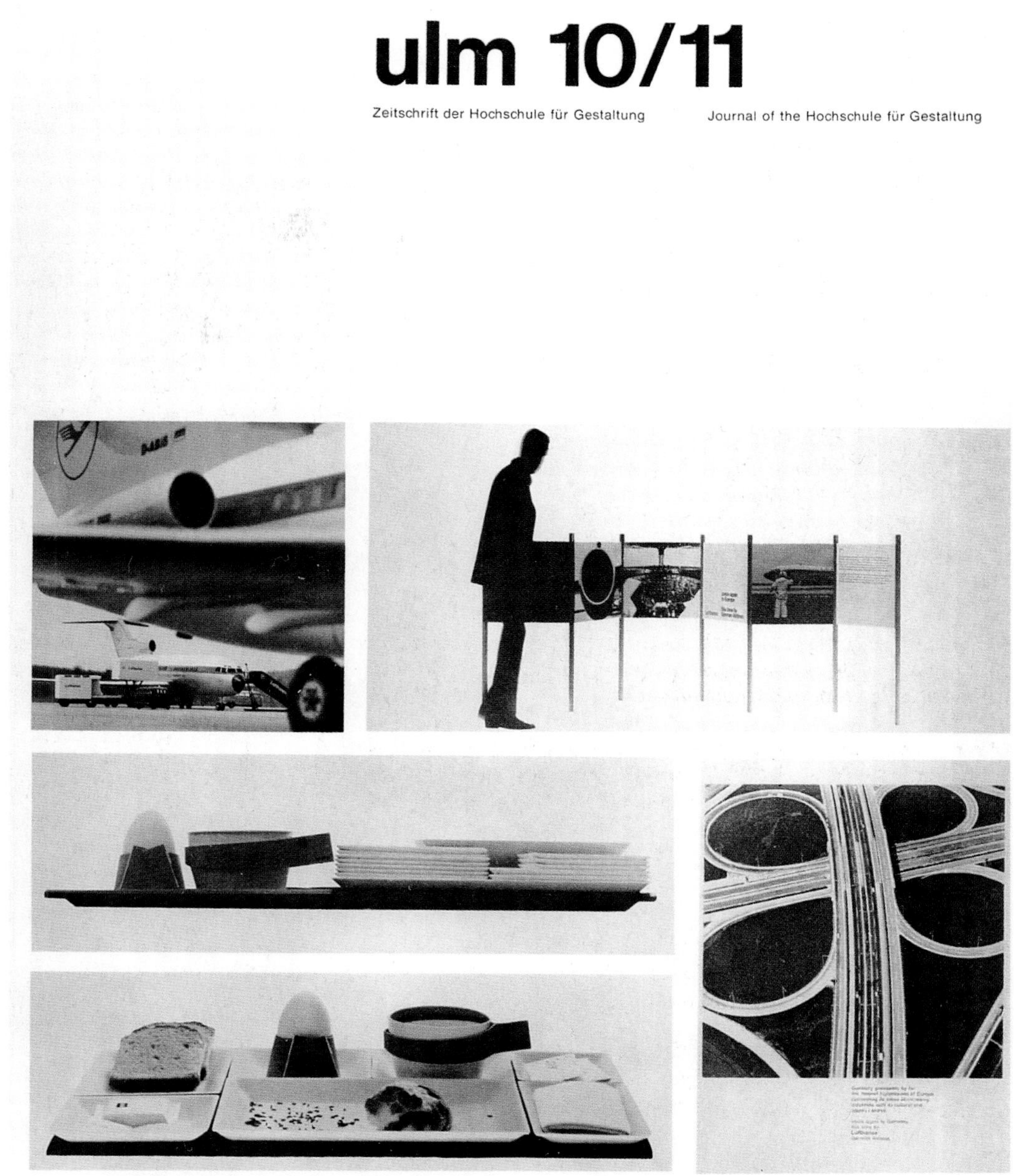

Titel der Zeitschrift „ulm" 10/11, 1964. BHA. ● Dieser Titel präsentiert das Erscheinungsbild der Lufthansa, das an der Hochschule für Gestaltung von Otl Aicher, Tomás Gonda, Fritz Querengässer und Nick Roerich entwickelt wurde. Forderte das Bauhaus in der Typografie Klarheit und Präzision, wurden im erweiterten Fach „Visuelle Kommunikation" Eindeutigkeit und Variabilität zur Maxime. Man schrieb nach wie vor rationell klein in Grotesktypen. Komplexe Informationen suchte man einfachsten Zeichensystemen unterzuordnen und so wiedererkennbar zu machen. Diese Einfachheit gerann allerdings bald zu inhaltlicher Austauschbarkeit.

industrielle Rationalismus gegen Ende der 60er Jahre selbst an Autorität verlor und eine allgemeine Krise des Funktionalismus in den architektur- und gestaltungsorientierten Kreisen nach sich zog. In der krisengeladenen Atmosphäre des Jahres 1968 beschloß das durch Meinungsverschiedenheiten gespaltene Kollegium schließlich, die HfG Ulm als unhaltbar aufzulösen. Damit fand die letzte Anstrengung in der Nachkriegszeit ein Ende, die Rolle der Gestaltung in der Gesellschaft radikal zu überdenken und gegen die konstante Ausgrenzung von Industriekultur und Kulturindustrie anzugehen.

THEMEN

Leben und Alltag

Das Bauhaus und die technische Welt – Arbeit an der Industriekultur?

Christoph Asendorf

Die Gründung des Bauhauses stand nicht unbedingt im Zeichen der Industriekultur. Die Arbeit begann unter einem anderen Motto, „Kunst und Handwerk – eine neue Einheit", hieß es 1919. Natürlich war dies weder ein Irrtum, noch geschah es aus Verblendung; als Profi des Werkbundes wußte Gropius ganz genau, daß die Bedeutung des Handwerks in einer Industriegesellschaft zunehmend marginal werden würde. Die Berufung auf das Handwerk ist wohl eher der Stimmung in der Zeit nach dem Ersten Weltkrieg geschuldet, der Erfahrung, daß industrielle Planung und Technik der Kriegsführung ganz neue Dimensionen des Grauens hinzugefügt hatten. Handwerk stand für Umkehr, Besinnung auf vorgängige Tradition – aber nicht für Zukunft. Deswegen verschwand dieses Label auch schnell wieder aus der Programmatik des Bauhauses. Ab 1922/1923 verwendete Gropius die Formel, die sich dann fest mit der Vorstellung vom Bauhaus verbinden sollte: „Kunst und Technik – eine neue Einheit". Doch die Frage, inwieweit dieser Anspruch eingelöst wurde, ist nicht leicht zu beantworten.

Das Bauhaus war kein Institut für Geschichte und Theorie der Technik; durchaus offenbleibt in seinen Verlautbarungen, welche Technik tatsächlich als bedeutsam angesehen wurde, um welche Anwendungsfelder es dabei gehen sollte und wo welche Konsequenzen für konkretes gestalterisches Arbeiten abzuleiten wären. So bleibt ein Blick auf die Werke, der Rekurs auf Architekturen und Objekte. Die prominenteste Hervorbringung ist sicher das Bauhausgebäude selbst, und wenn man es nicht ästhetisch, sondern im Hinblick auf die Haustechnik betrachtet, ist man schnell ernüchtert: Gerade der Werkstattflügel, wo gleichsam das Herz der Moderne schlug, war infolge des neuartigen Glasvorhangs im Winter kaum zu heizen, im Sommer unerträglich heiß. Früh schon wurde auch die schlechte Akustik beklagt. Diese Probleme zu lösen, strebte man offensichtlich nicht an; beim Dessauer Bau wurde praktische Funktionalität zugunsten der Reinheit seiner technisch-glatten Erscheinung vernachlässigt.

Im Bauhaus ging man von der Annahme aus – und dasselbe gilt für Le Corbusier –, daß Technologie und Architektur den gleichen Gesetzmäßigkeiten unterlägen. Die großen primären Formen waren das bevorzugte Arbeitsmaterial, sie galten als Inbegriff auch technischer Rationalität. Le Corbusier preist in seiner Programmschrift „Ausblick auf eine Architektur" Würfel, Kegel, Kugeln, Zylinder oder Pyramiden als rein und schön; die ägyptische, griechische und römische Baukunst hätte sie angewendet. Dazu stellt er Bilder von amerikanischen Getreidesilos – reinen Ingenieursleistungen. Diese Silos sind additive Agglomerationen elementarer Formen, von Zylindern

Ise Gropius am Adler-Cabriolet. Um 1932, Foto: Donath, Presse-Bilder, Berlin, BHA. ● Die Originalbeschriftung verso lautet: „Frau Prof. Gropius erhielt auf diesen Adlerwagen einen Ehrenpreis als ‚schönster Wagen von Berlin' (gestrichen, verbessert in:) ‚schönster deutscher Wagen'."

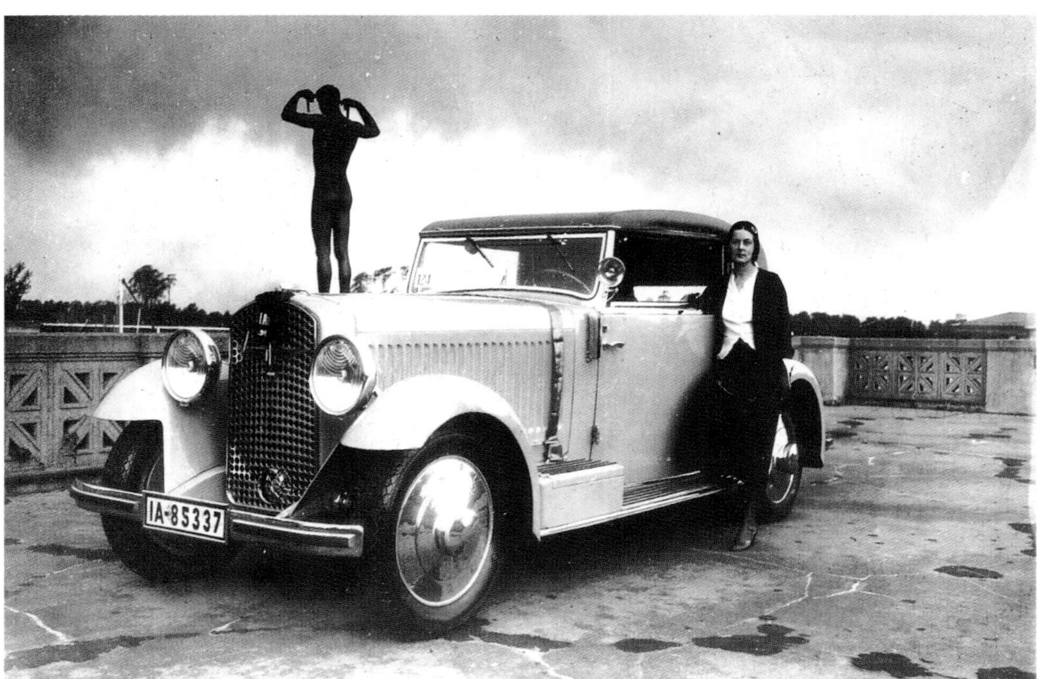

Umbo (Otto Umbehr), Der rasende Reporter (Egon Erwin Kisch). 1926, Reproduktion der Originalfotomontage, BHA. ● Einen Fuß im Auto, den anderen im Flugzeug, die Sinne mit Schalltrichtern und Kamera geschärft, der Unterleib mit seismographischem Gerät ausgerüstet, so wird technisierte Wahrnehmung auf mechanischem Wege und doch „per pedes" zur Pressemeldung.

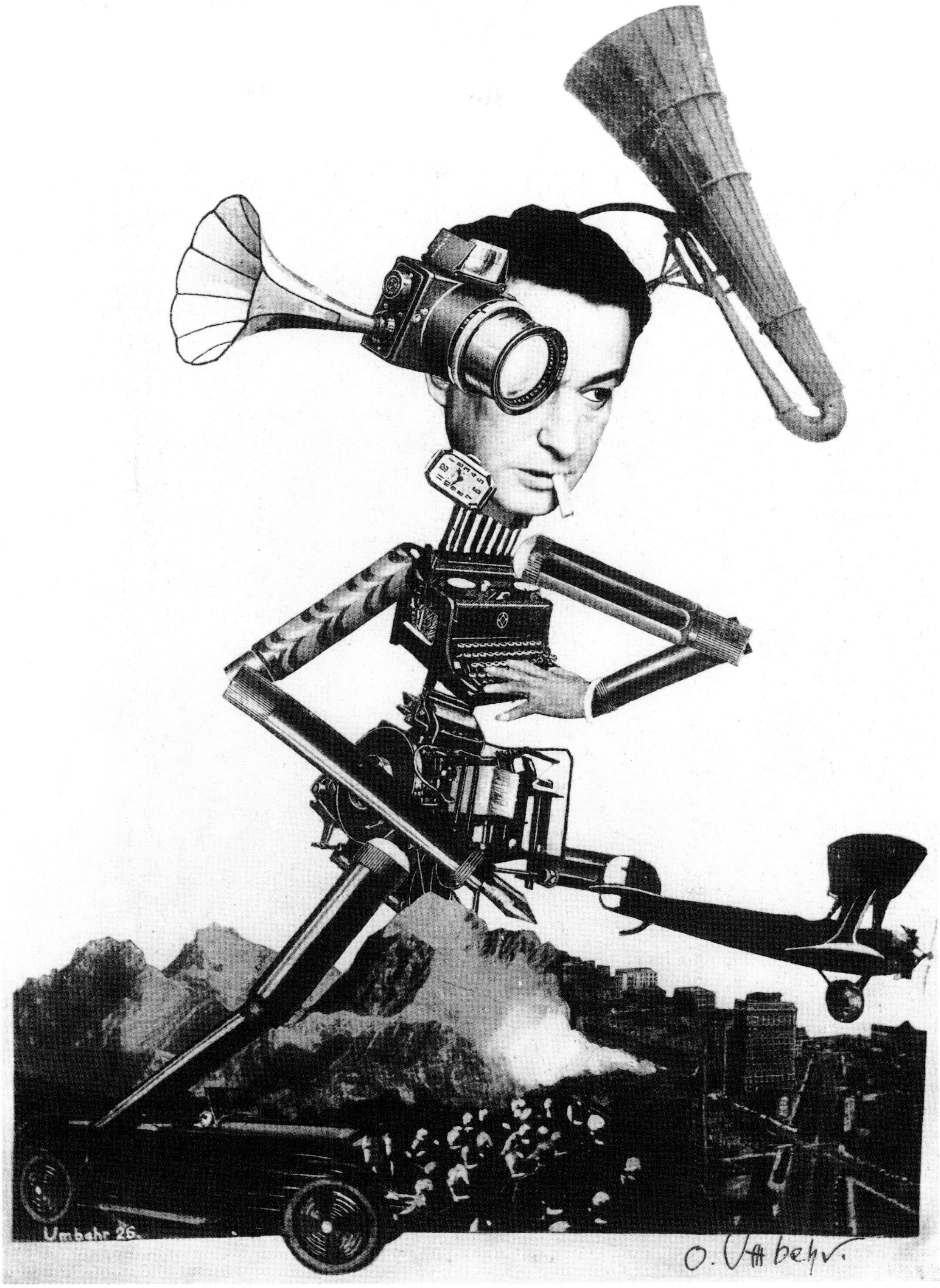
Umbehr 26.

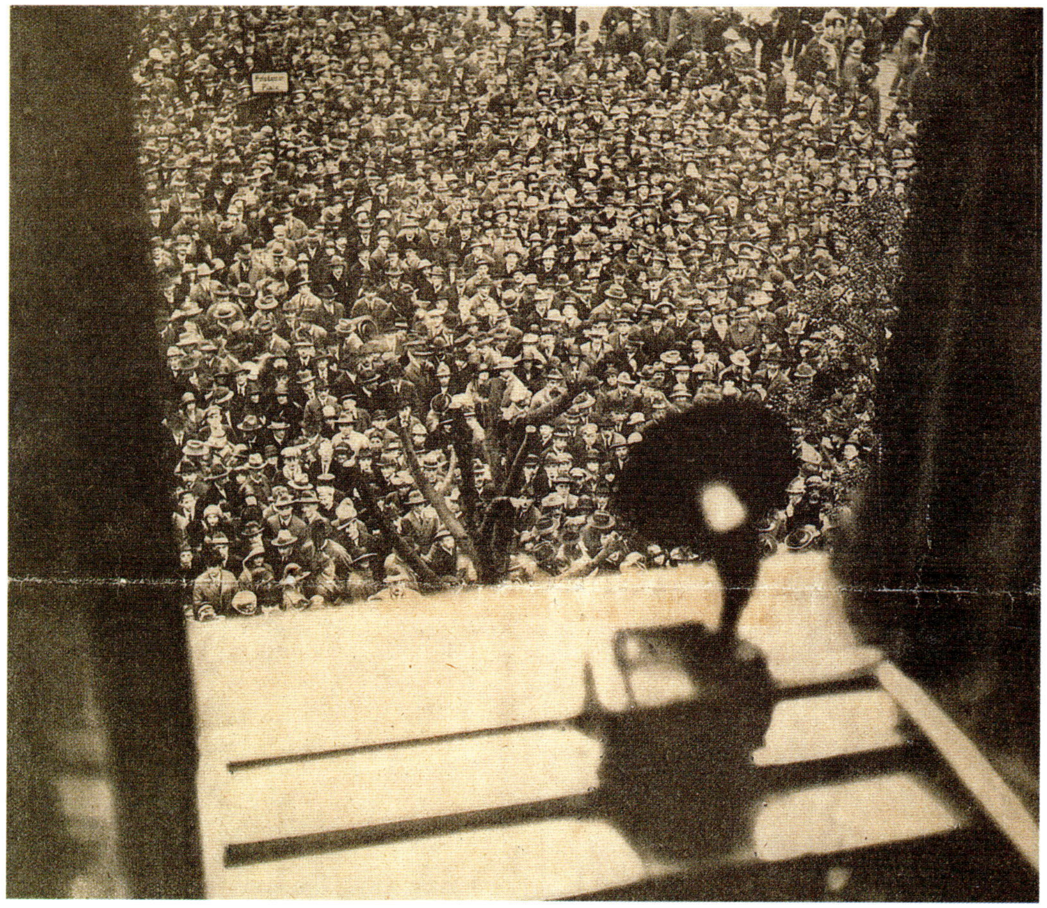

Foto aus „Vossische Zeitung", Beilage „Zeitbilder". Nr. 19, 11. 5. 1924, BHA. ● Mit einer Demonstration der Solidarität überschütteten die Meister ihren Direktor zum Geburtstag, als die Existenz des Bauhauses 1924 fraglich geworden war. Auf Anregung Moholy-Nagys beschäftigten sich alle mit einem Zeitungsfoto, auf dem erstmalig ein Radioempfänger der Öffentlichkeit Wahlergebnisse bekannt gibt. Die Meister erarbeiteten zum hochaktuellen Thema „Kommunikation" je einen Beitrag zu einer Geburtstagsmappe, deren künstlerisches Spektrum die gesamte Bauhausarbeit repräsentiert.

und Kuben, und eben diese Qualität ist es, die auch für die Architektur bindend wird. Unabhängig von der Frage, wie sinnvoll überhaupt ein solcher Bezug ist, ist der Anspruch der architektonischen Avantgarde der 20er Jahre, Ausdruck des Maschinenzeitalters zu sein, damit an eine Technologie gebunden, deren Konstruktionen ebenso elementarisch-additiv aufgebaut sind. Diese prinzipielle Zeitgebundenheit einer technizistischen Formensprache wurde von den Adepten – darauf wies besonders Reyner Banham hin – häufig verdrängt beziehungsweise nicht ins Kalkül gezogen. Mit dem Aufkommen der umhüllenden Stromlinienformen um 1930 – am deutlichsten sichtbar im Flugzeugbau – verschwindet die direkte Ablesbarkeit maschineller Funktionalität. Die Avantgarde mußte in Zukunft ohne diese ursprüngliche Legitimation auskommen.

Auch der Konsens, daß das Zeigen der Konstruktion grundsätzlich als Ausweis von Funktionalität zu werten sei, wurde am Ende des Jahrzehnts aufgekündigt. Wilhelm Lotz etwa spricht 1931 von den durchaus noch aktuellen Konzepten in einer Weise, als wären sie bestenfalls Ausdruck eines Übergangszustandes gewesen. Sein Artikel „Die Tarnkappe der Technik" erschien immerhin in einem Zentralorgan der modernen Bewegung, in der vom Deutschen Werkbund herausgegebenen „Form". Gegenstand seiner Polemik ist die Manier moderner Architekten, im Innenraum Rohrleitungen und Installationen sichtbar zu verlegen, und allgemein die Tendenz, das Konstruktive zu betonen. Wichtig für ein Haus sei doch aber eher, daß „es so konstruiert ist, daß man es gut und praktisch bewohnen kann und daß sich aus der Konstruktion keine Nachteile für die Wohnfunktionen ergeben." Als „praktisch" erscheint die Beruhigung der Umgebung anstelle ihrer demonstrativen Aufladung mit komplizierten Apparaturen. Der Begriff von Funktionalität wird von der Konstruktion abgekoppelt und auf den möglichst einfachen Gebrauch bezogen. Lotz argumentiert nicht wie die Generation vor ihm mit der Technik als solcher, sondern mit ihrem gegenwärtigen Stand, der vor allem durch einen Zug zur Minimierung und Abstraktion gekennzeichnet ist. Gerade avancierte Technologie, besonders aus dem Bereich der Elektrotechnik, ist nicht mehr direkt repräsentationsfähig. Funktionsweisen werden unanschaulich, ein Röntgenbild der Konstruktion wäre also bedeutungslos. Sichtbar sind nur noch Bedienungselemente und eine schützende Hülle. Sie sind das Medium, das die möglichen Funktionen an die Benutzer übermittelt. Mit dieser Entwicklung wird das Leitbild der konstruktiven, gleichsam analytischen Gerippe durch integrierender Formen ersetzt.

Die Kontroverse um die von Gropius entworfenen Adler-Automobile erwies auch auf einer anderen Ebene die Notwendigkeit, von elementarisch-additiven Gestaltungen abzugehen. Bewegte Körper fordern andere Formen als stehende; der Absolutismus einer universell gültigen Formensprache zerfiel. Gropius hatte 1930 zwei Versionen einer Limousine entworfen, die sich lediglich in der Anzahl der Sitze unterschieden. In einem Prospekt der Firma Adler, den Herbert Bayer gestaltete, benannte Gropius die Prämissen seines Vorgehens. Ziel sei die Harmonie der äußeren Erscheinungsform mit der Logik der technischen Funktionen. Das aber ist eine ausgesprochen vieldeutige Aussage. Sieht man die Karosserien an, so fällt ihr dezidiert rechtwinkliger Charakter auf, mit additiver Zuordnung von Motorblock und Innenraum, ein formales Repertoire also, das direkt aus dem Vorkurs des Bauhauses zu kommen scheint. Und das sollte auch so sein: In einem Vortrag betonte Gropius 1933, daß Automobil und Haus als Körper den „gleichen Formgesetzen" unterlägen. Auch sein Adler-Wagen, wiewohl ein Luxusprodukt, ist gleichsam eine Wohnung für das Existenzminimum. Damit aber folgte Gropius, entgegen seinem Anspruch, nicht einer technischen Funktionslogik, sondern einer elementaristischen Architekturästhetik, die allerdings den Vorteil bietet, daß ein würfelförmiger Raum sich am besten ausnutzen läßt.

Nun erschienen die Wagen zu einem Zeitpunkt auf dem Markt, als die Bedingungen für das Erzeugen einer Harmonie von äußerer Erscheinungsform und Logik der technischen Funktionen komplexer wurden. Der Faktor Bewegung, die Bedeutung der Aerodynamik, steht in direktem Gegensatz zu den Gesetzen orthogonaler Raumökonomie. Das ist auch der Kern der Attacken, die Robert Michel 1933 in der Zeitschrift „Die Neue Stadt" gegen Gropius und die Adler-Wagen führt: „Gleiche Formgesetze? Wir bedauern hier aufrichtig diesen Irrtum." Berechnungen zeigten schon in den frühen 20er Jahren die deutlichen Energieeinsparungen, die durch stromlinienförmige

László Moholy-Nagy, Blatt aus der Mappe für Walter Gropius „1924 18/V" zu seinem 41. Geburtstag, gewidmet von sechs Bauhausmeistern. Bleistift, Tusche und Aquarell auf Aquarellpapier, Blatt: 25,4 x 31,7 cm, Darstellung: 19,1 x 22,0 cm, BHA.

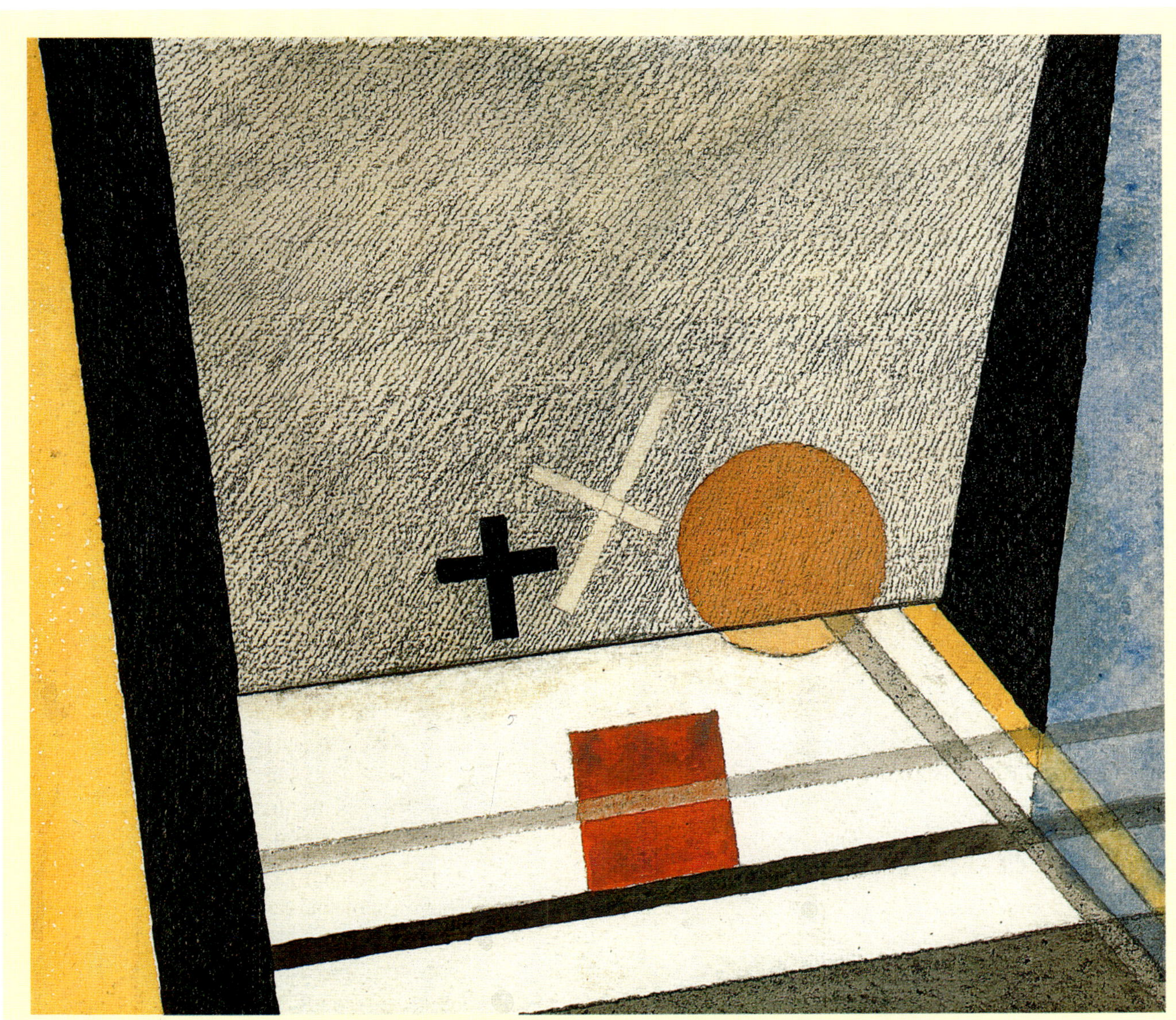

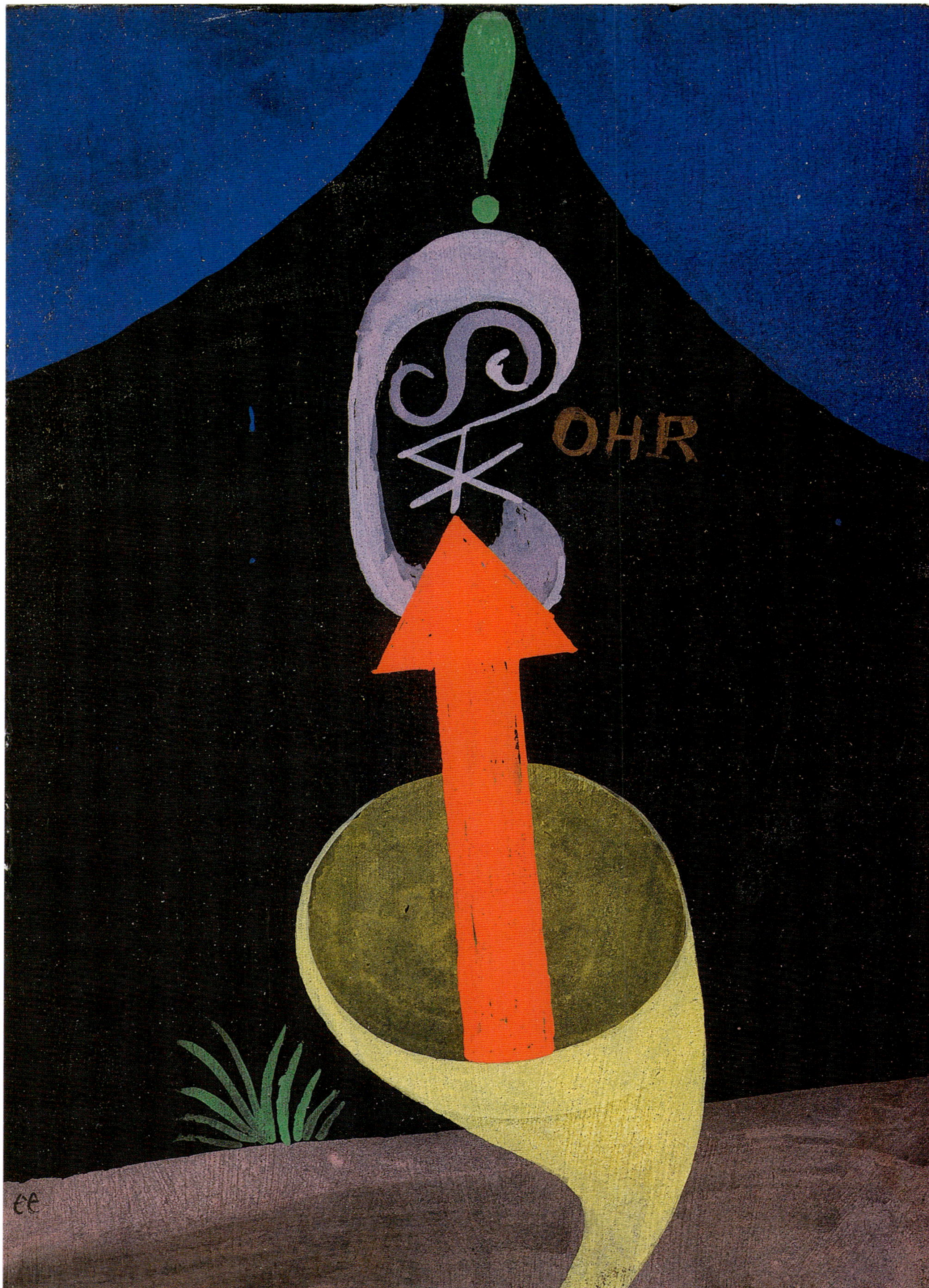

Lösung „ee." der Geburtstags Aufgabe

Paul Klee, Lösung „ee“ der Geburtstagsaufgabe. 1924, Blatt aus der Mappe für Walter Gropius „1924 18/V“ zu seinem 41. Geburtstag, gewidmet von sechs Bauhausmeistern, Tempera auf grundiertem Karton, montiert auf Karton, Darstellung: 19,4 x 13,5 cm, Unterlage: 25,5 x 27,8 cm, BHA.

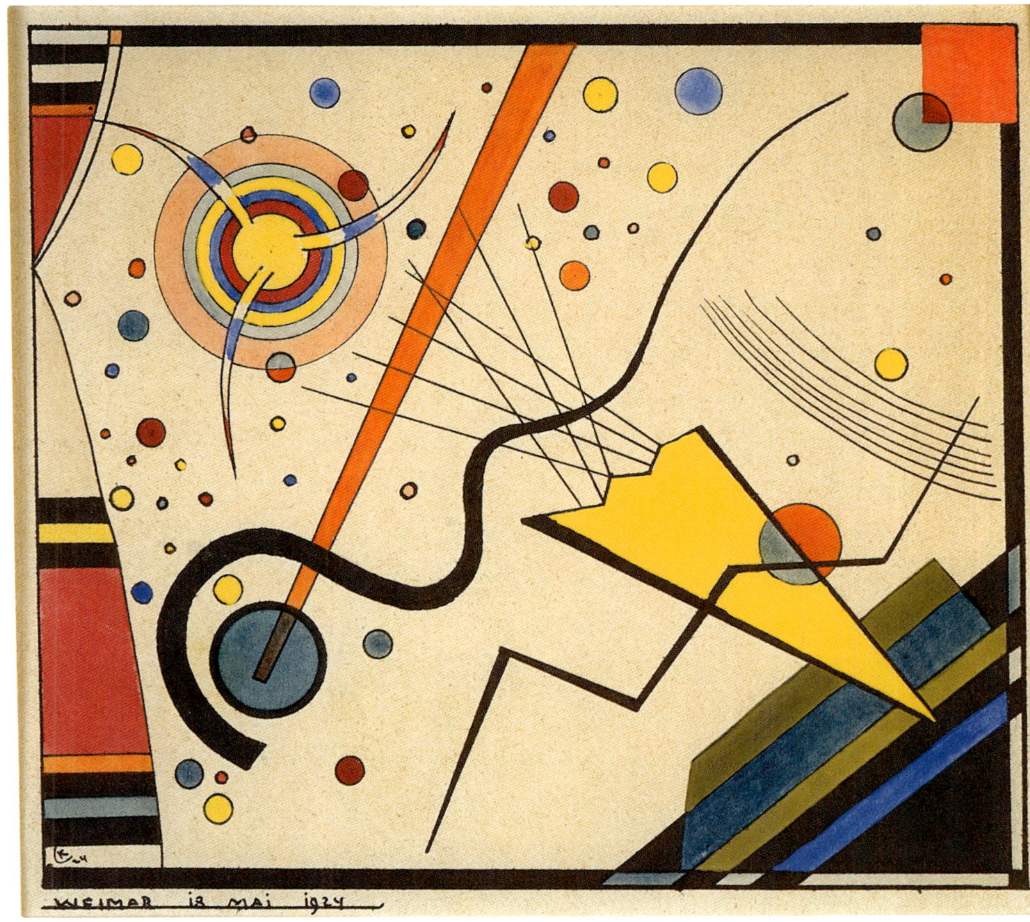

Wassily Kandinsky, Blatt aus der Mappe für Walter Gropius „1924 18/V“ zu seinem 41. Geburtstag, gewidmet von sechs Bauhausmeistern. Tusche, Aquarell und Deckfarben auf Papier, Blatt: 34,8 x 24,7 cm, Darstellung: 19,6 x 22,5 cm, BHA.

Karosserien möglich wurden. Das Problem für den Autobauer besteht seither darin, die widersprüchlichen Anforderungen der Raumökonomie und Aerodynamik in Einklang zu bringen: nur dann kann von Zweckmäßigkeit gesprochen werden. Mit der elementarisch-additiven Formensprache, ob für Gebäude oder Autos, inszenierte das Bauhaus hingegen eher ein Bild von Technologie, als daß man ihre Prinzipien tatsächlich genutzt oder sie gar zum integralen Bestandteil eines jeden Entwurfes gemacht hätte.

Natürlich gibt es einzelne Arbeiten, die als genuine Produkte der Industriegesellschaft anzusehen sind. Mit Blick auf die Stahlrohrmöbel hat Sigfried Giedion dies in seiner epochalen Studie über die „Herrschaft der Mechanisierung“ dargelegt. Ein umfassenderer Begriff von Industriekultur findet sich am Bauhaus aber nur an einem Ort – und zwar im Werk von László Moholy-Nagy. Er war es, der beispielsweise schon früh auf die essentielle Bedeutung der Massenmedien für eine spezifisch moderne Welterfahrung aufmerksam machte. So stammt von ihm der Vorschlag, die Bauhausmeister um künstlerische Arbeiten auf der Basis eines Zeitungsfotos zu bitten, auf dem via Radio die Ergebnisse der Reichstagswahl von 1924 bekanntgegeben wurden. Daraus entstand das Portfolio zum 41. Geburtstag von Gropius. Die Synthese seines Denkens legte Moholy dann in seiner Schrift „von material zu architektur“ dar, die 1929 als letztes der Bauhausbücher erschien. Hier amalgamiert er in bisher nicht gesehener Weise künstlerisches Material mit solchem aus der modernen Lebensumwelt, der er vorurteilsfrei wie keiner seiner Kollegen gegenüberstand. So gibt es neben Illustriertenfotos und Filmbildern auch mehr als ein Dutzend Aufnahmen aus dem Bereich der Luftfahrt – alles Zeugnisse der These, daß der moderne Wahrnehmungsraum keine Separation mehr kennt, sondern als ein beständiges Spiel von Beziehungen einander durchdringender Objekte und Ereignisse verstanden werden muß. Nach dem treffenden Wort von Banham erweist sich seine Einstellung als „eine Art indeterministischer Funktionalismus“. Die Entwicklungslogik, in die Moholy sein Körperbild stellt, mit der Tendenz zunehmender Entmaterialisierung, bleibt noch den Voraussetzungen der frühen 20er Jahre verpflichtet, als das ästhetische und das technische Ideal im Bild des elementarischen Gerippes, des nackten Skeletts zu korrespondieren schienen. Im Bereich der Funktionsweisen aber, und nicht in dem der Gestalten, ist das Leitbild des Mechanischen durch eine komplexere, elastische und prozessuale Vorstellung ersetzt.

Beispielhaft wird Moholys Argumentationsweise deutlich im Umgang mit den Themen „Licht“ und „Raum“. Im Fall des Lichtes wird auf zehn Seiten ein Bogen geschlagen von künstlerischen Arbeiten über Filmstreifen, fotografischen Langzeitbelichtungen nächtlicher Stadträume bis hin zur Technik von Leuchtreklamen. So wird schnell und sinnfällig gezeigt, daß in der modernen Zivilisation durch die virtuellen Volumen, die das Licht erzeugt,

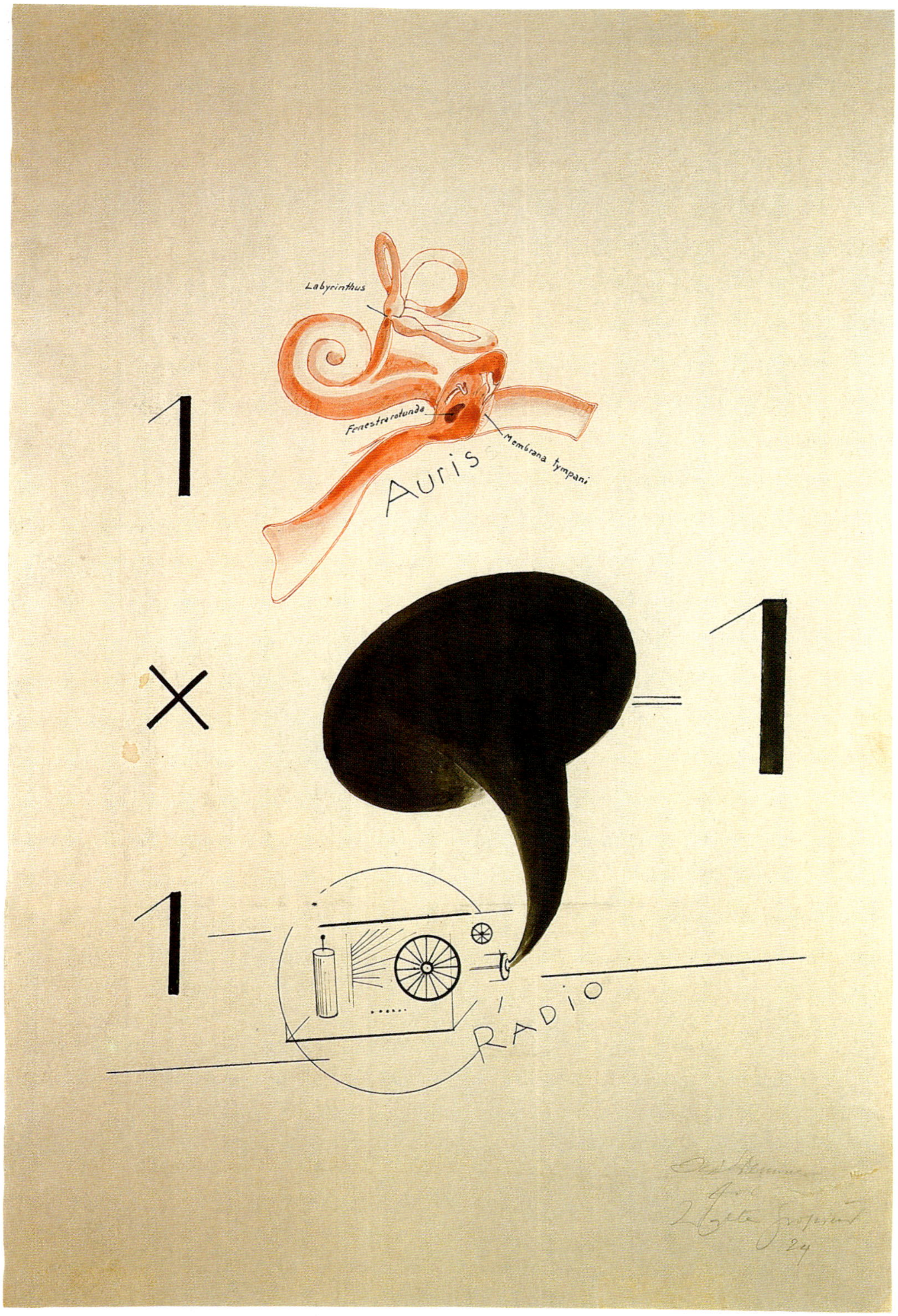

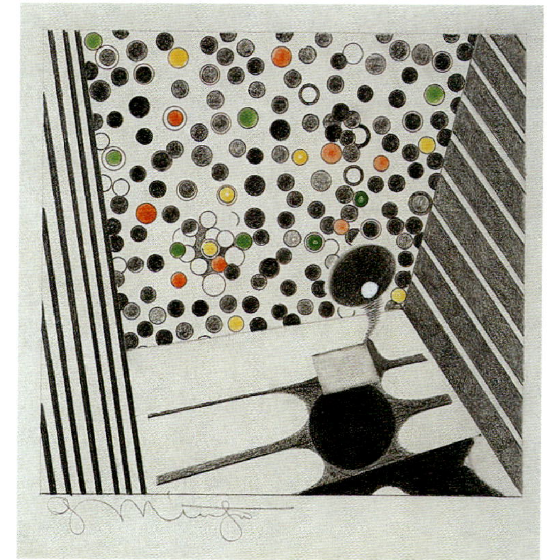

„ein neues Ausdrucksgebiet“ erschlossen ist. Dieses Moment der Anreicherung trifft in einem noch umfassenderen Sinn auf die Modi der Raumwahrnehmung überhaupt zu. Raum wird alldimensional erfaßbar, Grenzen werden durchlässig. Moholy demonstriert dies im letzten Kapitel seines Buches mit einer suggestiven Folge von Fotos, welche tendenziell die gesamte aktuelle Lebensumwelt durchmessen. Zu ihr gehören sportliche Großereignisse ebenso wie Verkehr, Industrie und moderne Architektur. Interessant ist dabei, was implizit über die Rolle der Künste ablesbar wird. Ihre Autonomie scheint zur Disposition zu stehen. Sie repräsentieren einen Modus des Umgehens mit zeitgenössischer Wirklichkeit, der gleichberechtigt neben anderen steht: die Kinozuschauer, Sportler oder ein Künstler, der durchlässige Architekturen entwirft – sie alle finden sich, ob rezipierend oder aktiv, in einer Welt „kondensierter Raumerlebnisse“, in der ein „stetes Fluktuieren“ an die Stelle statischer Beziehungen getreten ist.

Überblickt man das Verhältnis des Bauhauses zur technischen Welt, so ergeben sich zwei Positionen. Die eine Linie vertreten, trotz aller

Oskar Schlemmer, Abstrakte Figur nach links (Figur „S“). 1923, Blatt aus der Mappe für Walter Gropius „1924 18/V“ zu seinem 41. Geburtstag, gewidmet von sechs Bauhausmeistern, Tusche und Aquarell über Bleistift auf Karton, 36,0 x 24,8 cm, BHA.

Georg Muche, Blatt aus der Mappe für Walter Gropius „1924 18/V“ zu seinem 41. Geburtstag, gewidmet von sechs Bauhausmeistern. Bleistift, Tusche und Aquarell auf Papier, Blatt: 25,8 x 26,1 cm, Darstellung: 18,2 x 19,1 cm, BHA.

Differenzen, die Direktoren. In seinem kleinen, sehr dichten Buch über das Bauhaus hat Konrad Wünsche einige ihrer Aussagen zusammengestellt, und alle laufen auf eines hinaus: gegen das Chaos zu wirken, Ordnung und Harmonie herzustellen. Das ist gleichsam die offiziöse Position aufgeklärter Zeitgenossen. Auch Friedrich Dessauer, Verfasser des erfolgreichen Buches „Philosophie der Technik", glaubte, wie er 1929 als Hauptredner auf der Breslauer Werkbundausstellung erklärte, daß durch die Technik Geist und Ordnung in die Natur kommen. Von derlei ist bei Moholy wenig die Rede; grundsätzliche Überlegungen treten bei ihm zurück hinter die emphatische Betonung von Verkehr, Zirkulation und Durchdringung. Diese Haltung, die Dissonanzen nicht scheut, rückt ihn sehr nah an die großstädtische Erfahrungswelt im Zeitalter der Neuen Sachlichkeit. Den, wie man sagen könnte, metropolitanen Strang seiner Arbeit führte er fort bis in sein theoretisches Hauptwerk „Vision in Motion". Als es 1947 erschien, bot es die Basis für Neues. Zu den ersten Lesern zählten die Künstler der Independent Group, als sie das Konzept der Pop Art formulierten.

Lyonel Feininger, Blatt aus der Mappe für Walter Gropius „1924 18/V" zu seinem 41. Geburtstag, gewidmet von sechs Bauhausmeistern. Tusche und Aquarell auf Japanpapier, Blatt: 28,5 x 31,5 cm, Darstellung: 19,6 x 22,5 cm, BHA.

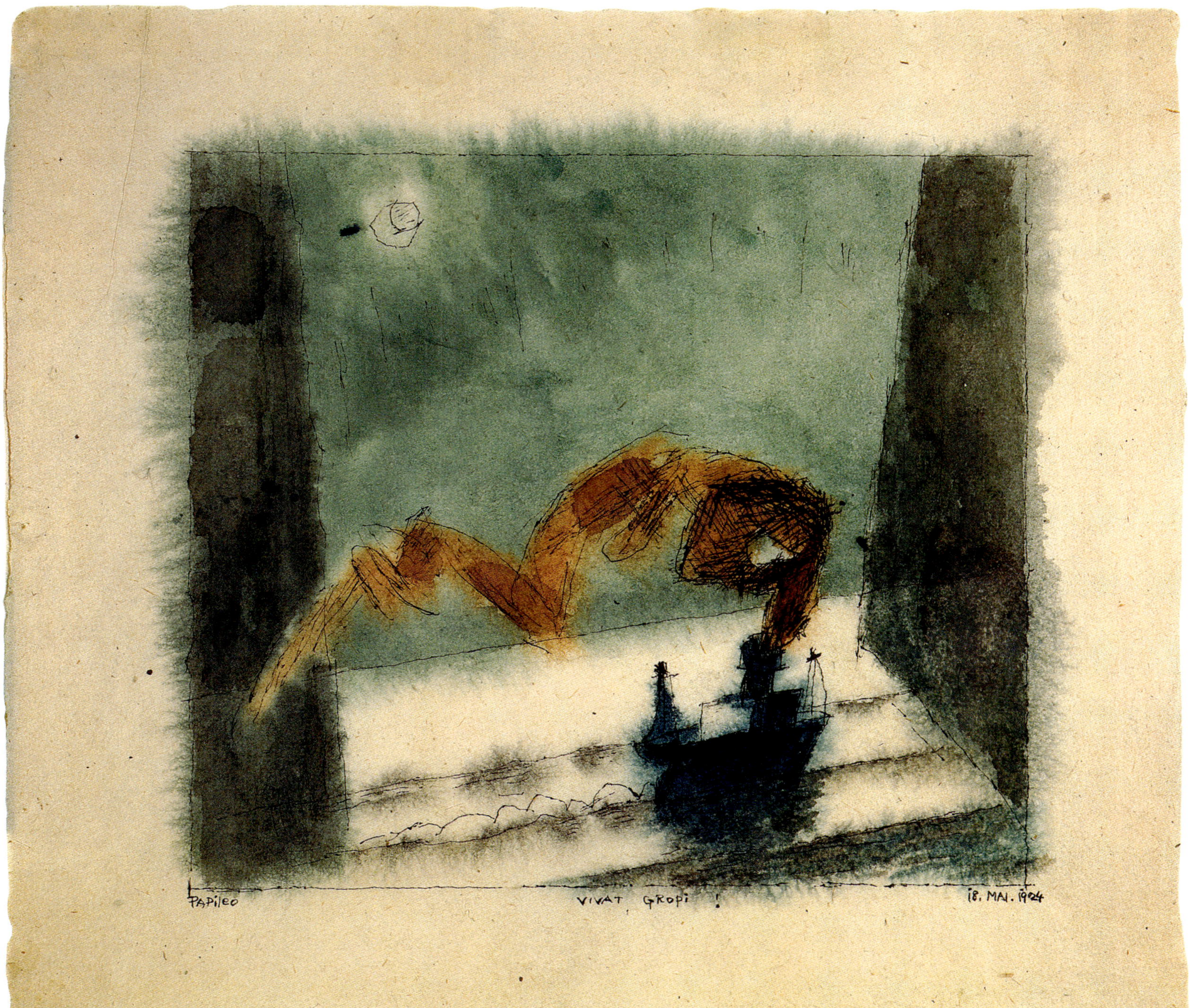

Körperkonzepte der Moderne am Bauhaus

Ute Ackermann

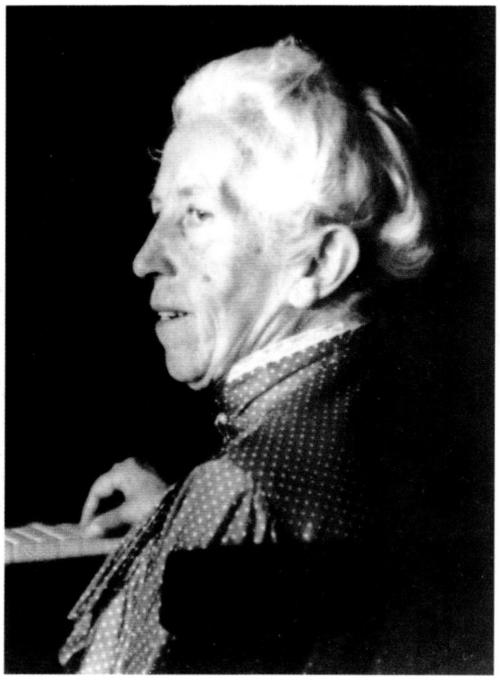

„Denkst du gelb, so kocht sie Tee, denkst du braun, so kocht sie Kaffee", lautete die fröhlich-metaphysische Betriebsanleitung zu einer Kanne, die Gertrud Grunow 1922 als Gabe unter den Weihnachtsbaum gelegt wurde. Damit ist in einem Satz der Inhalt der Lehre der „Seelenhüterin" des Weimarer Bauhauses überaus treffend charakterisiert, der jedoch in der Bauhausliteratur, von wenigen Ausnahmen abgesehen, bislang wenig Beachtung geschenkt wurde. Man gewinnt sogar den Eindruck, als wäre die Harmonisierungslehre eine zeitweise metaphysische Verirrung in der frühen Zeit des Bauhauses gewesen und deshalb hoch suspekt. Doch diese Einschätzung erweist sich als grundsätzlich falsch. Gertrud Grunows Arbeit am Bauhaus war der Startblock zur Entwicklung von Körperbewußtsein und Bewegungslust, wie sie uns von zahlreichen Fotografien vor allem der Dessauer Zeit des Bauhauses entgegenleuchtet. Junge Leute sind da zu sehen, die sich mit Begeisterung sportlicher Betätigung hingeben und das weitverbreitete Bild des bewegungsunfähigen und -unwilligen Bohèmien überzeugend Lügen strafen. Modernes Leben, modernes Bauen und Gestalten scheinen eine Symbiose mit einer gesunden, körperorientierten Lebensweise einzugehen. Auf dem Dachgarten des Dessauer Prellerhauses trieb man Gymnastik. Der Körper wurde vom muffigen Zwielicht der Vereinsturnhallen befreit. Zwischen Himmel und Erde: der Mensch in reiner, klarer und harmonischer Bewegung. Das reibungslose Funktionieren der Körpermaschine war zum Gleichnis der Berechenbarkeit und Gesetzmäßigkeit von Gestaltung und Leben geworden. Diesem Lebensgefühl trug man am Dessauer Bauhaus Rechnung.

Porträt Gertrud Grunow am Klavier. 1917, Fotograf unbekannt, BHA. ● Ein System übereinstimmender Töne und Farben zugrunde legend, lehrte die Musikpädagogin Grunow, sich auf eine gegebene Farbe mit oder ohne Ton zu konzentrieren und sich intuitiv davon bewegen zu lassen. Diese „Erziehungsgymnastik" sollte zur Erkenntnis der jeweils individuellen Gesetzmäßigkeiten führen, eine allseitige Entwicklung fördern und letztlich den Weg zu „organischer" Gestaltung weisen.

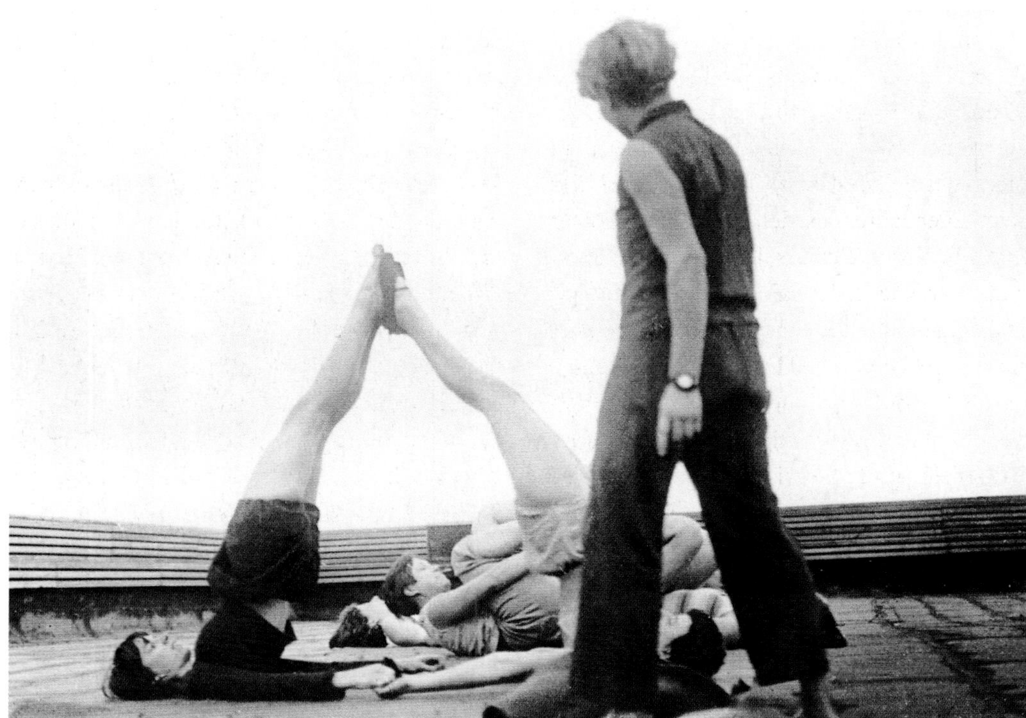

Karla Grosch mit Studentinnen bei der Bodengymnastik auf dem Dach des Prellerhauses, Dessau. Um 1930, Foto von T. Lux Feininger, BHA. ● Mystische Körper-Geist-Lockerung und psychologisierende Körpererziehung waren längst aufgegeben, als Sport zu einer der vielen Funktionen wurde, die es damals zu erfüllen galt.

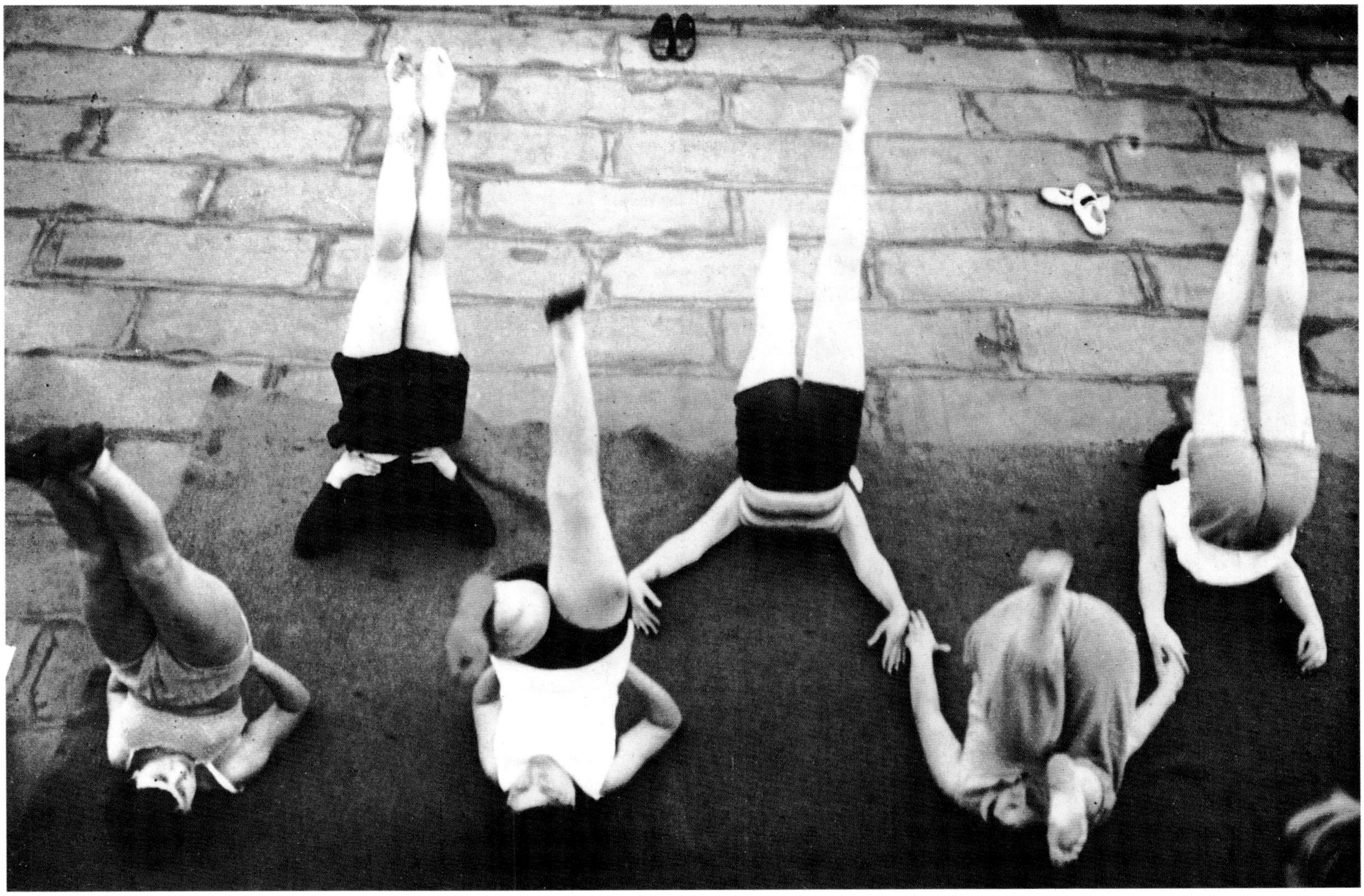

Karla Grosch unterrichtete dort 1928 bis 1932 als Sport- und Gymnastiklehrerin. Besonders bekannt ist sie durch ihr außergewöhnlich einfallsreiches und technisch perfektes Mitwirken bei den tänzerischen Aufführungen der Bauhausbühne geworden. Ein „gesunder Geist" in einem gesunden Körper war das Ideal der späten 20er Jahre, das sich wenige Zeit später „hart wie Krupp-Stahl, schnell wie Windhunde und zäh wie Leder" als monströses, blondblauäugiges Idol deutschen Heldentums über Europa erheben sollte. Dann allerdings wurden auch die Bauhäusler, trotz oder wegen ihrer offenkundigen geistigen und körperlichen Gesundheit, in den Kreis der Verfemten verbannt und als höchst undeutsch stigmatisiert.

Bereits im Herbst 1919, also kurz nach Aufnahme des eigentlichen Bauhauslehrbetriebes, wandte sich ein Fräulein Margarethe Trenkel aus Weimar mit der Einladung zu einer „Gymnastikunterrichtsstunde vor Gästen" an Walter Gropius. Nicht allein die Schulung des Körpers war ihr Ziel, sondern die gleichzeitige, künstlerisch unmittelbar nutzbare Körpererfahrung. Obwohl Gropius dieser Einladung nicht folgen konnte, äußerte er großes Interesse an dieser Art der Bewegungsschulung. Etwa 30 Studierende des Bauhauses trugen sich als Teilnehmer an den Gymnastikstunden ein. Diesen Erfolg teilte Fräulein Trenkel mit den Worten „Vielleicht wird es mir möglich sein, Ihnen im Laufe des Semesters die ‚in Freiheit dressierten Bauhäusler' selbst vorzuführen", dem Direktor des Bauhauses mit. (Thüringisches Hauptstaatsarchiv Weimar, Staatliches Bauhaus Nr. 129, S. 4) Höchstwahrscheinlich war die „Dressur" der Bauhausschüler ein recht mühsames Geschäft, und es liegt nahe, daß die widerspenstigen Studierenden aus der Kunstschulstraße ungezähmt blieben und sich bald anderweitig Bewegung zu verschaffen suchten. Dafür spricht auch die Tatsache, daß im November 1919 Gropius den Direktor des

Studentinnen bei der Bodengymnastik auf dem Dach des Prellerhauses Dessau. Um 1930, Foto von T. Lux Feininger, BHA. • Fachgerecht wurden die Übungen nach Geschlecht differenziert – eine Disziplin des Ausgleichs für geistig-schöpferische Tätigkeit. Im Stundenplan allerdings rangierte sie weit hinter den Kreativfächern.

Johannes Itten, Schriftblatt nach Jakob Böhme „Einatmen, ausatmen“. 1922, Farbstifte und Aquarell auf Papier, 30,9 x 30,5 cm, Itten-Archiv Zürich. ● Der Körper – in der Dreieinigkeit mit Geist und Seele ein gleichberechtigter Teil. Er ist formbar und reinlich zu behandeln. Fließender Atem galt als Voraussetzung für ein harmonisches Ineinandergreifen von Leben, Erleben, Erkennen, Schaffen. Vom Körper, seiner Spannung und Entspannung beim Atmen ausgehend, lehrte Itten, Kontraste wahrzunehmen und mit ihnen umzugehen.

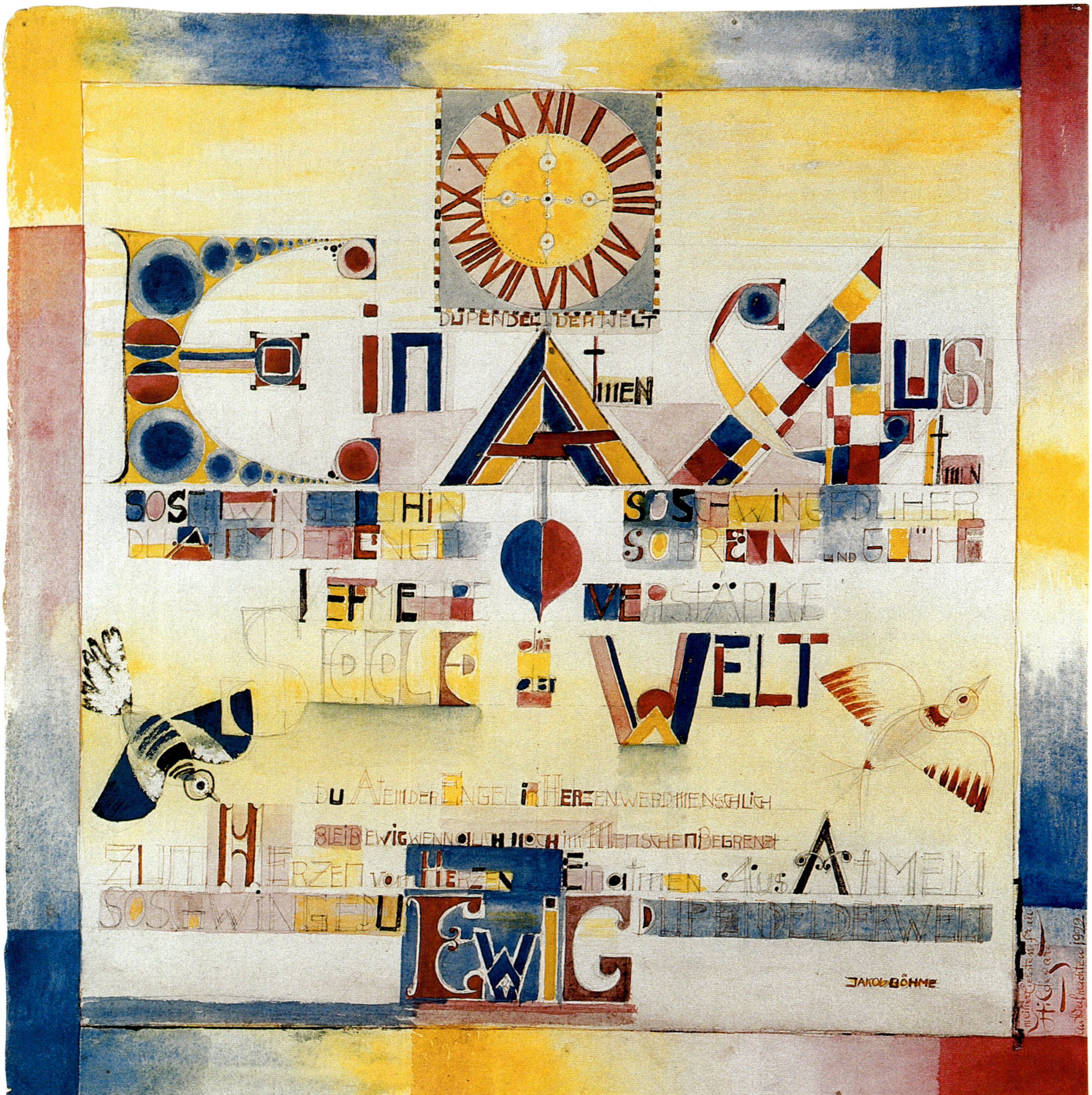

Wilhelm-Ernst-Gymnasiums für die Schüler des Bauhauses um die Erlaubnis bat, die Turnhalle der Schule nutzen zu dürfen. Laut Gropius' Brief an Direktor Kötschau handelte es sich um 30 junge Männer, die unter der Leitung des Studierenden Erich Kloidt eine Turnerriege aufstellen wollten. Das Ansuchen der Studenten an Gropius trug zwar die Unterschriften von 30 Studierenden, unter den angeblich jungen Männern befanden sich jedoch mindestens fünf weiblichen Geschlechts. Offenbar waren die Aussichten, die gymnasiale Turnhalle für die Betätigung einer gemischten Turnerriege des äußerst kritisch beäugten Bauhauses überlassen zu bekommen, denkbar schlecht und ohne die papierene Geschlechtsumwandlung der fünf Schülerinnen völlig chancenlos gewesen. Doch trotz all dieser Mühen blieb der Bauhaussport zunächst ein Traum und die sportliche Betätigung der Studierenden dem Einfallsreichtum des einzelnen überlassen. Denn das Gymnasium litt, wie alle öffentlichen Einrichtungen, unter dem akuten Kohlenmangel der Nachkriegsjahre und mußte seine Turnhalle während der Wintermonate geschlossen halten. Gropius' Ziel, die Erziehung zur gemeinschaftlichen Lebensform als einheitlicher Grundlage einer neuen Kunst, beinhaltete durchaus auch die Körpererziehung. Deutlich zeigte sich dies bereits Anfang 1920, als er gegenüber Poelzig die Verbindung des Bauhauses mit einer Gymnastikschule erwähnte. Das Körperverständnis der frühen Weimarer Jahre basierte auf geläufigen metaphysischen, religiösen und lebensreformerischen Ideen der Nachkriegsjahre, und damit unterschied es sich grundlegend von dem des Bauhauses der Dessauer Zeit.

Der unmittelbare Zusammenhang von körperlicher und geistiger Harmonie als Grundlage schöpferischen Potentials war auch das theoretische Zentrum des Vorkurses in Weimar. So ist es nicht verwunderlich, daß sich Gertrud Grunow im Herbst des Jahres 1919 gerade an Johannes Itten wandte, um am Bauhaus einen Vortrag über „Die Erziehung des Menschen durch Auge und Ohr" zu halten. Itten ermunterte seine Schüler im Anschluß daran, einen Kursus bei ihr zu besuchen und nahm selbst Unterricht. Grunow lieferte ein Konzept zur Harmonisierung der Persönlichkeit mittels Ton, Farbe und Bewegung. Was lag näher, als ihr am Bauhaus Gelegenheit zum Ausbau ihrer

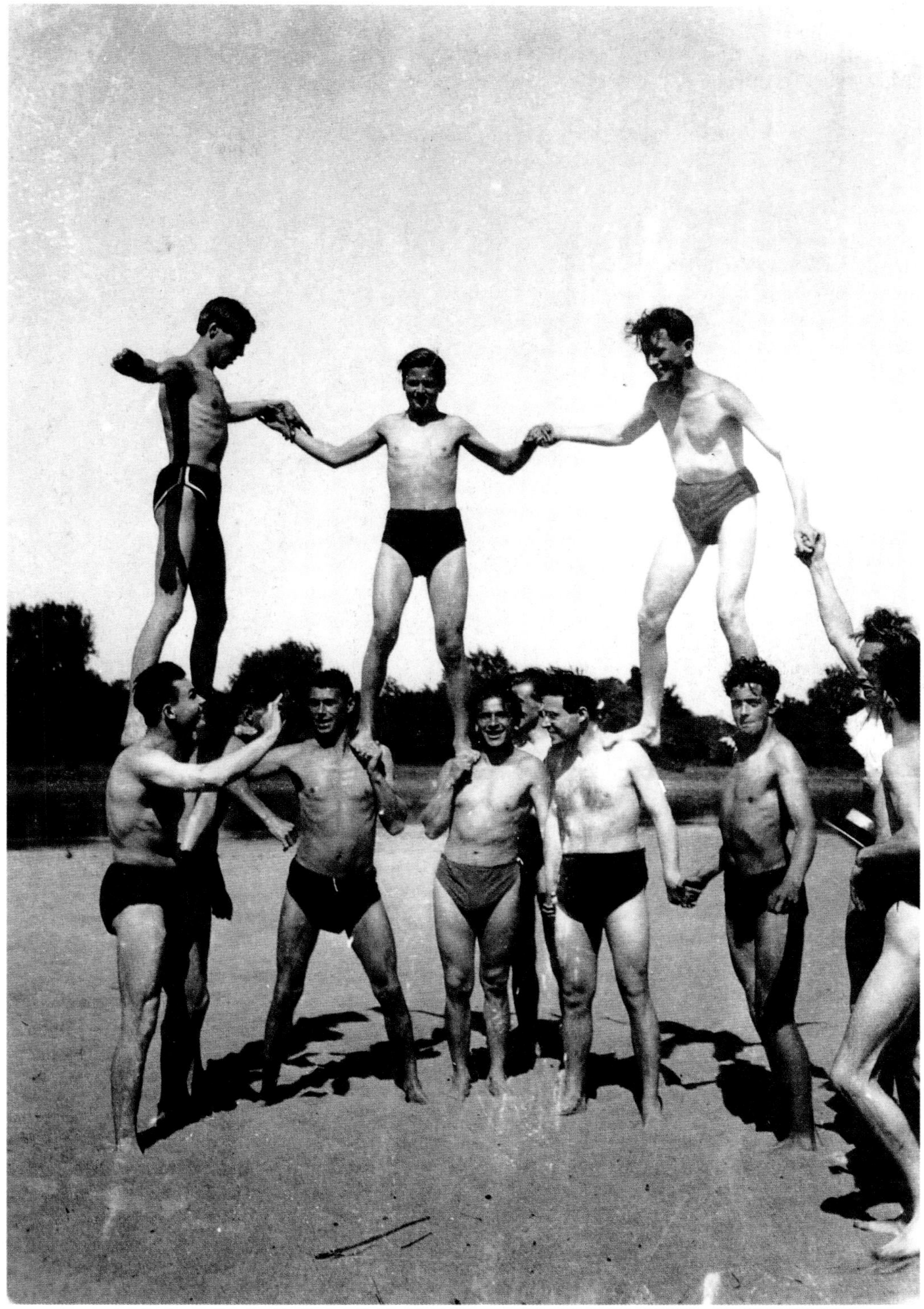

Bauhäusler am Strand zwischen Elbe und Mulde. Um 1927, Foto von Irene Bayer (?), BHA. • Jungmeister und Studierende beim artistischen Freizeitspaß: jeder wird Teil des gemeinsamen Baus.

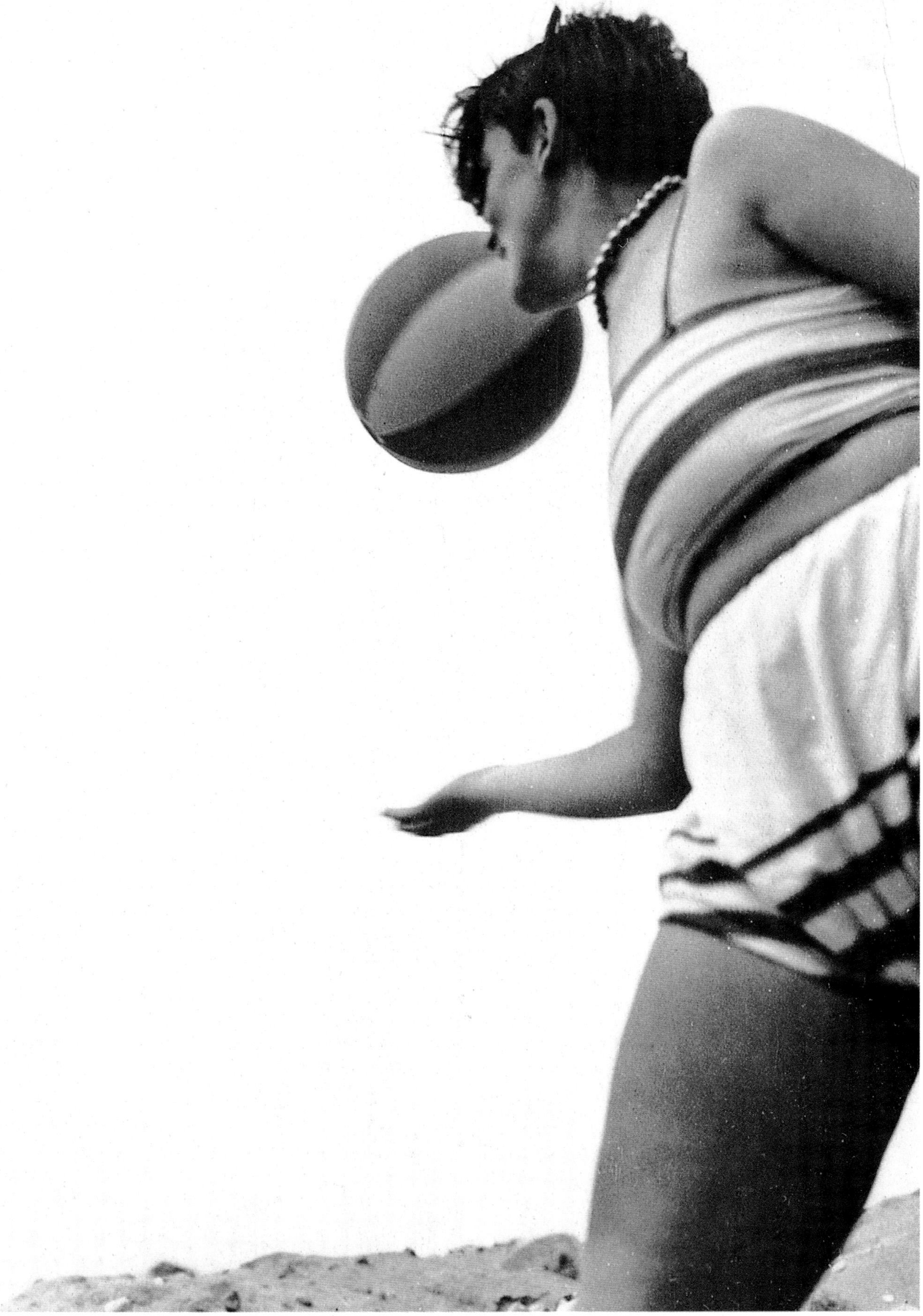

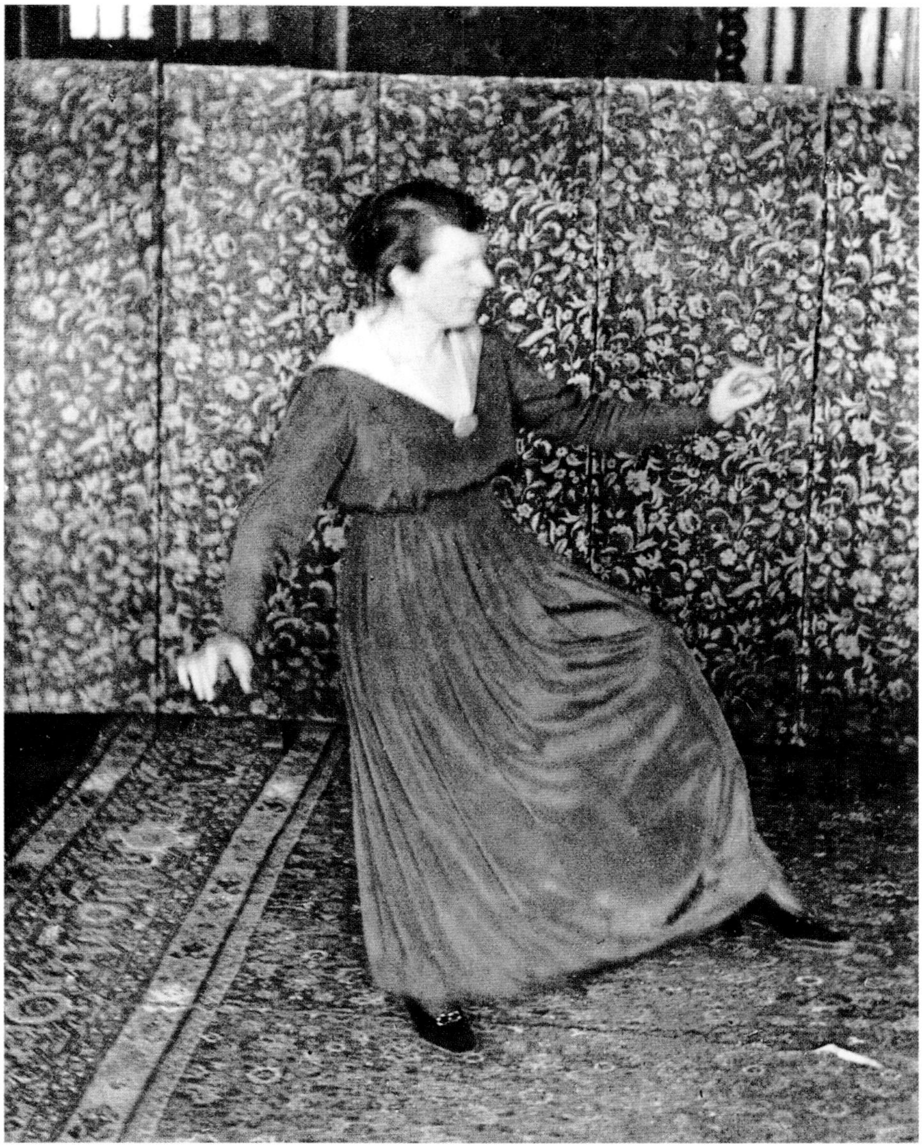

Tanzende im Unterricht von Gertrud Grunow. Um 1918, Fotograf unbekannt, BHA. ● Zweite Aufgabe im Unterricht – Ton: a/fis/e/fis/a, Farbe: Blauviolett, Haltung: Beginn der Tanz-Bewegung.

Studentin beim Sport. Um 1925, Foto von Irene Bayer, The J. Paul Getty Museum, Los Angeles. ● Zwischen Himmel und Erde: der Mensch in klarer und harmonischer Bewegung.

bereits erprobten Unterrichtsmethode zu geben und gleichzeitig die Ergebnisse ihrer Arbeit für die Entwicklung der Bauhausschüler und die Vorlehre nutzbar zu machen. Der Beginn von Gertrud Grunows Bauhaustätigkeit dürfte in etwa mit der Einführung des Vorkurses im November 1919 zusammenfallen.

Der Ausgangspunkt der Grunowschen Theorien war die Feststellung einer grundlegenden Beziehung zwischen Tönen und Bewegungskonsequenzen oder Körperhaltungen. Aus ihren Beobachtungen folgerte die ausgebildete Gesangslehrerin, daß der gesteigerten inneren Wahrnehmung von Farbe oder Ton die Bewegung – und zwar gesetzmäßig – folge. Über die Tonustheorie der Wahrnehmung entwickelte sich eine unmittelbar praktische Unterrichtsmethode, wie sie Gertrud Grunow etwa seit 1910 auf dem Gebiet der Musikpädagogik anwandte. Ziel war es dabei, durch das innere Erleben von Klang und Farbe ein Gleichgewicht herzustellen, das heißt die menschlichen Lebenskräfte zum Ausgleich, zur Ordnung zu bringen. Damit verfolgte die Harmonisierungslehre, wie sie ab 1923 bezeichnet wurde, das Anliegen des Vorkurses am Bauhaus, nach dessen Absolvieren der Schüler in der Lage sein sollte, die für ihn geeignete Werkstatt auszuwählen. Unter der Zielsetzung, spezifische Begabungen zu entdecken und zu entwickeln, übertrug Gertrud Grunow den Zusammenhang von Farbe und Ton auf die Materialqualitäten und nahm die Entwicklung des Materialgefühls in die logische Folge synästhetischer Gesetzmäßigkeiten auf.

Ein unerhörter Arbeitsaufwand ergab sich aus dem Umstand, daß nicht nur die Vorkursschüler Gertrud Grunows Stunden besuchten, sondern

Gymnastiksaal in der Wohnung einer Sportlehrerin, Berlin. 1929, Innenausstattung von Marcel Breuer und Gustav Hassenpflug, Foto von Wanda von Debschitz-Kunowski, BHA. • Wie weit Sport und Fitness bereits anerkannter Teil des gesellschaftlichen Lebens geworden waren, zeigt dieser private Trainingsraum, in den das Wohnzimmer aufgegangen ist.

die Harmonisierungslehre als begleitendes Lehrgebiet während der gesamten Dauer der Bauhauslehre erteilt wurde. So unterrichtete sie täglich von acht Uhr morgens bis in die Abendstunden. Kennzeichnend für den Idealismus der Gertrud Grunow ist ihr mageres Gehalt von 200 Mark, in den folgenden Jahren von 600 beziehungsweise 900 Mark monatlich. Inwieweit der Besuch der Harmonisierungslehre für alle Bauhäusler obligatorisch gewesen ist, läßt sich nicht genau sagen. Aus den Berichten Gertrud Grunows an den Meisterrat gewinnt man jedoch den Eindruck, daß es den Studierenden weitestgehend selbst überlassen war, in welchem Umfang sie am Grunow-Unterricht teilnahmen.

Überhaupt bewegte sich Gertrud Grunow jenseits der fixen Organisationsstrukturen des Bauhauses. Obwohl sie seit 1919 an der Schule unterrichtete, fand die Harmonisierungslehre erst 1922 Erwähnung in der Satzung. Offensichtlich bereitete die Eingliederung des ungewöhnlichen Lehrfaches in die sonst konsequent durchgesetzte Zweiteilung der Bauhauslehre in Form- und Werklehre größere Schwierigkeiten. Daß die Grunow-Lehre erst ab 1922 als Satzungsbestandteil fixiert wurde, widerlegt die verbreitete Ansicht, daß sie mehr oder weniger Bestandteil von Ittens Vorkurs gewesen sei und kaum eigenständige Bedeutung gehabt habe. Denn schließlich wurde sie zu einem Zeitpunkt „offiziell“, als sich die programmatische Hinwendung des Bauhauses zur Industrie bereits deutlich abzeichnete und Itten sich mehr und mehr aus dem Bauhaus zurückzog. Natürlich gab es augenscheinliche Übereinstimmungen zwischen seiner und Grunows Theorie. Dennoch bestanden neben vielen Kongruenzen eben auch gravierende Unterschiede. Der zunächst rein formal erscheinenden Tatsache, daß Gertrud Grunow ausnahmslos Einzelunterricht erteilte, kommt, genauer besehen, dabei grundsätzliche Bedeutung zu, denn ihre Arbeit war ausschließlich am Individuum ausgerichtet. Im Unterschied zur Harmonisierungslehre spielten in Ittens Vorkurs die menschliche und religiöse Gemeinschaft spätestens seit seiner intensiven Auseinandersetzung mit Mazdaznan eine elementare Rolle.

Daß überzeugte Mazdaznaisten aber keinesfalls immer erfolgreich harmonisierte Bauhäusler wurden, zeigt das Beispiel der Schülerin Lotti Weiß, die in Ittens Gefolgschaft im Wintersemester 1922 in das Bauhaus eintrat. Sie wurde den Mazdaznanjüngern am Bauhaus zum Idol des gläubigen, gereinigten und harmonischen Menschen. Am Semesterende, nach absolviertem Vorkurs, zur Zeit der Entscheidung des Meisterrates über die endgültige Aufnahme der Vorkursschüler, berichtete Gertrud Grunow gewöhnlich schriftlich über deren Entwicklung in ihrem Unterricht. Im entsprechenden Schriftstück äußerte sie über Lotti Weiß folgendes: „Frl. Weiß war nur einige Male bei mir. Da ich bei ihr eine ganz besondere Schwäche für Materialgefühl sehe und wirklich materielle Gestaltung ernstes, regelmäßiges Arbeiten gerade in solchem Falle verlangen muß, entließ ich Frl. Weiß; denn sie war mehr freundlich als ernst regelmäßig.“ (Thüringisches Hauptstaatsarchiv Weimar, Staatliches Bauhaus Nr. 13, S. 25) Die mazdaznaische Abgeklärtheit gegenüber der Welt war der ernsthaften Arbeit an der inneren Harmonie in diesem Falle ganz offensichtlich eher hinderlich.

Nach erster öffentlicher Darlegung der Inhalte von Gertrud Grunows Harmonisierungslehre im Zusammenhang mit dem Bauhaus in ihrem Aufsatz „Der Aufbau der lebendigen Form durch Farbe, Form und Ton“ (In: Staatliches Bauhaus 1919–1923, Weimar und München, 1923) wurde sie der Lieblingsfeind der Weimarer Öffentlichkeit. Im Auftrag der „Vereinigung zur Pflege deutscher Kultur in Thüringen“ unterzog ein Irrenarzt ihre Theorie einer öffentlichen Kritik. In der „Weimarer Zeitung“ wußte man im Mai 1924 über die schrecklichen Folgen der Harmonisierungslehre zu berichten: „... Die Unterrichtsmethode schien den Zöglingen oft so auf die Nerven zu gehen, daß Ohnmachten und Krämpfe ärztliche Hilfe nötig machten, ja in einem bekannten Falle ... das Opfer dieser Methode schließlich für die Irrenanstalt reif gemacht worden war.“ (Zitiert nach: Cornelius Steckner, Zur Ästhetik des Bauhauses, Stuttgart 1985, S. 53) Man scheute sich nicht, Gertrud Grunow das Anwenden der gesetzlich verbotenen Methode der Schreckhypnose vorzuwerfen und sie damit öffentlich als gefährliche Straftäterin zu denunzieren. Diese Angriffe, die geeignet waren, das Bauhaus empfindlich zu schädigen, vereitelten schließlich, daß ihr eine der 1923 zur Verfügung stehenden Meisterstellen übertragen wurde und bewirkten letztendlich ihre Trennung vom Bauhaus im Frühjahr 1924.

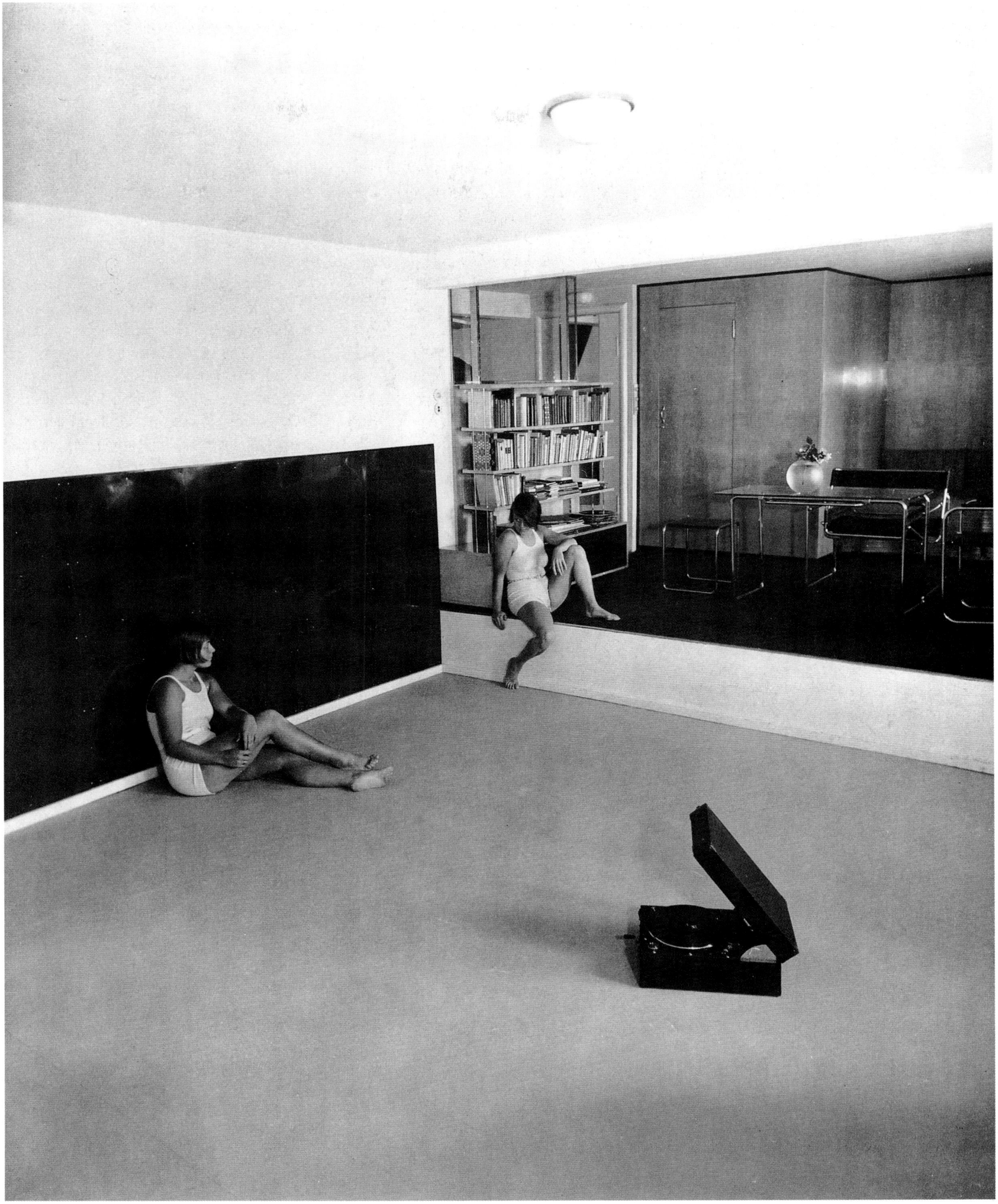

Frauen am Bauhaus – ein Mythos der Emanzipation

Anja Baumhoff

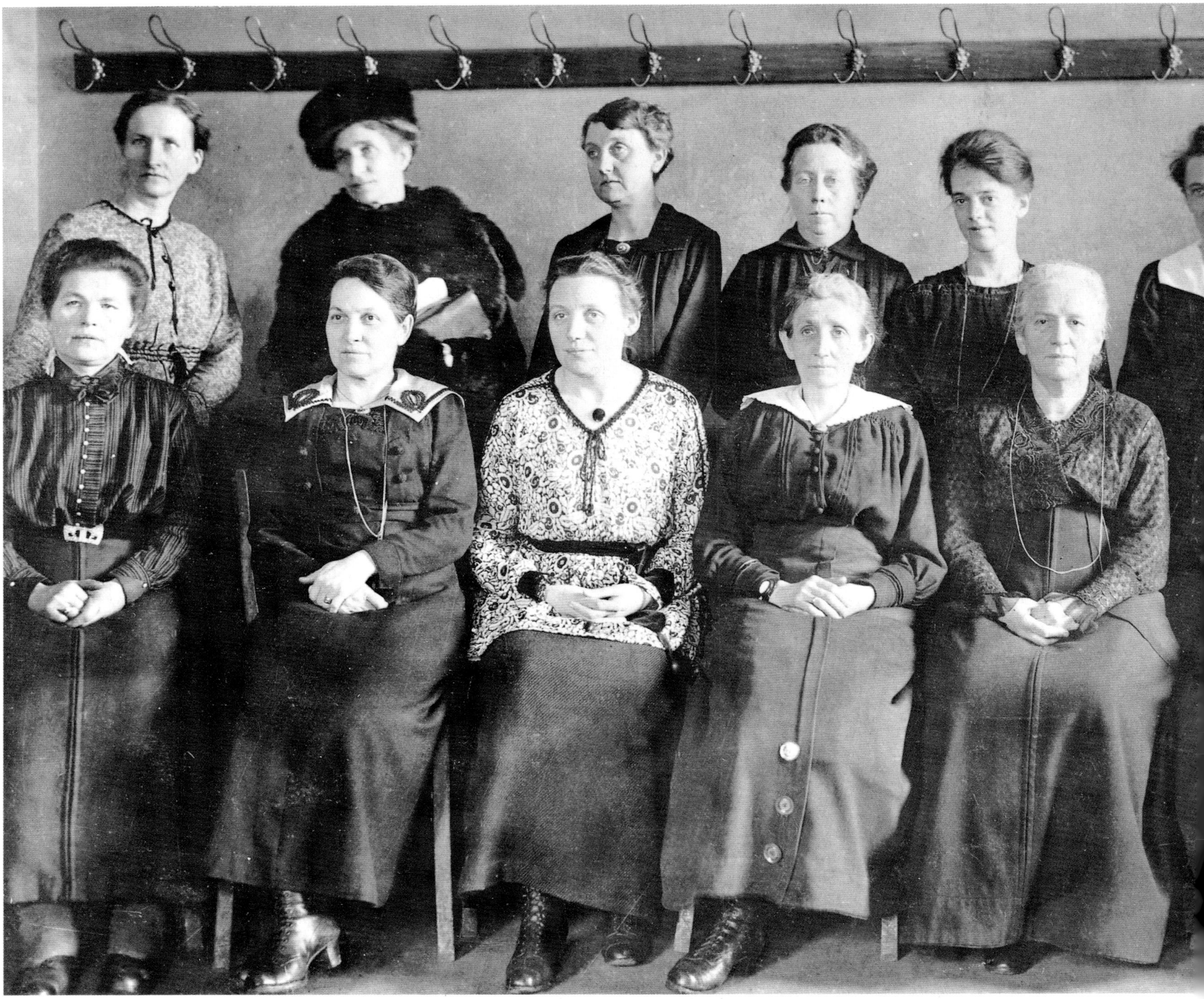

Die ersten gewählten Frauen in der Nationalversammlung zu Weimar. Februar 1919, Fotograf unbekannt, Ullstein Bilderdienst. • Nach der Einführung des Frauenwahlrechts saßen zum ersten Mal weibliche Abgeordnete in einem deutschen Parlament – hier die Frauen aus der SPD-Fraktion.

Erich Borchert, Frau mit Pfeife. 1929, Bleistift auf Papier, 28,5 x 22,1 cm, Misawa Bauhaus Collection, Misawa Homes Co., Ltd. Tokyo. ● Die moderne Frau erprobte auch den Umgang mit männlichen Attributen.

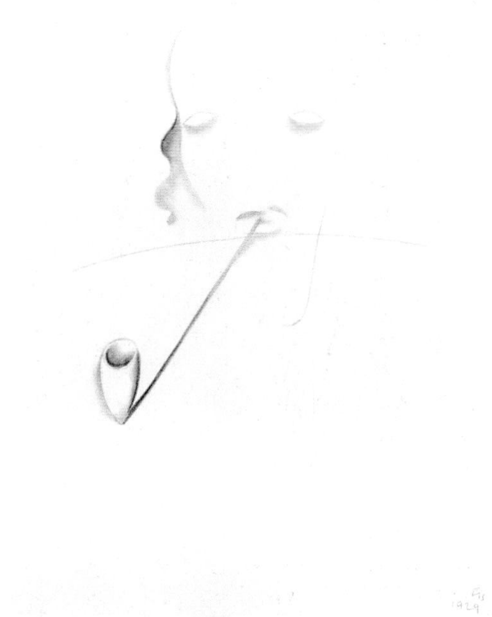

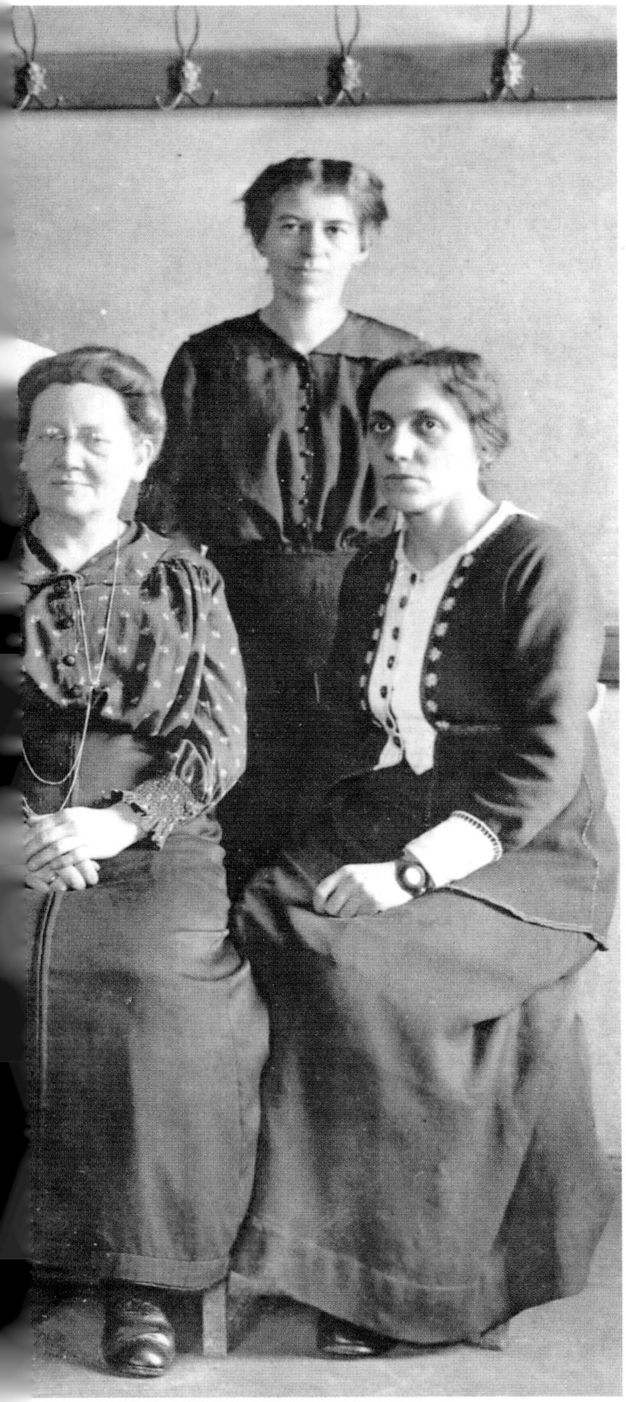

Das Bauhaus gilt noch heute als Nukleus der deutschen Avantgarde des frühen 20. Jahrhunderts – auch in Hinsicht auf das Verhältnis der Geschlechter zueinander. Leben und Liebe in Weimar, Dessau und Berlin sind ausführlich in der Memoirenliteratur beschrieben worden. Viele Kunsthistoriker erlagen dem Flair der Zeit und der Aura berühmter Künstler an der Schule. Dabei wurde selten genau hingeschaut, der Mythos lange Zeit geschont. Langsam wandelt sich nun das Bild, und das Bauhaus muß nicht länger funktionalisiert werden als vorbildlicher Teil der ersten deutschen Demokratie, sondern darf Licht- und Schattenseiten zeigen. Und im Schatten der Schule standen vor allem die Frauen, deren beachtliche Anzahl etwa ein Drittel der Bauhäusler ausmachte.

Sie alle kamen ans Bauhaus in der Erwartung, die neuen Möglichkeiten für Frauen dort ausschöpfen zu können. Die demokratische Verfassung der Weimarer Republik garantierte Frauen erstmals das Recht zu studieren und zu wählen. Im Krieg hatten sie an der Heimatfront die eingezogenen Männer in vielen Bereichen ersetzt und dadurch ein neues Selbstbewußtsein gewonnen. Wenn die Demobilmachung auch manches wieder rückgängig machte, so war doch die Erfahrung gewonnen, daß das sogenannte schwache Geschlecht „seinen Mann stehen" konnte. Geschlechterrollen waren durch diese Erfahrung überaus deutlich geworden und boten im Kulturbetrieb viel Stoff für Amüsement. Frauen in Anzug oder Uniform strahlten in der Nachkriegszeit auf beide Geschlechter einen androgynen Reiz aus, wie ihn Marlene Dietrich beispielhaft verkörperte. Der Krieg hatte die Gesellschaft teilweise modernisiert.
Das Leben in der Republik, wie auch am Bauhaus, war durch die Krisenerfahrung extremer und belebter geworden. Viele Menschen hatten ihr Vermögen, Angehörige oder Freunde eingebüßt. Die Bauhäuslerin Else Mögelin beispielsweise verlor im Krieg ihren gesamten Freundeskreis und suchte am geselligen Bauhaus neuen Anschluß. Wenn man noch lebte, dann in einem Gefühl des Hier und Jetzt. Kabarett und Unterhaltung boten die begehrte Ablenkung, und besonders in den städtischen Ballungsräumen gab es ein breites Angebot. Die Kultstätte des Vergnügens schlechthin war das Kino. Ende der 20er Jahre wurden wöchentlich etwa sechs Millionen Karten verkauft.
In dieser Zeit stand ein ganzes Feld von neuen weiblichen Berufen zur Auswahl. Es war nun möglich geworden, als Ärztin oder Juristin zu arbeiten. Eine breite Schicht von kleinen Angestellten hatte sich entwickelt, zu denen Sekretärinnen, Verkäuferinnen, Telefonistinnen und Kontoristinnen gehörten. Obwohl die Berufstätigkeit für eine große Gruppe von Frauen ökonomisch notwendig geworden war, blieben die geschlechtsspezifischen Rollenmuster relativ stabil und das Leitbild der Hausfrau und Mutter galt ungebrochen.
Interessante weibliche Ausnahmetalente fanden sich vor allem in der politischen Sphäre: Rosa Luxemburg und Clara Zetkin beispielsweise oder Minna Cauer, Alice Salomon und Gertrud Bäumer. Auch in der Wissenschaft

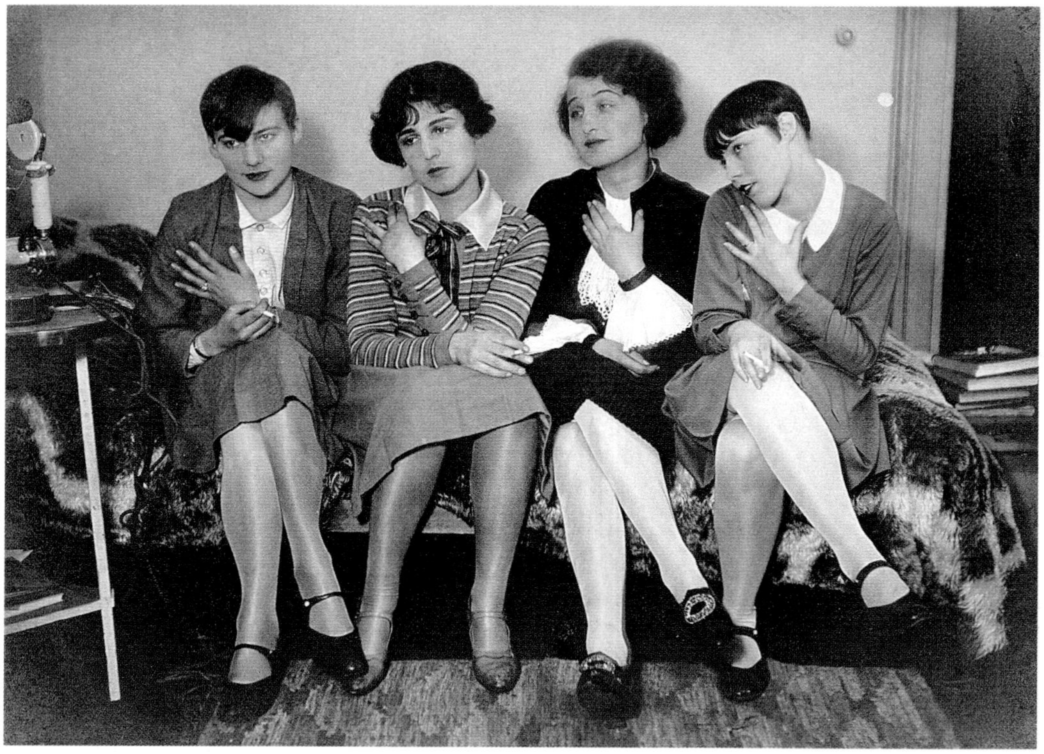

Ohne Titel (Die posierenden Mädchen). 1927, Foto von Umbo (Otto Umbehr) und Paul Citroën, Berlinische Galerie, Landesmuseum für Moderne Kunst, Photographie und Architektur. ● „Mit Kopf, Herz und Hand", sagte Herbert Bayer – „und mit seidenbestrumpftem Bein", behaupteten Umbo und Citroën.

waren Frauen auf dem Weg in die Integration; ein langer Weg allerdings, der selbst heute einen Professorinnenanteil von etwa sechs Prozent nicht überschreitet. Zu den Pionierinnen gehörten Marie Curie und Anna Freud. Frauen konnten endlich beweisen, daß sie Kompetenz mit Weiblichkeit zu vereinbaren wußten.

Diesen Beweis mußten Frauen am Bauhaus nun ebenfalls antreten. Dort war man wenig erfreut darüber, daß die Schule anfänglich einen sehr hohen Frauenanteil aufwies. Die Studentinnen, die während der Jahre des Ersten Weltkriegs in den beiden Vorgängerinstitutionen, der Großherzoglich-Sächsischen Hochschule für Bildende Kunst und der Großherzoglich-Sächsischen Kunstgewerbeschule, fast unter sich gewesen waren, wurden bald mit den jungen Kriegsheimkehrern konfrontiert. Am Bauhaus ging es nun rund. Man diskutierte lebhaft über den Sinn des Lebens, über die Gesetze der Kunst und des Universums, hungerte sich durch die krisengeschüttelte Nachkriegszeit, suchte den richtigen persönlichen Lebensweg teils in der künstlerischen Arbeit, teils in der persischen Sektenlehre des Mazdaznan, die der charismatische Bauhauslehrer Johannes Itten so wirkungsvoll verkörperte. Gerade in den Weimarer Jahren dominierte am Bauhaus ein eher lockerer Lebensstil, entstanden aus Jugendbünden wie dem Wandervogel, fußend auf der Lebensreformbewegung, östlicher Philosophie und natürlich der Lektüre Nietzsches. Die heimkehrenden jungen Männer waren nach dem Krieg sehr motiviert, aus ihrem Leben etwas zu machen, waren aber zum Teil auch sehr orientierungslos. Bei dem Gründungsdirektor Walter Gropius, der lange und mehrfach dekoriert am Ersten Weltkrieg teilgenommen hatte, fanden die Studierenden ein offenes Ohr für ihre Fragen und Probleme. Auch daraus erklärt sich seine starke und integrierende Wirkung auf die sehr heterogen zusammengewürfelte Studentenschaft.

Bald erkannte man am Bauhaus, daß der Krieg eine einschneidende Erfahrung gewesen war, die die Geschlechter sehr unterschiedlich erlebt hatten. Walter Gropius wollte deshalb die Studenten enger zusammenschmieden. Als Mittel dazu dienten vor allem die vielen Feste, die an der Schule zu jedem willkommenen Anlaß gefeiert wurden. Neben traditionellen Anlässen wie Weihnachten oder Neujahr wurden die Geburtstage der Bauhausmeister gefeiert oder zum Beispiel die Einbürgerung des Ehepaars Kandinsky. In der Regel inszenierte Oskar Schlemmer, Maler und Formmeister der Bauhausbühne, diese Feste. Nach seinen Vorgaben gestalteten Studenten und Meister ihre selbstgebastelten Kostüme und übernahmen entsprechende Rollen.

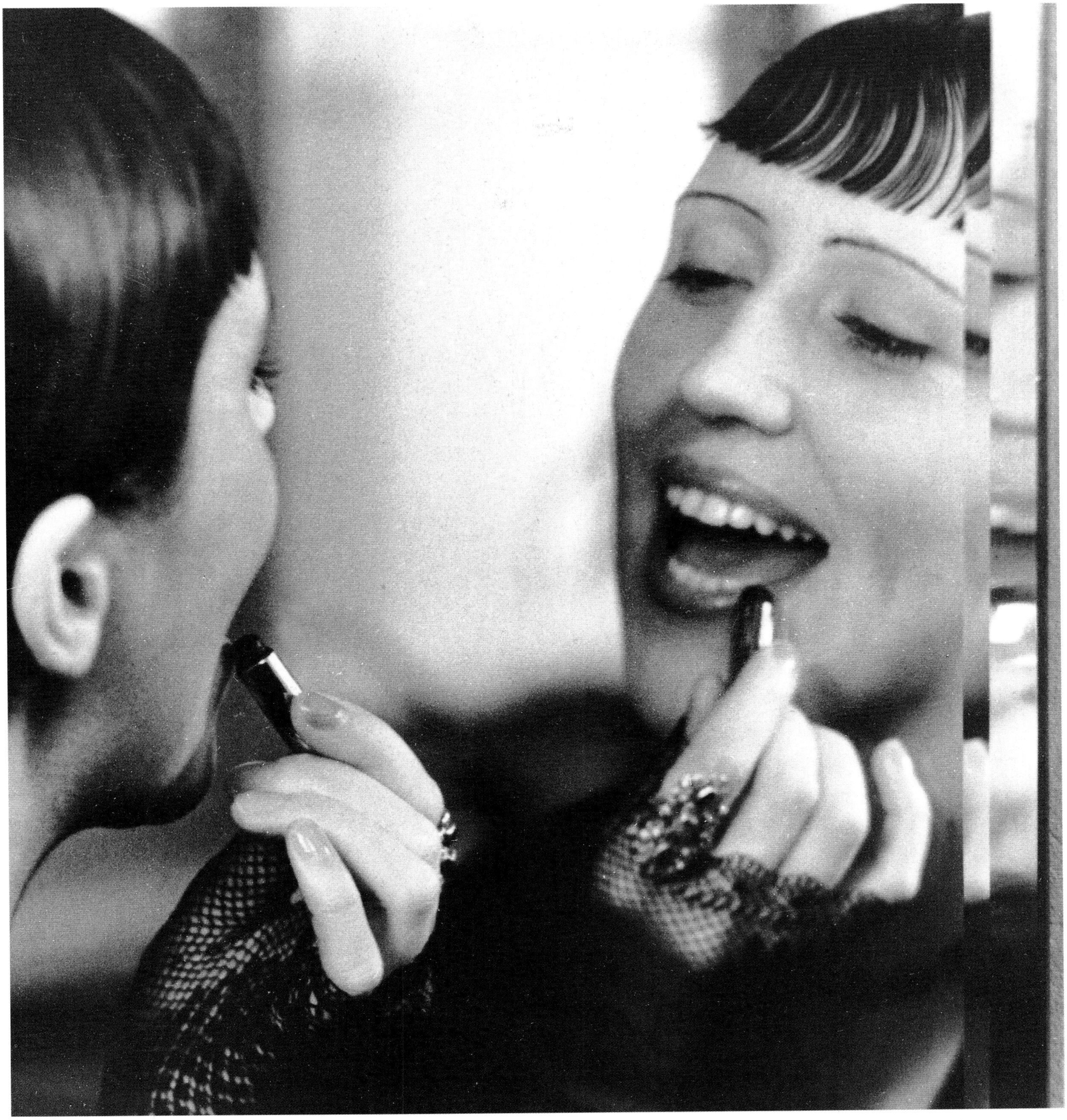

ringl+pit, Eckstein mit Lippenstift. 1930, Foto von Ellen Auerbach, BHA. ● Ein Spiegelbild der jungen Generation – hier die Künstlerin Eckstein – keck und optimistisch, doch mehrfach gebrochen.

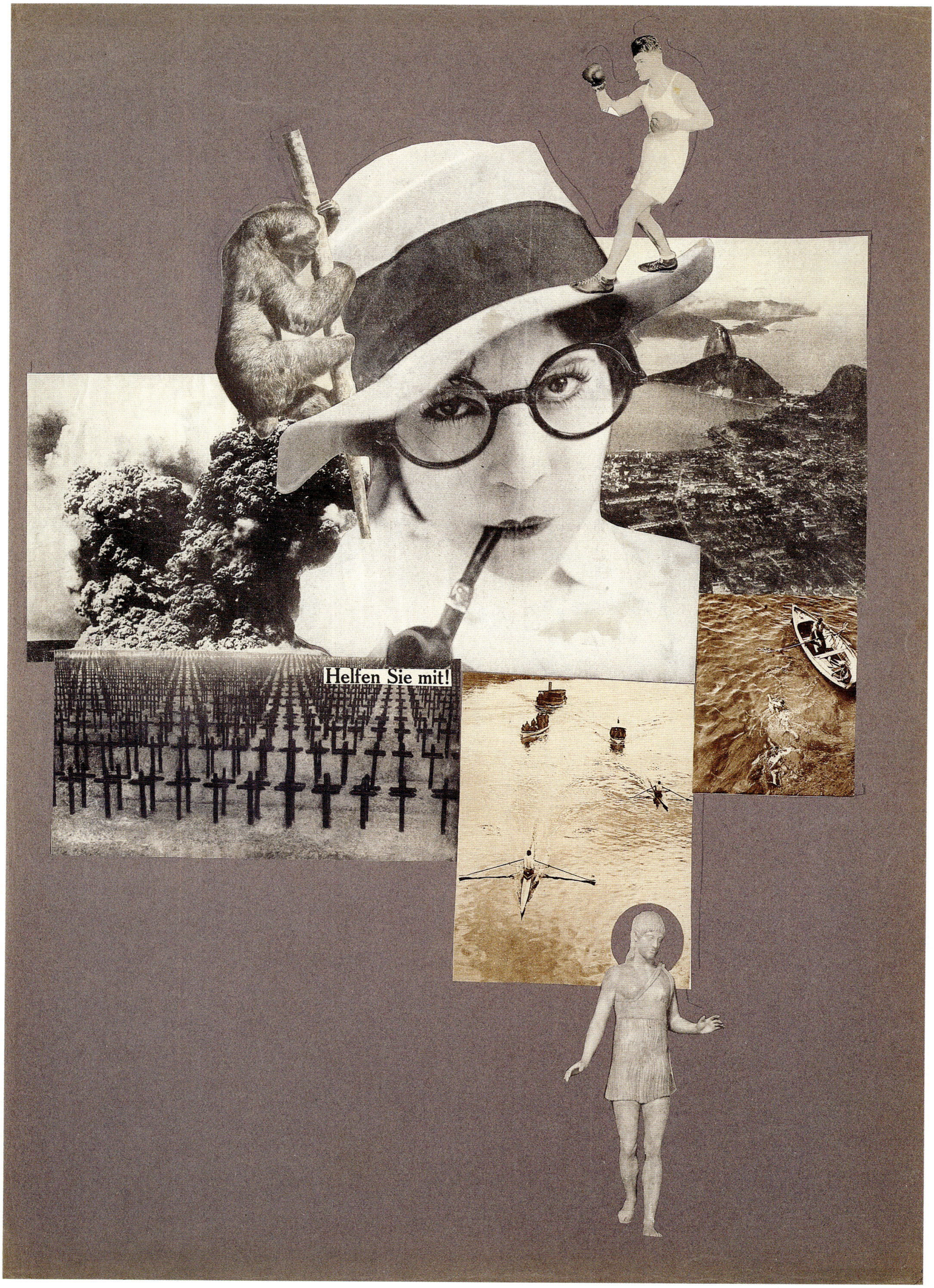
Helfen Sie mit!

Marianne Brandt, Helfen Sie mit! 1926, Fotocollage, 68,3 x 50,3 cm, Kupferstich-Kabinett, Staatliche Kunstsammlungen Dresden. ● „Die Frauenbewegte" nannte Marianne Brandt ihre Collage auf der Rückseite. „Helfen Sie mit!" bei der Gleichstellung von Frauen? Die geniale Entwerferin und Metallerin hätte den Status, zweite Bauhausmeisterin nach Gunta Stölzl zu werden, durchaus verdient.

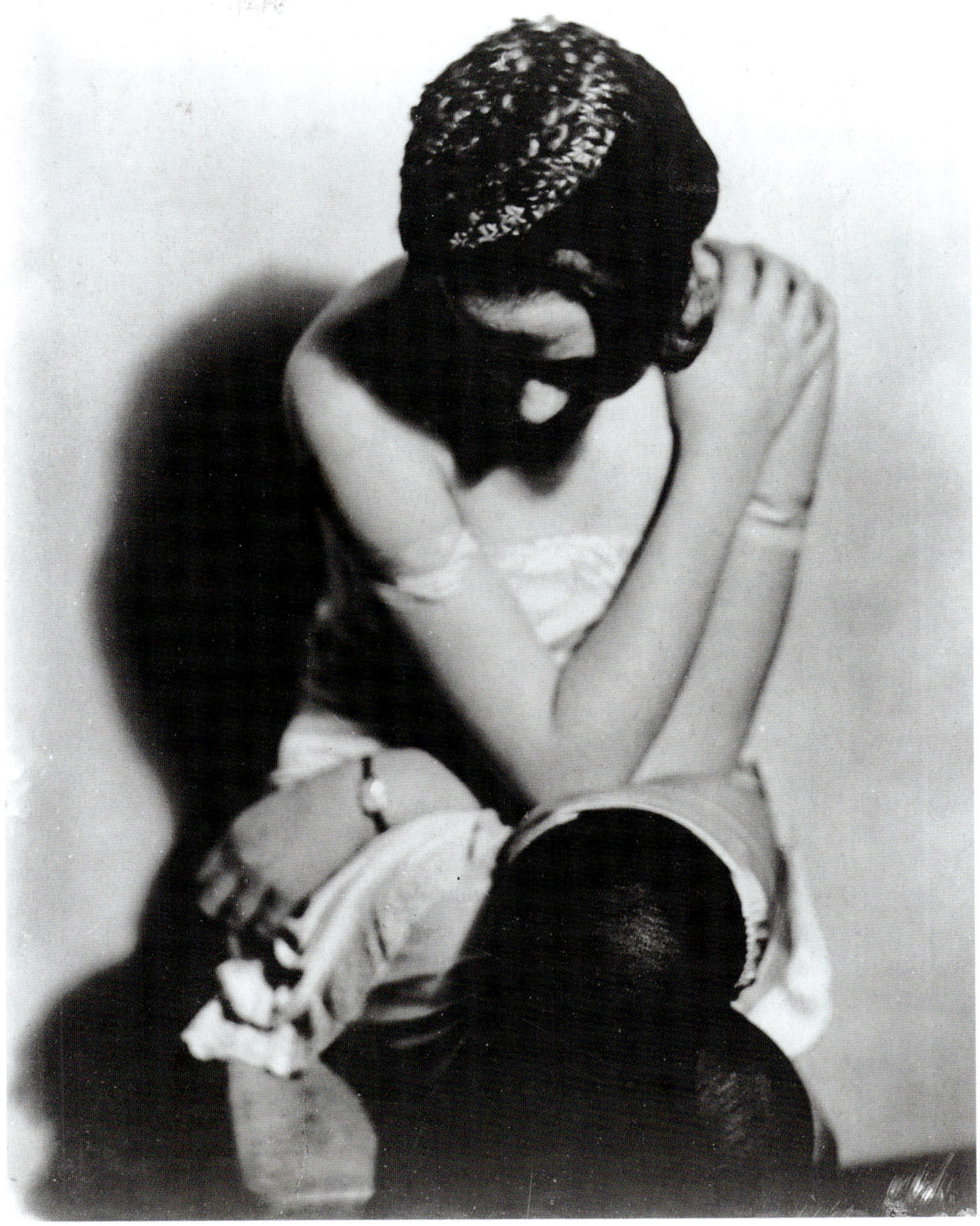

Frau in Unterwäsche. Nicht datiert, Foto von Hilde Hubbuch, Getty Research Center, Research Library. ● Glamour war am reformerisch orientierten Bauhaus nicht verpönt.

Rudolf Baschant, Porträt Martha Erps. 1921, Radierung, Blatt: 15,5 x 12,5 cm, Abdruck: 10,9 x 5,8 cm, BHA. ● Von der Schönheit des weiblichen Bauhausritters. Das frühe Bauhaus war expressionistisch im Stil und jugendbewegt in der Darstellung.

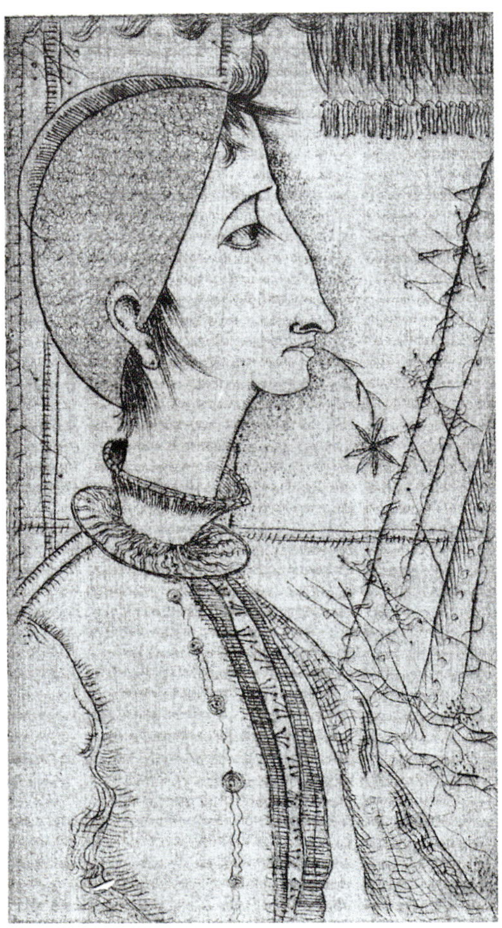

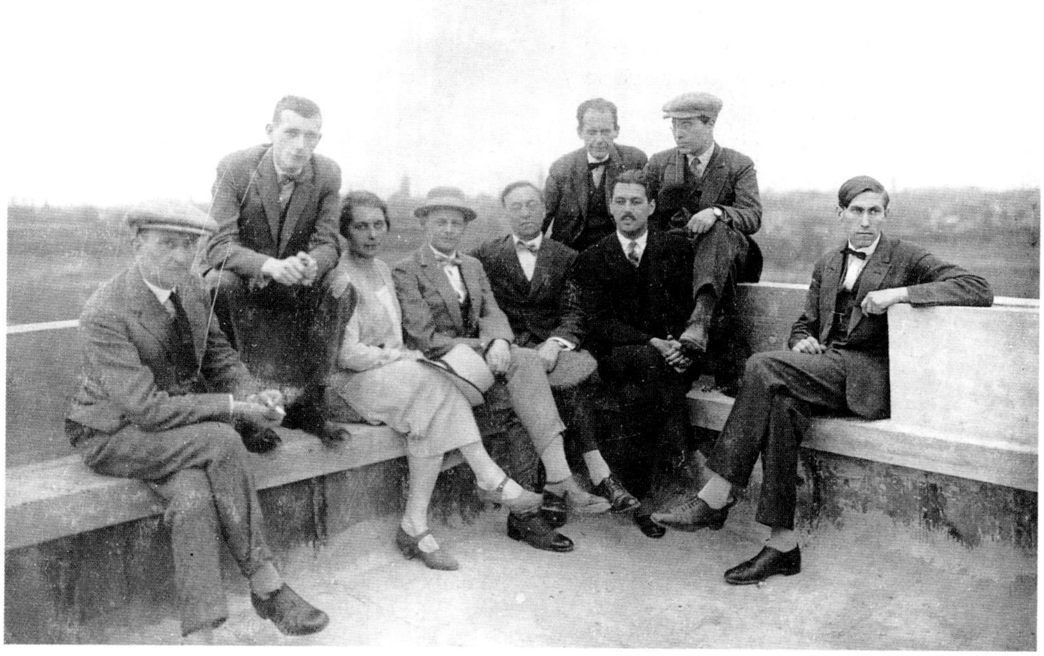

Die Bauhausmeister auf dem Dach des Prellerhauses, Dessau. 1926, Foto von Lucia Moholy, BHA. ● Die Kollegen nahmen Frau Stölzl höflich in ihre Mitte, doch als Mitglied des Lehrkörpers war die Repräsentantin weiblichen Webens und Knüpfens im Grunde kaum akzeptiert.

Die Frauen machten hier begeistert mit. Allerdings wiesen die exklusiven Sitzungen des Meisterrates, die in der Regel ohne Werkmeister und Studenten stattfanden, bald in eine andere Richtung. Die Formmeister des Bauhauses, unter ihnen keine einzige Frau, beschlossen Anfang 1920, eine Frauenklasse zu gründen. Dies war eine Möglichkeit, die wenigen Werkstattplätze für die männlichen Studenten zu reservieren. Die Meister waren sich bewußt, daß die Chance zur Berufsausübung für Frauen nach dem Abgang vom Bauhaus ungewiß war, denn die Vorurteile der Zeit machten es ihnen schwer, in leitenden Positionen zu arbeiten. Auch Walter Gropius sah das so und erläuterte in einem Brief: „Nach unseren Erfahrungen ist es nicht ratsam, daß Frauen in schweren Handwerksbetrieben wie Tischlerei usw. arbeiten. Aus diesem Grunde bildet sich im Bauhaus mehr und mehr eine ausgesprochene Frauenabteilung heraus, die sich namentlich mit textilen Arbeiten beschäftigt, auch Buchbinderei und Töpferei nehmen Frauen auf. Gegen Ausbildung von Architektinnen sprechen wir uns grundsätzlich aus." (Brief an Annie Weil vom 23. 2. 1921) Zwar waren die Bauhausmeister im allgemeinen nicht gegen eine Gleichbehandlung der Geschlechter, aber es sollte sie möglichst nichts kosten. Dabei erklärte das erste Programm des Staatlichen Bauhauses Weimar 1919 deutlich: „Aufgenommen wird jede unbescholtene Person ohne Rücksicht auf Alter und Geschlecht, deren Vorbildung vom Meisterrat des Bauhauses als ausreichend erachtet wird ..." (Programm des Staatlichen Bauhauses Weimar, April 1919) Trotz der Gründung einer separaten Werkstatt für Frauen im Jahre 1920 bestand diese Aussage weiter. Dem Ruf der Schule hätte es schaden können, sich in dieser Frage öffentlich zu ihrer Geschlechterpolitik zu bekennen.

Obwohl die Frauen in Deutschland mit der neuen Verfassung auch das Wahlrecht erstritten hatten, wollte man ihnen am Bauhaus nicht allzuviel Auswahl zugestehen. Bei ihrer Entscheidung für eine Werkstatt, die nach bestandenem Vorkurs gefällt werden mußte, wurden sie beraten und beeinflußt, wie gelegentlich auch ihre männlichen Kommilitonen. So ergab der Itten-Vorkurs manches Mal, daß Frauen im dreidimensionalen Sehen angeblich „eine Schwäche" hätten und sich deshalb besser mit der Fläche beschäftigen sollten. Fast zwangs-

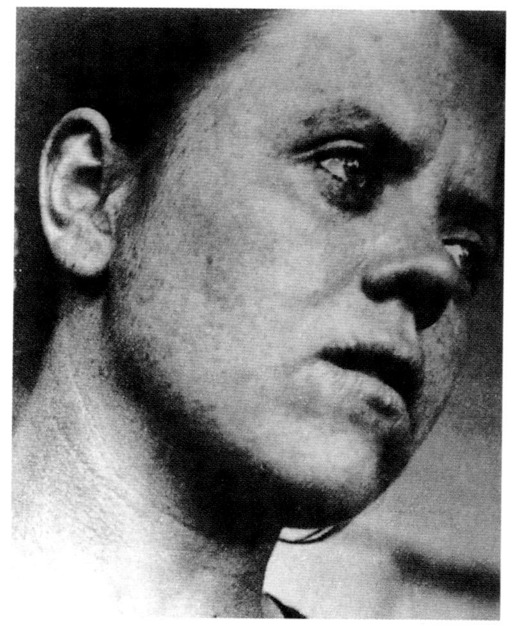

Putzfrau am Bauhaus. Um 1931, Foto von Irena Blühova, BHA. ● Am Bauhaus schuf man Fotoreportagen im Stil der Neuen Sachlichkeit. Blühova gehörte zu diesen jungen Dokumentaristen der Weimarer Zeit.

läufig erfolgte daraufhin der Eintritt in die Weberei mit ihren zweidimensionalen Objekten. Auch die Wandmalerei lebte von der Auseinandersetzung mit der Fläche, konnte aber unter ihrem Werkmeister Carl Schlemmer keine Frau für längere Zeit integrieren. Malerinnen hat es am Bauhaus kaum gegeben, und eine Fotowerkstatt leistete sich die Schule erst ab 1928. Nachdem viele Studentinnen in die Frauenklasse eingetreten waren, verschmolz diese alsbald mit der Weberei. Die Klasse hatte keine besondere Bestimmung, eine Tätigkeitsbeschreibung ist nicht bekannt. Trotzdem gab es noch 1921, also drei Jahre nach Gründung der Schule, Überlegungen, die Frauen gänzlich aus dem Bauhaus auszuschließen (Oskar Schlemmer, Tagebuch, 2. 3. 1921). Im gleichen Jahr öffnete auch die letzte deutsche Kunstakademie, und zwar die in München, endlich dem weiblichen Geschlecht ihre Pforten. Weshalb man am Bauhaus diesen Rückschritt erwog, muß Spekulation bleiben.

Anscheinend gelang es den Meistern lange Zeit nicht, alle Studentinnen in die Frauenklasse umzuleiten. Sie waren anfangs zahlreich in der Holzwerkstatt vertreten, in der Buchbinderei sowie in der Töpferei. Die Spannung zwischen ihren beruflichen Wünschen, ihrer Experimentierfreude und dem zweckgebundenen, traditionellen Geschlechterdenken der Bauhauslehrer blieb langfristig bestehen. Da der Meisterrat, das oberste Selbstverwaltungsgremium der Schule, diese Fragen nicht öffentlich diskutierte und auch seine Geschlechterpolitik tunlichst verbarg, bewegte sich in diesem Punkt am Bauhaus recht wenig. Nur eine öffentliche Diskussion hätte hier etwas verändern können.

Die Bauhäuslerinnen gingen zwar unterschiedlich mit diesem Problem um, tendenziell aber

Bauhausweberinnen. Um 1927, Foto von Lotte Beese, BHA. • Emanzipation der ehemaligen Frauenklasse. Gunta Stölzl, mit Krawatte, steht neben dem Werkmeister der Weberei. Unten rechts im Bild Anni Albers.

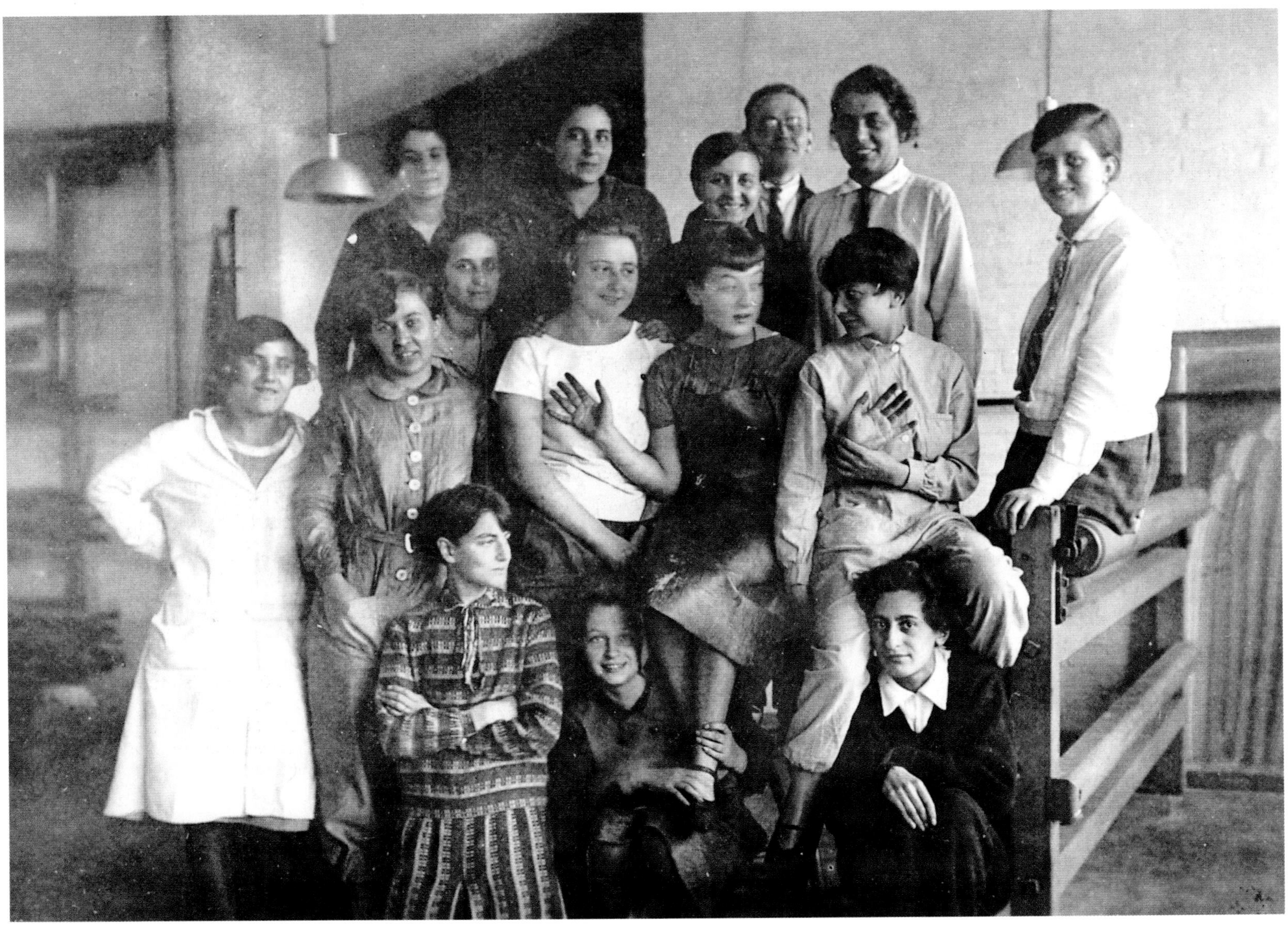

Anonym, Weiblicher Akt. Nicht datiert, Bleistift auf Papier, 40,8 x 28,7 cm, Misawa Bauhaus Collection, Misawa Homes Co., Ltd. Tokyo. ● Wenige freie Akte sind bekannt, und dieser – der im „Bubikopf" den Frisurentrend der Zeit thematisiert – hat Seltenheitswert.

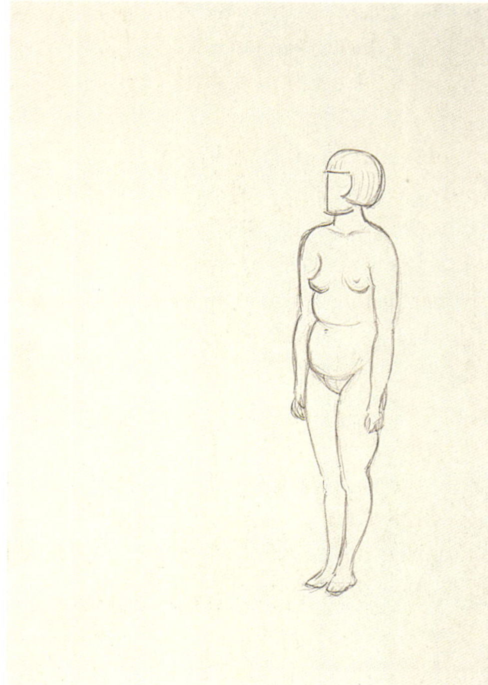

Gruppe von Bauhäuslern. Um 1929, Foto von T. Lux Feininger, BHA. ● In der Gemeinschaft der Studierenden, ob beim Experimentieren in der Werkstatt oder in der Freizeit, stellt die Gleichstellung der Geschlechter zumeist kein Problem dar.

Marcel Breuer und sein „Harem". 1927, Foto von Erich Consemüller, Privatbesitz Bremen. ● Die wilde Verruchtheit der Damen dementiert den Titel dieser Inszenierung. Martha Erps-Breuer, Katt Both und Ruth Hollós (von links) als Lobbyistinnen für die neue Kraft der Frauen.

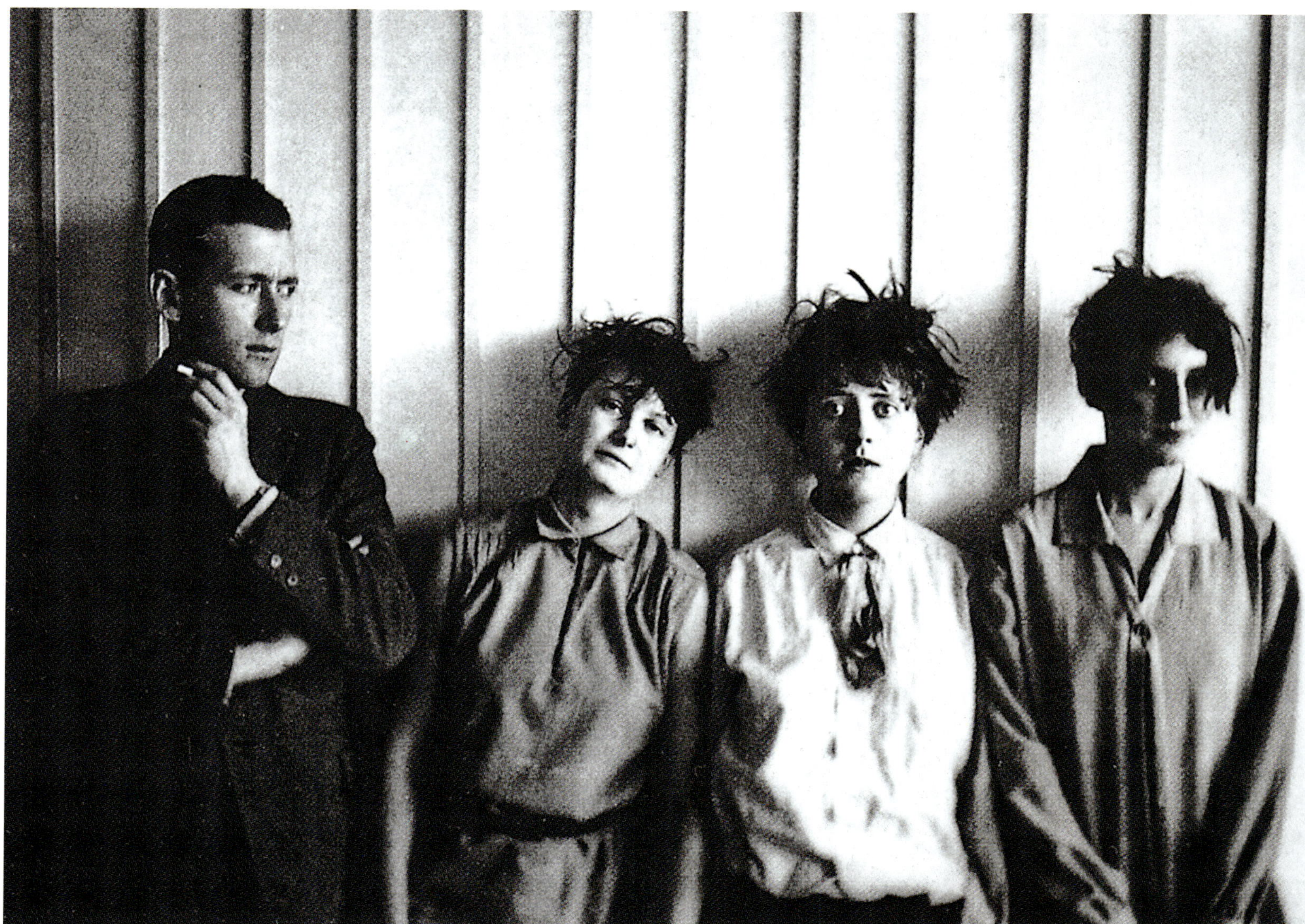

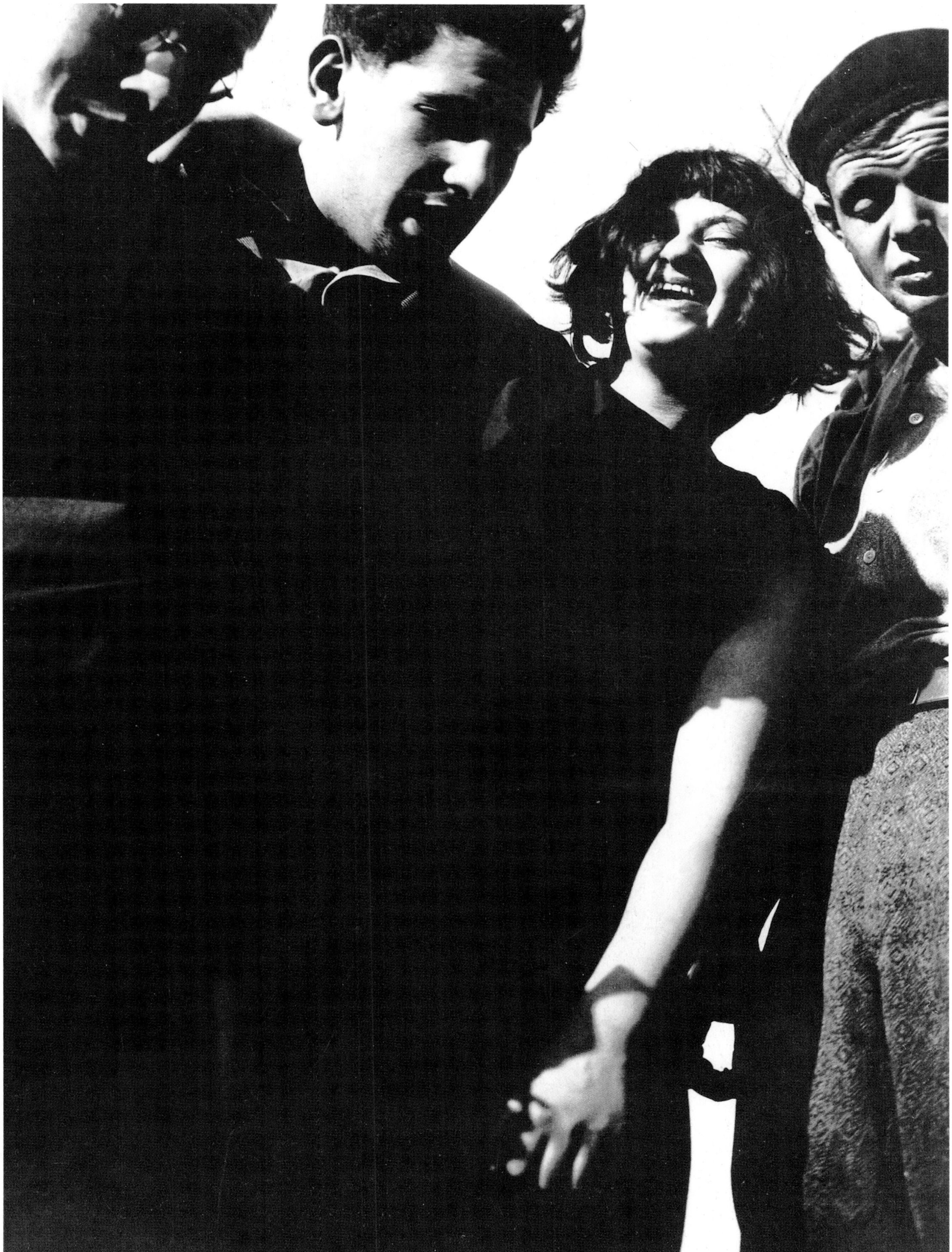

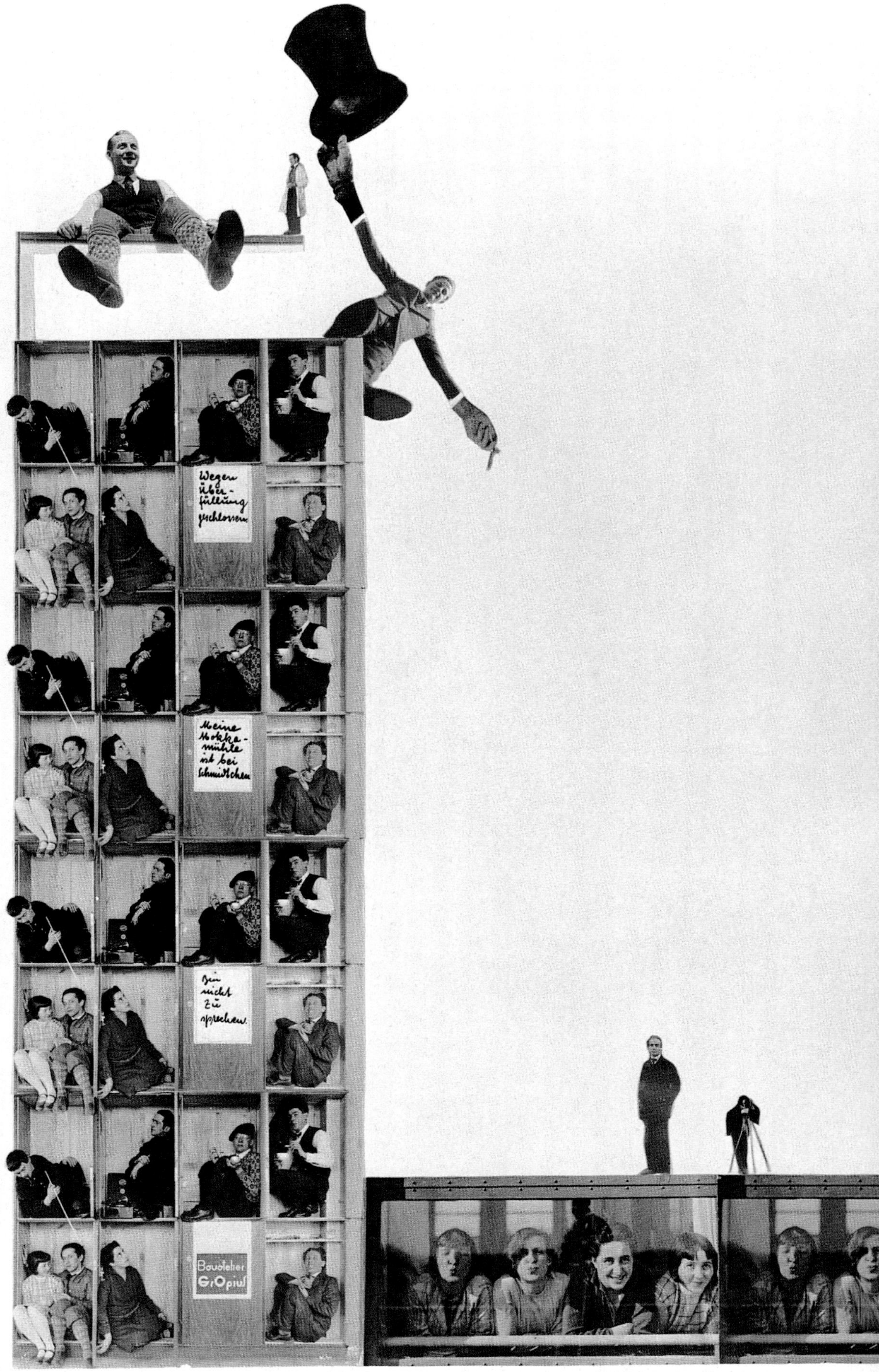
Wegen überfüllung geschlossen
Meine Mokkamühle ist bei Schmidtchen
Bin nicht zu sprechen
Bauatelier GrOpius

schlossen die Studentinnen auf ein persönliches Scheitern, wenn die Bauhausmeister nicht auf ihre Wünsche bei der Werkstatt- oder Berufswahl eingingen, zumal häufig mit mangelnder Eignung argumentiert wurde. Rechtlich hätten sie auf ihrer Wahl bestehen können, zumal die Bauhaussatzung keine Frauenklasse vorsah. Deshalb lag es im Kalkül der Meister, bei der obligatorischen Beratung die Qualifikation der Studentin anzuzweifeln.
Ein interessanter Fall ist Johanna Hummel. Ihr Aufnahmegesuch an die Schule beantwortete Gropius positiv und schrieb, sie sei in der Metallwerkstatt willkommen. Technisch sei ihre Arbeit vorzüglich, doch er könne nicht zulassen, daß sie nebenher ihre Erzeugnisse weiterhin verkaufe, da sie künstlerisch noch nicht reif seien. „Was Sie bisher gemacht haben, müssen Sie ganz liegen lassen, um sich in die Führung unseres Meisters zu begeben." (Brief an Johanna Hummel, 8. 12. 1919) Dieser Meister war Naum Slutzky, der selbst seine Meisterprüfung vor der Handwerkerinnung noch nicht abgelegt hatte und sich technisch auf ähnlichem Niveau befand wie die Gesellin Hummel. Sie wäre sicherlich eine begabte Studentin für die Metallwerkstatt gewesen, konnte sich aber, wie sie Gropius mitteilte, ohne Stipendium oder den Verkauf ihrer Arbeiten ein Studium am Bauhaus nicht leisten. So lud man sie ein, obwohl man wußte, daß die strikten Auflagen sie am Eintritt in das Bauhaus hindern würden. Aber auch am Bauhaus selbst wurden die Studentinnen mit männlichem Abwehrverhalten konfrontiert. Eine detaillierte Beschreibung eines solchen ist von Marianne Brandt überliefert: „Zuerst wurde ich nicht eben freudig aufgenommen: Eine Frau gehört nicht in die Metallwerkstatt, war die Meinung. Man gestand mir das später ein und hat dieser Meinung Ausdruck zu verleihen gewußt, indem man mir vorwiegend langweilig-mühsame Arbeit auftrug. Wie viele kleine Halbkugeln in sprödem Neusilber habe ich mit größter Ausdauer in die Anke geschlagen und gedacht, das müsse so sein und ‚aller Anfang ist schwer'!" (Brief an die junge Generation. In: Eckhard Neumann (Hrsg.), Bauhaus und Bauhäusler. Erinnerungen und Bekenntnisse, Köln 1985, S. 158)
Ihr ist es dennoch gelungen, in der Werkstatt Fuß zu fassen, vielleicht auch deshalb, weil sie bereits älter und verheiratet war und eine Ausbildung als Malerin hinter sich hatte. Außerdem wurde sie als Ausnahmetalent vom Bauhausmeister und Leiter der Metallwerkstatt, László Moholy-Nagy, entdeckt und gefördert. Ein Patronat wie dieses war der sicherste Weg, sich in einem männlich dominierten Arbeitsbereich durchzusetzen. Noch heute kann man die modernen, zeitlos anmutenden Objekte von Marianne Brandt erwerben, und inzwischen hat sie der einzigen Jungmeisterin am Bauhaus, der Weberin Gunta Stölzl, den Rang als Alibifrau streitig gemacht: Marianne Brandt wurde kürzlich mit einer Sondermarke der deutschen Bundespost als Vertreterin für gutes deutsches Design geehrt.

Edmund Collein, erweiterung des prellerhauses. 1928, Blatt aus Portfolio „9 jahre bauhaus. eine chronik", 1928, Fotocollage, 41,6 x 59,2 cm, BHA. ● Das Dessauer Atelierhaus, ein Trakt voller Einzelgänger und Paare, aber auch ein ganzer Flügel mit Weberinnen hinter Glas. Ein Mythos der Emanzipation?

Bauhaus intim

Ute Ackermann

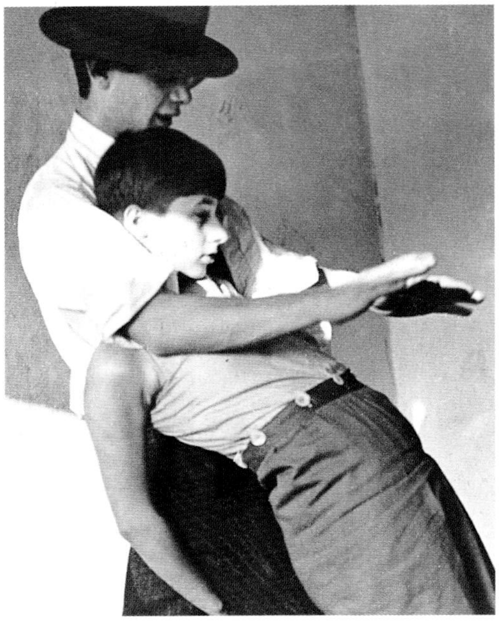

Albert Mentzel und Lotte Rothschild. Um 1930, Foto von Etel Mittag-Fodor, BHA. ● In einem Ausstellungskatalog – unter anderem über Albert Flocon-Mentzel – wird die Stimmung hier als „Tanz nach der Dreigroschenoper" beschrieben.

Doppelporträt Ilse Fehling und Nicol Wassilieff. 1927, Foto von Umbo (Otto Umbehr), BHA. ● Die Welt am Abend gemeinsam zu verdrehen, sich selbst kopfstehen zu lassen und so bei „den anderen" Irritation zu verbreiten, das ist die andere Seite des ästhetisch ordnenden Gemeinschaftsgeistes vom Tage.

„Und dann der folgerichtige Niederschlag ... im geselligen Leben der Bauhausgemeinde!!! Auch dem in diesen Dingen sehr weitherzig denkenden Deutschen muß, wo noch einiges Empfinden für das völkisch-ursprüngliche Ethos lebt, als oberste Forderung gegenüber solcher Außenseiterei eine gewisse Zurückhaltung als Gebot gesellschaftlichen Taktes unerläßlich sein. Anstatt dessen beliebte diese Gesellschaft auch in den diskretesten Dingen ein Gebaren schroffster Herausforderung. Man muß da nicht etwa die Fälle heranziehen, wo Bauhausleute beiderlei Geschlechts irgendwo in der Natur sich nackt ‚tummelten' und dieses für so selbstverständlich hielten, daß sie sich noch nicht einmal überrascht fühlten, wenn irgendwie andere Personen auf sie stießen. Man braucht sich hier auch nicht die Anklagen zu eigen zu machen, welche sich auf die Fälle beziehen, wo solch ungewöhnlich freier Verkehr beiderlei Geschlechts für den weiblichen Teil schließlich zur Mutterschaft führte. Aber ich muß es als Ausfluß eines völlig verwahrlosten Empfindens und zwar als einen Niederschlag der destruktiven Lehr- und Erziehungsmethoden des Bauhauses geißeln, wenn solche Mutterschaft dann auch noch mit allerlei Tamtam öffentlich gefeiert wird, wenn zum Beispiel in den Bauhauswerkstätten die Wiege von beteiligten Jünglingen gefertigt und dann in einer Art von Triumph zur Wohnung der Hereingefallenen gefahren wird, wie das geschehen ist. Wer sich solcher Vorkommnisse nach ihrem seelischen Niederschlage klar zu vergegenwärtigen vermag, muß jeden dringend davor warnen, einen Sohn, geschweige denn eine Tochter, dieses Institut beziehen zu lassen ..."

Mit dieser eingehenden Warnung sprach die „Weimarische Zeitung" am 13. 6. 1924 verantwortungsbewußten, deutsch-völkisch denkenden Eltern ins Gewissen. Das Bauhaus als Sündenpfuhl mit den zwangsläufigen Folgen ungewollter Schwangerschaften. Hütet eure Kinder vor diesen Umtrieben! Die Frage: „Bauhaus oder Freudenhaus?", die sich in diesem Zusammenhang aufdrängt, ist heute wie damals von Interesse und wird dennoch mit äußerster Zurückhaltung behandelt, ja geradezu als Indiskretion vermieden. Die Gründe hierfür sind vielgestaltig und liegen in der Sache selbst. Das Bauhaus wird gern als strahlende, klare Gemeinschaft junger, modern denkender Menschen gesehen, die ein rational kontrolliertes und vom Hirn aus gelenktes, quasi „funktionalistisches" Leben führen. Dahinein fügt sich das Liebesleben nur schwer. Gleichzeitig steht diesem Bild stets ein Wust von Legenden und unsere eigene Phantasie im Wege. Wie liebte man am Bauhaus? Ein Problem, weil wir uns den Bauhäusler lieber als goldene Kugel oder mechanischen Kabarettisten denn als einen Menschen aus Fleisch und Blut vorstellen. Doch so halbiert man das Bauhaus und beraubt es der schwer faßbaren, emotionalen Seite. Dieses Dilemma stellt sich jedem, der sich mit der gängigen Literatur zum Thema beschäftigt: Manifeste, Debatten, Stilisierungen – hier und da ein theoriegesättigter Aufsatz über die Bauhausgemeinschaft und ihre soziale Struktur. Damit bleiben die Gerüchte um die Schule unreflektiert im Raum stehen. Freilich ist die Überlieferungslage zu diesem delikaten Thema im Vergleich zu anderen Bereichen äußerst spärlich und beruft sich mehr oder weniger auf persönliche Erinnerungen. Dieser historische „Rückspiegel" hat die Tücke, daß er ein Wunschbild des Betrachters bedient, denn: Gespiegelte Gegenstände sind näher als sie scheinen. Man bewegt sich auf dem dünnen Eis zwischen Verklärung und den moralinsauren Tiraden der zeitgenössischen Presse. Einen Versuch lohnt es dennoch, die wenigen Fakten zu einem Bild zu fügen. Ein Abenteuer, zweifelsohne.

Den Vorwurf des Nacktbadens in der Ilm oder der Elbe mußten sich die Bauhäusler gefallen lassen. Die Frage ist nur, anhand welcher anatomischen Merkmale die in ihrer Ruhe gestörten Spaziergänger die Übeltäter ausgerechnet als Bauhäusler identifizierten. Aber keine Spitzfindigkeiten. Möglicherweise trugen die

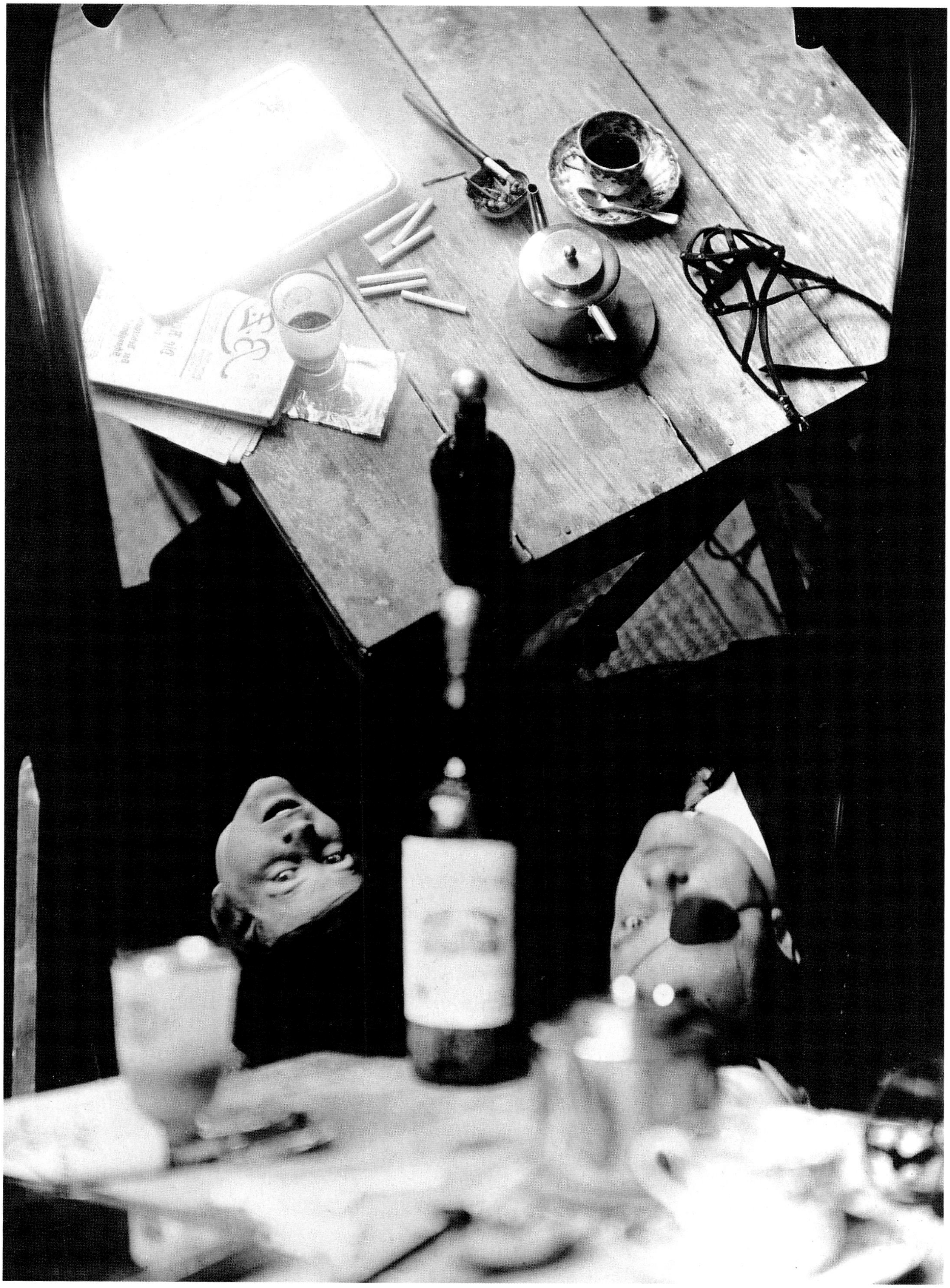

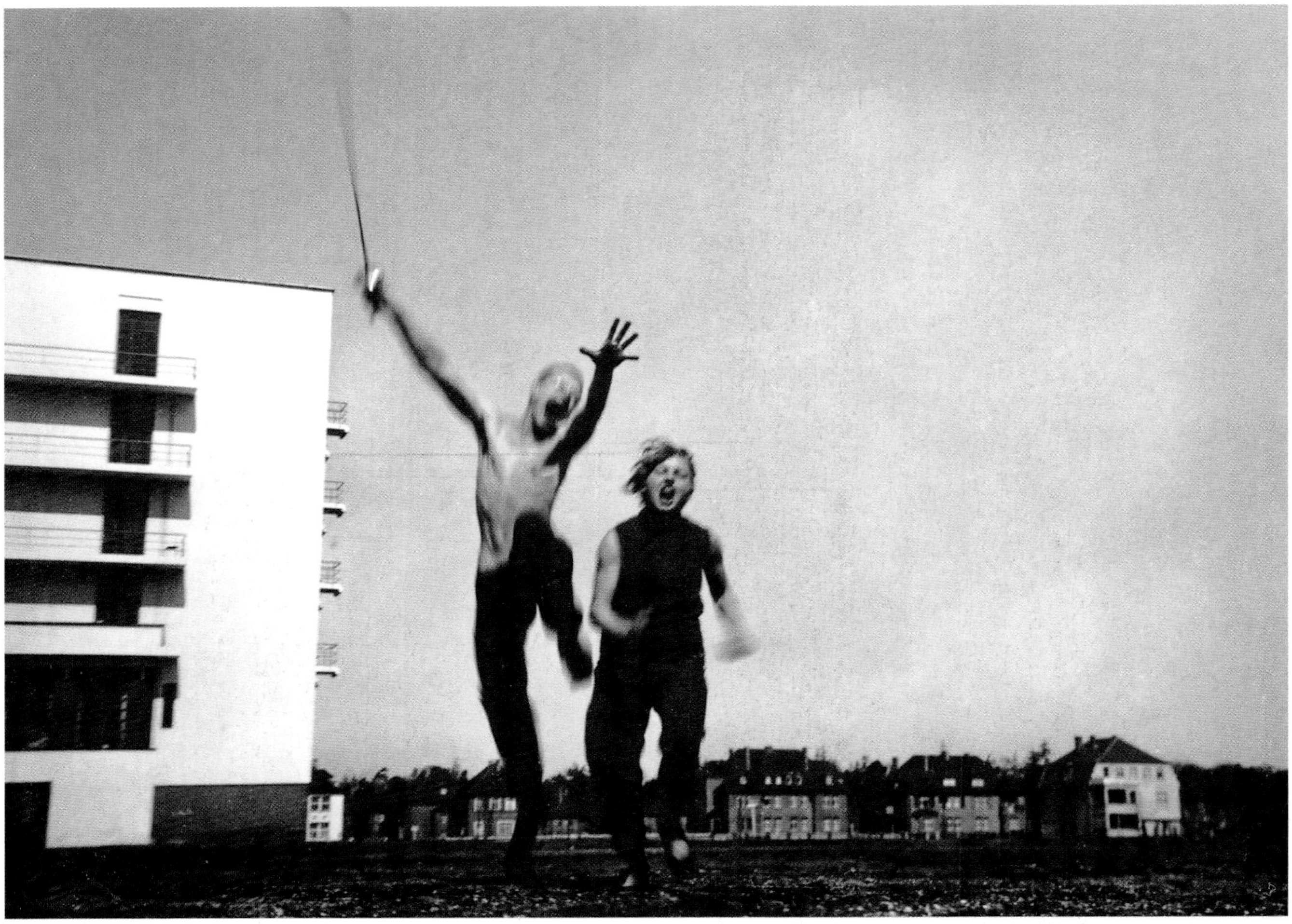

Georg Hartmann und Karla Grosch auf dem Feld vor dem Prellerhaus, Dessau. 1929, Foto von T. Lux Feininger, The J. Paul Getty Museum, Los Angeles. ● Als „Paar" Ausgelassenheit und Dynamik demonstrierend.

Blick auf die Terrasse der Bauhauskantine, Dessau. Um 1927, Foto von Irene Bayer, BHA. ● Auch dem jüngsten Menschen am Bauhaus wurde – offenbar – Kantinenessen verarbreicht. Wie die offensichtlich akzeptierte Integration des Nachwuchses durch die Gemeinschaft in den kleinen Ateliers vonstatten ging, darüber gibt es keine Berichte.

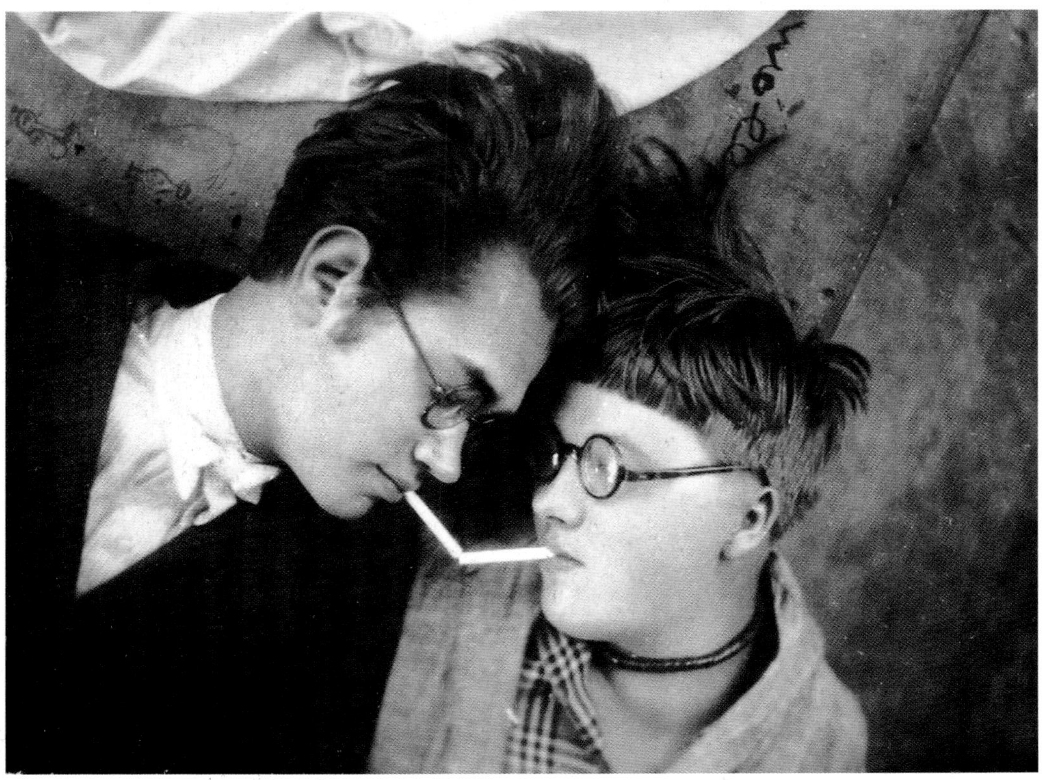

Gerhard Kadow und Elsa Franke. 1929, Fotograf unbekannt, The J. Paul Getty Museum, Los Angeles. ● Gegenseitige „Befeuerung" unter Bauhäuslern.

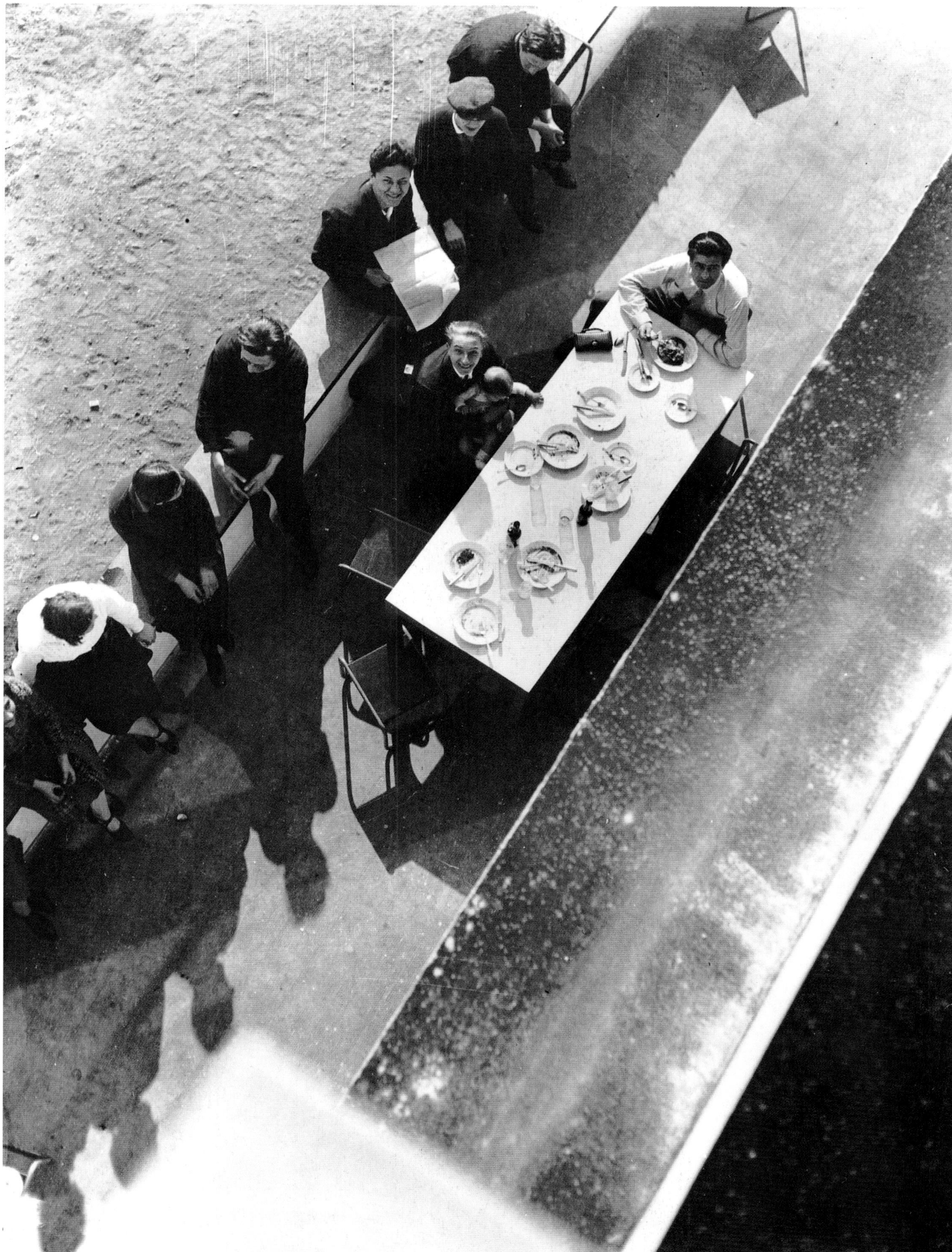

Bauhaus intim

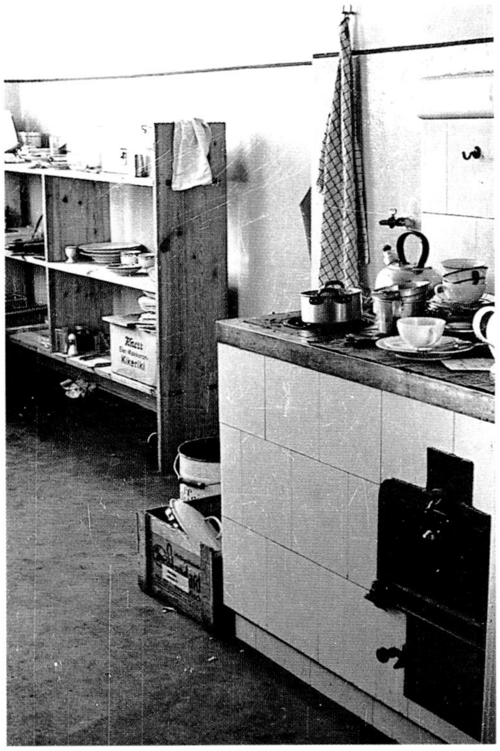

Küche in der Wohngemeinschaft Hans Keßler, Günter Conrad und Fritz Rohwer. 1932/1933, Foto von Karl Keßler, BHA. • Frühform der Wohngemeinschaft, deren Erscheinungsbild sich im Laufe des Jahrhunderts wenig geändert hat. Von Keßler selbst bezeichnet als „Küchenidyll vor dem Kampf gegen die Unordnung!"

Mädchen ja kurzes und die Jungen langes beziehungsweise gar kein Haar, und das war Beweis genug. Sich nackt und frei in der Natur zu bewegen war für Weimarer äußerst anstößig und gehörte nicht in die Klassikerstadt, sondern in das babylonische Berlin, aus dessen Sumpf der neue Direktor der einstmals so ehrwürdigen Kunstschule gekommen war, um die Jugend zu verderben. Sich erregend, vergaßen die guten Bürger völlig, daß sich die Bauhäusler bei ihren nackten Vergnügungen in bester klassischer Tradition bewegten. Schließlich – und das ist nun sicher – verschmähte auch Goethe, die Weimarer Ikone schlechthin, ein Bad in der Ilm nicht. Da uns diese Anekdote überliefert ist, muß jemand dem Schauspiel beigewohnt haben. In diesem Falle schweigt man allerdings über des Herrn Geheimrats Badekostüm und über die Frage, inwieweit sich der Beobachter ob dieser „dichterischen Freiheit" peinlich berührt fühlte.

Es ist kaum verwunderlich, daß die Weimarer Bevölkerung Anstoß am Treiben der Bauhäusler nahm, da in den frühen 20er Jahren ihre eigenen Moralbegriffe ins Wanken kamen. Zwischen Frauenwahlrecht und den Anzeigen für Mitternachtsromane wie „Mutter. Aus dem Freudenhaus in die Ehe", dessen Freigabe vom Index immerhin eine Anzeige in der Zeitung wert war, irrte der Bürger zwischen Lust und Zucht umher. Da wurde der Bauhäusler natürlich dankbar als Projektionsfläche für die eigenen dunklen und unausgelebten Phantasien benutzt. Zwischen Waschtrog und Zimmerlinde dunstete die Vorstellung vom frivolen Treiben an der Kunstschule. Die Thüringer waren ohnehin gewarnt durch verschiedene Strömungen der Jugendbewegung und ihre mitunter zweifelhaften Auswüchse. Wer wollte verlangen, die Unterschiede zwischen dem Bauhaus und der „Neuen Schar" auf der Leuchtenburg zu erkennen, von deren Fahnen genau wie von denen des Bauhauses die Losung von der Rettung der Gesellschaft durch das Handwerk in großen Lettern grüßte. Schließlich ging es ja auch nicht um die Unterschiede, denn die nackten Tatsachen sprachen hinlänglich für sich selbst. Sie allein waren der Kompaß im Chaos all der neuen, nicht zu begreifenden, nicht zu ordnenden Bewegungen im Nachkriegsdeutschland. Sittenlosigkeit oder Sittenstrenge wirkten als Kriterien für die Beurteilung eines jeden neuen, anderen Lebensentwurfs. Was für ein Skandal, als eine Bauhausschülerin ein Kind, selbstverständlich unehelich, zur Welt brachte! Dieses Geschehen unterschied das Bauhaus wohl wenig von der übrigen Gesellschaft. Allerdings schien ein Bauhauskind eine größere Schande zu sein, als Lieschen Müllers unehelicher Nachwuchs. Wie ist dieser Unterschied zu erklären? Kaum damit, daß die Bauhausschüler ungezügelt ihren Leidenschaften nachgingen und verantwortungslos wie etwa Muck Lamberty mit seiner „Neuen Schar" auf der Leuchtenburg, etwa 30 Kilometer von Weimar entfernt, an der Zeugung eines neuen Messias arbeiteten. Der Unterschied zu Lieschen Müller bestand darin, daß diese tatsächlich die Rolle der „Hereingefallenen" annahm und sich dem Wohl und Wehe der Gesellschaft, also in der Regel Ächtung oder Verheiratung mit einem mehr oder weniger wohlgesonnenen Vertreter des männlichen Geschlechts, fügte. Beim Bauhausbaby kann man wohl kaum von „hereinfallen" reden. Die Geburt eines echten Bauhauskindes wurde von den Schülern als freudiges Ereignis betrachtet und als willkommen gefeiert. Es war für sie nicht mehr und nicht weniger als die Ankunft eines neuen Erdenbürgers. War ein lebendiges Bauhauskind nicht der bessere Inhalt für eine Bauhauswiege als ein Würfel? Im Gegensatz zum üblichen Jammern und Klagen in einem solchen Fall trugen die Bauhäusler die Folgen gemeinsam und offenbar auch noch mit Freuden. Das war der eigentliche Skandal! Mag sein, daß sich in das öffentliche Bekenntnis zu diesem Kind eine Spur Provokation mischte, Trotz und Stolz auf den Umstand, sich so vehement von den moralischen Normen der Gesellschaft abzusetzen und die eigenen Vorstellungen vom Leben zur Grundlage des Handelns zu machen. Wer wollte verlangen, daß die Öffentlichkeit dies zu akzeptieren bereit war; eine Öffentlichkeit, für

Bewohner der Meisterdoppelhäuser. 1927, Veranda: Hinnerk Scheper, Natalie Meyer-Herkert, die Frau von Hannes Meyer, mit den Töchtern Claudia und Livia, Balkon der 1. Etage: Georg Muche, Lucia Moholy, Dachbalkon: Lou Scheper, Oskar Schlemmer, Fotograf unbekannt, BHA. • Es war ein enges Geflecht von Beziehungen, dem Gropius die Kolonie der Meisterhäuser widmete.

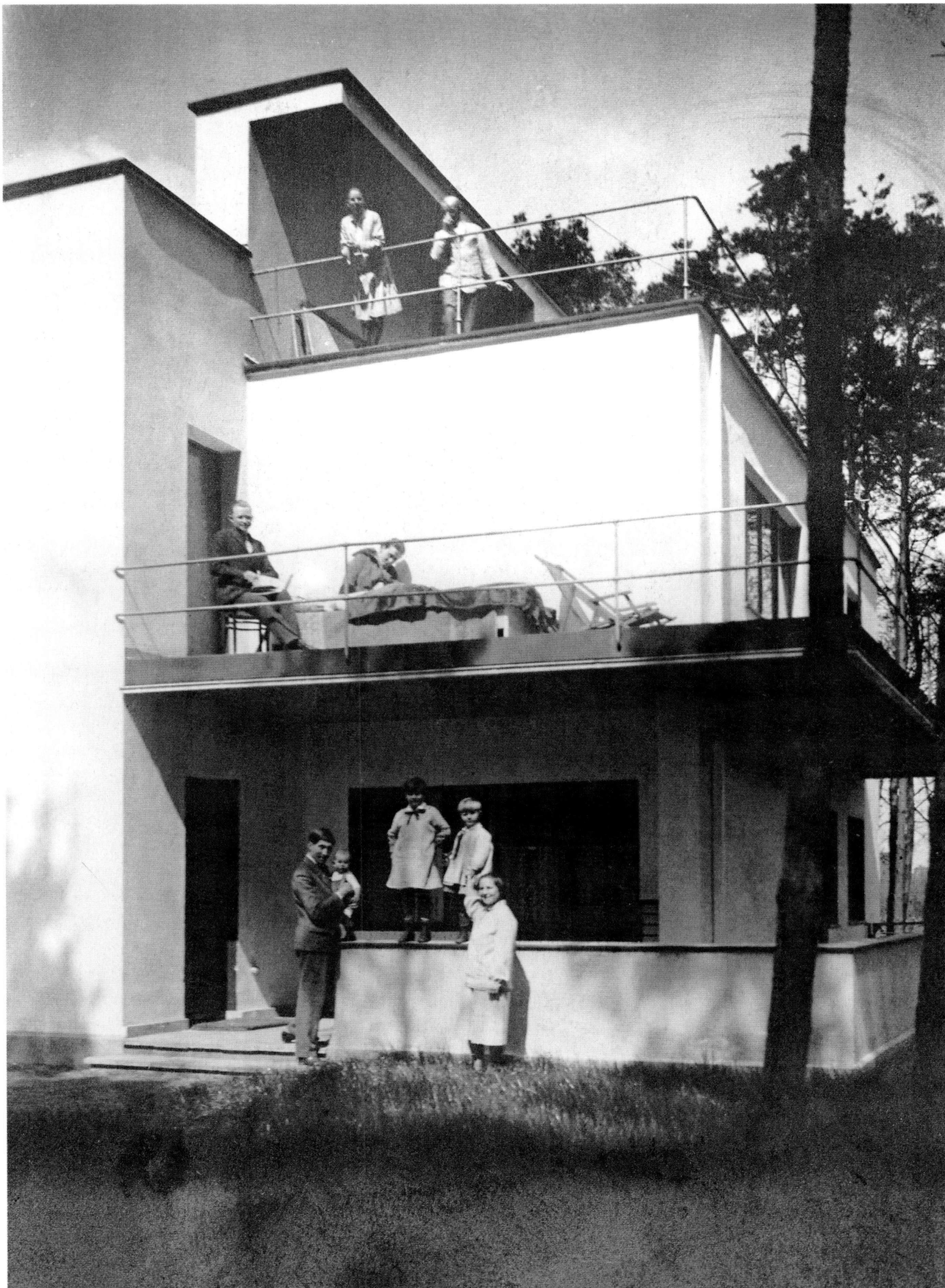

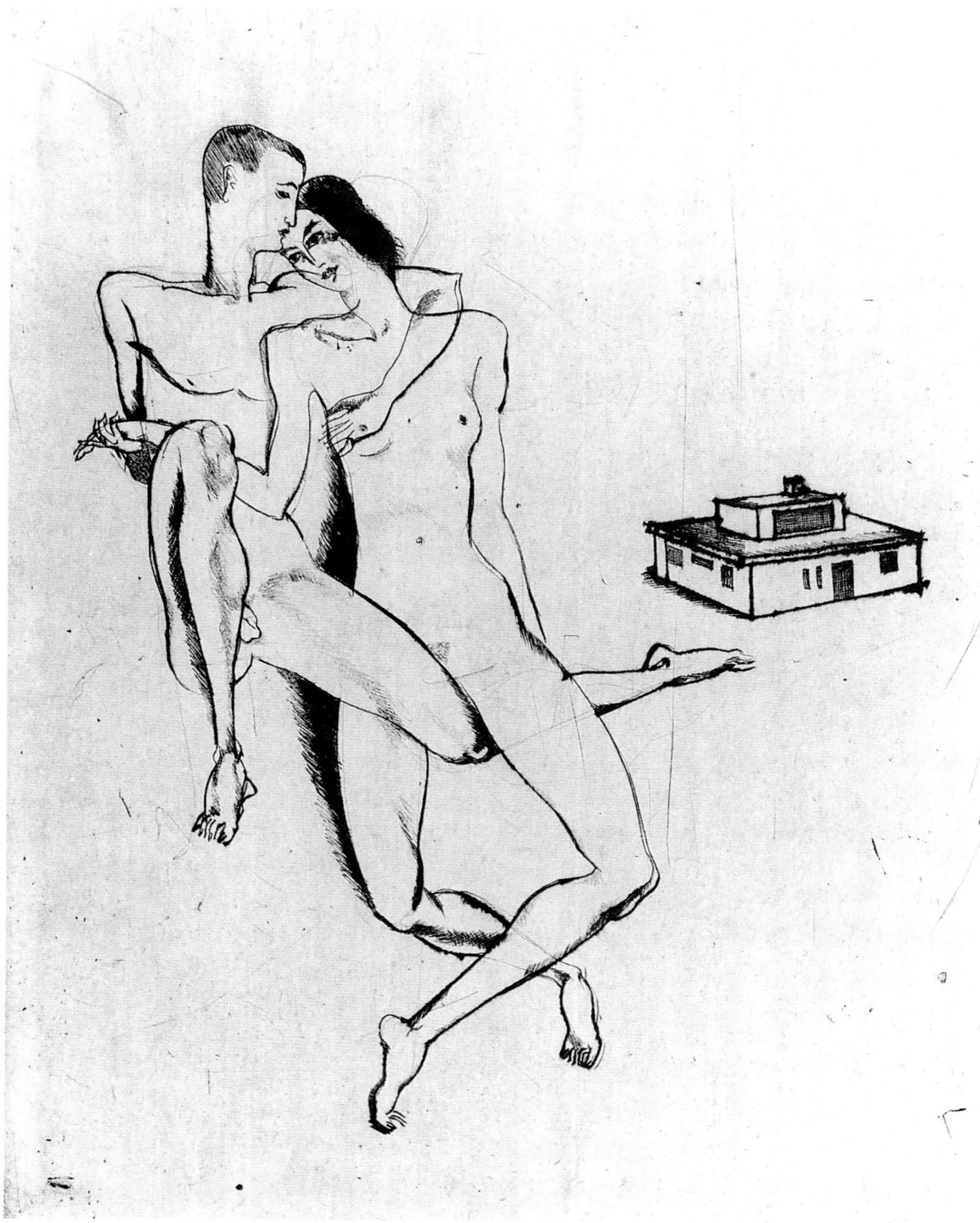

Farkas Molnár, Liebespaar vor Haus am Horn. 1923, Kaltnadelradierung, Platte: 24,8 x 19,7 cm, Blatt: 41,6 x 32,4 cm, BHA. • Molnár widmete sein Blatt Georg und El Muche, dem idealtypischen Paar vor idealtypischer Behausung – dem Versuchshaus am Horn, welches Muche für die Bauhausausstellung 1923 entworfen hatte.

die ungewollte Schwangerschaft eine Schande, einen Makel darstellte. Lieber geheimniste man in das Bauhaus alle nur erdenklichen Phantasien hinein. Dabei passierte dort nichts anderes als in der übrigen Welt, nur eben nicht hinter der Milchglasscheibe einer bürgerlichen Scheinmoral. Ein bauhausspezifisches Liebesleben, das sich anders gestaltete, als bei der Spezies Mensch üblich, hat es sicher nicht gegeben. Die Bauhäusler pflegten untereinander lediglich einen freien, toleranten Umgang. Damit entsprach der Bauhäusler dem viel beschworenen Ideal des „neuen Menschen". Toleranz gehörte zu jenen Freiheiten, die sich ein junger Mensch nahm, wenn er von sich behauptete, Bauhäusler zu sein. So liest man in einem Aufnahmegesuch von 1920 folgende Sätze: „Seit Ende September dieses Jahres habe ich die behördliche Genehmigung, Männerkleidung tragen zu dürfen, von welcher Erlaubnis ich jetzt Gebrauch mache. Johanna Voelcker, genannt Hans Voelcker." (Thüringisches Hauptstaatsarchiv Weimar, Staatliches Bauhaus Nr. 156, Blatt 152) Man darf daneben nicht aus den Augen verlieren, daß es nicht nur solche mutigen Bekenntnisse zur eigenen Lust, zu ihren Folgen oder einfach zum Anderssein gab, sondern auch gutbürgerliche Verlobungs- und Hochzeitsanzeigen von Bauhäuslern. Dieser Entwurf fügte sich ebenfalls in das Leben am Bauhaus und galt keineswegs als verpönt. Darüber schwieg die Gerüchteküche allerdings und kolportierte lieber pauschal vorgebliche Zügellosigkeiten. Ein einheitlicher Lebensentwurf mit Verbindlichkeit für den einzelnen wurde zu keiner Zeit des Bestehens der Schule formuliert. Es entwickelte sich vielmehr im Laufe der Jahre eine lebendig funktionierende, pluralistische Gemeinschaft.

Das Geschlechterverhältnis an der Schule war über die Jahre ihrer Existenz hinweg ausgewogen. Das ist allerdings als Ausnahme zu betrachten. Wer, durch Gropius' Programm angelockt, nach Weimar oder Dessau kam, unterschied sich mit Sicherheit vom akademischen Kunststudenten und wollte mehr, als die Kunst zu erneuern. So ist es nicht ungewöhnlich, daß sich Bauhäusler beiderlei Geschlechts fanden, ein gemeinsames Leben nach eigenen Vorstellungen bauten, möglicherweise auch daran scheiterten und einen neuen Versuch wagten. Die charismatische Erscheinung von Künstlern wie Itten, Gropius und Meyer brachte natürlich

Walter und Ise Gropius mit Gästen auf der Dachterrasse ihres Meisterhauses. Um 1926/1927, Fotograf unbekannt, BHA. ● Auch der Bauhausgründer gab sich leger, wenn auch geschützt vor neugierigen Blicken durch einen terrassenumspannenden Parasol.

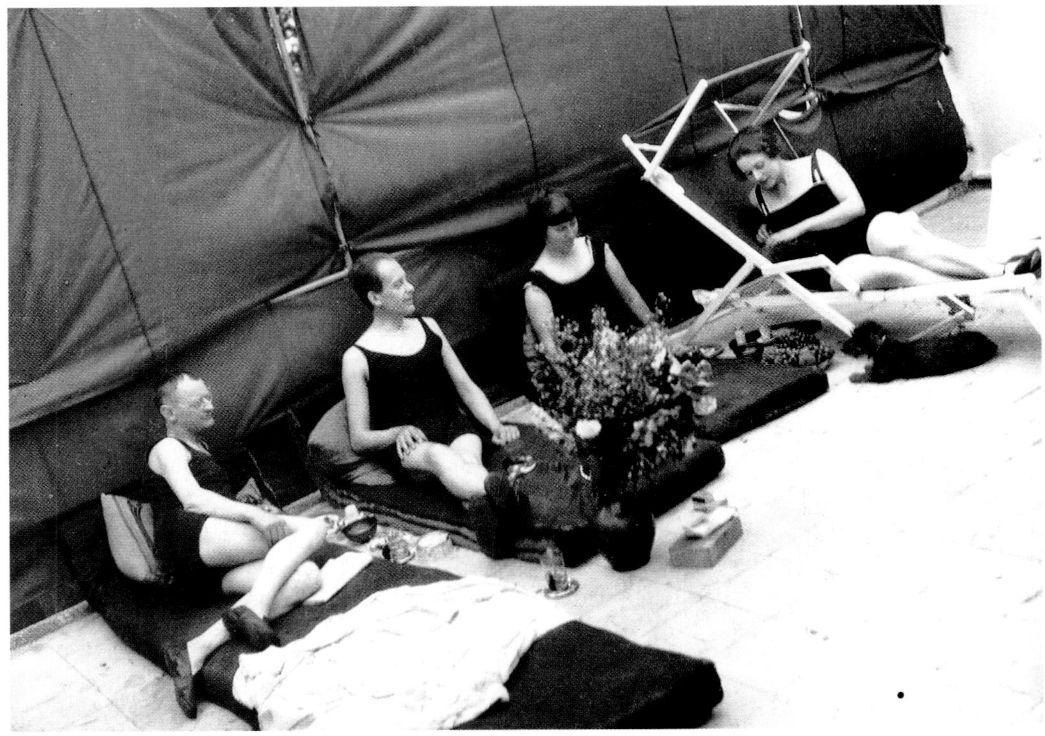

Herbert Bayer und Xanti Schawinsky am Strand, Südfrankreich. 1928, Foto von Irene Bayer, Getty Research Institute, Research Library. ● Die enge Männerfreundschaft der beiden ehemaligen Bauhäusler hatte auch gemeinsame künstlerische Interessen zur Grundlage, nicht zuletzt an Ise Gropius, und sie wurde bis in die amerikanische Emigrationszeit fortgesetzt.

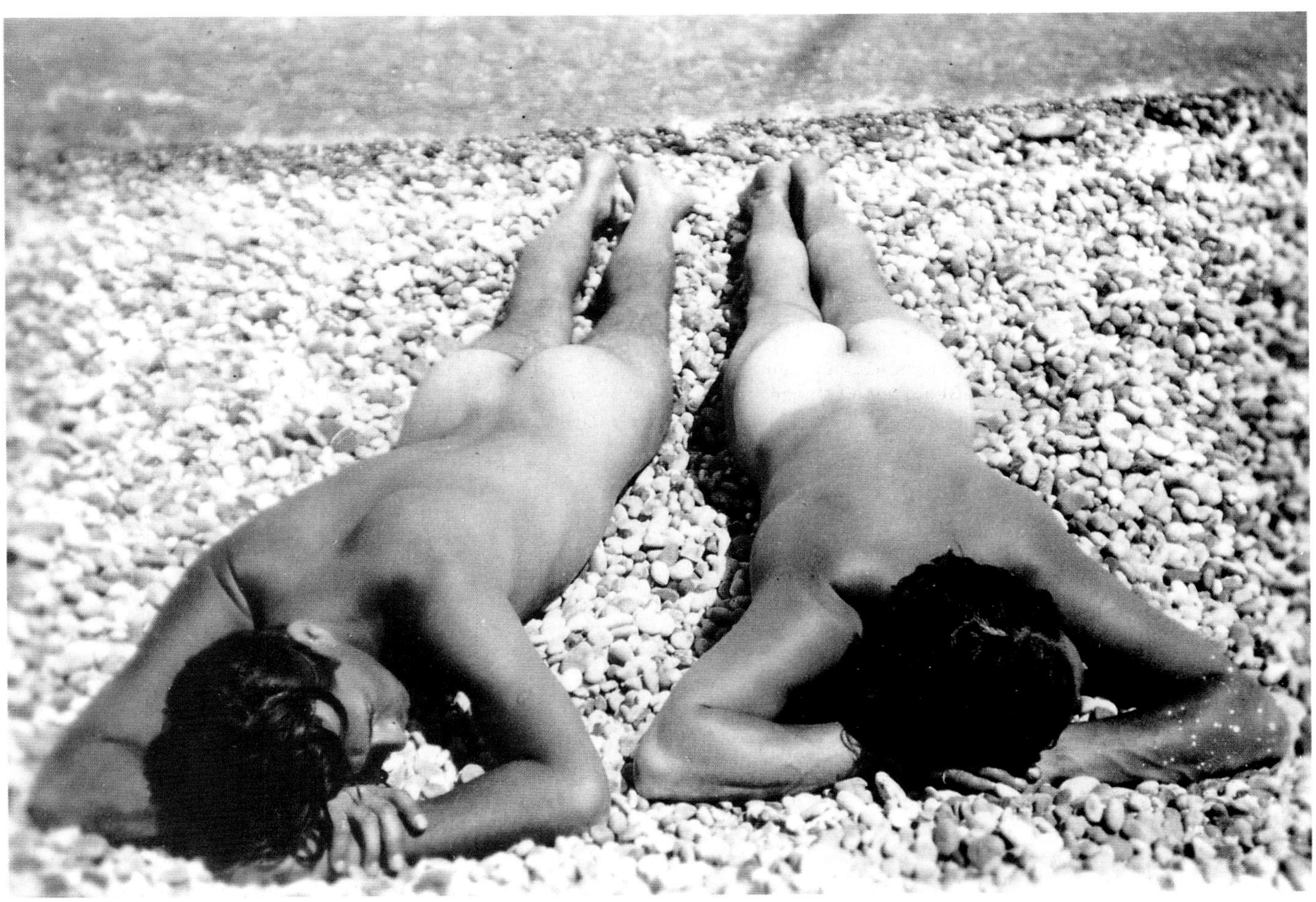

manch junge Frau ins Schwärmen. Da konnte es schon zu provozierten Ohnmachtsanfällen in Ittens Gegenwart kommen, die allerdings von Gertrud Grunow in ihrer unnachahmlich direkten Art sofort und dauerhaft kuriert wurden. Hier zeigte sich, daß die Bauhausgemeinschaft über Regulative verfügte, die geeignet waren, Exzesse zu verhindern. Das brachte den Spießer um seine Sensationen! Doch wo ist die Sensation, wo das Verruchte, wenn sich junge Menschen gleicher Gesinnung lieben?

Über den Mangel an Details half sich die Öffentlichkeit mit der Verbreitung übler Gerüchte hinweg, deren Wahrheitsgehalt äußerst zweifelhaft und meist widerlegt ist. Besonders Walter Gropius hatte unter verstiegenen moralischen Vorwürfen zu leiden. Die Assoziationskette, welche die konservative Presse dem Leser andiente, lautete: Expressionismus – Bolschewismus – Geisteskrankheit – Perversion – Untergang. Da ließ sich der Spartakistenführer so mühelos einreihen wie der expressionistische Künstler. Das Ergebnis war immer das Ende des deutschen Kulturvolkes, der Schuldige in dieser Reihe nach Wunsch zu wählen und der Begriff „Bauhaus" nach Tagesbedarf mit Irrenhaus, Freudenhaus oder kommunistischer Parteizentrale austauschbar. Natürlich kamen die Schüler mit ihren eigenen Geschichten und Biografien an das Bauhaus. Natürlich brachten sie Vorstellungen unterschiedlichster Couleurs von einer neuen Gesellschaft und einem neu zu gestaltenden Leben mit, und natürlich bot das Bauhaus mit seinem Programm den Boden dafür, Lebensentwürfe, auch solche, die sich vom bourgeoisen Ideal deutlich unterschieden, zu verwirklichen. Eines muß klar gesagt werden: Ein Kloster ist das Bauhaus sicher nicht

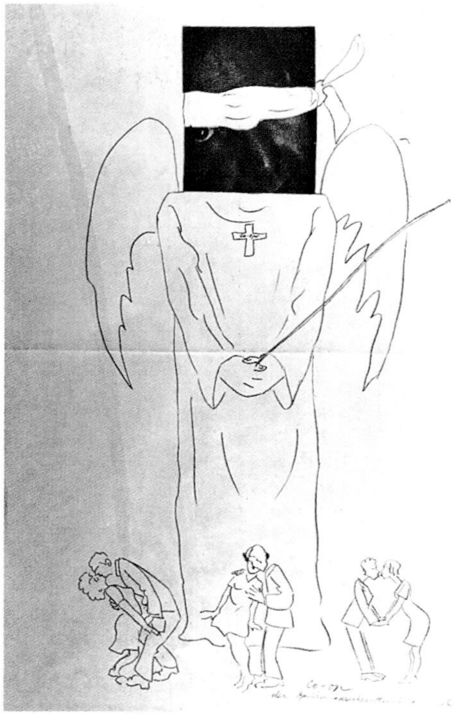

Ernst Kallai, co-op, der Bauhausverkehrssittenschutzengel (Karikatur auf Hannes Meyer). Um 1930, Foto einer Collage (Porträtfoto von Lotte Beese), BHA. ● Diese böse Karikatur weist Meyer als Sittenwächter im Gewand der Justizia aus, wiewohl aus dessen nicht immer nur pädagogischen Kontakten zur weiblichen Studentenschaft eine Frucht namens „Peter" hervorging.

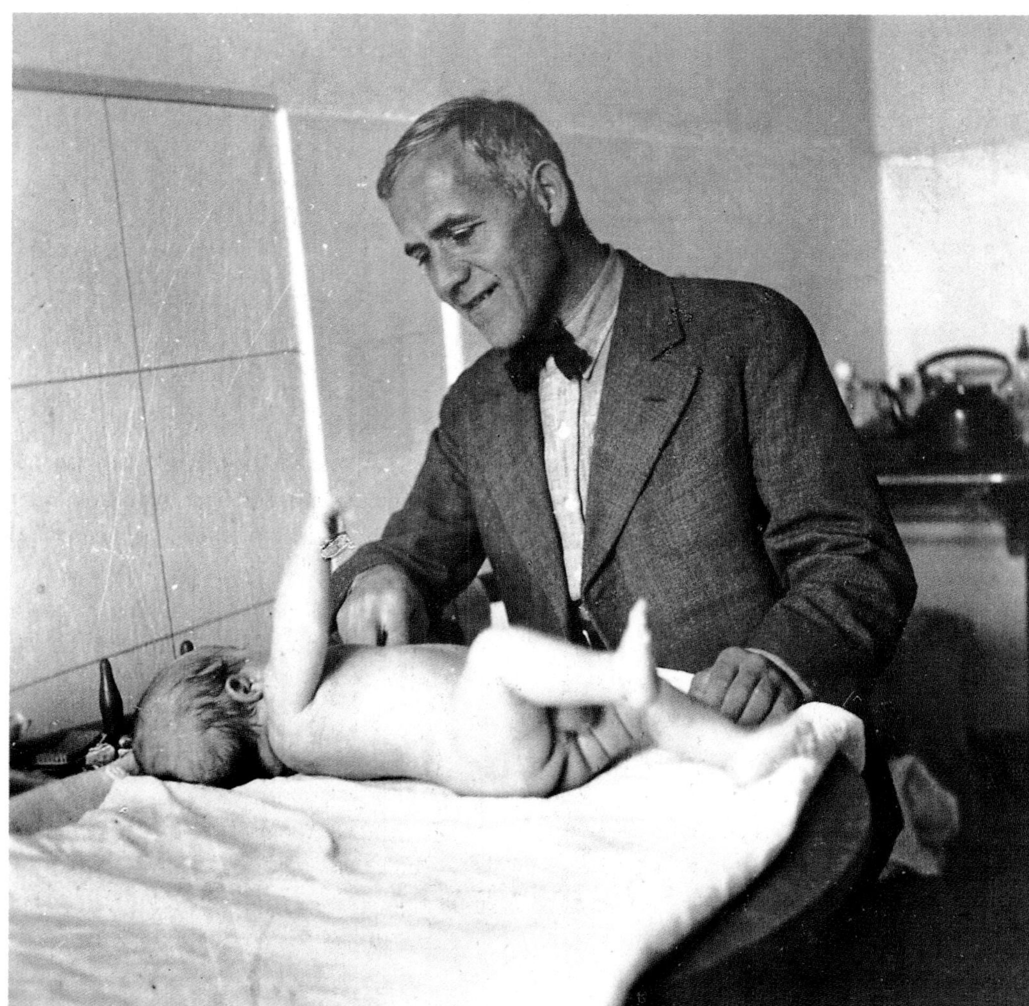

Hannes Meyer und sein Sohn Peter. Um 1930, Foto von Lotte Beese, Getty Research Institute, Research Library. ● Die neue Freundin Meyers akzeptierte offenbar durchaus dessen längst „vor ihr" begonnene Vaterrolle.

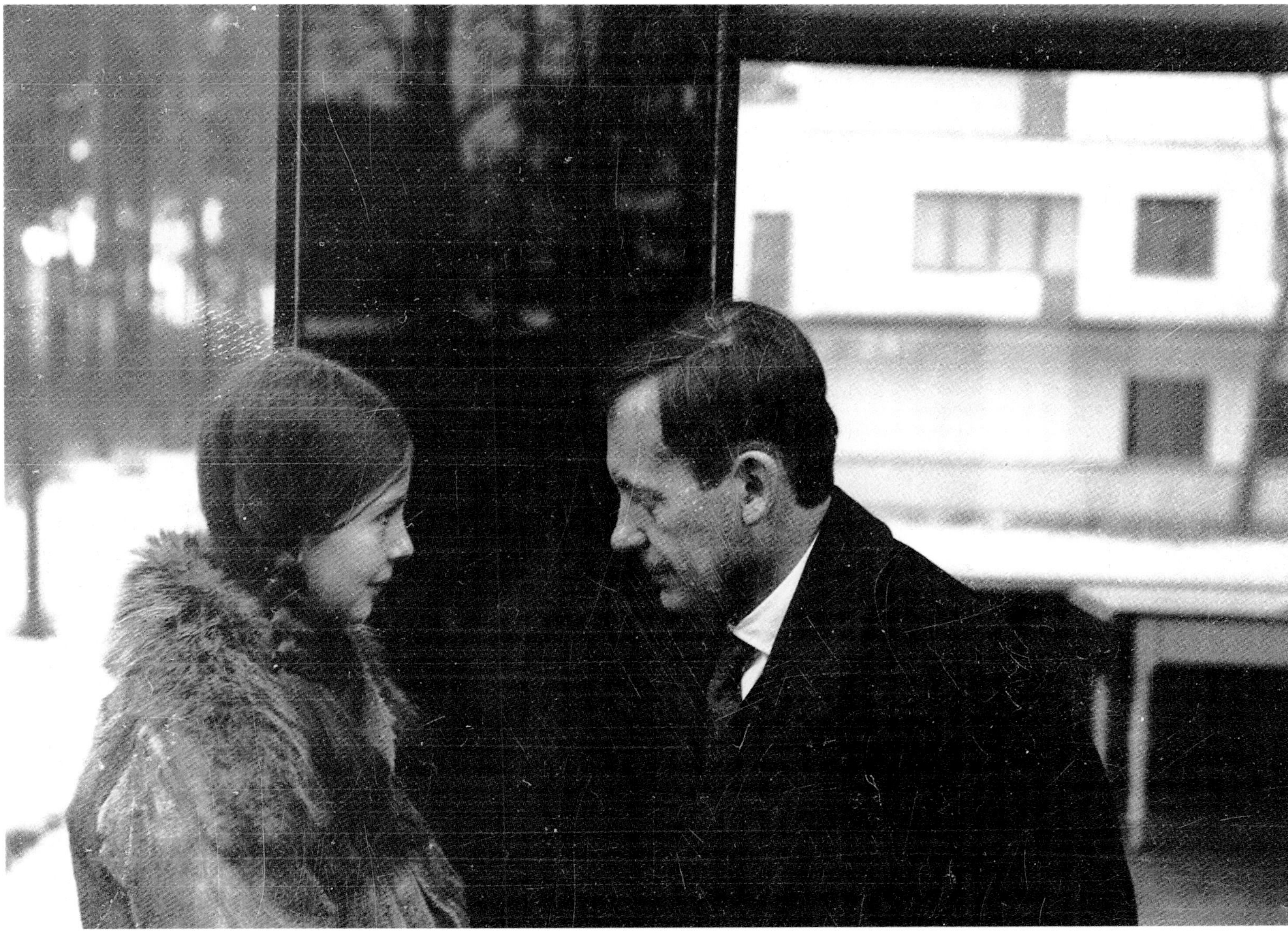

gewesen, aber – und dies sei ebenso deutlich ausgesprochen – bei weitem auch kein Freudenhaus.
Einen Blick auf die Gestaltung der Lebensumstände nach den Ideen des Bauhauses erlaubt uns das Musterhaus am Horn, welches 1923 errichtet wurde. Dieses Haus war kaum geschaffen für das Leben einer Kommune und wenig geeignet für Haremsverhältnisse. Tragend blieb hier das Ideal der bürgerlichen Familie, was auch kaum erstaunt: Nachdem im Nachkriegsdeutschland alle Werte der Gesellschaft ins Wanken geraten waren, hielt man am Traum vom privaten Glück fest. Im Haus am Horn wurde allerdings den individuellen Bedürfnissen aller Familienmitglieder Raum gegeben. Das eigentliche Zusammenleben spielte sich in einem großen zentralen Raum ab, neben dem die privaten Zimmer dem einzelnen Rückzugsmöglichkeiten boten. Die Idee einer Bauhaussiedlung, bestehend aus einzelnen Häusern für je eine Familie, macht deutlich, daß die Gemeinschaft keineswegs Priorität gegenüber der Familie genoß, sich diese aber in ihr gut aufgehoben fühlen sollte. Das war der Unterschied zur bestehenden Gesellschaft. In dieses Ideal fügten sich die Bedürfnisse von Kindern, welche eine wichtige Rolle in allen Überlegungen des Bauhauses spielten. So setzten sich Bauhäusler seit Gründung der Schule mit der kindgerechten Gestaltung von Möbeln und Spielsachen auseinander. Eine Vorstellung vom „Neuen Menschen", dem idealen Bewohner eines solchen Hauses, vermittelt die Radierung „Georg und El Muche" von Farkas Molnár aus dem Jahre 1923, die ausgesprochen erotische Darstellung eines nackten Liebespaares vor dem Hintergrund des

Manon und Walter Gropius auf der Terrasse des Dessauer Meisterhauses. 1926/1927, Foto von Ise Gropius (?), BHA. ● Gropius' Tochter aus seiner Ehe mit Alma Mahler bei einem ihrer Besuche in Dessau.

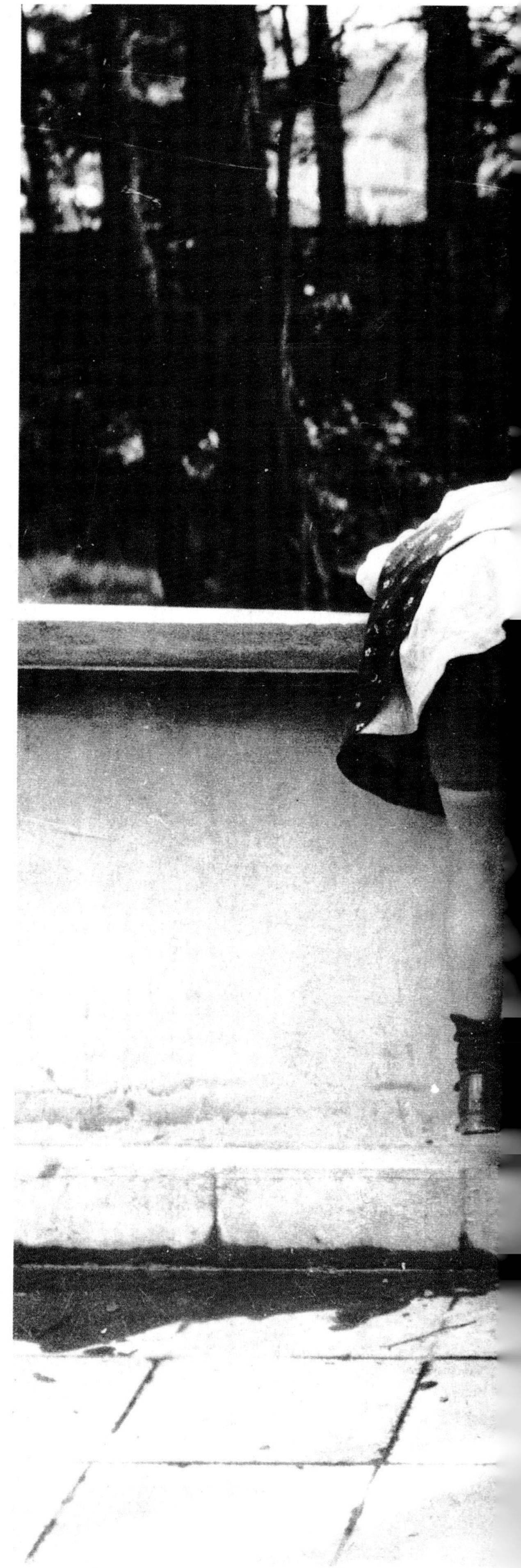

Meisterkinder auf der Balustrade eines Meisterhauses (Kinder von Schlemmer und Scheper). Um 1927, Foto von Ise Gropius (?), BHA. • Kinder, die aus Bauhausehen und anderen Beziehungen hervorgegangen waren, spielten in dem Leben, das in allen Facetten „neu gesehen“ und fotografisch dokumentiert wurde, als Motiv eine erstaunlich geringe Rolle.

Ausstellungshauses. Hier vergnügt sich kein wilder Lüstling mit einer sich anbietenden Bauhausschülerin, sondern zwei junge, schöne Menschen bauen an ihrem Haus. Das war die alternative Vorstellung von Liebe, von Zukunft. Das Ideal der Bauhausfamilie nahm eine eigendynamische Entwicklung, die insbesondere anhand der starken Integration des Lebens der Meisterfamilien in das soziale Gefüge am Bauhaus erkennbar wird. So waren diese Familienmitglieder mehr Bauhäusler als Weimarer oder Dessauer Bürger. Man nahm ebenso Anteil an der Geburt von Schlemmers Töchtern, wie um das gemeinsame Kind von Hannes Meyer und der Studierenden Lotte Beese kein Geheimnis gemacht wurde. In der Dessauer Zeit bekam das Bauhaus eher noch als in Weimar Gelegenheit, seinen Ideen Form und Gestalt zu verleihen. Vom gründerzeitlichen Weimarer Mief befreit, lebte man dort ein befreites Bauhaus.

Das Dessauer Prellerhaus wurde das Zuhause vieler Studierender und Zentrum einer toleranten Gemeinschaft. Kinder und Jugendliche wie Felix Klee, die in diesem Umfeld aufwuchsen, waren freier als die innerhalb enger gesellschaftlicher Konventionen erzogenen Gleichaltrigen. Sicher fiel es auch deshalb Manon Gropius während eines Besuchs bei ihrem Vater in Dessau so schwer, mit den „Bauhauskindern“ zurechtzukommen. In ihrer Heimatstadt Wien genoß die damals Elfjährige eine großbürgerliche Erziehung, umgeben von Hauslehrern und einer Gouvernante. Die Kinder der Bauhausmeister machten der Tochter des Leiters Höflichkeitsbesuche, ohne daß sich Freundschaften entwickelten. Zu groß waren die Gegensätze zwischen Konvention und Freiheit. Um einem sich hier eventuell einstellenden Irrtum gleich vorzubeugen: Das Bauhaus hat die antiautoritäre Erziehung nicht erfunden. In welchem Maße sich ein Bauhauskind der Konvention zu beugen hatte, wurde ausschließlich von den Gepflogenheiten innerhalb der Familien bestimmt. Der dem Bauhaus von uns Spätgeborenen gern nachgesagte große Kollektivismus und gesamterzieherische Ansatz findet kaum Bestätigung.

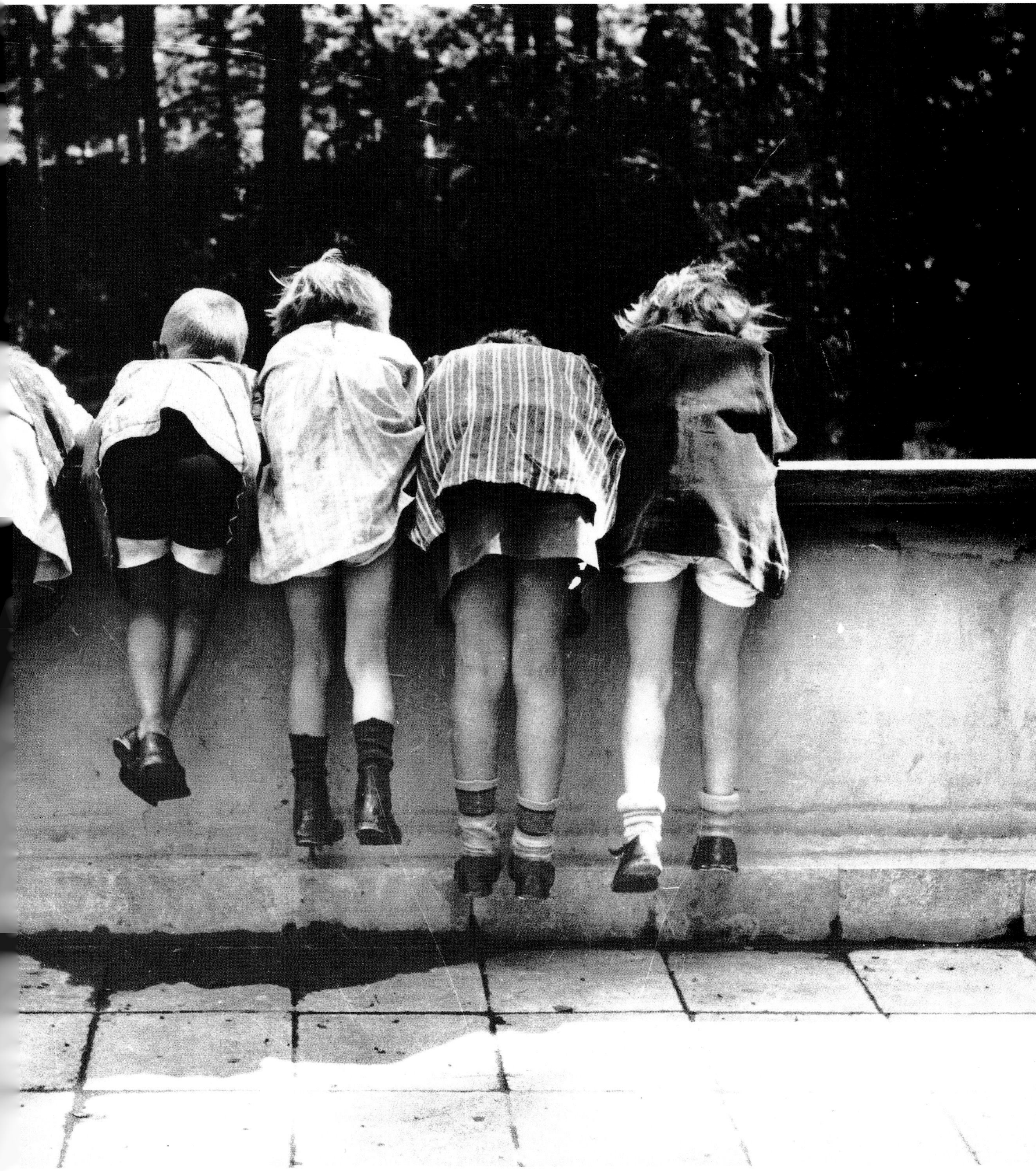

Mazdaznan am Bauhaus – der Künstler als Heilsbringer

Norbert M. Schmitz

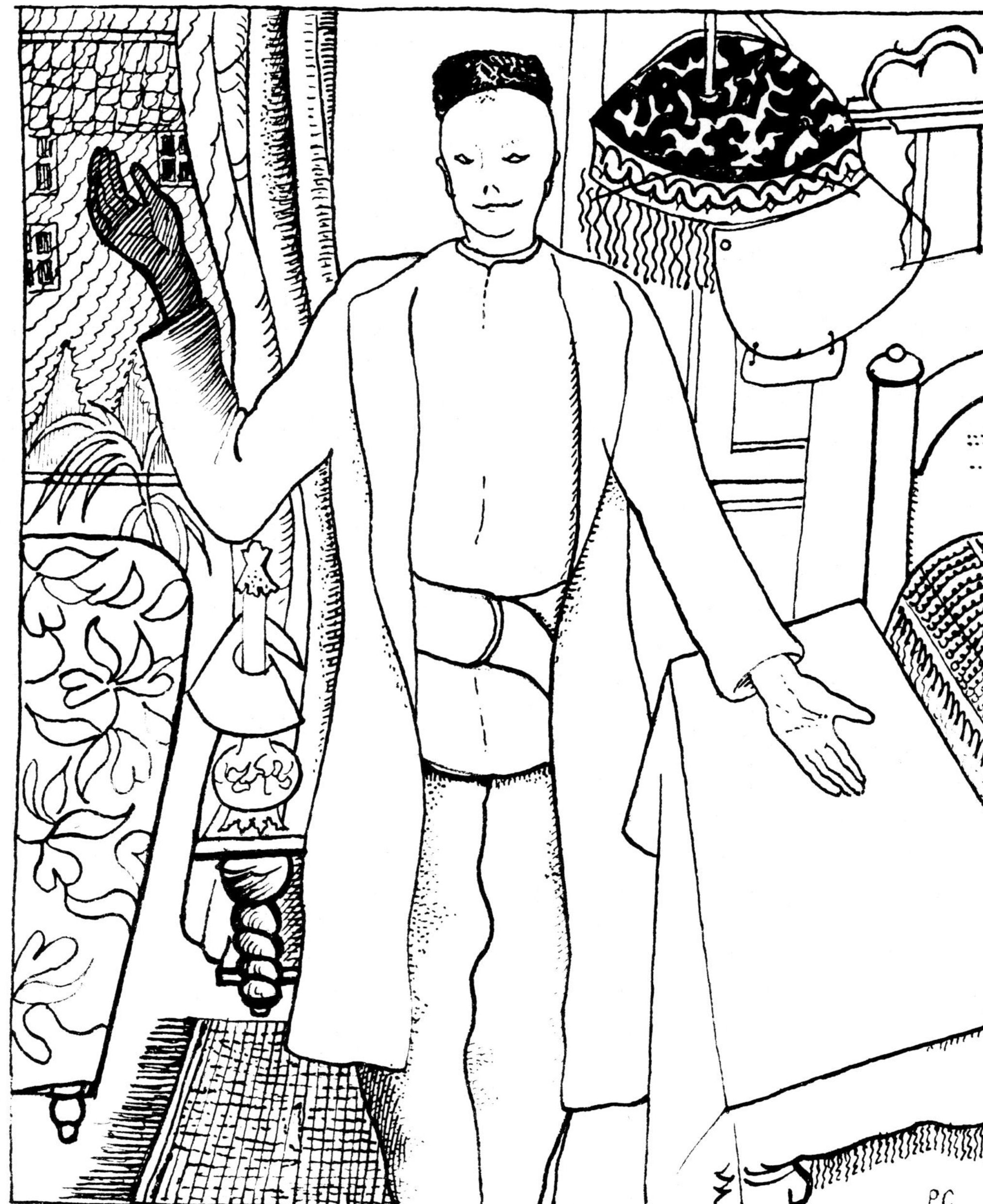

Paul Citroën, Georg Muche in Bauhaustracht. 1921, Feder über Graphit auf Papier, 14,5 x 12,0 cm, KW. ● Itten und Muche führten mit ihrer Lehrtätigkeit Mazdaznan am Bauhaus ein, eine Weltanschauung, die religions- und philosophieübergreifend sein wollte. Das Wort bedeutet „Meister des Gottesgedankens" oder „Der gute Gedanke, der alle Dinge zum Besten meistert". Zur weinroten klösterlichen Tracht trug man das Haar kurzgeschoren oder einen kahlrasierten Schädel.

Paul Citroëns Schilderung der „Erscheinung" Johannes Ittens mutet wie der Extrakt einer mittelalterlichen Heiligenlegende an. Von ihm „strahlte etwas Dämonisches aus. Er war als Meister innigst verehrt oder aber, von seinen Gegnern, deren es eine ganze Menge gab, ebenso gehaßt. Ignorieren konnte man ihn jedenfalls nicht. Für uns, die wir dem Mazdaznanzirkel angehörten – eine Sondergemeinschaft innerhalb der Schülerschaft –, umgab Itten ein ganz besonderer Nimbus. Man konnte sich ihm beinah nur flüsternd nahen, unsere Ehrfurcht war gewaltig, und wir waren stets ganz entzückt und erheitert, wenn er sich im Umgang mit uns gemütlich und unbefangen gab." (Mazdaznan im Bauhaus. In: Bauhaus und Bauhäusler, hrsg. von Eckhard Neumann, Bern 1971, S. 34) 1906 kam Itten erstmals in Kontakt mit der Mazdaznanlehre, 1920 besuchte er zusammen mit Georg Muche von Weimar aus einen Mazdaznankongreß in Leipzig, um sich nach seinem Abschied vom Bauhaus für geraume Zeit der Mazdaznan-Tempelgemeinschaft in Herrliberg bei Zürich anzuschließen. 1926 verwahrte er sich gegen den Vorwurf der Sektiererei und meinte, „daß Mazdaznan keine Sekte oder Gesellschaft oder irgendwelche äußere Organisation ist, sondern ... ein Lehr- und Erziehungssystem darstellt, dessen Ziel die Grunderhaltung und die höhere Entwicklung des Menschen ist." (Johannes Itten, Mazdaznan. In: ders. Werke und Schriften, hersg. von Willy Rotzler, Zürich 1972, S. 229) Immerhin trieb er den esoterischen Kultus auch am Bauhaus so weit, daß es selbst für den liberalen Gropius untragbar schien. Es kam nicht nur zur Ausbildung eines auch äußerlich an eigener Kleidung erkennbaren Zirkels mit allerlei Zusammenkünften und Gottesdiensten, sondern manches spricht dafür, daß die Anhänger dieser Sekte durchaus versuchten, die Lehre weit über Atemübungen und vegetarisches Essen hinaus für das ganze Bauhaus verbindlich zu machen. Natürlich spiegelt sich in den Auseinandersetzungen auch der persönliche und sachliche Konflikt zwischen Gropius und Itten, zumal dieser als Meister zahlloser Werkstätten und des Vorkurses zeitweise das ganze Bauhaus zu dominieren begann. Doch ging es um mehr als um Machtkämpfe. Interessanter ist die Frage, was diese heute gänzlich vergessene Sekte, die unter anderem auch einige rassistische Spekulationen über die Arier und die Vorzüge des weißen Mannes verbreitete, damals so anziehend machte. Vordergründig war es zunächst die eigenartige Atem- und Ernährungslehre des Sektengründers Hanish, die Itten faszinierte. Deren Knoblauchküche – die zeitweise zum Maß aller Dinge für die Bauhauskantine wurde – war bald Anlaß zu mancher Polemik. Doch um genauer zu verstehen, wie eine solch abstruse Lehre eine Institution wie das Bauhaus als vermeintliche Kaderschmiede der Moderne wenigstens zeitweise prägen konnte, muß man sich der Mühe unterziehen, sich deren Theologie genauer vor Augen zu führen.

Die Mazdaznan-Lehre wurde von einem gewissen Otoman Zar-Adusht Hanish gestiftet. Angeblich als Deutsch-Russe in Teheran geboren, verbringt er – so will es die Heiligenlegende – seine Jugend in einem zarathustrischen Orden in Tibet. Seit 1926 predigt er in den USA und später auch in Europa. Ab 1907 begann sich die Lehre im deutschen Raum zu verbreiten, seit 1915 gab es Logen in zahlreichen größeren deutschen Städten. Von seinen Jüngern auf eine Stufe mit Jesus und Zarathustra erhoben, stirbt er 1936 in Los Angeles. Die Brockhaus-Redaktion korrigiert den exotisch anmutenden Lebenslauf mit prosaischen Angaben zur Geburt: Nicht im fernen Wunderlande Persien, sondern in Posen erblickte er am 19.12.1854 das Licht der Welt. Im übrigen ist Tibet ein buddhistisch-lamaistisch geprägtes Land, in dem man bis dahin von solch obskuren Propheten noch wenig gehört hatte.

Grundlegend für diese synkretistische Anschauung ist nun, ähnlich wie in der damals auch in Künstlerkreisen populären Theosophie, die Vorstellung einer ursprünglichen Universalreligion. Das „ist das aus Uroffenbarung

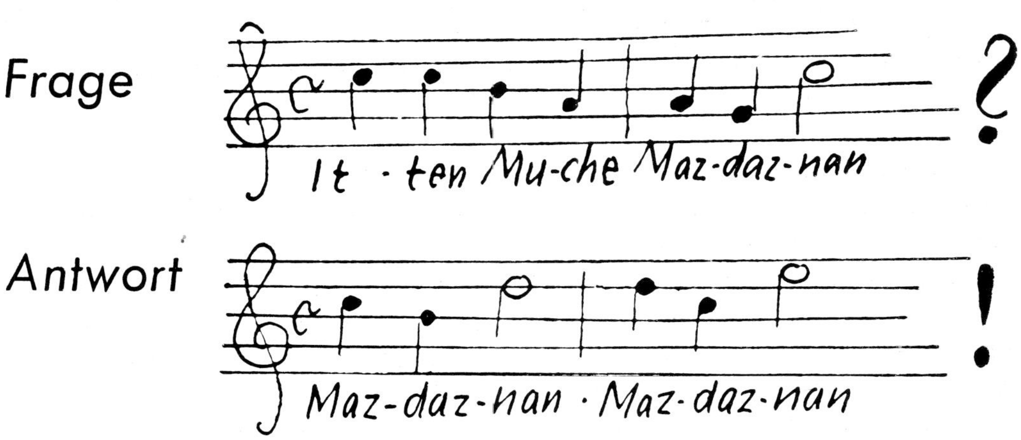
Frage
It · ten Mu-che Maz-daz-nan
?
Antwort
Maz-daz-nan · Maz-daz-nan
!

Bauhaus-Erkennungspfiff. Abb. aus „Bauhaus 1919–1928", Katalog des MOMA, NYC, BHA. • Itten hatte durch seine Entwicklung des Vorkurses und seine anfängliche Leitung nahezu aller Werkstätten im Sinne der Mazdaznan-Lehre enormen Einfluß auf Organisation und Lehre am Bauhaus, so daß die Schule von vielen Beobachtern mit Mazdaznan identifiziert wurde.

entsprungene und zu einem großen System entfaltete Wissen um den Ursprung der Welt, die Stufenfolge ihres Aufstiegs, die göttlichen Gesetze ihrer Entwicklung ..." (K. H. Hutten, Seher, Grübler, Enthusiasten, 1962, S. 89) Nach der Lehre des Zoroastrismus wird die Welt von zwei Urwesen beherrscht, von dem höchsten Gott Ahura-Mazda und seinem Widersacher Ahriman, dem bösen Geist. Die Lehre vom Hell-Dunkel oder umfassender: die Lehre von Kontrast und Polarität prägte denn auch die allgemeine Gestaltungslehre Ittens, insbesondere die Hell-Dunkel-Analysen. Der Bauhausunterricht erhielt hier ein religiöses Fundament. Otoman Zar-Adusht Hanish betont das Wesen der Polarität: „Alle Gesetze des Weltalls, alle Wahrheiten der Unsterblichkeit beruhen auf der Dualität, der Zweiheit, der Gegensätzlichkeit, der Unterschiedlichkeit." (Otoman Zar-Adusht Hanish, Mazdaznan-Denklehre. Meister-Vorträge, Leipzig 1924, Bd. 2, S. 13) Die menschliche Seele strebt, mit dem Reich des Irdischen verwoben, nach Erlösung, welche immer Selbsterlösung im Sinne des Erreichens der Freiheit von Begierden und Leidenschaften ist. Dem Künstler kommt dabei eine prominente Rolle zu: „Die Aufgabe, irdische Vorbilder geistiger oder körperlicher Vollkommenheit darzustellen oder solche Eigenschaften im Menschen zu entfalten, dadurch Nacheiferung für das Edle und Schöne zu wecken und die Erinnerung daran wachzuhalten." (ebenda, Bd. 1, Anhang: Die Botschaft der weißen Rasse, Punkt 18) Genau dieser zentrale Punkt erklärt die hohe Affinität der künstlerischen Avantgarden seit dem Ende des 19. Jahrhunderts vom Symbolismus bis hin zur „gegenstandslosen Welt" eines Malewitsch zu mystisch-okkulten Spekulationen. Es ist die Behauptung der außerordentlichen Stellung von Künstler und Kunstwerk. Das Weltheilungskonzept solchen Sektierertums versprach dem Künstler nicht nur die selbsttherapeutische Heilung von den Zwängen der modernen Zivilisation. Vor allem wurde er, eben erst aus dem Diskurs der Wissenschaften und Philosophie ausgegrenzt und damit gesellschaftlich an den Rand gedrückt, zum zentralen Deuter und Mittler ewiger und verborgener Wahrheiten. Die Faszination gerade einer so abseitigen esoterischen Geheimlehre erklärt sich vornehmlich aus ihrer Exklusivität, die dem Künstler die

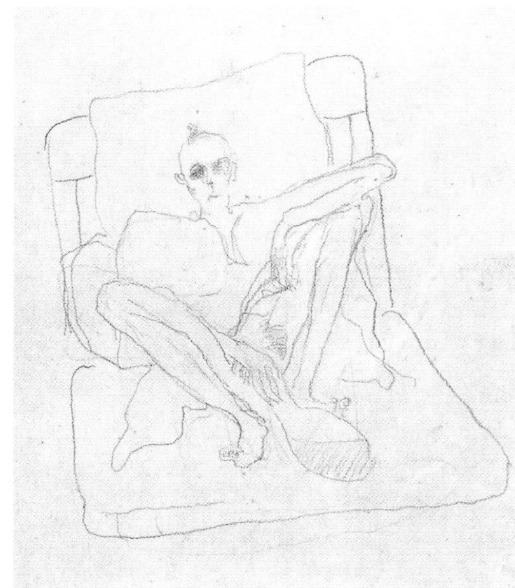

Paul Citroën, Masdasnan. Um 1922, Graphit auf Papier, 21,5 x 19,3 cm, BHA. ● Im Zentrum der Lehre stand das Individuum, das gelehrt wurde, die eigenen verborgenen Talente, vor allem spirituelle, zu wecken. Hierbei galt als Voraussetzung, den Körper nach bestimmten Regeln zu pflegen, zu ernähren und zu kleiden.

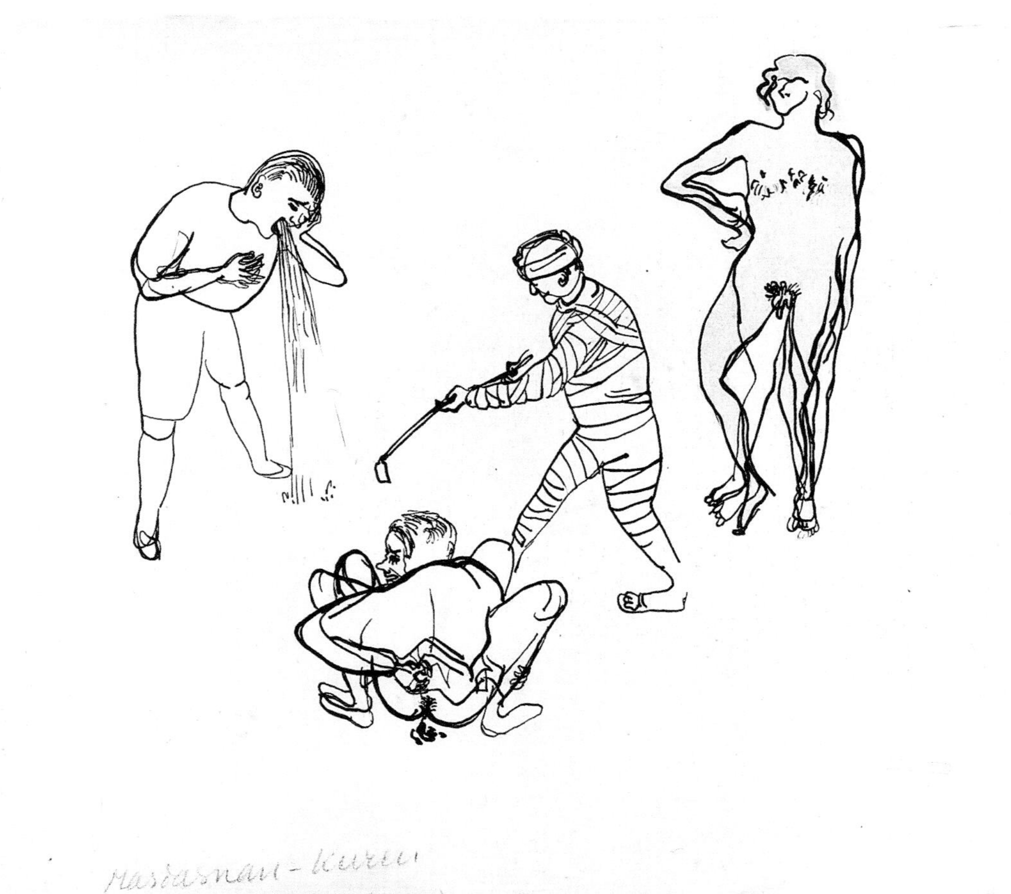

Paul Citroën, Masdasnan-Kuren. Um 1922, Tuschfeder und Aquarell auf Transparentpapier, 24,5 x 30,5 cm, BHA. ● Paul Citroën, den langjährigen Freund Georg Muches, müssen während seines ersten Bauhaussemesters gerade die fremdartigen Riten zur Purgation des Körpers fasziniert haben: Fasten und vegetarische Ernährung, Bewegung und Entleerung, Nacktheit und Kleidung und schließlich die Kasteiung.

Johannes Itten, „Gruss und Heil den Herzen, welche von dem Licht der Liebe erleuchtet und weder durch Hoffnungen auf einen Himmel noch durch Furcht vor einer Hölle irregeleitet werden" O. Z. Hanish. Blatt 3 aus „Bauhaus-Drucke. Neue Europäische Graphik. Erste Mappe: Meister des Staatlichen Bauhauses in Weimar", 1921, Farblithografie, Blattgröße 34,7 x 24,7 cm, BHA. ● In starken Form- und Farbkontrasten demonstriert der Spruch die Überlegenheit des Mazdaznan-Prinzips universaler Liebe gegenüber dem kirchlichen Irrglauben an das duale System von Himmel und Hölle.

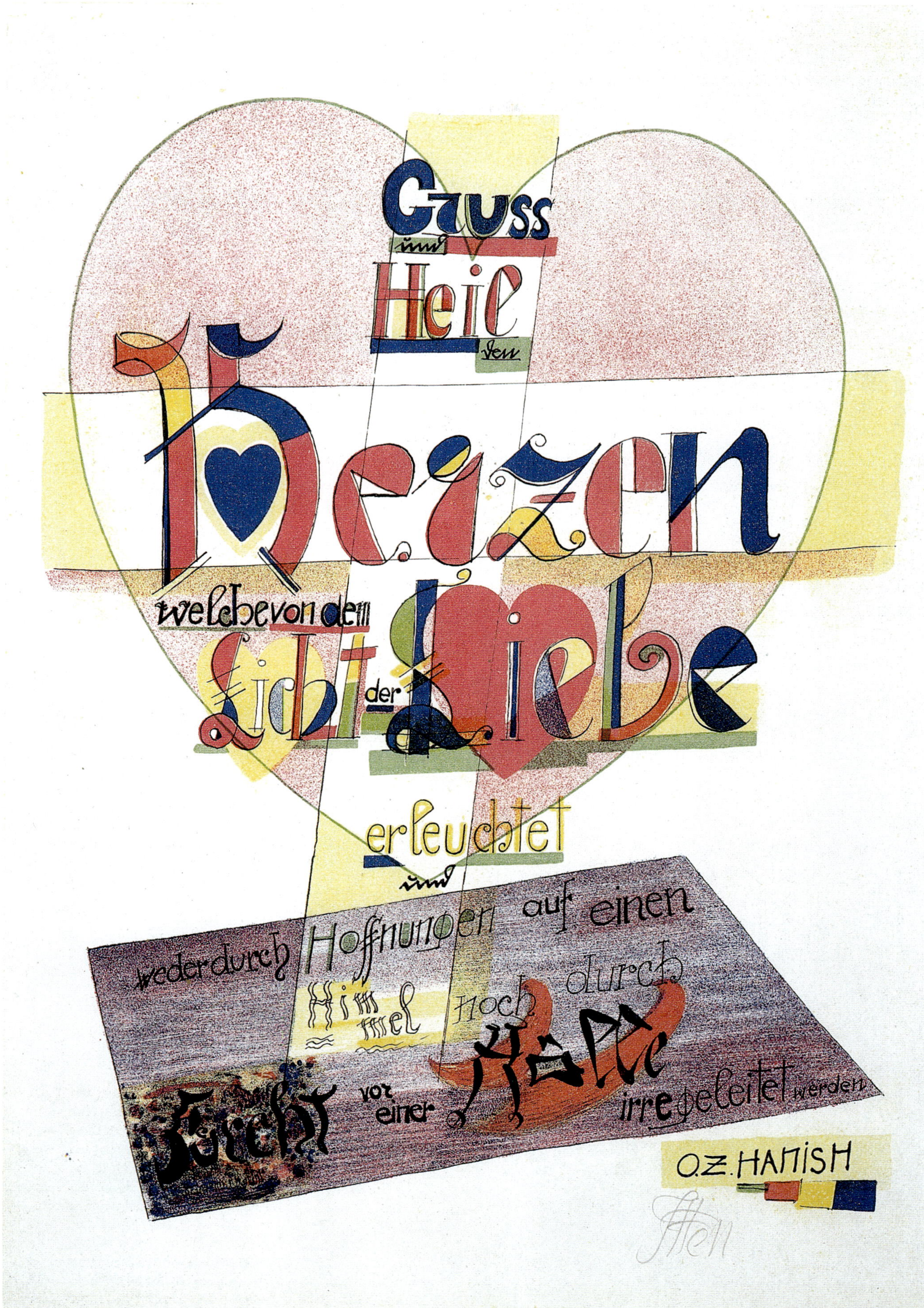
Gruss
und
Heil
den
Herzen
welche von dem
Licht der Liebe
erleuchtet
und
weder durch Hoffnungen auf einen
Himmel noch durch
Hölle
Furcht vor einer
irregeleitet werden
O.Z. HANISH

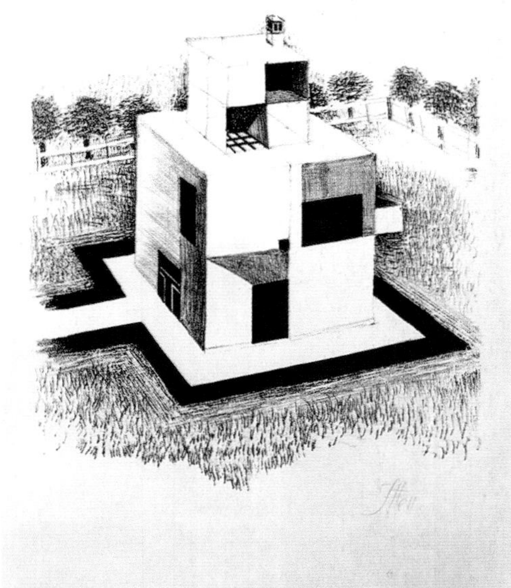

Johannes Itten, Haus des weißen Mannes, Architektonische Studie. 1921, Blatt 4 aus „Bauhaus-Drucke. Neue Europäische Graphik. Erste Mappe: Meister des Staatlichen Bauhauses in Weimar", 1921, Lithografie, Blattgröße 35,0 x 28,0 cm, BHA. ● Das im Œuvre Ittens außergewöhnliche Blatt interpretierte der Kunsthistoriker H. C. von Tavel 1984 im Zusammenhang mit dessen zweitem Mappenbeitrag „Gruss und Heil". Da der Würfelkomposition die typischen Itten-Themen „Kontrast" und „Bewegung" fehlen, deutet er sie als Gegenwelt zur Mazdaznan-Lehre, in die „Gruss und Heil" einführt. Die statische Architektur sei eine Art „konstruktives Gefängnis" für den „weißen Mann", den Itten als Träger der herrschenden Kultur gesehen habe. Die Gegenüberstellung der beiden Blätter könnte auf den sich abzeichnenden Konflikt mit De Stijl hindeuten.

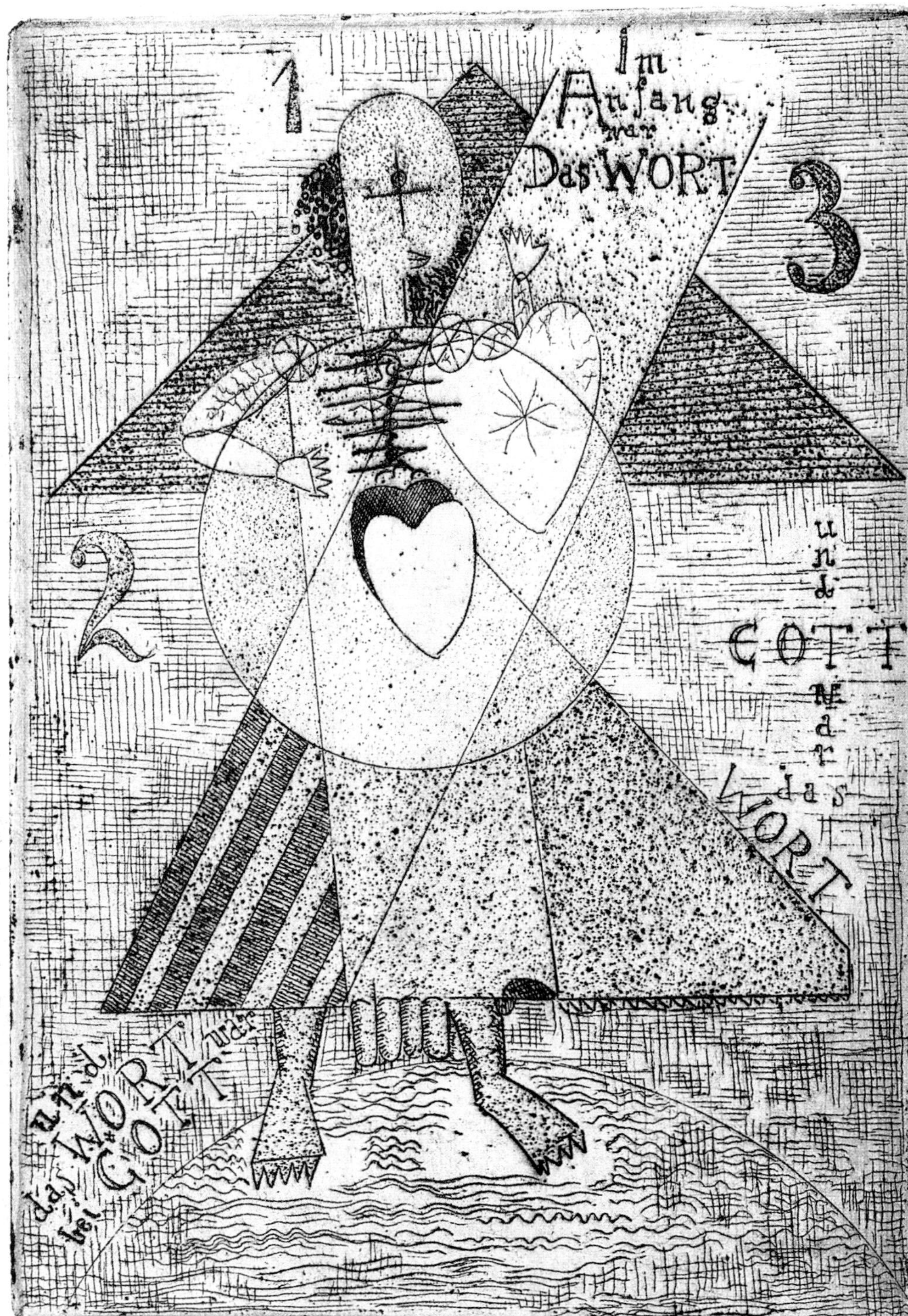

Georg Muche, Im Anfang war das Wort (...) 1922, Radierung, Blattgröße 28,0 x 18,2 cm, Abdruck 16,7 x 11,8 cm, BHA. ● In der übergreifenden Weltschau der Mazdaisten war die „Selbsterlösung" höchstes Ziel. Die Lehre speiste sich nicht nur aus altpersischen und ägyptischen Religionsmythen, sondern setzte sich auch aus Elementen judaistisch-christlicher Mystik zusammen.

außerordentliche Rolle eines Propheten und Mittlers zusprach. Und Itten wollte ein Seher sein. Mazdaznan bot ihm und manchem jungen, in den Wirren der stürmischen Nachkriegsjahre Seelenruhe suchenden Studenten ein praktikables Gerüst, die geistige Erneuerung nicht bei einer theoretischen Spekulation zu belassen, sondern in eine lebenspraktische Form zu überführen. Die im frühen 19. Jahrhundert von den Nazarenern erstmals begründete Utopie einer mönchischen Klostergemeinschaft für eine heilige Kunst hatte hier nur einen einzigartigen Rahmen gefunden.

Mit Ittens Entlassung durch Gropius waren diese okkulten Geburtswehen der Moderne am Bauhaus zwar vorläufig ausgestanden, der Anspruch des Künstlers auf exklusive Welterkenntnis und Sinndeutung prägt allerdings noch heute oft genug das Alltagsbewußtsein in Ateliers und Akademien.

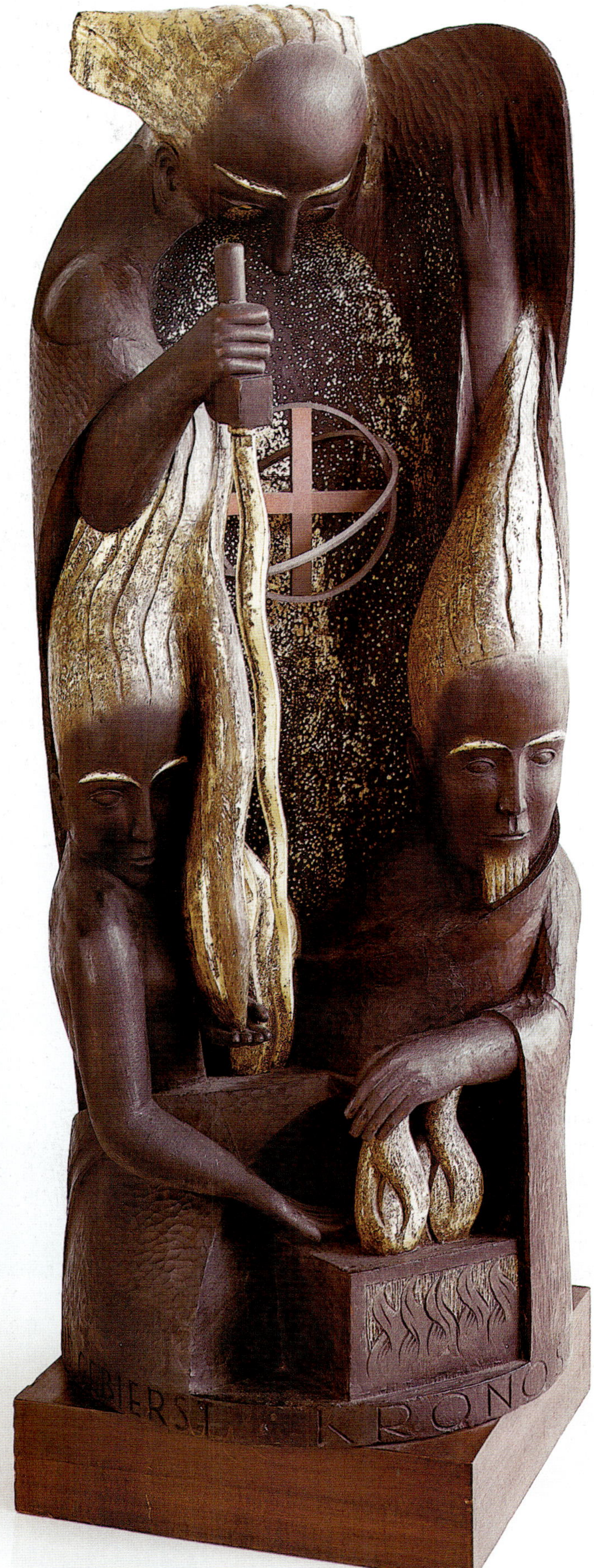

Johannes Berthold, Kronos. 1924, Lindenholz, bemalt und teilweise vergoldet, Höhe 106,1 cm, SBD, Archiv der Sammlung. ● Die Sinnsuche nach der Weltkriegskatastrophe führte gelegentlich auch zu „schwärmerisch“-romantischen Verkörperungen einer religiös-kosmischen Weltidee – wie hier exemplarisch dargestellt am Urmythos des Weltenschöpfers Kronos; Sohn des Uranos, Vater des Zeus.

Bauhausfeste – Pathetisches zwischen Stepexzentrik und Tierdrama

Ute Ackermann

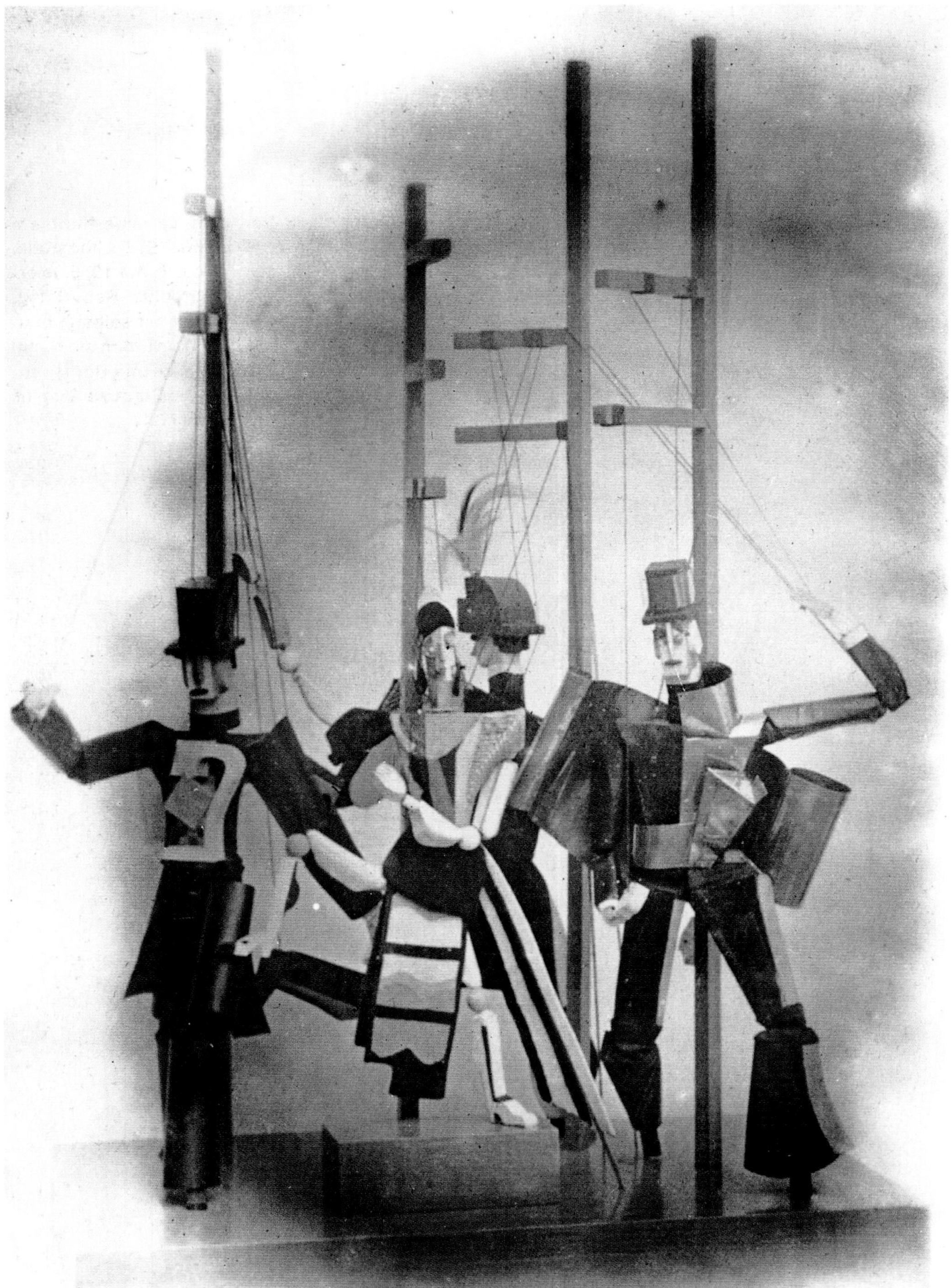

Dunkel wird es über Weimar. Die Linden im Park beginnen bereits zu blühen. Früh in diesem Jahr. Die ersten Gartenstühle auf den Terrassen der Cafés erwarten Bummler und Bürger in der lauen Nacht. Das Geld ist zwar knapp, aber ein bißchen Leichtsinn gehört zum Frühling. Vor dem Gebäude der Kunstschule versammeln sich junge Leute. Einzeln, zu zweien oder in kleinen Gruppen schlendern sie heran, leise Gespräche, hier und da das Lachen eines Mädchens und von gar nicht weit her die Fetzen einer Melodie, die, langsam sich nähernd, Ludwig Hirschfeld-Mack mit seiner Harmonika ankündigt. Inzwischen ist es Nacht geworden, und da geschieht etwas Wunderbares: Sonne, Mond und Sterne, chinesische Laternchen und große Lampions, prachtvolle Mondgesichter, kleine Gespenster und viele, einfach nur zauberhafte Lichter flammen auf, und leise bildet sich ein leuchtender Zug. Wohin es geht? Welche Frage! Es ist der 18. Mai und Gropius hat Geburtstag, zu ihm machen sich die Bauhäusler mit ihren hüpfenden Lichtern auf den Weg, hinunter zur Ilm und hinauf zum Horn, zu Meister Klee und Helene Börner, der Weberin, dann zu Gropius, zuletzt schließt sich dem Zug noch Johannes Schlaf, der Dichter an. Den ganzen langen Weg durch den Park ziehen die Bauhäusler mit ihren Laternen zum „Ilmschlößchen“, wo es ein Fest geben wird. Die Bauhauskapelle spielt, man tanzt den Bauhaustanz und vielleicht lüftet Felix Klees Kasperl wieder ein Bauhausgeheimnis. Die Bühnenwerkstatt wird wohl mit einem prächtigen Mummenschanz aufwarten. Geheimnisvolle Masken und merkwürdige Kostüme will man bei Oskar Schlemmers Schülern gesehen haben. Das Bauhausjahr hat seinen ersten Höhepunkt erreicht: das Laternenfest. Viermal im Jahr ist Weimar die Kulisse einer wundersamen Verwandlung, denn das Bauhaus hat seine

Friedl Dicker, Marionetten. Vor 1923 (verschollen), Fotograf unbekannt, BHA. • Marionetten, manuell oder elektrisch gedacht; Puppen, mechanisch und komisch; Figuren, grotesk oder virtuell – alle erschlossen neue Handlungsräume oder zumindest ein begeistertes Insiderpublikum.

eigenen Feiertage, und mit jedem wird eine neue Jahreszeit begrüßt. Im Frühling, wenn die Laternen angezündet werden, wetteifert man mit dem Sternenhimmel, im Sommer wird das Sonnenwendfest gefeiert, das neue Semester beginnt mit dem Drachenfest, und Weihnachten wird als Julklapp begangen. Jedesmal arbeitet man schon Wochen vorher gemeinsam in den Werkstätten an dem großen Ereignis. Ideen werden ausgesponnen, und mögen sie noch so ungewöhnlich sein, die Bauhäusler setzen sie um. Kulissen, Masken, Kostüme – Leben am Bauhaus, das heißt: gemeinsame Arbeit und gemeinsame Feier, von Anfang an.
Alles war Improvisation, Spiel und Experiment. Man „feierte das Drachenfest mit ... phantastischen Gebilden, die allerdings manchmal vor lauter Schönheit nicht mehr fliegen konnten. Sie wurden stolz durch die Stadt getragen, und dies versöhnte manchen Verärgerten." (Tut Schlemmer, ... vom lebendigen Bauhaus und

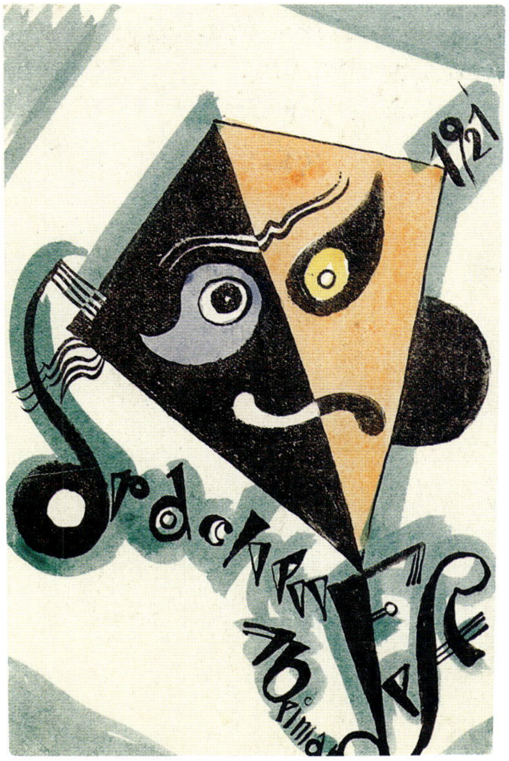

Oskar Schlemmer, Einladungskarte zum Drachenfest am Staatlichen Bauhaus Weimar. 1921, Lithografie, aquarelliert, 15,6 x 10,6/10,2 cm, Bühnen Archiv Oskar Schlemmer. ● Zum alljährlichen Drachenfest im Oktober auf den Weimarer Hügeln gab es phantasievolle Einladungen, die schon auf zu erwartende, lustig abstrakte Flugkörper einstimmten – hier werden die Buchstaben bereits zum flatternden Drachenschwanz.

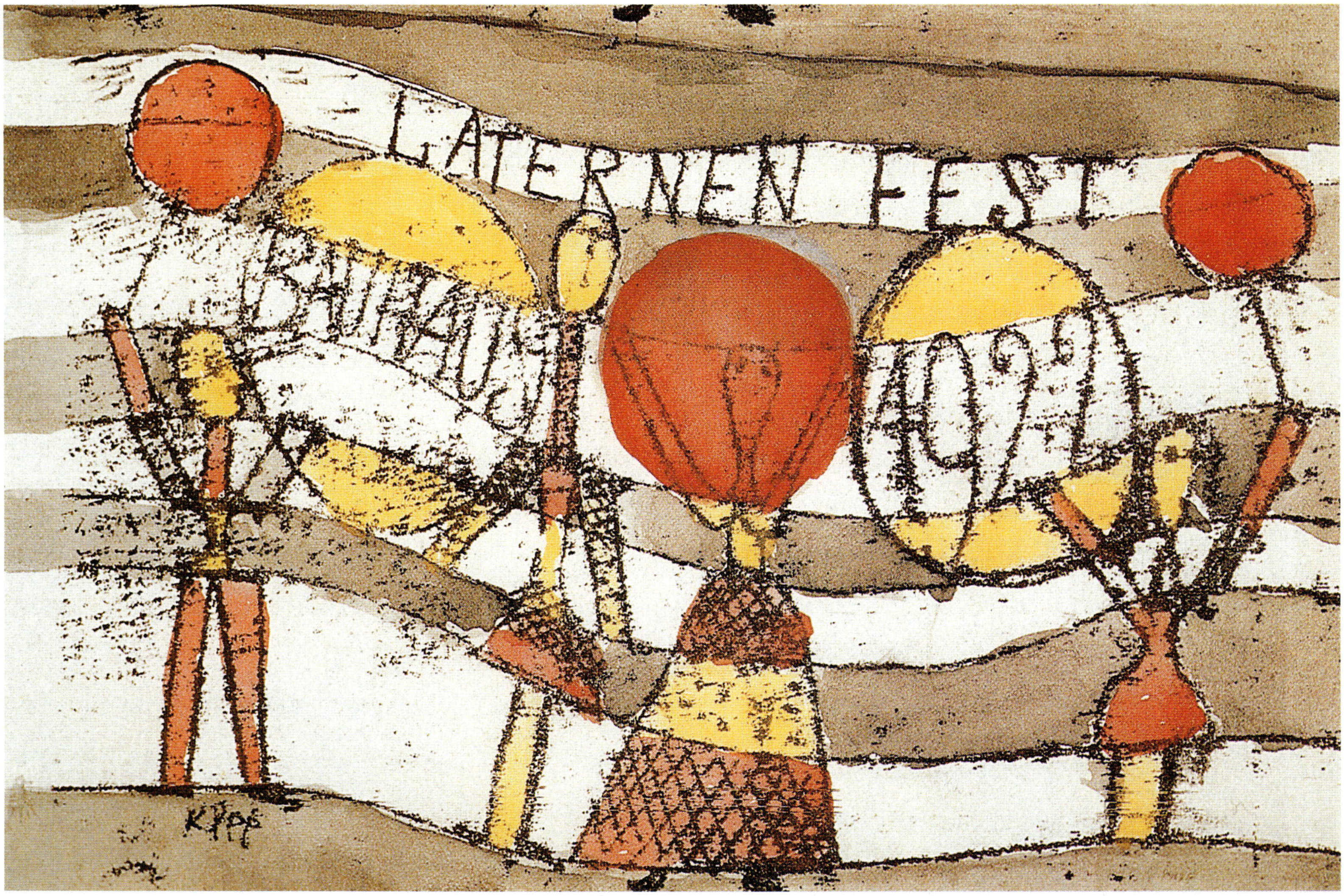

Paul Klee, Postkarte zum Laternenfest am Staatlichen Bauhaus Weimar. 1922, Lithografie, 9,6 x 14,1 cm, Privatsammlung. ● Am 18. 5. feierte man in Weimar nicht nur Gropius' Geburtstag, sondern auch das Laternenfest mit selbstgebauten Leuchtkörpern. Des Nachts wurden sie durch den Park zum Horn hinauf zu Klee und Börner getragen, schließlich wieder in die Stadt zu Gropius oder zum Dichter Johannes Schlaf.

Fest in Weimar. Um 1922, oben Mitte: Ludwig Hirschfeld-Mack, unten Mitte: Marli Heimann, rechts: Karl (Casca) Schlemmer, Fotograf unbekannt, BHA. ● Oskar Schlemmers Bruder „Casca" bei der Improvisation eines Toastes auf die Feier des Lebens.

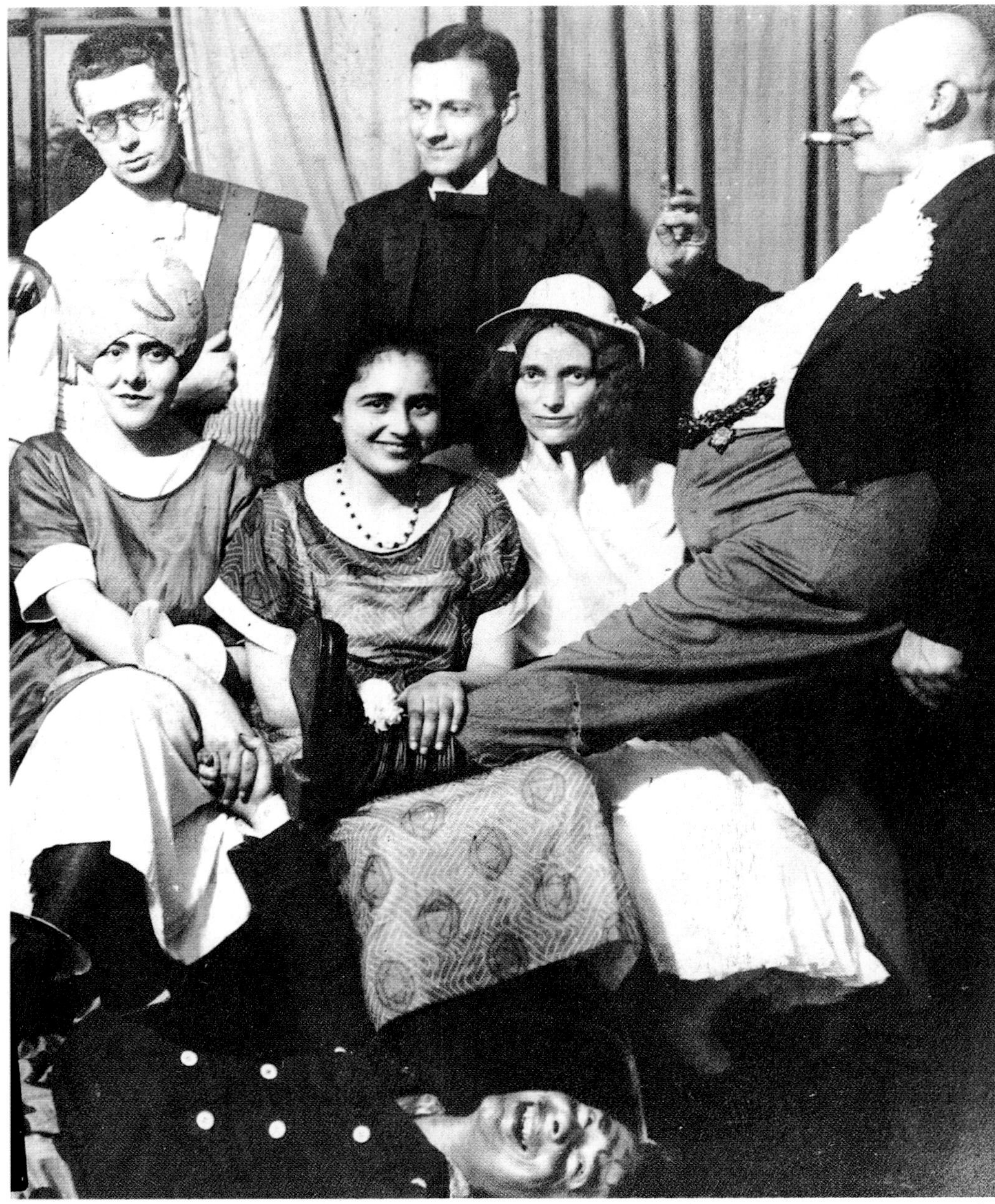

seiner Bühne. In: Eckard Neumann (Hrsg.), Bauhaus und Bauhäusler, Köln 1985, S. 121 f) Die bevorzugte Örtlichkeit für die Feste war das Ilmschlößchen in Oberweimar. „Welch ein phantasievoller, zierlicher Name, und was für eine Baracke, die sich mit ihm schmückt! Durch einen schmalen Korridor kommt man in einen Tanzsaal von mittlerem Ausmaß und ausschweifender Häßlichkeit. Die dekorative Ausmalung der Wände stammt sicher noch aus den achtziger Jahren des vorigen Jahrhunderts, sie zeigt harfespielende Jungfräulein auf einer grünen Himmelswiese. Wollen hier wirklich die Schüler und Schülerinnen eines Kandinsky, eines Lyonel Feininger, eines Paul Klee tanzen? Ist es für einen Konstruktivisten überhaupt gestattet, diesen Raum zu betreten, ohne gegen die Harfenjulen mit dem Fanatismus der Bilderstürmer vorzugehen? Törichte Bedenken; nach einer halben Stunde eifrigen Mittuns sind sie entwichen. In diesem Thronsaal des Kitsches herrscht ... künstlerische Jugendlust ... Es ist alles primitiv, es gibt nicht das mindeste Raffinement, aber es gibt auch weder jene Blasiertheit, die auf unseren Maskenbällen hörbar gähnt, noch jene überhitzte Atmosphäre, die es nötig macht, vor jeden Dämmerwinkel einen Schupomann zu stellen." (Kole Kokk, Das Bauhaus tanzt ... In: Hans M. Wingler, Das Bauhaus 1919–1933, Bramsche 1962, S. 98)

Die Bauhäusler verstanden zu feiern – und wie! Außer den vier großen „offiziellen" Festen gab es jeden Monat einen Maskenball. Man tanzte,

Marcel Breuer, Plakat für ein Fest im Ilmschlößchen. 1923, Abb. aus Oskar Schlemmer, László Moholy-Nagy und Farkas Molnár, „Die Bühne am Bauhaus", München 1925, Bauhausbuch 4, BHA. ● Die Initiale vom „Ilmschlößchen" entpuppt sich als Nickelvorhang mit Turbinenantrieb, der den Blick auf Molnárs „Roten Würfel" freigibt. Und davor tanzen geometrisch-stereometrische Figuren einen elektrischen Wirbel, natürlich nicht ohne innigen physikalischen Flirt mit einer schlanken Elementarfigur.

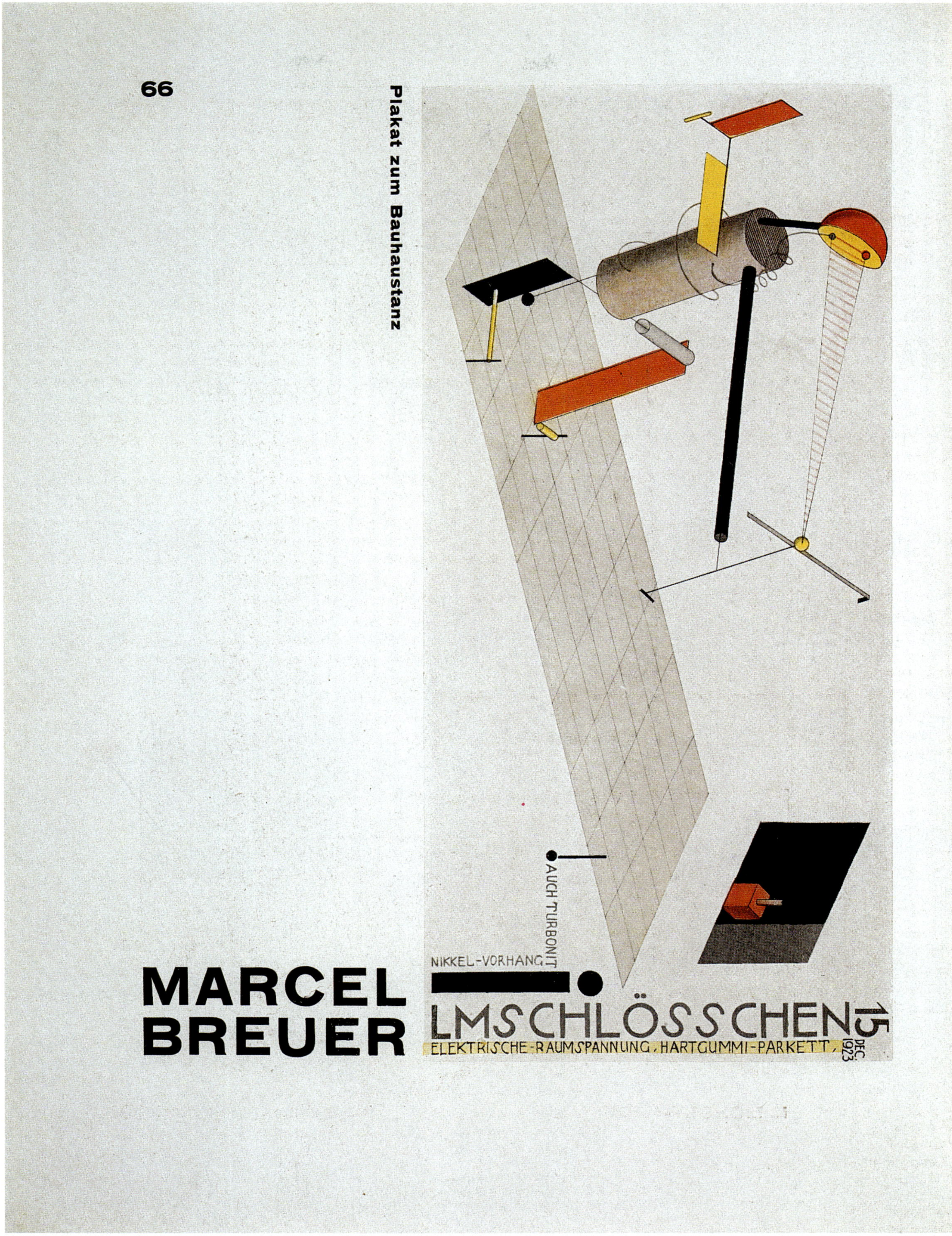
66
Plakat zum Bauhaustanz
AUCH TURBONIT
NIKKEL-VORHANG
MARCEL
BREUER
LMSCHLÖSSCHEN
ELEKTRISCHE-RAUMSPANNUNG, HARTGUMMI-PARKETT,
15 DEC. 1923

man spielte Jazz auf merkwürdigen Instrumenten, doch alles in allem wurden die Schüler des Bauhauses ihrem schlechten Ruf nicht gerecht. Schenkt man Erinnerungen und zeitgenössischen Berichten Glauben, so ging es bei diesen Festen ausgesprochen freundlich und gesittet zu. Ja, es scheint, die Herzlichkeit und Achtung, mit der sich die Bauhäusler begegneten, war die eigentlich größte Provokation für die Öffentlichkeit, weil sie doch so gar nicht zu den allseits gemunkelten Gerüchten über die neue Kunstschule passen wollten. Selbst Gropius war von der Art, wie seine Studenten miteinander umgingen, beeindruckt. Nach einem Maskenfest schrieb er an den Oberbürgermeister von Weimar: „Ich ... kann nur sagen, daß der Ton der Studierenden untereinander und auch nach außen hin ausgezeichnet ist und daß die Kritiken mancher Herren an diesen jungen Leuten wirklich völlig unberechtigt sind. Es drängt mich, Ihnen das persönlich noch mitzuteilen.“ (Schreiben an Donndorf, 27. 11. 1919, Thüringisches Hauptstaatsarchiv Weimar, Staatliches Bauhaus Nr. 27, S. 3) Daß es bei reinen Freundlichkeiten der Bauhäusler untereinander nicht blieb, beweisen die 71 Ehen, welche in der gesamten Zeit des Bestehens der Schule zwischen Schülern und Schülerinnen, Meistern und Schülerinnen, Jungmeister(inne)n und Schüler(inne)n am Bauhaus geschlossen wurden.

Natürlich waren die Bauhäusler keine Unschuldslämmer. Mit manchem Schabernack hielten sie die Weimarer Bürger in Atem. Gegen die nächtliche Bemalung der Brütt-Figur durch Angehörige der Schule mußte dann selbstverständlich auch der Meisterrat vorgehen und die Übeltäter bestrafen. Ausgerechnet

Straßenbild vom Indischen Fest der Großherzoglich Sächsischen Hochschule für Bildende Kunst, Weimar. Fasching, 5. 2. 1913, Fotograf unbekannt, BHA. ● Nicht erst die „wilden“ Bauhäusler brachten artistisches Flair in die Provinzstadt Weimar. Schon ihre Vorgänger an der von Henry van de Velde geleiteten Kunsthochschule verstanden sich auf Kunst und Spaß der Camouflage. Rechts der künftige Bauhauslehrer Joost Schmidt.

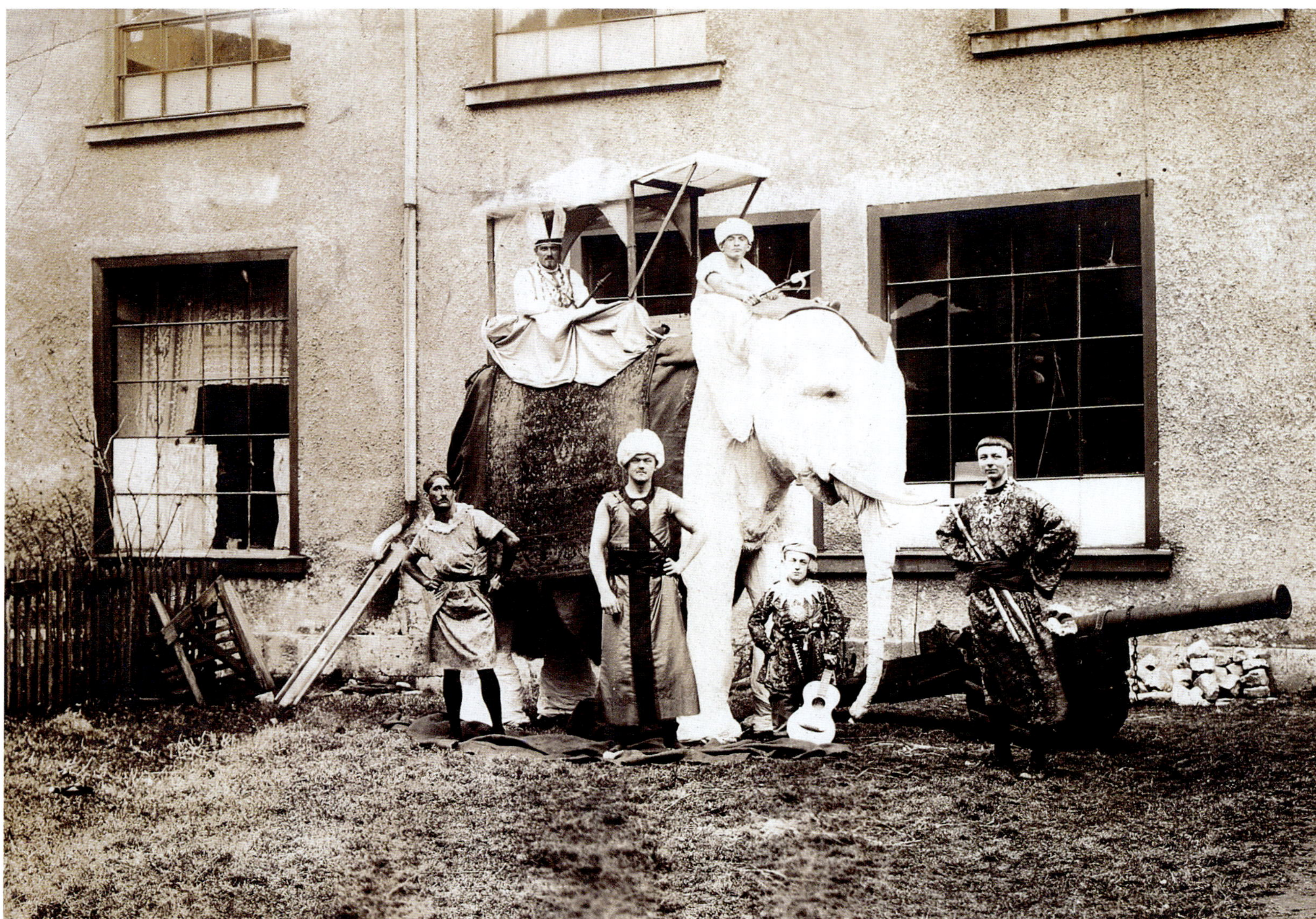

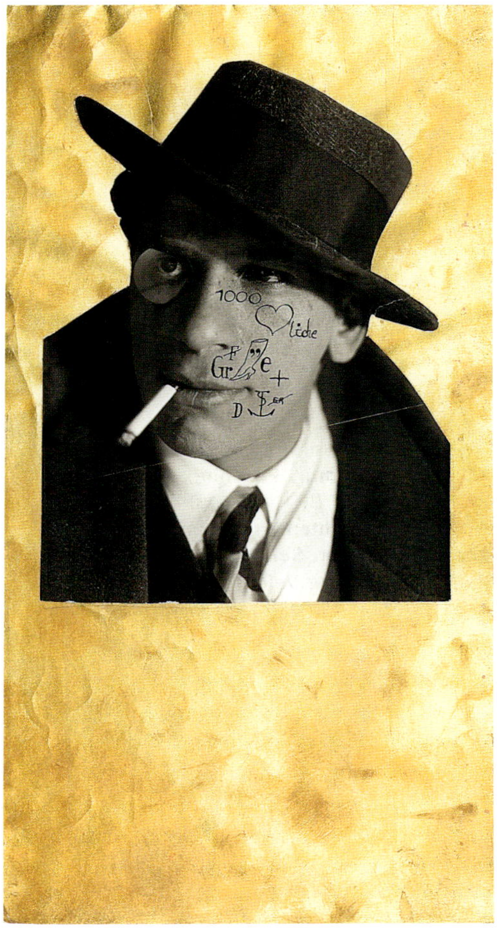

der Bildhauer Adolph Brütt hatte um 1906 das Feiern von Maskenbällen an der Weimarer Kunsthochschule angeregt. Eine Idee, die mit Begeisterung aufgenommen, bald zum Brauch wurde und in den Bauhausfesten ihre Fortsetzung fand.

Das Miteinander von Schülern und Meistern, ihr freundschaftlicher Verkehr, war eine der apostrophierten Forderungen des Bauhauses. In diesem Punkt erfüllte sich das Programm bereits unmittelbar nach der Gründung der Schule. Die „Freie Vereinigung", die Studentenvertretung, welche schon in den Zeiten der Kunsthochschule bestanden hatte, organisierte ein Begrüßungsfest für Walter Gropius am 5. 6. 1919. In der Begrüßungsansprache der Studierenden bekannten sich diese zu ihrem neuen Leiter und seinem Programm. Am 7. 6. 1919 telegrafierte Gropius aus Berlin an die Schüler des Bauhauses: „Noch einmal spreche ich Ihnen allen meinen aufrichtigen Dank und die Freude über das schöne, gelungene Fest aus. Sie sind mir Freunde und Helfer geworden und haben mich sehr verpflichtet. Ihr Walter Gropius." (Thüringisches Hauptstaatsarchiv Weimar, Staatliches Bauhaus Nr. 131, S. 48) Jeden Samstag unternahmen die Bauhäusler einen gemeinsamen Ausflug. In der Einladung dazu hieß es: „Musik geht mit!" Die Samstagsausflüge waren 1919 bereits ein fester Bestandteil des Lebens am Bauhaus, und im Juni des gleichen Jahres lud man die Meister samt Familien und Freunden zum ersten Mal dazu ein. Neben den internen Festen bemühte sich Gropius um die Verbindung zu den kulturell engagierten Bürgern Weimars, die dem Bauhaus zum Teil offen gegenüberstanden. Bauhausfamilienfeste fanden in diesen Kreisen statt, und es gab Bemühungen seitens der Bürger, die Weimarer Jugend in Kontakt mit den Bauhäuslern zu bringen. Auch bei solchen Gelegenheiten mag es wohl recht gesellig zugegangen sein. Nach einem Gesellschaftsabend für Bauhäusler und geladene Gäste bei der Gräfin Dürckheim fand sich in Kandinskys Manteltasche ein „herrenloser" Kragenschoner, dessen wahrer Eigentümer trotz intensiver Nachforschungen nicht ausgemacht werden konnte.

War eine besonders schöne Arbeit vollendet, so feierte man diese im engen Kreise der Werkstatt. Lothar Schreyer berichtete über ein

Xanti Schawinsky, Selbstporträt in Dada-Pose. 1927/1928, Blatt aus Portfolio „9 jahre bauhaus. eine chronik", 1928, Foto ausgeschnitten und mit Tusche beschriftet, auf Goldfolie und Karton montiert, Motiv: 16,5 x 12,5 cm, Karton: 41,9 x 59,5 cm, BHA. ● Kurt Schwitters' Ursonate war allen im Ohr, Raoul Hausmanns Monokel vertraut – den Dank an Gropius bei seiner Verabschiedung, 1928, schickte ein schicker Dada-Dandy.

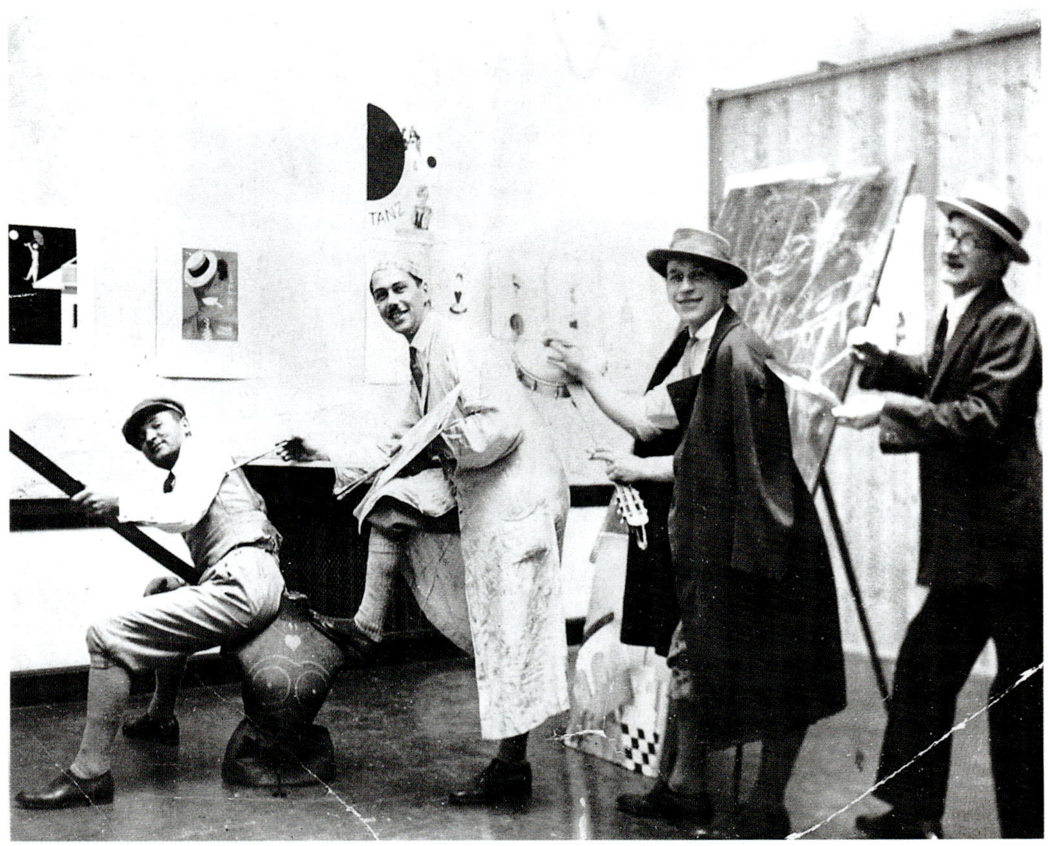

Atelierparty bei Xanti Schawinsky. Um 1925, von links: Heinrich Koch („Klavier"), Herbert Bayer, Xanti Schawinsky (Banjo), Andor Weininger (Becken), Fotograf unbekannt, BHA. ● Xanti Schawinsky war das „enfant terrible" der Schule und gemeinsam mit Weininger Impresario zahlreicher Feste und schräger Spektakel.

Bauhausfest im Ilmschlößchen bei Weimar. 29. 11. 1924, Foto von Louis Held, BHA. ● Das Gruppenbild wurde vom Weimarer „Hoffotografen“ Louis Held aufgenommen. Die Schilder soufflierten dem Publikum den dramaturgischen Ablauf des Festes.

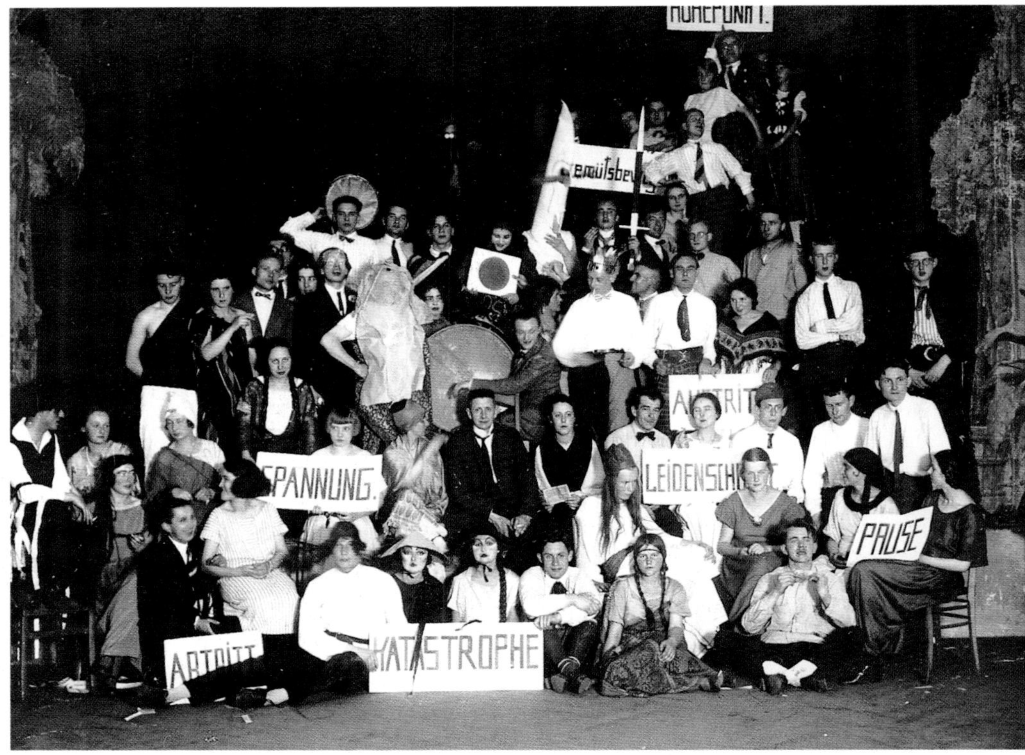

Werner Siedhoff in einem Kostüm für „Das weiße Fest. 2/3 weiß, 1/3 gedippelt, gewerfelt, gestreift“, Dessau. 20. 3. 1926, Foto von T. Lux Feininger, The J. Paul Getty Museum, Los Angeles. ● Für geladene Gäste war zwei volle Tage und Nächte lang Gelegenheit, sich mit den Besonderheiten des neuen Dessauer Bauhauses vertraut zu machen. Das Kostümfest fand nach abstrakten Mustern in vorgeschriebenem Farbverhältnis statt; das Richtfest hatte offizielleren Charakter. Motto und Raumausmalung gingen auf Konzepte der beiden professionellen Wandmaler Herbert Bayer und Alfred Arndt zurück.

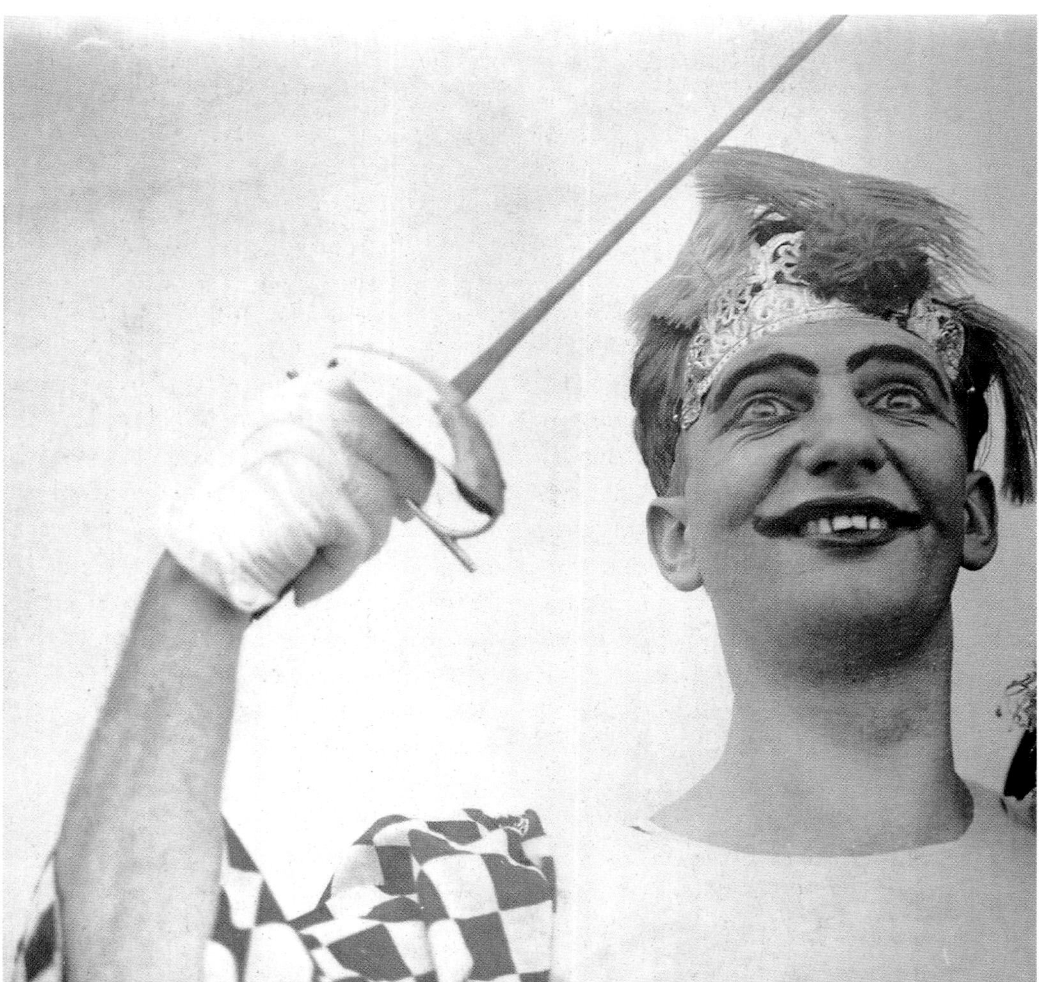

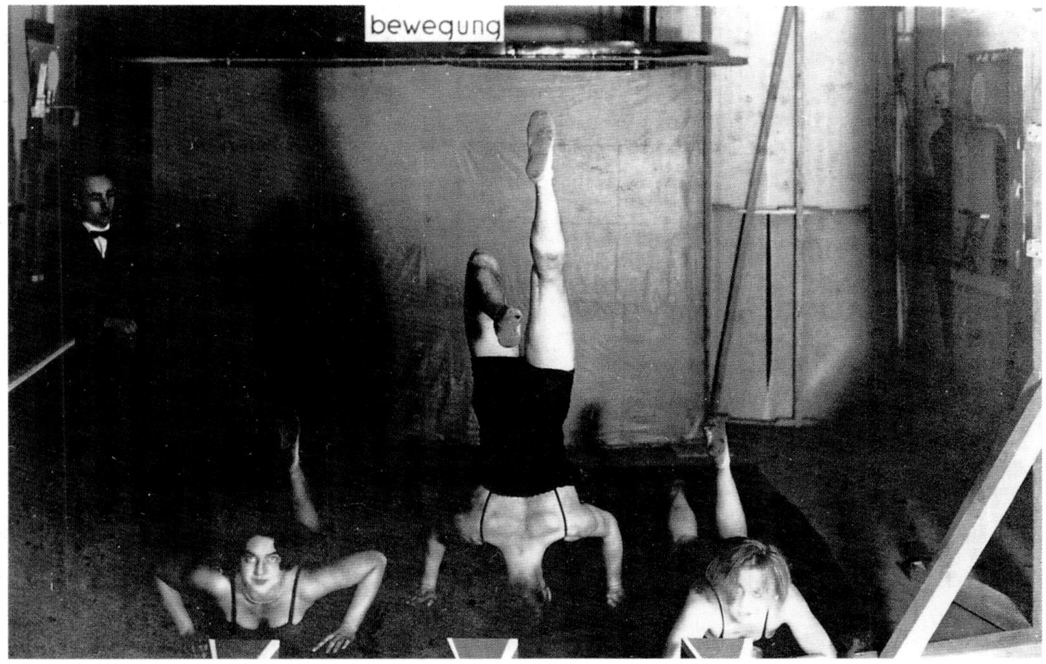

„Neue Sachlichkeit", Fest auf Burg Giebichenstein. 4. 12. 1925, Foto von Irene Bayer, BHA. ● Physisch intoniert – oder karikiert – dieser Sketch den gerade erfundenen Begriff der „Neuen Sachlickeit".

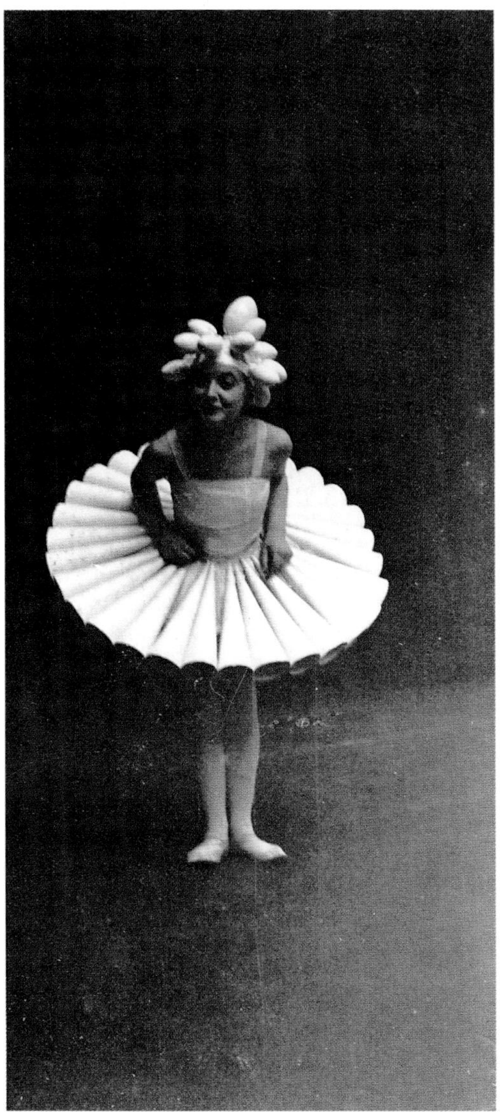

Lis Beyer in einem Kostüm für „Das weiße Fest. 2/3 weiß, 1/3 gedippelt, gewerfelt, gestreift", Dessau. 20. 3. 1926, BHA. ● Ein Tütenmädchen in zierlicher Pose: Schlemmer mag wohl Vater der Eingebung bei dieser Kostümierung gewesen sein.

solches Fest: „Als Ida Kerkovius in der Weberei ihren ersten großen Teppich vollendet hatte, feierten wir dies in meiner kleinen Wohnung im alten Haus der Frau von Stein am Park. Der vier Quadratmeter große ernst-schöne Teppich füllte fast das ganze Zimmer. Wir hatten ihn mit brennenden Kerzen umrahmt und hockten ringsum auf dem Boden und freuten uns mit frohen und leisen Gesprächen, während unter dem Fenster der Brunnen rauschte." (Erinnerungen an Sturm und Bauhaus, München 1956, S. 195)
Ein gesellschaftliches Leben am Bauhaus entwickelte sich rascher, als die Werkstätten gegründet und erneuert werden konnten. Das verwundert wohl auch nicht, denn so wie das eine in den Händen der Staatskasse lag, so waren Enthusiasmus und Hoffnung der Boden, auf dem die Bauhausgemeinschaft gedeihen konnte. Studenten hielten Vorträge vor ihren Kommilitonen, Lesungen fanden statt, und anschließend saß man gemütlich zusammen. In den Ankündigungen solcher Abende waren die Musiker jedesmal ausdrücklich aufgefordert, ihre Instrumente und Noten mitzubringen. Im Jahre 1920 wurden öffentliche Bauhausabende organisiert. Dabei agierten allerdings weniger die Studierenden selbst. Eine Lesung von Else Lasker-Schüler eröffnete den Reigen dieser Veranstaltungen am 14. 4. 1920, Vorträge und Musikabende folgten und erfreuten sich großer Beliebtheit in den intellektuellen Kreisen der Weimarer Bevölkerung. Das Bauhaus präsentierte sich als Kulturinstitut. Zusätzlich sicherten ihm diese Abende durch Eintrittsgelder eine Einnahme. Die Bauhauswoche anläßlich der Bauhausausstellung 1923 bildete den Höhepunkt dieser Aktivitäten. Vom 15. bis 19. 8. kamen unter anderem Hindemiths „Marienlieder", Busonis „Sechs Klavierstücke" und Werke von Krenek und Strawinsky im Nationaltheater zur Aufführung. Walter Gropius, Wassily Kandinsky und J. J. P. Oud hielten Vorträge, und die Bauhausbühne präsentierte die Uraufführung des „Mechanischen Balletts" von Kurt Schwerdtfeger und Georg Teltscher. Ludwig Hirschfeld-Mack führte zwei seiner reflektorischen Lichtspiele vor, und begleitet wurde die ganze Woche von Auftritten der Bauhauskapelle, die zum Tanz aufspielte.
Am 28. und 29. 3. 1925 tanzte das Bauhaus zum letzten Mal im Weimarer Ilmschlößchen, danach zog wieder Ruhe in die alten Oberweimarer Gasthöfe ein. Mag die Schule in der gesamten Zeit ihres Bestehens auch noch so viele Veränderungen erfahren haben und den widrigsten Umständen ausgesetzt gewesen sein, eines blieb immer: die Freude am gemeinsamen Fest.
Noch bevor das Bauhaus sein neues Gebäude in Dessau in Besitz nehmen konnte, feierte es erneut: unter dem Motto „Neue Sachlichkeit" zum Beispiel am 4. 12. 1925 und „Die Röhre" im darauffolgenden Jahr auf der Burg Giebichenstein oder im März 1926 „Das weiße Fest", wo neben Weiß nur die Grundfarben Rot,

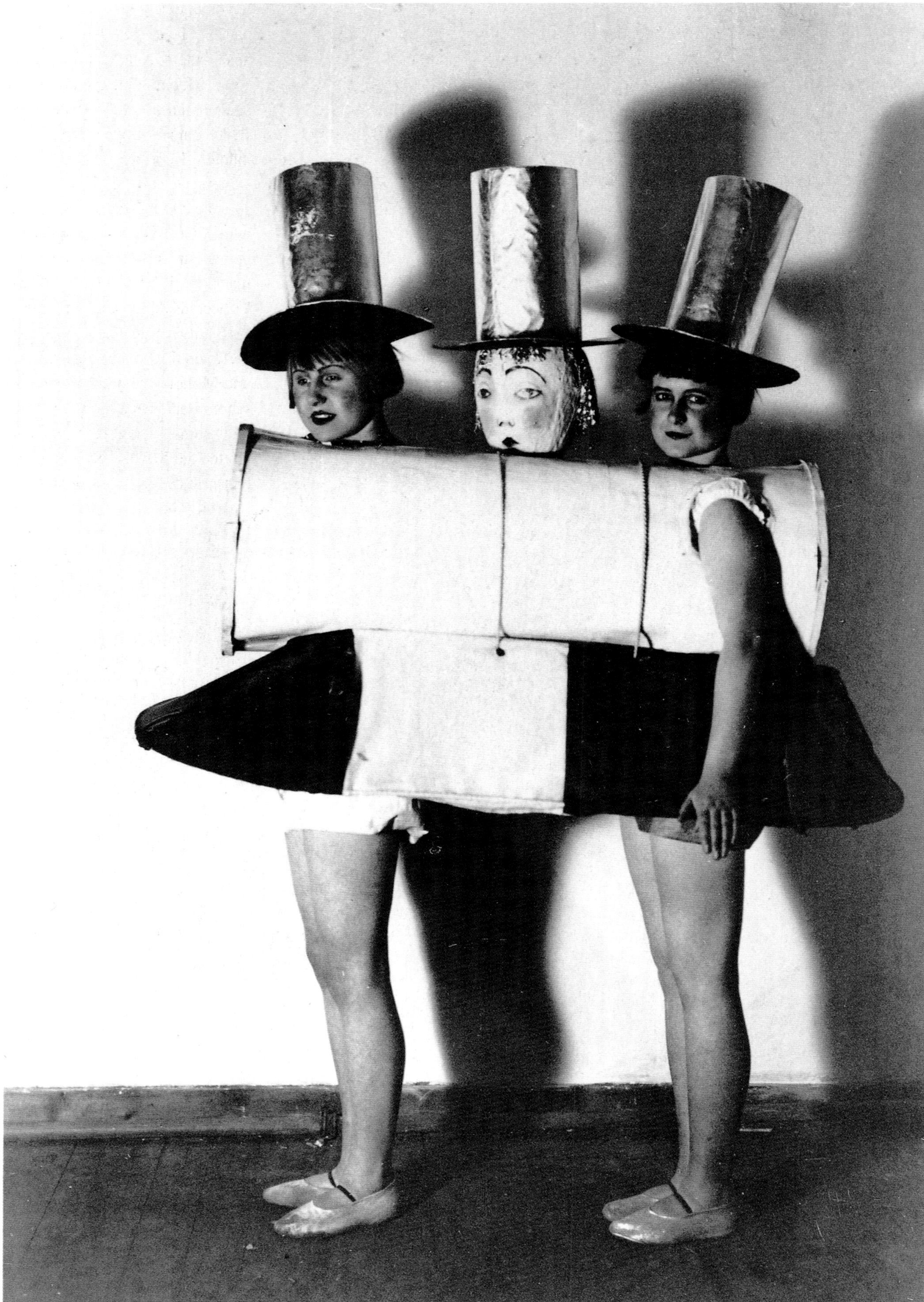

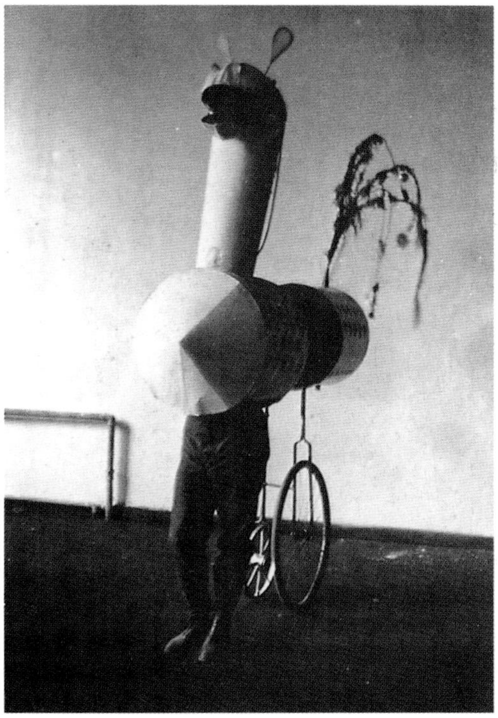

Blau, Gelb, und diese nur „gestreift, gedippelt und gewerfelt“, erlaubt wurden. Besonders feierlich zelebrierte man das Richtfest und die Einweihung des neuen Schulgebäudes in Dessau. Die Faschingssaison 1927/1928 wurde am 11. 11. 1927 von „Elf Elfen“ eröffnet. Im Dezember 1927 beging das Bauhaus Kandinskys Geburtstag und das einjährige Bestehen des Dessauer Bauhausgebäudes. Diesmal nahmen sich Lehrer und Studierende selbst gehörig auf die Schippe, denn ihre Losung hieß „Schlagwörterfest“. Aus Schlagwörtern setzte sich das für diese Feier inszenierte Stück „Die Sache von Weimar“ zusammen, und Moholys Gefühlsleitern, eine Übung aus dem Vorkurs, bei der mit geschlossenen Augen Materialqualitäten ertastet wurden, bauten sich dieses eine Mal, ins Gigantische gesteigert, aus Wurst, Draht, Besen und Wolle auf. Das Leben der Meister und Schüler war so eng mit der Schule verbunden, daß private Anlässe oft als Bauhausfest begangen wurden. Im Juli 1927 verabschiedete sich das Bauhaus von El und Georg Muche, zunächst in Anwesenheit einiger „Kapazitäten der Steifheit“ etwas förmlich, später dann jedoch in übermütiger Bauhausmanier. Kandinskys Einbürgerung bot eine weitere Gelegenheit, die mit komischen Ansprachen im März 1928 gebührend gefeiert wurde. Gerade der bürokratische Akt gab Stoff genug zur Persiflage und zur Verkleidung. So machten Schlemmer, Scheper, Breuer und Witwer als Schillsche Offiziere, Ludwig Grote als Stadtverordneter, Hannes Meyer als Volksvertreter, Bayer als österreichischer Offizier und Moholy-Nagy im Kostüm des alten Dessauers den Neuanhaltinern ihre Aufwartung, und kaum vierzehn Tage später beging man den letzten gemeinsamen Abend mit dem Bauhausgründer an seiner Schule.

Phantasiekostüm für ein Bauhausfest. 1924/1925, Fotograf unbekannt, The J. Paul Getty Museum, Los Angeles. ● Halb Mensch, halb Phantasiepferd – angetrieben von einem Einrad: Bauhaus-Pegasus.

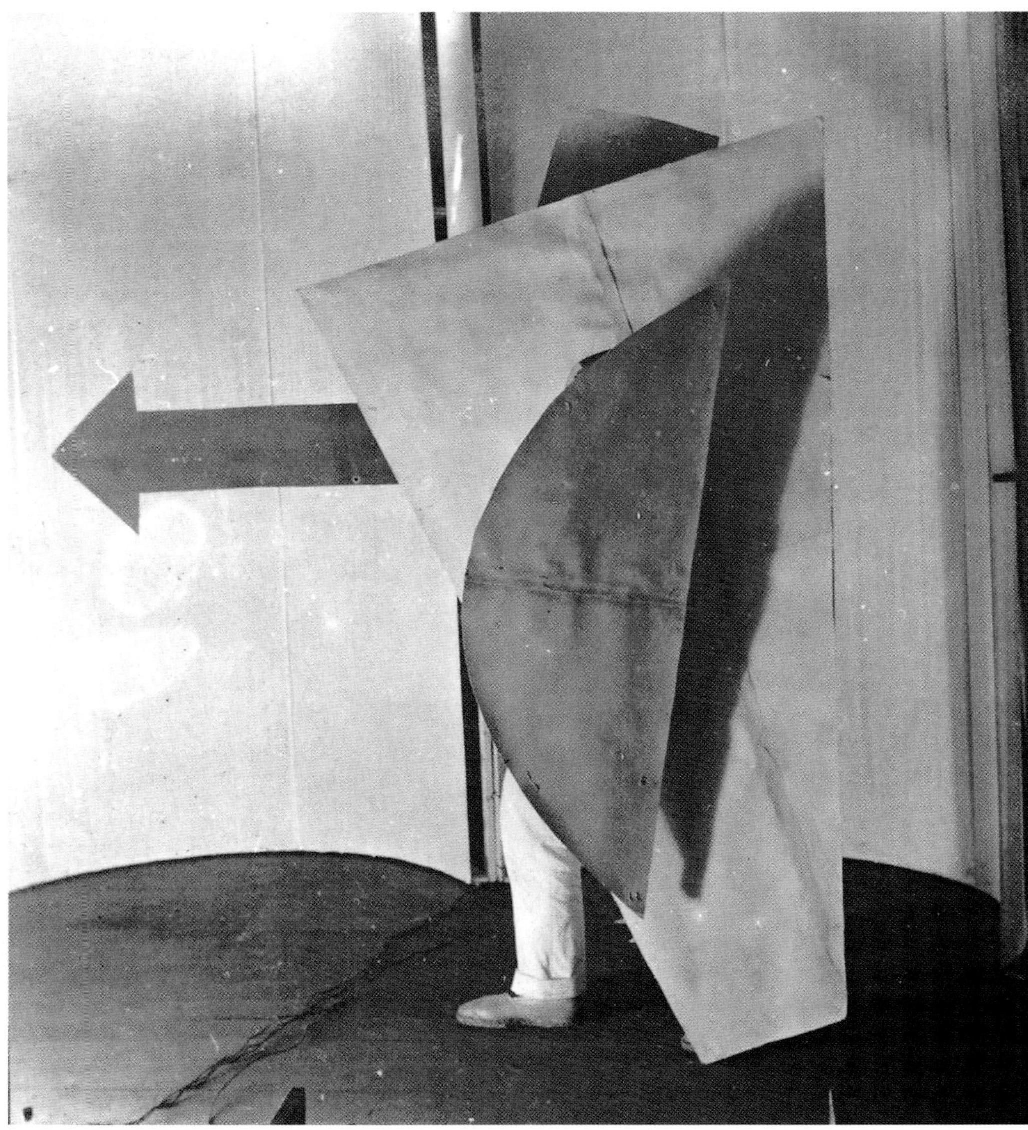

Phantasiekostüm für ein Bauhausfest. Um 1924, Fotograf unbekannt, The J. Paul Getty Museum, Los Angeles. ● Ob hier Kostüm oder Schablone für ein „Mechanisches Ballett“ vorgeführt wird, läßt sich kaum deuten.

„Die Röhre“, Fest auf Burg Giebichenstein. 1926, Kostüme von W. Tümpel, Foto von Irene Bayer (?), BHA. ● Zur nahe gelegenen „Burg“, der Kunstgewerbeschule in Halle, bestand manch personelle und ideelle Verbindung. Die Versachlichung des Menschen karikierte man so: vierbeinige Röhre auf Schwimmkufen mit drei Zylindern, zwei echten Köpfen plus einer Maske und vier eingesparten Armen.

Paar auf dem „Metallischen Fest", auch „Glocken-, Schellen-, Klingelfest", Dessau. 9. 2. 1929, Fotograf unbekannt, Getty Research Center, Research Library.

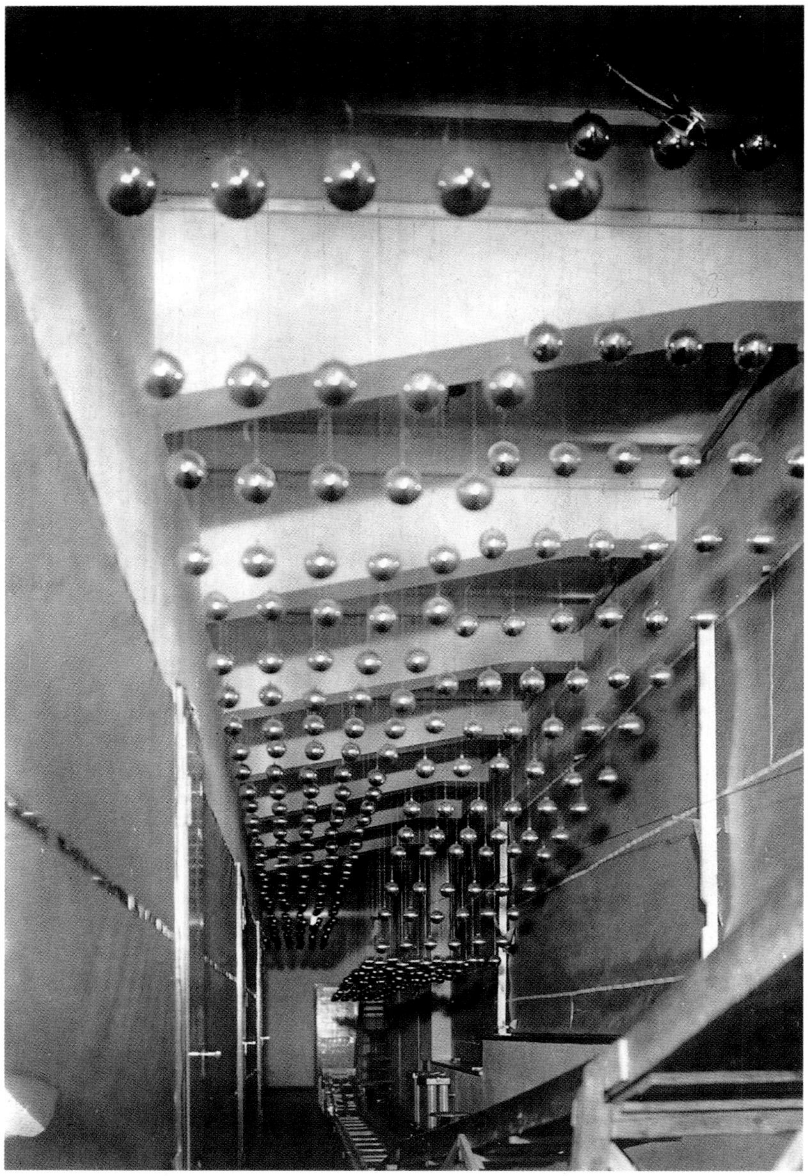

„Metallisches Fest", auch „Glocken-, Schellen-, Klingelfest", Dessau. 9. 2. 1929, Foto: GELOTT Photo Service, Getty Research Center, Research Library.

„Metallisches Fest", auch „Glocken-, Schellen-, Klingelfest", Dessau. 9. 2. 1929, Foto von Robert Binnemann, The J. Paul Getty Museum, Los Angeles. ● Metallisch glänzend wie die Einladungskarten war das ganze Bauhaus ausstaffiert – einschließlich der Gäste, die sich in Metallfolie gehüllt oder mit Löffel, Kochtopf und Bratpfanne zum Tanz anschickten. Unter Schellen-, Glocken- und Klingelgeläut sauste man auf der Rutschbahn, ging ins Lachkabinett oder versuchte sich an Glücksrad, Schießstand und Tombola, wo ein „Kandinsky" zu gewinnen war.

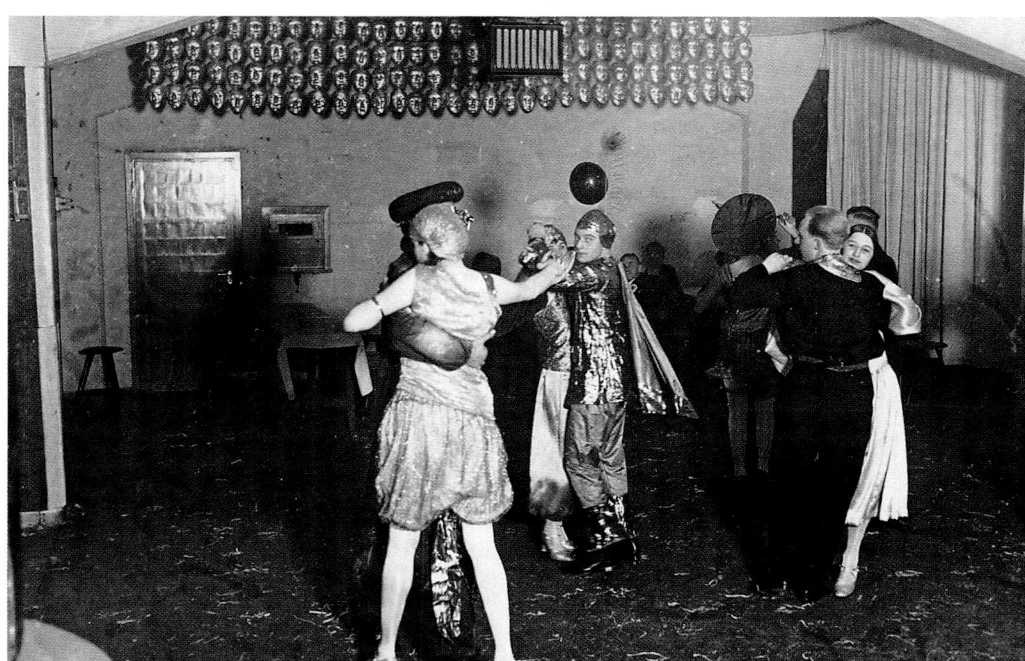

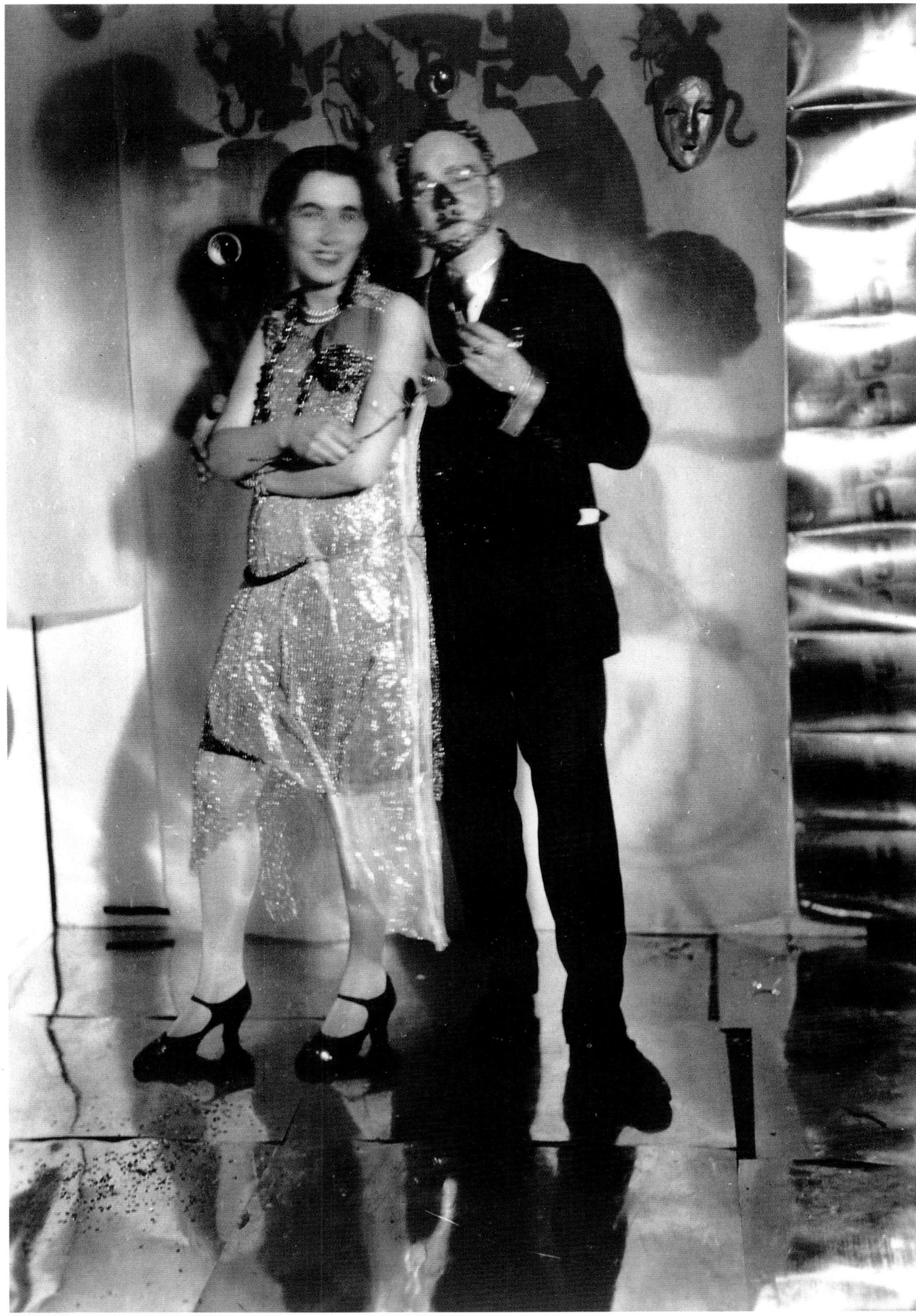

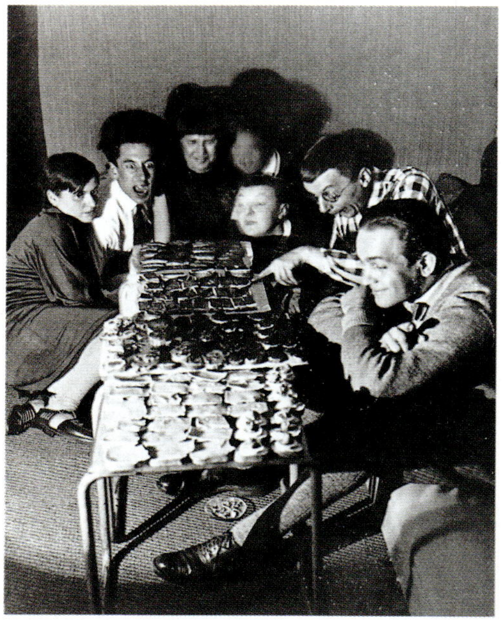

Festessen mit kalten Platten, Dessau. 1927/1928, Fotograf unbekannt, BHA. ● Hausparty bei „Schmidtchen“ (Joost Schmidt), der den Deiktiker spielt. Breuers Hocker dienen als Servierwagen.

Legendären Ruf erlangten die Faschingsfeste am Bauhaus. Was dereinst in Weimar phantastisch improvisiert worden war, wurde nun in Dessau zur glänzenden Inszenierung. Im März 1928 feierte man das „Bart- und Nasenfest“, und die Bauhausbühne führte bei dieser Gelegenheit das „Kulissenstück“ auf. Das wohl prächtigste aller Maskenfeste, die das Bauhaus jemals erlebte, war das „Metallische“ am 9. 2. 1929. Ursprünglich hatte man die Idee, ein „Glocken-, Klingel- und Schellenfest“ zu feiern. Doch die Vorstellung davon muß derart ohrenbetäubend gewesen sein, daß die Bauhäusler diesen Plan auf das „Metallische“ ausdehnten. In einer bitterkalten Februarnacht erstrahlte das Bauhaus als Märchen aus metallischem Glanz. Die Dekoration war großartig: reflektierende Wände, weißblechbeschlagen; Spiegelbilder der Tanzenden, von messingfarbenen Obstschalen an der Decke verzerrt, Weihnachtskugeln in erstaunlicher Menge, überall Klingeln und Läuten, eine musikalische Treppe, die beim Betreten jeder Stufe einen anderen Ton von sich gab. Über eine metallene Rutschbahn erreichten die Gäste den Festsaal, und schon diese ungewöhnliche Ankunft, von einer Kapelle jedesmal mit einem Tusch begleitet, erhob den Ankommenden über die Welt seiner Erfahrungen. Da machte man auch keinen Unterschied zwischen den Gästen. Selbst Dessaus Oberbürgermeister Hess wurde auf diese Weise im Bauhaus empfangen. Ein Klempnerladen versorgte den Gast mit allerlei Werkzeugen: Schraubenschlüssel und Büchsenöffner. „Die Bauhauskapelle hatte sich festlich geschmückt, mit silbernen, koketten Zylinderhüten, und schoß den musikalischen Vogel ab durch Schwung, Rhythmus, Leben. Auf der Bühne wurde mit eherner Zunge Blech geredet: ein amüsanter Frauentanz von Männern und ein Sketch, in dem zwar nur eine Helmspitze das Metall repräsentierte, befriedigten Schaulust und Lachbegier. Es soll auch der besten Masken des Festes gedacht sein; ein Totenkopfhusar in Schwarz, mit Aluminiumpott und Schaumlöffel als Helm, die Brust mit silbernen Blechlöffeln garniert: die Dame in runden Weißblechscheiben, die kokett den Schraubenschlüssel am Armband trug und den jeweiligen Kavalier damit betraute, die gelockerten Schrauben anzuziehen ... Punkt zwölf zog der ‚eiserne Bestand des Bauhauses‘ auf: Zwölf Ritter ohne Furcht etc. in Klirrschritt und Stampftritt ... Am anderen Morgen gab's erfrorene Ohren, und zwar hatten die Kavaliere mit westlich orientierten Damen das linke, die mit den östlichen das rechte blaugefroren. Doch alle fühlten sich mit Paul Scheerbart einig: ‚Was wäre das All ohne das Metall‘.“ (Oskar Schlemmer, Idealist der Form. Briefe, Tagebücher, Schriften 1912–1943, Leipzig 1990, S. 205)

Die Bauhausfeste waren überregional bekannt geworden. Aus Berlin und Leipzig reisten Gäste eigens dazu an, und Presseberichte schürten die Neugier des Publikums. In der Dessauer

Einladung zum „Bart-, Nasen-, Herzensfest“, Berlin. 31. 3. 1928, Gestaltung von Herbert Bayer, BHA. ● Die Bauhauskapelle richtete ein Auftragsfest in Berlin aus: „haare wurden zu haufen zu perücken, bärte jeder art, von sudermann bis chaplin, geformt und gekämmt, gelockt und onduliert; nasen geformt ...“, erzählte Xanti Schawinsky; Riesenkronleuchter wurden in farbige Skulpturen verwandelt, ein Coiffeurladen und eine Fotobude für Umbo errichtet.

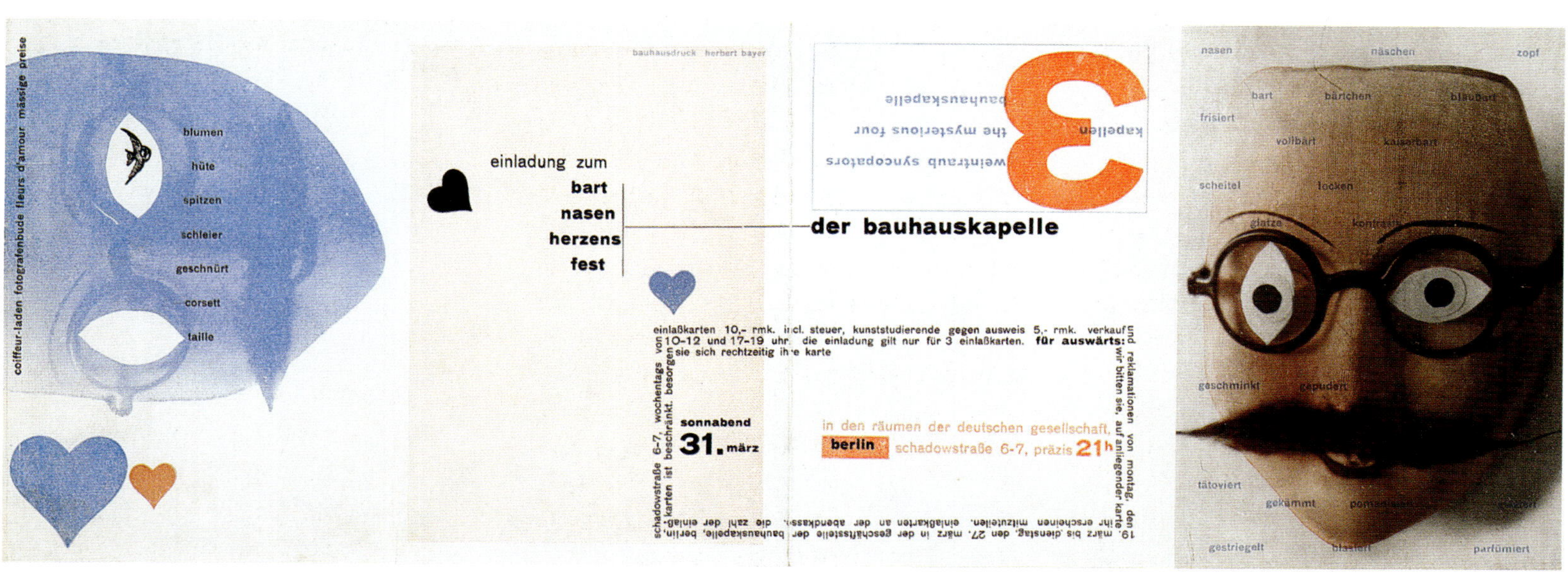

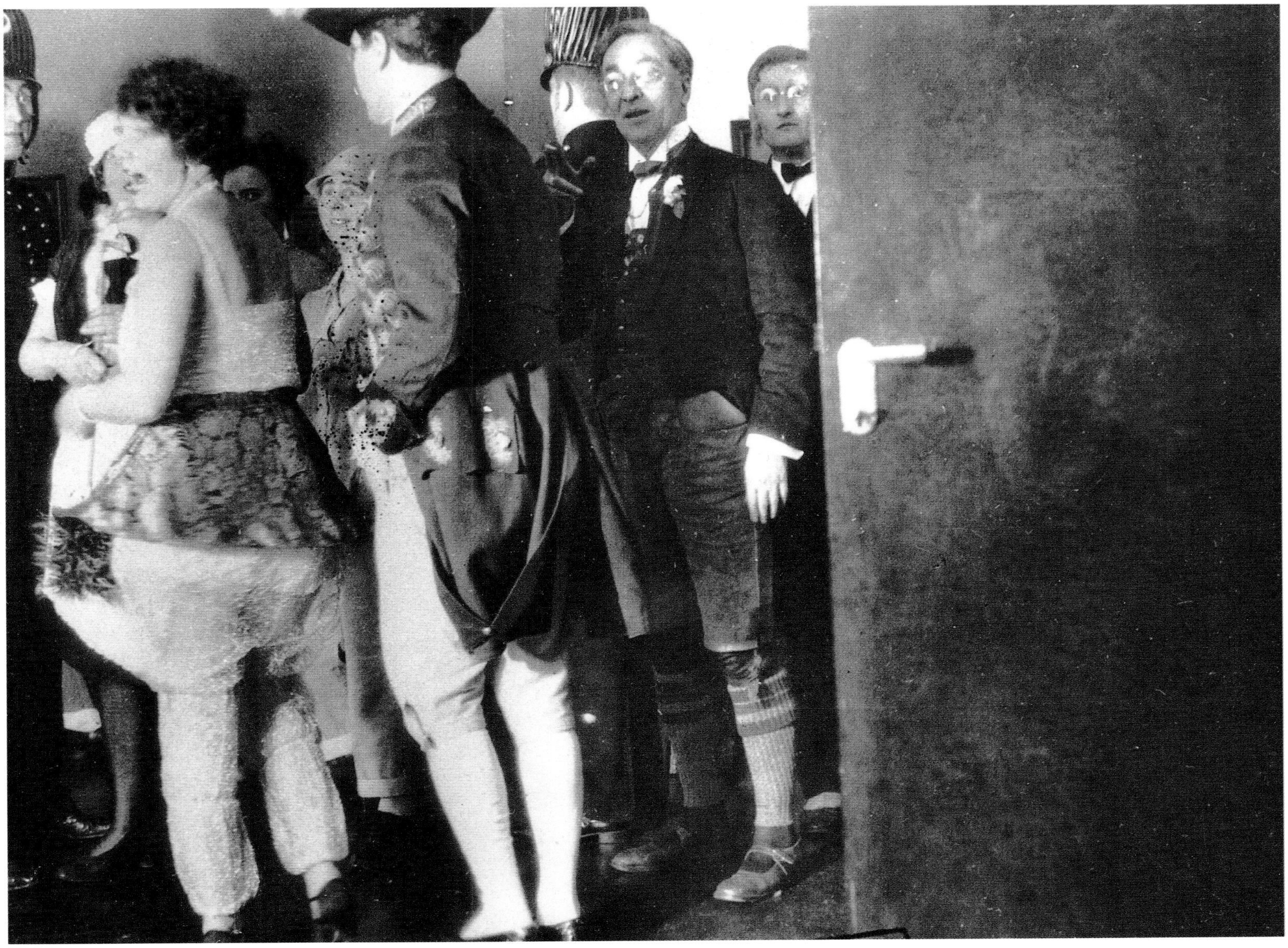

Zeit wurde der jahreszeitliche Rhythmus, den man in Weimar gepflegt hatte, nicht beibehalten. Lediglich Weihnachten und die Sommersonnenwende bildeten dabei Ausnahmen. Die Feste richteten sich ganz nach den Gegebenheiten des Lehrbetriebes und der eigenen Bauhausgeschichte. Spätestens ab 1931 begann man jedes Semester mit dem Vorkursfest, das im November 1931 als „Schmierfinkenfest" bekannt geworden war. Selbstverständlich wurde auch in Dessau jede Gelegenheit zum Feiern genutzt, und das Prellerhaus bot ideale Möglichkeiten für die vielen kleinen und größeren Studentenfeten. Nach der Schließung des Dessauer Bauhauses und der Neugründung der Schule in Berlin knüpfte das Bauhaus an die Tradition seiner großen Feste an. Im Unterschied zu Weimar und Dessau feierte es sie aber weniger selbst, als daß es sich als deren Veranstalter betätigte. Die schwierige finanzielle Lage des inzwischen privaten Instituts legte nahe, den guten Ruf der Bauhausfeste als Einnahmequelle zu nutzen. Die letzten Faschingsfeste des Bauhauses im Februar 1933 waren glanzvolle, aber eben öffentliche Ereignisse. Etwa 130 Bauhäusler veranstalteten ein Maskenfest für circa 700 Besucher. Die Bauhausmeister und Freunde hatten zahlreiche Werke als Tombolapreise gespendet, um der Schule zusätzlich Einnahmen zu verschaffen. Noch einmal zeigte sich etwas von der perfekten Inszenierung des Metallischen Festes in Dessau, dennoch konnte nichts mehr die endgültige Auflösung der Schule in Deutschland, wenige Wochen nach diesem letzten Glanzlicht der Bauhausfestkultur, verhindern.

Fest zur Einbürgerung von Wassily und Nina Kandinsky, Dessau. März 1928, von links: Hinnerk Scheper, Nina Kandinsky, Lou Scheper, László Moholy-Nagy, Wassily Kandinsky, Josef Albers, ... Fotograf unbekannt, BHA. ● Recht respektlos wurde „uniformiert" der staatliche Akt besiegelt.

Musik am laufenden Band – eine kleine Musikgeschichte des Bauhauses

Christoph Metzger

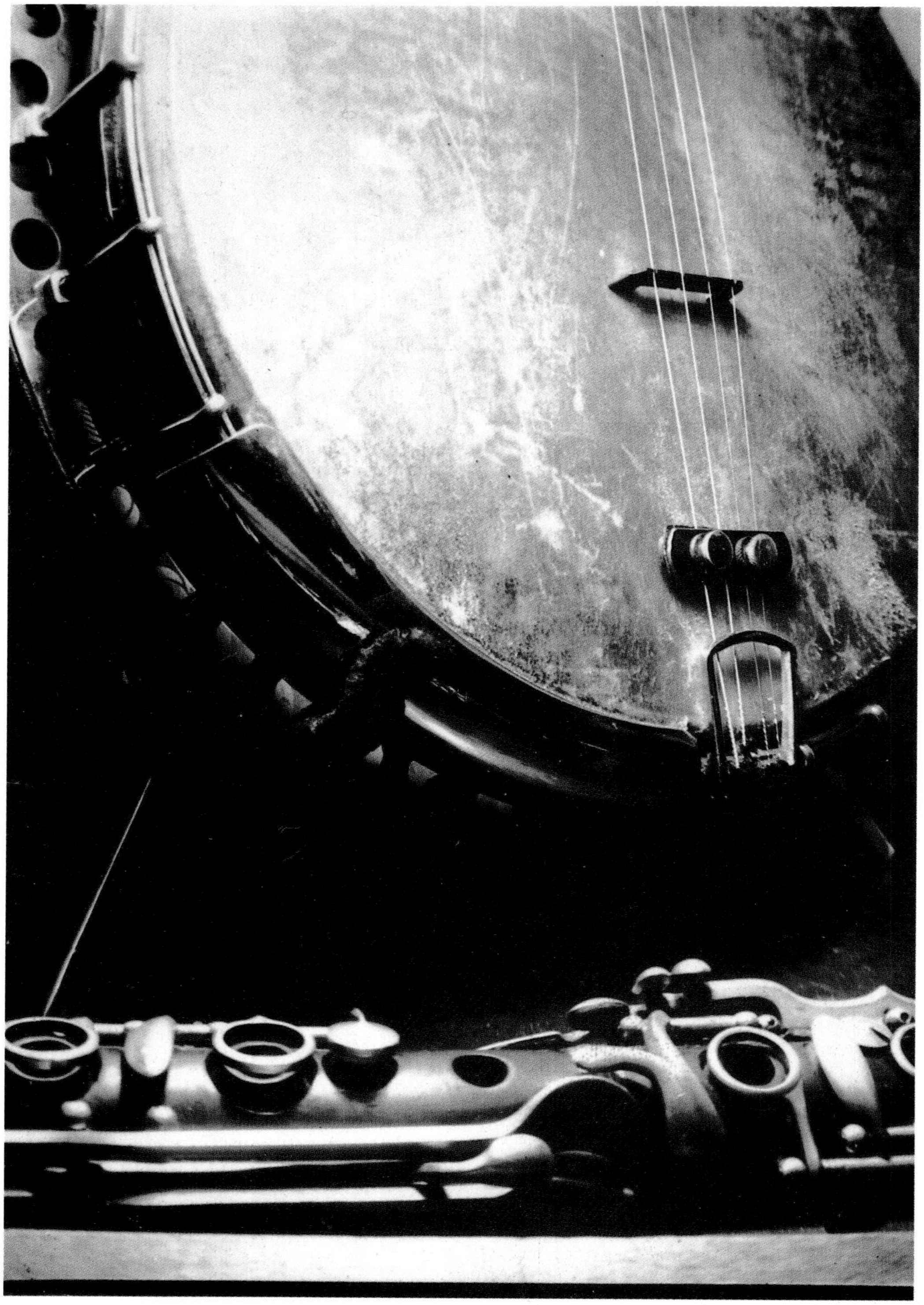

Von der zeitgenössischen Musik und ihrer Rezeption blieb auch das Bauhaus nicht unberührt. In den Jahren seines Bestehens von 1919 bis 1933 war die Entwicklung der Musik entscheidenden Wandlungen unterworfen und wurde von solch unterschiedlichen Phänomenen wie dem Aufleben der Kammermusik, der Entdeckung des Jazz, den musikalischen Ausläufern der Wandervogelbewegung sowie avancierten Kompositionen mit zwölf gleichberechtigten Tönen bestimmt. Die Ausrichtung auf elementare Formen, zum Beispiel in Architektur, Bildhauerei oder Typografie, die zu einem wesentlichen Merkmal der Bauhausästhetik wurde, fand im Bereich der Musik ihr Äquivalent in der Bevorzugung kleiner Besetzungen. Musikalische Kompositionen für große Orchester waren in den 20er Jahren die Ausnahme. Ornamente wurden als funktionsloses Beiwerk nicht nur in nahezu allen Kunstgattungen, sondern auch in der Musik strikt abgelehnt.

Der Futurismus in Italien grenzte sich am radikalsten vom Ideengut und der Ästhetik des 19. Jahrhunderts ab. Luigi Russolo, der führende Kopf unter den futuristischen Komponisten, erklärte ab 1913 in Manifesten und in eigenen Kompositionen Klänge und Geräusche der alltäglichen Umgebung zu ästhetischem Material. Ein tiefer Bruch mit den bis dahin geltenden musikalischen Traditionen war hiermit vollzogen worden. Berühmt geworden ist sein „Konzert für Fabriksirenen" von 1920. In dieser Komposition sind die Töne von jeglicher Funktion befreit. Spuren avantgardistischer Positionen entdeckt man auch bei Arbeiten aus dem Bauhaus – wenngleich moderat und eher vereinzelt. So sind futuristische Anklänge bei den Lichtskulpturen und mechanischen Objekten László Moholy-Nagys auszumachen, der darüber hinaus eine völlig neue Art

Stilleben mit Banjo und Klarinette. Um 1928, Foto von T. Lux Feininger, The J. Paul Getty Museum, Los Angeles. ● Die Werkzeuge der Bauhauskapelle: Banjo und Klarinette, Saxophon, Schlagzeug, gelegentlich Cello, Bumbaß, Lotosflöte und natürlich Klavier und Singstimmen. Ihre Motive: Musik aus den Heimatländern ihrer Mitglieder – Ungarn, Tschechoslowakei, Polen, Rußland, Schweiz und anderen. Die Verarbeitung: jazzartige Rhythmisierung, Verulkung und Verfremdung.

musikalischer Gestaltung mit mechanischen Mitteln versuchte. Obwohl sich die Musik der 20er Jahre größtenteils noch immer an den Konventionen der vergangenen hundert Jahre orientierte, zeichnete sich eine antiromantische Haltung ab. Sie war die Folge avantgardistischer Experimente in deren Hinwendung zu einfacheren Formen und Kompositionsschemata. Dies führte zu einem grundsätzlichen Umbruch im Musikverständnis. Aber auch populäre Einflüsse wie der des Jazz und andere moderne Rhythmen, beispielsweise des Tango, die von Amerika aus den europäischen Kontinent eroberten, veränderten den Zeitgeschmack nachhaltig.

Suchte man ein musikalisch-ästhetisches Motto für die 20er Jahre bei zeitgenössischen Komponisten wie Paul Hindemith oder Arnold Schönberg, so müßte es lauten: Fort von der Kunstreligion, zurück zum Handwerk. Das entsprach der praktischen Ausrichtung am Bauhaus in Weimar und ist dort bereits im berühmten Gründungsmanifest von 1919 als Programm verkündet worden. Schönberg äußerte sich hierzu in der Einleitung seiner vielbeachteten Harmonielehre, die im Todesjahr Gustav Mahlers, 1911, veröffentlicht wurde, folgendermaßen: „Wenn es mir gelingen sollte, einem Schüler das Handwerkliche unserer Kunst so restlos beizubringen, wie das ein Tischler immer kann, dann bin ich zufrieden. Und ich wäre stolz, wenn ich ein bekanntes Wort variierend sagen dürfte: ‚Ich habe den Kompositionsschülern eine schlechte Ästhetik genommen, ihnen dafür aber eine gute Handwerkslehre gegeben'." Im selben Jahr hatte der Maler Wassily Kandinsky seine eigene wegweisende Schrift „Über das Geistige in der Kunst" herausgegeben, in welcher Passagen zur Theorie der Abstraktion enthalten sind. Schönbergs Freundschaft mit dem späteren Bauhausmeister Kandinsky ist durch einen lebhaften Briefwechsel dokumentiert, der ebenfalls 1911 seinen Anfang nimmt. Die Korrespondenz kreist im wesentlichen um das Phänomen der Abstraktion in Komposition und Bildaufbau. Auch der Briefwechsel zwischen dem Bauhausmeister und Vorkursbegründer Johannes Itten und dem Komponisten Josef Matthias Hauer widmet sich gattungsübergreifenden kompositorischen Themenstellungen – darunter dem Problem der Übertragung bildnerischer Gesetzmäßigkeiten in Zeichnung und Farbgestaltung auf eine musikalische Ebene. Ittens und Hauers Freundschaft begann im Jahr 1919. Ihre Idee, gemeinsam in Weimar eine Musikschule zu gründen, ließ sich jedoch nicht realisieren. Hier wurde die vermutlich einzige Chance vertan, am Bauhaus eine eigenständige musikalische Tradition zu begründen. Interessant sind in diesem Kontext die „Farbkugeln", die Itten 1921 konzipierte, denn sie reflektieren Hauers Skizze zum „Farbkreis", der sich auf die Unterteilung der Oktave in zwölf Halbtonschritte bezieht. Weniger formal angelegt sind

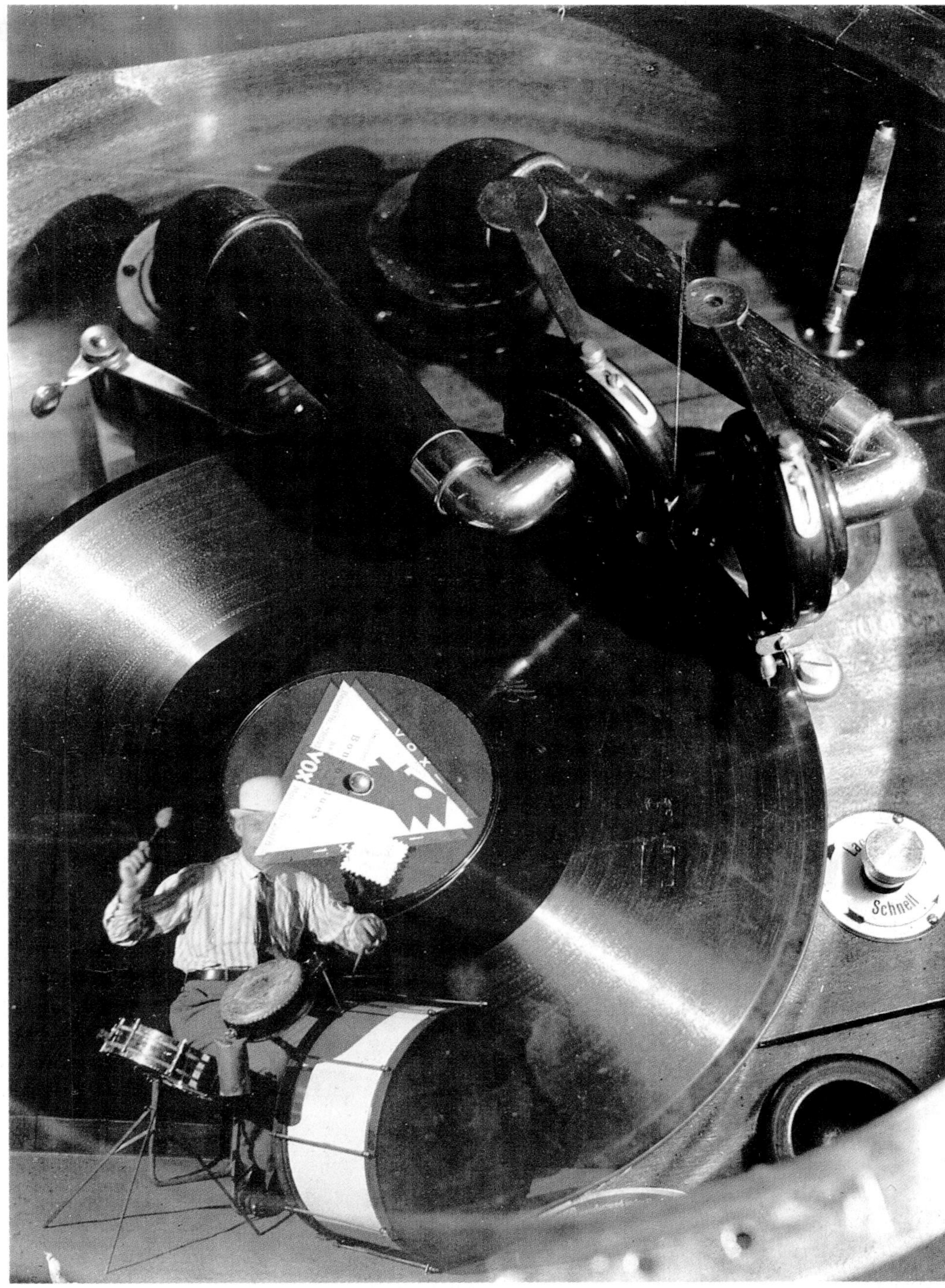

Grammofon und Schlagzeuger. 1927/1928, Foto (Doppelbelichtung) von Heinz Loew, Museum Folkwang, Essen. ● Angesichts hochtechnisierter Wiedergabemöglichkeiten von Blues-Rhythmen wirkt der originale Schlagzeuger nurmehr wie ein Plattenlabel.

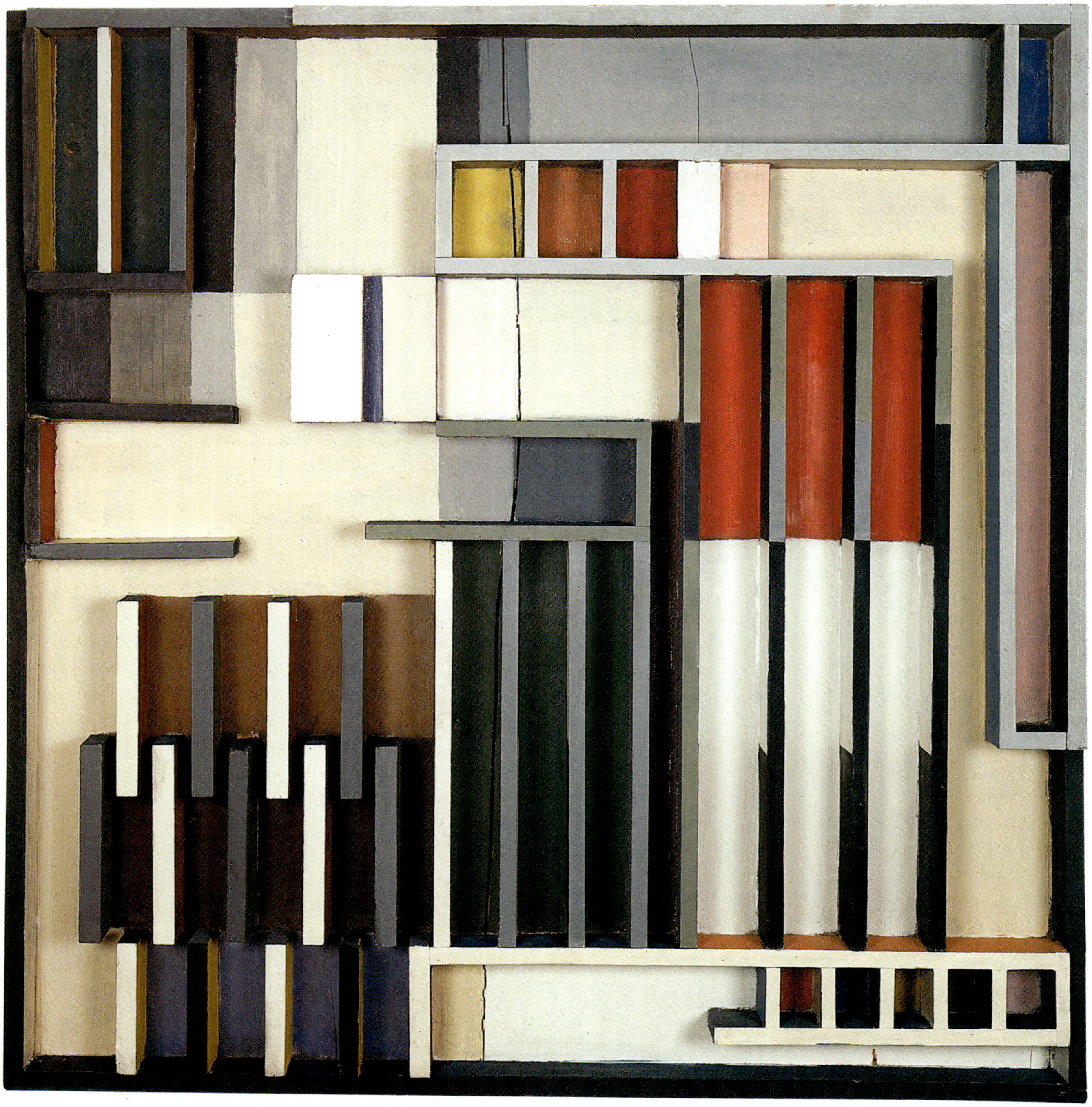

Kurt Schmidt, Konstruktives Relief. 1923, Holz, farbig gefaßt, 103,6 x 103,6 x 7,4 cm, KW, Bauhaus-Museum. ● Zwölf Farbtöne zwischen Gelb und Rot, Weiß und Schwarz entwickeln sich rhythmisch in drei Dimensionen. Bei diesem Relief in der Art von De Stijl liegt es nahe, eine Analogie zwischen Tönen und Farben herzustellen. Wie bei einer Partitur sind die Farben von links nach rechts und von der Oberfläche in die Tiefe zu lesen.

Josef Albers, Fuge. Um 1925, Glas opak, sandgestrahlt, 24,8 x 65,7 cm, Collection The Josef Albers Foundation. ● Die rhythmische Wiederkehr einfacher Motive und Farben steht bei Albers eher im Dienste der Tiefenwirkung von Material und Technik als des musikalischen Effekts.

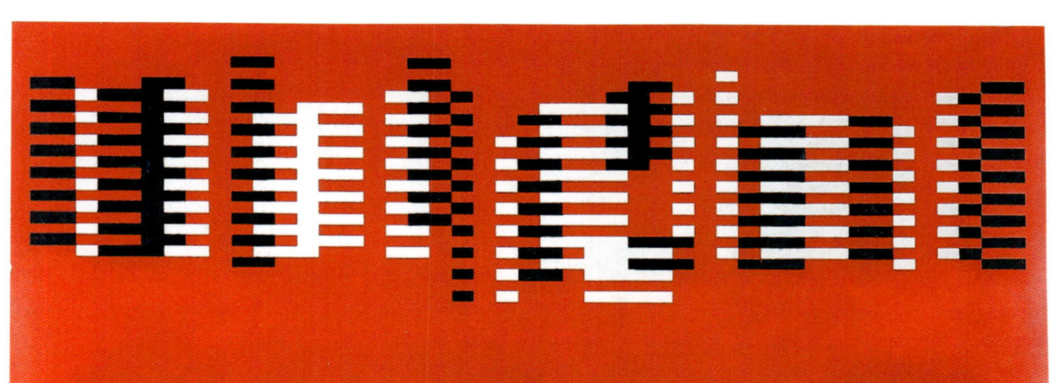

die abstrakten farbigen Übertragungen, die von Vogelmeyer und Hauer mit „Melosdeutungen" betitelt wurden.

Vom Weimarer Bauhausstudenten und späteren Bauhausgesellen Ludwig Hirschfeld-Mack existieren zwei Kompositionen für Klavier aus der Zeit um 1922/1923: „Farbsonatine I + II (Rot)". Die Stücke mit mittlerem Schwierigkeitsgrad und lyrischem Charakter sind zu festlichen Anlässen in Weimar und Berlin mehrfach aufgeführt worden. Die Farbbezeichnung im Titel ist eher assoziativ als Hinweis auf die Verbindung von Musik und Farbe zu verstehen. Hirschfeld-Mack hielt im Entstehungsjahr seiner Sonatine am Bauhaus ein Farbseminar, welches so großen Anklang fand, daß auch die Meister Klee, Kandinsky und Itten daran teilnahmen. In seinem Seminar untersuchte er die Wirkung der Primärfarben, wobei zahlreiche Farbtafeln mit verschiedenen Anordnungen und Intensitäten sich musikalischen Gedanken annäherten. Hirschfeld-Mack überschrieb sogar eine Anordnung von zwölf kleinen Farbflächen mit je drei Segmenten als „Die Quinten. Die vier Dreiklänge des zwölfteiligen Farbkreises". Hier wird ein Phänomen aus der Kompositionslehre zitiert, das darin besteht, daß eine melodische Figur trotz verschiedener Drehungen und Spiegelungen weiterhin als Gestalt erkennbar bleibt.

Wenige Jahre zuvor waren Schönbergs Orchesterstück op. 6 Nr. 3, „Farben", und Kandinskys Gemälde „Gelber Klang" entstanden. Die Gattungsgrenze zwischen Musik und Malerei immer weiter einzuebnen, reizte viele Künstler. Dem Farbseminar von Hirschfeld-Mack muß in diesem Kontext eine Schlüsselfunktion zugesprochen werden, da die Systematik von Farbintervallen und -akkorden hier am weitesten entwickelt wurde. Insgesamt läßt sich die Auseinandersetzung mit der Musik am Bauhaus jedoch nur bruchstückhaft rekonstruieren, da sie oftmals eher am Rande der künstlerischen Produktion wirksam geworden ist. Wichtig waren sicher die persönlichen Kontakte zwischen Komponisten, bildenden Künstlern und Architekten, die den Austausch über synästhetische Phänomene zwischen den verschiedenen Gattungen gefördert haben mögen.

In der Praxis reichte das Spektrum musikalischer Darbietungen vom Aufspielen der Bauhauskapelle über die von Oskar Schlemmer verwendeten Bühnenmusiken bis hin zu Expe-

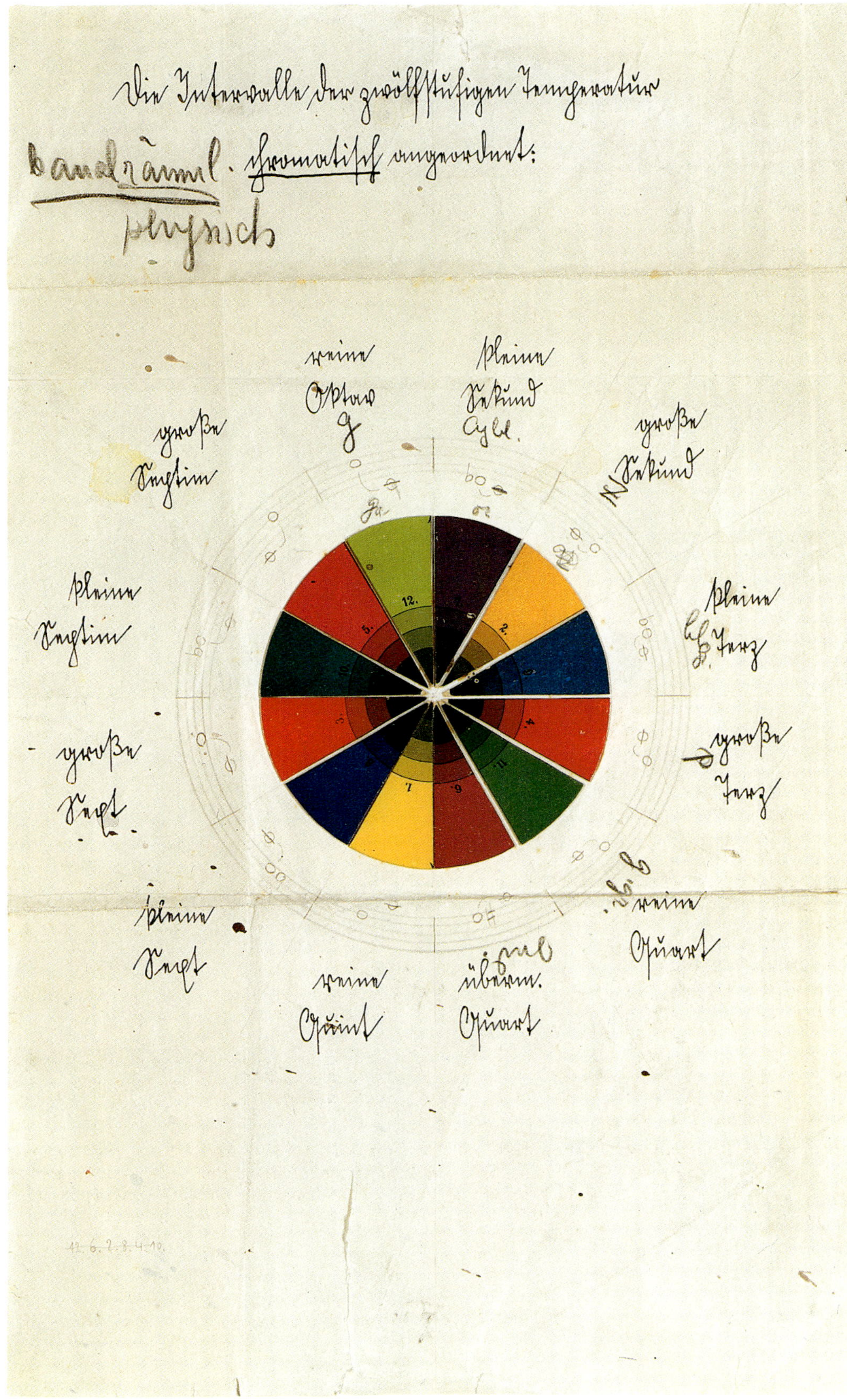

Josef Matthias Hauer, 12teiliger Farbkreis übereingestimmt mit den zwölf Tönen der chromatischen Skala. 1919, Graphit, Tusche und farbige Kartoncollage, 27,1 x 20,8 cm, Kommentar von Johannes Itten mit Bleistift, Sammlung Dieter und Gertraud Bogner, Wien. ● Zwischen 1919 und 1922 führte der Wiener Komponist Hauer mit Itten intensive Debatten über Fragen der Übereinstimmung von Farben- und Tonkreis. Beide beseelte der Glaube an die Einheit von visueller und auditiver Gestaltung. Die ersten methodisch entwickelten Zwölftonkompositionen Hauers, die eine radikale Abkehr von tonalen Regeln leisteten, indem sie die Gleichrangigkeit aller Tonwerte erklärten, wurden am Bauhaus aufgeführt.

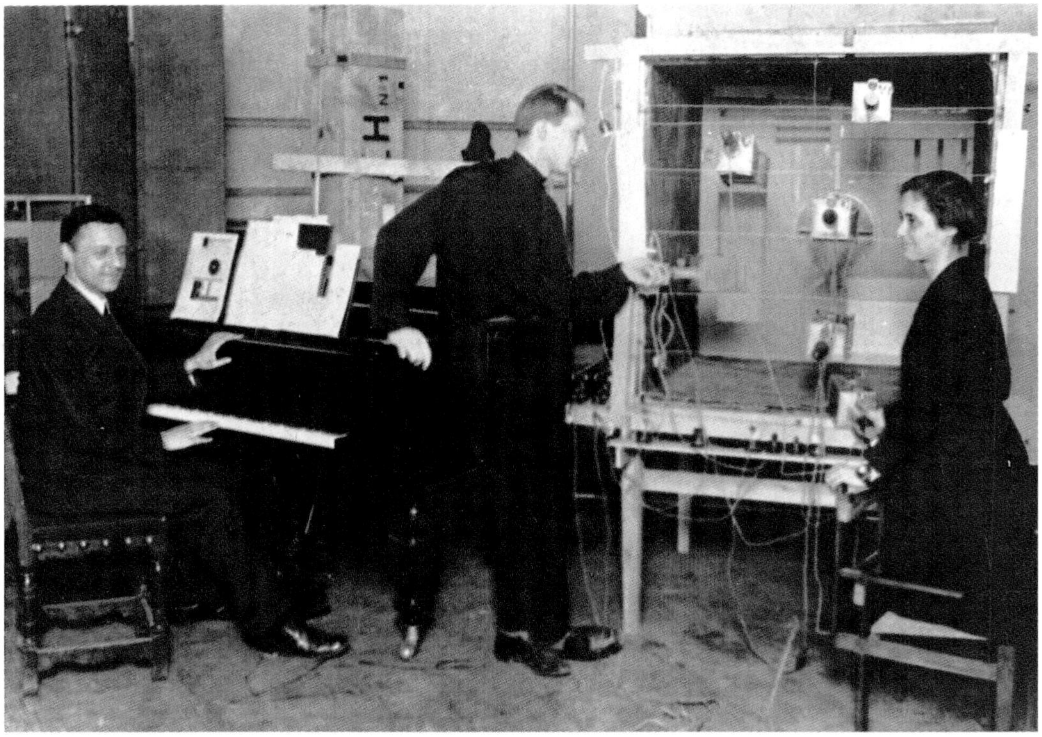

Die Vorführkabine der Farbenlicht-Spiele von Ludwig Hirschfeld-Mack. Um 1924, links am Klavier: Ludwig Hirschfeld-Mack, Mitte: unbekannt, rechts: Marli Heimann, Foto: Frankl, BHA. ● Bei dieser Vorführung wurden Elementarformen in Gestalt auswechselbarer Schablonen nach Klavierklängen auf eine Leinwand projiziert. Durch verschiedene Lichtquellen ergaben sich Schattenüberlagerungen und Farbmischungen.

rimenten mit Ton- und Geräuscherzeugern, die László Moholy-Nagy im Sinne futuristischer Klangoperationen durchführte. Das Quellenmaterial zum Thema Musik am Bauhaus besteht aus zahlreichen Skizzen, Eintragungen in Tagebücher und Briefwechseln. Es dokumentiert vor allem die systematischen Transponierungen von Partiturausschnitten auf Farbspektren und Zeichnungen; hierzu liegen Skizzen von Hauer, Hirschfeld-Mack, Itten, Kandinsky, Klee und Neugeboren vor. Darüber hinaus finden sich am Bauhaus nicht wenige Anspielungen auf musikalische Kompositionen in den Bildtiteln freier Arbeiten, die das genreübergreifende Selbstverständnis der Bauhäusler widerspiegeln. In den Bildreihen des Farbunterrichts wurden die Gesetze von Form und Farbe auf ihre Systematik hin untersucht. Begriffe wie „Klangfarbe" und „Farbklang", die in Musik und Malerei unterschiedliche Phänomene bezeichnen – zum einen die Auswahl der Instrumente und die sich daraus ergebende Technik der Tonerzeugung, zum anderen die Kombination von Farben auf

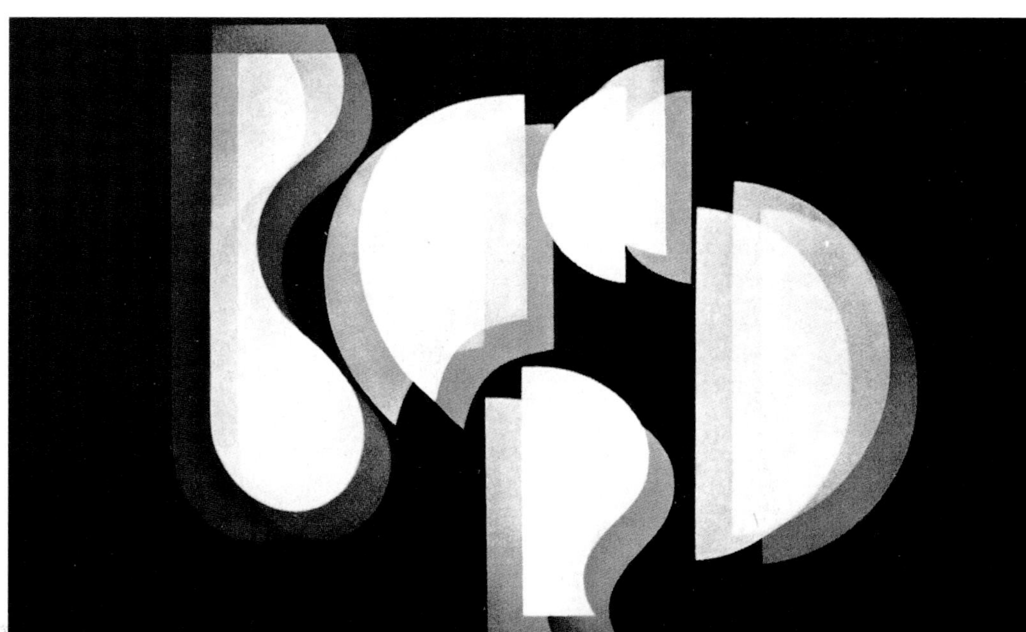

Kurt Schwerdtfeger, Reflektorisches Lichtspiel. Um 1923, Fotograf unbekannt, BHA. ● Aufnahme einer Phase, erzeugt mit beweglichen Schablonen. Anläßlich der großen Bauhausausstellung von 1923 kam diese virtuelle Art des Bildermalens zur Aufführung, das zu einem zeitlich-musikalischen Erlebnis wurde.

einem Bildträger –, wurden häufig synonym verwendet. Gemeinsam ist beiden Phänomenen, daß sie vergleichbare Wirkungen im Prozeß der Wahrnehmung erforschen.

Die Bauhauskapelle

Ein großer Teil der musikalischen Aufführungen an der Schule wurde durch die Bauhauskapelle realisiert. Von T. Lux Feininger, selbst damals deren jüngstes Mitglied, und von Eva Weininger stammen Hinweise zu der originellen Bauhaus-Jazzkapelle, die die Beschaffenheit der Instrumente und das Zusammenspiel der Bandmitglieder beschreiben. Gründer des Ensembles war Andreas Weininger, der die Kapelle 1924 ins Leben rief. Weiningers Klavierspiel und sein Gesang wurden als „improvisierte Fantasiemusik“ charakterisiert. Beide Fertigkeiten hatte er sich als Autodidakt angeeignet. Er beherrschte schließlich verschiedene Jazzstandards, die auf Handzetteln in Form von kurzen Spielanweisungen notiert waren. Ergänzt wurde die Kapelle später durch Heinrich Koch, Hans Hoffmann und Rudolf Paris, die „Andor“ Weininger – wie dieser zunächst improvisierend – auf selbstgebauten Schlag-, Streich- und Blasinstrumenten begleiteten.

Das Schlagzeug war neben Pauken, Trommeln, Becken und Kuhglocken mit einer selbstkonstruierten Fußmaschine für die große Trommel ausgestattet, mit der ein Höllenlärm entfacht werden konnte. Erwähnenswert ist auch das ungewöhnliche Flexaton, das als Streichinstrument in Verbindung mit einer Schellentrommel (als Resonanzkorpus) eingesetzt wurde. Autohupen, die an der Baßtrommel befestigt waren, lassen einen Klangeindruck erahnen, der in dieser frühen Phase des Bestehens der Kapelle eine heiter ausgelassene Wirkung gehabt haben muß. Hinzu kam eine Variante der Lotosflöte, die einen variablen Kolben besaß, mit dem der Ton moduliert werden konnte.

Neben der humoristischen Musikunterhaltung durch die Bauhauskapelle wurde zu den legendären Festen an der Schule eine Berliner Jazzkapelle eingeladen, die im Smoking den neuesten amerikanischen Jazz vortrug. Nach 1928 wurde die Bauhauskapelle um einen Bläserchor erweitert, und die Mitglieder wechselten. Mit den neuen Musikern Eddie Collein, Ernst Egeler und Roman Clemens veränderte sich der Charakter der Gruppierung. Überdies waren neue Tänze „en vogue“. Der humoristische Aspekt stand allerdings nicht mehr länger im Vordergrund des Programms. Bedauerlicherweise sind keine Tonträger überliefert, die den Geist dieser Jahre widerspiegeln könnten. Die Kapelle existierte bis zur Schließung des Bauhauses durch die NSDAP 1933.

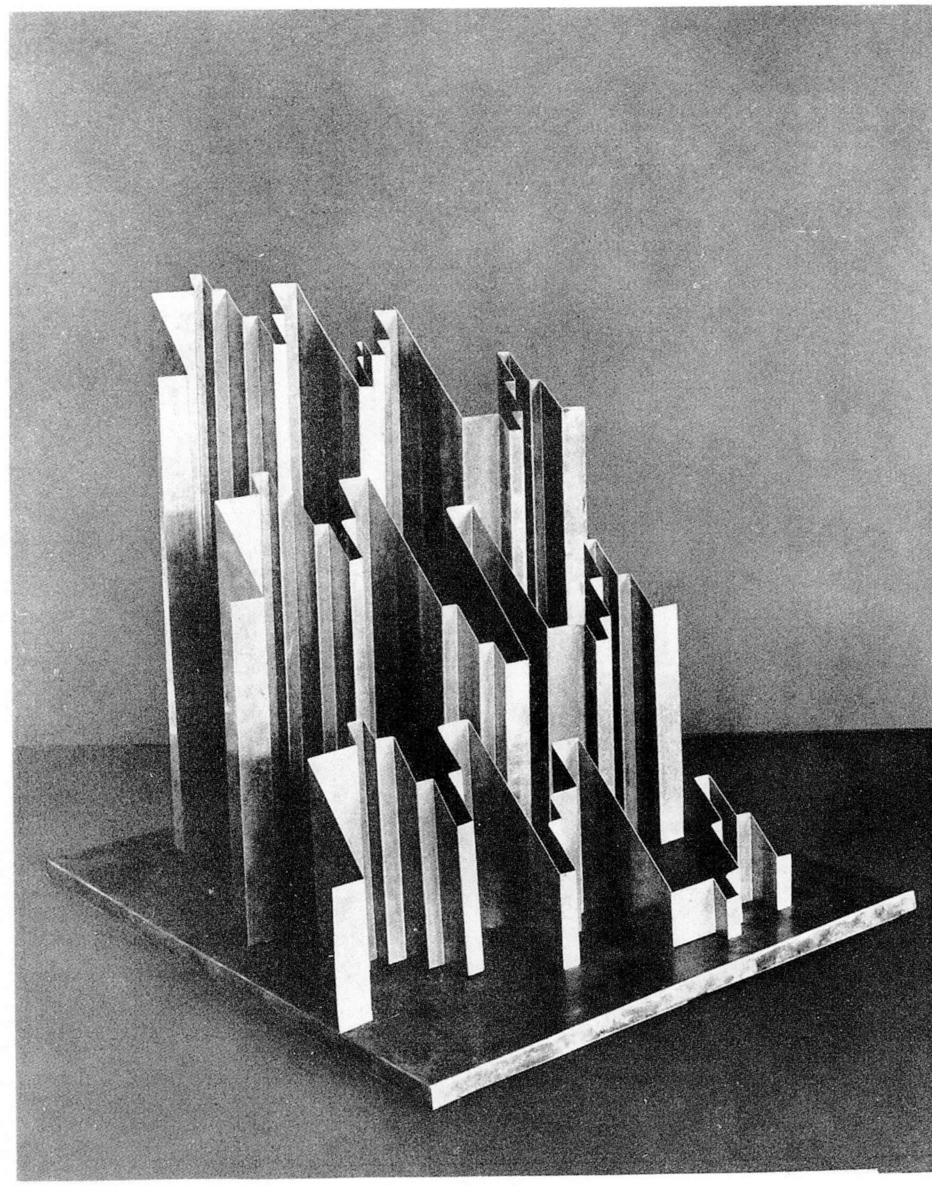

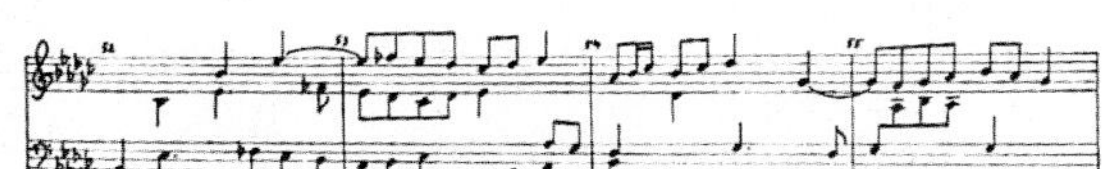

Henri Nouveau (d. i. Heinrich Neugeboren), Plastische Darstellung der Es-Moll-Fuge von Johann Sebastian Bach (Takte 52–55). 1928, Foto von Robert Binnemann, BHA. ● Rekonstruktion nach dem Modell von Gerda Marx, Bauhaus Dessau. „In zwei hintereinanderliegenden Zonen werden plastisch gezeigt: (1) horizontal der konstruktive Verlauf, (2) vertikal die Entfernung eines jeden Tones vom Grundton, der Tonika, (3) von vorn nach hinten – sowohl auf der Basis wie auch im Winkel von 45 Grad ansteigend – die Entfernung der Stimmen voneinander.“

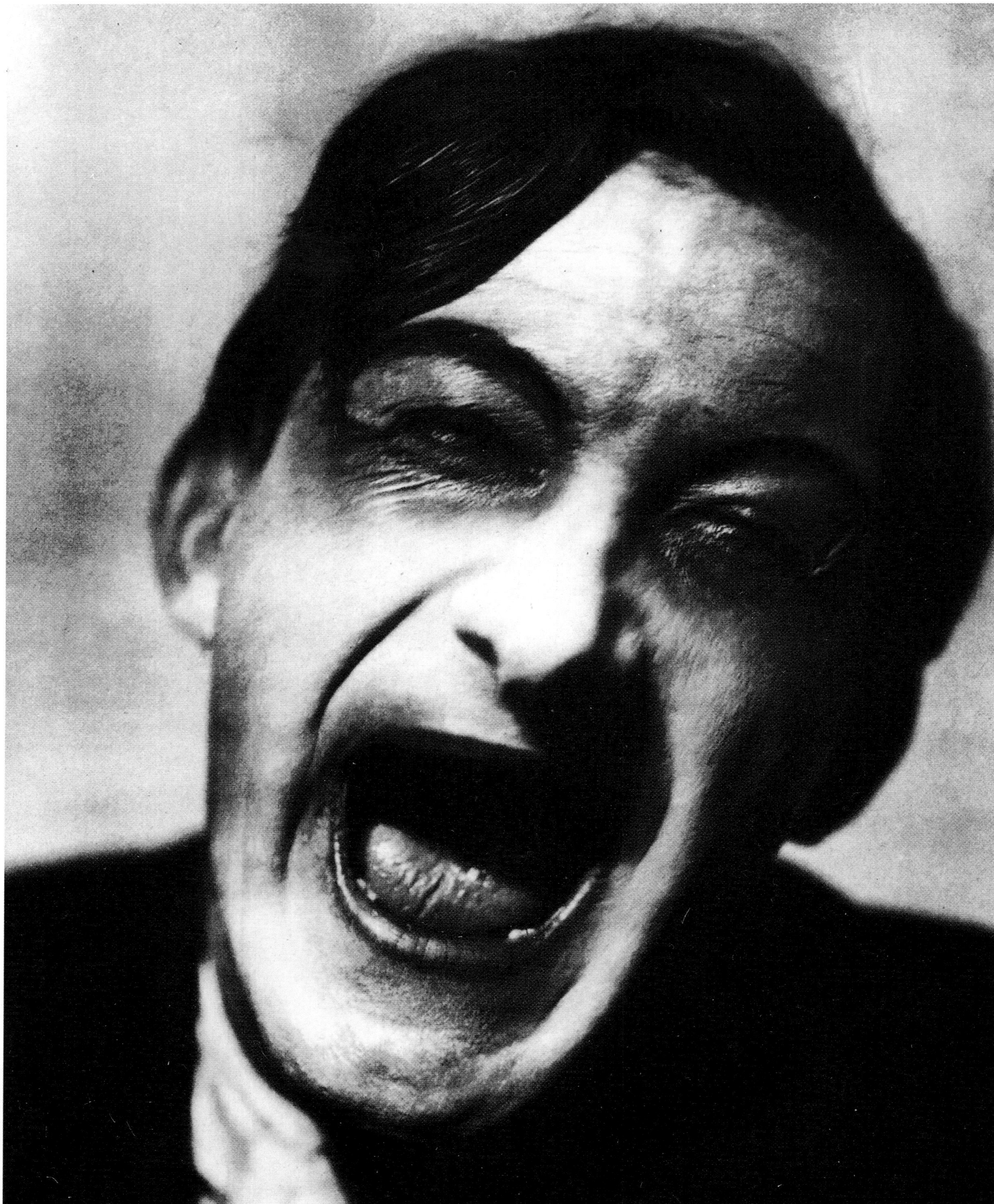

Porträt Lotte Gerson mit Saxophon. Um 1929, Foto von T. Lux Feininger, The J. Paul Getty Museum, Los Angeles. ● Lotte Gerson war wohl die einzige Frau, die jemals in der Bauhauskapelle mitspielte.

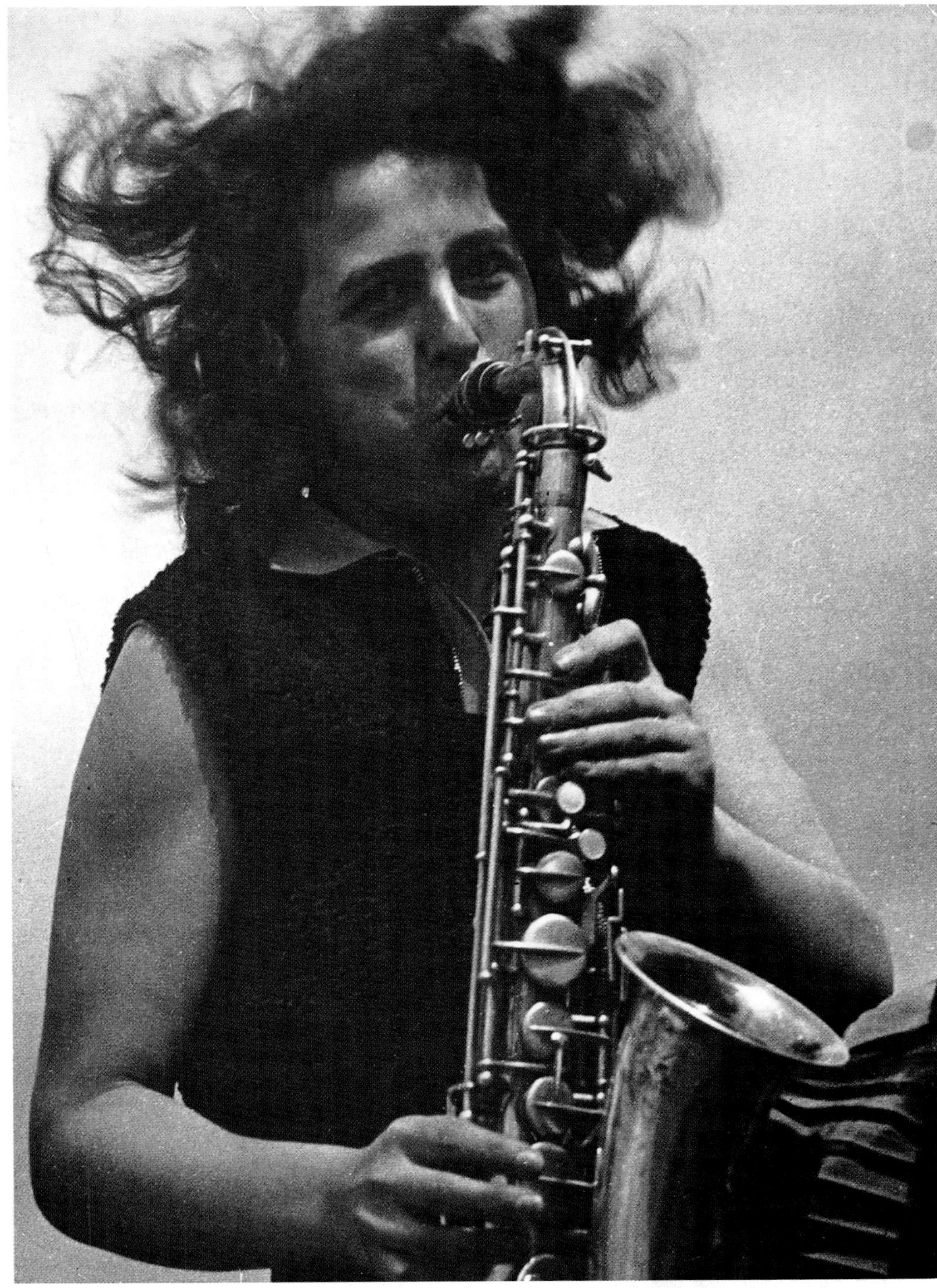

(Selbst-?)Porträt T. Lux Feininger mit Banjo. Um 1927, Foto von T. Lux Feininger, The J. Paul Getty Museum, Los Angeles. ● Der junge Feininger spielte Banjo und Klarinette in der Bauhauskapelle, obwohl er im klassischen Sinne völlig unmusikalisch war. Er hatte sich eine visuelle Musikalität angeeignet, die im perfekten Einprägen der Griffolge bestand. Den Rest erledigte der mitreißende Rhythmus.

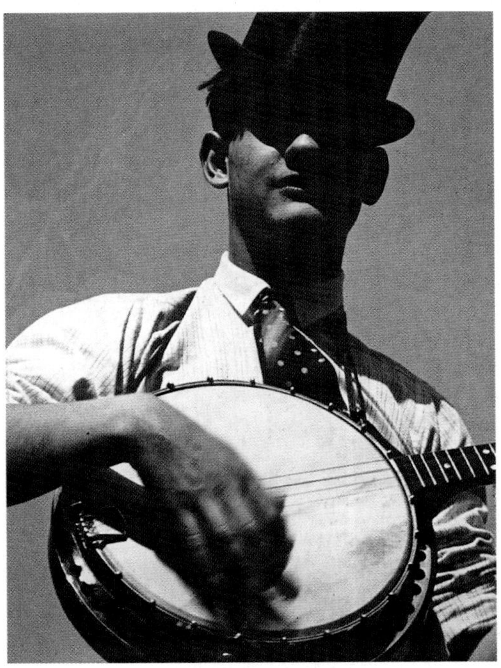

Porträt Andor Weininger. Vor 1930, Foto von Walter Peterhans, Courtesy Barry Friedman Ltd., NYC. ● Weininger war einer der Studierenden, die sich intensiv mit Bühne und Musik beschäftigten. Er entwarf ein mechanisch abstraktes Kabarett und trug zu manchem Fest „abstrakte" Lieder bei, die zu Tränen gerührt haben sollen.

Bühnenmusik

Im Laufe der 20er Jahre stattete Schlemmer, allein oder assistiert von Bauhausschülern, Inszenierungen eigener Ballette oder Aufführungen von Kollegen der musikalischen Avantgarde Deutschlands aus. Paul Hindemiths Opernkomödie „Das Nusch-Nuschi" mit einem Libretto von Franz Beil, am 4. 6. 1921 in Stuttgart uraufgeführt, steht am Anfang jener Produktionen, die aus dem Bauhaus und aus Schlemmers außerschulischen Projekten hervorgingen. Hermann Scherchen, wichtigster Dirigent der Werke Gustav Mahlers und der II. Wiener Schule, brachte 1923 eine der ersten Aufführungen von Strawinskys „Geschichte vom Soldaten" auf die Bühne. Während der Weimarer Bauhauswoche, die als Parallelprogramm mit musikalischen und literarischen Darbietungen zur berühmten ersten Leistungsschau der Schule im Herbst 1923 organisiert worden war, fand ein Abend mit Schlemmers abstrakten Figuren aus dem „Triadischen Ballett" statt. Die Komposition einer Begleitmusik zum „Triadischen Ballett" anhand eines Regiebuches von Schlemmer konnte Scherchen aber schlußendlich nicht realisieren. Die ebenfalls für 1927 geplante tänzerische Umsetzung von Strawinskys „Les Noces" unter Scherchen scheiterte an der Finanzierung. Als herausragend ist noch die Aufführung von Schönbergs Drama mit Musik „Die glückliche Hand", op. 14, in der Kroll-Oper Berlin unter der musikalischen Leitung von Otto Klemperer zu nennen, die in die Musikgeschichte eingegangen ist.

Neben avancierten Kompositionen verwendete Schlemmer für seine Arbeit aber auch Bühnenmusiken von Enrico Bossi, Salvino Betuch, Giovanni Schicci und Giacomo Puccini. Die letzte von Schlemmer gestaltete Inszenierung, mit dem Titel „Reigen in Lack", fand am 6. 12. 1941 zum 75jährigen Jubiläum der Lackfabrik Herberts in der Concordia-Halle in Wuppertal statt. Es wurde Musik von Georg Friedrich Händel gespielt.

Musik und Zeichnung

Obwohl am Bauhaus keine reguläre musikalische Ausbildung angeboten wurde, kam der Musik beim Erfassen formbildender Gesetzmäßigkeiten eine spezifische Funktion zu. Zahlreiche Übertragungen von Partituren belegen diese Suche nach Form- und Farbgesetzen. Von Kandinsky ist aus dem Jahre 1926 ein anschaulicher Vergleich überliefert, der die Raum- und Zeitdimension zum Thema hat: „Die Frage der Zeit in der Malerei steht für sich und ist sehr kompliziert. Vor einigen Jahren begann man auch hier eine Mauer niederzulegen. Diese Mauer teilte bisher zwei Kunstgebiete voneinander – das der Malerei und das der Musik. Die scheinbar klare und berechtigte Teilung von Malerei (Raum/Fläche) und Musik (Zeit) ist bei näherer (wenn auch bis jetzt flüchtiger) Untersuchung plötzlich zweifelhaft geworden – und, soviel mir bekannt ist, zuerst den Malern ... Es ist hier nicht die Stelle, diese Frage ausführlich zu behandeln – einige Momente aber, welche das Zeitelement klar zutage bringen, müssen betont werden. Der Punkt ist die zeitlich knappste Form." (Wassily Kandinsky, Punkt und Linie zu Fläche, München 1926) Auch die Bildtitel Kandinskys weisen – ähnlich wie bei Alexej von Jawlensky – auf musikalische Ursprünge

Friedhelm Strenger und T. Lux Feininger/Ernst Egeler (Fotografien), Werbe-Klappkarte der Bauhauskapelle. Um 1931, BHA.

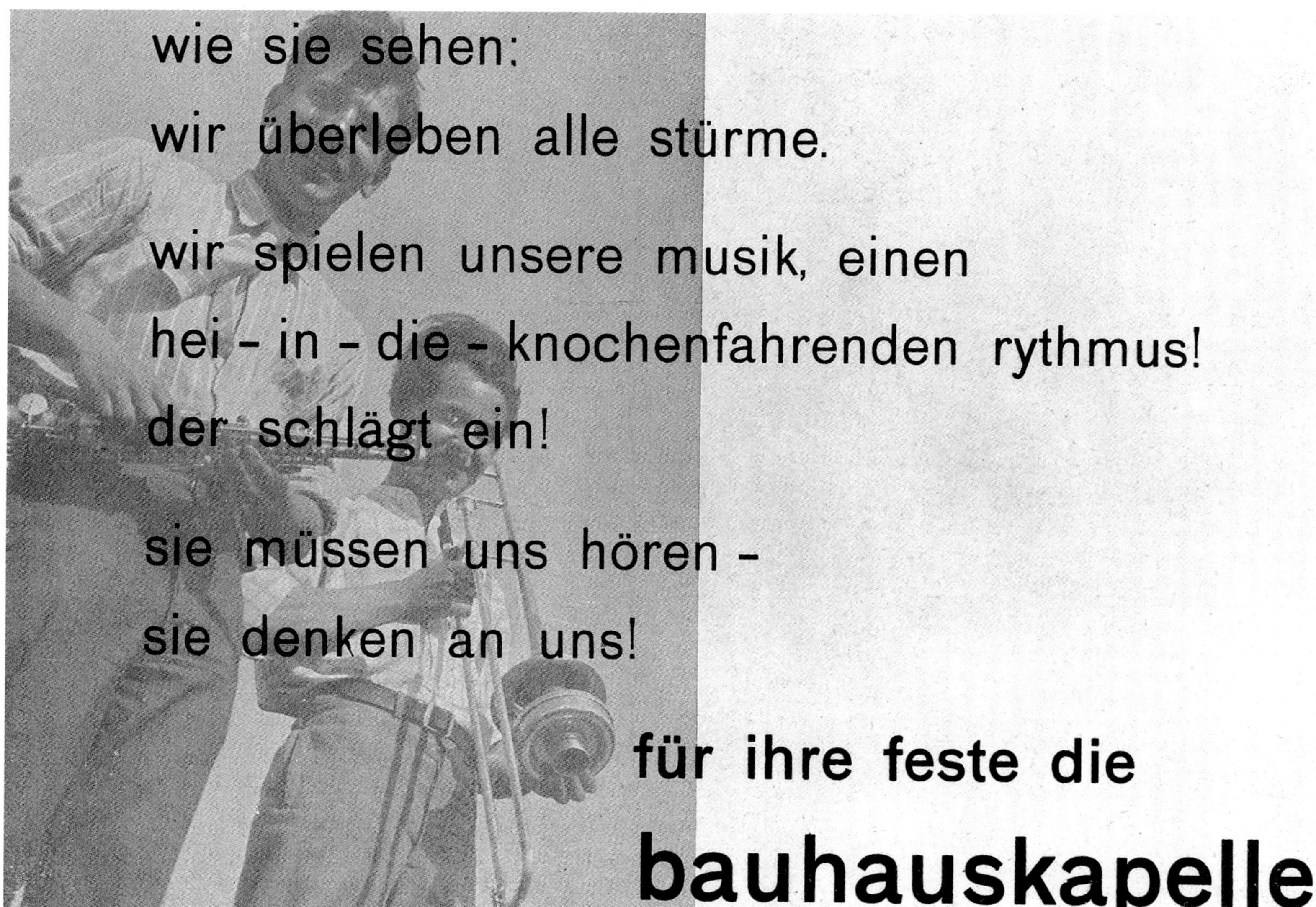

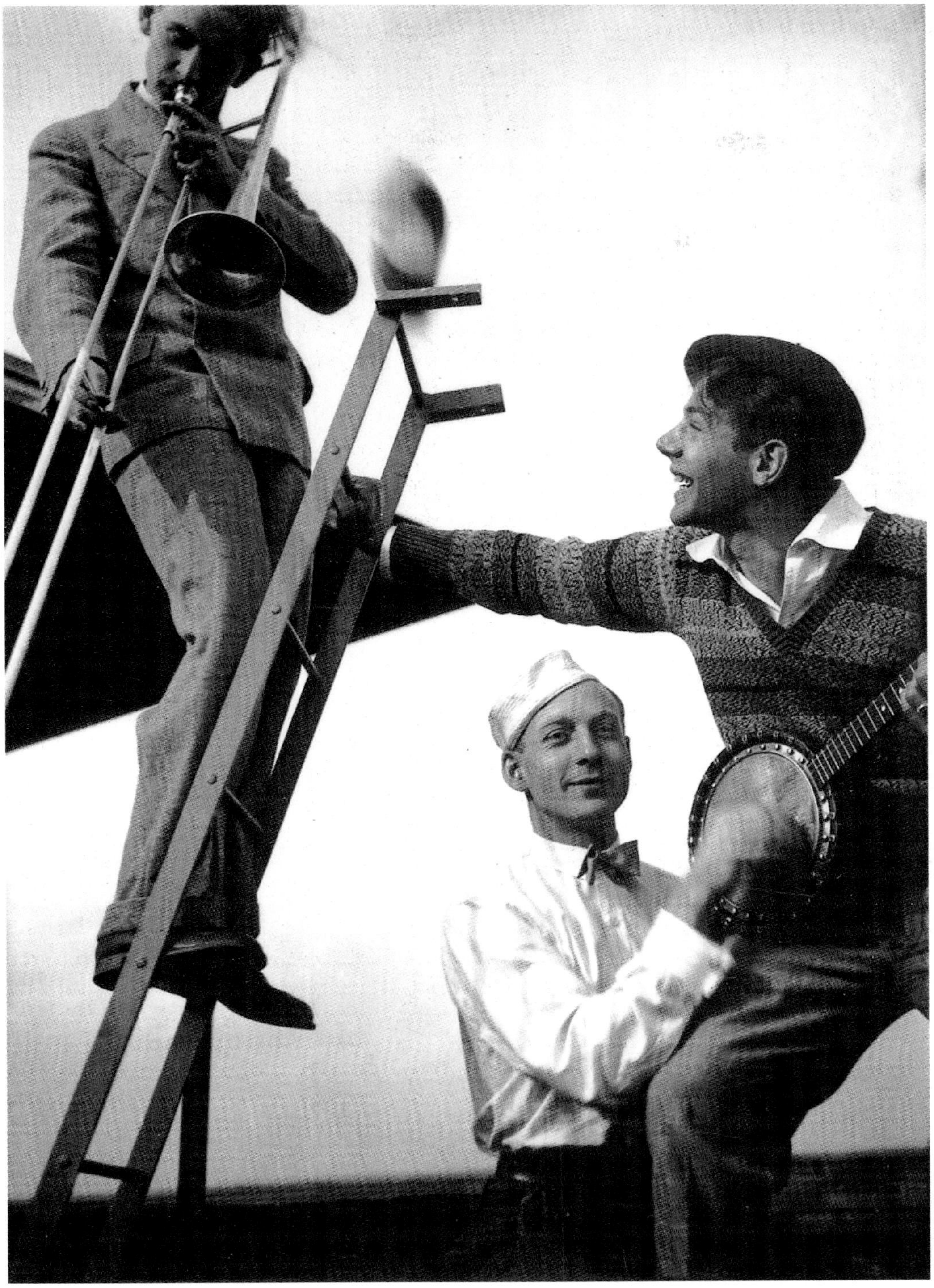

Bauhauskapelle auf dem Dach des Prellerhauses, Dessau. Um 1928, von links: Clemens Röseler, Ernst Egeler, Edmund Collein, Foto von T. Lux Feininger, The J. Paul Getty Museum, Los Angeles. ● T. Lux Feininger war als jüngstes Mitglied der Kapelle zugleich ihr fotografischer Chronist.

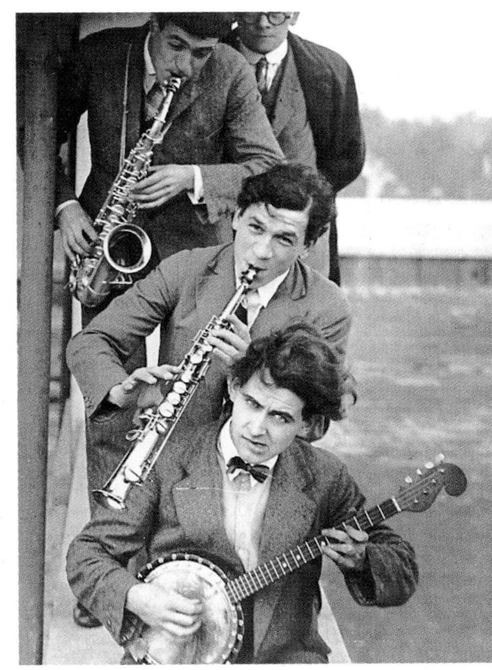

Mitglieder der Bauhauskapelle. Um 1928, von unten nach oben: Clemens Röseler, Xanti Schawinsky, Werner Jackson, Oskar Schlemmer, Foto von T. Lux Feininger, BHA. ● Der Mentor von Bühne und Bauhauskapelle, Oskar Schlemmer, überwacht im Hintergrund das Treiben seiner Eleven.

hin: „Komposition" und „Improvisation". Bei Paul Klee, der selbst ausgebildeter Violaspieler mit praktischer Erfahrung im Orchester und im Streichquintett war, finden sich in sämtlichen Werkphasen Bezüge auf die Fugentechnik des musikalischen Barock und auf Johann Sebastian Bach. Die Bildtitel des Aquarells „Fuge in Rot", 1921, und des Ölbildes „Ad Parnassum", 1932, (das sich auf die Kontrapunktlehre „Gradus ad Parnassum" von Johann Josef Fux aus dem Jahre 1725 bezieht) belegen Klees Interesse an barocken Formprinzipien. Diese Vorliebe bildet die Grundlage für die Übertragung musikalischer Darstellungsprinzipien auf die Linienführung der Zeichnung. Aus den frühen 20er Jahren ist eine Arbeitsskizze erhalten, die Klee im Unterricht verwendete, um die Idee der Analogiebildung zu illustrieren: „An dem Beispiel des dreistimmigen Satzes ... ist mancherlei zu lernen: Erstens

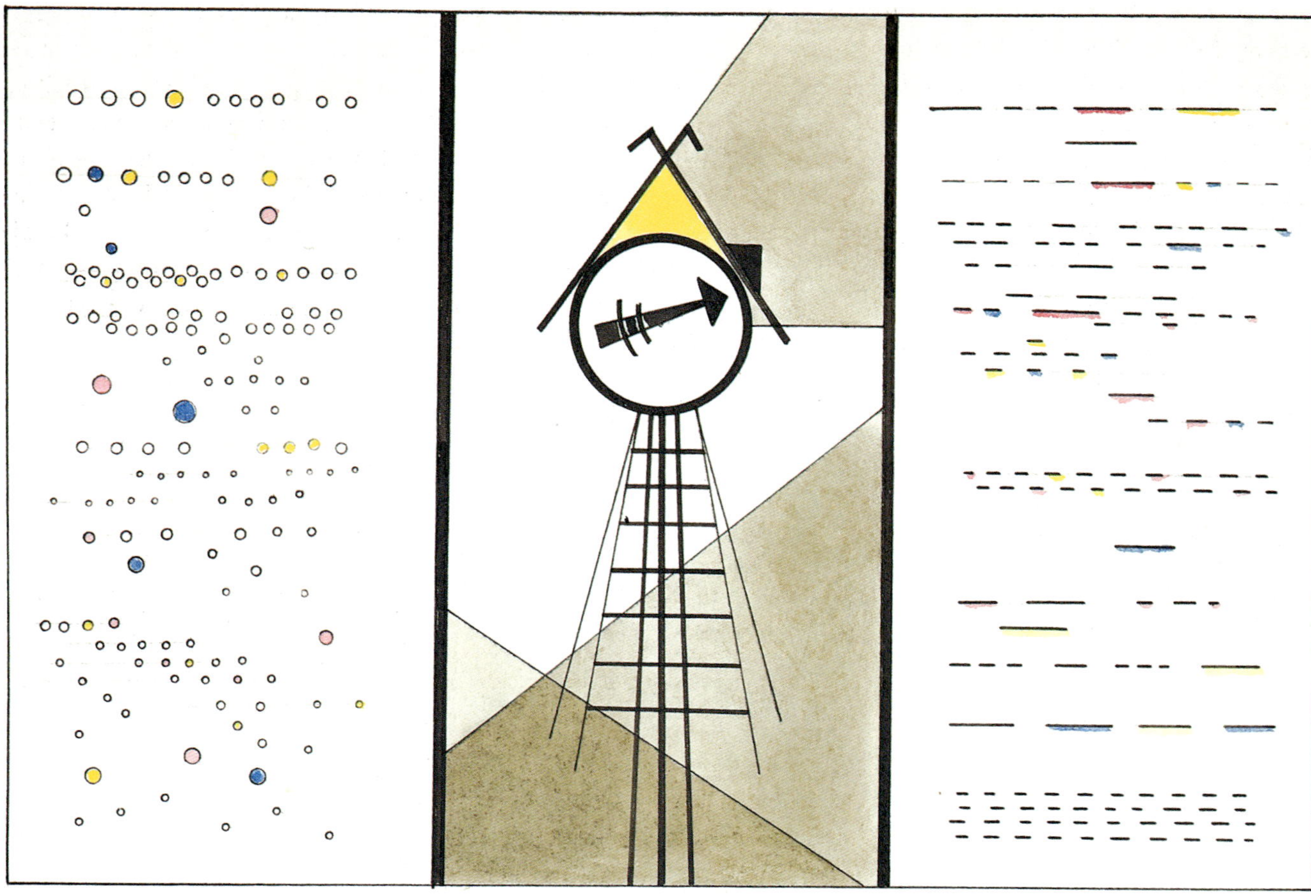

Wassily Kandinsky, Bild XV: Die Hütte der Baba Yaga. Bühnenbild für Mussorgskys „Bilder einer Ausstellung". 1928, Tempera, Aquarell und Tusche auf Papier, 19,9 x 29,9 cm, Universität zu Köln, Theaterwissenschaftliche Sammlung. ● Kandinsky setzte diese „Programm-Musik" in 16 abstrakt-bewegte Bilder um. Bei der Aufführung im Dessauer Friedrich-Theater war das „Hexenhaus" in der Mitte zunächst schwarz verhüllt, während Scheinwerfer die aus den Seitenflügeln ausgeschnittenen Punkt- und Strichfolgen von hinten erleuchteten. Dann erglühte der Kreis im Mittelfeld gelb, während der Zeiger rotierte.

die Möglichkeit einer neuen Darstellung, die zugleich abstrakt und von zwingender Realität ist. Ferner das Verhältnis von zwei oder drei Stimmen zueinander, was die Örtlichkeit nach Länge und Höhe betrifft." Bei Klee wird der rhythmische und dynamische Verlauf durch die systematische Anordnung in der Horizontalen hervorgehoben. Die Rasterung des Notenblattes in eine horizontale, die der zeitlichen, also metrischen Gliederung in der Musik entspricht, und in eine vertikale Anordnung, die auf die Tonhöhe in der Musik verweist, motivierte Klee zu den Linienbildern der 20er Jahre. Klees Technik der Übertragung zerlegt den musikalischen Verlauf in Einzelereignisse, Kandinsky hingegen punktualisiert das Partiturbild. Bei beiden Malern ist das bildnerische Denken durch die grafische Darstellung der Musik geprägt, ja, man kann sagen, daß sich vor diesem Hintergrund viele Blätter Klees als grafische Notationen musikalischen Ursprungs erschließen.

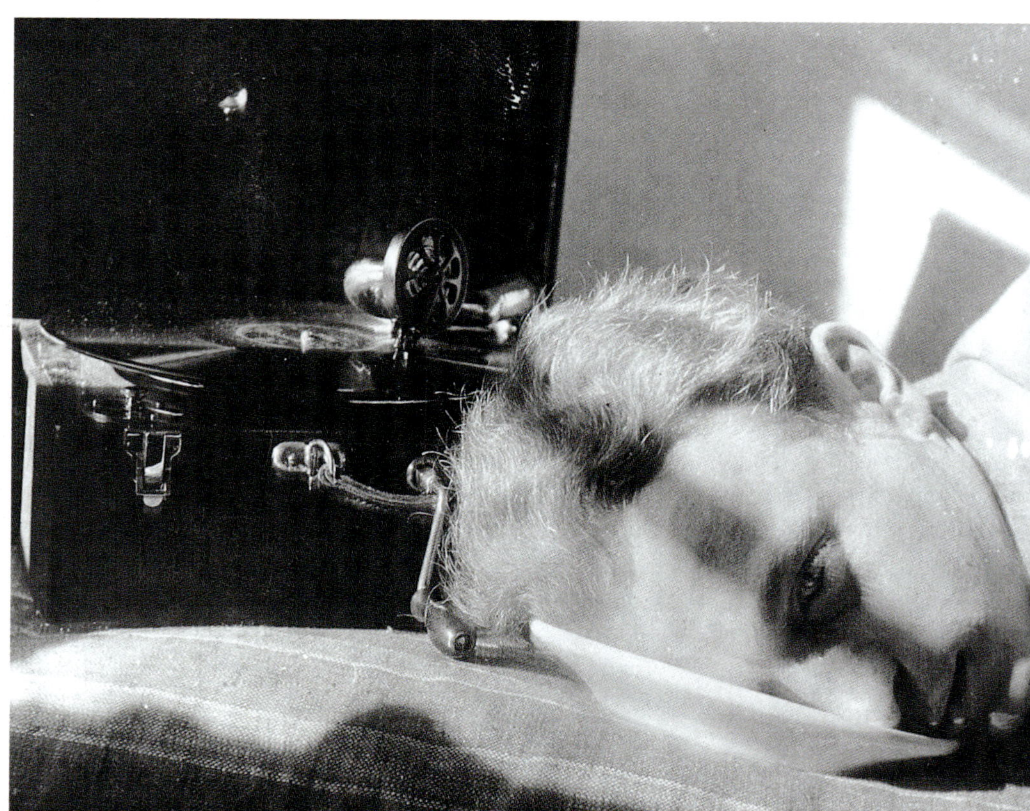

Futuristische Aspekte

Wohl am stärksten affiziert von den Ideen des Futurismus war der Bauhausmeister László Moholy-Nagy, der in verschiedensten Bereichen visueller Gestaltung schon frühzeitig mit ungewohnten Materialien experimentierte. Seine Versuche zur Synästhesie gipfelten in der „Partiturskizze zu einer mechanischen Exzentrik", die er als Einheit von Form, Bewegung, Ton, Licht (Farbe) und Geruch konzipiert hatte. Schon 1923 erfand er eine Grammophonmusik, bei der Tonträger mit Nadeln und Messern, die ursprünglich für den Linolschnitt bestimmt waren, bearbeitet wurden. Beim Abspielen der Platten entstanden hierauf rhythmisierte Geräusche, Glissandos von Tönen, die von einem Kratzen und Rauschen begleitet waren. Mit der künstlerisch-experimentellen Gestaltung von Musik durchbrach Moholy-Nagy zehn Jahre nach dem Futuristen Luigi Russolo ein Tabu der abendländischen Musikwelt, die mit ihrer Fixierung auf eine Art „Tonhygiene" gerade darum bemüht war, die Tonerzeugung von sämtlichen Nebengeräuschen zu reinigen. Moholy-Nagy hingegen wertete das Geräusch als Ausdruck der zunehmenden Mechanisierung einer industriell geprägten Umwelt auf und verwendete es als Chiffre für Modernität. Damit steht er ganz am Anfang jener bahnbrechenden DJ-Bewegung, die seit dem Ende der 80er Jahre zum Beispiel im Rap, Hip- und Trip-Hop mit den Techniken des Scratchens und Samplens der populären Musik neue Wege eröffnet hat.

Scherzfotografie. Um 1925, von links: Marianne Brandt, Wolfgang Rössger, Otto Rittweger, Fotograf unbekannt, BHA. • Der mechanischen Klangwelt ihrer Werkstatt fügten die Metaller private „Flötentöne" hinzu.

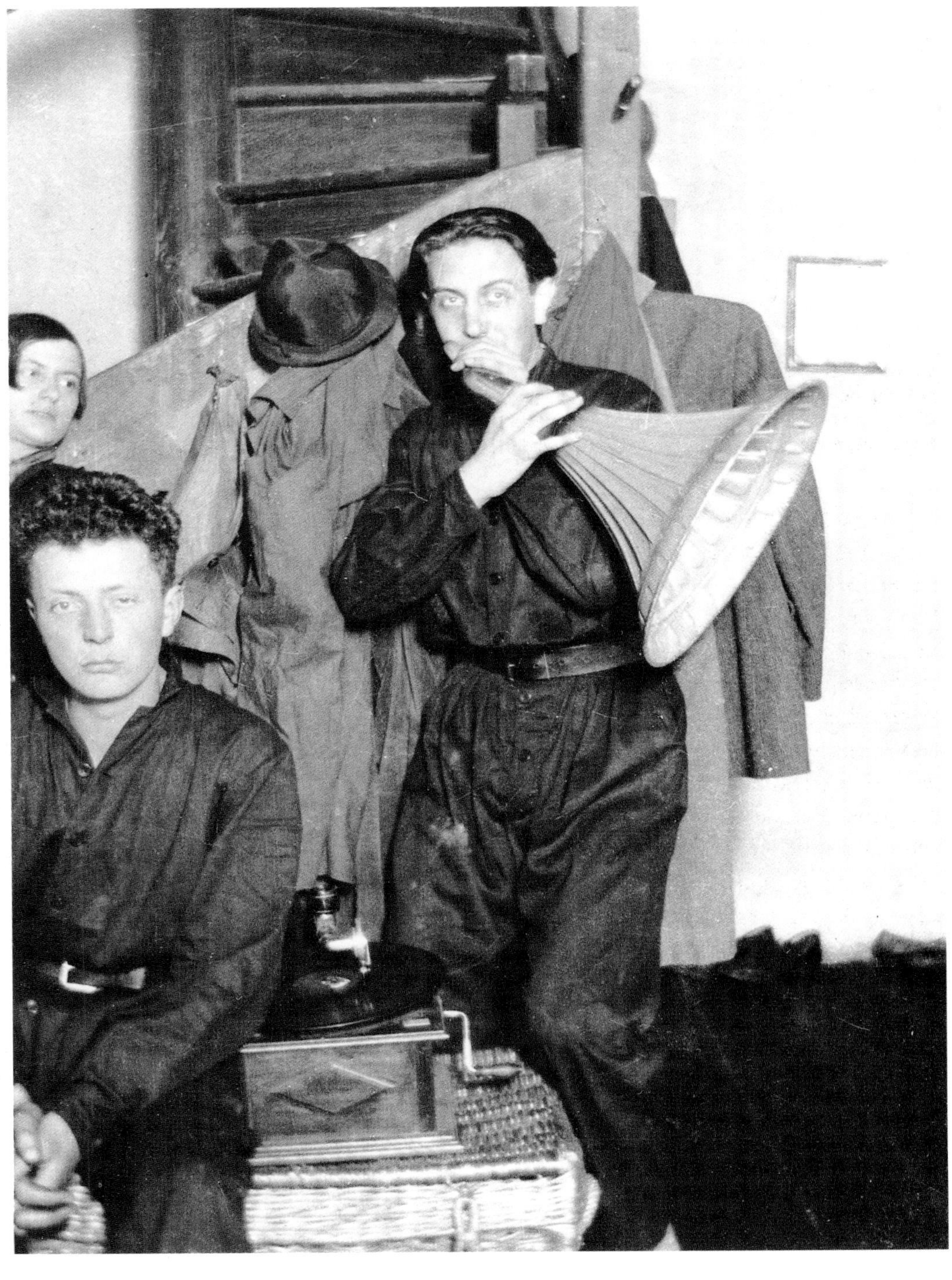

Scherzfotografie. Um 1927–1930, Fotograf unbekannt, BHA. • Töne aus der Schellackrille potenzieren sich, scheint's, bei Vergrößerung der Ohrmuschel.

Das Selbstporträt – die Fotografie als Auslöser reflektierter Wahrnehmung

Jeannine Fiedler

Das Gegenüber oder sich selbst abzubilden gehört zu den ältesten Möglichkeiten der Gestaltfindung und ist im bildnerischen Dialog mit der Welt die naheliegendste. Seit „die Erfindung der Fotografie den alten Ausdrucksmitteln einen tödlichen Schlag versetzt hat", so ein Diktum André Bretons, bleibt die Porträtkunst nicht nur zeichnerisch Begabten vorbehalten. Ein Druck auf den Auslöser der Kamera schafft in der Fixierung eines geliebten Antlitzes nicht nur das Abbild eines glückhaften Augenblicks, sondern ein Souvenir mit Ewigkeitswert – gleichgültig, ob sich das Ergebnis durch technische Fertigkeit auszeichnet oder nicht. Mit ähnlichem Langzeitwert versieht die Fotografie dokumentarische Porträts von Personen öffentlichen Interesses. Als Nachlaßverwalter dieser Physiognomien bebildert sie Politik und Kultur, macht Geschichte persönlich und gesichthaft gegenwärtig.

Nachdem in den 20er Jahren das „Neue Sehen" die Umwertung aller bis dahin geltenden Konventionen in der Fotografie vorgenommen hatte, wurde auch die herkömmliche Bildauffassung vom Porträt gesprengt. Im Zuge des Aufbruchs aller Kunstrichtungen zu nicht gekannten, spektakulären Ausdrucksformen fand die Fotografie neben der reproduktiven Funktion des Mediums die ihr eigentümlichen abstrakten Gestaltqualitäten und beendete damit die epigonale Abhängigkeit von der Malerei als ihr Motivverwerter und Skizzenersatz. Das Vokabular des „Neuen Sehens" mit seinem Ideenreichtum und „Regelverstößen" vermochte die Fotografie aus der Monotonie reproduktiven Abbildcharakters auf eine künstlerisch-produktive Ebene zu transponieren. Verbesserte Apparate und Techniken in unkomplizierter Handhabung verhalfen dem neuen Spektrum von Bildfindungen nicht unwesentlich zum Durchbruch. War das Porträt nahezu hundert Jahre lang Domäne von Kunstfotografen und Lichtbildnern gewesen, die ihre Modelle in statische, der Malerei entlehnte Posen bannten oder mit Insignien deren Berufsstandes zierten, so gelang dem fotografischen Dialog nun der Schritt aus der theatralischen Pose in die eigenschöpferische Geste.

Auch am Bauhaus hielt der „neue Fotograf" und Porträtist Einzug und begann, die immanenten Möglichkeiten des Mediums auszuloten: Fragmentarisierungen, Verzerrungen, ungewohnte Perspektiven, Mehrfachbelichtungen – dem Katalog von fremdartigen Kompositionsmitteln, den die Wegbereiter des „Neuen Sehens" vorgaben, waren allein technische Grenzen gesetzt. Das (Selbst-)Porträt entwickelte sich zum Statthalter einer modernen Ikonografie, und der Student am Bauhaus stellte sich ohne jegliche Technikscheu leibhaftig in ihren Dienst. Die Kamera wurde ihm alltägliches Vehikel in der spontanen Ablichtung von Schule und lebendem Inventar. Der entscheidende Qualitätssprung vollzog sich indes vom unbekümmerten Schnappschuß des Kameraden zur sorgfältig eingerichteten

Selbstporträt Ise Gropius. 1927, Vergrößerung nach Originalnegativ, BHA. ● In unendlicher Vervielfältigung des weibliches Antlitzes entfaltet der Spiegel magischen Zauber. Das Motiv des Spiegels im Selbstporträt ist gleichsam Reflexion über das Medium Fotografie an sich.

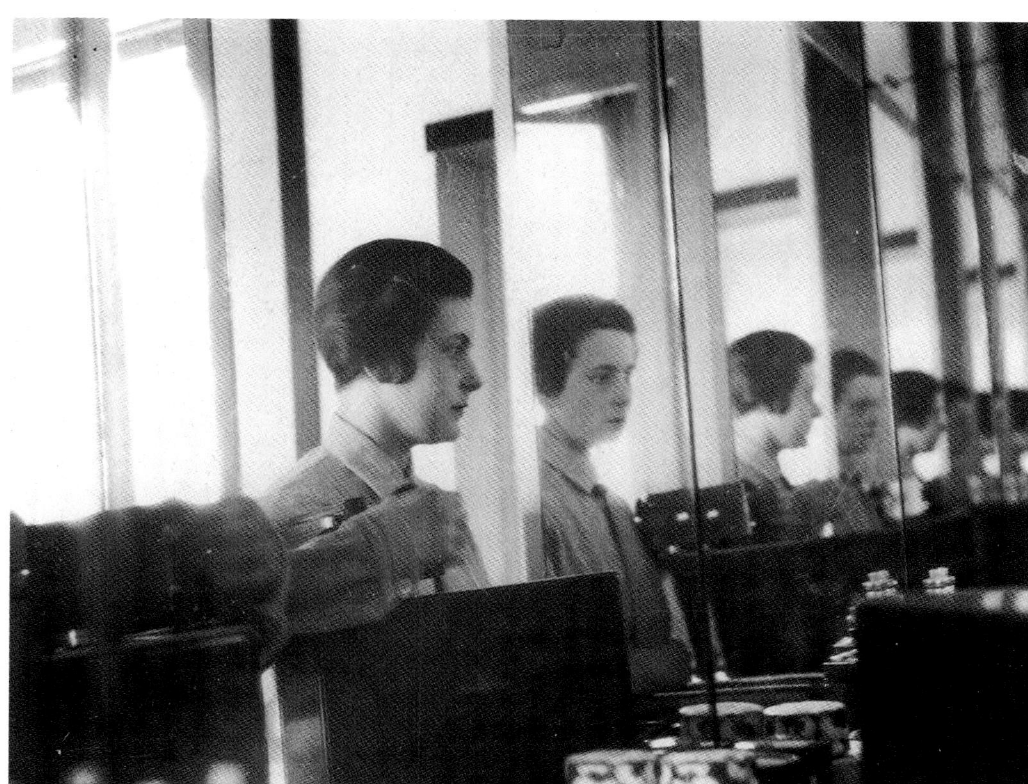

Selbstporträt Moses Bahelfer. Um 1929, Foto, The J. Paul Getty Museum, Los Angeles. ● Bahelfer demonstriert die Aneignung des Spiegels – auch in der konvexen Oberfläche einer Blitzlichtkelle – als Emblem für Eitelkeit und Vergänglichkeit in einer modernen „Vanitas"-Variante.

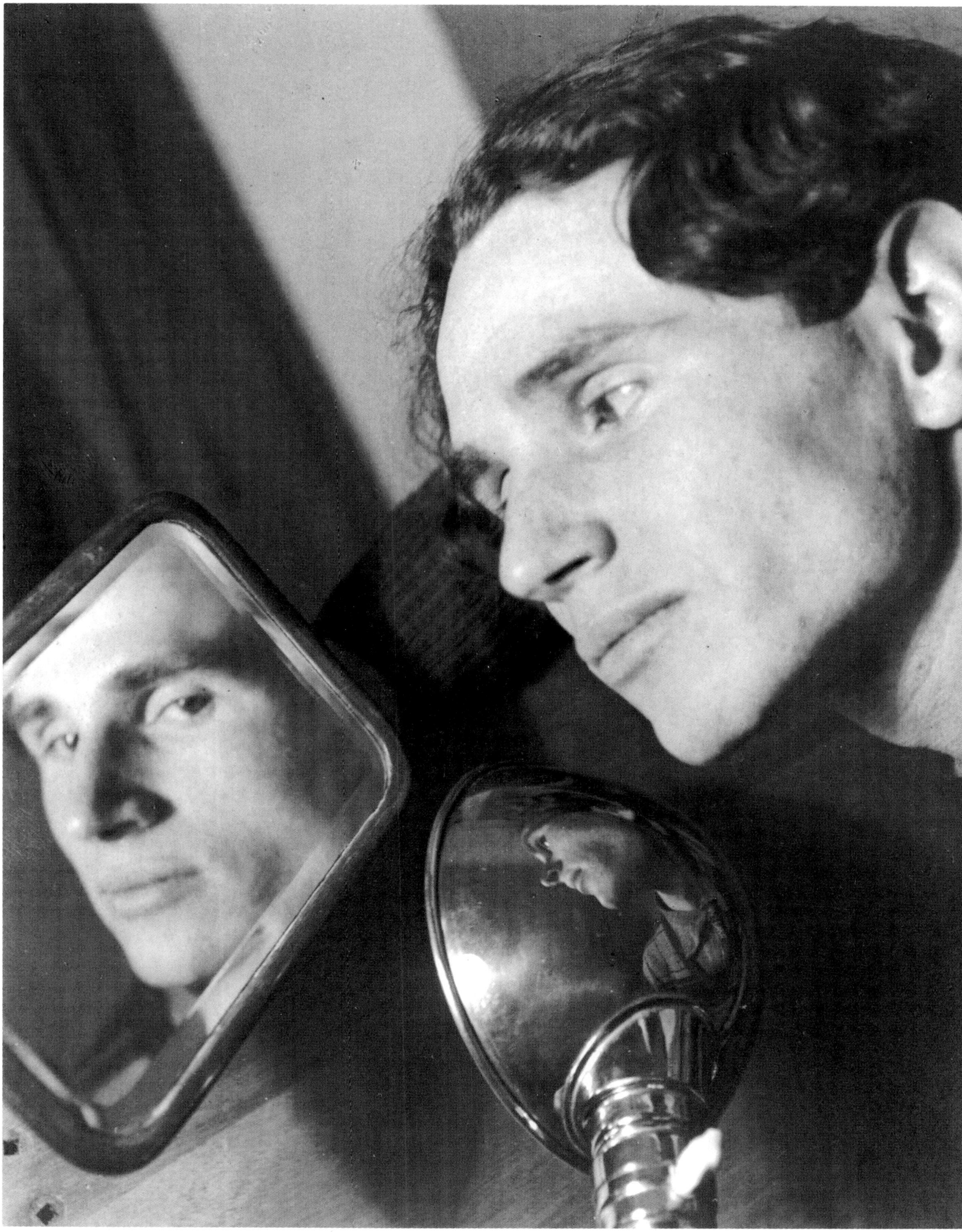

Selbstporträt

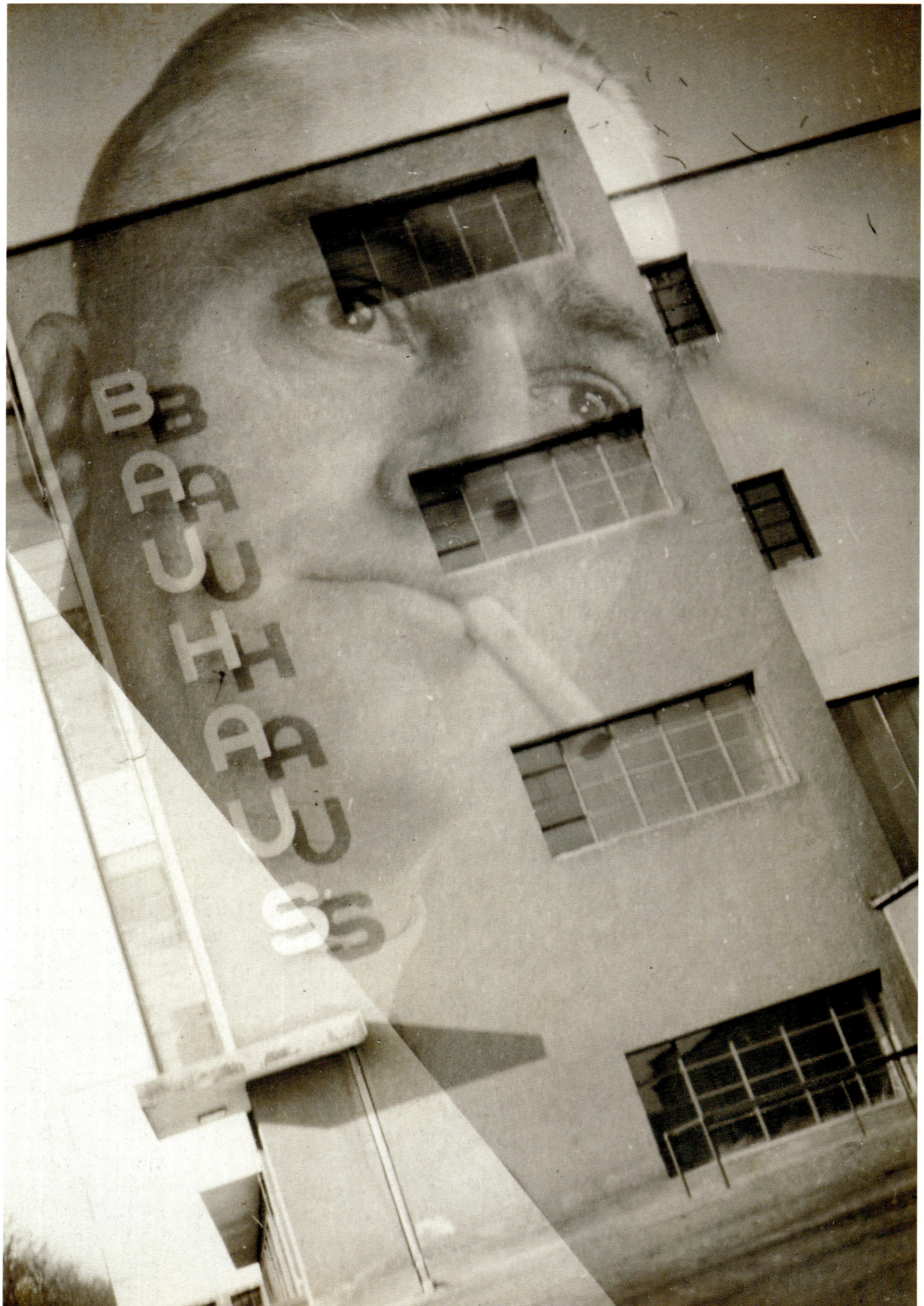
BAUHAUS

Porträt und Bauhaus (Willy Hauswald). 1930, Foto von Kurt Kranz, BHA. ● In diesem „vermittelten Selbstporträt" schreibt sich Kranz durch das Konterfei des Lehrers und den Schriftzug „bauhaus" als Studierender in seine Schule ein. Wenn man so will: eine Arbeit über den Gemeinschaftsgeist am Bauhaus.

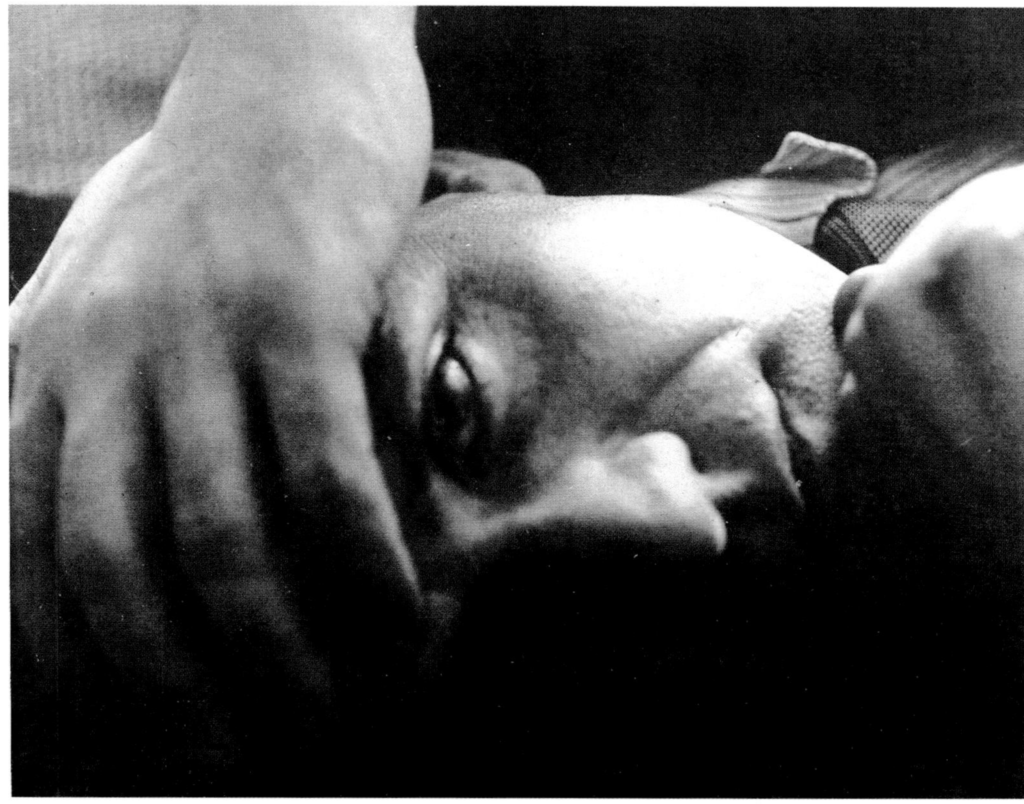

Porträt Hannes Meyer. Um 1928, Foto von Lotte Beese, BHA. ● Kein Selbstporträt, sondern eine Foto-Séance unter frisch Verliebten. Sich der Physis des anderen – vor allem des Gesichtes und der Hände – im Akt des Fotografierens zu bemächtigen: eine Versicherung gegenseitiger Zuneigung.

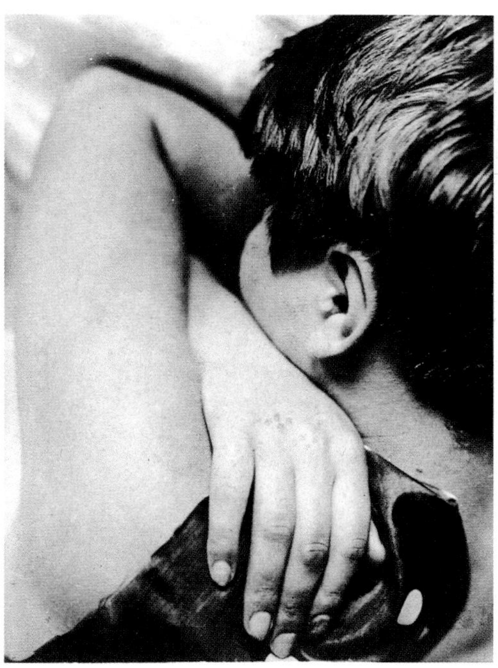

Porträt Lotte Beese. Um 1928, Foto von Hannes Meyer, BHA. ● Den Kameraden oder die Freundin zu porträtieren, gehörte zu den fast alltäglichen Exerzitien. Die besondere Wirkung von Meyers und Beeses Porträts entsteht durch ungewohnte Aufnahmewinkel und vor allem durch den starken Anschnitt, der große Nähe zum Gegenüber evoziert.

Einzelaufnahme, welche die Präsenz von Gesicht und „Künstlerkörper" zum Gegenstand erhob. Die Gewißheit um die eigene Teilhaftigkeit am großen Experiment Bauhaus, das nicht weniger versuchte, als die Umformung der Gesellschaft und ihrer Lebenswelten, schlug sich in selbstbewußten Inszenierungen des eigenen Geniekults nieder. Nahezu jeder Bauhäusler fühlte insgeheim als Künstler, war von den Maler- und Architektenlegenden, zu denen er in die Lehre gehen durfte, animiert. Was lag näher, als auf dem Weg in eine Zukunft als aktiver Gestalter/Künstler das eigene Bildnis zum ersten autonomen Werk zu erklären? Die zahlreich überlieferten Selbstporträts deuten darauf hin, daß die Bauhäusler zwar nicht als erste die eigene Physis als Höhepunkt in der Beziehung zwischen Künstler und Werk begriffen haben – schon Marcel Duchamp exhibitionierte sich in prädadaistischem Tumult zwischen Tonsur und Travestie –, doch gerade die Frauen, Marianne Brandt und Gertrud Arndt, schufen schillernde Vexierbilder ihrer selbst und machten in wechselndem Habitus ihre Körper lange vor Cindy Sherman zu maßgeblichen Bildträgern femininer Seinsbestimmung. Zu weiteren favorisierten „Accessoires" in den privaten Studios der Bauhäusler zählen die Hände – neben dem Gesicht persönlichstes Detail der Künstlerphysiognomie – und der Spiegel. Dieser gehört seit jeher zum Fundus eines Ateliers. Ist die Hand das vornehmste Instrument, so ist der Spiegel Lehrmeister des Künstlers und mitunter präziser als dessen Auge. Als Motiv des Bildes im Bild oder in der Metallkugel Zerrspiegel der gewählten Kadrage ist er Duplikator räumlich-gegenständlicher Anordnungen und Höhepunkt der Komposition. Darüber hinaus „erläutert" er im Selbstporträt den kausalen Zusammenhang zwischen dem Spiegel und der Fotografie: Ein Bild wird durch das selbstreflexive Objekt erzeugt und erhält durch dieses seine Gegenwart. Der Spiegel wird dergestalt zum Symbol der Reflexion über das Medium und veranschaulicht die Doppelrolle des Fotografen als Modell. Durch seinen unmittelbaren Wirklichkeitsbezug affiziert das eigene Bildnis im Spiegel wie in der Fotografie auf direkte Weise den Betrachter; beide Medien reflektieren das Sujet des Narziß, der sein Antlitz selbstverliebt auf der Wasseroberfläche erblickt.

Die Fesselung des Betrachters durch das Konterfei des Porträtierten stellt ein ideales Rezeptionserlebnis dar, das Charles Baudelaire als Kategorie des „plaisir primitif" in seine Wahrnehmungsästhetik einführte. Ein auf Anhieb geglückter „Augenkontakt" mit dem dargestellten Gegenüber charakterisierte das gelungene Porträt, das gleichwohl in der Rezeptionsgeschichte gegenüber einer argumentativ aufgebauten, deshalb nur schrittweise sich öffnenden Komposition einen geringeren Stellenwert hatte. Beim Selbstporträt hingegen ist der Faktor Intimität anders zu bewerten als bei einem Bildnis, das der Künstler von seinem Modell schafft. Schließlich wirkt das Objekt – aus eigener Kraft – von innen her auf das Äußere, um eine „feine moralische Textur" auf das Antlitz zu bringen, die weit entfernt ist von alltäglicher Mimik. Ein ganz anderer Wahrhaftigkeitswille ist hier am Werke. Die Korrespondenz mit dem Dritten, nämlich dem Porträtisten, welcher das Modell vordefiniert und die Anschauung des Betrachters gleichsam mit eigenen Projektionen überschattet, ist ausgeblendet. Von „Angesicht zu Angesicht" wird ein künstlicher Dialog erzeugt, den es in üblichen Begegnungen so nicht gibt, denn das Erkenntnisflimmern im Auge des Betrachters ist in diesem Prozeß stets einseitig, die Blickachse des sich Präsentierenden bleibt starr. Doch geht der Selbstporträtist vom Einverständnis um den artifiziellen Charakter der Situation aus: die „Künstlichkeit" ist in die Pose eingeschrieben.

Die „Kunst" der Selbstdarstellung allerdings besteht darin, dem Deuter des Spektakels die Achtung vor der Pose abzugewinnen sowie die Einsicht in die Operation vor und den Operateur hinter der Kamera. Heißt nicht ein inszeniertes Bild von sich zu kommunizieren, die Regeln der Selbstwahrnehmung auch im Alltag durchzusetzen? In der Einzigartigkeit von Details die Intensität von Anwesenheit herauszuarbeiten, ist Aufgabe des Porträts, statt eine repräsentative Darstellung zu liefern, die sich mittels verschiedener Codes und Analogien, also durch Staffage in eine Ikonografie hineinzitiert. Hier korreliert Roland Barthes' Erfindung des einen Nerv treffenden „punctums", des den Betrachter bannenden Details (siehe Barthes, Phänomenologie des Blickes in seinen Bemerkungen zur Fotografie, in: Die helle Kammer, Frankfurt a. Main 1989), mit Baudelaires rasch zuklappender Augenfalle zwischen

Selbstporträt Karl Straub. 1923/1924, Foto, Courtesy Galerie Kicken, Köln. • Votivbild oder Vermächtnis? In diesem frühen fotografischen Experiment verdichtet Straub mittels Doppelbelichtung die Präsenz der Dargestellten.

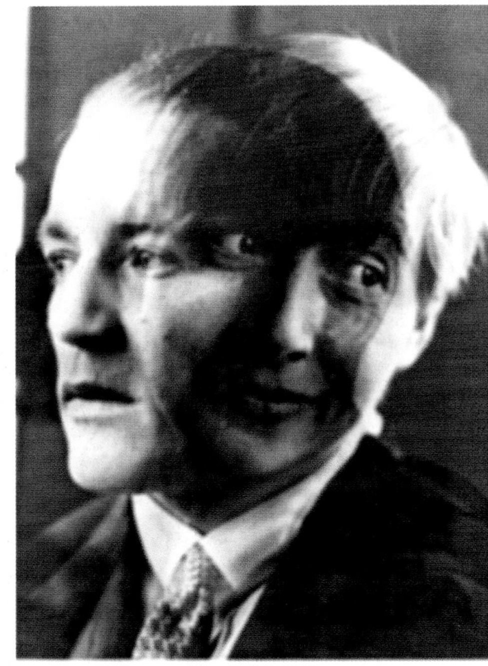

Kupfervase (Selbstporträt Gyula Pap). 1930, Foto, BHA. • Beliebtes Motiv der Selbstbildner am Bauhaus: Reflektionen in glänzenden Kugeln und Vasen. Hier nimmt moderne Aufnahmetechnik Bezug auf die lange Tradition dieses malerischen Topos in der Kunstgeschichte des Abendlandes.

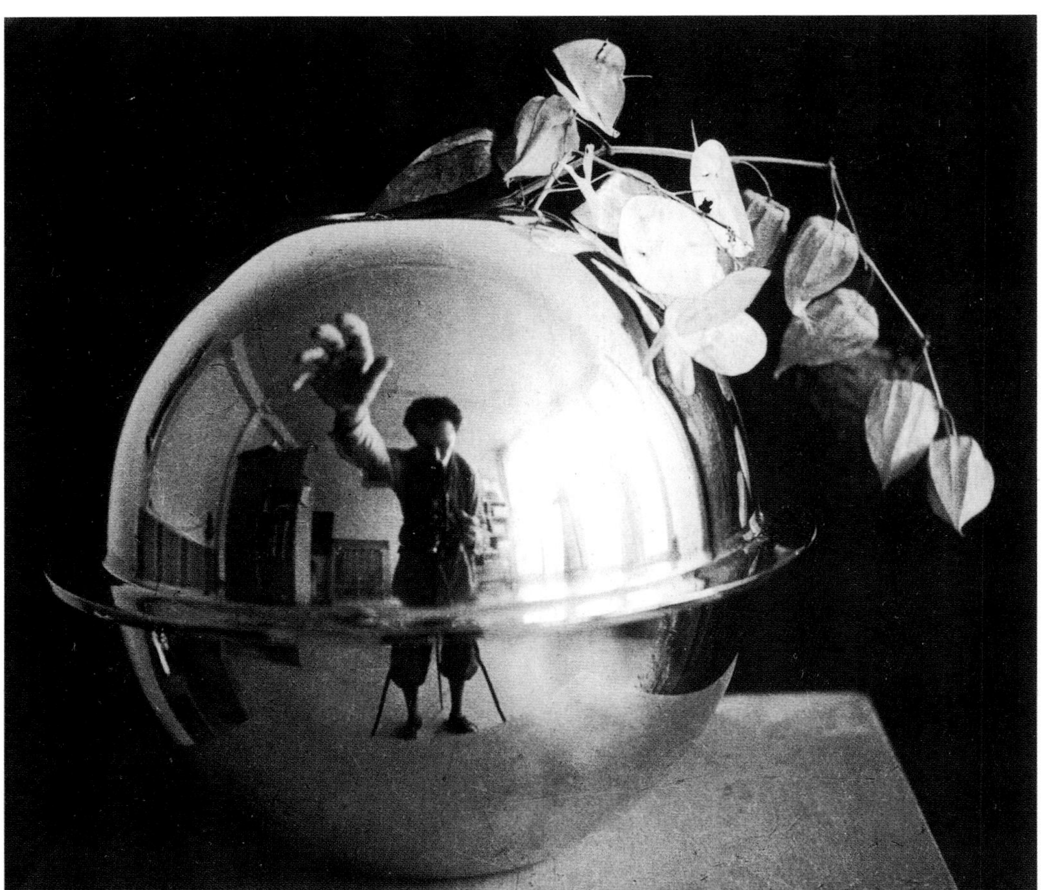

Selbstporträt Walter Funkat. 1929, Foto, BHA. • Für sein irritierendes, „konstruktivistisches" Selbstporträt nutzte Funkat das Vestibül des Dessauer Bauhauses, welches mit Kugeln für das „Metallische Fest" geschmückt war. Vielleicht eine Eingebung am Rande der Vorbereitungen.

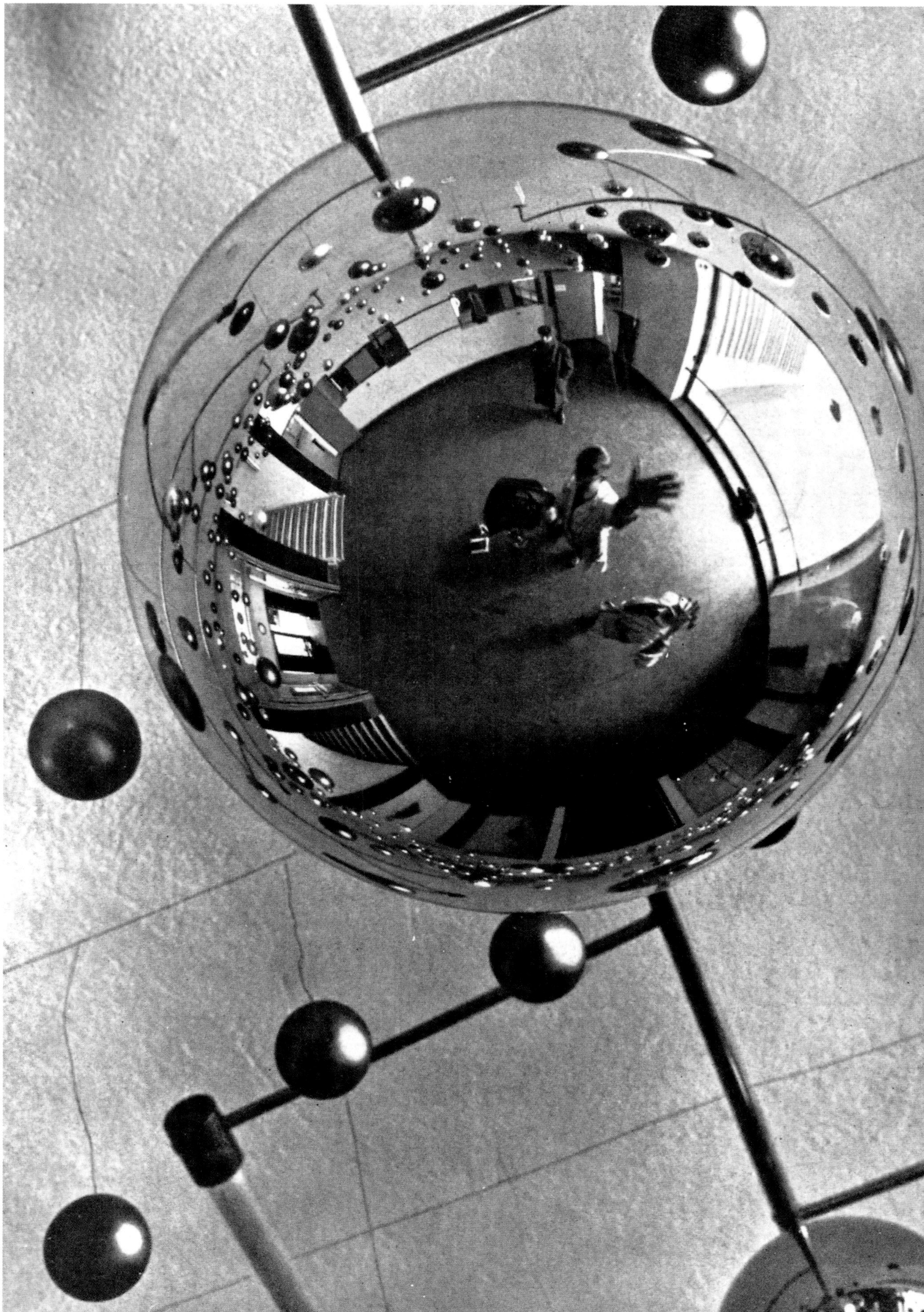

Selbstporträt

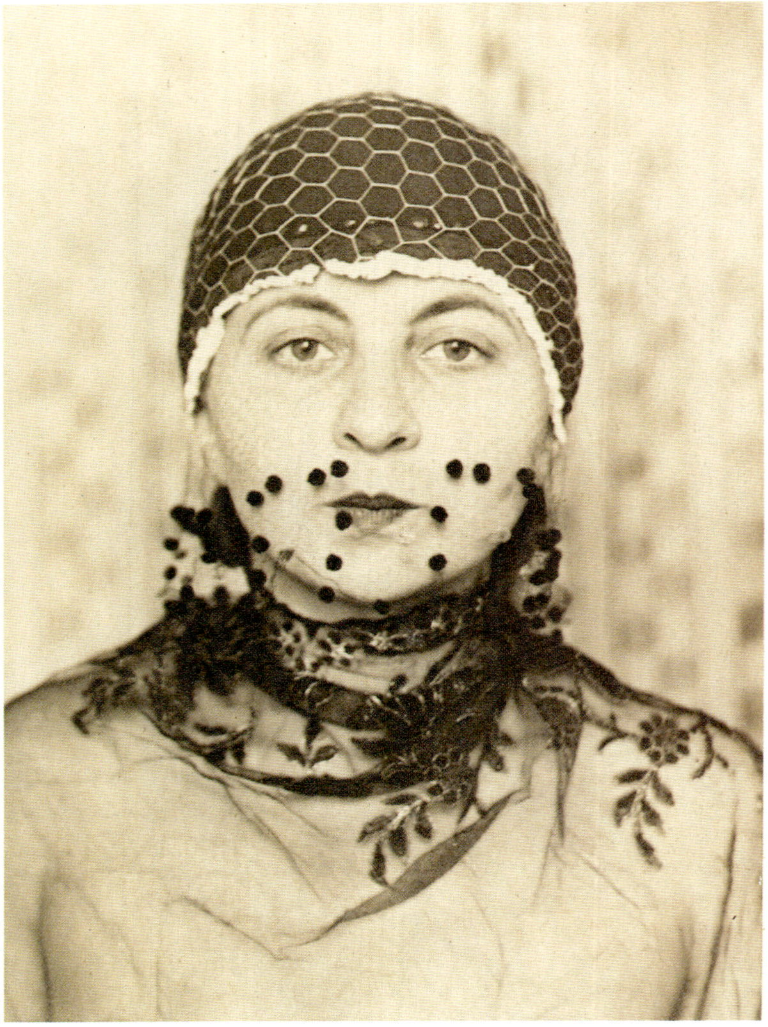

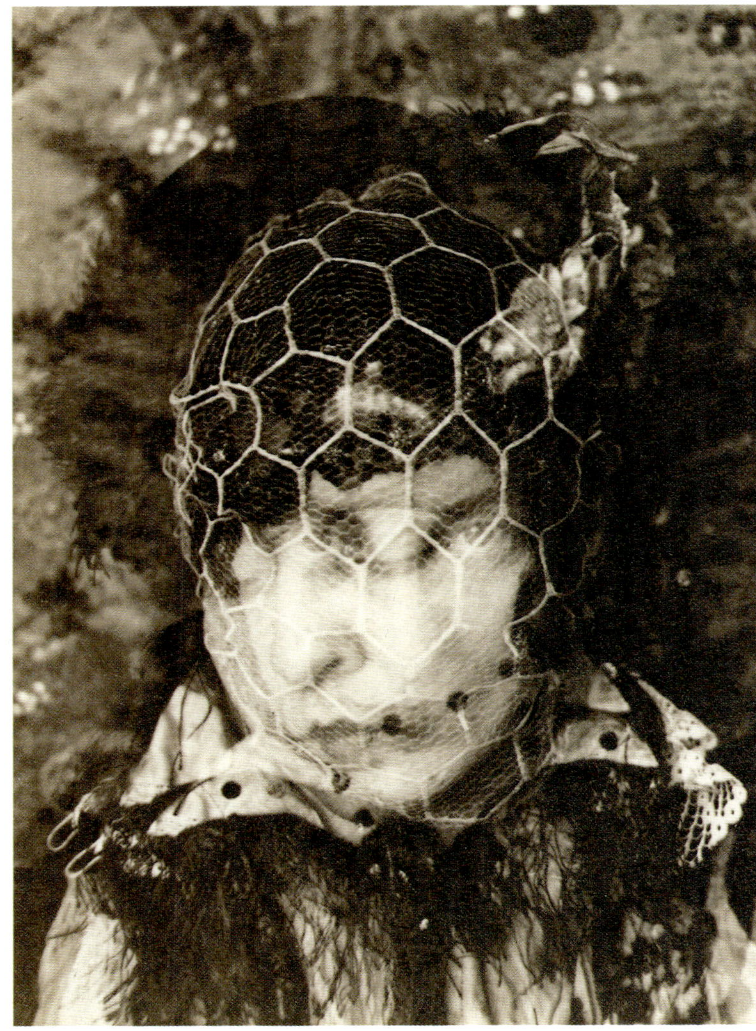

Maskenselbstbildnis Nr. 13. 1930, Foto von Gertrud Arndt, Museum Folkwang, Essen. ● Als ausgebildete Fotografin schuf Gertrud Arndt in Dessau eine Serie von 43 Maskenfotos. Mithilfe „typisch“ weiblicher Attribute durchspielte sie sämtliche Maskeraden der Frau – von brav-sittlich bis lasziv-frivol.

Maskenselbstbildnis Nr. 16. 1930, Foto von Gertrud Arndt, Museum Folkwang, Essen. ● Arndt als rätselhafte „Bienenkönigin“ erhöht den Verschleierungseffekt durch Doppelbelichtung: ein waches Auge begegnet dem Betrachter, und doch sind ihre Lider demütig vor ihm gesenkt. Ein eigenwilliges Zitat des berühmten Gloria Swanson-Porträts von Edward Steichen.

Rezipient und Porträt: Das „studium“ wäre demzufolge die gleichgültige, kalte Näherung an das Sujet. Der sich selbst Ablichtende vollführt einen Balanceakt, muß sich doch die eigene Wesenhaftigkeit verdichten, ohne die das Porträt nur eines unter vielen namenlosen Gesichtern darstellte. In der gefertigten, eingefrorenen Struktur der Mimik vollzieht sich entweder „mimetischer Exorzismus“ und eine leere Maske präsentiert sich dem Betrachter oder aber ein seelenvolles Kraftfeld entfaltet seine Magie – gerichtet von jenen Vektoren, die der Selbstbildner vor der Zensur freizugeben bereit war.

Die mimetische Selektion des künstlerischen Auswahlverfahrens kann selten den ganzen Menschen erfassen. Selbst für Eingeweihte wird sie lediglich Segmente der Persönlichkeit streifen. An diesem Punkt führt sich die vorgebliche „Wahrheit“ des fotografischen Bildnisses ad absurdum. Daß das präsentierte Konterfei einem künstlerischen Interpretationsprozeß unterworfen ist, war immer schon ein Kriterium in der Beurteilung von Porträtmalerei; und wenn die Sicht des Künstlers seine Darstellung auch nicht dominiert, so steht sie zumindest gleichrangig neben der Persönlichkeit des Modells. Einer Fotografie hingegen wird stets Authentizität unterstellt; aus diesen Fallstricken des Mediums muß sich das Selbstporträt zunächst befreien und ist doch qua definitionem vor eine unlösbare Aufgabe gestellt: das inszenierte, aber authentische Bildnis zu schaffen. Nun haben Kenner der menschlichen Psyche wie Oscar Wilde die Wahrheit allein in der Pose erkannt, doch ob diese tatsächlich zu einer vertiefenden Einsicht in die Persönlichkeit des Porträtierten verhilft, kann nur der Betrachter selbst aus der mechanischen Transformationsgeste des Apparates herauslesen. Erst der Rezipient verleiht dem Porträt durch seinen Blick ästhetische Souveränität oder aber er verurteilt es zum Ausharren in Belanglosigkeit.

In ängstlicher Skepsis vor der fotochemischen Zauberformel dichtete das 19. Jahrhundert der Fotografie seinsminimierende Kräfte an. Durch Lichtstrahlen auf die Silberplatte gebannt, erhielt das menschliche Antlitz eine fatale Aura, gab doch der Porträtierte im faustischen Handel mit der unbegreiflichen Technik Schichten seines Wesens preis, um ein Abbild seiner selbst zu erhalten: Fotografie als alchemistischer Häutungsprozeß. Mit zuneh-

Selbstporträt Gertrud und Alfred Arndt. 1928, Foto, The J. Paul Getty Museum, Los Angeles. ● Ein rares Beispiel für ein Doppelporträt mit Selbstauslöser. Zeitgemäß die Unabhängigkeit vom Partner vorführend, ist er ganz Skepsis (über das Gelingen der Aufnahme?) während sie sich (als mutmaßliche Verursacherin) über die ungewohnte Perspektive amüsiert zeigt.

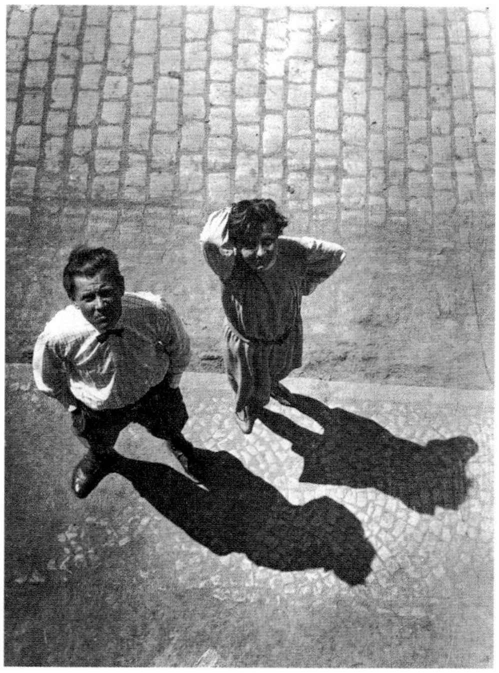

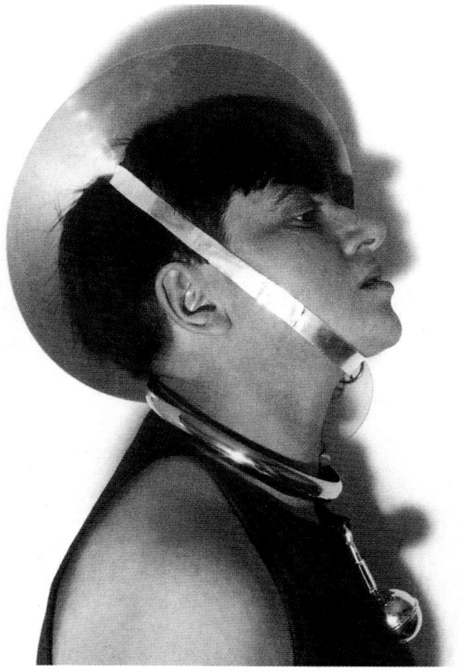

Selbstporträt Marianne Brandt mit Hals- und Kopfschmuck zum „Metallischen Fest“. 1929, Foto, BHA. ● Die Metallerin im „Harnisch“ eigener Produktschöpfungen – ein programmatisches Profil neuer weiblicher Selbstbehauptung.

mender Technisierung und Mediatisierung zu Beginn des 20. Jahrhunderts wurde das Foto Bild unter Bildern und verlor seinen finsteren Charme. Der Theoretiker des „Neuen Sehens“, László Moholy-Nagy, prognostizierte gar, daß derjenige, dem die optische Prothese (d. i. die Kamera und ihre versatile Handhabung) fehlte, als „Analphabet der Zukunft“ die Welt nicht mehr würde lesen können, die sich durch die Vervielfältigbarkeit der Fotografie anschickte, zum großen Bilderbuch zu mutieren. Für die Gegenwart gilt, daß sogar computergenerierte Fotos verstanden und „gelesen“ werden: Das idealisierte Porträt beherrscht Werbung und Medien. Eine Lebensdefinition über Schaffen und Kunst ist zweitrangig geworden; im alltäglichen Personenkult ist das Fotoporträt nicht nur Ersatz für den lebenden Menschen, sondern qua Masse, Vielfalt und nie erschöpftem Angebot besitzt es in einer Kultur, die von der Idolatrie zehrt, oberflächlich seinskonstituierende Qualität. „Ich werde angeschaut, also bin ich.“ Die magische Dimension des Mediums in der Rätselhaftigkeit des singulären Bildes ist gegenwärtig kaum noch existent – in den Selbstporträts der Bauhäusler ist sie noch zu spüren.

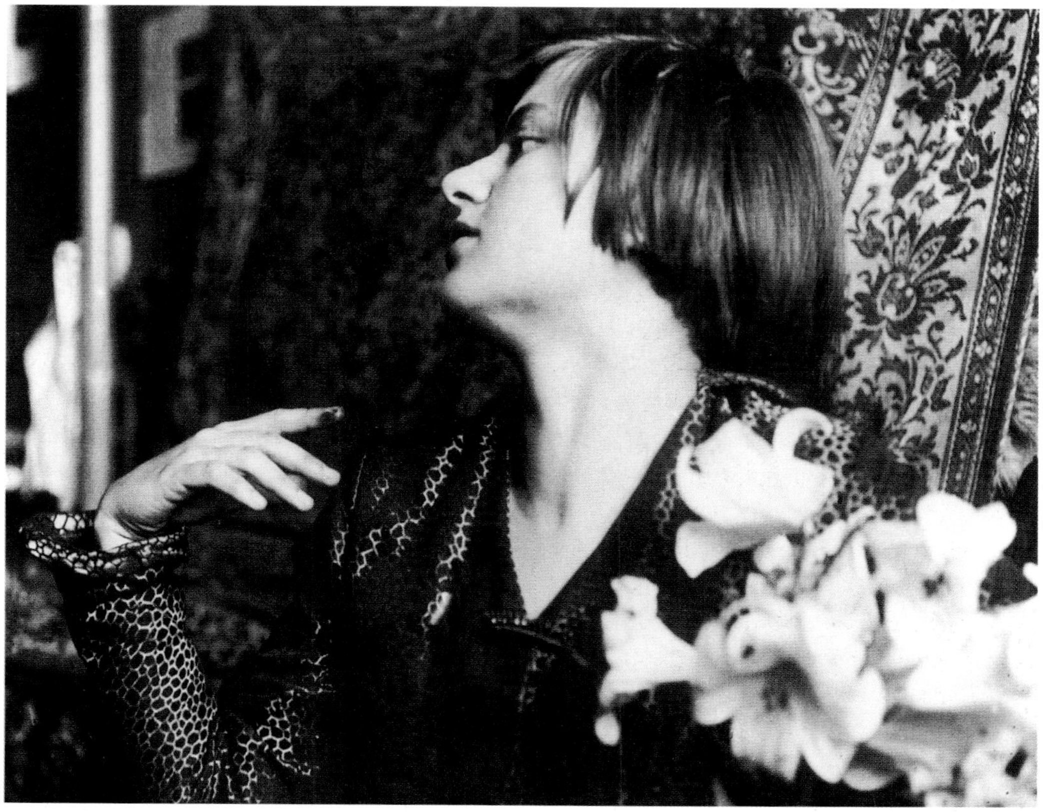

Selbstporträt Marianne Brandt. 1923 (?), Foto, BHA. ● Ganz bildende Künstlerin stilisiert sich Marianne Brandt adäquat zum Weimarer Bauhaus-Idyll zur elegischen Blütenbraut. Am Anfang einer Reihe von biografischen Selbstporträts stehend, kommt hier noch das konventionelle Brustbild zum Einsatz.

Freie Malerei am Bauhaus

Eva Badura-Triska

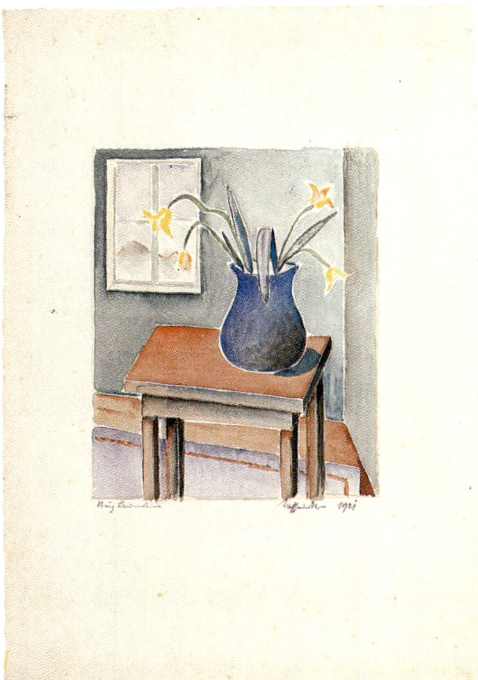

Hans Haffenrichter, Interieur mit blauer Vase. 1921, Wasserfarben auf Papier, 32,2 x 22,6 cm, Misawa Bauhaus Collection, Misawa Homes Co., Ltd. Tokyo. ● Diese leichte Tuschübung verbindet die Motivkreise von Fensterbild und Stilleben und ist – in grundsätzlich apolitischer Haltung der Maler am Bauhaus – der Neu-Romantik um die „Idylliker“ Alexander Kanoldt und Georg Schrimpf verpflichtet.

Georg Hartmann, Das ist mein Frühlingsmädchen. 1925, Tusche auf Transparentpapier, 27,8 x 18,2 cm, Misawa Bauhaus Collection, Misawa Homes Co., Ltd. Tokyo. ● In diesem Freundschaftsbild gehört das Herz des Bauhäuslers dem ätherischen Nymphchen, der schwebenden Elfe – zeichnerisch aus der Gliederpuppe im Atelier hervorgegangen.

Trotz der von Gropius ausgegebenen Parole vom „Bau“ als „Endziel aller bildnerischen Tätigkeit“, derzufolge die Malerei im Verein mit der Bildhauerei sowie dem „Kunstgewerbe und Handwerk“ als „unablöslicher Bestandteil“ eines großen „Einheitskunstwerkes“ lediglich eine dienende Funktion erfüllen sollte, hat die „freie“ – also nicht zweckgebundene – Tafelbildmalerei am Bauhaus zu allen Zeiten eine wesentliche Rolle gespielt.

Im Prinzip kann dies auch nicht wirklich verwundern, angesichts der Tatsache, daß zwar die Direktoren der Schule immer Architekten waren, die Verantwortung für die ästhetische Ausbildung aber zum überwiegenden Teil in Händen von freien Malern und Plastikern lag. Allein schon aufgrund der personellen Gegebenheiten läßt sich erklären, daß die „freie Kunst“ am Bauhaus sowohl von Lehrern als auch von Schülern de facto durchgehend praktiziert wurde. Ihre Rolle und Daseinsberechtigung im Hinblick auf die Ziele der Schule bildete aber von Anfang an ein für Diskussionen und Kontroversen sorgendes Thema.

Die grundsätzliche Ausrichtung des Instituts als Werkstattschule sah eine gleichwertige Schulung im Handwerklichen wie im Formal-Schöpferischen vor, nicht aber die Ausbildung von Malern und Bildhauern im klassischen Sinne. Demgemäß gab es im Lehrkörper zwar eine Unterscheidung zwischen den handwerkliche Fähigkeiten vermittelnden „Werkmeistern“ und den Gestaltungsprinzipien lehrenden „Formmeistern“, jedoch keine Differenzierung in freie und angewandte Kunst. Um so interessanter erscheint es, daß Gropius für die Umsetzung seiner Ziele lange Zeit keinen einzigen Architekten oder Kunstgewerbler, sondern ausschließlich Vertreter der „freien“ bildenden Künste engagierte. Es war offensichtlich seine Überzeugung, daß es um die Grundeinstellung gehe, weswegen sein primäres Auswahlkriterium jenes der „Fortschrittlichkeit“ war – ein Faktum, das nicht zuletzt von Itten bestätigt wird, wenn dieser angesichts der bevorstehenden Berufung von Klee und Schlemmer im November 1920 an Klee schreibt: „Wenn wir ... noch zwei moderne gleichgesinnte Künstler herbeirufen, so glaube ich, daß Weimar ein Zentrum intensivster künstlerischer Arbeit wird im Sinne des Fortschrittes und uneinnehmbar von der Reaktion.“ (Brief im Itten-Archiv, Kunstmuseum Bern) Die künstlerische Entwicklung des Bauhauses sollte beweisen, daß Gropius' Denkansatz richtig war.

Natürlich war die Umsetzung seiner Ideen nicht übergangslos von heute auf morgen möglich. So gehörten dem Lehrkörper des neuen Instituts – das ja aus der Vereinigung der Weimarer Hochschule für Bildende Kunst mit der dortigen Kunstgewerbeschule hervorgegangen war – in der ersten Zeit noch die von der Weimarer Hochschule übernommenen Professoren Max Thedy, Walther Klemm, Richard Engelmann und Otto Fröhlich an. Der seit 1883 an der Weimarer Kunsthochschule tätige Thedy, ein höchst konservativ denkender, in akademisch-altmeisterlicher Manier arbeitender Maler, opponierte offen gegen die Neuausrichtung der Schule. Engelmann – ein Schüler Böcklins und Rodins – sowie Klemm, der sich immerhin mit dem Expressionismus auseinandersetzte, waren zwar um Aufgeschlossenheit bemüht, blieben aber dennoch bis zu ihrem Ausscheiden im Wintersemester 1920/1921 in künstlerischer Hinsicht Außenseiter.

Da auch die ersten von Gropius berufenen Formmeister Lyonel Feininger und Gerhard Marcks, die ab Mai 1919 in Weimar tätig waren, nicht die nötigen Voraussetzungen mitbrachten, um das Bauhauskonzept in konkrete Lehrinhalte beziehungsweise eine diesen adäquate curriculare Struktur umzusetzen, unterschied sich der Schulbetrieb anfänglich kaum von dem einer klassischen Kunstakademie. Dabei standen Fächer wie Porträt- und Aktzeichnen ebenso auf dem Programm wie der Unterricht in Anatomie – wobei das Akt- und Figurenzeichnen interessanterweise auch weiterhin im Stundenplan verblieb und unter anderem von Schlemmer als „Lehre vom

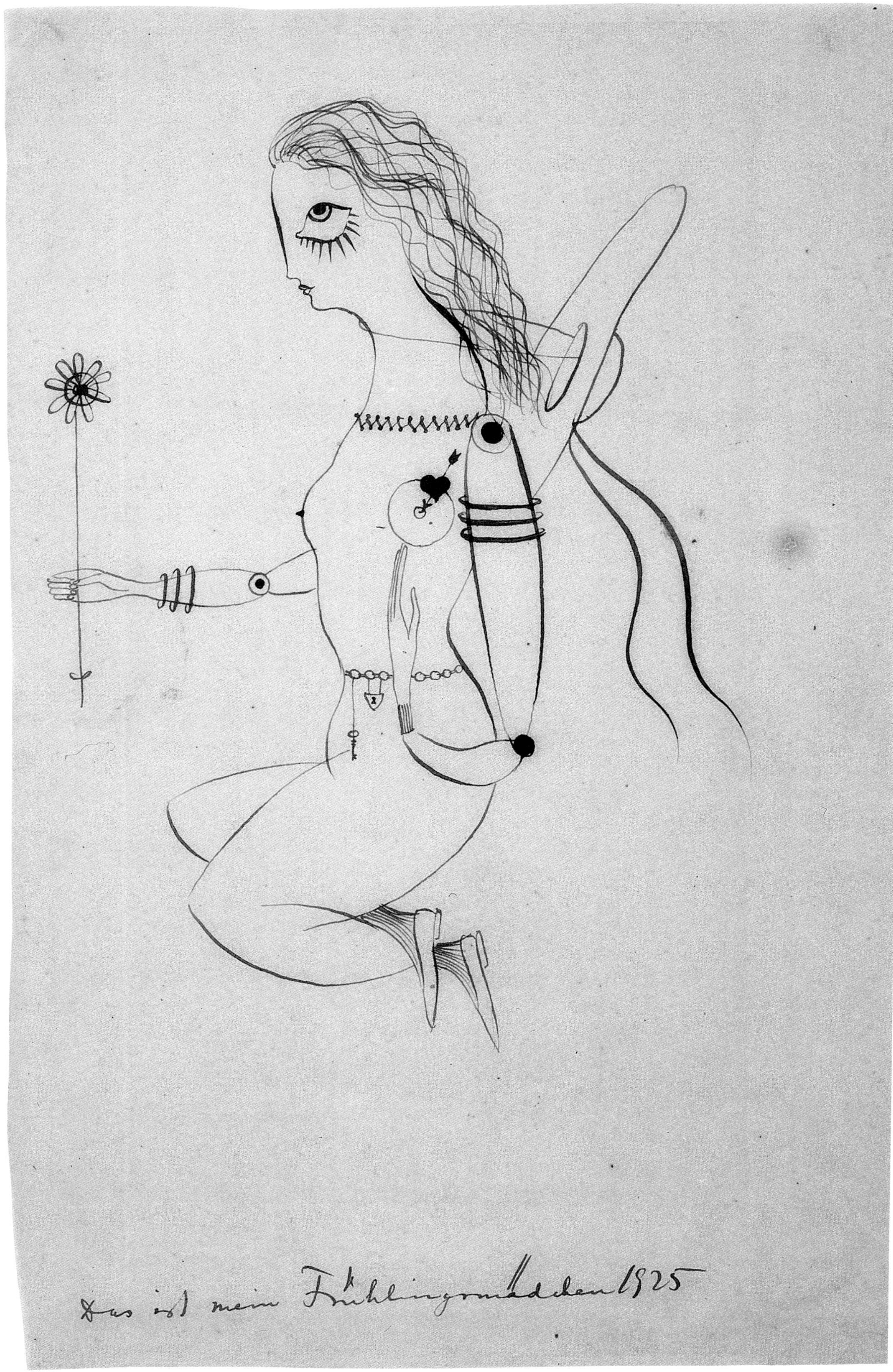
Das ist mein Frühlingsmädchen 1925

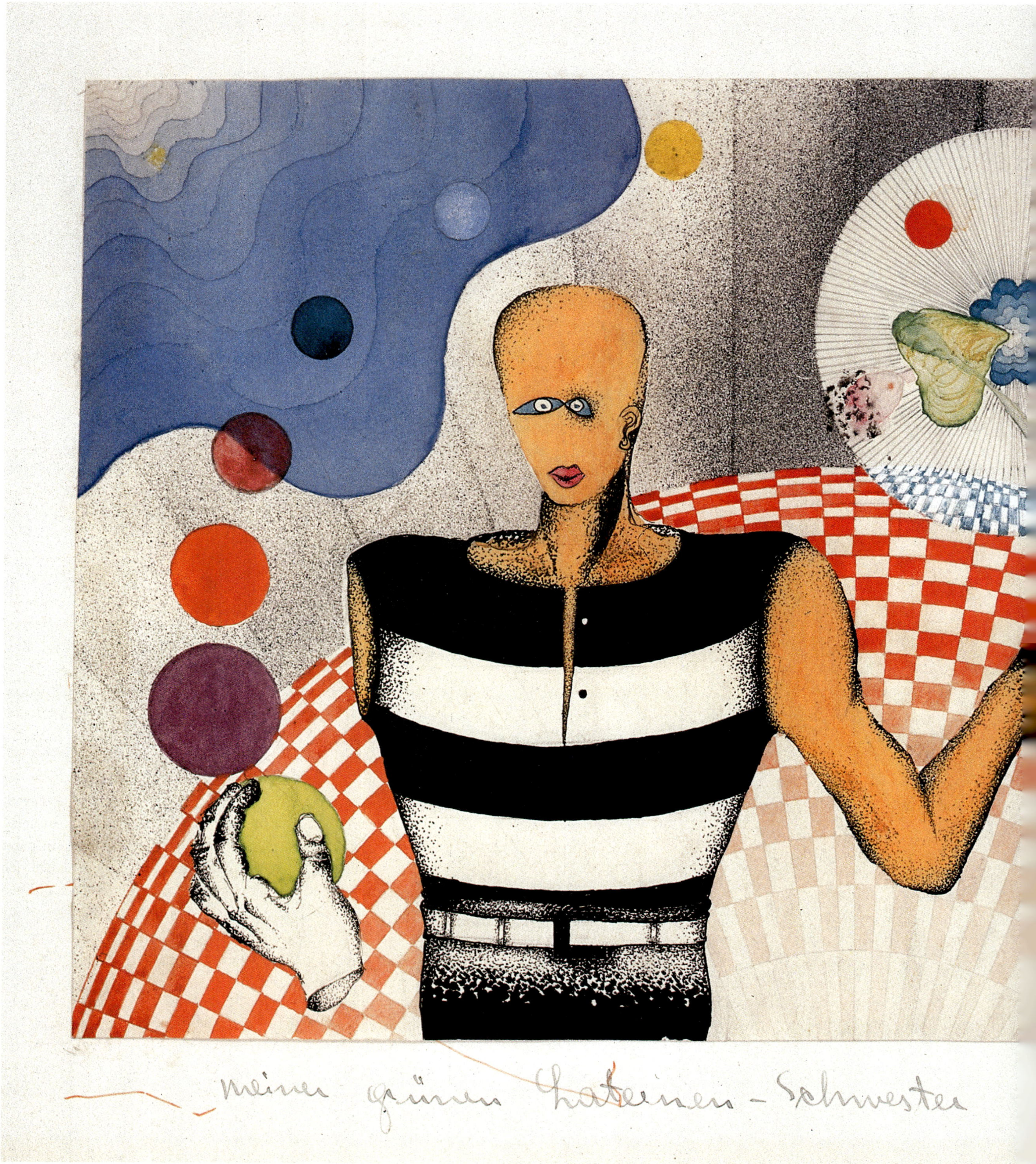
meiner grünen
Schwester

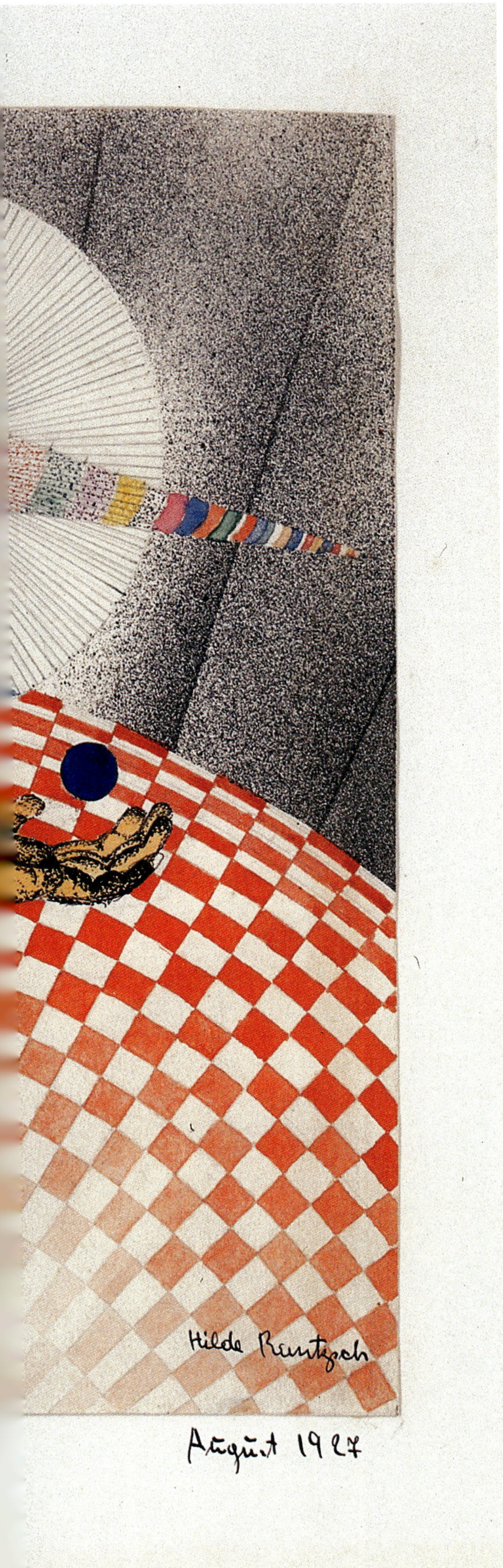

Hilde Rantzsch, Meiner grünen Laternen-Schwester. August 1927, Mischtechnik, 24,0 x 33,0 cm, Misawa Bauhaus Collection, Misawa Homes Co., Ltd. Tokyo. ● Weit in die Zukunft schaut die Weberin Rantzsch mit ihrem asteroiden Welten-Jongleur, denn Farbigkeit und Motivwahl des Blattes verraten eine größere Affinität zu Richard Lindners Popfigurinen der 60er Jahre als zur Neuen Sachlichkeit.

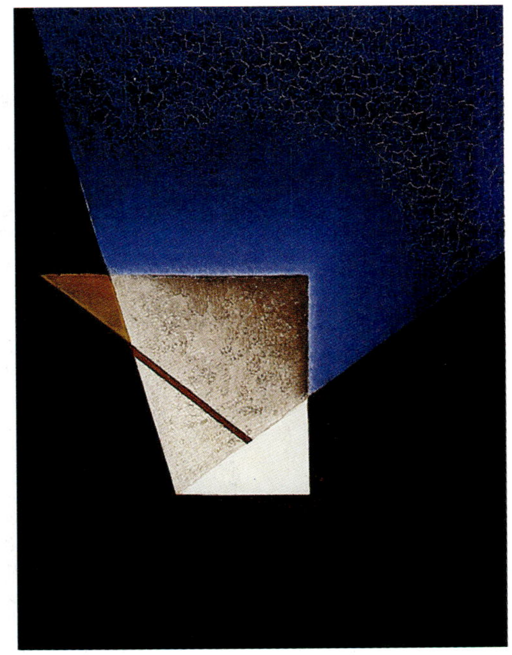

Franz Ehrlich, Blau mit Gelb auf weißer Spitze. Um 1930, Öl auf Leinwand, 49,2 x 63,6 cm, SBD, Archiv der Sammlung. ● Die magische Kraft des Blaus in abstrakter Farbtemperaturmessung: der Möbel- und Ausstellungsdesigner Ehrlich verlieh seinen künstlerischen Energien mit diesem Gemälde Ausdruck.

Menschen" gegeben wurde. Die entscheidende Wende kam bekanntlich erst im Oktober 1919 mit Johannes Itten, der die prinzipielle Einstellung etablierte, das Ziel des Kunstunterrichts bestehe in der Vermittlung einer grundsätzlichen Kenntnis der bildnerischen Mittel, die dem Schüler das Werkzeug für eine eigenständige schöpferische Arbeit an die Hand gebe. Seine Überzeugung basierte auf einem Denken, das in der Avantgarde des frühen 20. Jahrhunderts eine essentielle Rolle gespielt hat. Nachdem die bildnerischen Mittel aus ihrer Funktion im Dienste gegenständlicher Illusion entlassen worden waren und die abstrakte Kunst sie isoliert und per se zu Wort kommen ließ, war man verstärkt bemüht, sich über ihre Natur Klarheit zu verschaffen. Die nun forcierte Überzeugung, daß „die Kunst in den Mitteln" stecke, (Adolf Hölzel. In: Hölzel und sein Kreis, Ausst.-Kat., Freiburg 1916, S. 5) resultierte in deren zunehmend systematisch betriebener Analyse, der nicht selten der Glaube an eine unmittelbare und universelle Lesbarkeit abstrakter Formen und Farben zugrunde lag. Im Kern, wenngleich in jeweils spezifisch anderer Ausprägung, waren diesem Gedanken Vaterfiguren der Abstraktion, wie Adolf Hölzel und dessen Schüler – zu denen Itten und Schlemmer zählten, ebenso verpflichtet wie etwa Robert Delaunay oder Paul Klee, wie die russischen Konstruktivisten – in deren Kreis sich ja auch Kandinksky bewegte – oder die De-Stijl-Künstler.

Als Sammelbecken verwandt gesinnter führender Kräfte der Moderne bestand der Lehrkörper des Bauhauses ausschließlich aus Künstlern, die diesem Denken verpflichtet waren. So folgte auch der Unterricht der Meister Klee, Kandinsky, Schlemmer, Moholy-Nagy und Albers, die nach Itten – und zum Teil auf dessen Rat hin – berufen wurden, seinem Konzept. Das systematisch betriebene, analytische Studium von Linie, Form, Hell-Dunkel, Farbe, Textur und Materialität etc., das mittlerweile als charakteristisch für das Bauhausdenken gelten kann, kam den Intentionen des Schulprogrammes in hohem Maße entgegen, eröffnete es doch die Möglichkeit, Gestaltungsprinzipien beziehungsweise ein formales Vokabular in verschiedenen Medien, und somit auch in den handwerklichen Disziplinen, anzuwenden. Nicht umsonst bestimmt ein purer Umgang mit formalen Grundelementen den Stil aller Bauhausprodukte. Gleichzeitig gab dieses Lehrkonzept aber auch weniger kreativen Persönlichkeiten die Fertigkeit an die Hand, elementare Gestaltungspinzipien anderer aufzugreifen – wovon nicht zuletzt viele der „freien" bildnerischen Arbeiten der Bauhausstudenten Zeugnis ablegen.

Trotz ihrer konstruktiven Mitarbeit an der Umsetzung der Bauhausideale und -ziele blieben Persönlichkeiten wie Feininger, Klee, Kandinsky oder Albers in der Tiefe ihrer Seelen „freie Künstler", und selbst Oskar Schlemmer, der sich – sogar unter Zurückstellung seiner

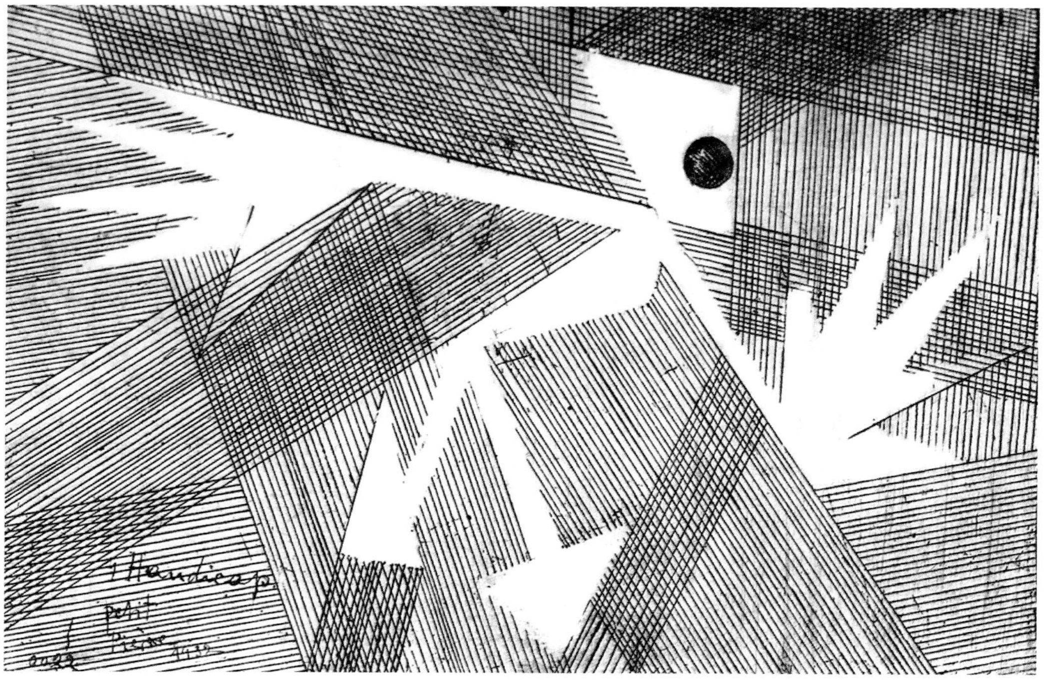

Max Bill, Der Eilbote. 1928, Aquarell auf dünnem Büttenpapier, kaschiert auf Karton, Blatt: 30,4 x 23,0 cm, Karton: 42,6 x 30,6 cm, Sammlung Huber, Offenbach. ● Als freie Arbeit unter dem Einfluß Paul Klees am Bauhaus entstanden, reflektiert Bills Kommentar zu seinem Blatt die Haltung vieler Studienkollegen: „Ich male auch manchmal, wenn es mir beliebt, es beliebt mir sehr oft, manchmal so oft, daß ich mich für einen Maler halte. Dessau, 9. XII 1928." Am Ende galt es doch den meisten, die „weiße Wand der Moderne" zu schmücken.

Petra Petitpierre, Handicap. 1932, Zinkätzung, 13,1 x 20,3 cm, Misawa Bauhaus Collection, Misawa Homes Co., Ltd. Tokyo. ● Petitpierre (auch Kessinger-Petitpierre) folgte Paul Klee 1932 an die Düsseldorfer Akademie, um Malerin zu werden. Diese Groteske ist ihre persönliche Weiterentwicklung von Figürlichkeit und Motivik des Meisters in ungewöhnlicher Zinkätzung.

„freien" malerischen Arbeit – mit seinen Wandmalereien und -reliefs besonders konsequent in den Dienst der Bauhausidee gestellt hatte, sprach von „Kunst" als dem ihm „Ureigentümlichen", nach dem er immer „gestrebt" hatte. „Ich kann kein Kunstgewerbe wollen, das nur Verdünnung der komprimierten Ideen ist. Ich kann keine Häuser bauen wollen, es sei denn das ideale, das abzuleiten ist aus meinen Bildern, die die Vorwegnahme dessen sind. Ich kann nichts wollen, was die Industrie besser schon tut, und nichts, was die Ingenieure besser tun. Es bleibt das Metaphysische: die Kunst." (Tagebuch, November 1922. In: Oskar Schlemmer: Idealist der Form. Briefe, Tagebücher, Schriften 1912–1943. Hrsg. von Andreas Hüneke, Leipzig 1990, S. 103) Zwar hat Itten im Vergleich zu den Jahren vor und nach seiner Bauhaustätigkeit in Weimar zahlenmäßig weniger eigene Arbeiten geschaffen, den Weimarer und Dessauer Werken von Feininger, Klee, Schlemmer und Kandinsky kommt aber innerhalb deren jeweiligen Gesamtœuvres sowohl mengen- als auch qualitätsmäßig ein wesentlicher Stellenwert zu. Sogar der technikbegeisterte László Moholy-Nagy, der ja massiv den Einsatz neuer Medien wie Fotografie und Film propagierte, hat durchgehend immer auch Bilder gemalt.

In Dessau, wo ein produktorientiert-funktionalistisches Denken zunehmend an Bedeutung gewann, wurde dem überzeugten Festhalten an der Produktion von Tafelbildern schließlich Rechnung getragen. Ab 1927 bestand dort ein „Seminar für freie plastische und malerische Gestaltung". 1929, unter der Direktion von Hannes Meyer, kam es schließlich sogar zur Einführung von „freien Malklassen" Kandinskys und Klees – zwei Schritte der Verselbständigung und letztlich Isolation, die im Prinzip das Konzept der ursprünglich geforderten Einheit aller Künste sprengten.

Die malerische Produktion der Lehrer stand stets in Wechselwirkung mit ihrem Unterricht. Eindeutig läßt sich etwa nachweisen, daß Paul Klee die Inhalte seiner sehr systematisch aufgebauten bildnerischen Lehre immer zuvor in seiner malerischen Praxis studiert hatte und sogar zu Demonstrationszwecken in seinem Unterricht „Musterbilder" anfertigte.

Überhaupt erfüllte die „freie" Arbeit der Meister eine wesentliche Vorbildfunktion, wofür den Studenten auch von Anfang an reichlich Anschauungsmaterial geboten wurde. Abgesehen von Atelierbesuchen ermöglichten Einzel- und Gruppenausstellungen in Weimar und Umgebung Einblicke in das Schaffen der Lehrer und vermittelten Informationen über das

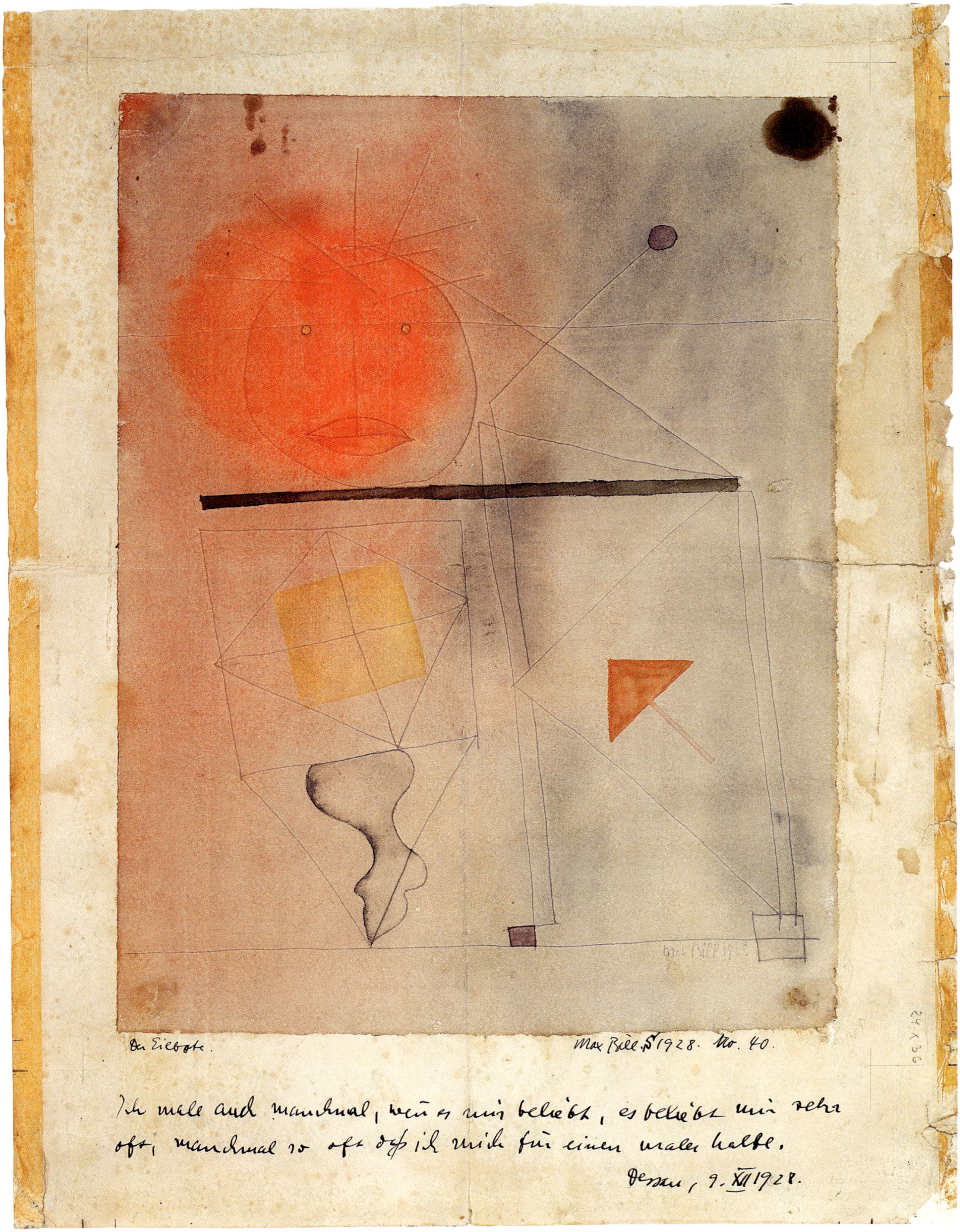
Der Eilbote.
Max Bill 1928. No. 40.
24 x 36
Ich male auch manchmal, wenn es mir beliebt, es beliebt mir sehr oft, manchmal so oft daß ich mich für einen maler halte.
Dessau, 9. XII 1928.

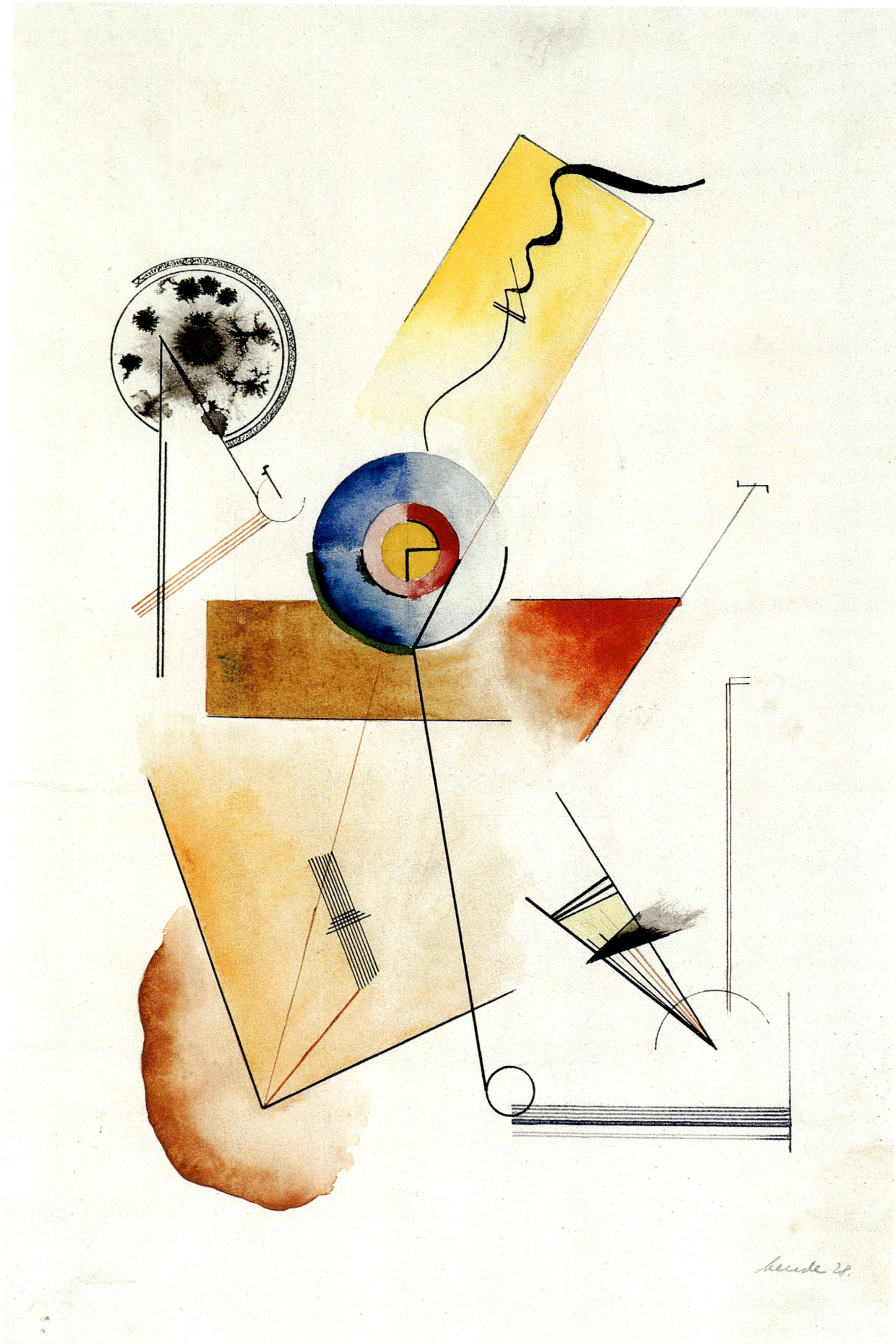

aktuelle Kunstgeschehen. So präsentierten sich Feininger, Marcks und Itten jeweils schon kurz nach ihrem Eintritt in den Lehrkörper im Oberlichtsaal des Van-de-Velde-Gebäudes mit einer Auswahl ihrer Werke. Bis 1923 nahmen die Bauhausmeister an den jährlichen Thüringischen Kunstausstellungen teil, und Wilhelm Köhler, Direktor der Kunstsammlungen im Weimarer Museum, richtete nicht nur 1920 Feininger eine umfangreiche Retrospektive ein, sondern widmete der Präsentation von Arbeiten der Meister auch Museumsräume. Darüber hinaus waren in den umliegenden Städten Jena und Erfurt Werkschauen von Professoren zu sehen.
Schließlich enthielt auch die 1923 veranstaltete große Weimarer Bauhausausstellung eine Abteilung mit Werken der „freien" Kunst, in der sowohl Meister- wie Schülerarbeiten vertreten waren. Das gleichwohl ambivalente Verhältnis des Bauhauses zur „freien Kunst" belegt ein aus diesem Anlaß produziertes Flugblatt. Die Aufnahme von zweckfreier Malerei wird dort insofern gerechtfertigt, als dem „Einzelbild" eine das Gesamtkunstwerk Bau vorbereitende Funktion zukäme. (Gerda Wendermann, Es bleibt das Metaphysische: Die Kunst. In: Das frühe Bauhaus und Johannes Itten, Ausst.-Kat. Weimar, Berlin, Bern 1994/1995, S. 431)

Die Studenten waren natürlich keineswegs nur mit den Werken ihrer Lehrer vertraut. Abgesehen davon, daß es in den Ausstellungshäusern Weimars und der umliegenden Städte immer wieder Bilder der Expressionisten ebenso wie von Schwitters oder Doesburg zu sehen gab, war allein schon durch das Auslegen der wesentlichen internationalen Kunstzeitschriften die Information über das zeitgenössische Schaffen der Avantgarde immer gegeben.
Einige Bauhausschüler haben auf dem Gebiet der Malerei Werke geschaffen, die als wesentliche eigenständige Beiträge zur Kunst des 20. Jahrhunderts gelten können. Zu diesen zählen zweifelsohne Josef Albers, Max Bill und Herbert Bayer. Albers, ein Ittenschüler, der zwischen 1923 und 1933 selbst am Bauhaus lehrte, bevor er nach Amerika emigrierte, legte in Weimar, Dessau und Berlin den Grundstein für sein konsequentes abstrakt-geometrisches Schaffen. Mit seinen Werken, die die Lesbarkeit der bildnerischen Mittel – und damit letztlich unsere Wahrnehmungsfähigkeit überhaupt

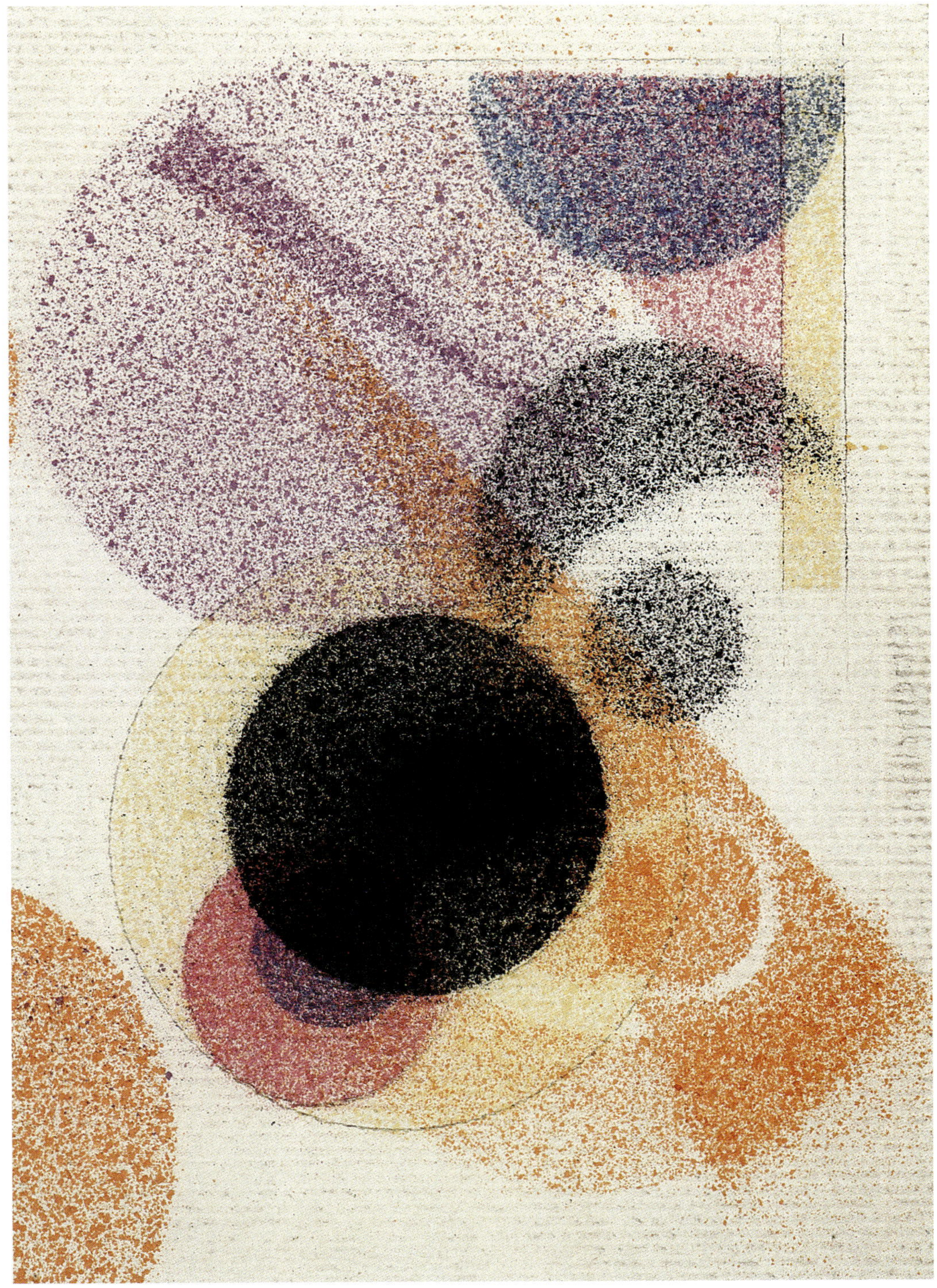

Konrad Püschel, Freie Komposition mit Farben und Formen. 1926, Tusche gespritzt über Bleistift, 21,2 x 15,3 cm, SBD, Archiv der Sammlung. ● Püschels zarte Studie aus dem Unterricht Kandinskys bedient sich der Spritztechnik, die Klee und Kandinsky in ihren Arbeiten (u. a. in Bilderbriefen, die sie einander zueigneten) seit ca. 1926 anwandten. Kreise, Sphären und ihre Segmente verlieren, aufgelöst in Farbnebel, an Konkretion.

Erich Mende, Stilleben. 1928, Aquarell auf Papier, 35,0 x 22,7 cm, SBD, Archiv der Sammlung. ● Der Gestus des Meisters ist in dieser freien Komposition aus dem Unterricht unschwer auszumachen. Kandinskys metaphysischer Kunstwille und seine Theorien von „Punkt und Linie zu Fläche" affizierten naturgemäß die Schüler und führten zu epigonalen Arbeiten.

– befragen, wurde er nicht zuletzt zu einem wichtigen Wegbereiter der amerikanischen Minimal Art. Der später als Architekt, Grafiker und Produktgestalter ebenso wie als Maler tätige Max Bill, ein Hauptvertreter der Konkreten Kunst in der Schweiz, hat ebenfalls schon während seines Studiums am Bauhaus seine konsequent strenge geometrische Formensprache entwickelt. Herbert Bayer, der nach dem Itten-Vorkurs zwischen 1921 und 1923 bei Kandinsky Wandmalerei studierte, 1925 in Dessau die Druck- und Reklamewerkstatt übernahm und als Typograph gleichermaßen wie als Designer, Fotograf oder Ausstellungsgestalter hervorgetreten ist, hinterließ auch ein bemerkenswertes malerisches Werk, das zwischen Geometrie und Surrealismus angesiedelt ist.

Groß war allerdings das Heer jener malenden Bauhausstudenten, deren Werke man insofern mit „Avantgarde in zweiter Generation" umschreiben könnte, als sie sich mehr oder minder nahe an das anlehnten, was die Meister in künstlerischer Hinsicht vorgaben beziehungsweise weil sie in synthetisierender Weise das formale Vokabular der Moderne zu einem eigenen Neuen verarbeiteten. Schon an der alten Weimarer Kunsthochschule gab es

Hajo Rose, Gestaltungsübung. 1931, Aquarell, Tusche über Bleistift auf weißem Karton, 51,0 x 36,5 cm, SBD, Archiv der Sammlung. ● Der Mensch als Zentrum oder als Zielscheibe der Kunst? Der selbstgestellten Gestaltungsübung prägt Rose per Handabdruck die eigene Künstlersignatur ein und offenbart sich dergestalt als gelehriger Schüler Moholys, dessen Assistent er in Berlin wurde.

Karl-Peter Röhl, Abstrakte Komposition. 1926, Mischtechnik, 50,0 x 64,5 cm, SBD, Archiv der Sammlung. ● Zu den ergebensten Anhängern Theo van Doesburgs, dem „Störer" des Weimarer Ilm-Idylls und schärfsten Kritiker des „expressionistischen" Bauhauses der Gründerjahre, gehörte Karl-Peter Röhl. Mit dieser Arbeit befand er sich auf gerader Spur von De Stijl hin zur Konkreten Kunst.

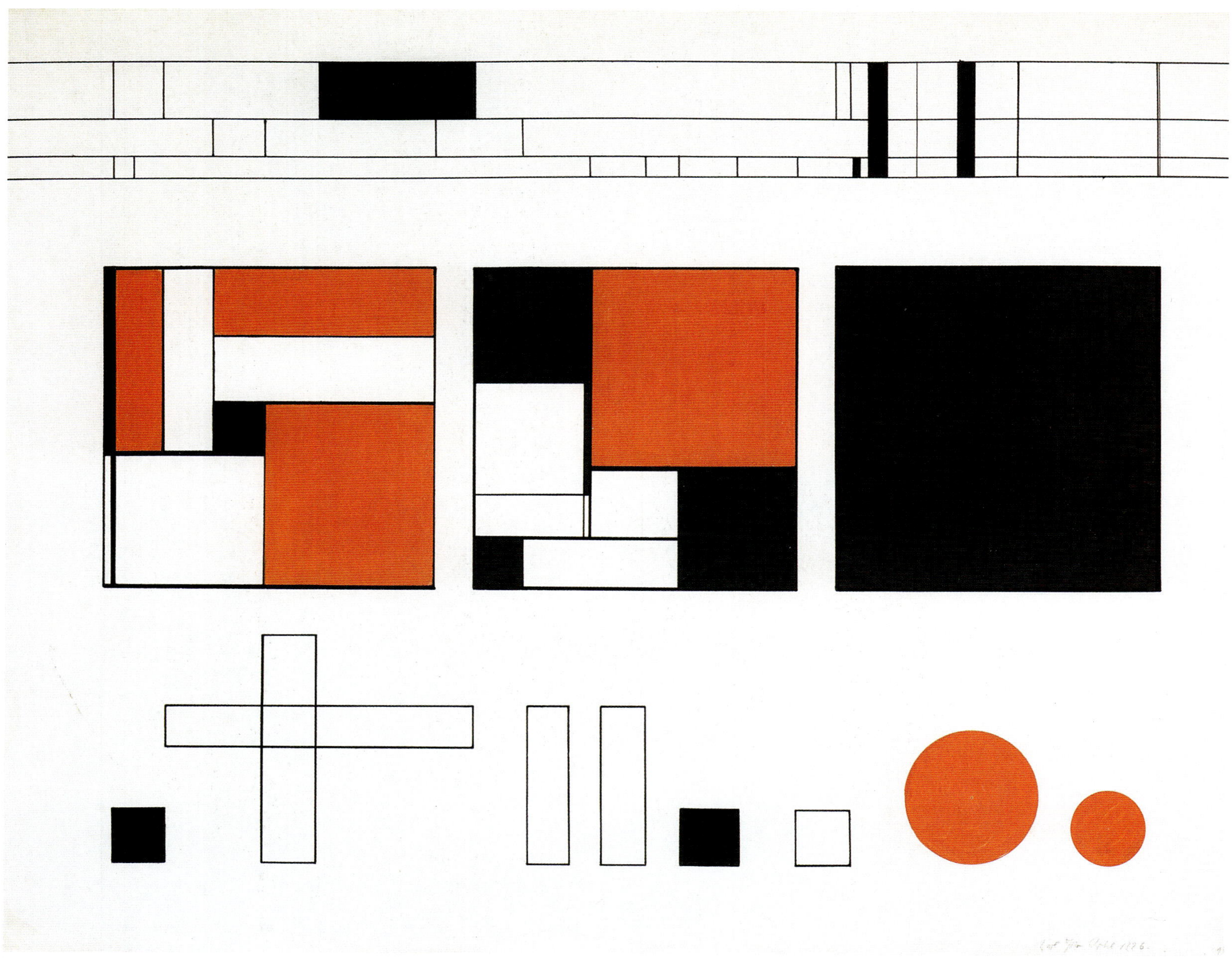

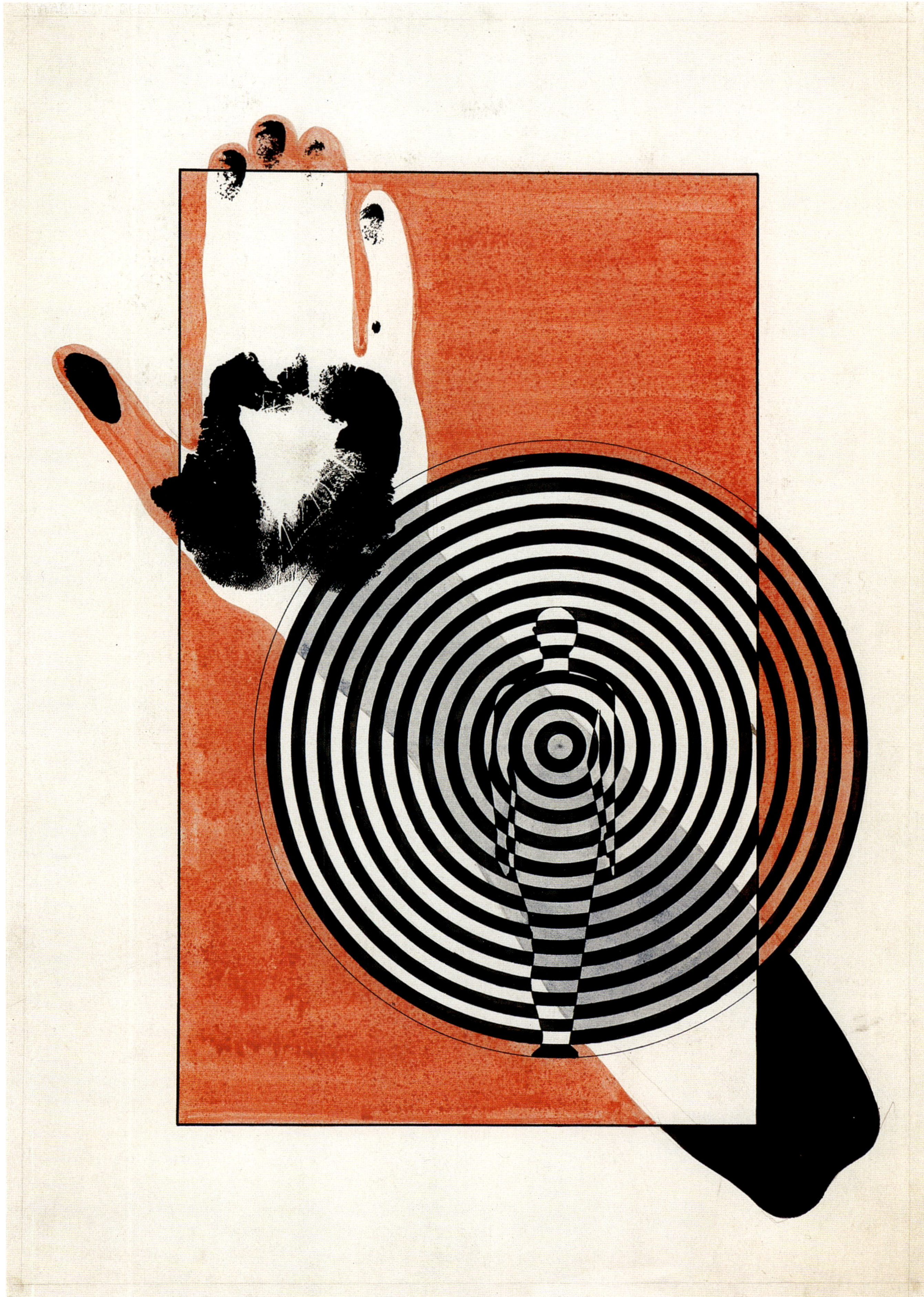

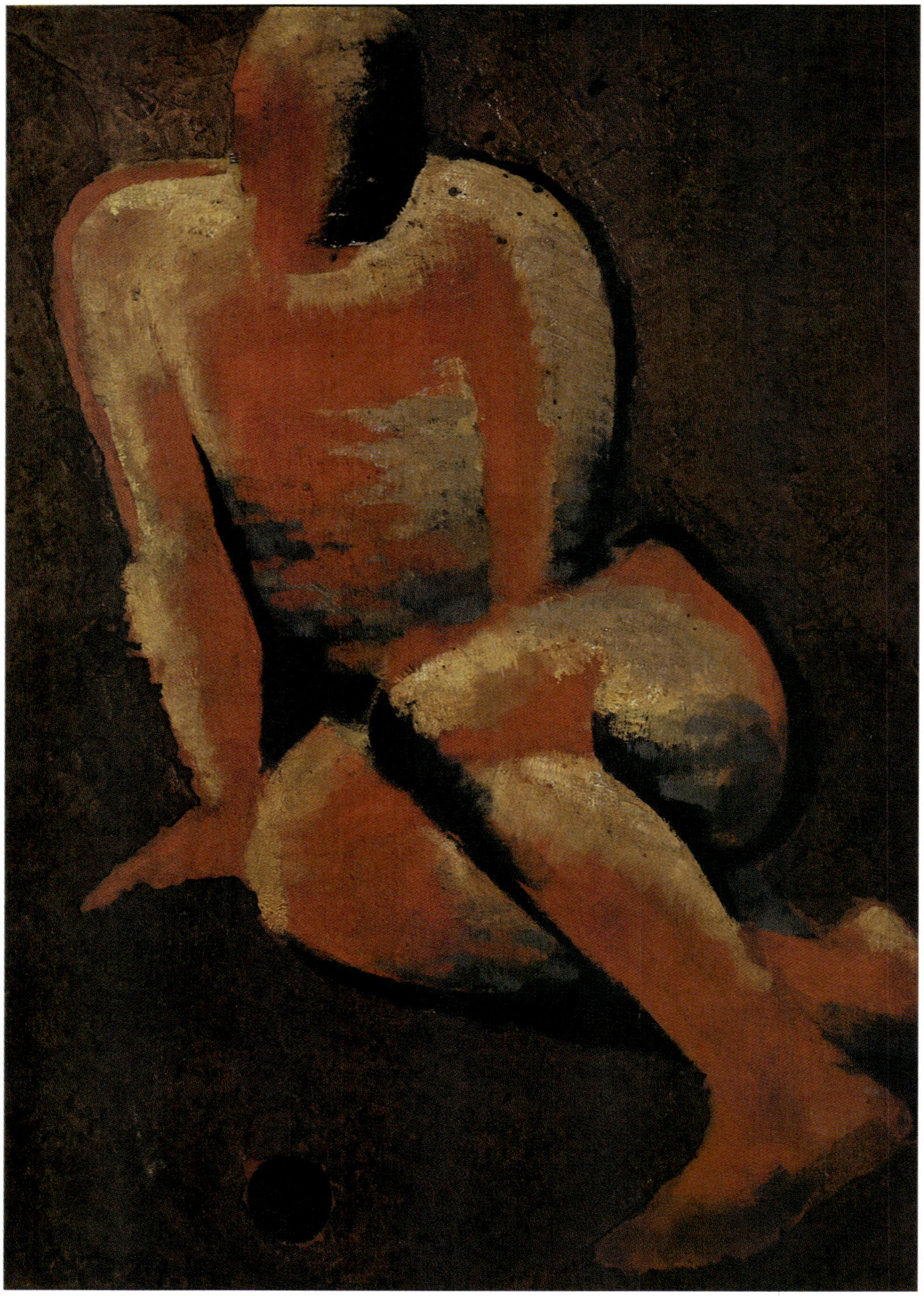

Gyula Pap, Sitzender Tänzer. 1927, Öl auf Karton, 55,0 x 42,1 cm, SBD, Archiv der Sammlung. • Auch der Metaller Gyula Pap hinterließ freikünstlerische Arbeiten in Malerei wie Fotografie. Sein sitzender Akt eines Tänzers vermittelt in Massivität und erdiger Farbigkeit der Figur nachlassende Spannung und Kontemplation nach vollführtem Sprung.

progressiv arbeitende Studenten, von denen einige 1919 Bauhausschüler wurden. Die Einsicht, daß man diesen die Möglichkeit bieten müsse, den eingeschlagenen Ausbildungsweg zum freien Künstler zu beenden, führte in der Frühphase des Bauhauses sogar zur „Einräumung einer Sonderstellung für besonders befähigte freie Maler und Bildhauer" – eine Maßnahme, die unter anderem die „Einrichtung eines Sonderraumes für besonders befähigte Studierende" beinhaltete. Diesen Sonderstatus genossen beispielsweise der expressiv-naturalistisch arbeitende Eberhard Schrammen ebenso wie Karl Peter Röhl, der das erste Bauhaussignet entwarf. Röhl griff in seiner Malerei im Laufe der Jahre ein breites Spektrum an Einflüssen auf. Schon über Waldens Berliner Sturm-Galerie sowie durch seinen Freund Johannes Molzahn mit den Tendenzen der Avantgarde vertraut, schuf er nacheinander vom Expressionismus, Futurismus sowie von den Werken Ittens, Feiningers und schließlich auch Doesburgs inspirierte Bilder. Ähnlich vielfältig und wechselhaft verliefen die künstlerischen Entwicklungen von Werner Gilles und Johannes Driesch, die ihren Weg ebenfalls an Expressionismus, Futurismus, neuer Gegenständlichkeit und geometrisierender Abstraktion orientierten. Der promovierte Jurist Max Pfeiffer Watenpuhl, der sich unter dem Eindruck einer Kleeausstellung, die er 1918 in München besucht hatte, zu einem Kunststudium entschloß und nach dem Wechsel an das Bauhaus unter anderem Ittens Vorkurs absolvierte, malte schließlich in einem naiv-realistischen Idiom.

Mit Johannes Itten, dem über 20 Schüler von seiner privaten Wiener Kunstschule nach Weimar gefolgt waren, kamen abermals Studenten zum Bauhaus, die schon eine Strecke Weges der Ausbildung zum freien Künstler zurückgelegt hatten. Obwohl sie sich alle dem Geist des Bauhauses verpflichtet fühlten und teilweise bemerkenswerte Leistungen auf angewandten Gebieten vollbringen sollten, spielte die Malerei bei vielen von ihnen zeitlebens eine wesentliche Rolle. Persönlichkeiten wie Carl Auböck, der ab den 20er Jahren in seiner Wiener kunstgewerblichen Werkstätte Spitzenleistungen österreichischen Designs hervorbrachte, Friedl Dicker und Franz Singer, die auf den Gebieten Architektur und Raumgestaltung Herausragendes schufen, oder der später in Siebenbürgen unter anderem als Lithograph tätige Gyula Pap haben nicht nur in ihren Bauhausjahren „freie" künstlerische Arbeiten geschaffen. Während etwa Dickers Arbeiten mitunter sehr deutlich die in Ittens Unterricht besprochenen formalen Möglichkeiten wie die Gestaltung mit markanten Hell-Dunkel-Kontrasten widerspiegeln, greifen beispielsweise jene Auböcks auch bildnerische Prinzipien von Klee und Schlemmer und anderen Meistern der frühen Moderne auf.

Was für die frühen, noch als klassische Kunststudenten angetretenen Schüler gilt, kann im Prinzip analog über viele jener Studierenden gesagt werden, die an das Bauhaus kamen, ohne vorher den Weg zum Maler eingeschlagen zu haben und dort dennoch „frei“ malerisch tätig waren. Aus der Fülle der Namen seien Hans Haffenrichter, Werner Drewes und Lou Scheper herausgegriffen, die schon in Weimar Itten-, Klee- und Kandinskyschüler waren, oder Eugen Batz und Petra Petitpierre, die erst in Dessau Studenten von Klee und Kandinsky wurden. Geschult nach den Bauhausprinzipien, schufen sie Werke, die zwar dem Geist der Avantgarde verpflichtet waren, mitunter aber doch recht deutliche Anklänge an das Schaffen ihrer Meister aufweisen.

Als interessantes Phänomen sei vielleicht abschließend noch die gehäuft bei Bauhausstudentinnen auftretende Neigung zu märchenhaften Bildinhalten erwähnt, wofür die Arbeiten von Lou Scheper-Berkenkamp, Margarete Willers, Else Mögelin, Ima Breusing und Martha Erps als Beispiele angeführt werden können. Die Werke der malenden Studenten waren immer wieder auch öffentlich zu sehen. Abgesehen von der schon erwähnten, Bilder von Schülern inkludierenden Bauhausschau von 1923, gab es 1928 in Dessau und Halle Ausstellungen dieser jungen Maler, und im Sommer 1929 fanden gleich an vier Orten Präsentationen statt, und zwar in der Gesellschaft der Freunde junger Kunst in Braunschweig, im Verein für Kunst und Kunstgewerbe Erfurt, im Verein für junge Kunst Krefeld sowie in einem Sonderraum auf der Juryfreien in Berlin. Insgesamt läßt sich sagen, daß das Bauhaus, indem es die Frage nach Rolle und Bedeutung der Tafelbildmalerei aufwarf, als frühes Beispiel für eine Diskussion gelten kann, die im 20. Jahrhundert nicht mehr verstummen sollte. Wie schon an dieser Schule traten auch danach immer wieder Stimmen auf, die ihr jegliche Berechtigung absprachen, während viele Künstler – darunter sogar solche, die sich gegen sie deklarierten – dennoch weiterhin malerische Werke schufen. Es ist dies ein Aspekt mehr, der die nach wie vor bestehende Aktualität vieler am Bauhaus aufgeworfener Fragestellungen belegt.

Erich Borchert und Grete Reichardt, Studie VII zum Industriebild XIII. 1928, Aquarell über Tusche, z. T. gespritzt, auf weißen Karton montiert, 22,2 x 28,0 cm, SBD, Archiv der Sammlung. • Technik und Fertigkeit der Ausführung erinnern an Lyonel Feininger, der zwar niemals eine eigene Malklasse, aber viele Bewunderer am Bauhaus hatte. Doch wählte dieser für seine Bildfindungen gestaffelter und kristalliner Architekturen nie das Sujet der Industrielandschaft.

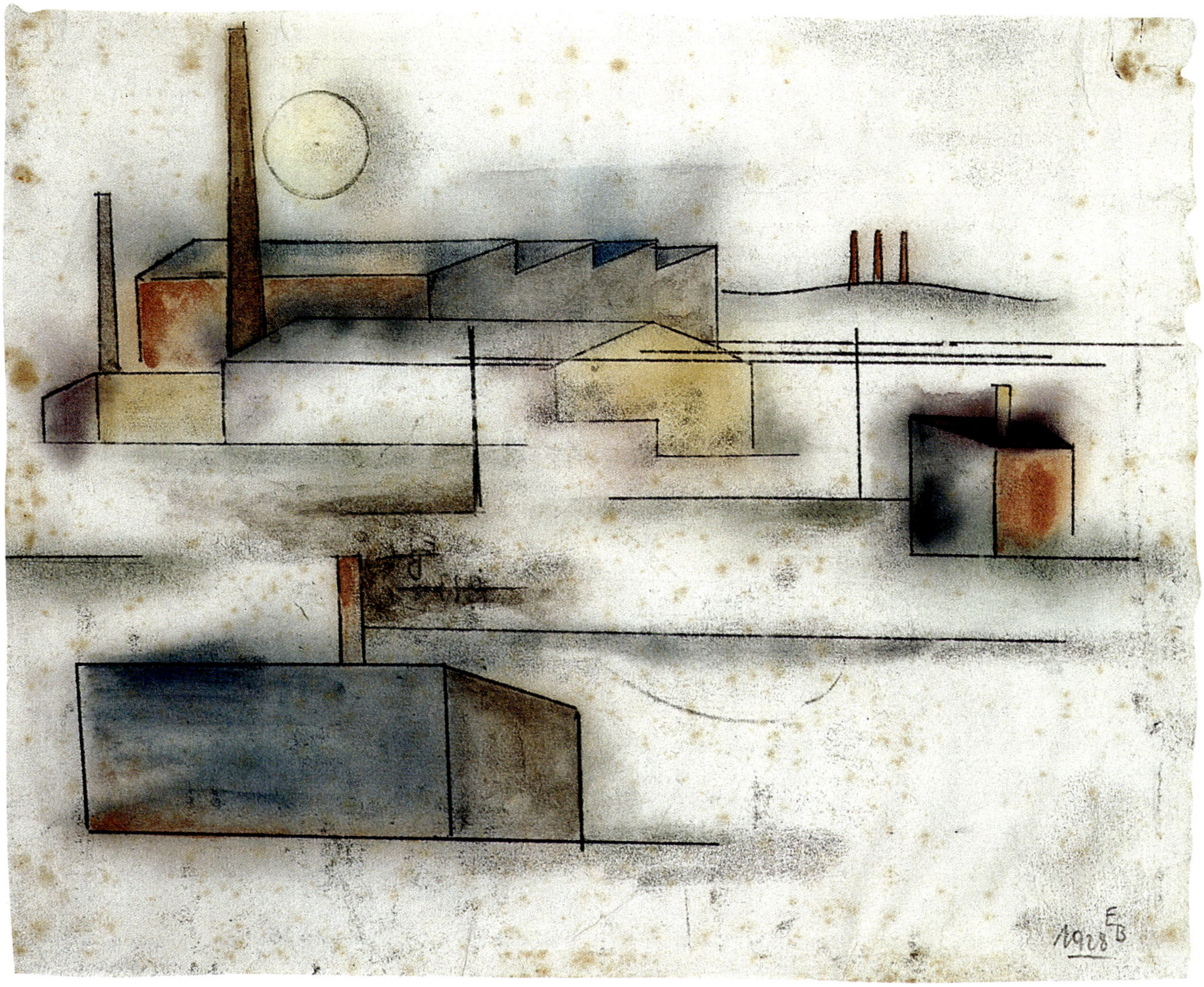

„eigentlich spinnen die doch alle am bauhaus“ – eine Zitatensammlung

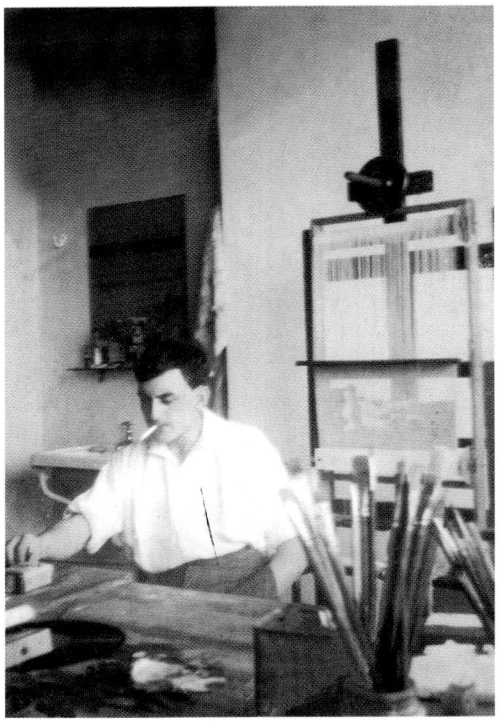

Emil Bert Hartwig im Atelier. Um 1928, Fotograf unbekannt, BHA.

Felix Klee (1907–1990)
über Erneuerungsdrang und Bauhausfeste:

Doch zurück zu Meister Itten: Dreimal die Woche hielt er sein Kolleg. Einmal die herrlichen Lockerungsversuche, wo besonders die verkrampften, zugedeckten Schüler langsam blumenhaft aufgingen. Hier führten wir auch vor, was wir über die Woche auftragsgemäß und frei gearbeitet hatten. Da waren Materialstudien, die wir in einer eigenen Werkstatt machen konnten. Sie waren notwendig, um zum Material einer der Bauhaus-Werkstätten Kontakt zu bekommen; denn nach dem Vorkurs galt es ja, pflichtgemäß ein Handwerk zu erlernen. Welch herrliche Gebilde können wir heute noch im Bauhaus-Buch 1923 betrachten! Die ganze heutige Kunstentwicklung, das Bemühen, um jeden Preis Neues zu schaffen, exerzierten wir vor 45 Jahren, ohne Anspruch auf etwas Besonderes zu erheben, mit leichter Hand durch. Ein Kollege zum Beispiel – er hieß Pascha – hatte eine lange Mähne bis über beide Schultern, wie heute die Beatles. Eines Tages wurde ihm coram publico dieser Schmuck abgeschnitten. Was lag also näher, als daß Pascha diese Haare kunstvoll in seiner Materialstudie verwendete.

Vier Feste, in jeder Jahreszeit eines, bildeten die Höhepunkte. Dafür wurde wie besessen gearbeitet. Oskar Schlemmer bereitete seine Theaterstücke speziell dafür vor. Am 18. Mai feierten wir den Geburtstag von Walter Gropius. Da fand alle Jahre das traditionelle Laternenfest statt. Schlemmer hatte auf der Bühne des Ilmschlößchens zwei durchgehende Versatzstücke mit Personen ohne Köpfe aufgestellt. Auf den Damenkörpern fungierten die Jungens und umgekehrt. Eine improvisierte Kapelle mit Phantasieinstrumenten wurde von Oskar Schlemmer, im Frack, mit langer schwarzer Perücke, dirigiert, dazu sang der Chor – auch improvisiert: „Hängt ihn auf!“ (im ersten Teil), „den Lorbeerkranz!“ (im zweiten Teil). Vor dem Fest versammelten wir uns am Bauhaus, wo wir unsere selbstgebauten Laternen beim Einnachten anzündeten. Dann ging's, im Wettbewerb mit den Glühwürmchen, durch den Park zum Horn, zu Klee und Börner, der Webmeisterin, dann zu Gropius und am Schluß zum Dichterfürsten Johannes Schlaf.

Einen Monat später feierten wir das heidnische Sonnwendfest. Einmal auf halbem Weg nach Belvédère, im „Kaffeetälchen“. Hirschfeld und Schwerdtfeger führten ihre reflektorischen Lichtspiele auf, nämlich die „Schöpfungsgeschichte“. Ich selbst trug mit einer Kasperlitheatergeschichte zum Feste bei. Wie Emmy Galka Scheyer meinem Vater unbedingt einen Jawlensky aufschwätzen wollte – mein Vater wollte aber nicht, und Emmy schlug Klee den Jawlensky rechts und links um die Ohren. So die Story des Puppentheaters. In diesem Augenblick kamen Emmy und Klee zu dem Fest, gerade wie die Pointe zu Ende, und die Originale wurden ahnungslos mit Beifall überschüttet. Später wurde dann das Sonnwendfeuer angezündet, und wir sprangen kühn und mutig darüber.

Im Oktober, nach den Ferien, wurde das Drachenfest gefeiert. Auch hier wieder große Vorarbeit mit den kühnsten Gebilden. Wir stiegen auf eine der benachbarten Anhöhen, wie etwa den Gehäderich, wo wir die abstrakten Konstruktionen sehr zum Erstaunen der Ureinwohner in den herbstlichen Winden segeln ließen. Das vierte Fest fand im Bauhaus statt, das Weihnachtsfest, im Oberlichtsaal, im zweiten Stock, neben Klees und Ittens Atelier. Wir nannten dieses Fest natürlich mit seinem heidnischen Namen: „Julklapp“. So wie wir uns auch nur „römisch“, mit erhobener Hand, begrüßten. Eine Stehleiter aus der Wandmalerei diente mit Kerzen auf Querlatten als Pseudo-Weihnachtsbaum. Mit Gepolter und Geschrei schleppte ein als Engel verkleideter Schüler einen geschlossenen Waschkorb herbei, riß die Tür auf und warf die „Geschenke“ mitten unter die Versammelten. Es waren kleine und große Pakete mit Adressen. Man packte sie voller Erwartung aus, da war wieder ein kleineres Paket mit einem anderen Namen darauf. Man reichte es weiter, bis man als letzter dann endlich zu seinem Geschenk kam. Gertrud Grunow, die Seelenhüterin des Bauhauses, bekam eine Kanne mit dem Spruch: „Denkst du gelb, so kocht sie Tee, denkst du braun, so kocht sie Kaffee." Bei Schlemmers kamen gerade zwei Töchter namens Karin und Jaina im Kavalierhaus des Schlosses Belvédère zur Welt; das war der Anlaß, Oskar an jenem Abend weitere dreizehn Töchter mit herrlichen Phantasienamen zum Geschenk zu machen. Mein Vater erhielt eine „Bannbulle" der thüringischen Staatsregierung, des Inhalts, er habe in seiner Wohnung monarchistische Bilder aufgehängt, wie etwa „Der große Kaiser reitet in den Krieg", das doch mit seiner republikanischen Beamtenstelle unvereinbar sei. Unterschrieben mit Graupe, Kantinsky, Leinöl, Einfinger usw.

Paul Citroën (1896–1983)
über Mazdaznan und Folgen:

Ich zum Beispiel, von Natur schon von gelblicher Gesichtsfarbe, konnte grün und grau erscheinen, sobald mein Inneres in Unordnung geriet, was häufig genug der Fall war. Muche allerdings, der einen hellen, rosig schimmernden Teint hatte, wie auch Itten, hielten sich gut, sie führten auch jeder ihren eigenen Haushalt und wußten von allerhand vegetarischen Kochkünsten, so daß es für uns Junggesellen jedesmal ein Fest war, wenn man bei ihnen zum Essen geladen wurde. Wundervolle und raffinierte Speisen, aus den reinsten Ingredienzen zusammengestellt, wurden einem da vorgesetzt. Für die ärmeren und weniger kochkundigen Mazdaznanleute jedoch war es wirklich eine schwierige Zeit. Denn während die gewöhnlichen Sterblichen alles verzehrten, dessen sie habhaft werden konnten, mußten wir, auf eine reinere Lebensführung Bedachten, unter dem wenigen, was zu kriegen war, noch eine Auswahl treffen, und diese ausgewählte Kost mußte noch auf eigene Weise zubereitet und in rechter Folge und mit Konzentration genossen werden.

An unsere Selbstzucht wurden da große Forderungen gestellt, und wenn wir auch gelegentlich sündigten, wenn die Umstände zu schwierig und Hunger und Durst zu mächtig waren, im ganzen fühlten wir uns doch glücklich und bevorzugt, in unserer Lehre einen Halt zu haben, den rechten Weg zu wissen, so daß wir nicht wie die anderen im allgemeinen Chaos dahintrieben. Trotz aller Schwierigkeiten ließen wir uns nicht völlig von den Umständen beherrschen, sondern folgten so getreu wie möglich unseren eigenen Einsichten oder richtiger: den Vorschriften unserer Lehre. Und dies verlieh uns ein gehobenes Selbstbewußtsein.

Alfred Arndt (1898–1976)
über Begrüßungsrituale am Bauhaus und Ittens Unterricht:

als ich mit kube die kantine betrat, gab es ein mordshallo von wegen wandervogel und langen haaren. plötzlich umarmte mich jemand von hinten: „mensch emir (mein wandervogelspitzname), wie kommst du hierher?" es war kurt schwerdtfeger, der pommer, den ich im krieg bei einem wandervogeltreffen als soldat kennengelernt hatte. schwerdtfeger sagte: „mensch, du bleibst hier, hier passen wir hin, hier ist es in ordnung, du wirst staunen!" nachmittags, im sekretariat des bauhauses, empfing mich eine lange sekretärin – schwester von hirschfeld – und fragte mich nach meinem wunsch. „ich möchte den herrn direktor sprechen." das muß wohl etwas schüchtern geklungen haben, denn fräulein hirschfeld sagte, daß der herr direktor ein freundlicher, zugänglicher mann sei. ich wurde angemeldet und gleich eingelassen. mit einer verbeugung nannte ich meinen namen und erklärte, daß ich in der kantine gegessen und mich ein bekannter aufgefordert hätte, hier zu bleiben. „na ja", meinte er und drückte mich in einen mordspolstersessel – eckig und gelb, „so ohne weiteres können sie nicht hier bleiben. da müssen sie erst mal zeigen, was sie bis jetzt gelernt haben: also zeichnungen einschicken oder

Bauhäusler. Um 1928, von links: Werner Siedhoff, Günter Menzel, Naftali Rubinstein, Foto von T. Lux Feininger, The J. Paul Getty Museum, Los Angeles.

Selbstporträt Grit Kallin. Um 1928, Foto, BHA.

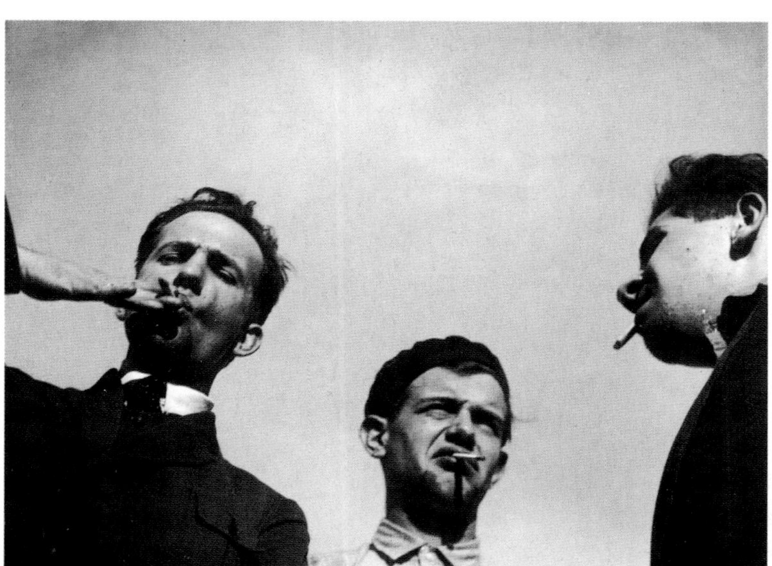

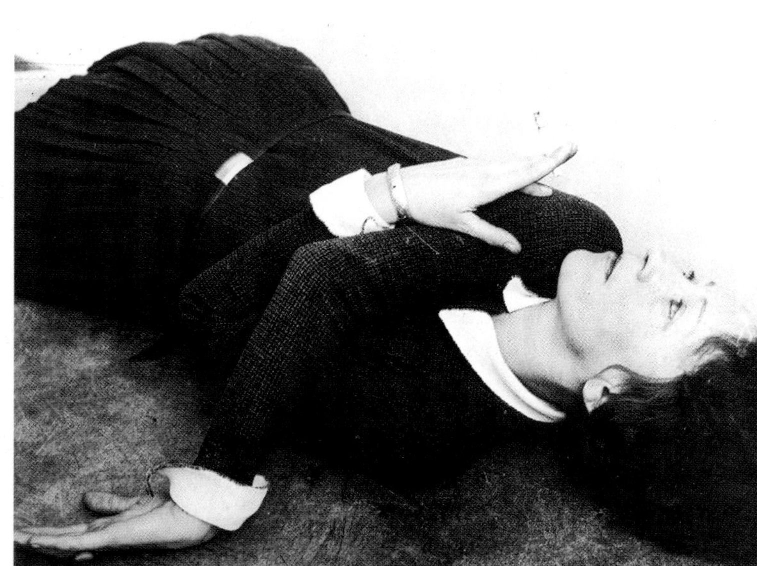

fotos mit lebenslauf. das wird der meisterrat prüfen und dann entscheiden, ob ihr talent ausreicht."
„sie haben acht tage zeit, in aller ruhe zu üben, sie bringen dann die materialstudie mit, die sie gemäß der gestellten aufgabe für die beste halten", (erklärte Itten). am tage x kamen alle mit ihren plastiken an. die arbeiten waren sehr unterschiedlich. die mädchen brachten kleine, zierliche, etwa handgroße gebilde. einige kerle hatten brocken von einem meter höhe. oft waren es richtige schrotthaufen, verrußt und verrostet. einige schleppten einzelteile, wie holzscheite, ofenrohre, draht, glas usw., herein und bauten sie in der klasse zusammen. itten ließ, wie immer, die studierenden selbst entscheiden, welches die besten arbeiten waren. ganz eindeutig waren alle studierenden dafür, daß mirkin, ein pole, der sieger sei. ich sehe das „pferd" noch heute vor mir. es war eine holzbohle, teils glatt, teils faserig, darauf ein alter petroleumlampenzylinder, wodurch eine rostige säge gesteckt war, die in einer spirale endete. anschließend wurden die plastischen materialstudien gezeichnet, wobei wert auf gesteigerte materialkontraste und bewegung gelegt werden sollte. es war jedem freigestellt, zeichnerisch solche plastischen gebilde zu erfinden.

Lothar Schreyer (1886–1966)
über Visionen am Bauhaus:

Wir stürzten uns in die geistigen Abenteuer der schweren Zeit. Das Bauhaus wurde die „Hochburg" des Expressionismus, den die Mitwelt für ein Abzeichen des Weltuntergangs hielt. Uns bedrückten in der künstlerischen Arbeit kaum die verschiedenen Weltanschauungen, die durch das Bauhaus wirbelten: der Wanderapostel Häuser mit seinem Vagabundenleben, die Mazdaznanlehre, die Johannes Itten mitbrachte – die Bauhausküche kochte nach dieser Lehre –, Anthroposophie, Theosophie, Katholizismus, Spiritismus, alles getragen von der Hoffnung auf eine neue Weit. Wir ironi-

Porträt Otti Berger. 1927/1928, Foto von Lucia Moholy, BHA.

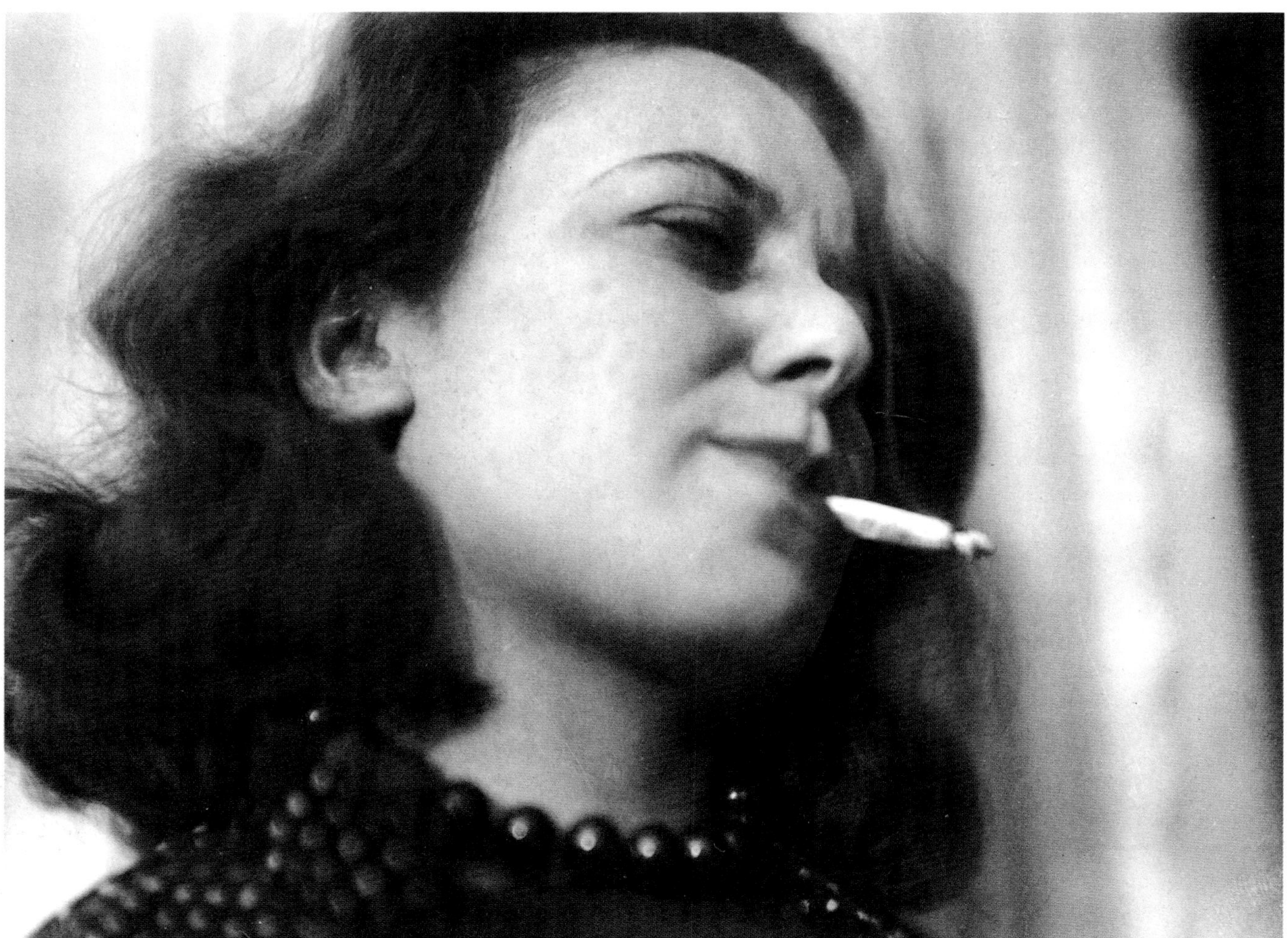

sierten alles, vor allem uns selbst, und wurden dadurch frei für die Ehrfurcht, die wir von Natur dem Leben und dem Menschen entgegenbrachten. Die Bauhaus-Jahre in Weimar waren eine feurige Reinigungszeit und banden unseren kleinen verlorenen Haufen zu einer Einheit. „Bauhäusler" – das klang wie Zuchthäusler – nannten uns viele Weimaraner mit Schaudern und nicht ohne Angst; viele aber hatten auch Nachsicht mit uns und taten uns Gutes, das niemand von uns vergessen hat. Wir bedurften der Nachsicht. Wir hatten uns eine Männertracht erfunden, die wir – auch die Meister, soweit sie mochten – öffentlich trugen. Ich habe und benutze meinen alten Bauhaus-Anzug noch. Als Itten eines Tages erklärte, Haare seien ein Zeichen der Sünde, rasierten sich die Begeistertsten den Schädel völlig. So bevölkerten wir Weimar und die nähere Umgebung.

**Gyula Pap (1899–1983)
über die Bauhausfarben und
das Phänomen der Synästhesie:**
Ich hörte davon, daß eine Arbeitsgemeinschaft bemüht sei zu klären, welche Farben gesetzmäßig dem Kreis, dem Quadrat und dem Dreieck entsprächen. Ich wurde neugierig und machte einmal mit. Außer Klee und Kandinsky waren auch Schlemmer und zumeist ältere Bauhäusler da. Man diskutierte eben über Gelb. Jemand sagte, es erinnere an das hohe Zwitschern der Amsel, und also wäre die gelbe Farbe dem Dreieck nahe. Klee erwiderte, das Innere des Eies sei auch gelb und dennoch kreisförmig. Nach einer Weile meldete ich mich und sprach mit einer Überheblichkeit, derer nur Jugendliche fähig sind. Ich fragte, wie man über Dinge diskutieren könne, die selbstverständlich seien. Untersuchen wir einmal – so sagte ich – die inneren Eigenschaften der Metalle (ich arbeitete damals in der Metallwerkstatt): Wenn ich Silber bearbeite, scheint es mir das schmiegsamste Metall zu sein, es entspricht also dem Kreis und als Farbe dem Blau; demgegenüber ist Messing hart und die Gräten am meisten verletzend spitz, also dem Dreieck und der gelben Farbe entsprechend. Kupfer, plump und schwer, nicht allzu weich und nicht allzu hart, also dem Viereck und als Farbe dem Rot entsprechend. Mein Einwurf kam zu unerwartet, niemand widersprach, und wenn ich mich nicht irre, wurde diese Diskussionsreihe damit abgeschlossen.

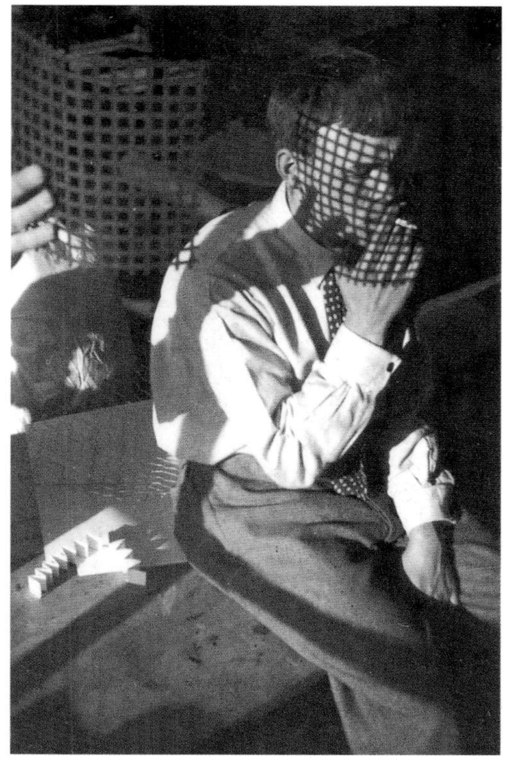

Porträt Albert Kahmke. 1930, Foto von Irene Hoffmann, The J. Paul Getty Museum, Los Angeles.

**Marianne Brandt (1893–1983)
über Kameradschaftsbeweise und den
kargen Alltag am Bauhaus:**
In unserer Werkstatt haben wir immer einen Handwerksmeister zur Seite gehabt und sind mit dieser Einteilung – hier Gestaltung, hier Handwerk – nicht schlecht gefahren, obschon sich ein Wechsel mehrmals als notwendig erwies. Wir hatten als Werkzeuge: Drück- und Drehbank, Bohrmaschinen, große Blechscheren usw.
Schon in Weimar wurde ein Geselle zur Ausführung serienmäßiger Produktion auf handwerklichem Wege eingestellt. Er wurde später einer der Unseren, nachdem er sich einer Bauhaus-Vorkursausbildung unterworfen hatte. Die Kameradschaft in unserer Metallwerkstatt war im allgemeinen gut, obgleich naturgemäß ein Zu- oder Abgang unvermeidlich neue Impulse und damit auch Schwierigkeiten in dieser Richtung mit sich brachte. Von den Lizenzen, die wir für unsere Modelle bekamen, erhielt, wenn ich mich recht erinnere, das Bauhaus die Hälfte, das andere wurde zwischen Meister, Entwerfer und Werkstatt aufgeteilt.
Auch für unsere sonntäglichen Fremdenführungen durch das Haus bekamen wir einen Teil der Einnahmen. So war ich meist bei Kasse, aber zu meinem Kummer leider auch

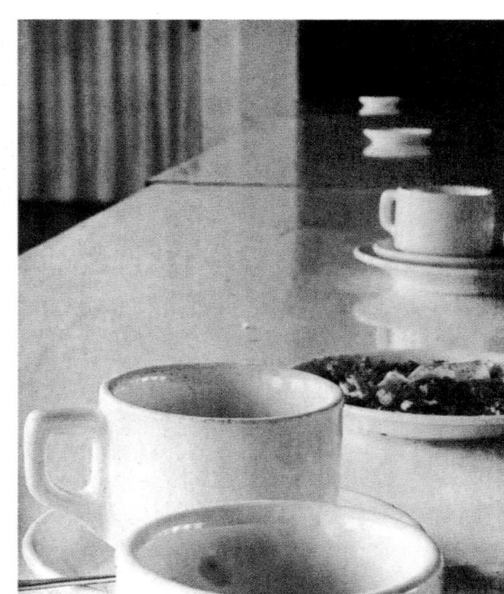

Bauhauskantinen-Stilleben. Nicht datiert, Foto von Mathilde Reindl, BHA.

gelegentlich beneidet, was nicht ausschloß, daß man am Ende des Monats fleißig kleine Anleihen machte bei M. B. Die zum großen Teil recht mittellosen „Jungens" satt zu bekommen, war oft ein Problem. Zuerst, als wir noch in der Seilerschen Fabrik (während der Errichtung des Bauhausgebäudes in Dessau) untergebracht waren und noch keine Kantine hatten, „durften" wir für zehn Pfennige in der Suppenanstalt essen. Fürchterlich! Dann kauften wir zwei Kannen und Steinguttöpfchen, und abwechselnd hieß es zu zweit Buttermilch und Brötchen holen. So hatte die Werkstatt doch ein Frühstück, billig und bescheiden. Im neuen Haus wurde alles viel besser. Es gab eine Kantine und richtige Mahlzeiten.

Als Gropius sein Werk, das eben bezogene Bauhaus in Dessau zu betrachten gedachte, (mit Wohlgefallen, wie man dort annahm), bekam er einen nicht geringen Schrecken, da er feststellen mußte, daß seine Bauhäusler Flachdach und Atelierfront zu Balanceübungen und als Fassadenkletterer benutzten. Später hat man sich wohl daran gewöhnt, es gibt schöne einschlägige Aufnahmen davon. Auch ich brachte es wenigstens zum freien Sitzen auf dem Geländer meines kleinen Balkons, wiewohl ich doch erst einen Schwindelanfall bekam, wenn andere es taten! Wie schön wohnten wir in den Ateliers, und wie vergnüglich ging gelegentlich die Unterhaltung von einem Balkönchen zum anderen! Im Kellergeschoß lag der Gymnastikraum, dort gab es einen großen weichen Teppich, und obgleich streng untersagt, nächtigten dort einige, die gar nichts ausgeben konnten. Duschen, Bäder. Alles sehr bequem. Nicht schlecht. Von dort unten kam auch häufig „Päpchen" (d. i. Gyula Pap) mit seiner schönen Schäferhündin. (Das ist aber alles streng geheim!)

Nicht sehr glücklich machten mich die Führungen der Besucher durch die Werkstätten. Zwei Jahre lang, jeden Sonntagvormittag – viele Fragen, mancher Ärger, wenn auch gelegentlich eine Genugtuung. Besonderen Eindruck hinterließ bei mir eine Führung von zweihundert Buchdruckern. Sie wurden wütend, als ich von Kleinschreiben und Ersparnis an Arbeitskräften und Zeit sprach. Eine Revolte im Kleinen, sie bedrohten mich sogar mit Stöcken.

Xanti (Alexander) Schawinsky (1904–1979) über Bühnenspektakel, junge Genies und andere Festivitäten:

bei solchen anlässen standen sich kapelle und bühne am nächsten, deren mitglieder ihre oft noch im entstehen begriffenen theaterexperimente zum besten gaben. oskar schlemmer etwa als musikalischer clown, siedhoff in einem reifen-, kasten- oder treppentanz, joost schmidt im ringkampf mit sich selbst, kurt schmidts mechanisches ballett mit bogler und teltscher, schawinskys jazz- und stepmaschine, teile des triadischen balletts und mechanischen kabaretts, gruppenarbeiten wie „der mann am schaltbrett", die gestentänze, proklamationen wie „quadrat & blume – eine neue einheit", sketches wie „höhepunkt" oder „olga-olga", „zirkus" oder „rokoko-kotte"; die farblichtspiele von hirschfeld und schwerdtfeger, luxmasken und geisterhafte tischgesellschaften, wanda von kreibigs femininer einbruch in diese überwiegend maskuline theaterproduktion ... all das war angetan, das tanzgelage in eine atemlose zuschauerschaft zu verwandeln, zur musik von bach, händel, mozart, antheil, stuckenschmidt, strawinsky, hindemith oder den improvisationen der kapelle. auch gäste traten auf, unter denen kurt schwitters der hervorragendste war mit seiner urlautsonate: laanketerglll, pepepepepe/oka oka oka lanketerglll pepepepepe/zuekazueka zueka/ruemph, rnph – usw. oder als darsteller seines soloeinakters, in welchem er den „gesamt"-text „ich hüte-te meine schaafe-fe" so lange zu variieren wußte, bis – trotz seines blauen sonntagsanzugs – jedem sowohl der hirtenknabe als auch die schafe plastisch auf den brettern erschienen. und als die palucca ihre provozierenden „auflockerungsübungen" aufführte, hatte es zur nicht ungefährlichen folge, daß die bauhäusler die glasfassade des bauhauses erklommen und vom dach hinunterspringen wollten, hätte nicht krajewsky seine mahnungen zur vernunft lautstark ertönen lassen.

der noch sehr junge lux feininger produzierte eine serie von tollen zeichnungen, zu welchen ihn die bauhaus-kapelle inspirierte, oft auch in den grellsten farben. er beschenkte uns mit solchen zeichnungen, und eines tages besuchte er mich, um mich zu bitten, seinen beitritt zur kapelle zu befürworten, da er den großen wunsch hege, mitzumachen. als obmann der bühne kannte ich ihn ziemlich gut und wußte, daß ihm das normale musikalische gehör abging. darin erblickte ich eine hemmende schwierigkeit, die auch unter den übrigen mitgliedern zur ablehnung führte, obwohl ich an kurt schmidts theorie erinnerte, daß man die gesamte „carmen" singen könne, auch wenn man nicht zwei töne auseinanderzuhalten wisse – solange nur der rhythmus richtig sei! es nützte nichts, das anliegen mußte in schonender weise abgelehnt werden. nach einigen monaten kam lux wieder in mein atelier, diesmal ein längliches etui mit sich führend. daraus entnahm er die teile einer klarinette, setzte sie schnell zusammen, stellte sich in eine ecke und spielte auf dem instrument fehlerlos eine bauhaus-weise, dann eine andere, so daß ich aus dem staunen nicht herauskam und mich vor lachen nicht halten konnte. er hatte heimlich stunden genommen und mit hilfe des lehrers alles auswendig gelernt und sich die fingersätze visuell so genau eingeprägt, daß es schließlich aufs gleiche herauskam – als ob er ein „normales" gehör besäße. wir arrangierten darauf eine probe, und es kam zum klappen. von nun an, wenn es im tumult einer tanznacht zur heiklen frage kam, ob der nächste tanz mit f oder mit g beginne, konnten wir uns getrost auf lux verlassen, dessen visuelle musikalität ihn nie verwirrte. dies geschah hauptsächlich bei engagements zu künstlerfesten außerhalb des bauhauses, in hannover, halle, berlin, magdeburg, infolge des etwas zu reichen stroms von sekt und kognak, mit welchem die gäste die kapelle bedachten.

Josef Albers (1888–1983) über die Bauhaus-Idee:

Ich war drei Jahre als Student und zehn Jahre als Lehrer am Bauhaus (das heißt länger als irgend jemand). 1919, als das Bauhaus gegründet wurde, war ich in München, und Anfang 1920 studierte ich an der Münchner Akademie bei Franz von Stuck, wo vorher auch Kandinsky und Klee studiert hatten. Obschon mir München besonders sympathisch wurde, zog es mich bald sehr stark nach Weimar, weil dort Studienaussichten unter einem ganz ungewöhnlichen Namen lockten – der Name war „Bauhaus". Offensichtlich hatte dieser Name

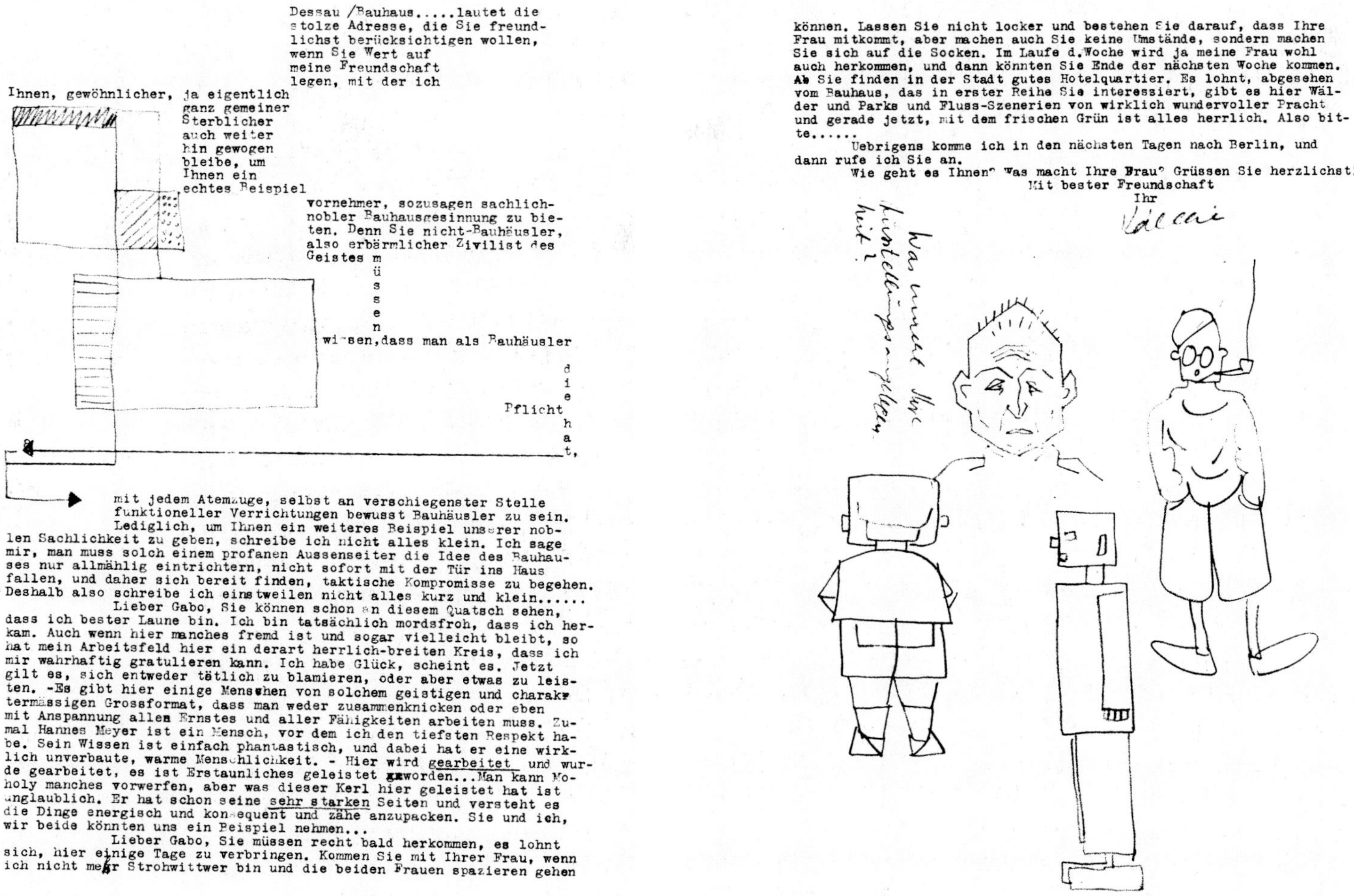

Dessau /Bauhaus.....lautet die stolze Adresse, die Sie freundlichst berücksichtigen wollen, wenn Sie Wert auf meine Freundschaft legen, mit der ich Ihnen, gewöhnlicher, ja eigentlich ganz gemeiner Sterblicher auch weiterhin gewogen bleibe, um Ihnen ein echtes Beispiel vornehmer, sozusagen sachlich-nobler Bauhausgesinnung zu bieten. Denn Sie nicht-Bauhäusler, also erbärmlicher Zivilist des Geistes m ü s s e n wissen, dass man als Bauhäusler d i e Pflicht h a t, mit jedem Atemzuge, selbst an verschiegenster Stelle funktioneller Verrichtungen bewusst Bauhäusler zu sein.

Lediglich, um Ihnen ein weiteres Beispiel unserer noblen Sachlichkeit zu geben, schreibe ich nicht alles klein. Ich sage mir, man muss solch einem profanen Aussenseiter die Idee des Bauhauses nur allmählig eintrichtern, nicht sofort mit der Tür ins Haus fallen, und daher sich bereit finden, taktische Kompromisse zu begehen. Deshalb also schreibe ich einstweilen nicht alles kurz und klein......

Lieber Gabo, Sie können schon an diesem Quatsch sehen, dass ich bester Laune bin. Ich bin tatsächlich mordsfroh, dass ich herkam. Auch wenn hier manches fremd ist und sogar vielleicht bleibt, so hat mein Arbeitsfeld hier ein derart herrlich-breiten Kreis, dass ich mir wahrhaftig gratulieren kann. Ich habe Glück, scheint es. Jetzt gilt es, sich entweder tätlich zu blamieren, oder aber etwas zu leisten. -Es gibt hier einige Menschen von solchem geistigen und charaktermässigen Grossformat, dass man weder zusammenknicken oder eben mit Anspannung allen Ernstes und aller Fähigkeiten arbeiten muss. Zumal Hannes Meyer ist ein Mensch, vor dem ich den tiefsten Respekt habe. Sein Wissen ist einfach phantastisch, und dabei hat er eine wirklich unverbaute, warme Menschlichkeit. - Hier wird gearbeitet und wurde gearbeitet, es ist Erstaunliches geleistet worden...Man kann Moholy manches vorwerfen, aber was dieser Kerl hier geleistet hat ist unglaublich. Er hat schon seine sehr starken Seiten und versteht es die Dinge energisch und konsequent und zähe anzupacken. Sie und ich, wir beide könnten uns ein Beispiel nehmen...

Lieber Gabo, Sie müssen recht bald herkommen, es lohnt sich, hier einige Tage zu verbringen. Kommen Sie mit Ihrer Frau, wenn ich nicht mehr Strohwittwer bin und die beiden Frauen spazieren gehen können. Lassen Sie nicht locker und bestehen Sie darauf, dass Ihre Frau mitkommt, aber machen auch Sie keine Umstände, sondern machen Sie sich auf die Socken. Im Laufe d. Woche wird ja meine Frau wohl auch herkommen, und dann könnten Sie Ende der nächsten Woche kommen. Ab Sie finden in der Stadt gutes Hotelquartier. Es lohnt, abgesehen vom Bauhaus, das in erster Reihe Sie interessiert, gibt es hier Wälder und Parks und Fluss-Szenerien von wirklich wundervoller Pracht und gerade jetzt, mit dem frischen Grün ist alles herrlich. Also bitte......

Uebrigens komme ich in den nächsten Tagen nach Berlin, und dann rufe ich Sie an.

Wie geht es Ihnen? Was macht Ihre Frau? Grüssen Sie herzlichst!

Mit bester Freundschaft

Ihr

Kállai

Ernst Kallai, Brief an Naum Gabo. Um 1928, BHA.

etwas anderes im Sinn als „Akademie". Er erschreckte auch nicht als Institut oder gar Hochschule. Und anstatt „Werkstatt", die es wirklich war, nannte es sich höchst bescheiden nur „Haus", und bezeichnenderweise nicht Haus für Kunst oder Gewerbe oder ein anderes Gemengsel aus beidem, sondern Bauhaus, also ein Haus fürs Bauen, und, wieder in bescheidener und verhaltener Weise, für Bilden und Gestalten. Noch heute glaube ich, daß die Erfindung dieses Namens, die Erfindung des Wortes Bauhaus, eine besonders glückliche und wichtige Tat von Gropius ist. Das geschah in einer Zeit, die Kunst mit einem großen „K" schrieb, und nach einem allzu retrospektiven 19. Jahrhundert, in dem man zu sehr und zu oft von goldenen Zeitaltern und Renaissancen redete, so daß für die eigene Arbeit kaum Zeit übrigblieb. Trotz des unabhängigen, unkonventionellen Namens Bauhaus blieben wir auch in Weimar nicht ohne rückwärtige Fingerzeige und Warnungen. Doch je mehr wir die alten Erinnerungen studierten, desto gewisser wurde uns Lernenden, daß Analysieren und Sezieren kein Ziel bedeuten. Wichtiger noch, daß die alten Meister sich selbst nicht nach noch älteren Meistern umsahen, sondern bewußt Opposition machten gegen das, was bereits vorgestellt und gesagt war, um sich intensiver der eigenen Entwicklung zu widmen. So sahen wir lieber neuen, lebendigen Meistern zu, die entschlossen waren, nicht anderen zu folgen, und Gropius war es, der uns mutig solche Meister vorstellte.

Sämtliche Zitate mit herzlichem Dank und freundlicher Genehmigung durch Eckhard Neumann entnommen aus: Bauhaus und Bauhäusler. Erinnerungen und Bekenntnisse, hrsg. von Eckhard Neumann, Bern 1971 (Hallwag AG, 1. Auflage), Köln 1996 (DuMont Buchverlag, 5. erweiterte Auflage)

WERK

Persönlichkeiten

Die drei Direktoren am Bauhaus

Karin Wilhelm

Neben dem Amerikaner Frank Lloyd Wright, den Wiener Modernisten um Adolf Loos und dem Schweizer Le Corbusier haben sicherlich die drei Bauhausdirektoren Walter Gropius, Hannes Meyer und Ludwig Mies van der Rohe die Ideen der modernen Architektur nachhaltig geprägt und das Gesicht der modernen, städtischen Lebenswelten des 20. Jahrhunderts entscheidend beeinflußt. Gropius, der das Bauhaus 1919 in Weimar etablierte, erhielt seine baukünstlerische Prägung im industriell prosperierenden Berlin der Jahrhundertwende. Der Schweizer Hannes Meyer, der ihm im Direktorenamt 1928 folgte, stand in der Tradition des sozialpädagogischen Denkens Johann Heinrich Pestalozzis und begeisterte sich für Siedlungsprogramme, die dem sozialreformerischen Umfeld der englischen Gartenstadtbewegung nahestanden. Mit dem gleichfalls in Berlin geformten Ludwig Mies van der Rohe, der den glücklosen Hannes Meyer 1930 ablöste, um das Bauhaus bis zu seiner Schließung im Jahre 1933 zu leiten, wurde schließlich die abendländische Metaphysik noch einmal in

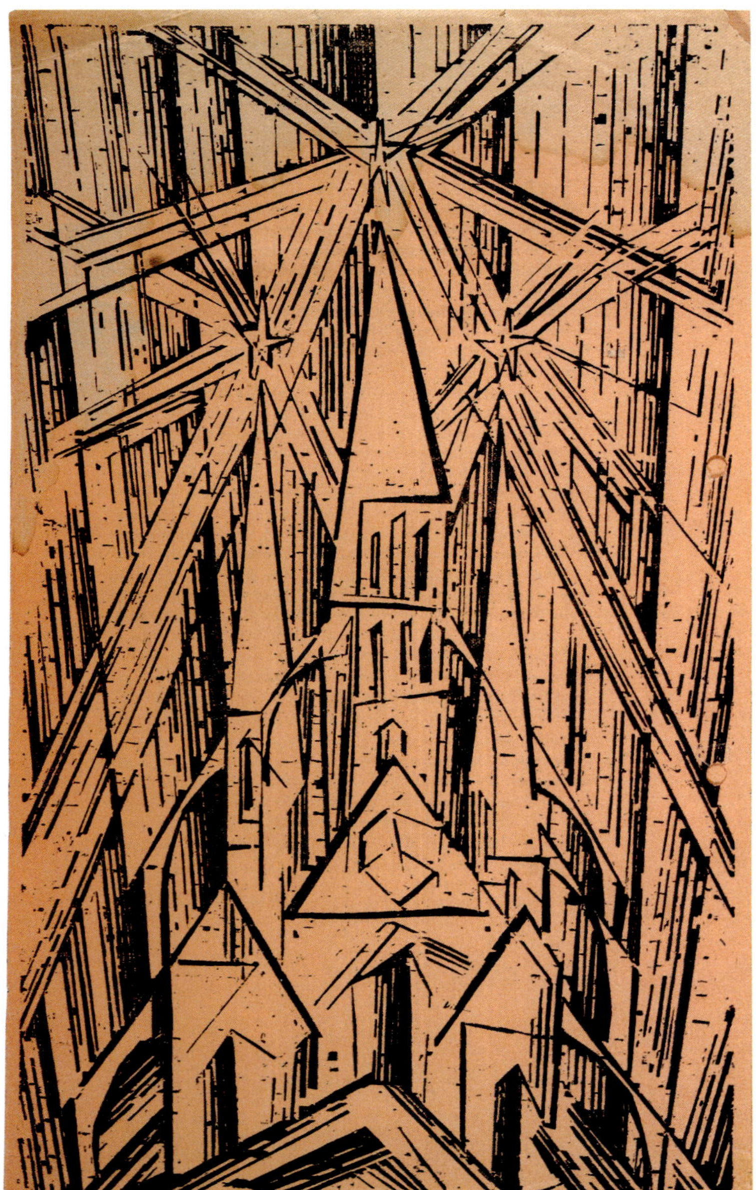

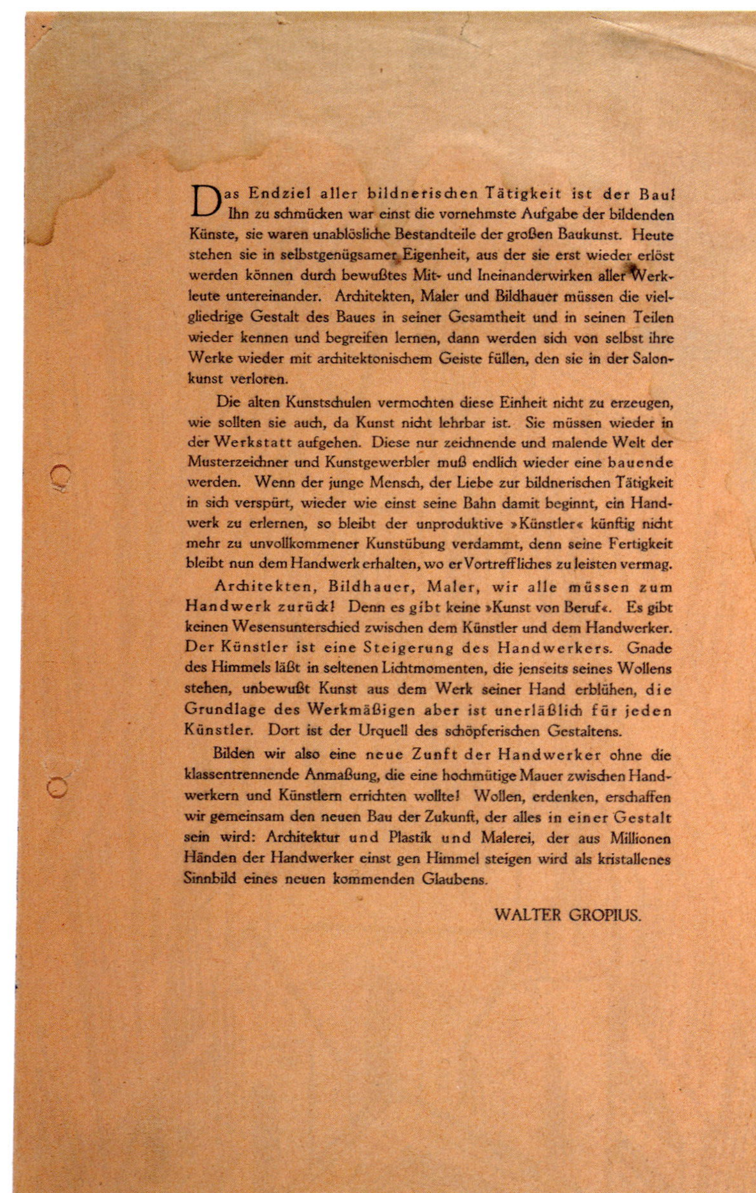

Das Endziel aller bildnerischen Tätigkeit ist der Bau! Ihn zu schmücken war einst die vornehmste Aufgabe der bildenden Künste, sie waren unablösliche Bestandteile der großen Baukunst. Heute stehen sie in selbstgenügsamer Eigenheit, aus der sie erst wieder erlöst werden können durch bewußtes Mit- und Ineinanderwirken aller Werkleute untereinander. Architekten, Maler und Bildhauer müssen die vielgliedrige Gestalt des Baues in seiner Gesamtheit und in seinen Teilen wieder kennen und begreifen lernen, dann werden sich von selbst ihre Werke wieder mit architektonischem Geiste füllen, den sie in der Salonkunst verloren.

Die alten Kunstschulen vermochten diese Einheit nicht zu erzeugen, wie sollten sie auch, da Kunst nicht lehrbar ist. Sie müssen wieder in der Werkstatt aufgehen. Diese nur zeichnende und malende Welt der Musterzeichner und Kunstgewerbler muß endlich wieder eine bauende werden. Wenn der junge Mensch, der Liebe zur bildnerischen Tätigkeit in sich verspürt, wieder wie einst seine Bahn damit beginnt, ein Handwerk zu erlernen, so bleibt der unproduktive »Künstler« künftig nicht mehr zu unvollkommener Kunstübung verdammt, denn seine Fertigkeit bleibt nun dem Handwerk erhalten, wo er Vortreffliches zu leisten vermag.

Architekten, Bildhauer, Maler, wir alle müssen zum Handwerk zurück! Denn es gibt keine »Kunst von Beruf«. Es gibt keinen Wesensunterschied zwischen dem Künstler und dem Handwerker. Der Künstler ist eine Steigerung des Handwerkers. Gnade des Himmels läßt in seltenen Lichtmomenten, die jenseits seines Wollens stehen, unbewußt Kunst aus dem Werk seiner Hand erblühen, die Grundlage des Werkmäßigen aber ist unerläßlich für jeden Künstler. Dort ist der Urquell des schöpferischen Gestaltens.

Bilden wir also eine neue Zunft der Handwerker ohne die klassentrennende Anmaßung, die eine hochmütige Mauer zwischen Handwerkern und Künstlern errichten wollte! Wollen, erdenken, erschaffen wir gemeinsam den neuen Bau der Zukunft, der alles in einer Gestalt sein wird: Architektur und Plastik und Malerei, der aus Millionen Händen der Handwerker einst gen Himmel steigen wird als kristallenes Sinnbild eines neuen kommenden Glaubens.

WALTER GROPIUS.

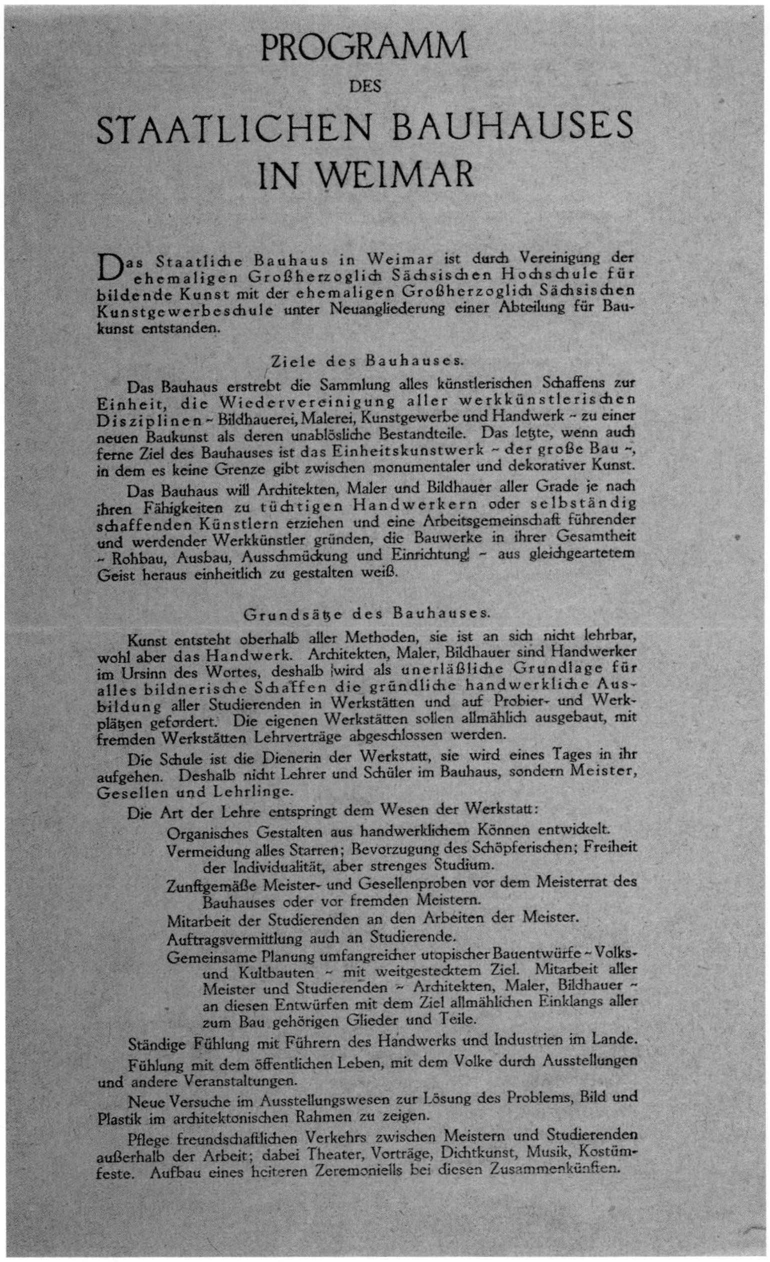

PROGRAMM

DES

STAATLICHEN BAUHAUSES IN WEIMAR

Das Staatliche Bauhaus in Weimar ist durch Vereinigung der ehemaligen Großherzoglich Sächsischen Hochschule für bildende Kunst mit der ehemaligen Großherzoglich Sächsischen Kunstgewerbeschule unter Neuangliederung einer Abteilung für Baukunst entstanden.

Ziele des Bauhauses.

Das Bauhaus erstrebt die Sammlung alles künstlerischen Schaffens zur Einheit, die Wiedervereinigung aller werkkünstlerischen Disziplinen – Bildhauerei, Malerei, Kunstgewerbe und Handwerk – zu einer neuen Baukunst als deren unablösliche Bestandteile. Das letzte, wenn auch ferne Ziel des Bauhauses ist das Einheitskunstwerk – der große Bau –, in dem es keine Grenze gibt zwischen monumentaler und dekorativer Kunst.

Das Bauhaus will Architekten, Maler und Bildhauer aller Grade je nach ihren Fähigkeiten zu tüchtigen Handwerkern oder selbständig schaffenden Künstlern erziehen und eine Arbeitsgemeinschaft führender und werdender Werkkünstler gründen, die Bauwerke in ihrer Gesamtheit – Rohbau, Ausbau, Ausschmückung und Einrichtung – aus gleichgeartetem Geist heraus einheitlich zu gestalten weiß.

Grundsätze des Bauhauses.

Kunst entsteht oberhalb aller Methoden, sie ist an sich nicht lehrbar, wohl aber das Handwerk. Architekten, Maler, Bildhauer sind Handwerker im Ursinn des Wortes, deshalb wird als unerläßliche Grundlage für alles bildnerische Schaffen die gründliche handwerkliche Ausbildung aller Studierenden in Werkstätten und auf Probier- und Werkplätzen gefordert. Die eigenen Werkstätten sollen allmählich ausgebaut, mit fremden Werkstätten Lehrverträge abgeschlossen werden.

Die Schule ist die Dienerin der Werkstatt, sie wird eines Tages in ihr aufgehen. Deshalb nicht Lehrer und Schüler im Bauhaus, sondern Meister, Gesellen und Lehrlinge.

Die Art der Lehre entspringt dem Wesen der Werkstatt:

Organisches Gestalten aus handwerklichem Können entwickelt.

Vermeidung alles Starren; Bevorzugung des Schöpferischen; Freiheit der Individualität, aber strenges Studium.

Zunftgemäße Meister- und Gesellenproben vor dem Meisterrat des Bauhauses oder vor fremden Meistern.

Mitarbeit der Studierenden an den Arbeiten der Meister.

Auftragsvermittlung auch an Studierende.

Gemeinsame Planung umfangreicher utopischer Bauentwürfe – Volks- und Kultbauten – mit weitgestecktem Ziel. Mitarbeit aller Meister und Studierenden – Architekten, Maler, Bildhauer – an diesen Entwürfen mit dem Ziel allmählichen Einklangs aller zum Bau gehörigen Glieder und Teile.

Ständige Fühlung mit Führern des Handwerks und Industrien im Lande.

Fühlung mit dem öffentlichen Leben, mit dem Volke durch Ausstellungen und andere Veranstaltungen.

Neue Versuche im Ausstellungswesen zur Lösung des Problems, Bild und Plastik im architektonischen Rahmen zu zeigen.

Pflege freundschaftlichen Verkehrs zwischen Meistern und Studierenden außerhalb der Arbeit; dabei Theater, Vorträge, Dichtkunst, Musik, Kostümfeste. Aufbau eines heiteren Zeremoniells bei diesen Zusammenkünften.

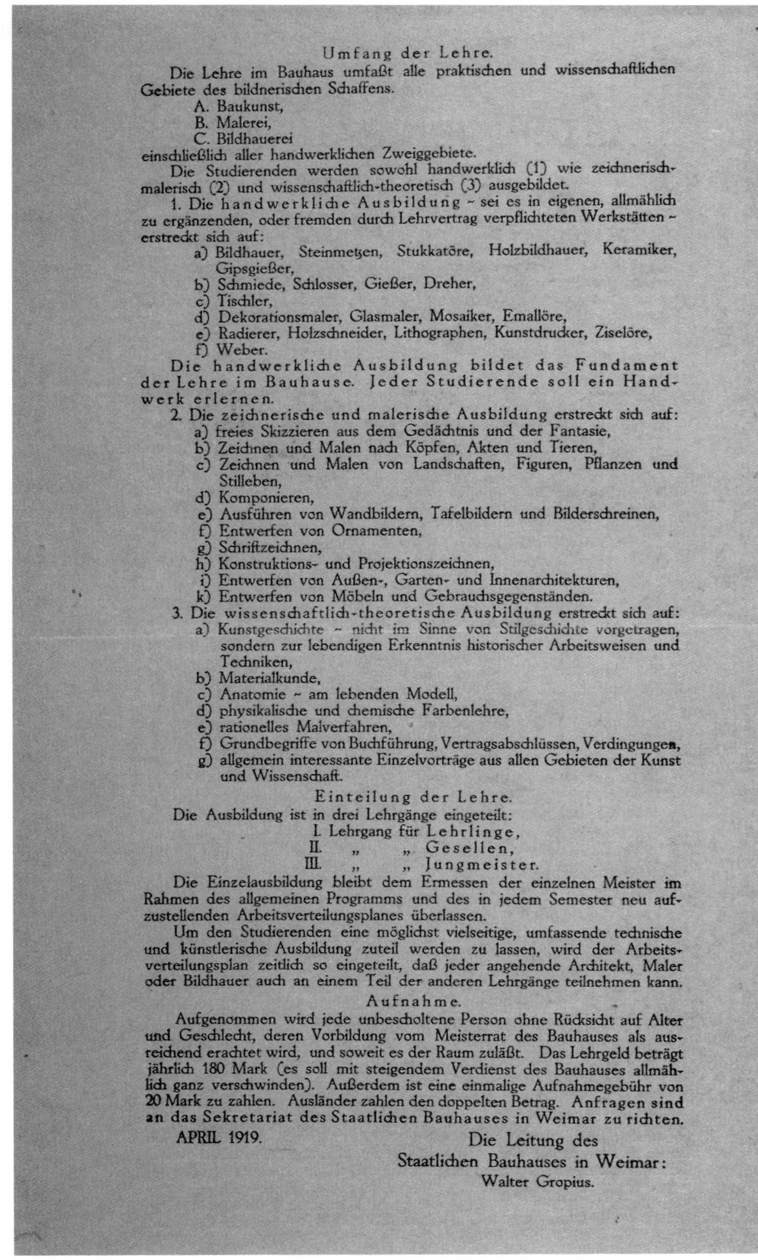

Umfang der Lehre.

Die Lehre im Bauhaus umfaßt alle praktischen und wissenschaftlichen Gebiete des bildnerischen Schaffens.

A. Baukunst,
B. Malerei,
C. Bildhauerei

einschließlich aller handwerklichen Zweiggebiete.

Die Studierenden werden sowohl handwerklich (1) wie zeichnerisch-malerisch (2) und wissenschaftlich-theoretisch (3) ausgebildet.

1. Die handwerkliche Ausbildung – sei es in eigenen, allmählich zu ergänzenden, oder fremden durch Lehrvertrag verpflichteten Werkstätten – erstreckt sich auf:
   a) Bildhauer, Steinmetzen, Stukkatöre, Holzbildhauer, Keramiker, Gipsgießer,
   b) Schmiede, Schlosser, Gießer, Dreher,
   c) Tischler,
   d) Dekorationsmaler, Glasmaler, Mosaiker, Emallöre,
   e) Radierer, Holzschneider, Lithographen, Kunstdrucker, Ziselöre,
   f) Weber.

Die handwerkliche Ausbildung bildet das Fundament der Lehre im Bauhause. Jeder Studierende soll ein Handwerk erlernen.

2. Die zeichnerische und malerische Ausbildung erstreckt sich auf:
   a) freies Skizzieren aus dem Gedächtnis und der Fantasie,
   b) Zeichnen und Malen nach Köpfen, Akten und Tieren,
   c) Zeichnen und Malen von Landschaften, Figuren, Pflanzen und Stilleben,
   d) Komponieren,
   e) Ausführen von Wandbildern, Tafelbildern und Bilderschreinen,
   f) Entwerfen von Ornamenten,
   g) Schriftzeichnen,
   h) Konstruktions- und Projektionszeichnen,
   i) Entwerfen von Außen-, Garten- und Innenarchitekturen,
   k) Entwerfen von Möbeln und Gebrauchsgegenständen.
3. Die wissenschaftlich-theoretische Ausbildung erstreckt sich auf:
   a) Kunstgeschichte – nicht im Sinne von Stilgeschichte vorgetragen, sondern zur lebendigen Erkenntnis historischer Arbeitsweisen und Techniken,
   b) Materialkunde,
   c) Anatomie – am lebenden Modell,
   d) physikalische und chemische Farbenlehre,
   e) rationelles Malverfahren,
   f) Grundbegriffe von Buchführung, Vertragsabschlüssen, Verdingungen,
   g) allgemein interessante Einzelvorträge aus allen Gebieten der Kunst und Wissenschaft.

Einteilung der Lehre.

Die Ausbildung ist in drei Lehrgänge eingeteilt:

I. Lehrgang für Lehrlinge,
II. „ „ Gesellen,
III. „ „ Jungmeister.

Die Einzelausbildung bleibt dem Ermessen der einzelnen Meister im Rahmen des allgemeinen Programms und des in jedem Semester neu aufzustellenden Arbeitsverteilungsplanes überlassen.

Um den Studierenden eine möglichst vielseitige, umfassende technische und künstlerische Ausbildung zuteil werden zu lassen, wird der Arbeitsverteilungsplan zeitlich so eingeteilt, daß jeder angehende Architekt, Maler oder Bildhauer auch an einem Teil der anderen Lehrgänge teilnehmen kann.

Aufnahme.

Aufgenommen wird jede unbescholtene Person ohne Rücksicht auf Alter und Geschlecht, deren Vorbildung vom Meisterrat des Bauhauses als ausreichend erachtet wird, und soweit es der Raum zuläßt. Das Lehrgeld beträgt jährlich 180 Mark (es soll mit steigendem Verdienst des Bauhauses allmählich ganz verschwinden). Außerdem ist eine einmalige Aufnahmegebühr von 20 Mark zu zahlen. Ausländer zahlen den doppelten Betrag. Anfragen sind an das Sekretariat des Staatlichen Bauhauses in Weimar zu richten.

APRIL 1919.

Die Leitung des
Staatlichen Bauhauses in Weimar:
Walter Gropius.

Manifest und Programm des Staatlichen Bauhauses zu Weimar. 1919, Titelblatt: Holzschnitt von Lyonel Feininger, drei Schriftseiten: Buchdruck, auf rosafarbenem Papier, 31,9 x 19,6 cm, BHA.

diesem Jahrhundert zum Leitbild einer Architekturästhetik, die das Primat der Konstruktion betonte. Dieses ideelle Amalgam und die charakterliche Eigenwilligkeit des jeweiligen Direktors haben der Bauhausausbildung im Bereich von Architektur und Gestaltung eine jeweils andere Prägung verliehen. Unterschiedlich wie die Direktoren und die durch sie verpflichteten Lehrenden waren daher die architektonischen Konzepte, die Theorien und Projekte, mit denen die Studierenden vertraut gemacht wurden. Allemal aber einte das gemeinsame Ziel: Die Bauhausausbildung sollte technische und handwerkliche Kenntnisse vermitteln und vor allem künstlerische Fähigkeiten schulen, um mithilfe eines umfassenden Gestaltungswissens vom Städtebau bis zum Gebrauchsobjekt die Alltagswelt der Menschen neu zu ordnen. So war die Suche nach einer neuen Ästhetik zugleich die nach einer modernen Ethik, deren politische Dimension unter den drei Direktoren in der Ausbildung mehr oder weniger direkt akzentuiert wurde. Als Walter Gropius seine Tätigkeit am Weimarer Bauhaus aufnahm, gehörte er zu jenen neuen „Weltbeglückern" (Thomas Mann), die nach dem Schockerlebnis des Ersten Weltkrieges eine radikale Veränderung der Kultur forderten. Die Auffassung, daß in diesem Prozeß gerade den Künsten und vor allem der Architektur eine wegweisende Funktion zukommen werde, teilte er mit vielen anderen Kollegen. Dieser Impuls prägte die pädagogischen Werte des frühen Weimarer Bauhauses, die die Rückkehr zu den Prinzipien der handwerklichen Arbeit betonten und mit dem Leit-

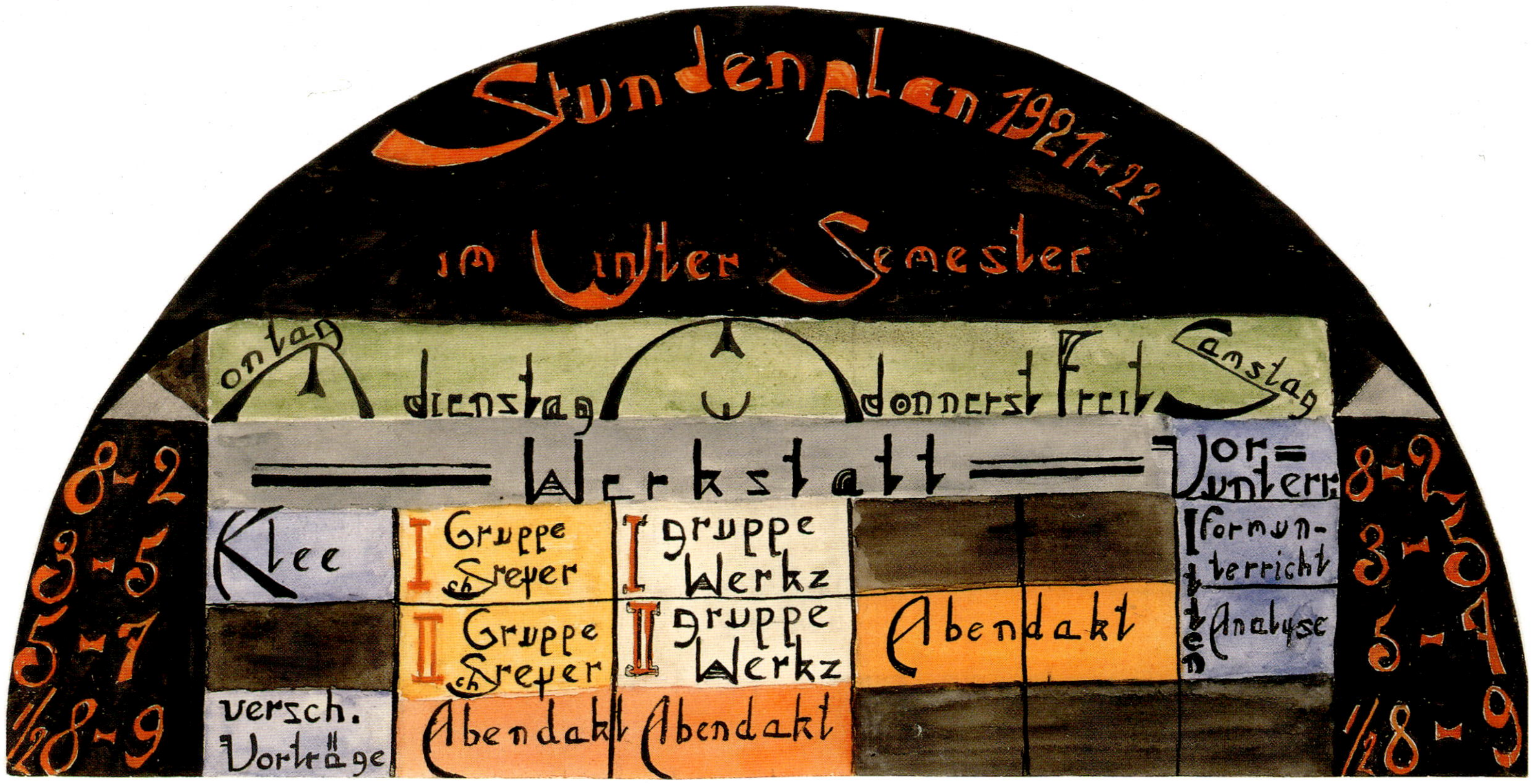

Lothar Schreyer, Stundenplan. 1921/1922, Tusche und Aquarell über Bleistift auf Papier, 16,5 x 32,7 cm, BHA.

bild des „neuen Baus der Zukunft“ verknüpften. Programmatisch trat daher die Architekturlehre ins Zentrum der Ausbildung, ihr hatten die anderen Künste und Gewerke zuzuarbeiten. Tatsächlich gewann diese Ausbildungsstruktur aber erst allmählich praktikable Konturen, denn de facto blieb die Ausbildung von Architekten in der Weimarer Periode eher marginal, ein Umstand, der dem ökonomischen und sozialen Umbruch nach 1919 geschuldet war. Erst mit der Konsolidierung der Nachkriegsgesellschaft erhielt die Architekturausbildung am Bauhaus eine geregelte Struktur mit einer eigenständigen Entwurfslehre.

Bereits im Jahre 1922 kündigte sich eine geistige Wende in der Programmatik des Bauhauses an. Walter Gropius, der zusammen mit seinem Kompagnon Adolf Meyer als Industrieachitekt bekannt geworden war, erhielt im Februar des Jahres erstmals nach dem Krieg wieder einen größeren, vielversprechenden Auftrag. In Alfeld an der Leine, wo sie vor dem Ersten Weltkrieg mit der Schuhleistenfabrik „Fagus Werk Karl Benscheidt“ für internationales Aufsehen gesorgt hatten, beabsichtigte die Firma „Gebr. Kappe & Co.“, ein neues Lager- und Ausstellungsgebäude zu errichten. Nur einige Monate später, im Juli 1922, begeisterte ein weiteres Projekt die internationale Architektenszene. Die amerikanische Zeitung „The Chicago Tribune“ hatte einen Wettbewerb für ein neu zu errichtendes Verwaltungsgebäude ausgeschrieben, an dem sich das „Bauatelier Gropius“ beteiligte. Mit diesen Bauaufgaben kehrten innerhalb kurzer Zeit jene Themenstellungen in die Architekturdebatte des Weimarer Bauhauses zurück, die Gropius vor dem Krieg intensiv beschäftigt hatten: Probleme der Rationalisierung, des industrialisierten Bauens und die amerikanische Kultur. Der intellektuelle Anstoß, die Wertigkeit der Priorität genießenden Handwerksarbeit in ihrer Bedeutung für eine zeitgemäße Architektur zu überprüfen, führte Gropius schließlich zur Formulierung eines anderen Leitbildes für die Bauhauspädagogik: „Kunst und Technik – die neue Einheit“. Was das bedeutete, dokumentierte 1923 eine Ausstellung mit dem Titel „Internationale Architektur“. Zwischen die Turbinenhalle von Peter Behrens in Berlin

Walter Gropius, Schema der Lehre am Bauhaus. 1922, Veröffentlicht in den Satzungen des Bauhauses, 1922, BHA.

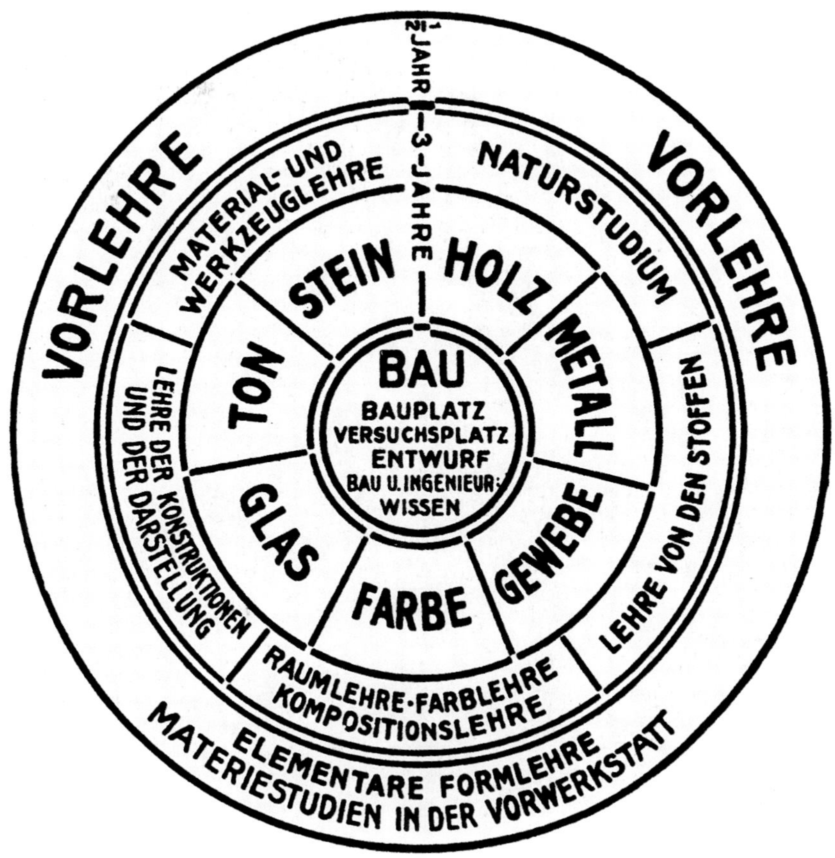

Porträt Walter Gropius. 1922, Foto von Hugo Erfurth, BHA. ● In der Nachfolge von Henry van de Velde wurde Walter Gropius als Leiter der Hochschule für bildende Kunst nach Weimar berufen. Er war Gründer und Direktor des Bauhauses von 1919 bis 1928.

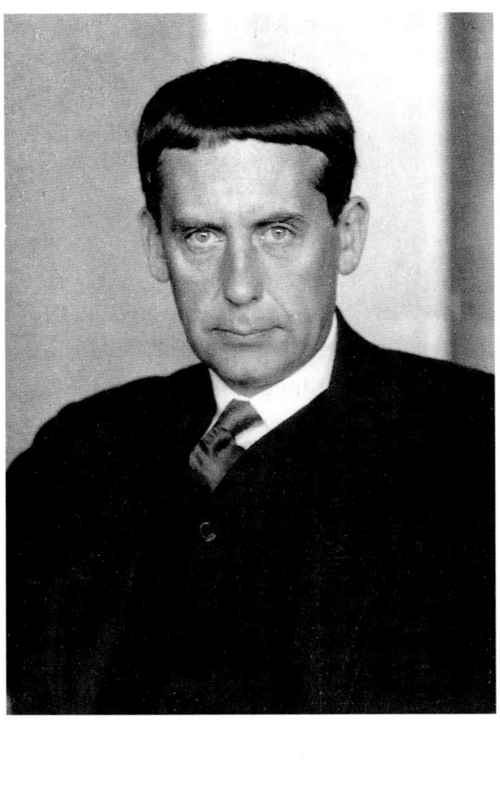

(1909), die Siedlungen von J. J. P. Oud in Rotterdam (1922) und Le Corbusiers „Ville Contemporaine“ (1922) hatte Gropius eigene Arbeiten aus der Vorkriegszeit plaziert, ebenso die zusammen mit Adolf Meyer projektierten Bildungsbauten, die nun von einer zwischen „De Stijl“ und „Wohnmaschine“(Le Corbusier) angesiedelten Architekturauffassung kündeten. Die Holzhäuser, die Gropius zusammen mit den Bauhauswerkstätten für den Berliner Bauunternehmer Adolf Sommerfeld 1920/1921 noch im Geiste der handwerksorientierten Mittelaltersehnsucht ausgeführt hatte, fand er im Kontext des modernen Bauens zu diesem Zeitpunkt nicht einmal mehr der Erwähnung wert. An die Stelle der Begeisterung für das Material Holz und dessen handwerkliche Bearbeitung war nun die Feier der neuen konstruktiven Möglichkeiten durch den Stahlbeton und die Glas-Eisenarchitektur getreten, und die ausladende, eigenwillig expressive Baukörpergestaltung war einer elementaren Geometrie gewichen. Auch von der handwerklichen Einzelbearbeitung war nicht länger die Rede; statt dessen wurde die Typenproduktion für die Industrie propagiert und das Studium der formalen Gesetzmäßigkeiten für die maschinelle Standardproduktion verstärkt. So arbeitete Walter Gropius wie viele seiner Kollegen im In- und Ausland nach 1924 an Regulationsmodellen des urbanen Grund und Bodens, um durch stadtplanerische und architektonische Eingriffe den öffentlichen Raum vernünftig und – das hieß für ihn – seinen städtischen Funktionen gemäß zu ordnen und dem privaten Wohnen einen Raum der sozialen Sicherheit und individuellen Glückserfahrung zu eröffnen. Die typologische Vielfalt der Dessauer Bauten, das Bauhausgebäude, die Meisterhäuser, die Siedlung Törten und das erst nach Gropius' Direktorat entstandene Arbeitsamt bezeugen in einzigartiger Weise diesen Versuch. Mit der transparenten Glasarchitektur des Schulgebäudes hatte Gropius zudem ein zukunftsweisendes Raummodell erdacht: Das Bauwerk deklarierte keinen „festungsmäßigen Ewigkeitswert“ (Sigfried Giedion), sondern es zeigte sich als funktionsfähige Hülle, die das Innen und Außen von Räumen ineinander verschränkte.

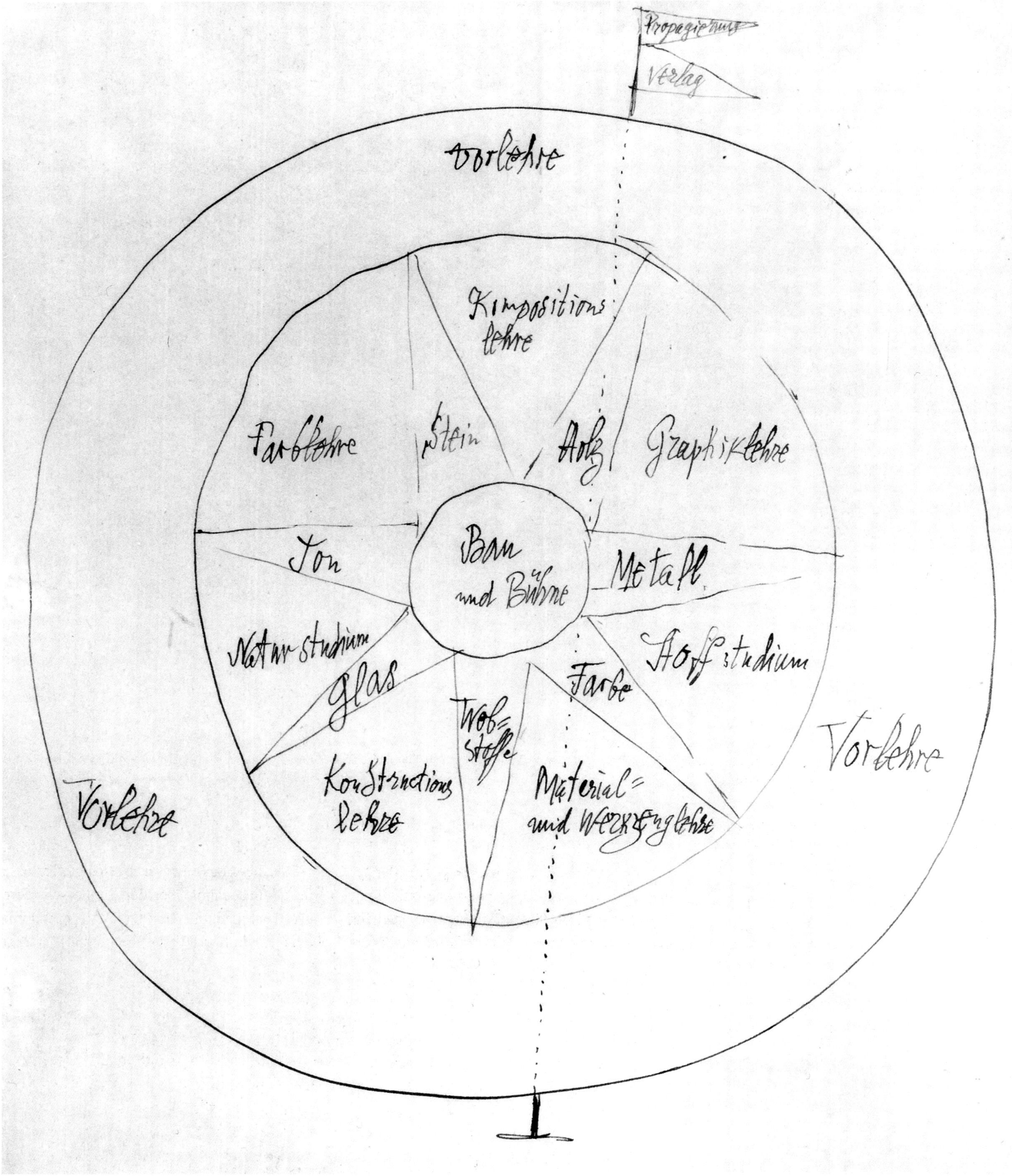
Verlag
Vorlehre
Kompositions lehre
Farblehre
Stein
Holz
Graphiklehre
Bau und Bühne
Ton
Metall
Naturstudium
Glas
Stoffstudium
Farbe
Webstoffe
Konstructions lehre
Material= und Werkzeuglehre
Vorlehre
Vorlehre

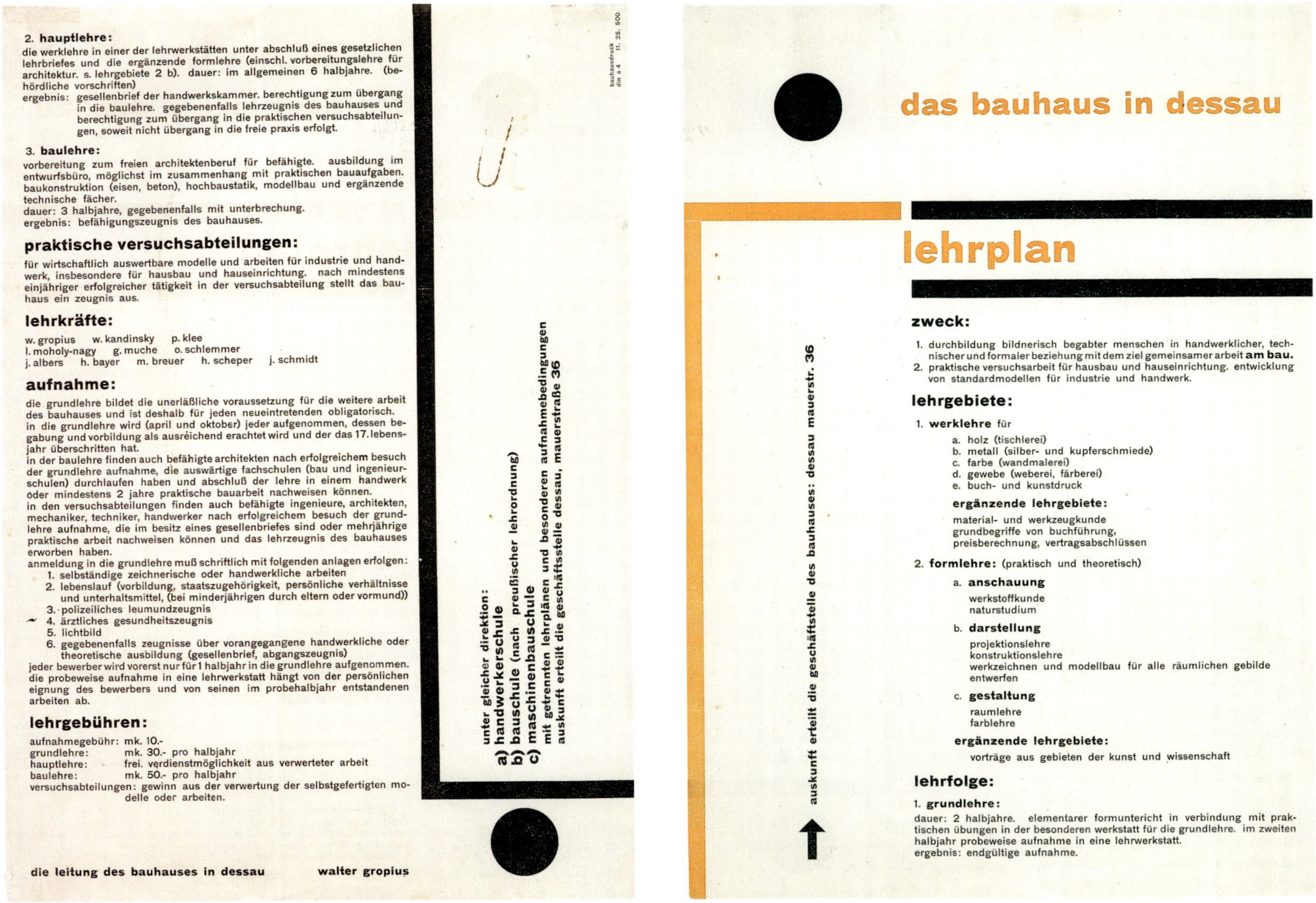

das bauhaus in dessau

lehrplan

zweck:

1. durchbildung bildnerisch begabter menschen in handwerklicher, technischer und formaler beziehung mit dem ziel gemeinsamer arbeit **am bau.**
2. praktische versuchsarbeit für hausbau und hauseinrichtung. entwicklung von standardmodellen für industrie und handwerk.

lehrgebiete:

1. **werklehre** für
   a. holz (tischlerei)
   b. metall (silber- und kupferschmiede)
   c. farbe (wandmalerei)
   d. gewebe (weberei, färberei)
   e. buch- und kunstdruck

   ergänzende lehrgebiete:
   material- und werkzeugkunde
   grundbegriffe von buchführung,
   preisberechnung, vertragsabschlüssen

2. **formlehre:** (praktisch und theoretisch)
   a. **anschauung**
   werkstoffkunde
   naturstudium
   b. **darstellung**
   projektionslehre
   konstruktionslehre
   werkzeichnen und modellbau für alle räumlichen gebilde
   entwerfen
   c. **gestaltung**
   raumlehre
   farblehre

   ergänzende lehrgebiete:
   vorträge aus gebieten der kunst und wissenschaft

lehrfolge:

1. **grundlehre:**
dauer: 2 halbjahre. elementarer formunterricht in verbindung mit praktischen übungen in der besonderen werkstatt für die grundlehre. im zweiten halbjahr probeweise aufnahme in eine lehrwerkstatt.
ergebnis: endgültige aufnahme.

auskunft erteilt die geschäftsstelle des bauhauses: dessau mauerstr. 36

2. **hauptlehre:**
die werklehre in einer der lehrwerkstätten unter abschluß eines gesetzlichen lehrbriefes und die ergänzende formlehre (einschl. vorbereitungslehre für architektur. s. lehrgebiete 2 b). dauer: im allgemeinen 6 halbjahre. (behördliche vorschriften)
ergebnis: gesellenbrief der handwerkskammer. berechtigung zum übergang in die baulehre. gegebenenfalls lehrzeugnis des bauhauses und berechtigung zum übergang in die praktischen versuchsabteilungen, soweit nicht übergang in die freie praxis erfolgt.

3. **baulehre:**
vorbereitung zum freien architektenberuf für befähigte. ausbildung im entwurfsbüro, möglichst im zusammenhang mit praktischen bauaufgaben. baukonstruktion (eisen, beton), hochbaustatik, modellbau und ergänzende technische fächer.
dauer: 3 halbjahre, gegebenenfalls mit unterbrechung.
ergebnis: befähigungszeugnis des bauhauses.

praktische versuchsabteilungen:

für wirtschaftlich auswertbare modelle und arbeiten für industrie und handwerk, insbesondere für hausbau und hauseinrichtung. nach mindestens einjähriger erfolgreicher tätigkeit in der versuchsabteilung stellt das bauhaus ein zeugnis aus.

lehrkräfte:

w. gropius w. kandinsky p. klee
l. moholy-nagy g. muche o. schlemmer
j. albers h. bayer m. breuer h. scheper j. schmidt

aufnahme:

die grundlehre bildet die unerläßliche voraussetzung für die weitere arbeit des bauhauses und ist deshalb für jeden neueintretenden obligatorisch.
in die grundlehre wird (april und oktober) jeder aufgenommen, dessen begabung und vorbildung als ausreichend erachtet wird und der das 17. lebensjahr überschritten hat.
in der baulehre finden auch befähigte architekten nach erfolgreichem besuch der grundlehre aufnahme, die auswärtige fachschulen (bau und ingenieurschulen) durchlaufen haben und abschluß der lehre in einem handwerk oder mindestens 2 jahre praktische bauarbeit nachweisen können.
in den versuchsabteilungen finden auch befähigte ingenieure, architekten, mechaniker, techniker, handwerker nach erfolgreichem besuch der grundlehre aufnahme, die im besitz eines gesellenbriefes sind oder mehrjährige praktische arbeit nachweisen können und das lehrzeugnis des bauhauses erworben haben.
anmeldung in die grundlehre muß schriftlich mit folgenden anlagen erfolgen:
1. selbständige zeichnerische oder handwerkliche arbeiten
2. lebenslauf (vorbildung, staatszugehörigkeit, persönliche verhältnisse und unterhaltsmittel, (bei minderjährigen durch eltern oder vormund))
3. polizeiliches leumundzeugnis
4. ärztliches gesundheitszeugnis
5. lichtbild
6. gegebenenfalls zeugnisse über vorangegangene handwerkliche oder theoretische ausbildung (gesellenbrief, abgangszeugnis)

jeder bewerber wird vorerst nur für 1 halbjahr in die grundlehre aufgenommen. die probeweise aufnahme in eine lehrwerkstatt hängt von der persönlichen eignung des bewerbers und von seinen im probehalbjahr entstandenen arbeiten ab.

lehrgebühren:

aufnahmegebühr: mk. 10.-
grundlehre: mk. 30.- pro halbjahr
hauptlehre: frei. verdienstmöglichkeit aus verwerteter arbeit
baulehre: mk. 50.- pro halbjahr
versuchsabteilungen: gewinn aus der verwertung der selbstgefertigten modelle oder arbeiten.

unter gleicher direktion:
a) handwerkerschule
b) bauschule (nach preußischer lehrordnung)
c) maschinenbauschule
mit getrennten lehrplänen und besonderen aufnahmebedingungen
auskunft erteilt die geschäftsstelle dessau, mauerstraße 36

die leitung des bauhauses in dessau **walter gropius**

Lehrplan Bauhaus Dessau. 1925, Gestaltung von Herbert Bayer, BHA. ● Der zunehmenden Klärung des Lehrplans entsprach Bayers Druckanordnung. Punkt und Linie werden in DIN-Maßen zum funktionalen Fanal. Im rechten Winkel finden sich Zweck und Ablauf des Studiums zu einem Ganzen verklammert.

Paul Klee, Idee und Struktur des Bauhauses. 1922, Feder und Tusche auf Papier, 25,0 x 21,5 cm, BHA.

Mit dem Umzug des Bauhauses nach Dessau erhielt die Architekturabteilung erstmals eine seriöse Struktur. Hannes Meyer, der mit der bei Basel entstandenen Genossenschaftssiedlung Freidorf (1919–1924) das Musterbeispiel für den Massenwohnungsbau im Grünen realisiert hatte, erhielt 1927 seine Berufung zur Errichtung einer Bauabteilung. Ihm folgte Hans Wittwer, mit dem Meyer gerade an einem außergewöhnlichen Schulbauprojekt für Basel zusammenarbeitete. Die Petersschule, die sie im Rahmen eines Wettbewerbs 1926 entwickelt hatten, zeigte den Einfluß, den die sowjetrussischen Architekten des Konstruktivismus inzwischen ausübten. Die kubische Klarheit des mehrgeschossigen Baukörpers war gerahmt von funktional-konstruktiven Details – einer am Außenbau entlang geführten leichten Treppe etwa, die Meyer als Motiv auch später wieder verwendet hat. Dominierend wirkte allerdings eine frei abgehängte Terrasse, die als Pausenhof über der Straße schwebte. Das Bestreben, die Architektur aus der Dominanz der konstruktiven Elemente heraus zu entwickeln, zeigte sich gleichfalls im Entwurf für das „Völkerbundgebäude" in Genf, für dessen Errichtung 1927 ein internationaler Wettbewerb ausgeschrieben worden war. Wie Le Corbusier, der ebenfalls an dem Wettbewerb teilnahm, setzten Meyer und Wittwer auf die Semantik der Modernität, die mit den Typologien der amerikanischen Architektur verbunden war. Für die Administration schlugen sie zwei Hochhäuser als Stahlskelettbauten vor und für den Sitzungssaal eine Konstruktion aus Parabelbogenträgern, die mit „schallabsorbie-

renden weichen Baustoffen“ (Hannes Meyer) zu einer schützenden Haut geschlossen werden sollte. Mit diesen Projekten hatte Meyer den Bauhausdirektor Gropius und andere beeindruckt, und aus diesen Vorgaben entwickelte er das Konzept der Architekturlehre.
Meyer behielt die bereits durch Gropius initiierte Idee des Arbeitsschulenprinzips bei, das heißt, auch er betonte die anwendungsorientierte Seite der Ausbildung, die Verbindung von Theorie und Praxis. Eingespannt zwischen künstlerischer Gestaltungs- und naturwissenschaftlicher Grundlehre richtete sich die Baulehre zunehmend an einem funktional-biologisch geprägten Architekturbegriff aus. Mit der Ausführung der „Bundesschule des Allgemeinen Deutschen Gewerkschaftsbundes“ zwischen 1928 und 1930 bekam Meyer die Gelegenheit, in Zusammenarbeit mit den Bauhauswerkstätten unter diesem Gesichtspunkt ein Pendant zum Bauhausgebäude in Dessau zu schaffen. Einfachheit und Klarheit bestimmten die Raumorganisation und die Innenausstattung. Diese Architektur verstand sich als Ausdruck einer kommenden Gesellschaft, die auf ähnlichen Prinzipien basieren sollte.

Als Ludwig Mies van der Rohe das Bauhaus übernahm, waren Möglichkeiten für eine substantielle Architekturlehre gegeben. Aber es war ihm vorbehalten, den Anspruch des Bauhauses umzusetzen, den „Bau“, also die Architektur, in den Mittelpunkt der Ausbildung zu rücken. Mies galt zum Zeitpunkt der Amtsübernahme durch seine vorausschauenden Projekte – wie die gläsernen Bürotürme, die er um 1920 für die Friedrichstraße entworfen hatte – bereits als Ausnahmeerscheinung. 1927 war er leitender Architekt für die städtebauliche Konzeption der Mustersiedlung am Weißenhof in Stuttgart gewesen. Das von ihm für diese Siedlung entworfene Mietshaus zeigte eine Neuerung, die bisher nur im Villenbau durchgespielt worden war: einen offenen, variablen Wohnungsgrundriß. Viele der Arbeiten, wie der Pavillon in Barcelona (1929) oder die Villa Tugendhat in Brünn (1930), wiesen Elemente dieser Experimente auf – eine weitgehende Transparenz des Baukörpers durch dessen Auflösung in tragende Stützen und gläsern schützende Wände.
Was Mies später in den USA als „skin and skelleton“-Prinzip weiterführte und in seinen amerikanischen Hochhausbauten technisch

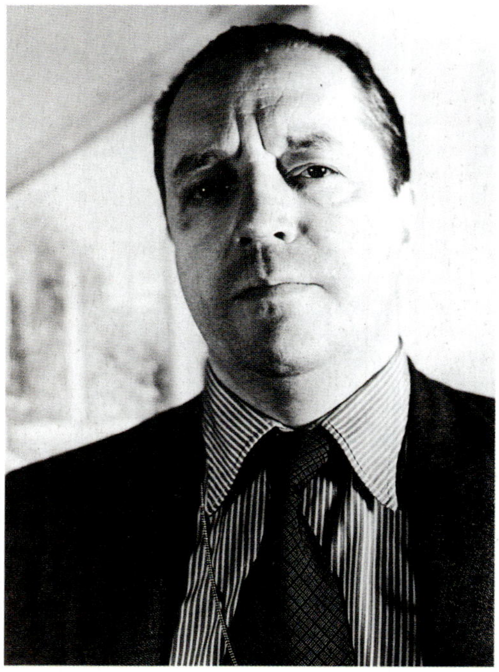

Porträt Ludwig Mies van der Rohe. 1933, Foto von Werner Rohde, BHA. • Ludwig Mies van der Rohe übernahm als letzter Direktor die Leitung des Bauhauses ab 1930 bis zur Selbstauflösung der Schule 1933, mit der dem Druck durch die Nationalsozialisten stattgegeben wurde.

Lehrplan Bauhaus Berlin. Oktober 1932, Gestaltung anonym, BHA.

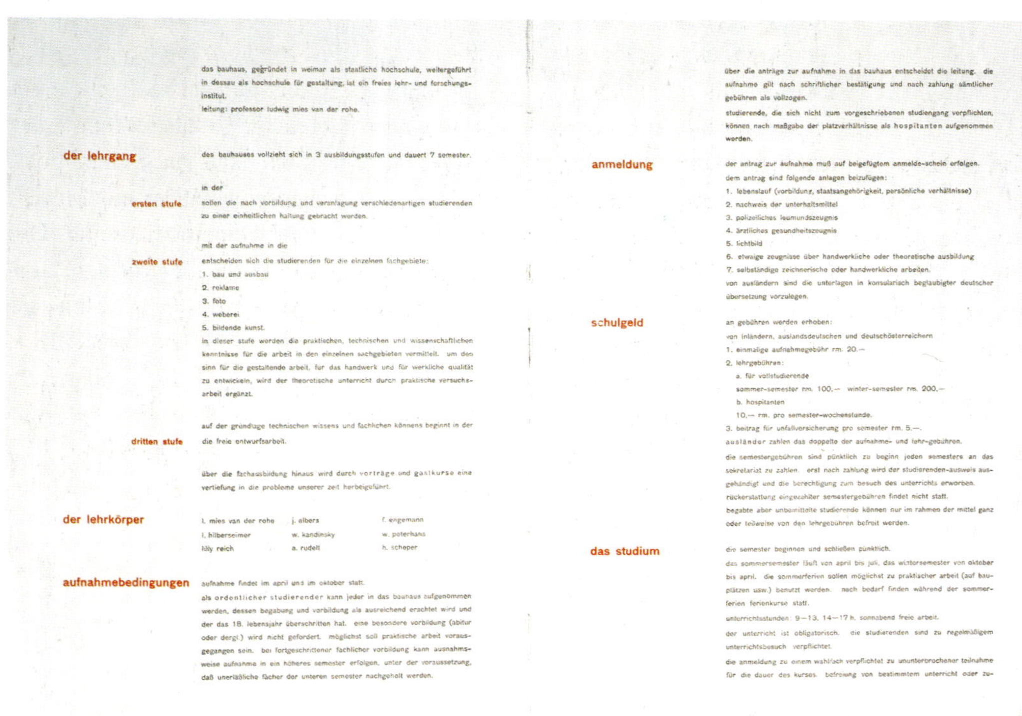

das bauhaus, gegründet in weimar als staatliche hochschule, weitergeführt in dessau als hochschule für gestaltung, ist ein freies lehr- und forschungsinstitut.
leitung: professor ludwig mies van der rohe.

der lehrgang
des bauhauses vollzieht sich in 3 ausbildungsstufen und dauert 7 semester.

in der
ersten stufe
sollen die nach vorbildung und veranlagung verschiedenartigen studierenden zu einer einheitlichen haltung gebracht werden.

mit der aufnahme in die
zweite stufe
entscheiden sich die studierenden für die einzelnen fachgebiete:
1. bau und ausbau
2. reklame
3. foto
4. weberei
5. bildende kunst.
in dieser stufe werden die praktischen, technischen und wissenschaftlichen kenntnisse für die arbeit in den einzelnen sachgebieten vermittelt. um den sinn für die gestaltende arbeit, für das handwerk und für werkliche qualität zu entwickeln, wird der theoretische unterricht durch praktische versuchsarbeit ergänzt.

auf der grundlage technischen wissens und fachlichen könnens beginnt in der
dritten stufe
die freie entwurfsarbeit.

über die fachausbildung hinaus wird durch vorträge und gastkurse eine vertiefung in die probleme unserer zeit herbeigeführt.

der lehrkörper

l. mies van der rohe	j. albers	f. engemann
l. hilberseimer	w. kandinsky	w. peterhans
lilly reich	a. rudelt	h. scheper

aufnahmebedingungen
aufnahme findet im april und im oktober statt.
als ordentlicher studierender kann jeder in das bauhaus aufgenommen werden, dessen begabung und vorbildung als ausreichend erachtet wird und der das 18. lebensjahr überschritten hat. eine besondere vorbildung (abitur oder dergl.) wird nicht gefordert. möglichst soll praktische arbeit vorausgegangen sein. bei fortgeschrittener fachlicher vorbildung kann ausnahmsweise aufnahme in ein höheres semester erfolgen, unter der voraussetzung, daß unerläßliche fächer der unteren semester nachgeholt werden.

über die anträge zur aufnahme in das bauhaus entscheidet die leitung. die aufnahme gilt nach schriftlicher bestätigung und nach zahlung sämtlicher gebühren als vollzogen.
studierende, die sich nicht zum vorgeschriebenen studiengang verpflichten, können nach maßgabe der platzverhältnisse als hospitanten aufgenommen werden.

anmeldung
der antrag zur aufnahme muß auf beigefügtem anmelde-schein erfolgen.
dem antrag sind folgende anlagen beizufügen:
1. lebenslauf (vorbildung, staatsangehörigkeit, persönliche verhältnisse)
2. nachweis der unterhaltsmittel
3. polizeiliches leumundszeugnis
4. ärztliches gesundheitszeugnis
5. lichtbild
6. etwaige zeugnisse über handwerkliche oder theoretische ausbildung
7. selbständige zeichnerische oder handwerkliche arbeiten.
von ausländern sind die unterlagen in konsularisch beglaubigter deutscher übersetzung vorzulegen.

schulgeld
an gebühren werden erhoben:
von inländern, auslandsdeutschen und deutschösterreichern
1. einmalige aufnahmegebühr rm. 20.—
2. lehrgebühren:
a. für vollstudierende
sommer-semester rm. 100,— winter-semester rm. 200,—
b. hospitanten
10,— rm. pro semester-wochenstunde.
3. beitrag für unfallversicherung pro semester rm. 5.—.
ausländer zahlen das doppelte der aufnahme- und lehr-gebühren.
die semestergebühren sind pünktlich zu beginn jeden semesters an das sekretariat zu zahlen. erst nach zahlung wird der studierenden-ausweis ausgehändigt und die berechtigung zum besuch des unterrichts erworben.
rückerstattung eingezahlter semestergebühren findet nicht statt.
begabte aber unbemittelte studierende können nur im rahmen der mittel ganz oder teilweise von den lehrgebühren befreit werden.

das studium
die semester beginnen und schließen pünktlich.
das sommersemester läuft von april bis juli, das wintersemester von oktober bis april. die sommerferien sollen möglichst zu praktischer arbeit (auf bauplätzen usw.) benutzt werden. nach bedarf finden während der sommerferien ferienkurse statt.
unterrichtsstunden: 9—13, 14—17 h. sonnabend freie arbeit.
der unterricht ist obligatorisch. die studierenden sind zu regelmäßigem unterrichtsbesuch verpflichtet.
die anmeldung zu einem wahlfach verpflichtet zu ununterbrochener teilnahme für die dauer des kurses. befreiung von bestimmtem unterricht oder zu-

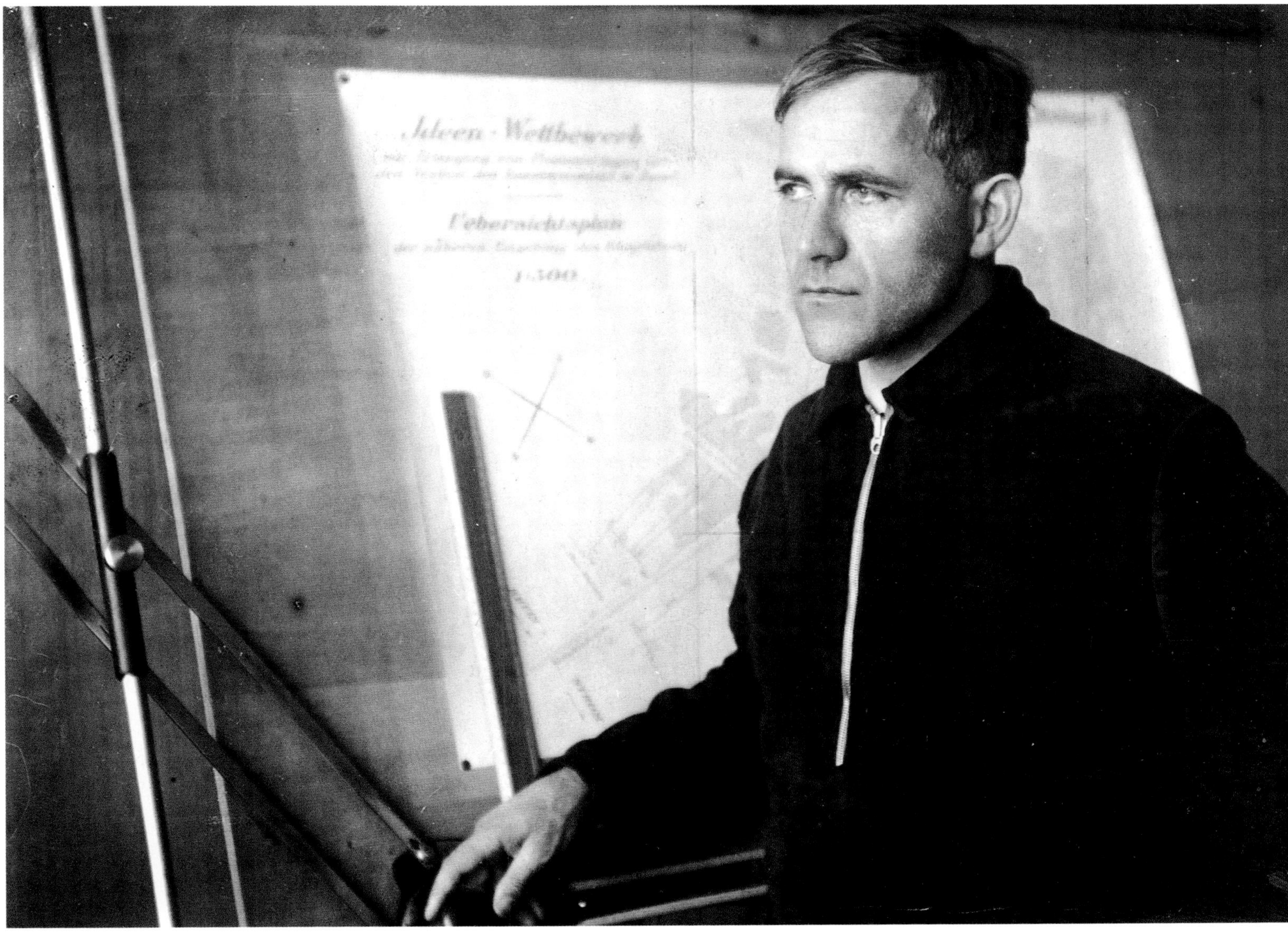

perfektionierte, war ideell in den Diskussionen um die Erneuerung der Architektur in Europa entstanden. Mies und Gropius arbeiteten an Konzepten dieser Art auch nach ihrer Emigration in das Sehnsuchtsland Amerika weiter. Fragen des Städtebaus und des rationalisierten Bauens trug Gropius als Harvard-Professor im Gefolge der CIAM-Debatten (Internationale Kongresse für Neues Bauen) in die Vereinigten Staaten. Mies, der später in Chicago lehrte, wurde hier ein Meister der Reduktion und des gut durchgearbeiteten Details. Hannes Meyer, der seine politischen Ideale im Städtebau der Sowjetunion der 30er Jahre realisieren wollte, mußte einsehen, daß moderne Einfachheit im sowjetischen Wohnungsbau unter Stalins Herrschaft keine Zukunft hatte; seine Leistungen wurden vergessen. Erst die Architektur unserer Tage besinnt sich nach dem postmodernen Zwischenspiel wieder auf Meyers Ideen und die seiner beiden Mitstreiter. Der transparente Baukörper, die Idee von der Haushülle und die Probleme der großen Städte, die das Wohnen wieder zu einem Hauptthema der Architektur gemacht haben, sind inzwischen akzeptierte Bestandteile der heutigen Bauproduktion und der sie begleitenden Diskussionen.

Porträt Hannes Meyer. 1924, Foto von Umbo (Otto Umbehr), BHA. ● Der Schweizer Architekt Hannes Meyer wurde auf Empfehlung von Gropius berufen und war von 1928 bis 1930 Direktor der Hochschule für Gestaltung und Leiter der Architekturabteilung.

Das eigene Leben und Werk im Visier – der Architekt und Erfinder des Bauhauses Walter Gropius

Martin Kieren

Im Jahr 1919 wurde von Walter Gropius das Staatliche Bauhaus in Weimar gegründet. Zu dieser Zeit hatte er, als nunmehr 36jähriger Architekt, schon eine Reihe von Bauten entworfen, die ihn in die vorderste Reihe der deutschen Architektenschaft stellte. Dies ist jedoch auch dem Umstand zu verdanken, daß er es mit seiner starken Persönlichkeit – einer Mischung aus Begabung und Ehrgeiz, Intelligenz und Umsichtigkeit, Schmiegsamkeit und Beobachtungsgabe und einer gehörigen Portion Eitelkeit – geschafft hatte, ein hohes Maß an Aufmerksamkeit innerhalb einflußreicher Kulturkreise Deutschlands zu erlangen. Diese von ihm selbst immer wieder durch Publikationen und Privatkontakte forcierte Wirkung in der Öffentlichkeit führte schließlich zu seiner Berufung zum Direktor der ehemaligen Großherzoglichen Hochschule für Bildende Kunst, die er sogleich mit der 1915 formell aufgelösten Kunstgewerbeschule vereinigte und in Staatliches Bauhaus in Weimar umbenannte.

Mit dem noch im Gründungsjahr erschienenen Bauhausmanifest, dem Programm für die Ziele und den Unterricht an der neuen Schule, wird deutlich, daß Gropius, gemessen an seiner bisherigen Laufbahn als Architekt, einen rigorosen geistigen Richtungswechsel vollzogen hatte, der erst vor dem Hintergrund seiner bis dahin errichteten Bauten in seiner ganzen Tragweite verstanden werden kann. Doch mit diesem Wandel seiner Gedanken zur Architektur stand Gropius nicht allein, waren es doch die politisch-sozialen und geistig-kulturellen Umstände in den Nachkriegswirren der jungen Weimarer Republik, die einen Umbruch auf allen Gebieten des Denkens hervorbrachten. Daß es aber ausgerechnet eine an der mittelalterlichen Bauhüttenbewegung ausgerichtete Vision war, mit dem Schwerpunkt auf der handwerklichen Tätigkeit, erstaunt jedoch. Denn Gropius' Vorkriegsbauten waren in ihrer speziellen konstruktiven Durcharbeitung und Ausdrucksqualität dem ab 1923 erklärten Ziel der „neuen Einheit von Kunst und Technik" viel näher als das, was nun, im Jahr 1919, als ideales Ziel des Metiers verkündet wurde. Wie aber ist es zu diesem Wandel in der Auffassung gekommen?

1910 gründete Walter Gropius in Berlin sein eigenes „Bauatelier". In den Jahren zuvor hatte er in einem Architekturbüro volontiert, relativ erfolglos Architektur an den Technischen Hochschulen München und Berlin studiert und zuletzt, von 1908 bis 1910, im Atelier von Professor Peter Behrens gearbeitet. Hier war er Mitarbeiter an Projekten für die AEG in Berlin sowie an Bauvorhaben in Hagen/Westfalen. In den Jahren 1906/1907 hatte er, vor allem durch verwandtschaftliche Beziehungen, die Möglichkeit, einzelne Landhäuser und landwirtschaftliche Gebäude in Pommern zu errichten. Sein Bild von Architektur war also einerseits geprägt von den imposanten AEG-Bauten aus der Hand von Peter Behrens, andererseits von der ländlichen Idylle. Dieser Mischung aus

Walter Gropius mit Adolf Meyer, Fagus-Werk, Alfeld an der Leine. 1911–1925, Ansicht nach der Erweiterung, Foto von Edmund Lill, BHA. ● Mit diesem Gebäude schuf Gropius eine Inkunabel der Moderne, die für die Anwendung einer vorgehängten Fassade beispielhaft werden sollte. Die Baukörpergliederung enthält dagegen noch klassische Kompositionsprinzipien.

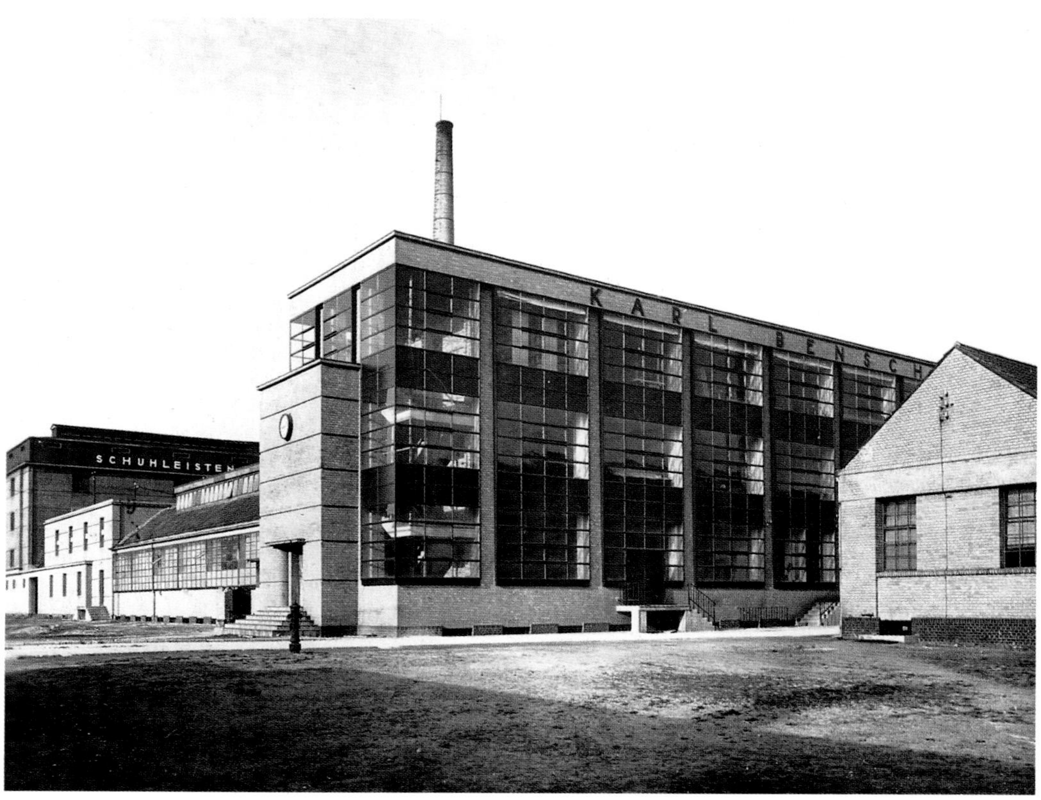

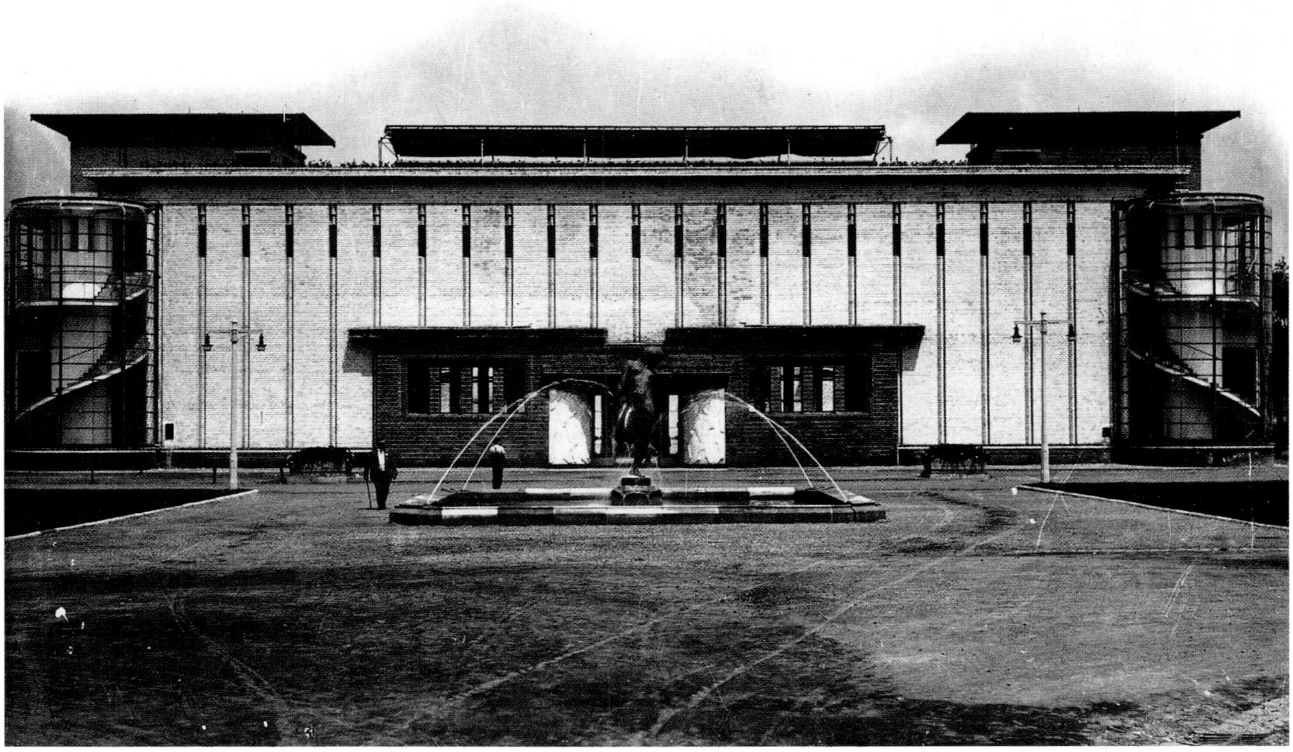

Walter Gropius mit Adolf Meyer, Bürogebäude auf der Werkbund-Ausstellung, Köln. 1914, Vorderansicht mit Georg-Kolbe-Brunnen, Fotograf unbekannt, BHA. ● Die Anmutung changiert zwischen Tempeltypus, amerikanischen Monumentalbauten und Gebäuden, die Frank Lloyd Wright zur selben Zeit in den USA entwarf.

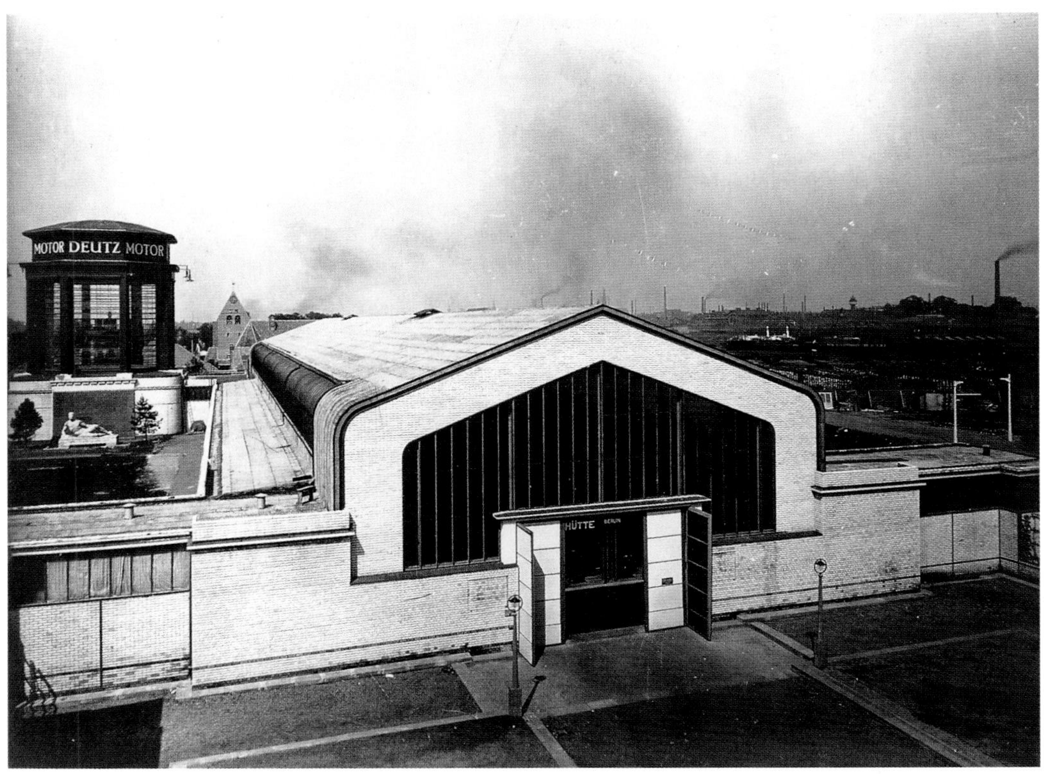

Walter Gropius mit Adolf Meyer, Maschinenhalle und Deutz-Pavillon für die Werkbund-Ausstellung, Köln. 1914, Fotograf unbekannt, BHA. ● Die raumbildende und das Gebäudevolumen kennzeichnende Stahlbinderkonstruktion wird auf der Fassade sichtbar zum Ausdruck gebracht.

energiegeladener großstädtisch-monumentaler Architektur und ländlichen Nutzgebäuden entwuchs eine ganz spezielle objekthaft-formale Spannung, die sich bei Gropius in den nächsten Jahren variantenreich wiederfinden sollte. 1911 trat er dem Deutschen Werkbund bei, dessen Jahrbücher er von 1912 bis 1914 bearbeitete. Diese Tätigkeit vermittelte ihm ein Gespür für die Wirksamkeit offensiver Publikationsstrategien. Neben seinem Beitritt zum Bund Deutscher Architekten 1912 war es vor allem diese Mitgliedschaft im Werkbund, die ihm in den folgenden Jahren bei der Akquisition von Aufträgen und bei der Beteiligung an wichtigen architekturtheoretischen Debatten weiterhalf. Denn diese wurden vor allem aus den Reihen des Werkbundes heraus geführt, der sich die qualitätvolle Arbeit innerhalb einer zunehmend von der Technik regulierten Produktion aller materiellen Güter auf die Fahnen geschrieben hatte.

Für Gropius' architektonisches Denken dieser Jahre stehen vor allem das ab 1911 in Alfeld an der Leine errichtete Faguswerk, eine Schuhleistenfabrik, und die beiden Gebäude auf der Kölner Werkbundausstellung von 1914, ein Bürogebäude und eine Maschinenhalle. Das Faguswerk, seit seiner Errichtung als die Inkunabel der deutschen Vorkriegsarchitektur international gelobt und gefeiert, aber auch oft überinterpretiert und mißverstanden, fällt auf durch eine konstruktiv-künstlerische Neuerung, den „curtain wall". Neu war vor allem, die Ecken des Gebäudes in Glas aufzulösen und somit gleichsam die über Jahrhunderte tradierte Regel zu verwerfen, nach der die Gebäudeecken sowohl die konstruktive als auch die visuelle Standfestigkeit eines Gebäudes zu garantieren haben. In Vorwegnahme des 1925/1926 in Dessau errichteten Bauhausgebäudes gelang ihm hier zwar ein ingeniöser Streich. Die Konstruktion der Fassade entbehrt aber konstruktiv und funktional jeder Grundlage – eben wie beim Bauhausgebäude: Die Glasfassade führte später zu Bauschäden und legte funktionale Mängel offen. Im Winter war es in den dahinterliegenden Räumen zu kalt, im Sommer zu warm. Das Bild der „gläsernen Wand" schien aber geeignet, seine damalige These zu visualisieren, daß nämlich nur eine selbständige Kunstform als „geistige Idee" die Möglichkeit eröffnet, die „geistlose Technikform" abzulösen. Mit seinem Bürogebäude auf der Werkbundausstellung 1914 beschritt er noch einmal neue Wege. Nunmehr monumentalisierte er auf eigentümliche Art und Weise die Technikform – mithin die zunächst einmal ingenieurhafte Nutzarchitektur – durch die Anwendung einer strengen Symmetrie, mittels einer großflächigen Wandbehandlung und durch die enge Rhythmisierung der Elemente, die das Gebäude gliedern (Eisenrahmen, Mauervorlagen beziehungsweise Pilaster). In der Summe haben wir es hier mit einem Gebäude zu tun, das verschiedene Architekturtendenzen und -stile aus unterschiedlichen Kulturkreisen und historischen Zeitabschnitten amalgamiert. Sowohl die erhabene Erscheinung anonymer Betonsilos und die Präriehäuser von Frank Lloyd Wright in den USA als auch ägyptische Pyramiden, Tempel und deutsche Jugendstilbauten standen hier mit unterschiedlichen Anteilen und Gewichtungen Pate. Aspekte dieser speziellen Gropiusschen Kompositionstechnik, scheinen in seinen späteren Bauten immer wieder durch.

Nach dieser ausschnitthaften Begegnung mit dem Gropius vor Gründung des Bauhauses wird deutlich, was ihn sein Leben lang auszeichnete: seine außergewöhnliche Begabung, die Szenerie aufmerksam zu beobachten und Schlüsse aus den angesammelten Merkmalen und Stilen zu ziehen, in denen mitunter Tendenzen aufschienen, die sich gerade erst abzu-

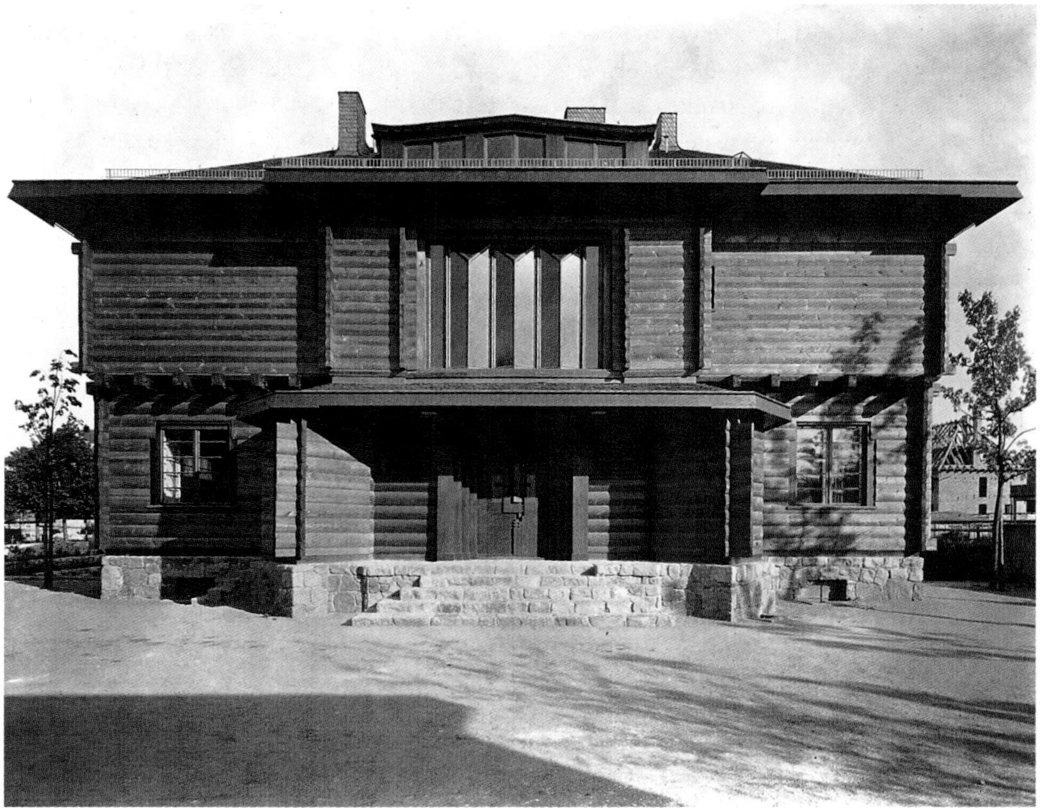

Walter Gropius mit Adolf Meyer, Blockhaus Sommerfeld, Berlin-Steglitz. 1920/1921, Straßenseite, Fotograf unbekannt, BHA. ● Auch hier scheinen Kompositionsgesetze der amerikanischen Präriehäuser von Frank Lloyd Wright durch: strenge, beinahe „klassische" Komposition und ein rhythmischer Wechsel von Horizontalen und Vertikalen.

Walter Gropius, Haus Dr. Fritz Otte, Berlin-Zehlendorf. 1921/1922, Eingangsseite, Fotograf unbekannt, BHA. ● Hier wurden die Kompositionsprinzipien des Hauses Sommerfeld wiederverwendet; allerdings wurde beim Haus Otte die verputzte gemauerte Wand thematisiert.

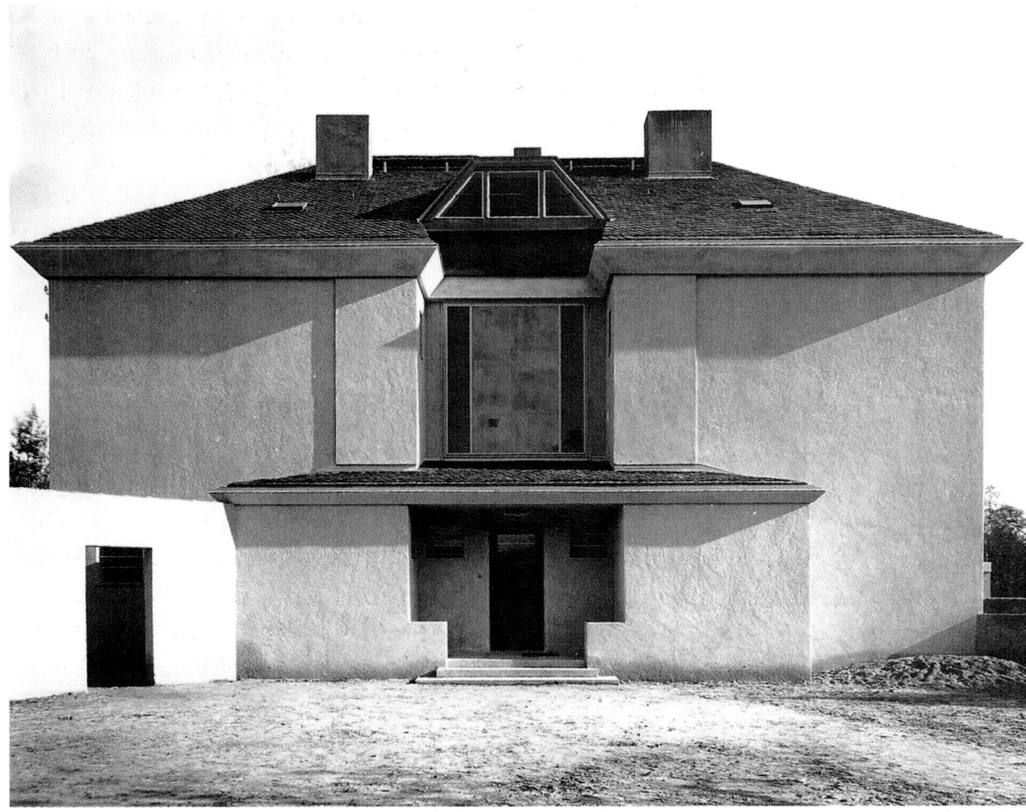

zeichnen begannen. Die „Szenerie" bedeutet hier den geistig-kulturellen Hintergrund, vor dem die theoretischen Debatten um Industrialisierung, Rationalisierung, Kunst- und Technikform geführt wurden, aber ebenso die gebauten Projekte und in verschiedenen Publikationsorganen vorgestellten Entwürfe anderer Architekten und Länder. In diesem Zusammenhang ist es wichtig anzumerken, daß Gropius seit Gründung seines Bauateliers mit dem Architekten Adolf Meyer zusammenarbeitete, der es auf seine Art, doch ebenso originell, verstand, Gropius' Ideen umzusetzen. Bekannt ist, daß Gropius nicht gezeichnet hat, weil er es nicht konnte. Er selbst äußerte sich sogar dahingehend, daß sich seine Hand geradezu verkrampfe, sobald er anfange, seine Ideen zu skizzieren. Diese traumatische Erfahrung kompensierte er durch rhetorisches Geschick und verbale Fähigkeiten. Er konnte seine Ideen derart präzise und anwendungswirksam vermitteln, daß seine Mitarbeiter imstande waren, sie in baureife Entwurfspläne zu übersetzen. Für die tradierte Architekturgeschichtsschreibung ist es deshalb problematisch, im nachhinein die einzelnen Kompositions-, Detail- und Entwurfsleistungen dieser Mitarbeiter und die originären Leistungen von Gropius herauszufiltern, was schon häufig zu Fehlurteilen und -zuschreibungen geführt hat. Gropius' Zeit am Bauhaus war von diesem Zwiespalt, einerseits Ideen zu produzieren, diese aber von anderen umgesetzt zu sehen, gekennzeichnet. Dieses Problem bezog sich jedoch nur auf die Architektur, nicht auf die Organisation des Bauhauses. Auf diesem Gebiet entfaltete er ein reges Kommunikationstalent, das die Schule zu einer der berühmtesten Kunsteinrichtungen des Jahrhunderts machen sollte. Bis zu seinem Ausscheiden als Direktor des Bauhauses, 1928, galt sein Bemühen daher zum einen dem Überleben der Institution, ihrer Festigung im kulturellen Leben und der Propagierung der von ihr verfolgten Ideen und Ziele, zum anderen der aus dem Baubüro Gropius heraus entwickelten Architekturproduktion. Diese sollte aber immer auch ein Spiegelbild für das Selbstverständnis der Schule sein.

Festzustellen bleibt noch, daß Gropius, nach allem, was man heute rekonstruieren kann, selbst kaum lehrte. Zwar bemühte er sich um die Berufung von Lehrkräften, die seine Ideen vertraten, pflegte Kontakte, die zur Aufrechterhaltung des Instituts erforderlich waren, und entwickelte auch die Lehrprogramme. Er selbst stand jedoch sehr selten vor Studenten, um Lehrinhalte zu vermitteln. Immer wieder ist verwundert festgestellt worden, daß das im ersten Manifest postulierte „Das Endziel aller bildnerischen Tätigkeit ist der Bau!" niemals verwirklicht wurde –, eben weil die notwendige Grundlage zur Durchsetzung dieser Vision, eine Architekturabteilung, fehlte. Es kann daher nur gelingen, Gropius' Denken und Handeln dort zu verfolgen, wo es sich materialisierte – im ausgeführten Bauwerk. Und dieser Bau war zunächst immer ein aus dem Bauatelier Gropius heraus erarbeiteter Entwurf, zu dem Studenten aus dem Bauhaus oder auch einzelne Abteilungen beziehungsweise Werkstätten zwar herangezogen wurden, der aber nicht Gegenstand der Lehre war.

Das erste herausragende Ergebnis dieser Teamarbeit zwischen Bauatelier und Bauhaus war das (Block-)Haus Sommerfeld in Berlin-Steglitz aus den Jahren 1920/1921. Der Bauherr Adolf Sommerfeld, Gropius' Mäzen in den 20er Jahren, kaufte das Material aus einem abgewrackten Schiff auf, ließ es zuschneiden und daraus das Haus errichten. Zwei Komponenten sind bei dem Entwurf bedeutsam: Als erste Komponente und quasi als ideologischer Überbau müssen Teile des ersten Bauhausmanifestes herangezogen werden: „Architekten, Bildhauer, Maler, wir alle müssen zum Handwerk zurück! Bilden wir also eine neue Zunft der Handwerker. Das Bauhaus erstrebt die Sammlung alles künstlerischen Schaffens zur Einheit, die Wiedervereinigung aller werkkünstlerischen Disziplinen – Bildhauerei, Malerei, Kunstgewerbe und Handwerk – zu einer neuen Baukunst als deren unablösliche Bestandteile. Das letzte, wenn auch ferne Ziel des Bauhauses ist das Einheitskunstwerk – der große Bau –, in dem es keine Grenze gibt zwischen monumentaler und dekorativer Kunst." Die zweite Komponente bei der Beurteilung des Hauses Sommerfeld bilden Projekte des amerikanischen Architekten Frank Lloyd Wright, dessen 1910 auf deutsch erschienenes Buch „Bauten und Entwürfe" in diesen Jahren eine Art „Stundenbuch" für Gropius war.

Das Haus Sommerfeld erschien mit seinen auskragenden Balkenköpfen, mit der ins Erhaben-Monumentale gesteigerten Symmetrie, mit dem krempenartig vorstehenden Walmdach und durch den schichtweisen Aufbau des blockhaften Baukörpers – und der dadurch präsenten horizontalen Linierung der Flächen – wie eine überinszenierte Transformation eines Gebäudes von Wright. Hinzu kam die expressive Interpretation einzelner Bauteile, die wiederum im deutschen Expressionismus der Nachkriegszeit wurzelte, und die handwerkliche Anmutung, die das relativ große Gebäude aus dem Kanon des Baugeschehens seiner Gegenwart heraushob. Es war somit auch Zeugnis für Ideen, die Gropius im Kreis der sogenannten „Gläsernen Kette" entwickelte, einem Zusammenschluß von Architekten, die ihre Gedanken und Ideen über eine neue Baukunst in Korrespondenzen (Kettenbriefen) austauschten.

Der Innenausbau folgte dem Bauhausmanifest insofern, als Gropius einzelne Werkstätten am Entwurf beteiligte. Eine Sitzgruppe und ein Bücherschrank wurden von der Tischlerei unter Marcel Breuer gefertigt, Heizkörper und Beleuchtungskörper von der Metallwerkstatt

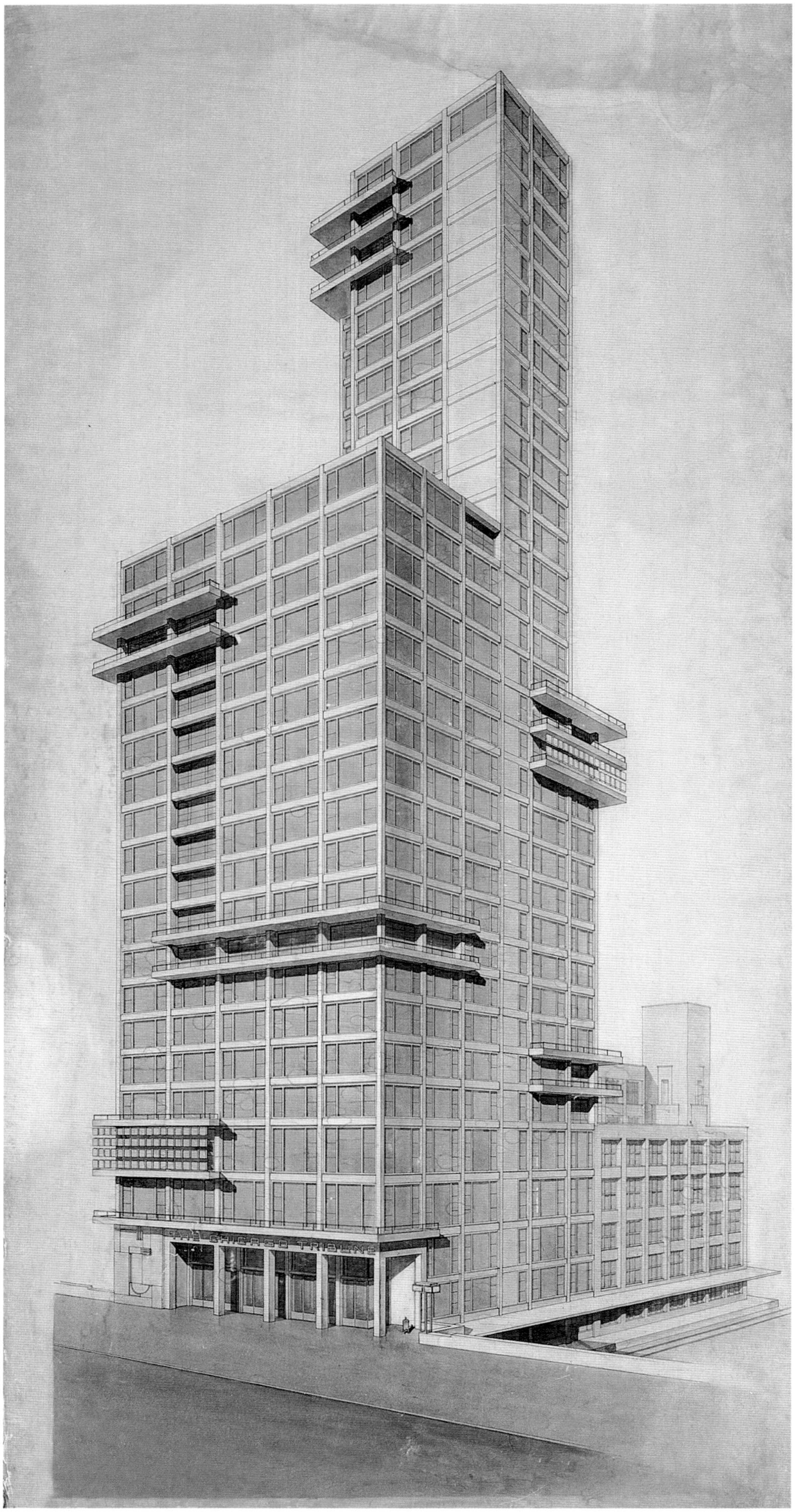

Walter Gropius mit Adolf Meyer, Wettbewerbsbeitrag für den Chicago Tribune Tower. 1922, Perspektive, Tusche laviert auf Karton, auf Hartfaserplatte gezogen, 135,0 x 71,5 cm, BHA. • Auffällig ist die unrhythmische Unterbrechung der ansonsten klaren Skelettkonstruktion aus Stahlbeton.

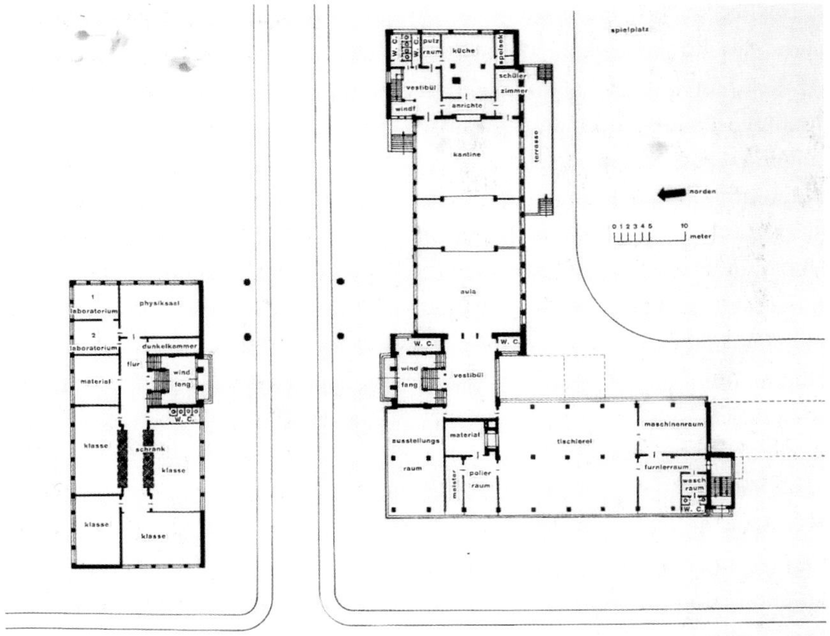

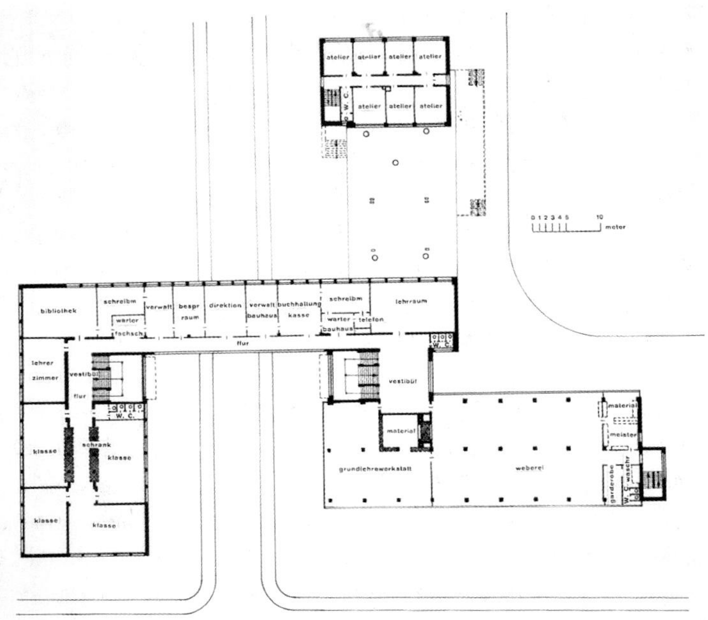

Walter Gropius und Bauabteilung Bauhaus Dessau, Bauhausgebäude Dessau. 1925–1926, Grundriß Erdgeschoß, Tusche auf Transparentpapier, mit aufgeklebten Beschriftungen, 28,2 x 33,6 cm, BHA.

Walter Gropius und Bauabteilung Bauhaus Dessau, Bauhausgebäude Dessau. 1925–1926, Grundriß 1. Stock, Tusche auf Transparentpapier, mit auf geklebten Beschriftungen, 27,8 x 34,4 cm, BHA.

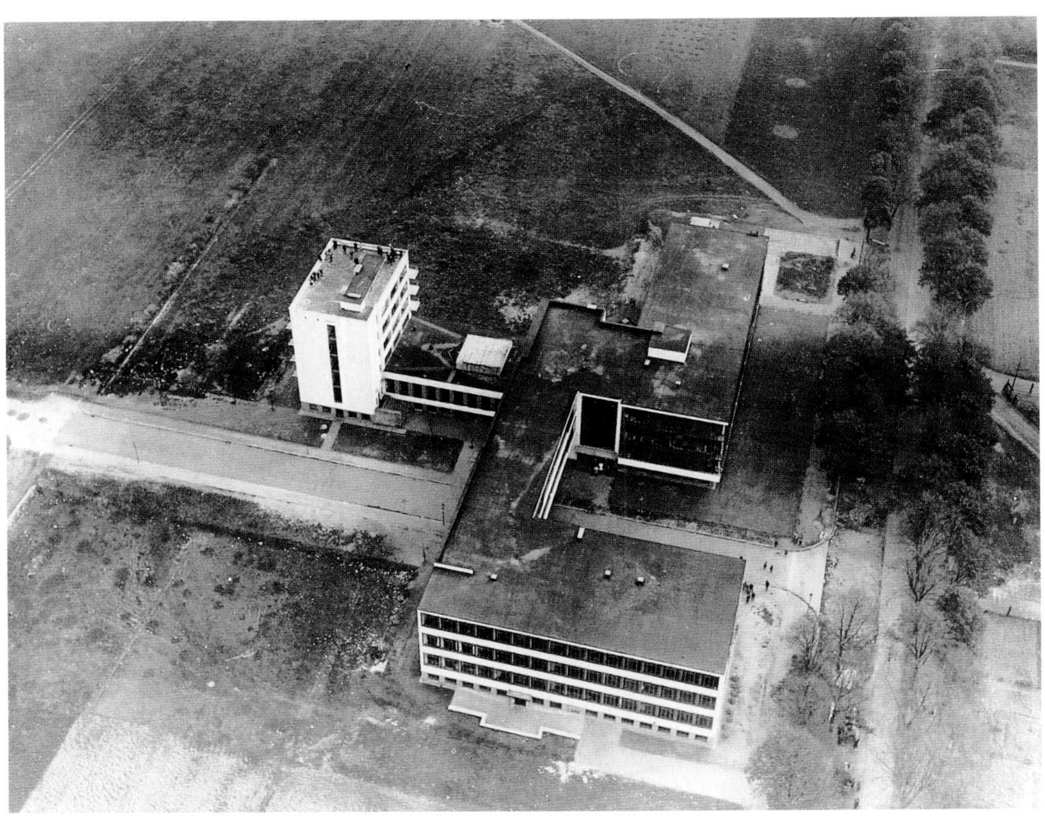

Walter Gropius und Bauabteilung Bauhaus Dessau, Bauhausgebäude Dessau. 1925–1926, Vogelschau auf die Gesamtanlage, Luftbild von R. Petschow/Berlin, BHA. ● Auf diesem Luftbild kommt die Zuordnung der einzelnen Baukörper zueinander am besten zur Geltung, ebenso die Verschränkung der unterschiedlichen Funktionsbereiche.

und die Treppenhausfenster von der Werkstatt für Glasmalerei nach Entwürfen von Josef Albers. Die Weberei des Bauhauses lieferte aus ihrer Produktion noch drei Teppiche. Hinzu kam die bildhauerische Bearbeitung einzelner Holzteile durch Joost Schmidt. Damit kann das Blockhaus durchaus als ein kleines Gesamtkunstwerk im Sinne des Ursprungszieles des Bauhauses angesehen werden.

In diese frühe Weimarer Phase gehören auch das Denkmal für die März-Gefallenen auf dem Friedhof in Weimar (1920–1922), der Umbau des Stadttheaters in Jena (1921/1922), das Haus für Fritz Otte in Berlin-Zehlendorf (1921/1922), die nicht realisierten Entwürfe für das Haus Dr. Kallenbach in Berlin und die Bauhaussiedlung, die unter Gropius' Anleitung am Bauhaus und im Baubüro von Walter Determann ausgearbeitet wurden. Aber sowohl bei dem Denkmal als auch beim Haus Otte und dem Theaterbau wurde bereits eine andere Flächenwirkung angestrebt – und zwar durch den Einsatz von Glattputz und der Farbe Weiß. War das Wohnhaus noch dem monumental-symmetrischen, aber transformierten Klassizismus verpflichtet, so trat bei dem in Beton gegossenen Denkmal eine Expressivität zutage, die in ihrer „blitzhaften" Symbolik seltsam willkürlich anmutet und als politisch gemeinte Geste ins Leere weist. Was diese letztgenannten Entwürfe aber vor allem anzeigen, ist eine intellektuelle Kehrtwendung in Gropius' Denken hin zu einer nicht-handwerklichen Produktion. Dieser Umstand wird durch die verwendeten Materialien und deren Verarbeitung sowie formal durch ein horizontal und vertikal beruhigtes Lineament und durch eine zunehmende Ornamentlosigkeit deutlich. Hinzu kamen wachsende Einflüsse aus dem Land der „entschlossensten Erdenbewohner", wie Gropius selbst zu dieser Zeit schrieb. In seinem Buch „Der Architekt Walter Gropius" weist Winfried Nerdinger nach, daß dieser durch das Buch „Vers une architecture" von Le Corbusier und durch rationalisierte Baumethoden in den USA stark beeinflußt wurde. In Deutschland war es vor allem Martin Wagner, den Gropius aus seiner Berliner Zeit kannte, der mit dem Instrument der Bauhütten, fern jeder Mystik und pragmatisch kalkulierend, eine Verbilligung des Bauens und somit preiswerte Wohnungen für Minderbemittelte anstrebte. Ausgehend von der Autoproduktion in den USA, mit dem „System Ford" und der Taylorisierung, also der forcierten Fließbandproduktion, versuchte nun auch Gropius, sich den Umständen und den produktionstechnischen Notwendigkeiten der neuen Zeit anzupassen.

Die von Determann 1920 begonnene Planung für eine Bauhaussiedlung wurde nunmehr unter Fréd Forbát, einem Mitarbeiter im Baubüro Gropius, auf der Ebene des Entwurfes und der industriellen Fertigung radikalisiert. Angestrebt war jetzt die Typisierung einzelner Bauteile, die sich zu einer Art „Wabenbau" zusammensetzen ließen. Grundgedanke war, aus einigen wenigen Bauteilen einen „Baukasten im Großen" zu entwickeln, der innerhalb einer wiedererkennbaren Typologie verschieden große Haustypen erlaubt, „je nach Kopfzahl und Bedürfnis der Bewohner unter grundsätzlicher Verwendung gerader, begehbarer Dächer" (Beschriftung des Originalplanes). Ziel war eine „grosse Variabilität desselben Grundtyps durch planmässigen An- und Aufbau angegliederter Raumzellen". Hier war die Terminologie, die als Gundlage für alle weiteren Bauhausentwürfe angesehen werden kann, erstmals schriftlich fixiert. Sie enthielt die Stichworte, mit denen bis in unsere Tage „Bauhausarchitektur" bezeichnet wird: Grundtyp,

Walter Gropius und Bauabteilung Bauhaus Dessau, Bauhausgebäude Dessau. 1925–1926, Vorentwurf, Ansicht von Westen, Zeichnung von Carl Fieger, 1925, SBD, Archiv der Sammlung. • Dieser Vorentwurf zeigt eine noch etwas grobe Fassung der späterhin verfeinerten Komposition; dies betrifft vor allem die Zuordnung der Baukörpervolumen und die Ausbildung der Glasfassade. Überdies weist die Brücke im Entwurf noch drei Geschosse aus.

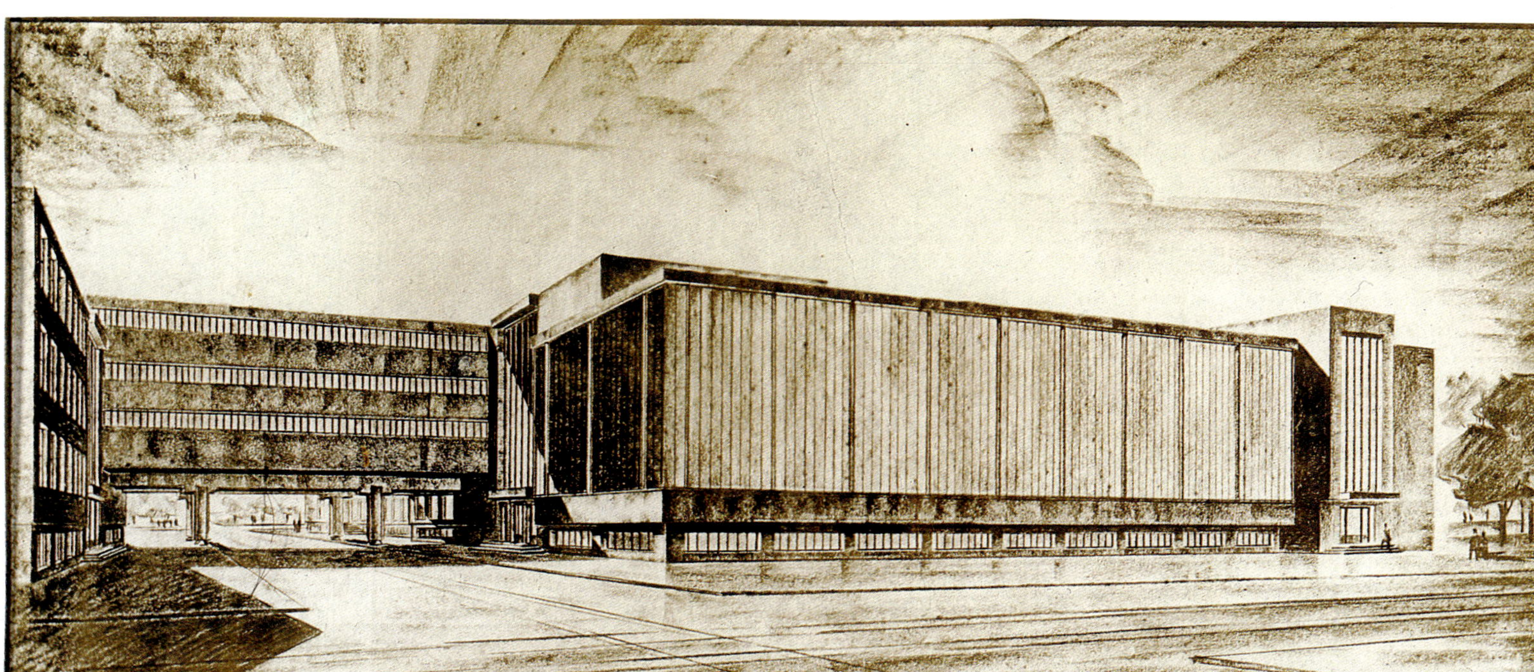

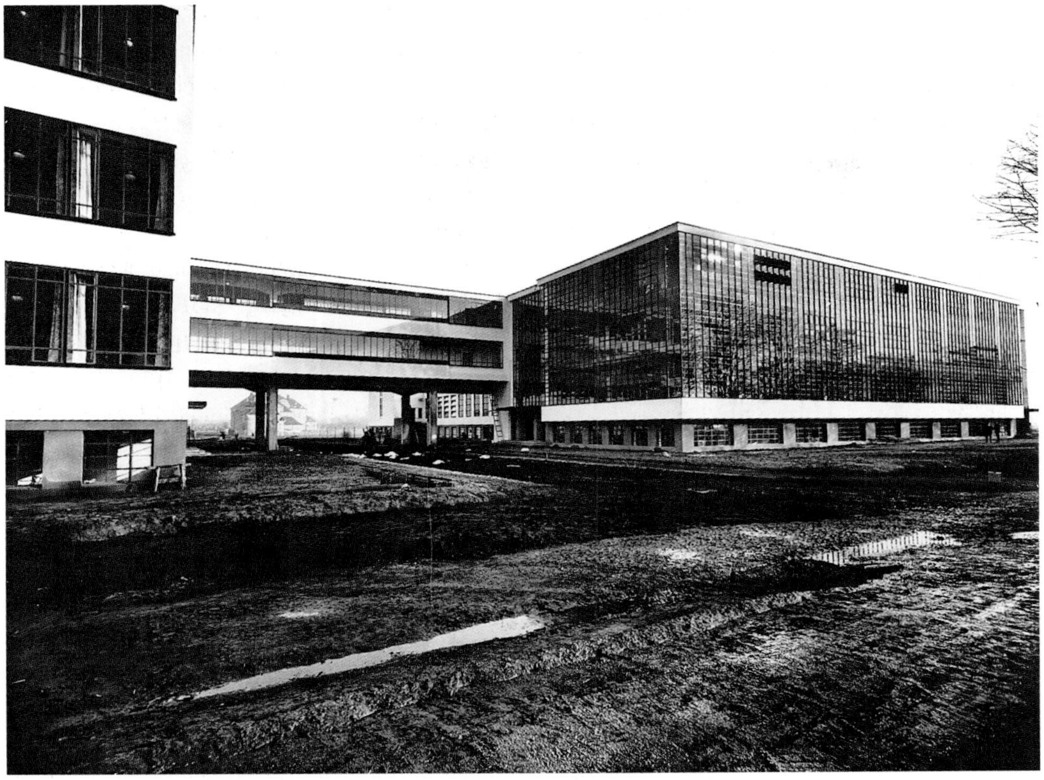

Walter Gropius und Bauabteilung Bauhaus Dessau, Bauhausgebäude Dessau. 1925–1926, Nordwestansicht, Foto von Lucia Moholy, BHA. • Die Klarheit des Entwurfsgedankens kommt vor allem in der großflächigen Glasfassade, hinter der die Werkstätten lagen, zum Ausdruck.

Walter Gropius und Bauabteilung Bauhaus Dessau, Bauhausgebäude Dessau. 1925–1926, Südostansicht des Atelierhauses (Prellerhaus) für die Studierenden, Foto von Erich Consemüller, BHA. • Die klare und sachliche Gliederung der Fenster- und Balkonelemente verleiht dem Gebäude eine spezifische Physiognomie. Linker Hand befindet sich der Übergang zum Hauptgebäude.

Raumzelle, flaches Dach. Hinzu kamen die Farbe Weiß, der plattenmäßige Zuschnitt aller Bauteile und die Vorfertigung, womit in der Summe eine meist orthogonale Konfiguration der Bauvolumen erreicht wurde – mithin der Prototyp der „Bauhausarchitektur". Und dies ungeachtet der Tatsache, daß Le Corbusier mit seinem „Domino-Baukasten" schon 1914 sowohl die Strategie als auch das damit fixierte Bild von moderner Architektur vorformuliert hatte.

Die Bauhaussiedlung kam nicht zustande, es fehlten die Geldmittel. Aber an dem vorgesehenen Standort Am Horn in Weimar wurde unter der Leitung von Georg Muche anläßlich der Bauhausausstellung im August 1923 ein „Versuchshaus" im Geiste dieses „Baukastens" errichtet. Wie schon beim Haus Sommerfeld wurden die Werkstätten des Bauhauses für die Ausstattung des Gebäudes herangezogen. In diesem Sinne atmete jeder Raum gleichsam den Geist der Schule, die hier einen Rechenschaftsbericht ihrer Arbeit der vergangenen vier Jahre abzulegen versuchte. Aber noch wichtiger: Diese von August bis September dauernde Ausstellung, die begleitet wurde durch eine von Gropius initiierte und zusammengestellte Präsentation internationaler Architektur, war die Schnittstelle, an welcher von

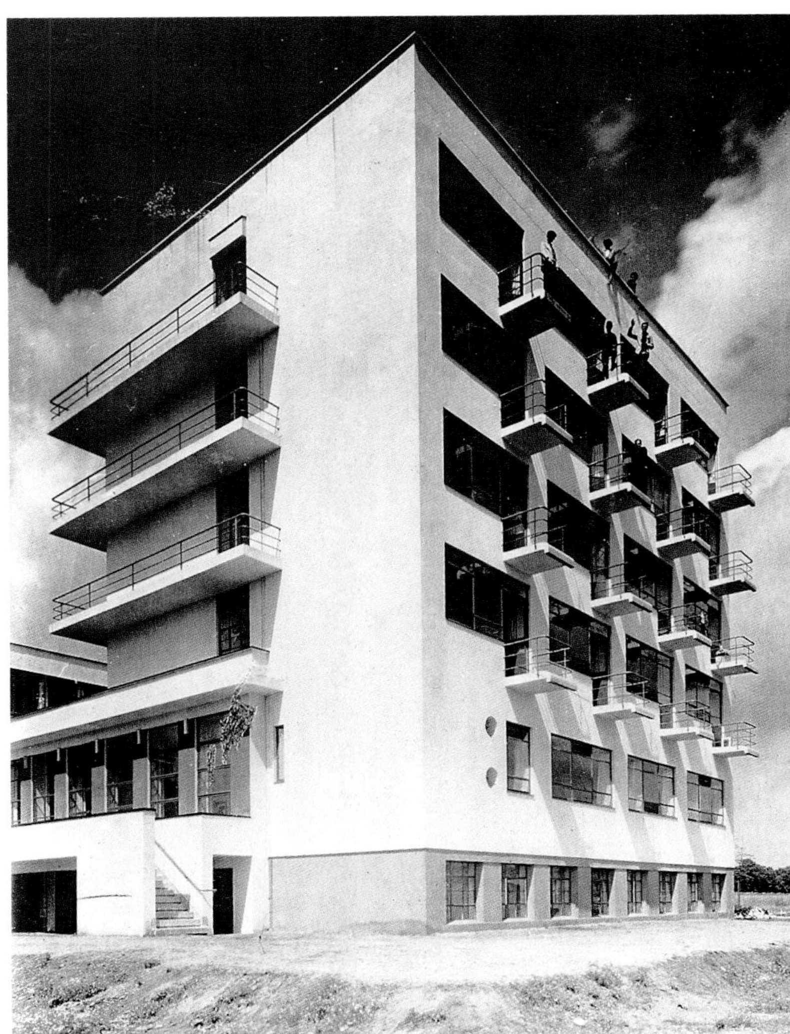

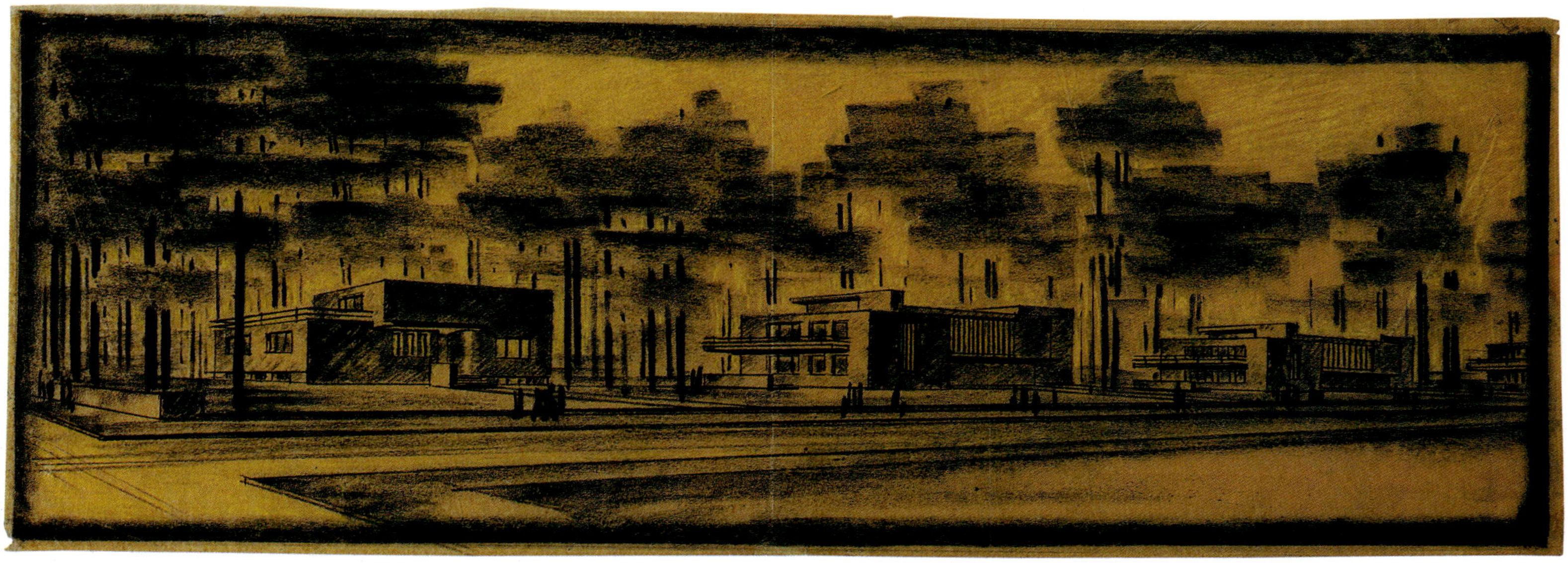

Walter Gropius, Häuser für die Bauhausmeister. 1925–1926, Perspektive, Zeichnung von Carl Fieger, 1925, SBD, Archiv der Sammlung. ● Die Zeichnung macht die „malerische" Lage der Häuser in einem Birkenwäldchen unweit vom Bauhausgebäude und ihre villenhafte Großzügigkeit anschaulich, die viele Zeitgenossen – mitunter polemisch – kritisierten.

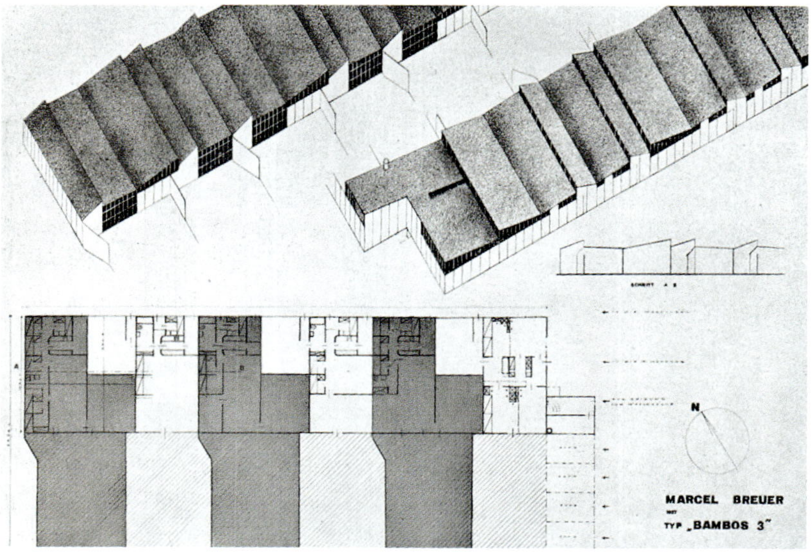

Marcel Breuer, Entwurf für Reihenhäuser „Typ Bambos 3". 1927, Abbildung aus „bauhaus", Heft 1, 1928, BHA. ● Breuer experimentierte schon früh mit minimierten Haustypen in „Reihung". Eine Siedlung wie diese war ursprünglich westlich vom Bauhausgebäude für die Jungmeister geplant, wurde aber nie ausgeführt.

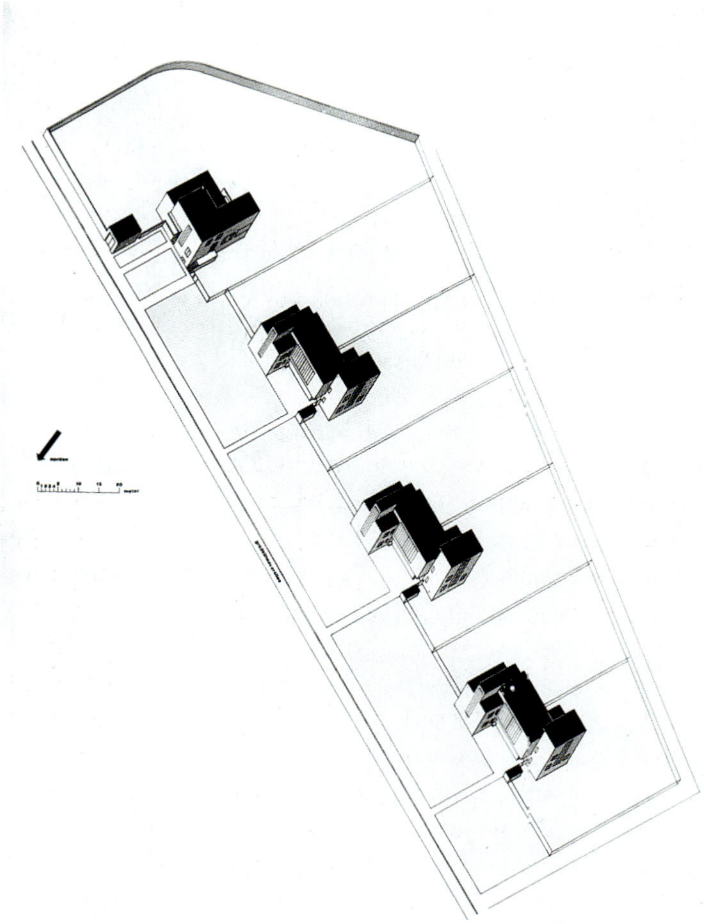

Walter Gropius, Häuser für die Bauhausmeister. 1925–1926, Lageplan, BHA.

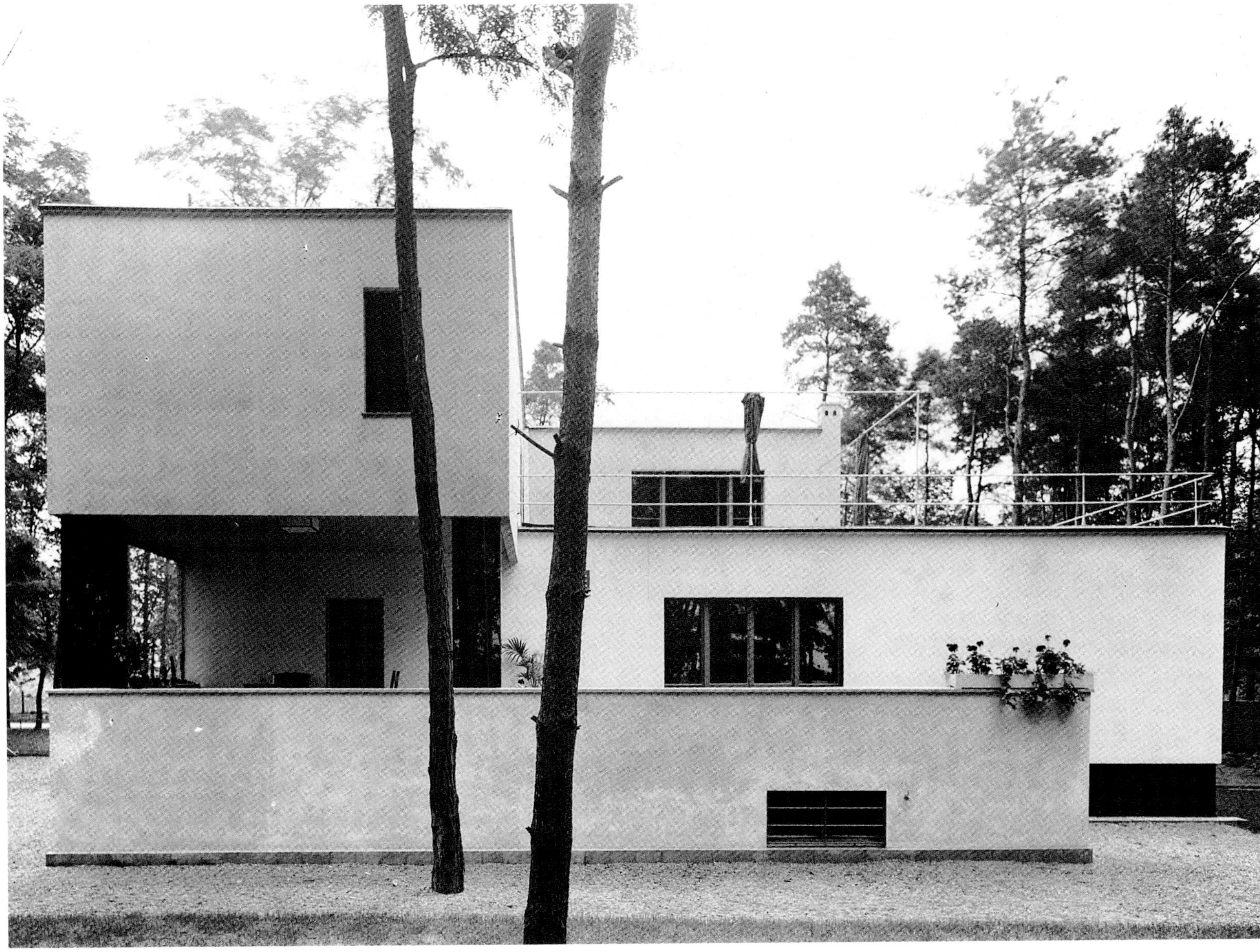

Walter Gropius, Häuser für die Bauhausmeister. 1925–1926, Haus Gropius, Ansicht der Gartenseite von Süden, Foto von Lucia Moholy, BHA. • Die klare Gliederung und Verteilung der Baumassen erinnert ein wenig an Villen von Le Corbusier. Auch hier dominieren weiße Fassadenflächen mit scharf eingeschnittenen Fensteröffnungen.

ihm eine neue Parole für die Arbeit am Bauhaus ausgegeben wurde. Sie lautete „Kunst und Technik – eine neue Einheit" und fußte auf seinen Erfahrungen und Beobachtungen der letzten zwei Jahre (aber auch auf innerschulischen Auseinandersetzungen vor allem mit Johannes Itten, nach dessen Weggang im Frühjahr 1923 Moholy-Nagy berufen wurde), mithin auf der Einsicht, daß die Zeit der mystisch-religiösen Beschwörung von mittelalterlich-handwerklicher Produktion der Vergangenheit angehören sollte.

Trotz dieser sehr beachteten Leistungsschau wurde es dem Bauhaus seitens der thüringischen Landesregierung immer schwerer gemacht, eine ordnungsgemäße und leistungsbezogene Lehre und Ausbildung aufrechtzuerhalten. Ende 1924 stand das Bauhaus vor dem Aus, was Gropius und den Meisterrat veranlaßte, mit verschiedenen Städten über eine Neugründung der Schule an einem anderen Ort zu verhandeln. Nachdem die Stadt Dessau unter ihrem Bürgermeister Fritz Hesse eine Übernahme zugesagt und zudem noch versprochen hatte, ein neues Schulgebäude und Wohnhäuser für die Meister des Bauhauses errichten zu lassen, faßte der Meisterrat des Bauhauses Weimar am 26. 12. 1924 den Beschluß, die Schule zum 1. 4. 1925 aufzulösen und nach Dessau überzusiedeln. Dieser Entscheid gab Gropius die Chance, ein Schulgebäude zu entwerfen, in dem sich seine Vorstellungen sowohl vom gemeinsamen Leben am Bauhaus als auch seine architektonischen Vorstellungen von einem modernen, zeitgemäßen Gebäude verwirklichen ließen. Mitarbeiter an diesem Entwurf war zunächst Carl Fieger, im Anschluß, als neuer Büroleiter im Bauatelier, Ernst Neufert. Da das Schulgebäude gleichzeitig auch der Kunstgewerbeschule der Stadt zu dienen hatte, ergab sich ein Raum- und Funktionsprogramm für ein relativ großes Bauensemble. Dies wiederum erlaubte eine Durcharbeitung von verschiedenen Baukörpern, die gleichsam in eine dynamisierte Anordnung zueinander gebracht wurden. Den einzelnen Baukörpern waren eindeutige Funktionen zugewiesen, die durch ein klares Erschließungskonzept sowohl in der Vertikalen als auch in der Horizontalen miteinander verbunden wurden. Durch den Wechsel von verputzten Flächen, Lochfassaden und Fensterbändern entstanden zudem für jedes Gebäude spezifische Physiognomien, die allerdings dominiert wurden durch den großflächig aufgeglasten straßenseitigen Werkstättentrakt. Diese Glaswand – so heikel sie konstruktionstechnisch und ökologisch auch gewesen sein mag (und heute, als Erblast, noch ist) – galt immer auch als Symbol für die „Gemeinschaft Bauhaus“, deren Geist sich hier sammeln, bündeln, gleichsam „kristallisieren“ sollte.

Bei der Eröffnung des Bauhausgebäudes im Dezember 1926 konnten auch die drei (Doppel-)Meisterhäuser und das Direktorenhaus der Öffentlichkeit vorgestellt werden. Bei diesen Gebäuden handelte es sich im Prinzip um eine Fortentwicklung der mit dem „Baukasten im Großen“ begonnenen Typisierung. Es sind aus der kubischen Verschränkung heraus gedachte Bauvolumen, Wohnungen mit einer großzügigen Grundrißdisposition und Fassaden mit schmal profilierten Fensterrahmen und Balkonbrüstungen. Sie waren weiß gestrichen, rhythmisch additiv angeordnet und vermittelten seinerzeit ein Bild geordneter bürgerlicher Behaglichkeit mit einem Schuß Bauhaussnobismus. Damit aber war die ursprüngliche Antriebsfeder zur Erfindung und Anwendung einer rationalisierten Baumethode ad absurdum geführt. Diente diese Idee zunächst der Verbilligung des Bauens und somit dem Bau von Häusern und Wohnungen, die auch für minderbemittelte Schichten bezahlbar sein sollten, ergaben sich nunmehr aus rein formalen Überlegungen heraus Baukosten, die das Doppelte der veranschlagten Summe ausmachten und die Mieten um 100 % erhöhten. Die Studenten, einige Bauhausmeister – allen voran Schlemmer – und die Öffentlichkeit sparten deshalb auch nicht mit ihrer Kritik an den Baukosten; auch der Vorwurf des Formalismus fiel, wobei hämische Hinweise auf eine quasi bei Le Corbusier ausgeliehene Entwurfskonzeption nicht ausblieben. Trotz allem stellen die Meisterhäuser eine Art „Meisterstück“ innerhalb der von Gropius realisierten Bauvorhaben dar.

Die Konflikte am Bauhaus waren – vor allem was die Rolle von Gropius und „Bau als Endziel“ betrifft – mit dem Umzug nach Dessau und der Einrichtung einer Architekturabteilung unter Hannes Meyer nicht behoben. In der Rückschau läßt sich vielmehr konstatieren, daß Gropius weiterhin mehr für sein privates Bauatelier und dessen Auftragslage tat als für die Schule, was schließlich sogar den Bürgermeister Fritz Hesse veranlaßte, sich über die ständige Abwesenheit des Direktors zu beschweren. Die Bauabteilung saß buchstäblich „auf dem trockenen“, während „das Baubüro Gropius stetsfort zu bauen hat“, wie Hannes Meyer Ende 1927 an den Architekturkritiker Adolf Behne schrieb. Tatsächlich blieben anfänglich zugesagte Aufträge an die Bauabteilung aus, wohingegen Gropius' Bauatelier den Auftrag für die Siedlung Dessau-Törten (1926–1928) erhielt, den für das Arbeitsamt Dessau (1927–1929) und schließlich, 1928, auch den für das Konsumverein-Gebäude in Törten. Im Jahr 1927 bearbeitete das Bauatelier Gropius zudem die Entwürfe für zwei Häuser auf der Werkbundausstellung „Am Weißenhof“ in Stuttgart (organisiert vom Deutschen Werkbund unter Mies van der Rohe) und den Entwurf für ein sogenanntes „Totaltheater“, das

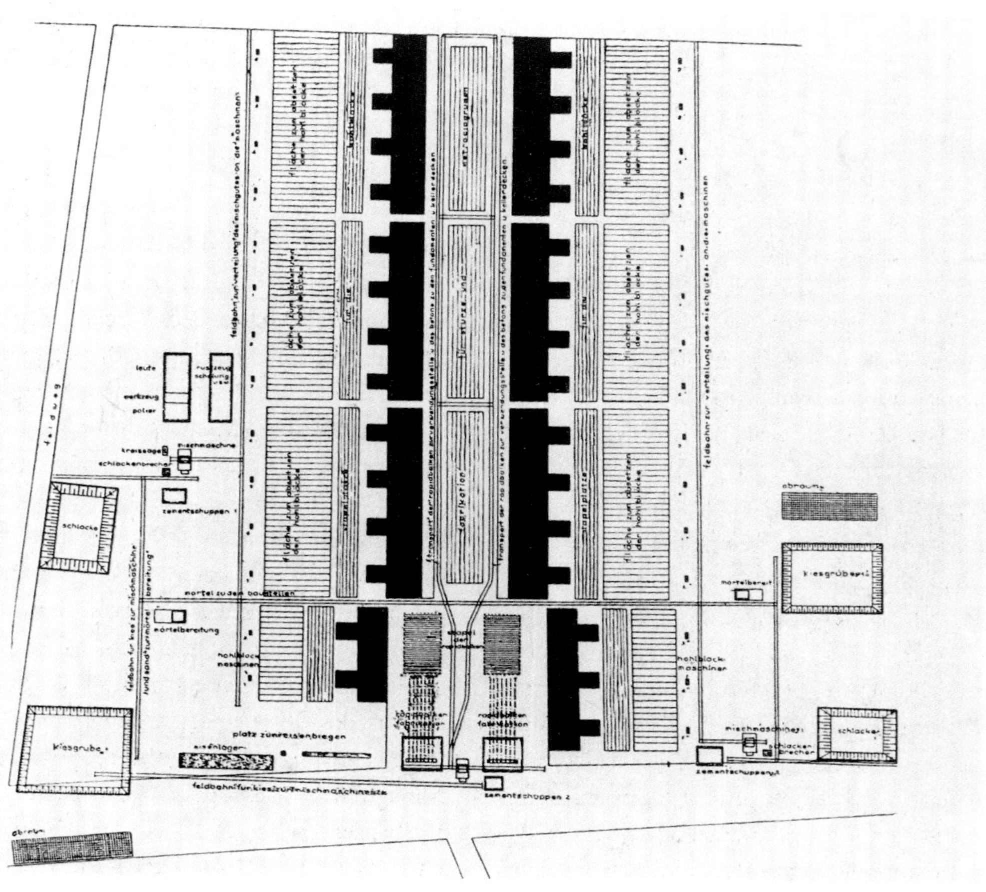

Walter Gropius und Bauabteilung Bauhaus Dessau, Siedlung Dessau-Törten. 1926–1928, Plan für die rationelle Einrichtung der Baustelle, 1926, BHA. ● Die Siedlungsanlage war auf eine Fertigproduktion vor Ort ausgerichtet; die einzelnen Gebäude wurden fließbandartig entlang der Produktionstraße errichtet.

Walter Gropius und Bauabteilung Bauhaus Dessau, Gebäude des Konsumvereins in der Siedlung Dessau-Törten. 1928, Ansicht von Südwesten, ursprünglicher Zustand, Foto: Theis/Dessau, BHA. ● Das Gebäude steht zentral in der Siedlungsanlage; der „Konsum“-Laden im Erdgeschoß diente der Versorgung der Siedlungsbewohner.

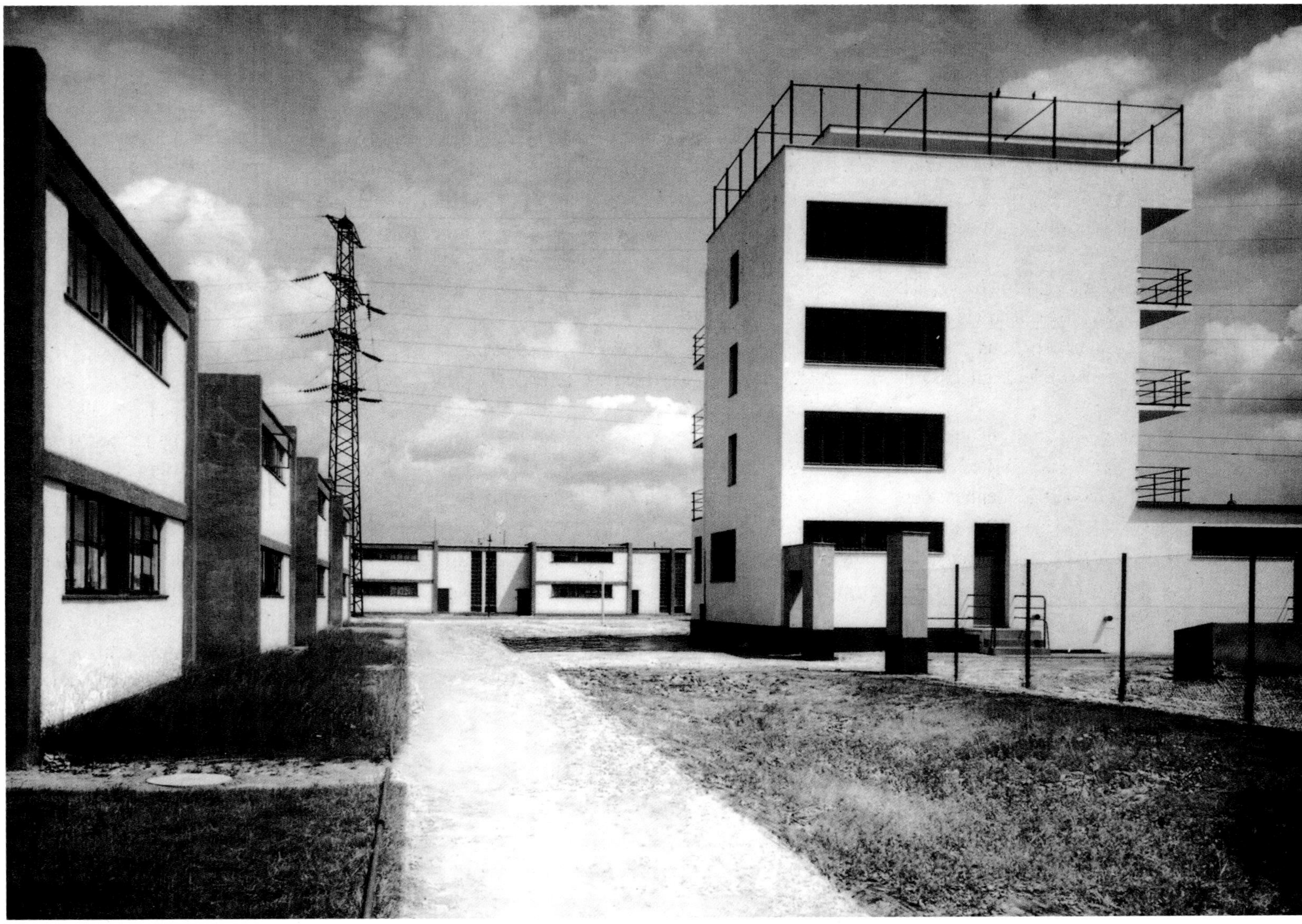

Gropius auf Initiative des Berliner Theatermachers Erwin Piscator konzipierte, für den das Experiment mit neuen Inszenierungsformen im Mittelpunkt einer neuen Theaterbaukonzeption stand.
Das wichtigste Experiment hinsichtlich der „Taylorisierung" des Bauens gelang Gropius wohl mit der Siedlung Dessau-Törten, bei der die Fließbandproduktion der Hauseinheiten im Mittelpunkt stand. Sowohl der Grundriß der Siedlung und der Wohnungen als auch Konstruktion und Materialwahl waren einer rigorosen Rationalisierung untergeordnet, was im nachhinein zu nicht wenigen Bauschäden führte. Die kistenähnliche Anmutung der in Reih und Glied aufgestellten Häuser spiegelte die Art der Serienproduktion unmittelbar wider. Das Konsumgebäude dagegen – eine „normale" Ziegelsteinkonstruktion –, in der Mitte der Siedlung gelegen, wurde aus einem anderen Geiste entwickelt. Hier wurde eine große räumliche und objekthafte Spannung durch das Ineinandergreifen zweier Baukörper erreicht, von denen der flache den Verkaufsräumen diente, während in dem viergeschossigen Baukörper Wohnungen und im Obergeschoß Gemeinschaftsräume angeordnet waren.
Im Bauhaus selbst wurden Gropius' Gebäude in der Weißenhofsiedlung in Stuttgart am strengsten beurteilt, was angesichts des Ergebnisses auch nahelag. Denn im Kontext der dort mit Experimentierfreude errichteten Bauten – und der mit ihnen erreichten Qualität – waren sie in jeder Hinsicht eher beschämend. Winfried Nerdinger schreibt dazu: „Die offizielle Kritik im Schlußbericht der Reichsforschungsgesellschaft wies darauf hin, daß die Grundrisse zwar systematisch, aber nicht innovativ seien, daß die Konstruktion zu den teuersten der ganzen Siedlung gehörte und daß einige konstruktive Fehler gemacht worden seien." Er zitiert abschließend das Gesamturteil der Gesellschaft: „Der konstruktivistische Doktrinarismus des Bauhauses gibt den Häusern einen eigentümlich trocken pedantischen Zug und zugleich etwas provisorisch Barackenmäßiges." Mit einem anderen Bau, dem Arbeitsamt in Dessau, verabschiedete sich Gropius mehr oder weniger vom Bauhaus. Die Durcharbeitung des wohlüberlegten und organisatorisch geschickten Grundrisses, die Kohärenz zwischen der gewählten Konstruktion und der baulichen Gestalt, deren Anmutung streng, modern und städtebaulich elastisch zugleich ist, heben dieses Gebäude aus dem Kanon des Werkes, das Gropius während seiner Bauhausjahre geschaffen hat, weit hinaus.
Nach seinem Rücktritt von der Leitung des Bauhauses am 1. 4. 1928 arbeitete Walter Gropius als Architekt, Ausstellungsmacher und

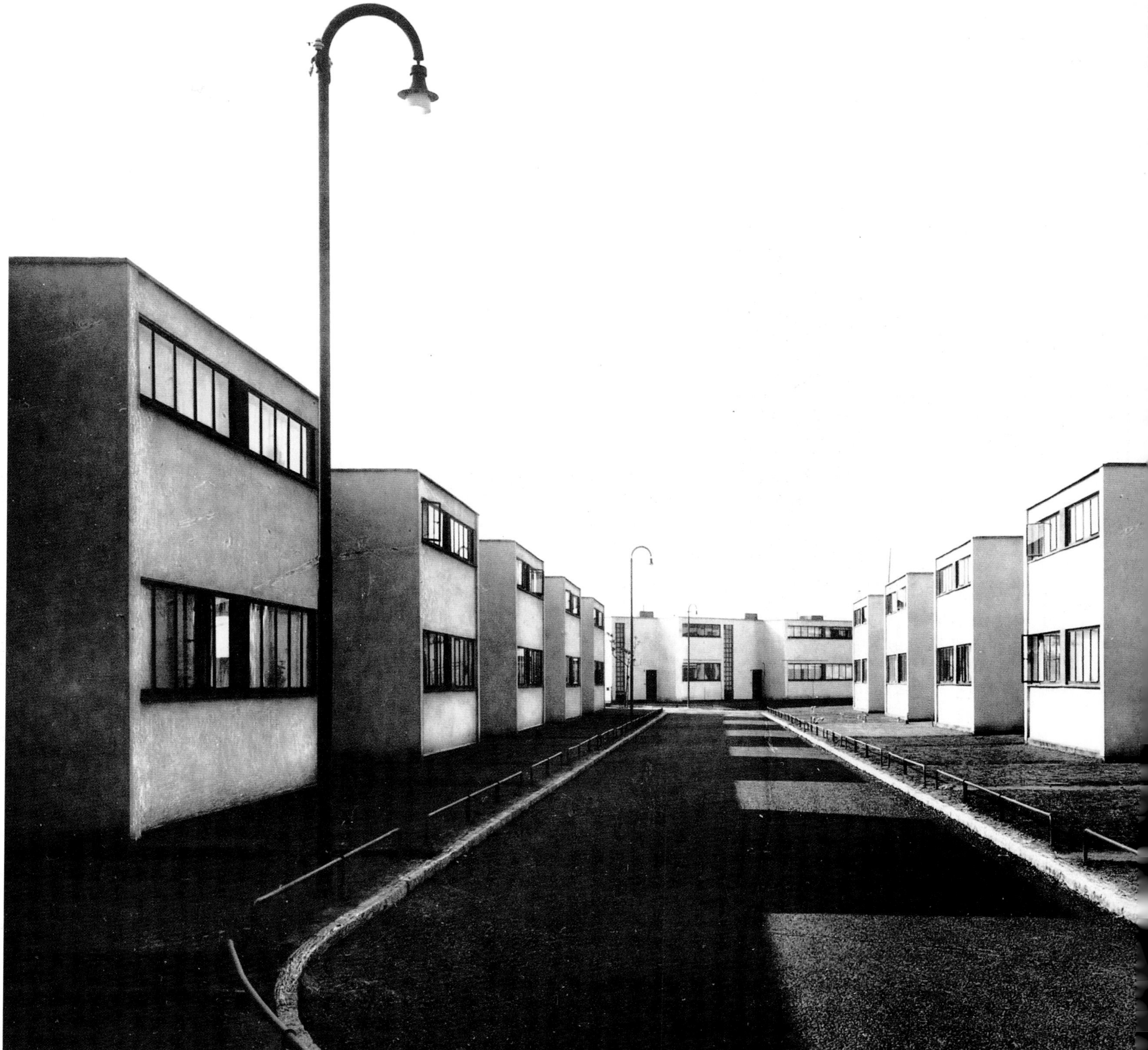

Walter Gropius und Bauabteilung Bauhaus Dessau, Siedlung Dessau-Törten. 1926–1928, Häuser des verbesserten Typs 1927, Baujahr 1928, Foto: Baubüro Gropius, BHA. ● Den kastenartig anmutenden Häusern und ihrer Stellung zueinander sieht man die Herkunft aus der industriellen Produktion an: Sie scheinen gleichsam vom Fließband gefallen zu sein.

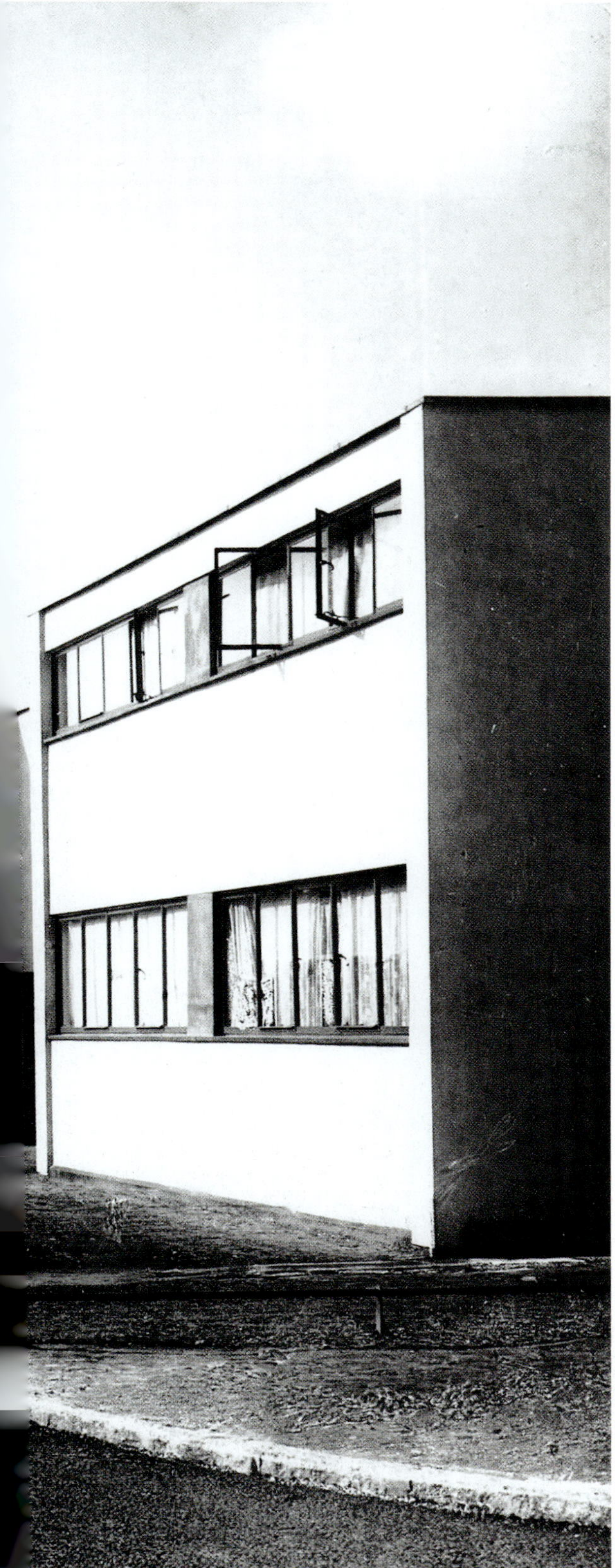

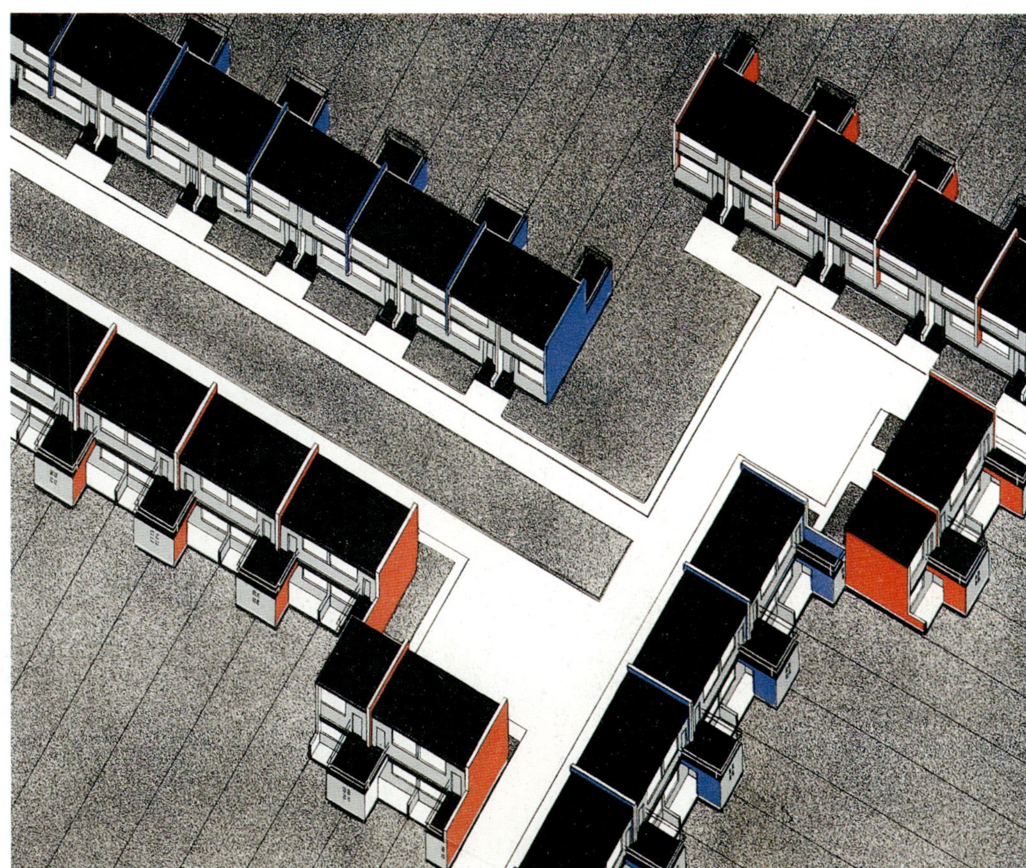

Walter Gropius und Bauabteilung Bauhaus Dessau, Siedlung Dessau-Törten. 1926–1928, Axonometrischer Ausschnitt der Kleinhaussiedlung (60 Häuser im Bau), Abb. aus Bauhaus-Heft der Zeitschrift „Offset, Buch- und Werbekunst", Nr. 7, 1927, Sammlung Kieren, Berlin. ● Hier versucht Gropius, mit nur einem Haustypus eine städtebauliche Situation, eine platzartige Aufweitung der ansonsten streng linearen Siedlungsanlage zu komponieren.

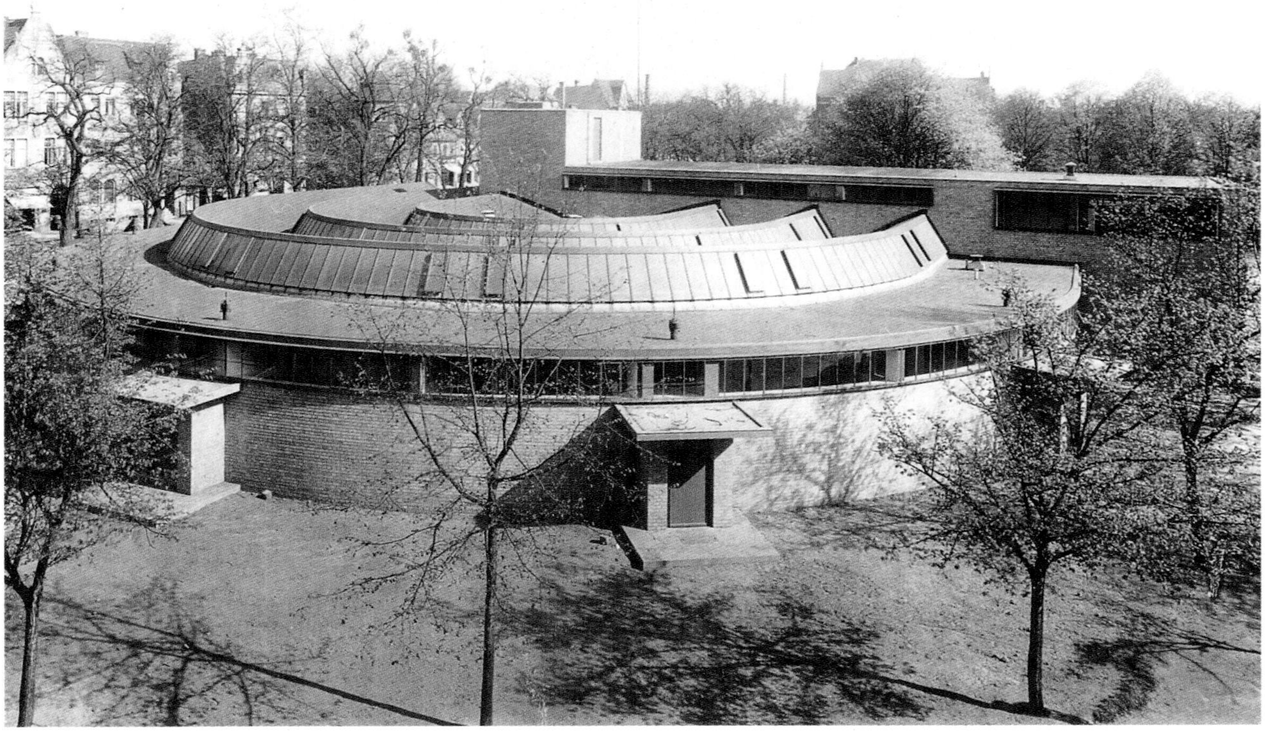

Walter Gropius, Arbeitsamt Dessau. 1927–1929, Ansicht von Norden, Foto: Theis/Dessau, BHA. ● Städtebaulich und architektonisch einer der gelungensten Bauten von Gropius. Die äußere Erscheinung folgt ganz dem nach funktionalen Kriterien erarbeiteten Gebäudeorganismus.

Walter Gropius, Arbeitsamt Dessau. 1927–1929, Innerer Umgang, Foto: Theis/Dessau, BHA. ● Ein Meisterstück an logistischer Planung und Funktionsanalyse: Durch gesonderte Eingänge wurde der Arbeitssuchende direkt in ihn betreffende Sachressorts geleitet.

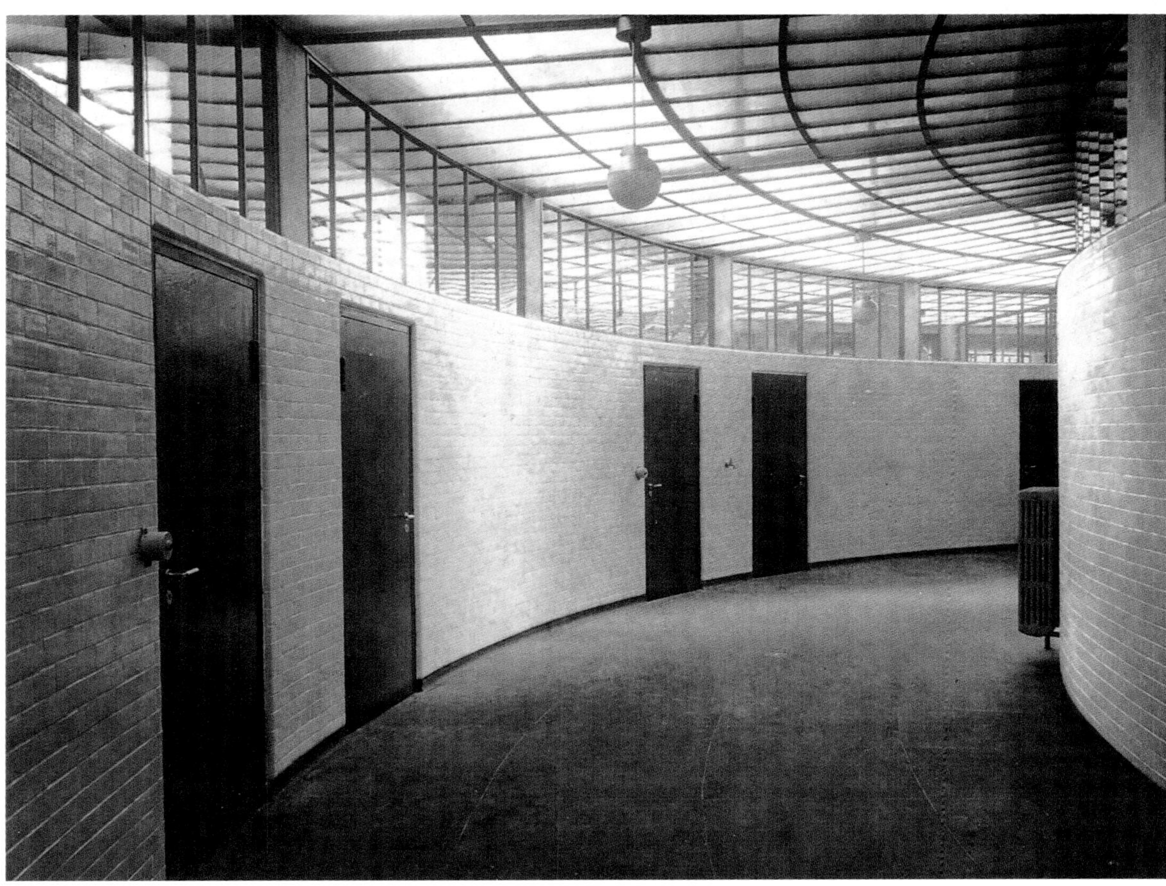

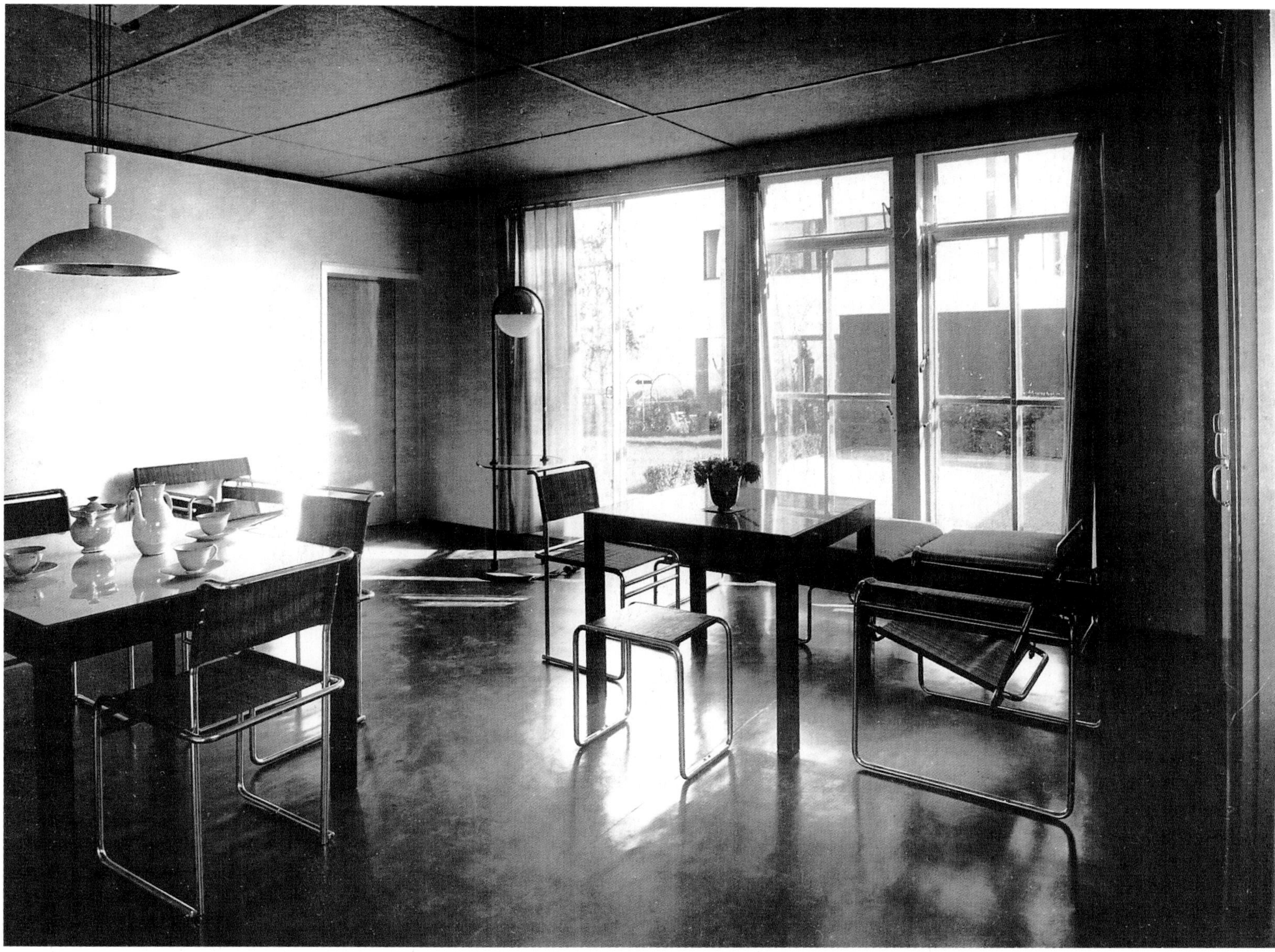

Gutachter zunächst noch in Deutschland, anschließend in England und den USA, wo er 1937, an der Graduate School of Design der Harvard University, zum Professor ernannt wurde. Nennenswerte oder gar über das zeitgenössische Baugeschehen hinausragende architektonische Leistungen brachte seine weitere Laufbahn als Architekt, vielleicht bis auf die Siedlung Karlsruhe-Dammerstock, 1928/1929, nicht hervor. Vor allem aber wirkte er bis zu seinem Lebensende an der Geschichte und Aufarbeitung des Bauhauses, das heißt an jener Phase, in der er selbst maßgeblich die Schule geleitet und deren Programmatik entwickelt hatte. Zeitlebens war er beinahe ängstlich darum bemüht, seine Verdienste um das Bauhaus zu betonen und bisweilen zu überhöhen. Meist war er von der Furcht beseelt, diese Verdienste könnten ihm von irgendeiner Seite aus streitig gemacht werden, was ihn oftmals bewegte, die Leistungen seiner Kollegen und Mitstreiter, vor allem aber die seines Nachfolgers Hannes Meyer, durch ungerechtfertigte Attacken und das etwas grobkörnige Herausstellen seiner eigenen Leistungen zu schmälern. Dennoch wird er nunmehr, gegen Ende des 20. Jahrhunderts, in einem Atemzuge mit Le Corbusier und Mies van der Rohe genannt, was sich wohl – die Rückschau bestätigt dies –, nicht so sehr auf seine herausragenden Leistungen als Architekt bezieht als vielmehr auf sein unbestrittenes Organisationstalent und eine nicht ganz ungeschickte Selbstinszenierung.

Walter Gropius, Zwei Häuser für die Werkbundsiedlung Am Weißenhof, Stuttgart. 1927, Wohnzimmer mit Möbeln von Marcel Breuer, Fotograf unbekannt, BHA. • Die Kälte der Materialien und die asketische Ausstrahlung des Interieurs rief seinerzeit nicht nur Bewunderer, sondern auch Kritiker auf den Plan; man vermißte die „Gemütlichkeit".

Das Bauhaus auf dem Weg zu einer Produktivgenossenschaft – der Direktor Hannes Meyer

Martin Kieren

Mit Hannes Meyer hatte das Bauhaus Dessau von 1928 bis 1930 seinen umstrittensten Direktor. Seine Berufung, seine Arbeit am Bauhaus und seine theoretischen Positionen waren umstritten – vor allem aber seine politischen Aktivitäten, auf die zuletzt seine Demission als Direktor des Bauhauses erfolgte. Die Umstände, die zu dieser Kündigung geführt haben, sind immer wieder erörtert worden, markieren sie doch die Schnittstelle zwischen Demokratie und zunehmendem Faschismus in der Weimarer Republik. Dabei wurde lange Zeit die Rezeptionsgeschichte sowohl seines Direktorats als auch die seiner Persönlichkeit mehr durch diesen Abgang, seine aus politischen Gründen erfolgte Entlassung aus dem Bauhaus bestimmt, als durch sein am Bauhaus und mit den Studenten der Bauabteilung erarbeitetes Werk, seine Verdienste um die Umstrukturierung oder die von ihm forcierte Zusammenarbeit mit der Industrie und eine Öffnung der Schule nach außen.

Dieses Mißverhältnis, vor allem gegenüber den Direktoren Walter Gropius und Ludwig Mies van der Rohe, ist zunächst einmal auf deren schillernde und starke Persönlichkeiten und die von Gropius betriebene Öffentlichkeitsarbeit zurückzuführen. Dieser verstand es vorzüglich, Medien wie Ausstellungen, Broschüren, Bücher und die Kunst der Fotografie in seinen Dienst zu nehmen, um öffentlich sein Anliegen und seine Verdienste zu propagieren. Doch Hannes Meyers Verdienste blieben ebenso lange im dunkeln wie Gropius' Ruf widerspruchslos strahlte. Meyers Person, sein praktisches wie theoretisches Werk zur Kenntnis zu nehmen und im Kontext der Architektur jener Jahre und vor allem der Architektur am Bauhaus zu beleuchten, ist heute nicht ganz ohne Nutzen. Lernt man doch durch nähere Anschauung eine durch die gesellschaftlichen Umstände und Erfahrungen radikalisierte Position kennen, die wegen ihrer Nähe zu einer marxistisch grundierten Architekturtheorie seither stigmatisiert zu sein scheint. Diese Position ist zwar ebenfalls nicht ganz

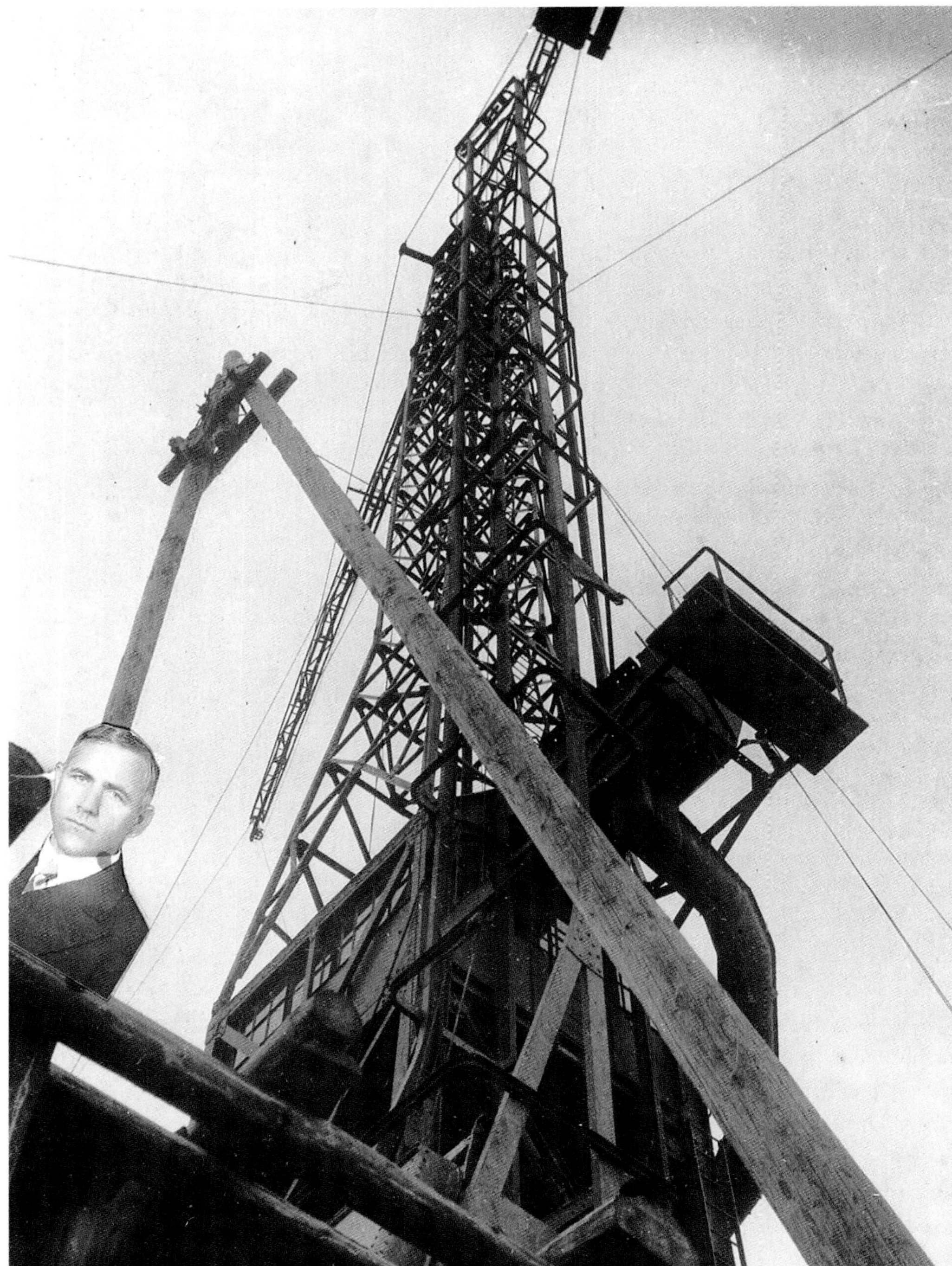

Anonym (Hannes Meyer?), Porträt Hannes Meyer. 1928, Blatt aus Portfolio „9 jahre bauhaus. eine chronik", 1928, Collage aus Fotografien, montiert auf weißen Karton, 23,5 x 18,5 cm, BHA. ● Programmbild für einen Architekten: das Porträt „aufgehängt" an dynamisch-versorengten Achsen einer Krankonstruktion.

widerspruchsfrei – aber sie hilft, die anderen, ihr gegenüberstehenden ästhetischen Positionen der Rezeptionsgeschichte zu relativieren und ebenfalls neu zu bewerten.

Bis zu seiner Berufung hatte Hannes Meyer eigene Wege beschritten. 1889 in Basel geboren, technisch und handwerklich geschult, wie Gropius, Mies oder Le Corbusier ohne klassische Hochschulausbildung, begann er während des Ersten Weltkrieges eine eigenständige Architektentätigkeit. Sein erstes größeres Projekt realisierte er von 1919 bis 1922 in Basel. Es war die genossenschaftliche Siedlung „Freidorf" für den Verband Schweizerischer Konsumvereine. Dieser Siedlung sieht man ihre Herkunft aus den verschiedenen Programmen, die ihre Anlage sowie typologische und konstruktive Durcharbeitung generiert haben, an. Es ist eine am Ideal des Klassizismus eines Friedrich Ostendorf orientierte Architektur, die jedoch eingebunden ist in eine strenge, aber dennoch symbolische städtebauliche Komposition. Meyer schreibt: „äußerlich ist versucht, jurassische bauweise zu typisieren." (In: Lena Meyer-Bergner, Hrsg., Hannes Meyer, Bauen und Gesellschaft. Schriften, Briefe, Projekte, Dresden 1980, S. 11) Die modulare Durcharbeitung der Siedlung verdankt sich intensiven Palladio-Studien und ökonomisch notwendigen Normalisierungs- und Typisierungsbestrebungen, der Rhythmus der Hauszeilen einem Harmoniestreben, das alle architektonischen Elemente und alle Hauseinheiten einbindet in eine nach formalem Ausgleich strebende städtebauliche Anlage. Zugrunde liegen dabei die gesellschaftlich-pädagogisch und funktional begründeten „Kleinen Kreise", die dem Erziehungsmodell Johann Heinrich Pestalozzis entlehnt sind; hier ist die „Familienzelle" der Ausgangspunkt für ein baulich-räumliches Modell, das als symbolische Metapher für das genossenschaftliche Modell fungiert. In diesem „System der Kleinen Kreise" liegt Meyers Welt- und Lebensmodell begründet. Es führt ebenso zur „Baulehre Hannes Meyer" am Bauhaus wie zur Erklärung und gleichsam zur Enträtselung aller seiner Entwürfe, seien sie nun realisiert oder auch nur Projekt geblieben. Und sie führen letztlich über das „kollektivistische Moment" zu seinem Wissenschaftsbegriff, seiner „marxistischen Gestaltungslehre", wie er es später nennen wird.

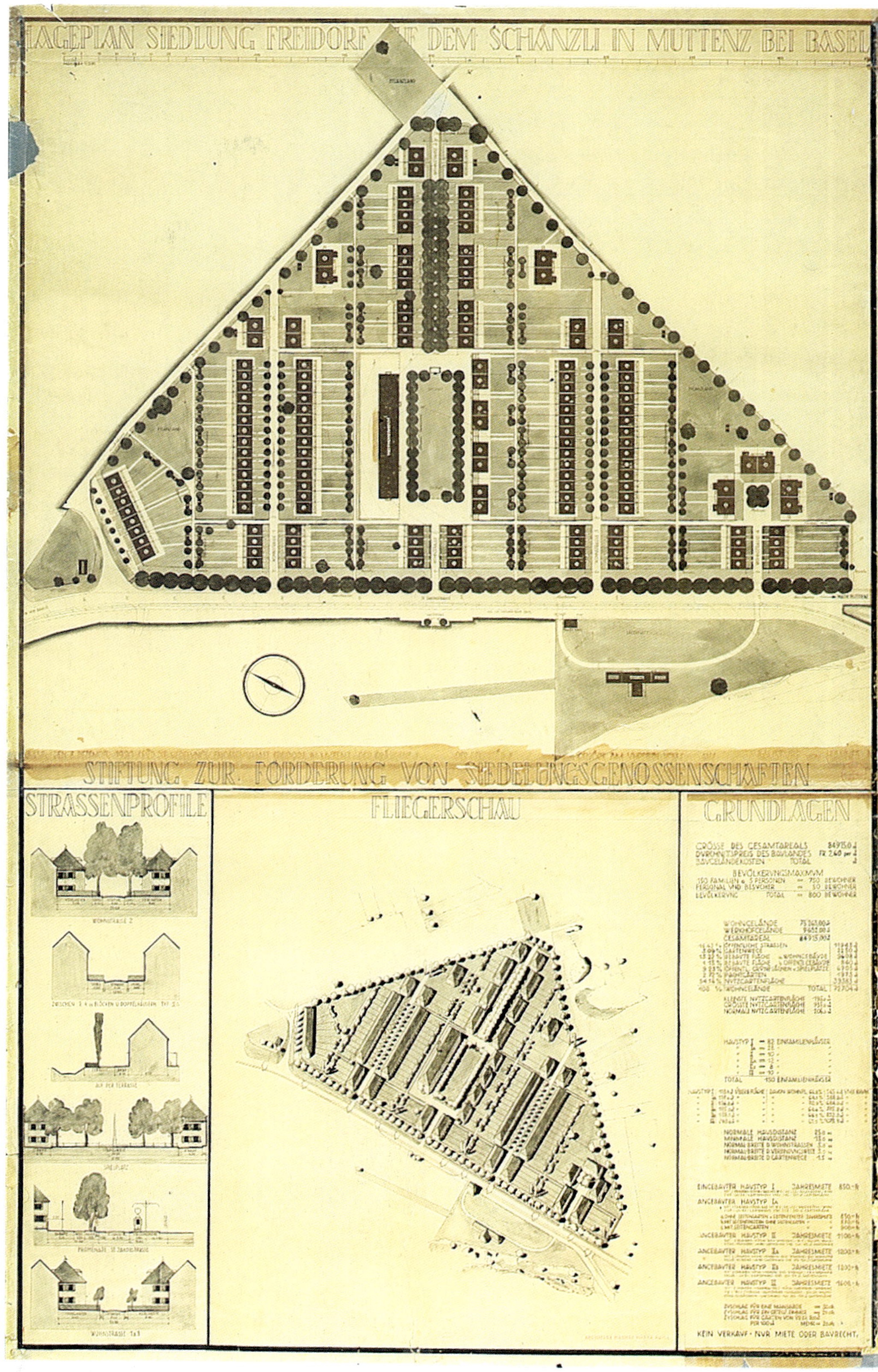

Hannes Meyer, Lageplan, Straßenprofile, Fliegerschau-Axonometrie und Grundlagen der Siedlung Freidorf auf dem Schänzli in Muttenz bei Basel. 8. 12. 1920, Institut für Geschichte und Theorie der Architektur an der Eidgenössisch-Technischen Hochschule Zürich. ● Die Siedlungsanlage, Meyers erstes größeres Projekt, erregte vor allem wegen ihrer klaren Gliederung und der Zuordnung der Häuser zueinander großes Aufsehen. Meyer „übersetzte" hier erstmals sein „System der kleinen Kreise" in ein baulich-räumliches Gebilde.

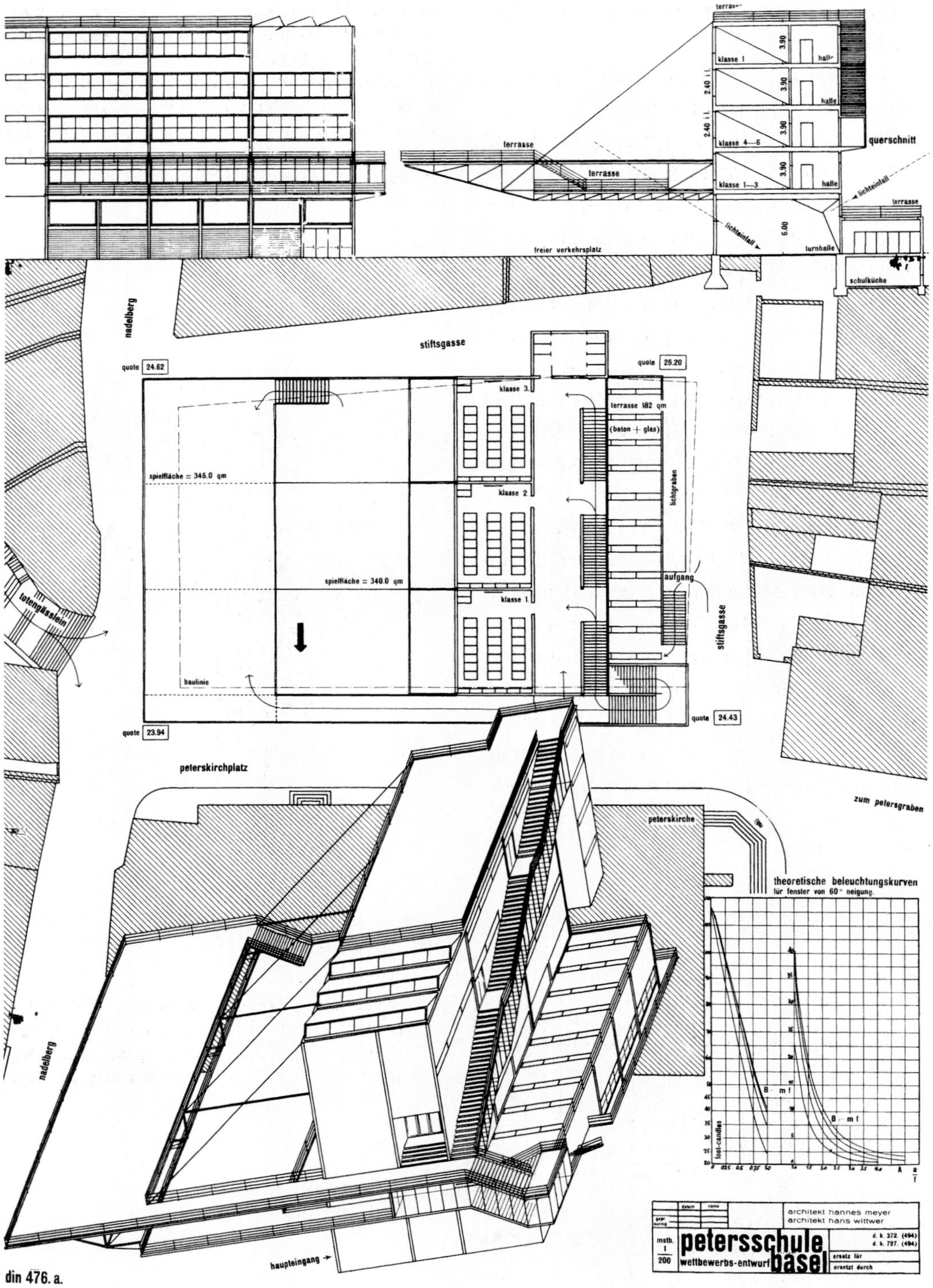

Hannes Meyer und Hans Wittwer, Entwurf für die Petersschule in Basel. 1926, überarbeitete Fassung des Wettbewerbsentwurfs aus „bauhaus", 1927, Heft 2, BHA. ● Vor allem die konstruktive Idee des an Seilen aufgehängten Pausenhofes überraschte die Zeitgenossen. Meyer und Wittwer sprachen von einer „wissenschaftlichen" Entwurfsmethode, deren Parameter sich errechnen ließen.

In den Jahren von 1922 bis 1926 durchlief Meyer im Zeitraffertempo alle Stationen der modernistischen Bewegung dieser kulturell bewegten Jahre. Er radikalisierte seine gesellschaftlich-kulturellen Positionen zu Architektur und zeitgenössischer „Ausdruckskultur". Er arbeitete als künstlerisch Suchender in verschiedenen Disziplinen: als Lektor und Mitstreiter extrem kompromißlos argumentierender, theoretischer Zeitschriften, als Verfasser lyrischer, aber auch radikal-pointierter Manifeste, als Mime, Propagandist, Ausstellungsorganisator und -dekorateur. Meyer absorbierte die technischen, künstlerischen und wissenschaftlichen Erkenntnisse der Zeit und legte sich eine aus heutiger Sicht recht eklektizistisch anmutende Theorie zurecht. Die Arbeiten der Jahre 1923 bis 1926 gipfelten im sogenannten „Laboratorium Meyer/Wittwer" in Basel, wo er während des Sommers 1926 und Winters 1926/1927, also kurz vor seiner Berufung an das Bauhaus, mit dem Schweizer Architekten und späteren Bauhauslehrer Hans Wittwer die legendären Entwürfe für die Petersschule in Basel und das Völkerbundgebäude in Genf entwickelte – als „konstruktive Erfindung", wie es im Erläuterungsbericht für das Projekt in Genf heißt.

Bei den Eröffnungsfeierlichkeiten für das Dessauer Bauhaus im Dezember 1926, bei denen Meyer anwesend war, wurde Walter Gropius auf ihn aufmerksam und trug ihm schon kurze Zeit später seinen Wunsch vor, er möge die neu gegründete Bauabteilung leiten und eine Meisterklasse für Architektur übernehmen. Mart Stam und Ludwig Mies van der Rohe hatten ihm zuvor abgesagt. Meyers anfängliches Zögern, das im entsprechenden Briefwechsel mit Gropius deutlich wird, ist einerseits in seiner Lust und seinem Streben begründet, in Zukunft unabhängig leben und arbeiten zu wollen: „ich habe in den letzten jahren verschiedene angebote ablehnen müssen, weil mir der lebensraum dadurch zu sehr umgrenzt worden wäre", andererseits aber auch in seiner skeptischen Haltung der bisherigen Bauhausarbeit gegenüber: „was ich an der einweihung gesehen habe, sind doch äußerlichkeiten; ausgenommen die wertvolle und aufschlußreiche unterhaltung mit ihnen und den meistern kandinsky, moholy, schlemmer, breuer. den anläßlich des einweihungsfestes ausgestellten arbeiten stehe ich vom beschränkten abc-boden aus zumeist äußerst kritisch gegenüber; ausgenommen die sehr entwicklungsfähigen dinge wie stahlhaus, stahlmöbel, teile von schlemmers bühne und der grundsätzliche unterricht kandinskys sowie teile ihrer grundlehre. vieles erinnerte mich spontan an ‚dornach – rudolf steiner', also sektenhaft und ästhetisch." (ebenda, S. 42) Vor allem Meyers Entwürfe für die Petersschule und den Völkerbund haben Gropius beeindruckt. Meyers längerer Aufenthalt während der Eröffnungsfeierlichkeiten brachte ihn auch einigen Bauhausmeistern näher, die, liest man rückblickend ihre Briefe, zunächst einhellig begeistert waren von seiner starken Persönlichkeit, seinem Elan, seiner fachlichen Kompetenz. Angesichts der Tatsache, daß man endlich eine Bauabteilung am Bauhaus etablieren wollte, sah man in Meyer den Typ Architekten, den man sich wünschte: Nicht aus den eigenen Reihen, ein Praktiker und Theoretiker, ein Macher; und offensichtlich jemand, der junge Menschen begeistern konnte und sich somit als Lehrer für das Bauhaus eignete.

Meyers Arbeit am Bauhaus, von Frühjahr 1927 bis Sommer 1930, muß unter drei verschiedenen Aspekten betrachtet werden:

- Arbeit als Leiter der Bauabteilung („Baulehre")
- Projektentwürfe und realisierte Bauten mit Studenten der Bauabteilung
- Umstrukturierung des Bauhauses während des Direktorats von 1928 bis 1930

Seine Tätigkeit an der Bauabteilung wird in dem Kapitel „Vom Bauhaus zum Hausbau" näher beschrieben. Hier sei nur vermerkt, daß Meyer im ersten Jahr, also von Frühjahr 1927 bis Frühjahr 1928, Kurse anbot, die sich allgemeinen Fragen des Bauens widmeten. Es wurden „grundfragen baulicher organisation zunächst erläutert", wie Meyer an Gropius schrieb. Eine andere Schwierigkeit kam hinzu. Die Bauabteilung war zwar offiziell gegründet, nur – es fehlten die Studenten. Es waren nie mehr als zehn Studenten pro Semester, die am Bauhaus Architektur studiert beziehungsweise die Baulehre absolviert haben. Im ersten Jahr lehrte Meyer wenig, änderte seine Entwürfe für die Petersschule und den Völkerbundpalast, um sie in der „bauhaus"-Zeitschrift zu publizieren, und er versuchte nebenher, Aufträge für die Bauabteilung zu akquirieren. Denn schon im Vorfeld seiner Berufung klärte er mit Gropius, daß „ein richtiger unterricht über bauliche

Hannes Meyer und Hans Wittwer, Wettbewerbsentwurf für den Völkerbundpalast in Genf. 1927, Axonometrie, BHA. ● Mit diesem Wettbewerbsbeitrag, der in die engere Wahl gezogen wurde, errangen die Architekten internationale Reputation. Gropius war von diesem Entwurf so angetan, daß er Meyer kurze Zeit später an das Bauhaus berief.

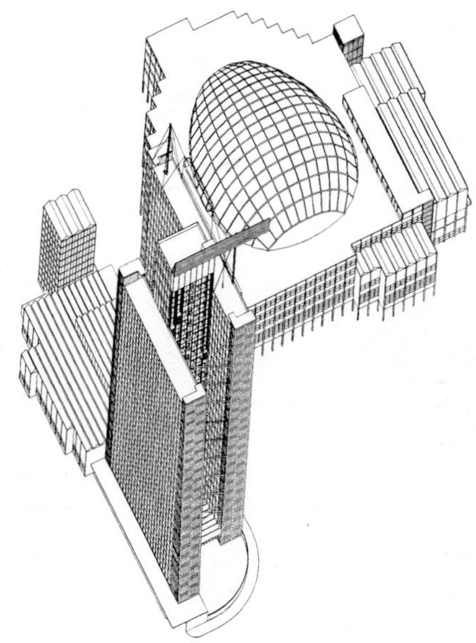

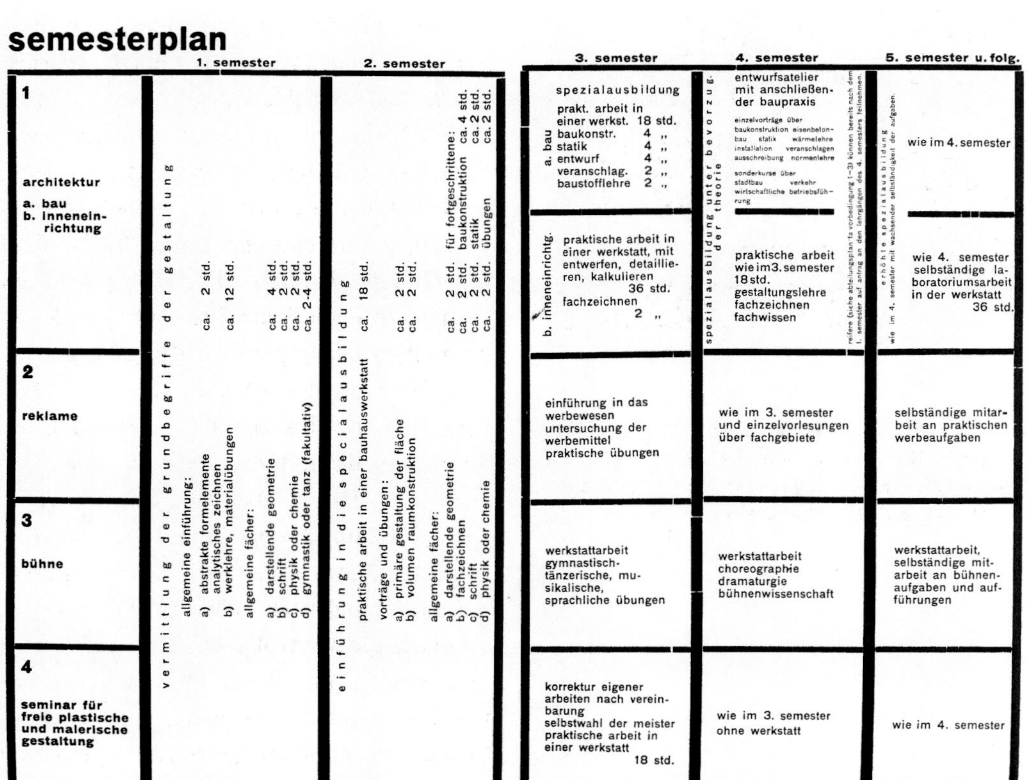

semesterplan

	1. semester	2. semester	3. semester	4. semester	5. semester u. folg.
1 architektur a. bau b. inneneinrichtung	vermittlung der grundbegriffe der gestaltung allgemeine einführung: a) abstrakte formelemente analytisches zeichnen ca. 2 std. b) werklehre, materialübungen ca. 12 std. allgemeine fächer: a) darstellende geometrie ca. 4 std. b) schrift ca. 2 std. c) physik oder chemie ca. 2 std. d) gymnastik oder tanz (fakultativ) ca. 2-4 std.	einführung in die spezialausbildung praktische arbeit in einer bauhauswerkstatt ca. 18 std. vorträge und übungen: a) primäre gestaltung der fläche ca. 2 std. b) volumen raumkonstruktion ca. 2 std. allgemeine fächer: a) darstellende geometrie ca. 2 std. b) fachzeichnen ca. 2 std. c) schrift ca. 2 std. d) physik oder chemie ca. 2 std. für fortgeschrittene: baukonstruktion ca. 4 std. statik ca. 2 std. übungen ca. 2 std.	spezialausbildung a. bau prakt. arbeit in einer werkst. 18 std. baukonstr. 4 „ statik 4 „ entwurf 4 „ veranschlag. 2 „ baustofflehre 2 „ b. inneneinrichtg. praktische arbeit in einer werkstatt, mit entwerfen, detaillieren, kalkulieren 36 std. fachzeichnen 2 „	spezialausbildung unter bevorzug. der theorie entwurfsatelier mit anschließender baupraxis einzelvorträge über baukonstruktion eisenbetonbau statik wärmelehre installation veranschlagen ausschreibung normenlehre sonderkurse über stadtbau verkehr wirtschaftliche betriebsführung praktische arbeit wie im 3. semester 18 std. gestaltungslehre fachzeichnen fachwissen reifere (siehe abteilungsplan fa vorbedingung 1–3) können bereits nach dem 1. semester auf antrag an den lehrgängen des 4. semesters teilnehmen.	erhöhte spezialausbildung wie im 4. semester mit wachsender selbständigkeit der aufgaben. wie im 4. semester wie 4. semester selbständige laboratoriumsarbeit in der werkstatt 36 std.
2 reklame			einführung in das werbewesen untersuchung der werbemittel praktische übungen	wie im 3. semester und einzelvorlesungen über fachgebiete	selbständige mitarbeit an praktischen werbeaufgaben
3 bühne			werkstattarbeit gymnastisch-tänzerische, musikalische, sprachliche übungen	werkstattarbeit choreographie dramaturgie bühnenwissenschaft	werkstattarbeit, selbständige mitarbeit an bühnenaufgaben und aufführungen
4 seminar für freie plastische und malerische gestaltung			korrektur eigener arbeiten nach vereinbarung selbstwahl der meister praktische arbeit in einer werkstatt 18 std.	wie im 3. semester ohne werkstatt	wie im 4. semester

Semesterplan Bauhaus Dessau. 1927, BHA. ● Der Plan demonstriert die neue Unterrichtsstruktur; vor allem die Gliederung ab dem 3. Semester in die Bereiche Inneneinrichtung und Bau.

gestaltung nur durchführbar ist im direkten zusammenhang mit der praxis am baue selbst". (ebenda, S. 44)

Im April 1928 wurde Hannes Meyer schließlich als Nachfolger von Walter Gropius zum Direktor des Bauhauses ernannt. Die folgenden zwei Jahre, in denen er dieses Amt ausübte, waren von äußeren und inneren Schwierigkeiten geprägt. Die sozialen und gesellschaftlichen Widersprüche, die Wirtschaftskrise mit steigender Arbeitslosigkeit und Lohnabbau, aber vor allem die die gesamte Wirtschaft erfassende Absatzkrise konnten das Bauhaus nicht unberührt lassen. Schon Gropius – und nun auch verstärkt Meyer – suchte die Verbindung mit der Industrie, um die Schule finanziell zu stärken, somit unabhängig von staatlichen Zuwendungen zu machen und damit gleichzeitig die Möglichkeit zu schaffen, sie für Studenten aus Arbeiterkreisen zu öffnen. Die Wirtschaftslage des Bauhauses wurde also zu jener Zeit unmittelbar gekoppelt an die Produktivität, Effizienz und an die Absatzmöglichkeiten auf dem freien Markt. Man pendelte folglich immer zwischen dem Widerspruch, sowohl den Massenbedarf im Auge behalten zu müssen und sich an den Produktionsmechanismen der Massenware auszurichten als auch den Luxusbedarf der Bourgeoisie und Intelligenz mit ihrem ästhetisch verfeinerten Geschmack Genüge tun zu wollen und zu müssen. Die Suche galt dem künstlerisch wertvollen Massenprodukt. Dies mußte man meistern vor dem Hintergrund einer Schulinstitution, die sich seit jeher schwertat, ihre künstlerisch-geschmäcklerischen und ästhetisch-kunstgewerblichen Fesseln aus der Weimarer Zeit vollends abzustreifen. Zu Beginn des Jahres 1926 formulierte Gropius dieses Problem in einem Brief an die Meister des Bauhauses: „das allgemeine ziel des bauhauses, die verbindung seiner ideellen und praktischen absichten, kommt in den einzelnen werkstätten noch ungenügend zum ausdruck. infolgedessen ist ihr gesicht noch immer ein kunstgewerbliches. die verbindung, die wir mit der industrie suchen wollen, muß systematisch ... angebahnt werden ... auf lange sicht (bedarf es) eines sorgfältig

Hannes Meyer (co-op), Titel des Prospekts „junge menschen kommt ans bauhaus!". 1928, Foto von Andreas Feininger, BHA. • Seite aus einem 44seitigen Prospekt, den Hannes Meyer während der Semesterferien, allein in Dessau, erstellte. Von ihm stammen auch Gestaltung und Typografie. Er benutzte hier, wie so oft, sein Pseudonym „co-op".

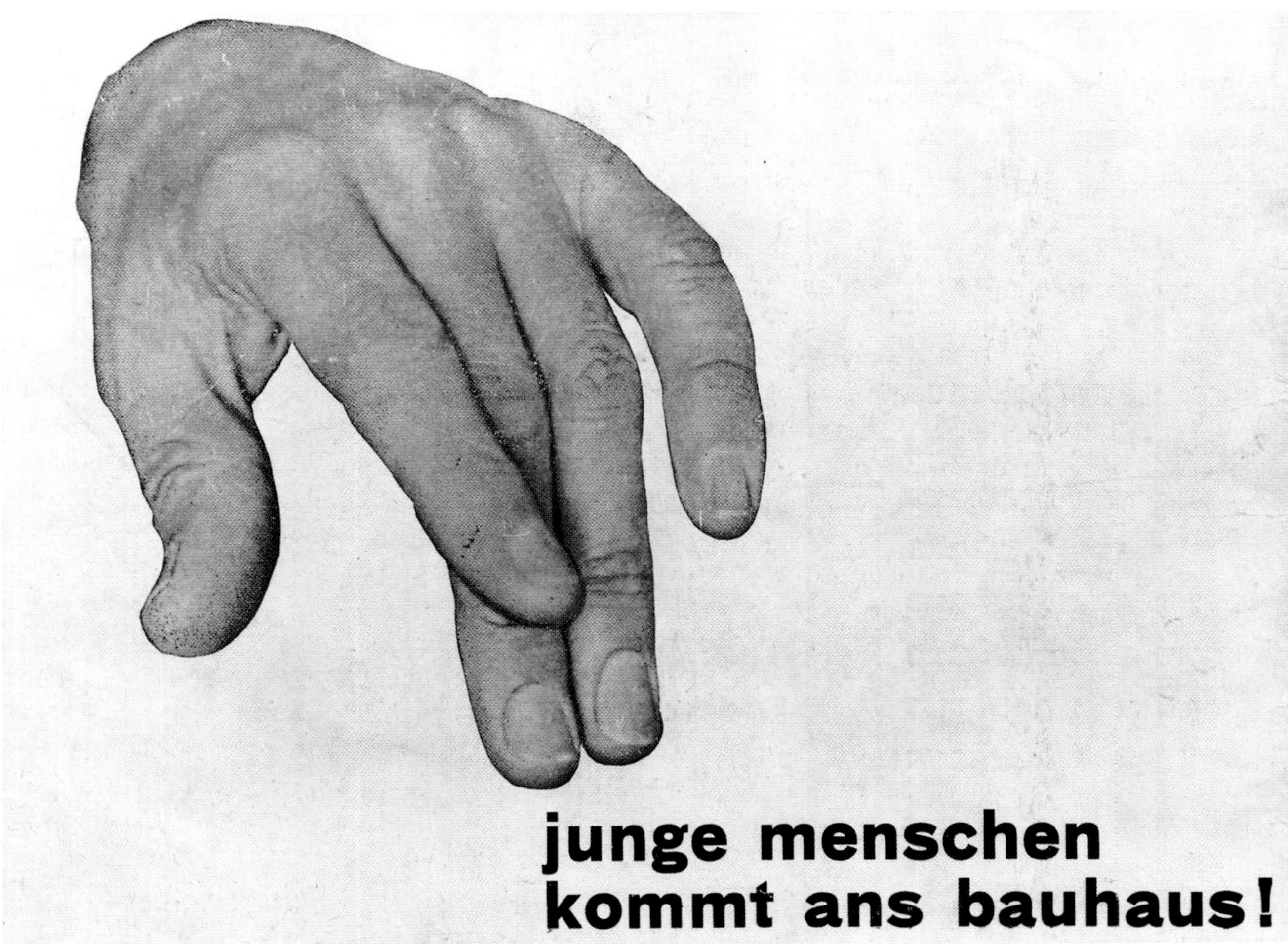

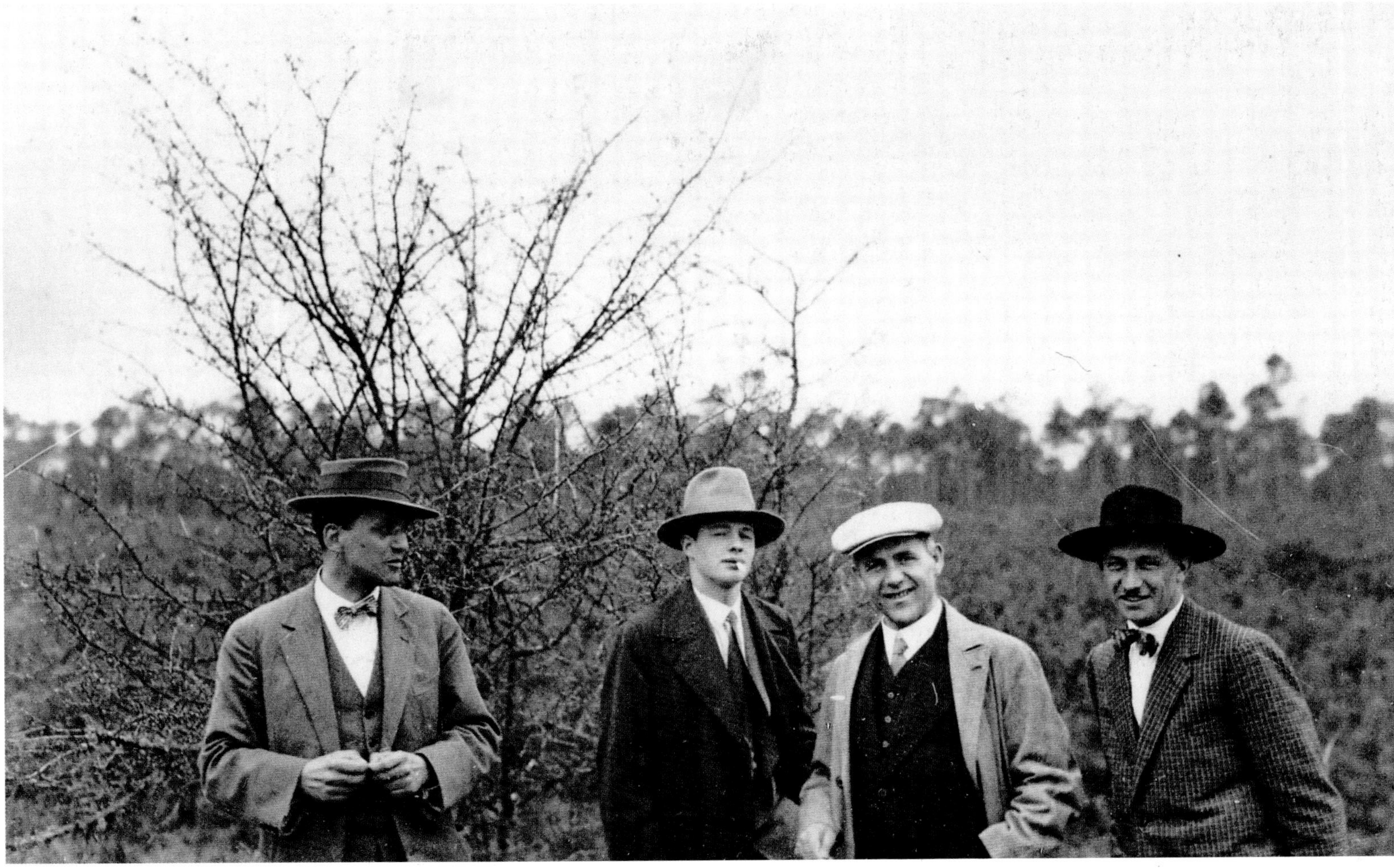

Gruppenporträt auf der Baustelle der Bundesschule des ADGB in Bernau. 1928, von links: Hans Wittwer, Thomas Flake, Hannes Meyer, Hermann Bunzel, Fotograf unbekannt, Sammlung Kieren, Berlin.

ausgearbeiteten produktionsplanes." (Brief vom 21. 1. 1926. In: Klaus-Jürgen Winkler, Der Architekt Hannes Meyer, Berlin 1989, S. 111) Der Abschied von einer sektenhaften, elitären Kunst- beziehungsweise Kunstgewerbeschule dauerte lange, es war ein mühsamer Weg. Hannes Meyer nahm aber die zuvor von Gropius formulierte Herausforderung an. Das bedeutete jedoch, daß sich das Bauhaus verstärkt der gesellschaftlichen Realität zuzuwenden hatte. Seine Arbeit und sein Ziel sollten bald in der Parole „Volksbedarf statt Luxusbedarf" münden. Und diese Parole, diese Forderung nach einer an der Gesellschaft orientierten Produktion, betraf alle Werkstätten. Das Bauhaus mußte nach Meyers Vorstellung einem „Kollektiv für das Volk" gleichen, das wiederum aus vielen kleinen Kollektiven, Brigaden, Gruppen oder Zellen besteht. Es sollte, was die Produkte und die Arbeit betrifft, eher anonym als individuell-persönlich auftreten – eben in Form des standardisierten Massenprodukts, das die Stelle des luxuriösen Einzelwerkes einzunehmen hatte. In dieser „Kollektiv" genannten gesellschaftlichen Figur tauchte wieder Meyers „System der Kleinen Kreise" auf, das eingangs schon erwähnt wurde; nunmehr aber gleichsam gefestigt und erhärtet durch eine neue Binnen- und Unterrichtsstruktur. Zu Beginn von Meyers Direktorat zählte das Bauhaus 166 Studenten (unter ihnen 35 ausländische), und zwar 121 männliche und 45 weibliche. Dem Lehrkörper gehörten an: Albers, Arndt, Brandt, Feininger, Kandinsky, Klee, Meyer, Scheper, Schmidt, Stölzl und Wittwer. Moholy-Nagy, Bayer und Breuer verließen gemeinsam mit Gropius Dessau und somit das Institut. Eine der ersten Überlegungen Meyers betraf die Aufstellung eines effektiveren Studienplanes. Seiner eigenen Profession entsprechend, richtete sich sein Hauptaugenmerk dabei auf die Architektur, um endlich den schon im ersten Bauhausmanifest von 1919 geäußerten Wunsch, das „Endziel aller bildnerischen Tätigkeit ist der Bau", Wirklichkeit werden zu lassen. Die Architekturausbildung wurde nun von sieben auf neun Semester erhöht und die Werkstätten mehr oder weniger auf eine Arbeit verpflichtet, die sich der Architektur unterordnete, anpaßte oder ihr zuarbeitete. Denn genau in der Zeit seiner Berufung zum Direktor erhielt Meyer den Auftrag zum Bau der Bundesschule für den Allgemeinen Deutschen Gewerkschaftsbund ADGB in Bernau bei Berlin. In der Rückschau ist festzustellen, daß fast sämtliche Werkstätten in irgendeiner Weise in die Entwurfskonzeption der Einrichtung dieses Gebäudeensembles einbezogen wurden. Meyer hatte den Wettbewerb gewonnen, an dem er sich gemeinsam mit seinem Schweizer Kollegen Hans Wittwer und einigen Bauhausstudenten beteiligt hatte. Anläßlich einer Anfrage Adolf Behnes an

2

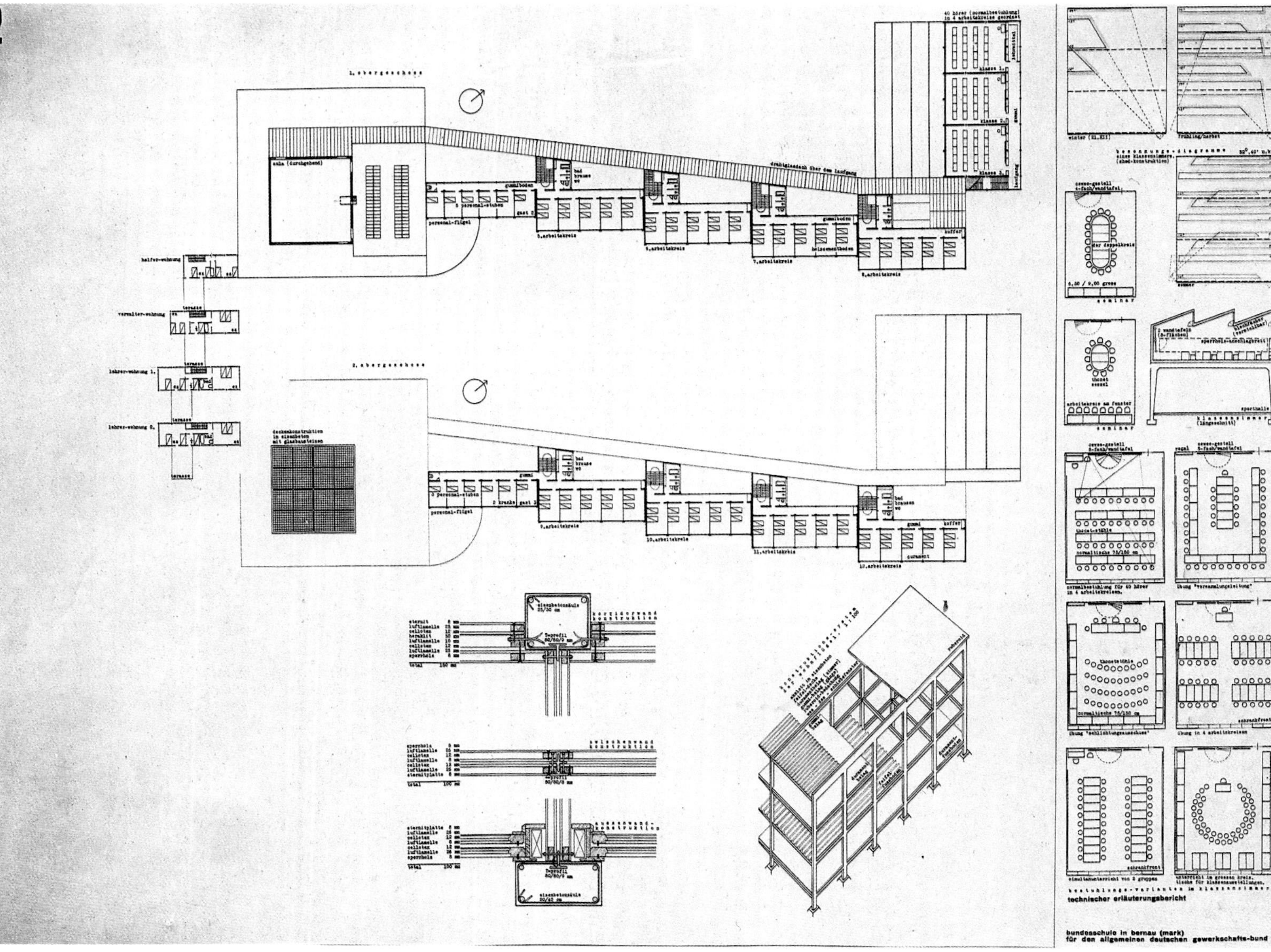

Hannes Meyer, Hans Wittwer und Bauabteilung Bauhaus Dessau, Wettbewerbsentwurf für die Bundesschule des ADGB in Bernau. 1928, zweites von vier Blättern, Grundrisse und Detailplanungen, Foto nach einer Zeichnung, BHA. ● Der rechte Blattrand gibt einmal mehr darüber Auskunft, wie Meyer arbeitete: Er suchte für alles einen „wissenschaftlichen Nachweis" zu erbringen. Insgesamt überwiegen technische Angaben statt malerischer Effekte.

Hannes Meyer bezüglich des Wettbewerbs antwortete Meyer: „ich brauche ihnen kaum zu antworten, dass ich darauf brenne, mit unserer bauabteilung an einen auftrag heranzukommen. also: ja, gerne & selbstverständlich. wir haben jetzt seit 3/4 jahren nur theorie getrieben an unserer bauabteilung und konnten zugucken, wie das privatbüro gropius stetsfort zu bauen hat. wir stehen (sehr unter uns gesagt) vor auseinandersetzungen, die an das ganze problem bauhaus rühren". (Brief vom 8. 1. 1928. In: Lena Meyer-Bergner, Hrsg., Hannes Meyer)

Um der in dieser Anfangsphase zunehmenden Nachfrage nach Bauhausentwürfen seitens der Industrie nachzukommen, mußten die Werkstätten ebenfalls in den neuen Strukturplan eingepaßt werden. Neben der Bildung zweier freier Malklassen unter den Meistern Paul Klee und Wassily Kandinsky wurden die Werkstätten zu einer Art Produktivbetrieb umstrukturiert. Ihre Effizienz steigerte sich, nachdem der Unterricht einem neuen Rhythmus unterworfen worden war: einen Tag ging man weiterhin der künstlerischen Tätigkeit nach, am anderen Tag betrieb man „Wissenschaft" in Form von Kursen, Vorlesungen und Seminaren. An drei Tagen allerdings wurde jeweils achtstündige Werkstattarbeit geleistet, wobei Experiment und unmittelbare Produktion diese Arbeit bestimmten und nicht mehr die Suche nach lyrischen Formalismen. Um dieses neue Programm bewältigen und den neuen Anforderungen auch inhaltlich gerecht werden zu können, wurden unter Meyer zusätzliche Lehrer berufen. Hans Wittwer leitete die Entwurfslehre und war für kurze Zeit Leiter des Baubüros, das für die ADGB-Bundesschule eingerichtet wurde. Über den Streit bezüglich der Autorenschaft dieser Schule – Meyer beanspruchte sie für sich – kam es schließlich zum Zerwürfnis, und Wittwer verließ das Bauhaus im Frühjahr 1929. Er folgte einer Berufung an die Kunstgewerbeschule Burg Giebichenstein in Halle. An seine Stelle trat der Architekt Anton Brenner; Ludwig Hilberseimer übernahm die Leitung des Baubüros und lehrte Städtebau und Entwerfen. Walter Peterhans kam 1929 hinzu, um eine Abteilung Fotografie aufzubauen. Scheper ließ sich beurlauben, und die bislang von ihm geleitete Werkstatt für Wand-

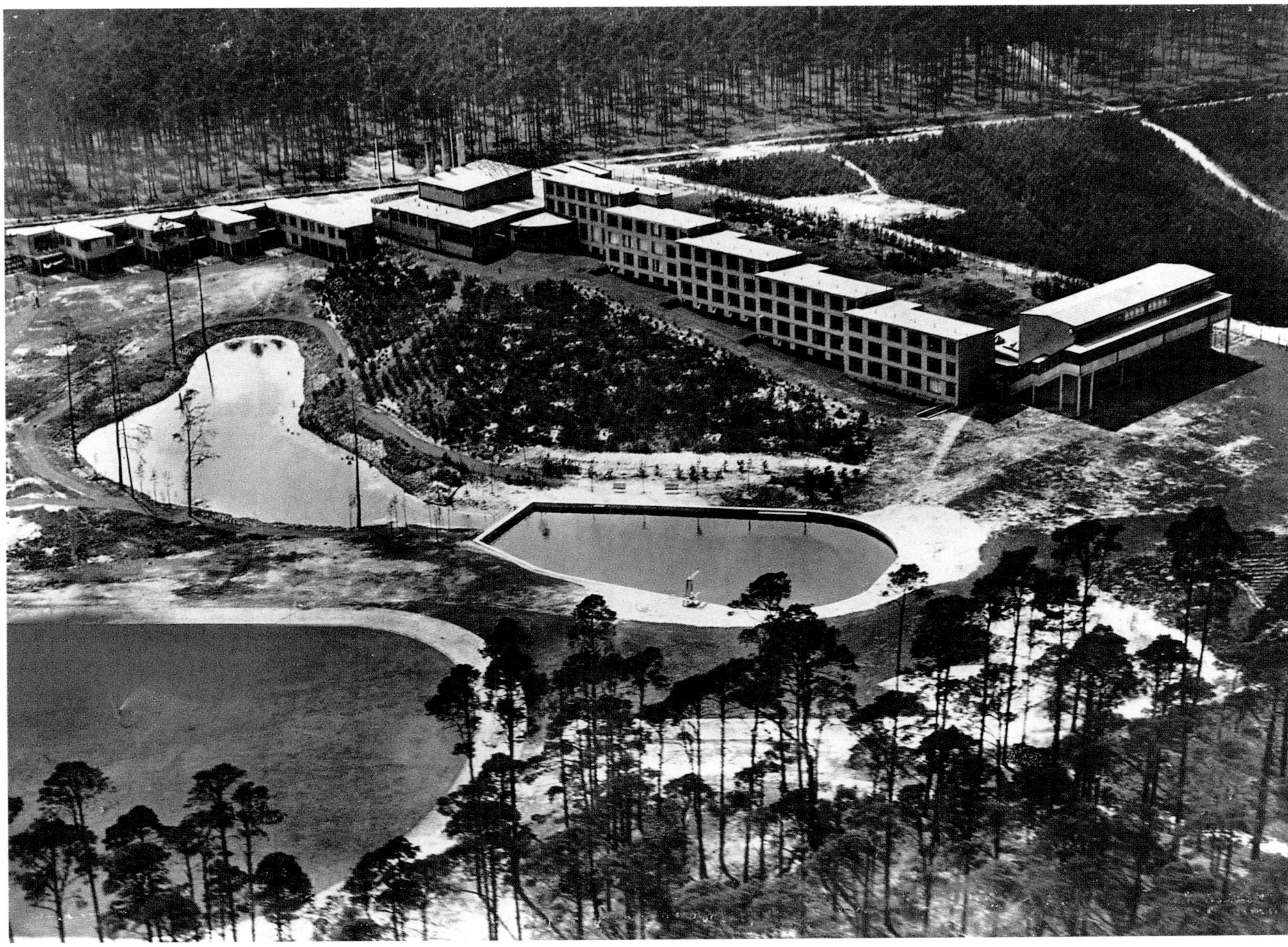

Hannes Meyer, Hans Wittwer und Bauabteilung Bauhaus Dessau, Bundesschule des ADGB in Bernau. 1928–1930, Gesamtanlage von Südosten, Foto: Junkers Luftbild, BHA. • Der Grundriß und die daraus erwachsenden einzelnen Baukörper wurden der bewegten Topografie des Geländes angepaßt. Rechts im Bild die Turnhalle mit dem Klassentrakt, links das Eingangsgebäude mit der Mensa.

malerei ging ebenso wie die Tischlerei und die Metallwerkstatt in der neuen Bauwerkstatt auf. Ihr Meister wurde Alfred Arndt.

Die Organisationsstruktur dieser Bauwerkstatt bestand aus einer kaufmännischen Leitung, die zuständig war für Aufträge, Preisbildung und Vertrieb, aus der Werkstattzelle, also den produktiven Mitarbeitern und Studierenden, und aus ungelernten Studierenden, die hier ein Vorsemester, gleichsam eine Lehre absolvierten. Dies war das Muster einer Produktivwerkstatt, wie Meyer sie sich vorstellte und die unmittelbar aus seiner genossenschaftlichen Ideenwelt stammte. Er selbst hatte sich 1926 das Namenskürzel „co-op" zugelegt, womit er bezeugte, daß es ihm sowohl um die Anonymität des Individuums ging als auch um den Hinweis auf eine von den Genossenschaften vorgelebte effektive Kooperationswirtschaft. 1928 und 1929 stieg die Produktivität an, was dazu führte, daß man entscheiden mußte, ob man eine Schule oder eine Kleinfabrik als Vorhof zur Fabrikation in der freien Wirtschaft sein wollte. Das Bauhaus lieferte Tapeten- und Textilmuster für die Industrie, Entwürfe für Beleuchtungskörper und Möbel, und die Reklamewerkstatt übernahm zunehmend Dauer- und Einzelaufträge. Von 1927/1928 bis 1928/1929 stieg der Warenumsatz des Bauhauses von 126 500 Mark auf 146 500 Mark. Im Etatjahr 1929/1930 konnte die Vorjahresproduktion noch einmal fast verdoppelt werden, so daß 1929 allein 32 000 Mark Lohngelder an die Studenten ausgezahlt werden konnten.

Die Produkte, die unter dem Motto „Volksbedarf statt Luxusbedarf" erzeugt wurden, waren einfach, solide und praktisch. Ihre Linienführung folgte konstruktiven und funktionalen Notwendigkeiten und keinem Stil. Die Experimente bezogen sich auf neue Materialien und deren Anwendung und nicht auf der Malerei entlehnte Formalismen. Farben wurden mehr unter psychologischen Gesichtspunkten eingesetzt denn nach subjektivem Empfinden. Muster und Oberflächenstrukturen folgten den Materialeigenschaften und Produktionsbedingungen für den Massenbedarf und nicht folkloristischen Mustern. Meyers eigenwilliger Pragmatismus und Rationalismus brachen allmählich das elitäre Bauhausprodukt der frühen Jahre auf, um es in eine „Neue Welt" zu

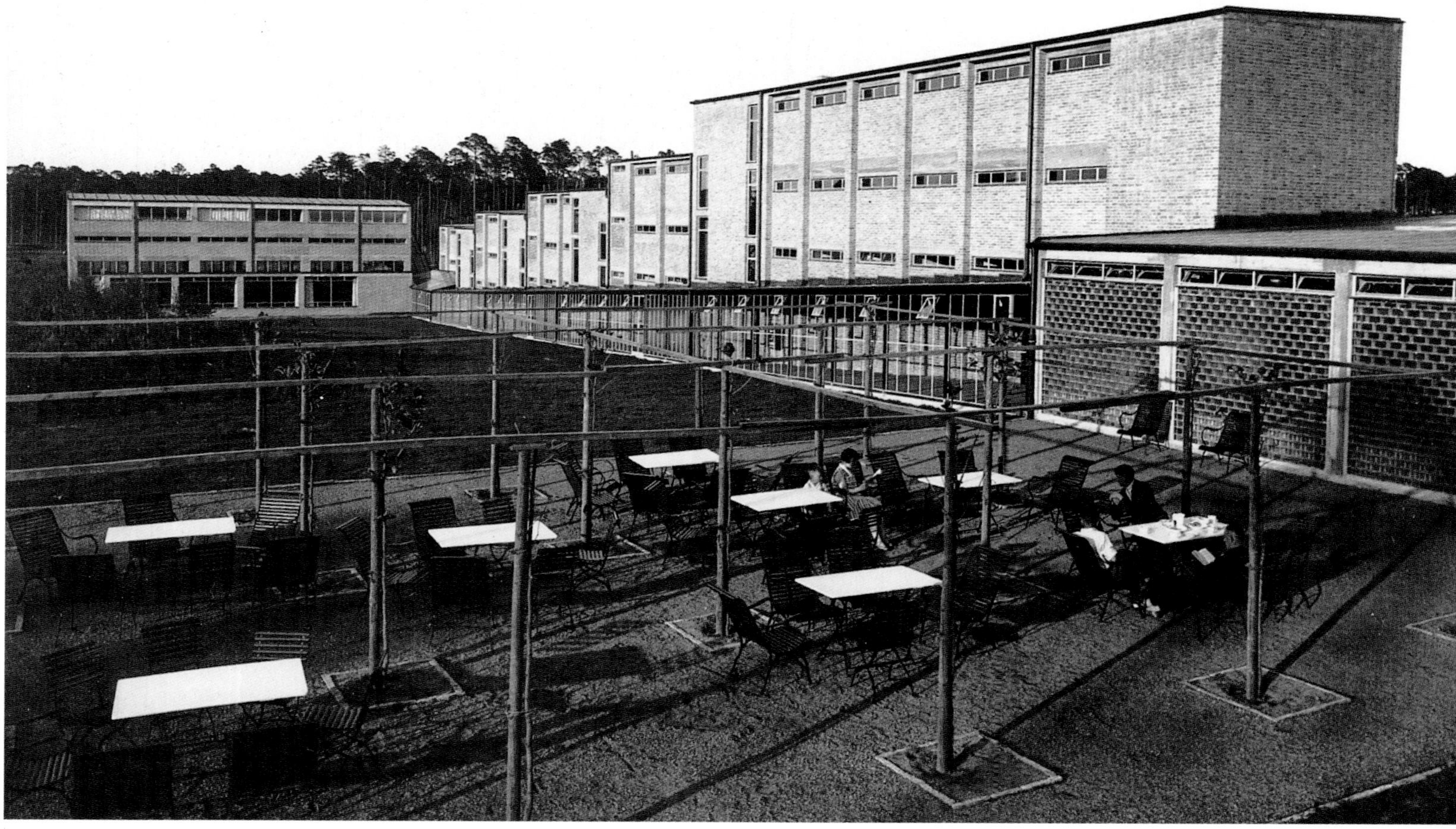

Hannes Meyer, Hans Wittwer und Bauabteilung Bauhaus Dessau, Bundesschule des ADGB in Bernau. 1928–1930, Nordansicht der Arbeitskreispavillons mit Pergolagarten der Mensa, Foto von Walter Peterhans, BHA. ● Der Komplex integrierte neben „Arbeitszellen", Lehrräumen und einer Sportanlage auch luftige Begegnungsstätten für die Studierenden.

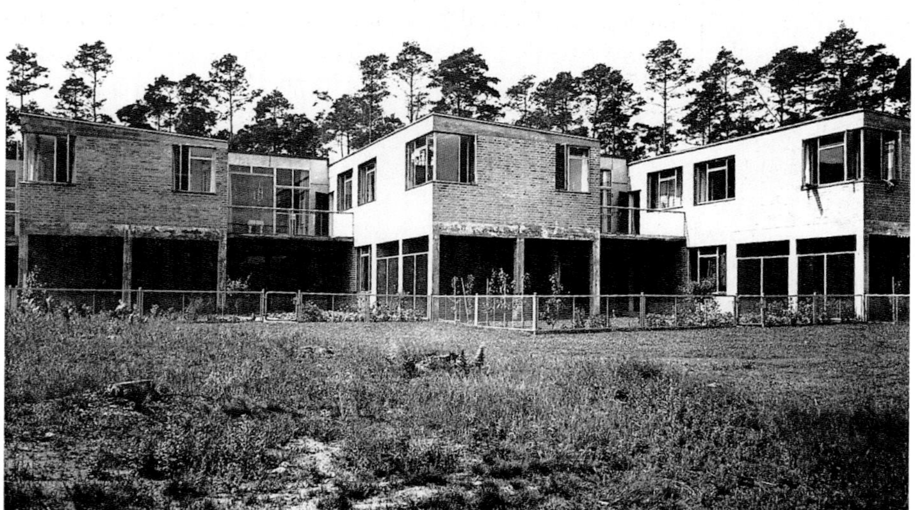

Hannes Meyer, Hans Wittwer und Bauabteilung Bauhaus Dessau, Bundesschule des ADGB in Bernau. 1928–1930, Südostansicht der Lehrerwohnhäuser, Foto von Walter Peterhans, BHA. ● Hier zeigt sich besonders eindrücklich der schlichte, sachliche Stil, der einzig mithilfe von Stahlbeton, Ziegelmauerwerk und Stahlfenstern erreicht wurde.

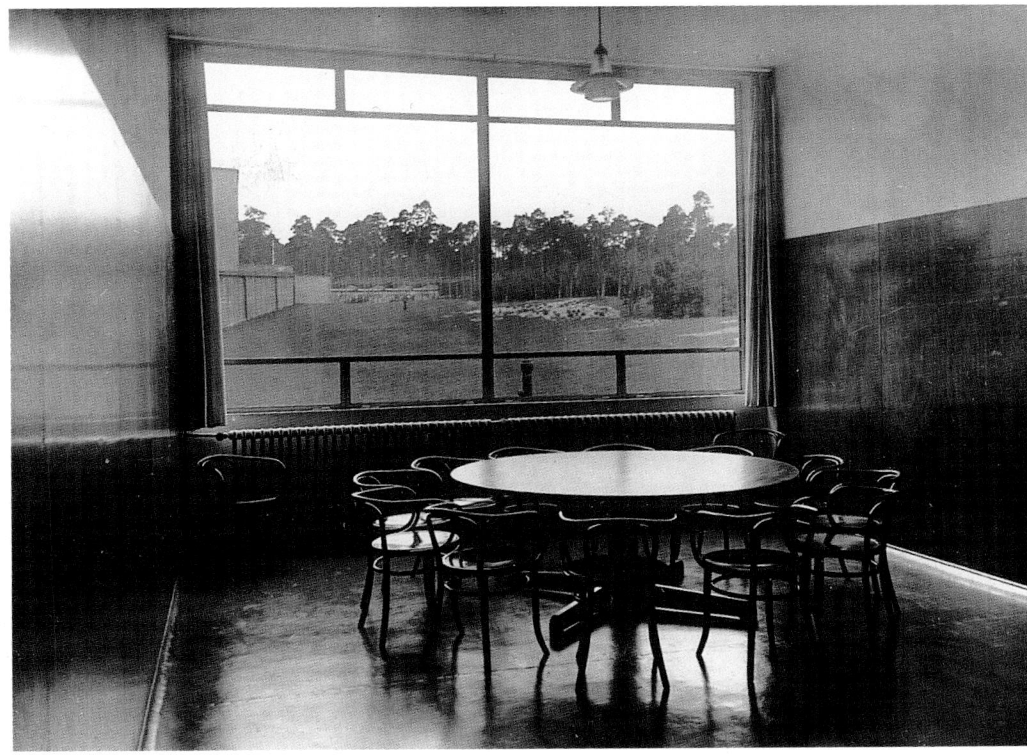

Hannes Meyer, Hans Wittwer und Bauabteilung Bauhaus Dessau, Bundesschule des ADGB in Bernau. 1928–1930, Seminarraum, Foto von Arthur Redecker, BHA. ● Der Blick wird auf den Glasgang gelenkt, der die Wohnpavillons miteinander und diese mit der Turnhalle und der Mensa verbindet.

überführen, in der es eine Funktion übernehmen und von vielen Menschen zugleich erworben werden konnte, ohne daß man künstlerische und gestalterische Ansprüche aufgeben mußte.

Oskar Schlemmer verließ im Oktober 1929 das Bauhaus, und die Bauhausbühne wurde unter der Leitung von Albert Mentzel mehr und mehr zu einem politischen Sketchtheater, das soziale Probleme in der Gesellschaft behandelte. Im gleichen Maße also, wie sich das Bauhaus nach außen öffnete, um an der kapitalistischen Akkumulation des Waren- und Geldverkehrs teilzunehmen und sich unabhängig von staatlichen Stellen und städtischen Zuwendungen zu machen, wurden auch die gesellschaftlichen Widersprüche und die daraus resultierenden Kämpfe in die Schule hineingetragen. Seit 1927 gab es eine Kommunistische Zelle am Bauhaus, die sich mit dem Beginn der Weltwirtschaftskrise zunehmend häufiger mit ihrer Propaganda an die Bauhausöffentlichkeit wandte, was Meyer als Direktor nicht nur nicht unterband, sondern indirekt förderte. Er forcierte zudem ab 1929 eine verstärkte Vortragstätigkeit von bekannten Persönlichkeiten aus Politik, Wirtschaft, Philosophie und Ökonomie am Bauhaus. In diesem Zusammenhang sind zunehmend auch weltanschauliche und gesellschaftswissenschaftliche Fragen erörtert und Vorträge über Marxismus-Leninismus und die Arbeiterbewegung gehalten worden. Meyer selbst hat das Bauhaus nach außen vertreten; er reiste viel, hielt Vorträge über „Bauen und Erziehung", „Entfesseltes Bauen" und „Bauhaus und Gesellschaft". Dabei ging es ihm zumeist darum, daß das Bauhaus herausgeführt werden müsse aus der Rolle eines Stilliefe-ranten und sich mehr der Natur, den gesellschaftlichen Rahmenbedingungen und dem Volke zuwenden müsse, um sich von anderen Schulen zu unterscheiden und somit überhaupt eine Existenzberechtigung zu haben. Dazu bedurfte es sowohl äußerer wie innerer Unterstützung, die Meyer aber zunehmend versagt wurde, weil er in den Augen einiger Bauhausmeister der Arbeit der Kommunistischen Zelle tatenlos zugesehen habe. Aus dem Kreise dieser Bauhausmeister wurde dann auch eine Meldung an die anhaltische Regierung und an den Bürgermeister der Stadt lanciert, was zu Meyers Entlassung führte.

Hannes Meyer bezeichnete sich selbst zu diesem Zeitpunkt als wissenschaftlichen Marxisten, der eine „marxistische Gestaltlehre" verbreite, wie er es 1930 in einem Brief an den marxistischen Theoretiker Karel Teige formulierte. Infolge dieser Anschauung und der Sympathie für die Aufbauarbeit in der UdSSR ging er noch im Jahr seiner Entlassung mit einigen

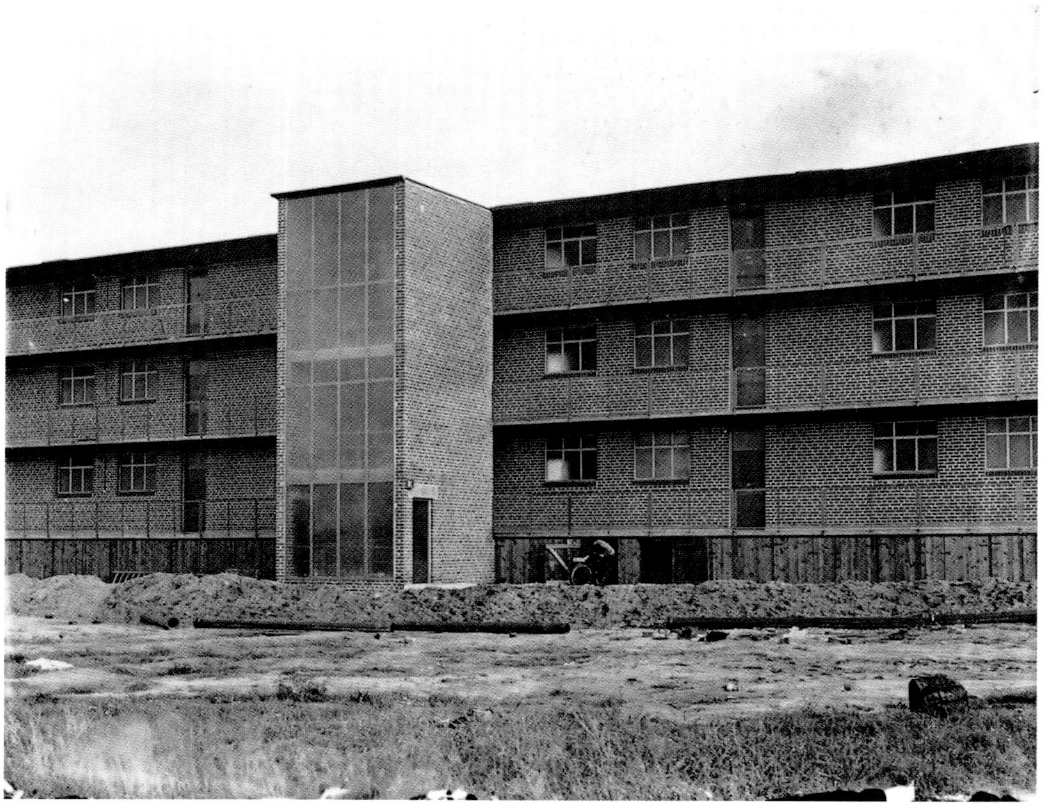

Hannes Meyer und Bauabteilung Bauhaus Dessau, Laubenganghäuser für die Siedlung Dessau-Törten. 1930, Nordfassade mit Laubengängen (links) und Südfassade (S. 215 unten), Fotograf unbekannt, Sammlung Kieren, Berlin. ● Diese Laubenganghäuser gehörten zur Realisierung des zweiten Bauabschnitts der Siedlung Dessau-Törten. Der Haustypus wurde damals in vielen Städten gebaut, weil man nur ein Treppenhaus benötigte und somit Kosten sparte. Die schlichte, sachliche Formensprache entsprach dem damaligen Geist des Bauhauses, der sich zu dem Motto „Volksbedarf statt Luxusbedarf" bekannte.

Bauhausstudenten, die ebenfalls entlassen worden waren, in die Sowjetunion, wo er in den nächsten fünf Jahren, bis zu seiner Rückkehr in die Schweiz, lebte und arbeitete, allerdings ohne zu bauen. In seiner Heimat realisierte er zwischen 1936 und 1939 noch einen Kindergarten, blieb aber ansonsten, wie auch in den Jahren 1939 bis 1949, die er als Lehrer und Gutachter in Mexiko verbrachte, ohne jeglichen Bauauftrag. Die letzten Jahre bis zu seinem Tod 1954 in der Schweiz widmete er theoretischen Studien. Meyers legendenumrankte Rezeptionsgeschichte gründet in seiner stark theoretisch geprägten Positionsbestimmung in den 20er Jahren und in seiner linken politischen Einstellung seit 1930. Von etwa 1925 bis 1935 gehörte er zur rationalistisch-konstruktivistisch agierenden Avantgarde. Sein soziales Enga-

Alfred Arndt und Wilhelm Jakob Hess, Kombinationsmöbel im Laubenganghaus 1930/1931, Foto einer Zeichnung, BHA. ● Diese Einrichtungsstudien entstanden etwa zur selben Zeit wie die Entwürfe für die Laubenganghäuser, wenn auch hier ein anderer Hausgrundriß zur Anwendung kam.

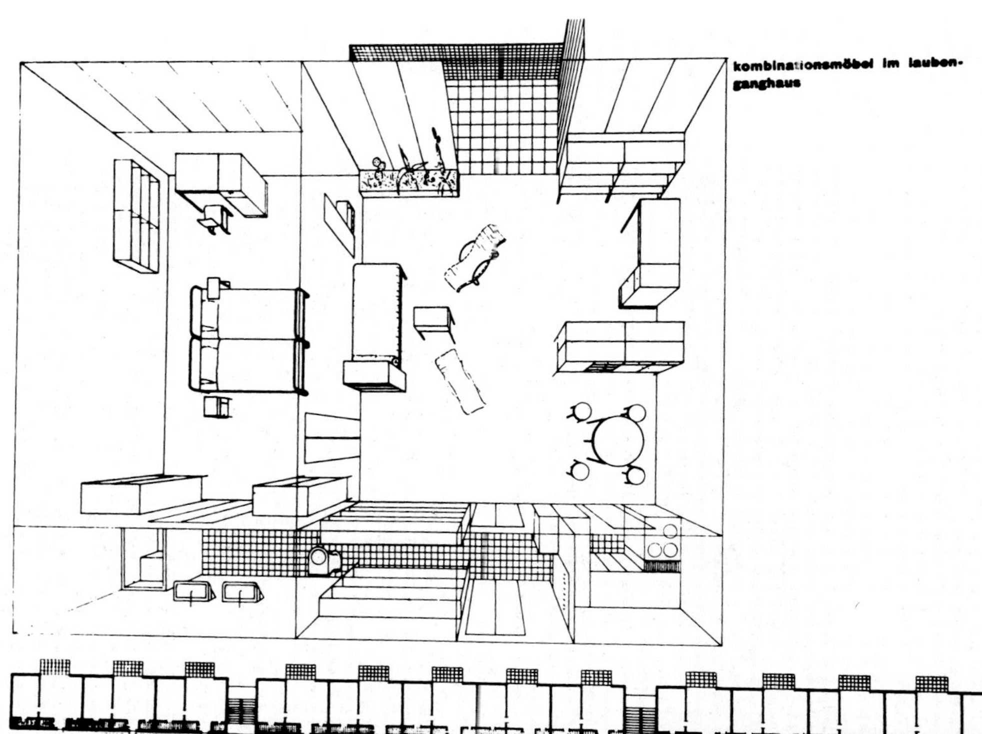

gement verband er zeitlebens mit radikal und lyrisch vorgetragenen architektur- beziehungsweise gestalttheoretischen Konzepten, wobei die Projekte Petersschule und Völkerbundpalast gleichsam als modellhafte Manifeste zum Konstruktivismus und Funktionalismus herausragen. Für Meyer bestand Architektur immer aus mehr als rein formal-ästhetischen Komponenten. Die architektonische Form ergab und „errechnete" sich für ihn innerhalb seiner leider nie recht deutlichen „wissenschaftlichen" Entwurfslogik. Nach seinem Verständnis mußte man nur die zahllosen Randbedingungen erfassen, analysieren, interpretieren und anschließend in den „Bau" übersetzen. In diesem Sinne ist die Gewerkschaftsschule in Bernau bei Berlin als eine am Bauhaus entstandene „Kollektivarbeit" wahrscheinlich sein eigentliches Vermächtnis.

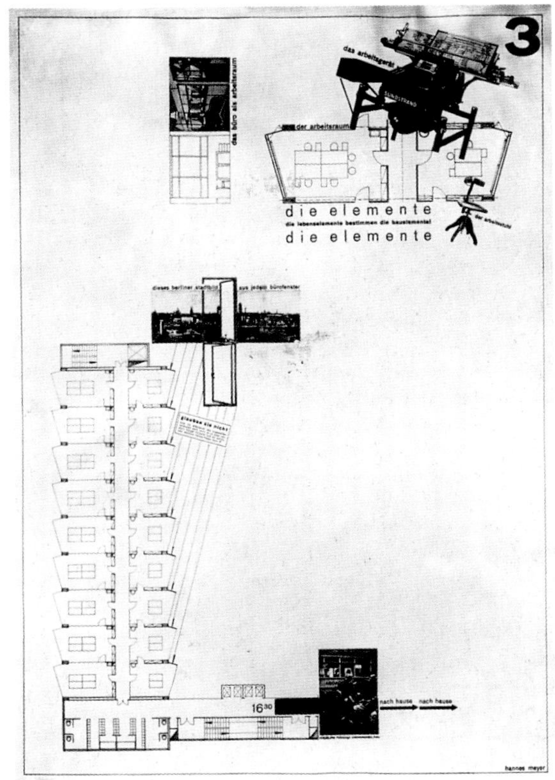

Hannes Meyer, Wettbewerbsentwurf für das Büro- und Bankgebäude für den ADGB und für die Bank der Arbeiter, Angestellten und Beamten A. G. in Berlin. 1929, Blatt 3 der Wettbewerbseingabe, Grundriß und Organisation einer Büroetage, BUW, Bildarchiv. ● Das Interessante bei diesem Entwurf: Meyer versucht, das gesamte Gebäude sowohl architektonisch als auch städtebaulich aus dem einzelnen Büroraum und seiner Befensterung heraus zu entwickeln.

Hannes Meyer und Bauabteilung Bauhaus Dessau, Laubenganghäuser für die Siedlung Dessau-Törten. 1930, Nordfassade mit Laubengängen (S. 214 oben) und Südfassade (unten), Fotograf unbekannt, Sammlung Kieren, Berlin. ● Diese Laubenganghäuser gehörten zur Realisierung des zweiten Bauabschnitts der Siedlung Dessau-Törten. Der Haustypus wurde damals in vielen Städten gebaut, weil man nur ein Treppenhaus benötigte und somit Kosten sparte. Die schlichte, sachliche Formensprache entsprach dem damaligen Geist des Bauhauses, der sich zu dem Motto „Volksbedarf statt Luxusbedarf" bekannte.

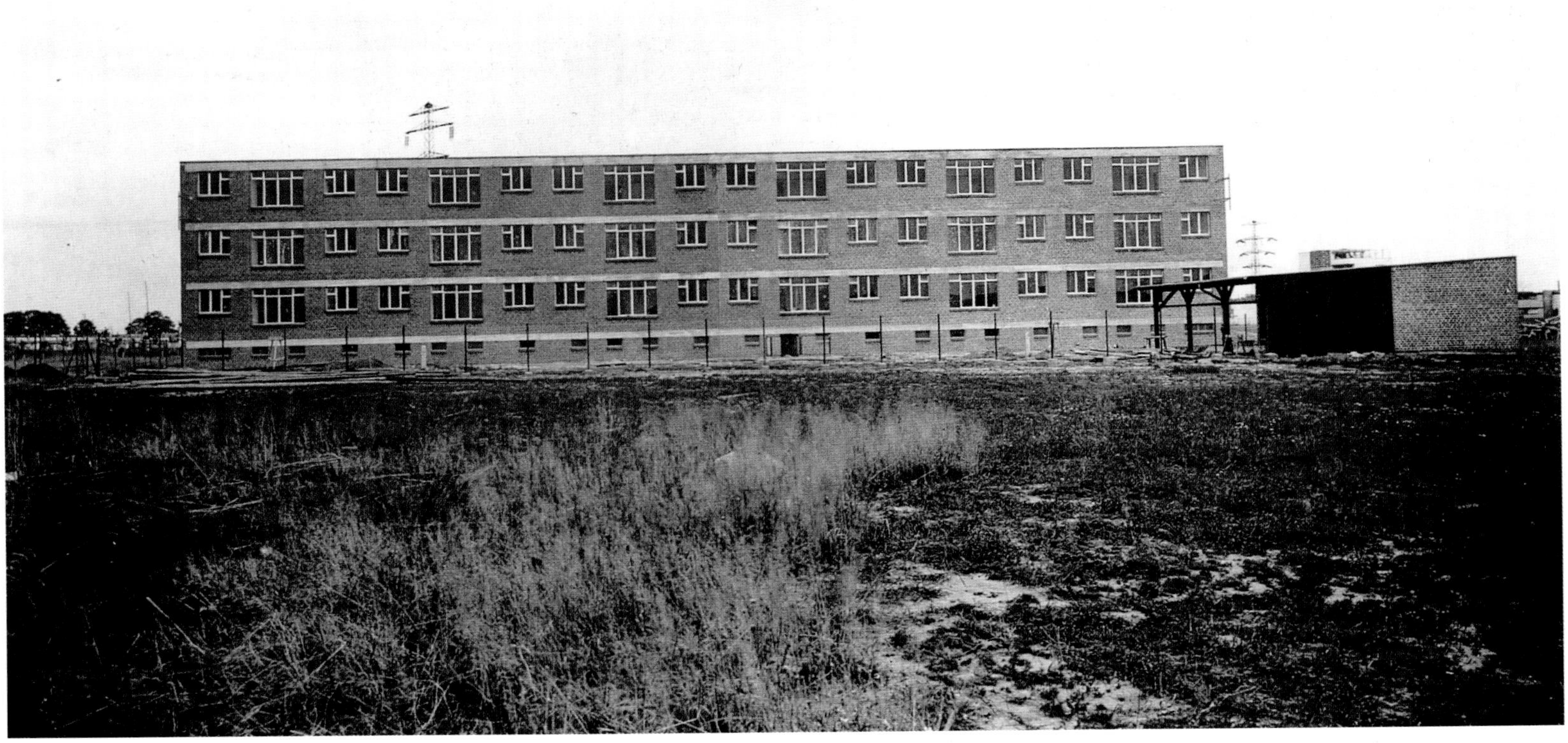

Ludwig Mies van der Rohe – Dessau, Berlin, Chicago

Christoph Asendorf

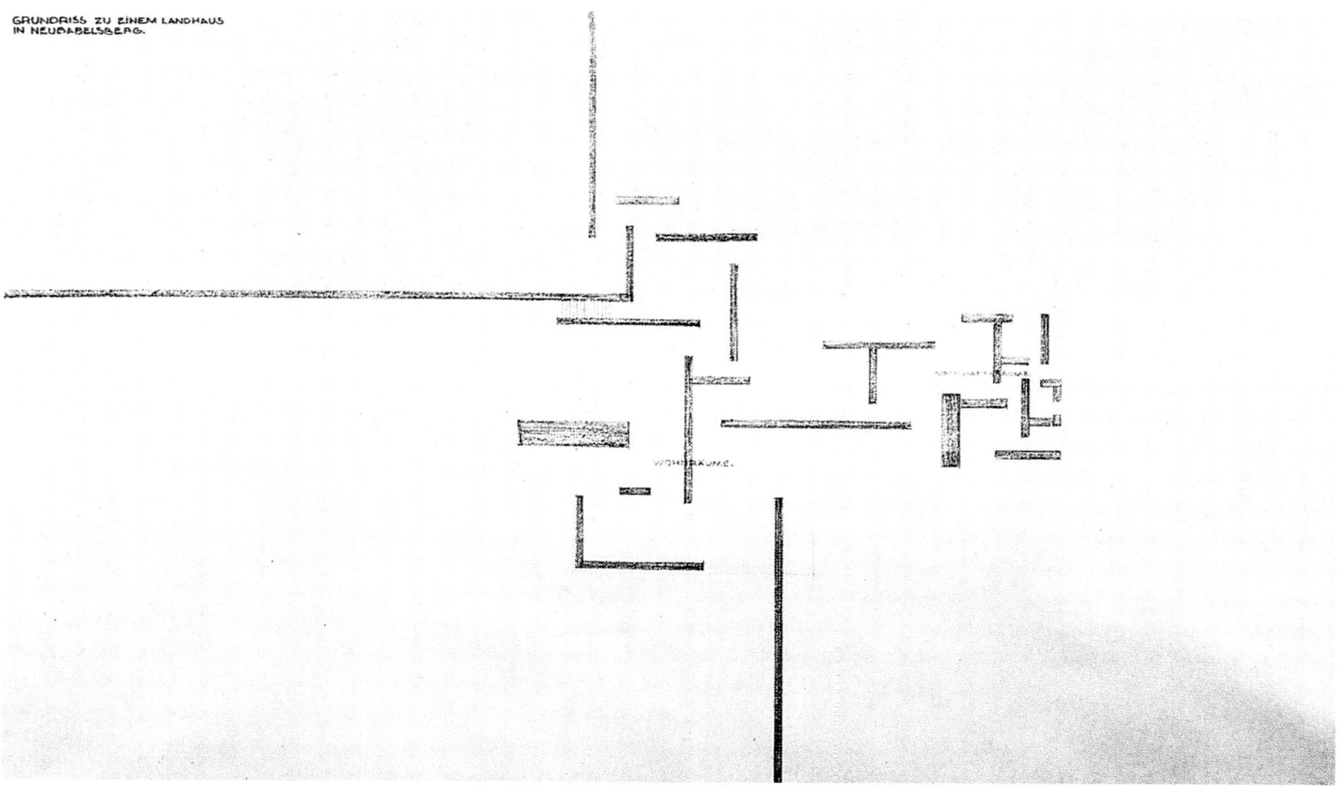

Ludwig Mies van der Rohe, Landhaus aus Backstein. 1923, Grundriß, Projekt nicht ausgeführt, BHA. ● Dieser Entwurf zeigt Mies' rigorose Hinwendung zur freien Grundrißbildung mittels Mauerscheiben, die gleichsam fließende statt starre und fest definierte Räume ermöglichen.

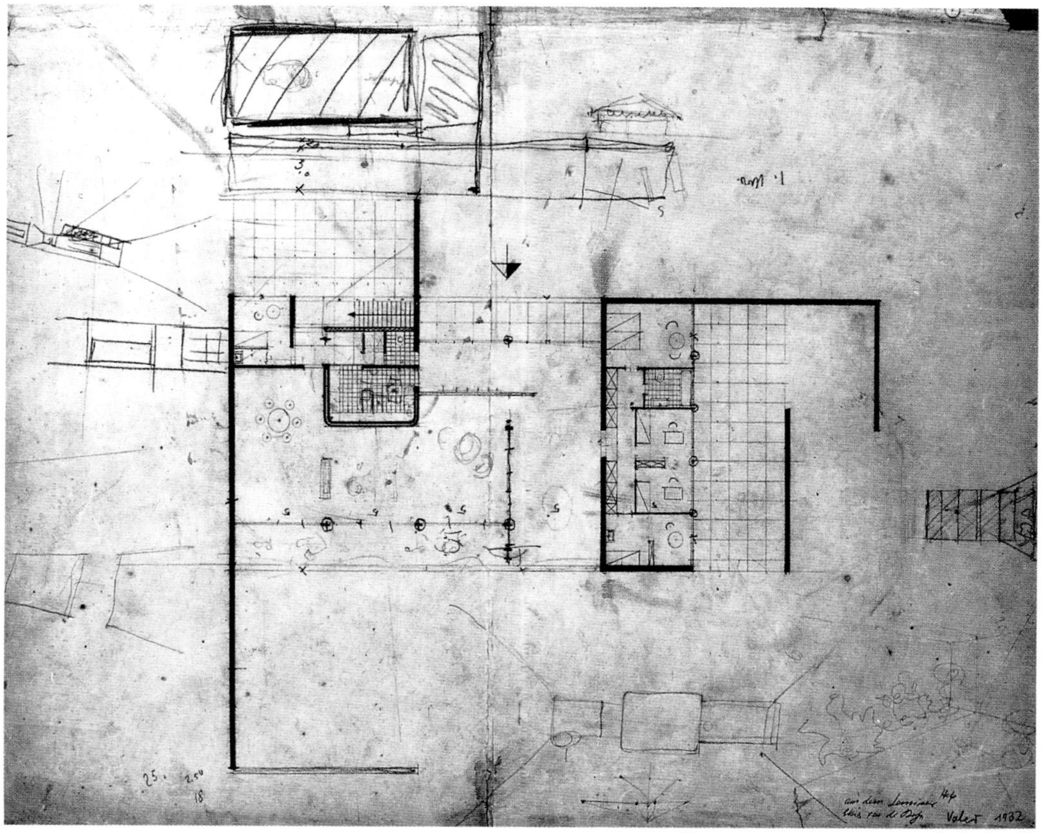

Ludwig Mies van der Rohe, Korrektur einer Studienarbeit von Wilhelm Jakob Hess. 1932, Bleistift auf Zeichenpapier, 44,1 x 56,9 cm, BHA. ● Dieser Entwurf entstand in Anlehnung an die Villen, die Mies van der Rohe während seines Bauhausdirektorats entworfen hat. Mit wenigen konzentrierten Strichen verstand es Mies, die Arbeiten seiner Schüler zu korrigieren.

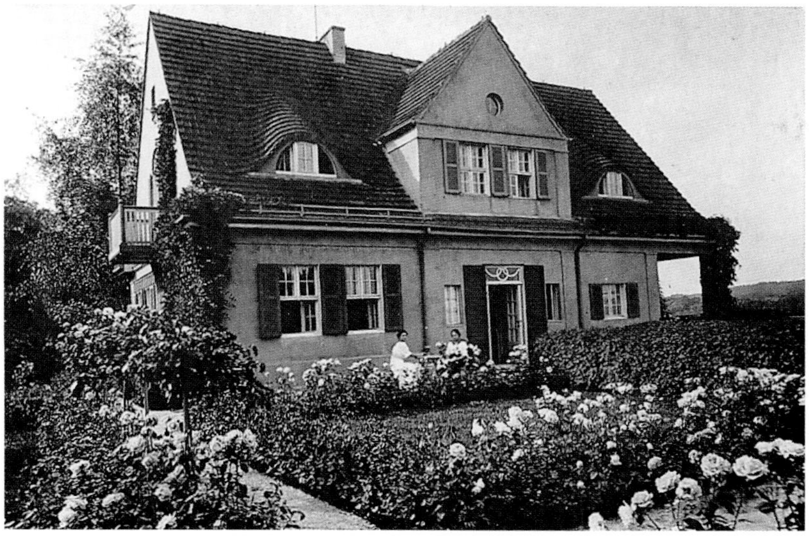

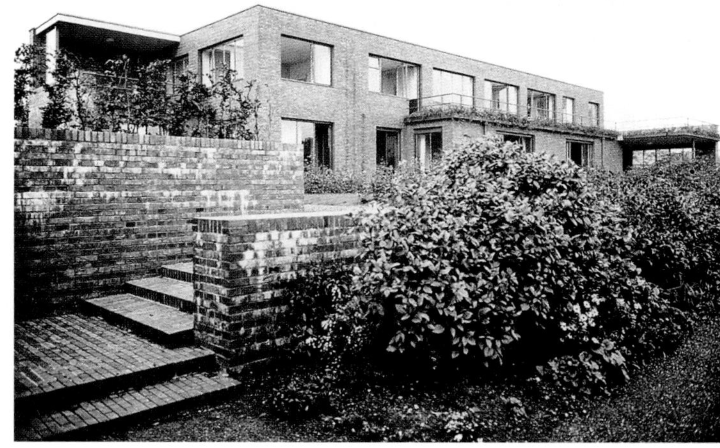

Ludwig Mies van der Rohe, Haus Riehl, Berlin-Neubabelsberg. 1907, Fotograf unbekannt, BHA. ● Mies zeigt sich am Anfang seiner Laufbahn mit einer verfeinerten, klassischen Architektursprache; zur Anwendung kommen: exakte Symmetrie, glatt verputzte Mauern, Mittel- und Seitenrisalite.

Ludwig Mies van der Rohe, Haus Esters, Krefeld. 1928, Gartenansicht mit Terrasse, Fotograf unbekannt, BHA. ● Mit diesem Haus schuf Mies eine Inkunabel des modernen Backsteinbaus mit großen Fensteröffnungen. Er interpretierte somit den Villentypus auf neue Art und Weise.

War es nicht ein guter Einfall von Mies, den Blitz zu erfinden?
(John Cage, nachdem er durch die Glasfassade der Lake Shore Drive Apartments eine Gewitterfront beobachten konnte.)

Station am Bauhaus

Ludwig Mies van der Rohe wird in weitaus geringerem Maß mit dem Bauhaus identifiziert, als dies etwa bei Walter Gropius der Fall ist. Das hat mehrere Gründe. Zunächst einmal ist keines seiner Hauptwerke während der Direktoratszeit entstanden, anders als im Fall von Gropius, der mit dem Dessauer Gebäude für das Bauhaus selbst eine seiner besten Arbeiten schuf. Auch für Hannes Meyer fällt das Direktorat mit einem wichtigen Werk zusammen, nämlich der Bundesschule des Allgemeinen Deutschen Gewerkschaftsbundes in Bernau bei Berlin. Daß Mies hier aus der Reihe fällt, ist allerdings in der Hauptsache der schweren Wirtschaftskrise am Ende der 20er Jahre und der daraus resultierenden schlechten Baukonjunktur geschuldet. Unabhängig davon war er 1930 nicht angetreten, umstandslos das Erbe von Gropius zu übernehmen. Der kooperative Umgang von Studenten und Meistern, die prinzipielle Offenheit für Experimente jeder Art und auch eine Politisierung gestalterischer Arbeit waren seine Sache nicht. Mit durchaus autoritären Methoden reorganisierte er den Lehrplan und machte das Bauhaus praktisch zu einer reinen Architekturschule. Auch in seinem Werk verfolgte er Ziele, die sich insbesondere vom radikalen Funktionalismus Hannes Meyers deutlich unterschieden. Baukunst war für Mies weder ein technisches Problem noch angewandte Soziologie, sondern, wie er 1928 so vieldeutig wie bestimmt schrieb, „der räumliche Vollzug geistiger Entscheidungen". Dennoch ist das Bauhaus natürlich für seine Karriere bedeutsam gewesen, vielleicht aber eher im Sinne einer Wegscheide, einer Zäsur, die ein Vor- und Nachher erkennbar macht.

Zerfließende Konfigurationen

Das Werk von Mies, das 1907 mit dem Haus Riehl seinen Anfang nimmt, besteht, was die realen Bauten und nicht die Projekte angeht, bis in die Mitte der 20er Jahre aus konventionellen, allerdings sorgfältig detaillierten Bauten. Außergewöhnlich an diesen Häusern, etwa bei der Villa Urbig von 1917 (die später, während der Potsdamer Konferenz, von Winston Churchill bewohnt wurde), ist vor allem die Verbindung, ja man könnte fast sagen, die Durchdringung von Haus und Garten. In einer Manier, die an die Landhäuser Schinkels erinnert, wird durch Veranden, Pergolen und auf verschiedenen Niveaus angelegten Terrassen wie auch durch Mauerzüge und Hecken ein gleitender Übergang vom Haus in den Naturraum geschaffen. Doch dieses Bild kunstvoller Auflösung bleibt auf die Übergangszonen beschränkt; die Straßenansichten wie auch die kompakten Hausformen selbst lassen nichts davon erkennen.
Der eigentliche, der radikal moderne Mies entwickelt sich zunächst auf dem Papier. Eine grundsätzlich neue Auffassung vom architektonischen Raum signalisiert der Entwurf für ein „Landhaus in Backstein" von 1924. Der Grundriß zeigt freistehende Mauerzüge, deren Organisation in einem sonderbaren Schwebezustand verharrt. Drei wie Windmühlenflügel

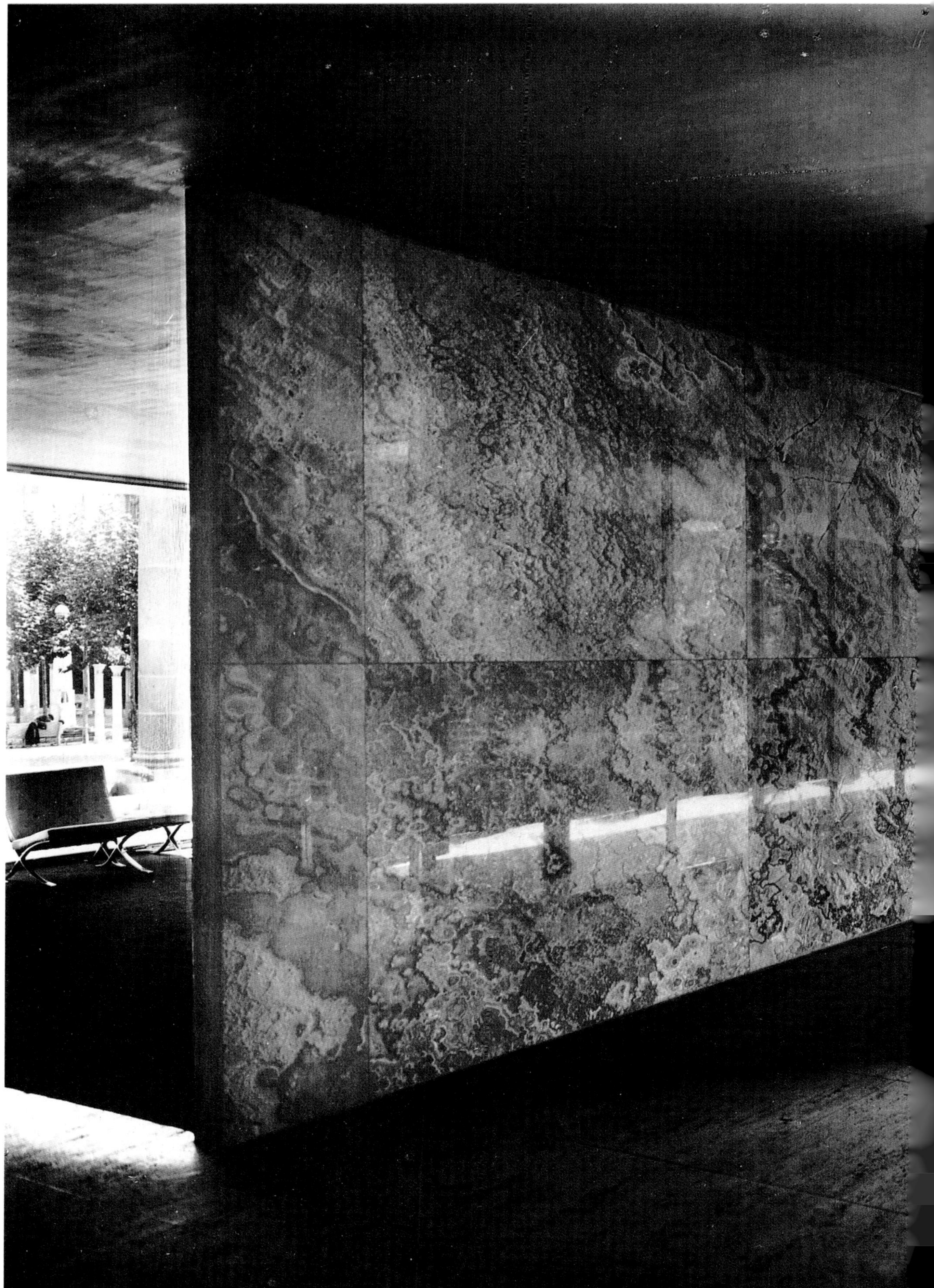

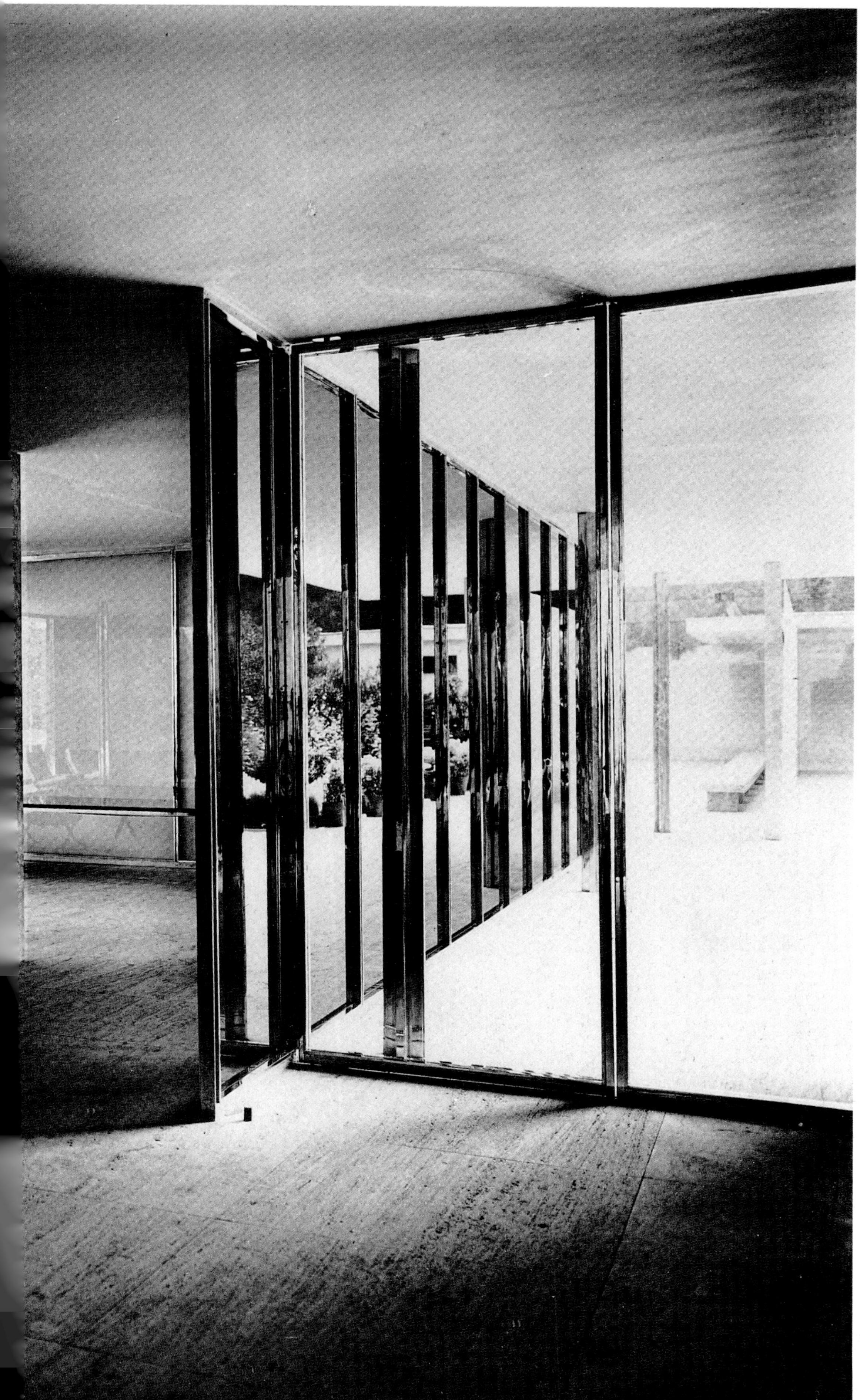

Ludwig Mies van der Rohe, Deutscher Pavillon auf der Internationalen Ausstellung, Barcelona. 1928/1929, Innenansicht, BHA. • Mies demonstrierte hier seine Idee vom freien Grundriß unter Verwendung edelster Materialien: Hinter der freistehenden Wand aus Onyx wird eine Leuchtwand aus Milchglasscheiben sichtbar, die multifunktional eingesetzt werden kann.

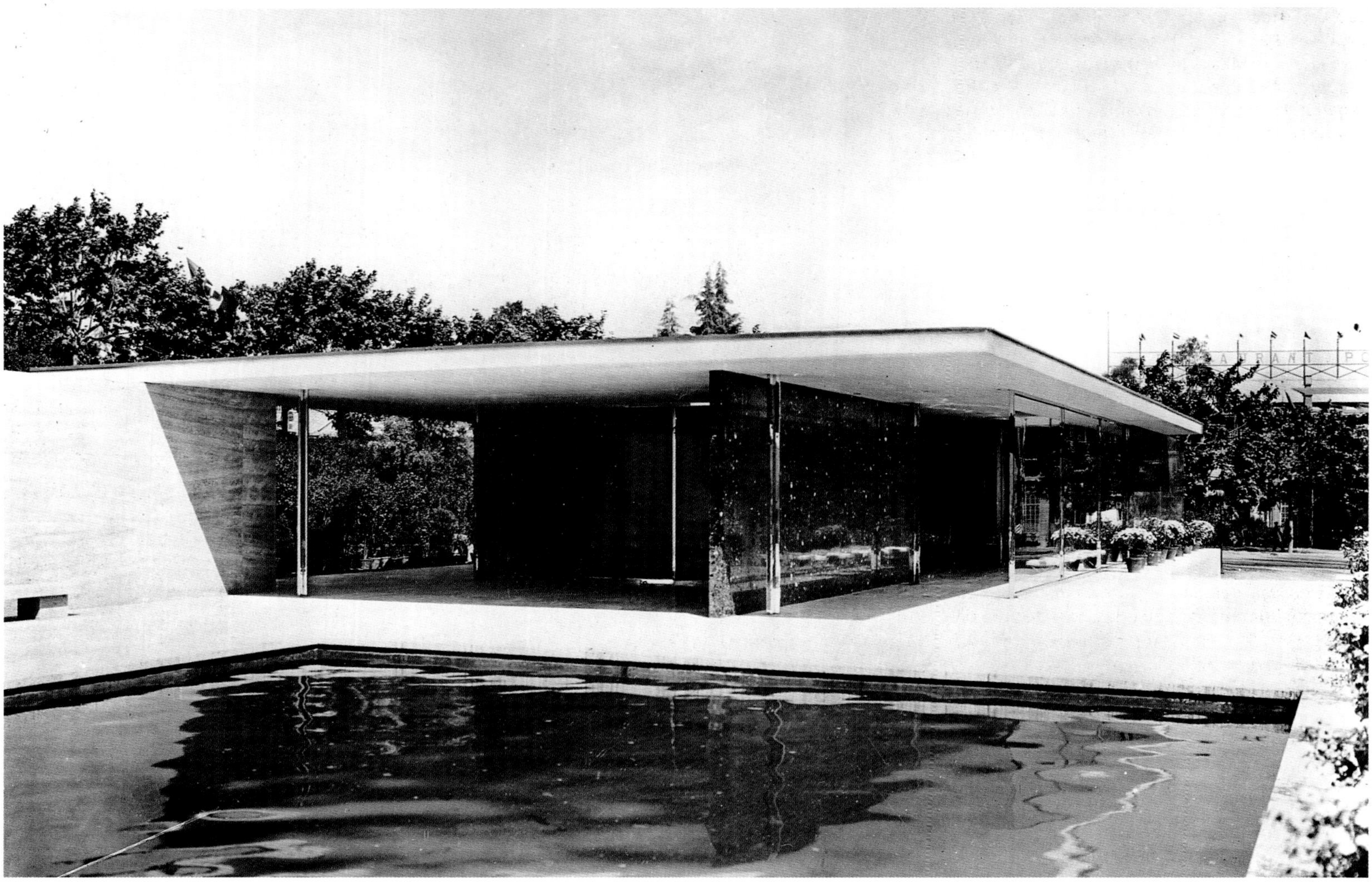

Ludwig Mies van der Rohe, Deutscher Pavillon auf der Internationalen Ausstellung, Barcelona. 1928/1929, Außenansicht mit Bassin, BHA. ● Die konsequente Trennung von tragenden und raumdefinierenden Elementen kommt beim Barcelona-Pavillon zur ultimativen Anwendung.

bis an den Rand des Zeichenblattes vorstoßende Mauern suggerieren die Vorstellung zentrifugaler Bewegung, während umgekehrt ihre Verdichtung zur Mitte hin als zentripetal gelesen werden kann. Diese orthogonale Konfiguration steht exakt zwischen Ballung und Ausdehnung, Umschließung und Öffnung.

Während Mies für das Landhaus tragende Backsteinwände vorsieht, deren freie Anordnung ineinander übergehende Räume erzeugt und zugleich den Bau öffnet, geht er im Barcelona-Pavillon einen Schritt weiter: erstmalig trennt er konsequent die tragenden von den raumdefinierenden Elementen und erreicht so die Möglichkeit variabler Grundrißgestaltung. Acht Stahlstützen tragen das Dach, die nicht mehr tragenden Wände sind nur eingeschoben. Der Bau besteht also aus zwei völlig getrennten Systemen. Natürlich hätten auch die Wände das Dach tragen können; so aber wird das Raumkonzept sichtbar artikuliert. Auf einem Sockel, der den Bau erhöht und ihn seiner Umgebung ein wenig entrückt, wird das Thema der Umschließung und gleichzeitigen Öffnung eines Raumes auf souveräne Weise durchgespielt. Beinahe wie bei einer Explosionszeichnung – wenn auch nur in einer Ebene – gleiten die raumeinschließenden Flächen auseinander. Ein Röntgenblick von oben würde deutlich machen, daß mit Ausnahme der seitlichen Umschließungsmauern die Kanten der einzelnen Flächen nirgendwo direkt aufeinanderstoßen; die Bodenfläche, die freistehenden Wände des Innenraums und die Dächer sind einander in freiem Rhythmus zugeordnet. Auch von innen her ergibt sich ein vieldeutiges Bild. Als Wände dienen, neben Marmorflächen, mehrere Sorten von Spiegel- und Milchglas, die in unterschiedlichem Grad die hinter ihnen liegenden Raumzonen filtrieren. Zwischen dem polierten Marmor, den verchromten Stützen, dem Glas und dem Wasser der außen liegenden Bassins entfaltet sich ein reiches Spektrum von Spiegelungen und Überlagerungen,

Ludwig Mies van der Rohe, Haus Tugendhat, Brünn. 1928–1930, Innenansicht des Wohnbereichs mit Markassa-Paravent, Fotograf unbekannt, BHA. ● Die Gliederungen von Mies separieren einzelne Raumzonen und lassen den Benutzer dennoch das Raumganze wahrnehmen.

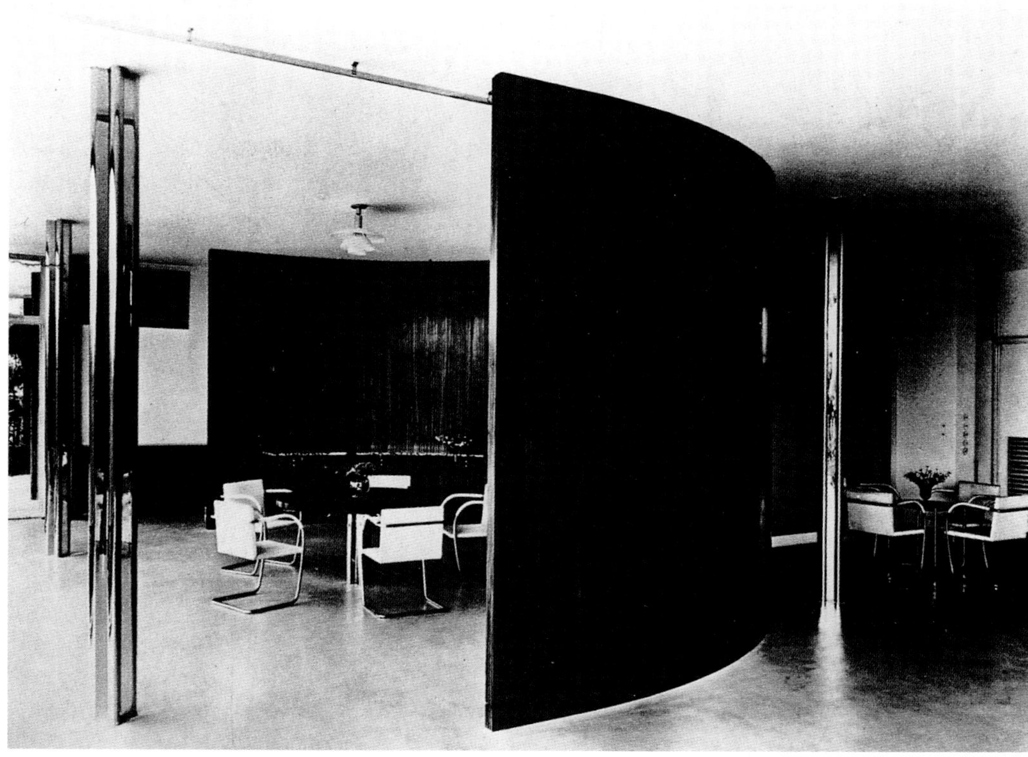

Ludwig Mies van der Rohe, Haus Tugendhat, Brünn. 1928–1930, Grundriß, BHA. ● Teile der großen Glaswand zum Garten hin (im Grundriß unten) konnten in den Boden versenkt werden, so daß sich Naturraum und Wohnbereich auf neue Art miteinander verschränkten. Auf dem Grundriß rechts ist als Übergangszone zwischen innen und außen ein Wintergarten zu erkennen, der, auf den ersten Blick fast unsichtbar, zwischen zwei gläsernen Wänden liegt.

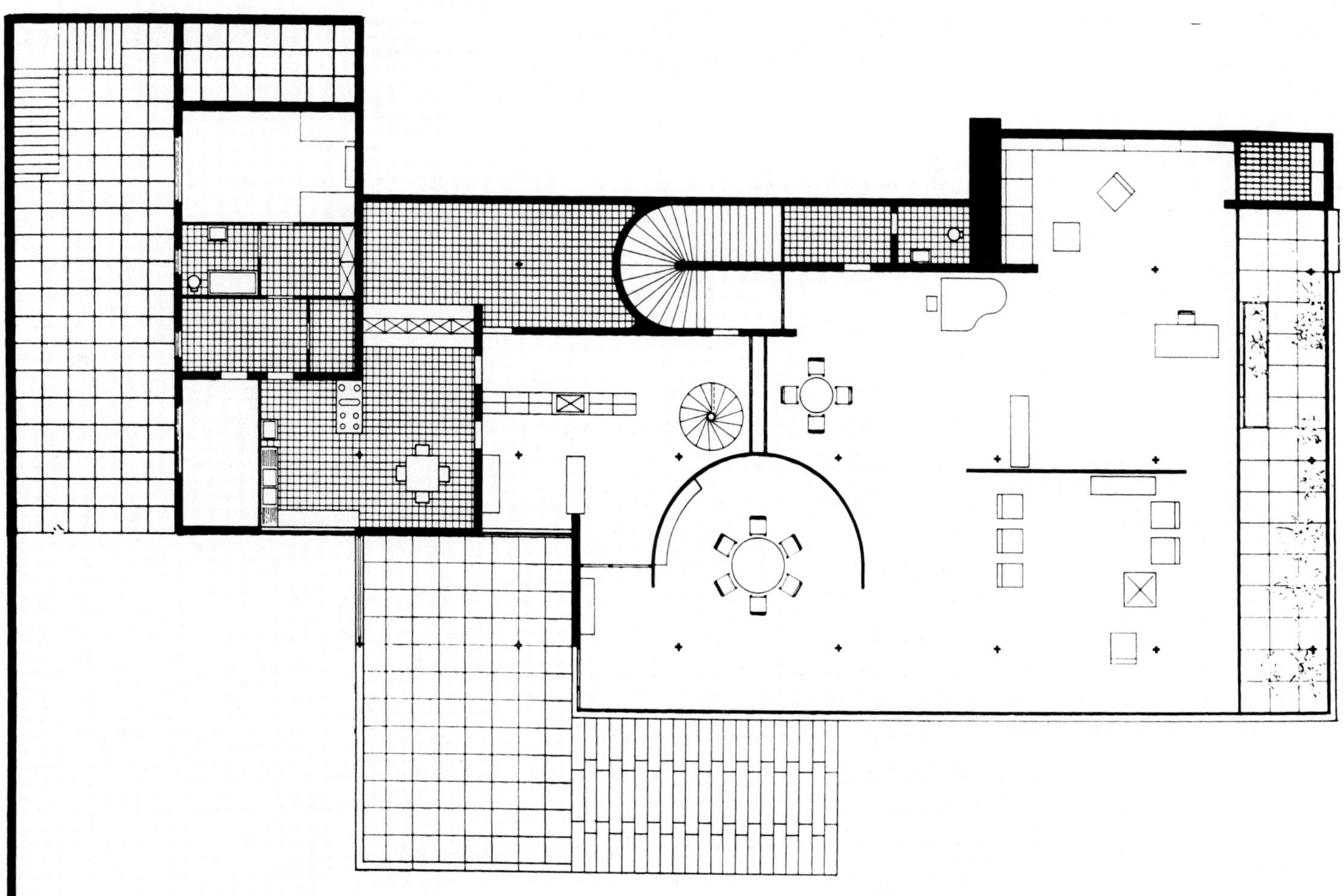

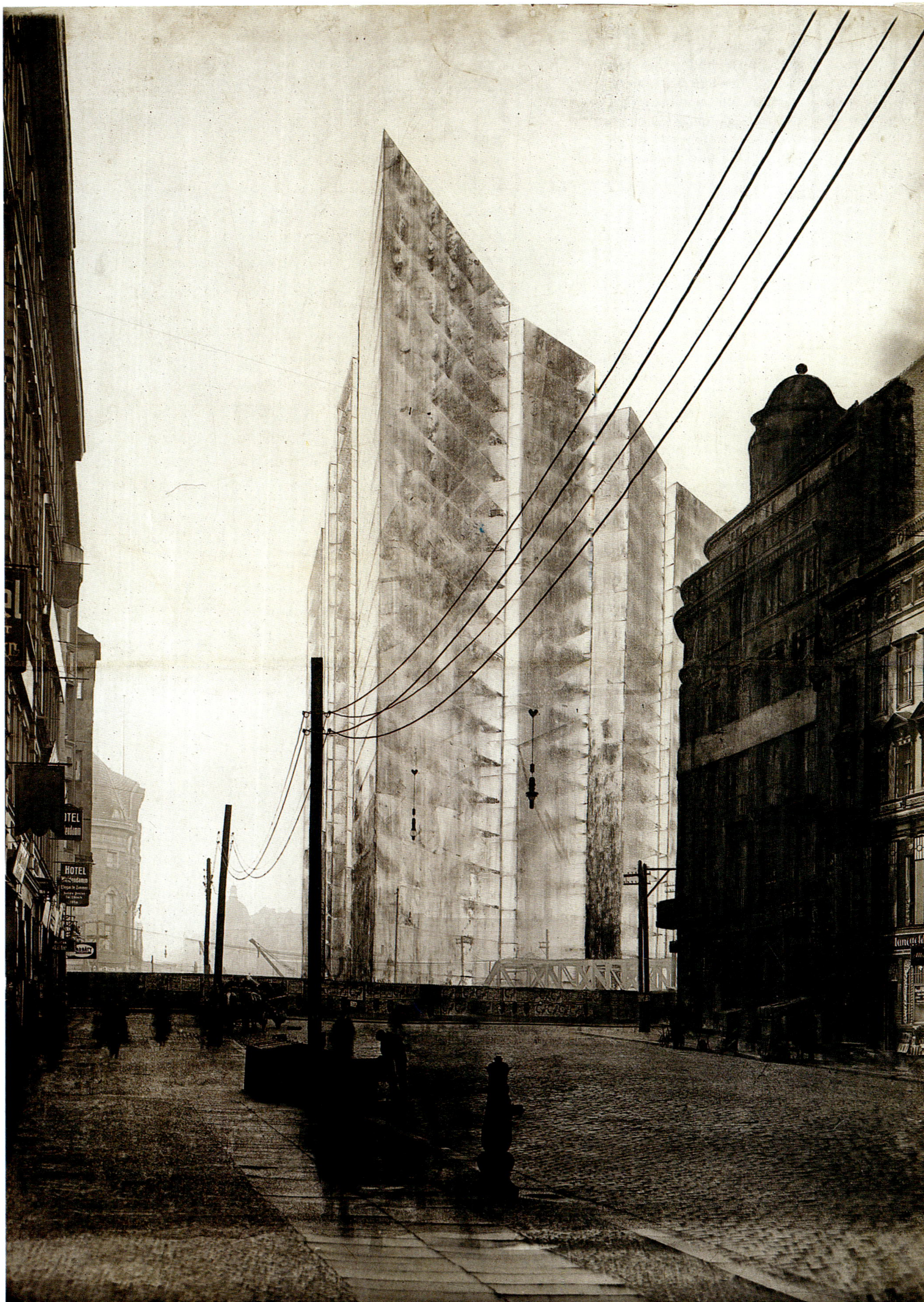
HOTEL
HOTEL

Ludwig Mies van der Rohe, Wettbewerbsentwurf für ein Bürogebäude in der Friedrichstraße, Berlin. 1919, Glashochhaus mit prismatischer Gliederung, Kohlezeichnung auf Foto, verschiedene Techniken, 70,5 x 200,5 cm, BHA. ● Dies ist der erste Versuch, ein Hochhaus komplett aus den Materialien Stahl und Glas heraus zu entwickeln. Wiewohl nie realisiert, ist das Glashochhaus eine der Ikonen für die Architektur des 20. Jahrhunderts.

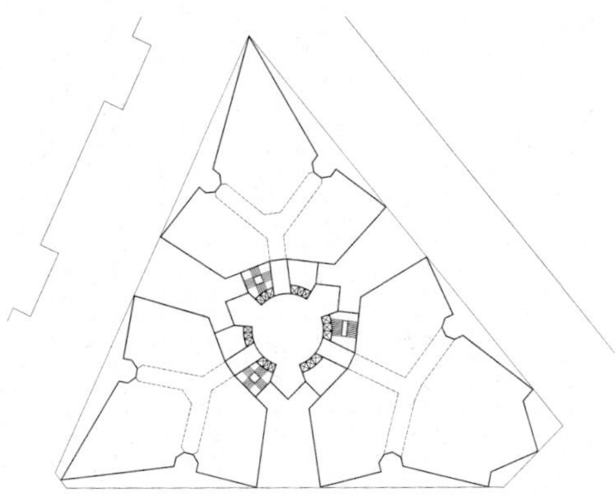

Ludwig Mies van der Rohe, Wettbewerbsentwurf für ein Bürogebäude in der Friedrichstraße, Berlin. 1919, Grundriß, BHA. ● Die prismatische Gliederung des Grundrisses ergab sich aus der Lage des dreieckig konfigurierten Grundstücks am Bahnhof Friedrichstraße, dort, wo heute der sogenannte „Tränenpalast" steht.

während jede Bewegung Himmel und Hintergrund anders hereinspielen läßt – ein in alle Richtungen zerfließender, offener Raum, der virtuos zwischen Figuration und Auflösung oszilliert.

In einigen Vorträgen, die Mies in der Zeit der Errichtung des Barcelona-Pavillons hielt, wird der Hintergrund seines architektonischen Denkens gegen Ende der Weimarer Republik und kurz vor Übernahme des Bauhausdirektorats deutlich. Dabei haben, wie Fritz Neumeyer herausgearbeitet hat, die Schriften des katholischen Theologen und Kulturphilosophen Romano Guardini Pate gestanden. Als Mies 1928 in der Berliner Kunstbibliothek über die „Voraussetzungen baukünstlerischen Schaffens" sprach, entwickelte er das Bild einer Welt unter der Herrschaft der Technik. Sie befreie den Menschen aus Gebundenheit, überwinde Entfernungen und mache die Welt übersehbar. Durch die Dynamik der Entwicklung aber entsteht ein Problem, das ähnlich auch andere Autoren der Zeit benannten: „Der Mensch ist in einen Wirbel hineingerissen. Jeder einzelne sucht sich zu behaupten, von sich aus mit den Gewalten fertig zu werden." Doch bevor Mies hier mit einer genauen Analyse oder auch mit einem kulturkritischen Lamento einsetzt, formuliert er ein Programm: „Der entfesselten Kräfte müssen wir Herr werden und sie in eine neue Ordnung bauen, und zwar in eine Ordnung, die dem Leben freien Spielraum zu seiner Entfaltung läßt." Man geht möglicherweise nicht ganz fehl, den Barcelona-Pavillon als Ausdruck dieser Absichten zu verstehen: den Sockel, der die Gegenwart mit der klassischen Vergangenheit vermittelt, und das Arrangement der Wandscheiben, das Offenheit wohl auch im geistigen Sinn, gleichsam einem Miesschen „Möglichkeitssinn" demonstriert. Die subtil ausgewogenen Eigenschaften des Pavillons und seines Inneren, das im gleichen Maß von der Umwelt distanziert, wie es sich zu ihr öffnet, stellen für einen kurzen historischen Moment ein prekäres Gleichgewicht zwischen nach außen gerichteter Aktivität und Kontemplation her oder, mit den Worten von Mies, zwischen „entfesselten Kräften" und einer „neuen Ordnung".

Die immateriellen Qualitäten von Glas und Licht

Mies van der Rohe wird in den 20er Jahren zum Pionier einer Architektur, deren komplexe

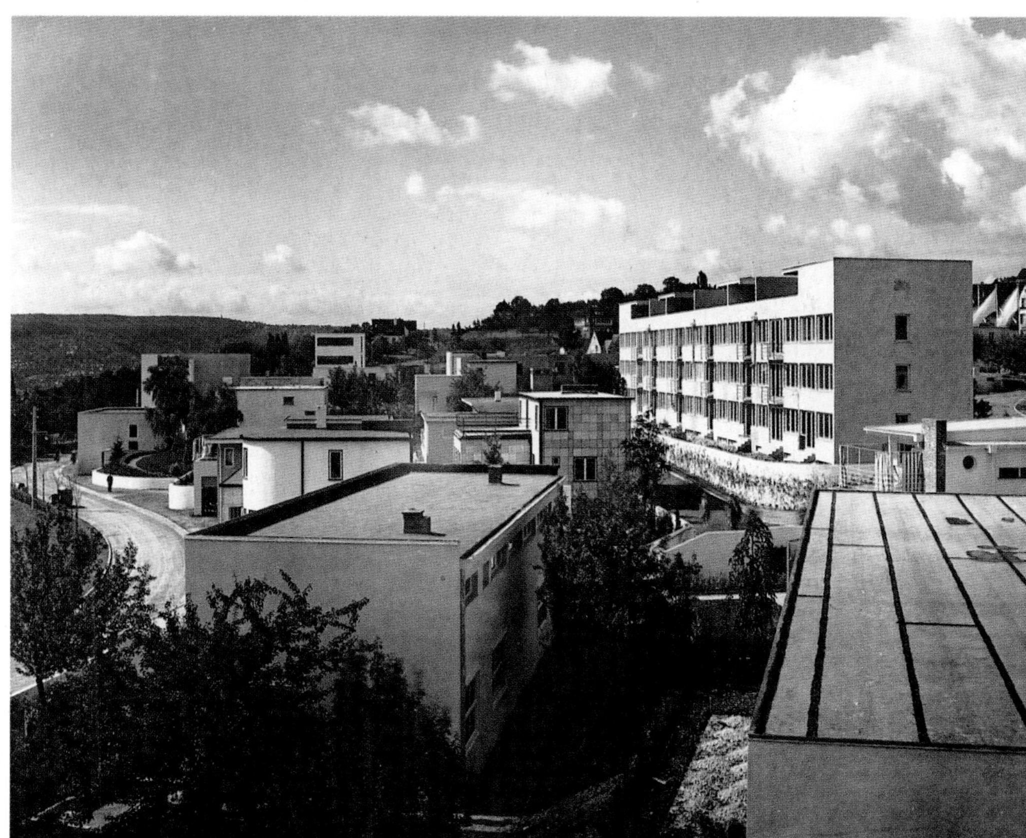

Gesamtansicht der Werkbundsiedlung Am Weißenhof, Stuttgart. 1927, Foto: Dr. Lossen & Co., Stuttgart, BHA. ● Mies konzipierte die Gesamtanlage Am Weißenhof; für den Entwurf einzelner Gebäude hat er hauptsächlich Kollegen aus der politisch linksorientierten Architektenvereinigung „Der Ring" herangezogen. Die Wohnungsgrundrisse des größten – von Mies selbst errichteten – Hauses der Siedlung waren variabel.

Ludwig Mies van der Rohe, Illinois Institute of Technology, Crown Hall, Chicago. 1950–1956, Haupteingang, Foto von Hedrich Blessing, Chicago Historical Society. ● Die Konstruktion ist auf das Notwendigste reduziert, so daß die lange Glasfront als Fassade und Fenster zugleich wirken kann. Eine solche Entwurfshaltung erfordert eine exakte Kontrolle über die Detaillierung aller Elemente.

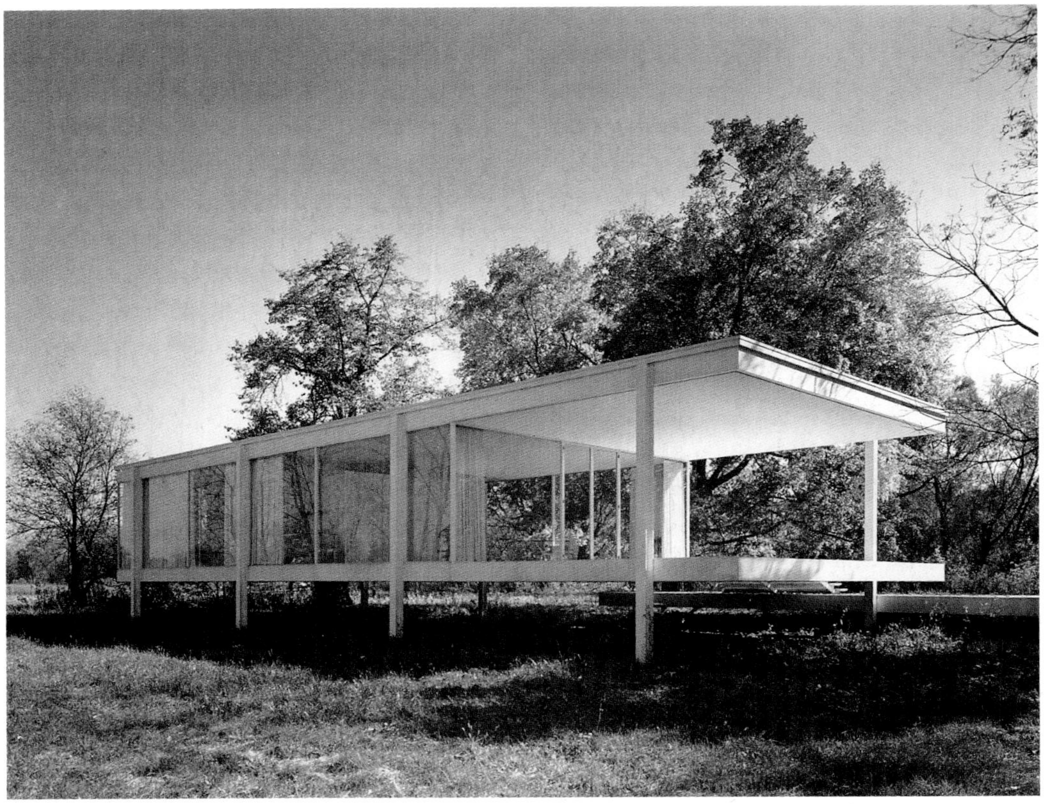

Ludwig Mies van der Rohe, Haus Farnsworth, Plano, Illinois. 1951, Foto von Hedrich Blessing, Chicago Historical Society. ● Dieses einräumige Wochenendhaus war innen mit neutralen Farbtönen gestaltet, um die Wirkung der farbintensiven Natur nicht zu beieinträchtigen. Acht außenliegende Stahlstützen halten das Haus über Erdniveau.

Eigenschaften nicht eindeutig festgelegt sind. Seine Bauten bzw. Räume verändern sich in Abhängigkeit von Umweltverhältnissen, Energiezufuhr oder Blickwinkel; sie interagieren mit Passanten oder Benutzern, nehmen gleichsam mediale Qualitäten an. Das Mittel dazu ist der raffinierte Einsatz von Glas und Licht. Schon 1922, als er seine Hochhausprojekte für die Berliner Friedrichstraße in der Zeitschrift „Frühlicht" präsentiert, fällt auf, daß der Aspekt der Stahlskelettkonstruktion mit vorgehängter Glasfassade sofort überlagert wird von anderen Überlegungen, die immateriellen, flüchtigen Dingen gelten. Da die Verwendung von großflächigen Glasvorhängen die Gefahr berge, tot zu wirken, plant Mies, die einzelnen Frontflächen leicht gegeneinander zu winkeln und wählt eine prismatische Form, um ein Spiel von Reflexen zu erzeugen. Die kunstvolle Skelettierung, die er immer wieder als Haut- und Knochensystem beschreibt, ist hier die Voraussetzung für etwas anderes, nämlich die Erscheinung der Architektur als Lichtspiel.

Als er dann 1927 von den deutschen Spiegelglasfabriken den Auftrag erhält, für die Stuttgarter Werkbundausstellung einen Demonstrationsraum zu schaffen, geht er noch einen Schritt weiter, wählt eine so puristische wie irritierende Lösung: Um die raumgestalterischen Möglichkeiten von Glas zu demonstrieren, unterteilt er die einzelnen Raumzonen ausschließlich mit Wänden, die aus verschiedenen Gläsern gefertigt sind. Als der Filmtheoretiker Siegfried Kracauer im Juli 1927 für die „Frankfurter Zeitung" diesen Raum besucht, nimmt er ihn ganz unter dem Gesichtspunkt einer Projektion wahr: „Ein Glaskasten, durchscheinend, die Nachbarräume dringen herein. Jedes Gerät und jede Bewegung in ihnen zaubert Schattenspiele auf die Wand, körperlose Silhouetten, die durch die Luft schweben und sich mit den Spiegelbildern aus dem Glasraum selber vermischen." Diese Architektur erschien ihm als „ungreifbarer gläserner Spuk, der sich kaleidoskopartig wandelt".

Kurz darauf bildet Mies eine ganze Wand als selbstleuchtende Fläche aus. Dieses einzigartige Element findet sich im Barcelona-Pavillon. Die Leuchtwand besteht aus Milchglasscheiben, zwischen denen sich Lichtelemente befinden. Nicht diese sind sichtbar, sondern die ganze Wand erscheint als homogen leuchtende Fläche. Mies transformiert ein Mittel urbaner Reklametechnik in Architektur, um die Integrität der reinen Fläche zu bewahren. Die Leuchtwand steht gleichberechtigt neben den anderen Wänden aus Glas und Marmor. Zugleich aber ist sie in ihrer formalen Klarheit das komplexeste Bauelement, erfüllt sie doch drei Funktionen: tagsüber die des Fensters als Lichteinlaß, nachts die einer Lichtquelle – und zudem ist sie undurchdringlicher Raumabschluß. Die Wand wird multifunktional.

Von hier aus liegt der Gedanke nicht mehr so fern, ein ganzes Haus als Lichtkörper und die Fassaden als Display auszubilden. In einem nicht realisierten Projekt für ein Geschäftshaus der Firma Adam sind alle Geschosse außer dem Erdgeschoß mit mattiertem Glas verkleidet. Tags ergibt das ein mildes, gleichmäßiges Licht. Am Abend jedoch ist das Gebäude, so Mies an den Auftraggeber, „ein gewaltiger Lichtkörper, Sie sind in der Anbringung von Reklame ungehindert. Sie können machen, was Sie wollen, gleichviel, ob Sie darauf schreiben ‚Zur Sommerreise', ‚Zum Wintersport' oder ‚4 billige Tage'. Immer wird eine solche Leuchtschrift auf dem gleichmäßig erhellten Hintergrund eine märchenhafte Wirkung ergeben". Dieses Projekt von Mies wäre ein Vorläufer heutiger Medienfassaden geworden – ein ganzes Gebäude als Lichtkörper, auf dem Schriften erscheinen wie auf einem Bildschirm. Eine solche Architektur verändert auf Knopfdruck ihr gesamtes Erscheinungsbild.

Der universale Raum

Nach der Emigration in die Vereinigten Staaten ist bei Mies ein einschneidender Wandel in der Raumauffassung zu beobachten, den man vielleicht als den Übergang vom feinen Equilibrium vieler Projekte der 20er Jahre hin zu übergreifender Struktur bei gleichzeitiger Entleerung des Inneren beschreiben kann. Zwei kleinere Werke zeigen die Tendenz: Bot der Barcelona-Pavillon durch die freie Aufstellung der nichttragenden Wände ein ausgesprochen vielschichtiges Raumbild, so zeigt 1950 das nicht weniger delikate Farnsworth House einen Einheitsraum, der frei um die Installationsinsel in der Mitte herumfließt. Zum Wendepunkt in der Entwicklung von Mies wird das Foto

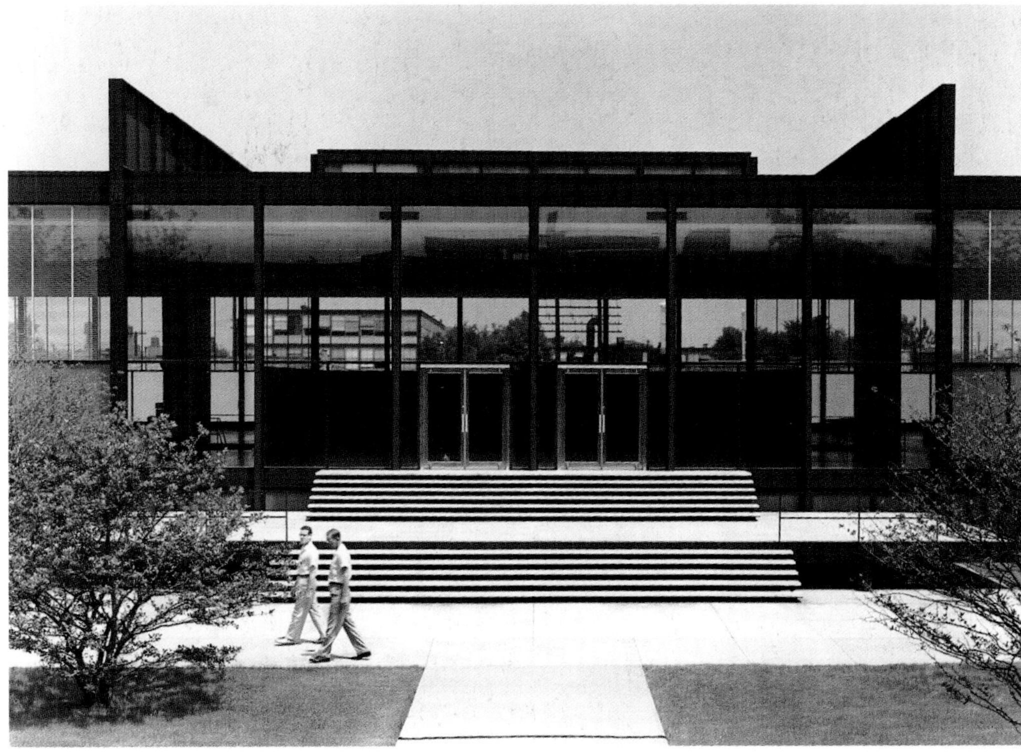

Ludwig Mies van der Rohe, Illinois Institute of Technology, Kapelle St. Savior, Chicago. 1949–1952, Foto von Hedrich Blessing, Chicago Historical Society. ● Die elementare Form kommt durch die geschlossenen Mauerflächen, die Verwendung schlanker Stahlprofile für die Konstruktion und durch das große Fenster an der Eingangsfront besonders zur Geltung.

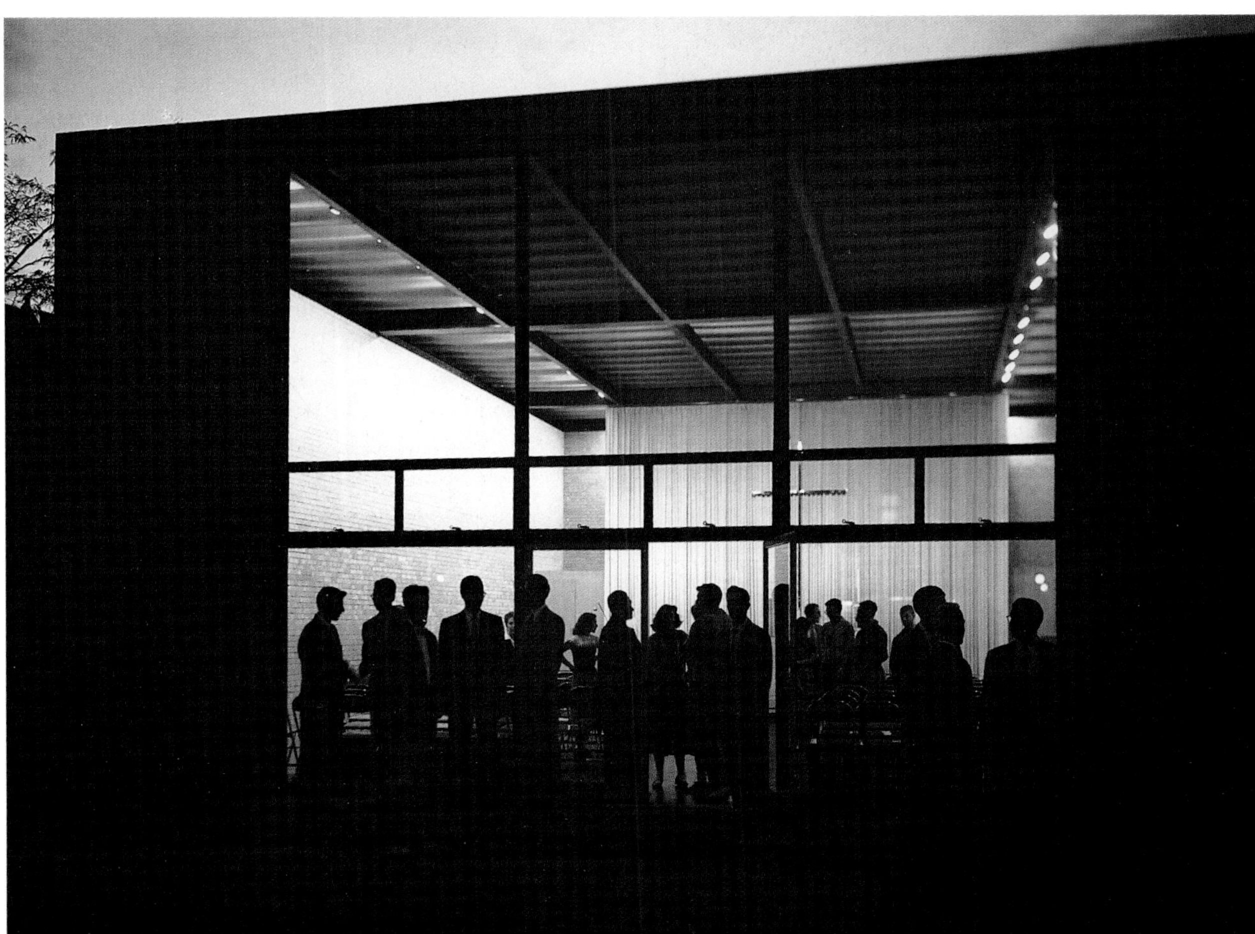

eines großtechnischen Industriebaus – der Montagehalle einer Flugzeugfabrik. Albert Kahn hatte für die Martin Bomber Plant einen von allen innenliegenden Stützen freien Raum gebaut und die Halle mit einer Reihe von Trägern überspannt. Mies benutzt eben dieses Foto 1942 als Basis für eine Collage, fügt unter das stählerne Deckengerüst eine Decke ein, gliedert den Raum durch einige Wandelemente und weist das Ergebnis als „Projekt einer Konzerthalle“ aus. Die Möglichkeit der Anpassung an verschiedenartige industrielle Produktionsabläufe, die Kahns Halle garantiert, wird damit zum allgemeinen architektonischen Prinzip erhoben. Die Subtilitäten des Barcelona-Pavillons sind geblieben, differenzierte Materialien und freie Verteilung der Wände, aber der Gedanke der variablen Grundrißgestaltung ist bis zum äußersten an Nichtdetermination gesteigert. Alle konstruktiven Bestandteile sind aus dem Innenraum entfernt, nach oben und seitlich ausgelagert. Mies verwirklicht dieses Konzept in großem Maßstab 1950 bis 1956 mit der Crown Hall auf dem Gelände des Illinois Institute of Technology (IIT) in Chicago. Eine Binderkonstruktion auf Außenstützen mit

Ludwig Mies van der Rohe, Apartmenthäuser, 860 Lake Shore Drive, Chicago. 1948–1951, Aufnahme von der Landseite kurz nach Fertigstellung, Foto von Hedrich Blessing, Chicago Historical Society. • Einheitliche, lichtreflektierende Stores bilden den bewegten Kontrast hinter Glasflächen zu konstruktiven Elementen, die schwarz gestrichen sind.

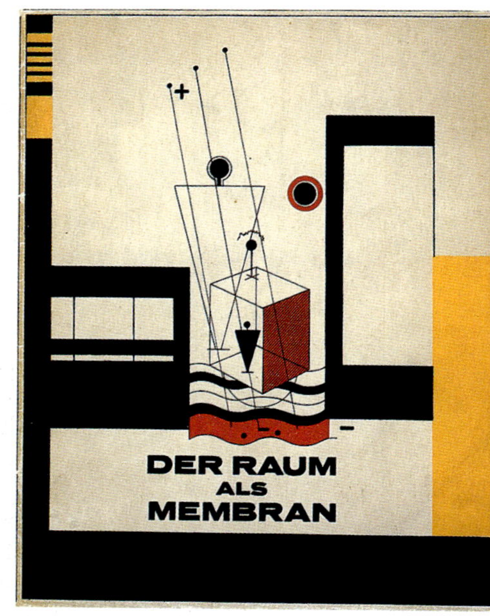

Siegfried Ebeling, „Der Raum als Membran“. Dessau 1926, Umschlaggestaltung und Text von Siegfried Ebeling, BHA. • Ebelings im Umfeld des Bauhauses entstandene Schrift plädierte für durchlässige, ungeteilte Architekturen und war auch Mies bekannt.

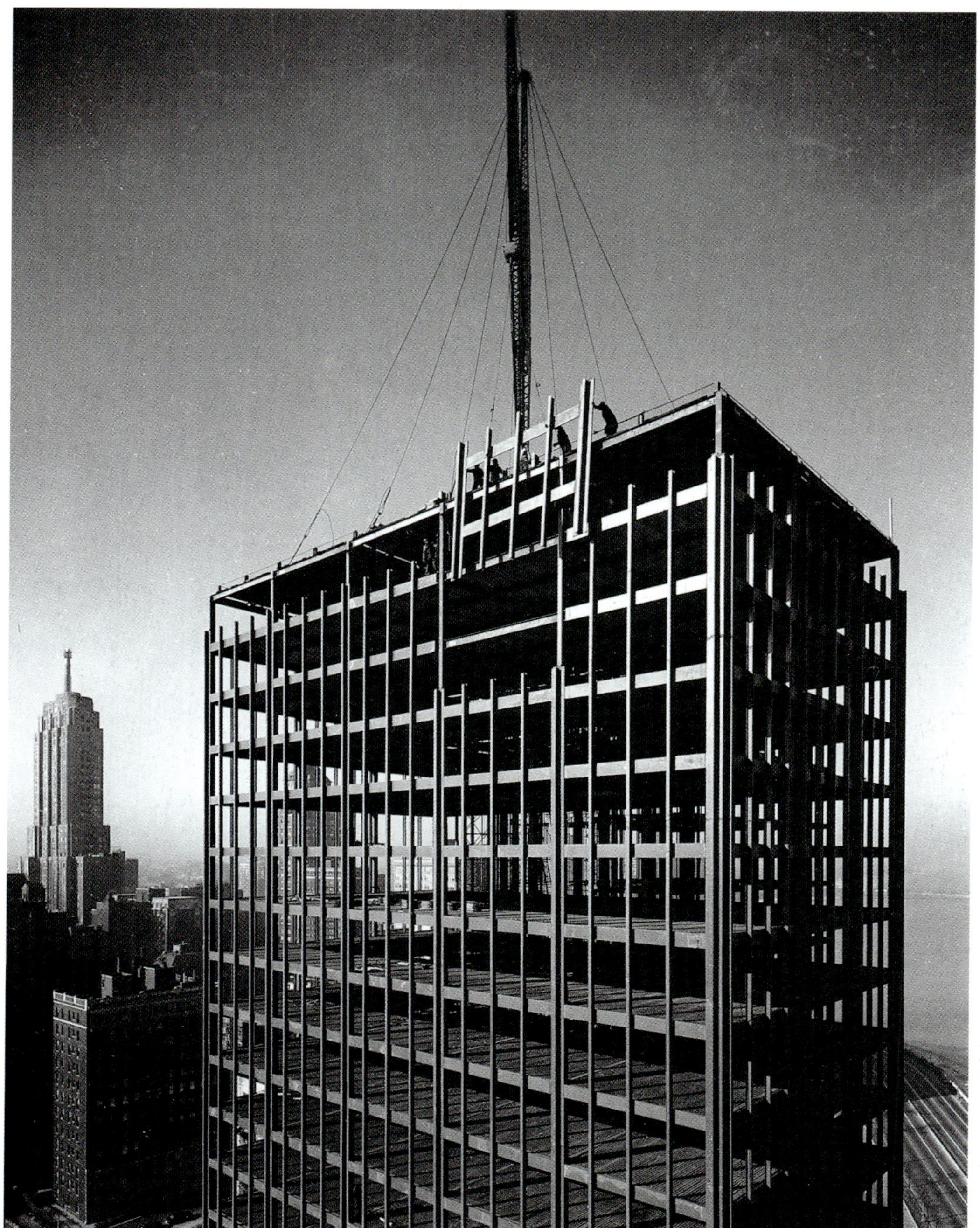

Ludwig Mies van der Rohe, Apartmenthäuser, 860 Lake Shore Drive, Chicago. 1948–1951, Montage des „curtain wall“, 1950, Foto von Hedrich Blessing, Chicago Historical Society. • Durch verkleidete Deckenbalken und die Außenstützen wird die Außenhaut gebildet. Dergestalt thematisierte Mies die Skelettstruktur für die beiden 26geschossigen Wohntürme am Ufer des Lake Michigan.

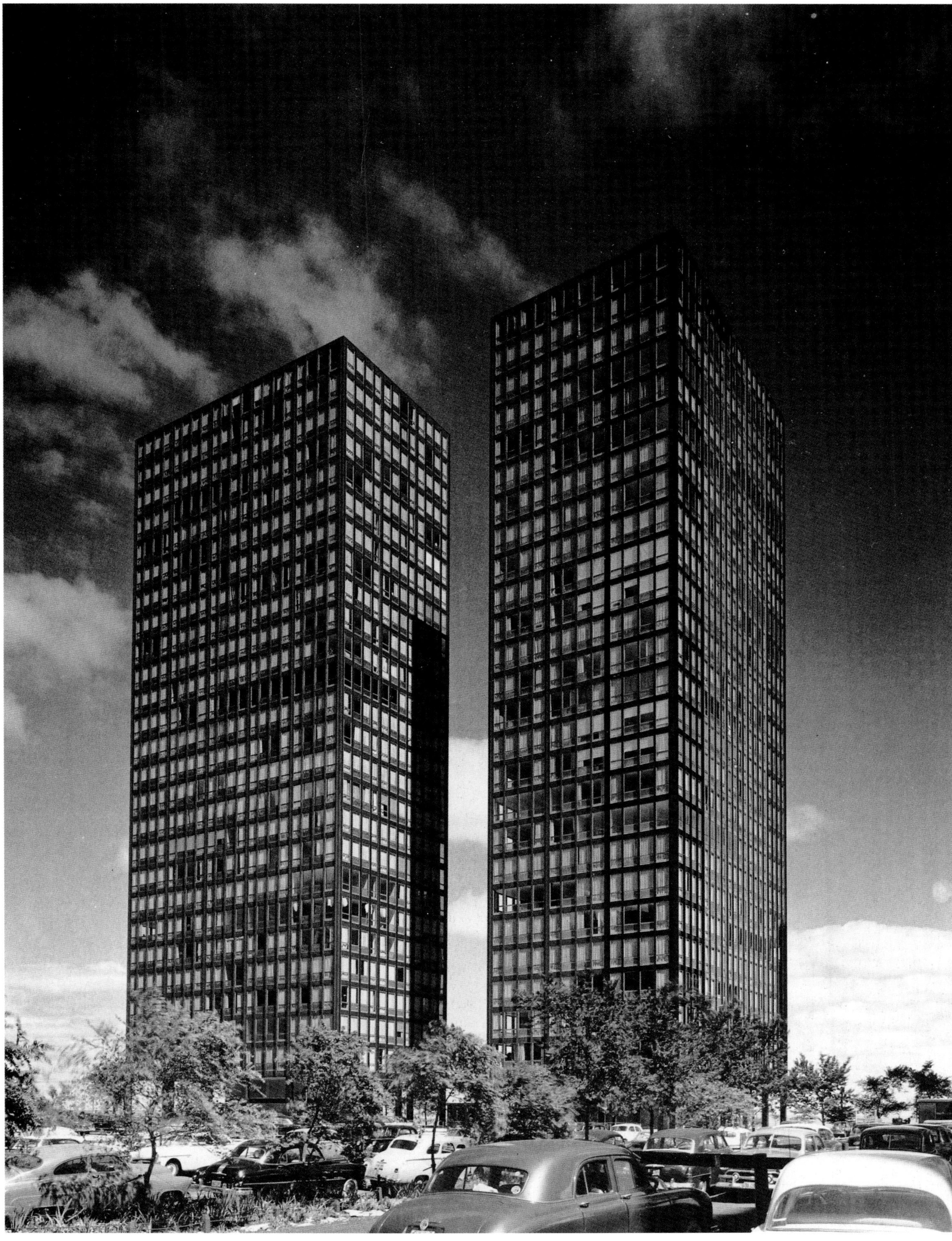

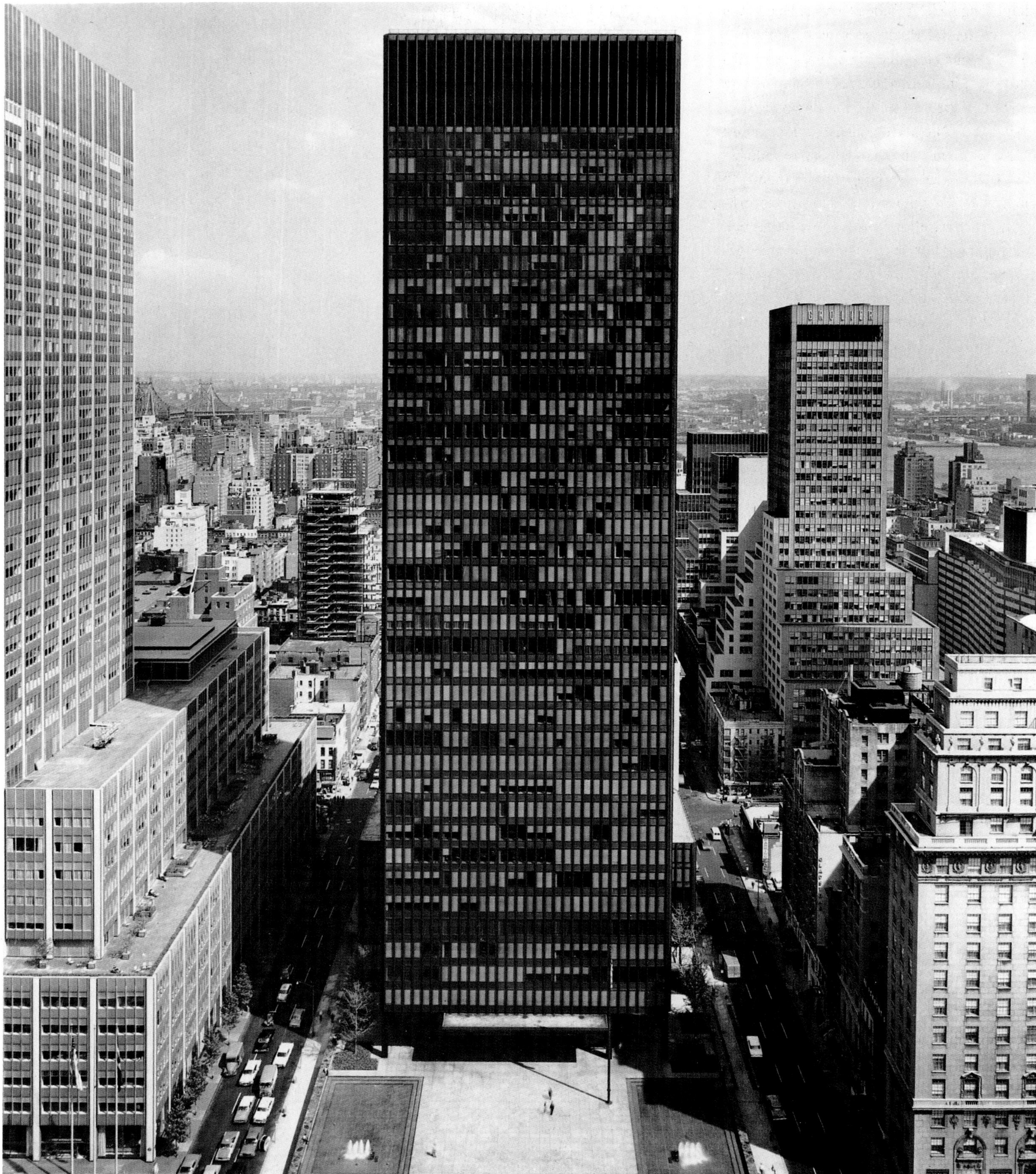
GROLIER

untergehängtem Dach und gläserner Haut – das ist der universale Raum, jeder Nutzung offen. Dieses Offenhalten, die Negation starrer Abgrenzungen im Innern wie nach außen, bringt die Vision eines ungeteilten Raumes hervor; Gebäude und Nicht-Gebäude, also Innenraum und Außenraum, werden tendenziell ununterscheidbar. Die Glasvorhänge, die Farnsworth House und Crown Hall umgeben, verwirklichen die Vorstellung eines übergreifenden Kontinuums. Hier mag vieles zusammengekommen sein: die Anregung durch die großen Hallen Kahns, die Erfahrung der Weite amerikanischer Landschaft, vielleicht auch die Erinnerung an ein Buch, das im Umfeld des Bauhauses entstanden war und das, wie Neumeyer nachwies, Mies gut kannte, nämlich Siegfried Ebelings kleine Schrift „Der Raum als Membran", die für konsequent durchlässige Architekturen plädiert. Die gesuchten Gestaltqualitäten könnte Mies, dessen ausgeprägte morphologische Interessen bekannt sind, aber auch in einem Gemälde aus seiner Privatsammlung gesehen haben: Paul Klees delikates Bild „Die Frucht" von 1932 zeigt die irregulär kreisende Bahn eines Punktes, die ephemere Konstellationen sich überlagernder und für einen Moment verdichtender Farbflächen hervorbringt – prozessuales, nichtdeterminiertes Denken auch hier.

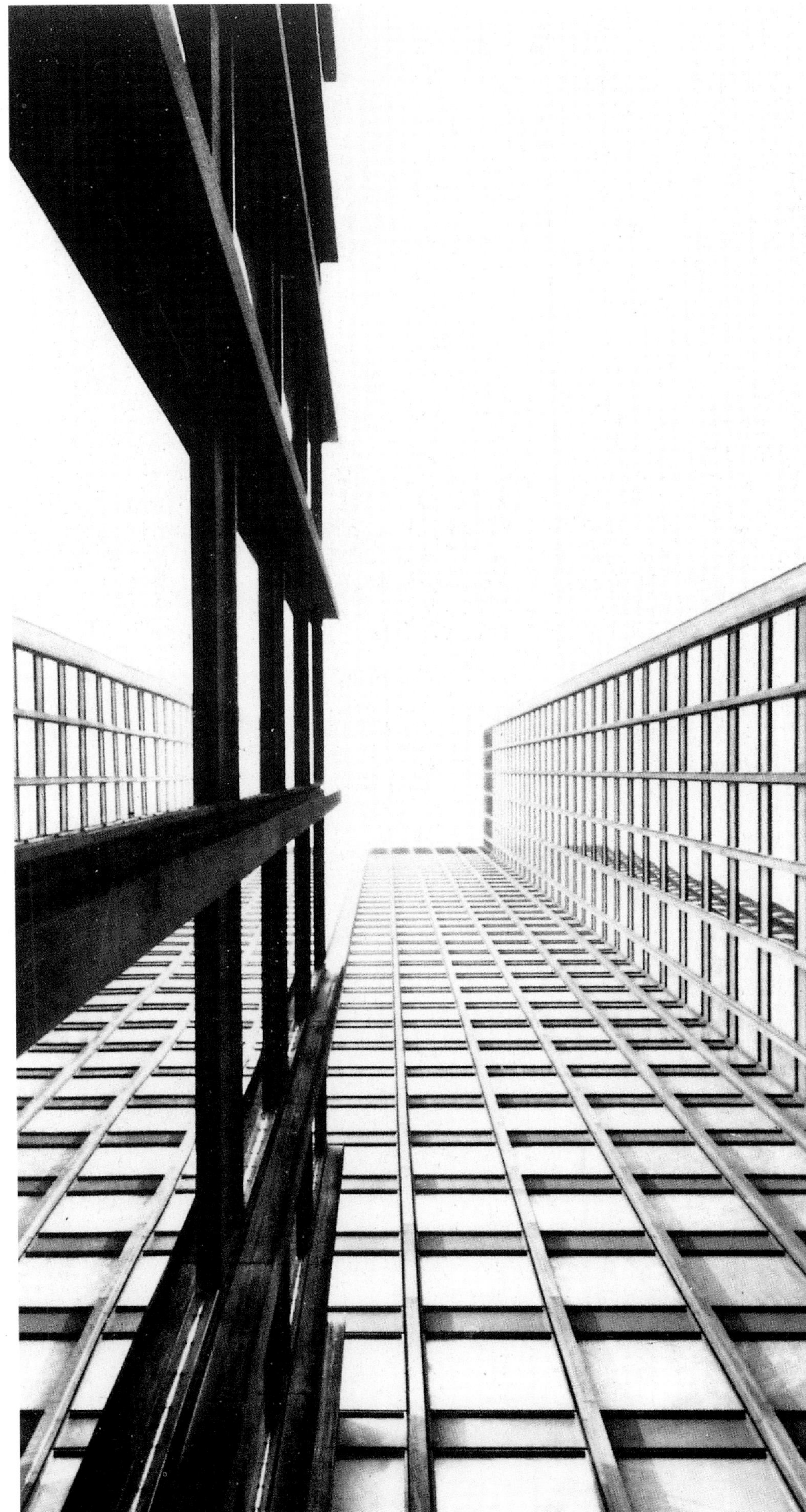

Ludwig Mies van der Rohe und Philip Johnson, Seagram Building, 375 Park Avenue, NYC. 1954–1958, Foto von Ezra Stoller, BHA. • Die Fassade besteht aus braungetönten Glasscheiben und einem bronzefarbenen Stahlskelett; dadurch wird die Homogenität der Außenhaut unterstrichen.

Ludwig Mies van der Rohe und Philip Johnson, Seagram Building, 375 Park Avenue, NYC. 1954–1958, Detail der Konstruktion, Foto von Ezra Stoller, BHA. • Dies ist wohl die „berühmteste" konstruktive Ecklösung des 20. Jahrhunderts; man erkennt die Arbeit an der Minimierung und Verschlankung allen Materials.

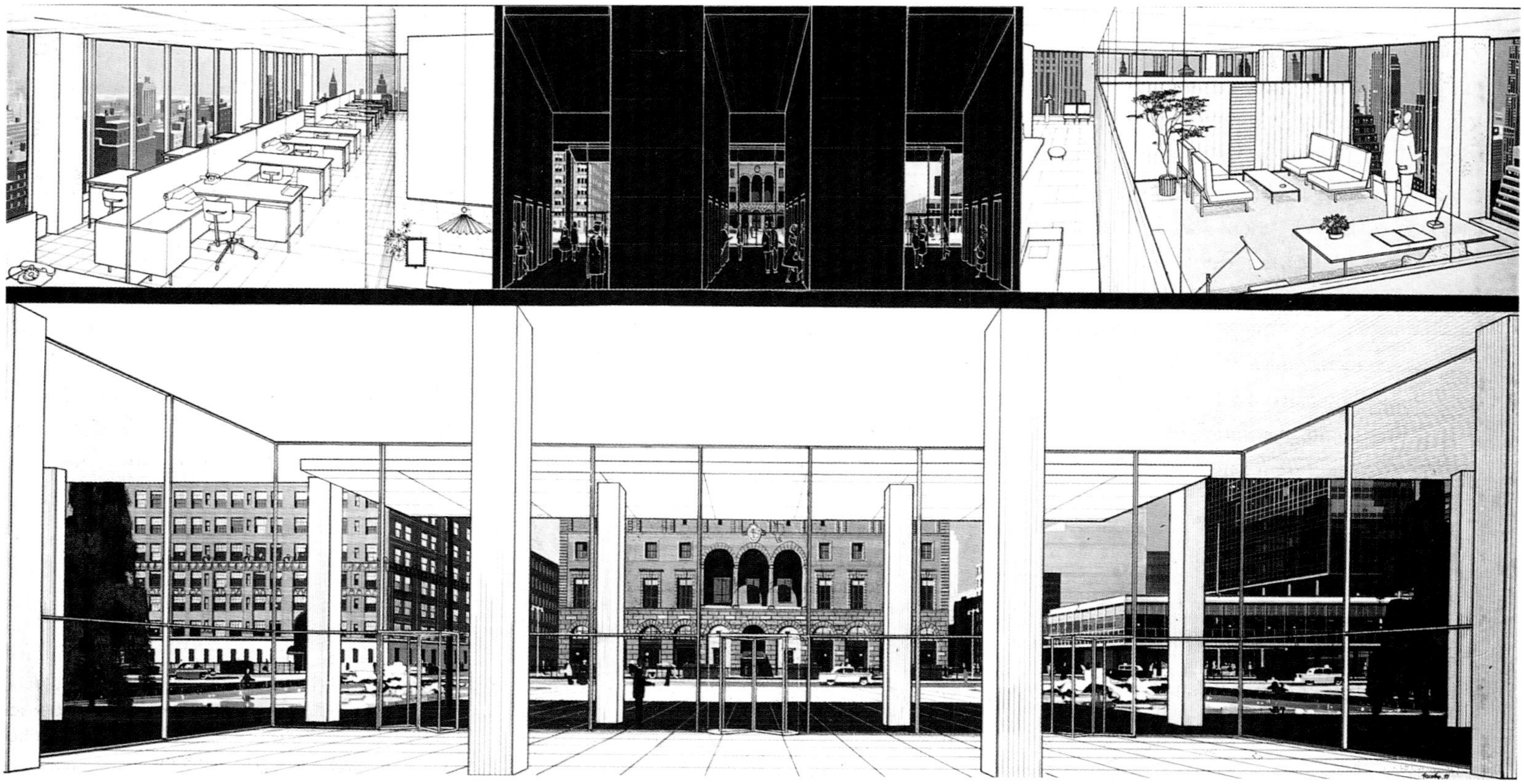

Ludwig Mies van der Rohe und Philip Johnson, Seagram Building, 375 Park Avenue, NYC. 1954–1958, Planung der Innenarchitektur von Foyer, Fahrstuhlfluren, Büro- und Wohnräumen, Foto einer Collage, BHA. ● Innenraumgestaltung Miesscher Glasarchitektur am Beispiel des Seagram Building: Die Transparenz der Außenhaut wird in den Nutz- und Wohnbereichen fortgeschrieben.

Hochhaus und Pavillon

Wollte man die späte Architektur Mies van der Rohes typologisch bestimmen, so wäre man schnell fertig: Das Werk konzentriert sich auf Hochhaus und Pavillon, dies allerdings in geradezu unendlicher Ausdifferenzierung. Gleich mit dem zweiten Hochhausprojekt, das Mies überhaupt ausführen konnte (die unmittelbar zuvor entstandenen Promontory Apartments wurden wegen des Stahlmangels in der Nachkriegszeit verändert), kreiert er einen Bautyp, der international für Jahrzehnte richtungsweisend werden sollte. Die beiden Apartmenthäuser am Chicagoer Lake Shore Drive 860–880, einander in kunstvoll ausbalancierter Geometrie zugeordnet, verwirklichen, was er im Prinzip seit den Entwürfen für die Friedrichstraße vorhatte, nämlich Hochhäuser mit einem Stahlskelett, das deutlich gezeigt wird, und einer Oberfläche weitgehend aus Glas. Der Fassadenrhythmus, Franz Schulze hat das genau beschrieben, wird bestimmt durch die Außenstützen und die Randträger der Decken. Da sich die Fenster in derselben Ebene befinden, bestand die Gefahr, daß die Fassade flach wirken würde. Dagegen setzt Mies etwas, das im streng funktionalen Sinn nicht legitim, für die Gestaltqualität aber von entscheidender Bedeutung ist: Erst die Doppel-T-Profile auf Fensterpfosten und Stützen geben das gewünschte Relief; sie erscheinen als Teil der Konstruktion, ohne es zu sein. Einem ähnlichen Muster war er schon bei seinen berühmten Ecklösungen gefolgt, besonders schön an der Alumni Memorial Hall auf dem IIT-Campus: Das tragende Stahlskelett ist hier von einer Haut aus Backstein und Glas umgeben, die wiederum von Stahlteilen gehalten wird. Nur an der gestuften Ecke werden die Primär- und Sekundärstruktur freigelegt. Die eigentlich unsichtbare innere Konstruktion wird an den Kanten, und nur dort, aufwendig in Szene gesetzt.

Die Lake-Shore-Drive-Apartments bieten ihren Bewohnern sehr spezifische Wahrnehmungsreize. Die gläsernen Außenwände, besonders natürlich in den oberen Stockwerken, lassen das Gefühl entstehen, man befände sich im freien Raum. Diese unmittelbare Präsenz des Außen, der umgebenden Natur, war es wohl, die John Cage meinte, als er nach einem Besuch sagte, daß Mies den Blitz erfunden habe. Die Natur wird so zur Erscheinung gebracht, als wäre das Gebäude gar nicht vorhanden, oder anders: Das Glashaus läßt die Natur auf eine neue Weise ansichtig werden. Mit den besonderen Eigenschaften seiner fast transparenten Hochhäuser operiert Mies auch am Seagram Building. Während tagsüber durch die Verglasung die Struktur des Baus sichtbar wird, erscheint er nachts als Lichtskulptur. Die Leuchtdecken entmaterialisieren die einzelnen Raumebenen zu übereinander schwebenden Schichten aus Licht.

Mit dem Federal Center in Chicago bildet Mies dann einen Typus von innerstädtischem Ensemble aus, den er im Toronto-Dominion-Center wiederholt: zwei Hochhäuser, einander im freien Rhythmus zugeordnet, und ein großer Pavillon für eine Post beziehungsweise Bank.

Diese jeweils drei Gebäude mit großzügigen Leerflächen dazwischen strukturieren einen Raum, ohne ihn eindeutig zu definieren – in einer inspirierten Bemerkung Franz Schulzes heißt es dazu, daß jetzt, im Unterschied zu den Innenräumen der 20er Jahre, „die Bauten selbst die Stelle der freistehenden Wände ein(nehmen), zwischen denen der Raum frei fließen kann". In einer Art von Inversion sind die Gestaltgesetze vom Innenraum auf den Außenraum übertragen.

Der Typus des Pavillons, der hier Verwendung findet, ist neu, stellt zumindest einen evolutionären Sprung von dem mit der Crown Hall erreichten Entwicklungsstand dar. Die großen Pavillons der 60er Jahre mit ihren quadratischen Grundrissen zielen auf universalistische Ausgewogenheit. Jeweils einstöckig, liegt ihre Struktur aus Stahl und Glas offen (mit Ausnahme des Daches der Post in Chicago, unter dem, wie in allen US-Postämtern, „observation galleries" eingerichtet werden mußten, so daß die Dachstruktur nicht frei gespannt werden konnte). Der neben Chicago und Toronto dritte bedeutende Pavillon dieses Typs, und sicher ein Höhepunkt in der Reihe, ist die Neue Nationalgalerie in Berlin. Abgeleitet von einem Projekt für die Firma Bacardi auf Kuba, das mit der Machtübernahme Castros nicht weiterverfolgt werden konnte, erhebt er sich als Solitär auf einem granitbedeckten Podium. Die große Halle stellt primär ihre eigene Leere aus. Um diesen Eindruck zu bewahren, sind Eingangstüren und Garderoben so weit wie möglich marginalisiert, die Treppen auf den ersten Blick kaum zu sehen. Die Leere weist Qualitäten des Erhabenen auf – ein streng geordneter Raum, dessen Koordinaten dennoch schwer zu greifen sind. Nachts und von außen erscheint der Bau als unkörperlicher Lichtraum. Das Bodenfeld ist beleuchtet, aber die Lichtquellen in der Decke sind verborgen, die Glaswände unsichtbar.

Ludwig Mies van der Rohe, Neue Nationalgalerie, Berlin. 1962–1968, Gesamtansicht der Halle mit Blick auf die Matthäi-Kirche und auf die Philharmonie, Foto von Hedrich Blessing, Chicago Historical Society. • Von Berlins spektakulärstem Museumsbau, als Teil des „Kulturforums" gegenüber dem Potsdamer Platz gelegen, sieht man nur das Obergeschoß: das auf acht außenliegenden Stützen ruhende Dach und die Glaswände. Das Untergeschoß bildet den Sockel dieser elementaren Form.

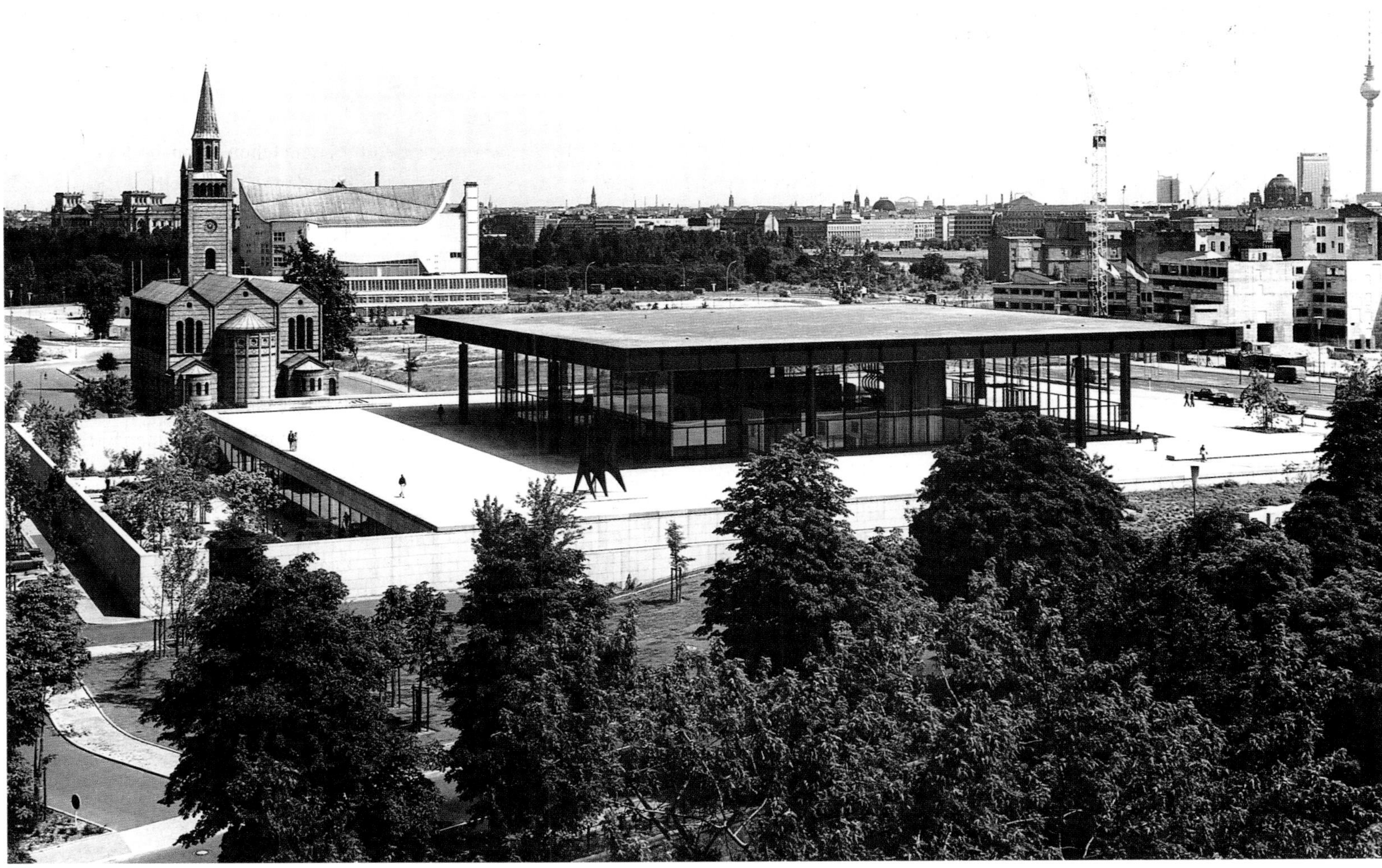

Johannes Itten

Norbert M. Schmitz

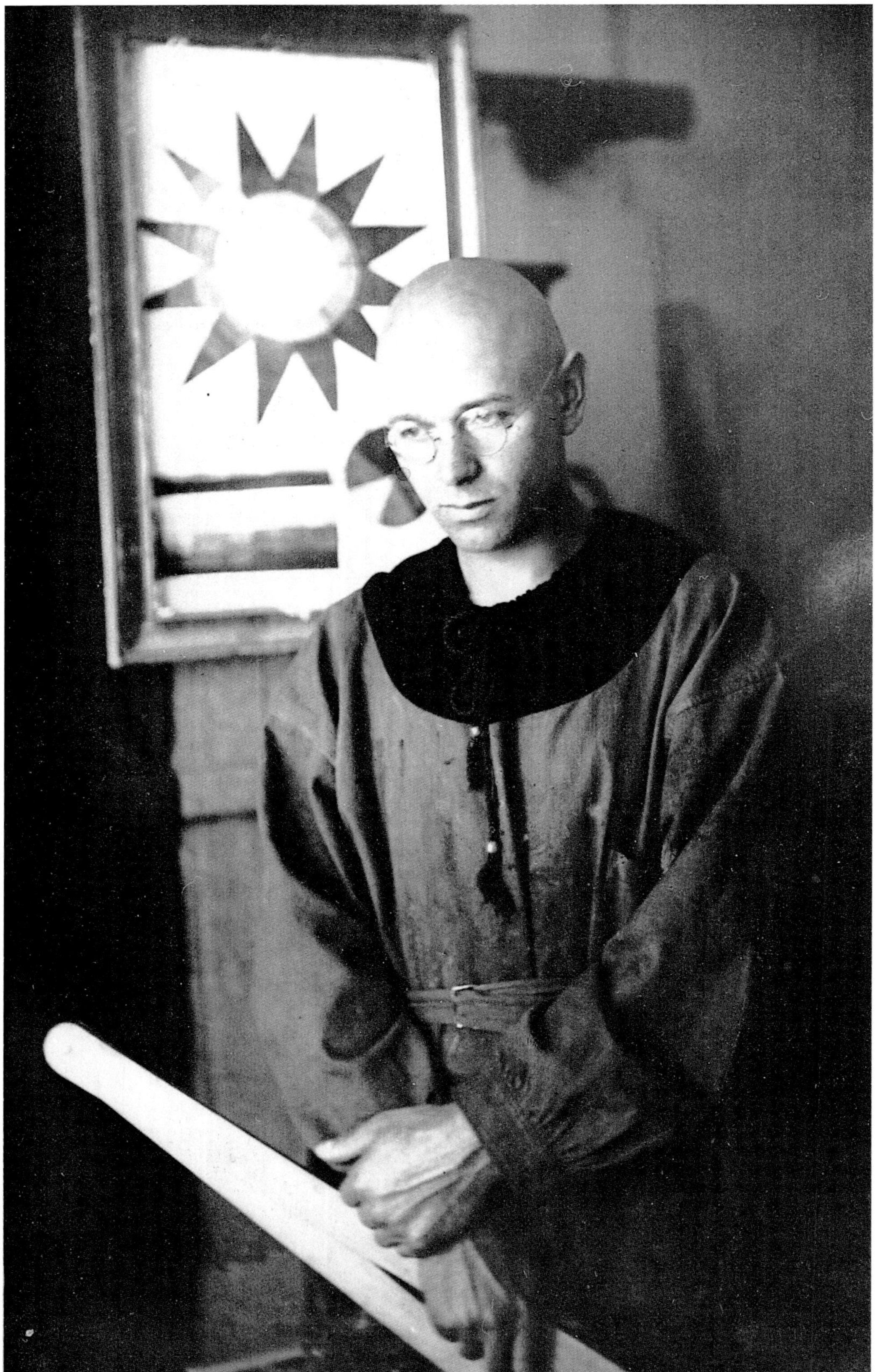

Über Johannes Itten zu berichten heißt notwendigerweise auch, über einen verdrängten Irrationalismus der Moderne zu sprechen, denn seine Kunst war zuallererst eine Form esoterischer Propaganda. Beat Wyss benennt die Ursache der späteren Unterschlagung dieser dunklen Seite der Moderne in der Nachkriegszeit: „Die Gründe, warum die Avantgarde nach der Katastrophe des Zweiten Weltkrieges in ein ‚aufklärerisches' Licht gerückt werden sollte, sind schon verständlich. Man konnte die Opfer nationalsozialistischer und stalinistischer Kulturpolitik nicht rehabilitieren, während man sie zugleich des Obskurantismus verdächtigte. Die Kunstgeschichte der Nachkriegszeit verdrängte die esoterische Seite der Avantgarde, und dort, wo sie nicht wegzuleugnen war, galt sie als Kinderkrankheit des Genies." (Mythologie der Aufklärung, München 1993, S. 11) Heute scheint die Zeit reif für eine neue Perspektive auf jene andere Seite der Moderne. Ittens exzentrisches Auftreten als Mazdaznanprophet in selbstgeschneiderter Mönchskutte wie sein entscheidender Beitrag zum Bauhaus, die Leitung des Vorkurses, ist an einer anderen Stelle Thema. Hier soll jenes merkwürdige Zusammentreffen von Pädagogik, Ästhetik und Esoterik als eigentliche Essenz seines

Porträt Johannes Itten. 1920, Fotografie von Paula Stockmar, BHA. ● Johannes Itten in Mazdaznan-Tracht. Im Hintergrund seine „Farbenkugel".

Johannes Itten, Farbenkugel in sieben Lichtstufen und zwölf Tönen. Beilage zu „Utopia. Dokumente der Wirklichkeit", 1921, Lithografie, 18farbig, 47,0 x 32,0 cm, BHA. ● Zum Stern auseinandergebreitet liegt die Kugel – die Komplementärfarben einander gegenüber. Zum Zentrum hin hellt sie sich auf bis zum Weiß, an den Spitzen wird sie immer dunkler bis zum Schwarz. Ittens Hinweis zum Gebrauch: „Ich muss nicht an der Oberfläche spazierengehen. Geheimnisvoll ist das Innere Graue, das Unbestimmte: Ich kann einem Weg folgen oder 2 oder 3 oder mehrere Wege kombinieren ... So kann ich mich im Qualitätskontrast durch die Kugel hin- und hersteuern ... "

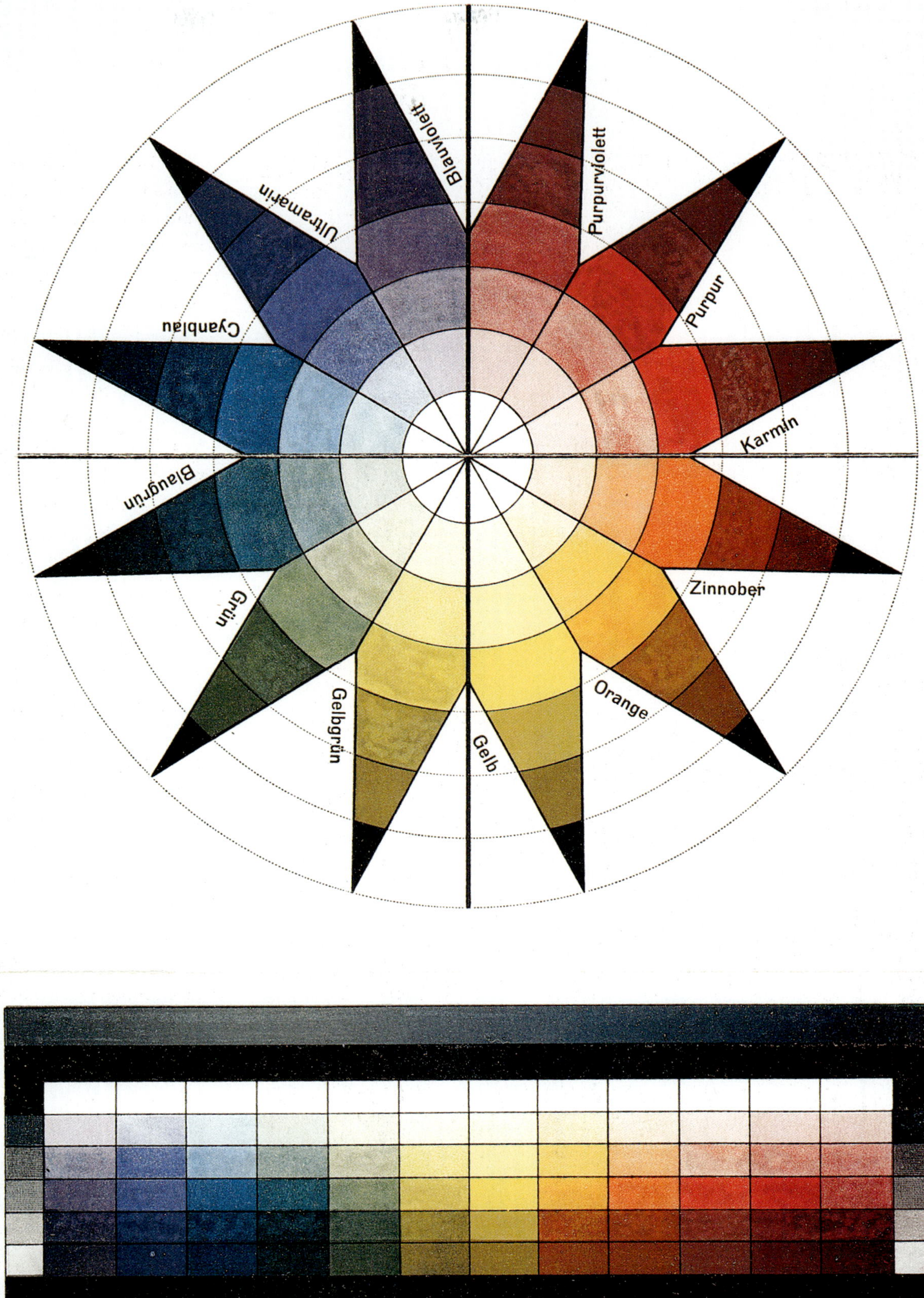

Farbenkugel

in 7 Lichtstufen und 12 Tönen
von
Johannes Itten.

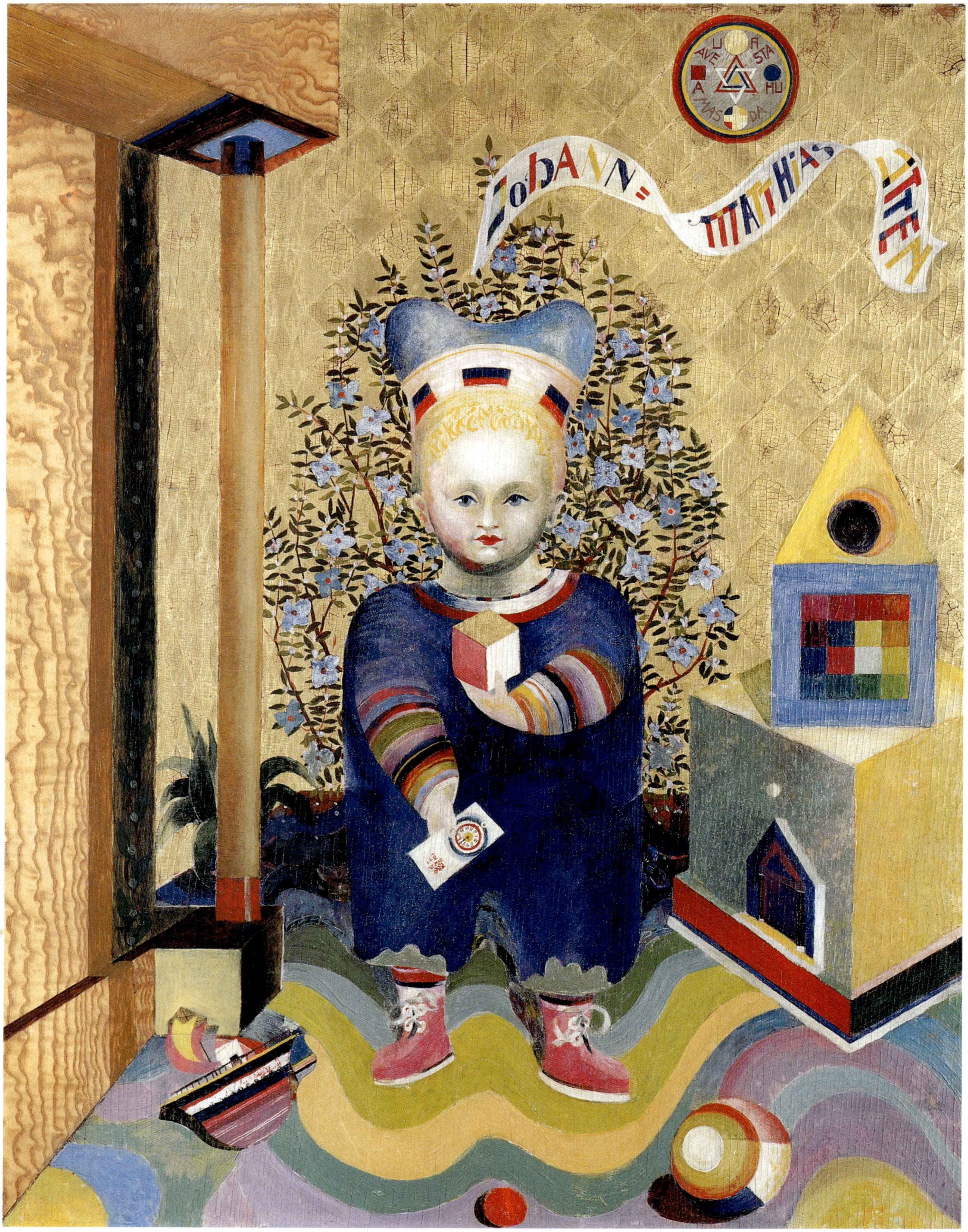

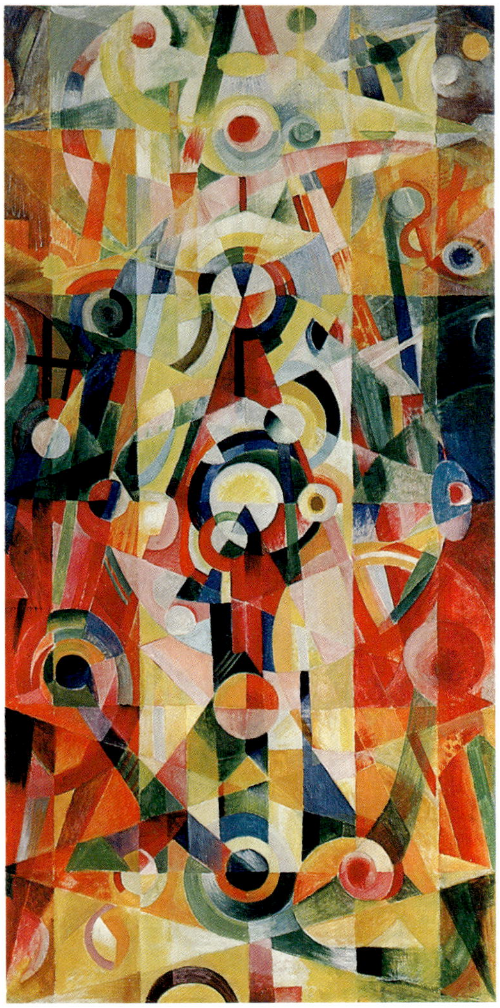

Johannes Itten, Aufstieg und Ruhepunkt. 1919, Öl auf Leinwand, 230,0 x 115,0 cm, Kunsthaus Zürich. ● In einem Chaos vielfarbiger Kreise und Spiralen steigen in der Mitte Spitzen auf, geschnitten von gegenläufigen Schrägen, die ständig von den abgedunkelten Bildrändern her das Bildgeschehen farblich brechen. Die kontrastreiche Farbbewegung wird an einer Waagerechten im oberen Bilddrittel abgedämmt, wo ein Kreis dem Auge für kurze Zeit Ruhe gewährt und zwischen den entstandenen Farbebenen vermittelt.

Johannes Itten, Mädchen. 1922, Tagebuchblatt, Graphit und Farbstift auf Papier, 23,9 x 21,6 cm, Matthias Itten. ● Die Kinder, im Wachsen begriffen – wie der zierliche Baumsprößling im Hintergrund symbolisiert – werden in ihrer fragilen Statuenhaftigkeit gehalten durch ein dichtes Netz unregelmäßiger Quadrate in den Komplementärfarben Rot und Grün, die sich zum oberen Bildrand hin vom Gelb zum Weiß erhellen.

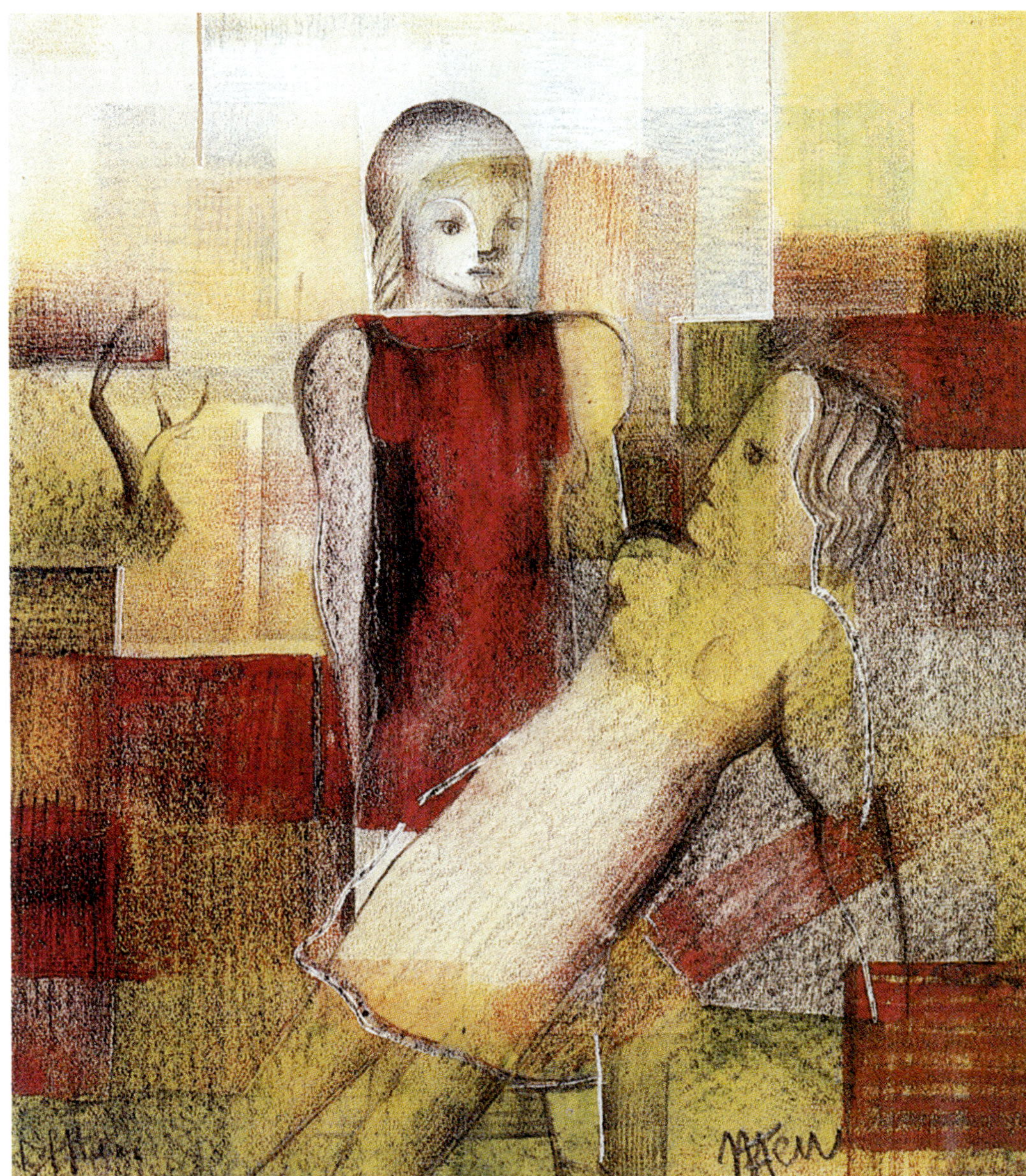

Johannes Itten, Kinderbild. 1921/1922, Öl auf Holz, 110,0 x 90,0 cm, Kunsthaus Zürich. ● Die Geburt des kleinen Itten evozierte beim Vater einen geradezu festlichen Kult des Kindes. Das „Altarbild" zeigt den werdenden Menschen als künftigen Mittler zwischen körperlichem und geistigem Bereich: Gekrönt wie ein Priester thront er zwischen zwei Tempeln – jenem der Natur und jenem der Künste –, die Gestalt, Farbe und Geist aus Ittens abstrakter Denkweise vergegenwärtigen.

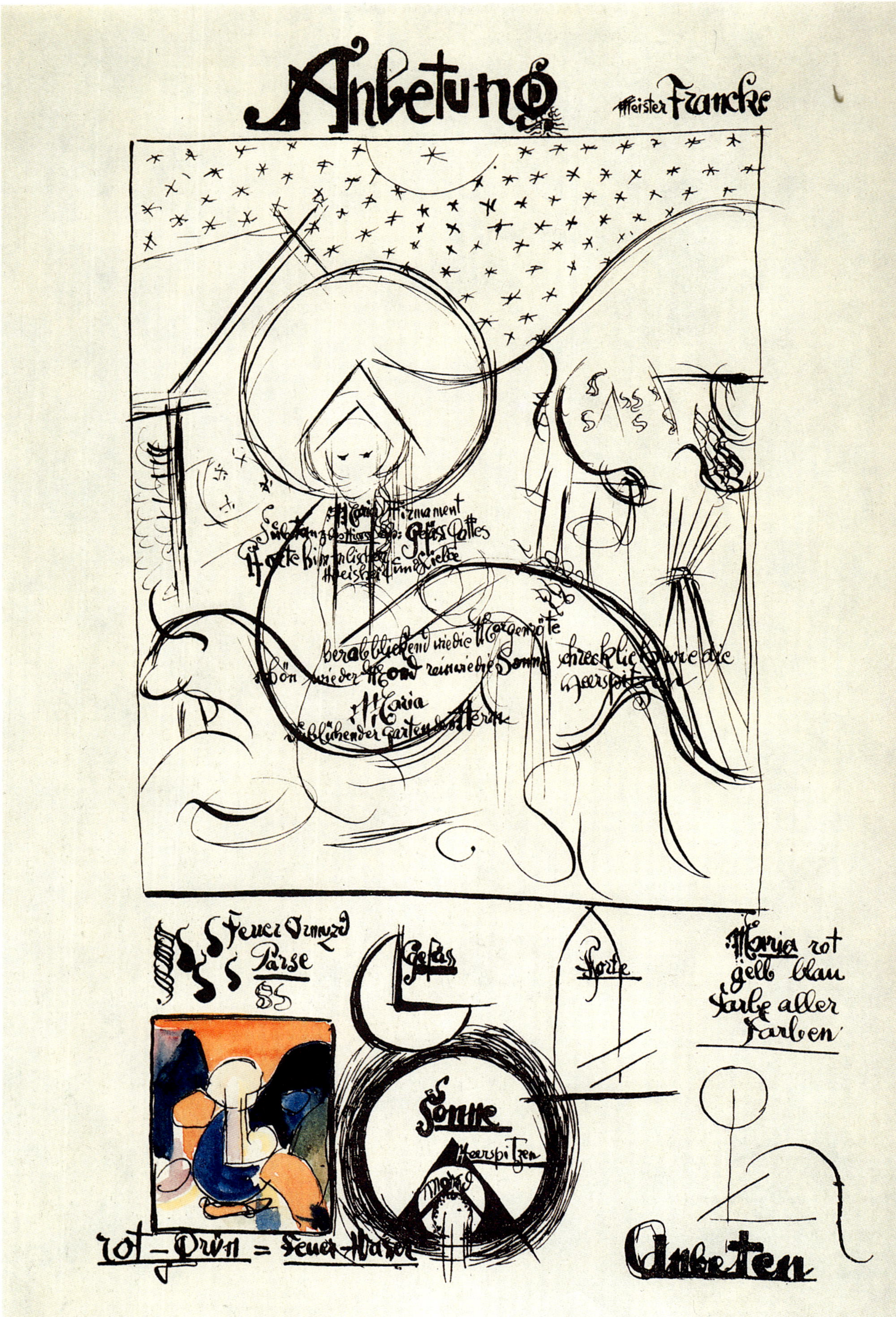
Anbetung
Meister Francke
Maria
Gefäss Gottes
Sonne
Maria
Feuer Ormuzd
Parse
85
Gefäss
Pforte
Maria rot
gelb blau
Farbe aller
Farben
Sonne
rot – Grün = Feuer-Wasser
Anbeten

Künstlertums dargestellt werden, das ihn zu einer der schillerndsten und umstrittensten Persönlichkeiten am Bauhaus machte. Wie kaum ein anderer Künstler seiner Zeit vereinigte Itten in sich die drei Elemente einer avantgardistischen Formgesinnung, eines universalpädagogischen Impulses und eines unbedingten Glaubens an ein mystizistisches Desiderat aus Theosophie und Spiritismus.

Als Gropius ihn auf Empfehlung seiner Frau Alma Mahler 1919 aus Wien an das Bauhaus holte, konnte der 1888 in Süderen-Linden im Berner Oberland geborene Künstler bereits auf eine reiche pädagogische Erfahrung zurückblicken. Nach einer Ausbildung am Berner Lehrerseminar und an der École des Beaux-Arts in Genf bei dem reformerisch orientierten Eugène Gilliard prägte ihn vor allem die wegweisend moderne Lehre und Ästhetik des Stuttgarter Akademieprofessors Adolf Hölzel. Mindestens ebenso wichtig wurde für den jungen Itten die eifrige Lektüre der großen Programmschriften der Moderne von Worringer bis Kandinsky und vieler damals populärer – heute oft vergessener – religiös-esoterischer Schriften. Als er 1916 in Wien eine Privatschule eröffnete, hatte sich bereits ein komplexes künstlerisches und philosophisches Weltbild geformt. Am Bauhaus leitete Itten zunächst neben dem Vorkurs eine ganze Anzahl von Werkstätten, ab 1921 nur noch die für Metall, Wand- und Glasmalerei. Die wachsende Konkurrenz zu Gropius und der Streit um dessen zunehmende Orientierung an den Bedürfnissen der Industrie führte 1923 schließlich zu seinem spektakulären Austritt aus dem Bauhaus. Nach

Johannes Itten, Seite aus „Analysen Alter Meister" (Meister Franke, Anbetung). 1921, aus „Utopia. Dokumente der Wirklichkeit", Lithografie, eingeklebte Reproduktion, 33,0 x 24,0 cm, BHA.

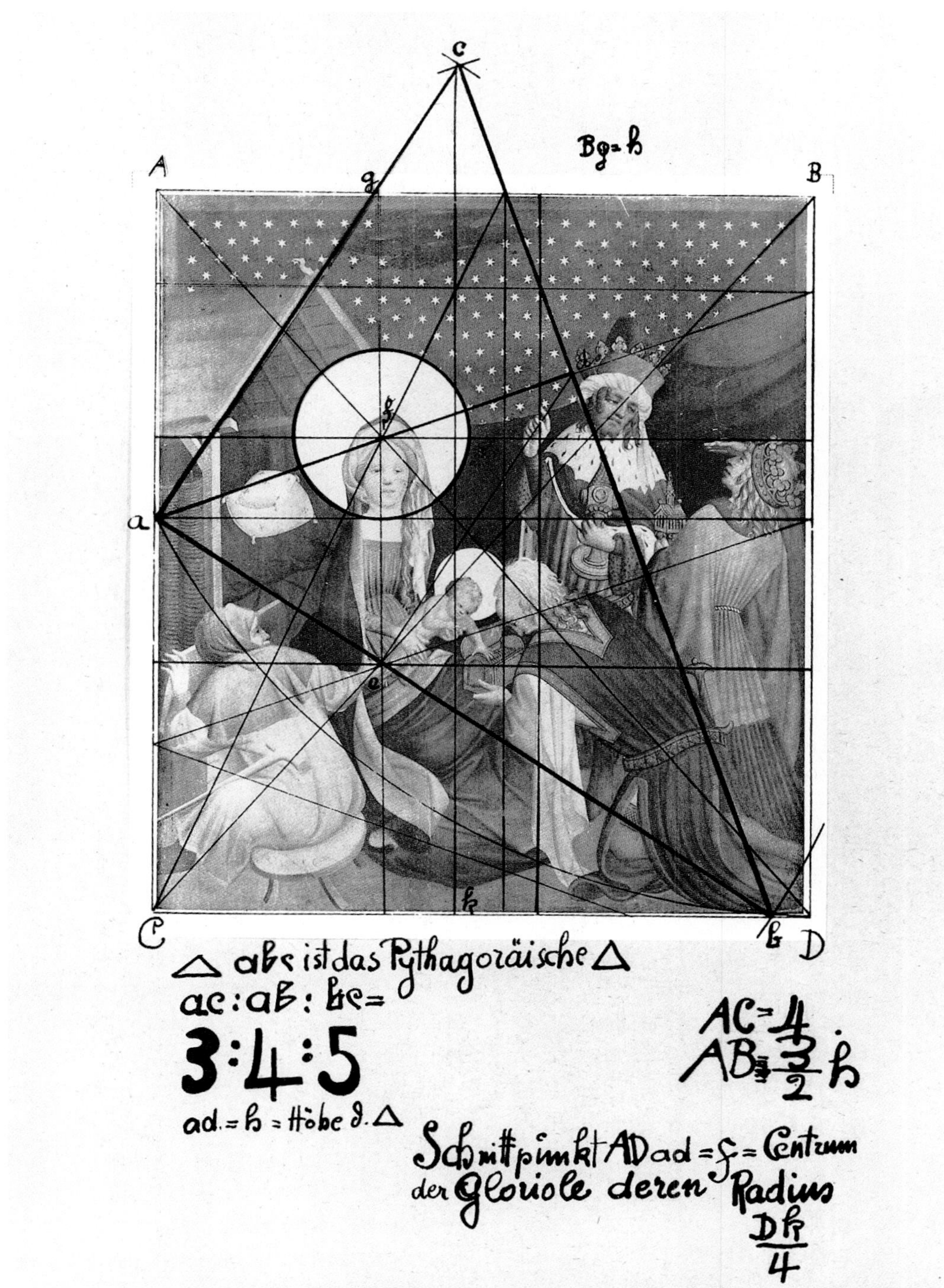

Johannes Itten, Seite aus „Analysen Alter Meister" (Meister Franke, Anbetung). 1921, aus „Utopia. Dokumente der Wirklichkeit", Lithografie, 33,0 x 24,0 cm, BHA (Abb. linke Seite). ● Rationale Bildanalysen, etwa kunsthistorische, erschienen Itten ungenügend. Er setzte ihnen schöpferische Prozesse entgegen, die „Bewegung" – als Movens der Welt verstanden – zum Thema haben. Hier sind die Hauptbewegungen durch Linien erfaßt und unten zu Detailschemata reduziert. Dem christlichen Bild erwachsen Assoziationen zur gefundenen und empfundenen Form: Elemente des Mazdaznan – wie „Ormuzd" und „Parse" – eine andere Variante, der „Anbetung" mit Maß und Zahl aus der Antike Hinweise auf ewige Gesetze abzulauschen.

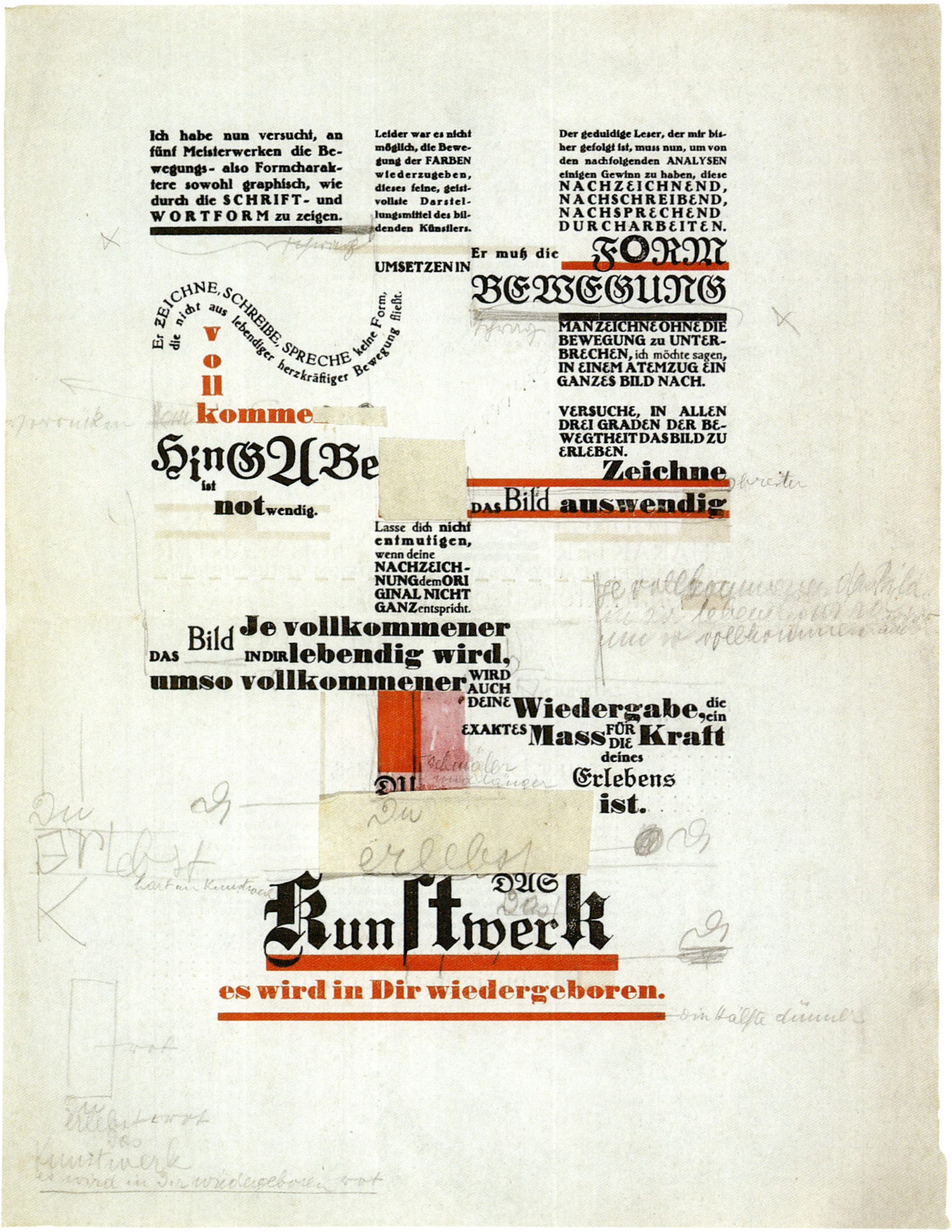

Johannes Itten, Seite aus „Analysen Alter Meister" (Meister Franke, Anbetung). 1921, aus „Utopia. Dokumente der Wirklichkeit", Korrekturbogen zu Blatt 10, Buchdruck, 33,0 x 24,0 cm, BHA. ● Blatt 10 bietet nicht nur eine Übersicht dieser Lehrsätze, sondern auch die Überleitung zu den Analysebeispielen und formuliert das für alle Blätter gültige Schema der Achsenkomposition.

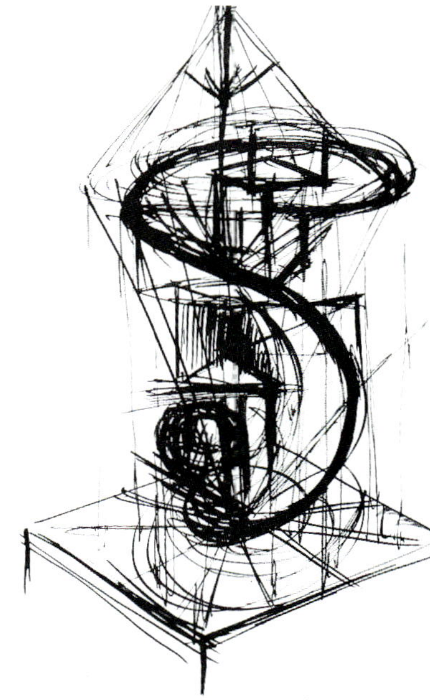

Johannes Itten, Studie zum „Turm des Feuers". 1919, Skizze aus Ittens Tagebuch (30. 7. 1918–14. 6. 1920), S. 181/182, Tusche auf Papier, 28,0 x 21,5 cm, Itten-Archiv Zürich. ● Die Spirale, Bildzeichen unendlicher Bewegung, erhielt eine endliche Form. Spätere Studien für den Turm des Feuers enthalten Kommentare, die den Turm als Symbol für den kosmologischen Sinn des Weltganzen erscheinen lassen. Der Bezeichnung Ittens „Merkzeichen einer Stadt für Flieger" gab Rolf Bothe 1994 im Katalogbuch „Das frühe Bauhaus" einen realen Hintergrund: die Eröffnung der ersten zivilen Fluglinie Berlin-Weimar.

einem Intermezzo am Schweizer Mazdaznan-Zentrum führte er ab 1926 in Berlin erst eine Privatschule, um sich von 1932 bis 1938 als Direktor der Textilfachschule in der Seidenstadt Krefeld doch noch der Industrie, wenngleich einer mit stark handwerklichem Erbe, dienstbar zu machen. Ab 1953 war er Direktor der Zürcher Kunstgewerbeschule; er starb 1963.

Itten fand schon früh zur abstrakten Malerei. Ab 1915 entstand eine Reihe geometrisch angelegter Bilder, in denen das Verhältnis von Form und Farbe scheinbar kühl thematisiert wurde. Vorherrschend waren dynamische Kompositionen aus diagonalen und spiralförmigen Form- und Farbkontrasten. Solchen kontrapunktisch angeordneten Bildern standen Zeichnungen gegenüber, bei denen er, durch Hölzel angeregt, Gegenständliches mit raschem und lockerem Pinselstrich nachempfand. Neben diesen frühen abstrakten Werken scheute sich der Künstler nicht, seine spirituellen Auffassungen gelegentlich ganz traditionell mit gegenständlichen Symbolen ins Bild zu setzen. Das Verbindende dieser vermeintlich zusammenhanglosen Werkgruppen – die den späteren Übungen im Vorkurs entsprachen – wird erst verständlich, wenn man Ittens metaphysisch aufgeladene Ästhetik berücksichtigt. Er selbst hat diese in seinem berühmten Manifest „Analysen alter Meister" programmatisch in Wort und Bild dargelegt. Der Kern des Buches besteht aus fünf Bildanalysen. Je einer Reproduktion eines Meisterwerks der Vergangenheit

Johannes Itten, „Turm des Feuers“. 1920, Rekonstruktion durch Glasmaler Ernst Kraus, Weimar, und Theaterplastiker Rainer Zöllner, Weimar, 1995/1996, farbiges Glas, Holz und Metall, 404,0 x 133,5 x 133,5 cm, KW. ● Die Farbgebung des Turmes ist bis heute unbekannt. Man kann nur vermuten, daß ein Aufstieg in mindestens zwölf Farbtönen von Dunkel nach Hell vorgesehen war.

Johannes Itten, „Turm des Feuers“ vor dem Atelier des Tempelherrenhauses in Weimar. 1920 (verschollen), farbiges Glas, Holz und Metall, Höhe 360,0 cm, Fotograf unbekannt, BHA. ● Zwölf Würfel türmen sich übereinander, von Stufe zu Stufe sich verjüngend um ein Drittel der vorangehenden Seitenlänge und im selben Rhythmus gedreht. Sie bilden das Gerüst für fächerförmige Glasschirme, die – nach unten offen – jede Würfelfläche diagonal überwölben und so die Architektur wie eine Spirale emporstreben lassen. Ruhe und Bewegung in Kunst und Leben harmonisch zu vereinen war Ittens Ziel.

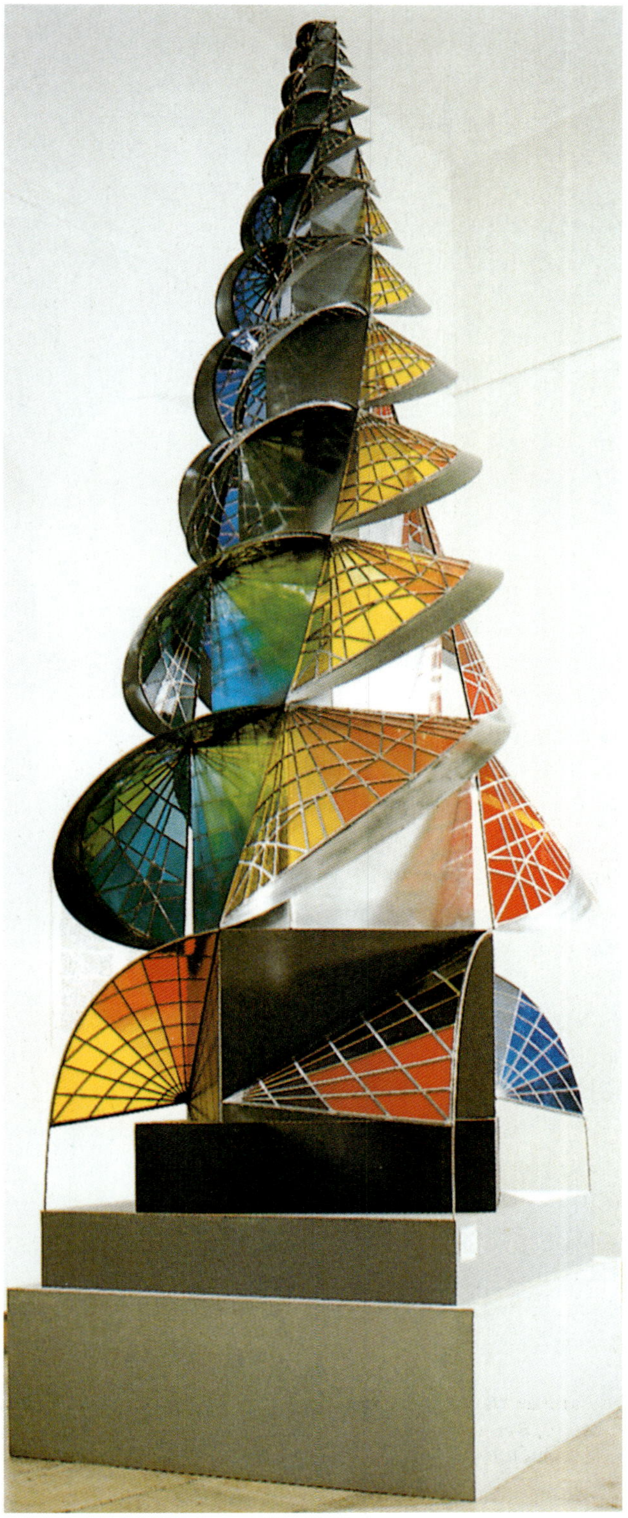

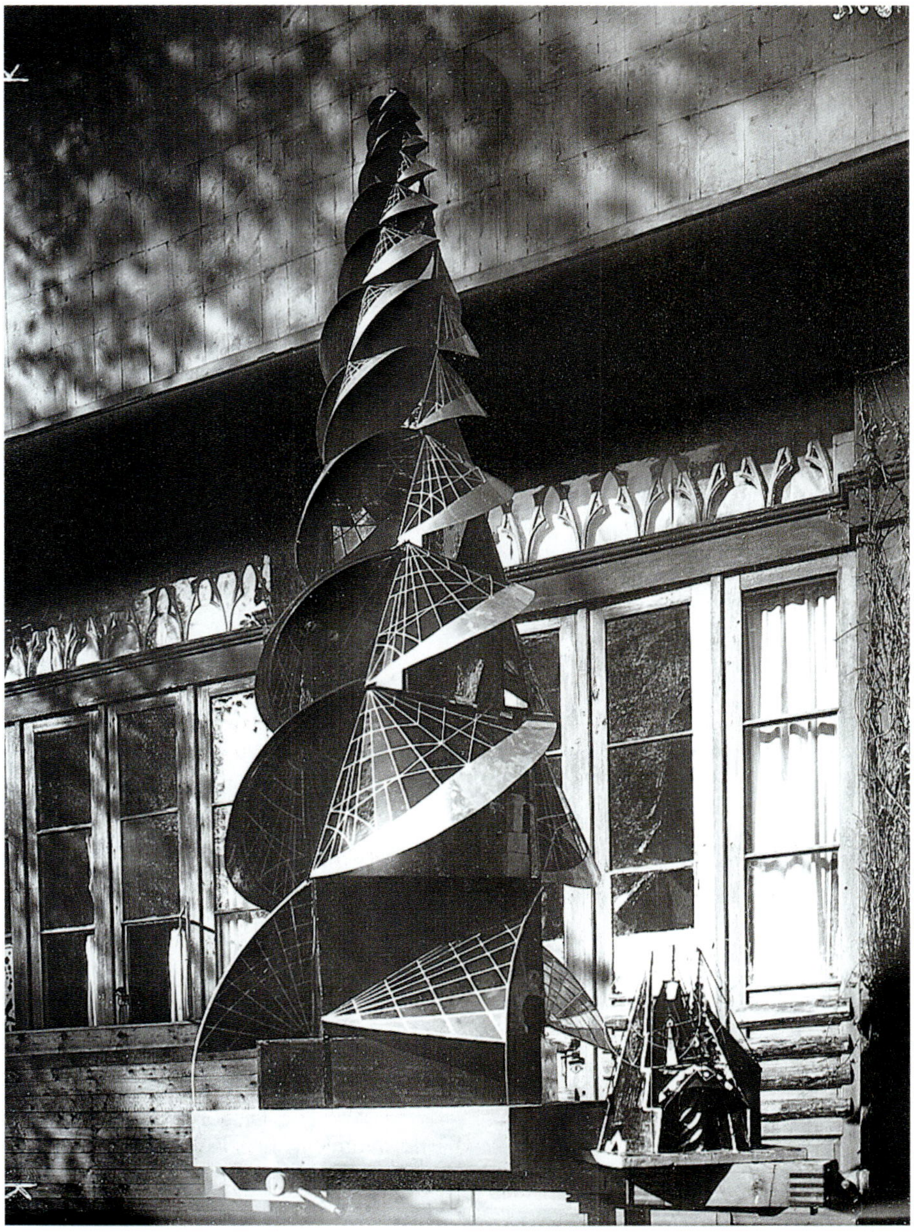

werden eine skizzenhafte – um Randnotate ergänzte – freie Nachzeichnung und ein kalligrafisches Schriftblatt, dessen Text den tieferen Sinn des Originals enthüllen soll, gegenübergestellt. Geometrische Formen stehen neben dem expressiv anmutenden Gestus freier Tuschzeichnungen, und religiös-gegenständliche Ikonografien wechseln mit sehr individuellen Typografien; eine Spannung, die seinem gesamten Œuvre eigen ist. Es ist aufschlußreich, sich diese gelegentlich abstruse Programmschrift einmal genauer anzuschauen. Während der Mystiker behauptet, hier im Sinne einer „lebendigen Kunstwissenschaft" die Essenz dieser Bilder erfahrbar zu machen, ist der nüchtern gesonnene Betrachter jedenfalls von der Willkür überrascht, mit der Itten beispielsweise bei der Analyse einer „Anbetung der Heiligen Drei Könige" Meister Frankes mittels eines Pauspapiers ein pythagoräisches Dreieck aus dem Altarblatt herausdestilliert, das so in dem spätmittelalterlichen Bild gar nicht vorhanden ist. Erst wenn man dieses Dreieck im theosophischen Sinne als heiliges Symbol versteht, erklärt sich diese Abweichung aus dem okkulten Zusammenhang zwischen pythagoräischer Lehre und Geburt Christi. Ittens Quelle hierfür war Eduard Schurés einschlägiger Bestseller „Les grandes initiées" („Die großen Eingeweihten"), wo es in synkretistischer Manier heißt: „Alle großen, religiösen Initiatoren (wie Pythagoras, Buddha oder Zarathustra) haben ein Bewußtsein davon gehabt, alle Theosophen haben es vorausgeahnt. Ein Orakel von Zoroaster: Die Zahl ‚Drei' herrscht überall im Universum, und die Monade ist ihr Prinzip." (Eduard Schuré, Les grands initiées, Paris 1889, S. 277, im folgenden zit. nach der dt. Aufl. München 1956) Für Schuré war denn auch die Geburt Jesu von einer pythagoräischen Konstellation der Sterne bestimmt: „Die Weltenstunde wurde feierlich; der Himmel des Planeten war finster und voll unheilvoller Vorbedeutung ... Die Eingeweihten hatten verkündet, daß eines Tages die Welt von Einem der ihren beherrscht sein würde, von einem Sohn Gottes." (ebenda, S. 386 f) Mittels solch astrologischer Forschung „beweist" der Autor, daß auch die „schöne Legende der königlichen Magier" eine Reise „dreier Eingeweihter" darstellt. Entsprechend plaziert Itten das Jesuskind ins Zentrum eines pythagoräischen Dreiecks, um mit dieser Trivialkabba-

Johannes Itten, Alles in Einem. 1922, Tagebuchblatt, Tusche und Aquarell auf Papier, 29,0 x 23,0 cm, Matthias Itten. ● Wie eng für Itten Erkenntnis, Erlebnis und künstlerischer Ausdruck miteinander verwoben waren, zeigt dieses Schriftbild vom Tage der Geburt seines Sohnes Johannes Matthias. Dem Spannungsfeld zwischen „Alles" und „Nichts" ist die Erkenntnis „Alles in Einem – Alles im Seinen" zugeordnet. Dazwischen wuchern die Namen Ittens und der nächsten Angehörigen farbig hervor. Kontrastpaare wie Chaos und Ordnung, Bedeutung und Nichtigkeit, Intonation und Form der Worte liegen dicht nebeneinander.

Johannes Itten, Tanzender Akt. 1918, Graphit und Wachskreide auf Papier, 52,0 x 36,0 cm, BHA. ● Tanz, die klassische Form der Vereinigung von Gegensätzen – wie die von Körper und Geist: Rhythmische Bewegung und Gegenbewegung stellte Itten dar, indem er spitzigen dunklen Schattenfetzen neben den hellen Körperrundungen ein heftiges Eigenleben gestattete.

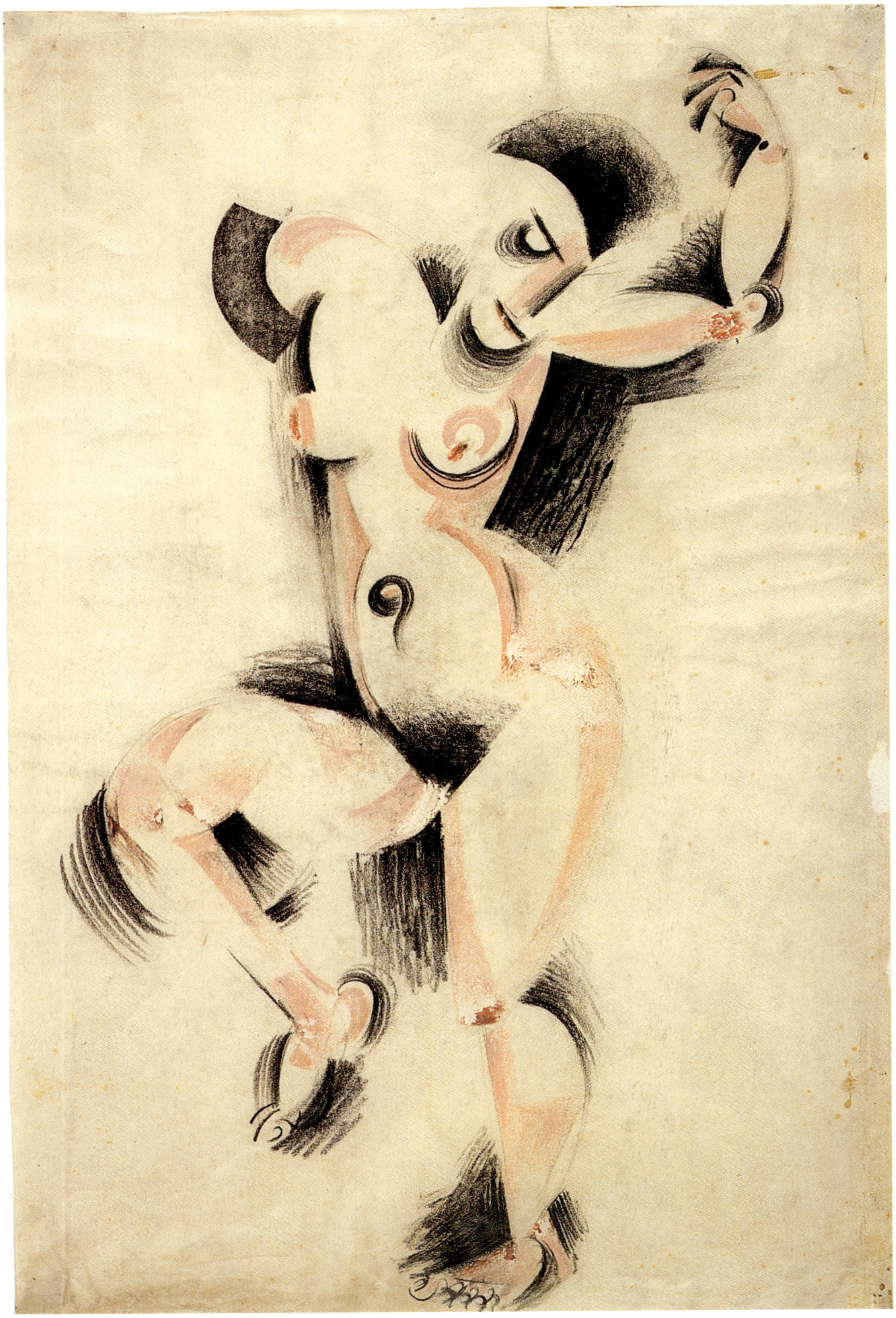

listik die „geheimen Zahlen“ der Bibel anschaulich zu machen. „Da sie (die geheimnisvolle Wissenschaft der Zahlen) den Schlüssel zur ganzen Lehre enthält, verbarg man sie sorgfältig vor den Profanen. Die Ziffern, die Buchstaben, die geometrischen Figuren oder die menschlichen Bilder, welche dieser Algebra der okkulten Welt als Zeichen dienten, wurden nur von Eingeweihten verstanden ... Die ZAHL wurde nicht als abstrakte Größe betrachtet, sondern als die wesentliche und aktive Eigenschaft der höchsten EINS, Gottes, der Quelle des universellen Zusammenhangs.“ (ebenda, S. 270) Diese Logik muß allerdings dem Uneingeweihten so verborgen bleiben, wie sie dem Künstler Freiheit gibt, die Kompositionsweise des Originals zu ignorieren. Im Bild selbst nicht auffindbare Flammen dichtet Itten schließlich mit den Worten „Feuer, Parse“ hinzu, um das Ganze mit dem zarathustrischen Feuerkult des Mazdaznan abzurunden.

Diese Analyse ist nur eine von fünf, die, um verschiedenste Texte der mystischen Literatur angereichert, eine Welt- und Kunstgeschichte als Abbild eines ewigen Fließens, unaufhörlichen Bewegtseins, als Offenbarung eines geheimen esoterischen Wissens anschaulich werden lassen. Kunst ist für Itten in Anlehnung an die populären Lebensphilosophien Ludwig Klages und Henri Bergsons Ausdruck einer metaphysischen Zeiterfahrung: „Alles Lebendige offenbart sich in Formen. So ist alle Form Bewegung, und alle Bewegung offenbar in Form.“ (Utopia. Dokumente der Wirklichkeit, Weimar 1921, S. 33) Der Schwung seiner Aktzeichnungen, die rhythmischen Studien des Unterrichts und der freie Gestus des Pinsels auf den Schriftblättern der „Utopia“ kommen in diesem Bewegungskult zusammen. In den „Analysen Alter Meister“ finden sich all jene Momente, die in seinem vielgestaltigen Werk und Unterricht oft widersprüchlich erscheinen, zum symbolischen Manifest okkulten Wissens synthetisiert. Dieses spirituelle Programm in eine ästhetische Praxis zu übersetzen war letztes Ziel sämtlicher künstlerischer und pädagogischer Bemühungen Ittens: „Ich will zukünftig gar kein Kunstwerk mehr machen, nur Gedanken-Konzentrationen – diese darstellen. Das Beten ist auch Gedanken-Konzentration auf Gott. Malen heißt: sich konzentrieren auf Farbe und Form. Die Seele ist der subtile Wagen, der den Geist von der irdischen Materie zu

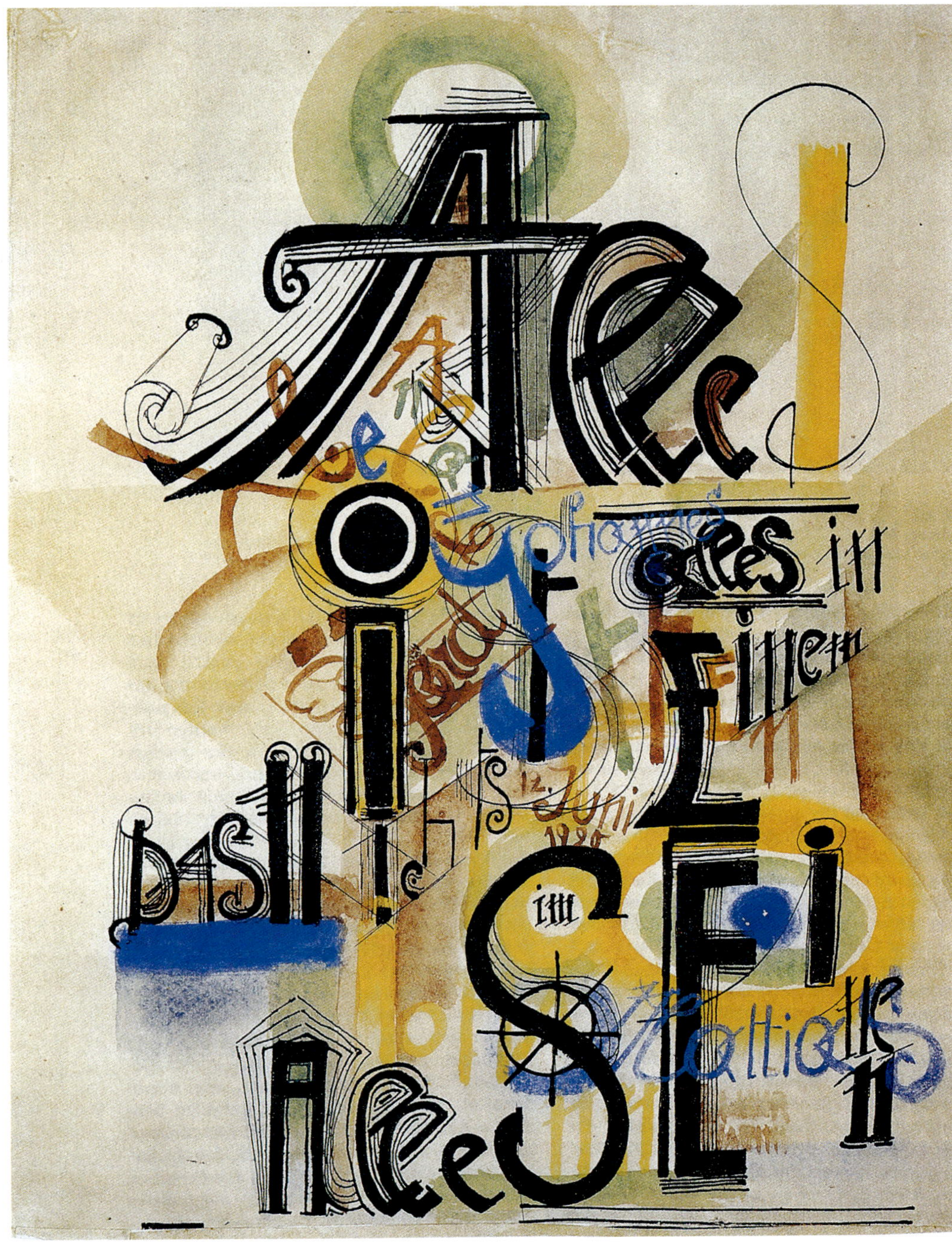

den göttlichen Sphären trägt.“ (Tagebucheintragung 1916. In: Werke und Schriften, hrsg. von Willy Rotzler, Zürich 1972, S. 54)

Die hier offenbarte Weltanschauung bildet auch den eigentlichen Hintergrund für Ittens lebensreformerisch rückwärtsgewandte Ablehnung der ökonomischen und sozialen Realitäten seiner Zeit gerade in Fragen des Kunsthandwerks. 1922 – anläßlich der immerhin noch recht expressiv-handwerklich orientierten ersten großen Auftragsarbeit für das Bauhaus, dem Haus Sommerfeld – notierte Gropius: „Meister Itten stellte neulich unter uns die Forderung, man müsse sich entscheiden, entweder in vollkommenem Gegensatz zur wirtschaftlichen Außenwelt individuelle Einzelarbeit zu leisten oder die Fühlung mit der Industrie zu suchen.“ (Walter Gropius, Die Tragfähigkeit der Bauhaus-Idee. Zitiert nach: Hans M. Wingler, Das Bauhaus, Köln 1975, S. 62) Industrialismus war für Itten jedoch Ausdruck einer rationalistischen Kultur, die es vornehmlich mit Mitteln der Kunst zu bekämpfen galt, so daß sein Bruch mit dem Bauhaus nicht nur unvermeidlich, sondern innerlich konsequent war.

Die „Analysen alter Meister“ oder Die Modernität der Tradition

Norbert M. Schmitz

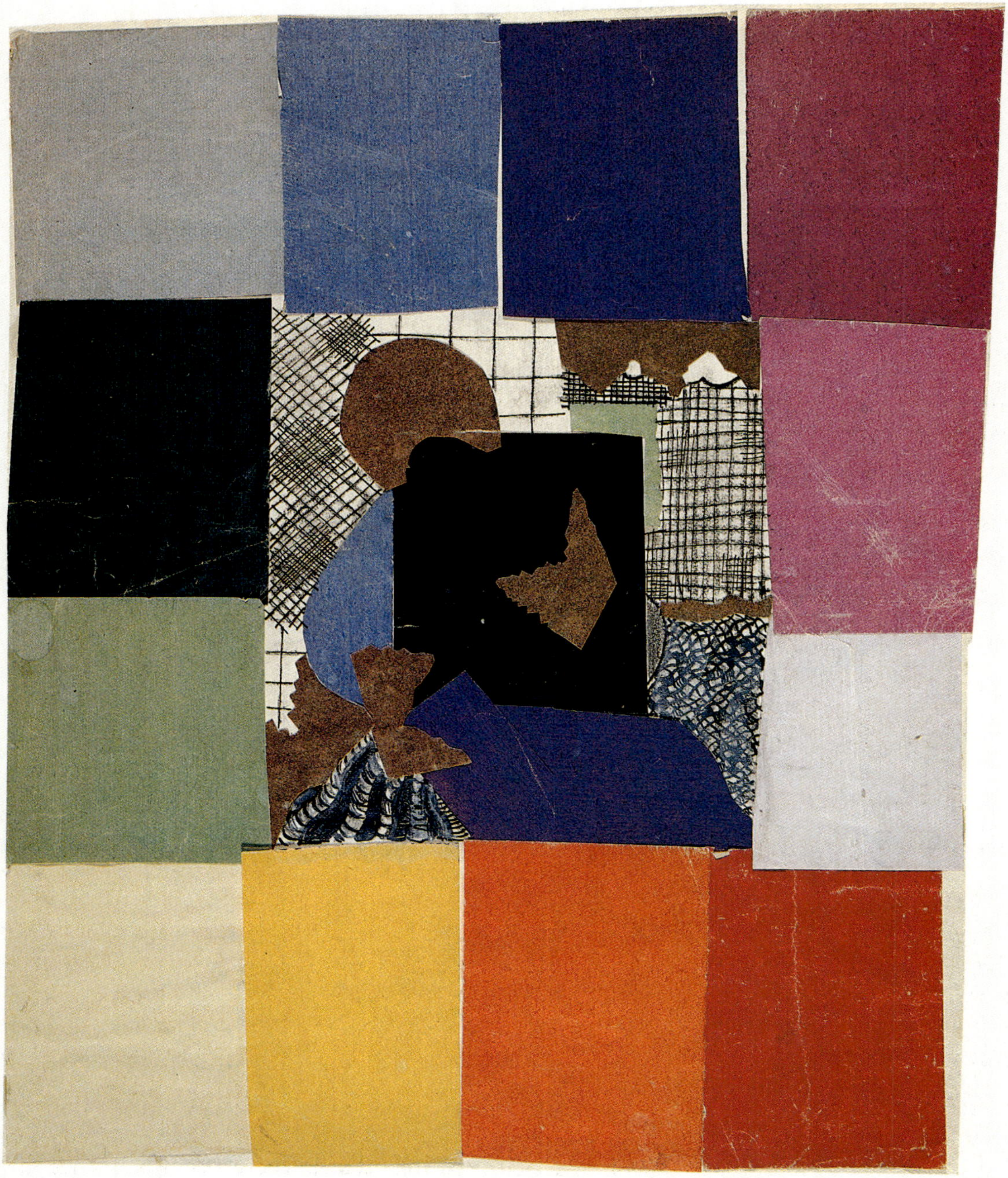

Es war ein Vortrag über die alten Meister, mit dem Johannes Itten seinen Einstand in Weimar gab, und eine seiner Unterrichtsanalysen ließ den schon länger brodelnden Konflikt offen zu Tage treten: „Eine Analysestunde gab Walter Gropius 1923 Anlaß zu der Bemerkung, daß er meinen Unterricht der Regierung gegenüber nicht mehr verantworten könne. Ohne weitere Auseinandersetzung entschloß ich mich spontan, das Bauhaus zu verlassen.“ (Johannes Itten, Mein Vorkurs am Bauhaus, Ravensburg 1963, S. 18) Warum spielte dieser Rückgriff auf die alte Kunst eine solche Rolle am Bauhaus, das doch gewöhnlich mit einem vollständigen Traditionsbruch gleichgesetzt wird? War nicht die Orientierung an den großen künstlerischen Vorbildern der Vergangenheit eher charakteristisch für die Akademien des 19. Jahrhunderts?

Bekannt sind die Bilderstürmer der Moderne. Allen voran wollten die Futuristen das Museum als Hort kultureller Stagnation auflösen, wenn nicht gar vernichten. Doch dies war eher die Ausnahme. Schon ein Manet rechtfertigte seine „bonne peinture“ durch den Wettstreit mit der alten holländischen Malerei, und mit der klassischen Avantgarde wurden die alten Meister – gerade weil das Neue ihrer Kunst beim Publikum noch auf Unverständnis stieß – zu einer zentralen Legitimationsinstanz.

Entschlackt man die „Analysen alter Meister“ am Bauhaus von ihren esoterischen Hintergründen, wird im Sinne der Frage Nietzsches nach dem „Nutzen und Nachteil der Historie für das Leben“ ein weiteres, radikal modernes ästhetisches Konzept ekennbar, das mehr darstellte als die einfache Suche nach Vorbildern in der Vergangenheit. Unterschiedlichste Kunstwerke – ob ägyptische Plastiken oder Madonnen Grünewalds – führte Itten auf ein und dasselbe Gestaltungsgesetz zurück, auf den „Kontrapunkt in der Malerei“. Dies konnte sich sowohl auf die Liniengestaltung, die Farbverteilung oder auf die Hell-Dunkel-Kontraste beziehen. Im Unterricht wurden deshalb anstelle des getreulichen Kopierens, wie es an den Akademien üblich war, immer wieder Schemazeichnungen einzelner dieser Aspekte angefertigt, die sich in sehr unterschiedlichem Grad an das analysierte Bild anlehnten und sich zum Teil so weit verselbständigten, daß sie fast als autonome Kompositionen gelten können. Mittels solcher „Extraktzeichnungen“ wollte man das „wahrhaft Künstlerische als abstraktes Gestaltungsgesetz jenseits historischer und kultureller Differenzen aus dem Kunstwerk herausfiltern.

Als Hell-Dunkel-Kontrast wurden nun so unterschiedliche Kunstwerke wie eine chinesische Tuschmalerei und ein holländisches Stilleben ebenso miteinander vergleichbar wie eine ägyptische Plastik und ein Werk der Moderne. Genau dies spiegelt ein zentrales Moment der Bauhausästhetik: Wenn Gropius sich immer wieder gegen einen

Paul Citroën, Farbanalyse eines Madonnenbildes. Um 1921, Collage aus Buntpapieren, Tusche und Deckfarbe auf Papier, 23,5 x 19,5 cm, BHA (Abb. linke Seite). ● In den „Analysen alter Meister" sah Itten einen Weg, den Vorkurs-Schüler durch Anschauung, Empfindung und praktisch-bildnerische Tätigkeit dem „Wesen" eines Werkes nahekommen zu lassen. Citroën schenkte nur dem bewegten Zentrum Aufmerksamkeit. Er bildete einen Kontrast aus texturiertem Mittelfeld und rahmender Farbreihe.

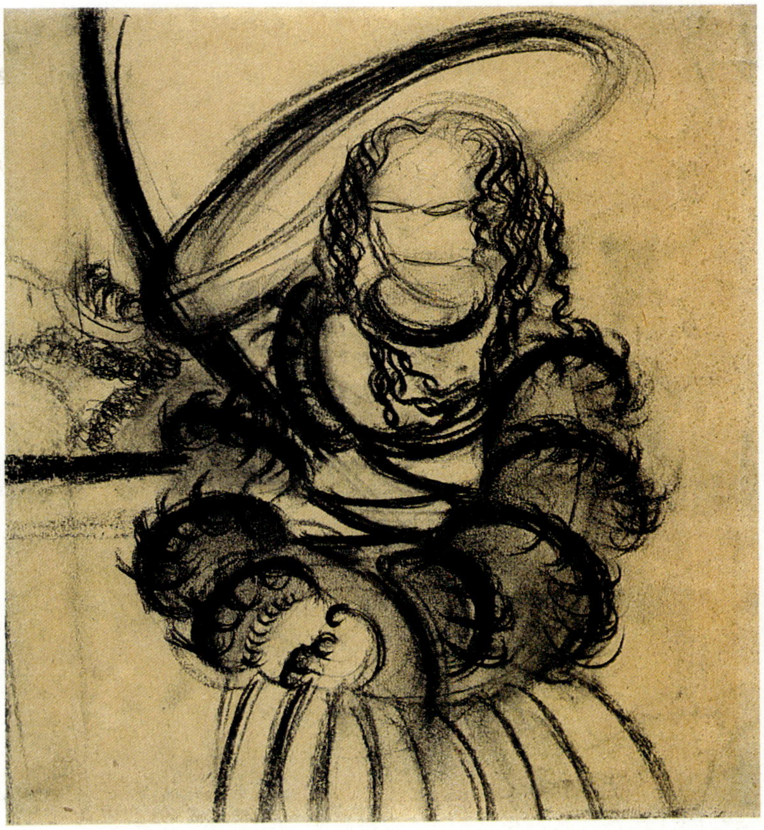

Anni Wottitz, Rhythmusanalyse nach einem Gemälde von Lucas Cranach. 1919, Zeichenkohle auf gelblichem Papier, 26,5 x 25,0 cm, BHA. ● Der Schwung der Zeichenkohle extrahiert die dynamische Linienführung in Cranachs Komposition.

Franz Singer, Studie nach einer Anbetung. 1919/1920, Aquarell auf Zeichenpapier, 19,1 x 30,3 cm, BHA. ● Neben der emotionalen Einfühlung in ein Kunstwerk prägte die rationale Bild- und Kompositionsanalyse den Unterricht Ittens.

„Bauhausstil" wandte, dann meinte er damit, daß es eben nicht genügte, sich auf einen zum Vorbild auserkorenen historischen Stil zu berufen. Statt dessen sollte das Bauhaus jenseits jeder konkreten Stilistik allgemeine ästhetische Gesetze zur Anschauung bringen. So sind die Analysezeichnungen Elemente und Legitimation einer abstrakten Kunstlehre, die sich als Erfüllung des Erbes der gesamten Kunstgeschichte verstand.

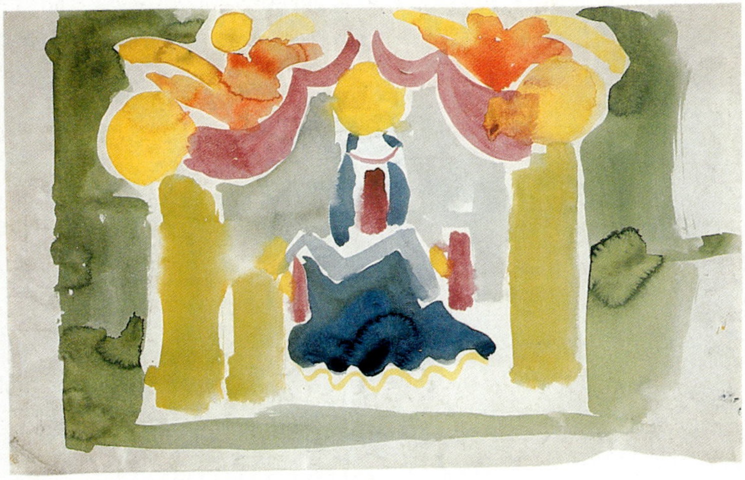

Es ist offensichtlich, daß diese „erneuerte Kunstwissenschaft" kaum der Vielfalt und Komplexität irgendeiner historischen Realität gerecht wird. Trotzdem ist die Bedeutsamkeit derartiger ästhetischer Zugriffsweisen hervorzuheben. Solche Projektionen aktueller künstlerischer Maßstäbe auf das Vergangene eröffneten jedoch Perspektiven, die einer klassisch philologischen Wissenschaft verschlossen bleiben mußten und erst im nachhinein von dieser in ihre wissenschaftliche Methode integriert werden konnten. Es zeugt von Naivität zu glauben, daß selbst eine kritisch-rational orientierte Kunstwissenschaft jemals ohne solch ästhetische Inspiration ausgekommen wäre. Selbst der Objektivismus der Kunstgeschichte des 19. Jahrhunderts war nur Ausdruck einer ästhetischen Welthaltung, nämlich des Historismus. Der uns heute selbstverständliche Begriff von Kunstgeschichte war – ob in Kunst oder Wissenschaft – seit Vasari nicht zuletzt Ergebnis künstlerischer Anstrengung. Bazon Brock definierte einmal Avantgarde als „das, was uns veranlaßt, die angeblich gesicherten Bestände der Tradition auf neue Weise zu sehen, das heißt neue Traditionen aufzubauen". (Ästhetik gegen erzwungene Unmittelbarkeit. Die Gottsucherbande, Schriften 1978–1986, Köln 1986, S. 106) Die Bedeutung der alten Meister für das Selbstverständnis der Bauhauskünstler war in diesem Sinne also Zeichen ihrer Modernität und nicht des Epigonentums. Auch deshalb wurden die Analysen zum Anlaß für den Ausbruch des schon lange schwelenden Gropius-Itten-Konflikts. Die so wichtige Herrschaft über die Geschichte durfte nicht dem Obskurantismus eines Mazdaznan-Propheten überlassen bleiben.

Paul Klee

Martin Faass

Wie viele wichtige Nachrichten, so kam auch diese per Telegramm: „Lieber verehrter Paul Klee. Wir lassen einstimmig den Ruf an Sie ergehen, zu uns als Meister an das Bauhaus in Weimar zu kommen" (Christian Geelhaar, Paul Klee und das Bauhaus, Köln 1972, S. 9), gezeichnet: Gropius, Feininger, Engelmann, Marcks, Muche, Itten und Klemm. Notwendig geworden war die Neubesetzung durch das Ausscheiden von Klemm und Engelmann, der beiden letzten noch aus der alten Kunsthochschule stammenden Professoren. An ihre Stelle wollte Itten „moderne gleichgesinnte Künstler" setzen, um das Bauhaus – wie er in einem Brief an Klee schreibt – auf diese Weise zu einem „Zentrum intensivster künstlerischer Arbeit" zu machen, „uneinnehmbar von der Reaktion". (Das frühe Bauhaus und Johannes Itten, Ausst.-Kat., Ostfildern 1994, S. 387) Klee war damals kein Unbekannter mehr. Er gehörte wie Itten, Muche und Feininger zum Kreis der Expressionisten, die in Berlin von Herwarth Waldens Sturm-Galerie vertreten wurden. Er hatte an den epochemachenden Ausstellungen des Blauen Reiters und am Ersten Deutschen Herbstsalon teilgenommen, hatte vielbeachtete Kollektivausstellungen bestritten und einen aufschlußreichen Beitrag zu Kasimir Edschmids Sammelband „Schöpferische Konfessionen" (1920) geschrieben. Außerdem waren Bücher mit seinen Illustrationen und zwei Monografien auf dem Markt. Seine Karriere hatte der 1879 in Bern geborene Künstler an der Münchner Kunstakademie begonnen, wo er ebenso wie Wassily Kandinsky bei Franz von Stuck studierte. Im Anschluß an die akademische Ausbildung und die obligatorische Italienreise entstanden die ersten freien Arbeiten. Es sind vor allem figurale Radierungen, die wegen ihrer bizarren Thematik und der überdeutlich plastischen Modellierung einen fast surrealen Charakter tragen. Intensiv setzte sich Klee in seinem Frühwerk mit dieser Bildform auseinander. Einen Einschnitt in seiner künstlerischen Entwicklung bedeutete im Jahr 1911 die Begegnung mit den Künstlern des Blauen Reiters, mit Kandinsky, Franz Marc und August Macke und der mit ihnen assoziierten französischen Avantgarde. Ihre kompositorischen Innovationen brachten Klee der Farbe näher und ermöglichten es ihm, jene scheinbar spielerische, durch Elemente der Kinderzeichnung bestimmte Ausdrucksform zu entwickeln, durch die er zu einem wichtigen Vertreter der klassischen Moderne wurde.
Der Gedanke an eine Lehrtätigkeit war für Klee keineswegs neu. Oskar Schlemmer zum Beispiel wollte ihn als Nachfolger von Adolf Hölzel nach Stuttgart holen, ein Vorhaben, das letztlich am Widerstand der traditionell orientierten Lehrerschaft scheiterte. Klee selbst scheint damals eine Art politischer Verpflichtung zur Lehre empfunden zu haben. Nach der

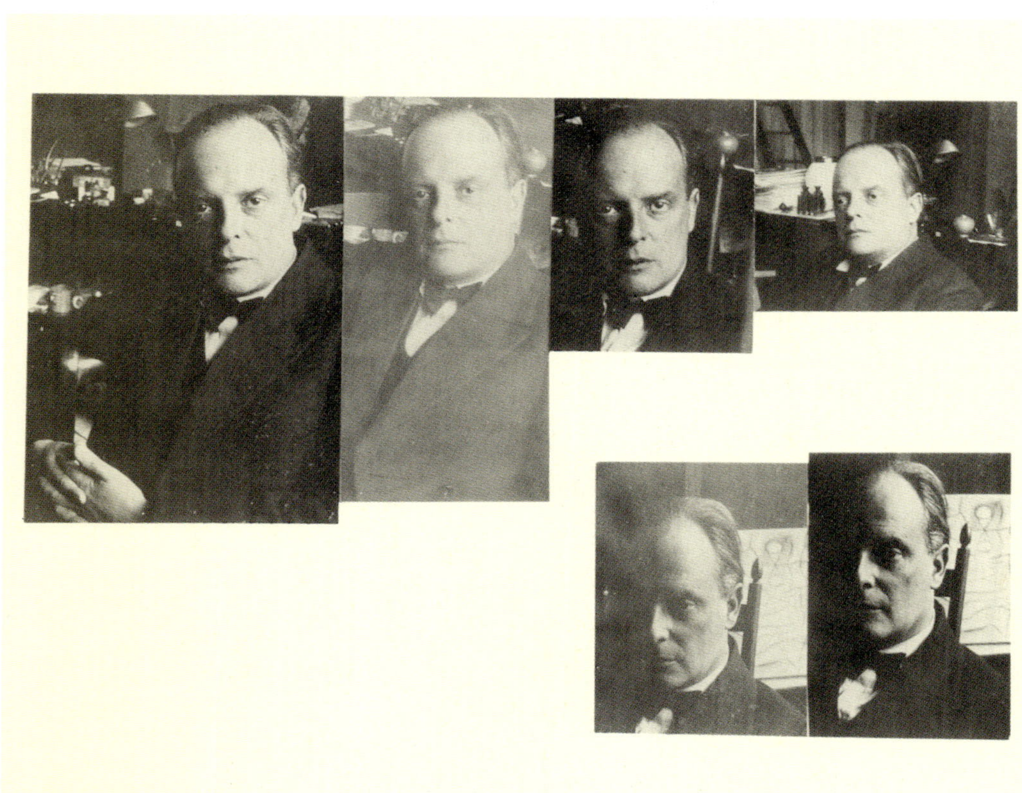

Josef Albers, Paul Klee in seinem Atelier. 1929, Serie von Fotografien auf Karton montiert, Karton: 29,69 x 41,75 cm, Collection The Josef Albers Foundation. • Der Versuch einer Annäherung mittels des Mediums Fotografie, das Albers gerade für sich entdeckt hatte, und eine einfühlsame Studie des melancholischen Künstlerantlitzes.

Paul Klee, Geisterzimmer mit der hohen Türe (neue Fassung). 1925, Aquarellfarbe in Spritztechnik und Ölfarbezeichnung auf Büttenpapier, mit Gouache und schwarzer Tinte umrandet, auf Karton aufgezogen, 48,7 x 29,4 cm, MMA, The Berggruen Klee Collection, NYC, 1987. • Das Bild scheint die Grenze zu Klees magischer Welt, zu einem „entlegenen, ursprünglichen Schöpfungspunkt" zu symbolisieren. So entstehen Bildräume als kosmische Natur neben der Natur, ohne diese einfach abzubilden.

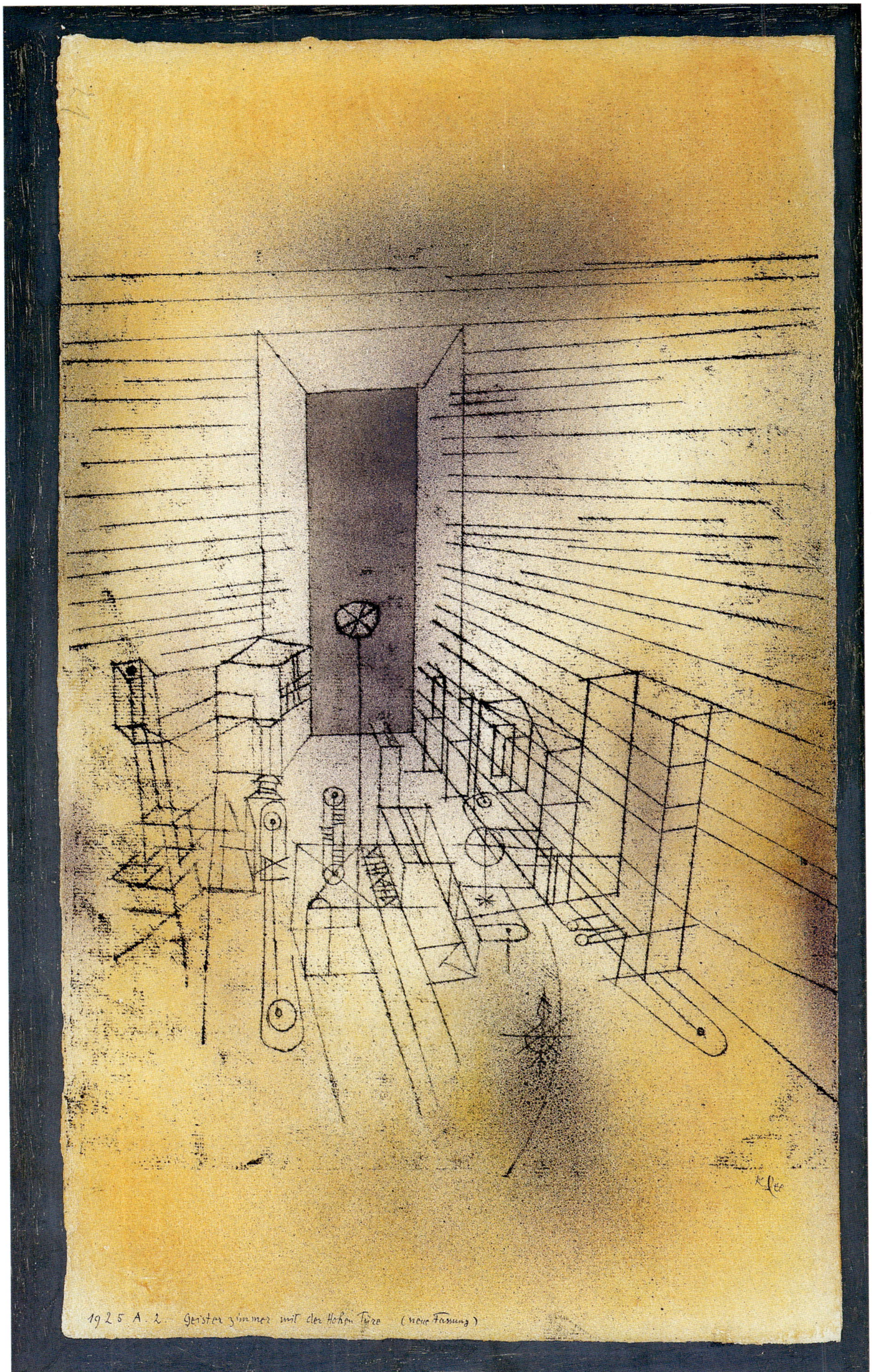
1925 A. 2. Geisterzimmer mit der Hohen Türe (neue Fassung)
Klee

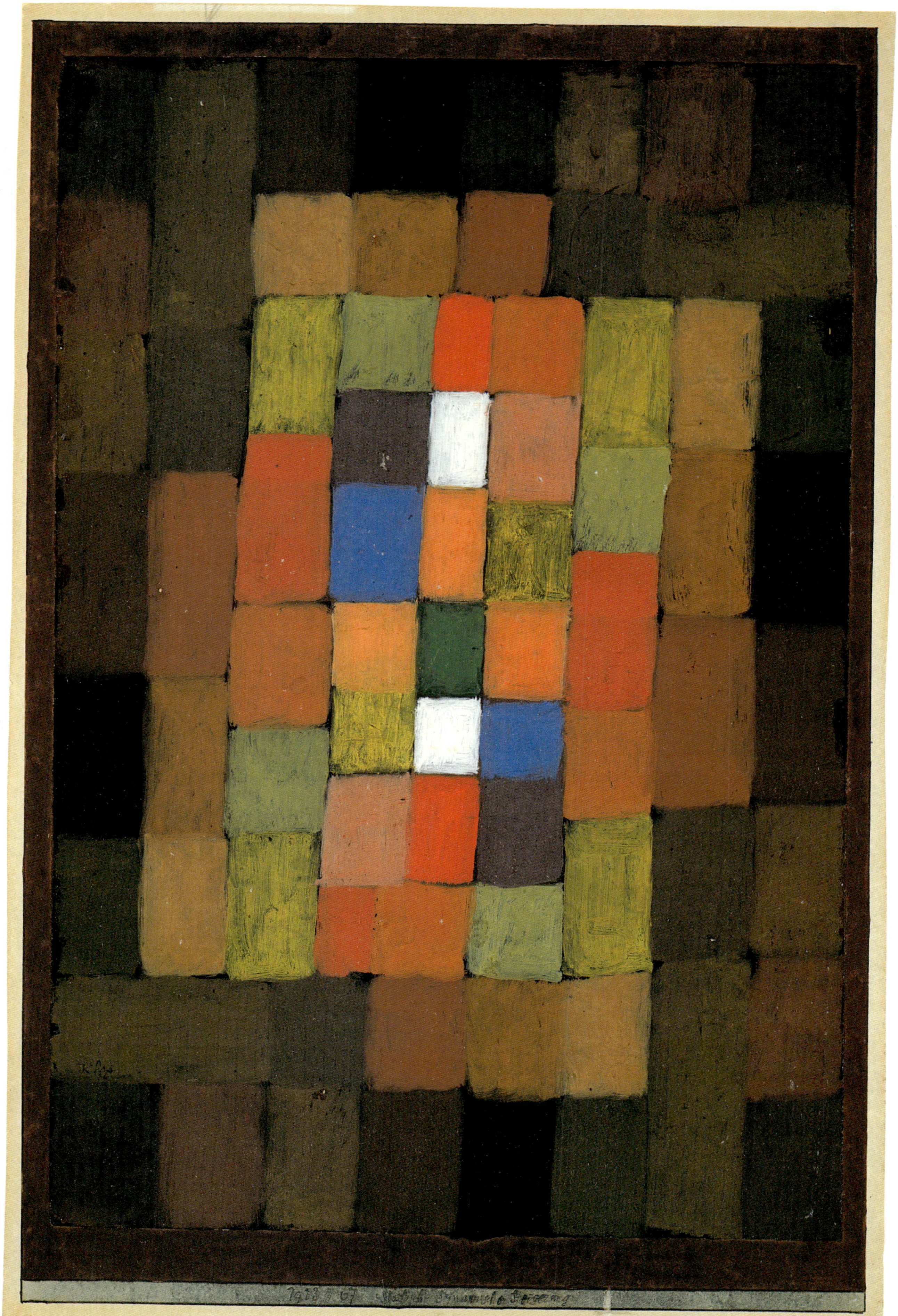

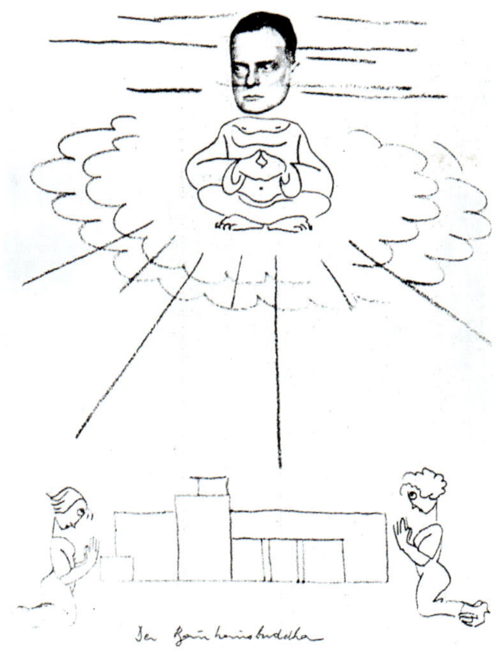

Ernst Kallai, Der Bauhausbuddha. 1930 (verschollen), BHA. • Klees strenges theoretisches Konzept, sein weltabgewandtes Naturell bewirkten eine starke Distanz zum intensiven Gemeinschaftserlebnis der Schülerschaft. Ernst Kallais Karikatur des Lehrers als über den Wolken schwebender Buddha zeugt aber zugleich von Respekt vor diesem „Geistesmenschen".

Niederschlagung der Münchner Räterepublik äußerte er sich überzeugt davon, daß gerade die modernen Künstler durch die Originalität ihres Denkens zur Gestaltung der gesellschaftlichen Zukunft beitragen könnten. Voraussetzung hierfür sei ein neuartiges pädagogisches Konzept, das ihre Erkenntnisse möglichst vielen Menschen zugänglich mache. Dabei schwebte ihm noch vor der ersten Begegnung mit Gropius eine „Kunstschule für Handwerker" vor. (Jürgen Glaesmer, Paul Klee. Bern 1976, S. 134 f) Welche Kunstschule hätte ihm da lieber sein sollen als das Staatliche Bauhaus?

Im Januar des Jahres 1921 trat Klee seine neue Stellung an. Es war zunächst noch gar nicht klar, welche Aufgaben Klee am Bauhaus übernehmen würde. Als am 15. 3. 1921 die Zuständigkeiten für die Werkstätten neu verteilt wurden, übernahm Klee die Leitung der Buchbinderei. „Morgen übernehme ich hier die Buchbinderwerkstätte ... vielleicht kann ich mit der Zeit etwas Schwung da hinein bringen." (Zitiert nach: Magdalena Droste, Bauhaus, Köln 1985, S. 28) Die Buchbinderei und ihre Produkte zeigten damals nur wenig vom „neuen Geist", der das Bauhaus ja eigentlich auszeichnen sollte. Sie boten kaum mehr als braves, wenn auch hochwertiges Kunsthandwerk. Hieran änderte, anders als erhofft, auch der neue Formmeister Klee nichts, da er sich gegenüber dem Werkmeister, Otto Dorfner, letztlich nicht durchsetzen konnte. Als die Buchbinderei aufgelöst wurde, übernahm Klee am 3. 10. 1922 die Werkstatt für Glasmalerei. Hier hatte er allerdings kaum mehr Chancen, Einfluß zu nehmen, als dort, da die neuen Architekturkonzepte am Bauhaus der Werkstatt praktisch die Geschäftsgrundlage raubten: In der neuen Architektur war kein Platz mehr für das Glasbild. Später in Dessau gab Klee dann zeitweise Formunterricht in der von Gunta Stölzel geleiteten Weberei, doch „wird man die Wirksamkeit des Künstlers im Bereich der Werkstätten insgesamt als relativ gering einzuschätzen haben". (Rainer K. Wick, Bauhaus-Pädagogik, Köln 1982, S. 230)

Klees Verdienst war der theoretische Unterricht. Seine erste Stunde gab er im Mai 1921. Es war ein, wie er es nannte, „Compositionspraktikum", in dem er Schülerarbeiten und eigene Werke besprach und analysierte. „Heute hielt ich mein erstes Kolleg, und es ereignete sich der außerordentliche Fall, daß ich zwei Stunden frei mit den Leuten sprach. Erst besprach ich einige Bilder und Aquarelle von Watenphul, Fräulein Neumann und anderen. Dann gab ich Aquarelle von mir herum und besprach sie eingehend auf ihre formalen Elemente und deren kompositionellen Zusammenhang hin. Ich war nur so unvorsichtig, das

Paul Klee, Vermessene Felder. 1929, Aquarell auf deutschem Ingres, 30,5 x 45,6 cm, Kunstsammlung Nordrhein-Westfalen, Düsseldorf. • Auch Klees Kunst ist, ähnlich der Kandinskys, getragen von der Spannung zwischen Gesetz und Intuition. Während er bei den Figurinen seiner skurrilen Phantasie häufig freien Lauf läßt, tendiert er in Arbeiten wie „Vermessene Felder" mehr zur systematischen Erfassung der Beziehungen zwischen Farbe, Form und Bildraum innerhalb eines relativ fest vorgegebenen Musters.

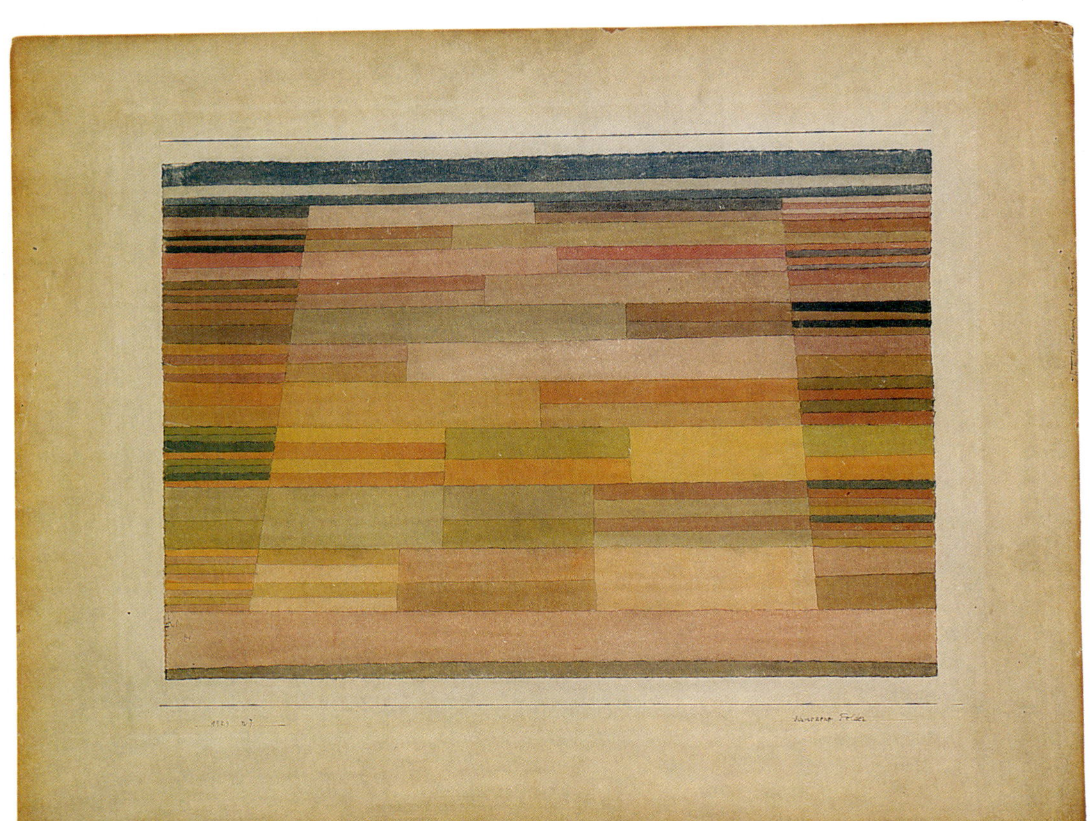

Paul Klee, Statisch-dynamische Steigerung. 1923, Öl und Gouache auf Büttenpapier, mit Aquarellfarbe und schwarzer Tinte umrandet, auf Karton aufgezogen, 38,1 x 26,1 cm, MMA, The Berggruen Klee Collection, NYC, 1987. • Bewegung war für Klee eine der zentralen Kategorien seiner Kunstanschauung. Hier ist dieses Motiv jedoch deutlich vom zeitgenössischen Dynamismus der Futuristen und Konstruktivisten zu unterscheiden. Sie ist für Klee Genesis als Weltprinzip. Das Bild – ob abstrakt oder gegenständlich – ist ihm künstlerische Schöpfung homolog zur Natur.

ganze Material zu verpulvern, so daß ich für den nächsten Freitag wieder neue Musterbilder malen muß." (Paul Klee, Briefe an die Familie, Köln 1979, Bd. 2, S. 977)
Auf der Grundlage dieser Erfahrungen begann er im folgenden Semester mit seinen Vorlesungen zur bildnerischen Formlehre. Hatte er bisher vieles den Eingebungen des Moments überlassen, war er nun bis auf das letzte Wort vorbereitet. Nun ging es ihm darum, seine Studenten in die Grundformen der Gestaltung einzuführen, die sich nach Klees Meinung aus den Strukturprinzipien oder den Funktionsgesetzen der Natur ableiten lassen. Zu diesen Grundformen gehörten der organische Zusammenhang der Bildelemente und die Ausgewogenheit der von ihnen ausgehenden Kräfte. „Heute möchte ich", trug er etwa seinen Studenten am 12. 12. 1921 vor, „das Abwägen der Kräfte hüben und drüben zum Gegenstand unserer Untersuchung machen, und zwar derjenigen Kräfte, die sich aus der Anziehungskraft der Erde ergeben, also das Abwägen der Schwergewichte. Es wird uns diese Art von Kräften am nächsten liegen, weil wir physisch selber diesen Gewichtsgesetzen unterworfen sind." (Paul Klee, Beiträge zur bildnerischen Formlehre, Stuttgart/Basel 1979, S. 27) Kein Wunder, daß bei solchen halsbrecherischen Brückenschlägen zwischen Kunst und Natur seine Schüler häufig den Faden verloren haben und, wie einer von ihnen schreibt, „nicht ohne innere Vorbereitung" (Zitiert nach: Frank Whitford, Das Bauhaus, München 1994, S. 76) in die Vorlesungen gehen konnten. Andere Elemente seiner Lehre waren wahrnehmungspsychologische Reflexionen über die Bewegung im Bild oder Versuche einer bildnerischen Übersetzung musikalischer Strukturen. Im Wintersemester 1922/1923 begann er, über die Farbe zu sprechen, und entwickelte, gestützt auf die Gedanken Goethes, Runges, Delacroix' und Kandinskys, eine ganz eigenständige Farbenlehre.
Klees Bemühungen, den Gestaltungsprozeß theoretisch zu fundieren, hatten deutliche Aus-

Paul Klee, Wandbild aus dem Tempel der Sehnsucht – dorthin –. 1922, Ölfarbezeichnung aquarelliert, auf gipsgrundierter Gaze, auf Karton aufgezogen, 26,7 x 37,5 cm, MMA, The Berggruen Klee Collection, NYC, 1984. ● Klee suchte eine „innere Welt" jenseits der äußeren Natur zu visualisieren. Das Wandbild – mit vielfachen Pfeilen nach oben in ein angedeutetes Firmament weisend – zeugt von der Sehnsucht des Künstlers, die Banalität eines materiellen Diesseits zu überschreiten.

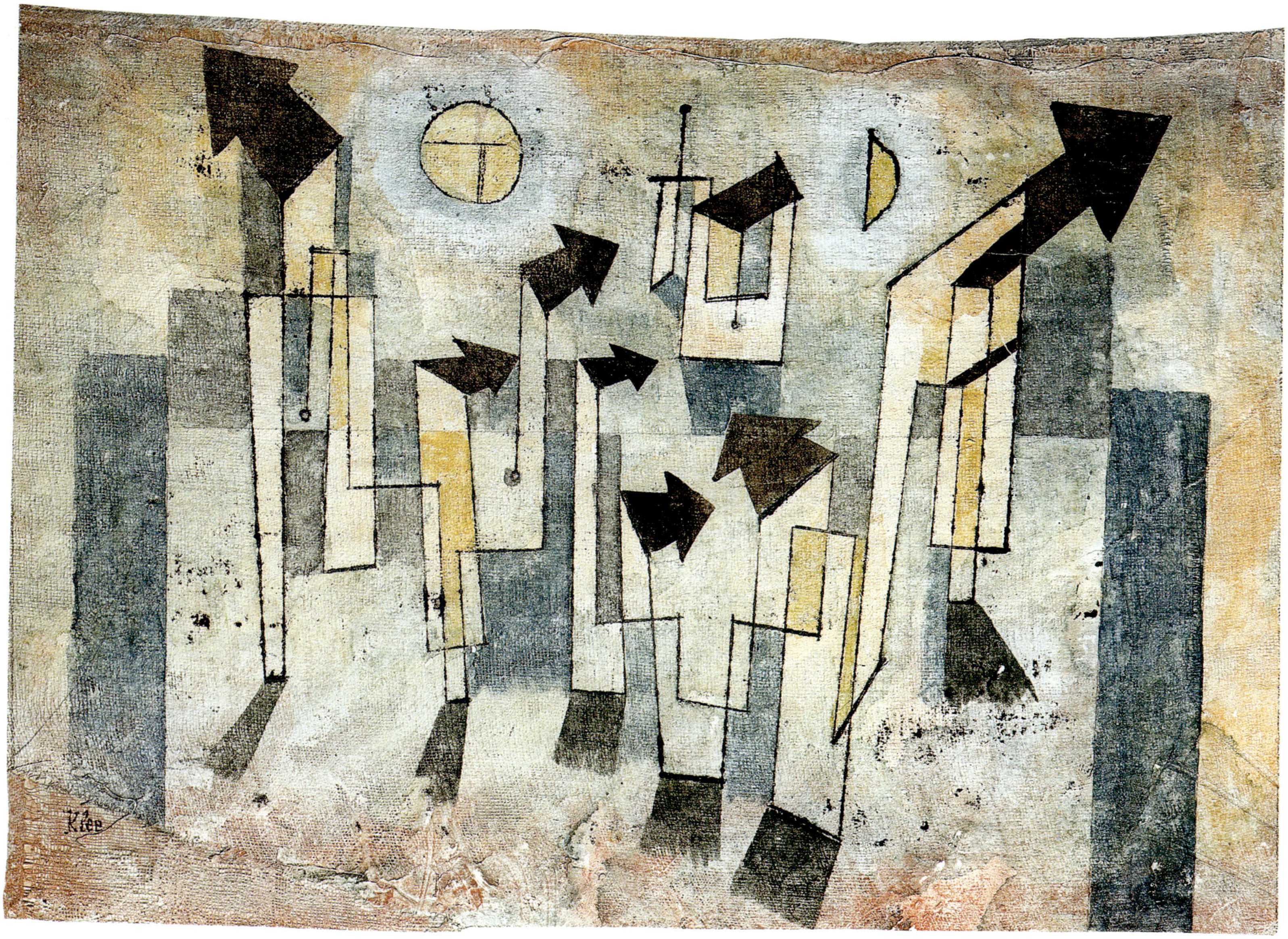

wirkungen auf sein künstlerisches Schaffen. Die Kompositionen waren mehr und mehr Testfelder seiner Überlegungen und verloren dadurch ihren spielerischen Charakter. Beherrschend waren nun geometrische Strukturen, Raumformen, Farbkonstellationen und Symbole, wie der Pfeil zum Beispiel, den Klee als Zeichen für die geistige Überwindung der irdischen Fesseln verstand. Klees organisch-naturhafter Ansatz, der in den ersten Jahren noch vollkommen dem expressionistischen Selbstverständnis des Bauhauses entsprach, wurde durch die grundlegenden Veränderungen nach dem Weggang Ittens im Jahr 1923 mehr und mehr zu einer Außenseiterposition. Die neuen Kräfte, der ungarische Konstruktivist Moholy-Nagy und sein Assistent Albers, lehnten eine solche Theoriebildung radikal ab. Sie vertraten im Gegensatz dazu eine Lehre, die vor allem in der technisch orientierten Analyse von Materialien bestand. Moholy plädierte zudem offen für eine Abschaffung der traditionellen, wie er sie nannte, „statischen" Malerei, die er durch Diapositive zu ersetzen vorschlug. Solche Vorstellungen schreckten Klee. Aufgrund dieser neuen Tendenzen überlegte Klee sehr genau, ob er dem Bauhaus zum Sommersemester 1925 nach Dessau folgen sollte. Hinzu kam, daß er sich durch den Unterrichtsbetrieb ausgelaugt fühlte und immer größere Schwierigkeiten hatte, das Amt des Lehrers mit der Arbeit als schöpferischer Künstler zu verbinden. Einige Zeit spekulierte er auf eine Stelle an der Kunstschule Frankfurt, die sich angesichts der drohenden Schließung in Weimar für die Übernahme des Bauhauses beziehungsweise einzelner seiner Meister interessiert hatte. Klee entschied sich schließlich doch für Dessau, wobei auch für ihn der Gedanke, „zusammenbleiben zu können, vielleicht der wichtigste und tröstlichste" war. (Lyonel Feininger, Brief an Julia Feininger, Weimar, 9. 3. 1925) Seine Unterrichtssituation verbesserte sich kurzfristig dadurch, daß er durchsetzte, bis zur Fertigstellung der Meisterhäuser von Weimar, aus pendeln und seinen Unterricht in Blöcken von 14 Tagen abhalten zu dürfen. Diesen Rhythmus, der ihm genügend Zeit für seine eigene Malerei ließ, empfand Klee als sehr angenehm. Daher versuchte er in der Folgezeit noch mehrfach, seinen Unterricht eigenmächtig in ähnlicher Weise zu gestalten, was zu erheblichen Differenzen mit

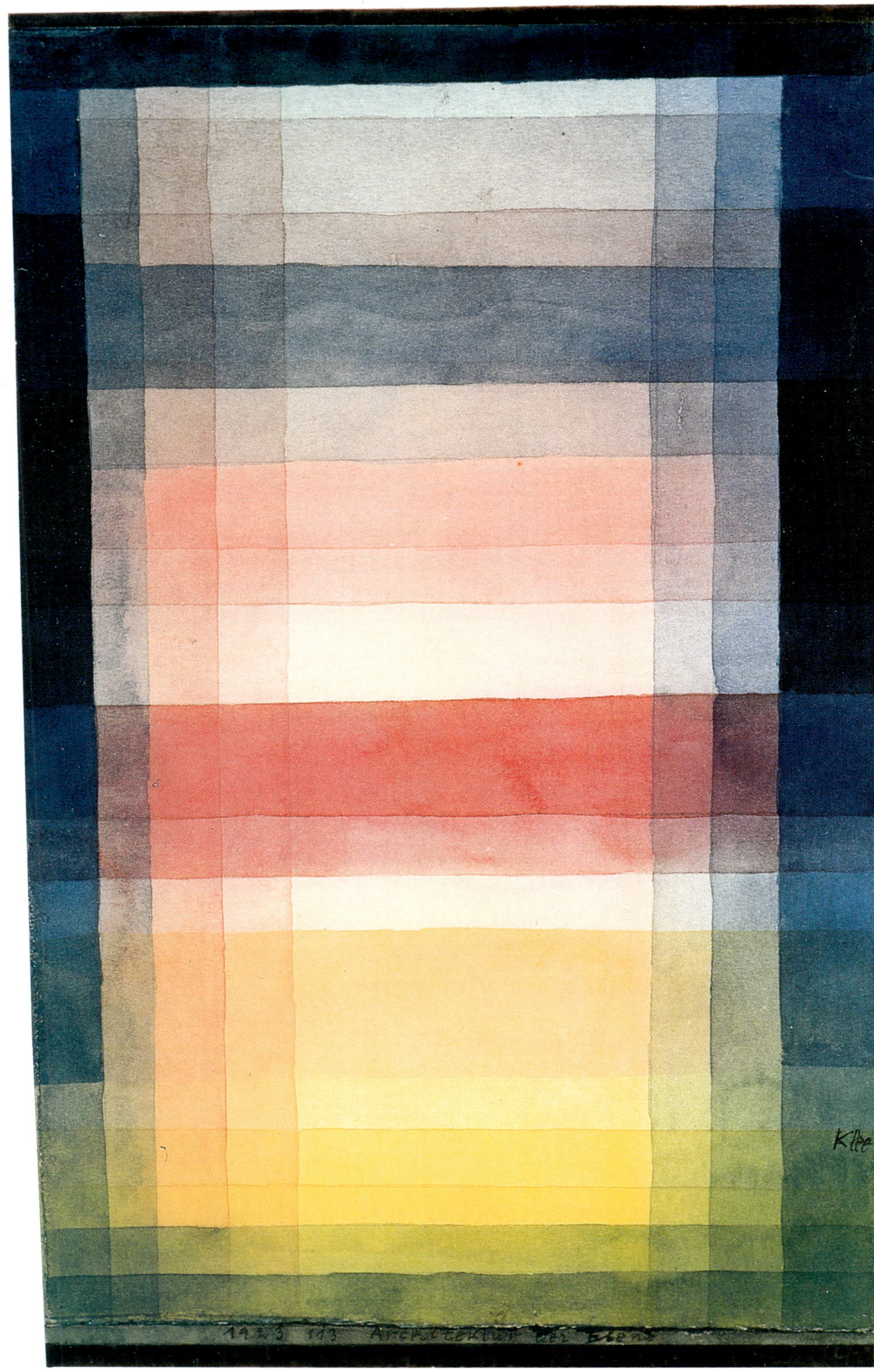

Paul Klee, Architektur der Ebene. 1923, Aquarell über Bleistift auf Papier, auf Karton aufgezogen, 28,0 x 17,2 cm, Sammlung Berggruen in den SMBPK. ● Die Geometrie des Sonnenaufgangs oder der Entwurf zu einem Wandbehang: „Die Architektur der Ebene" führt Klees eigene Farbenlehre exemplarisch vor und ist gleichzeitig Schaustück für Farbschwingungen, wie sie auch das Weberschiffchen zu erzeugen vermag.

Gropius und den Lehrerkollegen führte. Doch nicht allein diese Differenzen, sondern auch die neue Organisation der Ausbildung am Bauhaus trugen zu einer wachsenden Entfremdung Klees bei. Das bisher zweigleisige Ausbildungsmodell wurde aufgegeben, und an die Stelle von Handwerks- und Formmeister war ein vom Bauhaus ausgebildeter Lehrer getreten. Hierdurch waren die Maler nun völlig von der eigentlichen Arbeit der Schule ausgeschlossen. Hannes Meyer, der 1928 von Gropius die Leitung übernahm, zog aus dieser Veränderung die Konsequenz. Er richtete zwei freie Malklassen ein, die schließlich von Klee und Kandinsky geleitet wurden. Die Ausgliederung der Malerei brachte für die Maler am Bauhaus zwar größere Freiheiten mit sich, dennoch trug sich Klee schon im Jahr 1929 mit dem Gedanken an Kündigung: „Das Bauhaus regt mich weiter nicht auf, aber man verlangt von mir Dinge, die nur teilweise fruchtbar sind. Das ist und bleibt unerfreulich. Niemand kann etwas dafür, außer mir, der ich nicht den Mut finde, wegzugehen.“ (Paul Klee, Briefe an die Familie, Köln 1979, Bd. 2, S. 1100) Zu dieser Zeit stand er schon in Verhandlungen mit Walter Kaesbach, dem Direktor der Düsseldorfer Kunstakademie, die im Juli 1930 zu einer Einigung führten. Vergeblich versuchte die Stadt Dessau, ihn mit dem Angebot einer Unterrichtsbefreiung zu halten. Am 1. 4. 1931 verließ Klee das Bauhaus.

Seine Lehrtätigkeit in Düsseldorf sollte wegen der politischen Umwälzungen in Deutschland nur ein kurzes Gastspiel sein. Gleich nach der Machtübernahme der Nationalsozialisten erhielt Klee die Kündigung, und er kehrte in seine Berner Heimat zurückzukehren. Es blieben ihm hier noch sieben volle, aber von Krankheit geprägte Schaffensjahre. In seinem Spätwerk entwickelte Klee, dem bisher vor allem die kleine Form lag, eine Vorliebe für großformatige Bilder mit eigenartigen schwarzen Hieroglyphen, labyrinthartige Strichzeichnungen mit dunkler Bedeutung. Häufig berühren sie die Themen Tod und Erlösung, denn der Künstler ahnte sein nahendes Ende. Paul Klee starb im Juni 1940.

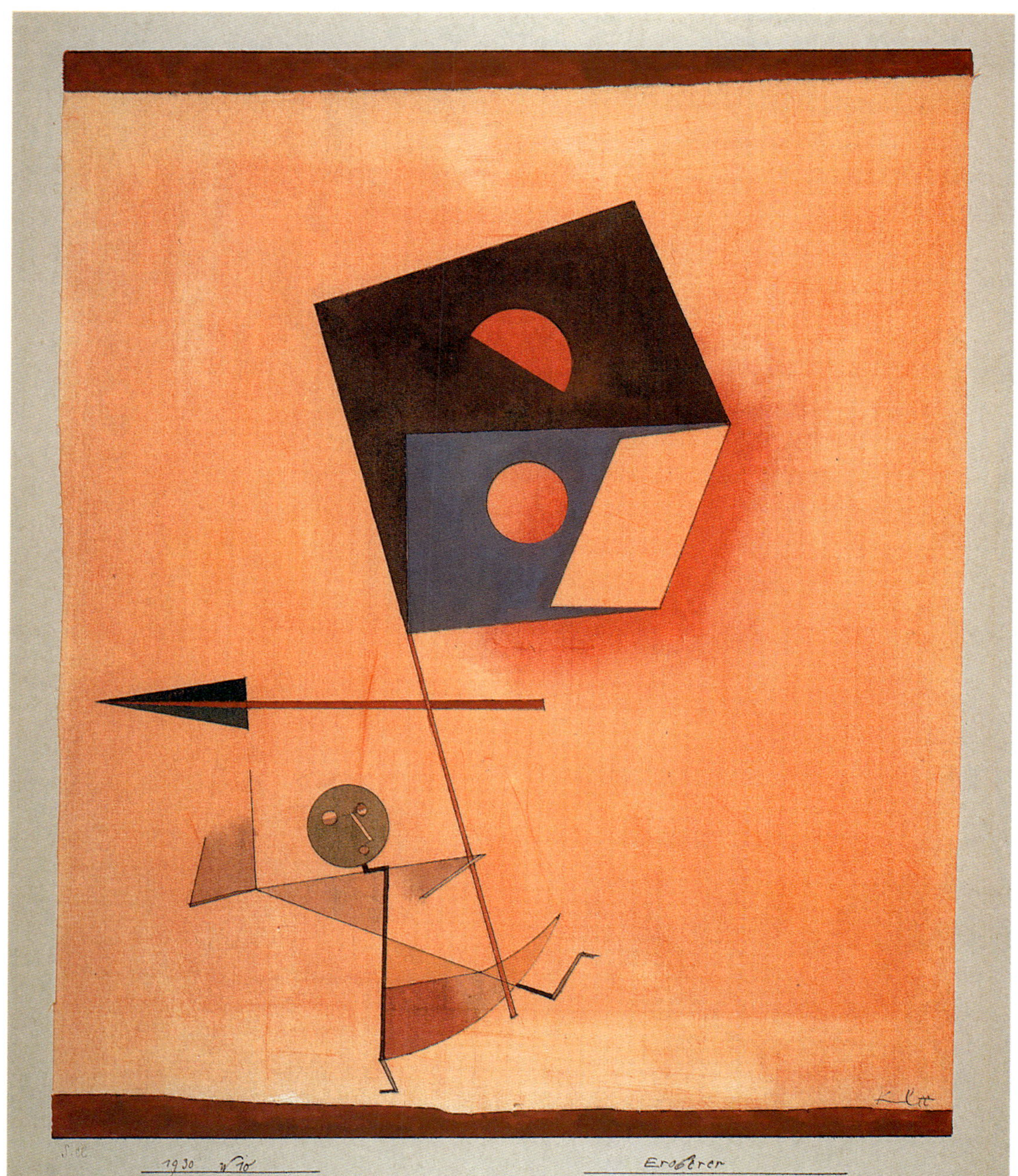

Paul Klee, Eroberer. 1930, Aquarell und Feder auf Baumwolle, oben und unten Randstreifen mit Gouache und Feder, auf Karton, 40,5 x 34,2 cm, Paul-Klee-Stiftung, Kunstmuseum Bern. ● Der Pfeil, wenngleich von Klee selbst als konventionelles Symbol problematisiert, taucht als Bewegungszeichen in vielen seiner Arbeiten auf. Hier repräsentiert er die Eroberung als dynamische Kraft. Klee interpretiert gelegentlich die Wendung nach links als ein „Abenteuer“, eine „Bewegung in die Ferne“, ein „Mehr an Intensität und Geschwindigkeit“.

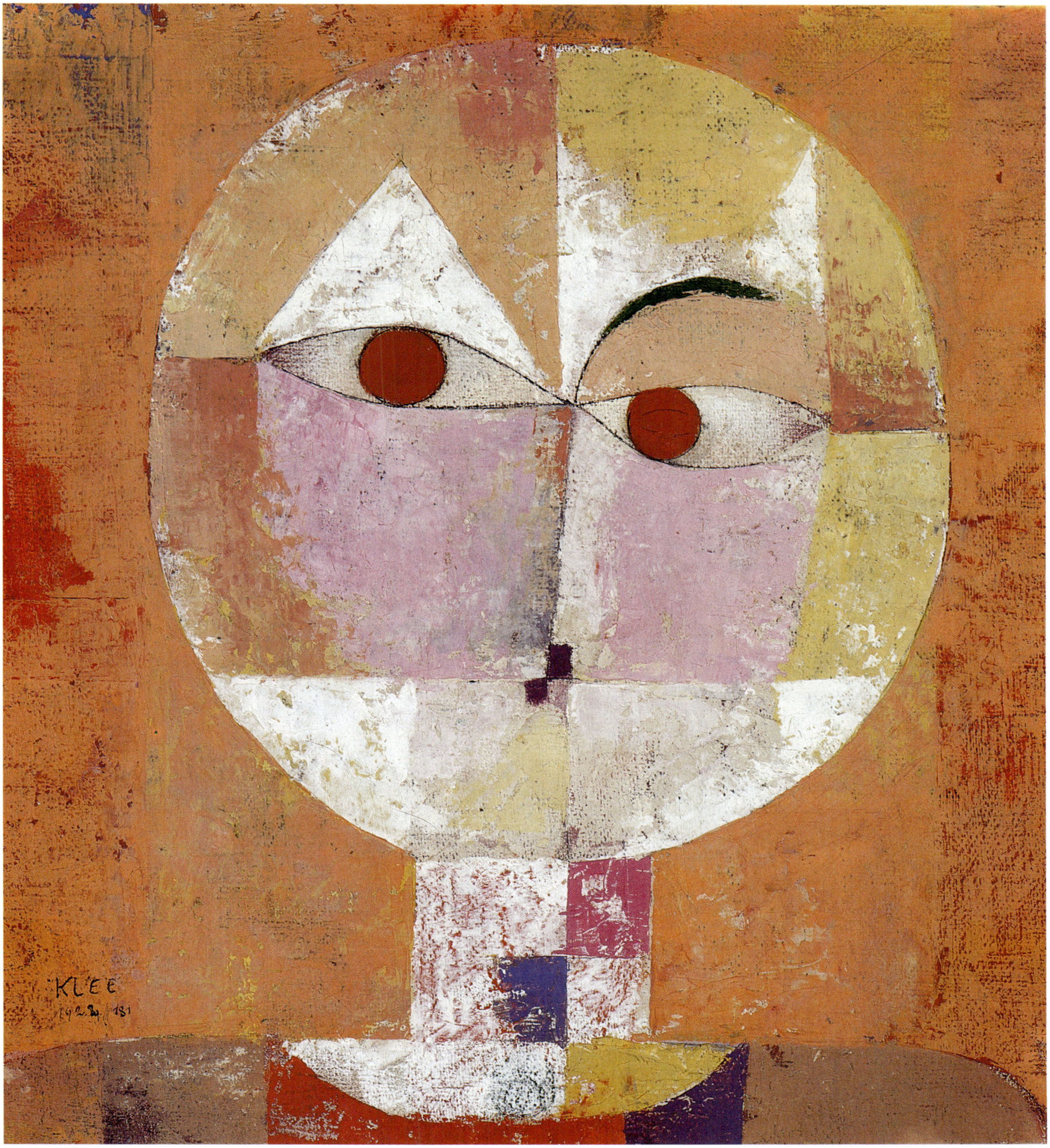

Paul Klee, Baldgreis (Senecio). 1922, Öl auf Gaze auf Karton, 40,5 x 38,0 cm, Öffentliche Kunstsammlung Basel, Kunstmuseum. ● Während die gegenständlich anmutenden Figurinen häufig fast unvermittelt vor einem flächig gegliederten Farbraum zu schweben scheinen, wird das fest gespannte Netz verschiedenfarbiger Flächen hier selbst zum archaisch anmutenden Porträt geformt.

Spielerisch zum Wesentlichen

Martin Faass

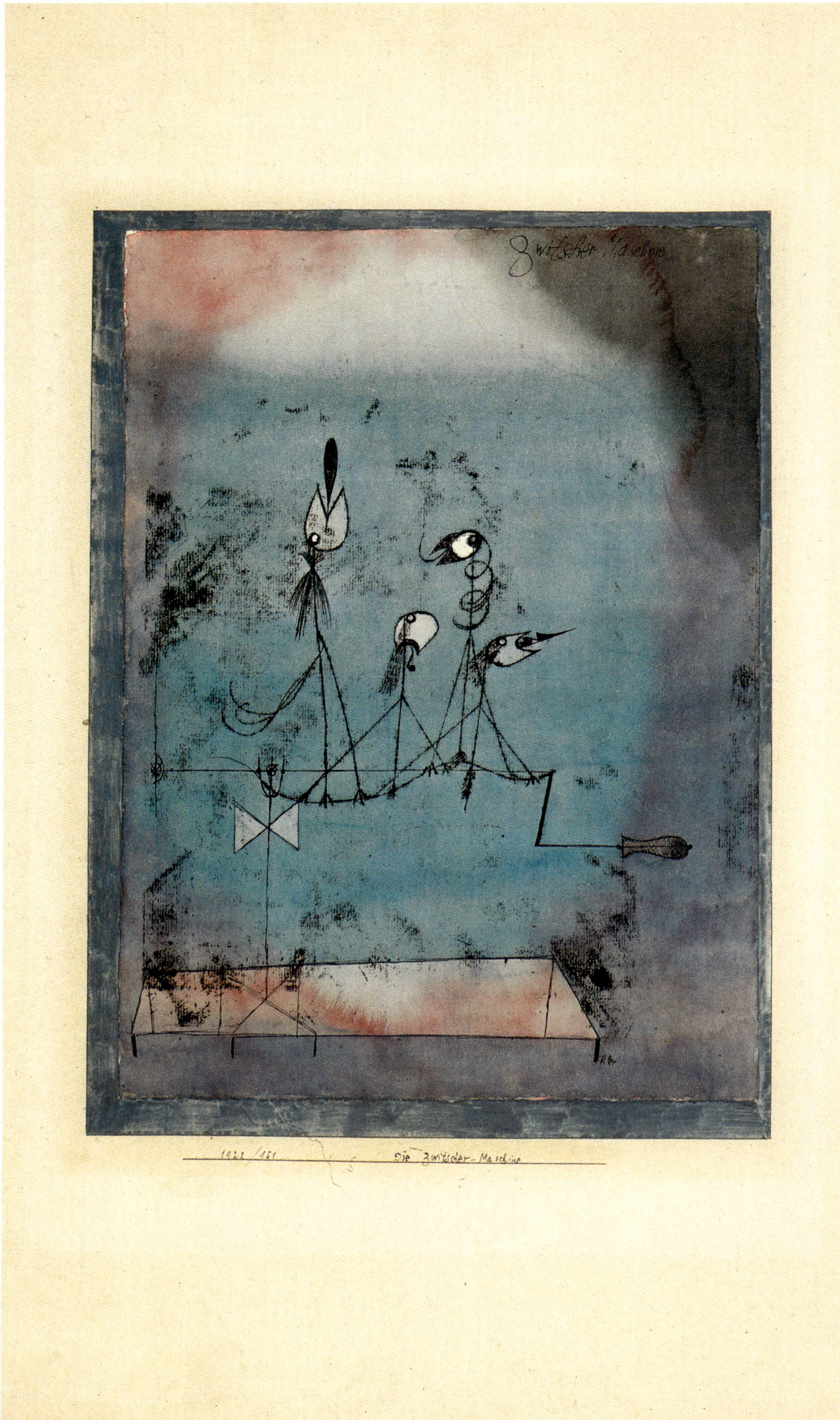

Schon der Titel klingt eigenartig: „Die Zwitschermaschine". Die mit wenigen Strichen und beiläufiger Aquarellkolorierung hingeworfene Klee-Zeichnung aus dem Jahr 1922 zeigt einen wundersamen Apparat: eine waagerechte Achse mit Kurbel, links gehalten durch ein vierbeiniges Stativ, rechts ungestützt in der Luft hängend; darauf vier hochbeinige vogelartige Gestalten, die durch Drehen der Kurbel zum Zwitschern gebracht werden. Der Apparat ist, wie man an den aufgerissenen Schnäbeln deutlich erkennen kann, gerade in Betrieb. Doch das angekurbelte Konzert scheint sich seinem Ende zuzuneigen, denn nur einer der Vögel hat noch den Schnabel munter gen Himmel gereckt, während die anderen mehr oder weniger in sich zusammengesunken auf der Achse hocken. Passend zum Sujet ist die Darstellungsweise. Sie ist grob schematisch und uneinheitlich. Nichts als dünne, scheinbar ungelenk gezogene Striche. Ein waagerechter Strich als Kurbelachse, für Vogelbeine und -schwänze drei Striche und für die Klauen drei weitere, ohne jede Rücksicht auf anatomische Details. Weitere Ungereimtheiten sind bei der Proportionierung der Vogelkörper und der Konstruktion der Maschine zu beobachten. Die Köpfe der Vögel sind überproportional groß und viel detaillierter als die übrigen Körperteile wiedergegeben, der Kurbelmechanismus dagegen ohne Rücksicht auf das mechanisch und statisch Mögliche. Sein Gestänge ist viel zu fragil, um auch nur einen der Vögel tragen zu können, und schwebt rechts völlig frei im

Paul Klee, Die Zwitschermaschine. 1922, Ölfarbezeichnung und Aquarell auf französischem Ingres, 35,0 x 21,0 cm, MOMA, NYC. ● Klees zarte Erfindungen – entwickelt aus der Spontaneität des grafischen Strichs – erinnern an die „ecriture automatique" der Surrealisten. Während diese aber das konkrete Individuum jenseits der Vernunft zum Sprechen bringen wollten, ging es Klee um die Niederschrift einer mystischen Künstlervision.

Paul Klee, Der Seiltänzer. 1923, Bleistift, Aquarell und Ölpause auf Papier, auf Karton, 48,7 x 31,3/32,2 cm, Paul-Klee-Stiftung, Kunstmuseum Bern. ● Zu den „Entdeckungen" der Avantgarde gehörte auch der „Genius im Kinde". Wie kein anderer ihrer Vertreter nahm Klee diese Welt jenseits erwachsener Rationalität als Ursprungsort des Schöpferischen ernst.

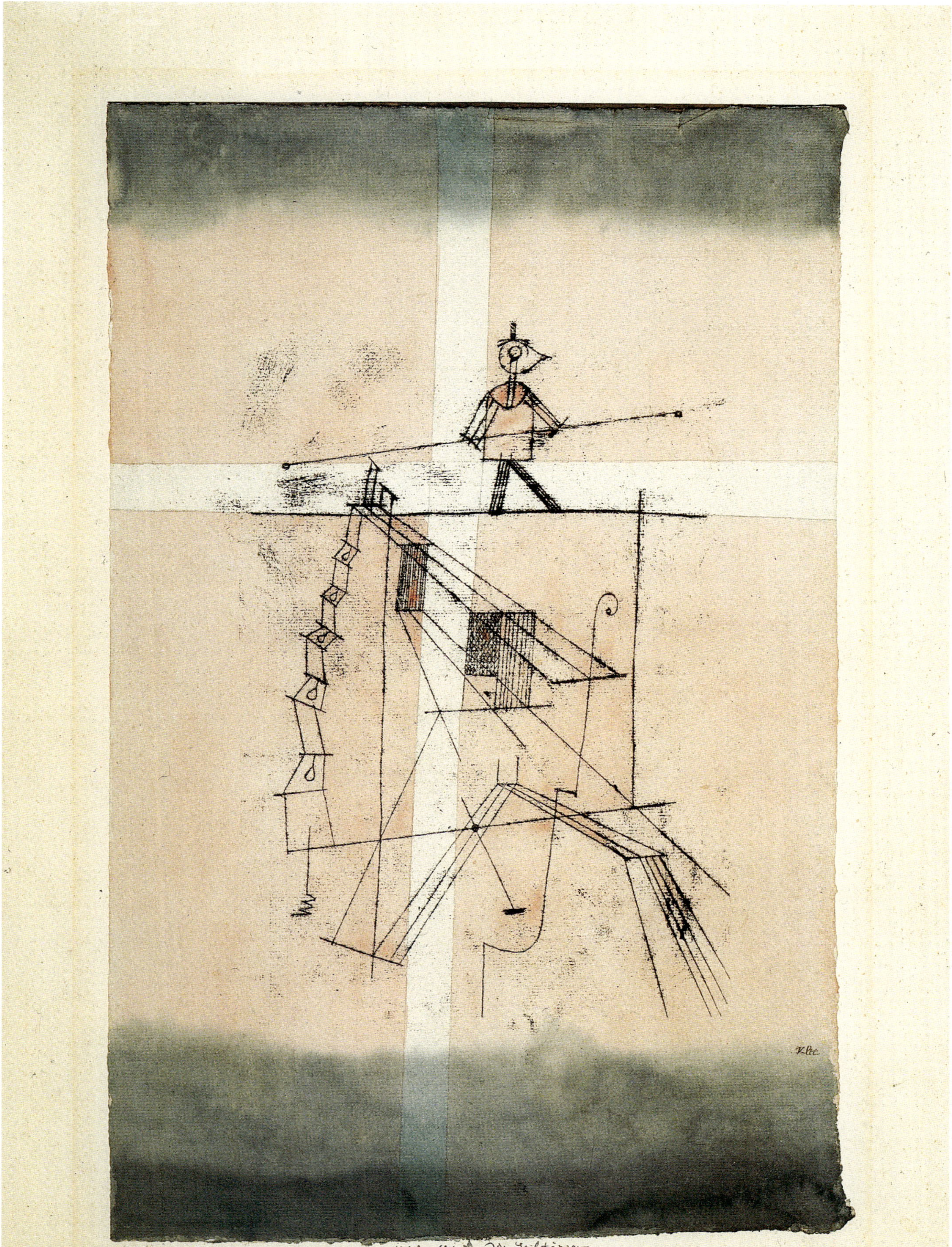
Klee
1923 121 Der Seiltänzer

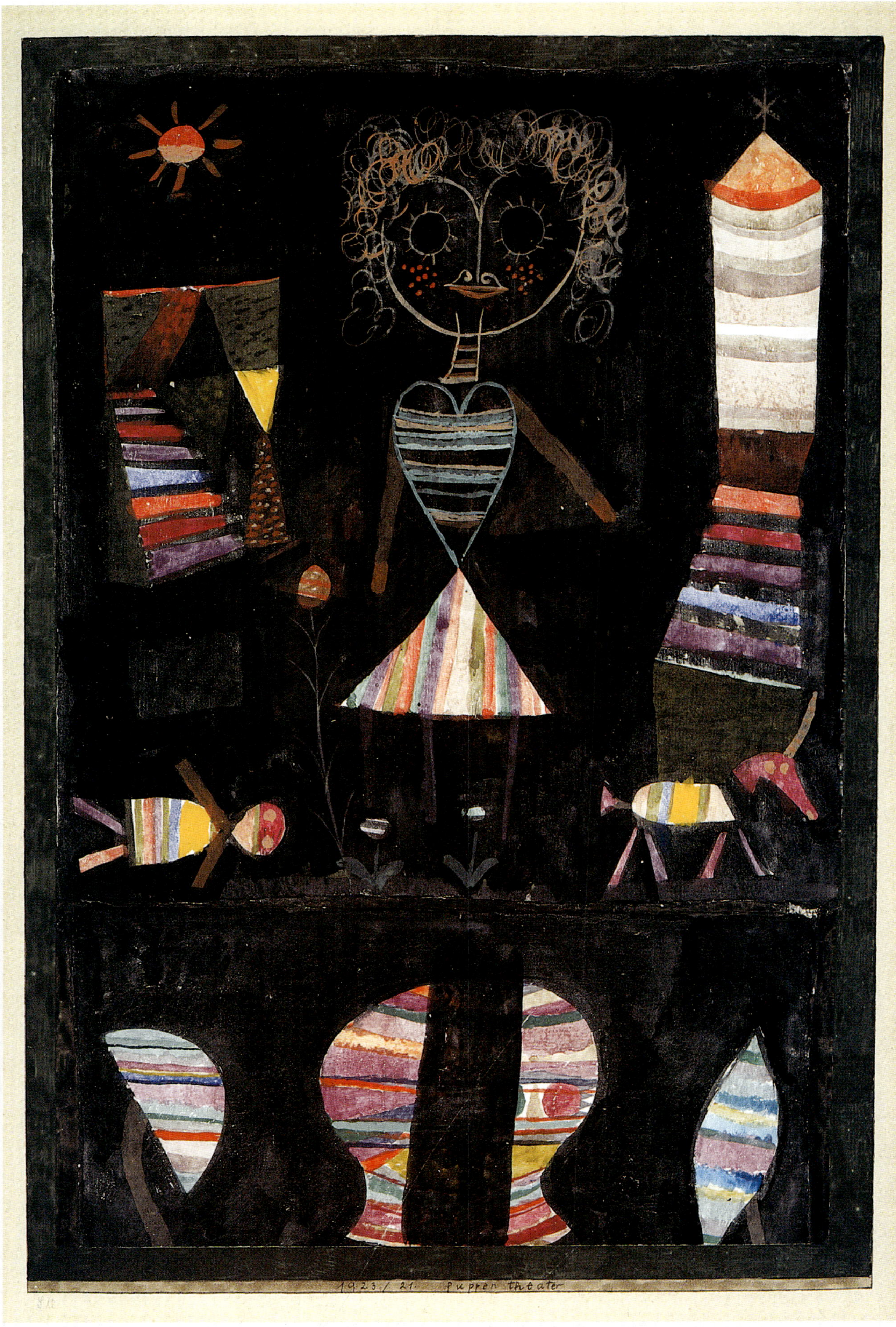
1923 / 21. Puppen theater

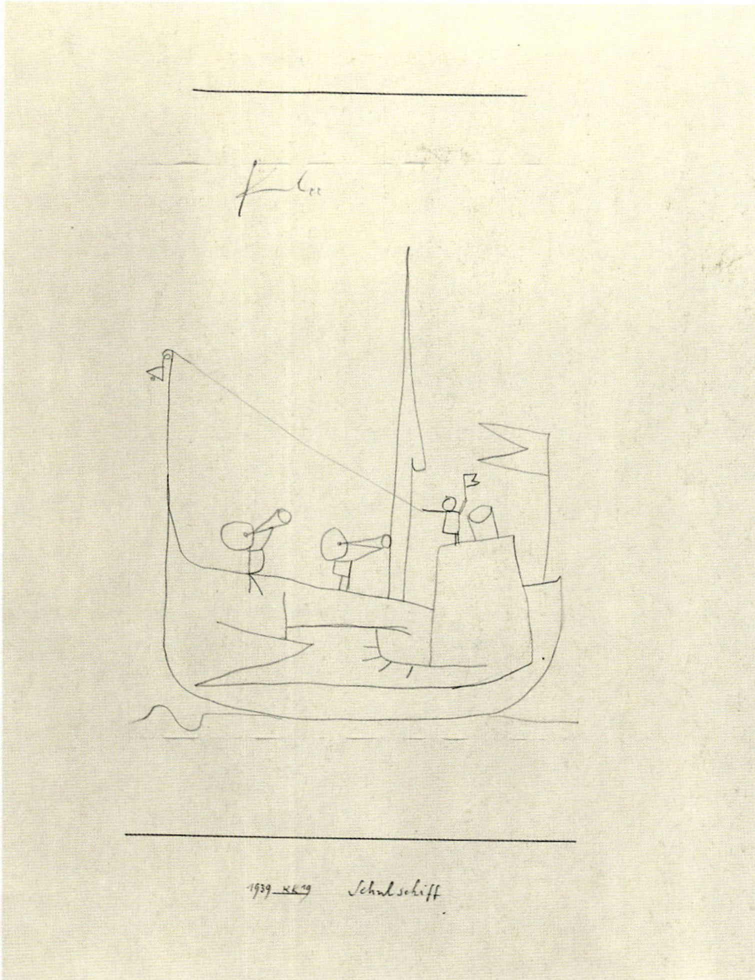

Paul Klee, Schulschiff. 1939, Bleistift auf Papier mit Leimtupfen, auf Karton aufgezogen, 27,0 x 21,5 cm, Paul-Klee-Stiftung, Kunstmuseum Bern. • Klee fügte die eigenen erhaltenen Kinderzeichnungen nachträglich in den von ihm selbst angelegten Œuvrekatalog. Das „Schulschiff", 1939 in der düsteren Periode nationalsozialistischer Diktatur entstanden, spricht von der Flucht in eine heile Welt der Ursprünglichkeit jenseits aller Bedrückungen der Gegenwart.

Paul Klee, Puppentheater. 1923, Aquarell auf Kreide- und Leimgrundierung auf zweiteiligem Papier, mit Aquarell und Feder eingefaßt, unten Randstreifen mit Aquarell und Feder, auf Karton, 52,0 x 37,6 cm, Paul-Klee-Stiftung, Kunstmuseum Bern. • Klee verstand seine filigranen Figuren, Ausdruck einer fast kindlich anmutenden Phantasie, als naturähnliche Schöpfungen. Die unendlichen Variationen seiner Strichmännchen bevölkerten eine magische Kunstwelt – dem mal abgründigen, mal skurrilen Humor eines E. T. A. Hoffmann nahe verwandt.

Raum. Traumhafte Sujets und eine um die Realität scheinbar unbekümmerte Darstellungsweise finden wir in vielen Bildern Paul Klees. Sie sind das Resultat einer intensiven künstlerischen Auseinandersetzung mit Kinderzeichnungen, die bis 1902 zurückreicht. Damals entdeckte der 23jährige Künstler im elterlichen Haus Zeichnungen aus seiner frühen Jugend. Klee war von dem Fund begeistert, da die Arbeiten zum Bedeutendsten gehören, was er je gemacht habe, „stilvoll in hohem Grade und naiv". (Briefe an die Familie, Köln 1979, Bd. 1, S. 273) Immer wieder zog er diese alten Blätter hervor und beschäftigte sich auch intensiv auch mit anderen Kinderbildern, insbesondere mit den Arbeiten seines damals vierjährigen Sohnes Felix ein, die nach 1911 in großer Zahl entstanden. Klee sammelte sie und übernahm aus ihnen wichtige Anregungen für seine eigenen Werke. Daher wußte Klee genau, wovon er sprach, als er provokativ bemerkte: „Die Herren Kritiker sagen es oft, daß meine Bilder Kritzeleien oder Schmierereien von Kindern gleichen. Mögen sie ihnen gleich sein! Die Bilder, die mein kleiner Felix gemalt hat, sind bessere Bilder als die meinen." (Lothar Schreyer, Erinnerungen an Sturm und Bauhaus, Hamburg/Berlin 1956, S. 110)

An den Zeichnungen von Kindern schätzte Klee vor allem deren unverbildeten Blick auf die Welt. Sie wurden für ihn zu Leitbildern im Kampf gegen die durch Routine erblindete traditionelle Kunstpraxis. „Die Kinder können's auch", schreibt Klee in seiner Rezension zur ersten Ausstellung des Blauen Reiters, „und das ist durchaus nicht vernichtend für die jüngsten Bestrebungen, sondern es steckt positive Weisheit in diesem Umstand. Je hilfloser diese Kinder sind, desto lehrreichere Kunst bieten sie; denn es gibt auch hier schon eine Korruption; wenn die Kinder anfangen, entwickelte Kunstwerke in sich aufzunehmen oder gar ihnen nachzuahmen." (Zitiert nach: Andreas Hüneke, Der Blaue Reiter, Leipzig 1991, S. 170) Ähnlich dachten nahezu alle modernen Künstler. So heißt es bei Kandinsky: „Das Praktisch-Zweckmäßige ist dem Kind fremd, da es jedes Ding mit ungewohnten Augen anschaut und noch die ungetrübte Fähigkeit besitzt, das Ding als solches aufzunehmen". (ebenda, S. 135) Der Glaube an die Unschuld des kindlichen Blickes auf die Welt, der aus diesen Worten klingt, war nicht neu. Er geht ursprünglich auf die Romantiker zurück, die in Opposition zur Aufklärung auf die intuitiven Fähigkeiten des Menschen setzten. Schon der romantische Maler Philipp Otto Runge sprach davon, daß man, um das Beste zu erreichen, wieder Kind werden müsse.

Klees erste Bilder mit kindlichen Elementen entstanden 1905. Sie zeigen Kinder mit Puppen, die, anders als die späteren, einen eher parodistischen Charakter haben. Den für sein Werk typischen Kinderzeichnungsstil entwickelte Klee erst nach 1912 unter dem Eindruck des französischen Kubismus. Diese Bewegung, die vor allem mit den Namen Picasso und Braque verbunden war, stellte die gesamte Kunst auf eine völlig neue Grundlage und ließ auch die Kinderzeichnung in einem neuen Licht erscheinen. Denn der Kubismus befreite die Kunst von ihrer Verpflichtung gegenüber dem Gegenstand. Er brach das Prinzip abbildlicher Organisation auf, das über Jahrhunderte das künstlerische Schaffen bestimmt hatte. Ganz andere Kompositionen wurden nun denkbar, wie die eigenartigen Geschöpfe, Strichlandschaften und spukhaften Raumkonstruktionen Paul Klees. Seine Bilder sind natürlich nicht wirklich kindlich. Denn im Unterschied zu den Zeichnungen von Kindern sind bei ihm die Kritzeleien und Ungereimtheiten bewußt kalkuliert. Diesen Unterschied erkannten allerdings nur wenige Zeitgenossen. Die Lehrer der Stuttgarter Akademie gehörten nicht dazu. Sie kamen, als sie 1919 über die Berufung Klees zum Professor beratschlagten, zu dem Ergebnis, daß Klees Arbeiten einen zu „spielerischen Charakter tragen und nicht den starken Willen zur Struktur verraten, wie er gerade von den jüngsten Bewegungen gefordert wurde." (Oskar Schlemmer, Briefe und Tagebücher, München 1958, S. 85) Am Bauhaus wußte man das Innovative seiner Kompositionen zu würdigen. „Ganz famos, prickelnd und aufreizend, von verblüffendem Ausdruck und Neuartigkeit der Form", meinte etwa Feininger, „... wie ich's empfinde, steckt die Kraft drin, die manchmal in Kinderzeichnungen verborgen liegt". (Zitiert nach: Hans Hess, Lyonel Feininger, Stuttgart 1959, S. 68)

Wassily Kandinsky

Norbert M. Schmitz

Die Tatsache, daß Kandinsky als „primus inter pares“ im Meisterrat sein bedeutendes Gewicht auch zuzeiten einer zunehmend funktionsorientierten Ausrichtung des Bauhauses beibehielt, steht in eigenwilligem Kontrast zum romantischen Individualismus, mit dem der Pionier der abstrakten Malerei zeitlebens die Autonomie des modernen Künstlerindividuums proklamierte. Genau diese Paradoxie ist aber signifikant für eine konzeptionelle Widersprüchlichkeit, die die Schule über alle Wandlungen hinweg nie ganz auflösen konnte. Deshalb soll sich die folgende – angesichts der Komplexität des Kandinskyschen Schaffens notwendigerweise sehr eingeschränkte – Darstellung an diesem Widerspruch orientieren.

Kandinsky, 1866 in Moskau geboren, hatte nach einer Ausbildung als Jurist erst spät zu einem Kunststudium in Deutschland gefunden. Nachdem er als Haupt der Münchner Künstlergruppe Der Blaue Reiter einen nicht geringen Ruhm innerhalb der deutschen Avantgarde erlangt hatte, sammelte er pädagogische Erfahrungen an den Künstlerisch-Technischen

Wassily Kandinsky, Spannung in Rot. 1926, Öl auf Malpappe, 66,0 x 53,7 cm, The Solomon R. Guggenheim Museum, NYC. ● Kandinskys Abstraktion zeichnet sich vor allem durch eine extrem offene Form- und Farbgebung aus. Maßstab war ihm ausschließlich das subjektive Kriterium „innerer Notwendigkeit“. Seine dramatischen Kompositionen verstand der Mystiker als Zeichen einer kosmischen Welt: utopische Alternative zum herrschenden Materialismus der Zeit.

Oskar Schlemmer, punkt – linie – fläche. 1928, Tuschfeder, Goldbronze, Collage mit Silberfolie, Tonpapier, Fotomontage und ausgeschnittenen Worten (des Titels) auf weißlichem Karton, 20,1 x 20,1 cm, Privatsammlung, Archiv und Familiennachlass Oskar Schlemmer. ● Schlemmers Collage verdeutlicht die Stellung Kandinskys am Bauhaus. Der Maler, dem ein ungeheurer Ruf als Erneuerer der Kunst vorauseilte, galt auch als einer der wichtigsten Programmatiker der Moderne.

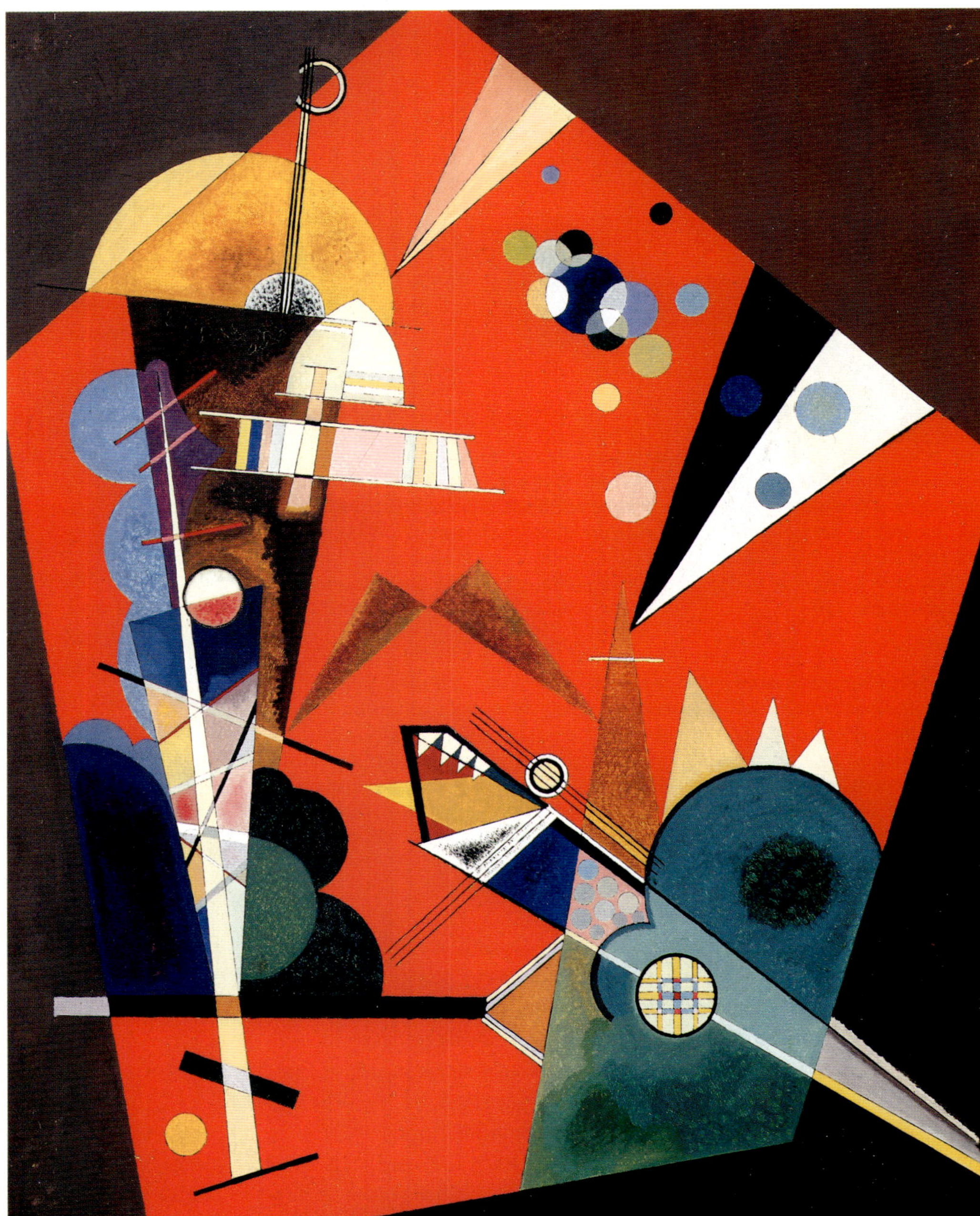

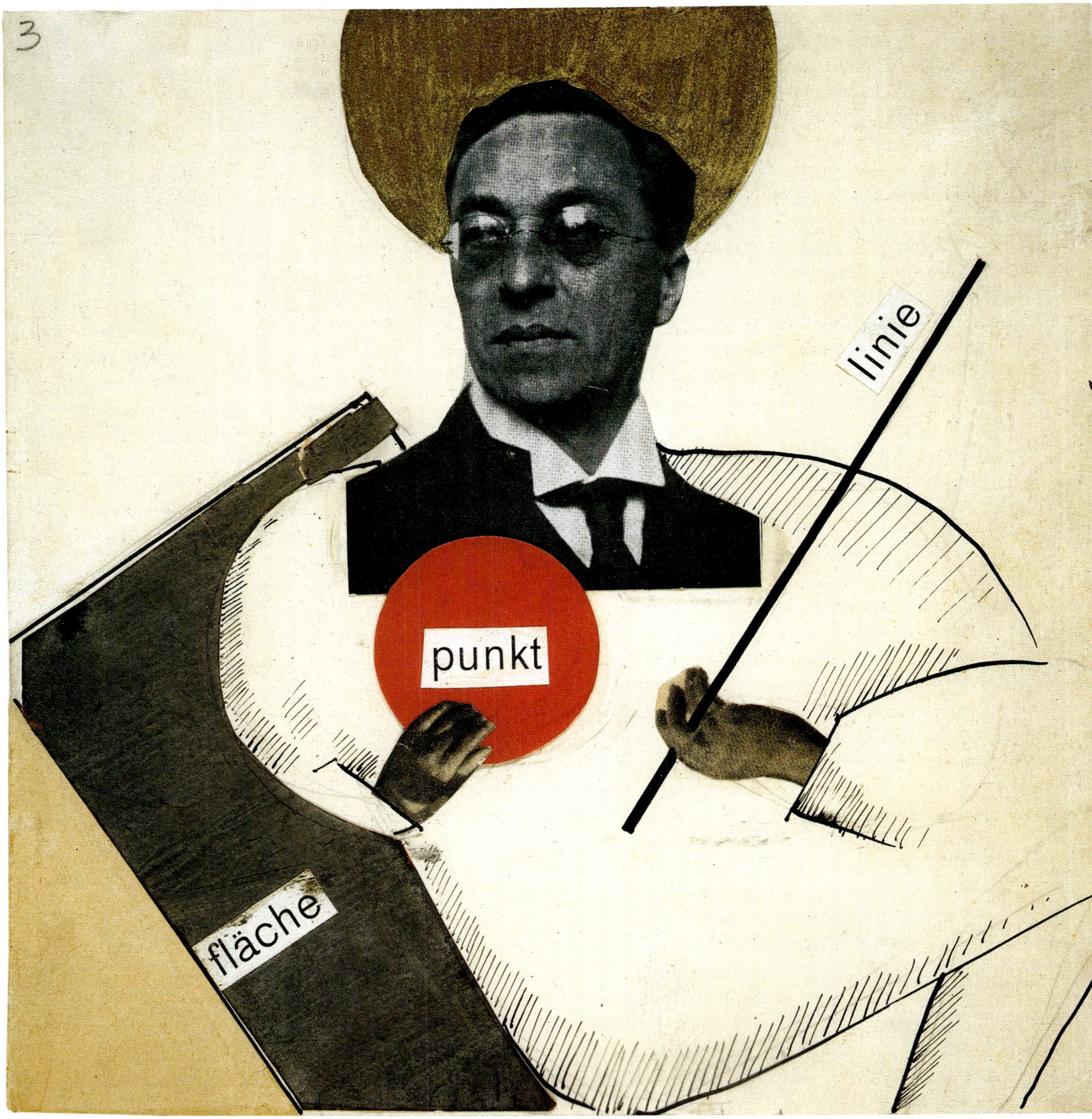

Hochschulen des revolutionären Rußlands – den WchUTEMAS. Da der politisch eher konservativ denkende Mystiker das revolutionäre Selbstverständnis der russischen Avantgarde kaum teilen konnte, kehrte er 1921 nach Deutschland zurück, um 1922 dem Ruf an das Bauhaus zu folgen. Der Vorkämpfer einer reinen Malerei leitete zwar bis 1925 auch die Werkstatt für Wandmalerei, doch galt sein Hauptaugenmerk mehr den Kursen „Analytisches Zeichnen" und „Abstrakte Formelemente". 1927 gelang es ihm, gemeinsam mit Klee die lange geforderte „Freie Malklasse" durchzusetzen. De facto handelte es sich um die Wiedereinführung einer traditionellen Malklasse, nun allerdings für abstrakte Kunst. Trotz zunehmender innerer Distanz blieb er dem Bauhaus bis zu dessen Auflösung durch die Nationalsozialisten 1933 verbunden. Er verbrachte seine letzten Lebensjahre in Neuilly-sur-Seine bei Paris, wo er 1944 starb.

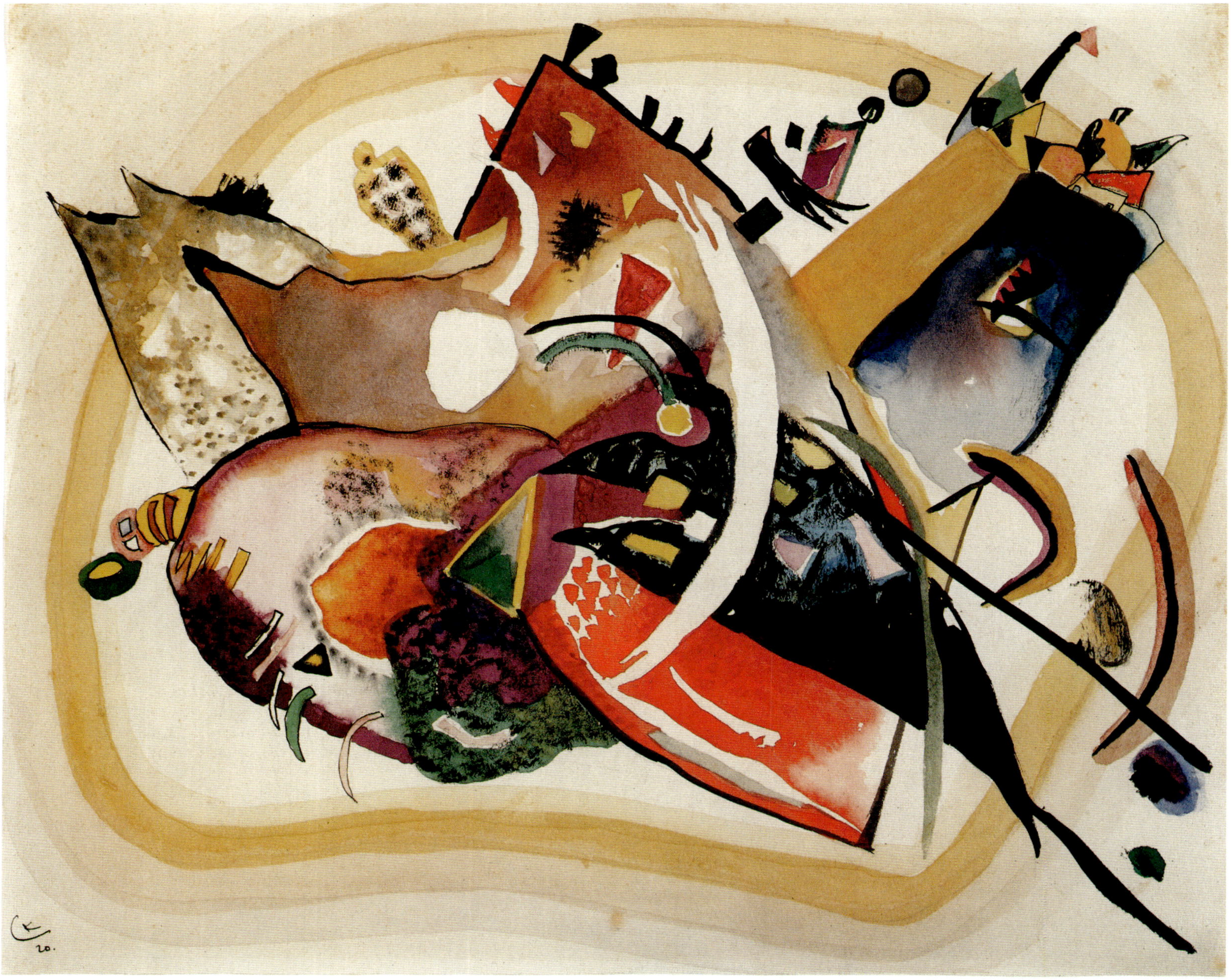

Wassily Kandinsky, Ohne Titel. 1920, Aquarell, Tusche und Bleistift auf Papier, 22,9 x 29,0 cm, The Solomon R. Guggenheim Museum, NYC. ● Kandinsky, der um 1910 seine besondere Form der gegenstandslosen Malerei entwickelt hatte, vollzog diesen Schritt maßvoll und theoretisch wohl abgewogen. Parallel zu abstrakten Arbeiten entstanden noch immer solche mit erkennbaren Motiven, aber ohne wirklich abbildenden Charakter. Formen wie Gegenstände, deren Gehalt häufig nur noch assoziativ erschließbar ist, sollen gleichermaßen innere Klangwelten evozieren.

Als Kandinsky an das Bauhaus berufen wurde, galt er nicht nur als Maler, sondern auch als Verfasser der Programmschriften „Über das Geistige in der Kunst“ (1910/1912) und des mit Franz Marc herausgegebenen „Almanachs des Blauen Reiters“ (1912) als führender Theoretiker der Avantgarde. Seine ersten wirklich eigenständigen Werke waren dekorative Märchenbilder im damals modischen Geist von Jugendstil und Symbolismus, deren farbenprächtige Volkstümlichkeit eine naive Sehnsucht nach heiler Welt und Ursprünglichkeit verrät. Aus der zunehmenden Eigenständigkeit der Formen und Farben heraus entwickelte er ab 1910 seine legendäre romantische Abstraktion, die ihm den Ruf eines Begründers der gegenstandslosen Malerei einbrachte. Er rechtfertigte diesen radikalen Schritt mit einem eigenwilligen Geschichtsmodell aus Theosophie, Anthroposophie und Kulturkritik, in dem seiner neuen Kunst eine prominente Rolle zukam. Diesem lebensphilosophischen Modell zufolge sollte der verschmähte Positivismus, Materialismus und Utilitarismus des 19. Jahrhunderts von einer „Epoche des großen Geistigen“ abgelöst werden. Die eigene Abstraktion galt ihm als Ausdruck der hierzu nötigen neuen Spiritualität:

„Erste Periode *Ursprung*: praktischer Wunsch, das vergängliche *Körperliche* festzuhalten.

Zweite Periode *Entwicklung*: das allmähliche Absondern von diesem praktischen Zweck und das allmähliche *Überwiegen des geistigen* Elementes.

Dritte Periode *Ziel*: das Erreichen der höheren Stufe der *reinen Kunst*; in ihr sind die Überreste des praktischen Wunsches vollkommen abgesondert. Sie redet in künstlerischer Sprache von Geist zu Geist und ist das Reich malerisch-

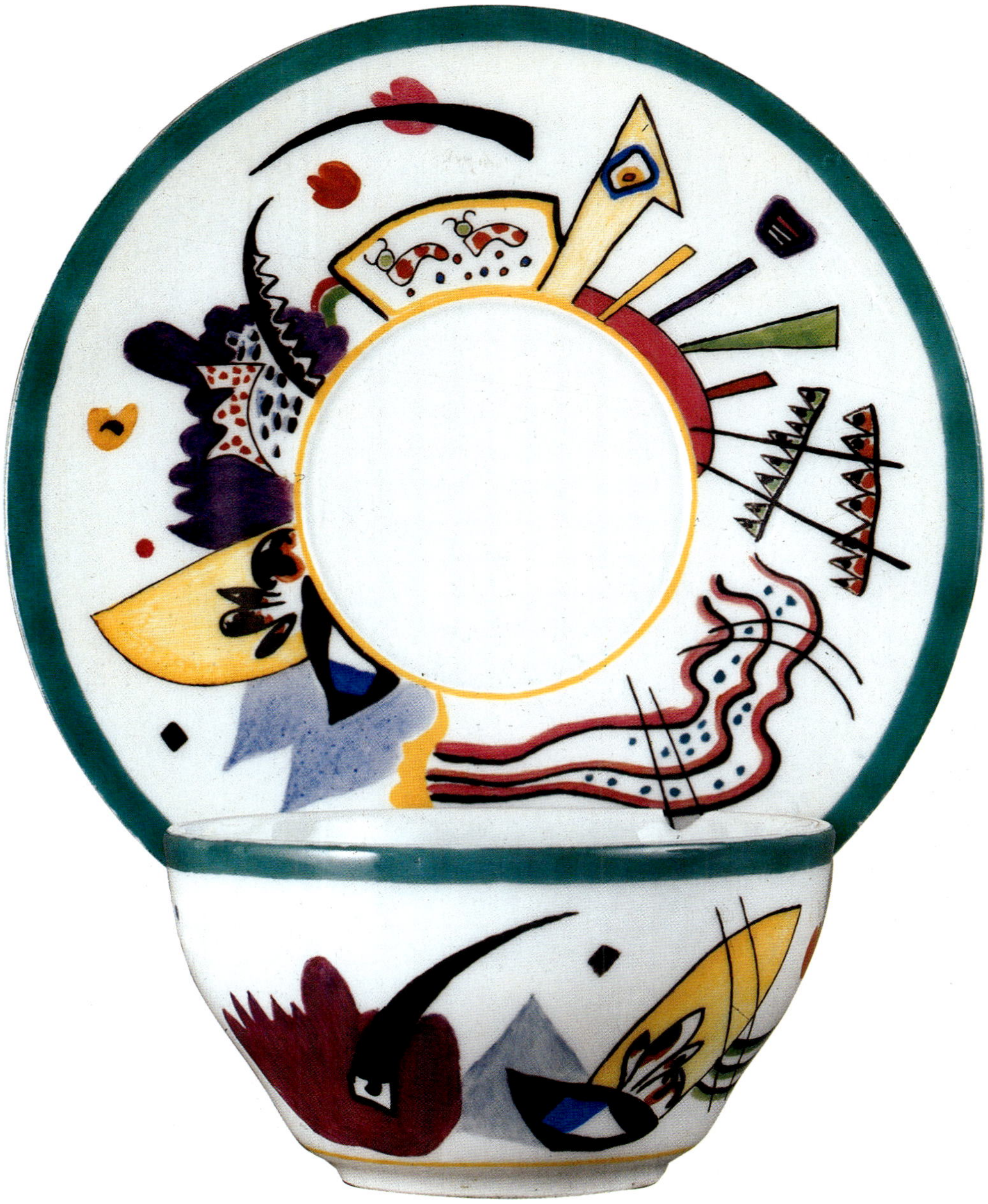

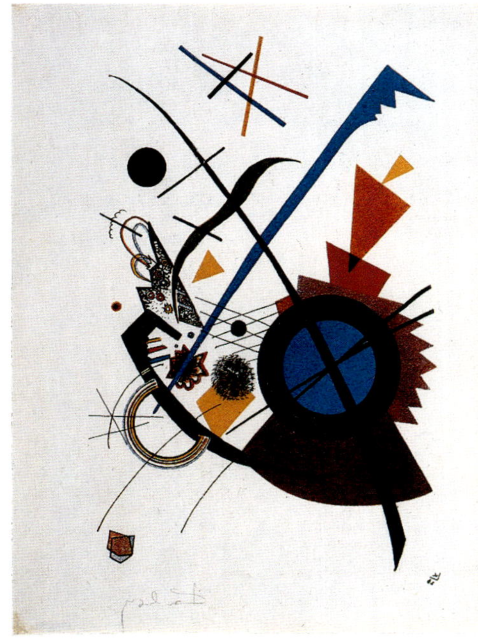

Wassily Kandinsky, Violett. 1923, Probedruck, Farblithografie auf Maschinenbütten, 34,0 x 27,0 cm, BHA. ● Der Druck zeigt das Besondere an Kandinskys Formgebung. Gegen alle klassischen, aber auch modernen Regeln setzt er unterschiedlichste Bildformen zueinander in Bezug: lineare stehen gegen flächige Elemente, Rundes steht gegen Kantiges, Geschlossenes gegen Offenes. Aus diesem Kontrapunkt erwächst die eigentümlich subjektive Emphase selbst seiner schlichtesten Holzschnitte.

Wassily Kandinsky, Teetasse mit Untertasse. Entwurf um 1922, Bemalung auf Meißener Porzellan, Tasse Ø 10,3 cm, Untertasse Ø 16,0 cm, Musée National d'Art Moderne, Centre Georges Pompidou Paris. ● Kandinskys kunstgewerbliche Entwürfe – hier im traditionellen Genre der Porzellanmalerei – blieben oft Applikation. Tasse und Teller werden vom Künstler letztlich als erweiterte Leinwand aufgefaßt.

geistiger Wesen (Subjekte)." (Wassily Kandinsky, Malerei als reine Kunst, Berlin 1918) Solche Spekulationen waren damals in aller Munde und Allerweltsphilosophie. Kandinsky beließ es jedoch nicht dabei, Illustrator theosophischer Heilslehren zu sein. Während er zunächst in Bildern wie „Dame in Moskau" – ähnlich Itten – die Geistwesen aus Charles W. Leadbeaters „Gedankenformen" und die „Astralleiber" Rudolf Steiners gleichsam „naturalistisch" abbildete, wurde seine Malerei alsbald selbst der Ort, an dem allein sich das mystische Heil ereignen konnte. Seine Originalität bestand also darin, vor diesem geistigen Hintergrund eine einzigartige künstlerische Strategie entwickelt zu haben, indem er nicht nur auf jede Darstellung herkömmlicher Gegenstände, sondern zunehmend auch noch auf die Mimesis seiner neureligiösen Glaubensvorstellungen verzichtete. Das spirituelle Bild entsteht für ihn allein aus einem „inneren Klang" und kann vom Publikum nur durch das spontane Nachempfinden desselben verstanden werden. Denn die „Wahl der Form wird also durch die *innere Notwendigkeit* bestimmt, die wesentlich das einzige unveränderliche

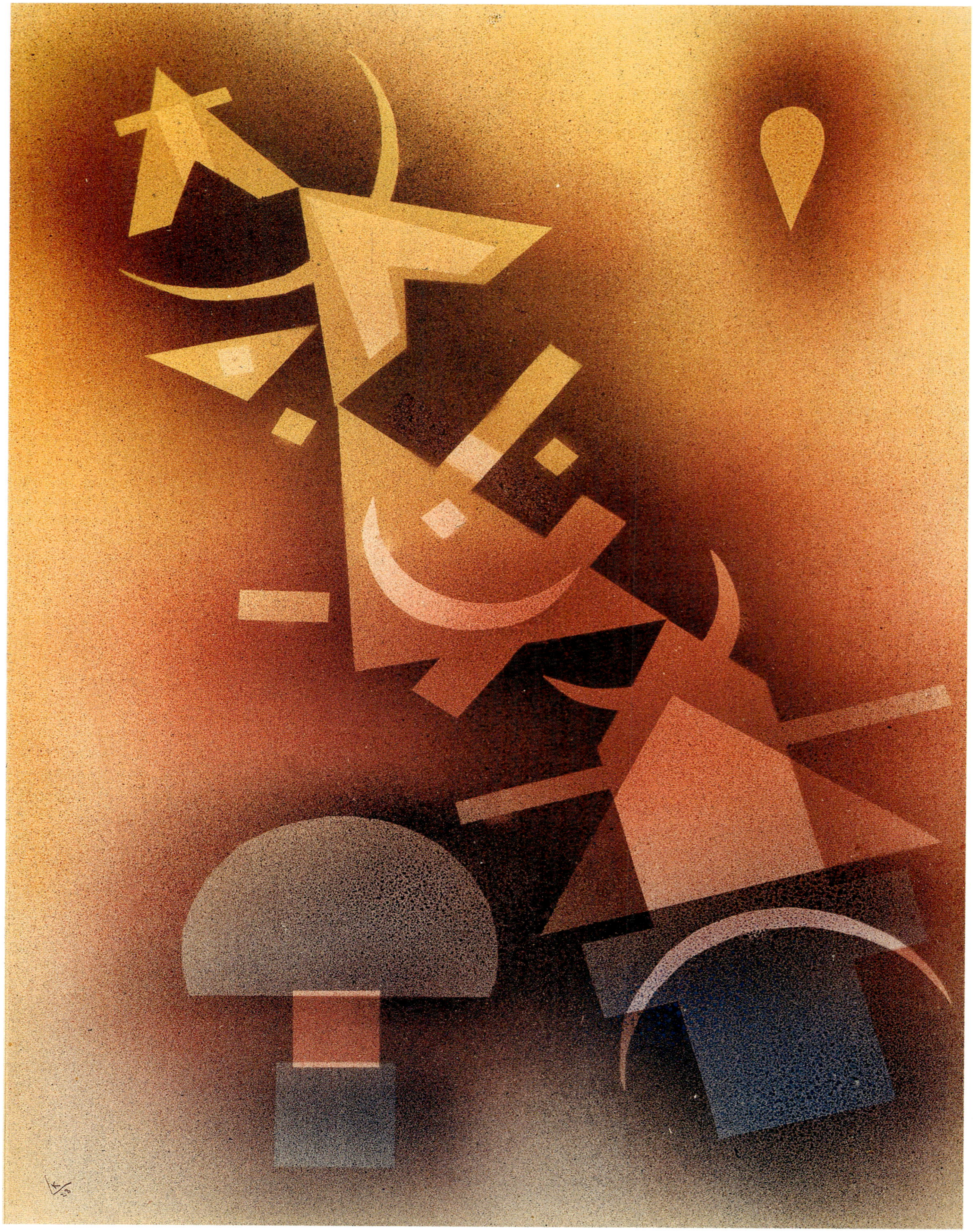

Wassily Kandinsky, Aus kühlen Tiefen (Nr. 272). 1928, Aquarell und Tusche auf Papier, auf Karton montiert, Blatt: 48,6 x 32,4 cm, Karton: 62,5 x 46,5 cm, Norton Simon Museum, Pasadena, CA, The Blue Four Galka Scheyer Collection, 1953. ● In den Bauhausjahren kündigte sich ein Wechsel im „Stimmungswert" der Kompositionen Kandinskys an. Die spannungsreiche Dramatik des Frühwerks wich einer leichten und unbeschwerten Sanftheit schwebender Formen.

Gesetz der Kunst ist." (ebenda) Er begreift dies aber nicht als subjektive Willkür, so wie die Ausdrucksgesten eines Jackson Pollock gewissermaßen Protokolle individueller Gesten sind, sondern als objektive Notwendigkeit. Das romantische „Genie" Kandinsky beruft sich statt dessen auf eine Art mystischer Intuition, die weder von äußeren Regeln der Erscheinungswelt, der bloß individuellen Psyche des Künstlers noch von einem formalen Gestaltungskanon eingeschränkt sein darf. Dieser Anspruch bestimmt den eigenwilligen Duktus der abstrakten Malerei Kandinskys, in der höchst unterschiedliche Stilhöhen und Formen innerhalb ein und desselben Bildes zusammenkommen.

Um diese Besonderheit seiner Malerei zu verstehen, sollte man sich noch einmal die Grundregeln einer hergebrachten Kompositionstechnik vergegenwärtigen. In der klassischen Kunst wurde jenseits allen stilistischen Wandels immer gefordert, daß jedes Bild ein geschlossenes Ganzes sei. Wenn also der Künstler eine bestimmte Peinture – zum Beispiel eine pastosflockige Malweise – wählte, so wurde sie für die ganze Arbeit, unabhängig von Gegenstand und Inhalt, verbindlich. Das gilt für eine Madonna Raffaels nicht weniger als für eine nackte Odaliske aus dem Pariser Salon, zugleich aber auch – und das ist hier entscheidend – für weite Bereiche der frühen abstrakten Malerei. So sind die suprematistischen Figurationen Kasimir Malewitschs immanent nachvollziehbare Variationen über ganz bestimmte geometrische Formen, so wie die halbabstrakten Gebilde des Jugendstilornaments, mit denen die frühen Arbeiten Kandinskys oft verglichen wurden, von einem festen organischen Rhythmus

Paul Klee, Bildbrief zu Kandinskys 60. Geburtstag. 5. 12. 1927, Aquarell und Tusche auf Papier, 23,7 x 30,5 cm, Musée National d'Art Moderne, Centre Georges Pompidou Paris. ● Eine Vielzahl von Briefgrüßen spiegelt das innige Verhältnis der beiden „Malerfürsten" Klee und Kandinsky über alle Jahre des Wandels und der Konflikte am Bauhaus hinweg.

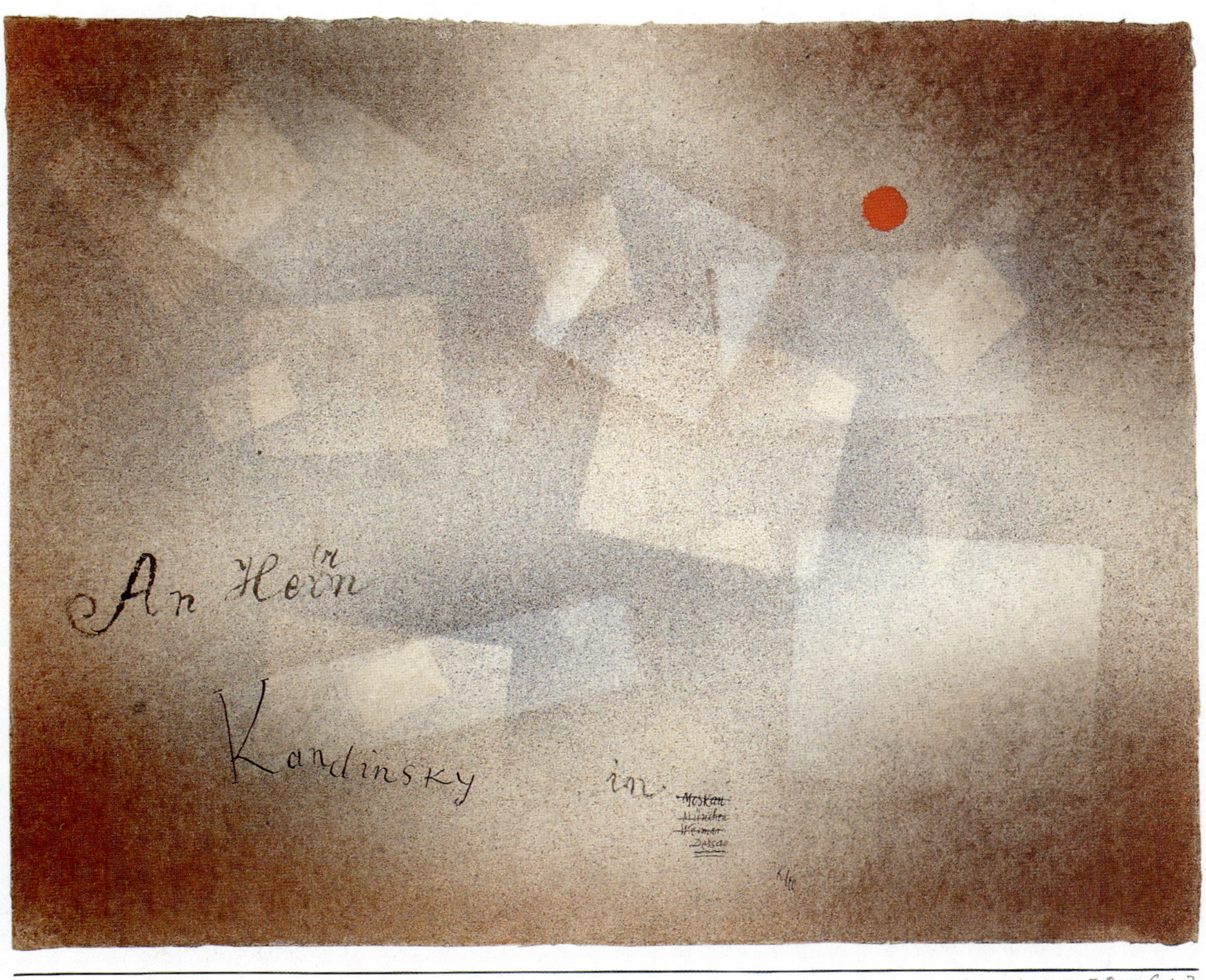

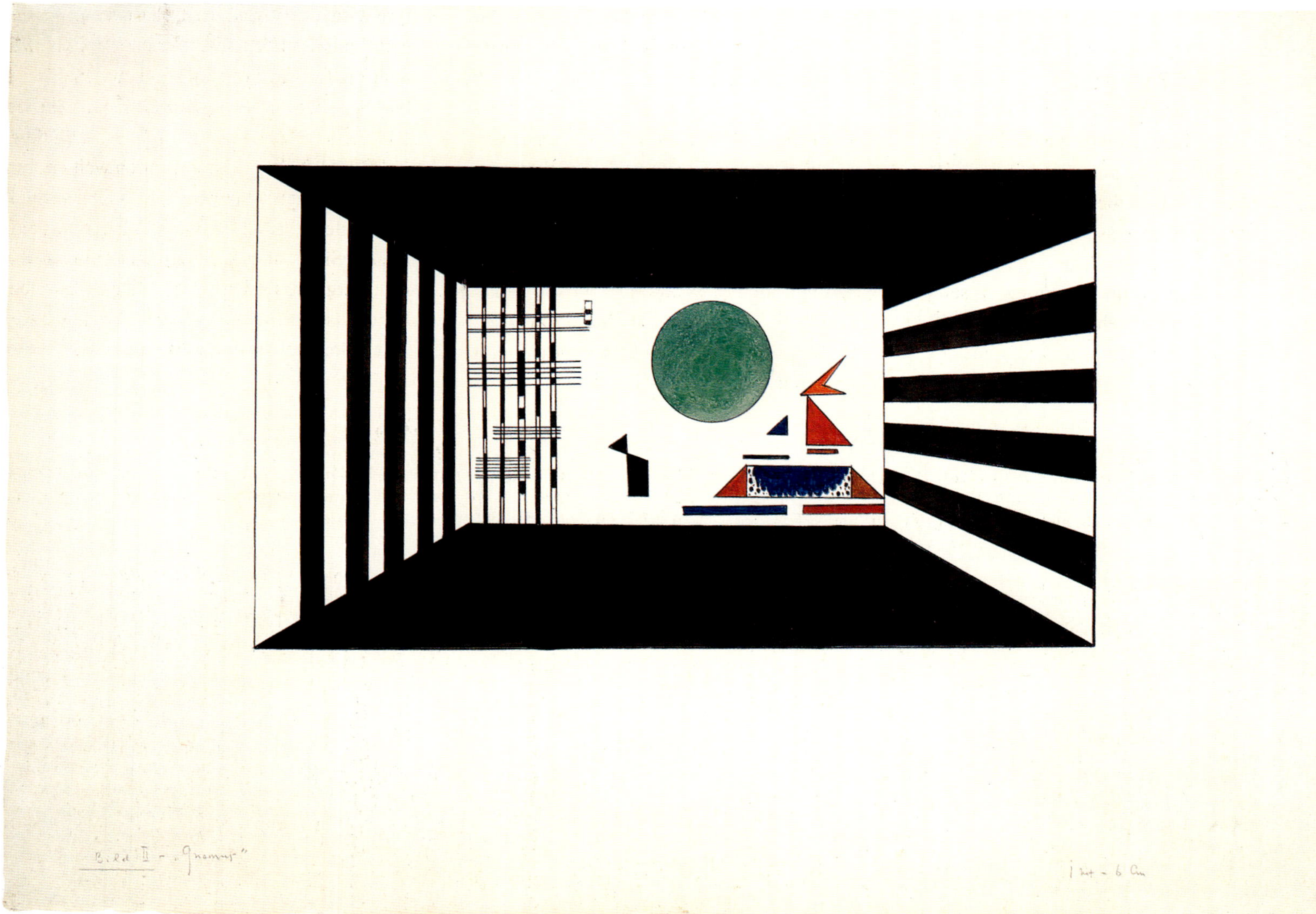

Wassily Kandinsky, Bild II, Gnomus. Um 1930, Bühnenbild für Mussorgskys „Bilder einer Ausstellung", Tempera, Aquarell und Tusche auf Papier, 20,5 x 35,8 cm, Universität zu Köln, Theaterwissenschaftliche Sammlung. • Kandinskys legendäre Gestaltung des Bühnenbildes zur Aufführung von Mussorgskys „Bildern einer Ausstellung" verdeutlicht sein synästhetisches Konzept einer universalen Korrespondenz von Formen, Farben und Tönen. Schon in seinen Erinnerungen, den „Rückblicken", sprach er von den visuellen Eindrücken, die Wagners Musik auf ihn machte.

bestimmt waren. Kandinsky hingegen fand einen für ihn angemessenen Ausdruck seiner „Neuen Geistigkeit" in der radikalen Destruktion sämtlicher hergebrachter Regeln der Lesbarkeit: also in einer Kunst „ex negativo" als Widerpart zum denunzierten Rationalismus der absterbenden materialistischen Epoche. Betrachtet man seine Improvisationen, Konstruktionen und Kompositionen aus den romantischen „Geniejahren" in München, wird deutlich, mit welchen Mitteln er sich von einer logisch-rationalen Formgebung absetzt. Da stehen lineare Elemente flächigen gegenüber, und Rundes kontrastiert mit Eckigem. Reste von Gegenständlichkeit finden sich neben fast abstrakten Formen und Bildteilen, die zwischen beiden Polen changieren. Die Farbe erscheint einmal scharf umrissen, ein anderes Mal fließt sie über die Form hinweg. Egon von Rüden beschreibt diese Verweigerung gegenüber rationalen Zugriffsweisen anhand eines Holzschnitts aus dem „Almanach des Blauen Reiters": „Das eine natürlich und gesetzmäßig fortschreitende Bewegung verlangende Auge gerät sogleich ins Ausweglose. Ob es rechts unten in den weißen Formbezirk eindringt oder den dreifach gestaffelten schwarzen Flächenstücken folgt, wobei die Flächen unvermittelt je und je ins Auge springen: Alle Bildwerte können nur jeweils in einer Einzelheit erfahren werden ... Keine Form folgt folgerichtig aus der anderen, jede verlangt, um den ihr eigenen ‚inneren Klang' zu vernehmen, die Bereitschaft zum punktuellen optischen Neuansatz, der immer wieder die traditionell eingewöhnten Formerwartungen enttäuscht, jede selbstverständliche Harmonie und deren alle Widersprüche versöhnenden Ausklang negiert und somit unter Verweigerung aller subjektbezogenen, d. h. die optische Einfühlung des Subjekts fördernden Seherlebnisse, Objektivität als elementare Diskordanz erfahrbar macht." (Van de Velde – Kandinsky – Hölzel. Typologische Studien zur Entwicklung der gegenstandslosen Malerei, Wuppertal/Ratingen/Kastellaun 1971, S. 19)

Kandinsky wandelte zwar seinen Stil, um solch expressiv anmutende, freie Figurationen ab 1920 durch zunehmend geometrischere Formen zu ersetzen, die durch den Konstruktivismus und Funktionalismus der 20er Jahre beeinflußt zu sein scheinen. Doch steht dieser Umbruch kaum für eine innere Wandlung vom Romantiker zum Rationalisten, denn nach wie vor geht es um endlose Variationen über individuelle Formeingebungen eines freien Künstlersubjekts und nicht um die experimentelle Analyse von Form-Farbe-Wirkungen, wie sie etwa Josef Albers interessierten. Seine pädagogische und theoretische Arbeit der Bauhausjahre war allerdings, im Gegensatz zu seinen eigenen, größtenteils sehr individuellen Werken, fast ausschließlich von der Suche nach dem „Kontrapunkt der Malerei" als einer universal gültigen Grammatik der Formen und Farben gekennzeichnet. Es handelt sich dabei um den Versuch, ausgehend vom Elementaren, Wirkungen und Beziehungen der Formen systematisch zu untersuchen. Man sollte jedoch vorsichtig sein, diese von ihm selbst gern als „erneuerte Kunstwissenschaft" titulierte Lehre schon für eine rationale Ästhetik zu halten. Vielmehr ist sie für ihn nur Vorstufe zu einer höheren – sozusagen spirituellen – Kunst: „Nur auf diesem Wege einer mikroskopischen Analyse wird die Kunstwissenschaft zur umfassenden Synthese führen, die sich schließlich weit über die Grenzen der Kunst hinaus in das Gebiet der ‚Einheit' des ‚Menschlichen' und des ‚Göttlichen' erstrecken wird. Es ist schließlich das absehbare Ziel, das aber noch weit entfernt von ‚heute' liegt." (Wassily Kandinsky, Punkt und Linie zu Fläche, München 1926, S. 15) In diesem Sinne sind auch seine Reflexionen über die zeitgenössischen Umwälzungen in den Naturwissenschaften zu verstehen, wenn er zum Beispiel seine Abstraktion in einen

Wassily Kandinsky, Figurinen zu Bild XVI, Das große Tor von Kiew. 1928, Kulissenteile für Mussorgskys „Bilder einer Ausstellung", Tempera, Aquarell und Tusche auf Papier, 20,8 x 34,5 cm, Universität zu Köln, Theaterwissenschaftliche Sammlung. ● Die Figurinen lassen noch Gegenständliches erahnen. Doch verstehen muß man sie als „verlebendigte Farb- und Formwesen" für die Bühne – ein abstrakt-konkretes Theater.

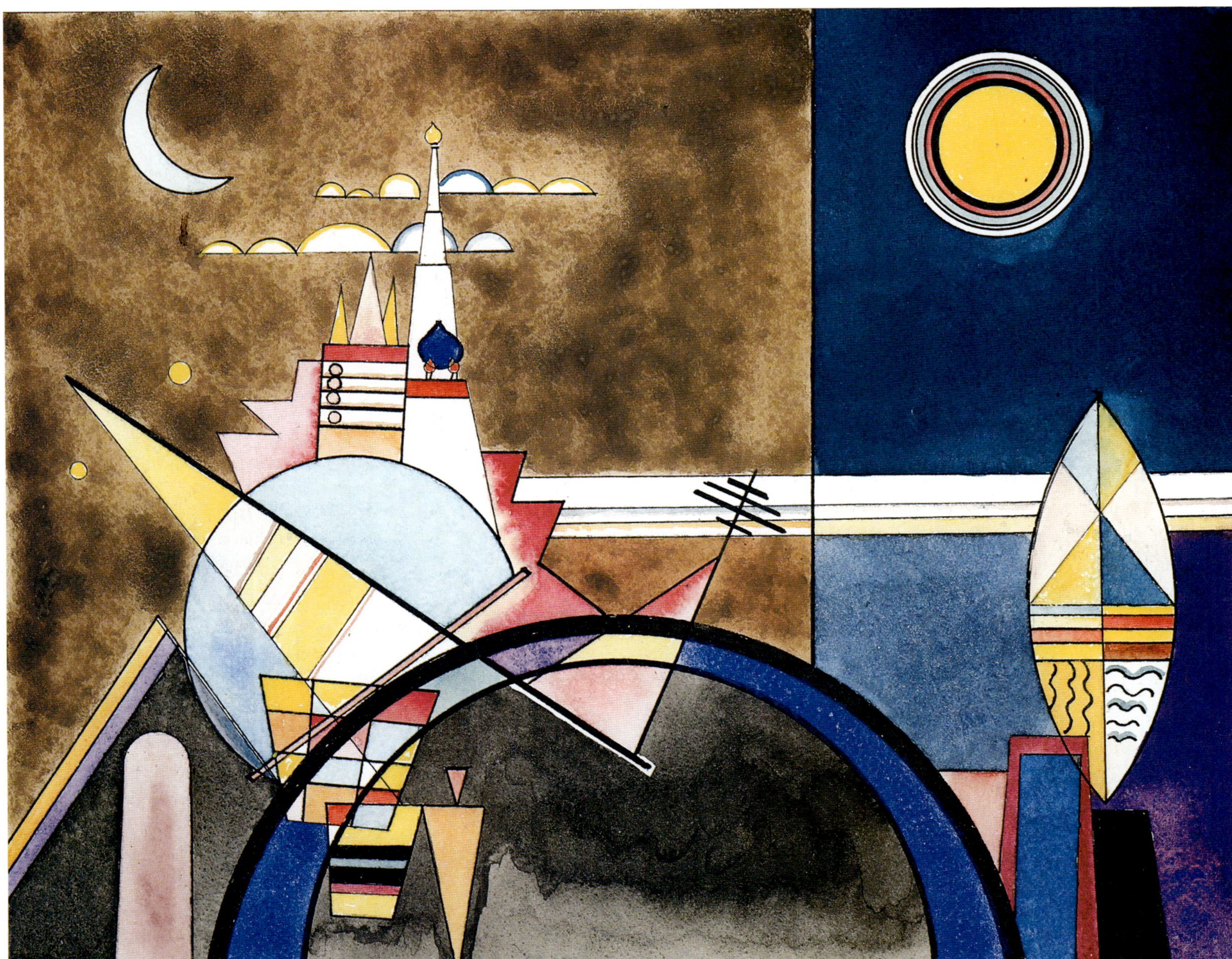

Zusammenhang mit der Auflösung des alten Materiebegriffs durch die moderne Astrophysik bringt, denn letztlich implantiert er das neue Weltbild der exakten Wissenschaften doch nur wieder in sein ästhetisch-spirituelles System. Für den Avantgardisten schlossen sich, wie Beat Wyss bemerkt, „Esoterik und exakte Wissenschaft nicht aus". (Mythologie der Aufklärung, München 1993, S. 20) Für den Künstler Kandinsky war ohnehin entscheidender, daß er solche Regelwerke ausschließlich als abstraktes Handwerk betrachtete und nie mit dem eigentlich Künstlerischen gleichsetzte. Hinter diesem Gegensatz stand die für das ganze Bauhaus zentrale Frage, ob denn Kunst überhaupt lehrbar sei. Sollte dies nämlich der Fall sein, würde sein oben beschriebener Anspruch, aus subjektiver Intuition – also genialer Eingebung

Wassily Kandinsky, Gespannt im Winkel. Februar 1930, Öl auf Karton, 48,5 x 53,5 cm, Kunstmuseum Bern, Stiftung Othmar Huber. ● Immer wieder variiert Kandinsky die in seinen systematischen Reflexionen entwickelten Gestaltungsgesetze von Farben und Formen. Hier setzt er einen schwebenden Kreis von mittlerer Größe in extreme Spannung zu einem spitzen Winkel; ein Kontrast, der durch den „Wert" der sichelförmigen unteren Wange des Winkels wieder harmonisch ausgeglichen wird.

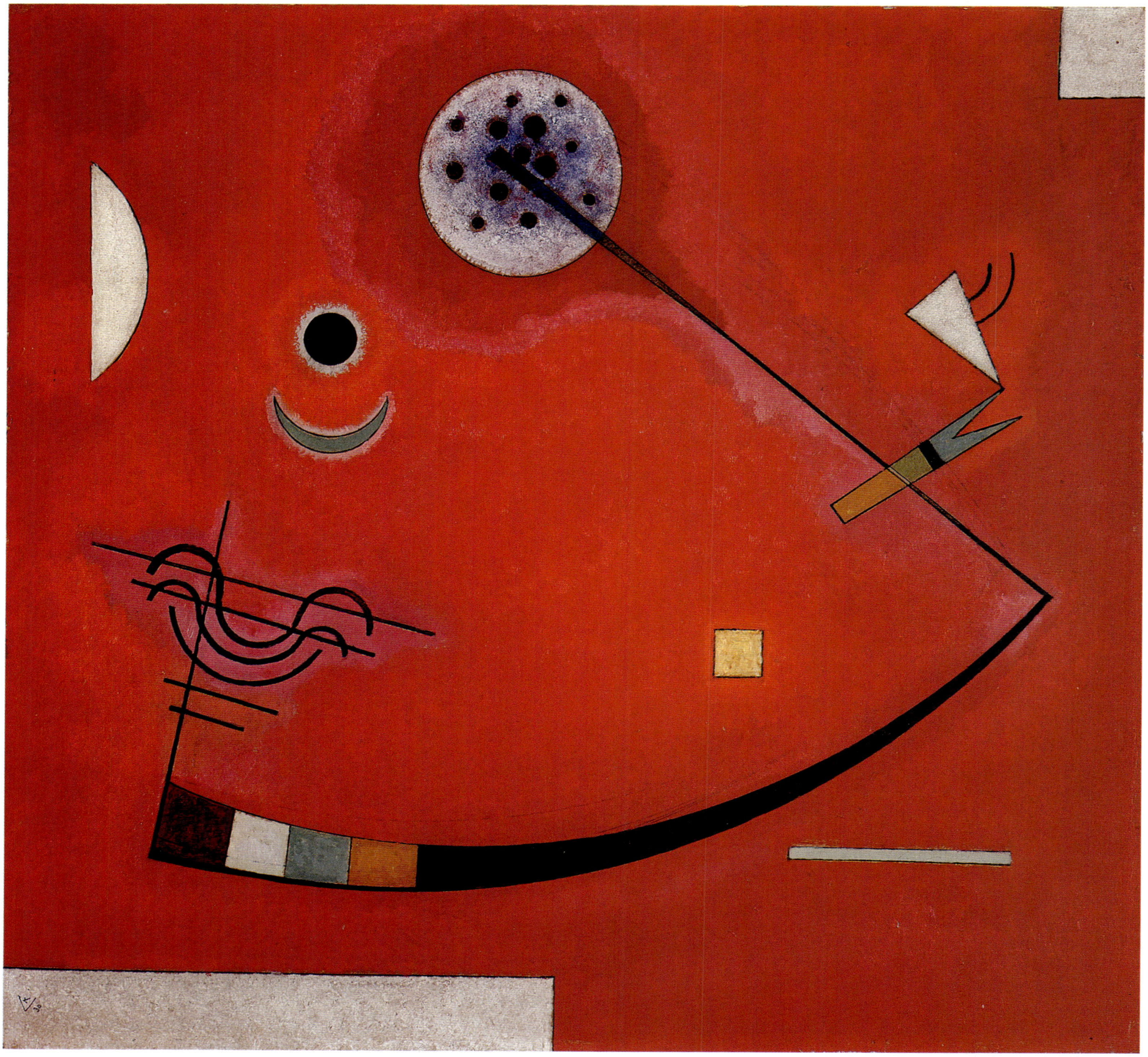

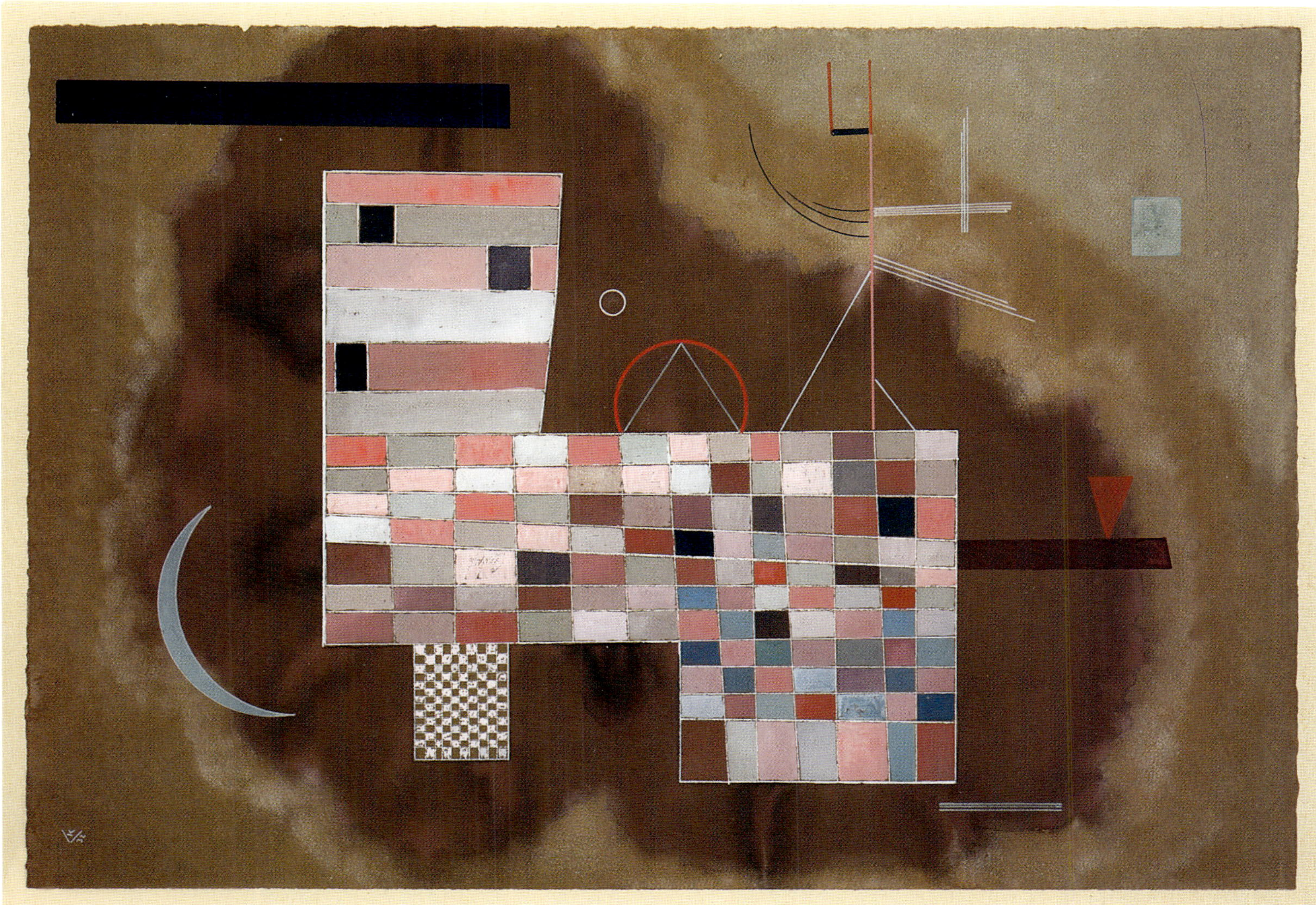

Wassily Kandinsky, Massiver Bau. 1932, Gouache auf Papier, auf Karton aufgezogen, Blatt: 33,0 x 48,8 cm, Karton: 46,8 x 33,0 cm, Öffentliche Kunstsammlung, Kupferstichkabinett Basel. ● **Charakteristisch für den Stil Kandinskys in den Bauhausjahren war der Versuch, die im Bild herrschenden Spannungen wieder zum harmonischen Ausgleich zu führen. Auffällig ist die gestalterische Nähe dieses Bildes zum Stil Klees, dessen Programmatik ja ebenfalls auf den harmonischen Ausgleich von Gegensätzen zielte.**

– heraus zu gestalten, ins Wanken geraten. So relativierte er schon früh seine eigene lebenslange Suche nach dem „Kontrapunkt": „Diese vermutlichen Regeln, die bald in der Malerei zu einem ‚Generalbaß' führen werden, sind nichts als Erkenntnis der inneren Wirkung der einzelnen Mittel und ihrer Kombination. Es wird aber nie Regeln geben, durch welche eine gerade in einem bestimmten Falle notwendige Anwendung der Formwirkung und Kombinierung der einzelnen Mittel zu erreichen sein wird." (Über die Formfrage. In: ders., Almanach 1912, München 1912) Die Intuition, hier das Richtige zu finden, war also doch Zeichen des Genies, und dafür war kaum Platz im Alltag eines Designs im Dienst der Industrie. Die immer wieder angeführte synästhetische Fähigkeit des Künstlers, das Vermögen, zwischen Farben, Formen, Tönen oder anderen sinnlichen Eindrücken einen notwendigen Zusammenhang herzustellen – also etwa einem Ton regelhaft eine bestimmte Farbe zuzuordnen –, löst diese Paradoxie kaum auf, denn solche Korrespondenzen verweisen doch wieder nur auf seine individuelle Vorstellungswelt. So stellen Kandinskys legendäre Vorlesungen und Übungen zu Form und Farbe letztlich eine Quadratur des Kreises dar. Er sucht ein objektives Formgesetz, um das Künstlerische doch wieder ganz seiner Subjektivität zuzuschreiben. Sein Bemühen, endlich die alte Forderung Goethes nach einem Generalbaß der Malerei einzulösen, mußte zwangsläufig daran scheitern. Als Vertreter einer radikalen Autonomieästhetik des späten 19. Jahrhunderts konnte er den wahrscheinlich fruchtbarsten Gedanken des Bauhauses nicht nachvollziehen: daß zwischen Gesetz und Individualität, Funktion und Gestalt eben kein eigentlicher Widerspruch besteht, sondern beide in eins gehen.

Der paradoxe Ruhm eines Bauhausmeisters – ein Malerfürst als Theoriekünstler

Norbert M. Schmitz

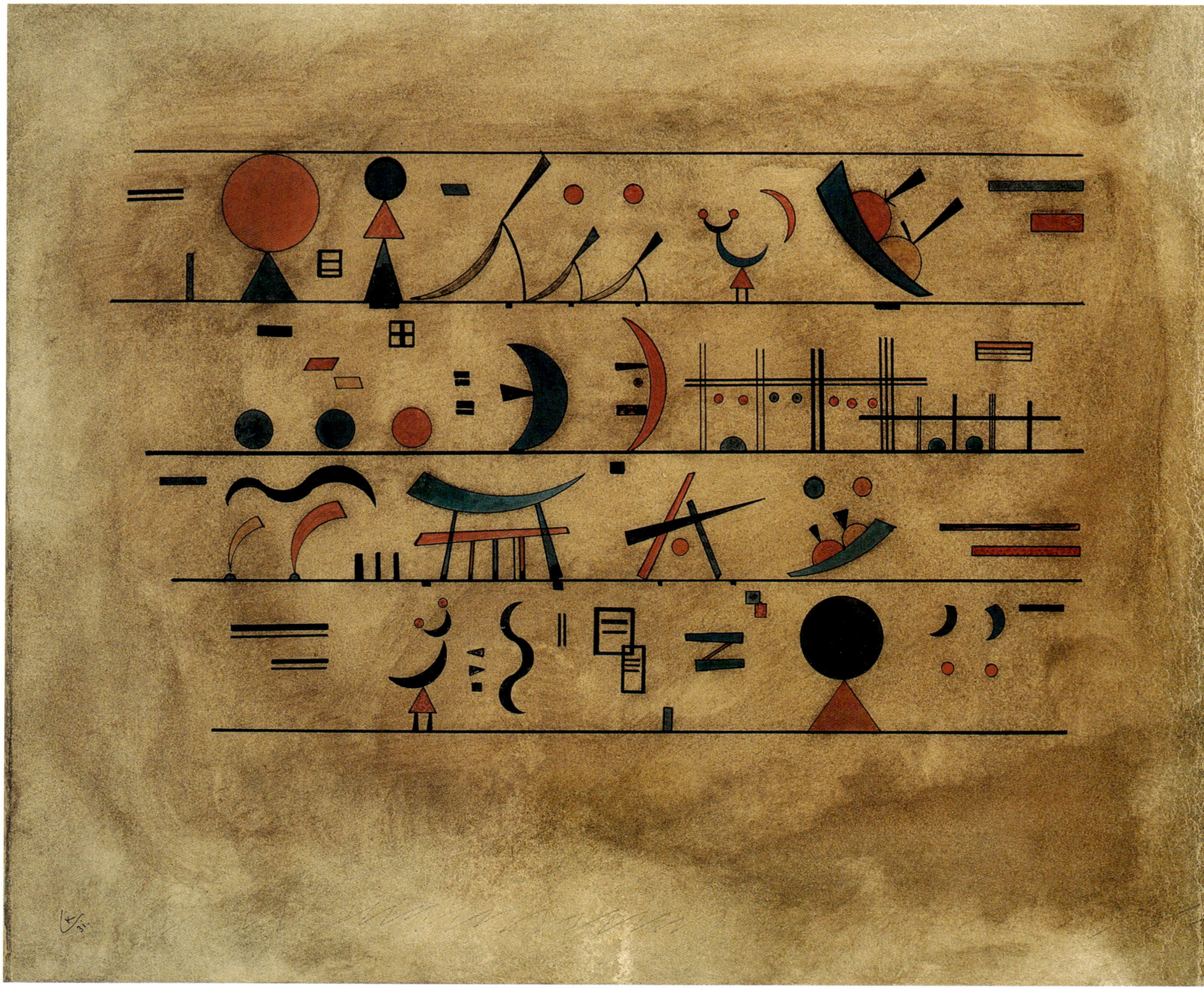

Es bleibt die Frage bestehen, warum Gropius auf einen Irrationalisten wie Kandinsky setzte, denn trotz mancher expressionistisch-kulturkritischer Ambitionen wurde Gropius letzlich doch zum Motor des Bauhauswandels hin zu einer pragmatisch orientierten Ausbildungsstätte, um den Anforderungen der Industrie gerecht zu werden. Der Grund lag weder allein im berühmten Werk Kandinskys, noch in dessen, im Vergleich zu anderen Bauhauslehrern, eher randständiger, pädagogischer Tätigkeit, sondern vielmehr in der Widersprüchlichkeit des Künstlers selbst. Er nahm für sich einerseits die Freiheit autonomer Kunst in Anspruch und wollte zugleich eine lebensorientierte Ästhetik begründen. Kandinskys Changieren zwischen Gesetz und Intuition, die Aufstellung eines doch recht akademisch anmutenden Gestaltungskanons und das gleichzeitige expressive Pathos, dieses Regelwerk immer wieder aufzusprengen, entsprachen der Widersprüchlichkeit des gesamten Bauhauses und eines nicht geringen Teils der internationalen Avantgarde überhaupt. Das machte ihn zur idealen Integrations- und Identifikationsfigur der so heterogenen Reformschule. Die allgemeine Popularität eines Begründers der abstrakten Kunst, weit über den engeren Rahmen der Institution hinaus, war außerdem ein zugkräftiger Werbeeffekt für die ganze Schule.

Zukunftsweisender wurde allerdings etwas anderes: Arnold Gehlen hat Kandinsky zu Recht als einen der wichtigsten Künstler der klassischen Moderne bezeichnet, weil dieser eben die radikale Offenheit seiner Kunst durch theoretische Reflexionen kompensierte: „Der unbewaffnete Kopf irgendeines Betrachters nimmt von ihnen nur irgendwelche zufälligen Stimmungen und Reizgestalten ab, ein Zumutesein, und es ist einfach primitiv, sich einzubilden, man sei damit an der Sache selbst. Die war wesentlich subtiler und exzentrischer, als man ohne seine eigene Literatur ahnen würde." (Arnold Gehlen, Zeit-Bilder, Frankfurt/M., 3. Aufl., 1986, S. 119)

Die Kunstgeschichte unterscheidet gerne zwischen dem romantischen Spiritualismus des Künstlers und seinem Hang zur strengen Analyse, der sich in den theoretischen Schriften zeigt. Und doch ist es genau jener radikale Irrationalismus seiner Kunst, der die umfangreiche Reflexion des ersten eigentlichen Theoriekünstlers notwendig machte. Gerade weil die Zeichen auf Kandinskys Bildern eben keine intersubjektiv überprüfbare Verbindlichkeit haben – also dem Publikum jegliche Deutungsmöglichkeit eröffnen oder auch einfach nur als dekorative Tapete wahrgenommen werden können –, suchte er seine Kunst durch seine immense theoretische Reflexion eindeutiger zu machen. Das Paradox liegt also darin, daß ausgerechnet dieser radikale Irrationalismus eine derart penible theoretische Reflexion jedes noch so geringen künstlerischen Aktes provozierte. Am Ende ist seine theoretische Arbeit bedeutsamer als das eigentliche Werk. Für das Bauhaus hieße dies, daß eigentlich nicht mehr die Könnerschaft des Meisters, sondern die Brauchbarkeit seines Konzepts das wirklich Bedeutsame ist. Allerdings waren es andere, die diesen Weg radikal weitergegangen sind und es von den hier geschilderten Spiritismen entschlackten, während sich Kandinsky in die Vergangenheit seiner Meisterklasse flüchtete.

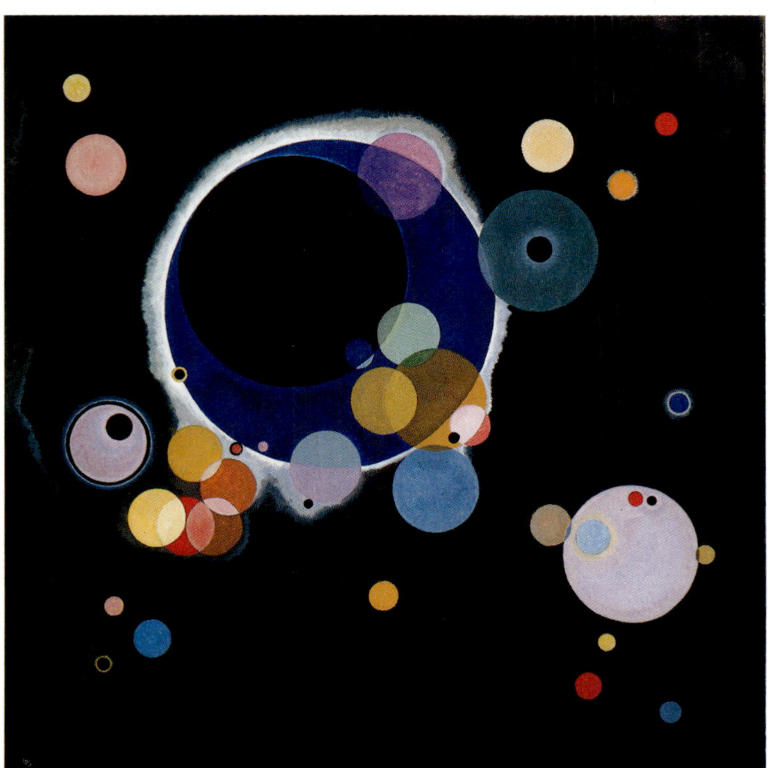

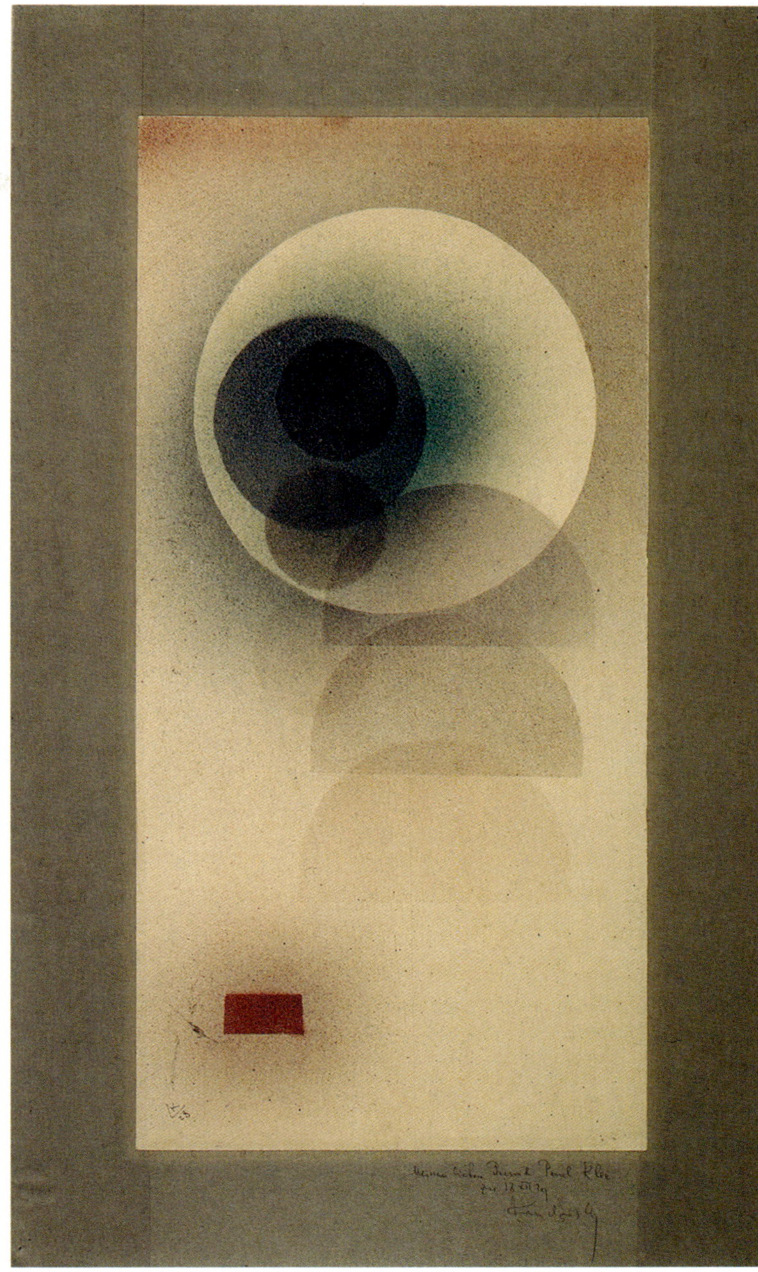

Wassily Kandinsky, Zu grün. 1928, Aquarell gespritzt, eingefaßt mit aquarellierten Papierstreifen, auf Karton, 50,0 x 24,6 cm, Kunstmuseum Bern, Klee-Museum. ● Solch schwebende Formen zum Thema Grün können kaum als zwingende Vorlagen für Anwendungen im praktischen Design gelten. Als „maniera" des Großmeisters der Avantgarde wurden sie aber Bestandteil eines Klischees vom „Bauhausstil".

Wassily Kandinsky, Zeichenreihen. 1931, Tusche und Tempera auf Papier, 41,5 x 50,5 cm, Öffentliche Kunstsammlung, Kupferstichkabinett Basel (Abb. linke Seite). ● Das Wesen der Buchstaben beschäftigte Kandinsky theoretisch und praktisch. So greift er in „Zeichenreihen" auf die mystische Deutung ägyptischer Hieroglyphen als magische Wunderzeichen zurück: Wort, Bild, Buchstabe und Form sind Teile einer neuen metaphysischen Sprache.

Wassily Kandinsky, Einige Kreise. Januar/Februar 1926, Öl auf Leinwand, 140,3 x 140,7 cm, The Solomon R. Guggenheim Museum, NYC. ● Der Bildtitel – traditionell entweder Erklärung des Inhalts oder einfaches Ordnungsmittel im Œuvre – war für Kandinsky Bestandteil des künstlerischen Ausdrucks: einer der vielen „inneren Klänge" des Bildes.

Lyonel Feininger

Martin Faass

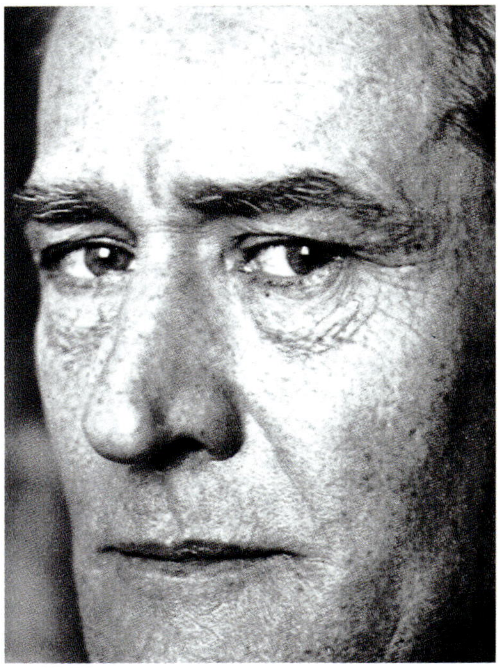

Am 20. 5. 1919 meldete die Weimarische Landeszeitung: „Der Berliner Maler Lyonel Feininger, der zu den überzeugtesten Vorkämpfern für futuristische Anschauungen gehört ... wurde soeben von dem neuen Direktor der Weimarer Kunstschule, Walter Gropius, als Lehrer verpflichtet." (Das frühe Bauhaus und Johannes Itten, Ausst.-Kat., Ostfildern 1994, S. 387) Angereist war der neue Lehrer am Tag zuvor, und, kaum angekommen, ließ er sich auch schon von Gropius durch die Bauhausschule führen. Von den Räumlichkeiten war er begeistert. „Aber weißt Du", schreibt er nach dem Rundgang an seine Frau, „das Allerherrlichste ist das neue Atelier! Also – ein Raum, im obersten Geschoß ... gerades Fenster und dann im obersten Drittel ein schräges Fenster ... – central geheizt, natürlich und dann die Aussicht! Bis zum Ettersberg, über die Gärten, Dächer und über die Stadt hinweg – nicht zu beschreiben! Und das wäre erst das Atelier ... Überhaupt, war er (Gropius) überall mit mir in der Schule und ich habe auch den Kupferdruck-Raum gesehen! Oh herrlich! Weißt Du, wir werden hier wie im Malerhimmel sein!" (Brief an Julia Feininger, Weimar, 19. 5. 1919).

Feininger war der erste in der Reihe namhafter Künstler, die Gropius als Meister an das Bauhaus berief. Beide kannten sich aus Berlin, wo sie dem Arbeitsrat für Kunst angehört hatten – einer Vereinigung von Künstlern, die parallel zu den Arbeiter- und Soldatenräten im November 1919 gegründet worden war, um die politischen Umwälzungen nach dem Krieg für eine radikale Neuordnung des kulturellen Lebens zu nutzen. Wie fast alle Bauhaus-

Porträt Lyonel Feininger. Um 1929, Foto von Andreas Feininger, BHA. ● Der angehende Meisterfotograf porträtiert seinen Vater, den Bauhausmeister. Das durch den Ausschnitt ernste, fast streng wirkende Gesicht entspricht so gar nicht einem „Papileo", wie Lyonel Feininger zärtlich von Familie und Anhängerschar am Bauhaus genannt wurde.

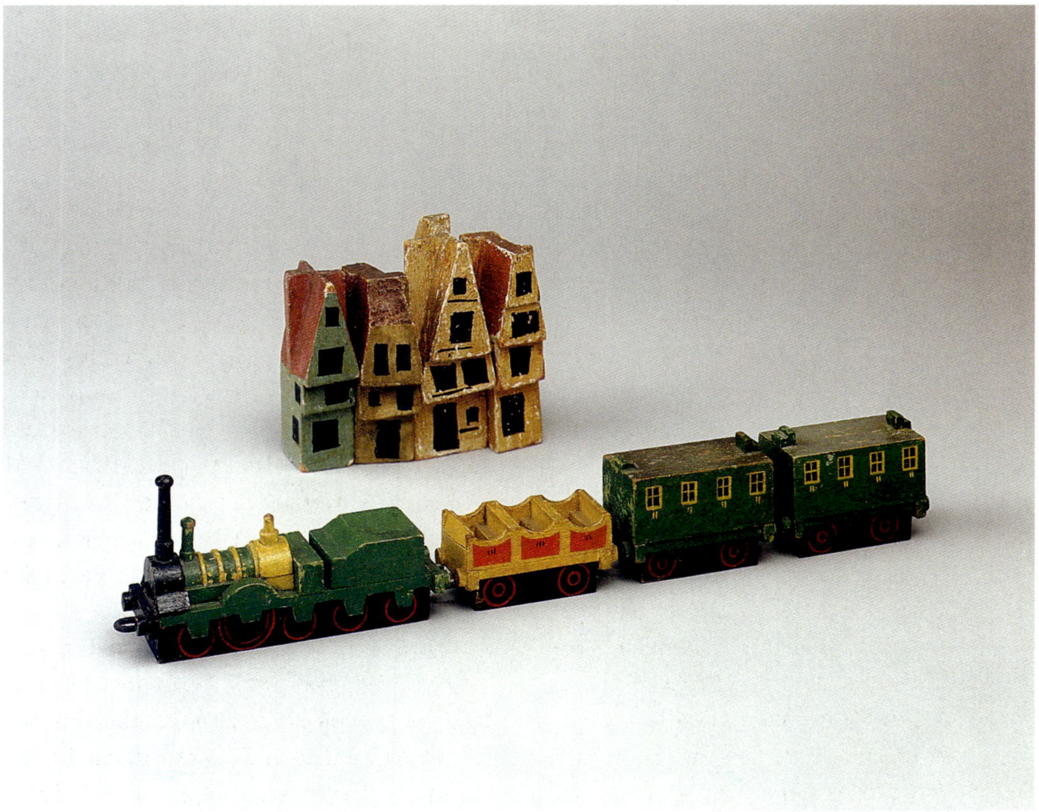

Lyonel Feininger, Spielzeug. 1922/1923, Holz, farbig gefaßt, verschiedene Maße, BHA. ● Feininger war vom modernen Maschinenwesen fasziniert: Er karikierte es in frühen Comicgeschichten über das Automobil, nahm sich seiner in romantisch aquarellierten Untersuchungen über die Dampfmaschine an und transponierte es in den Kindertraum von der Eisenbahn.

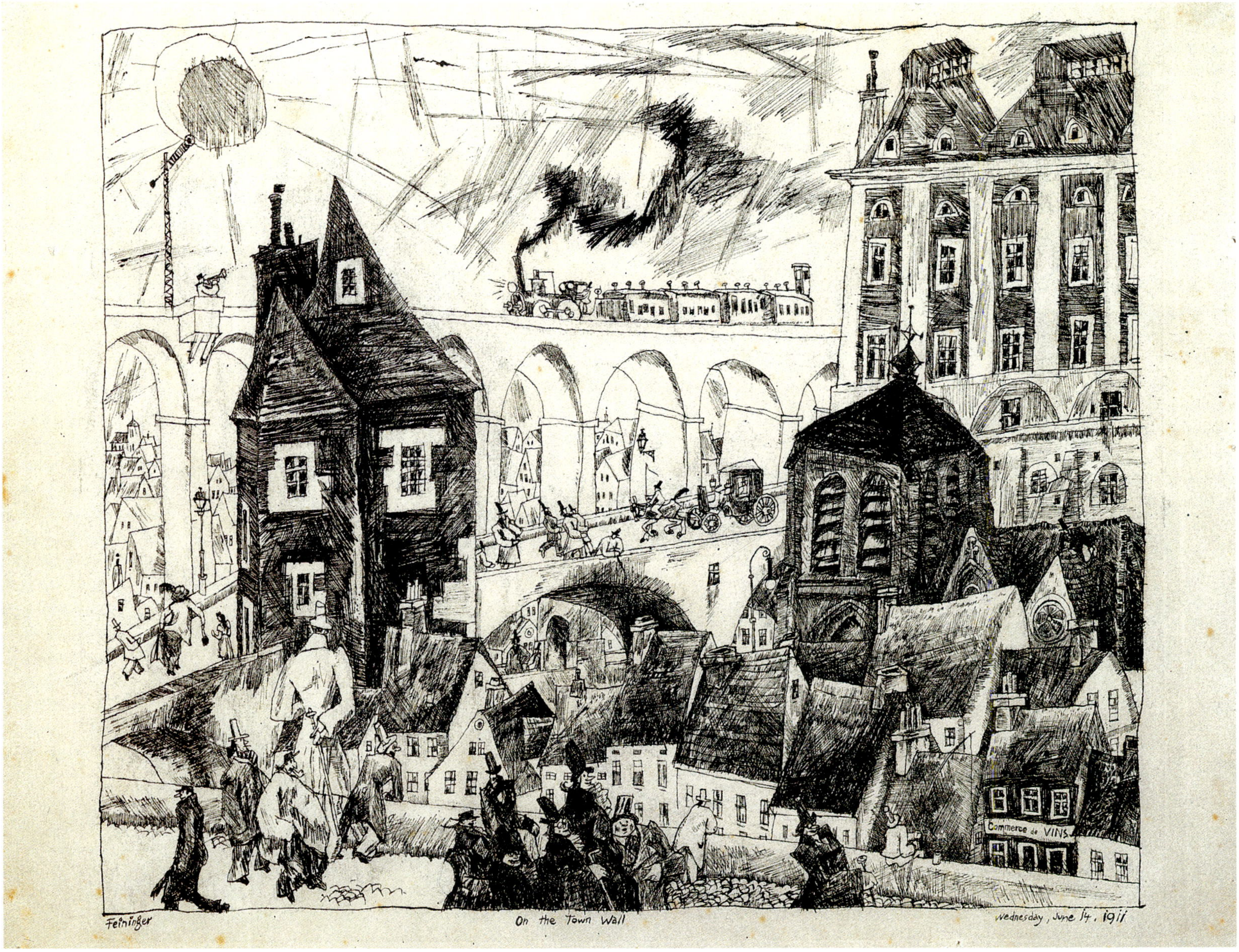

meister der ersten Stunde, so stammte auch Feininger aus der Keim- und Sammelzelle des Expressionismus, der Berliner Sturm-Galerie Herwarth Waldens. Hier hatte er seine frühen kubistischen Gemälde ausgestellt, im Ersten Deutschen Herbstsalon 1913, und seine erste große Einzelausstellung bekommen (1917).

Bekannt geworden war der deutschstämmige Amerikaner Lyonel Feininger als Karikaturist. 1887 nach Deutschland gekommen, hatte er kaum ein paar Semester an der Allgemeinen Gewerbeschule in Hamburg und an der Berliner Akademie studiert, als er schon alle großen humoristischen Zeitungen mit Karikaturen belieferte. Trotz seines Erfolges war er der zeichnerischen Possenreißerei bald überdrüssig, und so entschied er sich im Jahr 1908 für die freie Kunst. Entscheidende Anregungen erhielt Feininger durch den französischen Kubismus. Dieser wies ihm 1911 den Weg zu einem ganz eigenen Bildtypus: dem kristallin zergliederten und abstrakt verformten Architekturporträt. Während das Frühwerk in der Fortführung der karikaturistischen Arbeiten noch durch groteske Figuren bestimmt war, sind die folgenden Kompositionen vor allem einfachen Dorfkirchen gewidmet. Ihnen verdankt Feininger den Ruf eines deutschen Kubisten.

Die Berufung Feiningers wurde von den Bauhausgegnern, den alteingesessenen Kunsthochschulprofessoren, den Mitgliedern des Kunstvereins und den konservativen Lokalpolitikern genau verfolgt. Und sie rief, da sie

Lyonel Feininger, On the Town Wall. 14. 6. 1911, Tusche, 24,0 x 31,2 cm, Graphische Sammlung Albertina, Wien. ● Während Feininger aus der Zeitlosigkeit seiner „modernen Veduten" alles verbannen wird, was an Gegenwart und Örtlichkeit gemahnt, blickt man hier von der Stadtmauer direkt ins Inventar der guten alten Zeit: Dampflok auf Viadukt, Kutsche, Trompeter, Angler und der Stutzer als Flaneur werden zu sentimentalen Insignien des 19. Jahrhunderts.

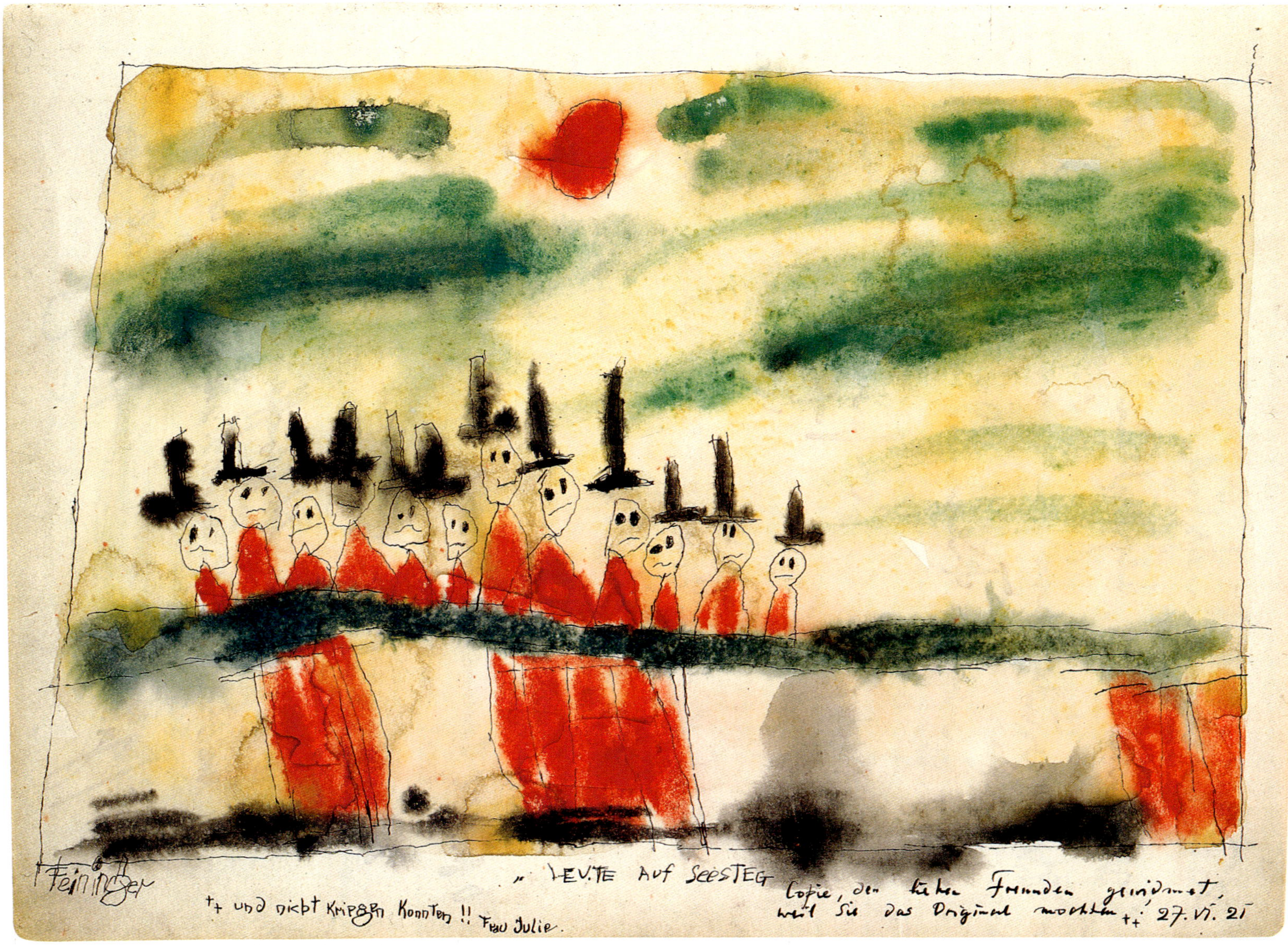
Feininger
„ LEUTE auf SEESTEG
Copie, den lieben Freunden gewidmet,
weil Sie das Original mochten ++ 27. VI. 21
++ und nicht kriegen konnten !! Frau Julie.

die erste war, ein viel lauteres Geschrei hervor als alle folgenden. Denn endlich hatte die kulturelle Verwahrlosung, die man durch die neuartige Schule befürchtete, einen Namen: Lyonel Feininger. Es wurden die absurdesten Vorwürfe laut: Ein Umstürzler sei er und Jugendverderber. „Ich gelte hier als eine Art Werwolf, der sich auf die Jugend stürzen wird ..." schreibt Feininger nach einer Woche Weimar belustigt an seine Frau, „und auch die Schüler selbst sind zum Teil ganz ängstlich." (Brief an Julia Feininger, Weimar, 26. 5. 1919)

Daher galt es, zu Beginn erst einmal Aufklärung zu leisten, abzuwiegeln und zu vermitteln, was Feininger ohne große Schwierigkeiten gelang. Denn zu deutlich stach der neue Lehrer mit seinem gewinnenden Wesen und seiner gemäßigten Kunst von dem kubistischen Wüterich ab, den man erwartet hatte. Einige der ehemaligen Kunsthochschulprofessoren, wie Klemm und Engelmann, waren ihm schon bald freundlich gesonnen und hofften sogar, durch seinen Einfluß den energisch auf Modernisierung drängenden Gropius bremsen zu können. Auf diese Weise wurde Feininger zu einer wichtigen Integrationsfigur des frühen Weimarer Bauhauses.

Feininger wurde zum Formmeister der Druckgrafischen Werkstatt berufen, und das aus gutem Grund, denn schon seit 1917 hatte er sich intensiv mit der Technik des Holzschnittes beschäftigt. Damit war er einer der wenigen Bauhausmeister, die wirklich etwas vom Handwerk ihrer Werkstatt verstanden. Eine der ersten Arbeiten, die am Bauhaus entstanden,

Lyonel Feininger, Leute auf Seesteg. 27. 6. 1921, Blatt aus dem Gästebuch Alfred und Tekla Hess, Aquarell und Feder auf Papier, 19,6 x 27,0 cm, BHA. ● In Georg Hermanns 1901 veröffentlichter Untersuchung „Die Karikatur im 19. Jahrhundert" wird Feininger als erster unter den Berliner Zeichnern gelobt: „... er überstreut ebenso ein Blatt mit lustigen Figürchen, krausen Einfällen einer spielerischen Zeichenkunst, wie in ihm eine ganz eigene Märchenphantastik von zwingender Komik ruht."

Lyonel Feininger, Gespensterchen, gutartige. 21. 12. 1922, Blatt aus dem Gästebuch Alfred und Tekla Hess, Aquarell und Feder auf Papier, 27,8 x 21,2 cm, BHA. ● Der Erfurter Schuhfabrikant Hess war Sammler und Mäzen moderner Kunst. Zu seinen Gästen zählten nicht nur die Bauhausmeister, sondern auch Deutschlands Avantgarde in Musik und Literatur. Feininger, der viermal in den Gästebüchern vertreten ist, erinnert mit diesen winterlichen Kobolden an sein Schaffen als Karikaturist zwischen 1890 und 1910.

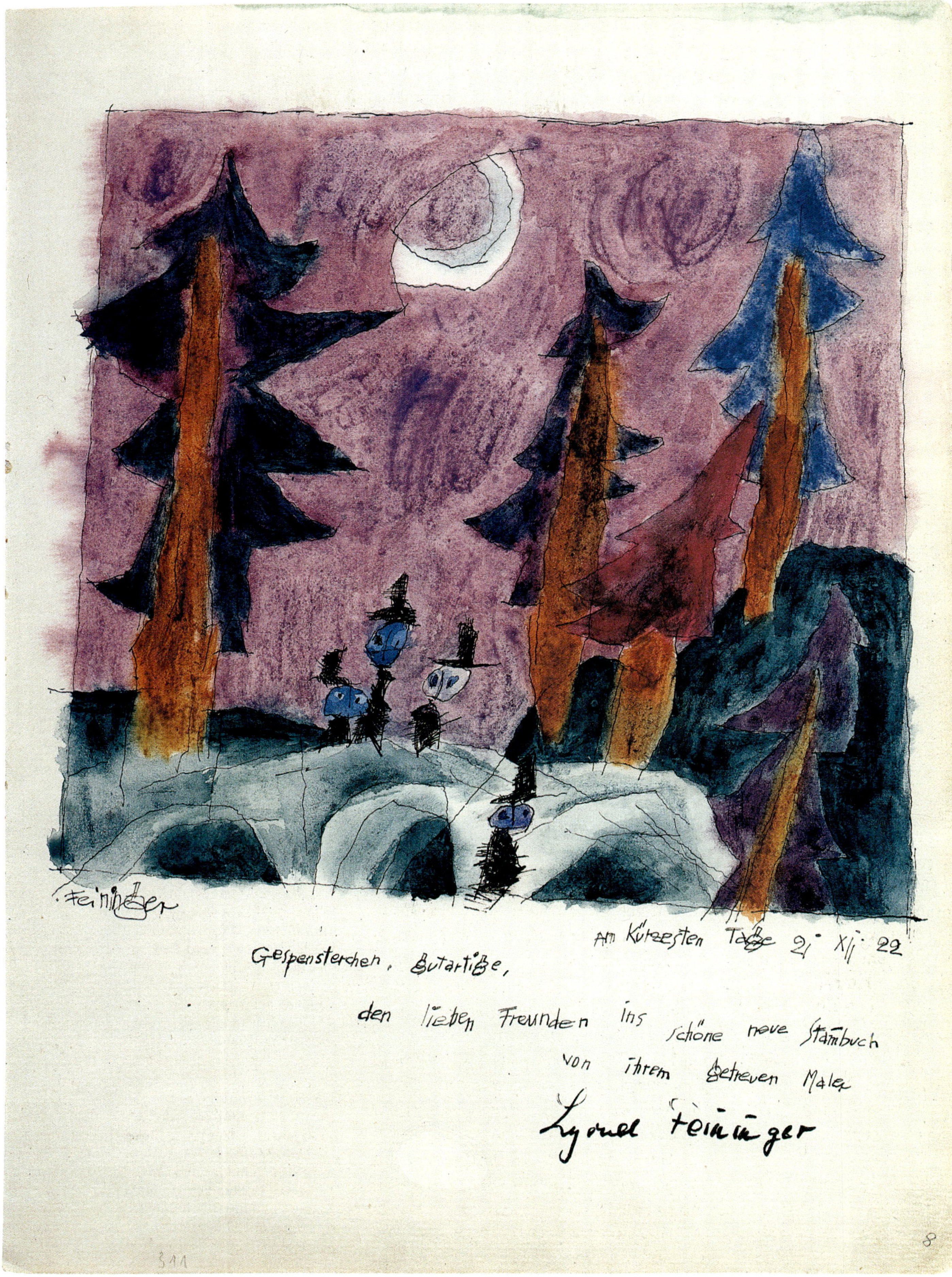
Feininger
Am Kürzesten Tage 21 XII 22
Gespensterchen, Gutartige,
den lieben Freunden ins schöne neue Stammbuch
von ihrem getreuen Maler
Lyonel Feininger

war der Holzschnitt „Kathedrale", der auf dem Titel des Bauhausmanifestes abgedruckt wurde. Er zeigt eine sternenbekrönte Kirche, die auf die romantische Vorstellung von der Einheit der Künste und des Handwerks im Mittelalter anspielt.

Im Oktober 1921 beschloß der Meisterrat die Produktion der sogenannten Bauhausmappen, fünf Mappenwerke mit moderner Grafik. Die Mappen wurden im eigenen Haus gedruckt und zum Teil über externe Verlage, zum Teil selbst vertrieben. Für Feininger, den zuständigen Formmeister, war dieses Projekt natürlich außerordentlich reizvoll, es brachte allerdings auch eine Menge zusätzlicher Arbeit mit sich. Das grafische Konzept der Mappen mußte entwickelt, Titel und Inhaltsverzeichnisse mußten entworfen, die Frage der Papiersorten entschieden und der Druck beaufsichtigt werden. Manchmal war Feininger diese Aufgabe zuviel: „Ich habe ganz schrecklich viel zu tun", klagt er in einem Brief an seine Frau, „... lauter Sachen für die Mappen – Schrift bis dorthinaus ... Aber ich hab's angefangen und muß es durchsetzen, denn die Mappe der Bauhaus-Meister liegt in meinen Händen, ganz, und ist schließlich auch eine Schöpfung zu Ehren unserer Sache." (Brief an Julia Feininger, Weimar, 14. 11. 1921)

Feininger hatte keinerlei pädagogische Erfahrung, als er an das Bauhaus kam, und eignete sich nach eigener Einschätzung auch gar nicht zum Lehrer. Wenige Jahre zuvor hatte er den Nutzen künstlerischer Ausbildung noch grundsätzlich bezweifelt. Als Reaktion auf Herwarth Waldens Ankündigung einer Sturm-Kunstschule bemerkte er: „Grauen erfüllt mich bei dem Gedanken an die Zahl derer, die so ‚ausgebildet' werden ... Das einzige, was die expressionistische Kunst am Leben halten kann, ist, daß jeder sieht, wie er alleine zur Kunst gelangt." (Brief an Julia Feininger, Berlin, 15. 7. 1916) So radikal dachte er nun, selbst Lehrer geworden, nicht mehr. Doch mehr als Hilfestellung bei der künstlerischen Selbstfindung hielt er auch jetzt nicht für sinnvoll.

Der Abendakt, den er wie alle Meister turnusmäßig übernahm, war die einzige Veranstaltung, in der er als Dozent vor eine Klasse trat. Systematischen Unterricht wie Klee oder Kandinsky hat er nie erteilt. Er wollte seinen Schülern weder etwas beibringen noch etwas aufzwingen, sondern „im freien Verkehr mit

Lyonel Feininger, Fischerboote. 1927, Tusche und Aquarell auf Papier, 23,8 x 38,0 cm, G. und A. Jenny, CH-Dornach, Courtesy Galerie Thomas, München. • Zur Familientradition gehörten die Sommer in Deep an der Ostsee. Die Söhne fotografierten auch den Vater, der im „Kabuff", auf der Veranda des Ferienhauses, zeichnete. Diese Deeper Studie evoziert fast holzschnittartig, mit kühlem, blitzendem Segelblau einen Wetterumschwung über dem Meer, wobei der Kubist das Beobachtete „innerlich umformt und crystallisiert".

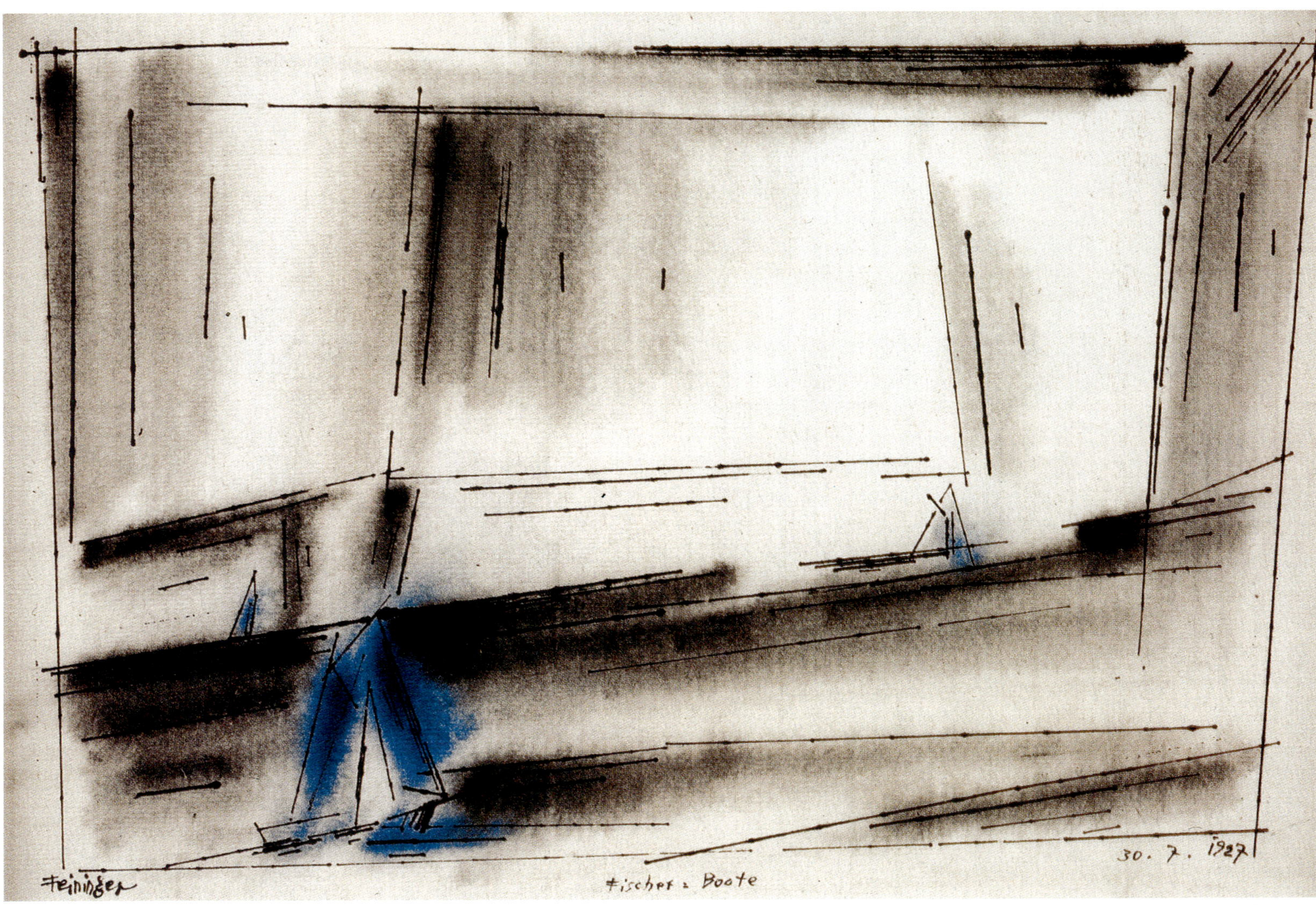

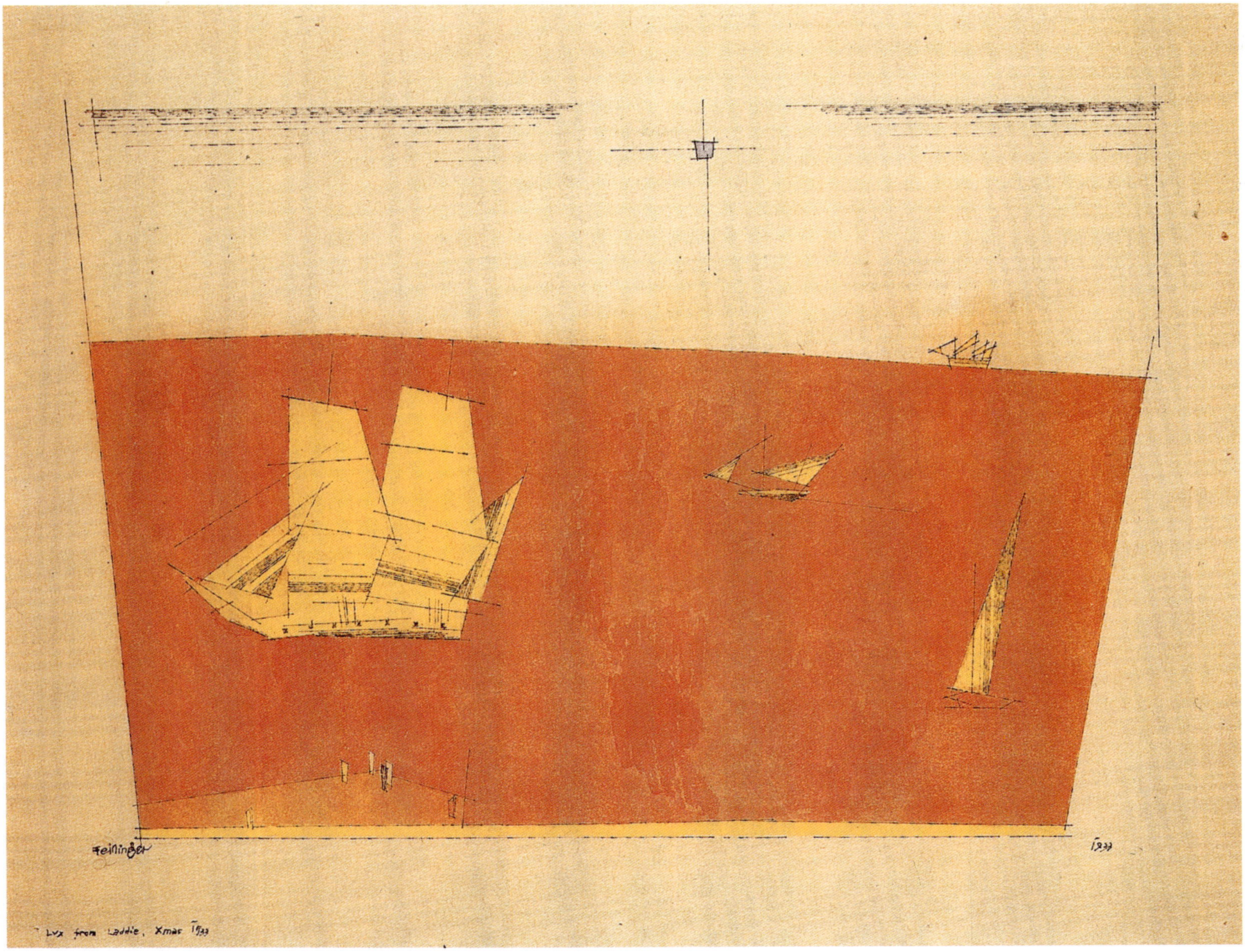

Lyonel Feininger, Ohne Titel (Rotes Meer und gelbe Schiffe). 1933, Tusche und Aquarell, 28,3 x 37,3 cm, Privatsammlung. • Fregatten und Jachten bestimmten Feiningers früheste Kindheitseindrücke. Der in New York geborene Maler wuchs am East River auf und widmete einen Großteil seiner künstlerischen Arbeit Seestücken und Schiffsmotiven.

den Schülern und durch Gedankenaustausch und Fühlungnahme ihnen ... nutzen und sie auf den richtigen Weg bringen." (Brief an Julia Feininger, Weimar, 29. 6. 1919) So war er eher ein guter Onkel als ein Lehrer, von allen liebevoll „Papileo" genannt.

Große Schwierigkeiten hatte er mit dem Bewerten von Schülerleistungen. Vehement sträubte er sich etwa 1919 dagegen, schon nach einem Semester über die endgültige Annahme der Studenten zu entscheiden, „... manche Hoffnung geht da, bei negativem Ratsbeschluß, zugrunde", gab er zu bedenken. (Brief an Julia Feininger, Weimar, 8. 7. 1919) Dabei hatte er natürlich immer auch seine eigene, verschlungene künstlerische Entwicklung im Hinterkopf: „Was wäre aus mir, ohne Zeit, ohne Quälerei und Kampf geworden? Ein Genie bin ich wirklich nicht, gerade das Malen war vielleicht das Allerschwerste und ich mußte erst mit 45 Jahren reif werden." (ebenda) Feininger wirkte am Bauhaus nicht durch Unterricht, sondern durch seine Persönlichkeit und seine Kunst. Durch sie vermittelte er vieles von dem, was ihm künstlerisch am Herzen lag: die Achtung vor den Formen der Natur, eine kritische Distanz zum eigenen Werk und die Einsicht in die Notwendigkeit harter Arbeit. Im Laufe der Jahre setzte sich am Bauhaus immer mehr die Tendenz zu einer an den Bedürfnissen der Industrie ausgerichteten Lehre und Werkstattpraxis durch, was seinen Ausdruck insbesondere in den Veränderungen im Lehrkörper fand. 1923 wurde anstelle des ausscheidenden Expressionisten Itten der ungarische Konstruktivist László Moholy-Nagy berufen, „der sich wie ein Industriearbeiter kleidete und nur wenig Zeit auf Metaphysik verwendete". (Frank Whitford, Das Bauhaus, München 1994, S. 35) Das Bauhaus wurde nun mehr und mehr zu einer Produktionsanstalt, „deren Schwerpunkt auf dem Entwurf bzw. der Herstellung von

Prototypen für die Industrie lag.“ (Rainer K. Wick, Bauhaus-Pädagogik, Köln 1982, S. 36) Die Lehre war jetzt vor allem auf die vielseitige Anwendung und die Neuentwicklung von Techniken ausgerichtet, während die künstlerische Ausbildung immer mehr in den Hintergrund trat. Feininger betrachtete diese Entwicklung mit großer Sorge. So sehr er Moholy auch persönlich schätzte, mit seiner Lehre und der mit ihr einhergehenden Richtungsänderung am Bauhaus konnte er sich nicht einverstanden erklären.

„Die Tendenz am Bauhaus präzisiert sich ...“, schreibt er anläßlich eines Vortrages von Moholy-Nagy im Jahr 1925, „dieser Aufsatz drückt mir das Herz zusammen! Nur Optik, Mechanik, Außerbetriebstellen der *alten* statischen Malerei, in die man erst *hineinschauen* muß. Immer wieder wird von Kino, Optik, Mechanik, Projektion und Fortbewegung geredet, und sogar von mechanisch hergestellten optischen Diapositiven, in schönsten Spektralfarben, die man sich, in der Art von Grammophonplatten, aufbewahren kann und je nach Bedarf vor eine Projektionslampe einschalten, um die Bilder auf die Wand zu projizieren. Wir können uns sagen, daß dies furchtbar und das Ende jeglicher Kunst sei, aber die Gesinnung wird als maßgebend bei Gropius anerkannt ... Ist das eine Atmosphäre, in der *Maler* wie Klee und einige von uns weiter machen können? Klee war gestern ganz beklommen, als er von Moholy sprach, er findet ihn schrecklich mit seiner Schablonen-Geistigkeit.“ (Brief an Julia Feininger, Weimar, 9. 3. 1925)

Dennoch blieben die neuen Tendenzen nicht ohne Einfluß auf Feiningers künstlerisches Schaffen: das ausdrucksstarke Vexierspiel kubischer Formen und das freie, an Klee erinnernde Gekrakel, wie wir es vor 1920 finden, wurden mehr und mehr von einer Kompositionsweise verdrängt, die durch eine flächige Schichtung geometrischer Formen und die mit dem Lineal gezogene Linie bestimmt ist.

Schon länger war Feininger unzufrieden mit seiner Tätigkeit am „Baukasten“, wie er die Schule jetzt immer häufiger nannte, und das nicht allein aufgrund des Siegeszugs von Funktionalismus und Mechanik. Auch seine Beanspruchung durch die Druckerei und institutionelle Verpflichtungen wie der Meisterrat,

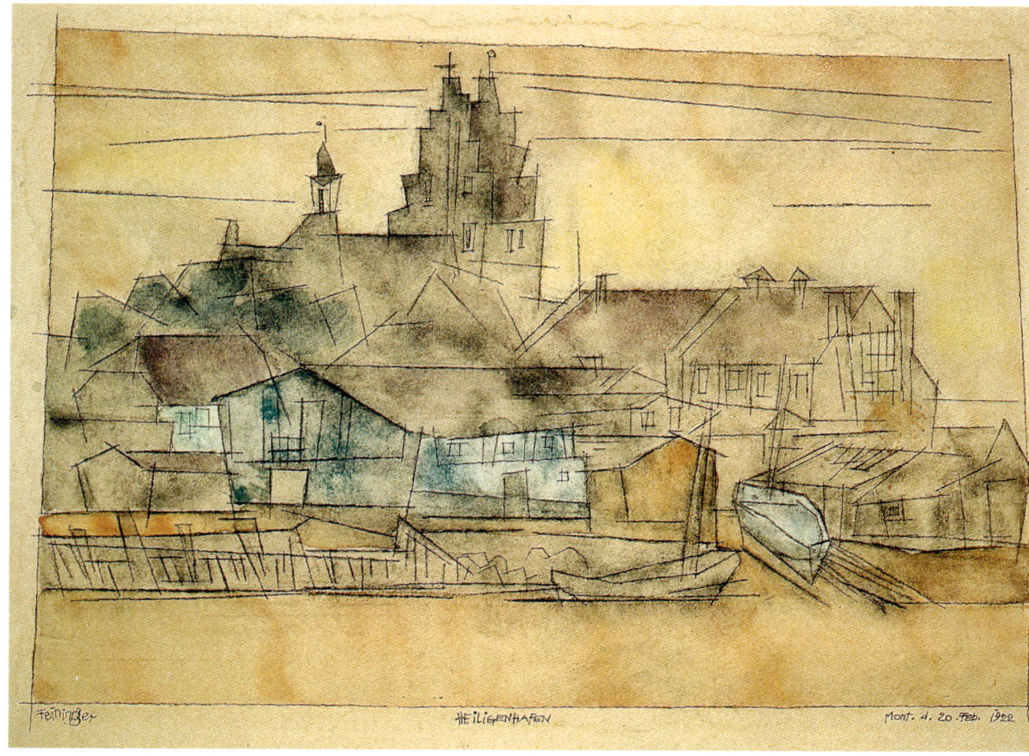

Lyonel Feininger, Heiligenhafen. Beschriftet: „Mont. d. 20. Feb. 1922“, Aquarell und Feder, 29,6 x 37,5 cm, Museum Ludwig Köln, Stiftung Haubrich. • Veduten und besonders Gelmerodas gotisierende Dorfkirche gehörten zu Feiningers Lieblingsmotiven: „Es gibt Kirchtürme in gottverlassenen Nestern, die mir das Mystischste sind, was ich von den sogenannten Kulturmenschen kenne!“

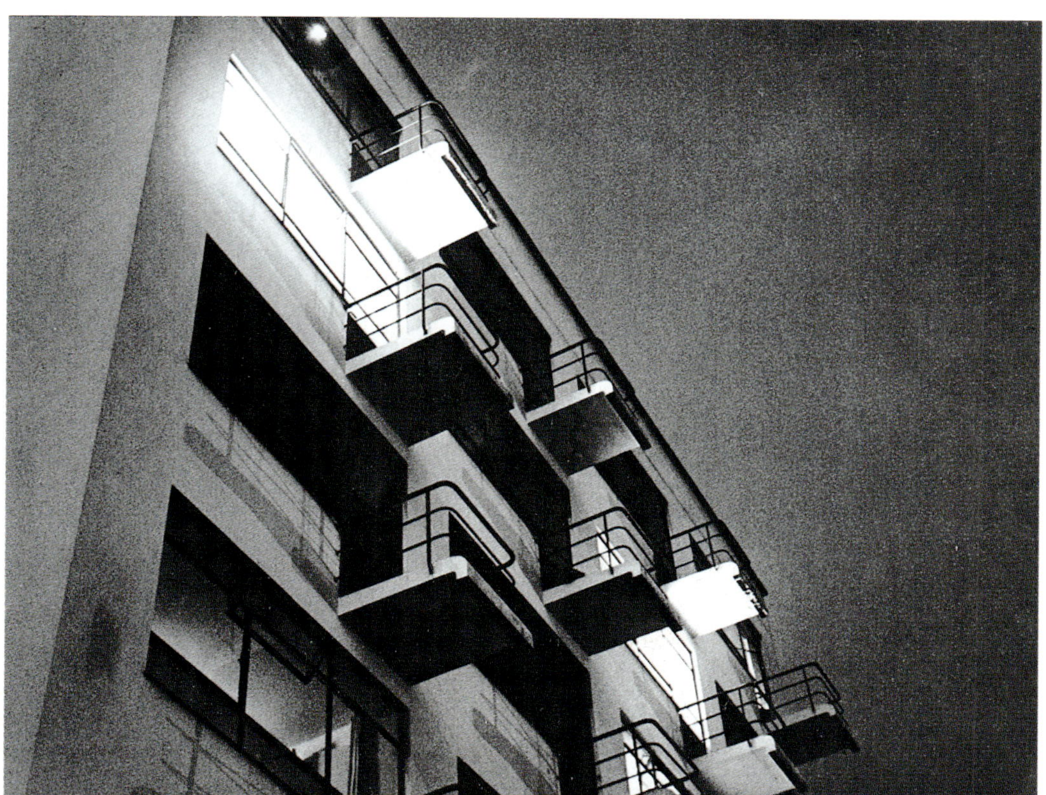

Lyonel Feininger, Nachtaufnahme der Südseite des Atelierhauses am Bauhausgebäude Dessau. 1929, Foto, Gelatinesilber, 17,9 x 14,3 cm, BHA. • Von Lyonel Feininger sind eine Reihe atmosphärischer Nachtaufnahmen des Bauhausgebäudes erhalten. Fotografien dienten ihm wie anderen modernen Malern als Erinnerungshilfen und Vorlagen bei der Arbeit am Gemälde.

Lyonel Feininger, Manhattan IV B. 1937, Aquarell, 31,4 x 24,1 cm, Marlborough International Fine Art, Est. ● Zur Emigration in das Land seiner Geburt gezwungen, bemächtigte sich Feininger der monumentalen Fassaden Manhattans wie zuvor der malerischen Seite deutscher Landschaften und Städte. Architektonische Volumen werden transparent, doch werden sie hier dominiert von einer Zweidimensionalität in der Darstellung rasterartiger Oberflächen auf den Wolkenkratzern.

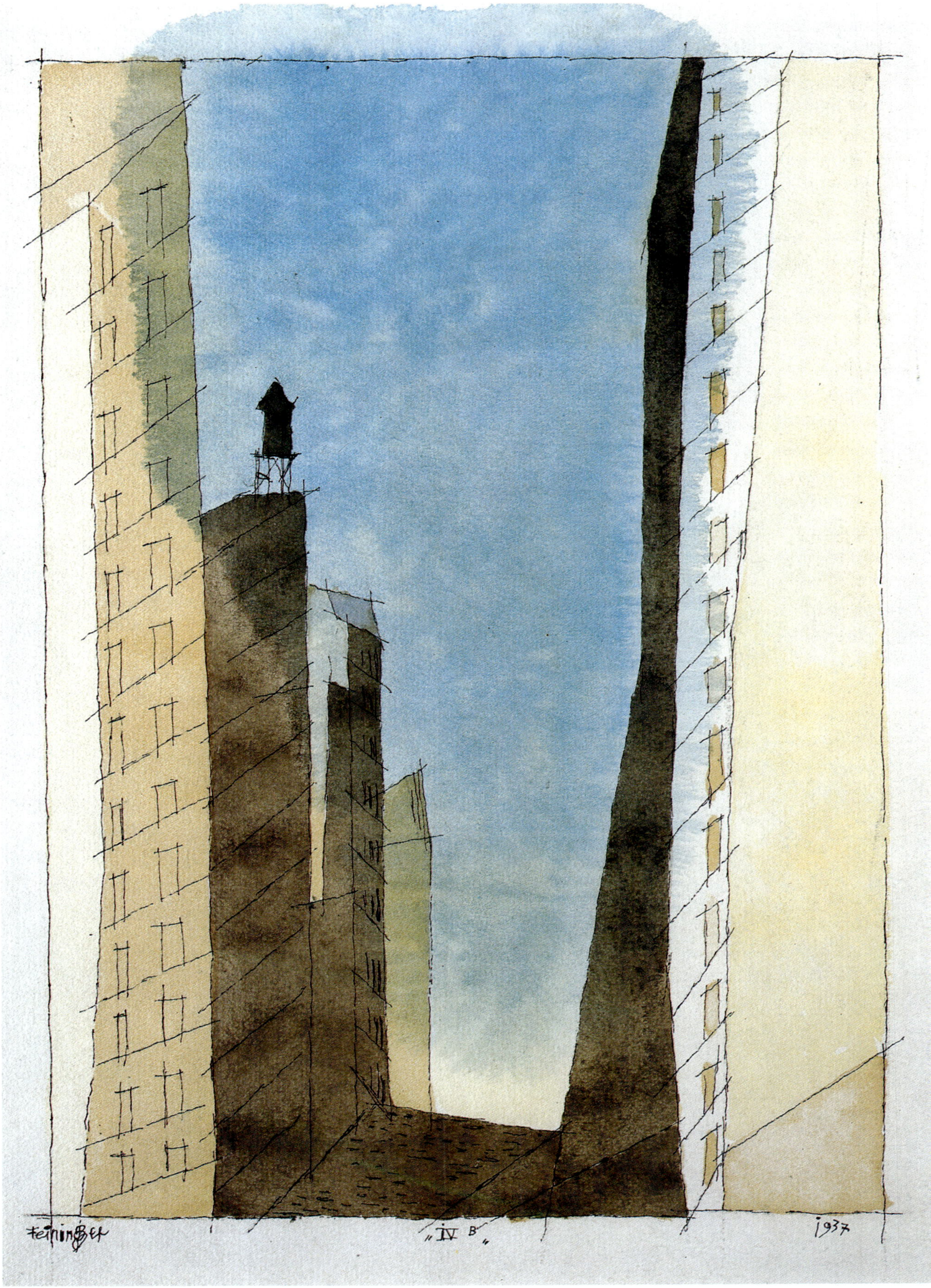

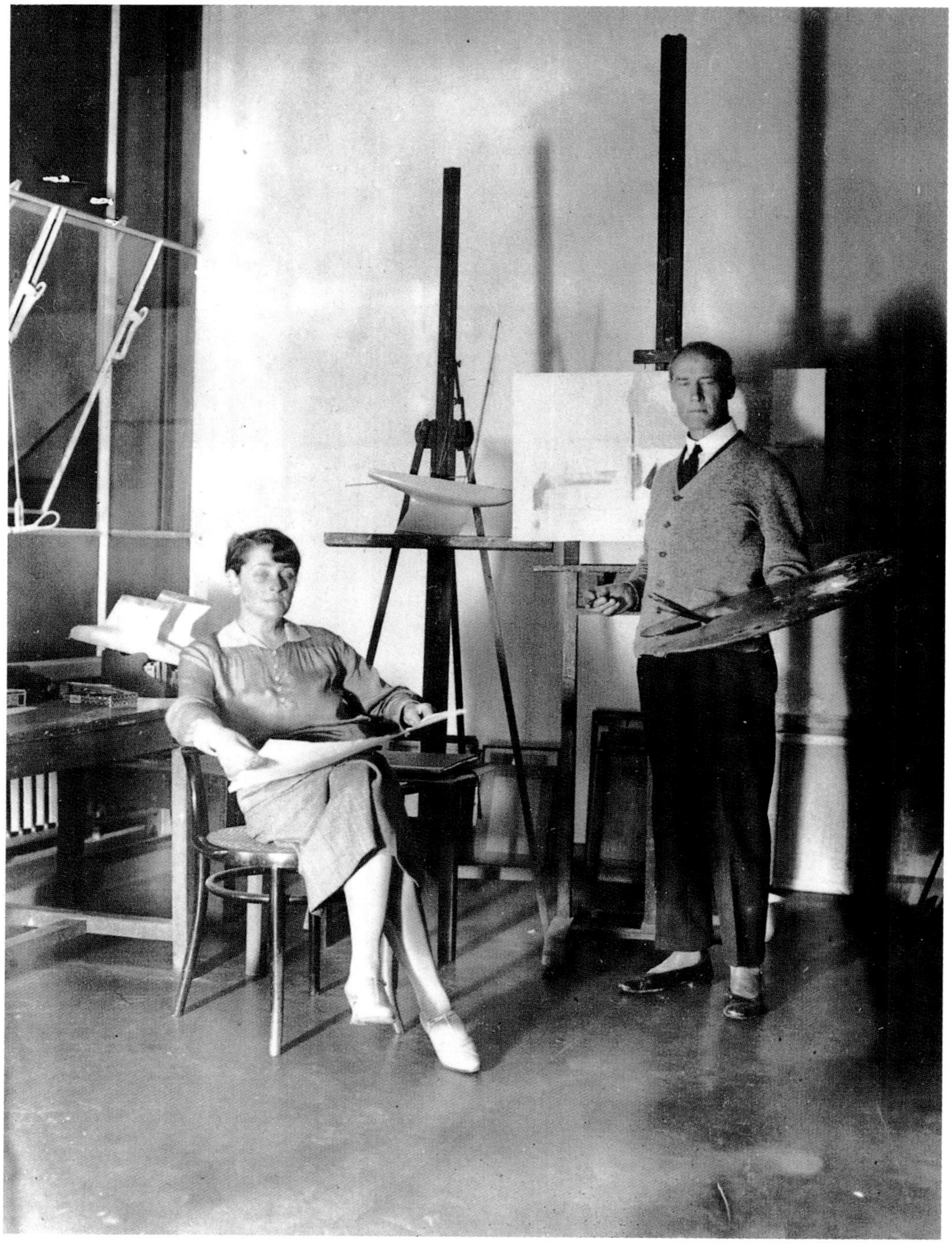

die ihn von seiner Malerei abhielten, hatten hierzu beigetragen. Daher überlegte er es sich ebenso wie Klee ganz genau, ob er dem Bauhaus nach Dessau folgen sollte. Er wollte schon, aber nur unter einer Bedingung: wenn er vollkommen frei arbeiten könne. Ohne Zögern gestand man ihm diese Bedingung zu, und so zog er am 30. 7. 1926 mit seiner Familie in eines der Meisterhäuser in der Burgkühnauer Allee ein. Als Meister ohne Lehrverpflichtung konnte er sich nun ganz seiner künstlerischen Arbeit widmen und hatte im Jahr 1929 Zeit, einen Auftrag der Stadt Halle für ein Stadtporträt anzunehmen. Ergebnis der intensiven Auseinandersetzung mit den Motiven der Stadt war schließlich eine ganze Serie von Gemälden.

Dem Bauhaus gehörte Feininger noch bis ins Jahr 1932 an, als die Schule unter dem Druck der politischen Verhältnisse nach Berlin umzog. Derselbe Druck war es, der ihn fünf Jahre später bewog, zurück nach New York zu gehen. Hier verbrachte er die letzten Jahre seines Lebens. In der aufregend neuen und zugleich altvertrauten Umgebung entdeckte er eine ganz neue Motivwelt: die Hochhausarchitektur Manhattans. Sie beschäftigte ihn in den aufgelösten Strichkompositionen des Spätwerkes immer wieder, ohne daß sie alleine ihm schon genügt hätte. Denn die Trennung von den geliebten Motiven, den thüringischen Dorfkirchen und Ostseelandschaften, empfand er bis zu seinem Tod im Jahr 1956 als schmerzhaft. Einen Ersatz bot hier das mitgebrachte Skizzenmaterial, das es ihm ermöglichte, diesen Motiven erneut Form zu geben, daher sind sie auch aus der letzten Schaffensphase Feiningers nicht wegzudenken.

Lyonel und Julia Feininger im Atelier des Meisterdoppelhauses, Dessau. 1927, Fotograf unbekannt, BHA. • Die Feiningers teilten sich ein Meisterdoppelhaus mit Familie Moholy-Nagy. Während letztere auch das Interieur der Gropiusschen Architektur mit „klaren, knappen und einfachen Formen“ versah, bevorzugten die Malerfürsten Feininger, Klee und Kandinsky für ihre Häuser eine spannungsvolle Ausgestaltung, die der Nüchternheit „altmodische“ Elemente wie Thonet-Stuhl oder Perserteppich entgegensetzte.

Lyonel Feininger, Der rote Geiger. 1921, Tusche und Aquarell, 30,8 x 24,0 cm, Privatsammlung. • Daß der Vater Geiger war und er selbst leidenschaftlich musizierte, mag Anlaß für zahlreiche musikalische Motive im Werke Feiningers gewesen sein. Als schelmisch dreinschauender „Golem“ schreitet der Musikant durch eine mittelalterliche Kulisse, wie sie die Ausstatter Röhrig und Herlth zur selben Zeit für den deutschen Stummfilm schufen.

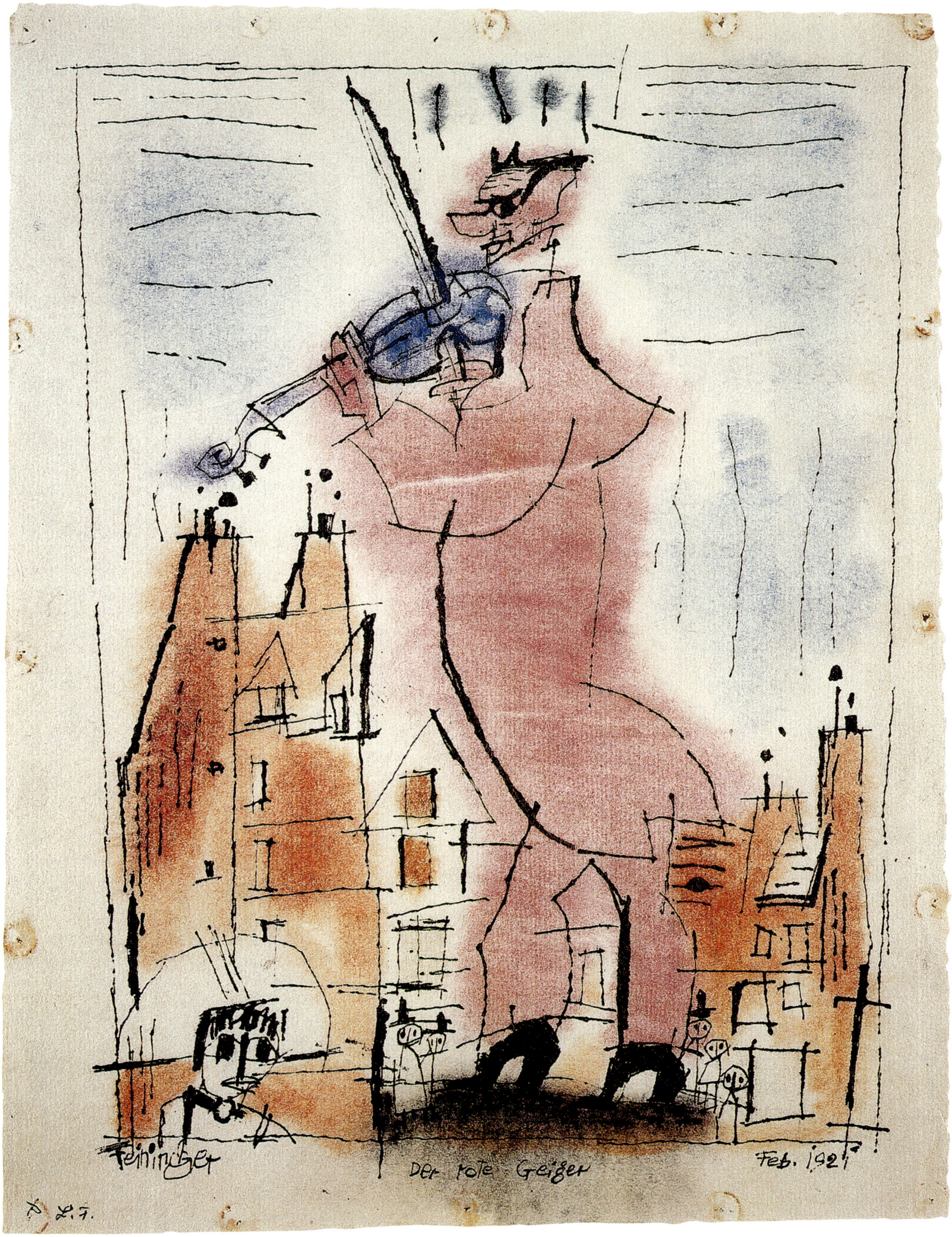
Feininger
Der rote Geiger
Feb. 1921

Feiningers Fugen – die Hausmusik der Meister als Ausdruck konservativer Gesinnung?

Christoph Metzger

Von allen Bauhausmeistern verfügten einzig Klee und Feininger über eine langjährige musikalische Ausbildung, die sie durch ihre Elternhäuser vermittelt bekommen hatten. Klees Tagebücher legen Zeugnis von den zahlreichen Konzertbesuchen ab, die er in seiner Münchner Zeit unternahm. Feininger war allerdings nicht wie Klee, Kandinsky und Itten an Übertragungen von musikalischen Gesetzen auf Zeichnung und Malerei interessiert. Er verstand Musik und Malerei als unterschiedliche künstlerische Ausdrucksformen, die ihm in ihrer Eigengesetzlichkeit gleich wichtig waren. Schon in seiner Jugend wurde er vom Vater, der als Violinist an der New Yorker Metropolitan Opera gearbeitet hatte, im Geigenspiel unterwiesen. Später erlernte er im Selbststudium das Klavierspielen. In besonderem Maße bewunderte er Bachs „Wohltemperiertes Klavier" in der zeitgemäßen Ausgabe von Busoni.

In den frühen 20er Jahren erreichte Feiningers Auseinandersetzung mit der Musik einen Höhepunkt in der Komposition von Klavier- und Orgelstücken. Gegenüber Partiturübertragungen und musikalischen Skizzen, die bei anderen Künstlern am Bauhaus ein synästhetisches Erleben von Ton und Farbe evozieren sollten, oder angesichts des improvisierten Jazz der Bauhauskapelle muß man die zwölf abgeschlossenen Fugen als ambitionierte Kompositionen eines Musikers bezeichnen. Feininger schuf im ganzen drei Klavier- und neun Orgelfugen. 1971 wurden die zwölf vollendeten Kompositionen von Laurence Feininger als Sonderdruck herausgegeben, der erstmals einen vollständigen Einblick in das musikalische Schaffen Feiningers erlaubte. Die Werke entstanden mit Ausnahme der 1. und 13. Fuge zwischen 1921 und 1927 in Weimar. Bis weit in die 30er Jahre hinein korrigierte Feininger seine Partituren. Selbst den Vorgang des Niederschreibens perfektionierte er durch Schablonen aus Zink, in die er die Notenköpfe, Schlüssel und Pausen eingearbeitet hatte.

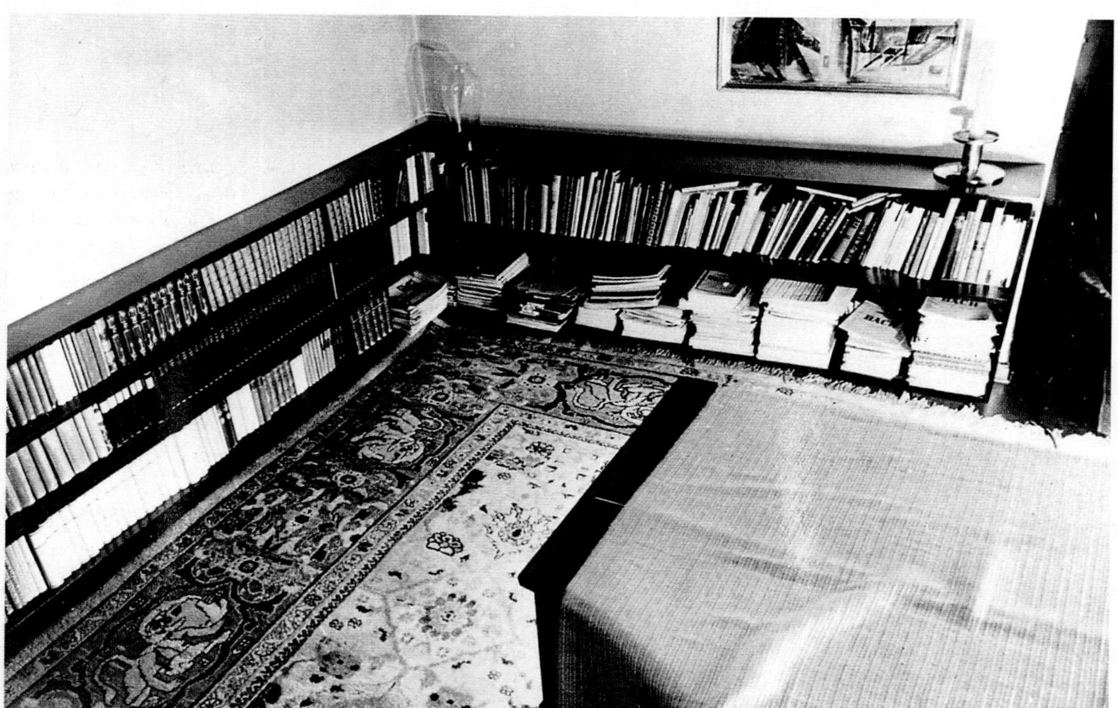

1921/1922 waren bereits trotz einiger Zweifel Feiningers – so findet sich am Ende der ersten Fuge der Kommentar: „tuk, tuk, tuk is ja doch alles verkehrt" – sieben Fugen entstanden. Julia Feininger, seine zweite Frau, legte jene erste Fuge dem berühmten Berliner Musikwissenschaftler Erich Moritz von Hornbostel zur Begutachtung vor, der sich wohlwollend über das Werk äußerte. In einem Brief, der auf Ende 1922 datiert, erläutert Feininger in Begriffen wie „Kontrapunkt", „Stimmführung", „Orgelpunkt" usw. die Schwierigkeiten der Komposition. Der Duktus des Briefes weckt den Eindruck, daß hier ein engagierter Komponist das Wort ergreift.

Feininger lebte regelrecht in und mit dem Klavierwerk Bachs. Zwar waren seine Fertigkeiten als Pianist im manuellen Bereich wenig entwickelt, doch ein ausgezeichnetes Gedächtnis ermöglichte es ihm, frühzeitig Werke Bachs auswendig zu spielen. Öffentlich oder auch nur im Kreise seiner Schüler hat Feininger seine Kompositionen nie selber dargeboten. Es wird berichtet, daß er an seinem Harmonium, welches im Atelier stand, des öfteren improvisierte. Auch ließ er sich während der Arbeit an den Bildern die eigenen Fugen von einem Organisten namens Hansen auf dem Harmonium vortragen.

Betrachtet man die Fugen für Klavier 1 bis 3 näher – wobei es sich bei der 3. Fuge um eine Gigue handelt –, so entsprechen die Stücke im wesentlichen der Fugentechnik. Durch Achtel- und Sechzehntelfiguren, die in ständiger Bewegung sind, wird ein geschlossener motorischer Fluß erzeugt, welcher an barocke Kompositionen erinnert. Den Themen jedoch fehlt bei den frühen Klavier- und den späteren Orgelfugen die nötige Prägnanz. So hat kein einziges Thema die für eine Fuge unverwechselbare, knappe Gestalt, die für ein Wiedererkennen im dichteren Stimmgewebe erforderlich ist. Die Gestaltung der harmonischen Fortschreitung wirft überdies Fragen auf, die sich nur mit Feiningers relativ geringer Kenntnis von einer streng formalisierten Fugentechnik erklären lassen. Dennoch sind die Fugen für zwei bis fünf Stimmen technisch anspruchsvoll komponiert. Bei der Wahl verschiedener Tonarten wird die Intention Feiningers deutlich, sich an sein großes Vorbild Bach anzulehnen: „Das Wohltemperierte Klavier" weist 24 Fugen in sämtlichen Dur- und Molltonarten auf.

Feiningers Fugen wurden nach 1926 nur noch selten aufgeführt. Aus Anlage und Wahl seiner kompositorischen Verfahren wird allerdings deutlich, daß Feininger es verdiente, für die 20er Jahre als bedeutender Bach-Rezipient neben Ferruccio Busoni, Paul Hindemith und Max Reger gestellt zu werden, obschon sein kompositorisches Œuvre einem qualitativen Vergleich

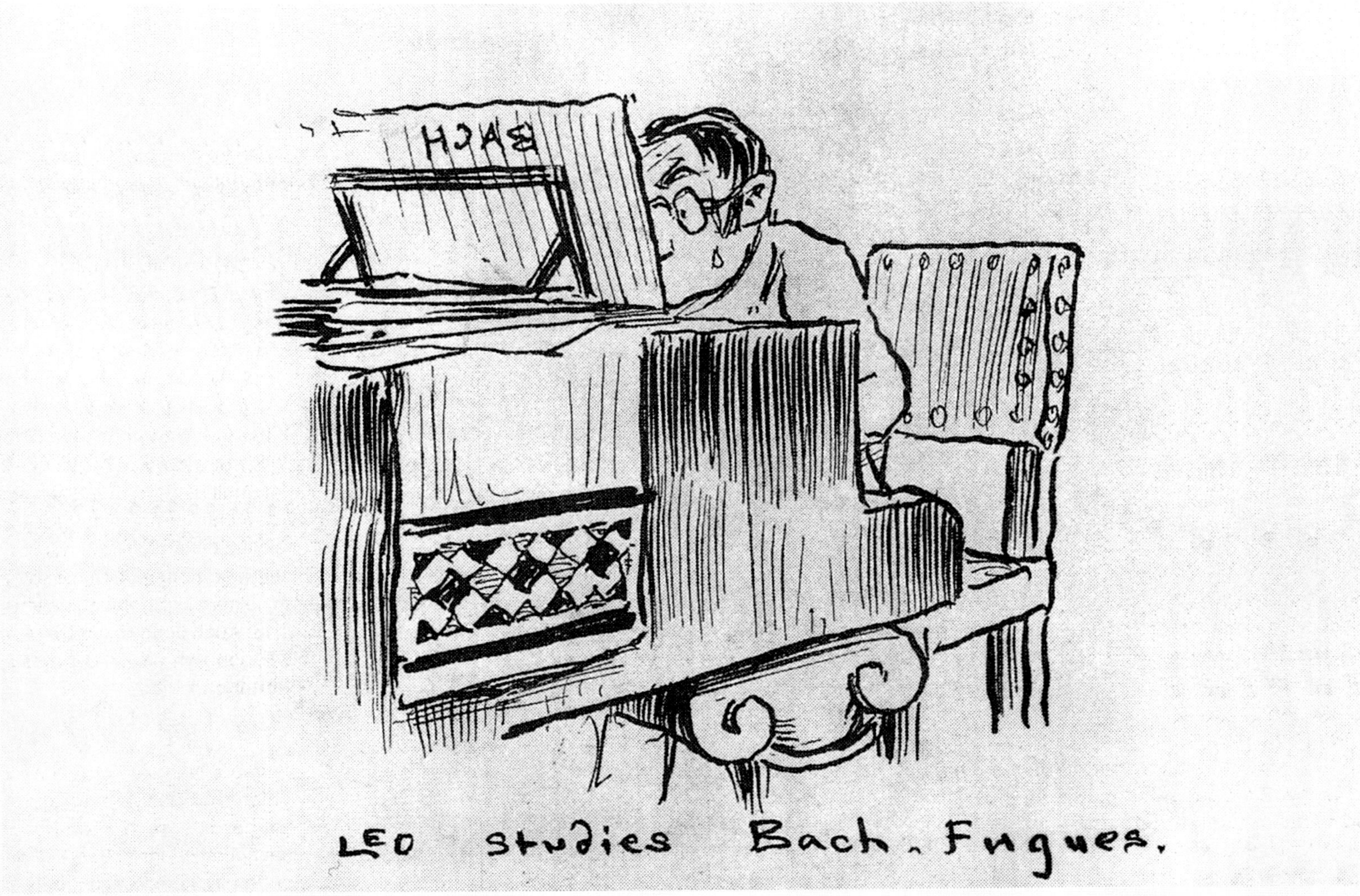

Musikzimmer Feininger im Meisterhaus Dessau. Nicht datiert, Foto von Andreas Feininger (?), BHA. ● Deutlich zu erkennen: die Bach-Noten des Fugenmeisters. Das Haus Feininger war vermutlich als einziges von allen Meisterhäusern in Dessau mit einem Musikzimmer ausgestattet.

Lyonel Feininger, Leo übt Bach-Fugen, Randzeichnung aus einem Brief an Fred Werner. 1890/1891, Art Gallery of New South Wales, Sydney (stark vergrößerte Darstellung). ● Dieser selbstironische Sketch schildert humorvoll des Musikers täglich Brot: Üben, auch wenn es Schweiß und Tränen kostet. Im selben Jahr – und schon von New York nach Berlin gesiedelt – veröffentlicht Feininger erstmals 14 Karikaturen in den „Humoristischen Blättern".

mit diesen Komponisten nur bedingt standhalten kann. Sein Sohn, Laurence Feininger, welcher selbst Musikwissenschaftler gewesen ist, sprach sich dafür aus, „daß den Fugen meines Vaters, ungeachtet des bescheidenen Ausmaßes zahlenmäßig, zumindest innerhalb des Gesamtwerkes die gleiche Bedeutung zukommt als vollgültige schöpferische Leistung wie auf jedem anderen Gebiet seines Schaffens ... es ist ein Gesamtwerk, das ohne die Musik nicht vollständig ist." (Das musikalische Werk Lyonel Feiningers, Tutzing 1971) Vor dem Hintergrund der Aufwertung des Handwerklichen am Bauhaus hat die Fuge – als am höchsten entwickeltes System musikalischer Logik – in den Kompositionen der Zeit einen bemerkenswerten Aufschwung erfahren. In der Fuge wurde ein geistiges Prinzip erkannt, das mitunter sogar eine nationale Färbung erhalten konnte. Feiningers Fugen wie seine Bilder haben historisierende Motive gemeinsam. Seine malerischen Arbeiten verbinden diese Sujets mit den neuesten Techniken der Farbflächengestaltung und stehen hierin dem Kubismus nahe. Das Geistige in der Kunst, wie es von Kandinsky und Klee vertreten wurde, machte Feininger sich durch ein historisierendes Verständnis der musikalischen Form zu eigen. Der Komponist Feininger ist daher als Meister konservativer Gesinnung zu sehen.

Oskar Schlemmer

Kay Kirchmann

Oskar Schlemmer – 1888 in Stuttgart geboren – war während seiner Jahre am Bauhaus von Dezember 1920 bis 1929, als er schließlich an die Breslauer Akademie wechselte, zweifellos der Mann des Ausgleichs zwischen den konzeptionellen und ästhetischen Extremen am Bauhaus. Er selbst hat 1923 in dem Werbeblatt „Die erste Bauhausausstellung in Weimar" die dort vorgefundenen Kontroversen zwischen der spätromantischen Welterneuerung eines Johannes Itten und dem Konstruktivismus eines László Moholy-Nagy als Spiegel einer zerrissenen Gegenwart gedeutet: „Eine solche Schule, bewegend und in sich bewegt, wird ungewollt zum Gradmesser der Erschütterungen des politischen und geistigen Lebens der Zeit, und die Geschichte des Bauhauses wird zur Geschichte gegenwärtiger Kunst." (Das Staatliche Bauhaus in Weimar. Manifest aus dem Werbeblatt „Die erste Bauhaus-Ausstellung in Weimar", 1923)

Schlemmers Arbeit am Bauhaus ist im ganzen ein Versuch der Ausbalancierung dieser Spannungen und Widersprüche. Seit seinem Eintritt leitete er bis 1922 als Meister die Werkstatt für Wandmalerei, ab 1921 die Steinbildhauerei und von 1922 bis 1926 die Holzbildhauerei, um 1923 auch die Bauhausbühne zu übernehmen. Neben dem Werkstattunterricht, von dem nur schwer ein einheitliches Bild zu rekonstruieren ist und der wohl eher durch ein Eingehen auf die je besonderen Anlässe und die Individualität der Schüler gekennzeichnet war, lehrte er ab 1921 Akt-, später Figurenzeichnen und übernahm schließlich 1928 das vorwiegend theoretisch ausgerichtete Unterrichtsfach „Der Mensch".

Schlemmers Haltung zur Entwicklung am Bauhaus blieb über all die Jahre hinweg ambivalent. So gehörte er in der Frühphase zu den Kritikern des Kults um das Handwerk und forderte konsequent die Annäherung an die Industrie. Gleichzeitig verstand er sich aber auch als Künstler, der genau dies eben nicht leisten kann. 1922 forderte er sodann die „Besinnung auf Kunst ... Ich kann nicht wollen, was die Industrie besser schon tut, und nichts, was die Ingenieure besser tun. Es bleibt das Metaphysische: die Kunst." (Briefe und Tagebücher, Stuttgart 1977, S. 63) Es sollte dann übrigens genau jene Industrie sein, die in Gestalt der Wuppertaler Lackfabrik Herberts dem inzwischen als „entartet" diffamierten Künstler bis zu seinem Tode 1943 Anstellung und Arbeitsmöglichkeiten bot.

Schlemmers originellster Beitrag zum Bauhaus war neben der Bühnenarbeit sein Unterricht „Der Mensch". Gerade weil ihm der radikale Spiritualismus eines Itten sowie der Technikutopismus der Konstruktivisten gleichermaßen problematisch erschien, fand er in der menschlichen Gestalt schließlich ein Maß, das angesichts allgemeiner Zerrissenheit der Zeit allein

Anonym, Porträt Oskar Schlemmer. 1928, Blatt aus Portfolio „9 jahre bauhaus. eine chronik", 1928, Foto, Gelatinesilber, unter rosafarbenem Passepartout auf Karton, 41,8 x 59,5 cm, BHA. • Vermutlich wurde hier der Meister von seinem ihn am meisten bewundernden Schüler unter die Glocke der Verehrung gesetzt. Ob T. Lux Feininger tatsächlich der Schöpfer dieses stilisiert-komischen Porträts vor „shocking pink" ist, läßt sich vermuten, aber nicht nachweisen.

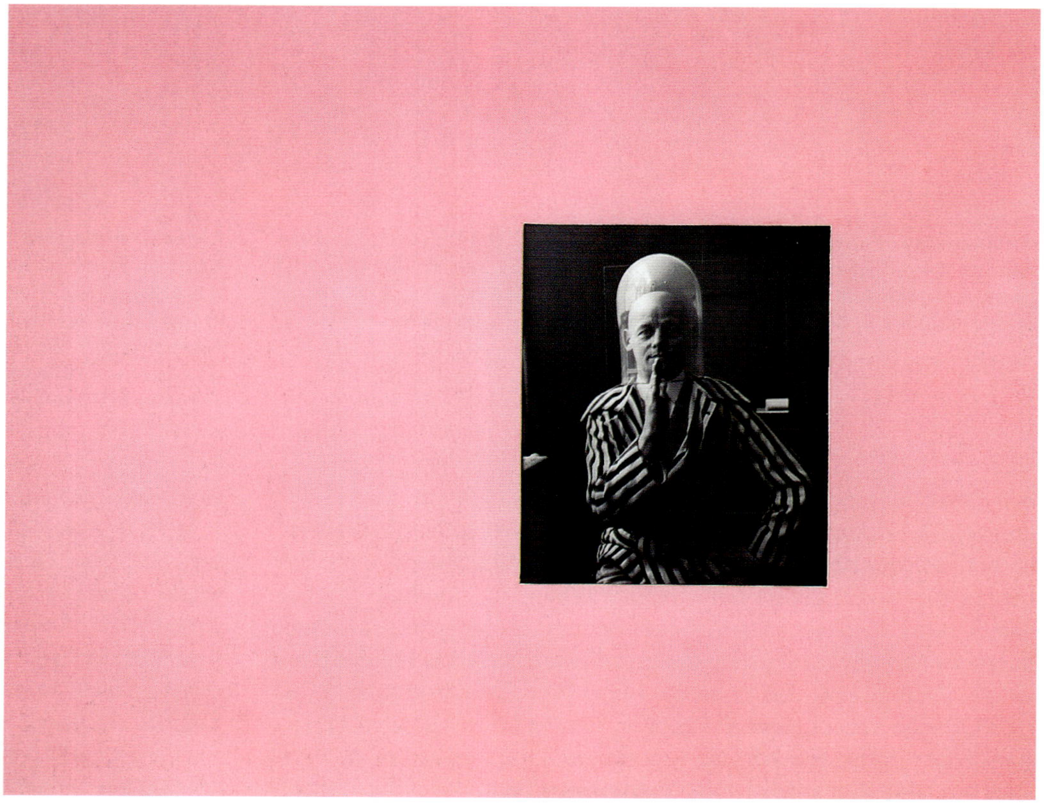

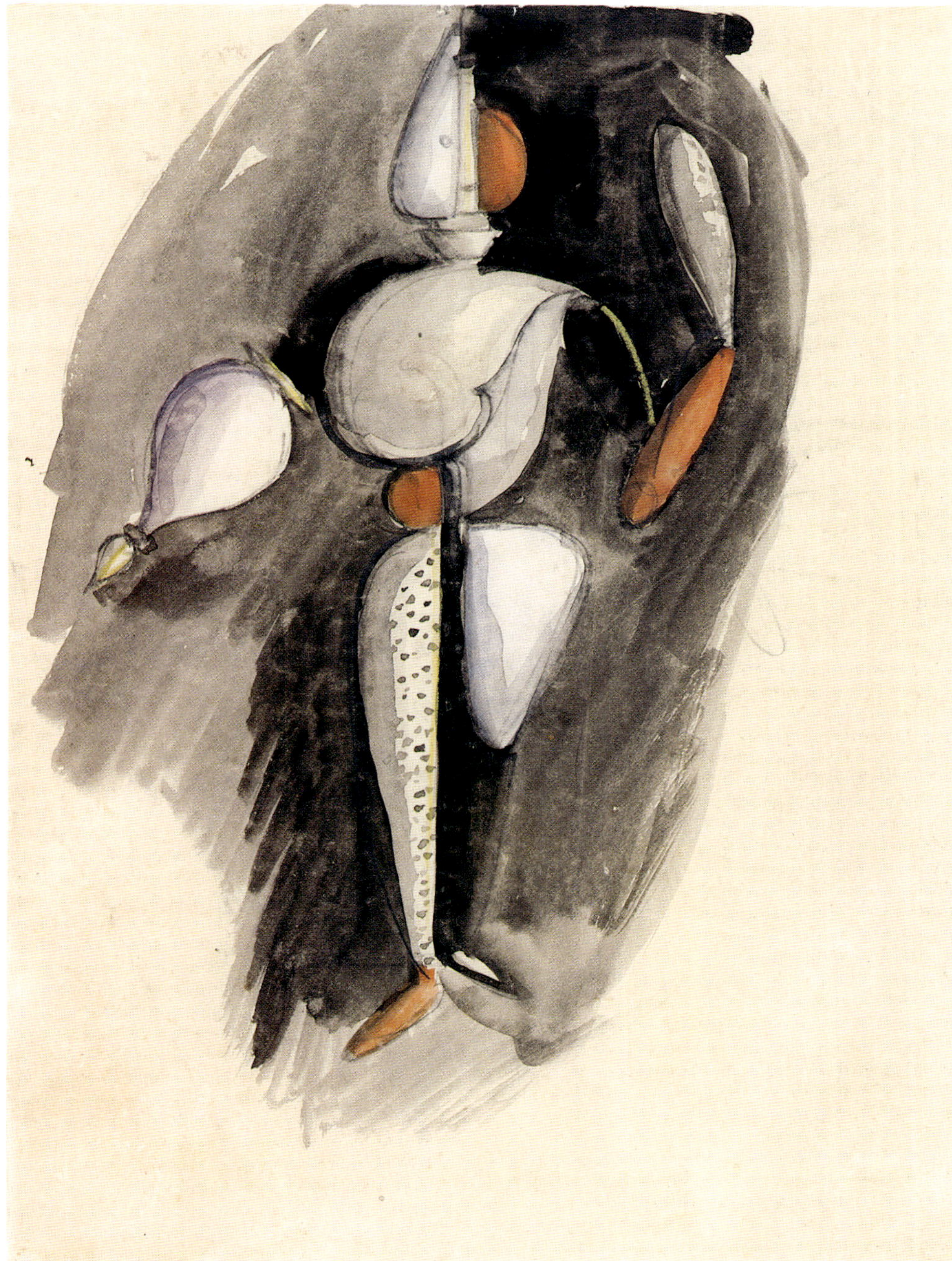

Oskar Schlemmer, Das Triadische Ballett: Der Abstrakte. 1912–1922, Blatt Nr. 13 b aus Skizzenbuch „Tanzfigurinen“, 1912–1922, Aquarell auf Papier, 28,1 x 21,5 cm, Bühnen Archiv Oskar Schlemmer, Sammlung UJS. ● Schlemmers großes Bühnenkonzept zielte auf die Reintegration der menschlichen Gestalt in das abstrakte Gesamtkunstwerk – die harmonische Verschränkung von menschlicher Figur und reiner Form.

noch Halt bieten konnte: „Es bleibt zu sagen, daß in heutiger entgötterter Welt eine Kunst der großen Themen, wie sie die monumentale Malerei und die Plastik sind, besonders verlassen steht. Die Fundamente, die sie ehedem trug, sind erschüttert oder geschwunden: Volksbewußtsein, Ethik, Religion. Das Neue in Geburtswehen – umstritten – unerkannt.“ (Oskar Schlemmer, Gestaltungsprinzipien bei der malerisch-plastischen Ausgestaltung des Werkstattgebäudes des Staatlichen Bauhauses Weimar. In: Das Kunstblatt (Potsdam) 7, 1923, S. 340) So gesehen, erscheint Schlemmer denn auch die Utopie des frühen Bauhauses als ein sinnstiftendes Gemeinschaftswerk unter dem Primat der Architektur, wie es Feininger auf dem berühmten Holzschnitt der „Kathedrale“ 1919 dargestellt hatte, als aussichtslos. Nur im Kontext der Enttäuschung dieser letztlich romantischen Utopie läßt sich Schlemmers vordergründig rückwärtsgewandt anmutende Neueinsetzung der menschlichen Figur als zentralem Bezugspunkt seines gesamten Schaffens, ja selbst noch der Architektur, überhaupt verstehen: „Dennoch bleibt ein großes Thema, uralt, ewig neu, Gegenstand der Bilder aller Zeiten: Der Mensch, die menschliche Figur. Von ihm ist gesagt, daß er das Maß aller Dinge sei. Wohlan! Architektur ist die edelste Meßkunst, verbündet euch.“ (ebenda) Erinnert dies zunächst zwar noch an die klassische Proportionslehre, in der ja auch das Maß der Säule aus den Proportionen des Menschen abgeleitet wurde, so stellt Schlemmers Position eben doch mehr als nur eine Restgröße des 19. Jahrhunderts dar. Vielmehr entwickelte er seinen Stil erst und gerade vor dem Hintergrund einer bereits elaborierten Avantgarde. Mit deren Ästhetik war Schlemmer seit seiner Zeit an der Stuttgarter Akademie bestens vertraut, wo er ab 1906 die abstrakte Gestaltungslehre und den Unterricht Adolf Hölzels besuchte, bei dem er

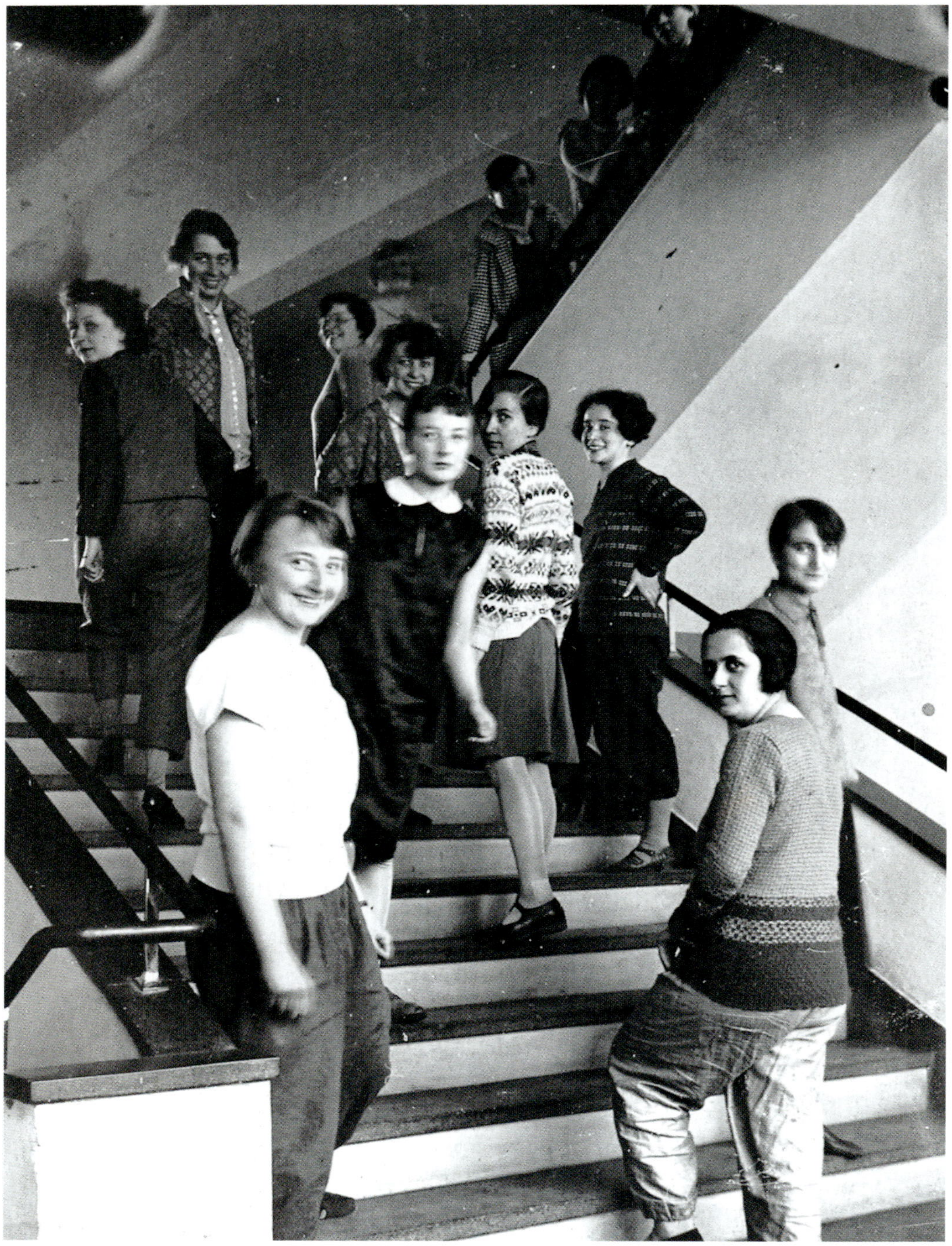

Oskar Schlemmer, Bauhaustreppe. 1932, Öl auf grober Leinwand, 161,0 x 113,0 cm, MOMA, NYC, Archiv und Familiennachlaß Oskar Schlemmer. ● Schlemmer, zeitweise Leiter der Klasse für Wandmalerei, schuf dieses Gemälde, als er von der Auflösung des Dessauer Bauhauses hörte. Wie in seinem frühen Stuttgarter Werk, so ging es auch hier primär um die Synthese von Figur und Architektur, wobei weniger die Zentralperspektive als der Baugedanke im Mittelpunkt stand.

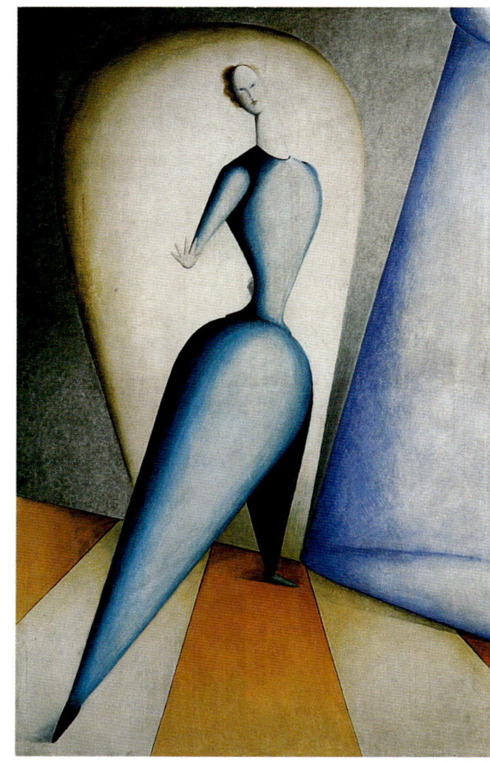

Oskar Schlemmer, Die Geste (Tänzerin). 1922, Öl und Tempera auf Leinwand, 200,0 x 100,0 cm, Bayerische Staatsgemäldesammlungen, Neue Pinakothek München, Bühnen Archiv Oskar Schlemmer. ● „Die Geste" zeigt eine für ihn seltene Dramatik in der ausgreifenden Bewegung und radikalen Verkürzung der rechten Hand.

Die Bauhausweberinnen. 1927, Foto von T. Lux Feininger, BHA. ● Schlemmer entwickelte die Idee zur „Bauhaustreppe" anhand dieser Fotografie. Ein Vergleich mit dem Gemälde zeigt, wie er versucht, die individuellen Gestalten zu monumentalen Figuren zu typisieren, ohne dabei die Würde der menschlichen Form aufzugeben.

dann später zum Meisterschüler avancierte. Zudem lernte er in diesen Jahren bei einem Berlinaufenthalt in der Galerie Der Sturm die französische Avantgarde, namentlich Cézanne, und die kubistische Reduktion und Formenanalyse kennen.

Im Zeitraum bis 1924 schälte sich sein charakteristischer Stil heraus, der dann durch die Kombination einer sachlichen, aber nie streng konstruktivistischen Formensprache und den unentwegten Rekurs auf die menschliche Figur gekennzeichnet war. Trotz gelegentlicher Annäherungen an die eigentliche Abstraktion blieb Schlemmer jedoch im wesentlichen ein gegenständlich orientierter Künstler, ohne sich dabei allerdings jemals dem „Verismus" der Neuen Sachlichkeit anzuschließen. Nicht minder fern blieb ihm die eher formal orientierte Untersuchung der bildnerischen Mittel: Während etwa die Akte des klassischen Kubismus in erster Linie reine Vehikel einer ästhetischen Wahrnehmungsanalyse gewesen waren, sind Schlemmers eigentümlich gesichtslose, entindividualisierte Typen, wie sie auch die großen Galeriebilder der Bauhausjahre prägen, stets mehr als nur bloßer Vorwand für das

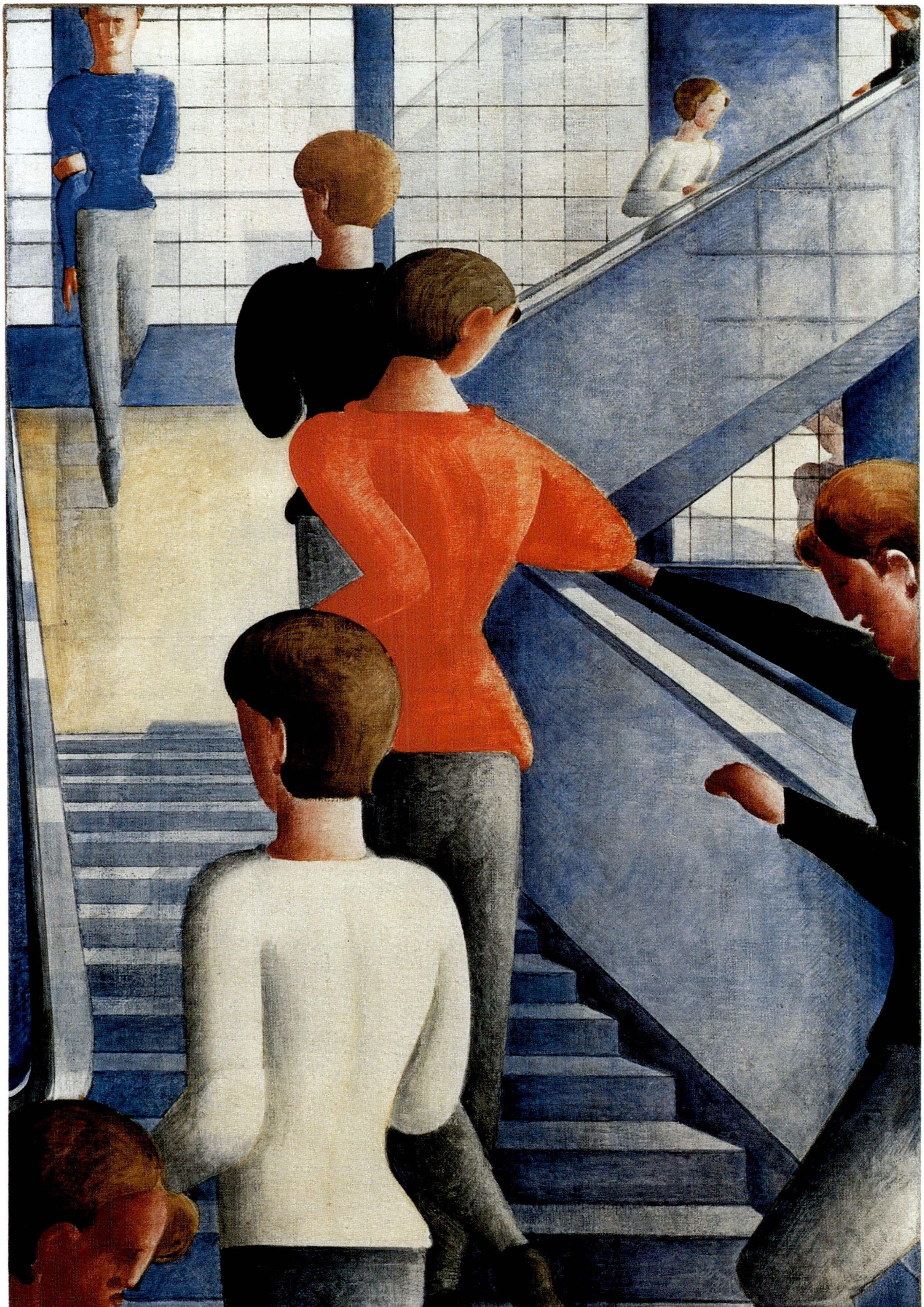

Oskar Schlemmer

Oskar Schlemmer, Fensterbild XII, Raum mit sitzender Figur in violettem Schatten. 1942, Öl über Bleistift auf kaschiertem Karton, 30,6 x 20,7 cm, Archiv und Familiennachlaß Oskar Schlemmer. ● Nie war sich Schlemmer so gewiß, der Synthese, „in der sich Realität und Abstraktion, Naturwahrheit und Kunstwahrheit mühelos vereinten", so nahe zu sein, wie bei den Wuppertaler Fensterbildern, die er von seiner Döppersberger Wohnung aus skizzierte. Die düstere Farbanlage und die strenge Abstraktion stehen in einem auffälligen Gegensatz zum stillen Ideal der Apotheose der menschlichen Figur.

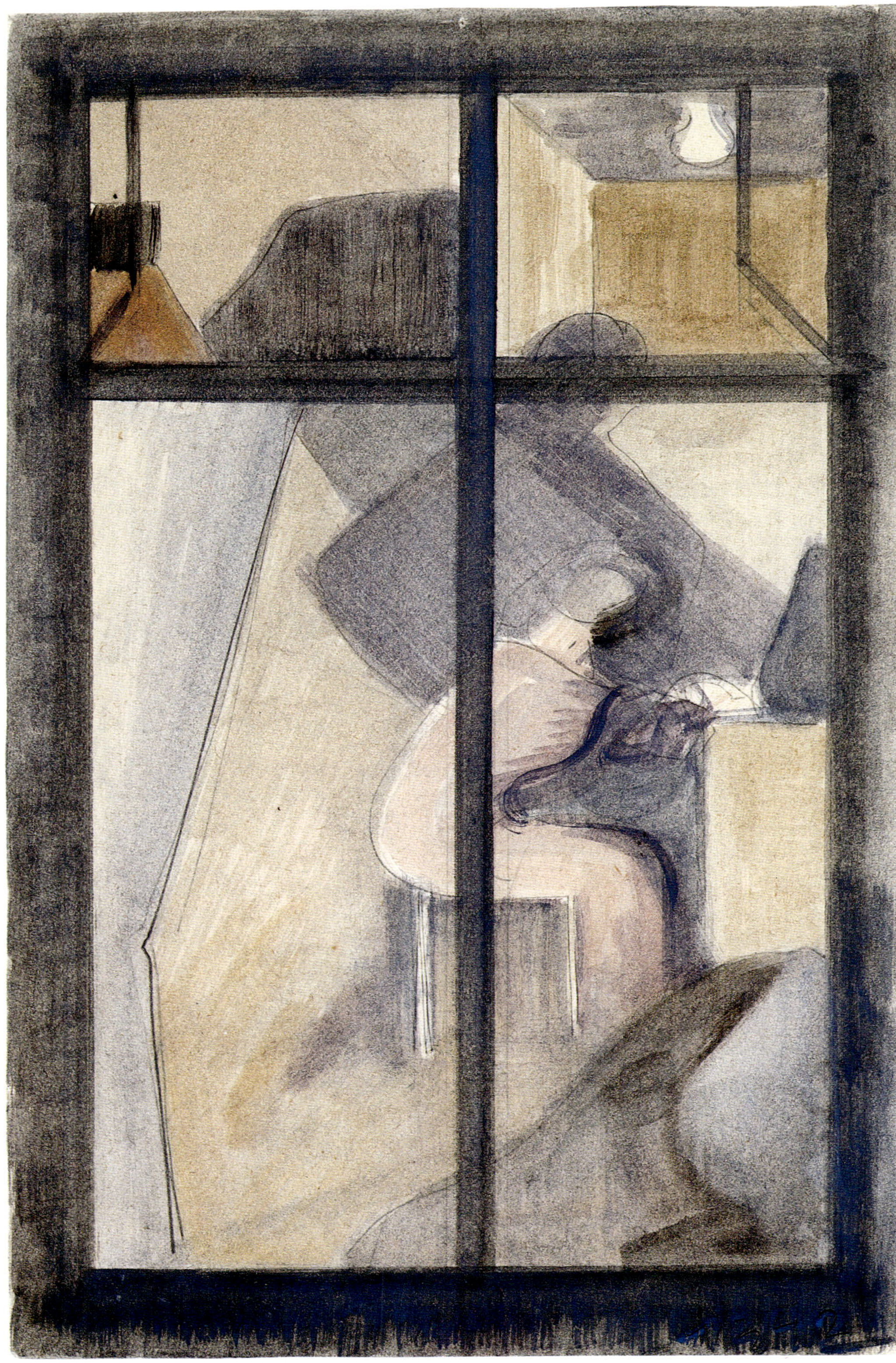

Oskar Schlemmer, Groteske. 1923, Nußbaumholz, Elfenbein und Metallstab, 56,0 x 23,5 x 10,0 cm, Staatsgalerie Stuttgart, Archiv und Familiennachlaß Oskar Schlemmer. ● Diese Plastik Schlemmers läßt trotz des hohen Grades an Abstraktion noch anthropomorphe Züge erkennen. Es war für den Künstler weit mehr als eine rein dekorativ-formale Frage, bis zu welchem Ausmaß er die Gegenstandslosigkeit vorantreiben konnte und wollte. Bestimmend für sein Werk bis zur tragischen Unaufhebbarkeit dieses Konflikts wurde das Experimentieren im Spannungsfeld zwischen abstrakt-geometrischen Grundformen und der menschlichen Figur.

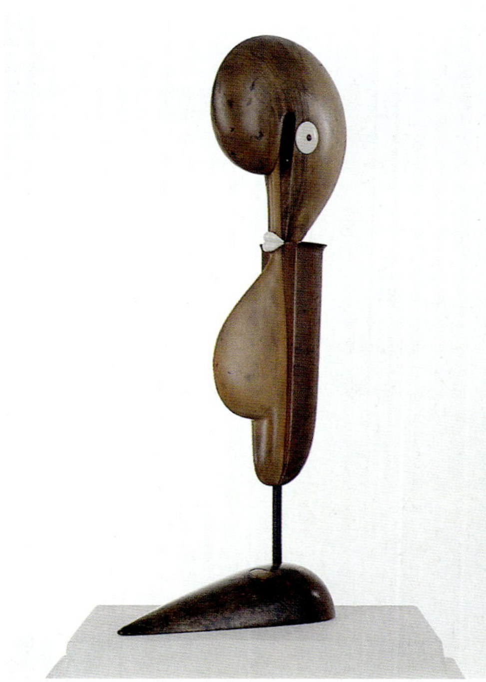

künstlerische Experiment. Der Typus als bestimmtes Menschenbild ist vielmehr die eigentliche Essenz seiner Ästhetik. Ohne die diesbezüglichen, oft komplizierten und durchaus widersprüchlichen Äußerungen des Künstlers hier en detail darlegen zu können, erweist sich aber die Frage nach eben diesem Menschenbild als zentral, da sie für den Bauhauslehrer und -meister programmatisch wurde. Dabei ist es bezeichnend, daß ihm der naheliegende Übergang zur vollständigen Autonomie der reinen Form – selbst da, wo sie, wie bei Kandinsky, metaphysisch aufgeladen wurde – letztlich ebenso fremd blieb wie die pure Nützlichkeit eines reinen Bauhausfunktionalismus. Anhand des Vergleichs mit Adolf Hölzel kann die Bedeutung der abstrahierten Figurinen Schlemmers gut verdeutlicht werden. Selbst wenn der behutsame Avantgardist Hölzel das Gegenständliche selten ganz aufgab, so waren ihm klassische Themen wie „Die Anbetung der Heiligen Drei Könige" eigentlich nur Anlaß für eine rein formale Gestaltung auf der Fläche. Schlemmer hingegen hat einen solchen abstrakten Ästhetizismus letztlich abgelehnt, vor allem deshalb, weil die angesprochene Leerstelle im Weltbild dieses „illusionslosen Utopisten“ dergestalt eben nicht auszufüllen war: „Sodann die Kenntnis der Mittel. Eines Tages stehen wir da mit vollen Händen, mit Mitteln ... Wir haben alles, nur nichts zu sagen. Nichts auszudrücken. Es fehlt die Idee.“ (Oskar Schlemmer, Briefe und Tagebücher. 1915), Stuttgart 1977, S. 111) Zwar erkannte er, gerade als Lehrer, den Nutzen solcher Formüberlegungen durchaus an, doch letztlich mußten für ihn die Mittel in der menschlichen Gestalt ihre Begründung finden. Denn ihm schien die Gleichung von geometrischen Grundformen und menschlicher Figur in der Natur selbst angelegt zu sein. Folglich wird der Formenkanon der Moderne von Schlemmer unmittelbar aus der menschlichen Natur abgeleitet. Schon 1915 formulierte er:

„Das Quadrat des Brustkastens,
der Kreis des Bauchs,
Zylinder des Halses,
Zylinder der Arme und Unterschenkel,
Kugel der Gelenke an Ellbogen, Knie, Achsel, Knöchel,
Kugel des Kopfes, der Augen,
Dreieck der Nase,
Die Linie, die Herz und Hirn verbindet,
Die Linie, die das Gesicht mit dem Gesehenen verbindet,
Das Ornament, das sich zwischen Körper und Außenwelt bildet,
sein Verhältnis zu ihr versinnbildlicht.“
(ebenda, S. 22)

Es ging Schlemmer im eigenen malerischen Werk wie in der Arbeit am Theater und in seiner Lehre niemals um eine – für ihn belanglose – naturalistische oder subjektivistisch verzeichnete Menschendarstellung, sondern immer um eine auf Allgemeinheit zielende Typenbildung. „Das Elementare im Figürlichen

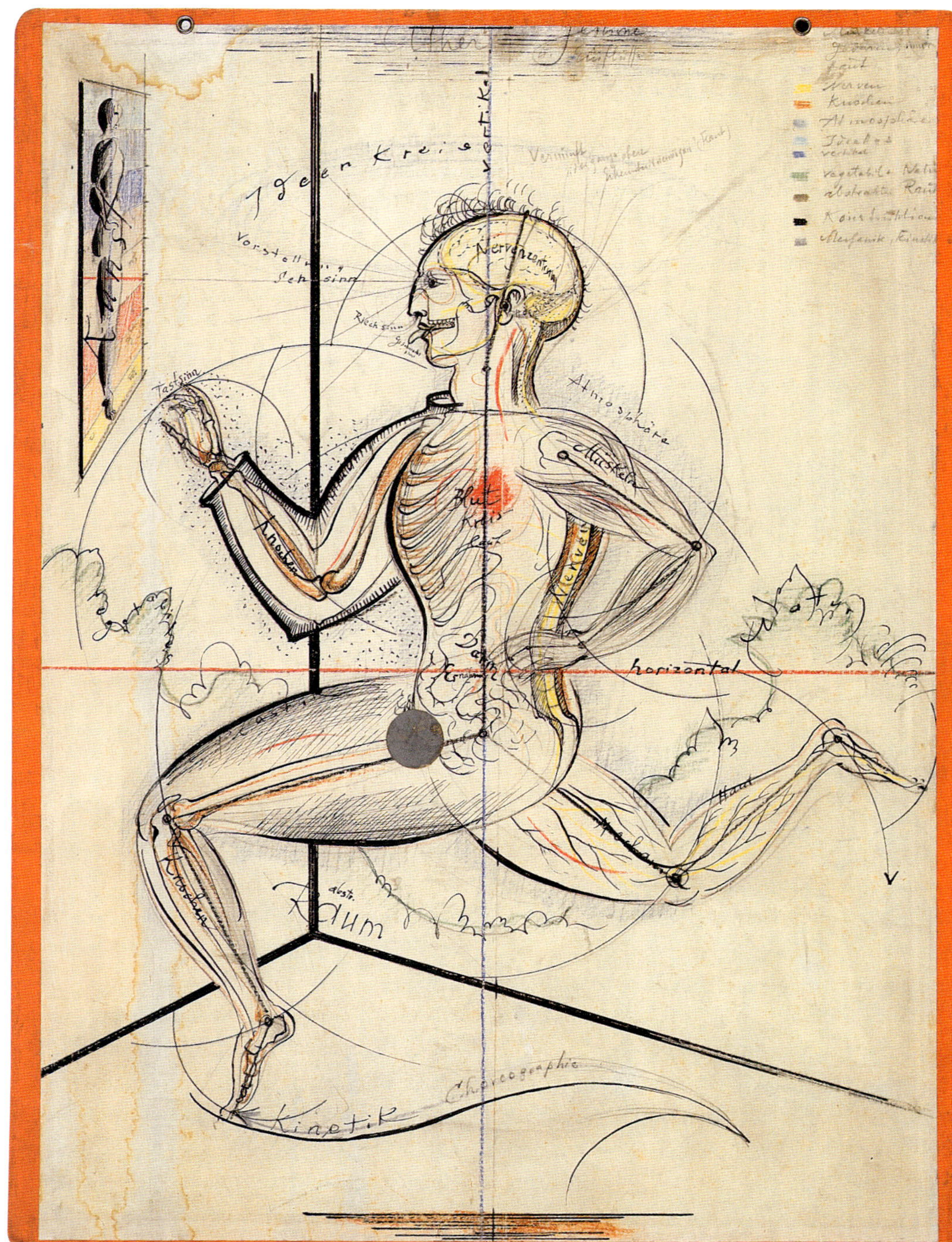

Oskar Schlemmer, Der Mensch im Ideenkreis. 1928, Tusche, Bleistift und Buntstifte auf Papier, auf Karton aufgezogen, 53,0 x 41,0 cm, Archiv und Familiennachlaß Oskar Schlemmer. ● Schlemmers Darstellung der Figur wollte mehr sein als eine pure Abbildung der äußerlichen Anatomie. Er verstand die menschliche Gestalt vielmehr als ein Ineinandergreifen unterschiedlicher Ideenkreise mit „grafischen Darstellungsmitteln und naturwissenschaftlichem Aufbau“ auf dem Wege zu einer „transzendenten Ideenwelt“.

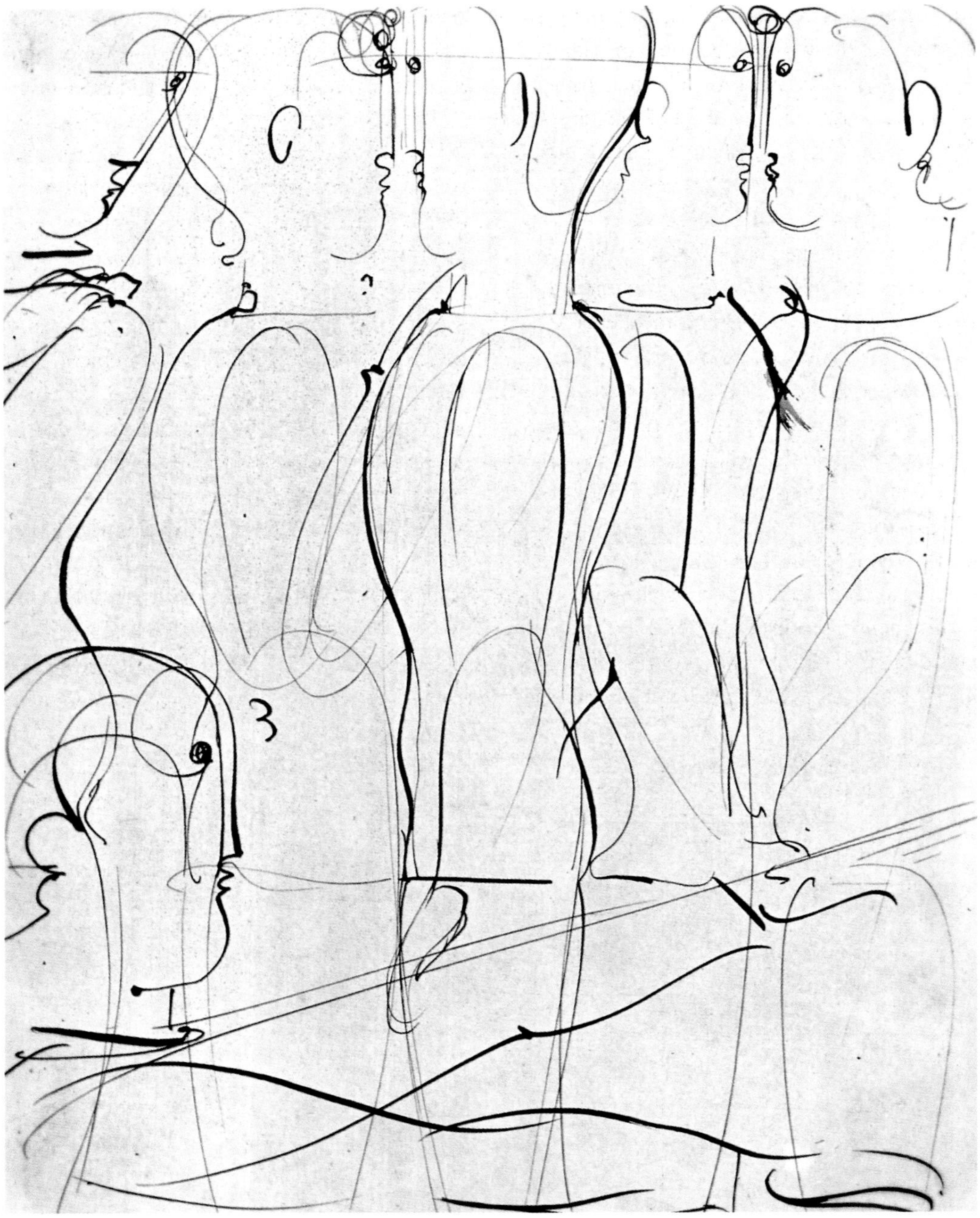

Oskar Schlemmer, Gruppen gegeneinander. 1931, Feder auf gelblichem Schreibpapier mit Leinenprägung, 27,8 x 22,0 cm, Archiv und Familiennachlaß Oskar Schlemmer. ● Ein Repertoire typisierter Figuralmotive steht Schlemmer in dieser Zeit zur Verfügung, die auf der Fläche zu diaphanen, spannungsvollen „Figurenplänen" gruppiert werden.

Oskar Schlemmer, Dreigeteilte Wandgestaltung im Haus Dr. Rabe, Zwenkau. 1930/1931, Sitzender Homo mit Rückenfigur auf der Hand, Koordinatenelement (Sonne und großes Profil), Drähte und Blech aus Kupfer und Neusilber, Neusilberkugeln, graue Spritztechnik auf der Wand, Fotograf unbekannt, Archiv und Familiennachlaß Oskar Schlemmer. ● Die bis 1919 entwickelte Konzeption des „Differenziermenschen" wird in der Figur des Homo als Drahtrelief Zentrum der Wandgestaltung.

ist der Typus. Seine Schaffung letzte, höchste Aufgabe ... Die Abwandlung des figürlichen Themas geschieht plastisch (im Relief), farbig und linear. Die Figuren als Abstraktion sind in den Maßen übersteigert, sehr viel größer und sehr viel kleiner gegeben als der leibhaftige Mensch; dieser sollte Maß und Mitte bleiben." (Schlemmer, Gestaltungsprinzipien, S. 340) Die so formulierte Variationsbreite im Grade der Figuration spiegelt sich im malerischen und plastischen Werk: Während in der abstrakten Figur von 1921/1923 letztlich doch noch anthropomorphe Züge aufscheinen, erweist sich in der berühmten „Bauhaustreppe" von 1932 das Typisierende – trotz aller individualisierend-realistischen Momente – als bestimmend. Im Spätwerk werden diese Antipoden dann radikal formuliert: Erinnert der „Eingang zum Stadion" von 1930/1936 deutlich an das heroisch übersteigerte Menschenbild des internationalen Neuklassizismus jener Jahre, so läßt das „Lackkabinett" von 1941 eine anthropologische Fundierung kaum noch erkennen. Eindeutiger noch als das eigene Werk war die Lehre Schlemmers von einer – am Bauhaus einzigartigen – Beschäftigung mit der menschlichen Figur gekennzeichnet, so daß er nicht einmal vor dem – als akademisch verdächtigten

– Aktzeichnen zurückschreckte. Ganz im Gegenteil ist ihm die sachliche Kenntnis des Körpers grundlegende Voraussetzung künstlerischer Arbeit: „Den Akt auffassen als gewissermaßen höchste Natur, feinste Gliederung und Organisation, als Gebäude von Fleisch, Muskeln, Knochen." (Oskar Schlemmer, Der Mensch, Mainz/Berlin 1969, S. 41) Darauf aufbauend kann dann ein Verständnis für das Wesentliche, den funktionalen Zusammenhang des Körpers entwickelt werden. Ungeachtet dieser eher nüchternen Übung versuchte Schlemmer, durch atmosphärische Akzentuierung (Abspielen von Grammophonmusik oder die Verlegung des Unterrichts auf die Bühne) und ungewöhnliche Beleuchtungen jegliche akademische Starre zu vermeiden. Wenngleich man darüber streiten mag, inwieweit nicht manche von Schlemmers eigenen Akten selbst durchaus akademische Züge tragen, war ihm die Einbettung eines solchen Körperstudiums in eine umfassende philosophische und wissenschaftlich-spekulative Lehre das zentrale Anliegen – ein Umstand, dem später ja durch den Kursus „Der Mensch" auch ein institutioneller Rahmen gegeben wurde. Der Kurs bestand aus einem praktischen und einem theoretischen Teil: Ersterer umfaßte Proportionslehren zwischen Polyklet und Carus, eine Lehre der Kopfkonstruktionen und -typen und als wesentliches Moment eine Analyse der menschlichen Bewegung im Raum. Durchaus im Sinne alter akademischer Lehren ging Schlemmer dabei von schematischen Grundformen wie einfachen Gerüstlinien und Kuben aus, anhand derer sowohl ein Verständnis des Körpers, als auch seiner Bewegung und seines Verhältnisses zum Raum entwickelt wurde. Auch hierbei ging es Schlemmer wiederum nicht um ein isoliertes Studium der physiologischen Funktionen, zum Beispiel der Muskulatur. Eine solche Fundierung der Kunst hielt er jedoch für unerläßlich, denn erst sie ermöglichte es, die Körperkenntnis „vergeistigt dienstbar zu machen den jenseits der Richtigkeit liegenden Absichten." (ebenda) Entsprechend sollte die Analyse im theoretischen Teil neben einigen Überlegungen zur Körperphysiologie und Hygiene vor allem um eine philosophische Anthropologie ergänzt werden, die in „metaphysischen Erkenntnissen" gipfelte, „um Fragen der Ästhetik und Ethik zu klären." (Oskar Schlemmer, Unterrichtsgebiete. In: bauhaus Heft 2/3, 1928, S. 23)

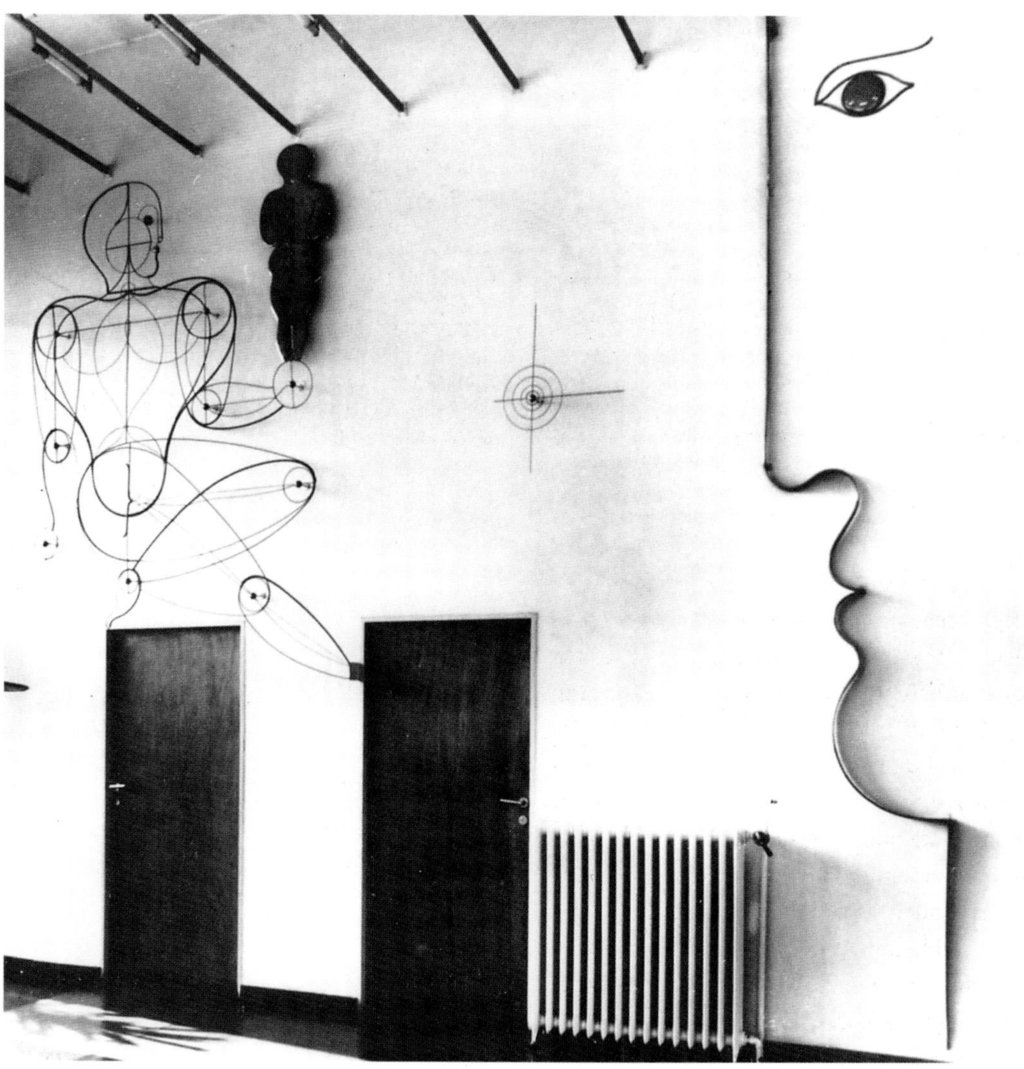

Schlemmer stellte sein komplexes, didaktisches wie weltanschauliches Programm in der berühmten Skizze „Der Mensch im Ideenkreis" von 1928 dar, in der er die Vielzahl der hier angedeuteten Aspekte unter einem, trotz des Rückbezugs auf akademische Traditionen, letztlich romantischen Ganzheitsbegriff zusammenfaßte. Wick betont zu Recht die spezifische Vermittlung von Romantischem und Klassischem (Rainer K. Wick, Bauhaus-Pädagogik, Köln 1982, S. 261) im Werk Schlemmers; dem Künstler ging es eben nach seinen eigenen Worten stets um die Darstellung der „romantischsten Idee in der abgeklärtesten Form". (Oskar Schlemmer, Briefe und Tagebücher, Stuttgart 1977, S. 21)

Auch das zentrale Motiv der figürlichen Kunst Schlemmers, der Mensch im Raum, erhält in diesem Streben nach Synthese seinen charakteristischen ideellen Überbau. Seine auf Ausgleich bedachte Programmatik ließ Schlemmer denn auch im Gegensatz zu Kandinsky oder Itten vor der drohenden Willkür rein abstrakter Formen ebenso zurückschrecken wie vor der dogmatischen Bestimmung eines esoterischen Formenkanons. Das also ist die Quintessenz der Schlemmerschen Menschenbilder: Der Widerspruch zwischen Gesetz als dogmatischer Erstarrung und subjektiver Willkür sollte in der Objektivität menschlicher Gestalt selbst aufgehoben und Natur, Seele und Form sollten zur Einheit gebracht werden.

Oskar Schlemmers anthropologisches Design

Norbert M. Schmitz

Auch wenn es zunächst befremdlich klingen mag, ausgerechnet der Titel „Verlust der Mitte" von Hans Sedlmayrs konservativer Polemik gegen die Moderne kennzeichnet gewissermaßen ex negativo die künstlerische Haltung Oskar Schlemmers besonders gut. Im Bauhaus spiegelte sich damals die Widersprüchlichkeit der Moderne insgesamt, die eben weniger als einheitlicher Fortschrittsprozeß zu verstehen ist, sondern als Auseinanderfallen der bis dahin in der neuzeitlichen Kunst im Überbau eines relativ geschlossenen Weltbildes vermittelten Elemente. Idealisierende und realistische Momente waren im Kunstwerk über Jahrhunderte immer wieder aufs neue harmonisch vorgeführt worden. In der Moderne standen sich hingegen die Extreme einer reinen Abstraktion und eines ungeschönten Realismus ohne jeden Ausgleich unvermittelt gegenüber. Beide Positionen waren für Schlemmer nach Form und Inhalt letztlich Extreme, denen er die „Synthese, die Zusammenfassung, die Steigerung und Verdichtung alles Positiven zur starken Mitte" entgegenhielt.

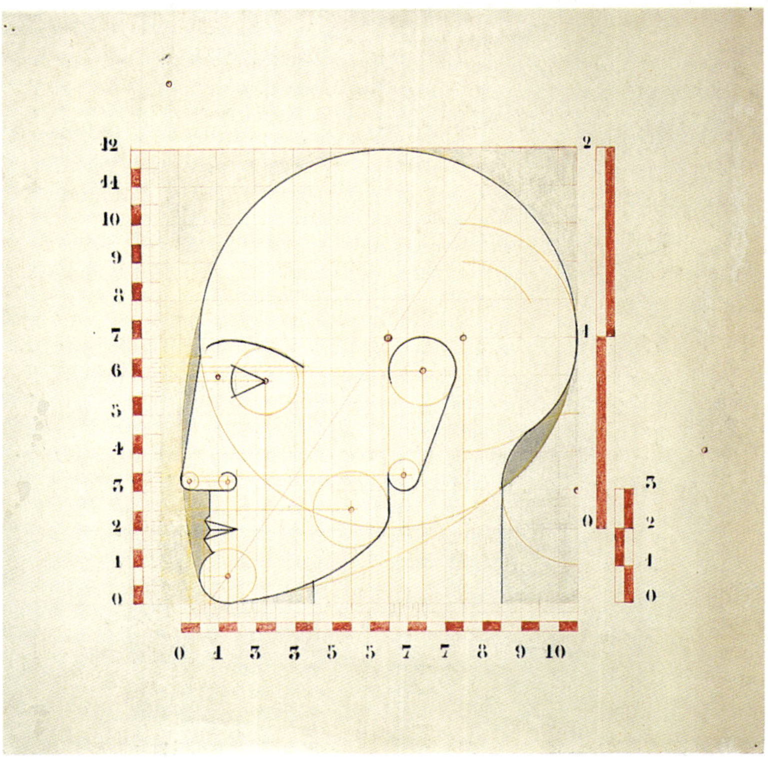

Hajo Rose, Proportionsschema des menschlichen Kopfes. 1932, farbige Tusche auf Papier, 31,6 x 32,5 cm, BHA. • Wie bei Schlemmer ging es in Joost Schmidts Aktunterricht um „das innere, imaginäre Gefüge" und nicht um „das wissenschaftlich richtige Knochenzersägen".

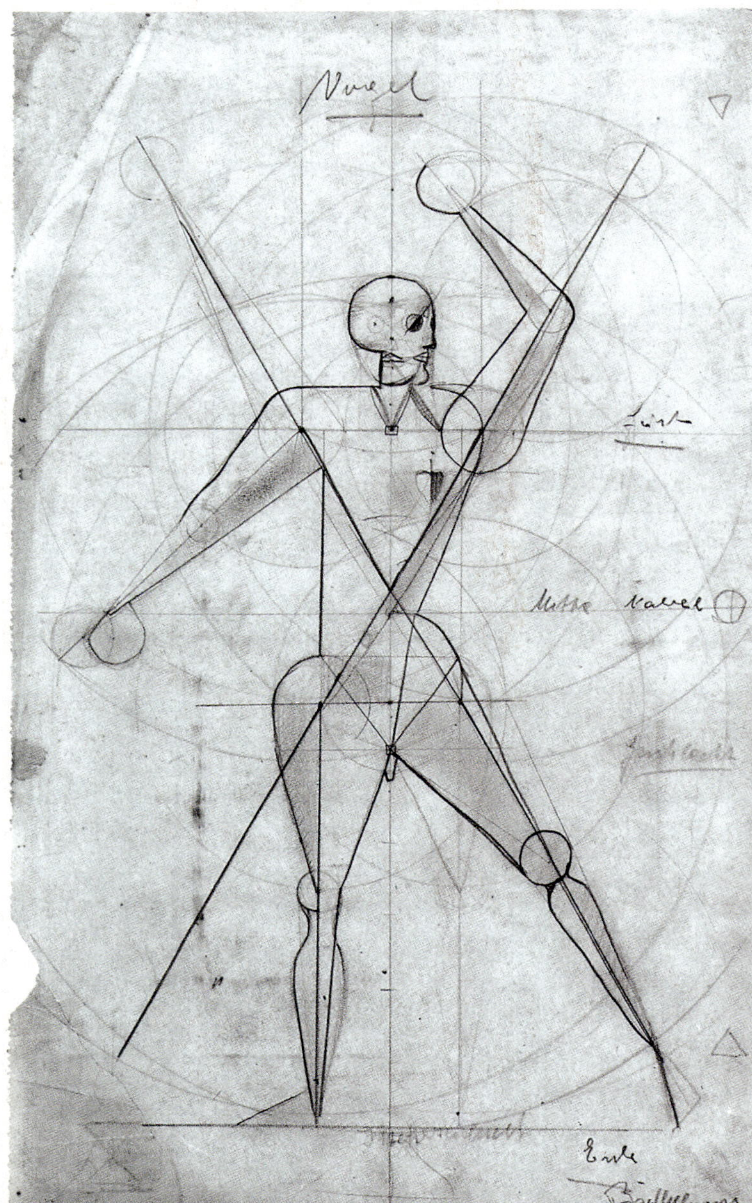

Oskar Schlemmer, Einfachste Kopfkonstruktion (Profil), (O. S.). Um 1928, Bleistift, Buntstifte und Tusche auf kariertem Papier, 30,0 x 21,0 cm, BHA, Depositum Bühnen Archiv Oskar Schlemmer (Abb. rechte Seite). • Schlemmer knüpfte mit solch ideal-geometrischen Kopfkonstruktionen an die Proportionslehre der Renaissance an, die im menschlichen Körper das ideale Maß sucht.

Claus R. Barthelmess, Proportionsstudie. Um 1922, Bleistift auf Zeichenpapier, 40,0 x 25,2 cm, BHA. • Die ideale Proportion der menschlichen Figur war stets ein Leitmotiv der klassischen Kunst. Die geometrische Grundform, die ein Albrecht Dürer im beendeten Werk am Ende wieder unter dem Mantel der empirischen Erscheinung verbarg, wird hier selbst kunstwürdig.

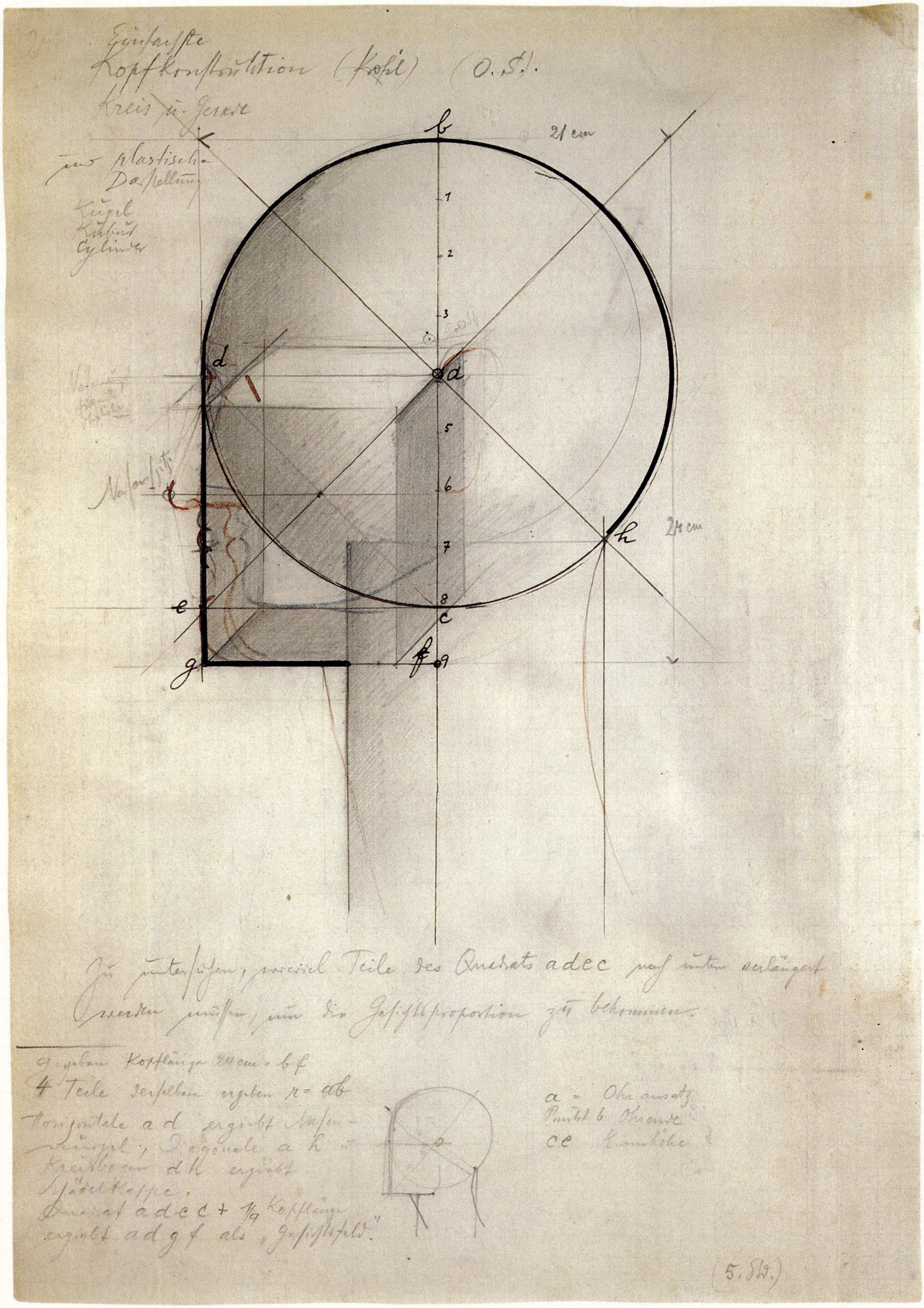
21 cm
24 cm
(5. Bl.)

Diese „starke Mitte“ fand er in der Thematisierung der menschlichen Figur, auf die sich für ihn letztlich alle Kunst zu beziehen habe. An diese anthropologische Mitte möchte er die von ihm durchaus begrüßten inhaltlichen und formalen Innovationen der Avantgarde wieder rückbinden. Schlemmers Apotheose der menschlichen Figur verweist auf den Körper als unüberschreitbare Grenze jeder Gestaltung. Vordergründig scheint er damit das Ergebnis 200jährigen Ringens der Moderne um die autonome Form zu widerrufen, indem er die Kunst wieder an jene Stelle zurückführt, wo sie mit dem Beginn der Renaissance einmal angesetzt hatte, eben bei der Darstellung des Menschen. Schlemmers Entwicklung der Figur im Raum erinnert tatsächlich an die Ausbildung der Zentralperspektive bei Giotto als kleiner Theaterbühne, auf der ein von vollplastischen Figuren belebtes Heilsgeschehen abläuft. Sein vermeintlicher Traditionalismus setzt sich im zentralen Unterrichtsgegenstand „Der Mensch“ fort, wenn er auf die Quellen der Akademie im neuzeitlichen Humanismus zurückgreift. Der philosophisch überhöhte Unterricht muß also weniger als Negation, sondern als zeitgemäße – eben durch das Formenvokabular der Moderne bereicherte – Erneuerung einer solch humanistischen Tradition gelten. Rainer K. Wick nennt ihn denn auch zu Recht einen „Klassiker“. (Bauhauspädagogik, Köln 1982, S. 260 ff)

Diese Position erscheint gegenüber dem Pathos einer heroischen Moderne allerdings kompromißlerisch. Die Frage wäre an dieser Stelle jedoch, ob diese ästhetische Anthropologie nicht den Erfordernissen des aktuellen technischen Wandels von einer Industrie- zu einer Kommunikationsgesellschaft – namentlich im Bereich neuer digitaler Techniken – weit angemessener ist als der Kult der funktionalen Objekte, die ewige Suche nach einem objektiven und endgültigen Design. François Burckhardt und Bazon Brock haben schon in den 70er Jahren thematisiert, daß nicht in den Dingen selbst, sondern in deren menschlicher Wahrnehmung und im Gebrauch der eigentliche Zweck jeder Gestaltung liegen müßte: „Der Grund für diese Erweiterung liegt in der Tatsache, daß zwischenmenschliche Beziehungen wie auch Prinzipien der Lebensorganisation sowie Eigentümlichkeiten sprachlicher Kommunikation nicht so getrennt von der gegenständlich realen Welt auftreten, wie das bisher angenommen wurde. Man kann sagen, daß die Gegenstände, wie etwa die Industrieprodukte, dazu benutzt wurden, solche abstrakten und nichtgegenständlichen Bedingungen des Lebens herzustellen.“ (Bazon Brock, Objektwelt und die Möglichkeit subjektiven Lebens. In: ders., Ästhetik als Vermittlung, Köln 1977, S. 446)

In den Auseinandersetzungen der deutschen Nachkriegs-Designgeschichte fehlte jedenfalls häufig genug der Rückbezug auf die anthropologischen Voraussetzungen der Gestaltung. Es reicht eben nicht aus, diese auf einen isolierenden Zweckfunktionalismus zu reduzieren. Der Mensch als Grundbedingung und Adressat des Designs muß statt dessen als sehr viel komplexer strukturierter, biologischer und sozialer Organismus verstanden werden. Wenn wir heute im Zeichen zunehmender Digitalisierung die materielle Reibungsfläche herkömmlicher Gestaltung verlieren, die Aufgaben des Designers in den Kästen der Computer verschwinden bzw. hier alles möglich erscheint, muß die Forderung „form follows function“ neu überdacht werden.

Die „Gute Form“ kann jedenfalls kaum noch aus irgendwelchen Objektqualitäten wie Materialgerechtheit und Werkstoff, noch aus Optimierungen einzelner ergonomischer oder wahrnehmungspsychologischer Funktionen allein gewonnen werden. Modernität gerinnt so nämlich de facto zum Stilzitat neomoderner Winkel oder postmoderner Überbietung. Der Mensch als anthropologische Konstante bleibt als unüberschreitbare Grenze jedes gestalterischen Tuns nach wie vor erhalten. Auch weiterhin wird sich Gestaltung an den komplexen Strukturen seiner Physis und Psyche bewähren müssen. So erscheint der vermeintlich kompromißlerische Schlemmer heute vielleicht als der eigentlich zeitgemäße Bauhäusler, weil er eben als zentrale Referenz aller Kunst den Menschen und nicht die Formen und Dinge in den Mittelpunkt von Theorie und Unterricht rückte. Schlemmers Unterricht „Der Mensch“ soll hier beileibe nicht als fertige Antwort auf gegenwärtige Probleme des Designs gefeiert werden. Zweifellos sind die spätromantischen Inhalte seines Unterrichts kaum zureichend für die Probleme unserer Tage, doch eine anstehende anthropologische Neufundierung der Designausbildung kann sich auf Oskar Schlemmer berufen.

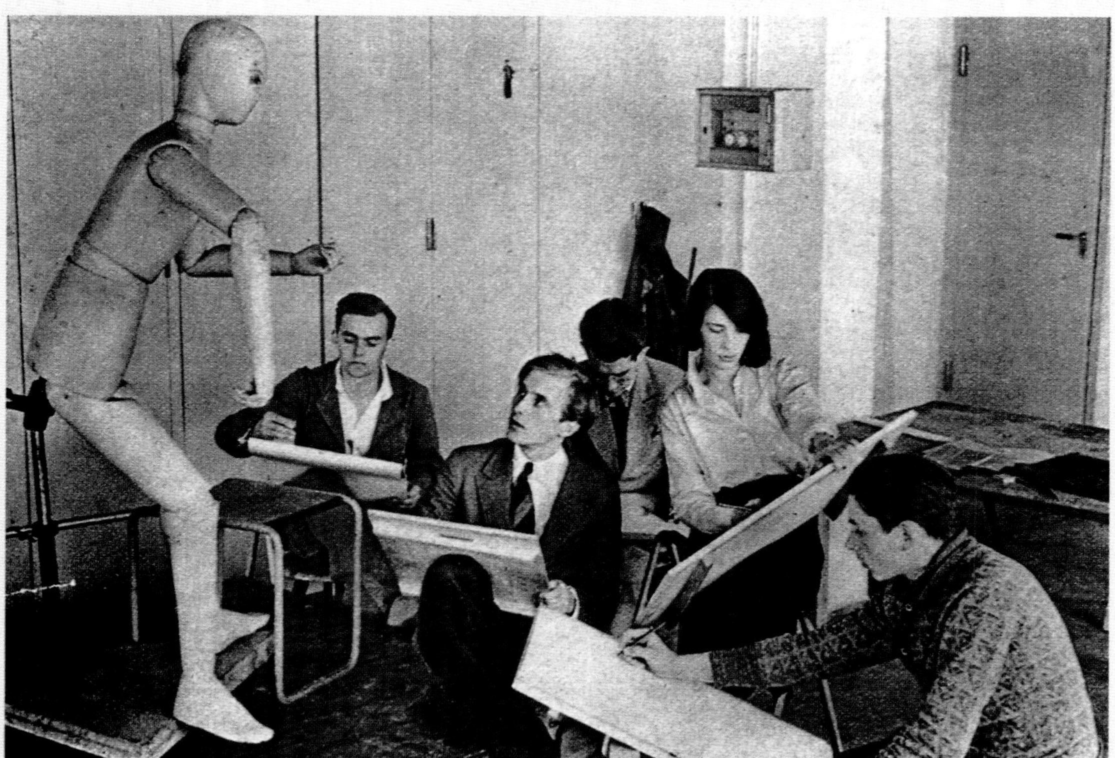

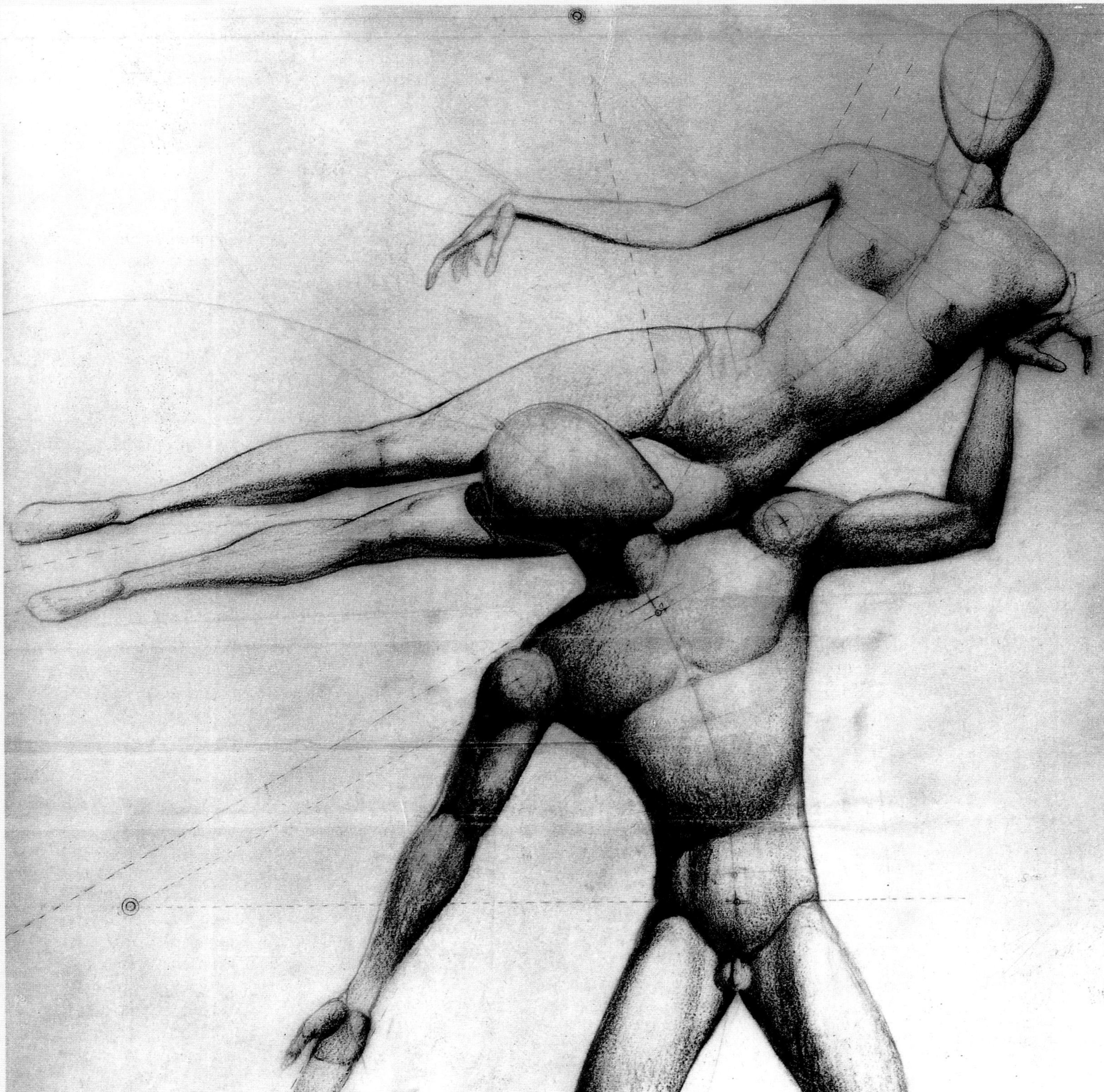

Zeichenunterricht nach einem beweglichen Modell. Um 1932, Abb. aus „Die Neue Leipziger“, illustrierte Beilage „Zeitlupe“, Foto von Alfred Eisenstaedt, BHA. ● Schlemmer ließ häufig Aktstudien nach einem sich bewegenden Modell zeichnen, so daß die Schüler von vornherein gezwungen waren, ihre Aufmerksamkeit auf das dynamisch-funktionale Gefüge des Körpers zu richten, statt sich an banalen Details und Äußerlichkeiten abzuarbeiten.

Joost Schmidt, Figurenstudie. Um 1930 (verschollen), Foto von J. Schmidt (?), BHA. ● Auch Schmidt wollte in seinem Aktunterricht nicht die naturalistischen Abbildungsfertigkeiten um ihrer selbst willen schulen. Trotzdem sollte das Studium des menschlichen Körpers vor aller Expression zunächst „sachlich“ orientiert sein.

László Moholy-Nagy

Norbert M. Schmitz

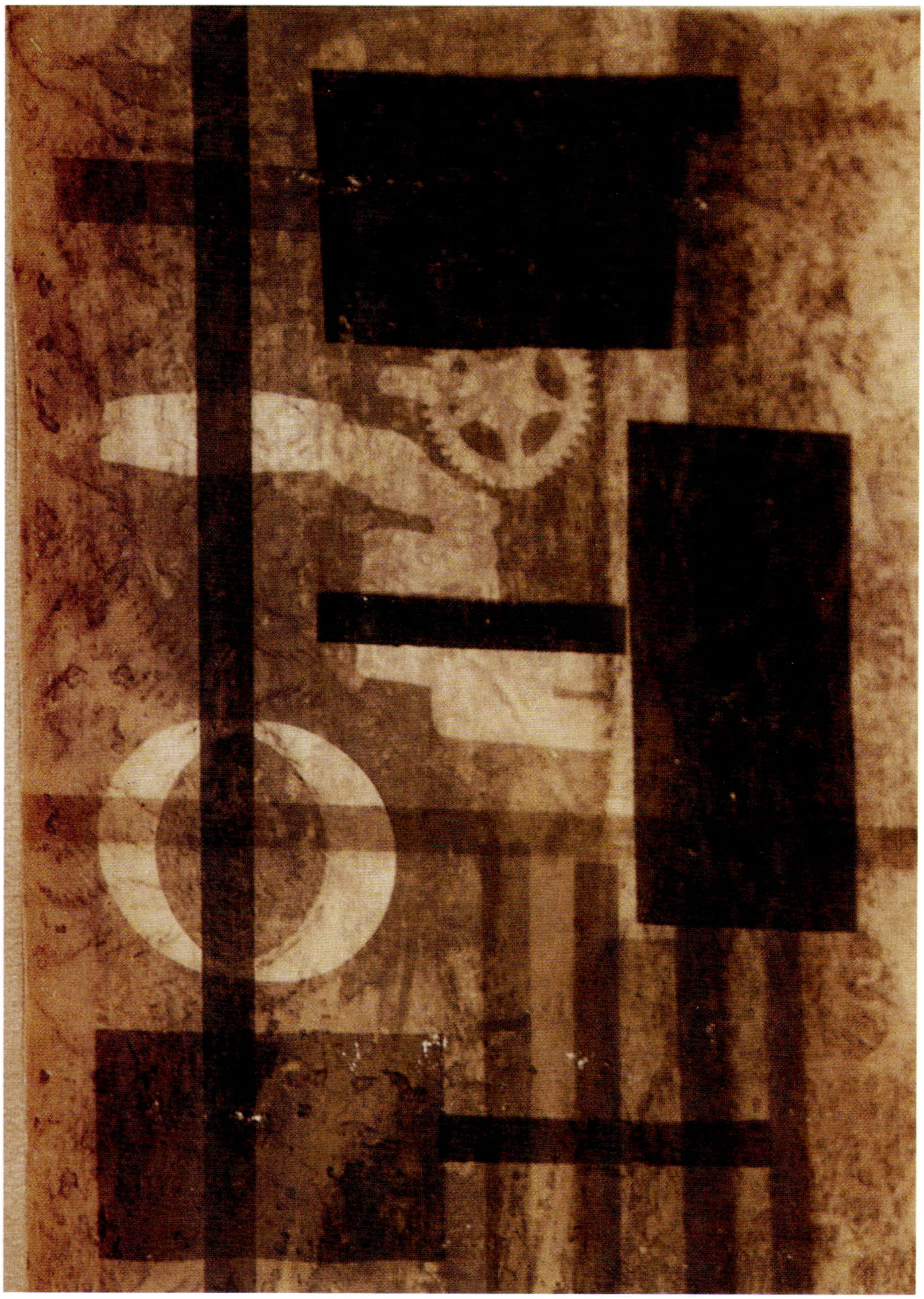

„Von den vierzehn Lebensjahren des Bauhauses war László Moholy-Nagy nur fünf als Lehrer am Bauhaus tätig, und doch ist seine Persönlichkeit mit dem Gedanken des Bauhauses vielleicht am stärksten durch sein umfangreiches Interessengebiet, seine theoretischen Äußerungen und seine künstlerische Praxis verbunden“, urteilte Wulf Herzogenrath 1974 (László Moholy-Nagy als Bauhauslehrer. In: László Moholy-Nagy, Ausst.-Kat., Stuttgart 1974, S. 115). Seine treffende Einschätzung wirft die Frage auf, was nun letztlich die zukunftsweisende und originelle Position des Bauhauses ausmacht, die es heute als einen mythischen Gründungsort der funktionsorientierten Moderne erscheinen läßt? Der Spannungsbogen, innerhalb dessen die Hochschule sich positionierte, reichte immerhin von der metaphysisch ausgerichteten Lebensreform am Monte Verità zum radikal-konstruktivistischen Produktivismus der sowjetischen Kunsthochschulen. Landläufig gilt Moholy als entschiedener Vorkämpfer für letztere Fraktion, doch ist Vorsicht geboten, sein Werk auf einen einseitigen Funktionalismus zu reduzieren. Denn während seiner Jahre am Bauhaus nahm er immer weiteren Abstand zum radikalen Konstruktivismus seiner eigenen Anfänge. Gegen diesen stellte er nun das Konzept einer Synthese zwischen den Erfordernissen der industriellen Maschinenwelt und der menschlichen Natur, eine Art technischen Humanismus, dessen Genese die folgende Darstellung in ihr Zentrum rückt.

Moholy – 1895 in Bácsborsód in Ungarn geboren – bekam nach ersten zeichnerischen Versuchen als Kriegsteilnehmer ab etwa 1918 Kontakt zur kommunistischen Avantgardegruppe der Aktionisten im Umkreis der radikalsozialistischen Zeitschrift „MA“. Malerisch noch dilettierend, erwarb er sich durch

László Moholy-Nagy, Fotogramm. 1922, Auskopierpapier, 17,5 x 12,5 cm, Collection Arnold H. Crane, NYC. • Moholy suchte die Realität des Maschinenzeitalters diesseits der alten mimetischen Techniken zum Thema in der Kunst zu machen. In der von ihm neben Man Ray und Christian Schad wiederentdeckten Fotogrammtechnik arrangierte der Künstler Gegenstände direkt auf der lichtempfindlichen Schicht, die sich dort gleichsam von selbst abbildeten.

László Moholy-Nagy, Selbstporträt. 1926, Fotogramm und Collage, Gelatinesilber, 30,2 x 23,6 cm, BHA. • Ein Programmbild: Seinem radikalen Konzept des Konstruktivismus gemäß wird Moholys Kopf in diesem Selbstporträt aus Collagen- und Fotogrammelementen zum Bestandteil der technischen Apparatur.

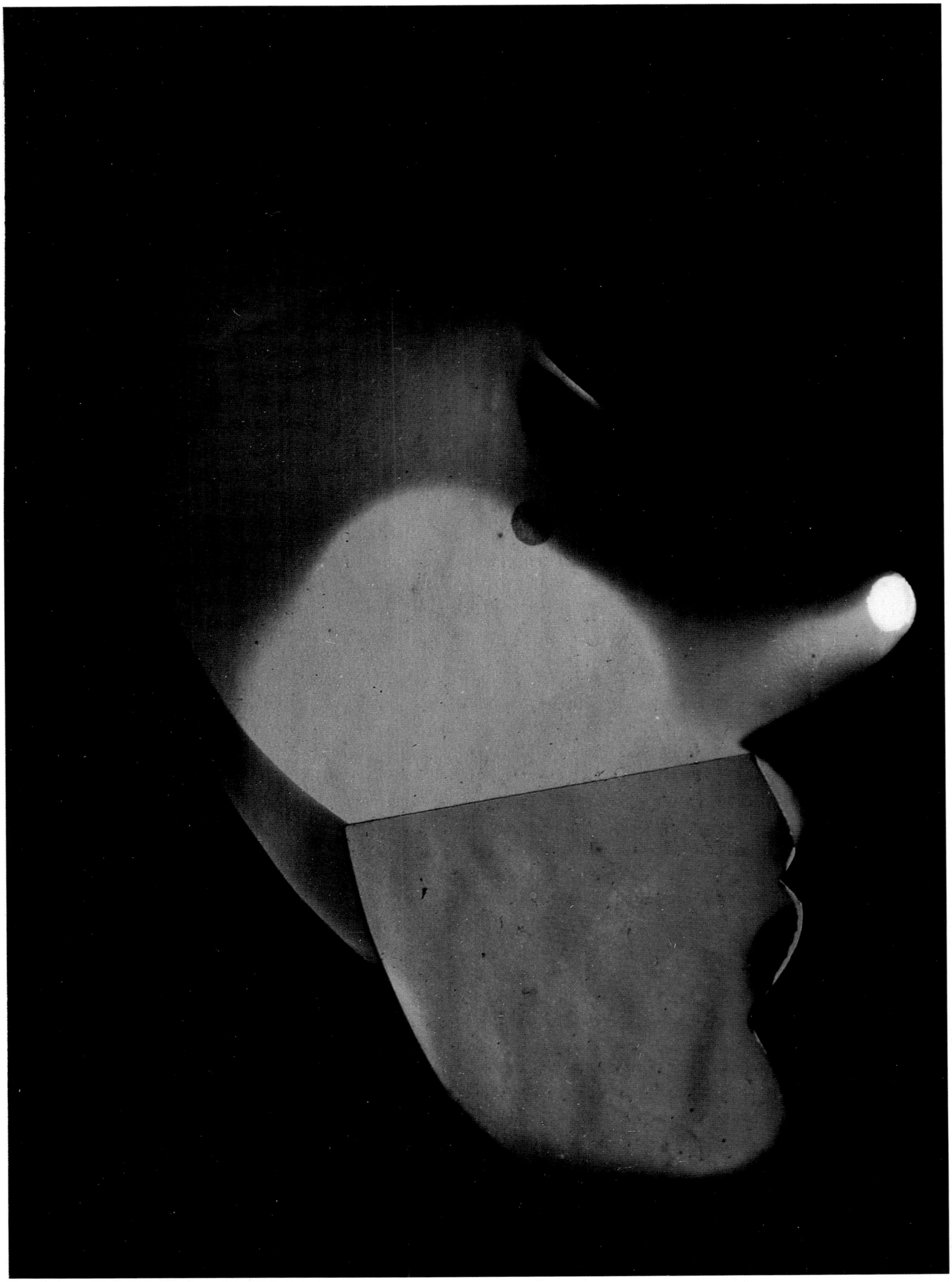

László Moholy-Nagy

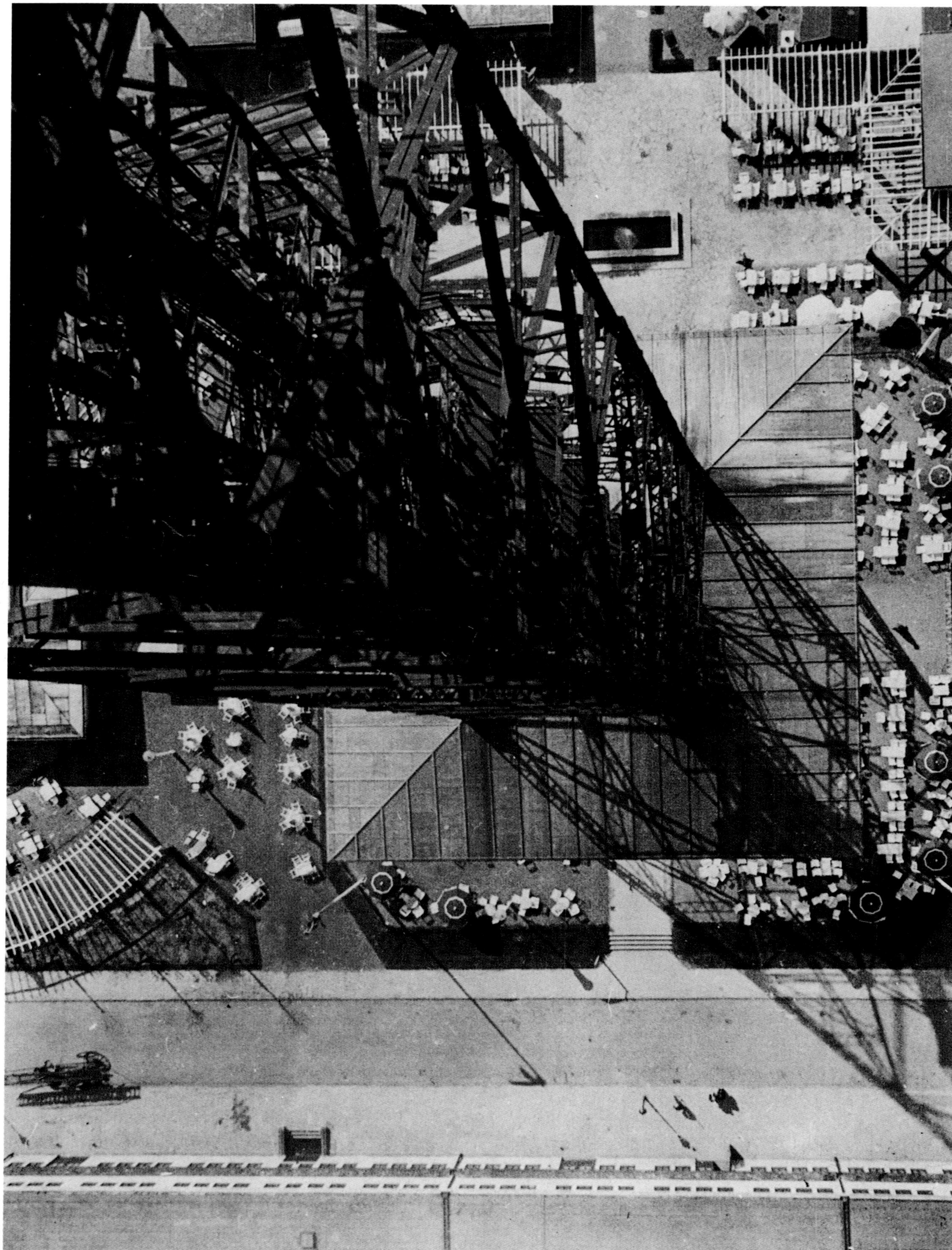

eine emsige publizistische Tätigkeit in internationalen Avantgardeblättern bald eine gewisse Bekanntheit, um 1922 – mittlerweile in Berlin – mit einer Einzelausstellung konstruktivistischer Arbeiten in Herwarth Waldens Galerie „Der Sturm" zu reüssieren. Im April 1923 berief Gropius den vielversprechenden jungen Mann ans Bauhaus in der Hoffnung, nach den Querelen um Itten in ihm einen Mitstreiter für sein neues Konzept der „Einheit von Kunst und Technik" zu finden. Dort übernahm er neben der Leitung der Metallwerkstatt die Materiallehre als Teil des Vorkurses und schließlich – zusammen mit dem Direktor – die Konzeption, Herausgabe und teilweise auch die Gestaltung der legendären Reihe der Bauhausbücher. Mit dem Ende der Ära Gropius verließ er 1928 die Hochschule, um in Berlin ein Atelier für Grafikdesign zu leiten. Daneben betätigte er sich auch im Ausland als Bühnenbildner, Filmemacher und Ausstellungsgestalter. 1934 emigrierte er über Amsterdam nach London. 1937 – mittlerweile in den USA – wurde er wiederum mit Unterstützung von Gropius in Chicago Leiter des New Bauhaus, das die im Heimatland verfemte Reformschulidee in Amerika weiterzuführen versuchte. Nach anfänglichen Schwierigkeiten und kurzfristiger Schließung als School of Design neu gegründet, wurde sie bald zur Kaderschmiede neuen amerikanischen Designs. Kurz nach der Vollendung der Summa seines Lebenswerks, des Bandes „Vision in Motion", starb Moholy-Nagy 1946.

Ausgangspunkt für das Kunstverständnis des frühen Moholy war die Realität der industriellen Welt: „Und diese Wirklichkeit unseres Jahrhunderts ist die Technologie: die Erfindung, Konstruktion und Wartung von Maschinen. Maschinen benutzen heißt im Geiste unseres Jahrhunderts handeln ... Es ist die Kunst des Konstruktivismus ... In ihm findet die reine Form der Natur ihren Ausdruck – die ungebrochene Farbe, der Rhythmus des Raumes, das Gleichgewicht der Form ... Er ist unabhängig vom Bilderrahmen und Sockel. Er erstreckt sich auf Industrie und Architektur, auf Gegenstände und Beziehungen. Konstruktivismus ist der Sozialismus des Sehens." (Zitiert nach: Sibyl Moholy-Nagy, László Moholy-Nagy. Ein Totalexperiment, Mainz/Berlin 1972, S. 30 f) Die neuartigen Bedingungen der technischen Produktion hat Moholy-Nagy programmatisch mit seinen legendären „Telephonbildern" veranschaulicht: „1922 bestellte ich in einer alten Schilderfabrik fünf Bilder aus Porzellanemaille per Telephon. Ich hatte die Farbmuster der Firma vor mir und skizzierte meine Bilder auf Millimeterpapier. Am anderen Ende der Leitung hatte der Abteilungsleiter der Firma das gleiche Papier vor sich, das in Quadrate aufgeteilt war. Eins der Bilder wurde in drei verschiedenen Größen geliefert, so daß ich die feinen Unterschiede in den Farbrelationen studieren konnte, die durch Vergrößerung und Reduktion entstanden waren. Es ist meine Überzeugung, daß mathematisch harmonische Formen, exakt ausgeführt, voll von emotionaler Qualität sind und daß sie ein perfektes Gleichgewicht zwischen Gefühl und Intellekt herstellen." (The New Vision and Abstract of an Artist, New York 1949) Ob es sich hierbei nur um eine Künstlerlegende handelt, sei dahingestellt, doch zumindest gedanklich wird hier eine heute selbstverständliche Praxis des Designs mit digitalen Medien antizipiert. Jedenfalls forderten solche Möglichkeiten einen radikalen Bruch mit dem klassischen Kunstbegriff, wenn nicht gar seine Aufhebung überhaupt. Der Künstler Moholy trug deshalb den Veränderungen großstädtischer Wahrnehmungswelten unter der „Herrschaft der Mechanisierung" in einer gattungsübergreifend angelegten Beschäftigung mit den neuen industriellen Medienwelten Rechnung, einer damals neuartigen Theorie und Praxis, deren beeindruckende Breite hier nur angerissen werden kann. So entwickelte er seine Fotoplastiken aus den illustrierten Bildwelten der Presse als bewußtseinsbestimmender Realität der Massenmedien. In ihnen kombiniert er Fragmente visueller Alltagskultur mit abstrakten Elementen seiner konstruktivistischen Malerei und gelegentlich beißend-satirischen Titeln. Verraten diese spielerischen Montagen noch seine frühere Affinität zum Dadaismus eines Raoul Hausmann, erscheinen das Layout und namentlich der Schriftsatz der von ihm gestalteten Bauhausbücher selbst wie ein konstruktivistisches Manifest. Bei aller gestalterischen Finesse werden hier allerdings auch die Grenzen eines rein rhetorisch orientierten Konstruktivismus deutlich. Die Buchstabentypen lehnen sich an eine abstrakte Maschinengeometrie an und berücksichtigen kaum die effektiven Bedingungen einer optimalen Lesbarkeit.

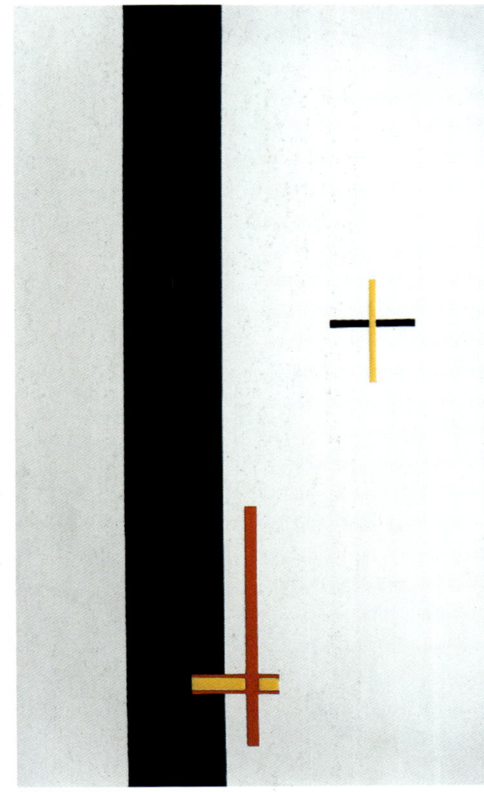

László Moholy-Nagy, Telephonbild Em 2. 1922, Emaille und Stahl, 47,5 x 30,1 cm, MOMA, NYC, Gift of Philip Johnson in Memory of Sibyl Moholy-Nagy. ● Industrielle Kreativität ohne Pinsel: Moholy bestellte diese Bilder – so will es zumindest die Legende – mittels einer telefonischen Übertragung von Koordinaten einer Zeichnung auf Millimeterpapier bei einer Emaillefirma. Das Ergebnis ist der Prototyp technischer Bildproduktion.

László Moholy-Nagy, funkturm berlin. 1926, Foto, Gelatinesilber glänzend, 23,5 x 17,5 cm, BHA. ● Moholy wollte die herkömmliche „natürliche" Wahrnehmung durch den industriellen Blick der Fotografie ersetzen. Die Welt zeigt sich aus bis dahin fast unbekannten Perspektiven, die abgebildeten Gegenstände ordnen sich zu abstrakten Rhythmen unter dem neutralen Auge der Kamera.

Zwar atmen die von Moholy entwickelten Schriften denselben pathetischen Geist wie Tatlins „Turm der Dritten Internationale“, nur sind sie – wahrnehmungspsychologisch gesehen – schlecht lesbar. Hierin gleichen sie Tatlins Entwurf, denn auch dieser wäre ingenieurtechnisch kaum realisierbar gewesen. Moholys Typografie – deren Schwächen er später selbst einräumen sollte – ist so eher einem symbolisch-funktionalistischen Stilwollen geschuldet als wirklicher Funktionalität. Damit ist dieses relativ willkürliche und individuelle Design letztlich doch noch Kunst im traditionellen Sinne. Daß dieses Corporate Design an einer Gestaltungshochschule wie dem Bauhaus als Werbestrategie sinnvoll war, widerspricht dem skeptischen Urteil nicht. Denn genau diese pragmatische Nutzanwendung des hohen Formideals läßt den hohen ethischen Anspruch des Künstlers unberücksichtigt. Es ging ihm eben nicht allein darum, Dinge zu verkaufen, sondern Lebensqualität zu steigern.

Verglichen mit solch angewandter Gestaltung, zeigte sich die oben angedeutete konzeptuelle Umorientierung Moholys – die oft genug wie die Vorwegnahme heute selbstverständlichen Werbedesigns wirkt – zunächst eher in seiner Praxis als Maler und Plastiker. Allerdings erschien dort der Bruch mit dem autonomen Kunstbegriff der Vergangenheit weit weniger spektakulär. Die zentralen Themen des Künstlers waren Licht, Bewegung und die sich daraus ergebenden Spannungsverhältnisse und Beziehungen. Das waren aber nur scheinbar traditionelle Sujets, da sie für Moholy erst im Kontext der Veränderungen der industriellen Lebenswelt interessant wurden: „es ist wohl möglich, daß die malerei sich als ausschließlich manuelle (handwerkliche) gestaltung noch jahrzehntelang halten wird, einerseits als pädagogisches mittel, andererseits als vorbereitung für eine neue kultur der farben- bzw. lichtgestaltung. aber es bedarf nur der richtigen fragestellung – und in konsequenz dann des neuen optischen organisators (anstelle des

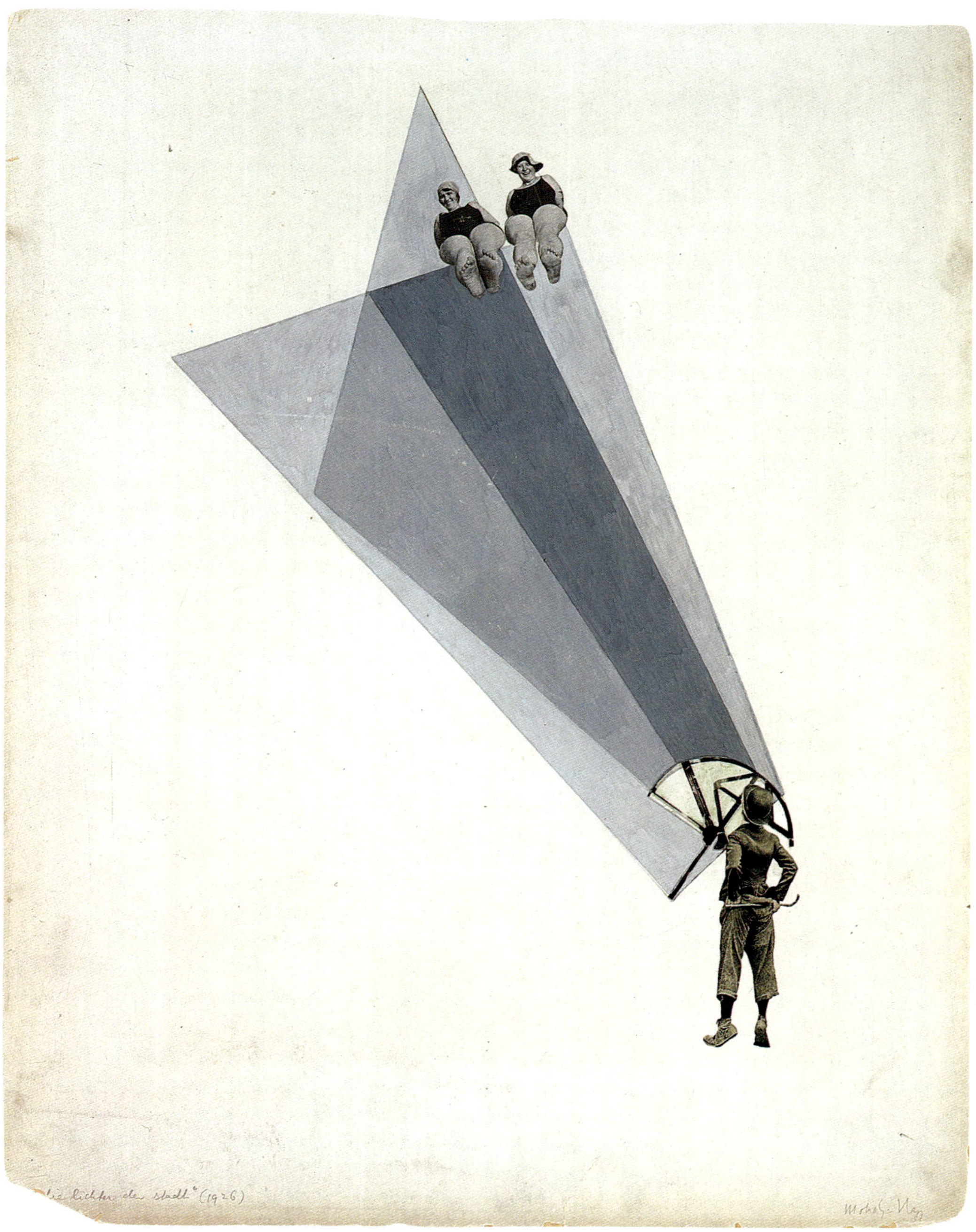

László Moholy-Nagy, lichter der stadt. 1926, Fotoplastik, montierte Zeitschriftenfotos, Tempera auf Karton, 61,5 x 49,5 cm, BHA. ● In seinen Fotoplastiken nimmt Moholy die Allgegenwärtigkeit der Fotografie auf. Das realistische Fotobild wird zum gleichberechtigten Zeichen im Alltag moderner Massenkommunikation.

László Moholy-Nagy, Titel „foto-QUALITÄT“. 1931, Buchdruck, DIN A 4, BHA. ● Nirgends sonst zeigt sich Moholys „pragmatischer Konstruktivismus“ so deutlich wie in seinen angewandten Arbeiten im Grafikdesign. Er findet Gestaltungslösungen, die im rasanten Wandel der modernen Massenpresse zu einprägsamen Bildformeln werden.

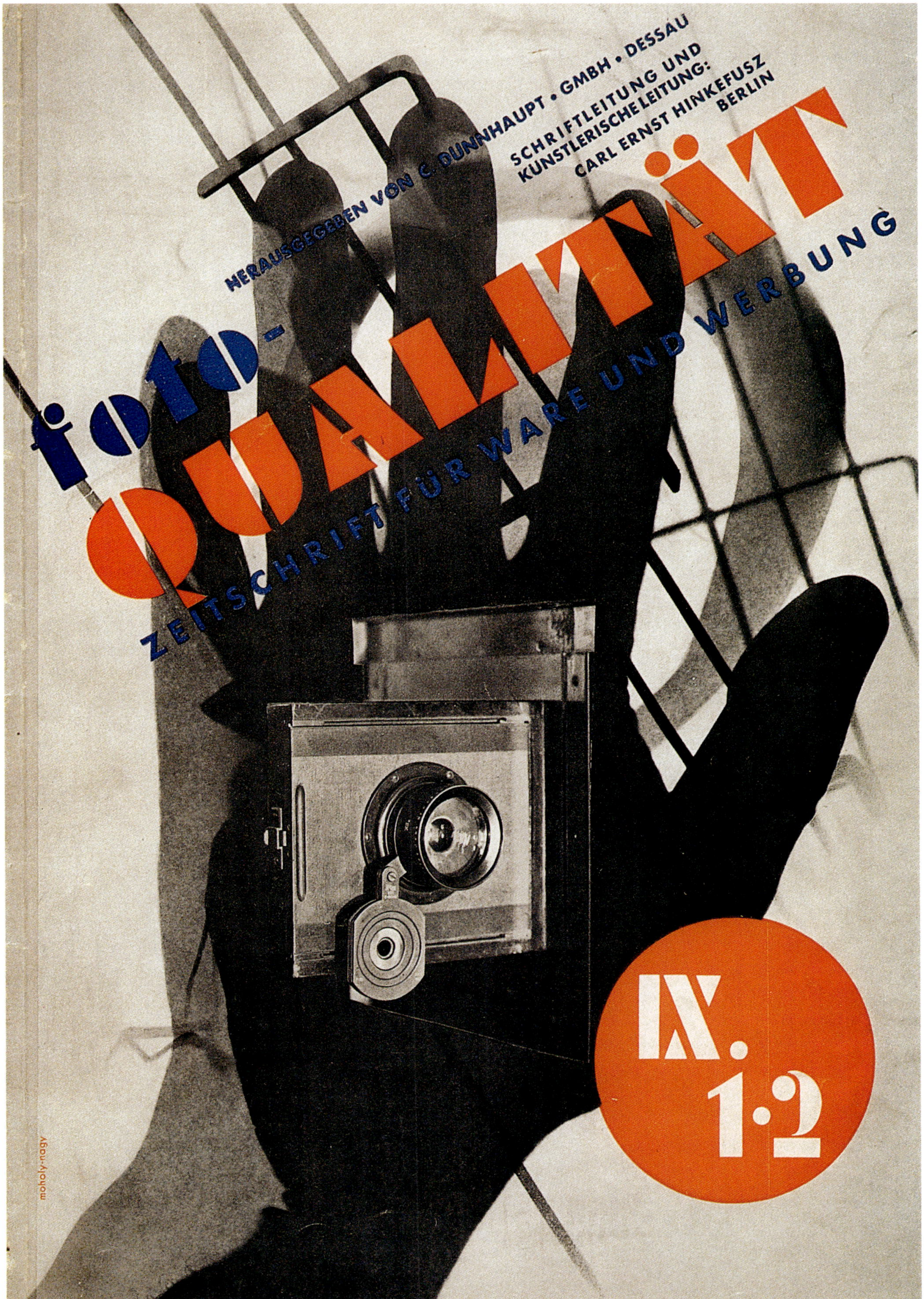

László Moholy-Nagy

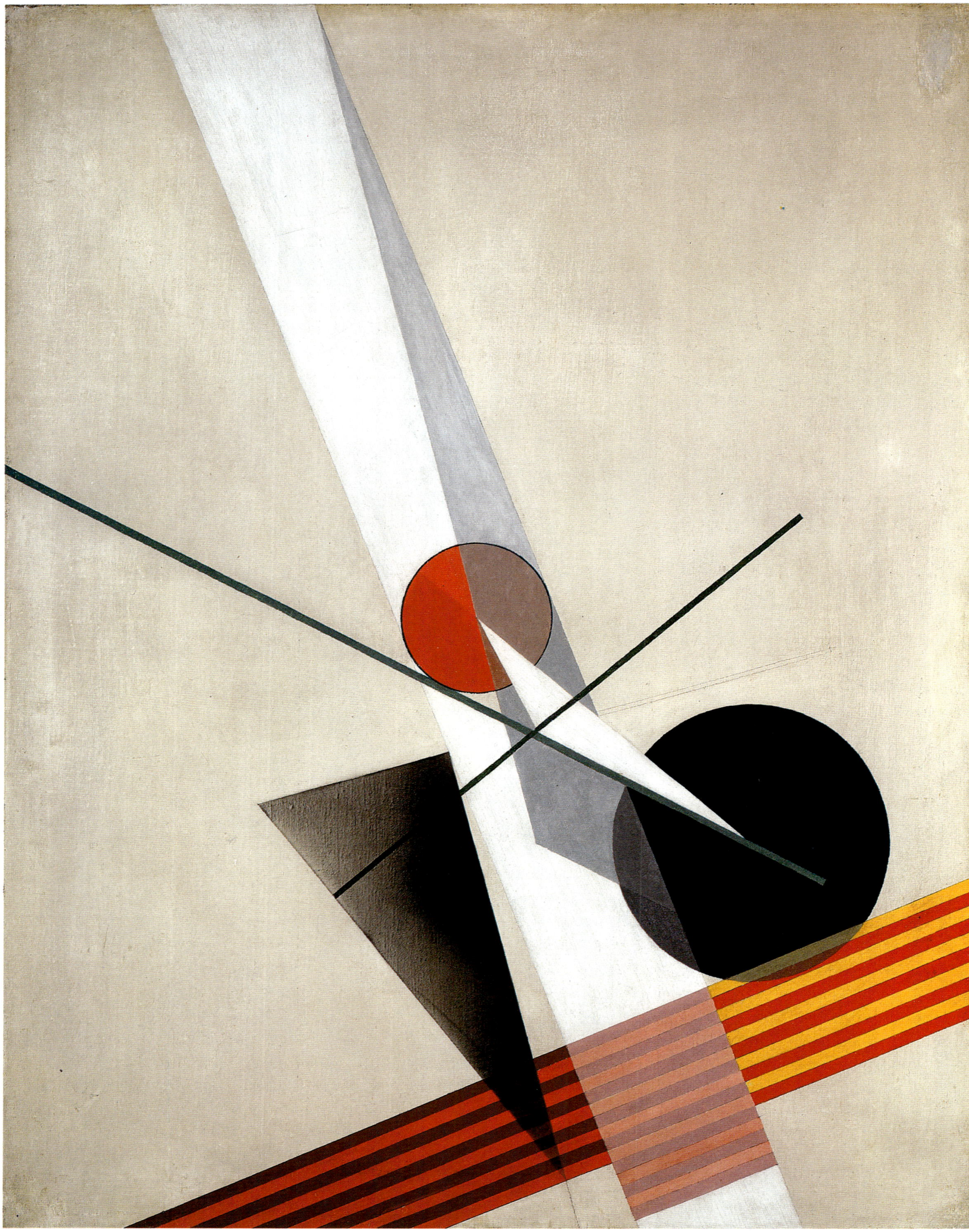

László Moholy-Nagy, Komposition A XXI. 1925, Öl und Mischtechnik auf Leinwand, 96,0 x 77,0 cm, Westfälisches Landesmuseum für Kunst und Kulturgeschichte Münster. ● Bereits in seinen frühen Ölbildern ist das künftige Konzept des Licht- und Bewegungskünstlers Moholy zu erahnen. Die dynamischen und klar konstruierten Formen scheinen den Rahmen des alten Tafelbildes zu sprengen. Auf dem Weg zu entmaterialisierten Lichtphänomenen wurde das Pigment vom Farb- zum Lichtträger. (Abb. linke Seite)

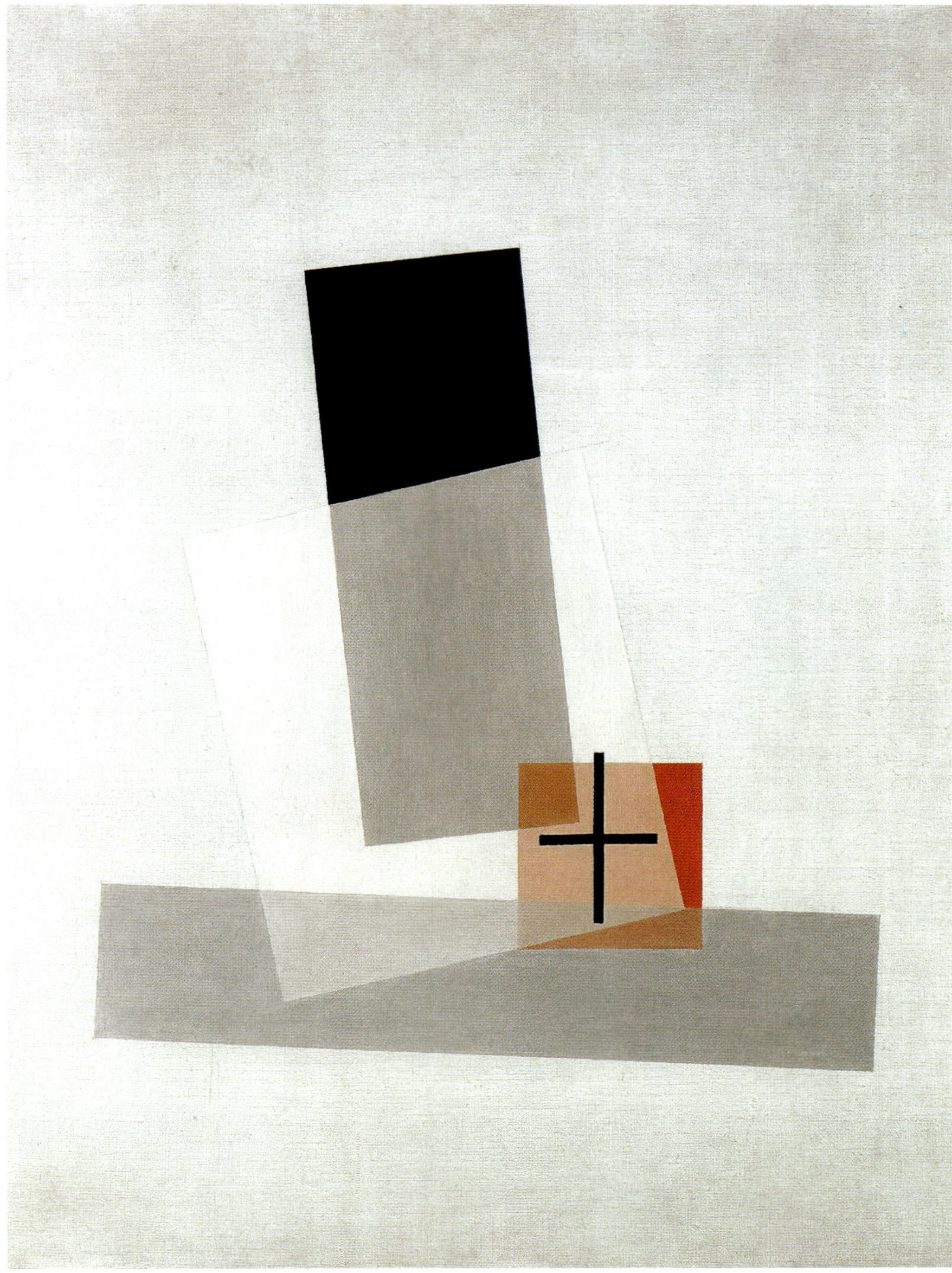

László Moholy-Nagy, Komposition Q VIII. 1922, Öl auf Leinwand, 95,5 x 76,3 cm, Museum Moderner Kunst, Stiftung Ludwig, Wien. ● Die reinen Formen der Kompositionen Moholys atmen zwar den Geist des Konstruktivismus; als Ölmalerei könnten sie aber zugleich als autonome Werke der gegenstandslosen Kunst gelesen werden.

künstlers) –, um dieses vorbereitungsstadium abzukürzen." (probleme des films. In: telehor, Sonderheft: Moholy-Nagy, 1936) Noch im Bereich herkömmlicher Tafelmalerei experimentierte Moholy deshalb immer wieder mit industriell gefertigten Bildträgern – etwa Kunststoffen oder Aluminium –, um zu neuartigen Lichtwirkungen zu gelangen. Das Pigment wurde für ihn zur reinen „Lichtlagerungsstätte", doch auch hier handelte es sich letztlich nur noch um eine symbolische Darstellung und nicht um die konkrete Gestaltung des realen Lichts: „Bis gestern bedeutete die ‚Malerei' die Spitze der optischen Gestaltung. Ihr Sinn war, daß sie mit der verschiedenen Reflexionsfähigkeit der verschiedenen Farbstoffe arbeitete. Soweit ein Farbstoff das Licht zurückzuwerfen oder zu schlucken imstande war, wurde er für die Gestaltung eines angestrebten optischen Ergebnisses, das im Grunde die Welt im Spiegel des Lichtes wiedergeben sollte, verwendet. Es besteht kein Zweifel darüber, daß diesem Vorgang gegenüber eine direkte Strahlung des Lichtes sehr viel intensivere Wirkung erzeugen könnte, wenn sie in demselben Maße beherrscht würde wie die Pigmentmalerei. Und in der Tat, das ist das Zukunftsproblem der optischen Gestaltung: die Gestaltung des direkten Lichts." (Fotogramm und Grenzgebiete. In: Die Form, 1929/IV) In der Konsequenz wandte sich der „Lichtner" – wie sich Moholy selbst zuweilen nannte – unmittelbareren Formen der Lichtgestaltung zu. Neben den an anderer Stelle behandelten Arbeiten in den neuen Medien Fotografie und Film und den Entwürfen für die reflektorischen Lichtspiele war vor allem der „Licht-Raum-Modulator", der, 1930 zum ersten Mal auf der Pariser Werkbundausstellung gezeigt, das

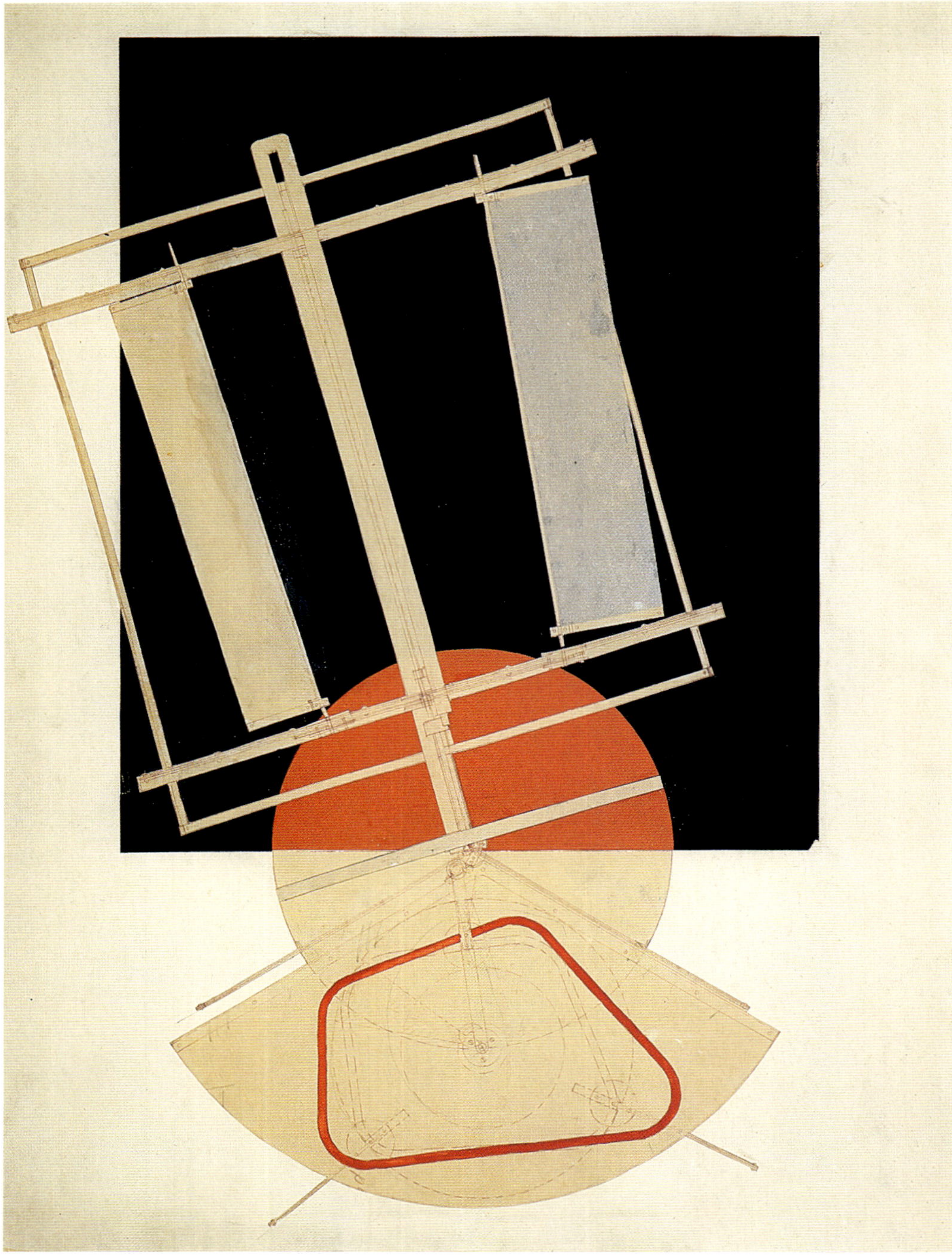

László Moholy-Nagy, lichtrequisit einer elektrischen bühne. Darstellung eines Bewegungsspiels auf dem ersten Sektor (Werkzeichnung). 1922–1930, Konstruktion von Dipl.-Ing. Stefan Sebök, Collage über Lichtpause, Aquarell, Deckweiß und farbige Papiere auf Karton, 60,0 x 60,0 cm, Universität zu Köln, Theaterwissenschaftliche Sammlung. • Im „Lichtrequisit" geht es um das abstrakte Zusammenspiel von elektrischem Licht und unterschiedlichen Materialstrukturen in Bewegung. Hier löst sich der „Lichtner" Moholy endgültig aus den engen Bindungen zur traditionellen Malerei.

eigentliche Resultat dieser Überlegungen der Jahre am Bauhaus darstellte. Dieser Apparat war ein vielteiliger Mechanismus aus diversen, vor allem metallischen Materialien auf einer sich drehenden runden Platte. Die einzelnen Sektoren der Konstruktion wurden durch eine Öffnung des sie umschließenden Kastens sukzessive sichtbar, um je nach Oberflächenstruktur das Licht unterschiedlich zu reflektieren und zudem auf der Rückwand ein dynamisches Schattenspiel zu projizieren; „ein Apparat zur Demonstration von Licht- und Bewegungserscheinungen". (László Moholy-Nagy, Lichtrequisit einer elektrischen Bühne. In: Die Form, 1930/V, S. 11 f) Nur scheinbar wurde mit diesem Objekt die Lichtkunst der Nachkriegsjahre von Adolf Luther bis hin zu James Turrell vorweggenommen, denn die formalistisch wirkende Plastik sollte vor allem als Laboratorium für praktische Anwendungen des Lichts in der Industrie verstanden werden. Es konnte „zu zahlreichen optischen Feststellungen ausgewertet werden, und es scheint mir richtig, diese Versuche planmäßig weiterzuführen als Weg zur Licht- und Bewegungsgestaltung". (ebenda, S. 12) Als praktisches Ergebnis solcher Untersuchungen gelang es dem Lehrer in der von ihm geleiteten Metallwerkstatt, die Studenten zur Fertigung von seriellen Lampenmodellen für die Fabriken der Beleuchtungsindustrie anzuregen, deren Serienreife die theoretischen Ambitionen eines Gropius für ein industrielles Design Realität werden ließ. Der Direktor mußte mit seiner Entdeckung Moholys zufrieden sein, denn die Lizenzrechte brachten endlich auch die erhofften Einnahmen für das ökonomisch immer gefährdete Bauhaus.

Diese erfolgreiche Praxis war vielleicht der eigentliche Anlaß für die zunehmende Distanz Moholys zu den eigenen radikalen Anfängen: „Die Konstruktivisten schwelgten in Industrieformen. Eine technische Monomanie beherrschte sie." (László Moholy-Nagy, von malerei zu architektur, München 1929, S. 132) Nun war ihm der Mensch Zentrum der Gestaltung, wenngleich nicht als abstraktes Gattungswesen in der Art Schlemmers, sondern als Bestandteil eines kollektiven Organismus. Die Deprivationen des Maschinenzeitalters – namentlich die Verstümmelung des Menschen durch ein reduktionistisches Spezialistentum – galt es auszugleichen. Solch Humanismus unterschied sich dezidiert von einer zeitgenössischen Maschinenästhetik, deren radikalste Vertreter die Verwandlung des menschlichen Körpers in ein funktionierendes Rädchen im großen Getriebe der Industrie feierten. Moholy wollte dagegen jenseits jeder romantischen Illusion die industrielle Wirklichkeit mit den biologischen Voraussetzungen menschlicher Existenz versöhnen. Dies sollte weder symbolisch durch einen abgesonderten Bereich der Kunst geschehen noch kompensatorisch durch die dekorative Verschönerung des Lebens, wie es einst der Jugendstil versuchte, sondern durch die wissenschaftlich-systematische Aneignung der optischen Lebenswelt und einer daraus resultierenden Neugestaltung derselben. Diese Haltung gipfelte im monumentalen Bilderatlas seines letzten Werkes „Vision in Motion“, das er im amerikanischen Exil als Quintessenz der optischen Kultur der Gegenwart verfaßte. Das Versprechen einer neuen Welt aus dem Geiste des Designs wird hier in Text und Bild formuliert. Bei aller Kritik Moholys an den dortigen Gesellschaftsverhältnissen war dies eben auch eine Hommage an die amerikanische Kultur. Es nimmt so gesehen nicht wunder, daß der ehemalige Kommunist mit Gropius das Bauhaus verließ, anstatt sich der sozialistischen Utopie eines Hannes Meyer anzuschließen. Um an den Ausgang zurückzukehren: Das ist das Bauhaus der westlich-demokratischen Nachkriegsmoderne.

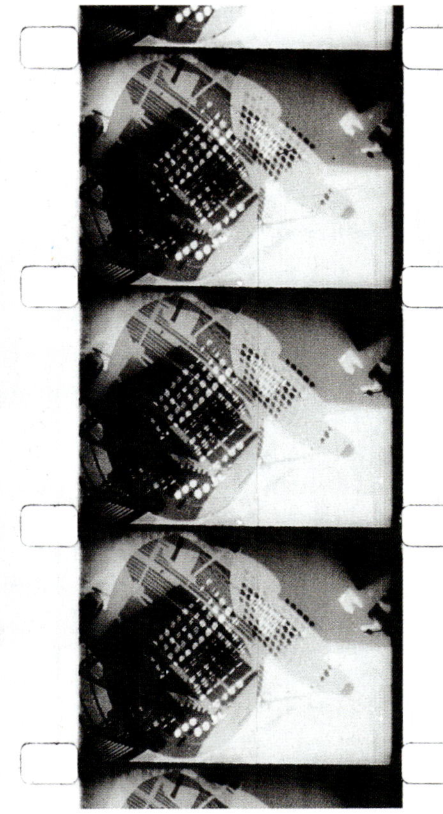

László Moholy-Nagy, lichtspiel schwarz-weiss-grau. 1930, Einstellungen aus dem Experimentalfilm, BHA. ● Moholys Ziel war es, Licht zum eigenständigen Gestaltungsmittel zu erheben. Während das plastische Lichtrequisit noch von der Schwere der metallischen Materialien geprägt war, wurde der neue „Werkstoff“ Licht in der filmischen Projektion annähernd autonom.

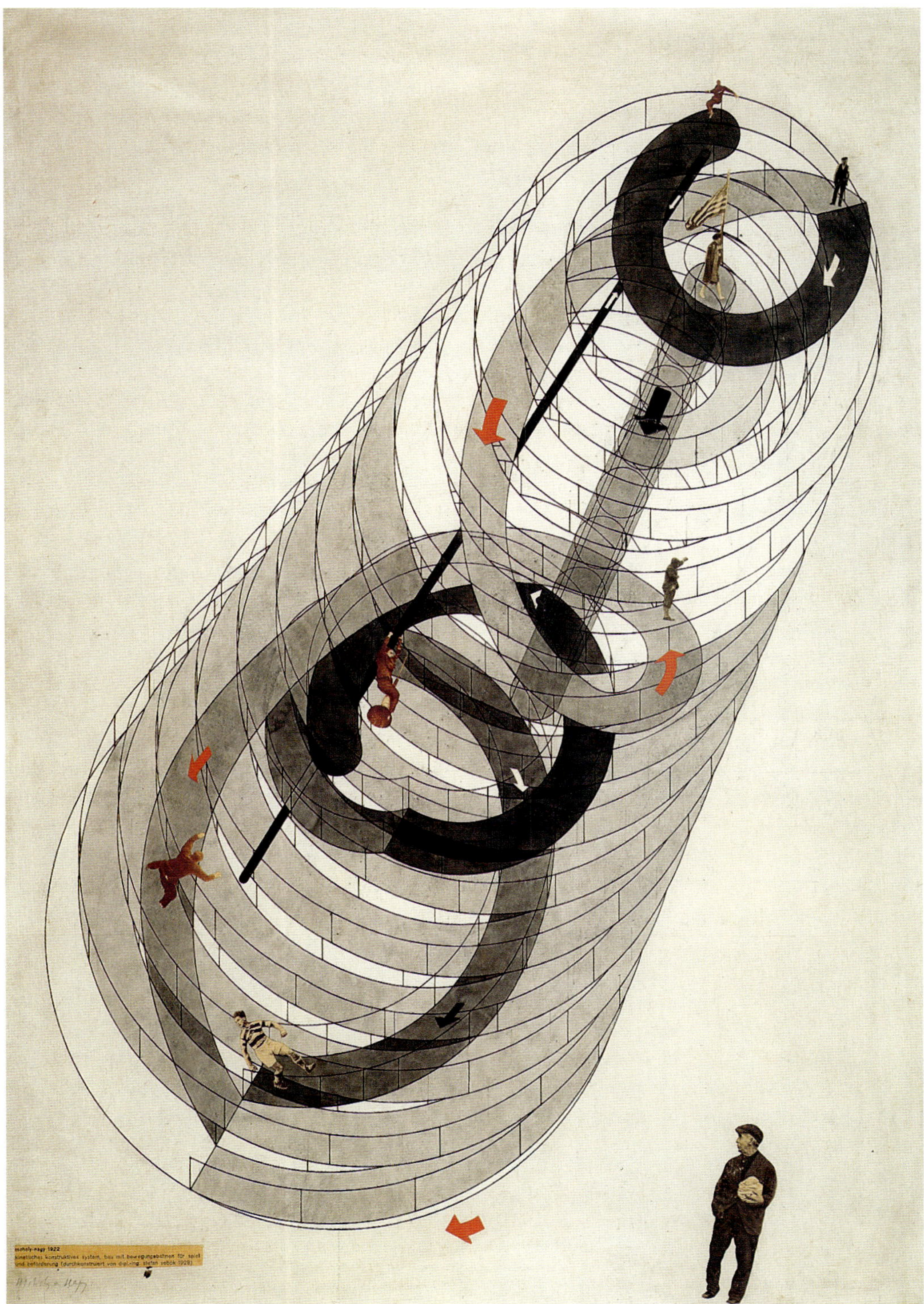

László Moholy-Nagy, kinetisches konstruktives system. Bau mit Bewegungsbahnen für Spiel und Beförderung. Durchkonstruiert von Dipl.-Ing. Stefan Sebök 1928 nach der ersten Fassung Moholys von 1922, Collage über Lichtpause, Tusche, Aquarell und Fotomontage auf Karton, 76,0 x 54,5 cm, Universität zu Köln, Theaterwissenschaftliche Sammlung. ● Moholys Entwürfe wurden zunehmend räumlich und beweglich. Diese „Konstruktion“ meint kein konkretes architektonisches Konzept – dargestellt ist die durch die Moderne veränderte Wahrnehmung von Zeit und Raum.

Synthese und Gesamtkunstwerk

Norbert M. Schmitz

Richard Wagner wollte mit seinem Festspiel in Bayreuth, das Text, Musik und Architektur in einer künstlerischen Synthese vereinte, nach der Enttäuschung über den Ausgang der 48er Revolution sein deutsches Vaterland mit einem ästhetischen Mythos erneuern. Von Friedrich Nietzsche ob seiner beginnenden Frömmelei von nun an mit beißender Kritik bedacht, wurde Wagners Gesamtkunstwerk paradigmatisch für die Moderne schlechthin. Unterschiedlichste Strömungen der Avantgarde verband ästhetisch, weltanschaulich und politisch der Wunsch, sich durch den Neuentwurf der ganzen Gesellschaft als einheitliches Gesamtkunstwerk an die Spitze sozialer, nationaler und politischer Erneuerung zu setzen. Auch das frühe Bauhaus war von diesem Gedanken geprägt, und der Rückgriff auf das Leitbild der mittelalterlichen Bauhütte war vor allem die Beschwörung einer romantisch verklärten, ganzheitlichen Synthese von künstlicher Produktion und gesellschaftlichem Leben. Damit schloß es an eine lange Kette der die Geschichte des modernen Designs beherrschenden Sozialutopien an. Ob Arts and Crafts in England oder der internationale Jugendstil: Es ging den Reformern von William Morris bis Henry van de Velde immer um mehr als um die reine Form. Der neue Stil stand für ein neues Leben, und die Integration sämtlicher Künste verband sich mit dem Universalanspruch einer umfassenden Lebensreform.

Das „Totalkunstwerk" Moholys ist nun allerdings keinesfalls einfach mit dem Gesamtkunstwerk Wagners gleichzusetzen, das in letzter Konsequenz bis hin zur totalitären Ästhetisierung der Politik führte, wie sie Walter Benjamin beschrieb. Moholy wollte sich vielmehr von solchem Welterneuerungswahn absetzen: „Was wir brauchen, ist nicht das ‚Gesamtkunstwerk', neben dem das Leben getrennt hinfließt (wenn es das nur immer getan hätte!, der Verf.), sondern die sich selbst aufbauende Synthese aller Lebensmomente zu dem alles umfassenden Gesamtwerk (Leben), das jede Isolierung aufhebt, indem alle individuellen Leistungen aus einer biologischen Notwendigkeit entstehen und in eine universelle Notwendigkeit münden." (Malerei Fotografie Film, München 1927, S. 15) Auch seine Synthese zielte also auf die Verbindung sämtlicher gesellschaftlicher, ästhetischer und biologischer Aspekte gegenüber einem als tragisch empfundenen Spezialistentum der Gegenwart. Sein Vertrauen auf diese Utopie wurde zunehmend größer, so daß er selbst die Lösung der sozialen Frage im Gegensatz zu seinen ursprünglich marxistischen Auffassungen in der Ästhetik begründet sah. Es ging Moholy also nicht wie Benjamin darum, der Ästhetisierung der Politik die Politisierung der Kunst entgegenzuhalten, sondern Moholy erstrebte die Aufhebung gesellschaftlicher Widersprüche durch eine universale Gestaltung aller Lebensbereiche.

Das verbindet ihn mit den Anfängen der modernen Designgeschichte. Auch William Morris, der politisch eng mit der englischen Arbeiterbewegung verbunden war, wollte vor allem die durch die Maschine verursachte Entfremdung der Arbeit aufheben und durch möglichst ganzheitliche, d. h. den Produzenten sinnlich nachvollziehbare Herstellungsprozesse, wieder sinnhaft werden lassen. Mit Marx teilte der Sozialutopist also die Vorstellung, daß sich der Mensch durch seine Arbeit erst wirklich schafft. Dieser Gegensatz zum Verfasser des „Kapitals" stellte er aber die industrielle Produktionsweise selbst zur Disposition. Er ist geradezu konstitutiv für die ganze Geschichte des Designs: Der Rückgriff auf vorindustrielle Produktionsformen führte den sozialen Anspruch dieser Reformer letztlich ad absurdum, wenn am Ende, aufgrund der hohen Kosten bei traditionellen Fabrikationsmethoden ausgerechnet radikale Sozialisten die berühmtesten Luxusartikel für die englische Oberschicht produzierten. In Deutschland kam es über diese Frage bekanntlich zum Werkbundstreit zwischen Hermann Muthesius und Henry van de Velde. Diese Kontroverse bildet den Hintergrund für die eigentliche Originalität Moholys: Er begreift die Humanisierung der Arbeit nicht als prinzipiellen Gegensatz zur industriellen Technik, sondern fordert, auf diese aufbauend, beide auf einer neuen Ebene zu verbinden, ohne dabei – wie manche der technoiden Konstruktivisten und Produktivisten – den Menschen zum bloßen Annex einer hypostasierten Maschine zu reduzieren. Für Moholy war „das gesamtziel: der ganze mensch, der mensch, der von seiner biologischen Mitte her allen dingen des lebens gegenüber wieder mit instinktiver sicherheit stellung nehmen kann, der sich heute genau so wenig von industrie, eiltempo, äußerlichkeiten einer oft mißverstandenen ‚maschinenkultur' überrumpeln läßt..." (von material zu architektur, München 1929, S. 18) Nur davon ausgehend ist seine Maschinenästhetik zu verstehen. Doch auch Moholys Dynamismus übersah allzu leicht die extreme Konstanz der menschlichen Natur, namentlich der Sinnesfunktionen. So ließ der „industrielle Blick" seiner Fotografien die evolutionsbiologisch bedingte Funktionalität und Konstanz des menschlichen Wahrnehmungsapparates außer Acht, und seine Alphabete gerieten dergestalt zur Unleserlichkeit.

Trotz dieser offensichtlichen Gebundenheit an formalistische Stileme des Modernismus bleibt der Versuch, eine zunehmend ideologieferne Balance zwischen Technik und Mensch zu finden, wie sie sich vor allem im Verlaufe des theoretischen Werkes des Künstlers abzeichnete, die entscheidende Herausforderung dieses Designhumanisten für die Gegenwart. Aus heutiger Sicht übersah er dabei allerdings nur zu oft, daß gerade die von ihm so entschieden ins Feld geführte Biologie auch das Fragmentarische und Unabgeschlossene als konstitutiv für die physische, psychische und soziale Natur des Menschen ansieht. Vom „weltoffenen Wesen Mensch" (Gehlen) ist in seinen gestalterischen Entwürfen meist wenig zu spüren. Ob auf diese Weise hinter Moholys biologischem Determinismus nicht wiederum latent der alte Wille zur Totalität und Vereinheitlichung, das Nicht-dulden-Können von Differenz – als „Gesamtdesignwerk" zwar entschlackt von desavouierenden ideologischen Ansprüchen – aufscheint, bleibt Gegenstand der Diskussion. Die Wirklichkeit des „internationalen Designs" der Nachkriegsjahre würde dafür sprechen. Jenseits aller utopischen Entwürfe war es jedenfalls der Uniformismus der ideologiefernen Gesellschaft eines pragmatischen amerikanischen Kapitalismus, dem hier ausgerechnet der ehemalge Revolutionskünstler Moholy-Nagy seine angemessene symbolische Form gab. Ein Gesamtkunstwerk wider Willen.

László Moholy-Nagy, Fotoplastik. 1925, Fotocollage, Zeichnung und weiße Deckfarbe, 25,5 x 21,0 cm, Collection Arnold H. Crane, NYC. ● Moholy war fasziniert von den Phänomenen der Massenkultur, die er nicht durch eine ästhetisch-stilvolle Gegenwelt ersetzen wollte, sondern selbst zum Zentrum seiner Apotheose des modernen Lebens machte. Die Traumfabriken UFA und Hollywood blieben dem Avantgardisten Moholy jedoch verschlossen.

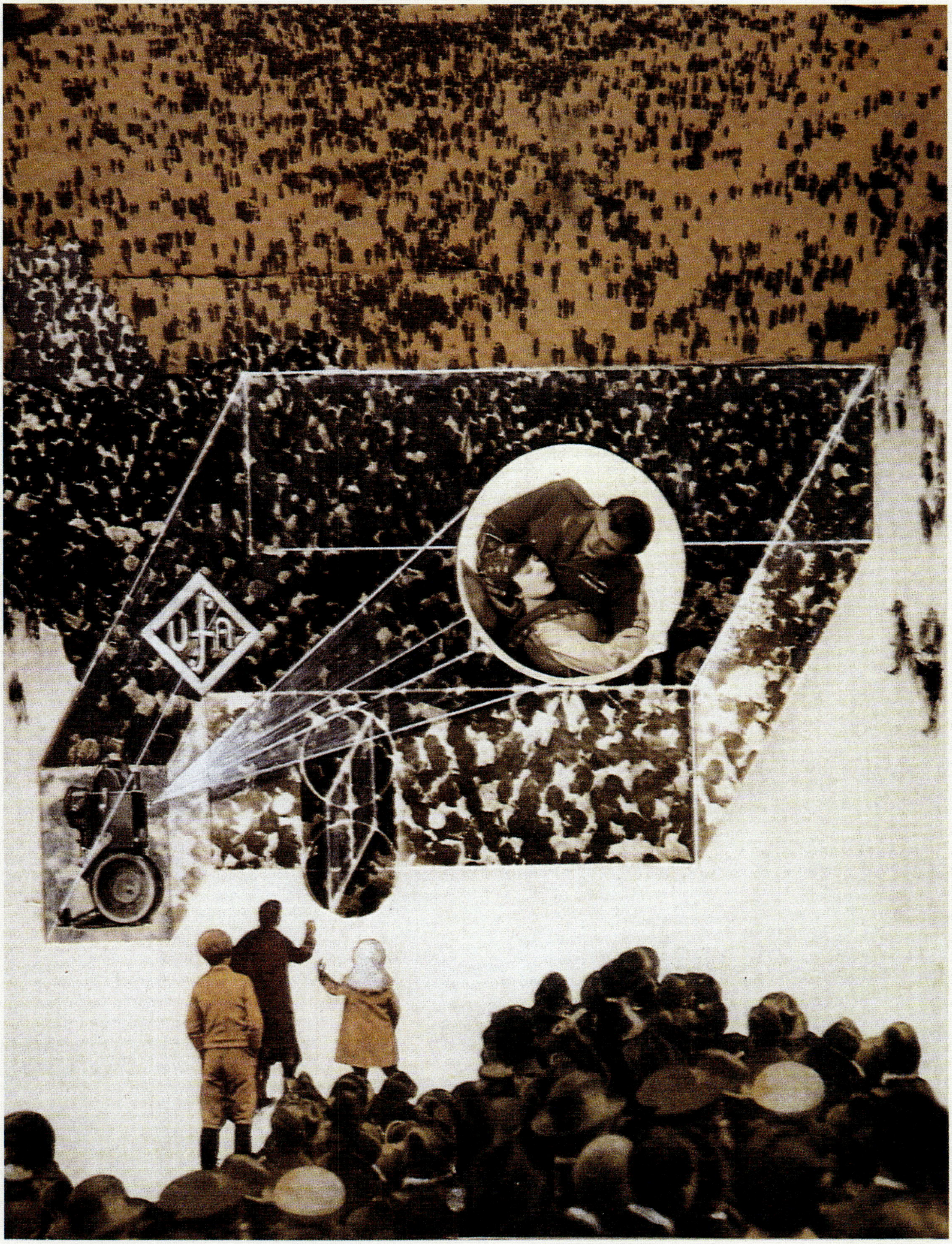
ufa

Moholys Filmkunst oder Warum das Bauhaus dem Kino fernblieb

Norbert M. Schmitz

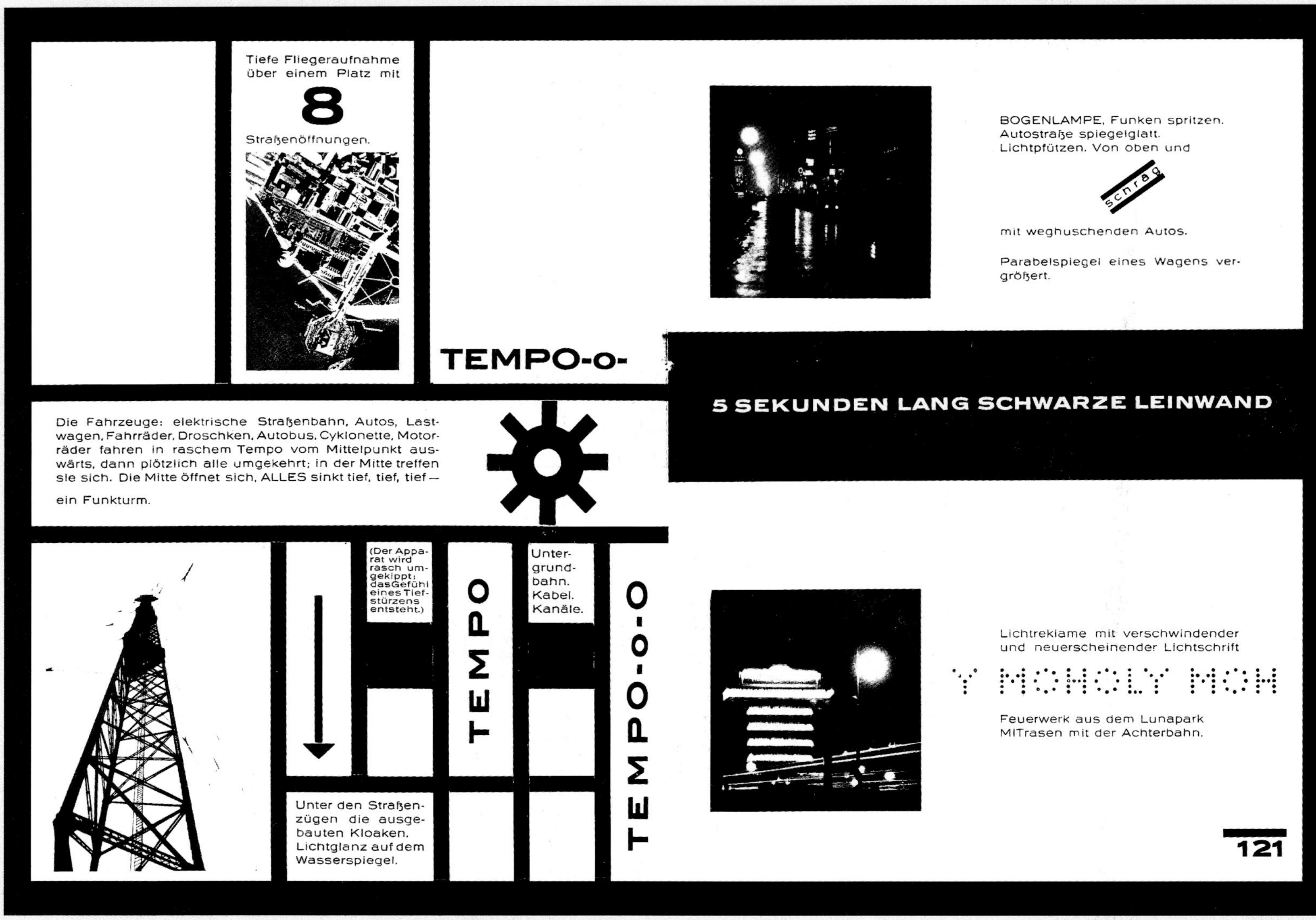

Es ist auffällig, daß trotz aller Emphase für die „Einheit von Kunst und Technik" und für die Bedürfnisse der breiten Volksmassen das Medium des 20. Jahrhunderts, der Film, am Bauhaus nur wenig Beachtung fand. Immerhin gab es Kontakte zu den Protagonisten des frühen abstrakten Kinos in Deutschland, Hans Richter und Walter Ruttmann. Am Bauhaus blieb allerdings die „Partitur aus dem Leben eines Pfeils" von Kurt Kranz ebenso papierner Entwurf wie die dynamische Entwicklung von Rechtecken bei Werner Graeff. Anders verhielt es sich mit den von den Bauhausschülern Kurt Schwerdtfeger und Ludwig Hirschfeld-Mack entwickelten „Reflektorischen Farbenspielen". Durch bewegte Lampen und unterschiedlich geschnittene Schablonen wurden – räumlich und zeitlich gestaffelt – Farbformflächen auf Leinwände projiziert, um so die innere Dynamik von Bildern aus der Schule Klees und Kandinskys zur Anschauung zu bringen: „Es kann ein Element aus den anderen entwickelt werden, vom Punkte zur linearen, zur Flächenbewegung, wobei die Flächenform jede beliebige Form annehmen kann. Durch Abblendvorrichtungen an den Lichtquellen und durch Einschalten von Widerständen ist es uns möglich, einzelne und größere Farbformkomplexe langsam aus dem schwarzen Grunde bis zur höchsten Helligkeit und farbiger Leuchtkraft zu steigern, während andere Komplexe gleichzeitig langsam verschwinden und sich im schwarzen Grunde auflösen ... Durch die exakte Kenntnis dieser elementaren Mittel, die eine unendliche Fülle von Variationen ermöglichen, streben wir ein fugenartiges, streng gegliedertes Farbenspiel an, jeweils ausgehend von einem bestimmten Farbformthema." (Ludwig Hirschfeld-Mack, Partitur der „Reflektorischen Farbenspiele". In: László Moholy-Nagy, Malerei, Fotografie, Film, München 1927, S. 79) Solche Farbenmusik regte wiederum Klee 1921 zu einem Gemälde mit dem Titel „Fuge in Rot" an.

Es war vor allem Moholy, der im Sinne eines auf die Gestaltung des Lebens zielenden Konstruktivismus diesen abstrakten Romantizismus durch eine Kunst der Bewußtseinsformung ersetzen wollte. Sowohl der – verglichen mit dem traditionellen Pigment – zeitgemäße Lichtträger Zelluloid, die Möglichkeiten technischer Bewegungsillusionen, aber vor allem die veränderten Erzählmodi der Montage erschienen ihm als

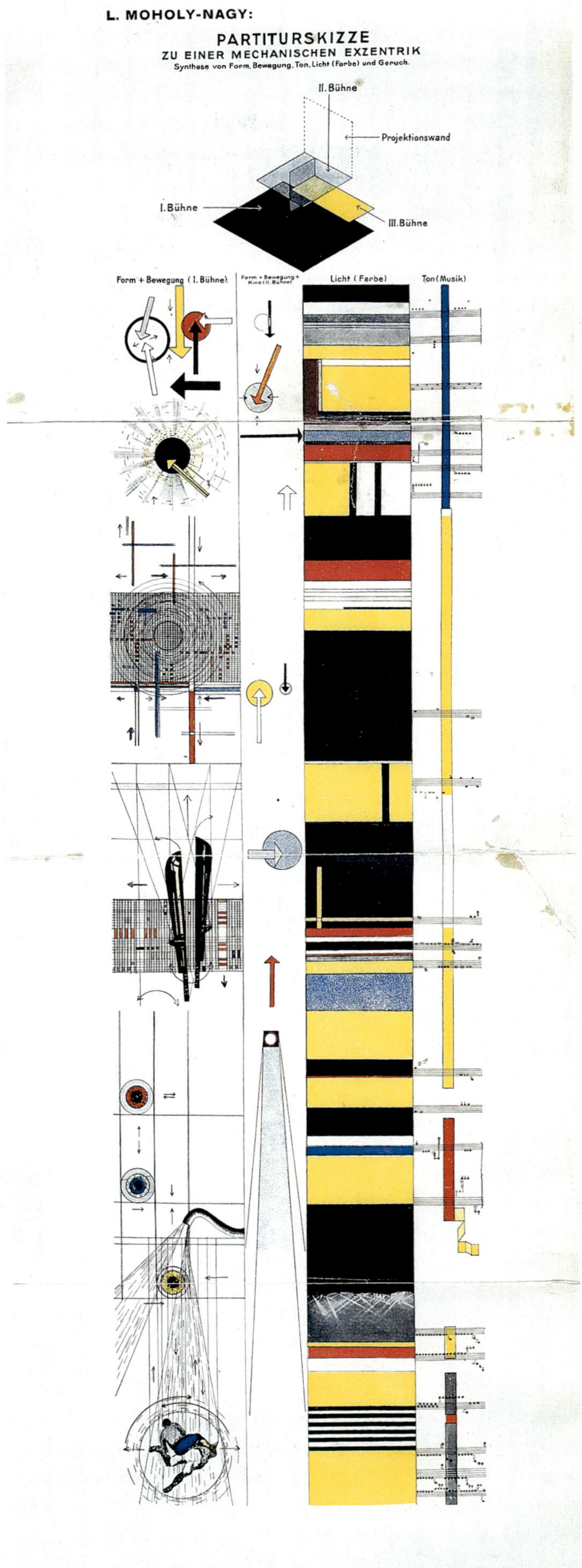

László Moholy-Nagy, Partiturskizze zu einer mechanischen Exzentrik. 1925, ausklappbare Seite aus Oskar Schlemmer, László Moholy-Nagy und Farkas Molnár, „Die Bühne am Bauhaus“, München 1925, Bauhausbuch 4, BHA. ● Bildzeichen werden vom Bewegungskünstler Moholy nicht mehr statisch gedacht. Folgerichtig drängen die Formen zur Bewegung. Seine Partitur sah der Künstler aber nicht nur als abstraktes Formenspiel: die „mechanische Exzentrik“ sollte den Geist des Maschinenzeitalters versinnbildlichen.

László Moholy-Nagy, Dynamik der Großstadt/ Skizze zu einem Film/gleichzeitig Typofoto. 1924, Doppelseite aus László Moholy-Nagy, „Malerei Photographie Film“, München 1925, Bauhausbuch 8, BHA. ● Die Dynamik der Großstadt wird als Montage unterschiedlicher und schnellster Eindrücke zur gleichen Zeit verstanden. Gegenstand dieses „storyboards“ ist die Montage: Prinzip der filmischen wie auch der urbanen Wahrnehmung – als Montage von Sinneseindrücken.

die angemessene Antwort auf die Technifizierung des „Kunstwerks im Zeitalter seiner Reproduzierbarkeit“ wie auf den Dynamismus der Wahrnehmung in der „vie moderne“. Moholys Programm liest sich wie die Erfüllung der materialistischen Kunsttheorie Walter Benjamins. Wie diesem geht es Moholy nicht allein um Inhalte oder Stilfragen, sondern um die künstlerische Aneignung der Apparatur selbst: „Da vor allem die Produktion (produktive Gestaltung) dem menschlichen Aufbau dient, müssen wir versuchen, die bisher nur für Reproduktionszwecke angewandten Apparate (Mittel) zu produktiven Zwecken zu erweitern.“ (ebenda, S. 28)

Rein äußerlich unterscheiden sich Moholys eigene Filme kaum von den zeitgenössischen Filmexperimenten der internationalen Avantgarde. Dabei stehen Werke, in denen die Funktion der Aufnahme- und Projektionsapparatur thematisiert wird, solchen gegenüber, in denen es um den Realismus der neuen Wirklichkeit geht. Entsprechen erstere den fast abstrakten Experimenten Henri Chomettes „Cinq minutes de cinéma pure“ oder Fernand Légers „Ballet mécanique“, erinnern letztere an die sozialistische Bewußtseinsmaschinerie von Dsiga Vertovs „Der Mann mit der Kamera“.

Beide Werkgruppen Moholys dürfen jedenfalls nie als rein formale Untersuchungen bildnerischer Effekte der modernen Medien mißverstanden werden, sondern sind – ähnlich den ihnen entsprechenden fotografischen Experimenten Moholys zwischen Fotogramm und Neuem Sehen – Strategien, die technische Wahrnehmungswelt der Gegenwart zu gestalten. Er wollte eben kein Filmkünstler, sondern Bilderproduzent sein. Allerdings verfehlte er dabei im Sinne seiner konstruktivistischen Ästhetik ausgerechnet im Bereich der technisch-medialen Massenkommunikation seiner Zeit genau jene Utopie, die er als Industriedesign annähernd Wirklichkeit werden ließ; nämlich die Kluft zwischen seinem avantgardistischen Materialismus und der faktischen Lebenswelt des Publikums zu schließen. Wie Tilman Osterwold zeigt, revolutioniert er „zwar die Medien inhaltlich, indem er ... (ihre) inhaltlichen Möglichkeiten freilegt ... verändert aber nicht die Funktion des Massenmediums.“ (Moholy Nagy: Produktion – Reproduktion – Integration. In: László Moholy-Nagy, Stuttgart 1974, S. 27) Die kinematografische Erzählung spiegelte Wünsche, Träume und Ängste des breiten Publikums; eine Kompensationsfunktion, die weit ab lag von der durch Selbstthematisierung medialer Eigenschaften geprägten Ästhetik der Moderne. Für solche Gegenwelten zum Alltag, die eben auch Widersprüchliches in sich bargen, war im durchrationalisierten Funktionalismus eines Moholy – seiner Illusion eines gesellschaftlichen „Totalkunstwerks“ ohne Lücke – kein Platz. Mit den russischen Revolutionsfilmern Eisenstein und Vertov teilte er die Vorstellung, hier handele es sich um pure „Verblödung“ durch den Kommerz. Zwar war er zumindest programmatisch immer auch um den wirtschaftlichen Aspekt jeder Gestaltung bemüht – wie eben der Erfolg seiner Lampen zeigt –, doch die eigenwillige Ökonomie der symbolischen Formen blieb ihm fremd. Ausgerechnet der den Modernen gegenüber äußerst reservierte Kunsthistoriker und Hollywoodliebhaber Erwin Panofsky brachte dieses grundlegende Dilemma 1936 auf den Punkt: „Sicher ist kommerzielle Kunst stets in Gefahr, als Hure zu enden, aber ebenso sicher ist nichtkommerzielle Kunst in Gefahr, als alte Jungfer zu enden.“ (Stil und Medium im Film und Die ideologischen Vorläufer des Rolls-Royce-Kühlers, Frankfurt/M. 1999, S. 52) Moholys Probleme mit dem Kino sind symptomatisch für das Bauhaus, das zwar in jeder Kunstgeschichte der Moderne seinen festen Platz hat, dessen Einfluß auf die visuelle Massenkultur des 20. Jahrhunderts von der industriellen Produktion der wahrlich erfolgreichen Unterhaltungsfabriken immer schon in den Schatten gestellt wurde. Um dies zu verändern, hätte es allerdings eines sehr viel weitergehenden Bruches mit den Vorstellungen moderner Kunstautonomie bedurft, als es Ästheten wie Gropius oder Moholy möglich war.

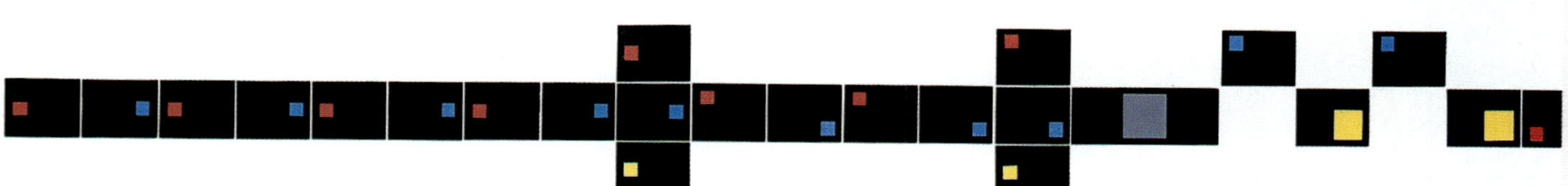

Filmpartitur, Komposition I/1922

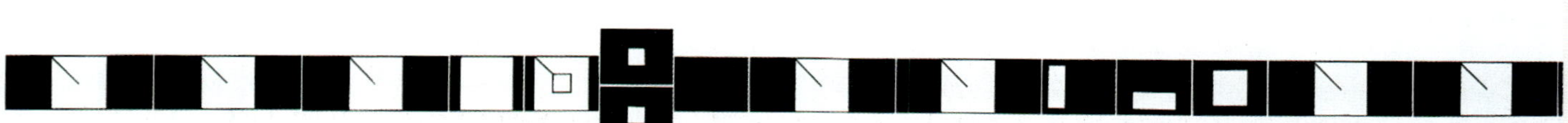

Filmpartitur, Komposition II/1922

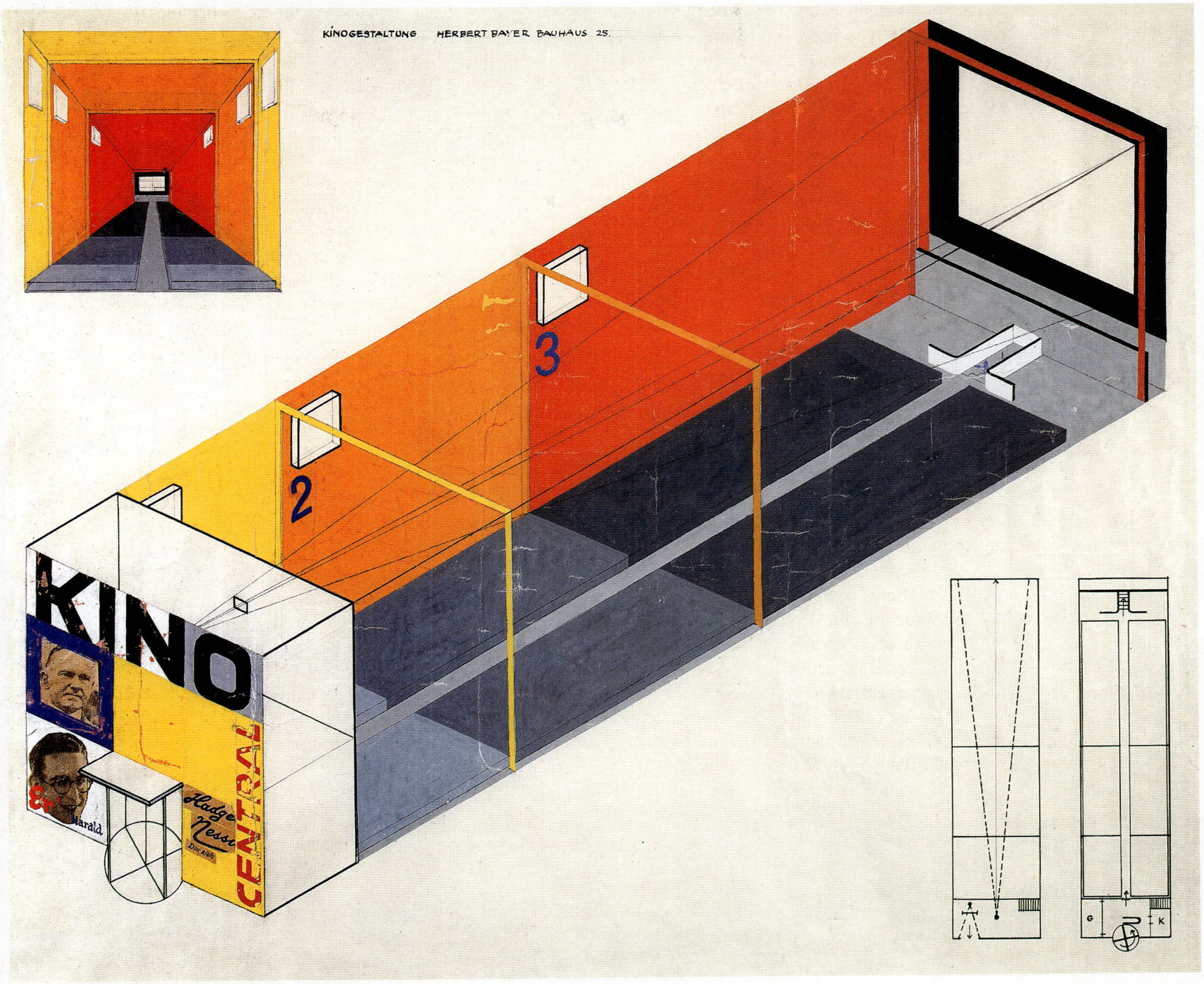

Werner Graeff, Filmpartitur, Komposition I und II. 1922, Ausschnitt einer bedruckten Partiturrolle, Siebdruck auf Baumwolle, BHA. ● Graeff hat noch als Bauhausstudent Filmpartituren gestaltet. Während die Pioniere Walter Ruttmann und Hans Richter ihre abstrakten Filme immerhin realisieren konnten, waren die technischen wie ökonomischen Voraussetzungen, aber auch das ernsthafte Interesse dazu am Bauhaus nicht gegeben.

Herbert Bayer, Entwurf für ein Kino. Um 1925, Collageelemente, Tempera und Tusche über Bleistift, 45,7 x 61,0 cm, Courtesy of the Busch-Reisinger Museum, Harvard University Art Museums, Gift of Herbert Bayer. ● Das konstruktivistische Konzept, dem sich auch Herbert Bayer zeitweilig näherte, zielte nicht allein auf den Film, sondern zugleich auf die Orte, an denen er vorgeführt wurde. Hier wurde das Kino zum Gesamtkunstwerk.

Josef Albers

Friederike Kitschen

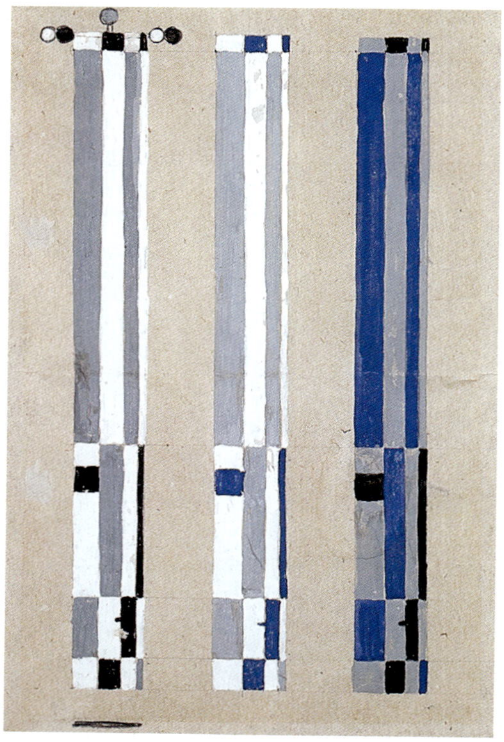

Josef Albers, Drei Entwürfe für eine Bauhausfahne. 1923, Deckweiß, Wasserfarben und Bleistift auf Packpapier, 23,1 x 15,1 cm, BHA. ● Für die Bauhausausstellung hatte Schlemmer vorgeschlagen, die Exponate der Schüler und Gesellen anstelle der Urhebernamen mit Symbolen zu kennzeichnen. Der gesamten Bauhausgemeinschaft, die er durch eine Fahne repräsentiert sehen wollte, ordnete Albers den rechten Winkel zu.

Vom Lehrer, der ein Schüler sein wollte, und vom Schüler, der ein Lehrer wurde – so beginnt die Lebensgeschichte und Künstlervita von Josef Albers, geboren 1888 in Bottrop als Sohn des kleinbürgerlichen Allround-Handwerkers Lorenz Albers und seiner Frau Magdalena. Josef Albers war einer der bedeutendsten Lehrer und eine der einflußreichsten Persönlichkeiten am Bauhaus, von der Weimarer Ära bis zum Ende der Schule in Berlin. Hinter der Gestalt des ebenso brillanten wie strengen Pädagogen, die im Verlauf der Bauhausentwicklung und auch in der späteren Rezeption immer dominanter wurde, trat der Künstler Albers oft zurück. Und doch war es der Drang, ein guter Maler zu werden, der den jungen Volksschullehrer immer wieder dazu trieb, einmal erreichte Sicherheiten und Positionen aufzugeben und voll disziplinierter Hartnäckigkeit weiterzulernen und zu suchen. Eben jene Bereitschaft, bereits Gelerntes, Gewußtes und Erreichtes radikal in Frage zu stellen und sich auf das Experiment des Selbst-Sehens und Selbst-Denkens einzulassen, forderte er in späteren Jahren auch von seinen Schülern in aller Konsequenz.

Albers wurde von 1905 bis 1908 am Lehrerseminar Büren zum Volksschullehrer ausgebildet und unterrichtete bis 1913 an verschiedenen westfälischen Schulen. Doch Fächer wie Lesen, Schreiben, Rechnen und Leibesertüchtigung genügten ihm ebensowenig wie das kleinstädtische Ambiente. 1913 begann er ein Studium an der Königlichen Kunstschule in Berlin, das er 1915, als Lehrer vom Militärdienst freigestellt, mit der Prüfung zum Kunsterzieher beendete. Einige gegenständliche Ölgemälde aus diesen Jahren zeigen Albers als einen zwar nicht allzu originellen, doch in Strich und Farbe sicheren Künstler, der sich an bekannten avantgardistischen Vorbildern wie Henri Matisse, James Ensor oder an den Kubisten orientierte; seine zahlreichen Zeichnungen aber leiten mit ihrem knappen Strich schon die strenge formale Reduktion seiner späteren Werke ein. Wieder nach Bottrop zurückgekehrt, wollte Albers seine Lehrjahre noch immer nicht beenden. Neben der Arbeit als Lehrer besuchte er bis 1919 die Essener Kunstgewerbeschule als Schüler des Glasmalers Jan Thorn-Prikker, entwarf selbst Glasfenster für eine Bottroper Kirche (heute zerstört) und konnte schließlich 1919 sogar seine Lithografien und Holzschnitte in der renommierten Münchner Galerie für zeitgenössische Kunst, Hans Goltz, ausstellen. Vielleicht beflügelte ihn dieser Erfolg zu einem neuerlichen Wechsel: Von 1919 bis 1920 nahm er an der Königlich Bayerischen Akademie der Bildenden Kunst in München seine Studien wieder auf und besuchte – mit Gewinn, wie er später feststellte – die Kurse in Maltechnik bei Max Doerner und – mit kritischer Distanz – den Zeichenunterricht des Malerfürsten Franz von Stuck. Die Laufbahn als freier Künstler – wahrscheinlich war sie in Josef Albers' Leben nie so greifbar nah wie in diesem Münchner Jahr, und ebenso nah war vielleicht auch deren drohende Konsequenz, die demütige Rückkehr in den bescheidenen, aber materiell sicheren Hafen der Bottroper Volksschule. Ein Faltblatt und Albers' ungebrochener Wille, besser zu werden, mit sich selber zu „kompetieren", entschieden anders.

Walter Gropius' Bauhausmanifest von 1919 versprach eine neuartige Kunstschule, deren Anspruch und Lehre sich deutlich von jenen herkömmlichen Ausbildungsformen unterscheiden sollten, die Albers bislang zur Genüge kennengelernt hatte und die er später als „Wissensschule" strikt ablehnen sollte. „Ich war 32

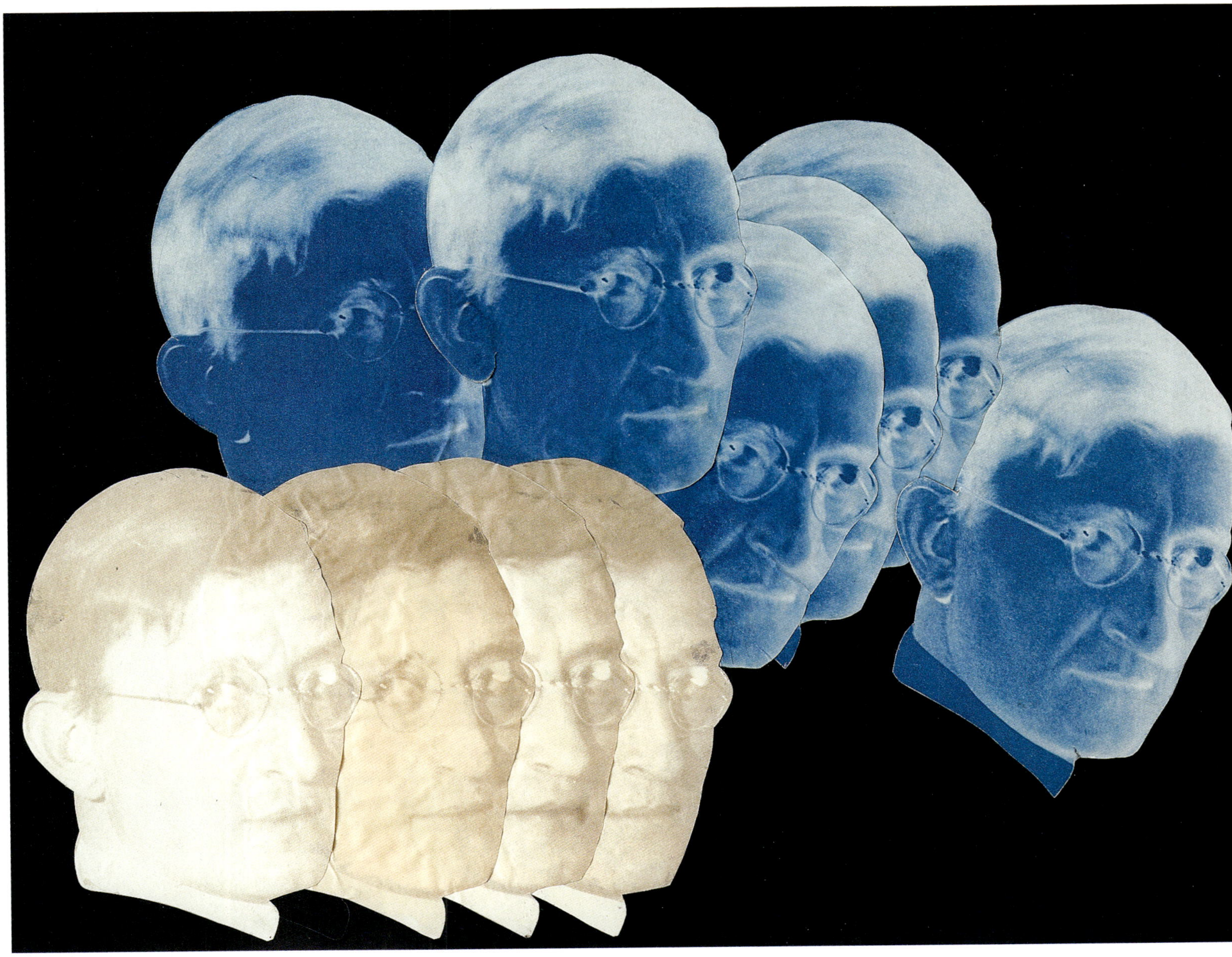

... warf den ganzen alten Krempel über Bord und fing noch einmal ganz von vorne an. Das war das beste, was ich in meinem Leben getan habe." (Neil Welliver, Albers on Albers. In: Art News 64, 1966, S. 48) Als Josef Albers 1920 einen Großteil seiner akademischen Studien vernichtete und als Student in das Bauhaus Weimar eintrat, waren jüngere Künstler wie Gerhard Marcks und Georg Muche bereits festangestellte Bauhausmeister. Sein Altersgenosse, der ebenfalls als Volksschullehrer ausgebildete Johannes Itten, hatte sich durch frühzeitige Theorie- und Ideologiebildung einen biografischen Vorsprung gesichert und leitete als von vielen Studenten tief verehrter Meister den Vorkurs sowie, zumindest nominell, einen Großteil der Werkstätten. Neben Ittens obligatorischem Vorkurs, der lediglich an zwei halben Tagen stattfand, konnte sich der Student Albers seiner eigenen künstlerischen Arbeit widmen. Bestärkt durch das Vorbild der meist abstrakt arbeitenden Bauhauskünstler und angeregt durch Ittens Lehren zur Gesetzmäßigkeit der Wirkung von Farben und Formen, gab er die gegenständliche Malerei und Zeichnung vollkommen auf. Abstrakte, oft geometrische Formen bestimmten von nun an sein gesamtes Werk. Doch Albers warf nicht alles über Bord. Gegen die Empfehlung des Meisterrates, der ihn der Werkstatt für Wandmalerei zuordnen wollte, arbeitete er wieder mit dem Material Glas. Aus einfachsten Mitteln, Glasabfällen und Draht, schuf er leuchtend farbige Assemblagen – so hartnäckig und so qualitätvoll, daß ihn der Meisterrat 1921 nicht nur zum weiteren Studium zuließ,

Josef Albers (?), Porträtcollage. Um 1928, Blatt aus Portfolio „9 jahre bauhaus. eine chronik", 1928, Porträts braun, positiv (Ozalid), Porträts blau, negativ (Cyanotypie), ausgeschnitten und versetzt auf schwarzen Karton montiert, 41,6 x 59,2 cm, BHA. ● Albers gehörte zu denjenigen Lehrern, die die Chance am Bauhaus nutzten, mehrere Materialien und Techniken selbst zu erproben.

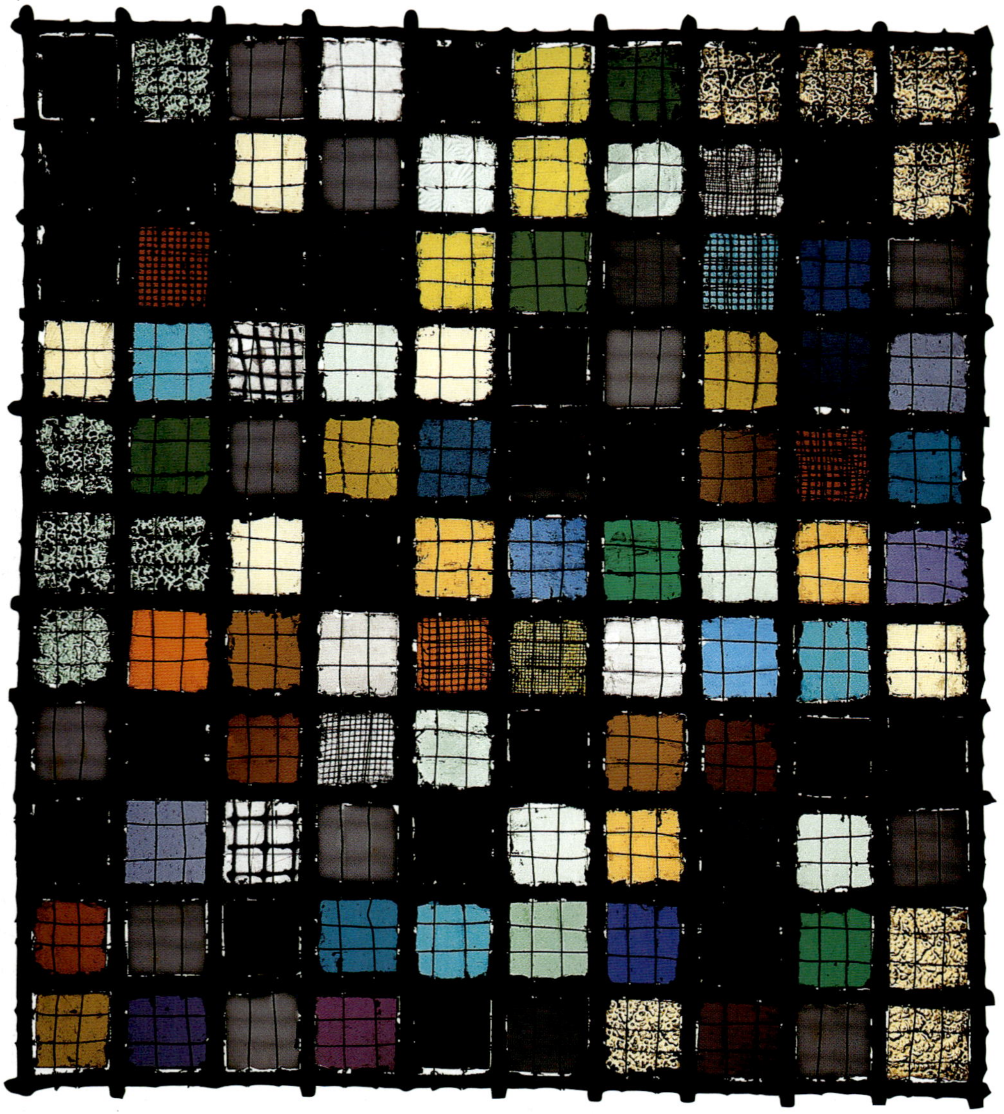

Josef Albers, Ohne Titel. Um 1921, Glasassemblage, 39,8 x 37,5 cm, Collection The Josef Albers Foundation (Abb. rechte Seite). ● Anläßlich der Ausstellung „Europäisches Kunstgewerbe" von 1927, an der auch das Bauhaus beteiligt war, erregten die abstrakten Fenster weithin Aufmerksamkeit, besonders beim Bund Deutscher Grafiker.

Josef Albers, Gitterbild. 1922, Glasassemblage, 32,4 x 28,9 cm, Collection The Josef Albers Foundation. ● Beeinflußt durch die „Materiestudien" im Vorkurs bei Johannes Itten, begann Albers, mit Glasabfällen zu experimentieren. Seine intensive Auseinandersetzung mit dem Material Glas führte nicht nur zu seiner Ernennung zum Gesellen und zur Werkleitung der Glasmalerei; sie brachte dem Bauhaus auch viele wichtige Aufträge für Glasfenster ein.

sondern ihm darüber hinaus die Reorganisation der Glasmalereiwerkstatt übertrug und ihn 1922 zum Gesellen ernannte.

Diese Werkstatt stand in Gropius' schematischer Darstellung des Studiengangs am Bauhaus zwar gleichberechtigt neben Holz, Metall, Gewebe, Stein usw., lag jedoch wegen des Fehlens eines handwerklich kompetenten Werkmeisters und der nur losen Führung durch die Formmeister, zuerst Johannes Itten, später Paul Klee, weitgehend brach. „So bekam ich mit einem Schlag meine eigene Glaswerkstatt, und es dauerte nicht lange, bis sich die ersten Bestellungen für Glasfenster einstellten", notierte Albers später zufrieden. Mehrere ausgeführte, später im Krieg zerstörte Buntglasfenster – für die Häuser Sommerfeld und Otte in Berlin und das Grassi-Museum in Leipzig – und Josef Albers' freie künstlerische Glasbilder zeigen die gleiche Entwicklung von der Assemblage asymmetrischer Formen zu streng geometrischen, auf seriellen Strukturen basierenden Kompositionen. Ab 1925 entwickelte Albers seine bekannten Bilder aus mehrschichtigem farbigem Überfangglas, aus dem mittels Schablone und Sandstrahl regelmäßige und exakt konturierte Muster herausgearbeitet wurden. Diese abstrakten Glasbilder konnten nach Albers' Entwürfen durch andere Personen und mit rein maschinellen Mitteln ausgeführt werden und entsprachen so ganz dem Anspruch des Dessauer Bauhauses, kunsthandwerkliche

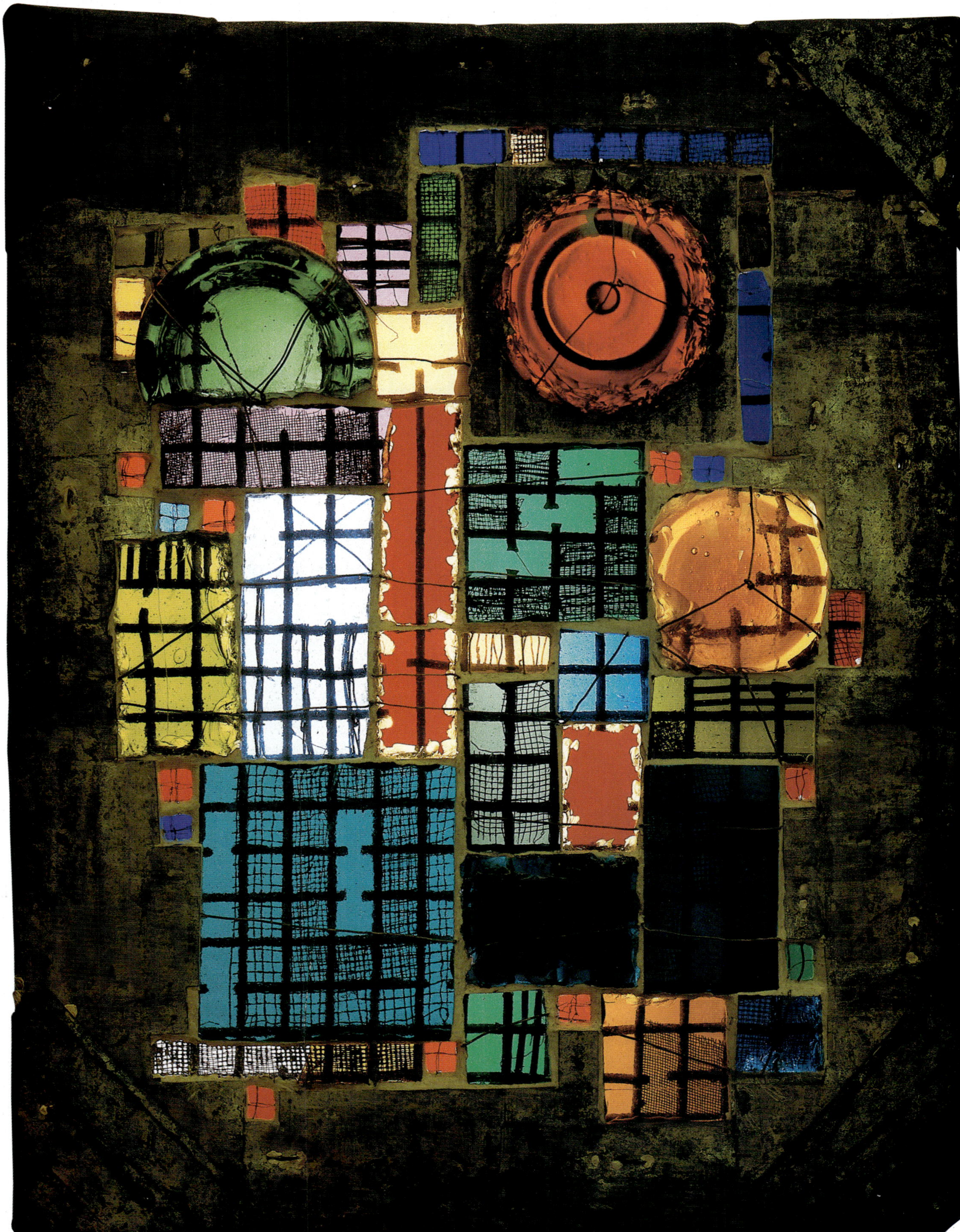

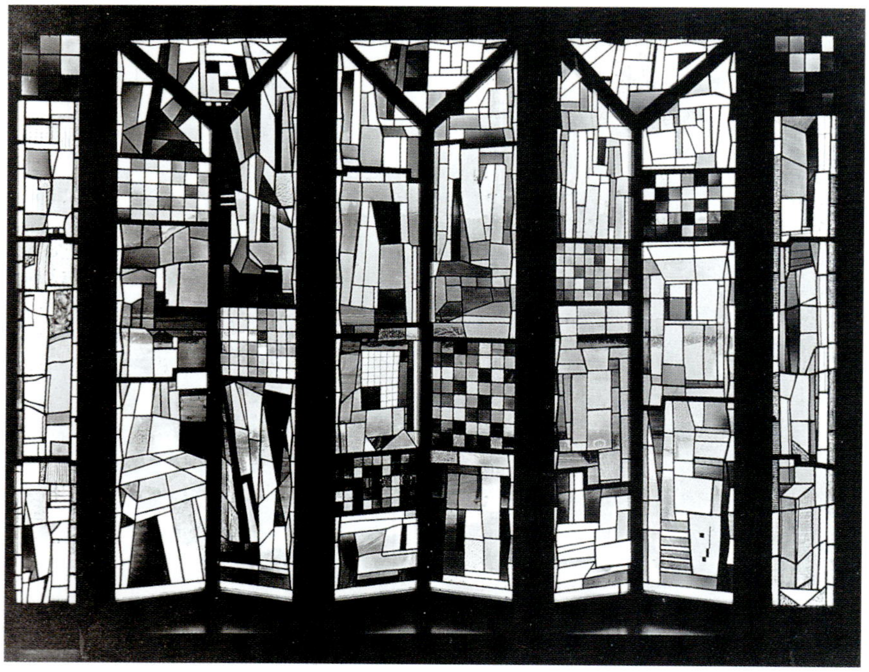

Josef Albers, Buntglasfenster für das Treppenhaus im Hause Sommerfeld. 1922 (zerstört), Fotograf unbekannt, BHA. ● Mit dem Material Glas war Albers bereits vor seiner Bauhausausbildung vertraut. An der Schule entwickelten sich seine freikünstlerischen wie die angewandten Arbeiten von Assemblagen asymmetrischer Formen zu streng geometrischen Kompositionen.

Josef Albers, Buntglasfenster im Vorraum des Direktionszimmers Gropius im Bauhaus Weimar. 1922 (zerstört), Abb. aus „Staatliches Bauhaus Weimar 1919–1923“, Weimar 1923, BHA. ● Ab 1922 war Albers sowohl der einzige Schüler der Werkstatt für Glasmalerei am Bauhaus als auch sein eigener Geselle und Werkmeister.

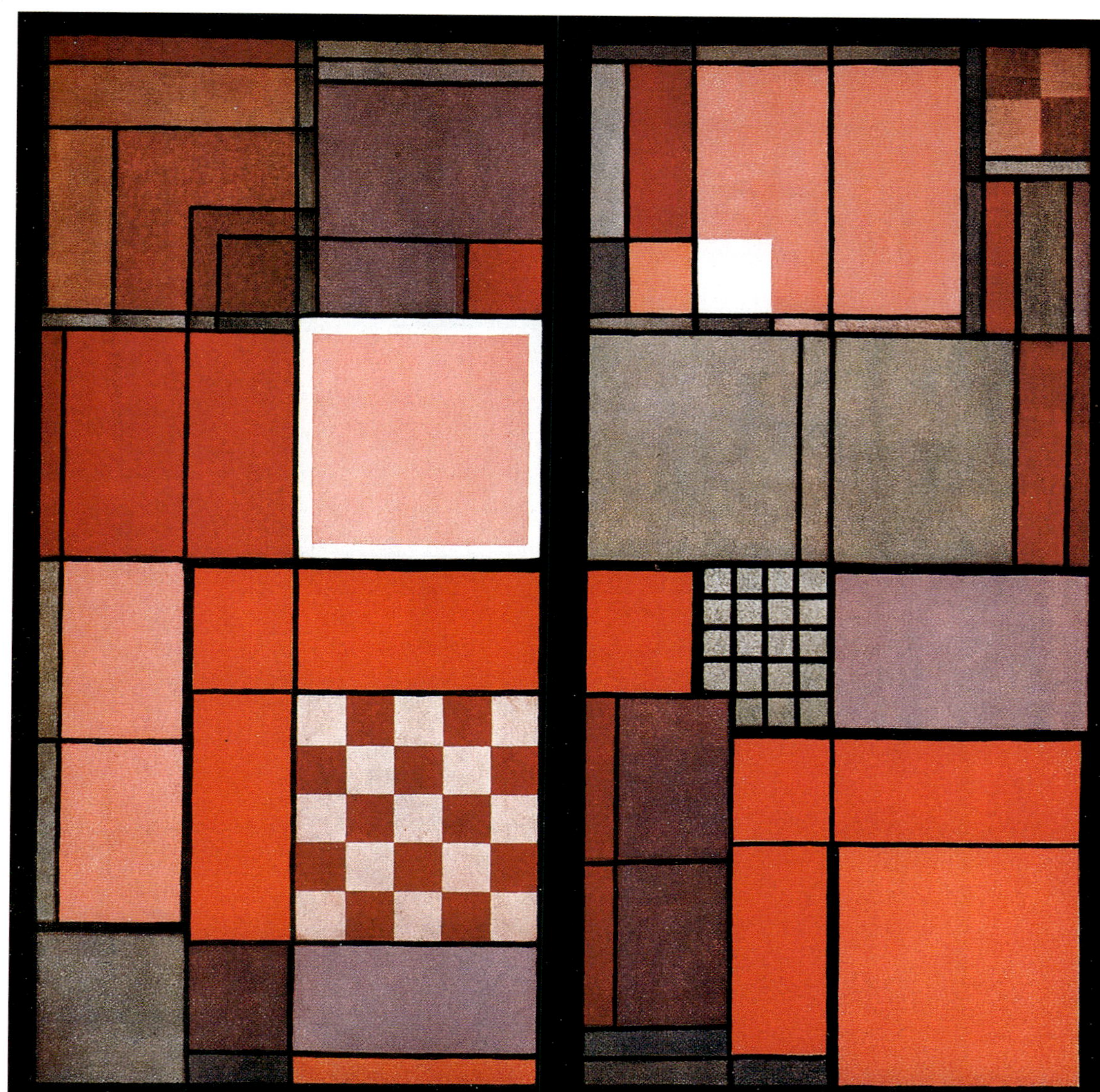

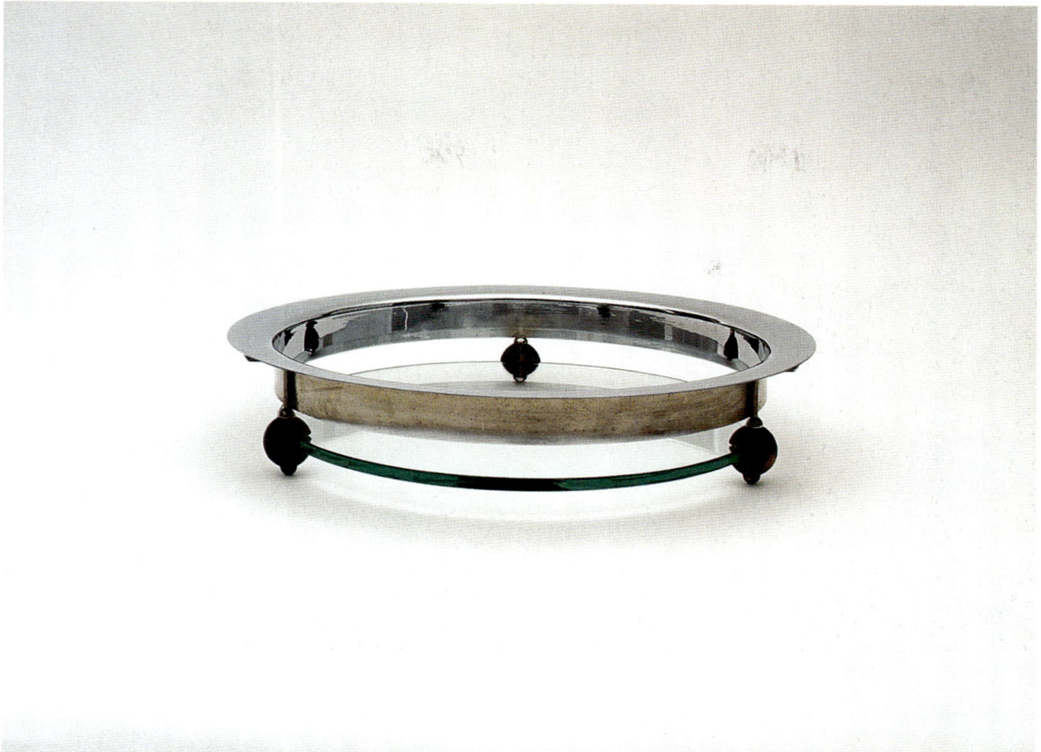

Josef Albers, Fruchtschale. 1923, Glas und Holz, schwarz gestrichen, Messing verchromt, Höhe 7,5 cm, Ø 36,5 cm, BHA. • Elementare Formen – Kreis und Ring, Stäbchen und Kugel – in aktuellster Materialkombination fügte Albers zu einer Komposition, die möglicherweise an Wirkung einbüßte, wenn man sie in Gebrauch nähme.

zugunsten industrieller Produktionsweisen zurückzudrängen. Streng und puristisch variieren sie einfache geometrische Motive – regelmäßige Gitterwerke, gegeneinander verschobene schmale Rechtecke, gestaffelte Linien –, die oft an Skalen von Meßgeräten erinnern und den Werken den Namen „Thermometer-Bilder" eintrugen. Sie sind Josef Albers' eigenständigste und wichtigste künstlerische Arbeiten der Bauhausjahre und gehören mit ihrer rationalen Gliederung und konsequenten bildnerischen Logik zu den bedeutenden frühen Werken der konkreten Kunst in Deutschland.

Doch den entscheidenden Einfluß am Bauhaus übte Albers nicht als Künstler, Entwerfer (etwa von Möbeln, einer Schrift und Teegläsern) oder als Werkstattleiter aus (1928 bis 1930 war er unter anderem Leiter der Tischlerei), sondern als Lehrer und später als Leiter des Vorkurses. Nachdem schon Anfang 1923 im Kollegium die Unzufriedenheit über die mangelnde Disziplin der Studenten – nicht zuletzt hervorgerufen durch das knappe Stundenangebot von Itten – zugenommen hatte, wurde der Vorkurs Ende des Jahres grundlegend neu strukturiert. Neben der Form- und Theorielehre durch Kandinsky und Klee fand nun an fünf Vormittagen der Woche eine sogenannte Werkarbeit statt. Sie bereitete die Studenten durch praktische Materialübungen, die Herstellung einfachster Gebrauchsgegenstände mit elementaren handwerklichen Mitteln und den Besuch von Produktionsstätten auf die Werkstattarbeit vor und gewöhnte sie an eine straffere Arbeitsorganisation. Der Student und Geselle Albers, der „genügend technische und pädagogische Fähigkeiten besitzt" (Gropius im Sitzungsprotokoll vom 26.5.1923), wurde von Gropius mit der Gesamtaufsicht über diesen Bereich betraut. Zu Beginn fast unwillig, weil er die „Schulmeisterei" hatte aufgeben wollen und nicht über die notwendige handwerkliche Vorbildung zu verfügen glaubte, machte Albers diese Werkarbeit in den Jahren zwischen 1923 und 1933 zum Kernstück des Vorkurses und damit zum konstanten und prägenden Teil der Bauhauspädagogik. Nach Ittens Weggang, 1923, übernahm „Geselle Albers" mit 18, später zwölf Wochenstunden für das erste Semester den Hauptteil des Vorkurses; der neuberufene offizielle Vorkursleiter László Moholy-Nagy unterrichtete sechs, später nur noch vier Wochenstunden im zweiten Semester. Mit dem Umzug nach Dessau, 1925, wurde Albers einer der ersten „Jungmeister" des Bauhauses, mit der Verpflichtung, weiterhin den Großteil der Grundlehre abzuhalten. Diese feste Anstellung erlaubte ihm die Heirat mit

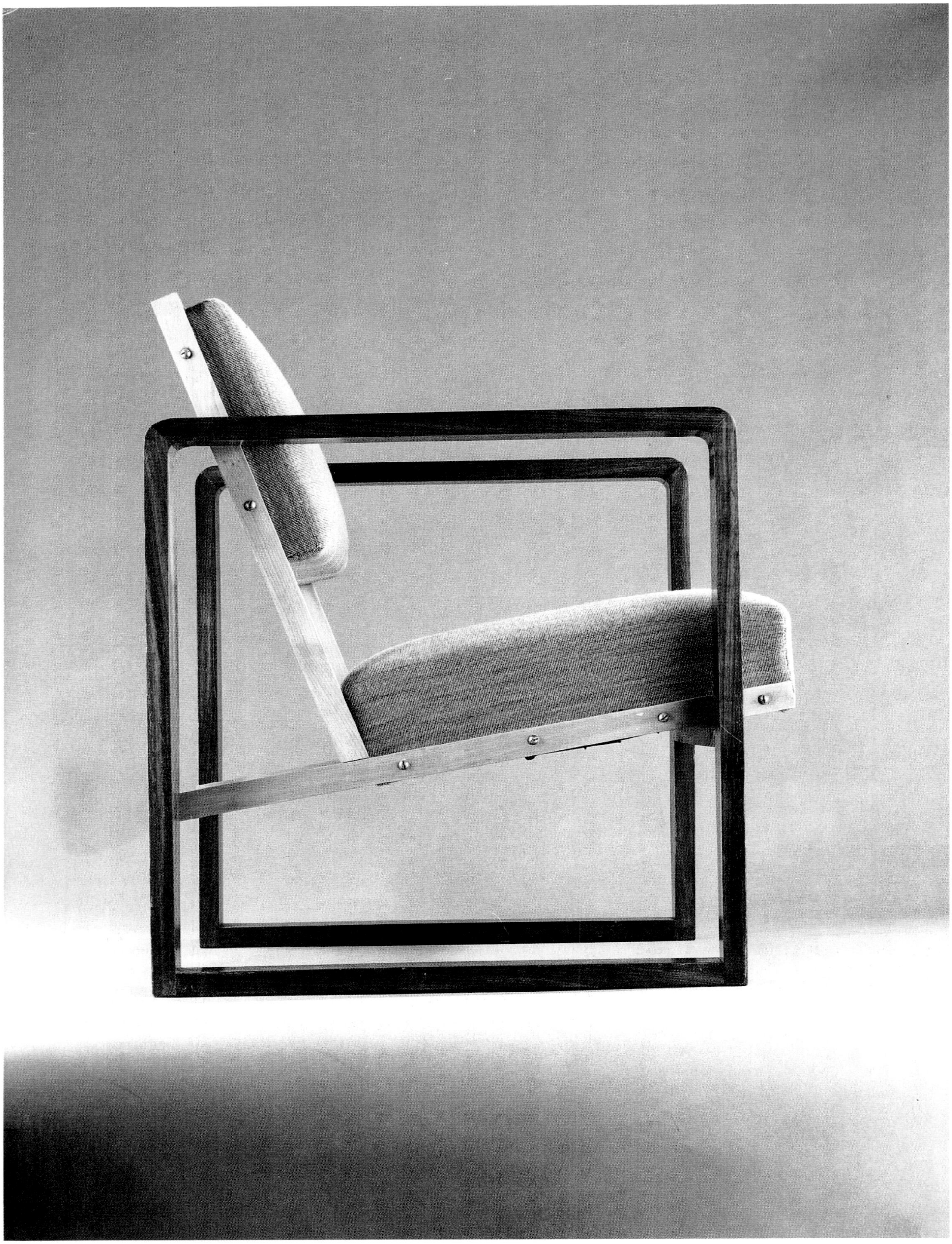

Josef Albers, Sessel. 1926/1927, Nußbaumfurnier und Ahorn, Flach- und Federpolster, 74,0 x 61,5 x 67,5 cm, BHA. ● Zwei rechte Winkel aus Bugholz sind mit Sitz- und Rückenpolster zusammensteckbar und können rasch durch ein Flanschrohr stabilisiert und miteinander verschraubt werden. Form und Gewicht dieses Polstersessels sind auf ein Minimum reduziert, wodurch er an Mobilität gewinnt.

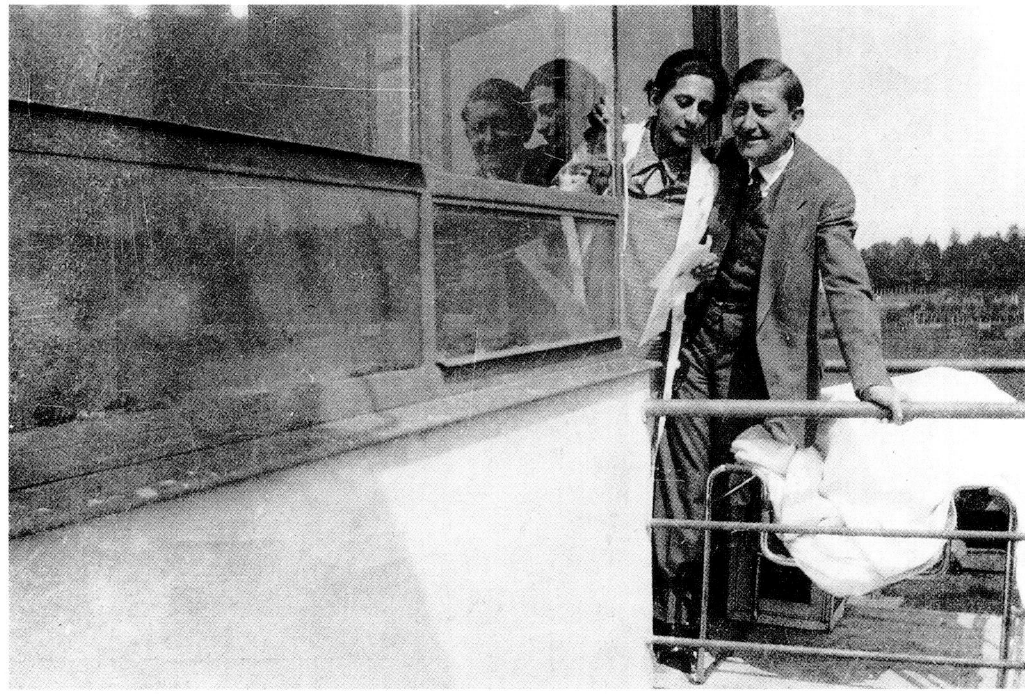

Anni und Josef Albers auf einem Balkon des Atelierhauses, Bauhaus Dessau. 1927/1928, Foto von Marianne Brandt, BHA. ● Mit seiner Frau, der Weberin Anni, emigrierte Albers 1933 in die USA, wo beide am Black Mountain College ihre Lehrtätigkeit fortsetzten.

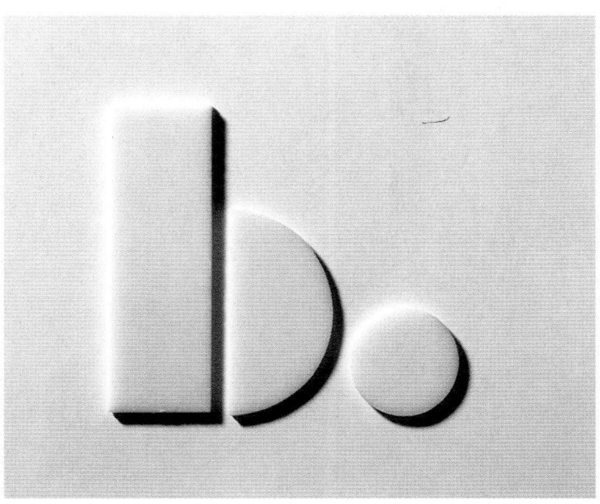

Josef Albers, Kombinationsschrift aus Glas. Um 1928, Ausführung 1931, drei Teile einer zehnteiligen Serie, Opakglas, ca. 2 mm stark, Rechteck: 6,0 x 2,0 cm, Kreis: Ø 2 cm, Halbkreis: Ø 4 cm, BHA. ● Das Leitmotiv „Ökonomie" durchzieht Albers' Lehre und seine Modellentwürfe für die industrielle Produktion gleichermaßen. Auch die zum Alphabet kombinierbaren Elementarformen begründete er mit Argumenten wie Normung, Zeit- und Materialersparnis. Weniger die Type selbst, sondern eher die Ästhetik des Modulbaus hatte Erfolg.

Anneliese Fleischmann, einer Studentin der Weberei. Nach Moholy-Nagys Ausscheiden 1928 leitete Albers schließlich den Vorkurs bis 1933. Kein anderer Meister hat länger am Bauhaus gelehrt als Josef Albers.

Die Werkarbeit in Weimar orientierte sich zunächst an traditionellen handwerklichen Vorgaben. Doch schon nach einem Semester legte Albers, wie er später notierte, den Schwerpunkt von den „Grundlagen des Handwerks" auf die „Grundlagen der Gestaltung". 1924 und 1928 äußerte er, der sich bisher mit theoretischen und ideologischen Statements zurückgehalten hatte, seine künstlerische und pädagogische Haltung erstmals in Aufsätzen, so 1924 in „Historisch oder Jetzig" oder 1928 in „werklicher formunterricht". Prinzipiell blieb er Walter Gropius' Konzeption verpflichtet, die bisher isolierte Kunsterziehung mit den werklichen Formen heutigen Lebens in Einklang zu bringen. Grundzüge seiner praktischen Unterrichtskonzeption hat Albers aus dem noch selbst besuchten Vorkurs von Johannes Itten übernommen, wenn auch erweitert, straffer strukturiert und unter gänzlichem Verzicht auf Ittens spirituelle Inhalte, lockernde Leibesübungen und, am wichtigsten, ohne den von Itten provozierten „Individualitätsdünkel". In beider Konzeption jedoch sollten die schöpferischen Kräfte der Lernenden durch eigenes, vorurteilsloses und spielerisches Experimentieren und Entdecken freigesetzt statt durch konventionelle Lehren gegängelt werden; die Studenten sollten eine Übersicht über die Materialien erhalten und ihre Neigungen und Eignungen für Werkstoffe und Arbeitsgebiete erkennen. Albers' Motto lautete „Probieren geht über Studieren"; seine Erziehung basierte auf Selbst-Erfahren und Selbst-Erlernen an präzise gestellten Aufgaben. Hauptthema seines Dessauer Vorkurses war die Entwicklung von Materialgefühl in „Materieübungen", in denen die äußere Erscheinung der Werkstoffe untersucht, und „Materialübungen", in denen deren innere, konstruktive Eigenschaften wie Haltbarkeit und Statik erprobt wurden. Künstlerische Ästhetik oder praktische Nützlichkeit der Arbeiten spielten keine Rolle, aber mit rigoroser Schärfe achtete Albers auf absolute Material- und Arbeitsökonomie und verlangte planvolles, konstruktives Denken und materialgerechte Vorgehensweisen. Rationalität war die oberste Devise. Das Vorkurskonzept der experimentellen und „zweckfreien" Werkstoffstudien, das für viele Studenten zu den wichtigsten Erfahrungen ihrer Bauhauszeit gehörte, wurde unter dem Direktorat von Hannes Meyer ab 1928 vor allem von kommunistischen Studenten als „Erziehung zum Formalismus" heftig kritisiert. Sie forderten mehr Wissenschaftlichkeit und konkrete Vorbereitung auf die praktischen Anforderungen einer industriell geprägten Werkstattarbeit. Doch nach Meyers Entlassung und mit der Berufung Mies

überhäuft, durch seine legendäre Lehrtätigkeit, seine Werkreihe „Homage to the Square“, die Schrift „Interaction of Color“ sowie zahllose Ausstellungen und Werke im öffentlichen Raum einer der bekanntesten Künstler und Lehrer geworden, starb Josef Albers 1976 in New Haven. Der Praktiker und Pädagoge, der Student und Jungmeister, der in der öffentlichen Beachtung und internen Hierarchie des Bauhauses lange hinter den glänzenden Künstlernamen oder den theoriegewaltigen Kollegen zurücktreten mußte, war vom „Schattenmann“ zum internationalen Star aufgestiegen.

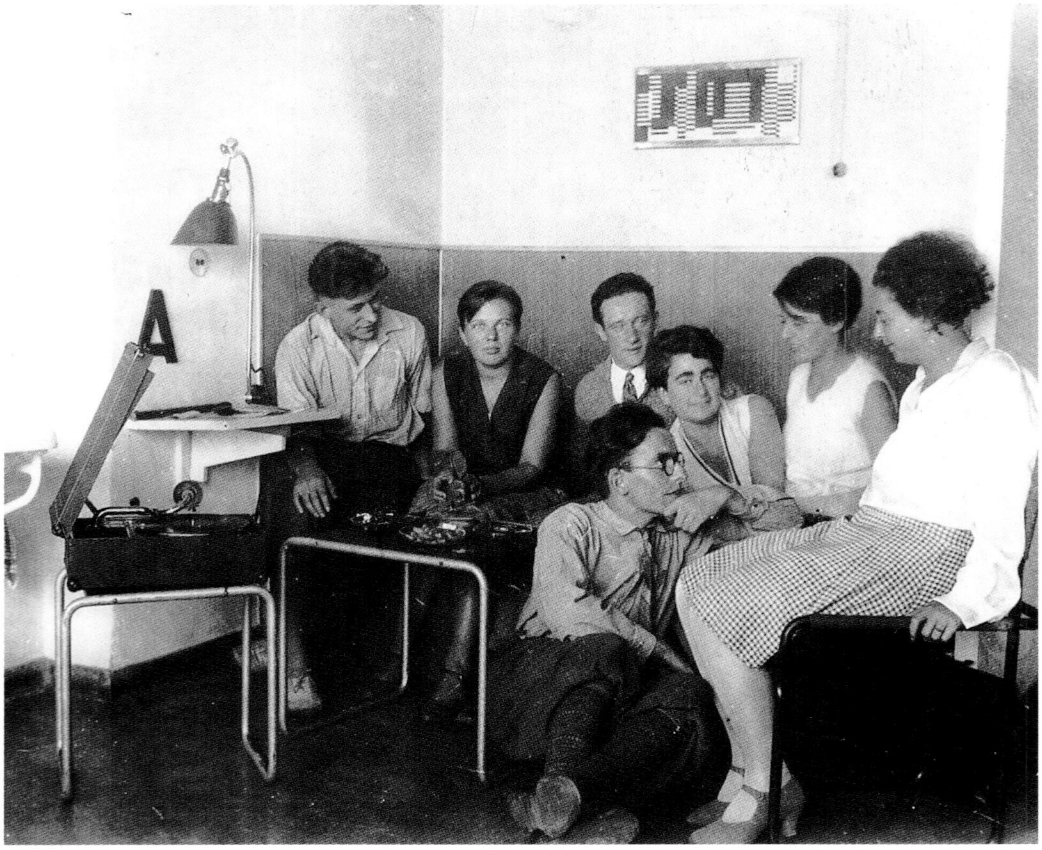

Geselliges Beisammensein in einem Atelier des Prellerhauses, Bauhaus Dessau. Um 1929, Foto von Etel Fodor (?), BHA. ● Das Glasbild aus der Reihe der „Thermometer-Bilder“ ergänzt ideal die modernen Materialien Metall und Gewebe und fügt sich deshalb in Dekor und Ausstattung der Ateliers der Bauhäusler im Dessauer Prellerhaus ein.

Josef Albers, Kathedrale. 1930, Opakglas sandgestrahlt, 34,3 x 48,3 cm, Collection The Josef Albers Foundation. ● Der weißen Milchglasscheibe wurde eine farbige Glasschicht aufgeschmolzen. Die Farbe, die sich nur an den Stellen erhielt, die beim Sandstrahlen abgedeckt waren, wurde durch eine weitere, manuell aufgetragene Schicht ergänzt. Die Glasbilder erhalten durch exakte Planung und die von Albers entwickelte Technik äußerste geometrische Präzision und Farbeffekte, die nur mit diesem Material zu erreichen sind.

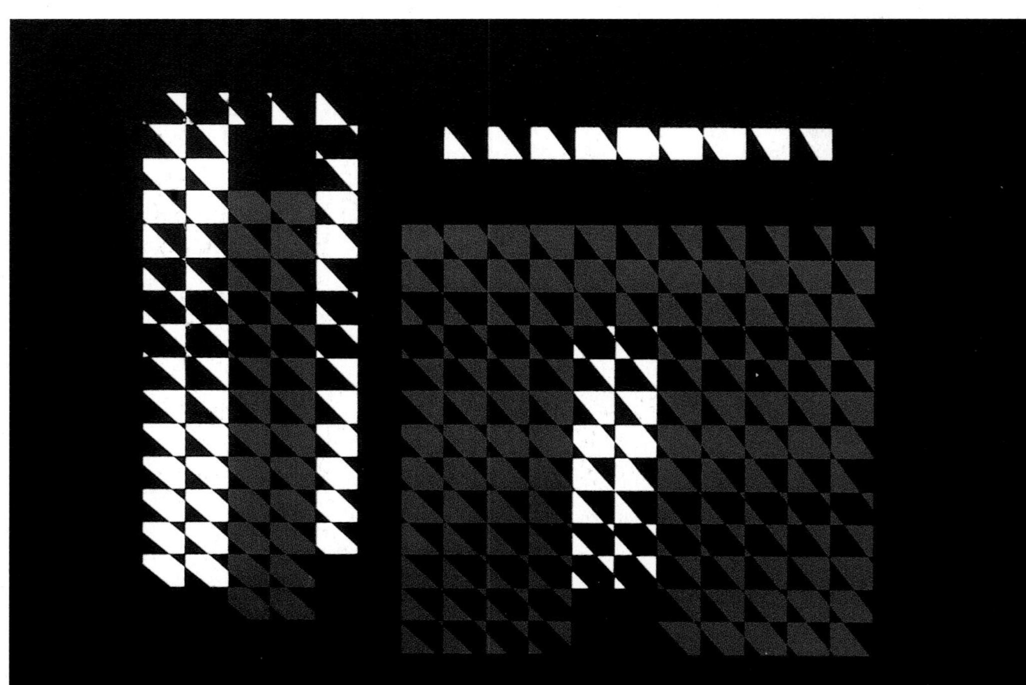

van der Rohes stabilisierte sich die Situation; statt einer möglichen Suspendierung erhielt der ehemalige Student Josef Albers 1930 den Rang des stellvertretenden Direktors.
Des Kulturbolschewismus bezichtigt, emigrierte Albers als erster Bauhausmeister 1933 in die USA. Er ging als Lehrer und späterer Rektor bis 1949 an das neugegründete und bald wegen seiner unkonventionellen Lehrmethoden berühmte Black Mountain College in North Carolina. Neben zahlreichen Gastprofessuren und Vorträgen an fast allen bedeutenden Universitäten und Kunstschulen der USA und an der Hochschule für Gestaltung in Ulm (1953 und 1954/1955) erfolgte 1949 die ehrenvolle Ernennung von Albers zum Direktor des Department of Design an der Eliteuniversität Yale. Mit Titeln, Kunstpreisen, Ehrendoktorwürden und Ehrenbürgerschaften

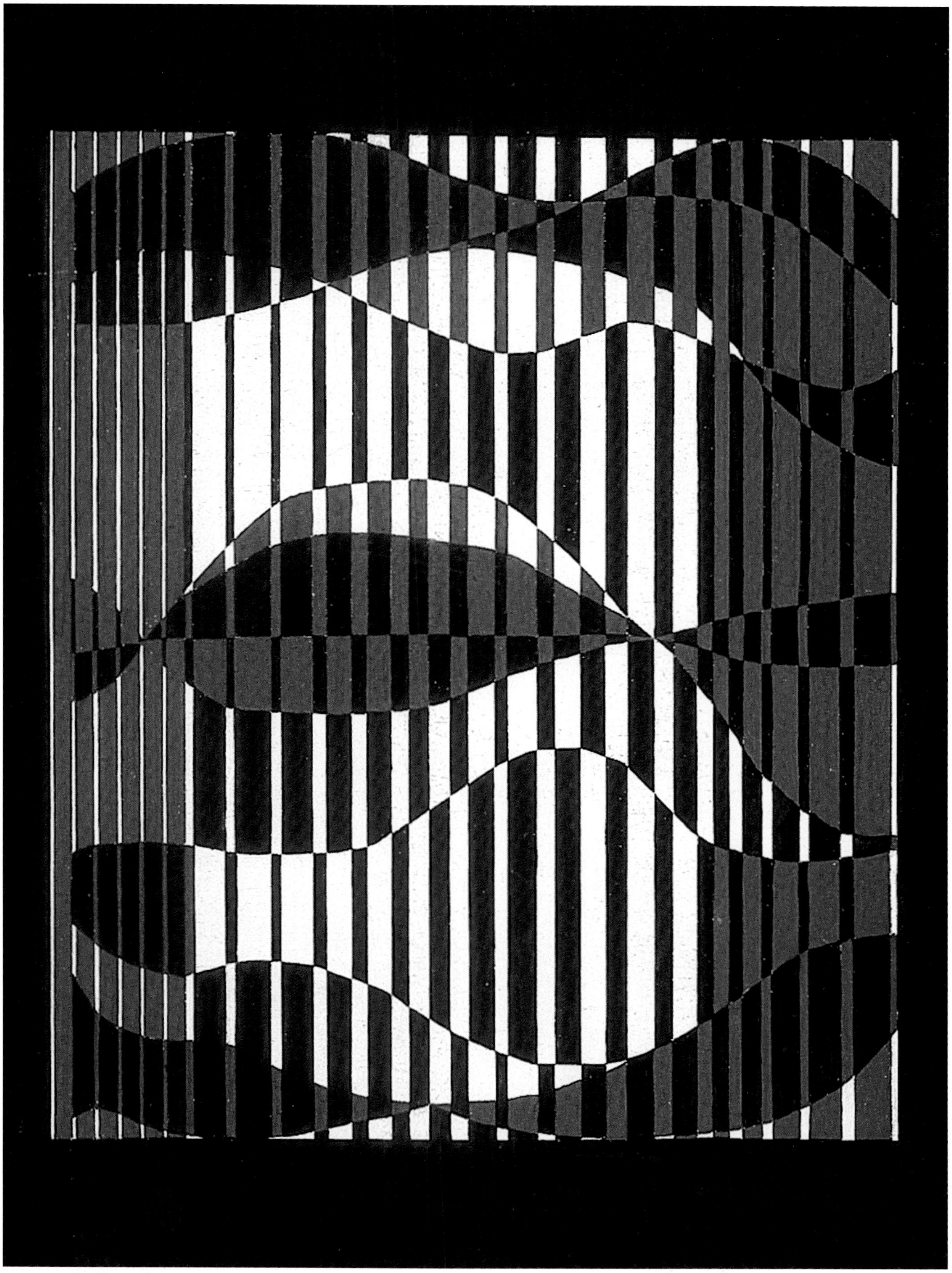

Josef Albers, Im Wasser. 1927/1928, Glasbildentwurf, Gouache auf Papier, 53,0 x 40,5 cm, BHA. ● Die Textur der Wasseroberfläche und Lichtreflexe evozierend, durchkreuzt und überlagert dieser Entwurf in seiner amorphen Linienführung die gestaffelte Lineatur geometrischer Glasbilder.

Perceptive Painting statt Op-Art

Friederike Kitschen

Josef Albers' strenge und rationale Kunst mit ihrer oft puristischen Beschränkung auf wenige wesentliche Elemente – die Linie oder das Quadrat –, mit ihren unendlich disziplinierten und unendlich zahlreichen Nuancierungen und Variationen eines einzigen Schemas oder Themas könnte auf den ersten Blick wie ein vollkommen selbstgenügsamer künstlerischer Sonderweg aussehen, wie ein hermetisches Universum. Doch das genaue Gegenteil ist der Fall – mit seiner Kunst verband Albers immer auch einen erzieherischen Wirkungsanspruch, und nicht nur eine, sondern gleich mehrere künstlerische „Vaterschaften" wurden ihm im Verlauf seiner Karriere angetragen. Schon für die zweite Generation konkreter Künstler gehörte Josef Albers mit seinen ab 1925 am Dessauer Bauhaus entstandenen, konstruktiven „Thermometer-Bildern" aus Glas neben Piet Mondrian und Theo van Doesburg zu den „Kirchenvätern der Konkreten Kunst" (Eberhard Roters). Von 1933 bis 1936 war er Mitglied einer der wichtigsten frühen Gruppierungen abstrakter und konkreter Künstler, der 1931 in Paris gegründeten internationalen Vereinigung „Abstraction – Création". Da Albers zu diesem Zeitpunkt bereits als Lehrer am Black Mountain College in North Carolina arbeitete, wurde er zum bedeutenden Mentor und Botschafter konkreter, geometrisch-rationaler Kunst in den USA.

Josef Albers, Homage to the Square. 1951, Öl auf Hartfaser, 61,0 x 61,0 cm, Collection The Josef and Anni Albers Foundation. • Seinem Thema „Interaction of Colour" widmete Albers viele Jahre seiner Arbeit in Amerika. Unter größtmöglicher Reduktion der Form galt es zu erforschen, welche Wirkungen von unterschiedlichen Farbkombinationen und -konstellationen ausgehen.

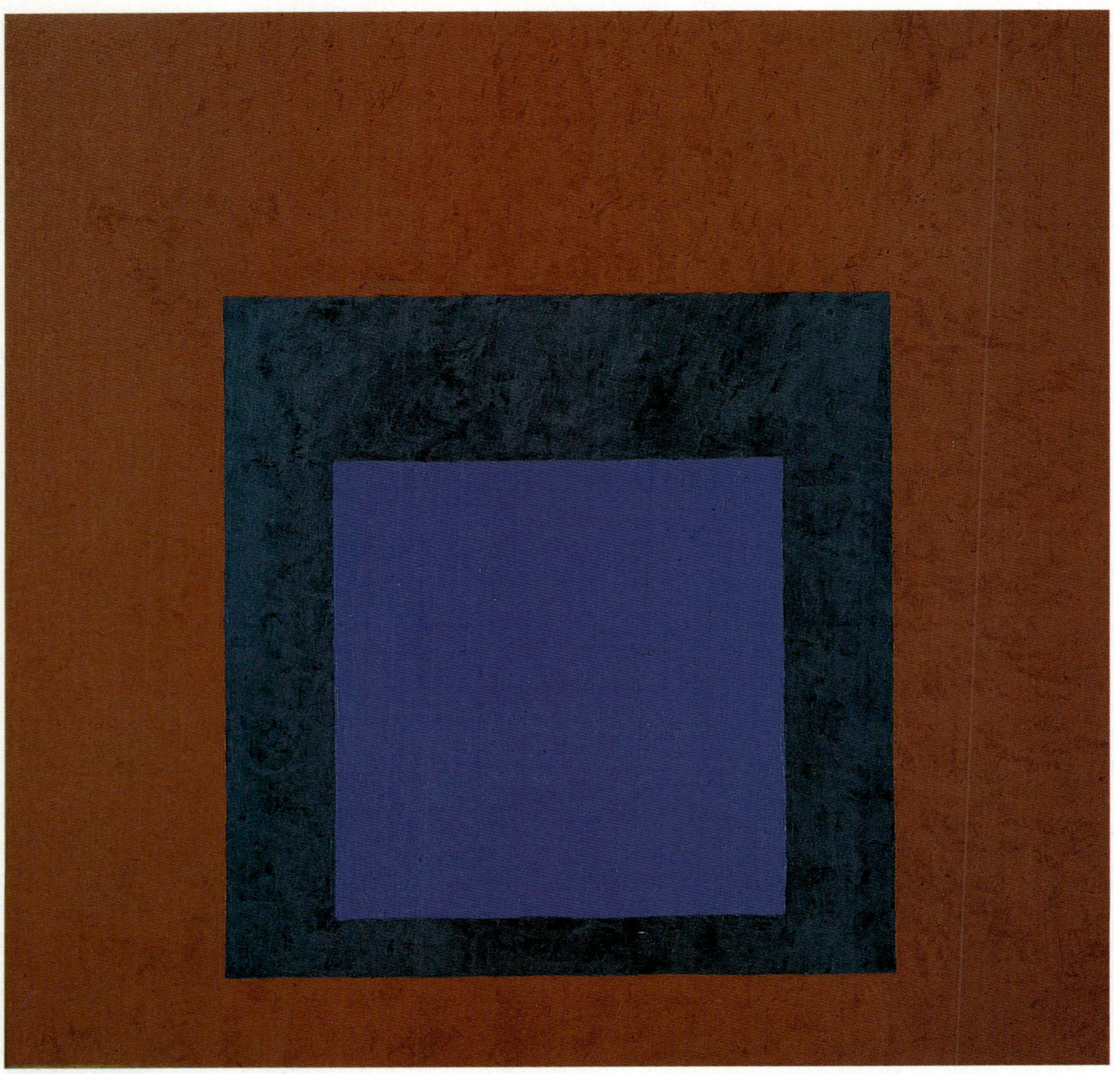

Seine berühmte, 1949 begonnene Bilderserie „Homage to the Square", „Huldigung an das Quadrat", variiert das Thema von vier ineinandergesetzten, verschieden großen und verschieden farbigen Quadraten in über 1000 Werken. Mit industriell hergestellten Farben und strikt festgelegten Kompositionsschemata erprobt und demonstriert Albers hier die gegenseitigen Beeinflussungen verschiedener Farben und deren räumliche Wirkung. In seinem Buch „Interaction of Color" von 1963, das 1970 in Deutsch mit dem Untertitel „Grundlegung einer Didaktik des Sehens" erschien, faßt er seine Erfahrungen mit Farbe, dem für ihn relativsten Mittel der Kunst, zusammen. Albers' wahrnehmungspsychologische Lehren zur Farb- und Linienwirkung und die strenge, geometrische Klarheit seiner Werke hatten großen Einfluß auf junge amerikanische Maler und Malerinnen, die sich aus der Ferne – durch seine Schriften und Ausstellungen – oder aus nächster Nähe – als seine Schüler und Studenten – mit ihnen auseinandersetzten. Gerade jenen Künstlern diente er als Vorbild, die sich Anfang der 50er Jahre gegen den in den USA allgegenwärtigen abstrakten Expressionismus wandten und darauf mit einer auf Objektivität und konzeptueller Formenstrenge basierenden Malerei antworteten, wie Elsworth Kelly oder, ein berühmter Albers-Schüler am Black Mountain College, Kenneth Noland. Für andere Schüler, Robert Rauschenberg, Robert Mangold oder Eva Hesse, stand Albers – dogmatisch, moralistisch, diszipliniert, streng – als ebenso kritisierter wie prägender Reibungspunkt am Beginn der künstlerischen Laufbahn.

Künstler, die sich mit wahrnehmungspsychologischen Fragen auseinandersetzten, kamen an Josef Albers, dessen gesamtes künstlerisches Werk dem Thema „Sehen" gewidmet ist, nicht vorbei. Doch den Titel eines „Vaters der Op-Art" wies er vehement zurück. Kunst sei immer optisch, aber optische Phänomen auf der Retina, sondern, im Gegenteil, die psychologische Reaktion, die dadurch entsteht, daß der Maler den Betrachter mehr sehen läßt, als er (physisch) präsentiert, und ihm „eine Vision gibt, die die einfachen, optischen Gegebenheiten überschreitet" (Josef Albers, Op Art and/or Perceptual Effects. In: Yale Scientific Magazine, November 1965, S. 1 ff) In einer berühmt gewordenen Definition („Interaction of Color", 1963) unterschied er zwischen den „factual facts", tatsächlich auf dem Bild vorhandenen Fakten, und den „actual facts", deren Wirkung auf das Auge. Indem er Wahrnehmung im Wechselspiel von Bild und Auge irritierte und diese Seherlebnisse zugleich durchschaubar machte, wollte er das Sehen von Kunst zu einem ebenso kreativen wie rationalen Akt machen. „To open eyes" war seine doppelsinnige Devise. Denn das verstehende Sehen sollte die geistigen Prozesse beeinflussen – in dem Maße, so hoffte Albers, wie Ordnung und Sinn, Freude und Vernunft zunähmen, schwände die „Angst". Seine ikonenhaft strengen „Homages to the Square" betrachtete er daher nicht als didaktische Schautafeln, sondern als „Meditationsbilder für das 20. Jahrhundert".

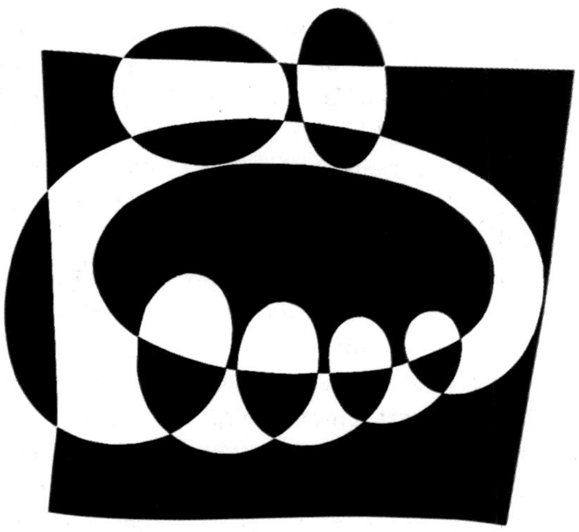

Josef Albers, Runde. 1933, Blatt 7 aus einer Sammlung von „14 Holzschnitten", Holzschnitt auf Papier, 35,5 x 49,5 cm, BHA. • Vieldeutige Beziehungen zwischen Figur und Grund – Kompositionen, an denen sich die Begriffe „Positiv" und „Negativ", „Raum" und „Fläche" brechen – sind Ideen, die Albers bereits am Bauhaus beschäftigten und die er in Amerika weiterentwickelte.

Kunst, die sich in reiner Augenillusion und schnellen, visuellen Effekten erschöpfe, sei überflüssig. Er selbst sprach von seiner Kunst als „Perceptive Painting", als „Wahrnehmungsmalerei". Schon 1931, noch während seiner Zeit am Bauhaus, hatte Albers in geometrisch-abstrakten Werken wie „Falsch gerollt" mit dem Effekt optischer Verwirrung gearbeitet. Systematisch entwickelte er das Thema der Wahrnehmungsirritation dann bereits um 1936 in ganzen Reihen von Zeichnungen; schließlich mündeten die berühmten Werkserien der 50er und 60er Jahre, „Graphic Tectonics" und „Structural Constellations", 1961 in die Schrift „Despite Straight Lines" („Trotz der Geraden"). In asketischer Beschränkung auf das Schwarzweiß mit dem Lineal gezogener Linien schuf Albers komplexe Vexierbilder. Durch die Verschränkung von Linien entstehen Flächenbeziehungen und der Eindruck räumlicher Entfaltungen, die jedoch, ausgelöst durch einander widersprechende Bildmitteilungen oder bewußte Umstellungen des Auges, optisch hin- und herkippen können – von der Zwei- in die Dreidimensionalität, in unterschiedliche räumliche Richtungen, in wechselnde Bezüge zwischen wahrgenommener plastischer Figur und Grund. Das Sehen wird herausgefordert, in Bewegung gesetzt, destabilisiert; die Fähigkeit, optische Eindrücke vor dem Bild zurückzuholen oder herzustellen, wird stimuliert. Zugleich zeigen Albers' Bilder die Unmöglichkeit endgültiger visueller Wahrnehmung. Auch das Einzelbild hat daher in seiner Konzeption ausgedient – statt einer einzigen werden stets ganze Reihen visueller und ästhetischer Lösungen angeboten. Albers' Ziel war dabei jedoch keineswegs das schnelle

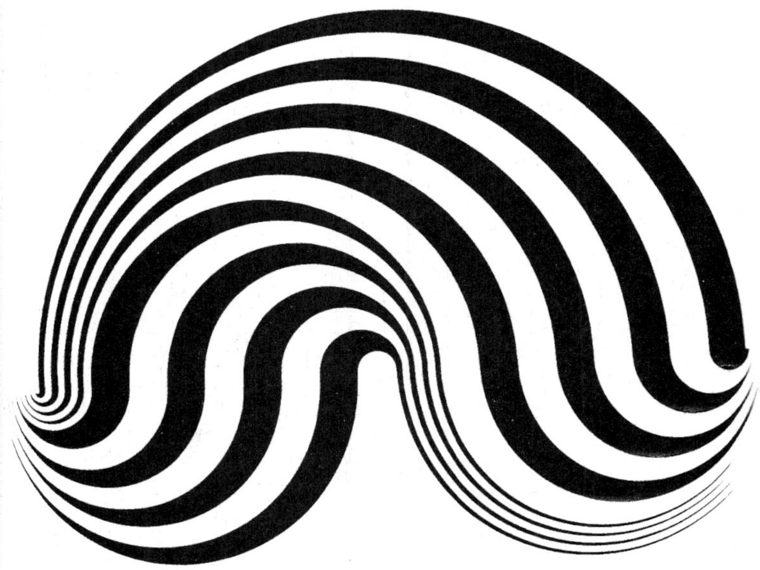

Bridget Riley, Fragments 5. 1965, Siebdruck auf Plexiglas, Bridget Riley, London. • Mit seinen Untersuchungen zur optischen Wirkkraft von Kontrasten – im Vorkurs wie in der eigenen Arbeit – war Albers Wegbereiter für die Op Art der 60er Jahre und Bridget Riley eine ihrer prominentesten Vertreterinnen. Der visuellen Effekte dieser Richtung sollten sich künftig Designer von Firmenlogos und Signets („Schurwolle") bedienen.

Marcel Breuer

Andrea Gleiniger

Als Marcel Lajos Breuer 1920 über den fünf Jahre älteren, ebenfalls im ungarischen Pécs geborenen Fréd Forbát von den ungewöhnlichen Ausbildungsmöglichkeiten an einer aufregenden neuen Schule in Deutschland erfuhr, war er 18 Jahre alt und hatte eine kurze und für ihn offensichtlich restlos frustrierende Stippvisite an der Akademie der Bildenden Künste in Wien hinter sich. Die neue Schule, deren Ruf als zukunftsweisende Ausbildungsstätte rasch all jene erreicht hatte, die den Dialog der freien und angewandten Künste unter dem synästhetischen Dach einer radikal modernen Architekturvision suchten, war kaum ein Jahr alt und nannte sich „Staatliches Bauhaus". Acht, sowohl für ihn selbst als auch für das Bauhaus, prägende und entscheidende Jahre lang war Breuer, mit Unterbrechungen, am

László Moholy-Nagy, Transformation/Angsttraum. 1925, Foto der Originalfotoplastik von László Moholy-Nagy, Gelatinesilber, 25,0 x 18,5 cm, The J. Paul Getty Museum, Los Angeles. • Ähnlich Moholy-Nagy sah Breuer im Ideenreichtum des Konstruktivismus eine Chance, utilitäre und ästhetische Aufgaben neu zu verknüpfen.

Marcel Breuer, Romantischer (Afrikanischer) Stuhl. 1921 (verschollen), Fotograf unbekannt, BUW, Bildarchiv. • Die thronartige Lehrlingsarbeit mit „gotischer" Kontur besaß bereits ein Merkmal, das künftig für Breuers Stühle charakteristisch werden sollte: ein Gewebe als Rückenlehne. Die Weberin Gunta Stölzl arbeitete es direkt auf das Holz.

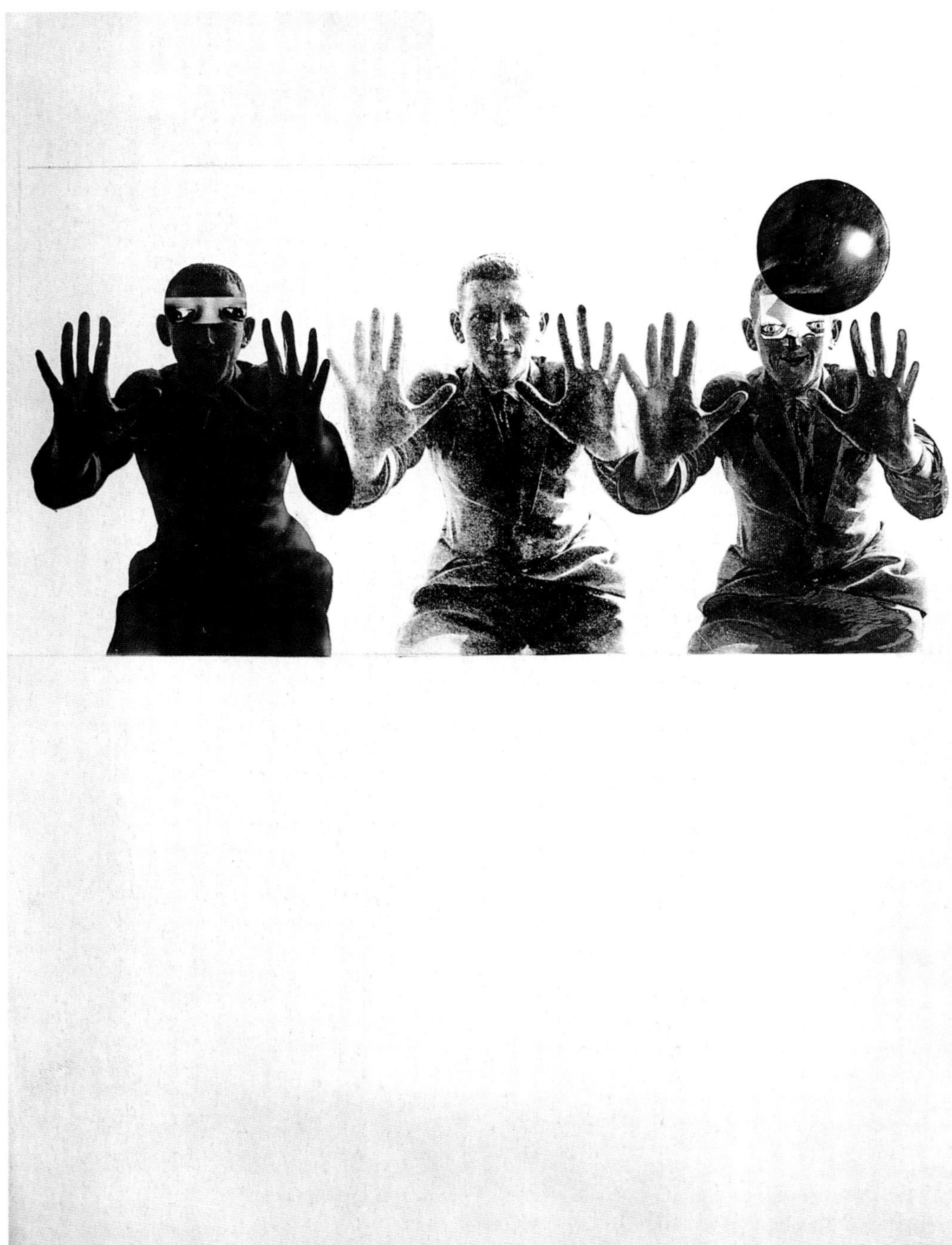

Bauhaus: in Weimar bis 1924 als Student, dann – nach einem kurzen Parisaufenthalt – von 1925 bis 1928 in Dessau als Jungmeister und Leiter der Möbelwerkstatt. In dieser Zeit baute Breuer nicht nur eine enge und nachhaltige Arbeits- und Freundschaftsbeziehung zu dem sehr viel älteren Walter Gropius auf, der ihm als Mentor, väterlicher Freund und Partner bis in die Jahre des amerikanischen Exils verbunden blieb. Breuer entwickelte in den Werkstätten des Bauhauses auch jene Prototypen seiner „Metallmöbel", die neben den Stahlrohrstühlen und Freischwingern von Mies van der Rohe und Mart Stam zu Inkunabeln der Designgeschichte des 20. Jahrhunderts und zum Inbegriff der funktionalen und sachlichen Einrichtungsästhetik der vom Bauhaus paradigmatisch repräsentierten Moderne wurden.

Von der Kindheit und Jugend des am 22. 5. 1902 im jüdisch liberalen Mittelstandsmilieu der ungarischen Stadt Pécs geborenen Marcel Breuer ist nur wenig überliefert. Die Idee, Künstler zu werden und sich in der Malerei und Bildhauerei zu erproben, zog ihn nach Wien. Doch der Widerspruchsgeist, der um die Jahrhundertwende Sezession und Jugendstil begründet hatte, war mittlerweile selbst in akademischen Ästhetik-Diskursen erstarrt; Architekten wie Josef Hoffmann, Otto Wagner oder Adolf Loos, die ehemals den provokanten Aufbruch propagiert hatten, wurden dem künstlerischen Establishment einverleibt. Der Ruf des Unkonventionellen und Neuen eilte nun dem Bauhaus voraus.

Als Breuer 1920 an das Bauhaus kam, waren Improvisation und Mangel allgegenwärtig und beherrschten den Alltag, der transzendiert wurde durch die Inspirationen und Visionen der versammelten Lehrer und Meister und motiviert durch die euphorische Programmatik des Neuen. Auch die Möbelwerkstatt, in die Breuer als Lehrling eintrat, machte da keine Ausnahme. Ihre Ausstattung war anfangs eher bescheiden und konnte nur schrittweise ausgebaut werden. Die von Gropius avisierten externen Auftragsarbeiten, die nicht nur die Lehre an die Praxis binden und die Öffnung gegenüber den industriellen Fertigungsprozessen befördern, sondern auch den Bestand der Werkstätten und den Lebensunterhalt der Studierenden sichern helfen sollten, waren unter den Meistern heftig umstritten. Vor allem Johannes Itten, der als Formmeister anfangs

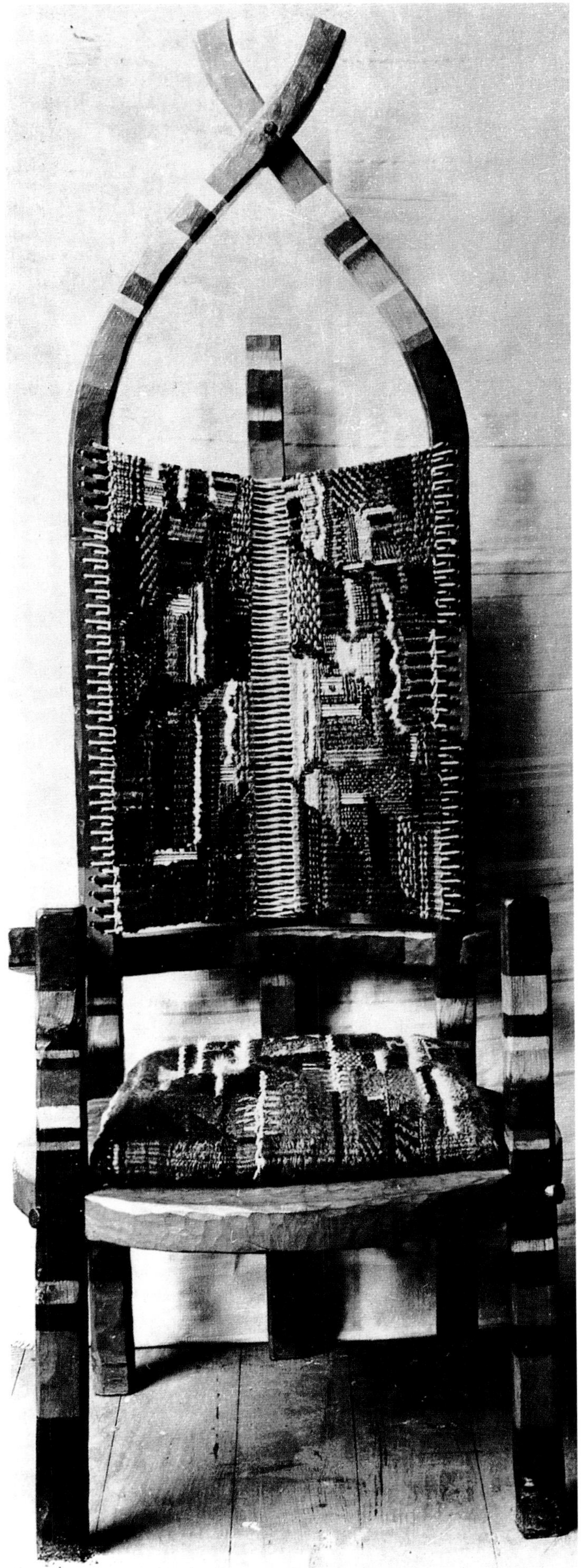

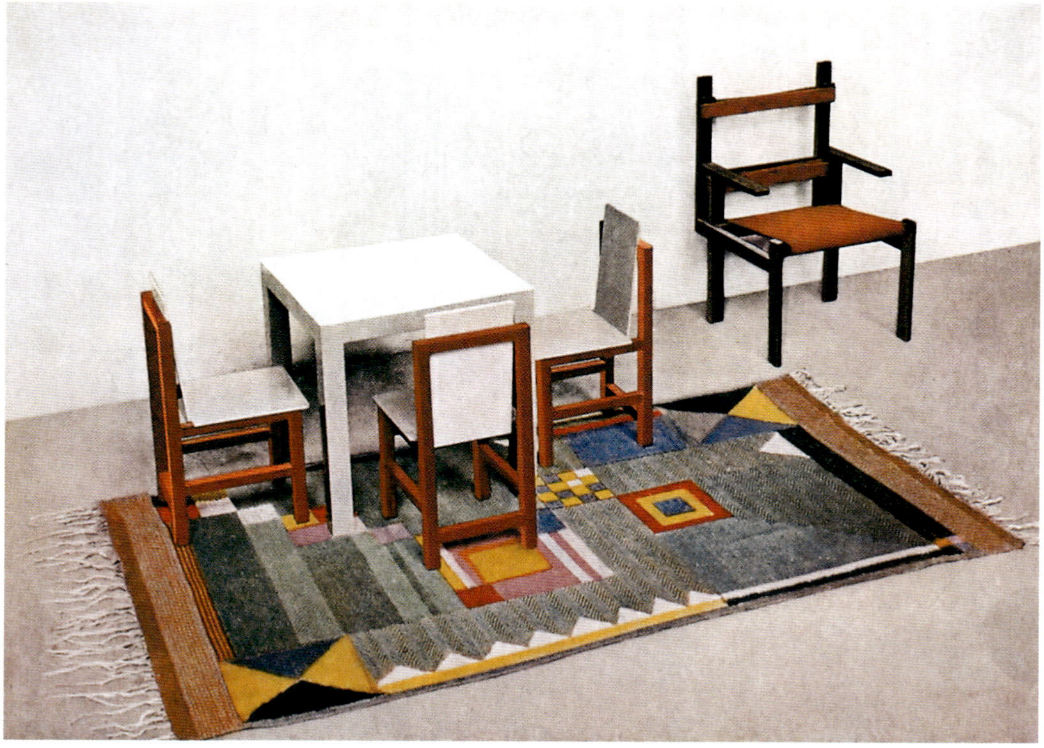

Marcel Breuer, Kinderstühle und -tisch. Um 1923, Abb. aus „Neue Arbeiten der Bauhauswerkstätten", München 1925, Bauhausbuch 7, BHA. ● Was Breuer am Lattenstuhl vermied, ist an diesen um den Tisch gruppierten Stühlchen vorhanden: Zwei schräg zueinander stehende Rechteckflächen bilden Sitz und Lehne wie bei Gerrit Rietvelds „Red-Blue"-Stuhl.

Marcel Breuer, Lattenstuhl TI1a. 1922, Gestell Kirschbaum poliert, braune Gurte und Stoffe, 96,0 x 56,0 x 57,0 cm, KW. ● Der Musterstuhl zur industriellen Serienfertigung ist aus Latten mit gleichbleibendem Querschnitt konstruiert und sparsam bespannt mit einem Stoff, den die Bauhausweberei erfand. Breuers spätere Erklärung, der Stuhl sei aus den Erfordernissen guten Sitzens abgeleitet, ist bauhaustypisch, allein nicht zutreffend.

auch die Möbelwerkstatt leitete, wandte sich vehement dagegen. Und so war es gerade die Weimarer Möbelwerkstatt, an der sich der erste Grundsatzstreit zwischen Itten und Gropius entzündete, als dieser die Ausstattung des von ihm 1922 in Jena errichteten Stadttheaters mithilfe der Möbelwerkstatt abwickeln wollte. Als Itten Anfang 1923 nach weiteren Unstimmigkeiten die Konsequenz zog und das Bauhaus verließ, übernahm Gropius selbst die Leitung der Möbelwerkstatt, ehe er sie 1925 an Marcel Breuer weitergab.

In Breuers eigenen Ausbildungsjahren am Weimarer Bauhaus entstanden Möbelstücke und Einrichtungen aus Massiv- und Sperrholz, die anschaulich und paradigmatisch die Entwicklung des Bauhauses repräsentieren und schon eine Reihe jener Motive vorwegnehmen, die das gesamte gestalterische und architektonische Schaffen Breuers bestimmen sollten. Diese ersten Stühle, Schränke, Schreibtische usw. sind stark von De Stijl geprägt, den der heftig gegen das frühe, „expressionistische" Bauhaus agitierende Theo van Doesburg den Weimarer Studenten während seines dortigen Aufenthaltes nahebrachte. Aus der Kombination konstruktiv(istisch)er Logik und kubi(sti)scher Raumorganisation entstanden jene Möbelstücke, deren tragende – als selbständiges Holzgerüst – und abgrenzende – als anmontierte, vorstehende Sperrholzflächen – Funktionen getrennt behandelt werden, um, unterstützt durch die farbige Fassung der einzelnen Elemente, die „verschieden funktionierenden Teile verschiedenartig erscheinen zu lassen und dadurch die Klarheit des Stückes zu fördern." (Marcel Breuer, Die Möbelwerkstatt des Staatlichen Bauhauses zu Weimar. In: Fachblatt für Holzarbeiter 20, 1925, S. 17 ff)

Ein Höhepunkt seiner Arbeit während der Lehrlingszeit war die erste Bauhauspräsentation, die 1923 unter anderem mit dem von Georg Muche konzipierten Muster- und Versuchshaus Am Horn in Weimar einer breiteren Öffentlichkeit Ideen und Ziele des Bauhauses vorstellte: Am Beispiel des Grundrisses und der von den Bauhäuslern Gropius, Albers, Brendel, Buscher, Dieckmann und Breuer entwickelten Einrichtung sollten hier reformiertes Wohnen und eine neue zukunftsweisende „Wohnökonomie" anschaulich gemacht werden „in der perfekt durchgeplanten und realisierten Vision eines Hauses, dessen Ausstattung, gestalterische Qualität und technische Modernität damals ganz neu waren". (Magdalena Droste, Die Möbelwerkstatt. In: Experiment Bauhaus, Ausst.-Kat. Bauhaus-Archiv, Berlin 1988, S. 98 ff) Die von Breuer entwickelten Möbel für das Damenschlafzimmer

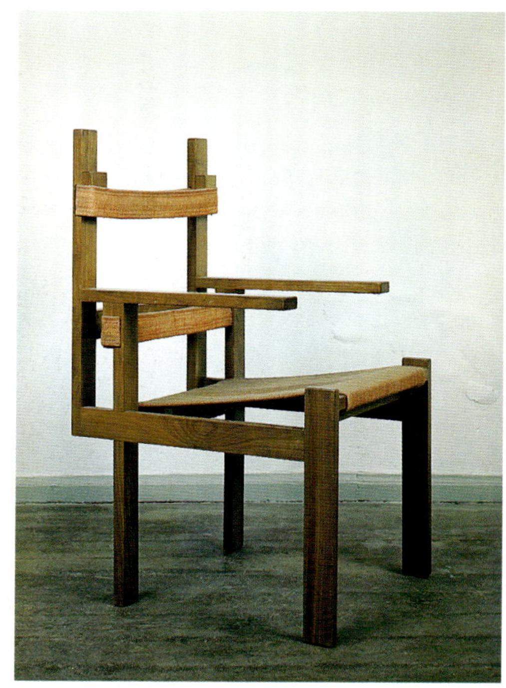

Marcel Breuer, Möbel für das Damenzimmer im Haus am Horn. 1923, Fotograf unbekannt, Getty Research Institute, Research Library. ● Der Toilettentisch – ein Werkzeug der Schönheit, als konstruktivistischer „Proun" gestaltet. Stehender und hängender Kubus sowie verbindende Latten bilden das statisch-orthogonale Gerüst für die Spiegel. Die Möglichkeit der Parallelverschiebung des auf horizontaler Bahn beweglichen Rundspiegels, dessen Projektion ein Oval ergibt, an der quadratischen Deckplatte des Schminkfaches läßt an mathematische Verfahren denken, Raum zu erschließen.

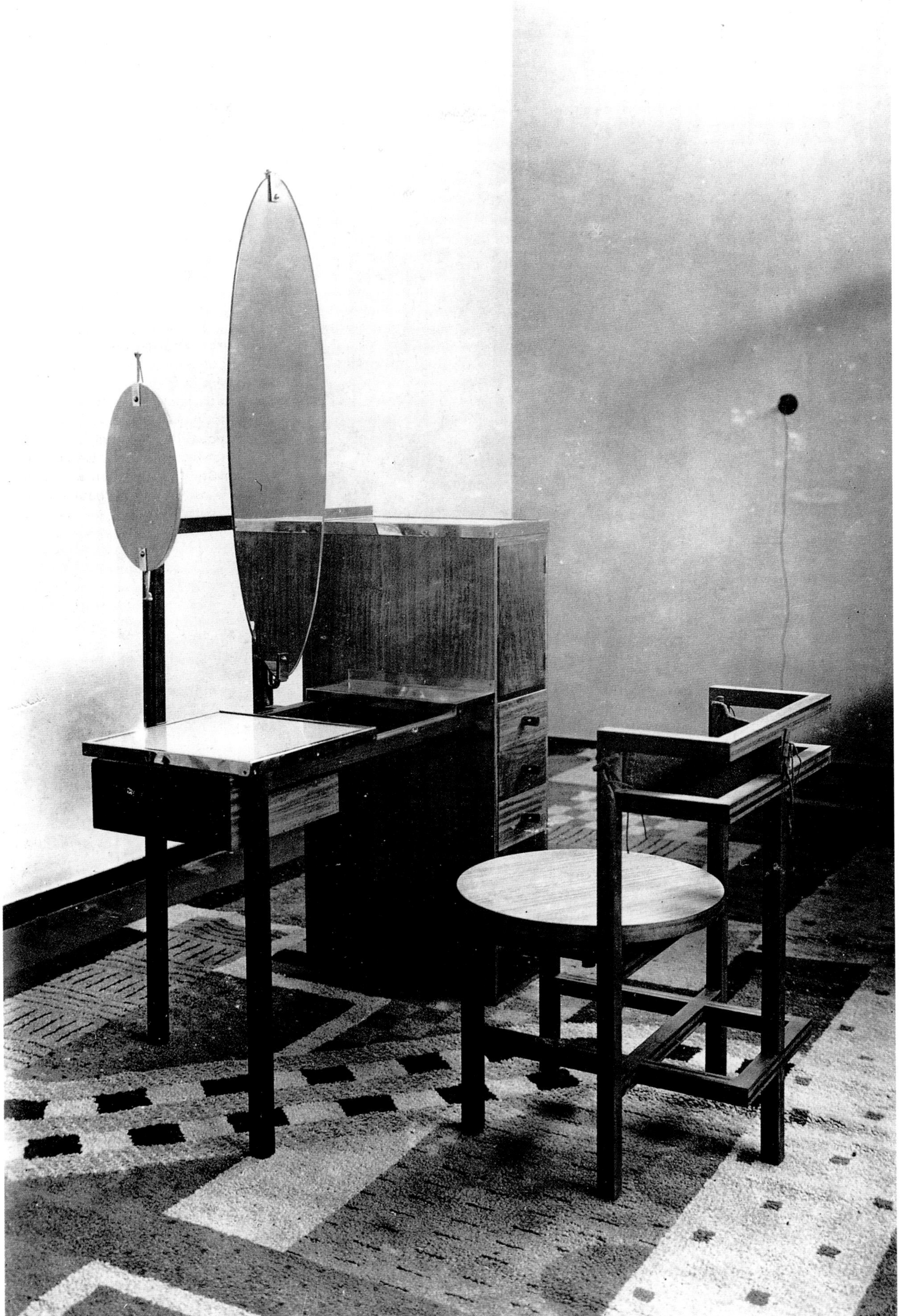

Marcel Breuer

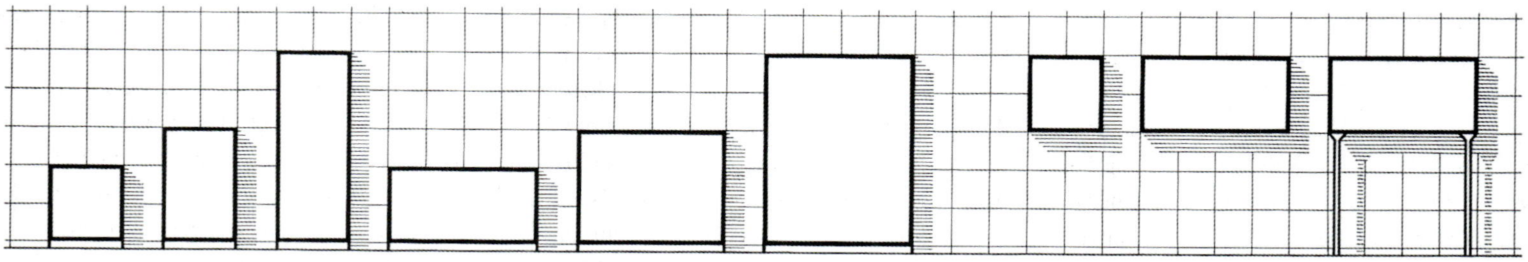

Marcel Breuer, Modul-Schema für Typenmöbel. 1925, BHA. ● Seit 1925 beschäftigte sich Breuer mit der Standardisierung von Möbeln nach einem Modulsystem.

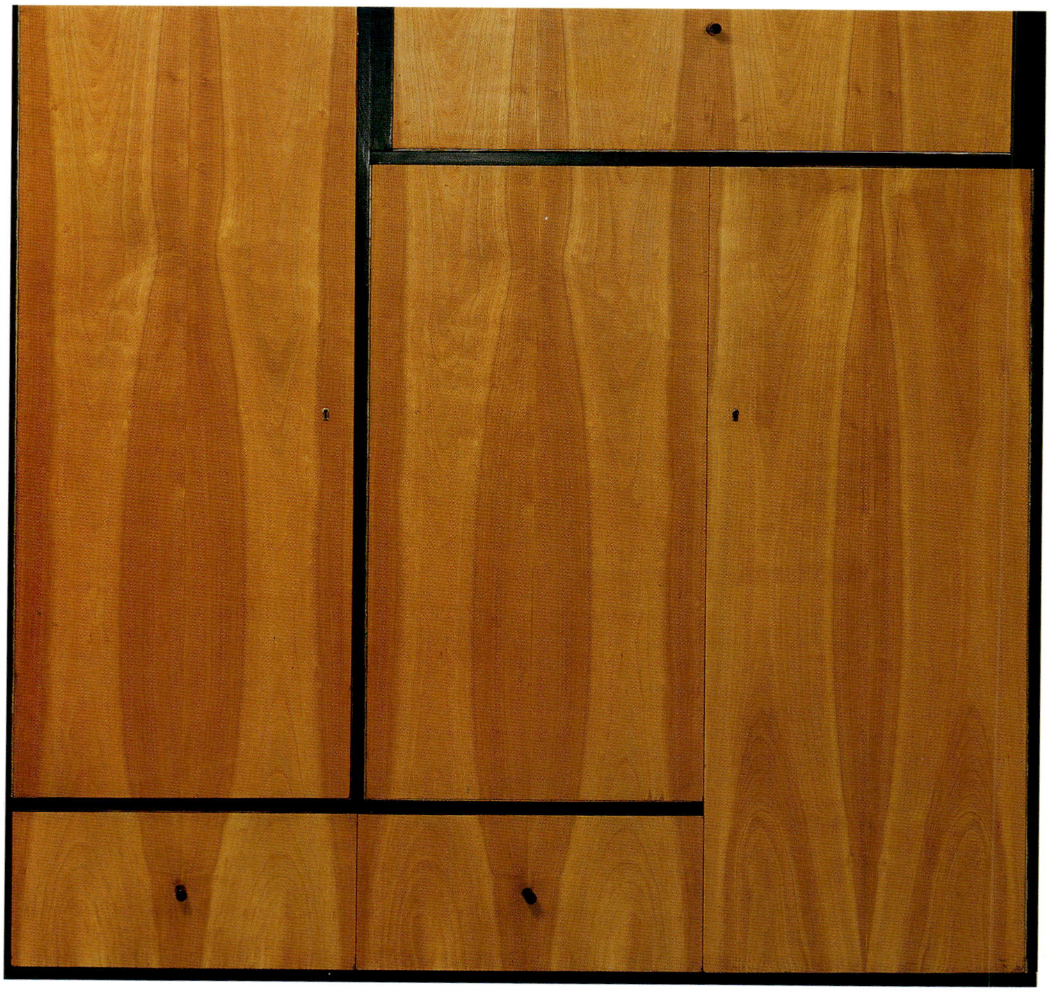

Marcel Breuer, Damenschrank TI113. 1927, Tischlerplatte Kirschbaum (außen), Ahorn (innen), furniert, 175,4 x 185,0 x 60,0 cm, Designsammlung Ludewig, Berlin. ● Breuer unterschied einen Schrank für den Herrn deutlich von einem für weibliche Bedürfnisse. Für die Dame füllt ein Spiegel zusätzlich die linke Tür von innen, oben erscheint ein aufklappbares Fach für Hüte, unten befinden sich zwei belüftbare Kästen für Schuhe.

und den Wohnraum skizzieren dabei eine Typologie funktional bestimmter Geometrien, deren konstruktive Struktur nicht nur sichtbar gemacht, sondern in der materialen und farblichen Gestaltung ausdrücklich thematisiert wurde. Bestandteil seiner Einrichtungsvorschläge war auch der 1922 unter dem Einfluß der Möbelentwürfe von Gerrit Rietveld entstandene „Lattenstuhl", der Breuer zu einer ersten grundsätzlichen Auseinandersetzung mit dem Thema Stuhl und Sitzen geriet. An diesem auf der Grundlage der von Gropius geforderten „Funktionsanalyse" in mehreren Versionen entwickelten Holzstuhl, der zum vielfach publizierten und diskutierten Paradebeispiel der neuen Gestaltungshaltung wurde, formulierte Breuer die Maximen einer rein aus dem Dialog von Funktion und Konstruktion sich ergebenden Formgebung, die auf „eine künstlerisch-gestalterische Begründung" völlig verzichtete und sowohl in ihrer konstruktiven Logik als auch im Umgang mit dem Material im Hinblick auf eine industrielle Fertigung konzipiert war. Doch keines der von Breuer in dieser Zeit entwickelten, die Möglichkeiten der Typisierung experimentell auslotenden Möbelstücke fand den Weg in eine Serienproduktion. Die Bemühungen des Bauhauses, die fabrikmäßige Herstellung eines Typenmöbelprogramms zu realisieren, scheiterten.

Als Breuer 1924 als einer der ersten Studenten seinen Abschluß machte, war die Lage des Bauhauses in Weimar schon mehr als prekär. Mit Empfehlungen ausgestattet, ging er nach Paris, wo er in einem bis heute nicht bekannten Architekturbüro arbeitete. Doch als im März 1925 der Umzug nach Dessau beschlossen wurde und Gropius ihm vorschlug, als Leiter der Möbelwerkstatt an das Bauhaus zurückzukehren, akzeptierte er sofort. In Marcel Breuer hatte Gropius einen kongenialen Schüler und Mitstreiter gefunden, der rasch zum Hauptakteur der Möbelwerkstatt avancierte, die unter seiner Leitung ihren Laborcharakter profilieren konnte. Für Breuer war die Notwendigkeit der Öffnung zur Möbelindustrie nicht nur selbstverständlich; programmatisch postulierte er sie als Herausforderung für die Ausbildung in den Bauhauswerkstätten: „Die Möbelabteilung des Bauhauses verfolgt den doppelten Zweck, durch Versuchsarbeit in ihrer Tischlerei zu eindeutigen Lösungen der Probleme zu kommen, die den verschiedenen Möbeln zugrunde liegen, also Ausarbeitung von Typen und Systemen, die eine fortschrittliche Produktion ermöglichen. Ferner Ausbildung von Schülern, die infolge künstlerischer und technischer Fähigkeiten imstande sind, auf die Möbelindustrie

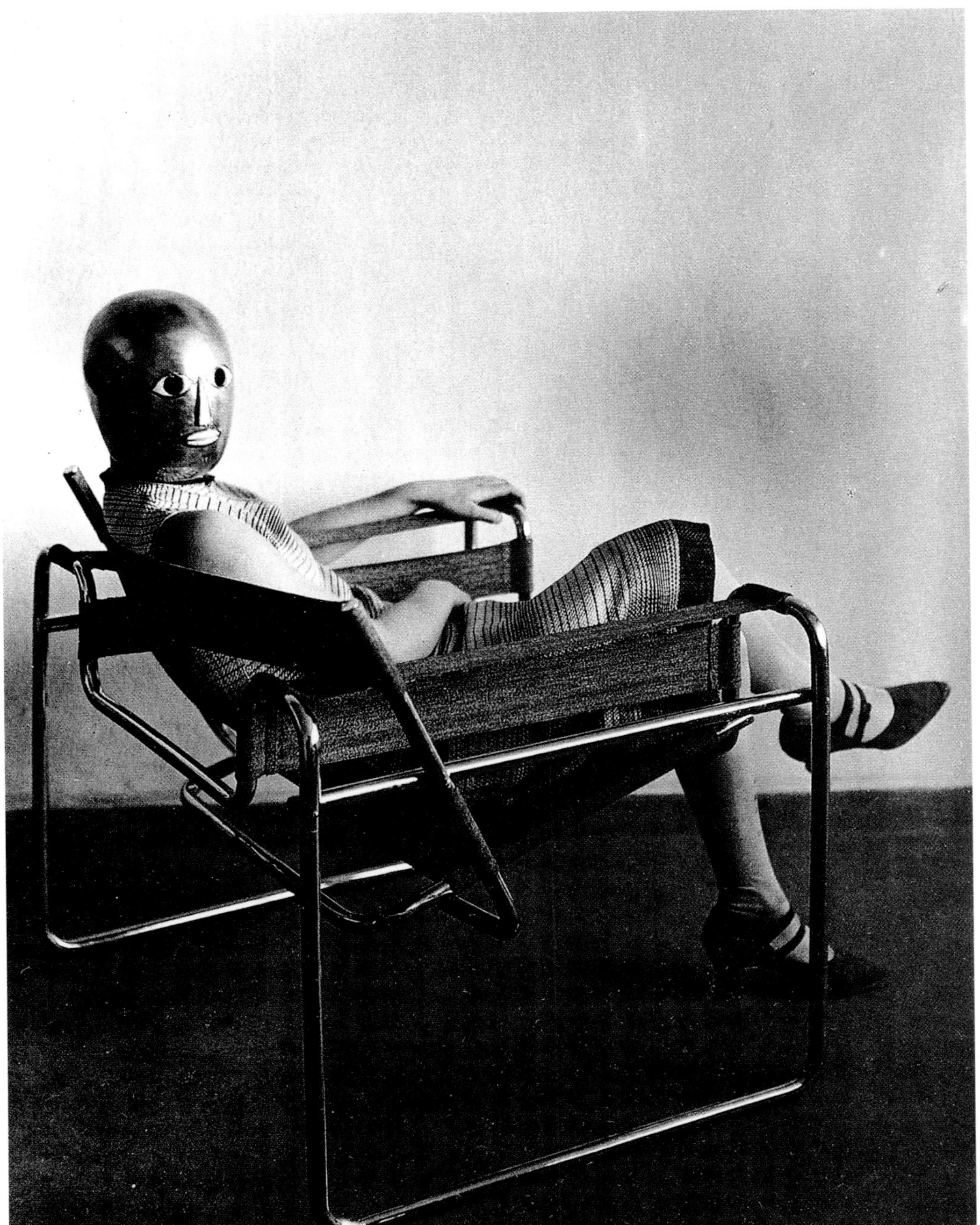

Marcel Breuer, Klubsessel („Wassily"-Sessel). 1926, Stahlrohr vernickelt, Sitz-, Rücken- und Armlehnen aus Eisengarngurten, 73,0 x 77,0 x 68,5 cm, Lis Beyer oder Ise Gropius mit einer Bühnenmaske von Oskar Schlemmer, Foto von Erich Consemüller, Bauhaus-Szene, 1926, Privatbesitz Bremen. ● „Es waren nicht nur die Fahrradlenkstange und der Bugholzstuhl, die zu dem neuen Typ geführt haben", analysierte Sigfried Giedion, „sondern eine neue optische Einstellung. Die Betonung der Struktur und der Wunsch nach Transparenz sind Erscheinungen, die zuerst in der Malerei erkennbar waren. Die russischen Maler und Plastiker um 1920, die Suprematisten und Konstruktivisten, mögen gewisse ästhetische Anregungen gegeben haben. Die luftigen Drahtplastiken der Konstruktivisten, ihre Leichtigkeit und Transparenz, entsprechen genau der Beschreibung, die Marcel Breuer von seinen Stahlrohrstühlen gibt: ‚Sie füllen mit ihrer Masse keinen Raum aus.'"

einen fortschrittlichen und gesunden Einfluß zu gewinnen." (Marcel Breuer, Die Möbelwerkstatt des Staatlichen Bauhauses zu Weimar. In: Fachblatt für Holzarbeiter 20, 1925, S. 17 ff)
Das Dessauer Bauhaus begann seine Arbeit in einem Provisorium. Während der im Bauatelier von Gropius entworfene Neubau auf freiem Feld realisiert wurde, richtete Breuer seine Werkstatt in der Dessauer Kunsthalle ein. Doch dem Experimentiergeist und der schöpferischen Phantasie taten die provisorischen Arbeitsbedingungen offensichtlich keinen Abbruch. Vermutlich in diesen ersten Monaten entwickelte Breuer seinen ersten Stahlrohrstuhl. Breuer hat die Konstruktion seiner Möbelentwürfe immer auch als eine Art Vorstufe und als Elementarteilchen für die Architektur verstanden, als wesentliches Element für die Gliederung, Strukturierung und Gestaltung von räumlichen Beziehungen. Die seinen Möbelentwürfen zugrundeliegenden Überlegungen wurden zum Ausgangspunkt seiner architektonischen Gestaltungsprinzipien, sie erhellten sich wechselseitig und bewährten sich im unterschiedlichen Maßstab der Aufgabenstellungen: „wir kommen also zu einrichtungen, zu räumen, zu bauten, welche in möglichst allen ihren teilen veränderlich, beweglich und verschieden kombinierbar sind. die möbel, sogar die wände des raumes, sind nicht mehr massig, monumental, scheinbar festgewachsen, oder tatsächlich festgebaut. sie sind vielmehr luftig durchbrochen, sozusagen in den raum gezeichnet." (Marcel Breuer, metallmöbel und moderne räumlichkeit. In: Das Neue Frankfurt, 2, Heft 1, 1928, S. 11) Anschaulicher hätte kaum jemand die Wirkung jener Möbelkonstruktionen beschreiben können, deren

Marcel Breuer, Wohnzimmereinrichtung für Erwin Piscator, Berlin. 1927, Foto von Lotte Jacobi, Ullstein Bilderdienst. • Die Kühle, die Stahl und Glas ausstrahlen, wurde als häusliches Ambiente von Berliner Kulturschaffenden anvisiert, jedoch mit textiler Wandbespannung und handgewebten Stoffen gedämpft.

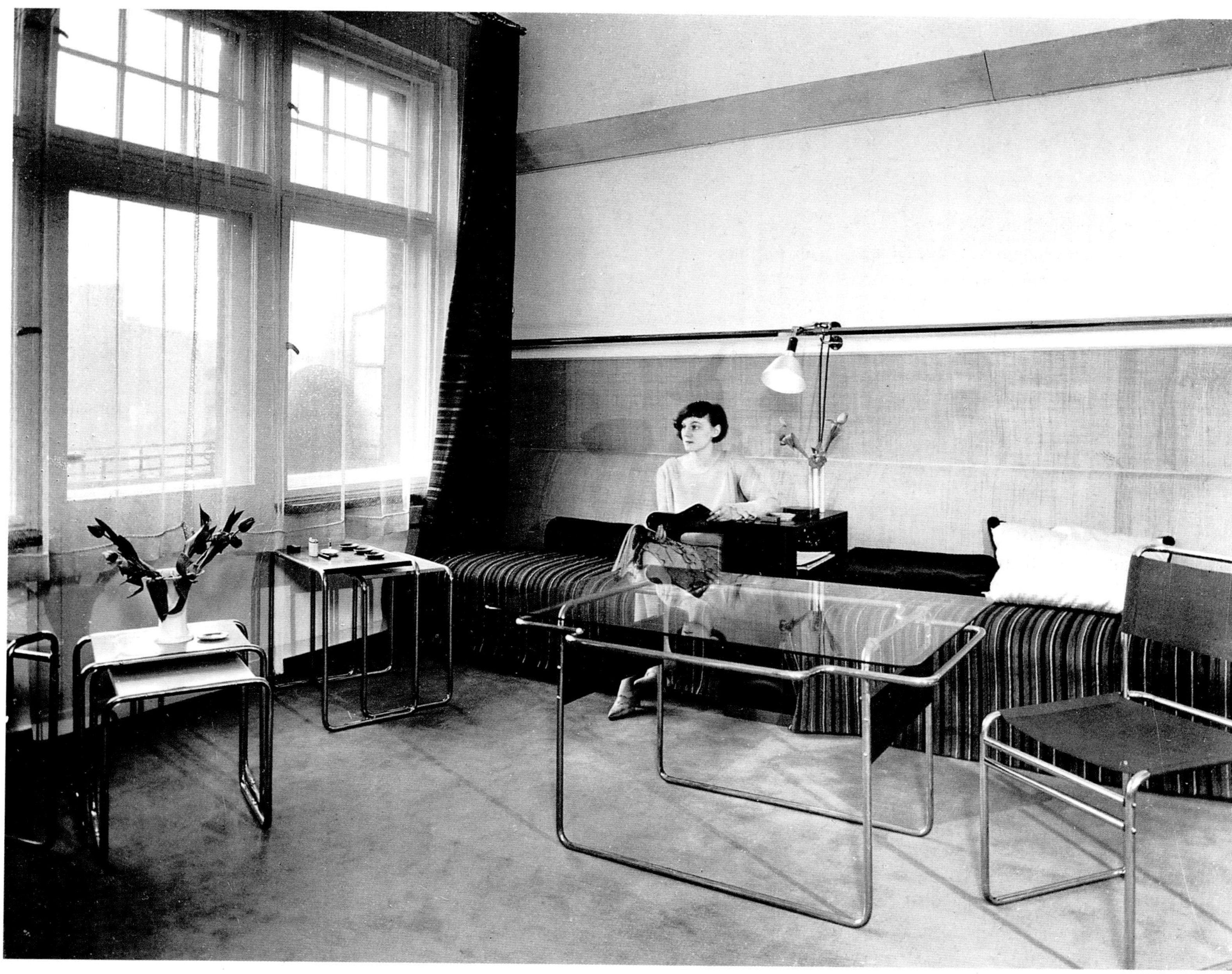

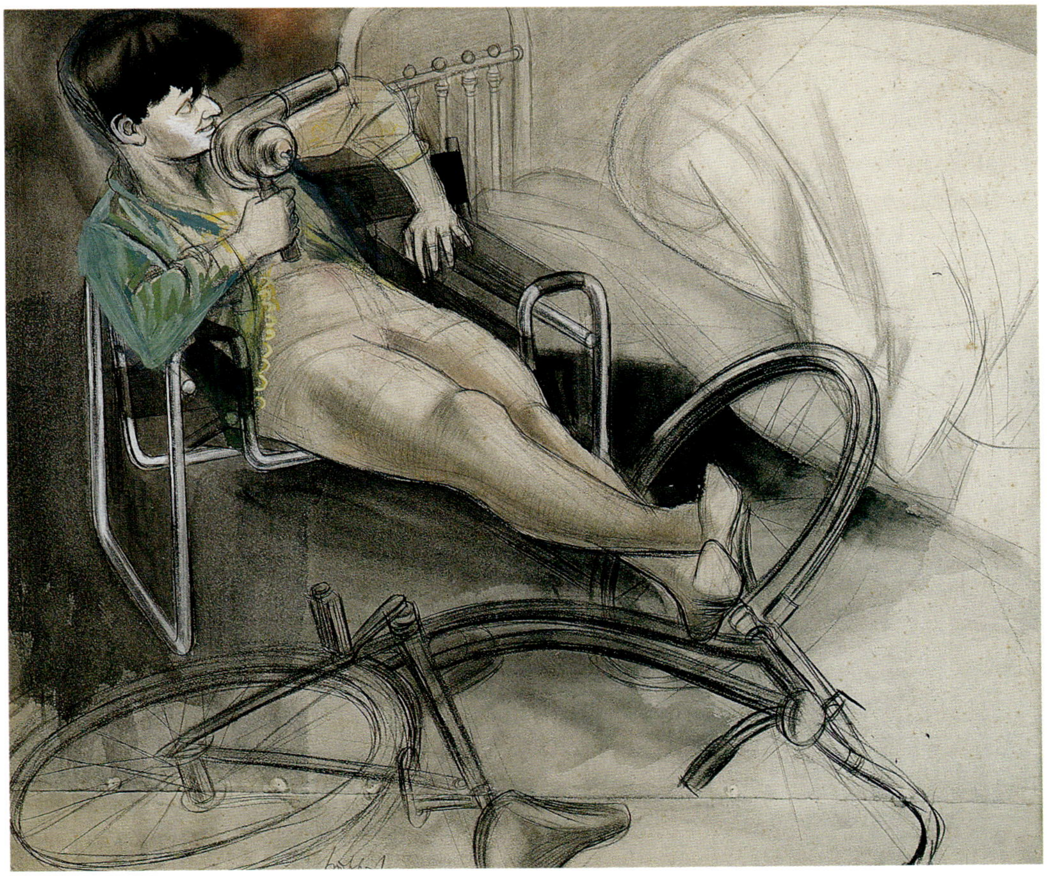

Karl Hubbuch, Hilde mit Fön, Fahrrad und Breuer-Stuhl. 1928/1929, Lithografie und Aquarell auf Karton, 57,0 x 74,0 cm, Sammlung Huber, Offenbach. ● Es blies der Wind der Technik, als der Sessel „Wassily" die Frauenzimmer eroberte. Er verdankte seine Erfindung der Lenkstange eines Drahtesels.

Erfindung und Entwicklung Breuers zweite Phase am Bauhaus als Jungmeister und Lehrer der Möbelwerkstatt repräsentierte: die der „Metallmöbel", welche ab 1925 in der Dessauer Werkstatt entstanden und von da an vor allem die Musterhäuser für den neuen Menschen in den Versuchsanordnungen der Bauausstellungen möblierten, ehe „die notwendigen apparate des heutigen lebens" (Marcel Breuer, metallmöbel und moderne räumlichkeit, 1928, n. p.) gut vierzig Jahre später zu Inkunabeln der Designgeschichte und zu Symbolen einer anspruchsvollen „Wohnökonomie" avancierten. Breuer, der vorerst nur mäßigen Erfolg als Architekt, aber um so größeren als Möbeldesigner hatte, war in diesen Jahren nicht nur auf all jenen Bau- und Wohnungsausstellungen vertreten, die, wie 1927 in Stuttgart, 1929 in Karlsruhe, 1930 in Paris oder 1931 in Berlin, das neue Bauen und Wohnen propagierten. Vor allem richtete er eine Reihe von Wohnungen und Häusern jener ebenso betuchten wie gebildeten Kreise von Finanzleuten, Intellektuellen, Kunstsammlern und Künstlern ein, die vor allem in Berlin den kulturellen und gesellschaftlichen Ton angaben. Neben den Einrichtungsgegenständen waren schon früh einige wenige Architekturentwürfe entstanden, wie das Modell eines siebengeschossigen Scheibenhauses mit von Le Corbusier inspirierten Maisonette(Duplex)-Wohnungen oder der Entwurf eines mehrgeschossigen Wohnhauses, 1923, dessen Fassadenabwicklung vor allem von der formalen Geometrie grafisch komponierter Fenstermotive bestimmt ist. Doch eine formale Architektenausbildung war am Bauhaus nicht vorgesehen, und so bestimmte die architektonische Arbeit Breuers Laufbahn erst nach dem Bauhaus und vor allem in den USA. Denn von der Notwendigkeit einer ebenso grundsätzlichen wie pragmatischen Architekturausbildung, die Breuer und einige seiner Bauhauskollegen immer wieder gefordert hatten, war Gropius nicht zu überzeugen gewesen. Obwohl er das Postulat von der Architektur als dem letzten Ziel der gemeinsamen künstlerischen Anstrengung formuliert hatte, sah Gropius die konkreten architektonischen Aktivitäten offenbar ausschließlich auf sein Bauatelier beschränkt. Zwei bedeutende Hausprojekte, 1932 die Villa Harnischmacher in Wiesbaden und 1932 bis 1936 die gemeinsam mit Alfred und Emil Roth für Sigfried Giedion geplanten Doldertalhäuser in Zürich, konnte Breuer noch in Europa realisieren, ehe er ins amerikanische Exil ging, wo seine Karriere als Architekt begann. Auch in den USA war er anfangs noch eng mit Gropius verbunden, mit dem er eine bis 1941 währende Partnerschaft einging, ehe er sich 1946 mit Büros in Cambridge/Massachussetts und später in New York selbständig machte. Mit seinen Einfamilienhäusern, Universitäts- und Verwaltungsbauten, die er in Amerika und schließlich auch wieder in Europa errichtete, fand Breuer noch einmal internationale Anerkennung. Neben Richard Neutra wurde er zu einem der wichtigsten Repräsentanten jener durch die Erfahrungen des amerikanischen Exils gefilterten Bauhausmoderne, die in den 50er Jahren nach Europa reimportiert wurde.

„luftig durchbrochen, sozusagen in den Raum gezeichnet" – die Stahlrohrmöbel von Marcel Breuer

Andrea Gleiniger

Als Marcel Breuer 1928, im gleichen Jahr wie Walter Gropius, das Bauhaus verließ, hatte er in den zurückliegenden drei Jahren jene Typologie von Stahlrohrmöbeln oder – wie er es nennt – von „Metallmöbeln" entwickelt, die mehr als nur „teile eines modernen raumes" zum Inbegriff eines neuen, sachlichen und funktionalen Wohnens werden sollten. Stahlrohr wurde, ähnlich wie das knapp 70 Jahre zuvor von Michael Thonet für die Massenproduktion präparierte Bugholz, zum Inbegriff für Flexibilität und Funktionalität, für Leichtigkeit, Biegsamkeit und Materialökonomie.

Die Jahre als Jungmeister der Möbelwerkstatt – er war 23 Jahre alt, als er deren Leitung übernahm – hatte Breuer gut genutzt. Zwar ist nur wenig über seine Lehrmethoden und sein Profil als Lehrer und Werkstattmeister überliefert, doch mögen vor allem seine Stuhlexperimente zu einem exemplarischen Anschauungsunterricht geraten sein. Denn unter all den von Breuer in dieser Zeit entwickelten Einrichtungsgegenständen – vom modularen Schrank- und Regalsystem bis hin zum Teewagen – sind es vor allem die Sitzgelegenheiten, die nicht nur bei Breuer zum Experimentierfeld der avancierten Möbeltechnologie wurden und ihren Höhepunkt in der quasi „kollektive(n) Erfindung" des als Freischwinger in die Geschichte des modernen Designs eingegangenen „hinterbeinlosen Stuhles" fanden. (Werner Möller und Ottokar Mácel, Ein Stuhl macht Geschichte, München 1992, S. 79)

Den Anfang hatte 1925 der „Wassily"-Sessel gemacht, ein Clubsessel aus Stahlrohr, der zugunsten von Kufen auf Beine verzichtete und dessen ebenso komplexe wie filigrane, mit Eisengarngurten bespannte Konstruktion aus poliertem Metall die traditionelle, gepolsterte Behäbigkeit derartiger Möbelstücke durch die optische Transparenz und physikalische Leichtigkeit luftiger Volumen ersetzen sollte. In seiner formalen Logik schloß er an die bei der Konstruktion des Lattenstuhls gewonnenen sitztechnischen Erkenntnisse an, die Breuer hier in kantiger Geometrie durchexerziert hatte, um sie beim „Wassily" in vernickeltes und poliertes Stahlrohr zu übersetzen. Daß Holz zu diesem Zeitpunkt gerade auch im Hinblick auf die von Breuer angestrebte Serienproduktion das ungleich billigere Material gewesen wäre, spielte dabei keine Rolle mehr angesichts der symbolischen Kraft, die von den glänzenden und geschwungenen Linien des gebogenen Stahls

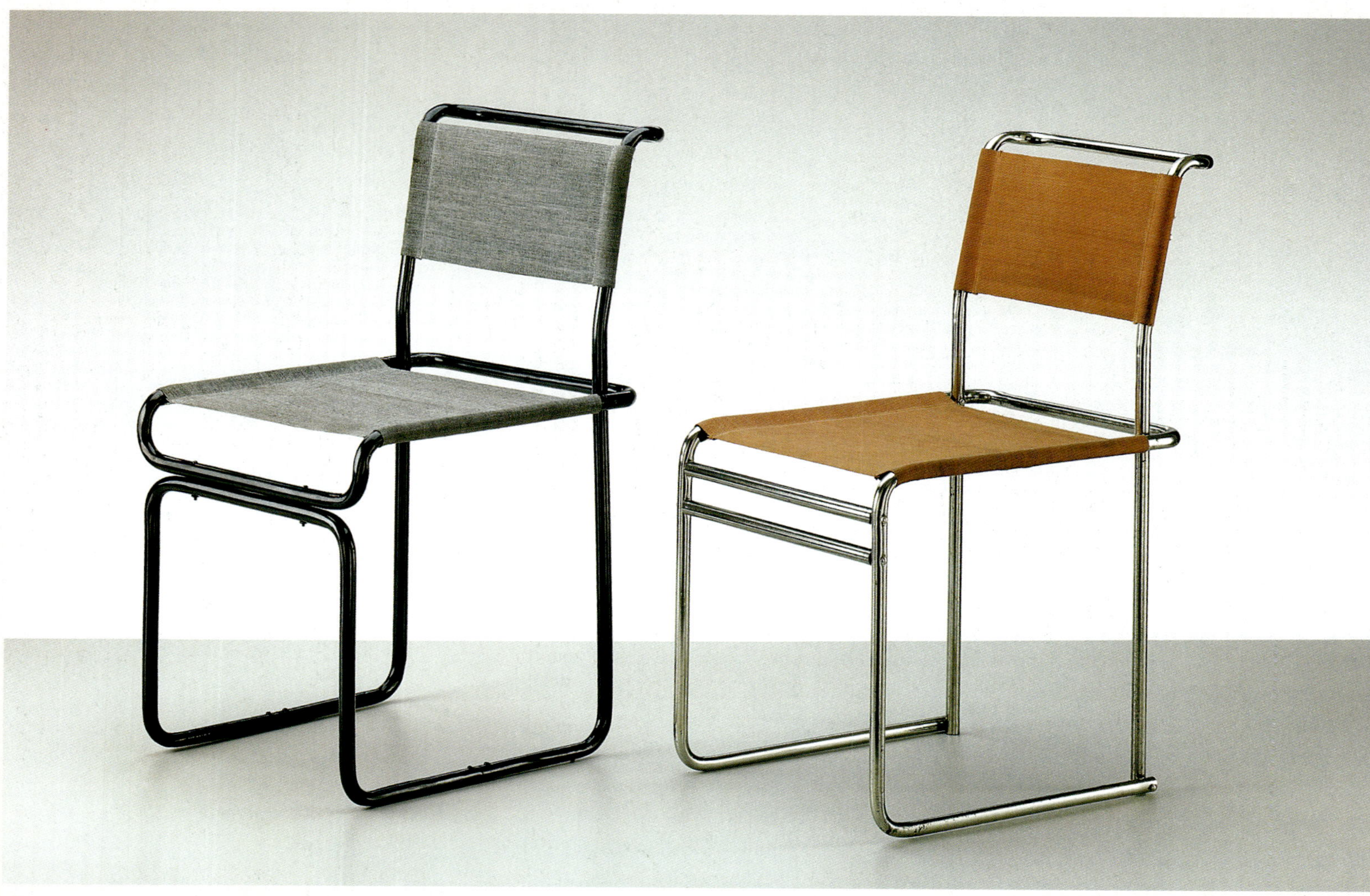

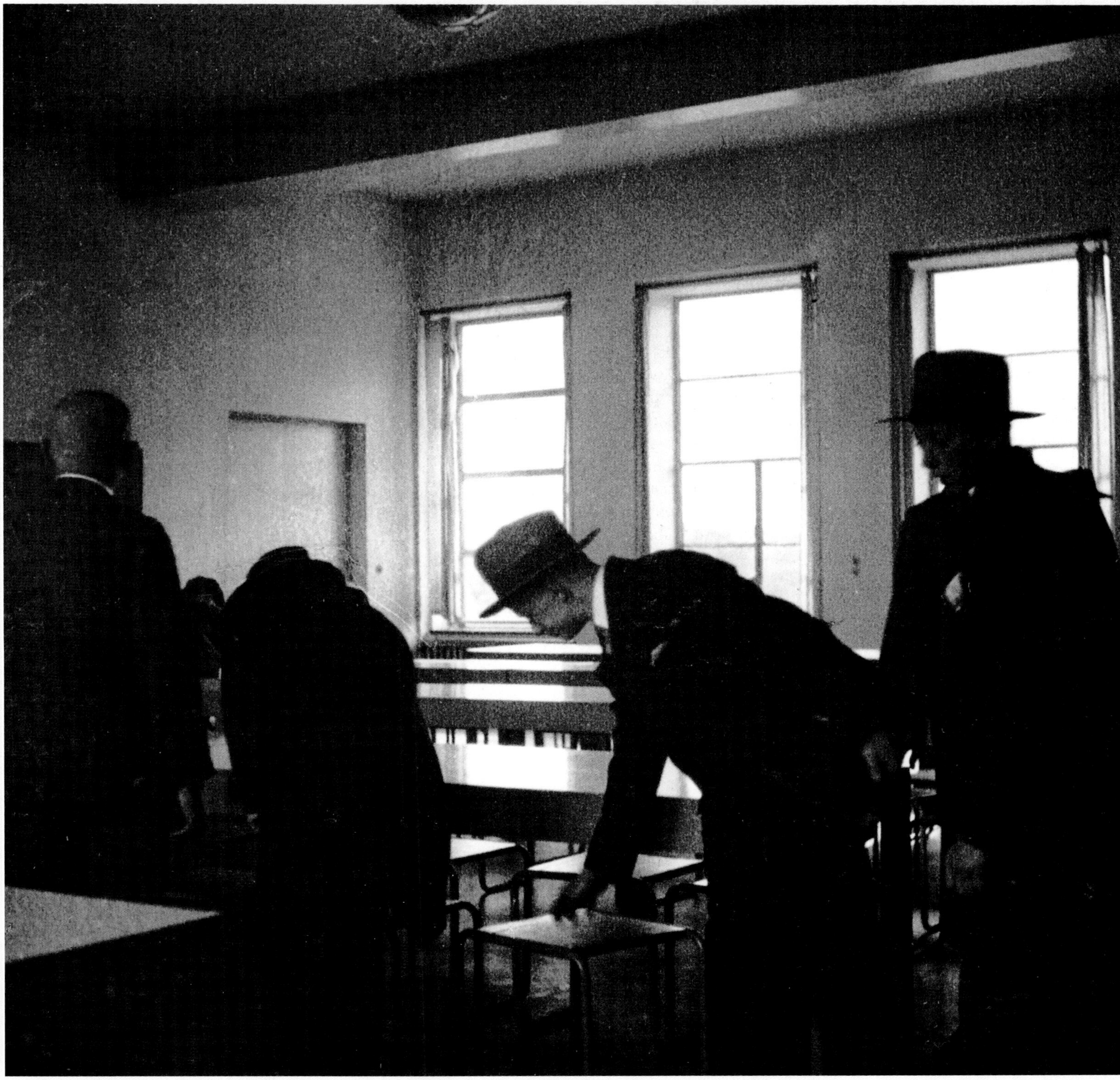

Marcel Breuer, Stuhl (Vorläufer B5) und Stuhl B5. 1926 und 1926/1927, Vorläufer: Stahlrohr schwarz brüniert, Stoffbespannung, 84,9 x 48,0 x 60,5 cm, B5: Stahlrohr vernickelt, Eisengarnbespannung, 83,8 x 45,0 x 59,7 cm, BHA. ● Die Nachteile dieser geschlossenen „Liniengrafik" sind klar: Die Verschraubung der Querstreben konnte den Beinen des Benutzers gefährlich werden. Zum „B5" verbessert, wurde der Stuhl Teil des Programms „Standard-Möbel".

Besucher in der Bauhauskantine, Dessau. Um 1929, Bestuhlung von Marcel Breuer mit dem Hocker B9, 1925/1926, Tische aus der Tischlereiwerkstatt des Bauhauses, Foto von Johann Jacobus van der Linden, BHA. ● Nicht nur die 1925/1926 entstandenen Hocker, das gesamte Haus mit seiner Einrichtung nach eigenen Entwürfen rief Staunen bei den Besuchern hervor, aber auch Proteste.

als Inbegriff technischer Formgebung ausging. Dank der Aufnahmen von Lucia Moholy ist die Entwicklung des „Wassily“ in seinen verschiedenen Varianten dokumentiert, in denen Breuer die technisch-konstruktive Ökonomie seiner Teile und die funktionale Form seiner Gesamterscheinung erarbeitete. In der Beschaffenheit und Kombinierbarkeit seiner Teile hatte Breuer den „Wassily“-Sessel von Anfang an für eine industrielle Serienproduktion konzipiert. Ausdrücklich betonte er die Wirtschaftlichkeit des Transports des in neun Teile zerlegbaren Clubsessels. Dennoch sollte es mehr als drei Jahrzehnte dauern, ehe er Anfang der 60er Jahre in Serie gefertigt wurde.

Eine erste Gelegenheit, seine Möbelideen umfassender zu realisieren, bot der Neubau des Bauhauses: Für die Mensa entstanden Stahlrohrhocker, die – später in vier unterschiedlichen Größen produziert – auch als Beistelltischchen benutzt werden können. Für die Bestuhlung der Aula entwickelte Breuer metallene, vorderbeinlos auskragende Klappstühle, die er auch als Einzelstühle variierte. Einrichtungen für das Meisterhaus von Kandinsky und vor allem das seines Mentors Gropius boten Breuer die Gelegenheit, Möblierungen vorzustellen, deren postulierte „Stillosigkeit“ die neutrale Kombinierbarkeit und flexible Anpassungsfähigkeit der typisierten (oder doch auf Typisierung abzielenden) Einrichtungselemente und -module vorführen sollte. Eine breitere Öffentlichkeit fand er 1927 in der Weißenhofsiedlung, wo er die Häuser von Gropius und Wohnungen in den Reihenhäusern von Mart Stam aus dem ständig anwachsenden Katalog seiner Möbelentwürfe bestückte. Doch der erste Freischwinger, der zur zentralen Erfindung der neuen Möblierungshaltung wurde und während der Ausstellung zu sehen war, stammte von Stam. Der Stuhl wurde zum Testfall eines exemplarischen Urheberrechtstreites, der dem ein Jahr später vorgestellten Freischwinger von Breuer nicht nur den originären Innovationsanspruch absprach, sondern ihn auch dem Plagiatverdacht aussetzte. Nichtsdestotrotz ist vor allem dieses noch heute von der Firma Thonet produzierte Modell gegenüber der ungleich eckiger und starrer wirkenden Formgebung des „hinterbeinlosen Stuhles“ von Stam zum eigentlichen Klassiker geworden. Stam hatte den Prototyp seines Freischwingers der Überlieferung zufolge schon 1926 aus Gasrohren zusammengesteckt. Doch ähnlich wie der noch schwungvoller und eleganter in den Raum federnde und ebenfalls in Stuttgart

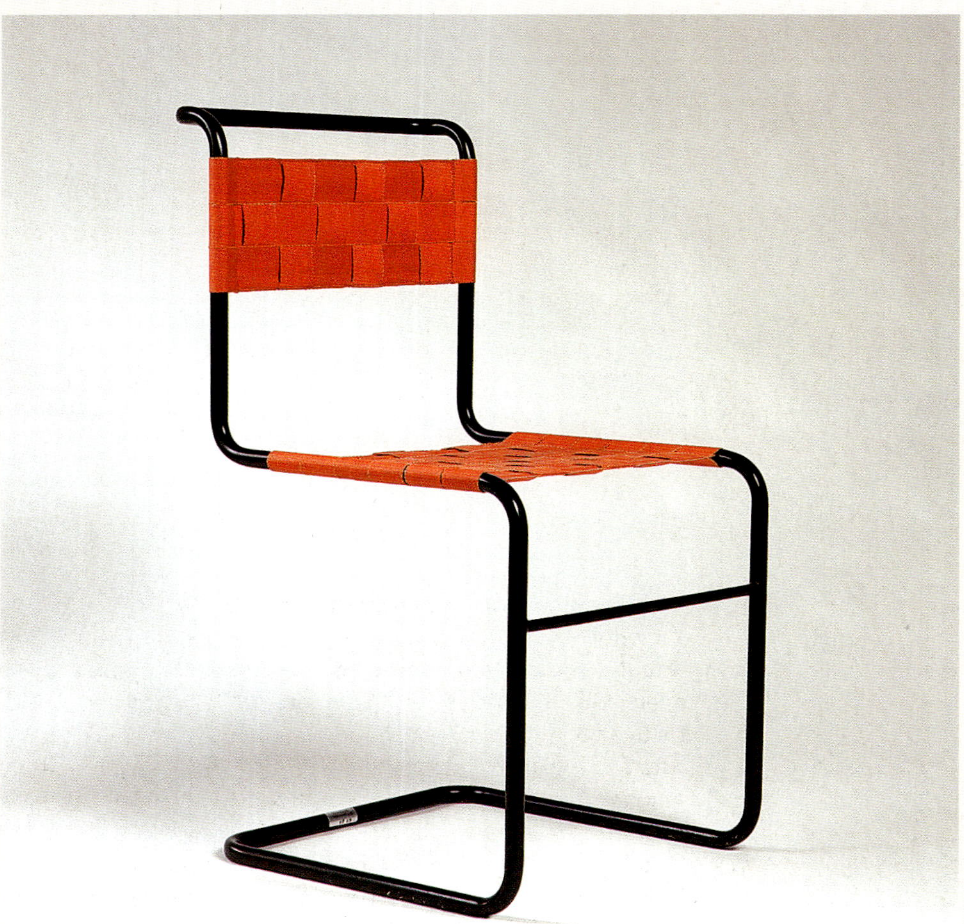

Mart Stam, Stuhl. 1926, TECTA/Stuhlmuseum Burg Beverungen. • Nachdem Breuer – unabhängig von Mart Stams erstem „hinterbeinlosen“ Stuhl aus starren Gasrohren – seinen „Freischwinger“ für Thonet entworfen hatte, mußte er lange um seine Urheberrechte kämpfen.

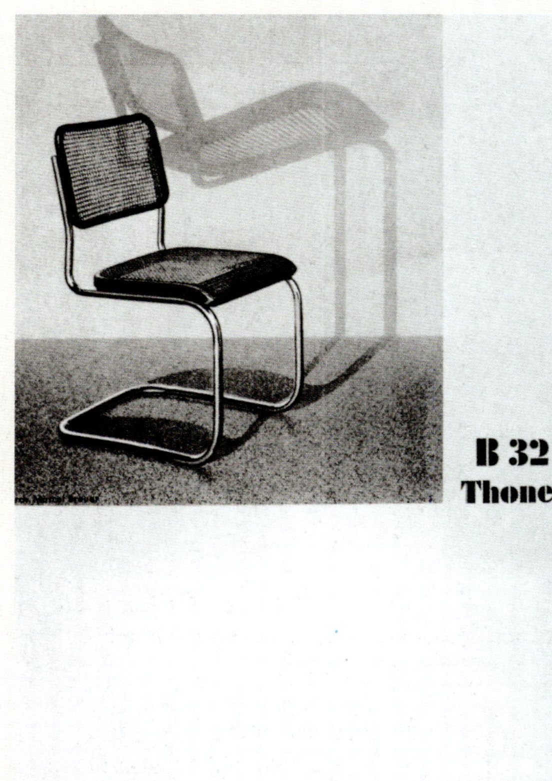

Prospekt Thonet-Möbel (1930/1931), Blatt mit Stuhl B32. 1928, BHA. • 1928 übernahm die Firma Thonet die Herstellung von Breuers Stahlrohrmöbeln, von denen vor allem die Stühle den Wohnbereich eroberten.

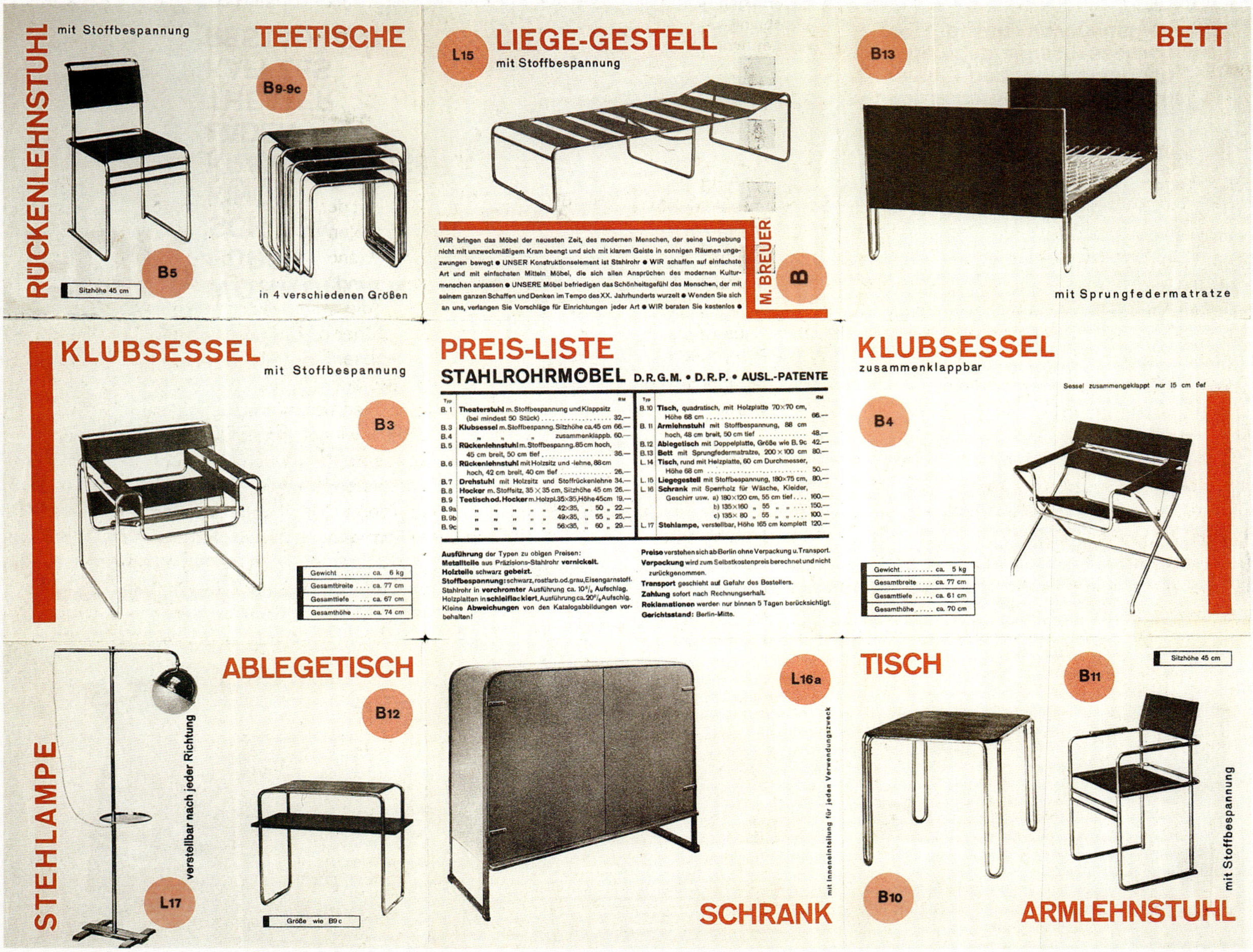

Kalman Lengyel, Faltprospekt für Standardmöbel. 1928, Ausschnitt, BHA. ● Breuers Versuche, seine Stahlrohrmöbel selbständig zu vermarkten, schlugen bald fehl, und er suchte die Kooperation mit Produktions- und Vertriebspartnern.

vorgestellte Stuhl von Mies van der Rohe war es vor allem Breuers Freischwinger, der die Vision eines wie auf „Luftsäulen" schwebenden Sitzens einzulösen schien.

Da für die Produktion der Möbel eine effektive Zusammenarbeit zwischen Industrie und Bauhaus nicht zustande kam, ergriff Breuer selbst die Initiative und wurde 1927 Teilhaber der von Kalman Lengyel in Berlin gegründeten Firma Standard Möbel, die sich nun um die Produktion und den Vertrieb der Breuer-Möbel bemühte. Doch schon ab 1928 verkaufte Breuer Entwürfe an die Firma Thonet, die ein Jahr darauf die in Schwierigkeiten geratene Standard Möbel komplett übernahm. Zum billigen Massenprodukt sind die originalen Breuerschen Stahlrohrmöbel nie geworden. Ob in den exklusiven Berliner Interieurs von Künstlern oder Ärzten der 20er Jahre oder in den eigens für die Propagierung und den Verkauf der neuen Wohnform eingerichteten Möbelläden, wie sie Anfang der 30er Jahre auf Initiative des CIAM-Sekretärs Sigfried Giedion unter Mitwirkung von Breuer in Zürich und Basel entstanden – bis heute sind sie Insignien eines gehobenen Wohnstandards geblieben, qualitätvolle Versatzstücke einer ihrerseits zum Stil geronnenen bürgerlichen Einrichtungshaltung. Zum wirklichen Massenprodukt ist der Freischwinger erst in den unzähligen Plagiaten und Billigkopien geworden, die heute von den Möbelmärkten und Einrichtungsketten in bunter Vielfalt und schlechter Verarbeitung angeboten werden.

Herbert Bayer

Ute Brüning

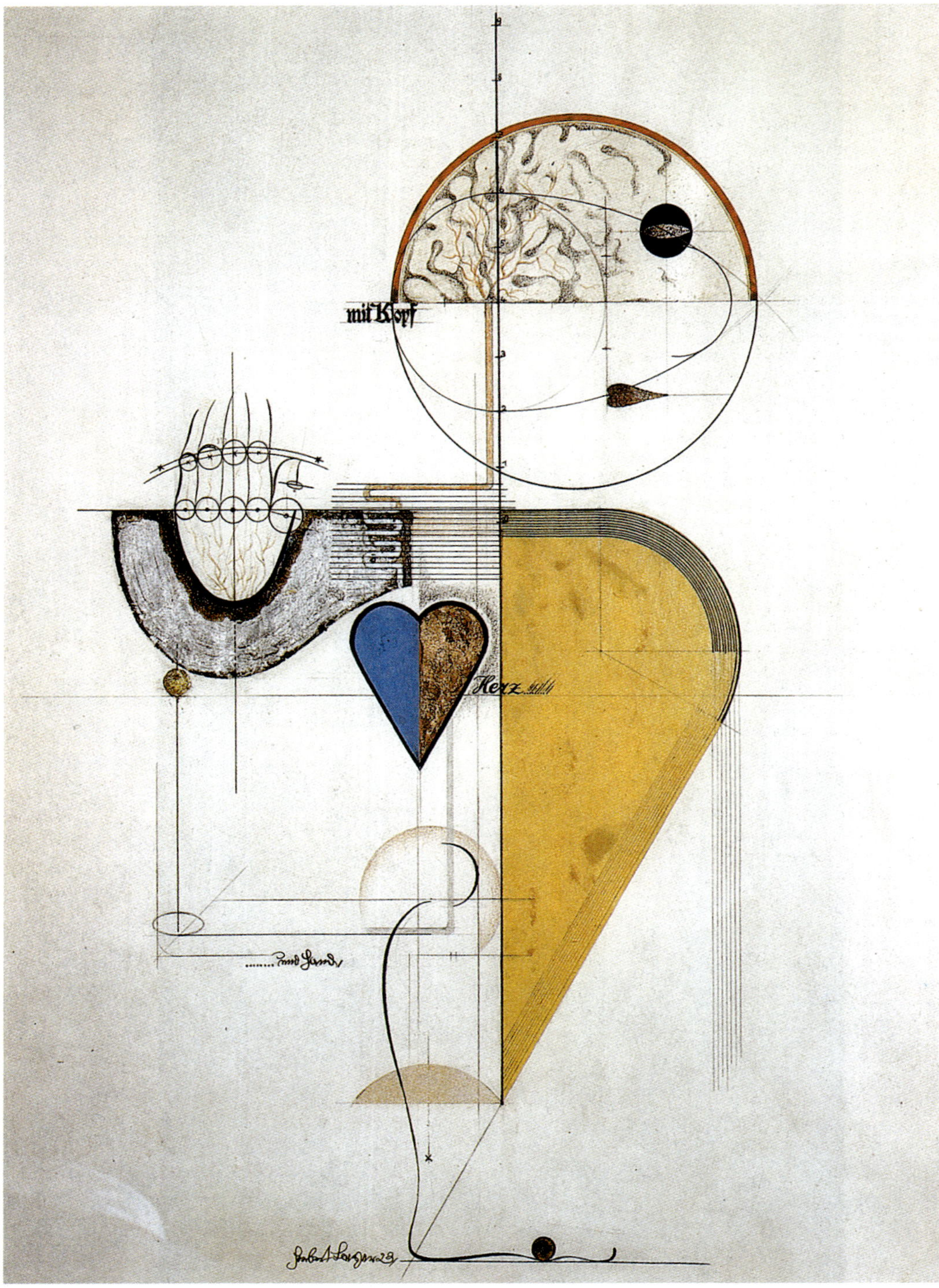

Die Startposition für Bayers steile Karriere zu einem der ersten „Grafikdesigner", begehrt im Deutschland der 30er Jahre und fortan in den USA – ist sein Lehramt am Bauhaus gewesen. Doch noch Jahre nach seinem Tod ist dieser Abschnitt seines Wirkens vielfach undurchsichtig. Was er in der Zeit zwischen 1925 und 1928 gelehrt hat, müssen wir weitgehend seinen eigenen Arbeiten entnehmen. Schüler und ihre Arbeiten sind kaum nachweisbar. Wir haben es mit einem Werk zu tun, das von Bayer selbst immer wieder gesäubert und gestrafft wurde. Zu seinen Lebzeiten hatte er ein Auge darauf, wer über ihn schrieb und was über ihn geschrieben wurde. Gwen Chanzit, die 1985, kurz nach seinem Tod, seine Rolle als „early purveyor of modernist design in America" untersuchte, deutet dieses Streben nach Exklusivität und Kontrolle an. Bayer übernimmt im Dessauer Bauhaus die Leitung der neugegründeten Werkstatt für Druck und Reklame. Es folgen drei Jahre, in denen er ausschließlich als Typograf gelten kann. Ohne Vorbildung in Satz und Druck erntet er dennoch bald erhebliche Resonanz in der Fachwelt. Doch solche Details hebt Bayer in dem Bild, das er uns von sich hinterlassen hat, nicht ausdrücklich hervor. Zur Malerei, der Bayer, kaum daß er das Bauhaus verlassen hat, eine zentrale Rolle in seinem Schaffen einräumt, kommt er den spärlichen Quellen zufolge selten. Als Fotograf begibt er sich erst nach dem Bauhaus in das Rampenlicht. Seinem berühmten Titelstilleben der Bauhauszeitschrift von 1928 muß jedoch mehr fotografische Praxis vorangegangen sein, als man weiß.

Bayer tritt zu einem Zeitpunkt in die Auseinandersetzung mit Schrift ein, als er Doesburgs und Lissitzkys, Schwitters und Moholys erste

Herbert Bayer, Mit Kopf, Herz und Hand. 1923, Aquarell, Tempera, Tuschzeichnung und Collage, 55,0 x 39,5 cm, Privatsammlung Schweiz. • Des künftigen Bauhaus-Jungmeisters Herz und Hand sollten weiterhin so rational funktionieren, wie es hier in Schlemmerscher Kompositionsweise aussieht. Auch die Vorliebe für Verbindung mehrerer Techniken setzte sich fort.

Herbert Bayer, Selbstporträt. 1932, Foto der Originalfotomontage, um 1937, Gelatinesilber halbmatt, 39,8 x 29,8 cm, BHA. • Als junger Künstler orientierte sich Bayer malend und fotografierend an klassisch surrealistischen Motiven, die er auch häufig in der Werbegrafik nutzen sollte.

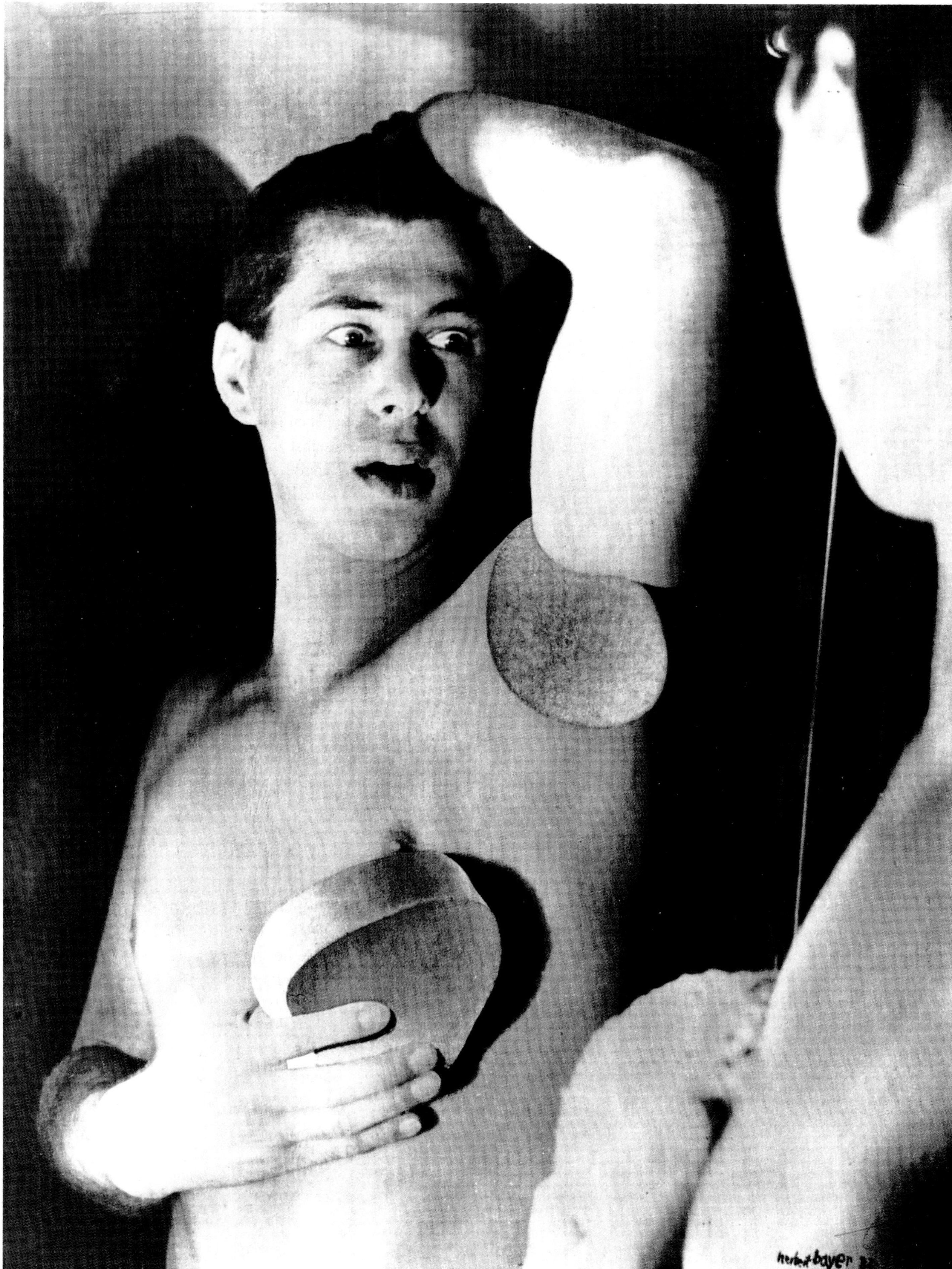
herbert bayer 32

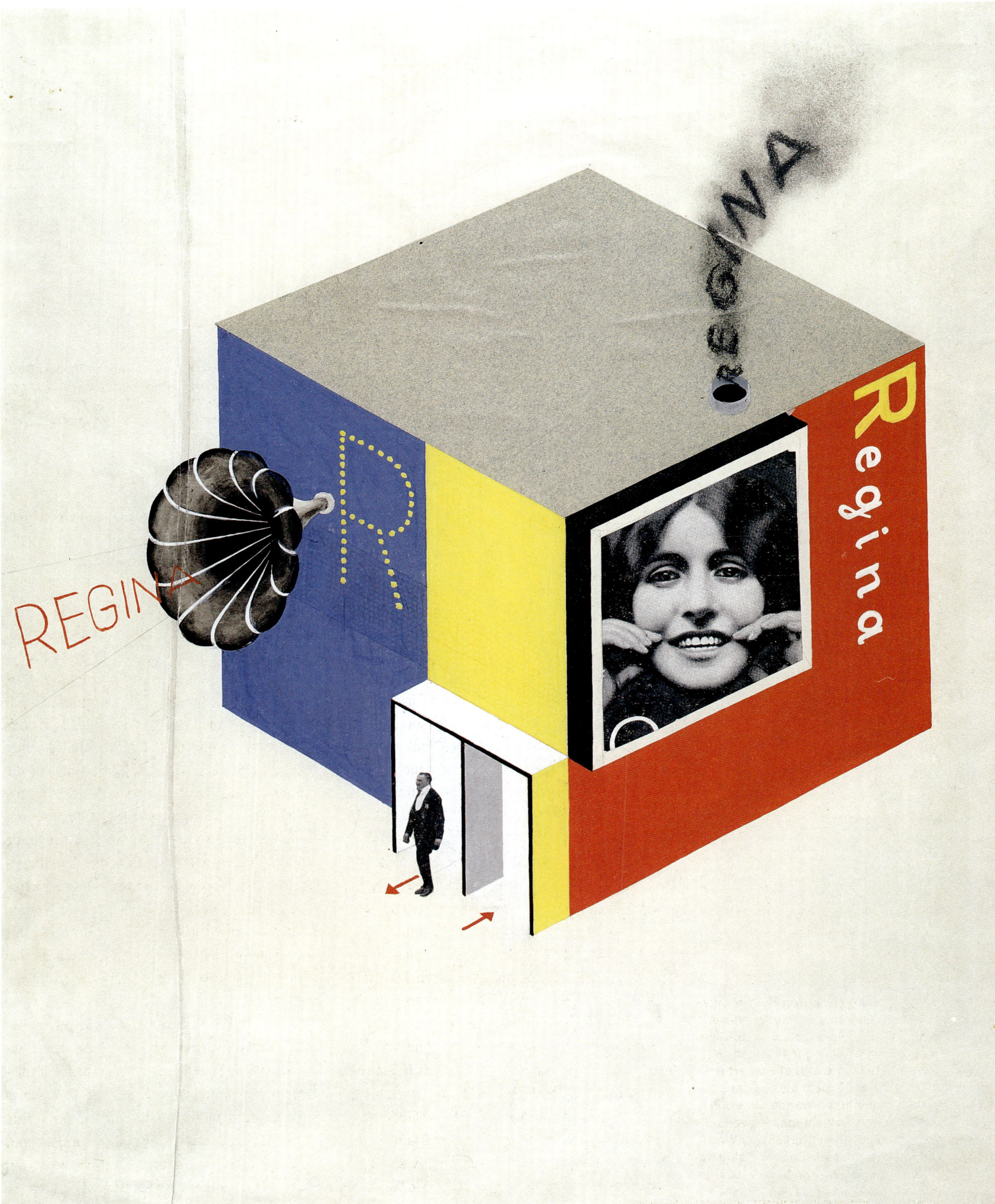
REGINA
Regina
REGINA
REGINA

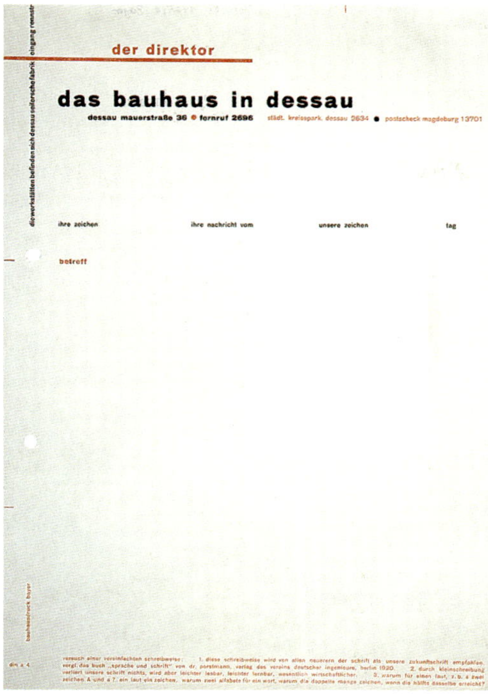

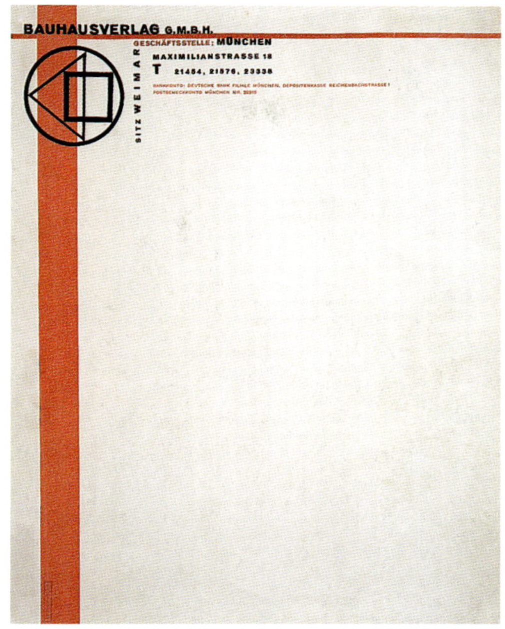

László Moholy-Nagy, Briefbogen für den Bauhausverlag. 1923, Buchdruck, 28,4 x 22,3 cm, BHA. ● Moholy-Nagy hingegen vermittelte wesentlich radikaler die optische Schlagkraft einer technisierten Typografie.

Herbert Bayer, Normbriefbogen. 1925, Buchdruck, DIN A 4, BHA. ● Bayer war am Bauhaus Protagonist der taylorisierten Kommunikation und des technisierten Ausdrucks, für den László Moholy-Nagy Pate stand.

Herbert Bayer, Entwurf für einen Multimedia-Messestand. 1924, Tempera, Collage, Kohle und farbige Tusche über Bleistift, 54,6 x 46,8 cm, Courtesy of the Busch-Reisinger Museum, Harvard University Art Museums, Gift of Herbert Bayer. ● Da Reklame bis 1925 nicht am Bauhaus gelehrt wurde, wich Bayer in die Wandmalereiwerkstatt aus. Bei mehreren Reklamebauten verband er seine Erfahrungen aus dem Studium der Wandmalerei mit seiner Vorbildung in Sachen Reklame. Er hielt die Kombination dieser beiden Disziplinen für so sinnvoll, daß er sie als Jungmeister im Lehrplan fixierte.

Initiativen, das Leben nach Maßgabe der Kunst zu revolutionieren, längst verarbeitet hat. Ihre Wirkung als „neue Typographie“ hat er in Weimar an den Vorbildern des holländischen De Stijl erprobt. Bayers erste Entwürfe in Dessau sprechen jedoch eine ganz andere Sprache. Es sind neuartige Briefbögen für das Bauhaus. Die Vordrucke enthalten Fußnoten, in denen Bayer meint, sein Design erklären zu müssen, denn es entbehrt der Großbuchstaben: Kleinschrift sei ökonomischer für Lesbarkeit, Lernbarkeit und Druck. Gleichzeitig verrät Bayer das theoretische Programm, das dem zugrunde liegt. Es ist das Konzept Walter Porstmanns, das auf dem Wege zu ökonomisierter Verständigung Kleinschrift vorsah. Zu diesen Maßnahmen gehörte auch die neue Papiernormung nach DIN des Deutschen Normenausschusses, sogar die Textanordnung auf Geschäftspost. Um Nachrichten und ihre Verarbeitung schneller und gründlicher zu organisieren, sollten Beschriftung, Lochung und Faltung an immer gleicher Stelle stehen. Porstmann hatte diese Gedanken an das Bauhaus gebracht. Es ist amüsant zu sehen, wie Bayer an einem konstruktivistischen Balkenkreuz, wie es sein Kollege Moholy am Briefpapierrand des Bauhausverlags angebracht hatte, so lange rückt, bis es den vorgeschriebenen Schriftrand markiert. Und er streckt die dynamisch-kontrastreiche Moholy-Typografie, bis Absender und Adresse auf DIN 676 passen. Porstmanns Vision umfaßte mehr als Normung. Mit Ersatz nationaler Sprachen durch synthetisch-rationales Neuschaffen einer Weltsprache und -schrift beabsichtigte er die Kreation völkerverbindender Verständigung. Hier lag also ein Gedankengebäude vor, umfassender als „Esperanto“, das bezwingende Rationalität in ganz verschiedene Fachbereiche trug. Wenn man bedenkt, daß Bayer sich in seiner Wandmaler-Gesellenprüfung in Weimar über die Farbennormung Wilhelm Ostwalds prüfen ließ, dann wird klar, wie nah er den Ideen weltverbindender Standardisierung bereits war.

Man könnte nun denken, daß Bayer in der Werkstatt für Druck und Reklame mit standardisiertem Bauen begonnen habe. Gefehlt – aber nicht weit. Formatnormung und Kleinschreibung charakterisieren zwar weiterhin offizielle Drucke und Privatpost von Bauhaus und Bauhäuslern, Walter Gropius aber, der diese angefochtenen Neuerungen auch in seinen Vorträgen propagiert hat, relativiert

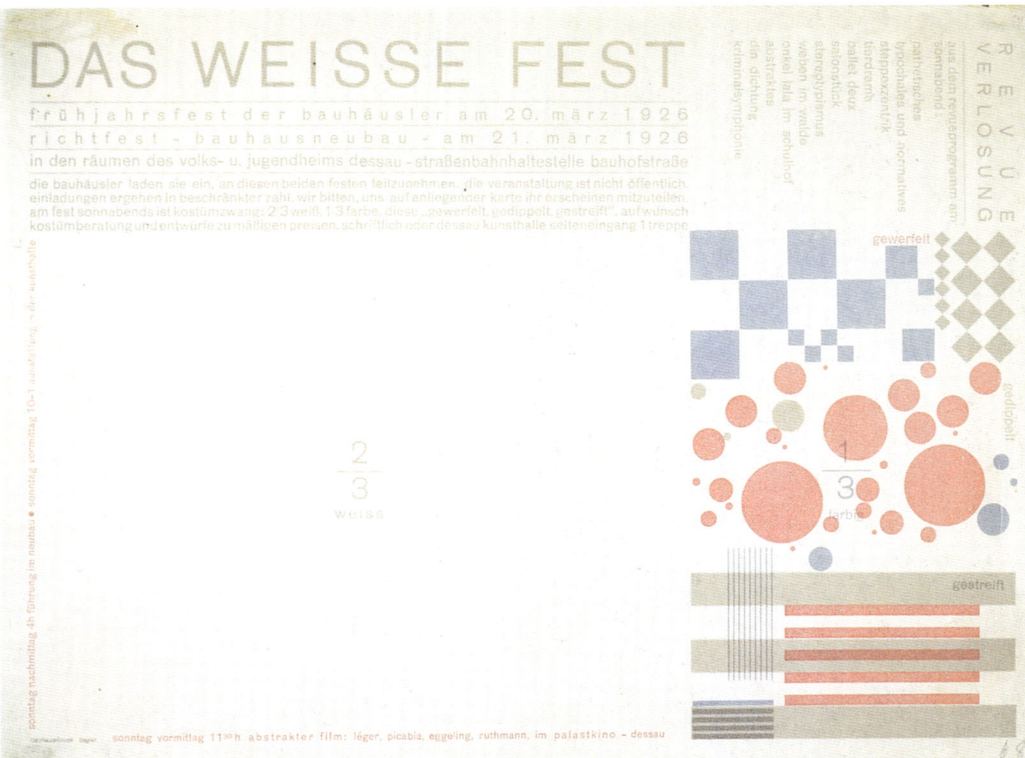
DAS WEISSE FEST
frühjahrsfest der bauhäusler am 20. märz 1926
richtfest - bauhausneubau - am 21. märz 1926
in den räumen des volks- u. jugendheims dessau - straßenbahnhaltestelle bauhofstraße
die bauhäusler laden sie ein, an diesen beiden festen teilzunehmen. die veranstaltung ist nicht öffentlich. einladungen ergehen in beschränkter zahl. wir bitten, uns auf anliegender karte ihr erscheinen mitzuteilen. am fest sonnabends ist kostümzwang: 2/3 weiß, 1/3 farbe, diese „gewerfelt, gedippelt, gestreift". auf wunsch kostümberatung und entwürfe zu mäßigen preisen, schriftlich oder dessau kunsthalle seiteneingang 1 treppe
gewerfelt
gedippelt
gestreift
2/3 weiss
1/3 farbig
sonntag vormittag 11 h abstrakter film: léger, picabia, eggeling, ruthmann, im palastkino - dessau

Herbert Bayer, Einladung. 1926, Lithografie, 20,9 x 28,8 cm, BHA. ● Flächenaufteilung, Farbe und Typografie illustrieren zeichenhaft das Motto zur Kostümierung beim „Weißen Fest": „2/3 Weiß, 1/3 farbig, gedippelt, gewerfelt, gestreift".

Herbert Bayer, Titel „bauhaus". Heft 1, 1928, Buchdruck, DIN A 4, BHA. ● Montage mittels fotografischen Sehens: Raum und Fläche verbinden sich durch die Schlagschatten, die von elementaren Körpern ausgehen, und verknüpfen sich zur Bauhausikonografie. Die Verschmelzung von Bild und Schrift wurde für künftige Zeitschriftentitelblätter Vorbild.

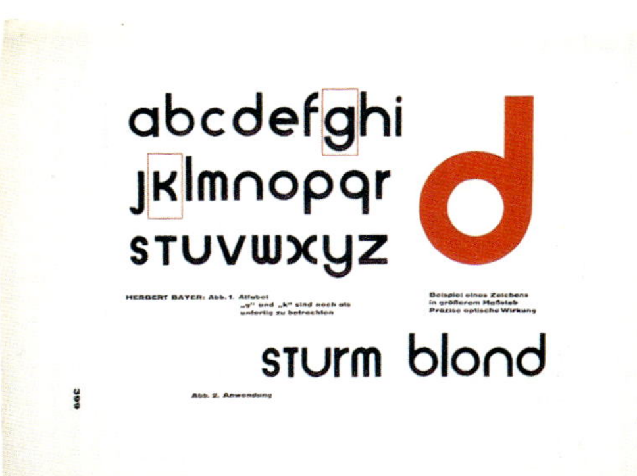
abcdefghi
jklmnopqr
stuvwxyz
d
sturm blond

Herbert Bayer, Versuch einer neuen Schrift. 1926, Abbildung aus „Offset. Buch und Werbekunst", Nr. 7, 1926, BHA. ● Bayers Entwürfe zur „Universal" gingen von einem Weltalphabet aus, das international lesbar, schreibbar und druckbar sein sollte. Aus diesem Schriftentwurf für ein imaginäres Kollektiv wurde sehr bald ein Schriftdesign für breite Anwendungsbereiche.

schon damals ihren Stellenwert: Die „Ausmerzung der Großbuchstaben" sei von „extremen Normungsfreunden" ausgegangen und „nicht ernstzunehmen", von ihm selbst auch „nicht verlangt", und der „Kampf gegen Großbuchstaben" sei ein „Steckenpferd von Schülern". (Papierzeitung vom 10. 7. 1926) Nur warum hatte er dann die neuartigen Briefbögen, die doch vielfach Entrüstung auslösten, genehmigt? Er wird den Zwiespalt, der sich zwischen Begeisterung für rationale Entwurfsmethoden und der sich daraus erschließenden Forminnovation aufgetan hat, zugunsten der letzteren aufgelöst haben.

Auf dem gedachten Weg zur Weltkommunikation liegt auch die Entwicklung von international vereinheitlichten Zeichensprachen wie Signalen für Verkehr und Orientierung. Ein wesentlicher Schritt in diese Richtung ist Bayers Schriftidee „Universal". In konsequenter Nachfolge Walter Porstmanns entstehen dazu im Oktober 1925 erste Studien. Er hat dabei eine einzige „Weltschrift" im Kopf, brauchbar für Druck-, Hand- und Maschinenschrift. Es handelt sich um eine Folge voneinander isolierter Zeichen –, also geradezu das Gegenteil einer Schrift – die im Kleinschriftcharakter vereinheitlicht sind, mit möglichst durchgehender Linienführung, ähnlich Breuer-Freischwingern. Sie entstehen aus der Analyse der römischen „Capitalis", Urform der Antiquaschriften. Wenn man sie ihres „Fleisches" entkleidet, bleibt das geometrisch anmutende „Skelett" einer Groteskschrift als Vereinfachung übrig. Ein phantasieanregender Anblick, wie schon 1902 und 1911 die Schriftexperten Rudolf von Larisch und Fritz Helmut Ehmcke fanden, als sie Schönheit und Geometrie der „Capitalis" in ihren Lehrbüchern als Vorbild für neue Schriftentwürfe empfahlen. Bayer demonstriert scherzhaft grotesk auch den umgekehrten Weg, als er 1930 den Artikel „Zieh Dich aus – und Du bist Grieche" für den „Uhu" schreibt. Vorhandene Skelett- oder Groteskschriften sind vielen Neutypografen zu unvollkommen. Also ist für Bayer der nächste Schritt die synthetische, geometrische Neukonstruktion. Der Entwurfsvorgang läßt die Methode von Kandinskys „analytischem Zeichnen" durchschimmern. Der Einbruch abstrakter Gestaltung in das Schriftgewerbe wird vom Chef der Bauerschen Schriftgießerei 1927

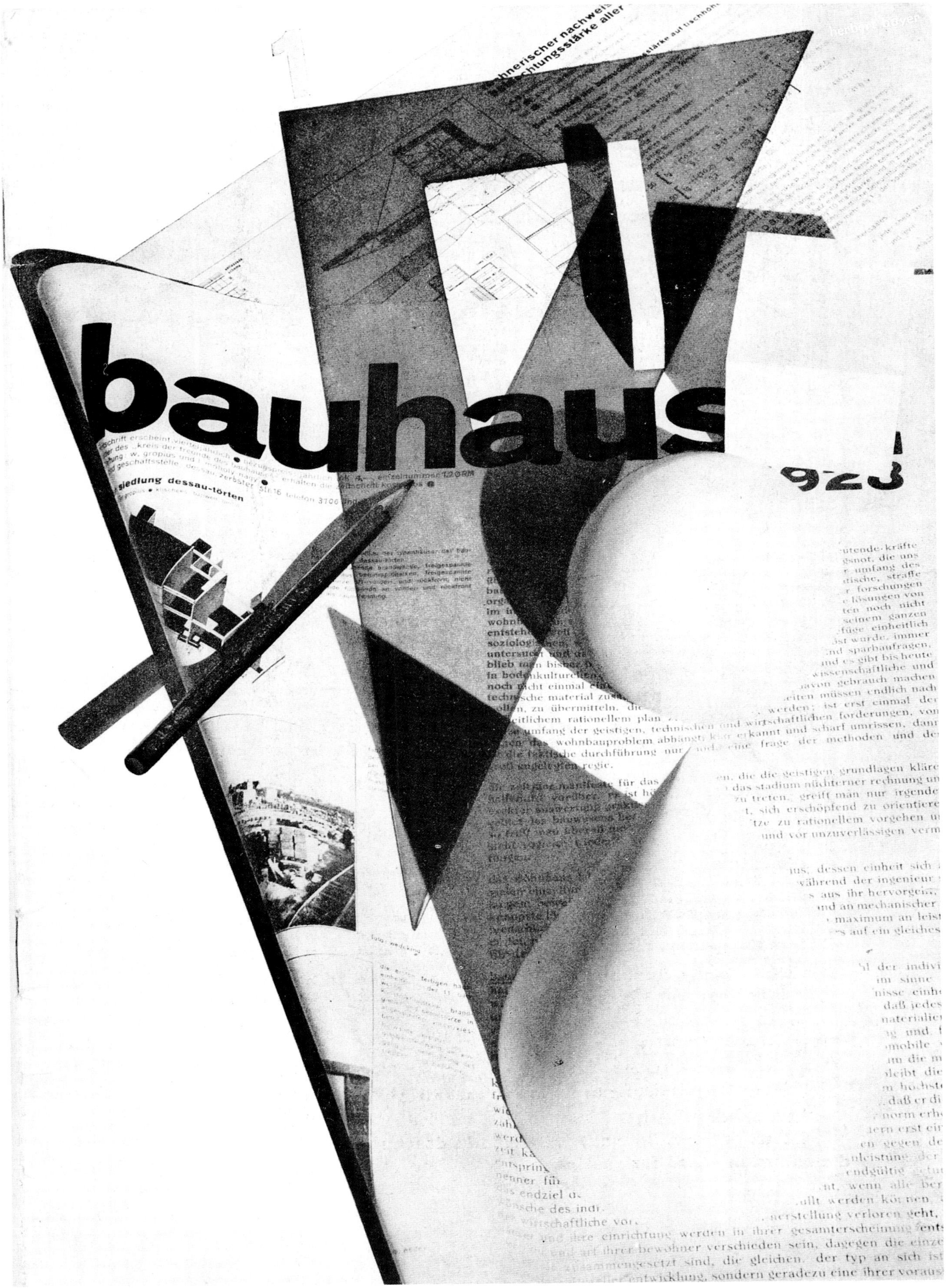

Herbert Bayer

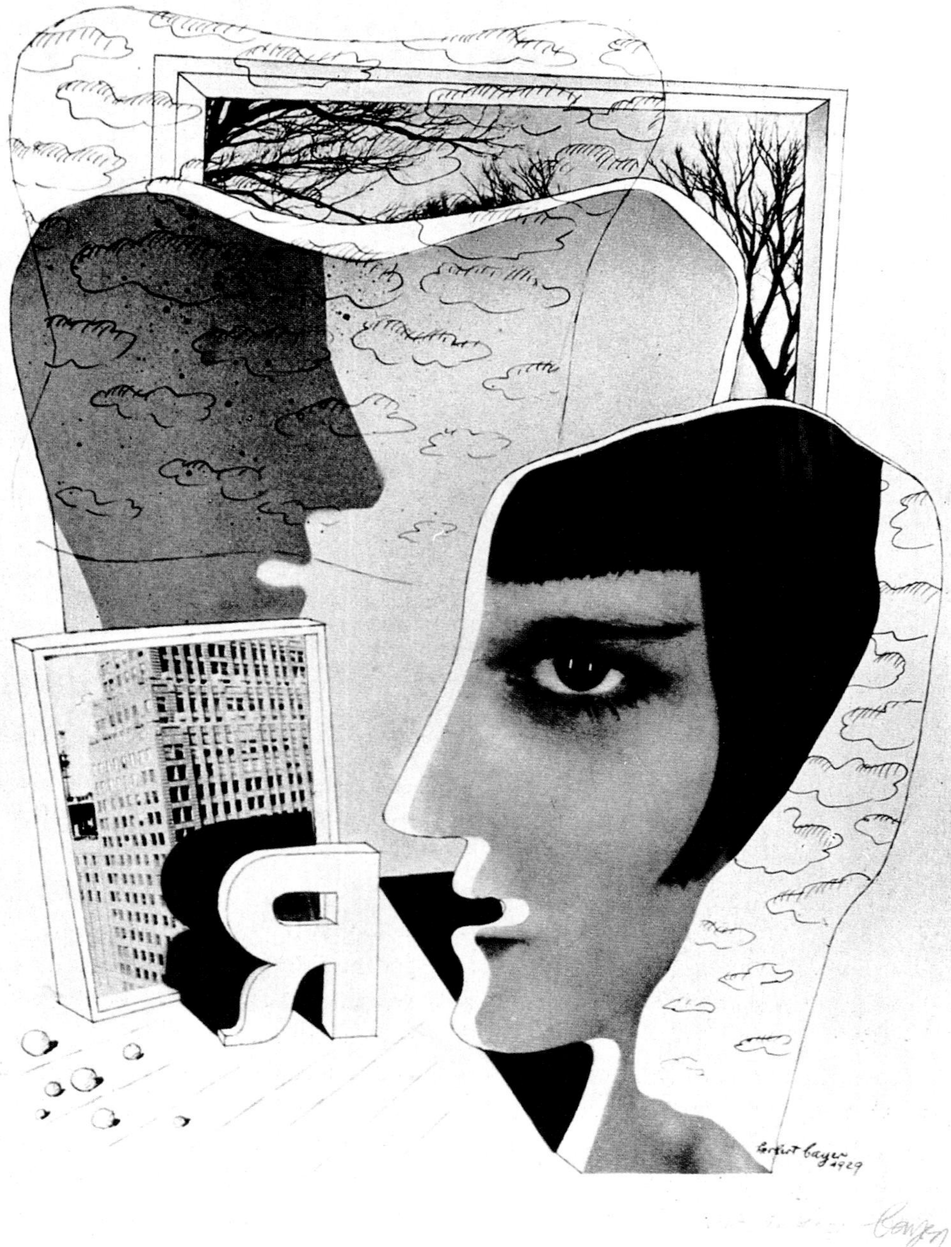

Herbert Bayer, Profil en face. 1929, Foto der Originalfotomontage, Gelatinesilber, 35,4 x 27,8 cm, BHA. • Bei der Verbindung von fotografischen und manuellen Techniken und ihrer Durchdringung von perspektivischem Raum und Fläche entwickelte Bayer nach seiner Bauhauszeit eine Idee Willi Baumeisters weiter. Er gelangte zu einer Darstellungsmethode, die des Betrachters Auge sicher führt, sein Assoziationsvermögen anregt und daher vor allem in der Werbung wirksam wurde.

im Fachblatt „Klimsch's Druckereianzeiger" (Nr. 56) als „unsinnig, wichtigtuerisch und oberflächlich" bezeichnet. Ohne daß die Schrift damals auf dem Markt erscheint, finden sich aber doch Gestalter, die sie als Basis für weitere Versuche nutzen: Karel Teige, Sandor Bortnyk, Jan Tschichold, Joost Schmidt und das Bauhaus, Bodo und Heinz Rasch, Raoul Hausmann, die Burg Giebichenstein usw. (Nicht wiederzuerkennen ist die „Universal" 1975 als Schnitt „ITC-bauhaus" der International Typeface Corporation.) Bayer fühlte sich dennoch davon heftig angegriffen. (Brief vom 4. 3. 1976 an H. M. Wingler, Korrespondenz im Bauhaus-Archiv Berlin) Die „Universal" sah er also als Bauhausschrift? Neuerdings kann man sie sogar als Digitalschrift erhalten in der Reihe „architype" der Londoner Designergruppe „The Foundry" – „originalgetreu" reproduzierbar, obwohl eine endgültige Version bisher nicht nachzuweisen ist.

Gerade die Erfolgsgeschichte dieser Schriftidee macht es so bedauerlich, daß weder Entstehung noch Bayers Datierung auf 1925 belegbar sind. Eine „Einheitsschrift ohne Minuskeln und Majuskeln, nur Einheitsbuchstaben – nicht der Größe, sondern der Form nach" forderte schon der Kollege Moholy-Nagy in Weimar. Der Maler Burchartz konzipierte eine solche 1924, wahrscheinlich für den

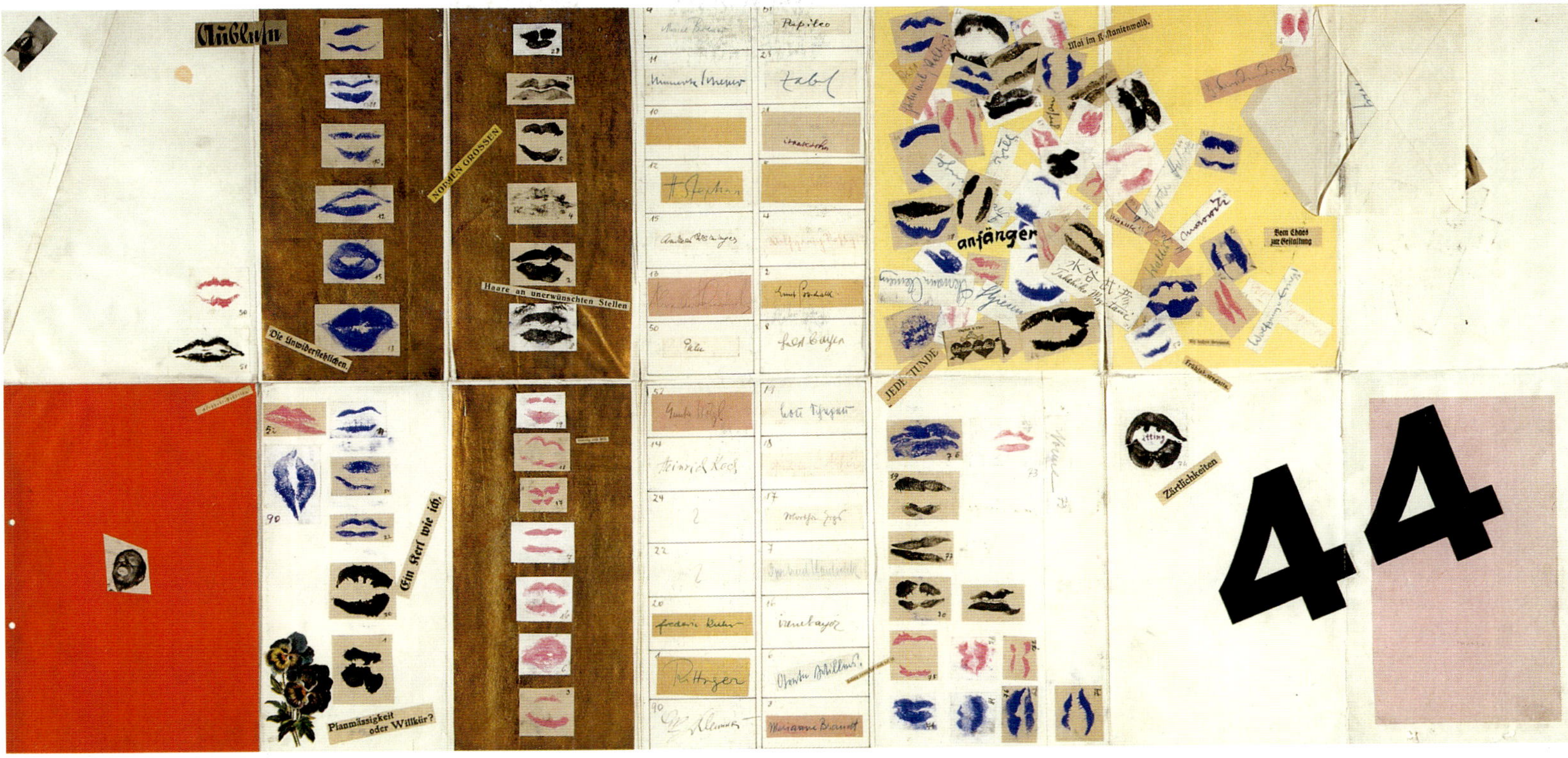

Herbert Bayer, prospekt „der mund“. 1926, Collage, Mischtechnik, Zeitungsausschnitte auf Pappe geklebt, 59,0 x 125,5 cm, BHA. ● Eine überdimensionierte Grußkarte der Bauhäusler zu Gropius' 44. Geburtstag. Die küssenden Gratulanten sind durch ihre Signatur ausgewiesen. Daneben ist Platz für kecke Anspielungen: Vivat Gropii!

Schriftzug seiner Firma „werbe-bau“. Ihre runden Buchstaben enthalten bereits Bayers charakteristischen Verzicht auf den durchgezogenen Grundstrich zugunsten der ungebrochenen Kreisform. Bayers Erstpublikation seiner Ideen zur Einheitsschrift liegt erst im Juli 1926 vor. Dieser „Versuch einer neuen Schrift“ als Beitrag zum Bauhausheft in „Offset-, Buch- und Werbekunst“ zeigt allerdings nur erste Ansätze der späteren „Universal“-Entwürfe. Wären schon mehr Buchstaben fertig gewesen, hätte sie Bayer natürlich hier vorgestellt. Auch im Februar 1927, als Bayer dem „Versuch einer neuen Schrift“ auf der ersten Ausstellung der elementaren Typografen in Zwickau eine wandgroße Entwicklungstafel widmet, ist dort noch nicht das erwähnte „Universal“-Charakteristikum zu erkennen. Noch 1927 unternimmt Karel Teige einen „Reformversuch“ an der Schrift in der Offsetversion, publiziert in Heft 8, 1929, der Zeitschrift „RED“. Erst im Oktober 1927 im Plakat „2. werbeunterrichtliche woche bauhaus dessau“ tauchen Formen auf, wie sie ähnlich ein komplettes Alphabet in der Wiener Albertina zeigt und endlich, viel später, als „universal-type 1928“ von Bayer bezeichnet worden ist – was ihn nicht gehindert hat, bis 1938 noch mehrmals an einzelnen Zeichen zu arbeiten. Hier wird deutlich, wie weit sich Bayer inzwischen bereits vom Thema „Weltschrift“ entfernt und der Perfektion der Formen zugewandt hat. Das Schicksal der „Universal“ zeigt, wie schnell aus dem Experiment ein verkäufliches Erzeugnis werden sollte und wie die radikale Idee für ein imaginäres Kollektiv in einem „Design“ für breite Anwendungsbereiche endete.

Unter diesem Verwertungsdruck, ausgeübt vom Bauhaus, entwirft Bayer seine avantgardistische Werbung. Eine andere Version der Weltkommunikation steht ihr Pate, vom Werbetheoretiker Hans Weidenmüller erdacht. Dessen Kommunikationsmodell für die Werbung sieht kürzeste Wege zwischen Sender und Empfänger vor und schaltet dabei unterschiedliche Werbeinhalte in dem Begriff „Nachricht über ein Angebot“ gleich. Bayer vermeidet also individuelle künstlerische Handschrift und führt mit „technisch-neutraler“ Darstellung in Satz und Buchdruck schnell zum Wesentlichen, die Neuerungen eines Burchartz, Moholy-Nagy oder Baumeister immer perfektionierend. Die revolutionären Typofoto-Experimente Moholys jedoch lassen ihn scheinbar kalt. Natürlich baut er die neue, als „objektiv“ geltende Illustrationsform Fotografie in die Werbung ein, jedoch ohne jemals den faszinierenden Themen seines Kollegen – Transparenz und Entmaterialisierung – zu erliegen. Warum? Sehr schnell versteht sich Bayer im Sinne Weidenmüllers als „werbsachner“, dem diese Experimente Mittel zum „Zweck“ sind, frei von künstlerischem Eigenwert. Ebenso schnell, Ende 1927, scheint ihm der Innovationswert „rationaler“ Gestaltungsmittel abgeschliffen. Er wechselt zur Montage über, die ihm die Perspektive zur Gestaltung einer „organisch scheinenden Überrealität“ eröffnet. Diese Vorstellung aus den Visionen seines Kollegen Moholy wird ihm zum Anlaß, nicht nur den Blick zur Information, sondern auch Wünsche zum vorbestimmten Ziel zu leiten. Was soeben in Moholys Artikel „Photographie in der Reklame“ (September 1927) noch Aufruf zu schöpferischer Verknüpfung aller denkbaren Medien und Techniken war, wandelt sich in Bayers Händen fortan zur Methode unmerklicher, faszinierender Verführung.

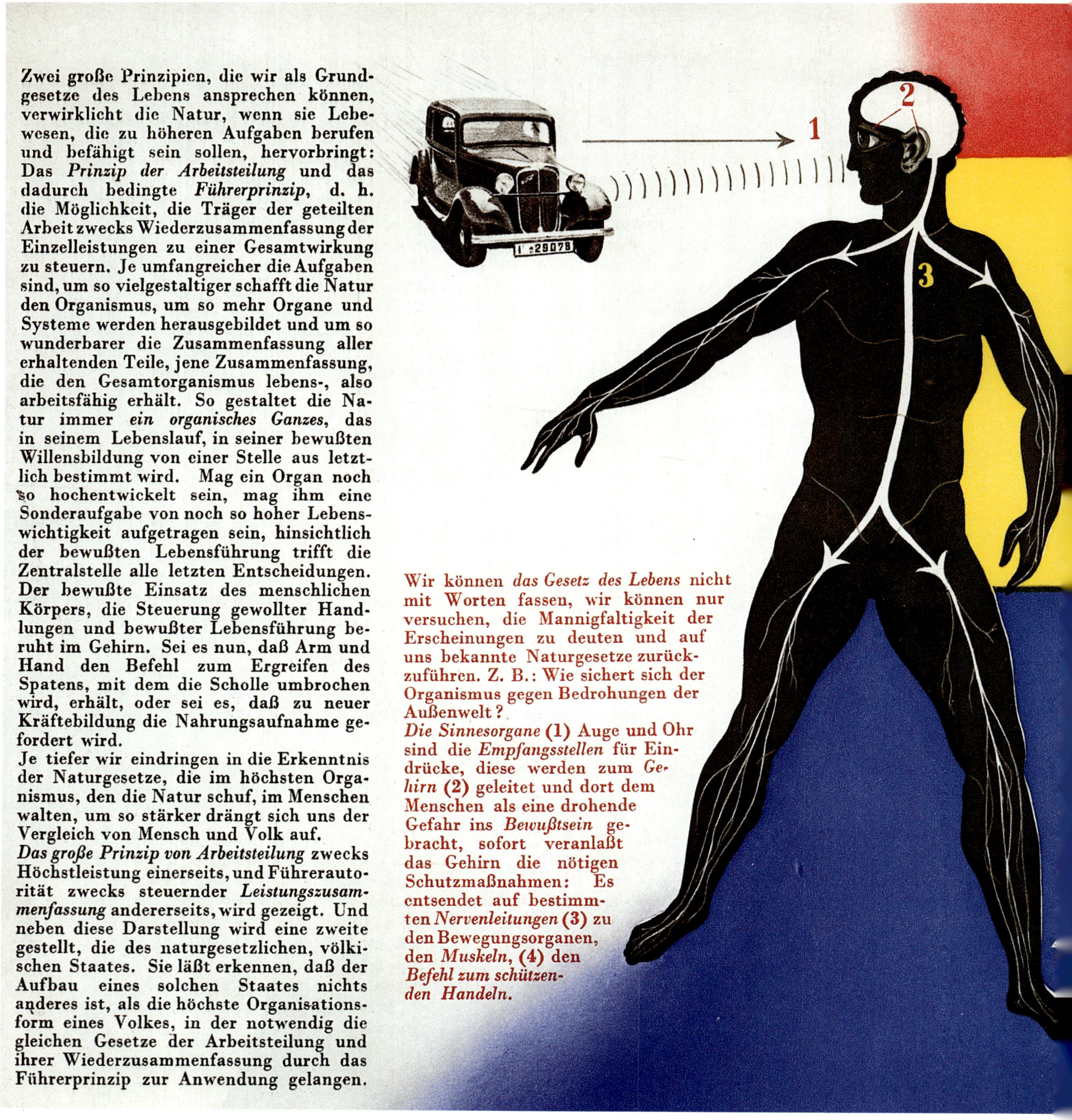
Zwei große Prinzipien, die wir als Grundgesetze des Lebens ansprechen können, verwirklicht die Natur, wenn sie Lebewesen, die zu höheren Aufgaben berufen und befähigt sein sollen, hervorbringt: Das *Prinzip der Arbeitsteilung* und das dadurch bedingte *Führerprinzip*, d. h. die Möglichkeit, die Träger der geteilten Arbeit zwecks Wiederzusammenfassung der Einzelleistungen zu einer Gesamtwirkung zu steuern. Je umfangreicher die Aufgaben sind, um so vielgestaltiger schafft die Natur den Organismus, um so mehr Organe und Systeme werden herausgebildet und um so wunderbarer die Zusammenfassung aller erhaltenden Teile, jene Zusammenfassung, die den Gesamtorganismus lebens-, also arbeitsfähig erhält. So gestaltet die Natur immer *ein organisches Ganzes*, das in seinem Lebenslauf, in seiner bewußten Willensbildung von einer Stelle aus letztlich bestimmt wird. Mag ein Organ noch so hochentwickelt sein, mag ihm eine Sonderaufgabe von noch so hoher Lebenswichtigkeit aufgetragen sein, hinsichtlich der bewußten Lebensführung trifft die Zentralstelle alle letzten Entscheidungen. Der bewußte Einsatz des menschlichen Körpers, die Steuerung gewollter Handlungen und bewußter Lebensführung beruht im Gehirn. Sei es nun, daß Arm und Hand den Befehl zum Ergreifen des Spatens, mit dem die Scholle umbrochen wird, erhält, oder sei es, daß zu neuer Kräftebildung die Nahrungsaufnahme gefordert wird.
Je tiefer wir eindringen in die Erkenntnis der Naturgesetze, die im höchsten Organismus, den die Natur schuf, im Menschen walten, um so stärker drängt sich uns der Vergleich von Mensch und Volk auf.
Das große Prinzip von Arbeitsteilung zwecks Höchstleistung einerseits, und Führerautorität zwecks steuernder *Leistungszusammenfassung* andererseits, wird gezeigt. Und neben diese Darstellung wird eine zweite gestellt, die des naturgesetzlichen, völkischen Staates. Sie läßt erkennen, daß der Aufbau eines solchen Staates nichts anderes ist, als die höchste Organisationsform eines Volkes, in der notwendig die gleichen Gesetze der Arbeitsteilung und ihrer Wiederzusammenfassung durch das Führerprinzip zur Anwendung gelangen.

Wir können *das Gesetz des Lebens* nicht mit Worten fassen, wir können nur versuchen, die Mannigfaltigkeit der Erscheinungen zu deuten und auf uns bekannte Naturgesetze zurückzuführen. Z. B.: Wie sichert sich der Organismus gegen Bedrohungen der Außenwelt?
Die Sinnesorgane (1) Auge und Ohr sind die *Empfangsstellen* für Eindrücke, diese werden zum *Gehirn* (2) geleitet und dort dem Menschen als eine drohende Gefahr ins *Bewußtsein* gebracht, sofort veranlaßt das Gehirn die nötigen Schutzmaßnahmen: Es entsendet auf bestimmten *Nervenleitungen* (3) zu den Bewegungsorganen, den *Muskeln*, (4) den *Befehl zum schützenden Handeln.*

Herbert Bayer, Doppelseite aus Katalog „Wunder des Lebens". 1935, Buchdruck, vergrößerte Abbildung, Größe des Originals: 20,9 x 20,9 cm, BHA. ● Bayer spezialisierte sich und das Studio Dorland auf die Architektur von Assoziationsräumen. Mittels einer Technik aus Fotomontage und Spritzmalerei konnten vielfältig interpretierbare Denk- und Bilderwelten evoziert werden, die in der jeweiligen historischen Situation eindeutig wurden.

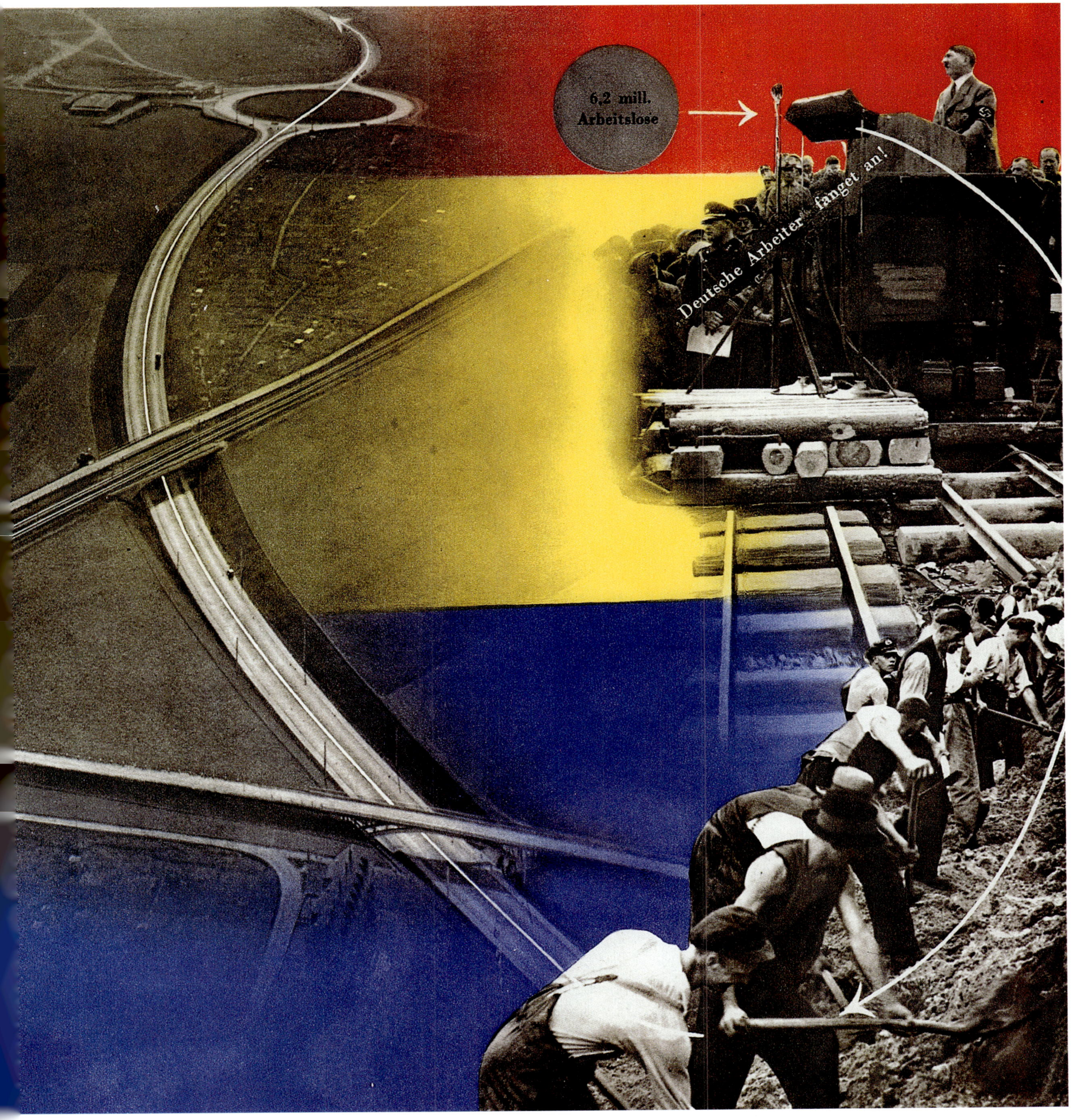
6,2 mill.
Arbeitslose
Deutsche Arbeiter fanget an!

Universale Gestaltung für NS-Wirtschaft und -Staat

Ute Brüning

Herbert Bayer, Titel „Gebrauchsgraphik“. 1938, Buchdruck, DIN A 4, BHA. ● Auge und Hand, vormals beliebte Bauhausmotive, dienten bei der Gestaltung des Zeitschriftentitels als mechanisch-biologische Modelldarstellung künstlerischer Tätigkeit.

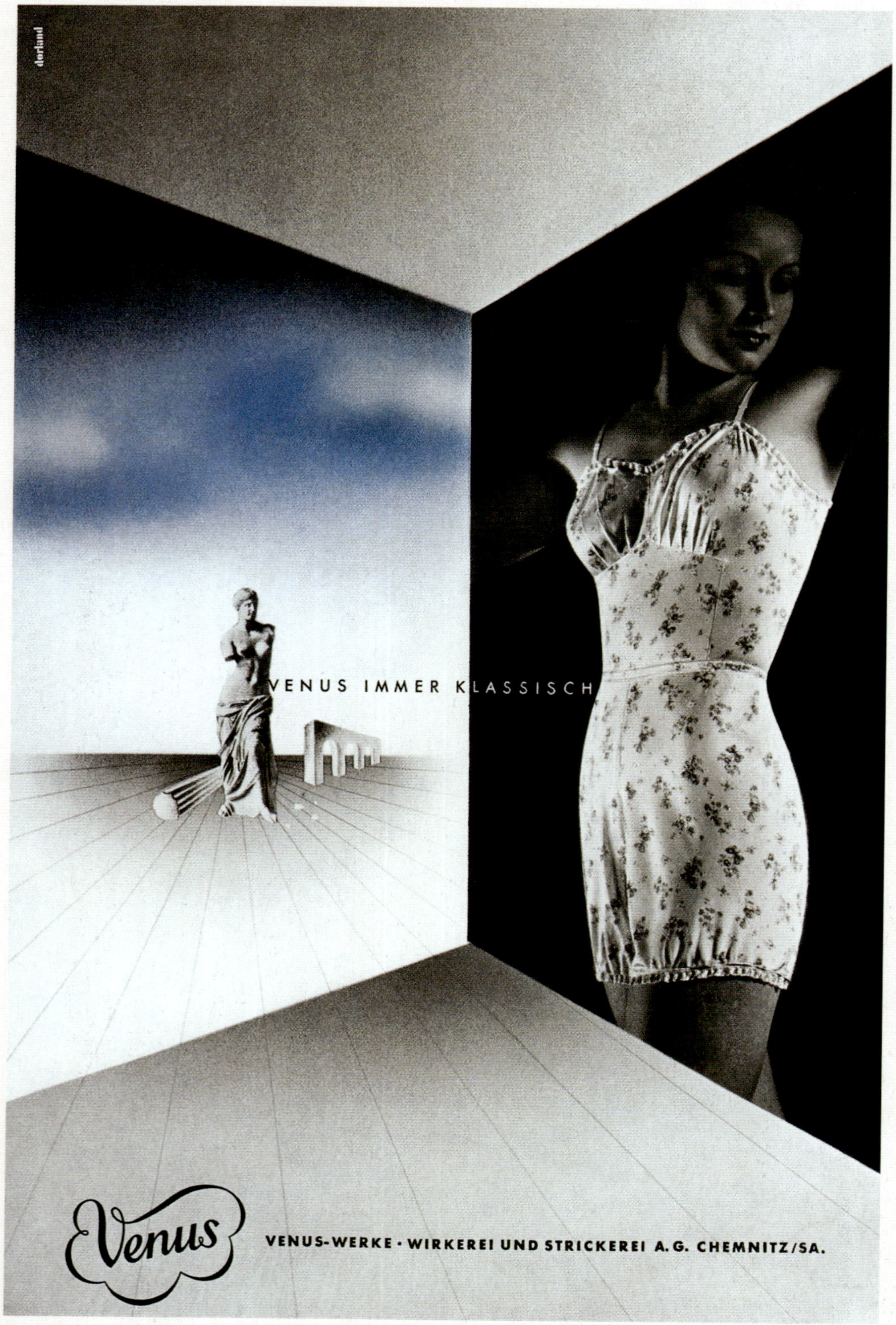

Anonym, „Venus“, Kleinplakat der Fa. Dorland. Um 1937, Offsetdruck, 34,5 x 23,5 cm, Dorland Werbeagentur, Berlin. ● Klassische Zitate in Kombination mit unendlichem Raum eröffnen der Kundin die Möglichkeit, sich im antiken Venus-Ideal zu spiegeln.

Kaum den Lehrverpflichtungen am Bauhaus entronnen, malt Herbert Bayer wieder, zeichnet, fotografiert, montiert, gestaltet Ausstellungen. Er behandelt, so 1931 seine Frau Irene, „gerade die psychisch unterbewußten Erlebnisse der Traumwelt“, und er versteht sich als „weder intellektuell noch politisch“, sondern „rein schöpferisch“. Was im Katalog seiner zweiten Einzelausstellung in Linz steht, gilt Bayer weiterhin als Motto für die nahzu zehn Jahre bis 1938, in denen er die Berliner Werbeagentur Studio Dorland mit einigen bei ihm eingestellten Bauhäuslern leiten soll. Für prominente Werbezwecke nun wird dieser Fundus aus Traum und Technik nach malerischen

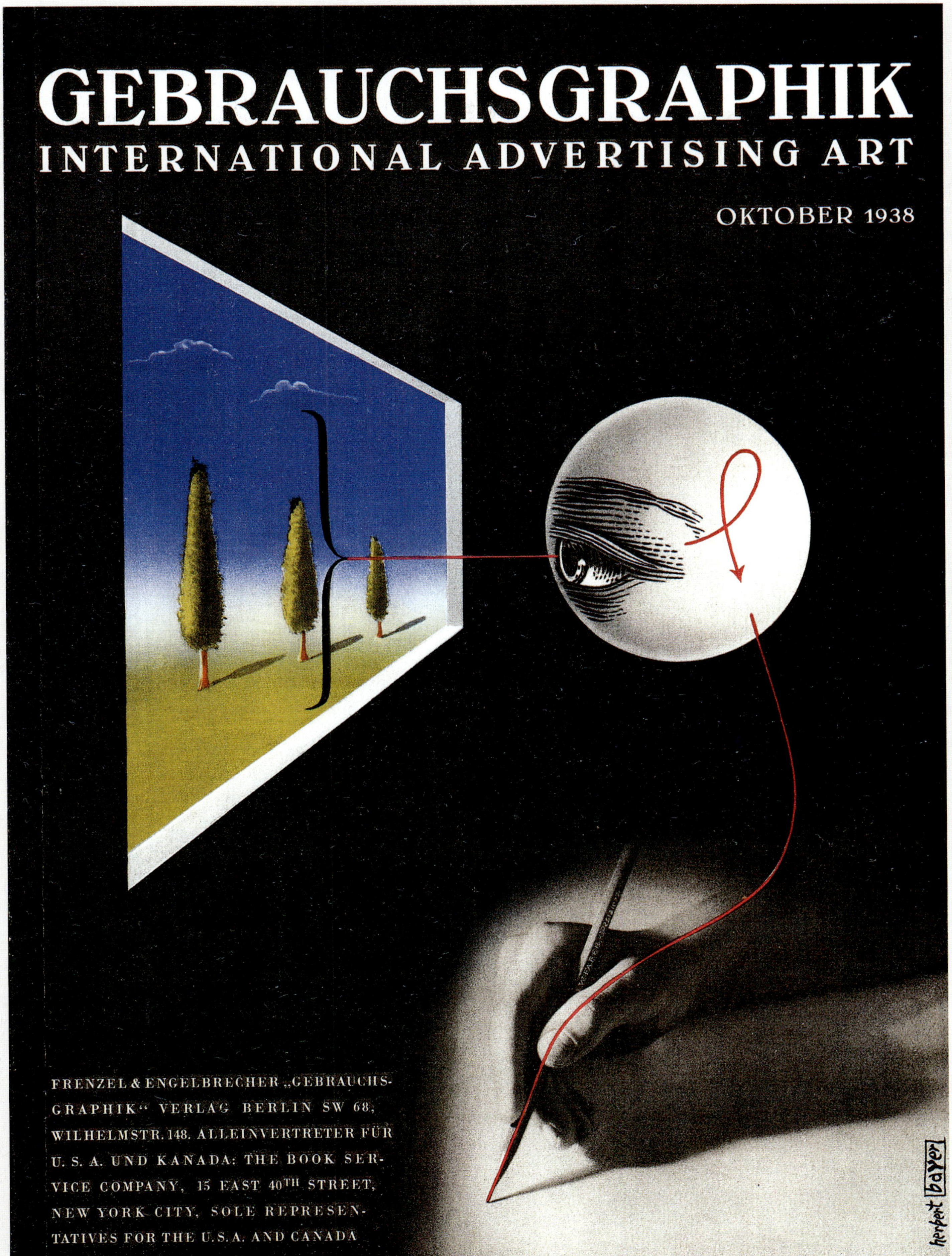
GEBRAUCHSGRAPHIK
INTERNATIONAL ADVERTISING ART
OKTOBER 1938
FRENZEL & ENGELBRECHER „GEBRAUCHS-
GRAPHIK“ VERLAG BERLIN SW 68,
WILHELMSTR. 148. ALLEINVERTRETER FÜR
U. S. A. UND KANADA: THE BOOK SER-
VICE COMPANY, 15 EAST 40TH STREET,
NEW YORK CITY, SOLE REPRESEN-
TATIVES FOR THE U.S.A. AND CANADA
herbert bayer

Gesichtspunkten ausgeschöpft und kombiniert, und diese Werbeneuheit fällt auf. Zu Beginn des Dritten Reiches ist Bayer an der Schwelle eines steilen Aufstiegs zum begehrten Fachmann für nationalsozialistische Staatspropaganda; von da ging es möglicherweise auch steil bergab – das ist bisher undeutlich. Die Erfolgskurve ist minutiös in den deutschen Fachzeitschriften zu verfolgen, die alle im Dienste nationalsozialistischer Werbeziele berichten. Die „Gebrauchsgraphik“ widmet ihm viele „unpolitische“ Seiten. Die „Deutsche Werbung“ verfolgt mit Bayer Ziele der NS-Führung. „Seidels Reklame“ stellt fortlaufend seine Werbetechniken vor. „Die Anzeige“ drückt ihre Faszination über das Studio Dorland technisch-werbestrategisch aus. Nur die wichtige englische Fachzeitschrift „Commercial Art and Industry“ rückt Bayer erstaunlich oft auch mit Kunst ins Licht und wird damit seinem Selbstbild gerecht.

Was beschäftigt die Fachpresse? Anfangs sind es Messeplakate, parallel zu Ankündigungen der drei großen Berliner Staatspropaganda-Ausstellungen: 1934, 1935 und 1936. 1937 sind es Prospekte, dann interessieren nurmehr die Anzeigen. Diese Reihenfolge spiegelt sehr realistisch die Auftragslage Bayers und des Studios Dorland. Sie entspricht außerdem der Verlagerung der offiziellen politischen Linie des im Werbewesen gesetzgebenden Werberats der deutschen Wirtschaft: Erst herrscht das Werbemittel „Ausstellung“ in der Staatspropaganda vor, dann werden Anzeigen systematisch gefördert. Es gilt, über dieses Massenmedium noch breitere wirtschaftliche „Volksaufklärung“ zu leisten, das heißt, den Verbraucher zu lenken. Dazu soll aus Individualwerbung „Gemeinschaftswerbung“ werden. Als Vorbild für die geforderte Umorientierung der Wirtschaftsanzeigen dienen oft gerade Kampagnen von Markenfirmen. Das Studio Dorland, erprobt in der Werbung für Markenartikel, bearbeitet dieses Thema „rein schöpferisch“ und fügt sich daher gut in die staatliche Werbelinie ein.

Eine zentrale Stellung erhält in allen genannten Zeitschriften der Prospekt für die Ausstellung „Wunder des Lebens“ von 1935. Bayer selbst weist ihm eine ähnlich hohe Bedeutung zu, und so begleiten diese bunten Seiten, die damals zur deutschen Rassenhygiene aufriefen, bis in die 70er Jahre hinein viele Bayer-Kataloge, in Schwarzweiß und mit neutralen Unterschriften entschärft. Eine beschönigende Erklärung für diese Wertschätzung liefert der Artikel „Modern Art gets down to Business“, der 1935 in „Commercial Art and Industry“ erschien. Bayers Technik, das räumlich-logische Aneinandermontieren einander völlig fremder Motive, bewirke ein „heftiges, umfassendes Gedanken-

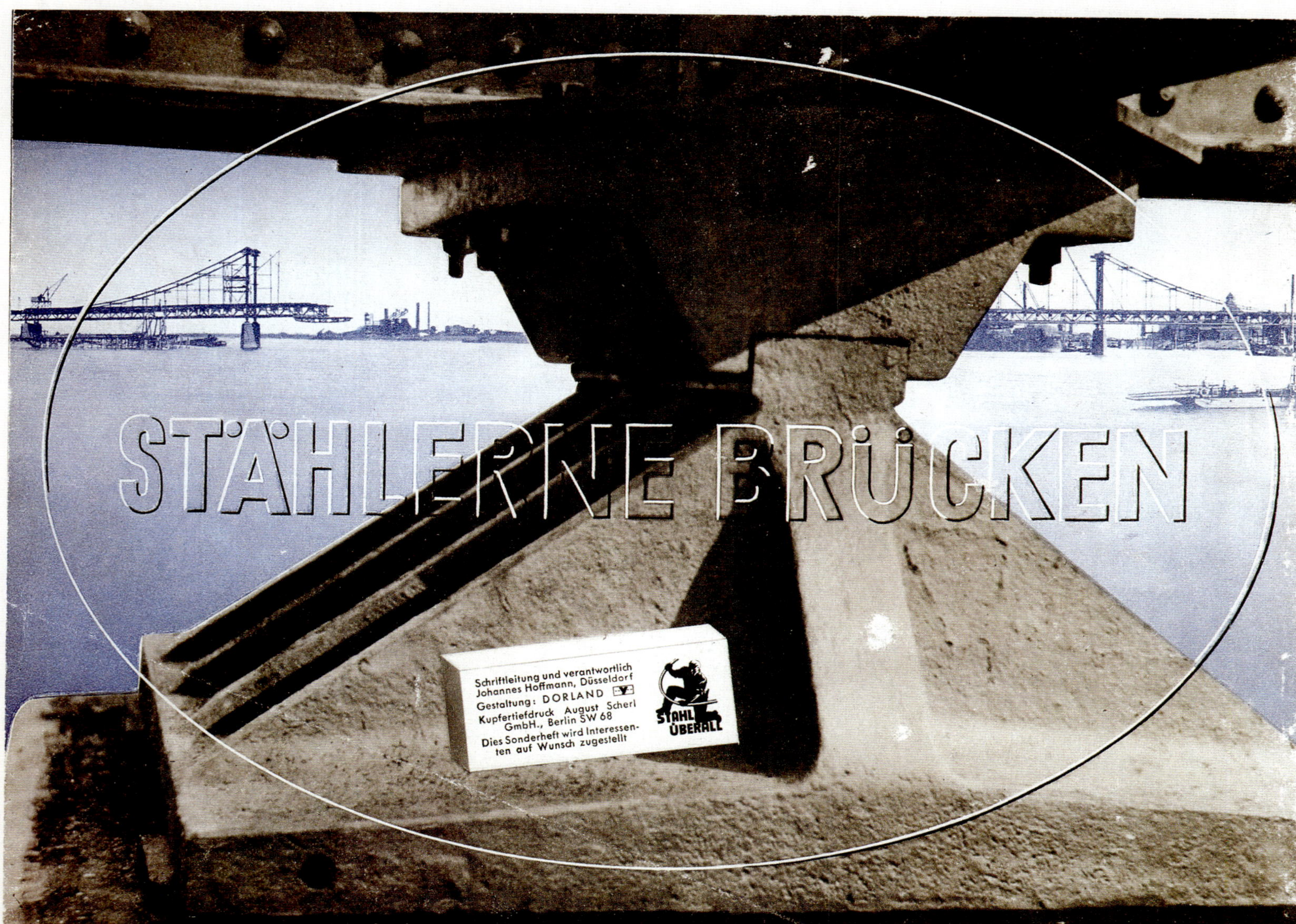

training". Doch deutsche Betrachter trainierten 1935 ihr Assoziationsvermögen nicht zweckfrei. Bayers Idee, in einer – nach Moholy – „organisch scheinenden Überrealität" Assoziationsräume abzustecken und in gewissen Grenzen dem Betrachter die Interpretation zu überlassen, war wohl in so perfekter Ausführung noch nicht dagewesen. Diese Methoden „könnten auch nutzbringend für ganz andere Werbekampagnen eingesetzt werden", meint „Commercial Art". Diese Architektur von Assoziationsräumen wird Bayers Spezialität. Einige Motive, wie unendliche Ebenen mit Wölkchenhimmel, Rahmen mit Durchblick oder amorphe Löcher, Schlagschatten, die Tiefe in die flachste Werbung bringen, helfen dabei. Daß sie „universal" für alle Zwecke dienten, kann man sich jetzt aus Bayers Vergangenheit erklären, aber heißt das, die Methode zu billigen?

Das „Archiv für Markenartikelpropaganda", das F. O. Doebbelin zwischen 1935 und 1938 herausgab, bestätigt, daß Bayers Weg hochaktuell, aber so kurzlebig wie die Zeitschrift war. Die Menschen lieben doktrinäre Beweisführungen in der Werbung nicht, argumentiert man da 1935 gegen die damals oft bevorzugte Werbestrategie des „Einhämmerns". „Viel besser ist es, eine Lücke zu lassen, die der Phantasie des Lesers Spielraum läßt, ihm nur das Interessante zu liefern, durch das er dann zu einem eigenen Urteil kommt." (Karl Heinz Hein, Eine Quelle neuer Argumente, 1. Lieferung, Berlin 1935, S. 31) Und weiter stützt Hans Domitzlaff die Argumentation: „Der Verbraucher glaubt, sich selbst überzeugt zu haben, wenn er die vom Reklamefachmann vorgezeichnete Gedankenkette entwickelt hat." (ebenda, S. 72)

Bayer und seine Kollegen vom Bauhaus tragen mit raffinierten Techniken der „organisch scheinenden Überrealität" zu einer Entdeckung bei, die trotz Konkurrenz offizieller NS-Werbelinien einflußreich, am Rande des Krieges sinnlos, doch danach um so wichtiger wird: Kundenwünsche müssen – damit sie in des Kunden Vorbewußtsein wirken können – vom Werbefachmann kreiert werden. Rolf Sachsse kreidet das Bayer persönlich als „vorauseilenden Gehorsam" an. (Camera Austria 1994, Heft 46) An diesem einseitigen Verständnis hatte der Künstler selbst Anteil, da er sich so exklusiv darstellen ließ – geradezu gefährlich „universal" und mit einem „total concept".

Kurt Kranz, Umschlagrückseite Prospekt „Stählerne Brücken". 1936, Sonderheft der Zeitschrift „Stahl überall", Kupfertiefdruck auf Papier, DIN A 4 quer, BHA. ● Die Überlagerung zweier Medien – Schrift und Sachfotografie – intensiviert hier die Werbewirkung. In den neuartigen Relationen von Schrift und Bild in der Offsettechnik hatten seit den 20er Jahren auch die Bauhäusler dazu beigetragen, die allgemeine Wahrnehmung entscheidend zu verändern.

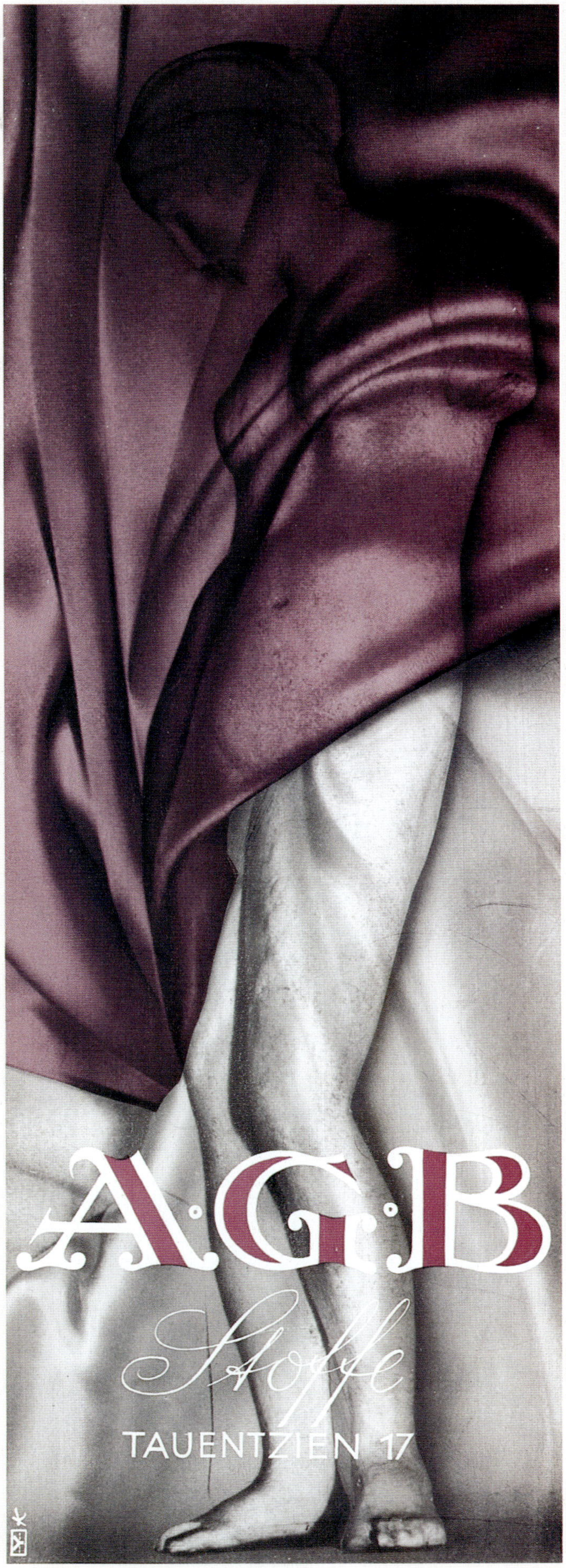

Kurt Kranz, Inserat „A. G. B. Stoffe, Tauentzien 17". 1936, Buchdruck auf Kunstdruckpapier, 28,8 x 10,5 cm, BHA. ● Eine Reihe ehemaliger Bauhäusler wie Kurt Kranz oder Hannes Neuner sollten Bayer ins Studio Dorland folgen. Werbe- und Darstellungstechniken waren in der Atelierarbeit stark von Bayers Vorgaben und ästhetischen Vorstellungen geprägt.

Gunta Stölzl

Anja Baumhoff

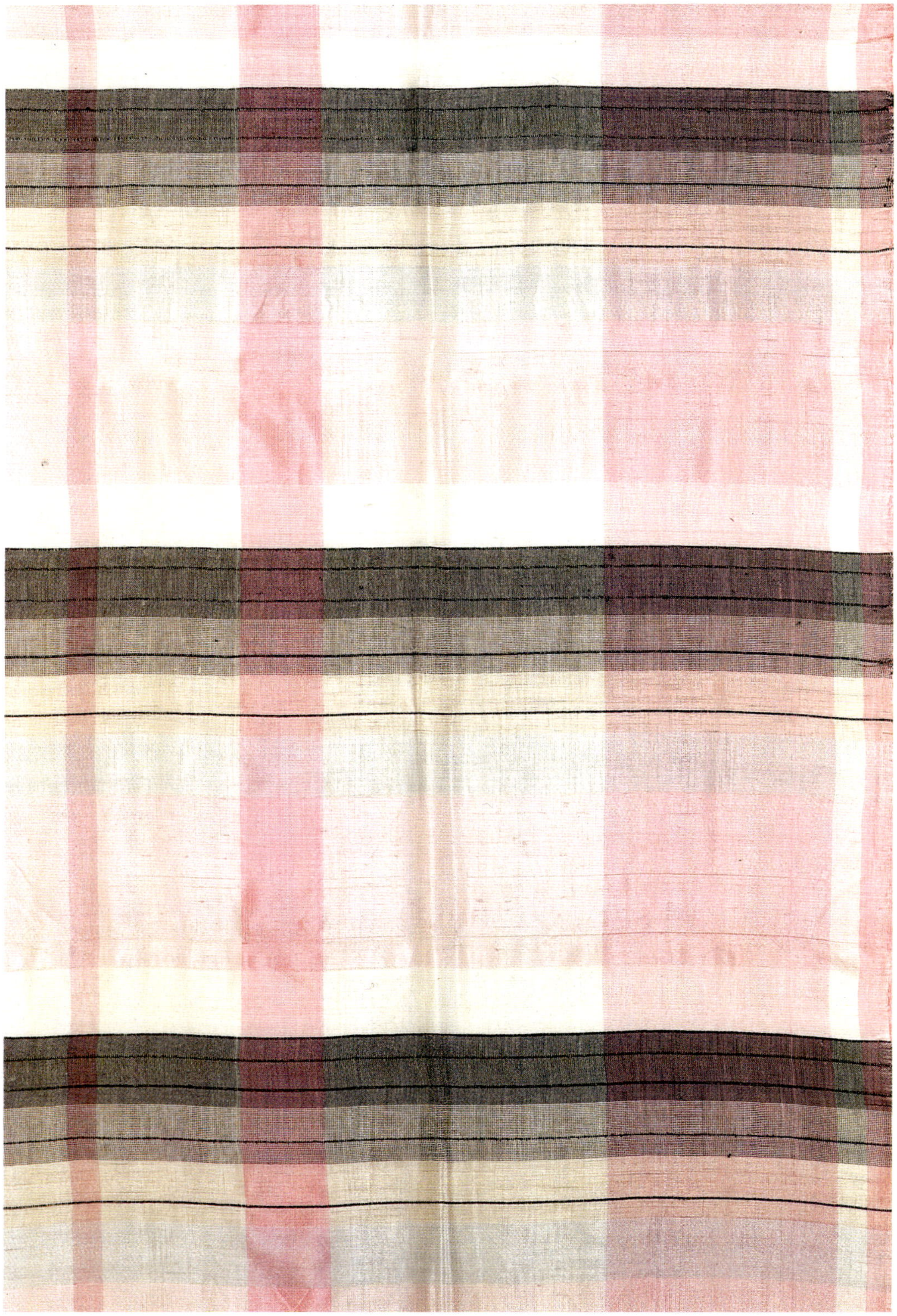

Gunta Stölzl war eine der erfolgreichsten Frauen am Bauhaus und zeichnete sich durch Kreativität, Hartnäckigkeit und Organisationstalent aus. Sie identifizierte sich sehr mit der Schule und engagierte sich nicht nur in der Werkstatt, sondern auch in der Küche und im Garten des Bauhauses oder bei der Ausrichtung der oftmals anspruchsvollen Feste. Bevor Gunta Stölzl an das Staatliche Bauhaus wechselte, hatte sie an der Münchner Kunstgewerbeschule, unter dem bekannten Direktor Richard Riemerschmidt, acht Semester studiert. Die Jahre am Bauhaus waren deshalb ein Umweg, vielleicht der wichtigste in ihrem Leben. Neben ihrer Begabung war dieses Studium die Basis ihres Erfolges in Weimar und Dessau. Obwohl ihre Karriere als einzige Jungmeisterin der Schule ungewöhnlich ist, war sie doch in mancher Hinsicht eine typische Bauhäuslerin. Wer also war Gunta Stölzl?

Adelgunde Stölzl wurde 1897 in München geboren. Ihr Vater war Lehrer und erzog seine Kinder auf reformpädagogische und liberale Art. Dazu gehörte auch der Besuch einer höheren Töchterschule, die Gunta 1913 mit der Reifeprüfung abschloß, um sich daraufhin an der Kunstgewerbeschule einzuschreiben. Sie unterbrach ihr Studium und meldete sich mit nur siebzehn Jahren als Rote-Kreuz-Schwester freiwillig zum Kriegsdienst. Zurückgekehrt an ihre alte Alma Mater, stieß sie als Mitglied der studentischen Reformkommission auf das Bauhausmanifest von Walter Gropius, dessen Deckblatt den berühmten Holzschnitt – das Motiv der Kathedrale des Sozialismus – von Lyonel Feininger zeigte. Diese Broschüre motivierte Gunta Stölzl, Weimar zu besuchen. Die Reformideen und das Charisma des Direktors beeindruckten sie so stark, daß sie sich am Bauhaus noch einmal als Studentin einschrieb. Ihre Tagebücher demonstrieren schon früh geistige Interessen. Auch lebensreformerische

Gunta Stölzl, Wandbehang, Nr. 539. 1926, Ajourgewebe, Ajourbindung, Kunstseide, Wolle, 227,5 x 89,5 cm, Die Neue Sammlung München, Staatliches Museum für angewandte Kunst, München. ● Experimente mit Kettfäden, die passend zum Schuß eingefärbt worden waren, führten zu asymmetrischen Karomustern. Wo Kette und Schuß in unterschiedlichen Farben einander kreuzen, entstehen transparent wirkende Mischtöne. Durch zusätzlichen Wechsel der Bindung erzeugte Stölzl verschiedene Oberflächenwirkungen.

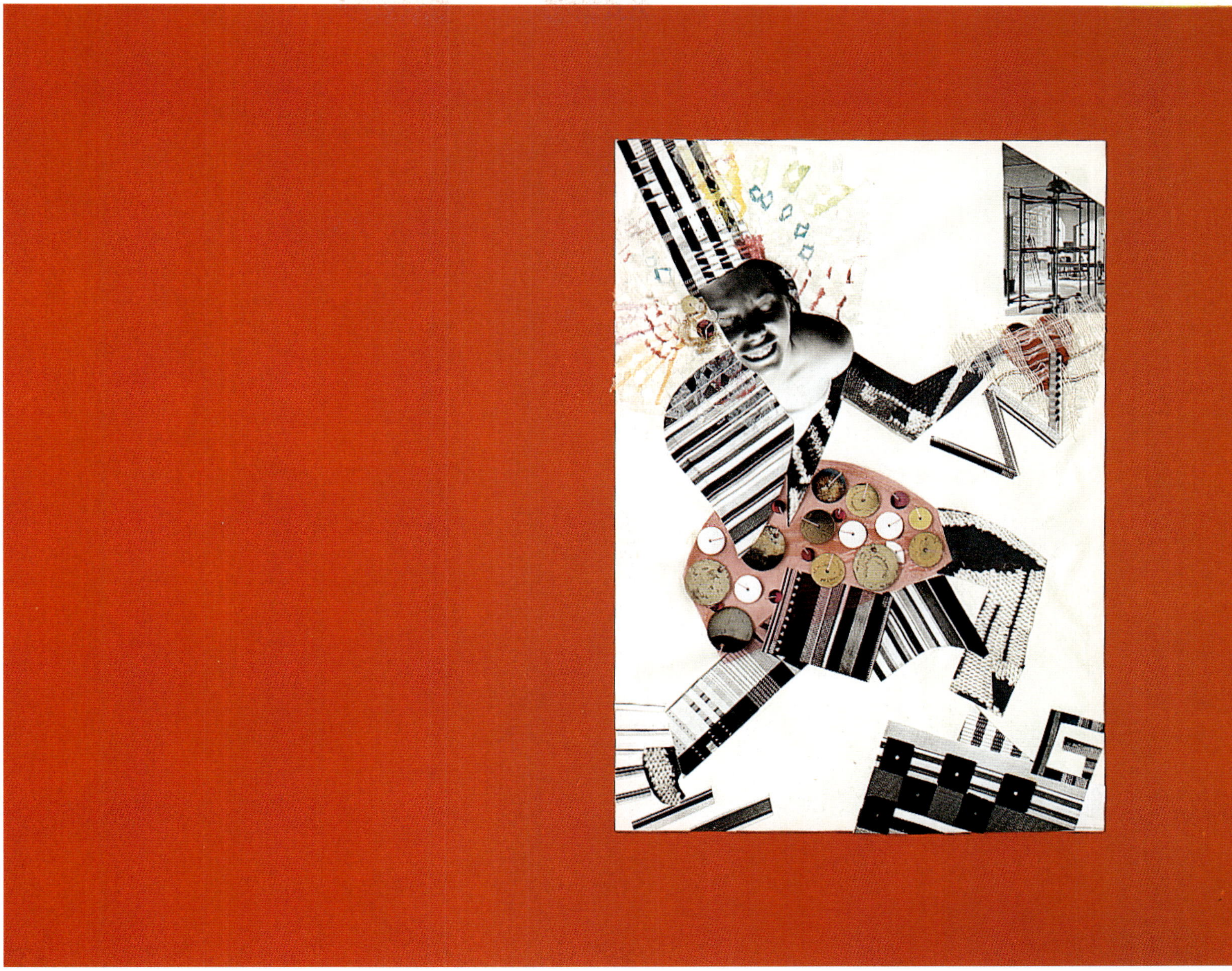

Ideen, zum Beispiel aus der Wandervogelbewegung, haben Gunta Stölzl, wie viele andere Bauhäusler auch, geprägt und bildeten die Basis sowohl für die Bauhausideen, wie für den speziellen kameradschaftlichen Umgang miteinander. Im Gegensatz zu den meisten anderen Studierenden, die im Durchschnitt nur drei Semester dort verweilten, blieb Gunta Stölzl zwölf Jahre lang am Bauhaus, davon sechs als Studentin.

Neben ihrer Persönlichkeit gibt es jedoch strukturell bedingte Gründe, weshalb Gunta Stölzl an der männerdominierten Schule Karriere machen konnte. Die Frauenklasse bot als einziges weiblich definiertes Arbeitsgebiet die notwendige Legitimation für eine weibliche Führungsposition. Ohne dieses Geschlechterdenken hätte Gunta Stölzl ihren Anspruch auf eine leitende Position kaum durchsetzen können. Dieses ausgesprochene Frauenfach ließ es legitim erscheinen, daß alle anderen Bereiche wie die Tischlerei, die Wandmalerei, die Töpferei oder die Metallwerkstatt den Männern zugeschrieben werden konnten. Frauen wurden dort nur als Ausnahmen geduldet.

Trotz ihres Talents und ihrer Durchsetzungskraft hatte es Gunta Stölzl nicht immer leicht, denn sie wurde von keinem Meister protegiert. Sie hatte zwar Verbündete unter ihnen, aber niemand förderte sie direkt. Als einzige am Bauhaus erlangte sie ihre Stellung über das Votum der Gruppe. Stimmungen, Meinungen und das Klima im allgemeinen waren von jeher an der kleinen Schule von großer Bedeutung.

Gunta Stölzl, W (Webereiwerkstatt). Um 1928, Blatt aus Portfolio „9 jahre bauhaus. eine chronik", 1928, Collage aus zerschnittenen Fotografien, Pailetten, Kunststoffolie, Stoff und aquarelliertem Japanpapier auf weißem Karton, 29,5 x 21,0 cm, montiert auf orangeroten Karton, 41,6 x 59,5 cm, BHA. ● Trotz Gropius' zögernder Haltung erhielt die künstlerisch und handwerklich versierte Gunta Stölzl schließlich doch noch eine leitende Position am Bauhaus.

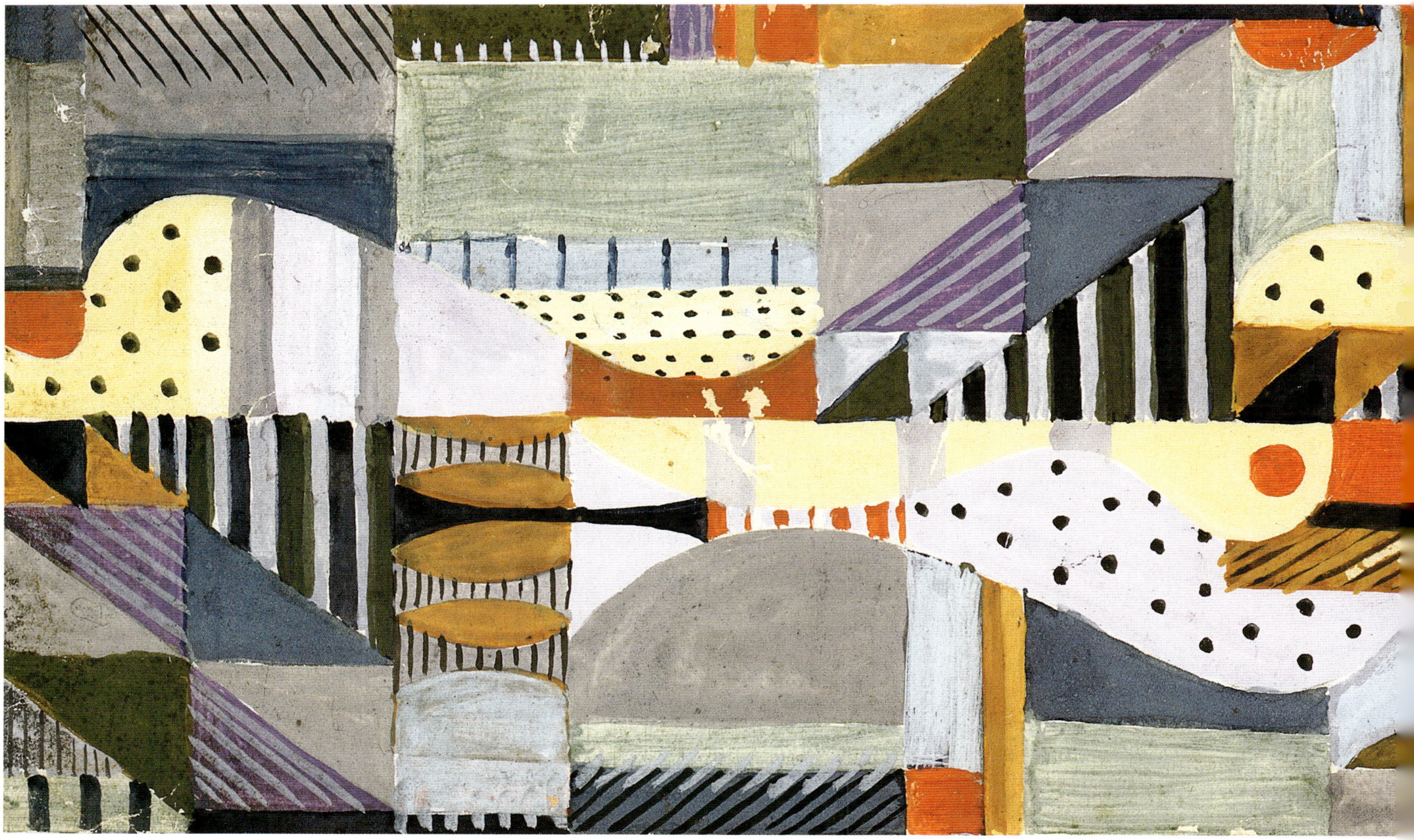

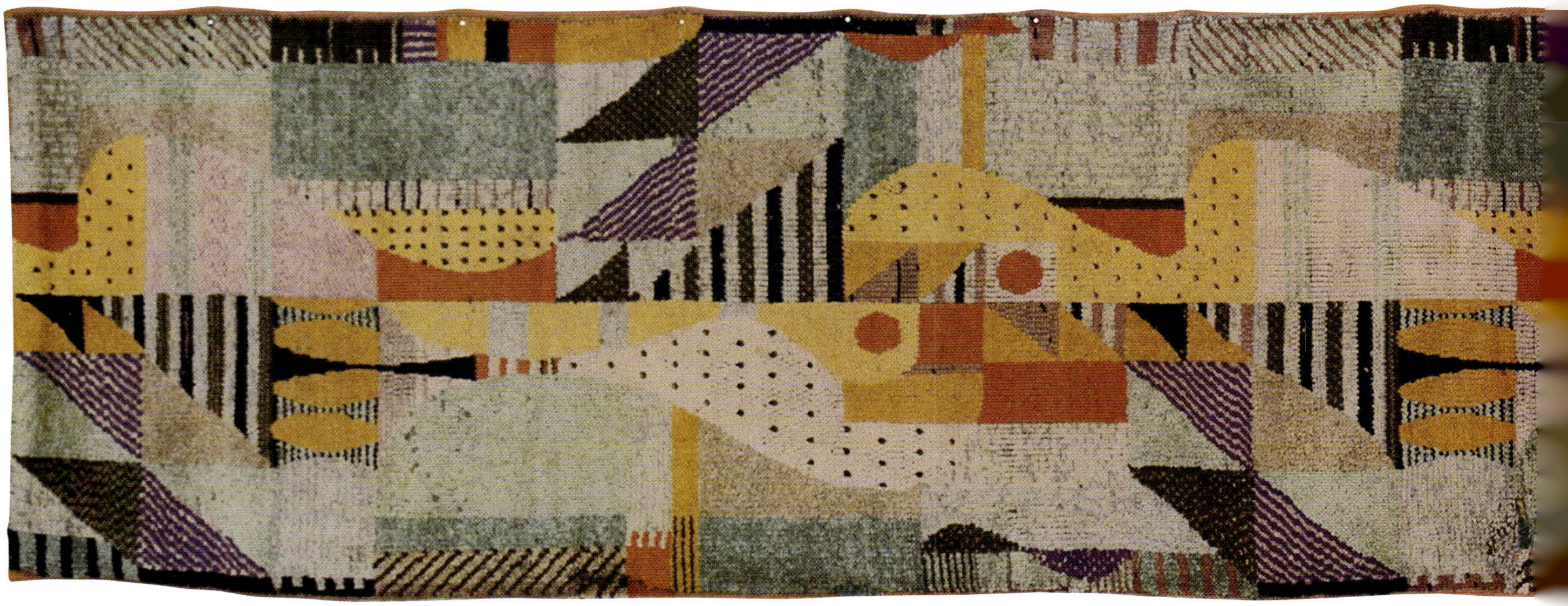

Gunta Stölzl, Entwurf für Läufer. 1923, Gouache auf Papier, 12,0 x 42,0 cm, BHA. ● Entwurf und Ausführung des Läufers weichen kaum voneinander ab. Im Entwurf wie in der Galerie ordnen sich Formen und Farben in etwa gleicher Stärke um die Mittelachse.

Gunta Stölzl, Läufer. 1923, Smyrnaknoten, Kette: Hanf, Schuß: Wolle, 505,0 x 100,0 cm, BHA. ● Die Kontrasthöhung zwischen dicht beieinander liegenden, zarten Flächen und solchen mit kräftigen Farben ergab sich wohl erst beim Umsetzen des Entwurfs in Wolle. Eine Sensibilisierung für Materialwirkung und -kontraste brachte jeder aus Ittens Vorkurs mit.

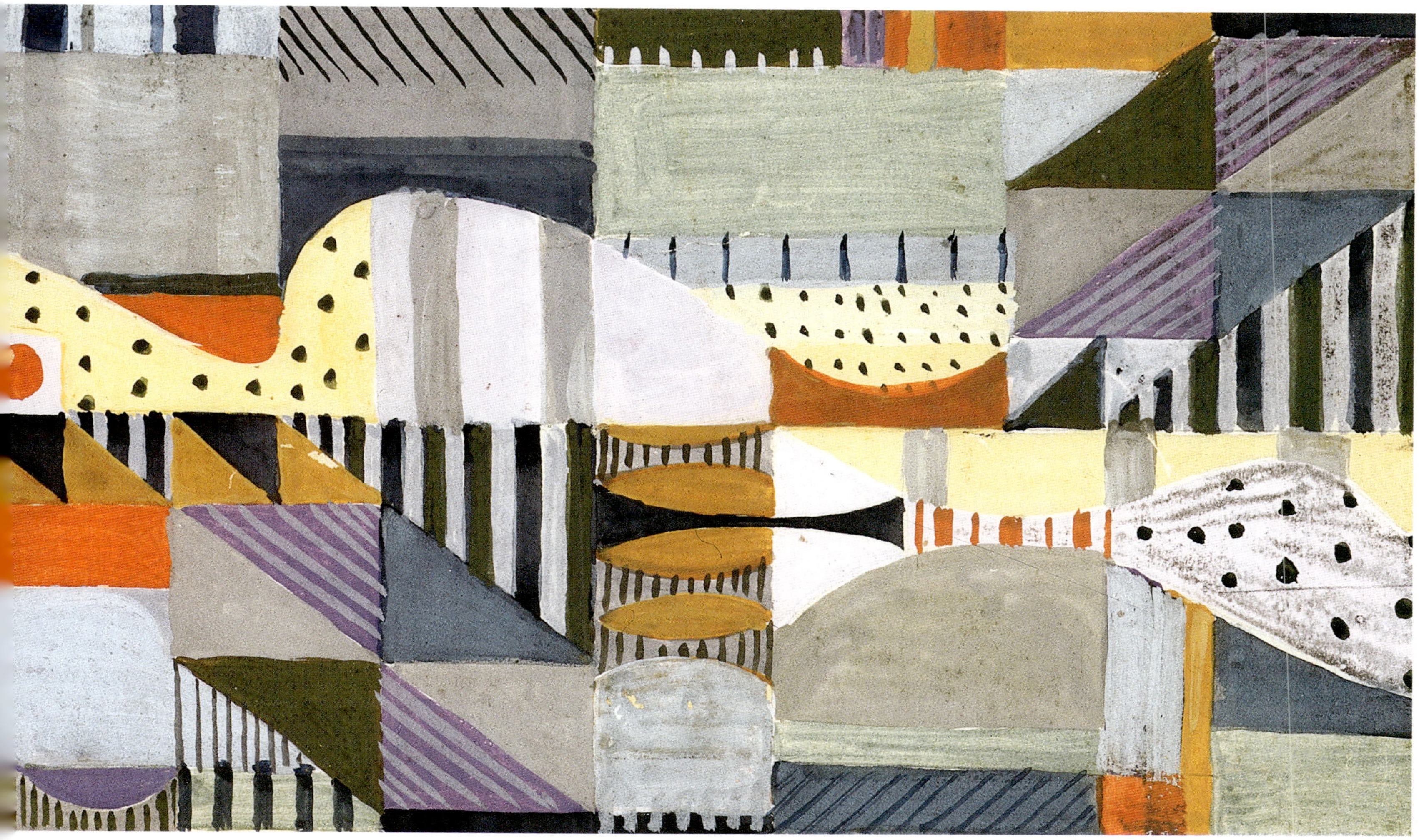

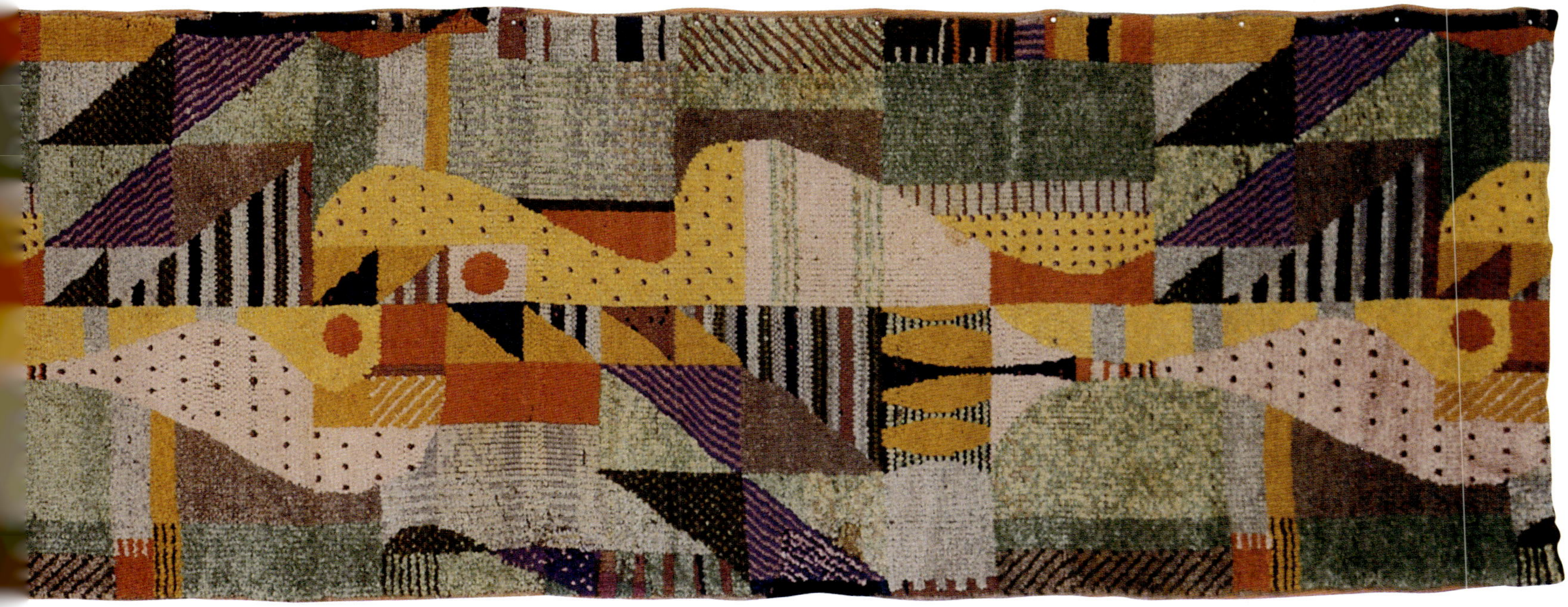

Gunta Stölzl fielen dabei als Bauhausmitglied der ersten Stunde, dessen Fleiß und Hilfsbereitschaft allseits geschätzt wurden, viele Sympathien zu. Im Wintersemester 1925/1926 wurde sie in zähem Ringen von den Bauhausstudentinnen in die Leitungsposition gehoben. In gewisser Hinsicht hatte sie damit, ungewollt allerdings, auch eine Alibifunktion, denn ihre Position bewies, daß Frauen es am Bauhaus zu etwas bringen konnten.

Gunta Stölzl war aber nicht nur Weberin, sondern ihre Aufgaben hatten sie auch zu einer Lehrerin gemacht. Als man ihr im Juni 1927 offiziell die Gesamtleitung der Bauhausweberei übertrug, war sie im Unterrichten nicht gerade erfahren. Obwohl ihr diese Arbeit ebenfalls gut gelang, zeigte sich bald, daß das Bauhauskonzept der Vereinigung von theoretischer und praktischer Arbeit in der Person eines Jungmeisters nicht aufging. Paul Klees Unterricht war nicht zu ersetzen, und Gunta Stölzl beschränkte sich auf die praktische Arbeit in der Werkstatt unter Mithilfe von Kurt Wanke. Aber auch dort gab es genug zu tun. Die Werkstattarbeit mußte neu strukturiert werden, worin sie allerdings geübt war. Bereits 1924 hatte Johannes Itten sie nach Zürich geholt, um dort die Ontos-Werkstätten einzurichten. Am Bauhaus führte Stölzl die Unterteilung in eine Lehr- und Produktionswerkstatt ein. Es wurde nun mit neuen Materialien experimentiert, denn es sollten strapazierfähige, preisgünstige Stoffe für den breiten Markt entwickelt werden. Zusätzlich legte man Musterbücher für die Industrie an, so daß die gesamte Werkstattarbeit professionalisiert und ökonomisiert wurde. Gunta Stölzl achtete darauf, das Bauhausprogramm in ihrer Werkstatt umzusetzen, selbst wenn dies nicht immer vollständig gelang. Da das Dessauer Bauhaus architekturbezogener war, mußten sich die Stoffe dem modernen Baustil anpassen und sich unauffälliger in den Raum einfügen. Kunsthandwerkliche Einzelstücke waren in dieser Periode selten.

Später verlor Gunta Stölzl ihre Stellung so, wie sie sie gewonnen hatte. Ein kleines Grüppchen unzufriedener Studierender ekelte sie weg, unterstützt von rechtspolitisch sympathisierenden Meistern. Sie kam einer Kündigung zuvor und verließ 1931 resigniert die Schule. Anschließend begann eine harte Zeit. Sie hatte zwei Jahre zuvor den linksgerichteten, jüdischen Architekten und Bauhäusler Arieh Sharon geheiratet und deshalb ihre deutsche Staatsbürgerschaft verloren. Dem Paß nach war sie jetzt Palästinenserin. Stölzl begab sich 1931 in die Schweiz, weil in Deutschland keiner ihrer Bauhauskontakte zu einer Neueinstellung geführt hatte. In Zürich eröffnete sie mit den ehemaligen Bauhäuslern Gertrud Preiswerk und Heinrich-Otto Hürlimann eine kleine Werkstatt, die Handweberei S-P-H-Stoffe, die allerdings bald wegen finanzieller Probleme aufgeben mußte. Die wirtschaftliche und politische Lage in Europa war zu dieser Zeit insgesamt sehr schwierig, und die Möglichkeiten kunsthandwerklich rentabel zu arbeiten, waren

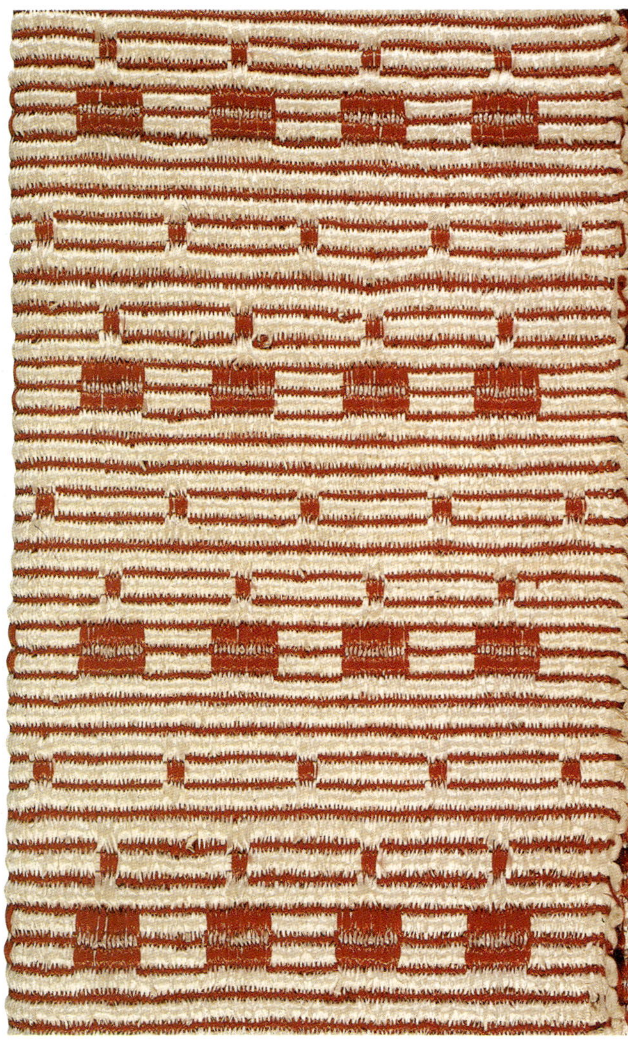

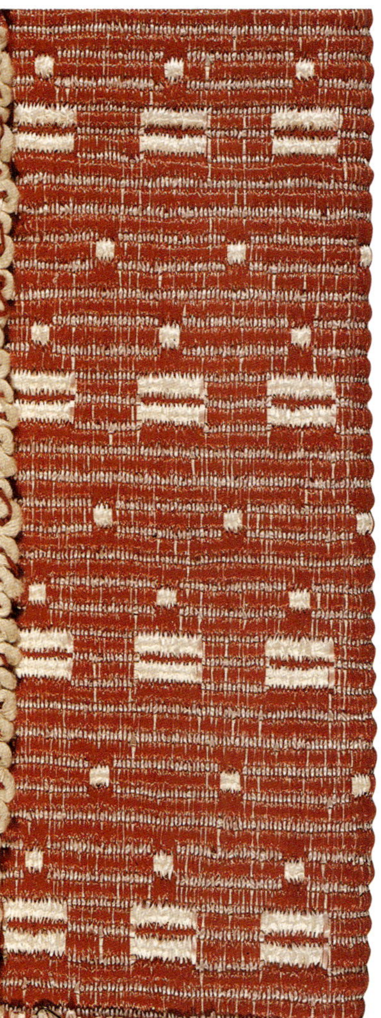

Gunta Stölzl, Wandbespannung für die Schweizer Landesausstellung. 1939, Rips, Kette: Kunstbast, Schuß: Baumwolle, 77,0 x 60,0 cm, BHA. • Unter den Produkten, die die Schweizer Landesausstellung präsentierte, befanden sich etliche von ehemaligen Bauhäuslern, so auch von Gunta Stölzl.

Anonym (Gunta Stölzl?), Polytex-Stoff. Um 1929, Musterstück, Panamabindung, Kunstseide, BHA. • Mit der Lizenz, die das Bauhaus an die Firma Polytextil GmbH in Berlin zur Fabrikation seiner Stoffe vergab, war eine Möglichkeit geschaffen, die Werkstatt von reiner Fleißarbeit für den Verkauf zu entlasten.

Gunta Stölzl, Vorhangstoff Zellophan für ein Atelier. 1933, Waffelbindung, Kette: Kunstbast, Schuß: Baumwollkrepp, Foto von Hans Entzeroth, BHA. ● „weben ist aufbauen. konstruieren von geordneten gebilden aus ungeordneten fäden." Trotz dieser deutlich von der Architektur beeinflußten Auffassung des Webens war Gunta Stölzl gezwungen, das Bauhaus zu verlassen und ihre Arbeit in der Schweiz fortzusetzen.

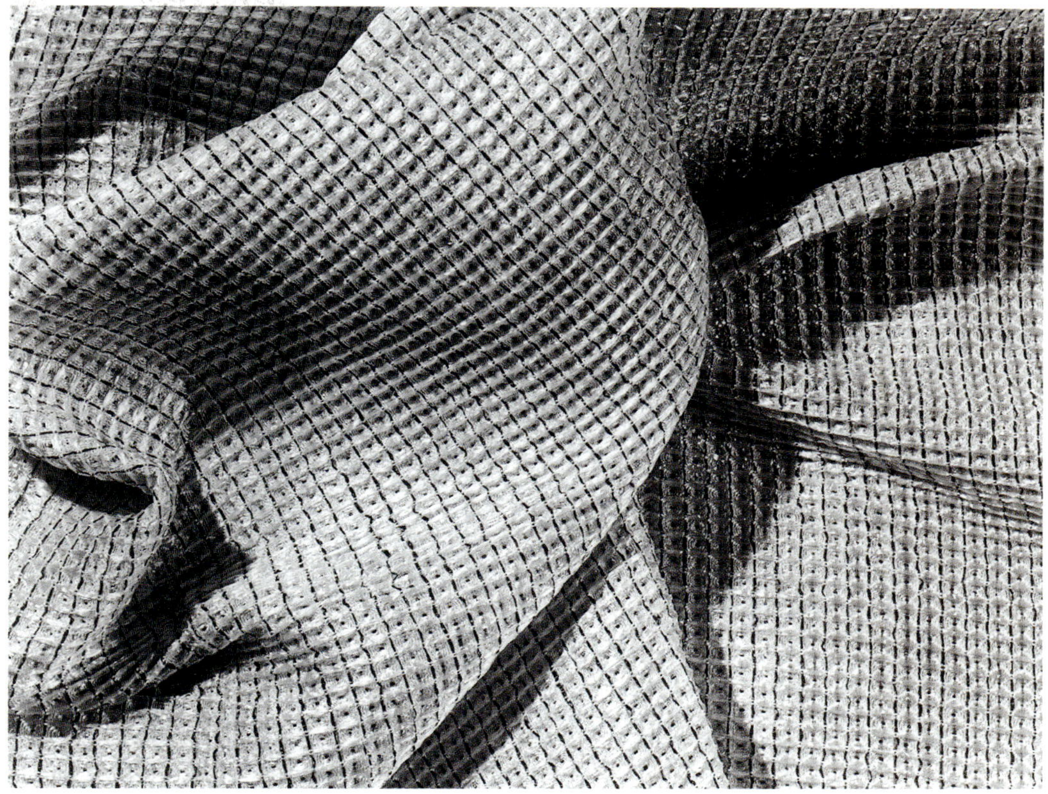

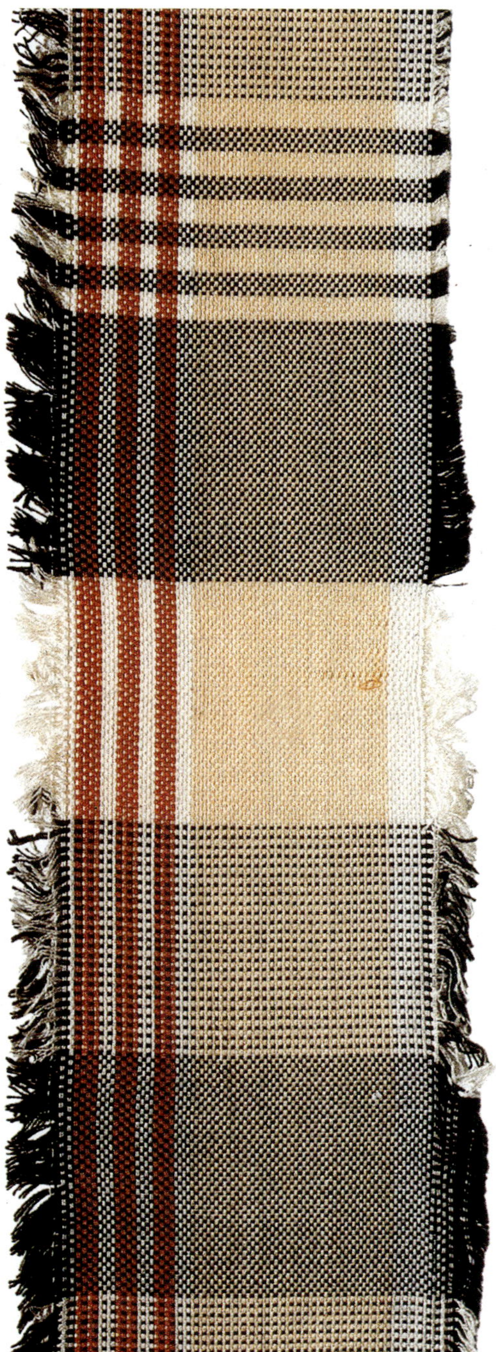

gering. Trotzdem führte Stölzl, jetzt nur noch mit Hürlimann als Partner, bis 1937 eine kleine Werkstatt weiter, die den Namen S+H-Stoffe trug. Nach Beendigung auch dieser Zusammenarbeit zog sie allein in die Züricher Florastraße und eröffnete die Handweberei „Flora". 36 Jahre sollte sie hier allein arbeiten, bis sie 1967 ihre Werkstatt aufgab.

Die Schweizer Jahre gestalteten sich kompliziert, aber letztlich konnte sie sich doch etablieren. 1937 war ihr vielleicht erfolgreichstes Berufsjahr, als man ihr auf der Weltausstellung in Paris das Diplôme Commémoratif verlieh. In der neuen Heimat wurde sie Mitglied in der Gesellschaft Schweizer Malerinnen, Bildhauerinnen und Kunstgewerblerinnen und im Schweizerischen Werkbund. Sie beteiligte sich regelmäßig an Ausstellungen und Messen, belieferte verschiedene Firmen mit Möbelstoffen und Wandbehängen und arbeitete auch für einzelne Architekten, wie beispielsweise für Hans Fischli, für dessen Gebäude sie Decken- und Wandbespannungen fertigte, sowie für das Germanische National Museum in Nürnberg. Insgesamt aber blieb die von ihr so geschätzte Zusammenarbeit mit Architekten eher die Ausnahme. Zu ihren kunsthandwerklich wichtigsten Arbeiten gehören ihre Gobelins, während sie ihr Geld vorwiegend mit Gebrauchstextilien, wie Polster- oder Kleiderstoffen, verdiente. In den 70er Jahren widmete sie sich ganz der Gobelinherstellung und wurde damit zunehmend auch international bekannt. Mit dem Aufkommen der feministischen Kunstgeschichte hat diese Weberin in den 90er Jahren eine breitere Bekanntheit erlangt, die ihren ungewöhnlichen Werdegang wie auch ihre textilen Arbeiten gleichermaßen würdigt.

Die Webereien von Gunta Stölzl zeichnen sich durch solides handwerkliches Arbeiten und variantenreiche Bindungen aus. Ihre Teppiche atmen Rhythmus, schwingen in ihrem Formenreichtum und lassen sich nicht auf ein lineares oder vertikales Bauhausschema festlegen. Gelegentlich tauchen gegenständliche Motive auf, wie beispielsweise Kühe in einer Landschaft oder, in späterer Zeit, kirchliche Motive. Der Einfluß von Johannes Ittens Kontrastlehre macht sich besonders in der Farbwahl ihrer Bauhausarbeiten bemerkbar. Die exzessive Farbenfreude mancher frühen Gewebe bezeugt die lebendige Dynamik und energiereiche Lebensart der Bauhäusler. Die Teppiche überliefern somit eine Stimmung, die an Jazz und Ausdruckstanz erinnert und uns einen kleinen Nachgeschmack davon vermittelt, wie das bewegte Leben am Bauhaus einst gewesen sein mag.

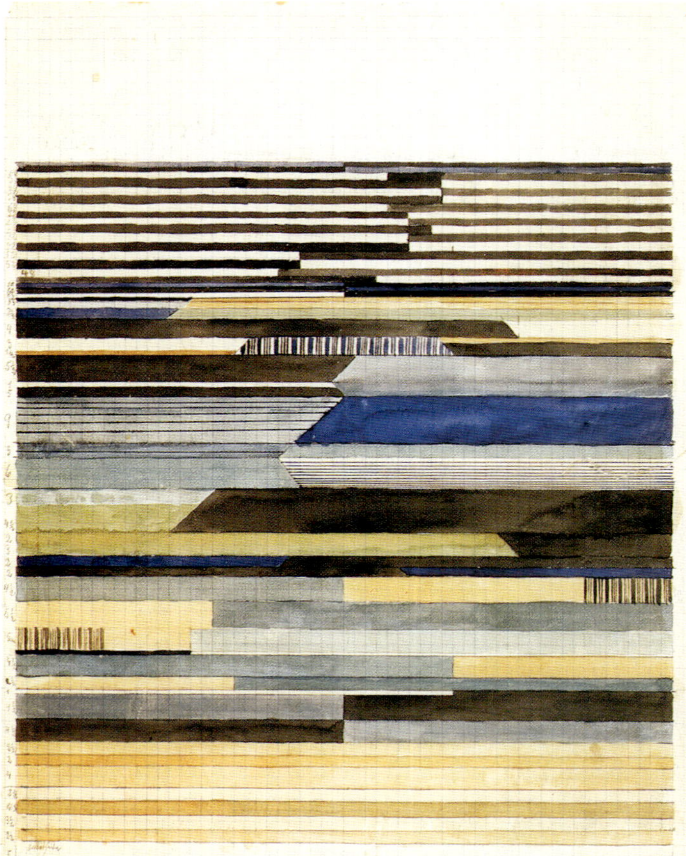

Gunta Stölzl, Entwurf für einen Wandbehang. 1923, Aquarell, Tusche und Bleistift auf kariertem Papier, 39,4 x 31,5 cm, BHA. ● In Farbabstufung und dynamischem Aufbau manchem Bild von Paul Klee ähnlich, hat der Entwurf die Qualitäten eines abstrakten Bildes.

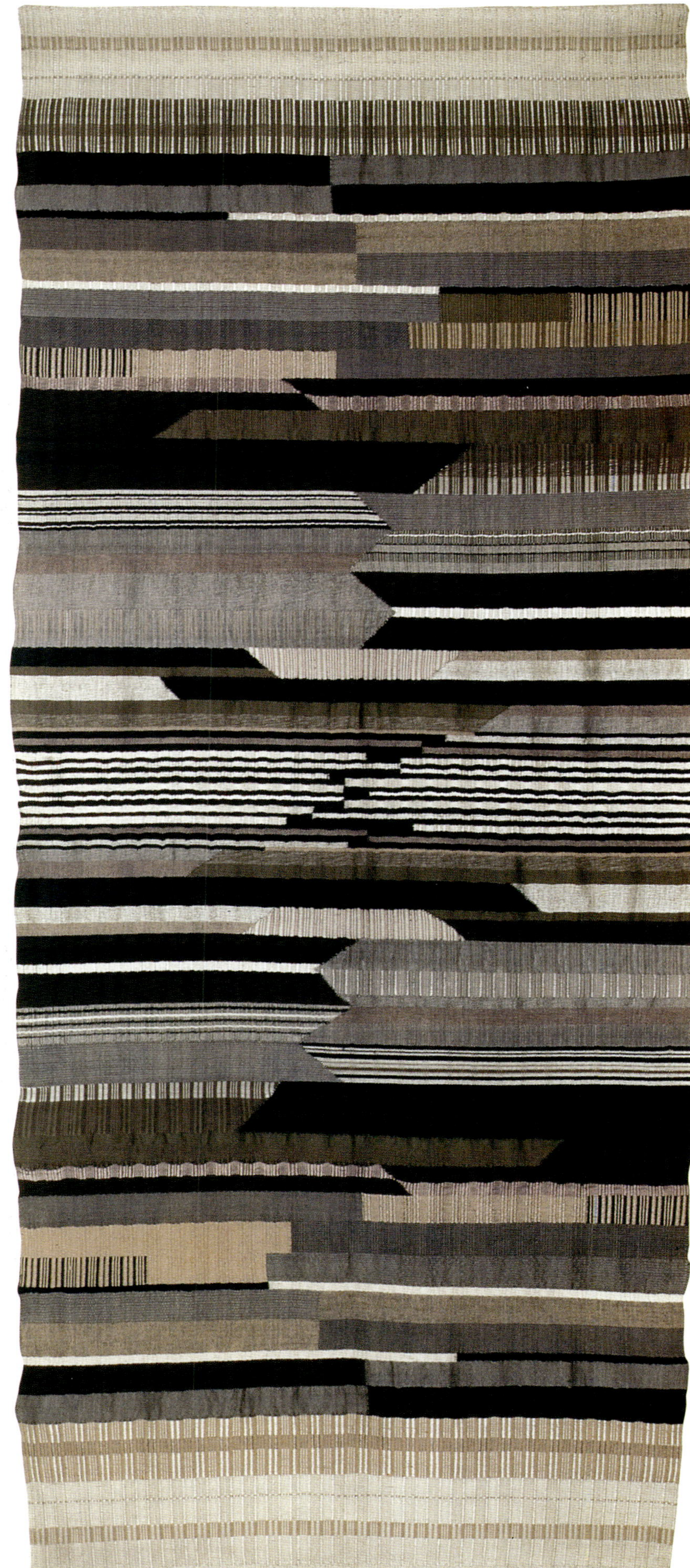

Gunta Stölzl, Wandbehang/Decke. 1923, Flachweberei mit teilweise gewendetem Schützen auf zwölfschäftigem Webstuhl, stellenweise Spitzköper, Leinwandbindung und deren Ableitung, Kette: Baumwolle, Schuß: Wolle, Viskose und Baumwolle, 260,0 x 112,0 cm, KW. ● In der Umsetzung des Entwurfs verändert der Reiz von Bindungswechsel und kontrastierenden Materialeigenschaften wie glänzend – matt, seidig – rauh, dick – dünn die Komposition vollständig. Es dominieren jetzt die Themen „Unterbrechung“, „Spiegelung“ und „Kontrast“.

Gunta Stölzl, Jacquard-Behang „5 Chöre“. 1928, Jacquard, Baumwolle, Wolle, Seide, 143,0 x 229,0 cm, Museum für Kunst und Kulturgeschichte der Hansestadt Lübeck. ● Der Titel von Stölzls wichtigster Jacquardarbeit verweist auf die Einrichtung des Webstuhls: „Der Harnisch wird in Chöre eingeteilt. Mit dem Namen „Chor“ bezeichnet man eine Wiederholung des Schnüreneinzugs im Chorbett.“ (Hermann Oelsner, Die Deutsche Webschule, 1902)

Gunta Stölzl, Entwurf für Jacquard-Behang „5 Chöre“. 1928, Aquarell und Bleistift auf kariertem Papier, 61,0 x 47,0 cm, BHA. ● Nur ein Jacquardwebstuhl ermöglicht die Durchführung solch komplexer Musterungen und macht sie mittels Lochkartenprogramm wiederholbar. Die reichen Form-, Kontrast- und Farbvariationen fordern eine strenge Gliederung des Entwurfs. Da später in den Webprozeß kaum noch eingegriffen werden darf, sind für die Ausführung dieser komplizierten Webarbeiten nicht nur umfangreiche technische Kenntnisse und Experimente Bedingung, sondern auch exakte Entwurfsskizzen.

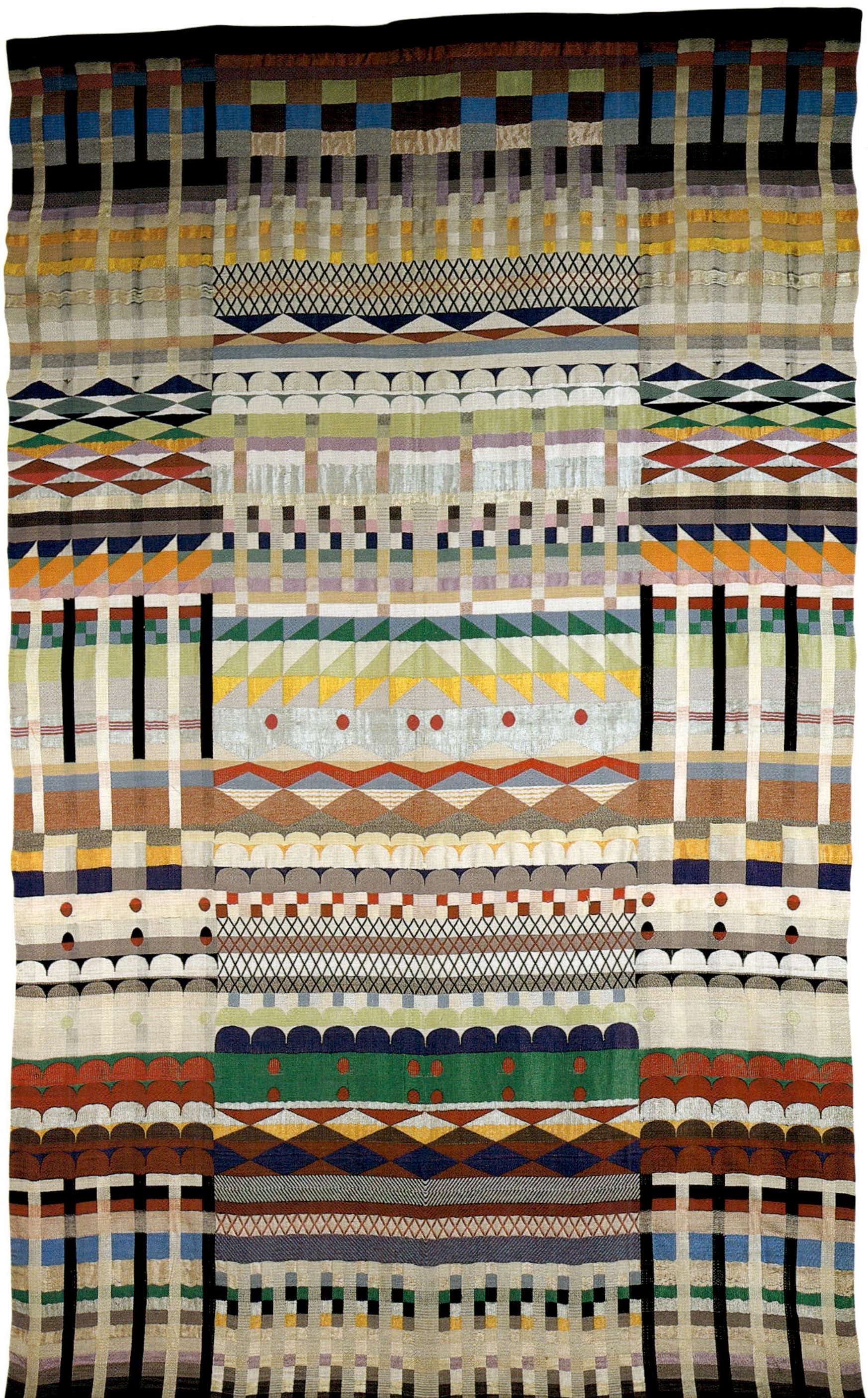

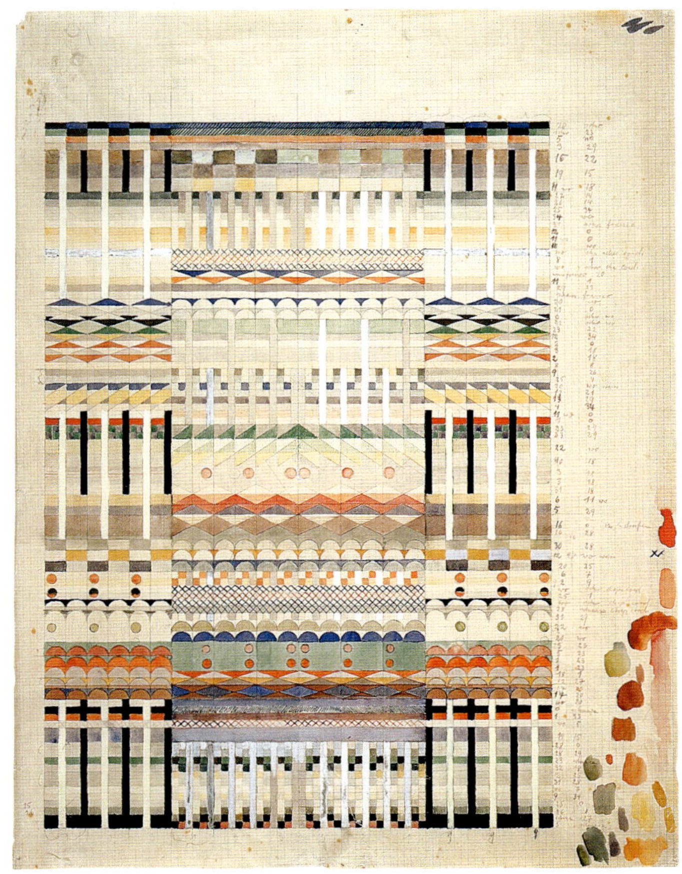

Die Alibi-Meisterin

Anja Baumhoff

Klingende Namen von Bauhausmeistern wie Klee, Kandinsky, Feininger, Gropius oder Mies van der Rohe haben bis heute nichts von ihrem Ruhm eingebüßt, der auch auf die Schule zurückstrahlt. Berühmte weibliche Namen finden sich am Bauhaus hingegen kaum. Nachdem die Politik der Schule gegenüber den Studierenden untersucht wurde, stellt sich hier die Frage, wie das Bauhaus mit seinen weiblichen Lehrkräften umging und ob die Schule neben den berühmtesten Männern ihrer Zeit auch die fähigsten Frauen anzuziehen vermochte. Wie wir wissen, haben zeitgenössische Künstlerinnen wie Sonia Delaunay, Sophie Täuber-Arp, Eileen Gray, Ljubov Popova, Maria Likarz oder Hannah Höch nicht am Bauhaus unterrichtet, und bei genauerer Betrachtung müssen wir erkennen, daß das Bauhaus auf der Ebene der Geschlechterverhältnisse erstaunlich konventionell war.

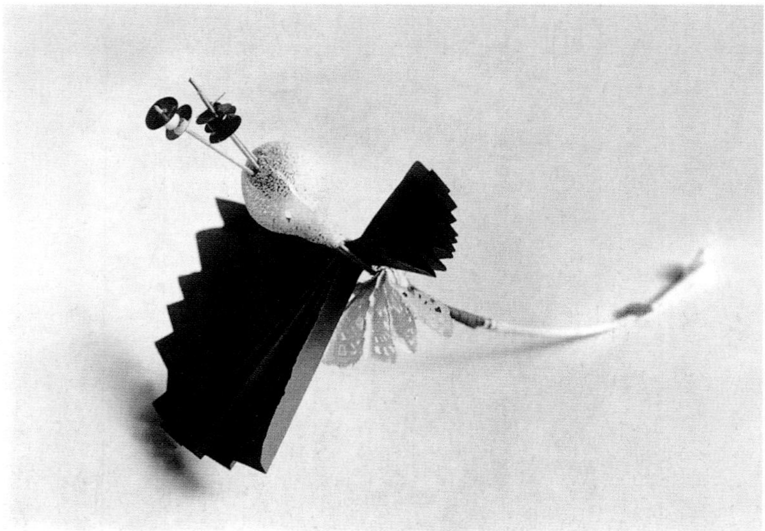

Erinnern wir uns, daß das Bauhaus zunächst keine Professoren hatte, sondern Meister – Formmeister, Werkmeister und schließlich die Jungmeister. Die fähigsten Bauhausschüler, die Theorie und Praxis in einer neuen Art und Weise verbinden sollten, wurden zu Jungmeistern ernannt und blieben der Schule somit als Personifizierung der Bauhausideen erhalten. Unter den Jungmeistern gab es nur eine einzige Frau, und das war die Weberin Gunta Stölzl. Nur weil die Weberei als Frauenklasse deklariert worden war, schien es legitim, daß eine Frau ihr vorstand. Aber auch dies war nicht selbstverständlich.

Als Bauhäuslerin der ersten Stunde hatte sich Gunta Stölzl in vielen verschiedenen Bereichen der Schule unentbehrlich gemacht. Trotzdem wurde sie nicht einfach vom Meisterrat ernannt oder gewählt. Das Bauhaus hatte nie geplant, einer Frau die Leitung einer Werkstatt zu übertragen. Etwa sechs Jahre, beziehungsweise zwölf Semester, nach ihrem Eintritt in die Schule erhielt sie eine Anstellung als Werkmeisterin. Sie leistete wahre Kärrnerarbeit, denn der Umzug der Werkstatt von Weimar nach Dessau mußte bewältigt werden. Der Formmeister der Werkstatt, der Maler Georg Muche, war für die theoretische Betreuung zuständig, und Gunta Stölzl klagte gegenüber einer Freundin: „Als ich im April 1925 meine Lehrstelle annahm, hatte ich zunächst die Aufgabe, die gesamte Einrichtung der Weberei zu beschaffen ... Herr Muche interessierte sich wenig für diese praktische Seite der Weberei.“ (Brief an Frau Aichele vom 29. 3. 1971) Die Weberinnen warfen Muche mangelndes Interesse an der Werkstatt vor, und mit dem Umzug nach Dessau begannen sie, eine Neubesetzung der Stelle zu fordern. Ise Gropius notierte in ihr Tagebuch: „Die Weberei verlangt, daß Gunta Stölzl als Leiterin fungiert und anerkannt wird. Wieder ein neuer Sturmlauf gegen die Meister.“ (Tagebucheintrag vom 16. 6. 1925) Ein Jahr später, im Juni 1926, beschloß Georg Muche zu kündigen. Bis Juli 1927 blieb er noch mit vollem Gehalt an der Schule. Diese Großzügigkeit ist um so erstaunlicher, als viele Weberinnen unbezahlt oder schlecht entlohnt mit kurzen Zeitverträgen in der Werkstatt arbeiteten. Auch Gunta Stölzl hatte anfangs nur einen Vertrag mit dreimonatiger Kündigungsfrist, bis sie als Jungmeisterin etwas besser gestellt wurde. Allerdings enthielt ihr neuer Vertrag weder

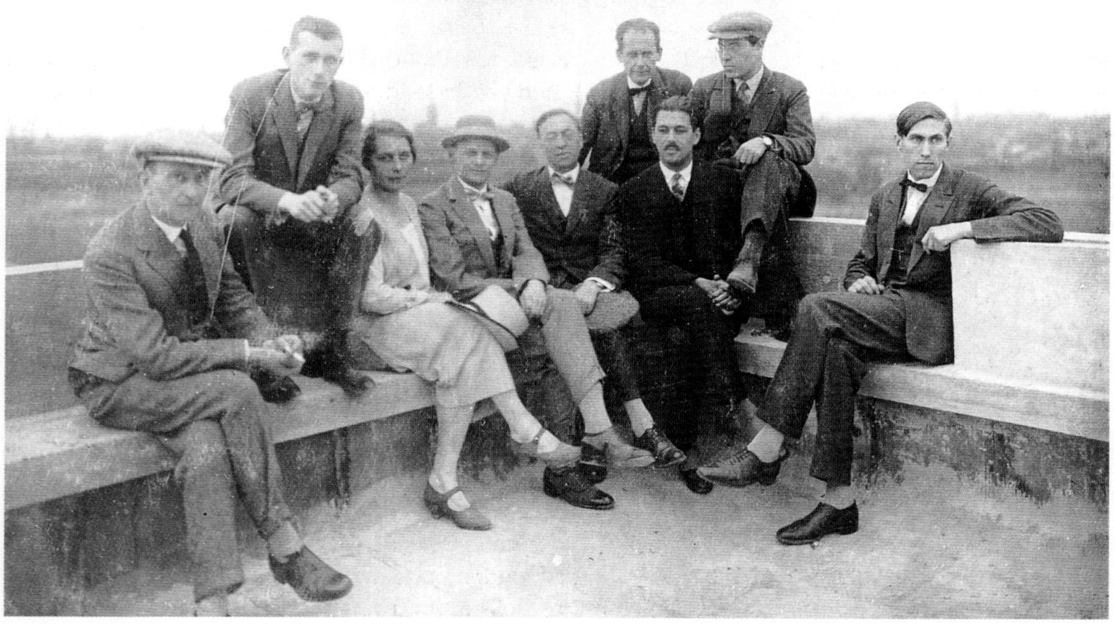

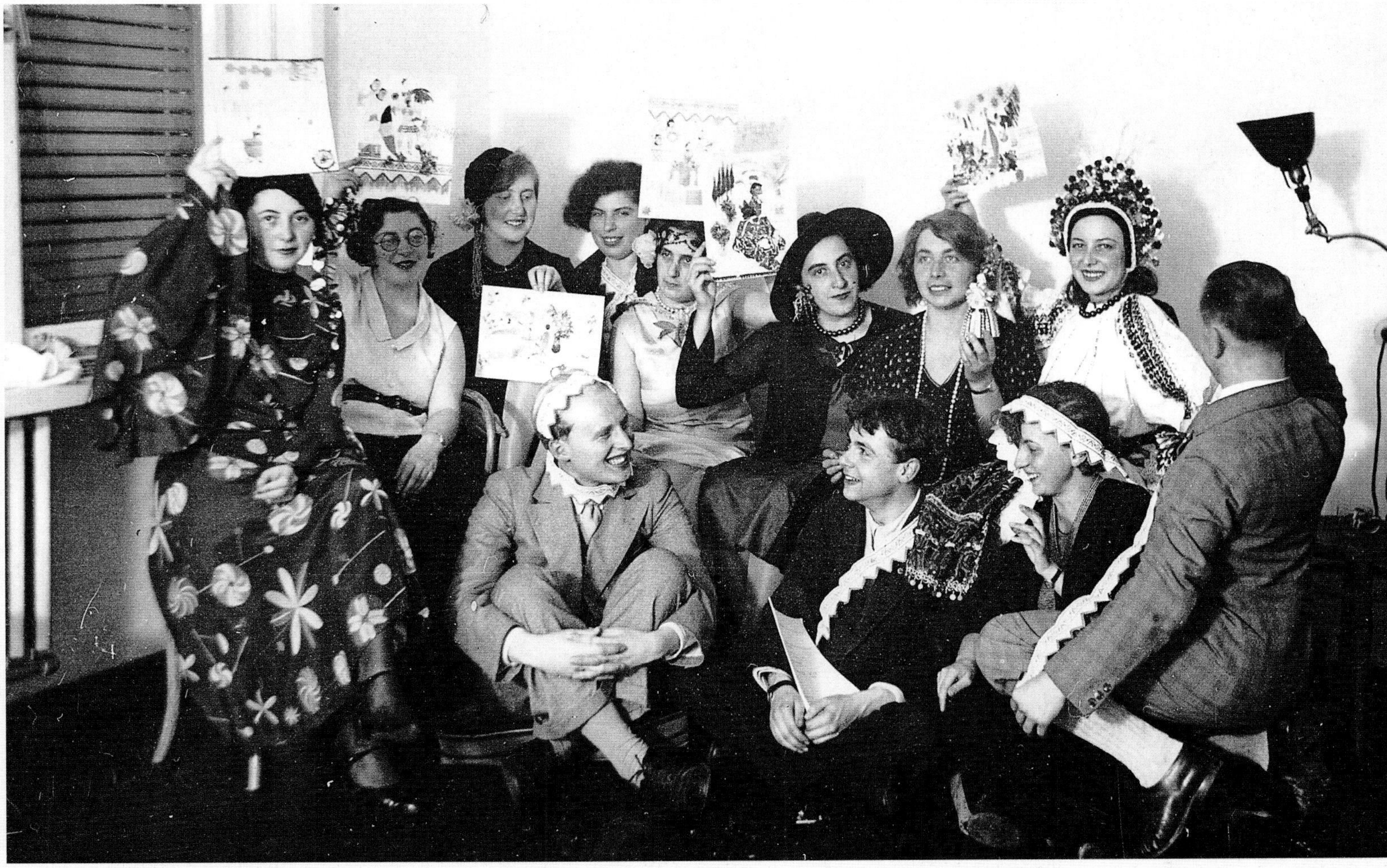

Die Bauhausmeister auf dem Dach des Atelierhauses, Dessau. Um 1927, Foto von Lucia Moholy, BHA. ● Als erste Frau unter den Jungmeistern hatte sich Stölzl immer wieder mit grundsätzlichen Zweifeln an der künstlerischen Vollwertigkeit textiler Gestaltung auseinandersetzen müssen. Mit der Frage „Gehört das Gewebe überhaupt zu den Dingen, die für den schöpferischen Gestaltungswillen des Menschen eine Aufgabe bedeuten?" leitete sie 1926 einen Artikel über Weberei am Bauhaus ein.

Gunta Stölzl, Ansteckblume für Bauhausfest. Um 1927, Foto von Lucia Moholy, BHA. ● Die Vorbereitungen der Feste, die Kostümierung und Staffage, gehörten zu den beliebtesten und unbeschwertesten Aufgabenfeldern der Weberei.

Feier der ersten Bauhausdiplome aus der Webereiklasse. 1930, Fotograf unbekannt, BHA. ● Während man in der Dessauer Weberei bisher nur die Gesellenprüfung ablegen konnte, wurde mit der Einführung von Diplomen schließlich die Tendenz zur Gleichstellung der Textilwerkstatt mit den anderen Gestaltungsbereichen angedeutet.

den Anspruch auf ein Atelier oder auf Kindergeld, noch auf Pensionsansprüche. Muches komfortablen Abgang vom Bauhaus kann man dagegen als außergewöhnlich bezeichnen.

Diese Stellenbesetzung hatte die Stärke der Weberinnen gezeigt, und ihr nachzugeben war sicherlich klug. Eine einzige Formmeisterin konnte beweisen, daß auch eine Frau am Bauhaus Aufstiegschancen hatte. Gunta Stölzl wurde so das Pfand, das anderen Frauen suggerierte „es geht doch …", und verhinderte damit eine noch größere Unzufriedenheit. Nun konkurrierten die Weberinnen untereinander um den begehrten Posten in der Webwerkstatt, denn wenig andere Möglichkeiten standen den begabten Studentinnen zu dieser Zeit am Bauhaus offen.

Eine andere Meisterin war Lilly Reich, deren Tätigkeit am Bauhaus jedoch von so kurzer Dauer war, daß sie nur wenig Einfluß gehabt hat. Die gelernte Kurbelstickerin hatte ab dem 5. 1. 1932 die Leitung der Werkstatt inne, die bis dahin kommissarisch von der Bauhäuslerin Otti Berger ausgeübt worden war. Auch wenn man meinen könnte, Reich sei als Lebensgefährtin von Mies van der Rohe auf diese Position gekommen, so rechtfertigt doch ihre Qualifikation die Stellenbesetzung auf jeden Fall, da sie sich in Dekoration, Innenarchitektur und Mode bereits profiliert hatte. Auch war sie 1920 als erste Frau in den Vorstand des Deutschen Werkbundes eingezogen. Allerdings fällt es schwer, die Anstellung von Lilly Reich als eine reine Sachentscheidung anzusehen.

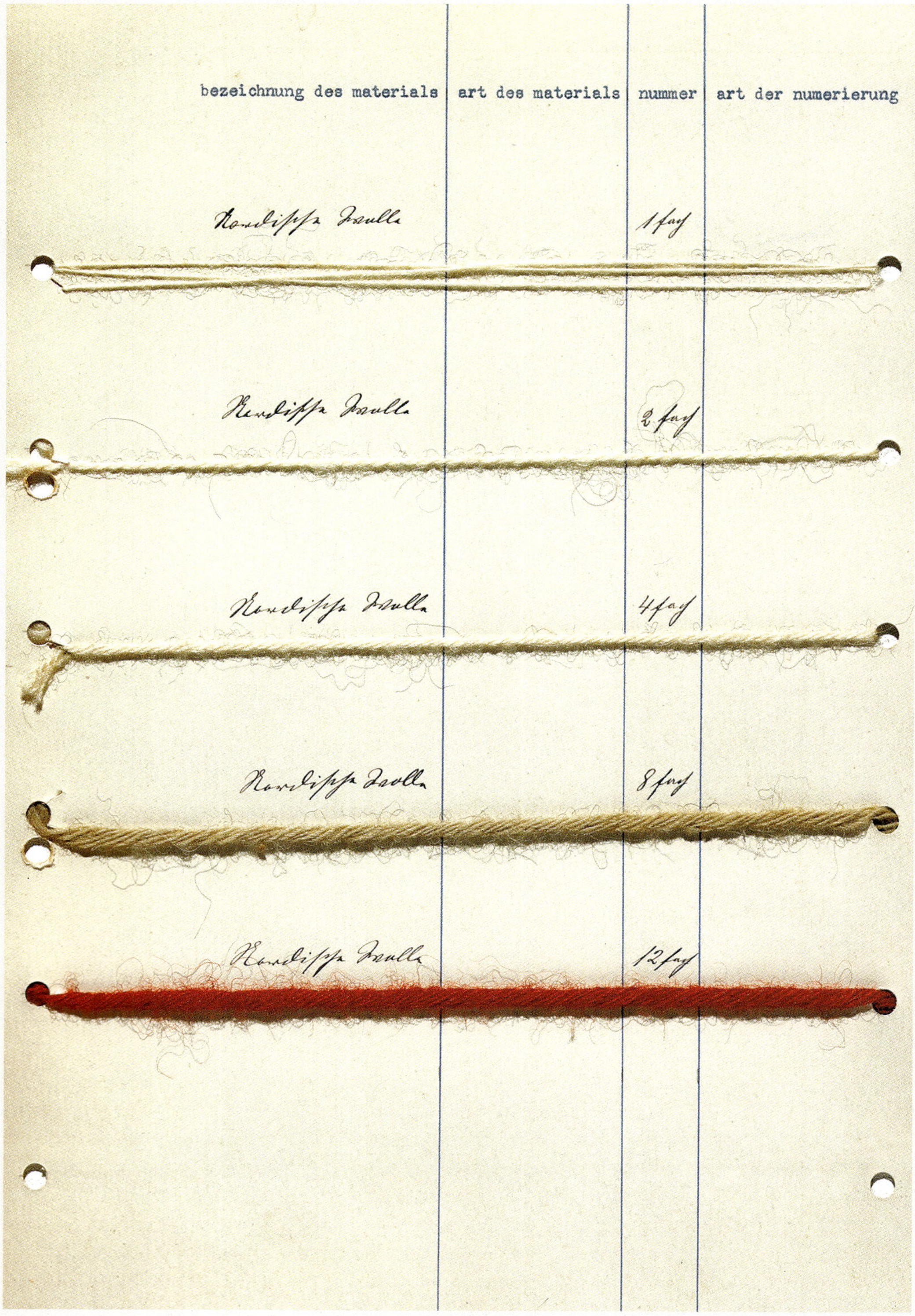

Gunta Stölzl, Schlitzgobelin Rot-Grün. 1927/1928, Gobelin, Baumwolle, Wolle, Seide und Leinen, 150,0 x 110,0 cm, BHA. ● Quadrat- und Kreis-Charaktere reihen sich, vielfach einander unterbrechend und farblich abgestuft, zu einem Mosaik, das nach allen Seiten fortführbar sein könnte. Einer versierten Gobelinwirkerin sind – so wird hier demonstriert – in Form und Farbe keine Grenzen gesetzt. Denn das Füllen der Kettfäden geschieht mit der Hand und erlaubt beliebig viele „Stopfnadeln", die unterschiedliche Farben führen.

Materiallehre (von Katja Rose) aus dem Unterricht Gunta Stölzls. Um 1931, Karton mit Tinte und Schreibmaschine beschriftet, eingeknüpfte Woll- und Leinenfäden, DIN A 4, BHA. ● Materialkenntnis war neben Stoffberechnung und Bindungslehre eine wesentliche Basis des Unterrichts bei Stölzl. Ihr breites Unterrichtsangebot ließ zwischen individuellem Bildteppich, „allgemeingültigen" Strukturstoffen und Entwicklung spezieller Stoffeigenschaften alles zu.

Als Leiterin der neuen Ausbauabteilung, in die sich auch die Weberei integrieren mußte, blieb ihr kaum noch Zeit, viel zu bewirken. Das Bauhaus zog bereits zum Wintersemester desselben Jahres nach Berlin, wo die Schule bis Juli 1933 vergeblich versuchte, sich in einer alten Telefonfabrik in Steglitz neu zu etablieren.

So bleibt Gunta Stölzl im Rückblick auf die Geschichte des Bauhauses die einzige Jungmeisterin, doch hätten ihre Vertreterinnen im Grund alle eine leitende Position ausfüllen können. Neben Otti Berger machte sich später auch Grete Reichardt selbständig; Anni Albers und Margarete Leischner begannen in der Emigration zu lehren. Die vielen anderen Weberinnen hatten es allerdings oft schwer, eine gute Berufsperspektive zu finden. Hätte das Bauhaus seine Geschlechterpolitik offen vertreten, wäre vielleicht eine klärende Diskussion über die Politik des Meisterrates möglich gewesen. Statt dessen erlebte jede Frau ihren Werdegang an der Schule als einen völlig individuellen, da gezielte Institutspolitik und eine subtile Verschleierung die Diskriminierung des weiblichen Geschlechts fast unsichtbar machte.

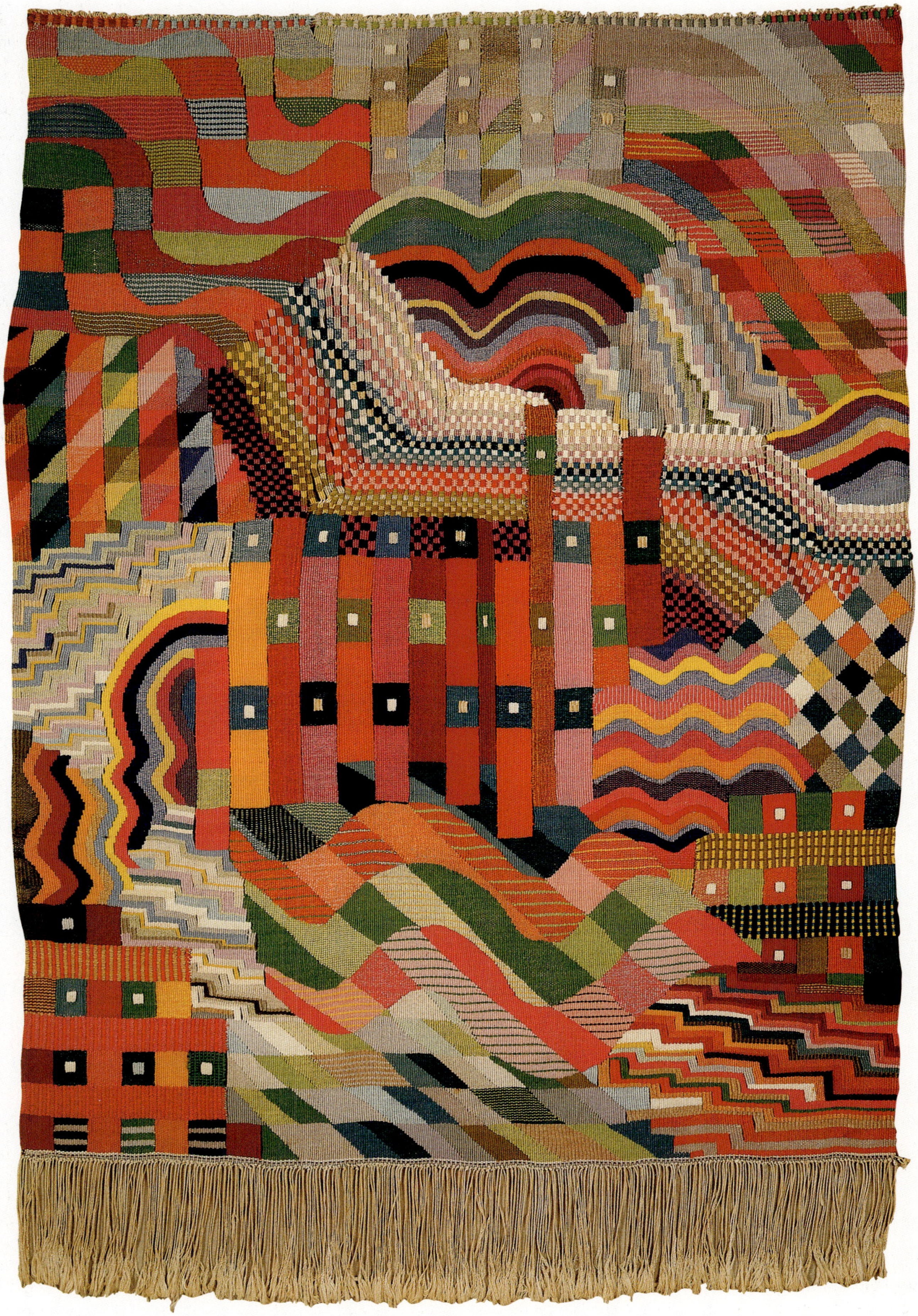

WERK

Propädeutischer Unterricht

Der Vorkurs unter Johannes Itten – Menschenbildung

Norbert M. Schmitz

Gyula Pap, Federnelken, Naturstudie zum Hell-Dunkel-Kontrast. 1923, Zeichenkohle und farbige Kreide auf Seidenpapier, 14,0 x 16,6 cm, BHA. ● Kontrastwirkungen aufzuspüren und bildnerisch darzustellen, gehörte in Ittens Vorkurs zu den elementaren Aufgaben. Pap erforscht in seiner Naturstudie den Hell-Dunkel-Kontrast, indem er zarte Blütensterne aus tiefstem Schwarz explodieren läßt; die rote Blüte verleiht der Studie einen zusätzlichen Farbakzent.

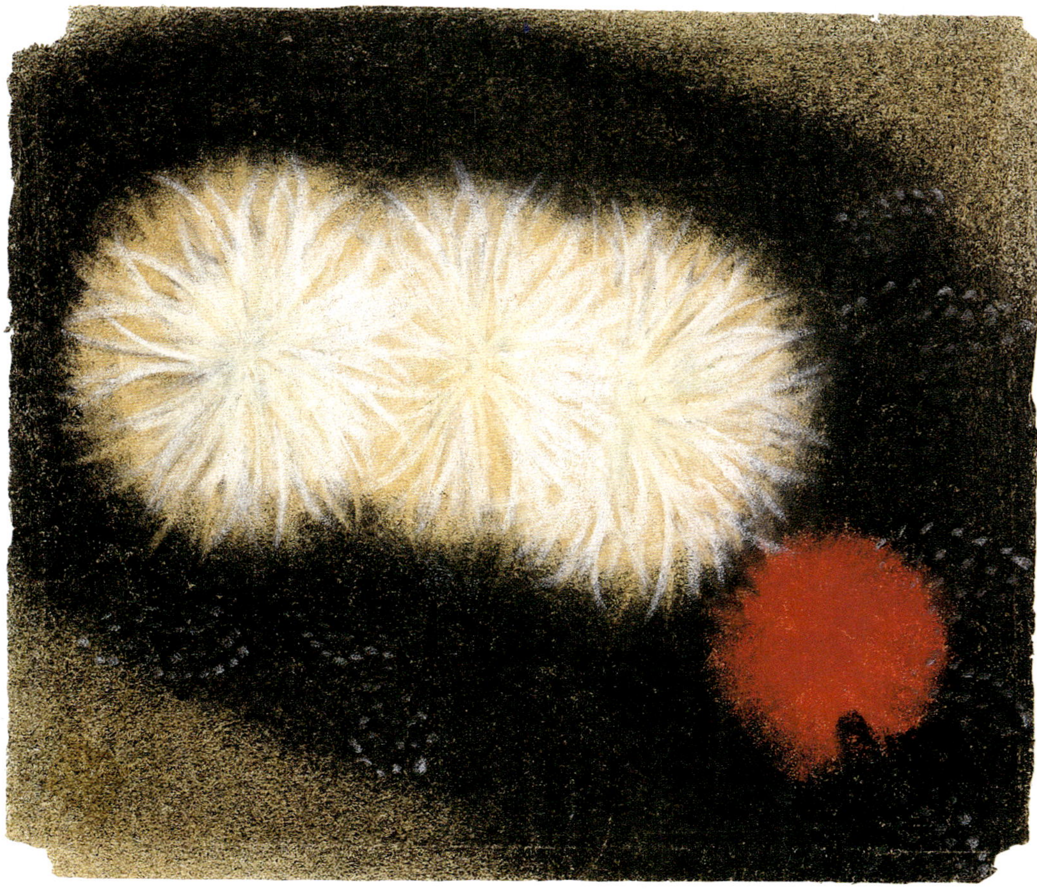

Die Einrichtung eines Vorkurses, der, zum Sommer 1920 erstmals angesetzt, zunächst ein-, dann zweisemestrig für jeden Studenten obligatorisch wurde, gehört zweifellos zu den originellsten und folgenreichsten Phänomenen am Bauhaus. An seiner Entwicklung läßt sich in nuce fast jede programmatische Veränderung der Schule ablesen.

Johannes Itten gestaltete als erster Leiter den Vorkurs zu einem der prägenden Elemente des ganzen Bauhauses. Es ging ihm nicht nur allein um eine technische Vorbereitung der neuen Studenten auf die einzelnen Werkstätten oder die Entschlackung der Schüler vom mitgebrachten Erziehungsballast. Ziel war die Bildung ganzheitlicher Persönlichkeiten. Der traditionelle Unterricht an den zeitgenössischen Kunstschulen war trotz mancher Reformen im wesentlichen eine spezialisierte Berufsausbildung geblieben, in der technische Fähigkeiten vor allem des Zeichnens und Kopierens nach Gips, Akt und historischen Vorbildern geübt wurden. Itten, der auf mehrjährige Lehrerfahrung an seiner privaten Kunstschule in Wien zurückblicken konnte, wollte hingegen im Sinne der zeitgenössischen Kulturkritik die kreativen Fähigkeiten seiner Schüler zunächst jenseits jeder praktischen Hinsicht fördern. Erst darauf aufbauend, sollten sich diese dann im weiteren Studium durch die Arbeit in den einzelnen Werkstätten spezialisieren.

Viele Momente seiner Pädagogik lassen sich in den damals üblichen Kontext der Reformpädagogik einordnen. Vor allem übernahm er zahlreiche Elemente des berühmten Hölzel-Unterrichts, dem pädagogischen Extrakt der Erfahrungen eines der Gründerväter der gegenstandslosen Kunst, den er aus seinen Stuttgarter Lehrjahren kannte. Während Hölzel, der „behutsame Avantgardist" (Wolfgang Venzmer, Adolf Hölzel. Leben und Werk. In: Der Pelikan 65, 1963, S. 14), seine abstrakt orientierten Formübungen rein binnenästhetisch verstand, ging es Itten immer um eine weltanschaulich überhöhte Menschenbildung. Diese Umdeutung ist charakteristisch für den expressionistischen Sturm und Drang, der die soziale Utopie der Einheit von Kunst und Leben am frühen Bauhaus mitbestimmte.

Von Hölzel übernahm Itten vor allem zweierlei: zum einen die Ausrichtung des Unterrichts an den gegensätzlichen Polen von „Gesetz und Empfindung", das heißt an objektivierbaren Gestaltungsregeln und subjektiver Intuition. Dahinter verbarg sich die Frage nach dem Verhältnis von Lehr- und Lernbarem. Schon Hölzel meinte, daß sich das Künstlerische erst

Max Peiffer Watenphul, Akte (Bewegungen aus dem Rythmus). Um 1920, Kohle auf Papier, 24,2 x 34,8 cm, BHA. ● Sich zu entkrampfen und „körpermotorisch“ zu befreien, um „Bewegung und Rhythmus als existentielles Urprinzip und als grundlegendes bildnerisches Organisationsprinzip physisch erfahrbar zu machen“, so Rainer K. Wick in der „Bauhaus-Pädagogik“, gehörten die Rhythmusübungen zur Vorbereitung auf „intelektuellere“ Aufgaben. Das Aktzeichnen wurde überdies zur Steigerung des Rhythmusgefühls oftmals von Musik begleitet.

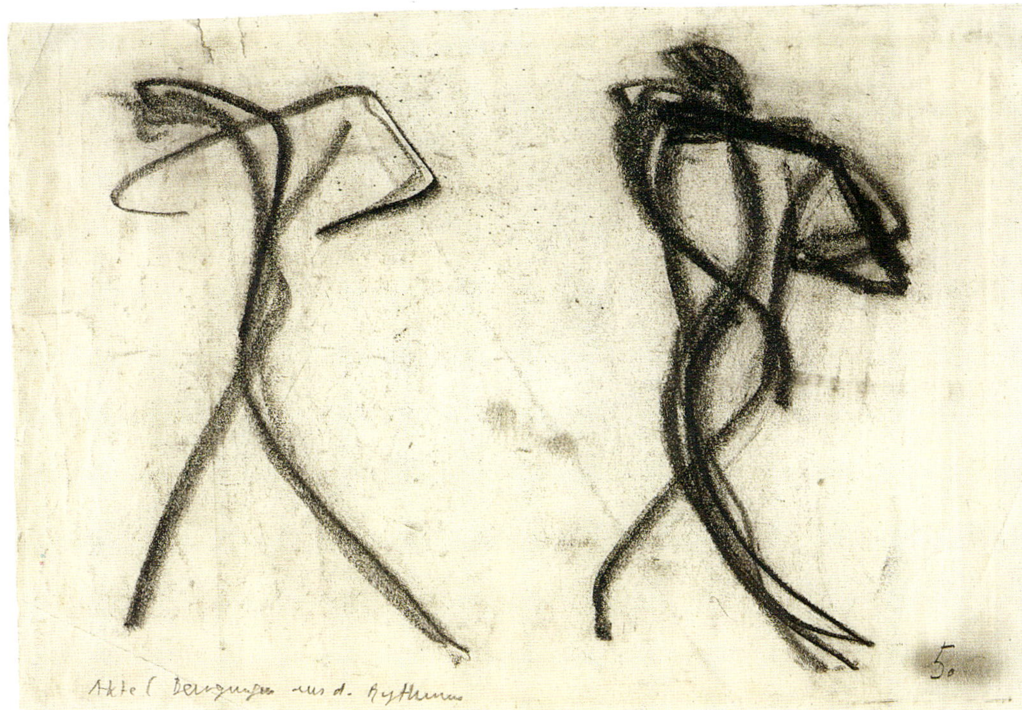

Unterricht an der privaten Itten-Schule in Berlin. 1930, Titelfoto von „Die Form“, Nr. 5, 1930, Fotograf unbekannt, BHA. ● Zur Harmonisierung von Bewegungsabläufen sollte das beidhändige Zeichnen beitragen, das Itten zunächst coram publico vorführte: „... Dann kommandierte er’s im Takt, dann läßt er dasselbe Exercitium stehend ausüben. Es scheint eine Art Körpermassage damit gemeint zu sein, um die Maschine (den Körper) auf das gefühlsmäßige Funktionieren hin zu schulen“, notierte Paul Klee, Meister Itten beobachtend.

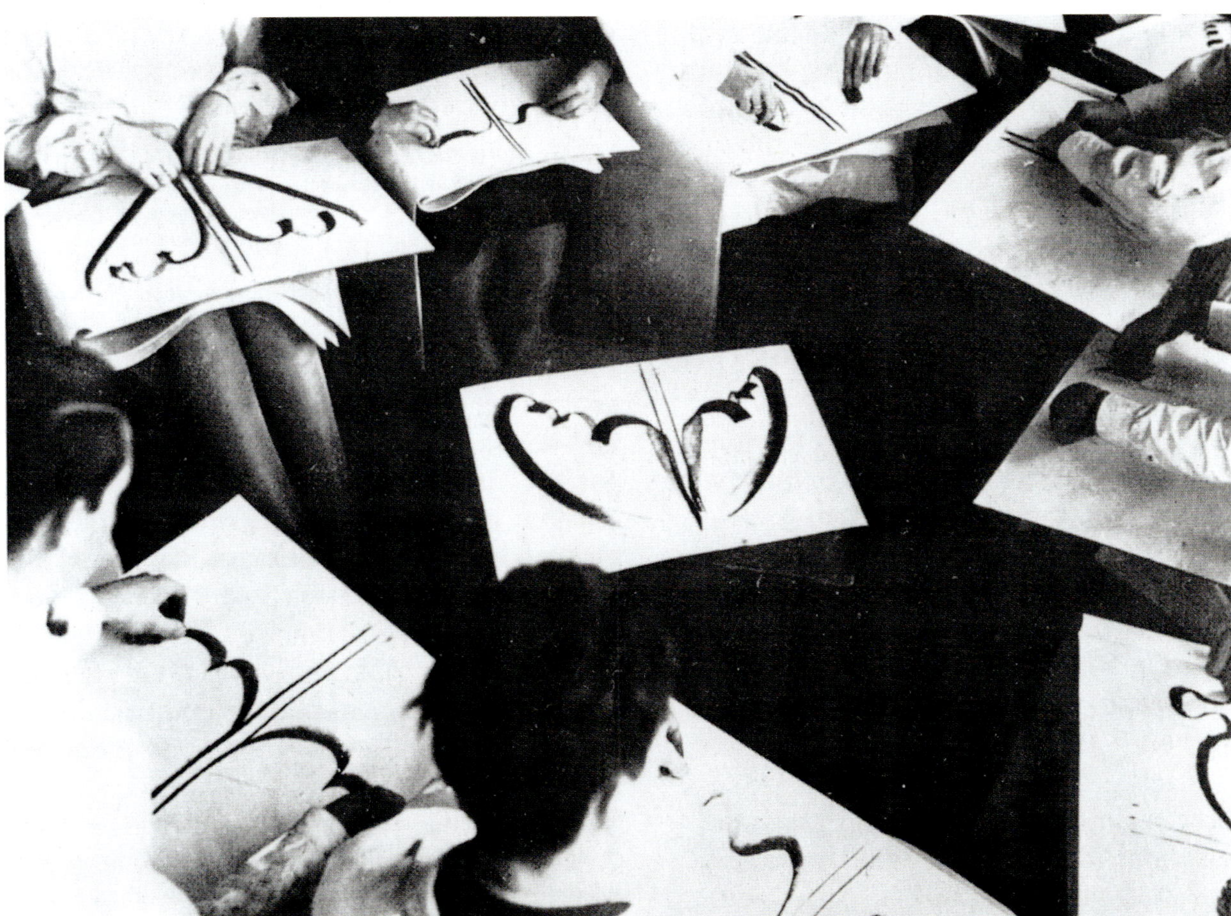

auf der Grundlage solch eines festen Regelsystems – dem „Kontrapunkt der Malerei" – entwickeln kann. Es wird aber niemals eins mit diesem, sondern bleibt Ausdruck der einzigartigen Persönlichkeit. Dieses Problem war zentral für die Bauhauspädagogik insgesamt, und an den teilweise gegensätzlichen Antworten auf diese Frage können vielleicht am besten die erzieherischen und ästhetischen Differenzen zwischen den einzelnen Lehrern dargestellt werden.

Zunächst verfeinerte Itten die Kontrastlehre Hölzels. Allerdings konnte er, nicht zuletzt wegen der dramatischen Umstände seiner Abkehr vom Bauhaus die daraus entwickelte universal angelegte Formästhetik nicht systematisch ausformulieren. Seine späteren Darstellungen aus den Jahren 1930 und 1963 geben ein verkürztes Bild, weil er hier das Expressive und Spirituelle des Weimarer Vorkurses zwar nicht ganz unterschlägt, aber doch verfälschend niedrig ansetzt. Mit dieser reduzierten, also von mancher Provokation entschlackten Fassung ist Itten dann zum wohl wichtigsten Anreger westdeutscher Kunstpädagogik nach 1945 geworden.

Die ganzheitliche – also auch das Leibliche einbeziehende – Ausbildung setzte mit gymnastischen Übungen zu Beginn jeder Stunde an. Die sollten nicht nur den Körper lockern, sondern vor allem die Studenten aus dem „Chaos" zur „Harmonie" führen, als der rechten Disposition für die anschließenden Rhythmusstudien. Letztere hat Klee etwas distanziert so geschildert: „Nachdem er einige Gänge gemacht hat, steuert er auf eine Staffelei zu, auf der ein Reißbrett mit einer Lage Schmierpapier steht. Er ergreift eine Kohle, sein Körper sammelt sich, als ob er sich mit Energie ladete, und geht dann plötzlich zweimal nacheinander los. Man sieht die Form zweier energischer Striche, senkrecht und parallel ... auf dem obersten Schmierbogen, die Schüler werden aufgefordert, das nachzumachen." (Briefe an die Familie, Köln 1979, Bd. 2, S. 970) Itten versuchte so, gegen einen einseitigen Rationalismus, dem er Unbewegtheit und Erstarrung vorwarf, die lebensreformerische Bewegungsphilosophie des damals populären Ludwig Klages in die Tat umzusetzen, für den die Opposition von „rationalem Geist" und „lebendiger Seele" durch rhythmische Entwicklung einer harmonischen „Bewegungsgestalt" überwunden werden konnte. Rhythmus ist hier also mehr als ein formales Gestaltungsmittel; er ist Ausdruck einer vitalistisch verstandenen Einheit von

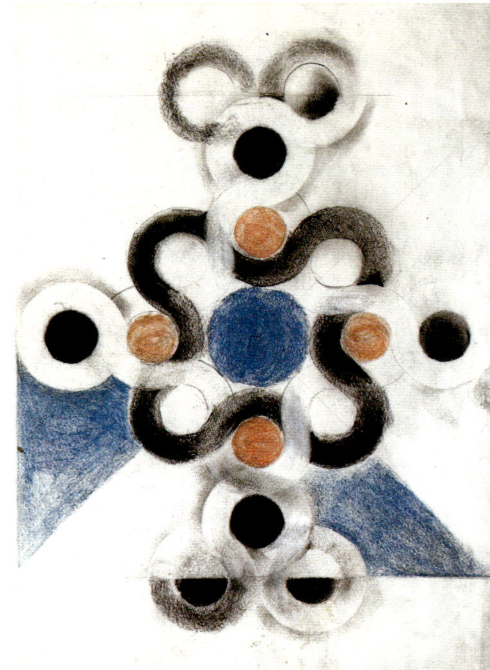

Anonym, Studie im Kreischarakter. Um 1920, Zeichenkohle und farbige Kreide über Bleistift auf Papier, 40,5 x 29,5 cm, BHA. ● Zur Schulung von analytischen und gestalterischen Fähigkeiten diente die abstrakte Formenlehre, deren Aufgaben gleichwohl aus „freiem Empfinden und Phantasieren heraus gelöst werden" konnten.

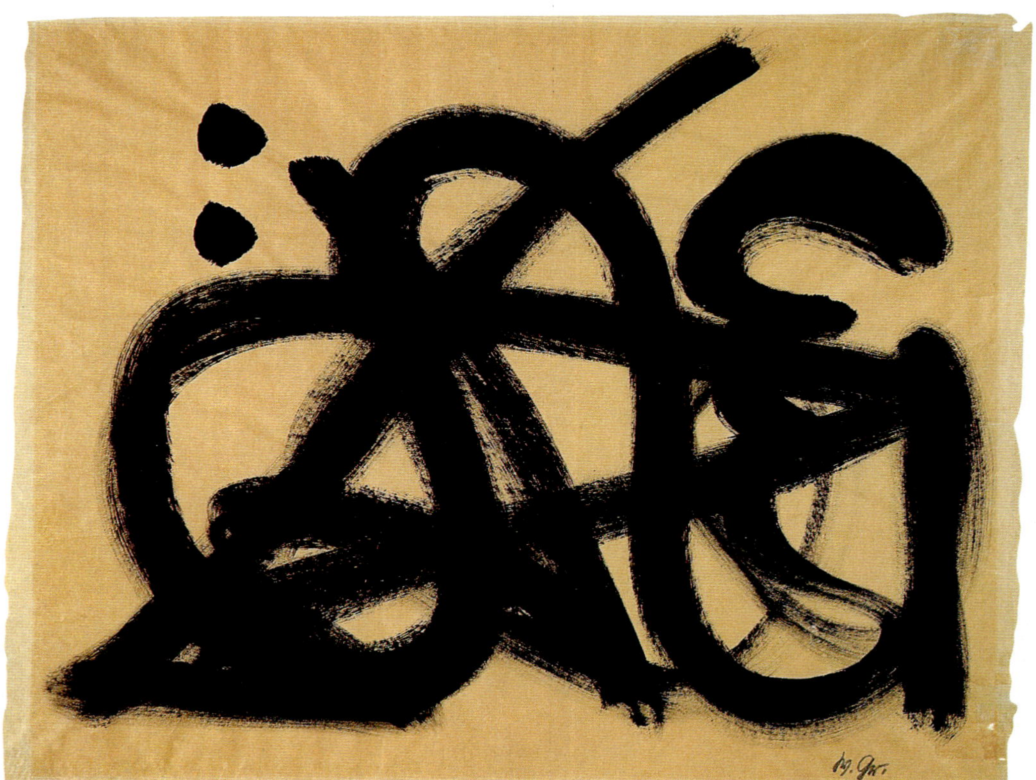

Werner Graeff, Rhythmus-Studie. 1920, schwarze Deckfarbe auf gelblichem Papier, 56,0 x 73,5 cm, BHA (Abb. rechte Seite) ● Gymnastik und Atemübungen waren Präliminarien des Unterrichts, doch gleichsam jenem ganzheitlichen Konzept Ittens inhärent, in welchem Körper, Geist und Sinne purgiert und in höherem Harmoniestreben wiedervereint werden sollten. Die hier freigesetzten Erlebnis- und Ausdrucksfähigkeiten brachen sich in „entfesselten" Rhythmen Bahn.

Friedl Dicker (?), Farbige Komposition (Paraphrase des Schöpfungshymnus aus der Rigveda). Um 1920, Collage mit farbigen Papieren und Glanzfolien, teilweise übermalt, 55,0 x 36,5 cm, BHA. ● Sich avantgardistischer Gestaltungsmethoden bedienend, paraphrasiert die Collage mit bildnerischen Mitteln das älteste indische Literaturdenkmal in Sanskrit. Die im Jahre 1054 in Mandala („Kreise") eingeteilten Lieder des „Weda" werden hier in das kreisförmige Hauptmotiv übertragen.

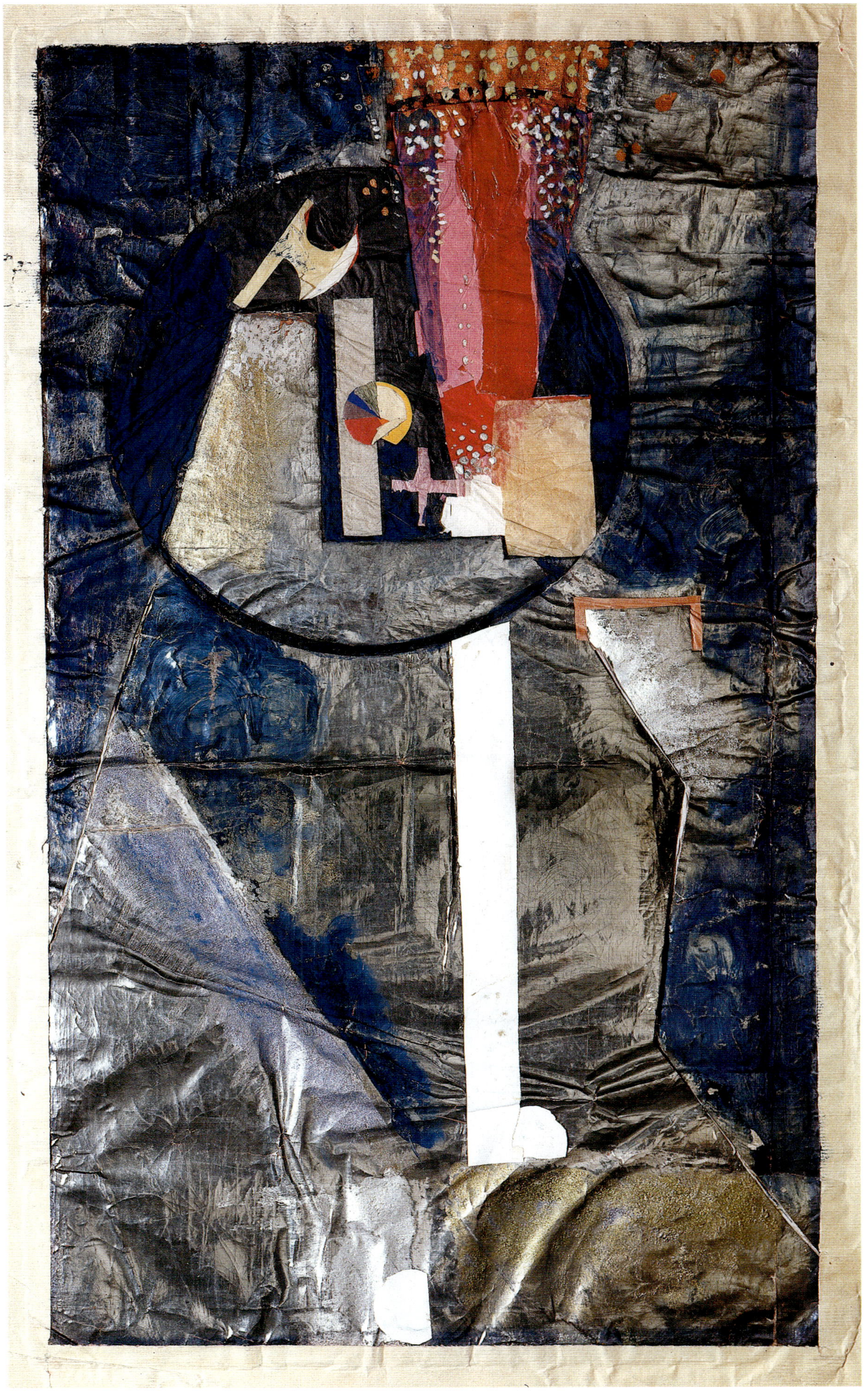

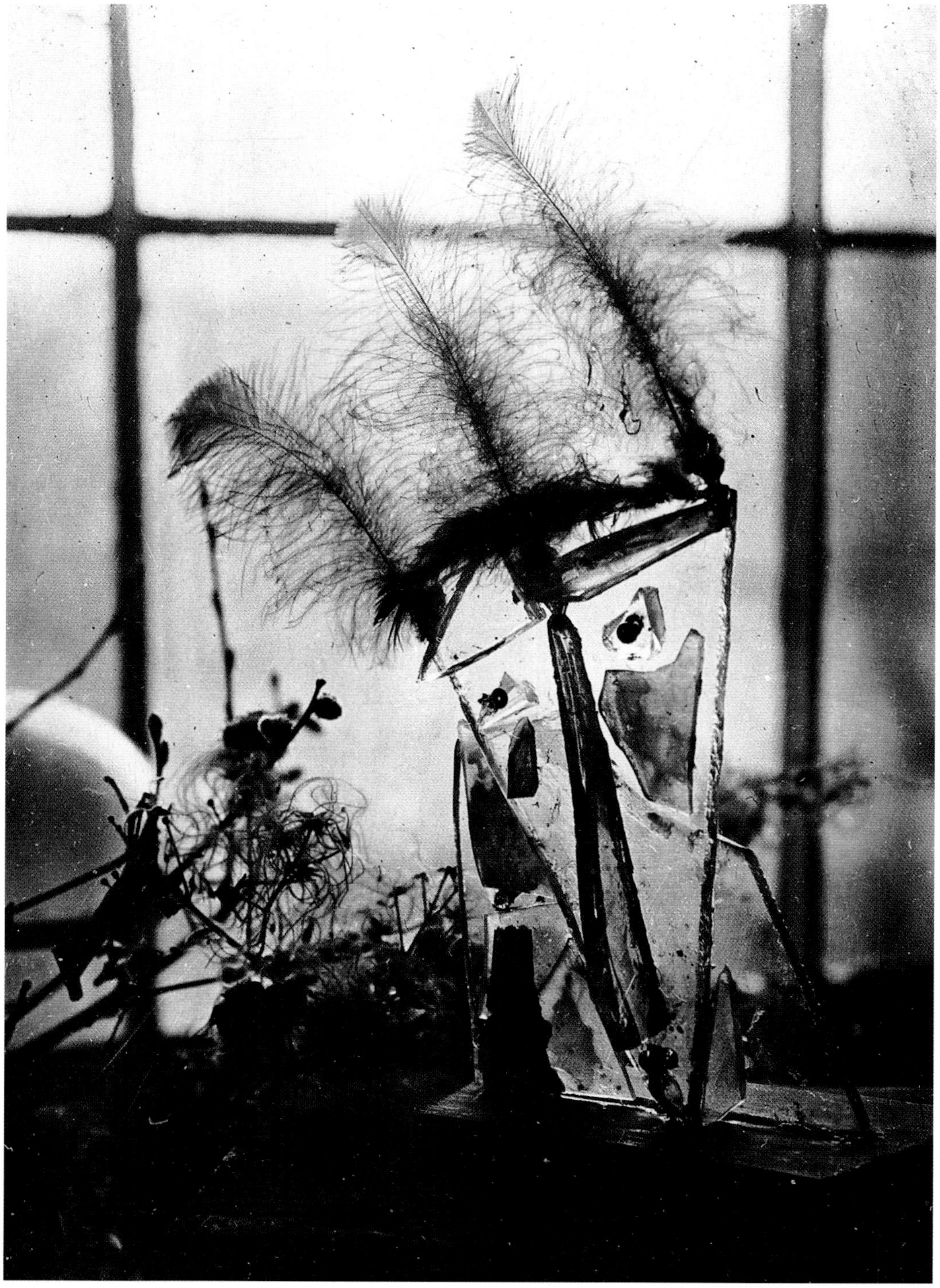

Margit Téry-Adler, Materie- und Kontraststudie aus Holz, Glas und Federn. 1920 (verschollen), Fotograf unbekannt, BHA. ● Materiestudie und zugleich eine zauberhafte freie Assemblage von „objets trouvés" – aufgenommen vor einem Atelierfenster, um die Transparenz des Drachengesichtes mit Pfauenfederdiadem besser zur Geltung zu bringen.

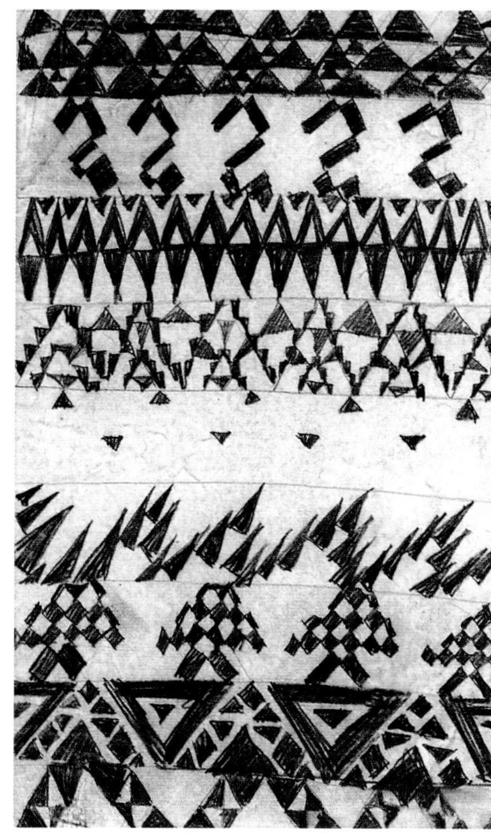

Franz Singer, Formcharakter des Dreiecks. 1919, Graphit auf Papier, 34,0 x 21,0 cm, BHA. ● Der Kreis symbolisiert in Ittens Formenlehre „Bewegung", das Quadrat strahlt „Ruhe" aus, und das Dreieck ist Zeichen für „heftige Richtungskontraste". Formencharaktere können einander begleitend oder ausschließlich analysiert werden, doch „ein gutes Formgefühl ist notwendig", so Itten, „um die verschiedenen Formkräfte zu einem ausgeglichenen Ganzen zu ordnen".

Leib und Seele jenseits intellektualistischer Vereinseitigungen. (Ludwig Klages, Einführung in die Psychologie der Handschrift, Stuttgart/Heilbronn 1924)
Den Rhythmus ließ Itten auch an alten Meistern durch spontanes Nachzeichnen erspüren. Das Gefühl mußte „zunächst im Schaffenden selbst erklingen. Arm, Hand, Finger, nicht zuletzt der ganze Körper, sollten durchströmt sein von dieser Empfindung ... Äußerlich fixiertes Sehen, fluktuierendes Handeln müssen einem ‚inneren Schauen' weichen. Dazu gehört die Bereitschaft, sich von der Empfindung führen zu lassen." (Johannes Itten, Mein Vorkurs am Bauhaus, Ravensburg 1963, S. 111)
Nicht weniger menschenbildend als solche Analysen war dann der Umgang mit Materialien, deren besondere Eigenschaften unter Kontrast- und Ordnungskriterien zunächst unabhängig von praktischen Verwertungsinteressen – als Material an sich – analysiert wurden: „Zur Einleitung wurden lange Listen der

Moses Mirkin, Kontraststudie mit verschiedenen Materialien. Entwurf 1922, Rekonstruktion 1967, Metallteile, Sägeblatt, Leder und Glas auf Holzplatte montiert, 88,0 x 30,0 x 22,0 cm, BHA. ● Der spielerische oder „intuitive" Umgang mit den Werkstoffen hatte jenseits praktischer Anwendung nicht nur einen didaktischen Zweck. In ihm erprobte der Studierende seinen Begabungen und Interessen gemäß, für welche Werkstatt er sich nach Beendigung der Vorkurslehre würde entscheiden können.

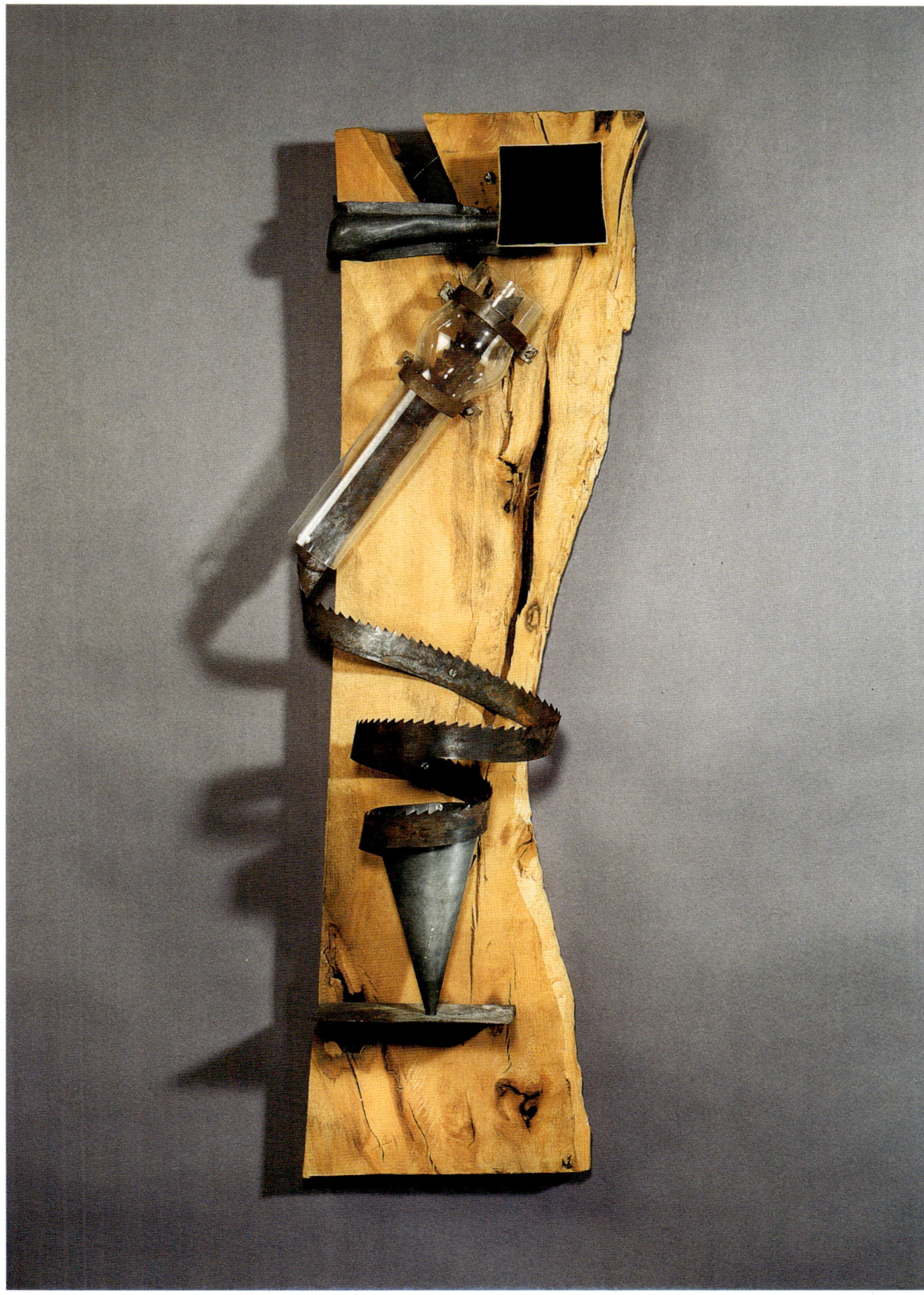

verschiedenen Materialien aufgeschrieben, wie Holz, Glas, Gespinste, Rinden, Felle, Metalle und Steine. Dann ließ ich die optisch und taktil erfaßbaren Eigenschaften dieser Materialien dazuschreiben. Es genügte aber nicht, die Eigenschaften zu kennen, die Charaktere der Materialien mußten erlebt und dargestellt werden. Kontraste wie glatt – rauh, hart – weich, leicht – schwer mußten nicht nur gesehen, mußten auch gefühlt werden." (ebenda, S. 47) Darauf aufbauend systematisierte man die Qualitäten unterschiedlicher Texturen anhand von Materialreihen. Itten ließ „zur Beurteilung der verschiedenen Texturen lange chromatische Reihen von realen Materialien anfertigen. Die Schüler mußten diese Texturfolgen mit den Fingerspitzen bei geschlossenen Augen erfühlen." (ebenda, S. 47) Daraus ergab sich die Grundlage für freie Materialcollagen. Sie erinnern in manchem als fast eigenständige Kunstobjekte an die „papiers collés" der Kubisten oder die Merzbilder eines Schwitters. Wie dort wurden durch die Verwendung vermeintlich wertloser Abfallprodukte traditionelle Materialhierarchien durchbrochen. Im nächsten Schritt galt es, die sich daraus ergebenden Kontrastwirkungen zeichnerisch zu bewältigen. Itten verband solche Experimente mit zunächst ganz konventionell anmutenden Naturstudien. Das Nachzeichnen zielte aber nicht allein auf zeichnerische Perfektion oder Schärfung der Beobachtungsgabe, sondern sollte wieder vor allem das innere Erleben der Objektcharaktere ermöglichen: „Ich stellte als erste Aufgabe ein Stilleben. Auf einem weißen Teller lagen zwei gelbe Zitronen, dazu legte ich ein Buch mit grünem Deckel. Die Teilnehmer waren beinahe beleidigt, etwas so Einfaches zeichnen zu sollen. Mit wenigen rasch hingeworfenen Strichen waren die Umrisse gezeichnet, dann schauten mich alle fragend an und erwarteten von mir zweifellos eine Einführung in die geometrischen Formprobleme. Wortlos nahm ich die Zitrone, zerschnitt sie und gab jedem Anwesenden ein Stück zu essen, mit der Bemerkung: ‚Haben Sie in Ihrer Zeichnung das Wesentliche der Zitrone dargestellt?' Ein sauersüßes Lachen war die Antwort." (ebenda, S. 47)

Solchen, das intuitive Ausdrucks- und Empfindungsvermögen fördernden Aufgaben stellte Itten Übungen zu allgemeinen Gestaltungsgesetzen zur Seite. Bei dieser Lehre eines „Kontrapunkts der Malerei" stand neben den Farbanalysen der Hell-Dunkel-Kontrast im Zentrum des Unterrichts, dessen Gesetzlichkeiten durch Skalen unterschiedlicher Tonwerte zwischen Schwarz und Weiß erkundet wurden. Hinzu kam eine auf die geometrischen Grundformen Kreis, Dreieck und Quadrat aufbauende Formenlehre. Mit diesem Vokabular sollten die Schüler erst in der Fläche, dann im Raum abstrakte Kompositionen entwickeln.

Dieses ganz und gar modern erscheinende Verfahren hatte allerdings durchaus akademische Vorläufer. Itten selbst kannte – vermittelt durch seinen Genfer Lehrer Eugène Gillard – neben den Lehrmethoden Hölzels auch die an die Traditionen des französischen Klassizismus anknüpfende geometrisch-rationale Gestaltungslehre von Eugène Grasset. (Methode de Composition Ornamentale, Librairie Centrale des Beaux-Arts, Paris o. J.) Schon zur Jahrhundertwende hatte dieser seine Schüler aus den abstrakten Grundformen Quadrat, Kreis, Dreieck komplexe Ornamente entwickeln lassen, die im Ergebnis noch sehr dem Jugendstil verpflichtet waren.
Charakteristisch für den Unterschied zwischen Itten und seinen Lehrern ist aber vor allem die spirituelle Sicht, mit der er solche Formgesetzlichkeiten auflädt: „Quadrat: Ruhe, Tod, schwarz, dunkel, Rot – Dreieck: Heftigkeit, Leben, weiß, hell, Gelb – Kreis: Gleichmaß unendlich, ruhig, immer blau.“ (Johannes Itten, Tagebucheintrag vom 20. 10. 1916. In: „Werke und Schriften“, hrsg. von Willy Rotzler, Zürich 1972, S. 51) Auch die geometrischen Grundformen – populärer Inbegriff des Bauhausrationalismus –, von denen Itten gleichermaßen

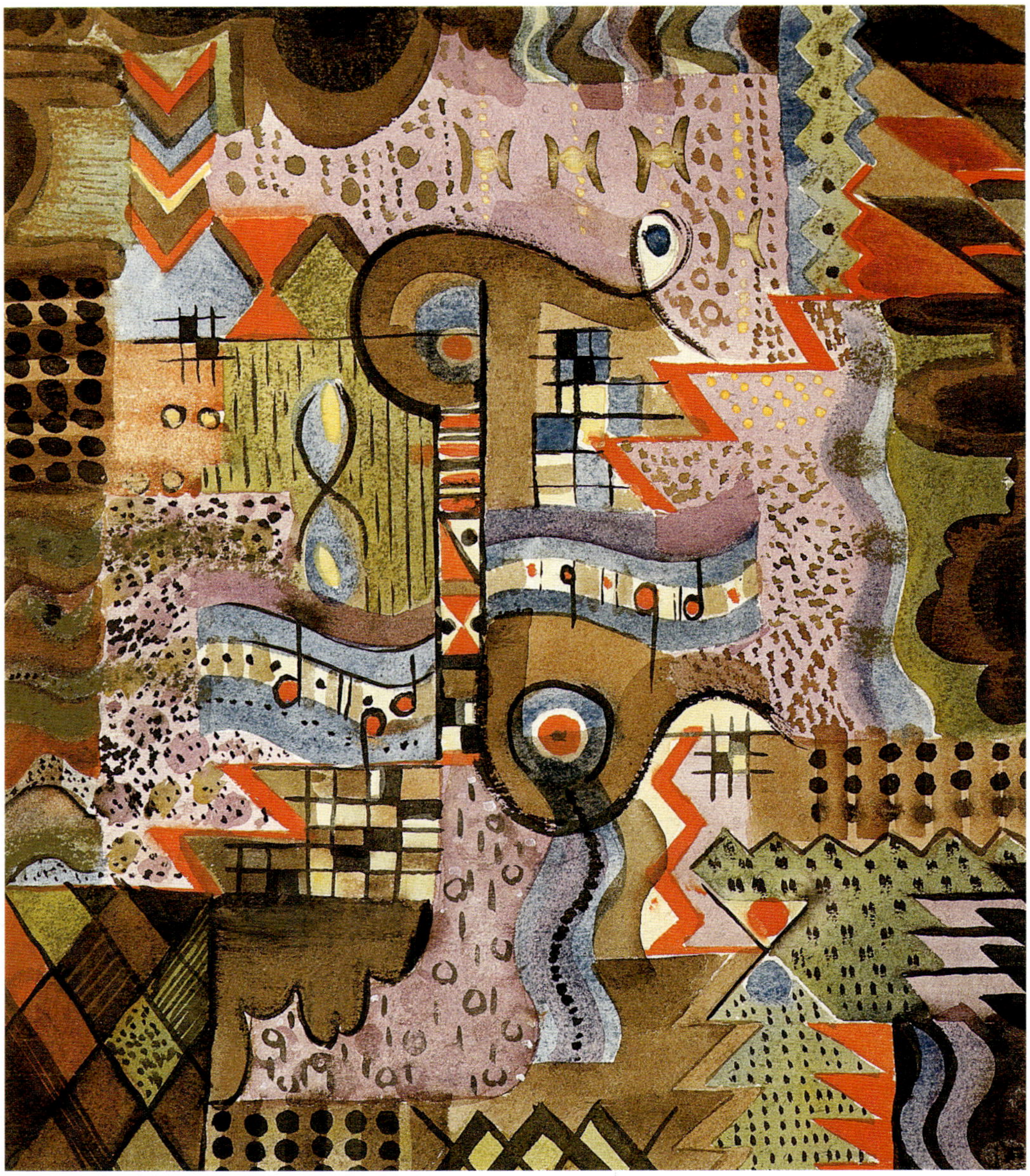

Gunta Stölzl, Entwurf für einen Knüpfteppich. 1920/1922, Aquarell auf Papier, 28,5 x 25,0 cm, BHA. ● Stölzls Blatt ist Rhythmusübung, zweidimensionale Texturmontage und Studie abstrakter Formencharaktere in einem. Gleichzeitig ist es signifikant für das reiche Formen- und Bewegungsvokabular, das neben der Kleeschen Farbenlehre den Schülern – hier der künftigen Weberin – mit auf den Weg gegeben wurde.

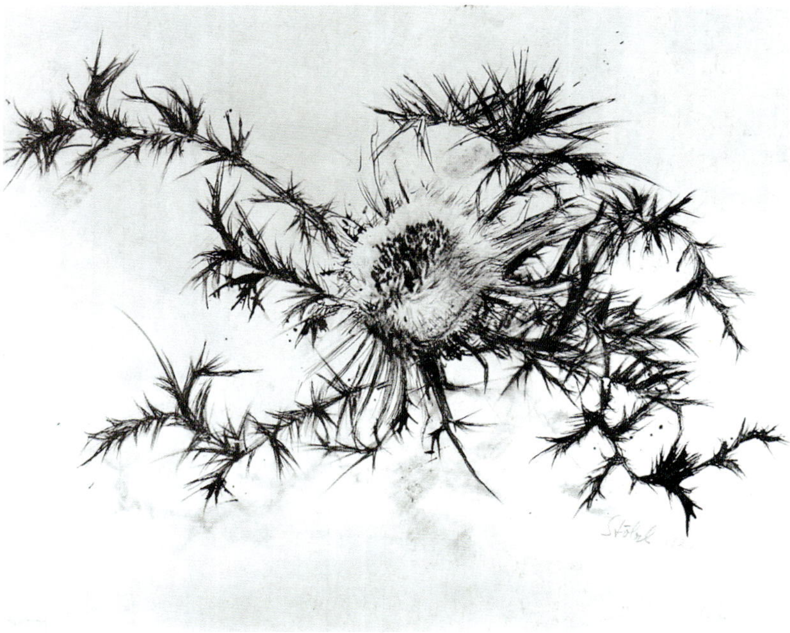

Gunta Stölzl, Distel, Materiestudie. 1920, Tusche, schwarze Kreide und Graphit auf Transparentpapier, 30,7 x 38,7 cm, BHA. ● Gefühlsmäßiges Erfassen von Materie und Form verdichtete sich in natürlichen/kreatürlichen Studien. Infolgedessen ging das körperliche Empfinden von Schmerz, verursacht durch die Dornen der Distel, ihrer wesenhaften Darstellung voraus. Dennoch präsentiert sie sich in einer von Itten geforderten, fotografisch präzisen Anatomie.

im eigenen Werk wie in der Gestaltung seines Unterrichts ausgeht, waren so vor allem Symbol eines metaphysischen Weltbildes. Ähnlich wie bei den Rhythmusstudien wurden auch hier wieder Kunstwerke unterschiedlichster Herkunft und Art anhand von Reproduktionen in Hinblick auf ihren abstrakten Aufbau analysiert – sei es die Verteilung von Hell-Dunkel, kompositorischen Hauptlinien oder geometrischen Grundformen. Dabei ging es Itten wieder niemals allein um die exemplarische Isolation formal-gestalterischer Gesetzmäßigkeiten, sondern um deren transzendenten Ausdruckswert. Gerade weil Itten ganzheitliche Menschenbildung forderte, gab es für diesen Gläubigen keine Möglichkeit, den spiritualistischen Hintergrund seiner Kunst aus der Praxis als Lehrender einer staatlichen Hochschule auszuklammern. Sein saturnisches Gemüt konnte hier kaum Zurückhaltung zeigen, wie wir Schlemmers Darstellung einer Analysestunde entnehmen können: „Itten gibt in Weimar ‚Analyse'. Zeigt Lichtbilder, wonach die Schüler dieses oder jenes Wesentliche zeichnen sollen; meist die Bewegung, die Hauptlinie, Kurve. Darauf verweist er sie an eine gotische Figur. Dann zeigt er die weinende Maria Magdalena vom Grünewald-Altar; die Schüler bemühen sich, aus dem sehr Komplizierten ein Wesentliches zu lösen. Itten sieht die Versuche und donnert: ‚Wenn Sie ein künstlerisches Empfinden hätten, so müßten Sie vor dieser erhabensten Darstellung des Weinens, das das Weinen der Welt wäre, nicht zeichnen, sondern dasitzen und in Weinen zerfließen.' Spricht's und schlägt die Tür zu." (Oskar Schlemmer, Briefe und Tagebücher, Stuttgart 1977, S. 50) Obwohl Gropius solche Exzentrik kaum länger dulden konnte, blieben viele der konkreten Ideen Ittens zur Schulung und Erweiterung von Kreativität und Wahrnehmung jenseits ihrer metaphysischen Aufladung Kernbestand der Bauhauspädagogik und damit der Bauhausästhetik insgesamt.

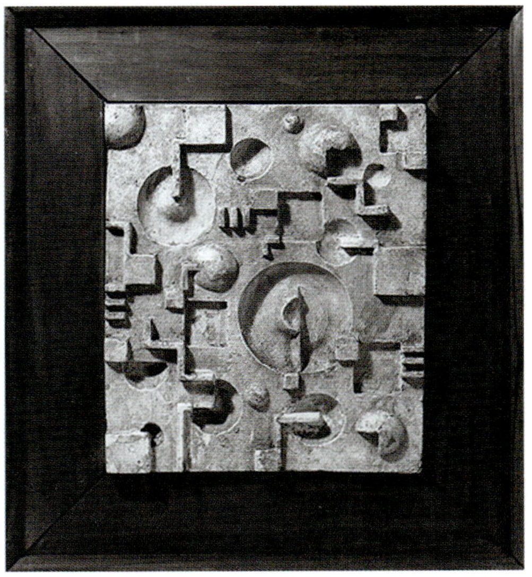

Rudolf Lutz, Plastische Studie mit verschiedenen Formcharakteren. 1920/1921, Gipsrelief, 23,0 x 20,0 cm, BHA. ● Als „intellektuell-konstruktiv zu lösende Übungsaufgabe" ist Lutz' Gipsrelief plastische Bewältigung einer Vielzahl von Kontrasten: Fläche – Linie, Fläche – Körper, horizontal – vertikal, hoch – niedrig usw. und doch schon eigenständiger künstlerischer Ausdruck.

Ima Breusing, Studienblatt mit Tieren und Zeppelin. 1921/1922, Pastell und Goldfarbe auf Papier, 24,0 x 31,3 cm, BHA. ● Ein spielerisches Studienblatt, das sich als gedankenverlorene „peinture automatique" weit von der üblich strengen Anmutung der Vorkursarbeiten entfernt.

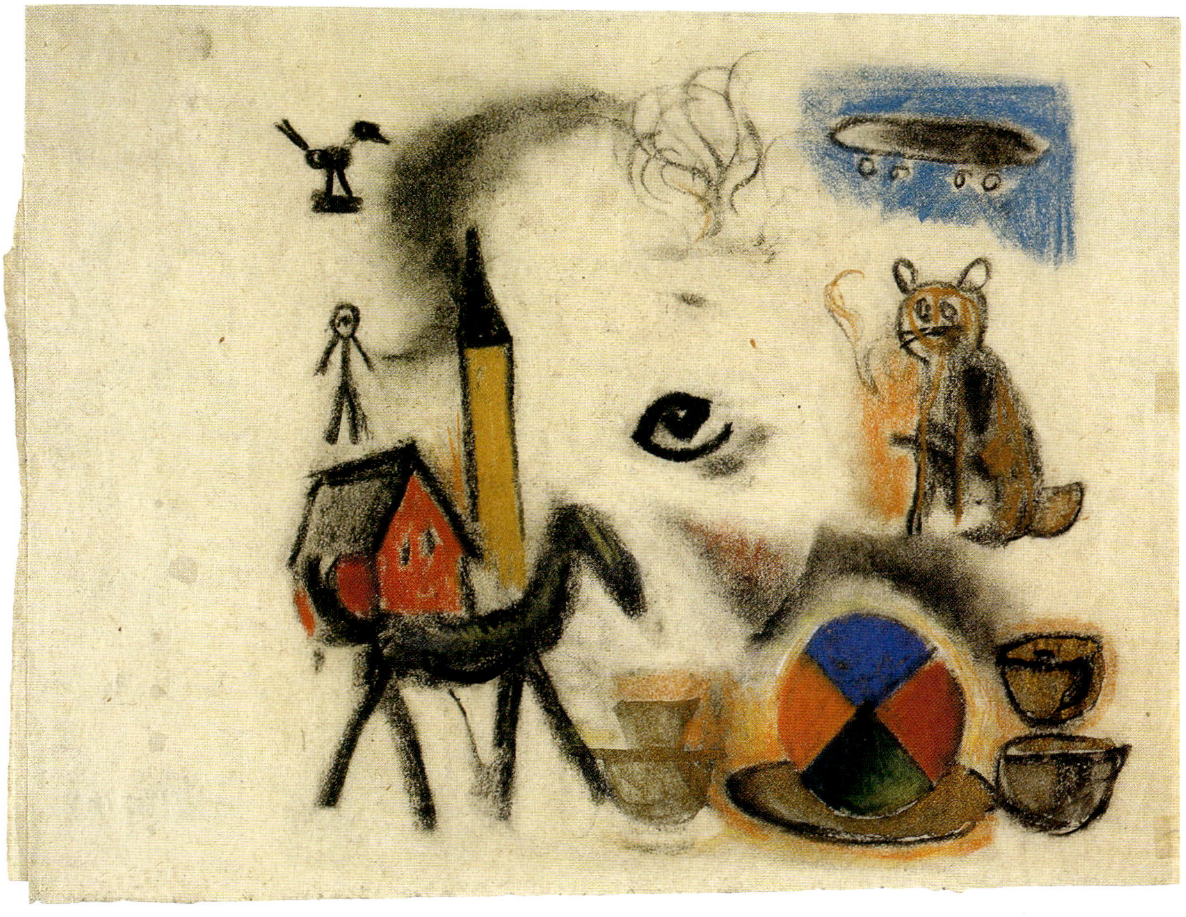

Der Vorkurs unter László Moholy-Nagy – Sinneskompetenz

Norbert M. Schmitz

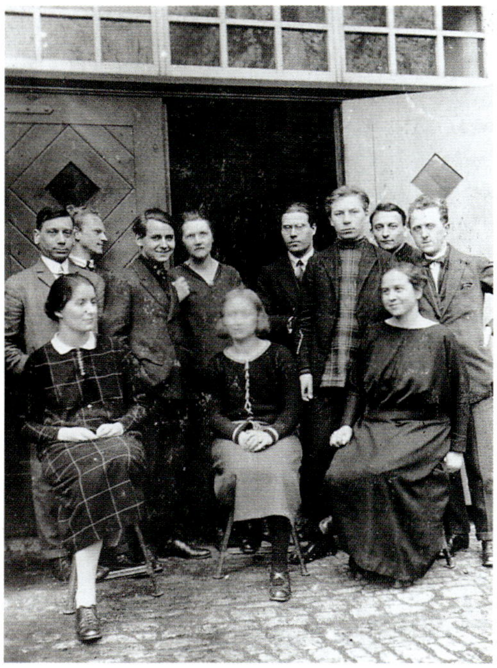

László Moholy-Nagy (vierter von rechts) und Studierende seines Vorkurses in Weimar. 1924/1925, Foto von Leo Grewenig, BHA. ● Moholys Berufung durch Gropius wurde zum Fanal der Neuorientierung des Bauhauses von einer neuromantischen Reformschule zur Hochschule für Gestaltung für die Massenindustrie. Auch sein Vorkurs entwickelte sich bald zur modernen Designschmiede.

Nach dem spektakulären Austritt Ittens aus dem Bauhaus einigte sich der Meisterrat, daß der Vorkurs zunächst offiziell von Moholy-Nagy weitergeführt würde, dem dabei von Jungmeister Josef Albers mit dem sogenannten Werkunterricht assistiert wurde. Noch in Weimar wurde die Vorlehre auf zwei Semester ausgedehnt, wobei ab Herbst 1923 Albers wöchentlich 18 Stunden im ersten und Moholy acht Stunden im zweiten lehrte. Später wurde die Unterrichtszeit auf zwölf beziehungsweise vier Stunden reduziert, bis Albers nach dem Weggang Moholys 1928 den Vorkurs ganz übernahm.

Von Moholys Berufung versprach sich Gropius eine Lehre unter der Prämisse uneingeschränkter Bejahung der industriellen Wirklichkeit. Tatsächlich sah der Ungar zwischen der Welt maschineller Produktion und der Ausbildung individueller Kreativität im Gegensatz zu den Künstlern Kandinsky und Klee kein grundsätzliches Problem. Entsprechend war die Aufgabe der Grundlehre formuliert. Dort „wird jeder sich Meldende, sofern er einige Begabung nachweisen kann, probeweise aufgenommen ... Sie vermittelt ihnen die Grundelemente eines vielseitigen Wissens. Ihre Einstellung zur Umwelt wird geklärt, die oft abgestumpfte Sinnestätigkeit geweckt, geschärft und ihre Verwendung unter die Kontrolle der eigenen Persönlichkeit gestellt. Lehre der Naturbetrachtung der Farbe, Flächen, Form, des Materials, der Funktion, der Proportion, des Raumes wird vermittelt. Durch Handfertigkeitsübungen, Materiestudien, Entwürfe wird der Studierende mit der Basis der Bauhausarbeit bekannt gemacht ...“ (László Moholy-Nagy, Das Bauhaus in Dessau. In: bauhaus, Heft 3, 1927) Im Sinne seiner allgemeinen Ästhetik war für Moholy also der Ausgang vom elementaren Axiom jeder Pädagogik, wenngleich er darunter etwas ganz anderes verstand als die Ableitung

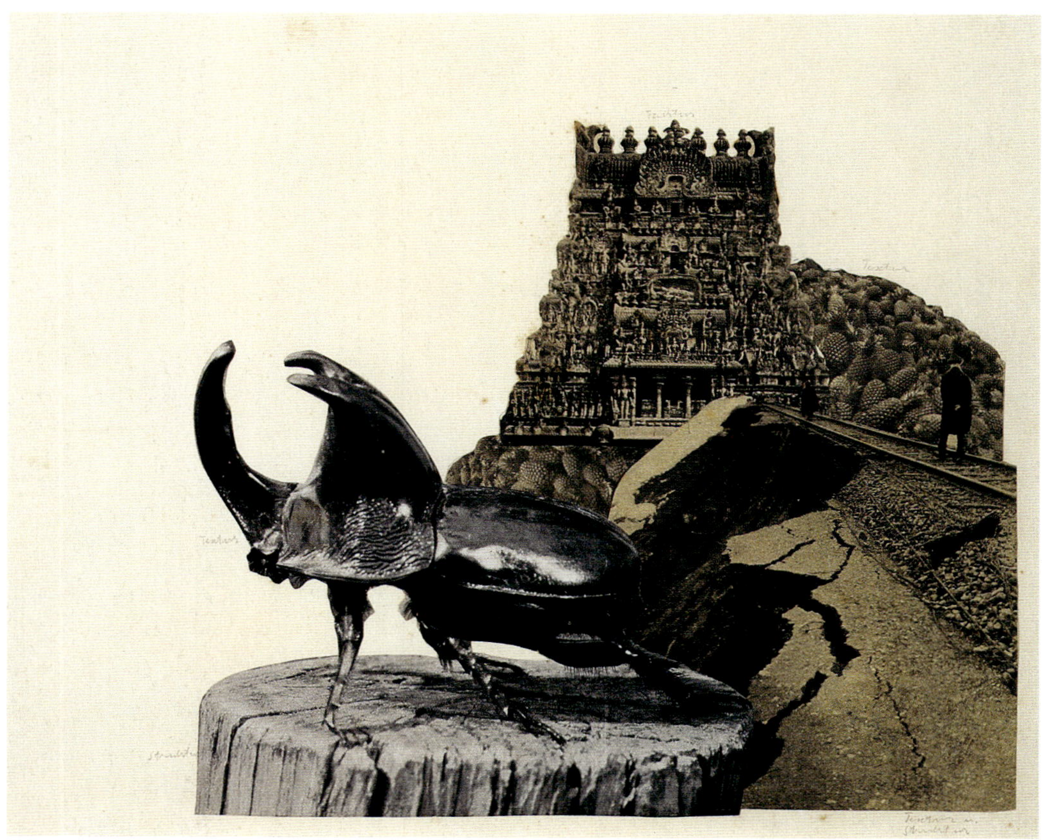

Marianne Brandt, Kontraste – Struktur, Textur, Faktur (zur haptischen und optischen Sinnesschulung). 1928, Collage aus Zeitungsausschnitten auf weißem Karton, 26,4 x 31,5 cm, SBD, Archiv der Sammlung. ● Der Kampf gegen Hierarchien klassischer Kompositionsregeln ließ vor allem die Collage, die bis dahin Unverbundenes überraschend zusammenführt, vielen konstruktivistisch ausgerichteten Künstlern als geeignetes Experimentierfeld erscheinen, die veränderte Wirklichkeitserfahrung der Zeit – den „Schock“ der Moderne – angemessen darzustellen.

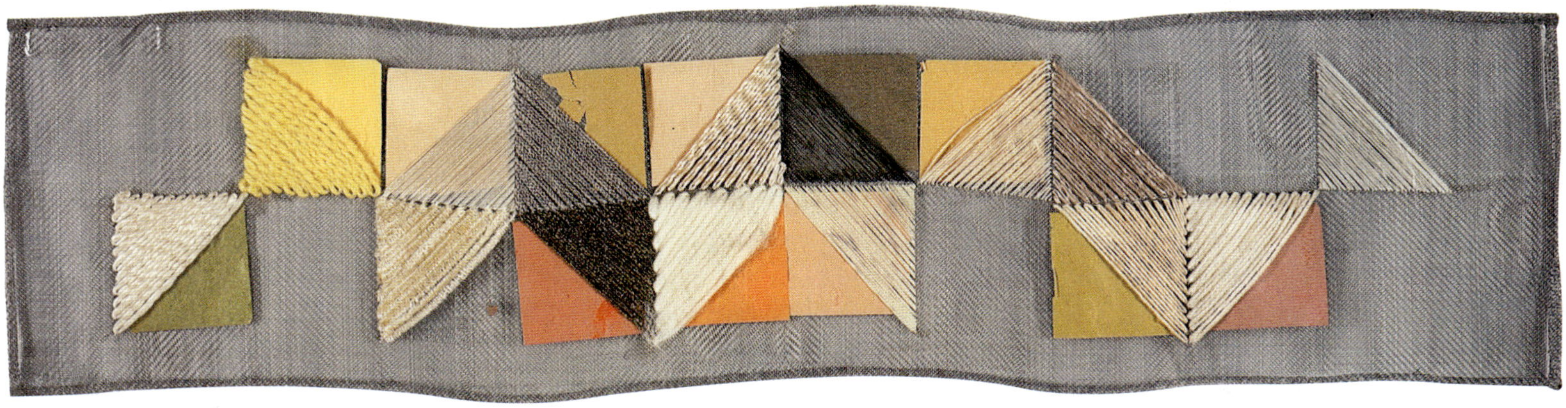

Otti Berger, Tasttafel aus Fäden. 1927/1928, verschiedene textile Fäden auf einem Drahtgeflecht fixiert, darin lose eingesteckt verschiedenfarbige quadratische Papierkarten, 14,0 x 57,0 cm, BHA. ● Die Materialeigenschaften – auch haptische Qualitäten – sollten nicht nur intuitiv erlebt, sondern durch das Anlegen solcher Tasttafeln systematisch auch der rationalen Erfahrung zugänglich gemacht werden.

kompletter Lehrgebäude aus geometrischen Urfomen in den metaphysisch ausgerichteten Gestaltungslehren Ittens, Klees oder Kandinskys. Schon 1921 hatte er zusammen mit Hausmann, Arp und Puni erklärt: „Wir treten für die elementare Kunst ein. Elementar ist die Kunst, weil sie nicht philosophiert, weil sie sich aufbaut aus den ihr allein eigenen Elementen. Den Elementen der Gestaltung nachgeben heißt Künstler sein. Die Elemente der Kunst können nur vom Künstler gefunden werden. Sie entstehen nicht aus seiner individuellen Willkür; das Individuum ist keine Absonderung, und der Künstler ist nur ein Exponent der Kräfte, die die Elemente der Welt zur Gestaltung bringen ..." (Aufruf zur elementaren Kunst. In: De Stijl, IV/10, S. 136 ff) Andreas Haus leitet in seiner Arbeit zum fotografischen Werk Moholys 1978 dessen Elementarismus vom Empiriokritizismus eines Richard Avenarius und Ernst Mach ab. Diese Philosophie löste den positivistischen Glauben an die Objektivität der Welt durch die Vorstellung ab, jede Realität setze sich einzig aus den subjektiven Empfindungen – konkret: den Sinnesdaten – zusammen. Infolgedessen heißt Erkenntnis die Beherrschung des komplexen Zusammenspiels von optischen, akustischen, haptischen und anderen Wahrnehmungen, mit der allein die an sich undurchschaubare Realität zu bewältigen ist. Gestaltung ist demzufolge kein vom sonstigen Leben abgegrenzter Bereich und schon gar keine künstlerische Gegenwelt, sondern eine besonders komplexe und differenzierte Form der Wahrnehmung. In seiner marxistischen Ausprägung im sowjetischen Proletkult um Alexander Bogdanov wurde konsequent das künstlerische Tun gleichberechtigt neben dem politischen und sozialen Leben als Beitrag zum Aufbau einer sozialistischen Gesellschaft verstanden. Rainer K. Wick betont zu Recht, daß dies für Moholy keineswegs bedeutet, „daß sich die ästhetische Produktion nun auf einen Utilitaritätsaspekt wie das ‚Design' von Gebrauchsgegenständen reduziert, sondern gemeint ist eine andere Utilitarität, nämlich die der planmäßigen Organisation des menschlichen Bewußtseins im Hinblick auf die sozialistischen Produktions- und Gesellschaftsverhältnisse. Dies geschieht durch ‚Verwandlung der materiellen Elemente der Industriekultur in Volumen, Fläche, Farbe, Raum und Licht', also durch *Verbildlichung des neuen gesellschaftlichen Inhalts der materiellen Produktion*." (Rainer K. Wick, Bauhaus-Pädagogik, Köln 1982, S. 125)

Moholys Gestaltung des Vorkurses knüpfte in vielerlei Hinsicht an die Experimente Ittens an, doch das Charakteristische seines Ansatzes wird gerade bei der unterschiedlichen Ausrichtung vordergründig ähnlicher Übungen deutlich. Auch Moholy ging es – im Sinne seiner materialistischen Weltanschauung – um die Schulung nicht nur der optischen, sondern auch

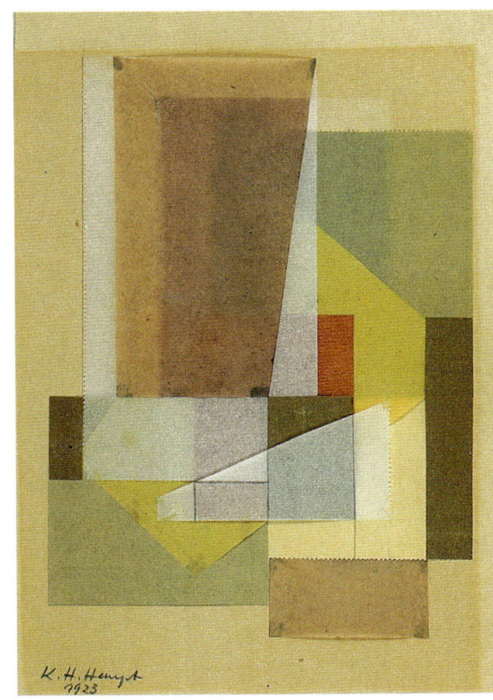

Karl Hermann Haupt, Collage. 1923, farbiges Papier auf Karton montiert, 25,5 x 19,0 cm, SBD, Archiv der Sammlung. ● Erfahrung im Umgang mit Material sollte zur Sicht- und Fühlbarmachung der feinsten Differenzen führen. Moholy erstrebte einen neuen Menschen, der sich vor allem durch eine den Erfordernissen der Zeit angemessene Sinneskompetenz auszeichnet.

der haptischen Sinneskompetenz. Ähnlich wie Itten ließ er die Studenten unterschiedliche Materialien hinsichtlich ihrer Oberflächenbeschaffenheit miteinander kombinieren, nun allerdings weniger zur Erschließung individueller Erlebnisräume, sondern zur Aufstellung rational-systematischer Tabellen, mit denen solche Anmutungen katalogisiert werden sollten. Otti Bergers zweizeilige Tasttafel zeigt, wie diese „wissenschaftliche" Analyse zu eindeutigen Meßwerten führen sollte. Moholy selbst entwickelte in seinem Kompendium der Arbeit im Vorkurs „von material zu architektur" 1929 daraus eine nicht ganz widerspruchsfreie Systematik: *Struktur* bedeutet „die unveränderbare Aufbauart des Materialgefüges", *Textur* „die organisch entstandene Abschlußfläche jeder Struktur nach Außen" und *Faktur* „die Art und Erscheinung, der sinnlich wahrnehmbare Niederschlag (die Einwirkung) des Werkprozesses, der sich bei jeder Bearbeitung am Material zeigt. Also die Oberfläche des von

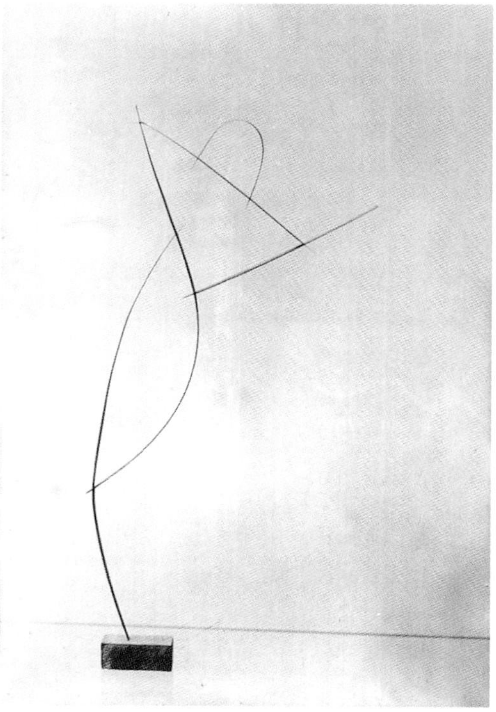

Leo Grewenig, Spannungsübung. 1924 (verschollen), Plastik aus Furnierholz, Foto von Lucia Moholy, BHA. ● Der Konstruktivist Moholy interessierte sich vor allem für die dem Material innewohnenden Spannungen, die er von den Studenten, zunächst unabhängig von praktischen Aufgaben, analysieren ließ. Dies war die Schulung für innovative Arbeit in den Werkstätten.

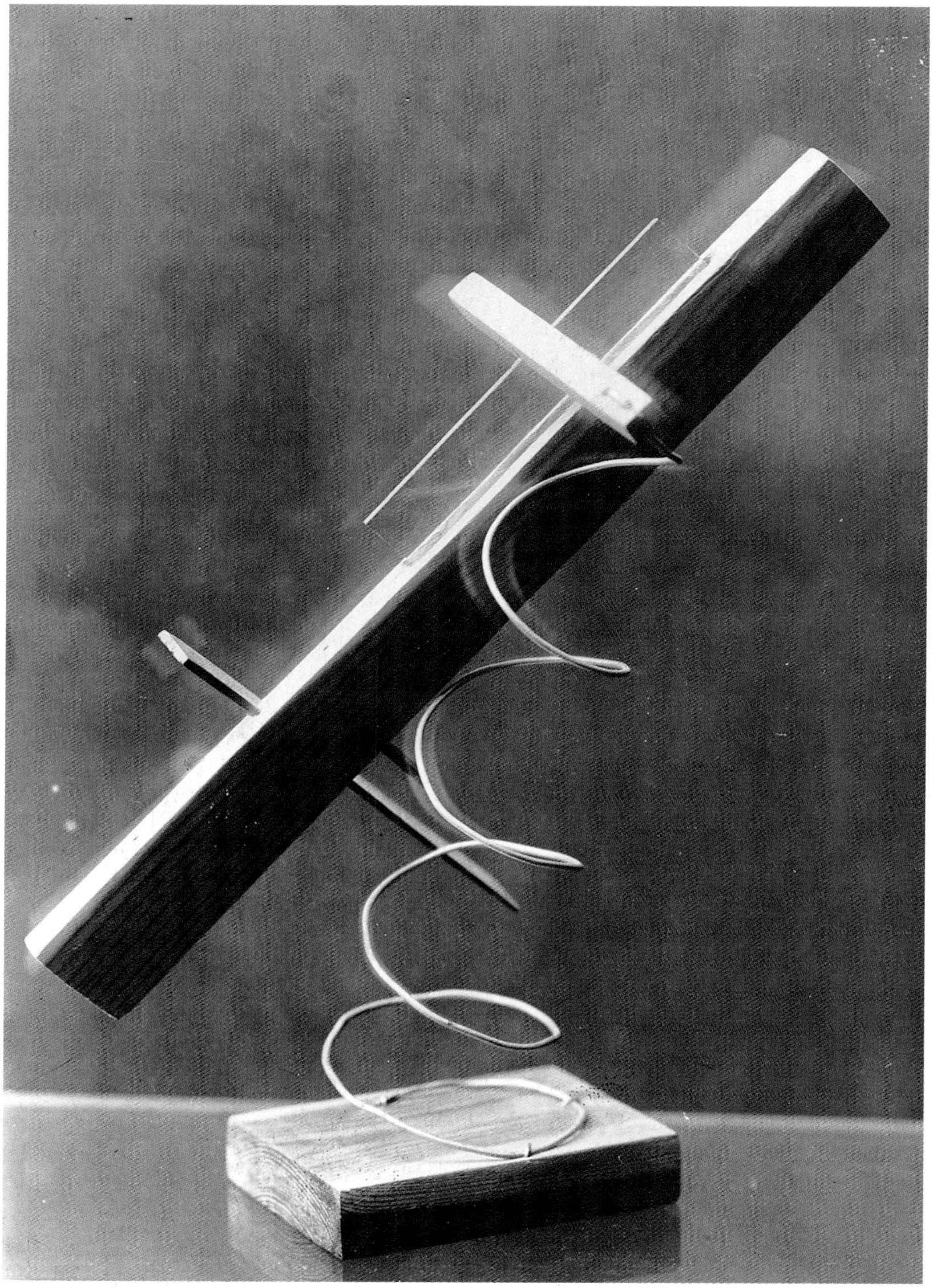

Corona Krause, Schwebende Plastik, illusionistisch, Gleichgewichtsstudie. 1924 (verschollen), Holz und Draht, Foto von Lucia Moholy, BHA. ● Die Sehnsucht nach einer neuen technischen Welt läßt sich auch als Versuch verstehen, die Schwerkraft des Alten zu überwinden. Material wird nicht mehr als feste Substanz aufgefaßt, sondern bis an die Grenzen seiner möglichen Belastbarkeit geformt, um so seine inneren und äußeren Eigenschaften, seine unterschiedlichen Kräfte und Spannungen neu zu bestimmen.

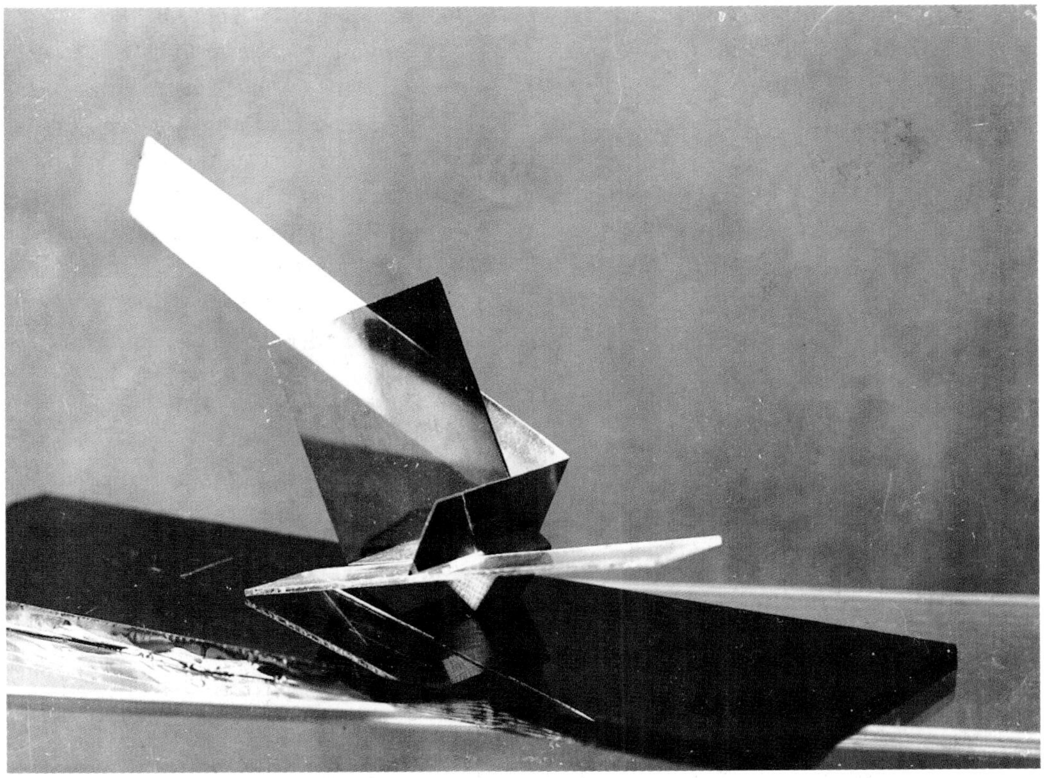

Anni Wildberg, Gleichgewichtsstudie. 1924 (verschollen), Metall und Glas, Foto von Lucia Moholy, BHA. ● Moholys Modernismus spiegelte sich auch in den Ergebnissen des Unterrichts. Die extreme Diagonalität der Studie von Anni Wildberg scheint den Fortschrittsoptimismus des Lehrers zu symbolisieren. Das Zukunftspathos erinnert an die Werke russischer Revolutionskünstler, wenngleich deren politische Ambitionen hier keine wirkliche Bedeutung haben.

Anonym, Konstruktions- und Materialübung. Um 1927 (verschollen), Blechfläche eingeschnitten und gefaltet, Foto von Erich Consemüller, Privatbesitz Bremen. ● Moholy kam aus dem Umkreis des Konstruktivismus, der die „edlen" Vorgaben des akademischen Kanons um die Materialien einer emphatisch gefeierten Industriekultur erweitern wollte. Konstruieren hieß vor allem bewußte Mitgestaltung einer eigenständigen und industriell geprägten Lebenswirklichkeit. Die Konstruktionsstudien sind deshalb nicht als „Stilübungen" mit abstrakten Formen mißzuverstehen. Sie sind Entwürfe für eine utopisch-technische Realität.

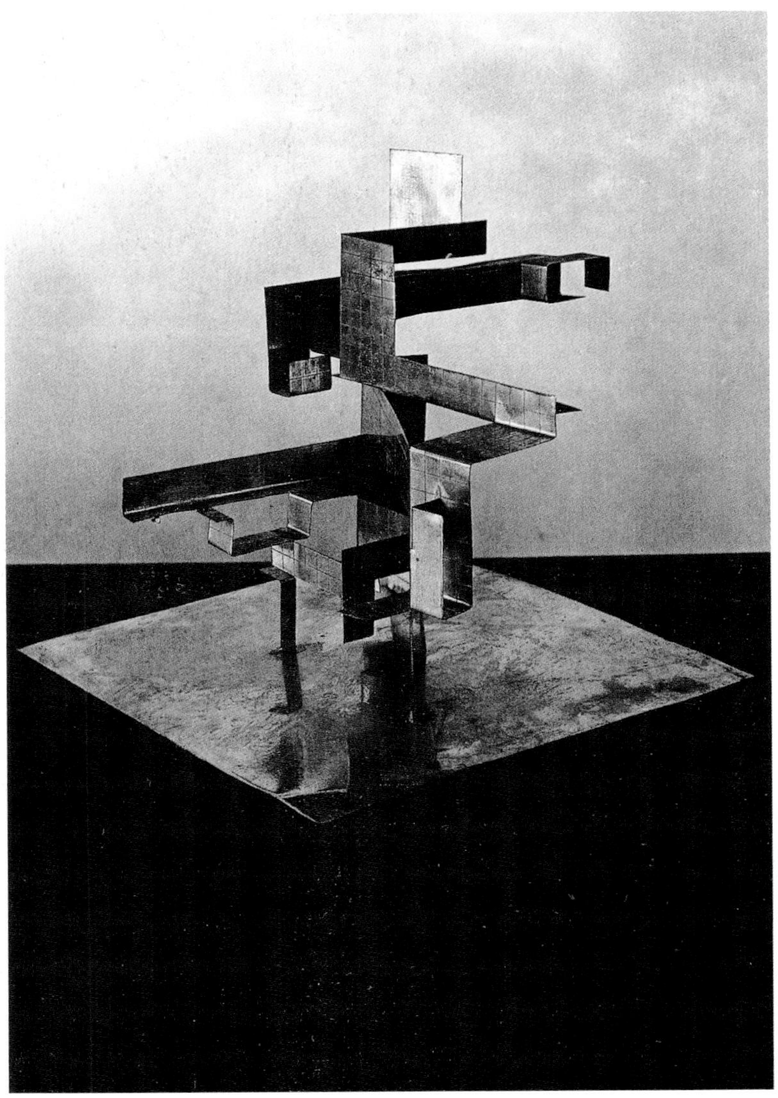

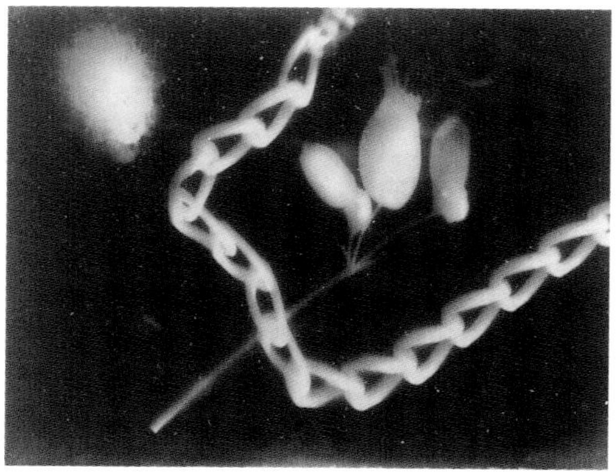

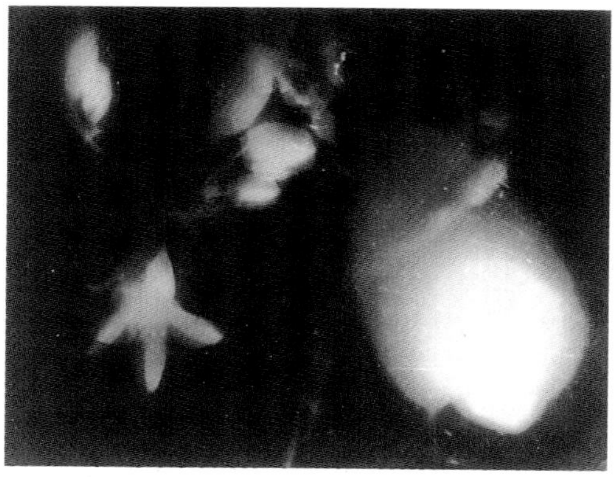

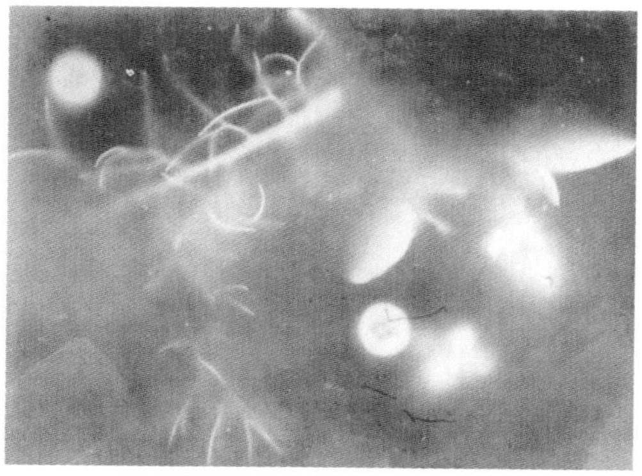

Konrad Püschel, Fotogramme: Pflanzen und Knöpfe. 1926/1927, Fotogramme, 9,0 x 12,0 cm, SBD, Archiv der Sammlung. ● Neue Medien veränderten den Kunstbegriff: Die automatische fotografische Apparatur und ihre technischen Eigenschaften galten für Moholy als Inbegriff eines industriellen Mediums. Die Ausschaltung des subjektiven Blicks im Fotogramm, bei dem der Gegenstand sich selbsttätig auf dem lichtempfindlichen Papier abbildet, entsprach seinem Konzept industrieller Bildproduktion.

außen her veränderten Materials (Epidermis, künstlich)". Moholy unterschied also zwischen innerem Aufbau des Materials (Struktur) und seiner natürlichen (Textur) und künstlich bearbeiteten (Faktur) Oberfläche. Für die Gestaltungspraxis ist der dritte Aspekt vielleicht der bedeutsamste, dessen Kenntnis der Lehrer mit elementaren Übungen fördern wollte:

„1. Herstellung von Papierfakturen mittels freigewählter Werkzeuge (Nadel, Zange, Sieb) in beliebiger Arbeitsweise (Stechen, Drücken, Reiben, Feilen, Bohren usw.).
2. Herstellung von Papierfakturen mit einem einzigen Werkzeug (Nadel oder Messer oder Zange usw.; oder durch Knickung und dergl.).
3. Herstellung von Fakturen mittels Farbe auf verschiedenen Stoffarten.
4. Herstellung von Fakturen auf Papier mit verschiedenen Werkzeugen (Pinsel, Spritzapparat usw.).
5. Herstellung von Fakturen mit Farbe und Pinsel auf verschiedenen Materialien.
6. Herstellung von beliebigen Fakturen (unter anderem Graphit, Sand, Holzfaser, Sägespäne, Hobelspäne usw. auf Leim gestreut).
7. Herstellung von Fakturen aus dem Material verschiedener Werkstätten (Wolle, Metall, Holz usw.).
8. Optische Darstellung (Übersetzung) von Struktur-, Textur-, Fakturwerten, von täuschender Illusion bis zu völliger Abstraktion (Zeichnen, Malen, Fotografieren). Als Weiterführung:
9. Praktische Verwertung (Spielzeug und ähnl.). Die ins Exakt-Optische transformierten Erlebniswerte werden dabei auf eine ganz neue Art nahegebracht." (László Moholy-Nagy, von material zu architektur, München 1929, S. 59)

Während diese Übungen noch vorwiegend die Kenntnis der rein äußerlichen Erscheinung des Materials trainierten, zielten die sogenannten plastischen Gleichgewichtsübungen auf dessen konstruktive Spannungen und deren Ausgleich in der räumlichen Gestaltung. Diese räumlichen Materialcollagen wollten eine möglichst komplexe und zugleich ökonomisch effiziente Ausnutzung spezifischer stofflicher Qualitäten althergebrachter und moderner industriell-synthetischer Werkstoffe erreichen. „Im Bauhaus lernte man auch auf diese Komponente achten, und jedes Gramm Ersparnis – bei gleichbleibender Wirkung – bedeutete oft einen kleinen Sieg des Erfinderischen." (ebenda, S. 134) Mit dieser Schulung seiner sinnlichen Wahrnehmungskompetenz konnte sich der Student nun der eigentlich praktischen Arbeit zuwenden, „so daß er am Ende der Grundlehre in der Lage ist zu wählen, in welche Werkstatt er probeweise eintreten möchte, vorausgesetzt, daß er die Abschlußprüfung der Grundlehre besteht." (László Moholy-Nagy, Das Bauhaus in Dessau. In: bauhaus, Heft 3, 1927)

Die angemessene Organisation der durch den raschen Wandel in der industriellen Gegenwart unübersichtlich gewordenen Sinneserfahrungen war zugleich die Essenz von Moholys Kunst und Pädagogik. Nie ging es ihm allein um die Ausbildung künftiger Gestalter, sondern für ihn war Design selbst ein umfassendes Erziehungsmittel zur Schärfung der Sinnesfähigkeit als Grundlage der Humanisierung des Lebens schlechthin. Kurz vor seinem Tod formulierte er dies folgendermaßen: „Das Heilmittel ist, bewußt eine Generation von Produzenten, Verbrauchern und Konstrukteuren heranzuziehen, die sich der Wichtigkeit der grundlegenden Zusammenhänge zwischen ‚Form und Funktion' bewußt sind. Das Institute of Design in Chicago ist in der Erziehung seiner Schüler bestrebt, von grundlegendem Wissen auszugehen und daraus den neuartigen Wissensstoff der technischen und gesellschaftlichen Ergebnisse des Designs aufzubauen. Die so erzogene Designergeneration wird gegen die Modenarrheiten – diese leichte Ausflucht vor der wirtschaftlichen und gesellschaftlichen Verantwortung – gewappnet sein." (László Moholy-Nagy, Design Potentialities. New Architecture and City Planning, Symposium, hrsg. von Paul Zucker, New York 1944)

Wenn für Moholy die herkömmliche autonome künstlerische Praxis immer randständiger wurde, war dies keinesfalls nur lebenspraktischen Zwängen geschuldet, sondern Konsequenz einer Ästhetik, für die Kunst – wenn dieser Begriff hier überhaupt noch greift – selbst ein pädagogisch-kommunikativer Akt ist. Trotz seines gelegentlich harten Konstruktivistenvokabulars setzte er als Theoretiker und Gestalter damit ein altes Projekt der Aufklärung fort: Friedrich Schillers Modell einer ästhetischen Erziehung als Versöhnung von Notwendigkeit und Freiheit.

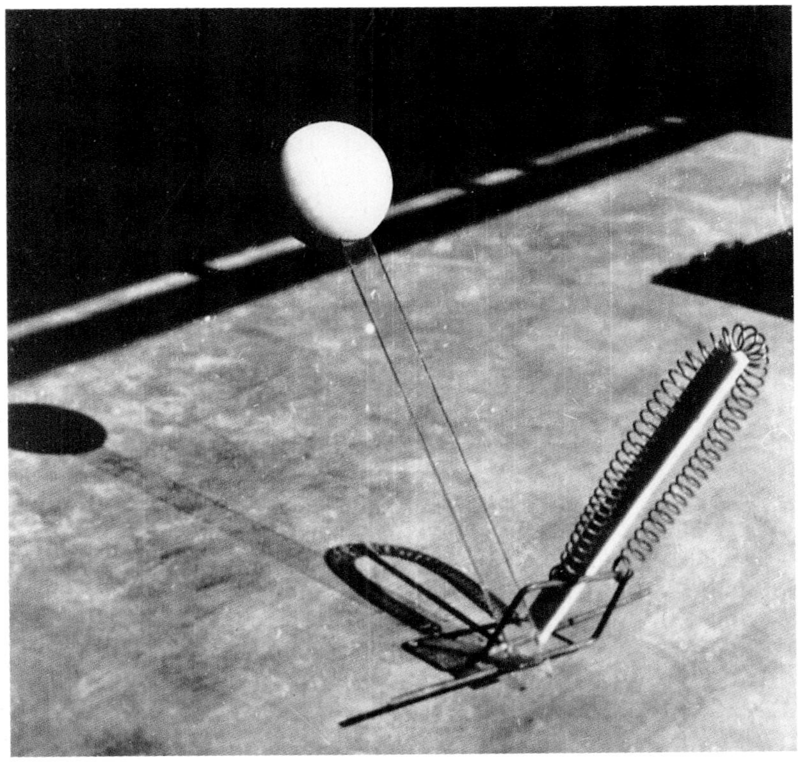

Max Bill, Gleichgewichtsübung. 1927 (verschollen), Stahlstange, Drahtspirale, Milchglas und Gummiball, Foto von Lotte Gerson, BHA. ● Moholy stellte Aufgaben zur Untersuchung von Spannungen bei Form und Material. Das Erzielen des Gleichgewichts symbolisiert allerdings nicht mehr wie bei Itten metaphysische Weltharmonie, sondern die Funktionalität industrieller Werkstoffe.

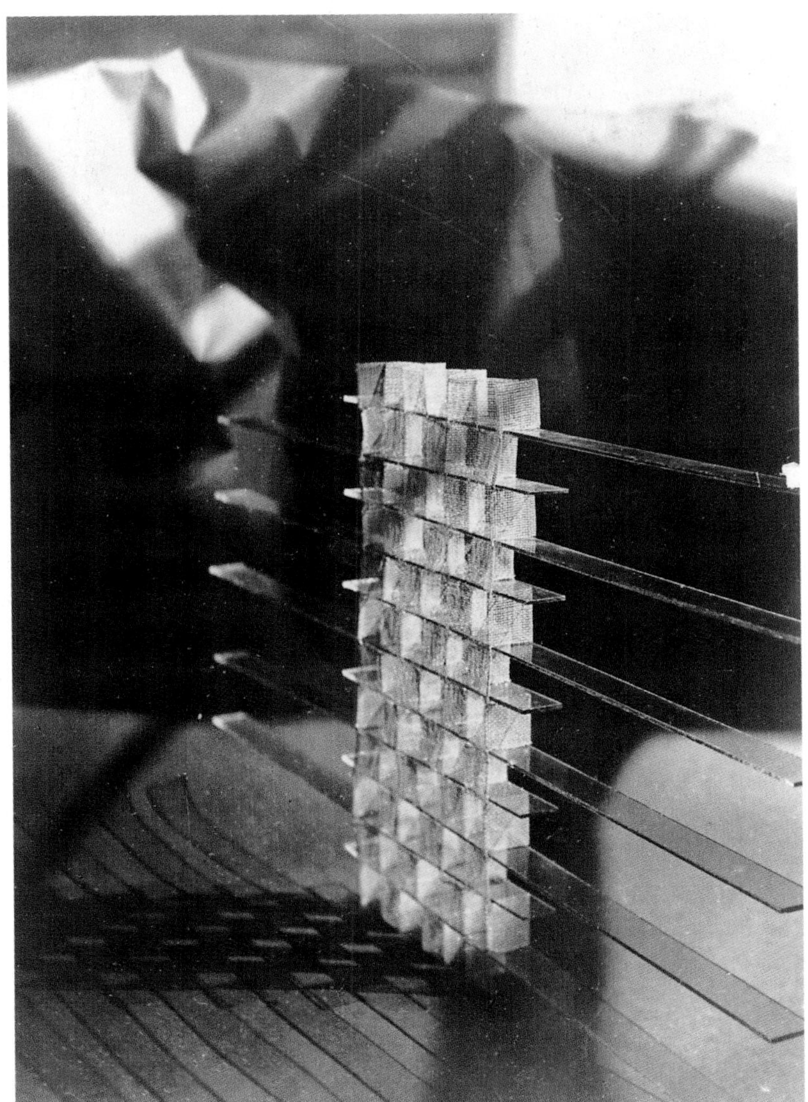

Otti Berger, Materialübung. Um 1926 (verschollen), Glasplättchen und Gewebe, Foto von Lotte Gerson, Getty Research Center, Research Library. ● Werkstoffuntersuchungen dienten als Einübung in die industrielle Gestaltungspraxis. Die Übungen sollten die Studenten für spezifische Strukturen, Texturen und Fakturen sensibilisieren.

Der Vorkurs unter Josef Albers – Kreativitätsschule

Norbert M. Schmitz

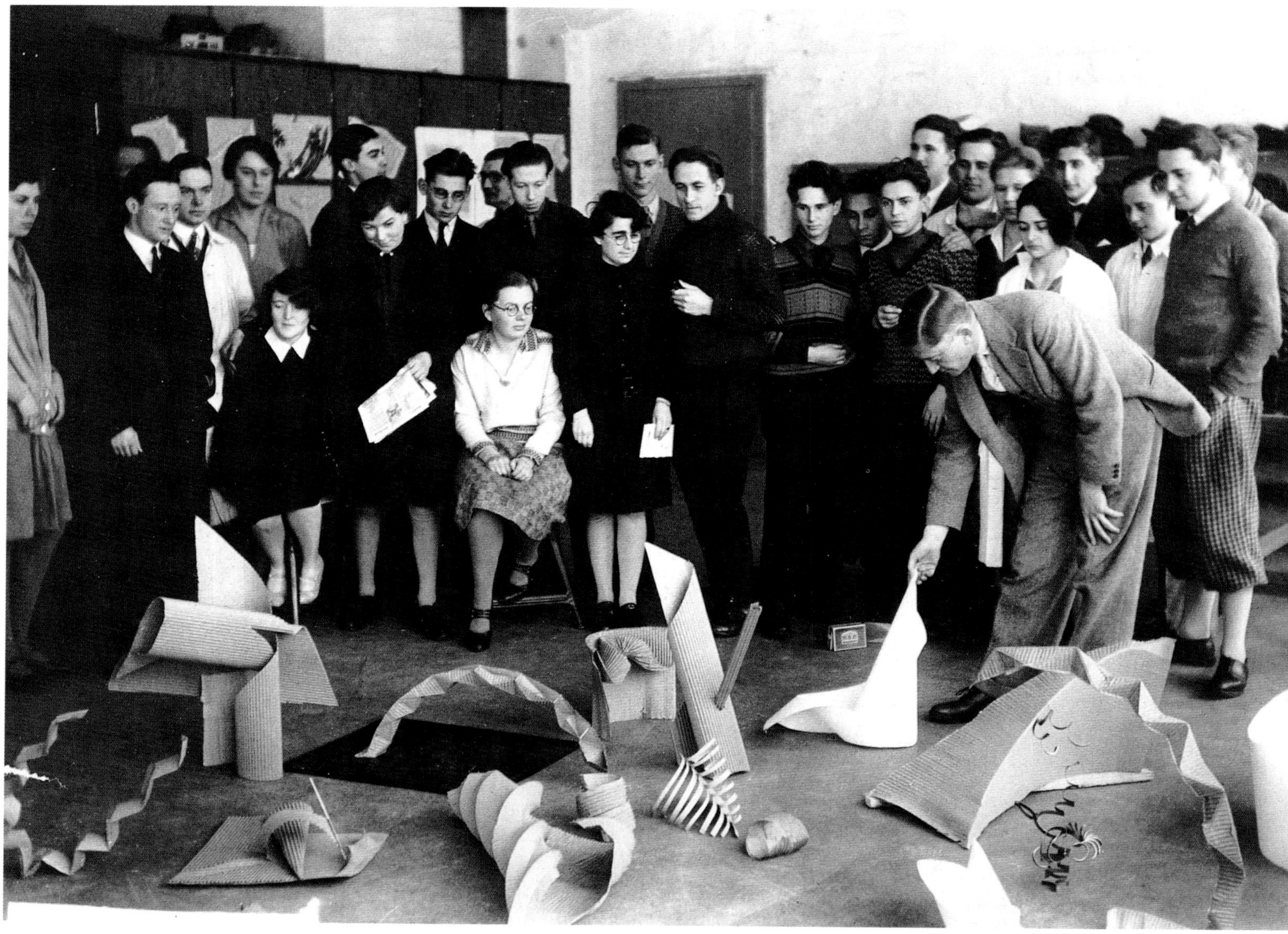

Begutachtung der Vorkursarbeiten, Vorkurs Albers. 1928/1929, Foto von Umbo (Otto Umbehr), Courtesy Collection The Josef Albers Foundation. ● Während viele Vertreter der älteren Meistergeneration am Bauhaus die Lehre eher als Last empfanden, stand sie für den pädagogisch ausgebildeten Albers im Zentrum seiner Kunst.

Verglichen mit dem weltanschaulichen Graben, der sich zwischen Itten und Moholy auch in der pädagogischen Praxis zeigte, sind die Differenzen zwischen Moholys und Josef Albers' Vorstellungen eher gering anzusetzen. Die Erinnerung des Bauhausschülers Hannes Beckmann gibt ein anschauliches Bild von Lehrinhalten und persönlichem Stil des ehemaligen Itten-Schülers Albers. Er „betrat den Raum mit einem Bündel Zeitungen unter dem Arm, die er an die Studenten verteilen ließ ... ‚Meine Damen und Herren, wir sind arm und nicht reich. Wir können es uns nicht leisten, Material und Zeit zu verschwenden. Wir müssen aus dem Schlechtesten das Beste machen. Jedes Kunstwerk hat ein bestimmtes Ausgangsmaterial, und deshalb müssen wir zuerst einmal untersuchen, wie dieses Material beschaffen ist. Zu diesem Zweck wollen wir – ohne schon etwas anzufertigen – zuerst einmal experimentieren. Im Augenblick ziehen wir die Geschicklichkeit der Schönheit vor. Die Aufwendigkeit ist abhängig von dem Material, mit dem wir arbeiten. Denken Sie daran, daß Sie oft mehr erreichen, indem Sie weniger tun. Unser Studium soll anregen zu konstruktivem Denken. Haben Sie mich verstanden? Ich möchte, daß Sie jetzt die Zeitungen, die Sie bekommen haben, zur Hand nehmen und mehr daraus machen, als es im Augenblick noch ist. Ich möchte auch, daß Sie das Material respektieren, es sinnvoll gestalten und dabei seine Eigenheiten berücksichtigen. Wenn Sie das ohne Hilfsmittel wie Messer, Schere oder Leim schaffen, um so besser. Viel Spaß!' Stunden später kam er zurück und ließ uns die Ergebnisse unserer Bemühungen vor ihm auf dem Boden ausbreiten. Da waren Masken entstanden, Boote, Schlösser, Flugzeuge, Tiere und verschiedene klug ausgetüftelte kleine Figuren. Kindergartenkram nannte er das alles und meinte, das hätte in sehr vielen Fällen aus anderen Materialien besser gestaltet werden können. Dann wies er auf ein Gebilde, das äußerst einfach aussah; ein junger ungarischer Architekt hatte es hergestellt. Nichts anderes hatte er getan, als die Zeitung längs zu falten, so daß sie flügelartig aufrecht stand. Josef Albers erklärte uns nun, wie gut das Material begriffen, wie gut es verwendet worden und wie natürlich der Faltvorgang gerade bei Papier sei, weil er ein so nachgiebiges Material starr mache, derart starr, daß es an seiner schmalsten Stelle – auf dem Rand – stehen könne. Weiter erläuterte er, eine auf dem Tisch liegende Zeitung habe nur eine einzige visuell aktive Seite, der Rest sei unsichtbar. Nachdem jetzt das Papier aufrecht stehe, sei es beidseitig visuell aktiv geworden. Das Papier habe dadurch sein langweiliges Äußeres, sein müdes Aussehen verloren.

Der Vorkurs war wie eine Gruppentherapie. Durch das anschauliche Vergleichen aller Lösungen, die die anderen Studenten gefunden hatten, lernten wir sehr schnell, die erstrebenswerteste Lösung einer Aufgabe herauszufinden. Und wir lernten, uns selber zu kritisieren; das wurde für wichtiger gehalten, als die Kritik der anderen. Ohne Zweifel führte diese Art von ‚Gehirnwäsche', die wir im Vorkurs durchmachten, zu klarerem Denken.« (Hannes Beckmann, Die Gründerjahre. In: Bauhaus und Bauhäusler, hrsg. von Eckhard Neumann, Bern 1971, S. 159 f)

Die geschilderte Stunde setzte durchaus erprobte Formen des Itten-Unterrichts fort, um sie jedoch ganz anders auszufüllen. Ähnlich wie beim Wechsel von Itten zu Moholy gilt auch hier, daß die häufig gestellte Frage nach

Klaus Meumann, Hin Bredendieck und Elisabeth Henneberger, Konstruktionsstudien. 1928, Foto von Erich Consemüller, Privatbesitz Bremen. ● Albers leitete seine Studenten an, den besonderen Charakter des jeweiligen Materials, seine spezifischen Oberflächenreize und Spannungen zu erkennen und in einer möglichst einfachen Gestaltungslösung sinnfällig werden zu lassen.

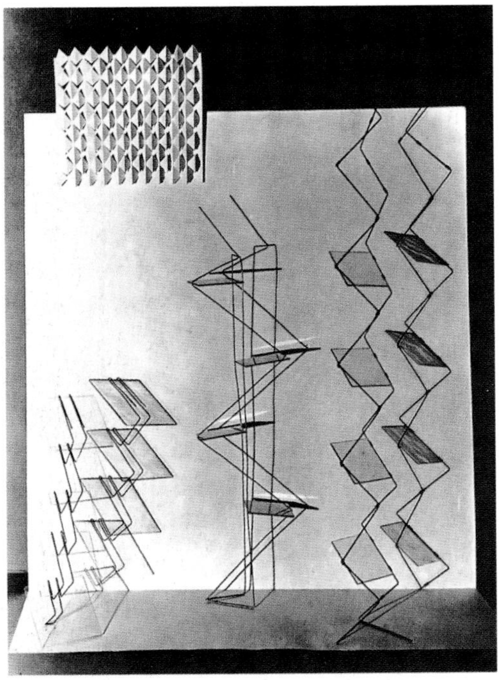

Begutachtung der Vorkursarbeiten, Vorkurs Albers. 1928/1929, Foto von Umbo (Otto Umbehr), Courtesy Collection The Josef Albers Foundation. ● Der Albers-Vorkurs war eine Art Labor, in dem Studenten mit den allgemeinen Gestaltungsgesetzen als Grundlage einer den Erfordernissen der modernen industriellen Produktion angemessenen Arbeit vertraut gemacht wurden.

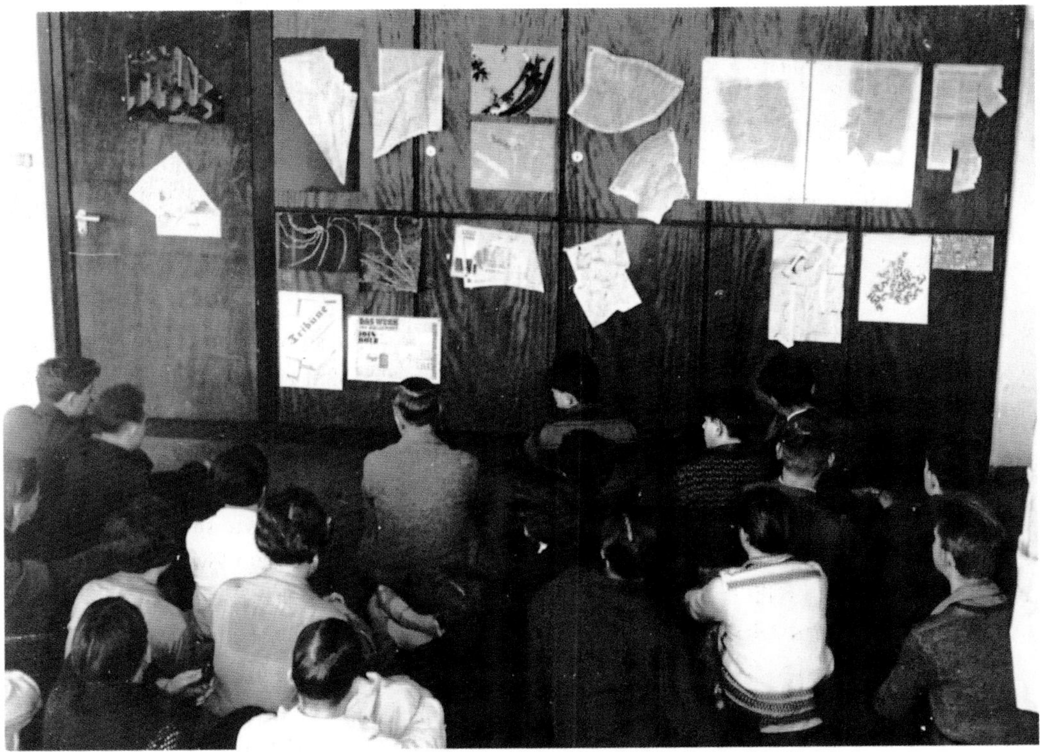

Kontinuität und Bruch am besten als eine am Bauhaus nicht seltene weltanschauliche Umdeutung äußerlich gleicher und ähnlicher Verfahren zu beschreiben ist. Denn Albers kam zwar wie Itten als ausgebildeter Schullehrer aus der Reformpädagogik, aber seine Kritik am „antiquarischen“ Bildungswissen – um den Ausdruck Nietzsches zu gebrauchen – und der Dressur im überkommenen Schulbetrieb hat wenig mit der lebensphilosophischen Pragmatik Ittens zu tun. Es geht vielmehr in der Tradition von John Deweys „learning by doing“ – die in Deutschland namentlich von Georg Kerschensteiner mit der Arbeitsschule propagiert wurde –, um eine disziplinierte Förderung von Kreativität, Arbeits- und Denkvermögen. Die Erfahrung beispielsweise des Materials zielte also nicht auf emphatische Ursprünglichkeit, sondern auf eine streng analytische Wahrnehmungs- und Kreativitätsschulung, die in der Berufspraxis zu individueller Originalität bei ökonomischster Auswertung des Gegebenen führen sollte.

Anhand der „Materieübungen“, bei denen Albers auf die Experimente Moholys wie Ittens zurückgriff, läßt sich jene Verschiebung gut demonstrieren. Sie sind nüchterne Gegenüberstellungen unterschiedlichster Materialien, wobei wie bei Moholy nicht nur klassische, sondern auch solche aus der modernen Industrie auf ihre Kontrastwirkungen hin untersucht wurden. Von Moholy übernahm er auch die „Tastaturleitern von hart zu weich, glatt zu rauh, warm zu kalt oder kantenfest zu amorph, poliert-glatt zu klebend-saugend. Optische Materieleitern, zum Beispiel eng weitmaschig, durchsichtig – durchscheinend – undurchsichtig, klar – trübe – dicht.“ (Joseph Albers, Werklicher Formunterricht. In: bauhaus 1928, Heft 2/3, S. 7) Im Unterschied zu Itten findet sich in solchen Materialkollagen nun nichts mehr von metaphysischer Dingerfahrung, und die Anmutung dadaistischer Kunstobjekte verflüchtigt sich vollends. Für Albers geht es ausschließlich um das Ordnen der Sinneserfahrung, die Sensibilisierung und Differenzierung derselben als Grundlage eines materialökonomischen und kreativen Umgangs mit den Möglichkeiten eines zeitgemäßen Materials. Dabei wurde das Kriterium ökonomischer Effizienz nicht als Gegensatz zum Künstlerischen aufgefaßt. Ähnlich dachte auch Moholy, doch war das universalistische Designkonzept des Ungarn noch von einem sehr weitgehenden utopischen Anspruch getragen, während Albers sich im wesentlichen auf die konkrete Reform

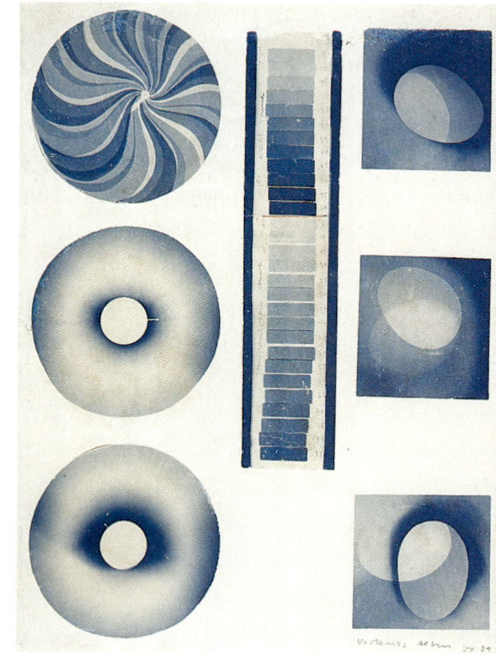

Heinrich Siegfried Bormann, Belichtungsstudie. 1931, Cyanotypien ausgeschnitten und auf Karton montiert, 48,0 x 36,4 cm, BHA. ● Aus dem Vorkurs haben sich einige Experimente mit der Technik der Cyanotypie erhalten, die Albers oder einer seiner Schüler, erweitert durch Versuche mit Ozalid, beim Albers-Porträt für das Portfolio „9 jahre bauhaus. eine chronik“ (1928) anwandte.

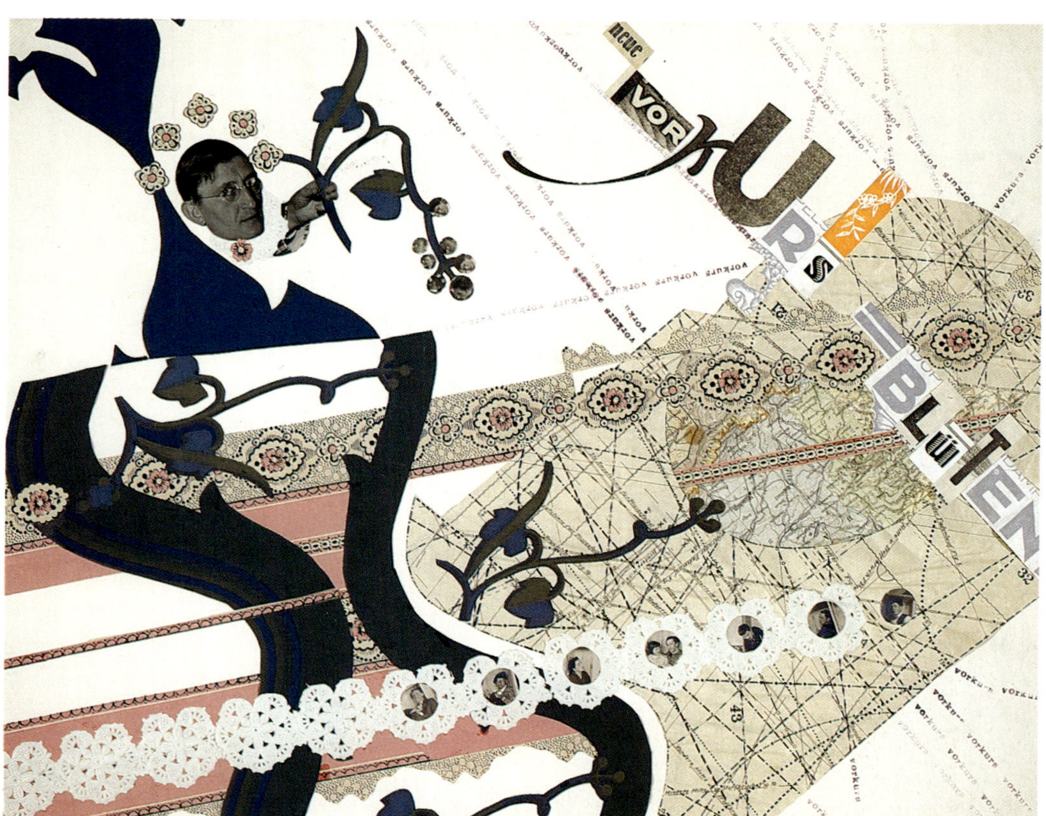

Josef Albers, neue Vorkursblüten. 1928, Blatt aus Portfolio „9 jahre bauhaus. eine chronik“, 1928, Collage aus Fotos, Schnittmusterbögen, Landkarte, Tortenspitzen und Zeitungsbuchstaben, Tusche und Schreibmaschinenschrift, 41,6 x 59,2 cm, BHA. ● Den Mittelpunkt des Albers-Unterrichts bildeten wie bei Itten Materie- und Materialübungen. Sie zielten allerdings weniger auf die Selbsterfahrung potentieller Künstlerindividuen als auf eine pragmatische Erziehung künftiger Gestalter.

Ursula Schneider, Materialstudie. 1928 (verschollen), Weißblech und rotes Cellophan, Foto von Erich Consemüller, BHA. ● Neben die konventionellen Materialien aus der handwerklichen Ausbildungspraxis, welche noch die Arbeit der ersten Bauhausjahre prägten, traten neue Werkstoffe aus der Industrie – wie hier Cellophan –, die zunächst unabhängig von praktischen Erwägungen auf ihr allgemeines Gestaltungspotential hin untersucht wurden.

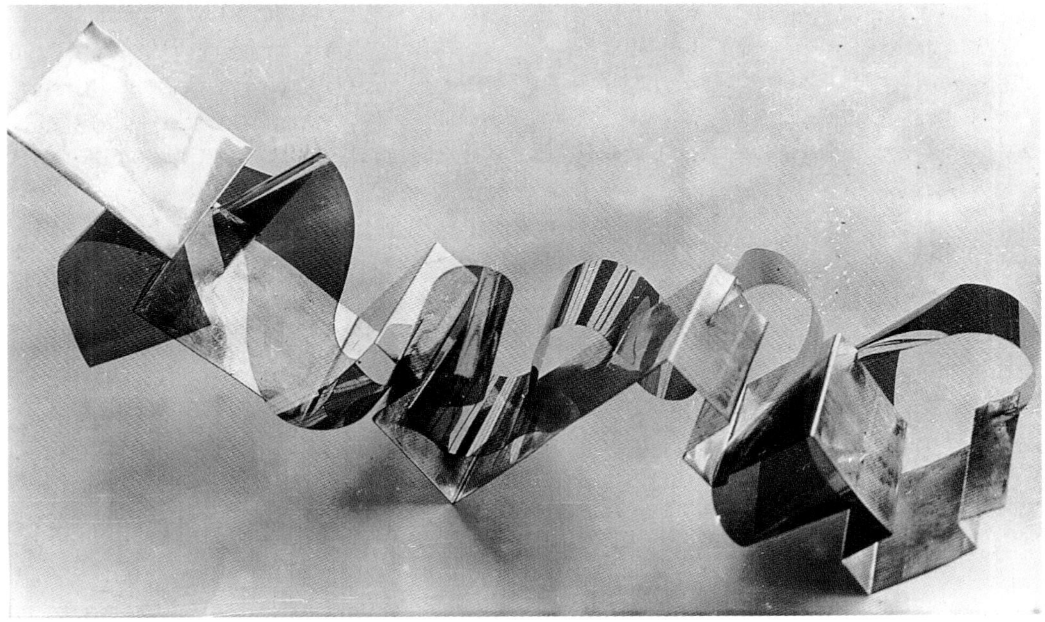

der Kunsterziehung beschränkte. Insofern ist die Kritik an seiner Lehre, welche gerade von den linken Studenten am Bauhaus geübt wurde, die den Vorkurs zugunsten direkter Ausbildung an praktischen Aufgaben ganz abschaffen wollten, problematisch und Albers' Einwand, daß dies allenfalls zu Dilettantismus führen würde, kaum von der Hand zu weisen. Abgesehen von der Frage, ob dies angesichts der schwierigen wirtschaftlichen Situation des Hauses und der Vorbehalte der geeigneten Handwerksbetriebe und der Industrie überhaupt zu realisieren gewesen wäre, ging es Albers – der den Unterricht an der Hochschule durch gelegentliche Besuche bei Handwerksbetrieben und in Fabriken bereicherte – durchaus um die Ausbildung von Gestaltern für praktische Aufgaben. Man darf aus heutiger Sicht argumentieren, daß konkrete industrielle Produktionszusammenhänge in einer Ausbildung kaum unmittelbar zu simulieren sind, da deren Anforderungen zu komplex und ständigem Wechsel unterworfen sind. Statt dessen wollte Albers den Studenten zur rechten Haltung und

Takehito Mizutani, Plastisch-dynamische Materialübung aus dem Vorkurs Albers. 1926/1927 (verschollen), Blechformen geschnitten und gedreht, frei stehend, Foto von Erich Consemüller, Privatbesitz Bremen. ● Auf einen genau bestimmten Schwerpunkt austariert, baute Mizutani eine elegante und dynamische Form auf. Charakteristisch für die Arbeitsergebnisse des Albers-Vorkurses ist eine Konzentration auf die ursprünglichen Eigenwerte des Materials; eine Arbeitsweise, die dieses scheinbar selbst zum Sprechen bringt.

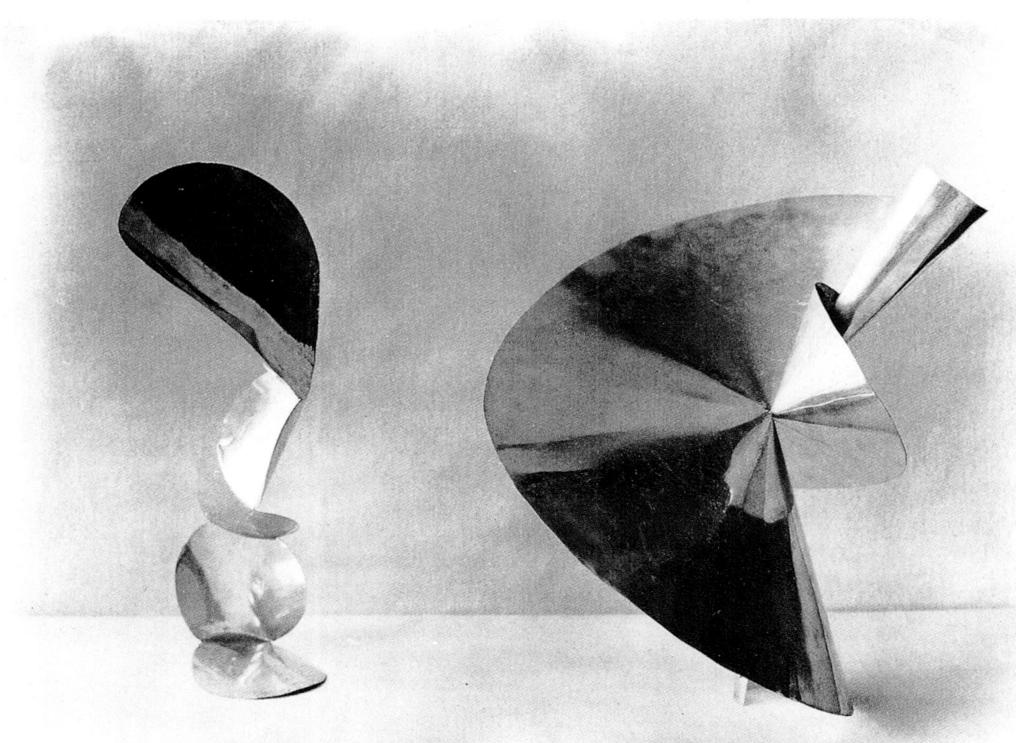

einem ausreichenden kreativen Potential nebst der nötigen Flexibilität vermitteln. Eine sehr allgemeine kreative Kompetenz stellte für ihn die beste Voraussetzung zur Bewältigung derartiger Aufgaben dar. Damit unterscheidet sich seine pragmatische und induktive Methodik auch deutlich von den systematischen Lehrgebäuden Kandinskys, Klees und Schlemmers. Rainer K. Wick hat den Abstand zwischen der Lehre Albers' und der offiziellen Lehrmeinung der älteren Bauhausmeister deutlich gemacht und damit zugleich einen der entscheidenden Umschlagpunkte in der Bauhauspädagogik von einer modernisierten Kunstlehre zur ästhetischen Erziehung für ein angewandtes Design insgesamt markiert: Nach Albers' „Ansicht lasse sich die Kunst zwar nicht ‚direkt lehren' (ein Argument, mit dem Kandinsky oder Klee eben das Primat ihres subjektiven Künstlertums zu retten versuchte, der Verf.), doch könne sie ‚gelernt' werden. In dieser sprachlichen Nuance ist das enthalten, was Albers' Erziehungskonzept prinzipiell von der Ausbildungspraxis alter Prägung ... unterscheidet." (Rainer

Bella Ullmann-Broner, Kontraststudie. 1929/1930, mit Deckfarbe gehöhte Bleistiftzeichnung und montierter Stoffrest auf weichem, grauem Papier auf Karton montiert, Darstellung: 29,1 x 21,0 cm, Karton: 30,0 x 24,7 cm, BHA. • Die Kombination traditioneller Verfahren – hier die Bleistiftzeichnung – und eigenwilliger Materialien zielte im Gegensatz zum Itten-Vorkurs nicht so sehr auf die Erzeugung poetischer Effekte; vielmehr sollte die Gestaltung auftretende Spannungen zum Ausgleich bringen.

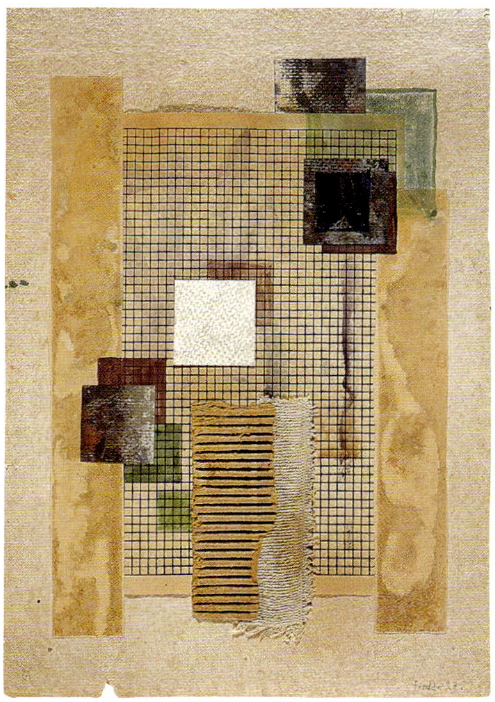

Alfredo Bortoluzzi, Materialstudie. 1927, Collage aus verschiedenen Papieren, Wellpappe und Stoff, Aquarell, 41,8 x 29,5 cm, BHA. • Während die Collage namentlich bei den Dadaisten die Grenze zwischen Trivialität und Kunst sprengen wollte, hielt Albers seine Studenten zur eher nüchternen Praxis der Materialstudie an.

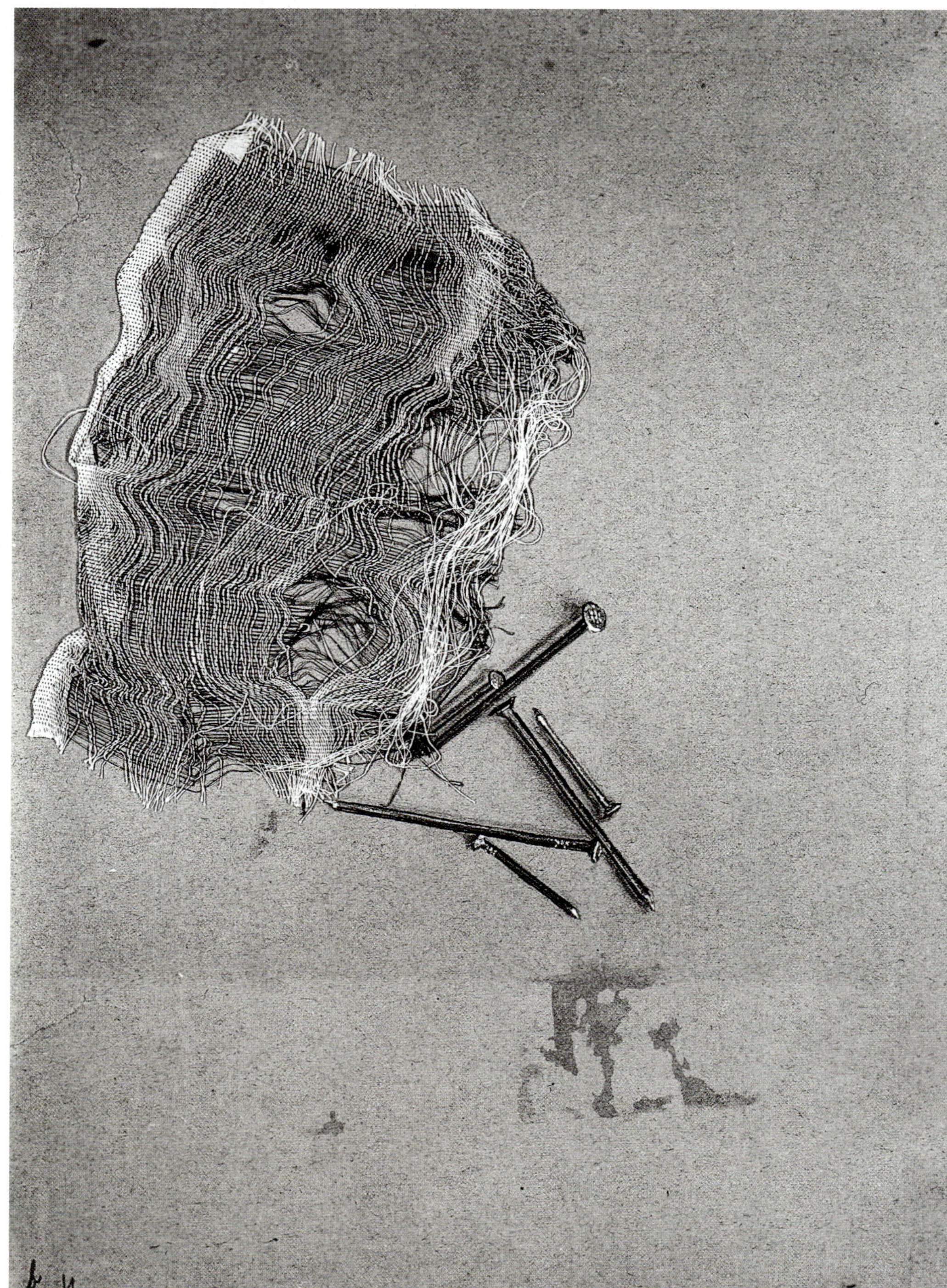

K. Wick, Bauhaus-Pädagogik, Köln 1982, S. 160) Dies zeigt sich auch im Verhältnis von malerischem Werk und pädagogischer Praxis. Sein künstlerisches Konzept, das seinen Höhepunkt in den „Homages to the Square" fand – also jenen schier unerschöpflichen Variationen über die Farb- und Raumwirkung quadratischer Felder in einer geradezu wissenschaftlich-experimentell festgelegten Versuchsanordnung, die bis heute seinen künstlerischen Ruhm ausmachen –, kann man zugleich als Essenz seiner pädagogischen Arbeit verstehen. Werner Hofmann hat dargelegt, wie sehr die Bilder der „Optical Art" mit den Seiten eines gestaltpsychologischen Lehrbuchs kongruent sind. Dies darf aber nicht als Kritik an Albers' eigenständigen Arbeiten verstanden werden, viel mehr ist diese Gleichung selbst schon die ästhetische Strategie. Die Kalkulation über objektive Gesetze von Form, Farbe, Material und Wahrnehmung als Essenz des Künstlerischen hebt so den Unterschied zwischen autonomem künstlerischem Schaffen und experimenteller Untersuchung im Unterricht tendenziell auf. Konkret: Viele Werke könnten genausogut eigene Arbeiten wie Ergebnisse des Unterrichts sein.

Während andere Künstler am Bauhaus die Lehre als Last und Pflicht empfunden haben, ist Albers nicht nur von seiner Ausbildung als Schullehrer her, sondern auch als strenger Rationalist in der Gestaltung durch und durch Pädagoge. Vielleicht liegt hier der entscheidende Bruch mit dem Akademismus des 19. Jahrhunderts. Wenn Gestaltung auf eine rational bestimmbare Grundlage gesetzt wird – so wie es in jenen Jahren die Theoretiker der Gestaltpsychologie taten –, dann ist das Kunstwerk im herkömmlichen Sinne nur noch die differenzierte Fortführung einer grundlegenden ästhetischen Untersuchung, die für den Schüler im Vorkurs beginnt. Gerade jene nüchternen Meister der zweiten Generation – Albers, Breuer, Bayer und Schmidt –, und nicht die schillernden Künstlerpersönlichkeiten Kandinsky und Klee, wären dann die eigentlich konsequenten Protagonisten einer rational-demokratisch orientierten Kunstschule neuen Typs, mit denen das Bauhaus heute noch identifiziert wird.

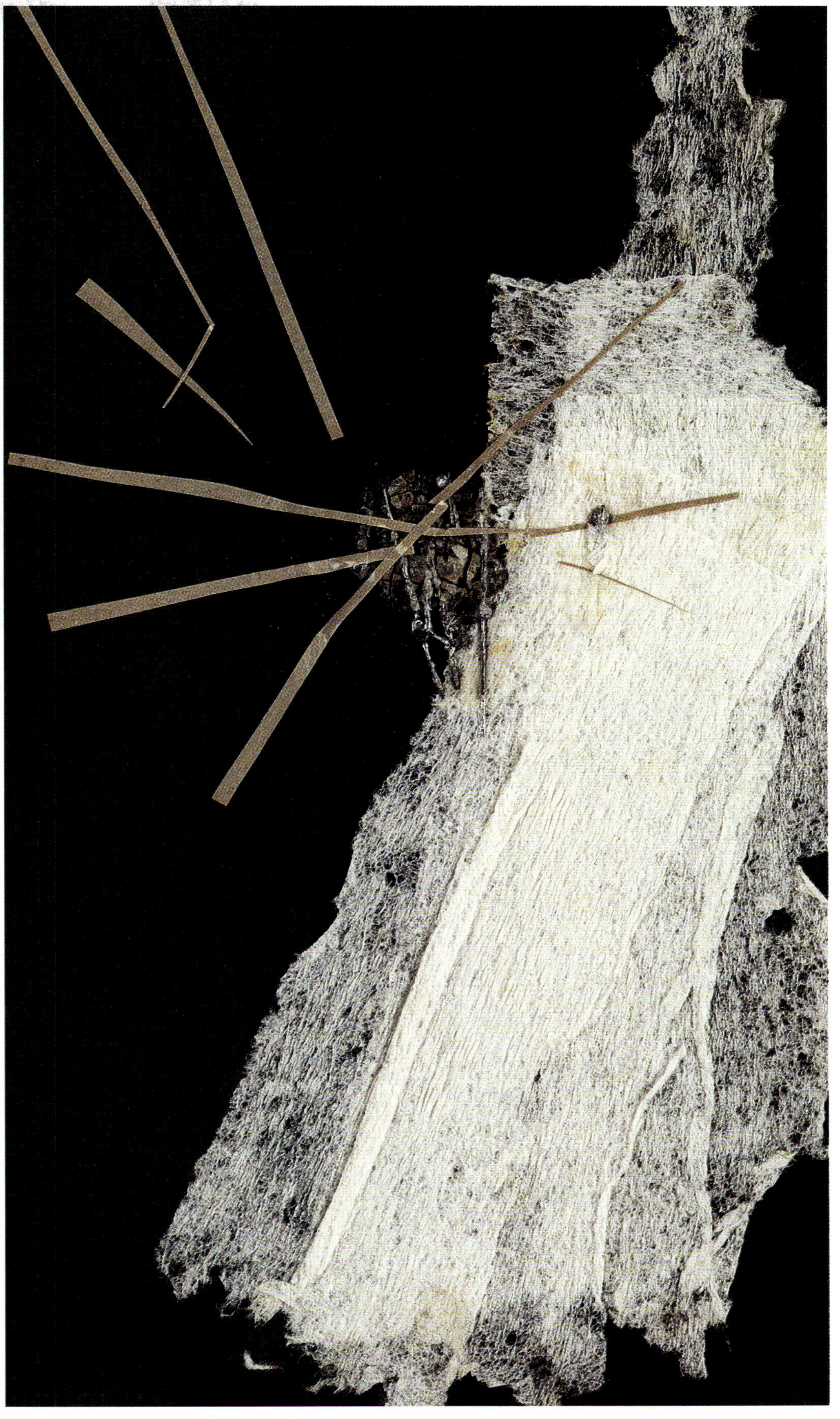

Erich Krause, Materialkomposition. 1928, Collage, Lötzinn, Zellstoff, Papier, Metallsägespäne auf schwarzem Karton, 10,3 x 17,5 cm, SBD, Archiv der Sammlung. • Ziel der Übungen war weniger die Vorbereitung auf eine künstlerisch-autonome Tätigkeit, sondern die Entwicklung eines möglichst differenzierten Materialgefühls. Der Pädagoge Albers, vom Konzept der Kerschensteinschen Arbeitsschule beeinflußt, setzte auf eine allgemeine Schulung der menschlichen Kreativität.

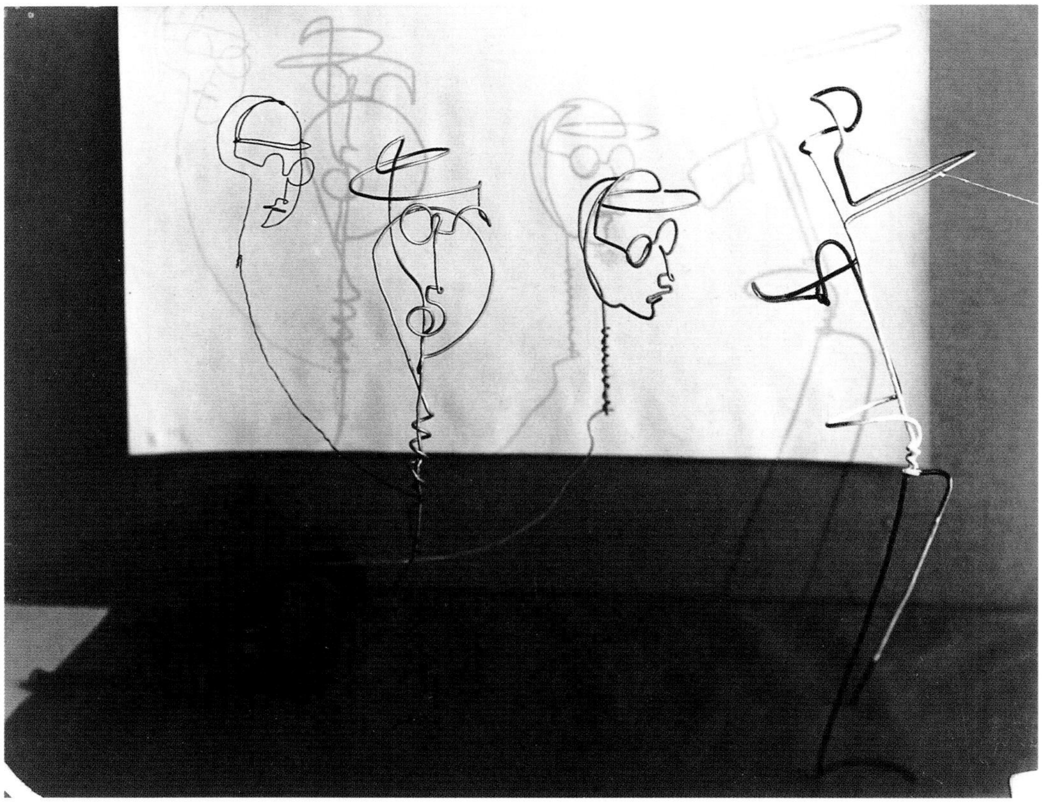

Albers war allerdings selbst nicht deutlich, wie sehr er hier auf ein akademisches Konzept des französischen Klassizismus aus dem 17. und 18. Jahrhundert zurückgriff, in welchem es um die Beherrschung des Ausgleichs von Regel und „varieté“ ging. Für einen französischen Künstler der Klassik war Genie nichts anderes als die Kunst, eine strenge Regel zu beherrschen und geistvoll zu variieren, ohne sie aufzuheben. Erst die Romantik hat dem Begriff jenen emphatischen Sinn gegeben, mit dem dann später Kandinsky das Außerordentliche seines individuell einzigartigen Künstlertums legitimiert. Paradoxerweise ist vor diesem Hintergrund der Rückgriff auf eine alte Tradition Ausweis radikaler Modernität. So ist das avantgardistische Bauhaus gerade da, wo es nicht auf einen beliebigen Stil aus Rechtecken und weißer Wand reduziert werden kann – wie eben im Albersschen Vorkurs –, in einem bestimmten Sinne klassischer, als es manchem Befürworter und Widersacher jemals bewußt sein konnte.

Georg Hartmann, Figuren aus gebogenem Draht, Vorkursarbeit. 1927/1928, Fotograf unbekannt, Getty Research Center, Research Library. ● Mit einfachen, häufig von Albers präzise vorgegebenen Mitteln, sollten die Studenten ein optimales Verhältnis von Aufwand und Wirkung erzielen. Ein ökonomisches Prinzip, das die Schüler auf ihre spätere Berufspraxis als Gestalter in der Wirtschaft vorbereitete.

Anonym, Bewegungsstudie. 1928–1930, Foto einer Collage aus Zeitungsfotos, BHA. ● Collagen wie diese wollten die Wirkung von Materialien in unterschiedlicher Versuchsanordnung erproben. Die Aufgabe hier: Bewegung auf die zweidimensionale Fläche bringen, Erzeugung einer neuen optischen Qualität durch dynamische Fächerung des Fotomaterials.

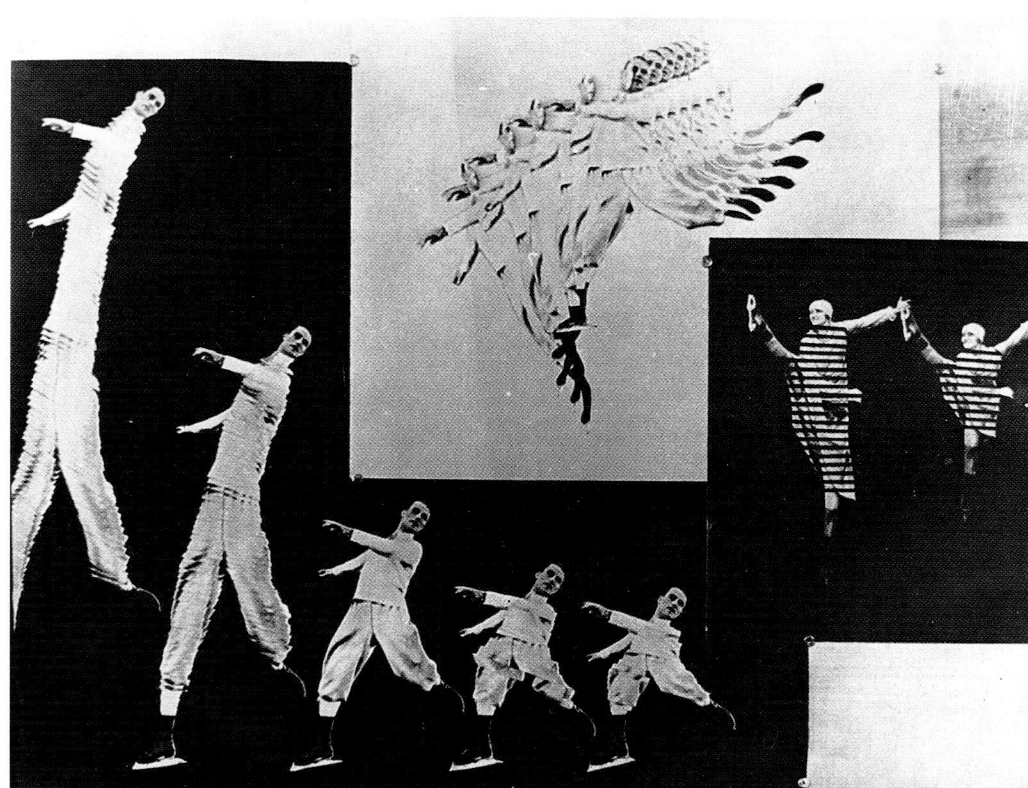

Ernst Kallai, Karikatur auf Josef Albers. Um 1930 (Originalcollage verschollen), BHA. ● In dieser Karikatur verabreicht die „Amme“ Albers dem Vorkurs-Baby die „Milch der frommen Denkungsart“: gestalterisches Grundlagenwissen für den begabten Nachwuchs am Bauhaus.

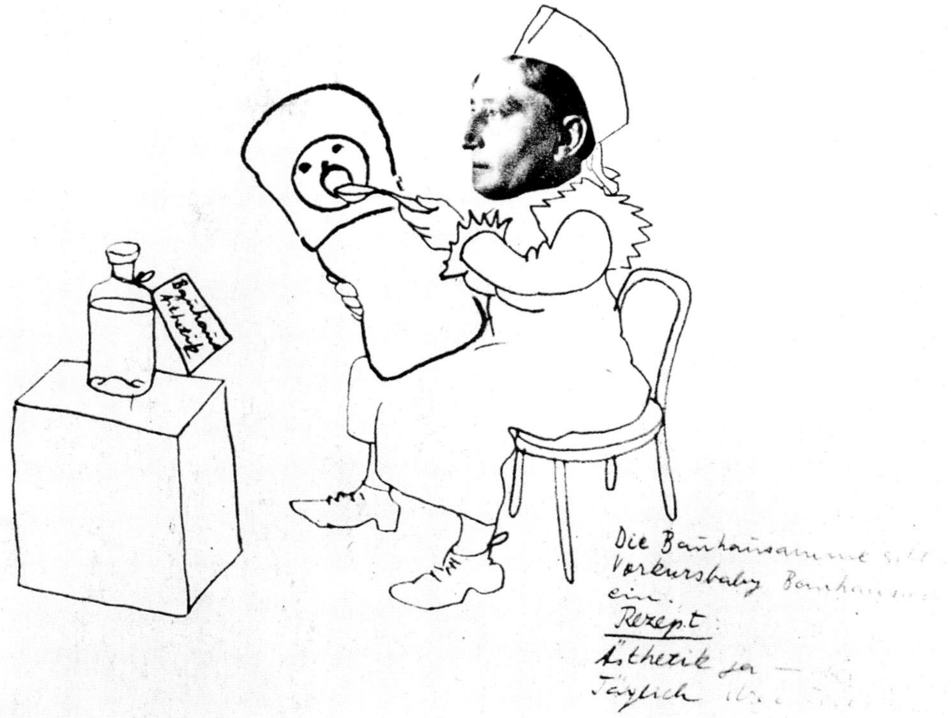

Scherzfotografie mit Vorkursarbeiten. 1928/1929, von links: Xanti Schawinsky, Werner Jackson, Georg Hartmann u.a., Foto von T. Lux Feininger, The J. Paul Getty Museum, Los Angeles. ● Despektierlicher Umgang mit seriösem Material. Die „Bauhaus-Amme“ Albers stand sicher nicht weit entfernt von diesem Klamauk.

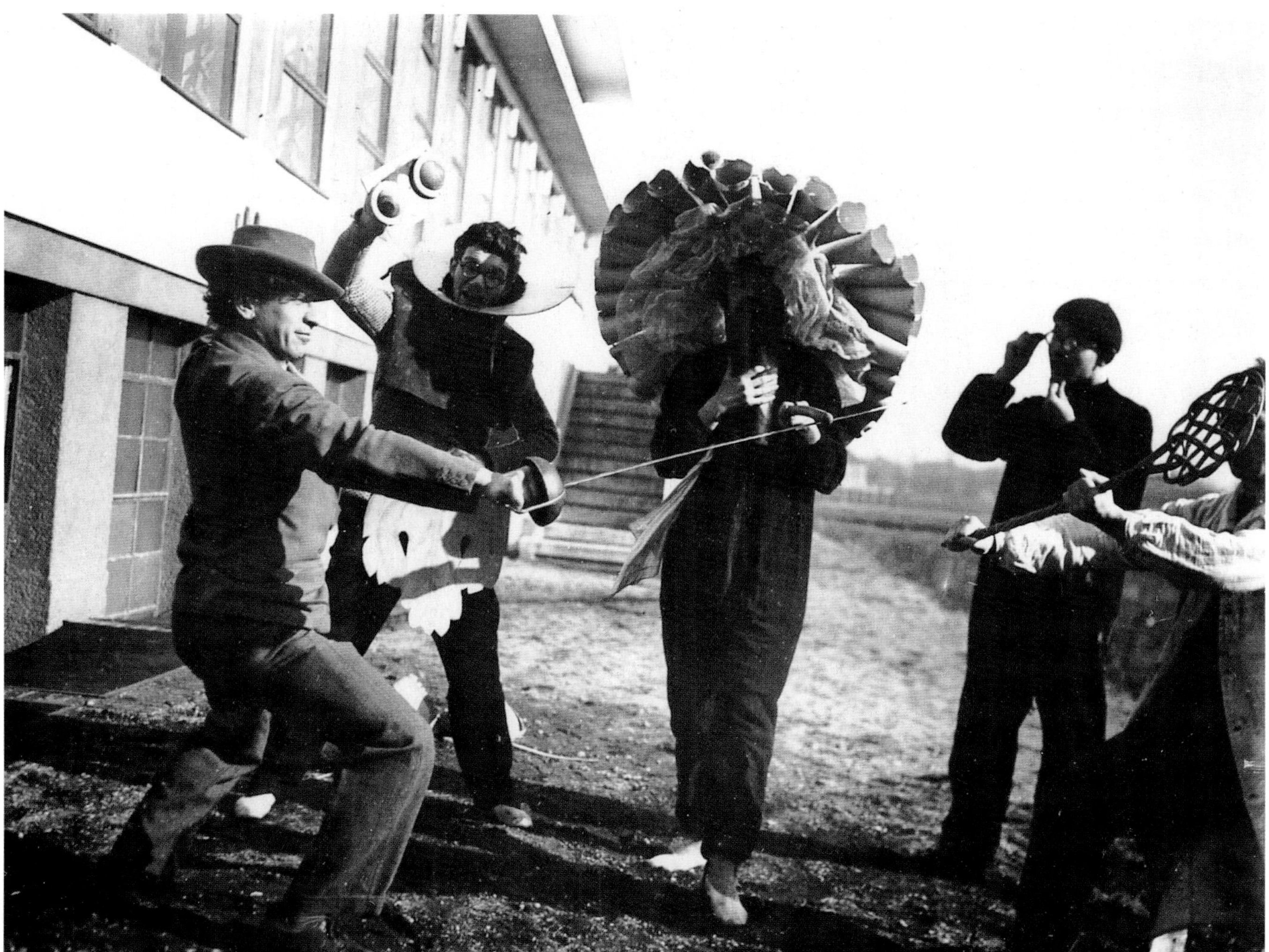

Der Unterricht bei Wassily Kandinsky und Paul Klee

Norbert M. Schmitz

Neben dem Vorkurs erhielten die Studenten auch Unterricht in Form- und Farblehre bei Klee und Kandinsky. Es handelte sich im wesentlichen um mehr oder weniger traditionelle Vorlesungen, die um praktische Übungen ergänzt wurden. Hinzu kamen Kandinskys Kurs „Analytisches Zeichnen" und eine turnusgemäße Verpflichtung zum Aktzeichnen bei Klee. Wick betont in seiner „Bauhaus-Pädagogik" den didaktischen Charakter dieser Kurse gegenüber der experimentellen Ausrichtung des Vorkurses. Die Pädagogik beider Künstler fiel also mit ihren Gestaltungslehren in eins, so daß die adäquate Darstellung des Kandinsky- und Klee-Unterrichts im wesentlichen die Zusammenfassung dieser Lerninhalte bedeutet. Immerhin hat der routinemäßige Zwang zur Vorbereitung der ungeliebten Vorlesungen dazu beigetragen, daß beider Gestaltungslehren überhaupt systematisch zusammengefaßt wurden. Die von Kandinsky und Klee lange geforderte Einrichtung freier Malklassen im Jahre 1927 stand schon im Zeichen der inneren Emigration beider Altmeister innerhalb eines zunehmend funktionsorientierteren Bauhauses. Kandinsky publizierte seine „Grammatik der Formen" 1926 in dem Band „Punkt und Linie zu Fläche"; zwei Jahre später faßte er sie im Aufsatz „Analyse der primären Elemente der Malerei", noch einmal zusammen. (In: bauhaus, Heft 2/3, 1928, S. 8–10) Aus ihm sei hier ausführlich zitiert, denn der fast pedantische Ton gibt ein gutes Stimmungsbild eines Unterrichts wieder, der sich deutlich von der offenen Atmosphäre im Vorkurs abhob. Kandinsky entwickelte seine Kompositionslehre als Grammatik der abstrakten Malerei

„1. durch genaue Bestimmung der primären Elemente und Benennung derjenigen, die sich von ihnen ableiten und bereits differenzierter und komplizierter sind (analytischer Teil).

2. durch Feststellung der möglichen Gesetze der Anordnung dieser Elemente in einem Werk (synthetischer Teil). Das primäre Element der gezeichneten Form ist der *Punkt*, der unteilbar ist. *Alle* Linien entstammen organisch dem Punkt:

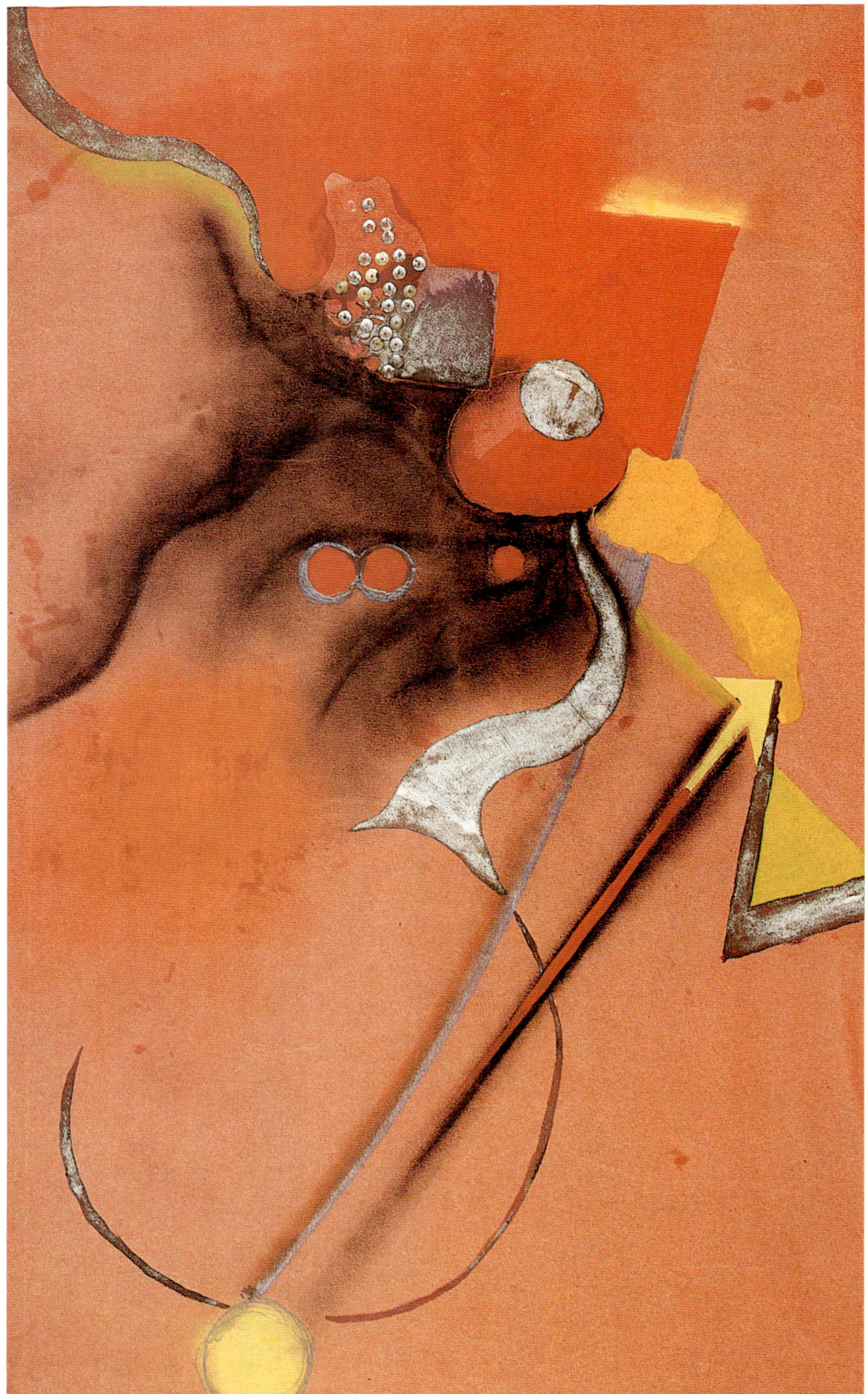

August Agatz, Konstruktives in rot und blau. Um 1927, Tempera und Tusche auf Karton, 35,2 x 21,5 cm, SBD, Archiv der Sammlung. ● Das Verhältnis zwischen individueller Kreativität und Nachvollzug eines festen Gestaltungskanons kennzeichnet viele Schülerarbeiten aus dem Kandinsky-Unterricht. Das Lehr- und Lernbare war für Kandinsky Voraussetzung, nie aber Essenz des Künstlerischen. Im Gegensatz zu den Auffassungen Moholys und Albers' blieb für ihn der Stellenwert des Unterrichts gegenüber dem individuellen Künstlergestus immer niedrig.

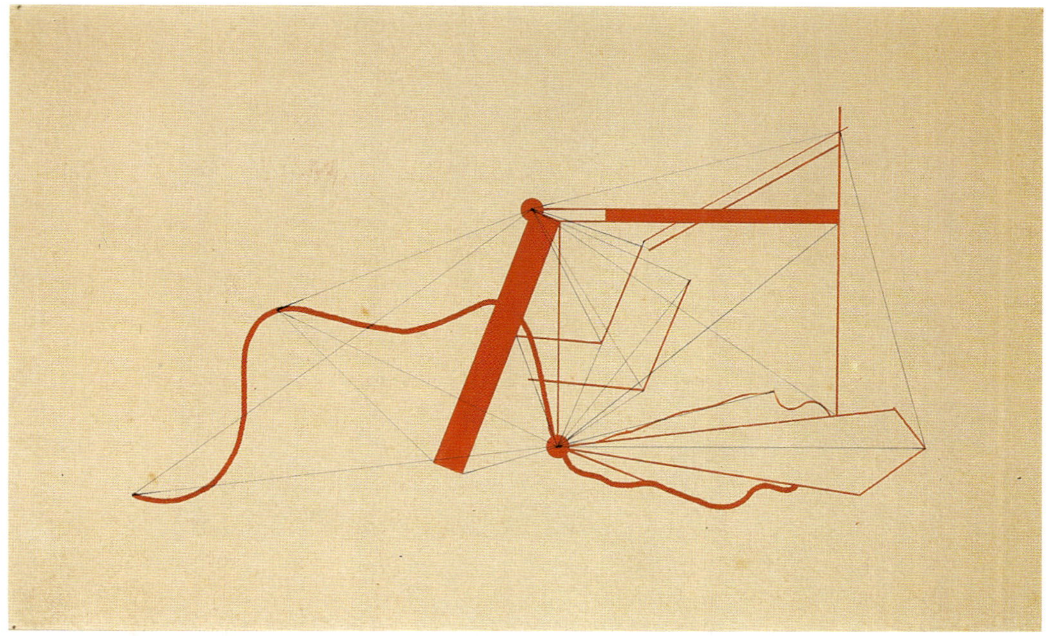

August Agatz, Zwei rote Kreise. Um 1927, Aquarell und Tusche über Bleistift, 24,0 x 17,0 cm, SBD, Archiv der Sammlung. ● Der von Kandinsky oft als leidige Pflicht angesehene Unterricht bot ihm immerhin Gelegenheit, seine Farb- und Formtheorien systematisch weiterzuentwickeln. Die Arbeiten der Schüler sind Ergebnisse fest umrissener Aufgabenstellungen zu bestimmten, von Kandinsky im Vortrag entwickelten Aspekten seiner Gestaltungslehre.

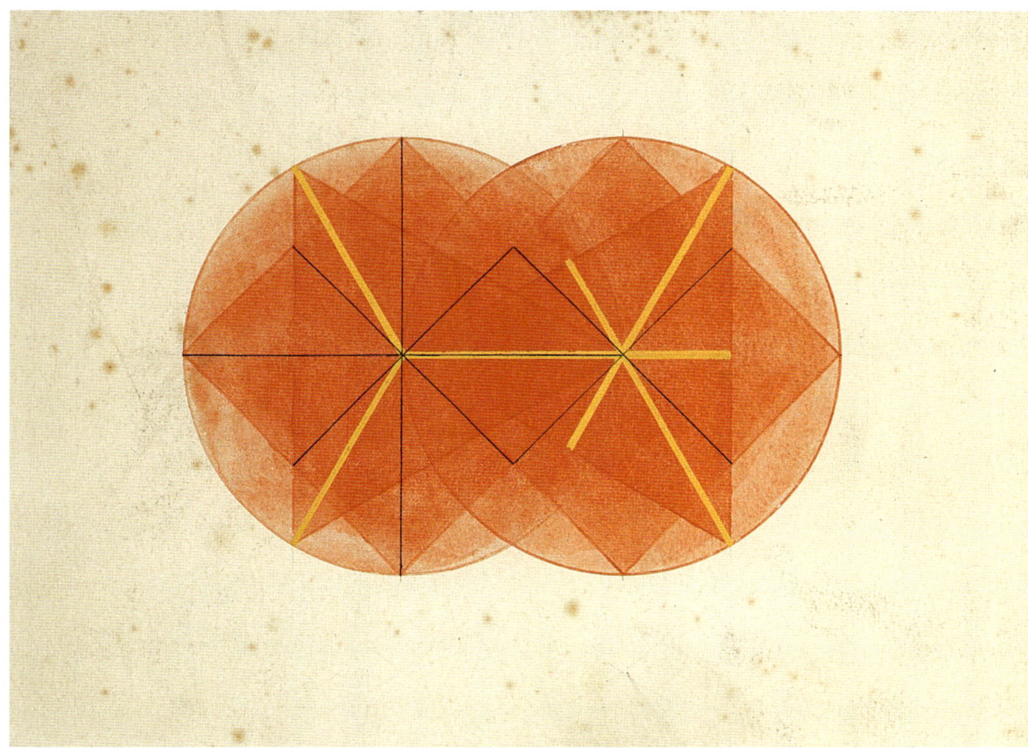

Erich Krause, Komposition. 1929, Collage, Deckfarben, Pastell, Pailletten, 50,7 x 33,0 cm, SBD, Archiv der Sammlung. ● Die Schüler sollten nach der isolierenden Analyse der Eigenschaften von Form, Farbe und ihrer räumlichen Beziehungen die dabei gewonnenen Erfahrungen zu eigenständigen Kompositionen synthetisieren.

A. Linien:

I Gerade: a) horizontale, b) vertikale, c) diagonale, d) gerade

II Winklige und Quadratlinien: a) geometrische, b) freie – in horizontaler, vertikaler und anderen Richtungen

III Kurven: a) geometrische, b) frei – in den gleichen Arten wie unter II.

B. Flächen:

1. Dreieck / 2. Viereck / 3. Kreis / 4. Formen, die freier als diese drei fundamentalen Formen sind / 5. Freie Flächen, die nicht der Geometrie entstammen.

... Die Elemente der Zeichnung und die plastischen Elemente stehen untereinander in einer ständigen Beziehung. Man erkennt diese Beziehung an den Spannungen, die nichts anderes sind als die *inneren* Kräfte der Elemente. Diese inneren Kräfte, die ich *Spannungen* nenne, sind ausschließlich aktive Kräfte, und zwar in der Theorie so gut wie in der Praxis. In einem so weit wie möglich isolierten Element muß die

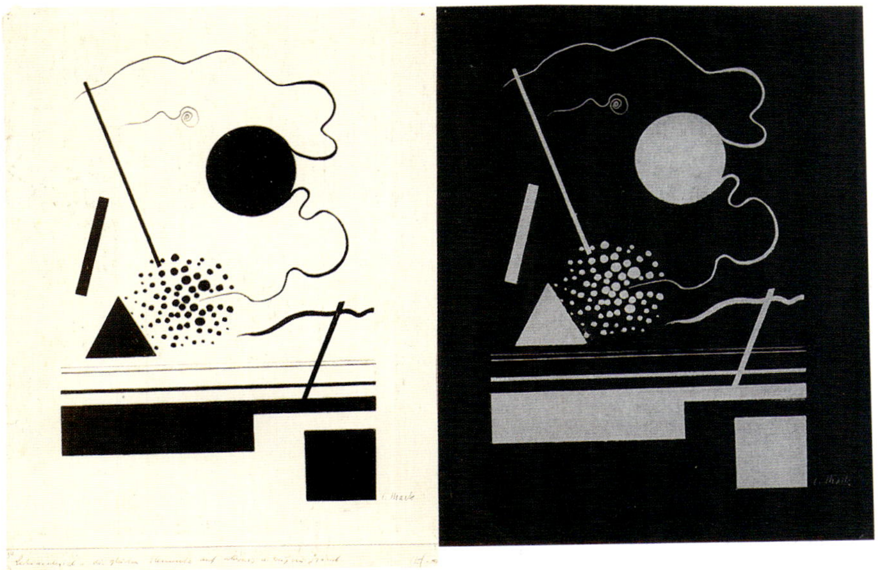

Ludwig Hirschfeld-Mack, Die gleichen Elemente: Schwarz auf Weiß und Weiß auf Schwarz. 1922/1923, Lithografie auf weißem und schwarzem Papier, auf Karton montiert, weißes Blatt: 32,1 x 24,8 cm, schwarzes Blatt: 30,5 x 24,4 cm, BHA. ● Auch die unterschiedlichen Helligkeitswerte als Abstufungen zwischen Weiß, Grau und Schwarz wurden hinsichtlich ihrer räumlichen Wirkung untersucht; eine Wirkung des Helligkeitskontrastes, den Hirschfeld-Mack durch eine Hell-Dunkel-Inversion erprobt: Weiß als aggressiv und auf den Betrachter zukommend, Schwarz als passiv, vor ihm fliehend, statisch.

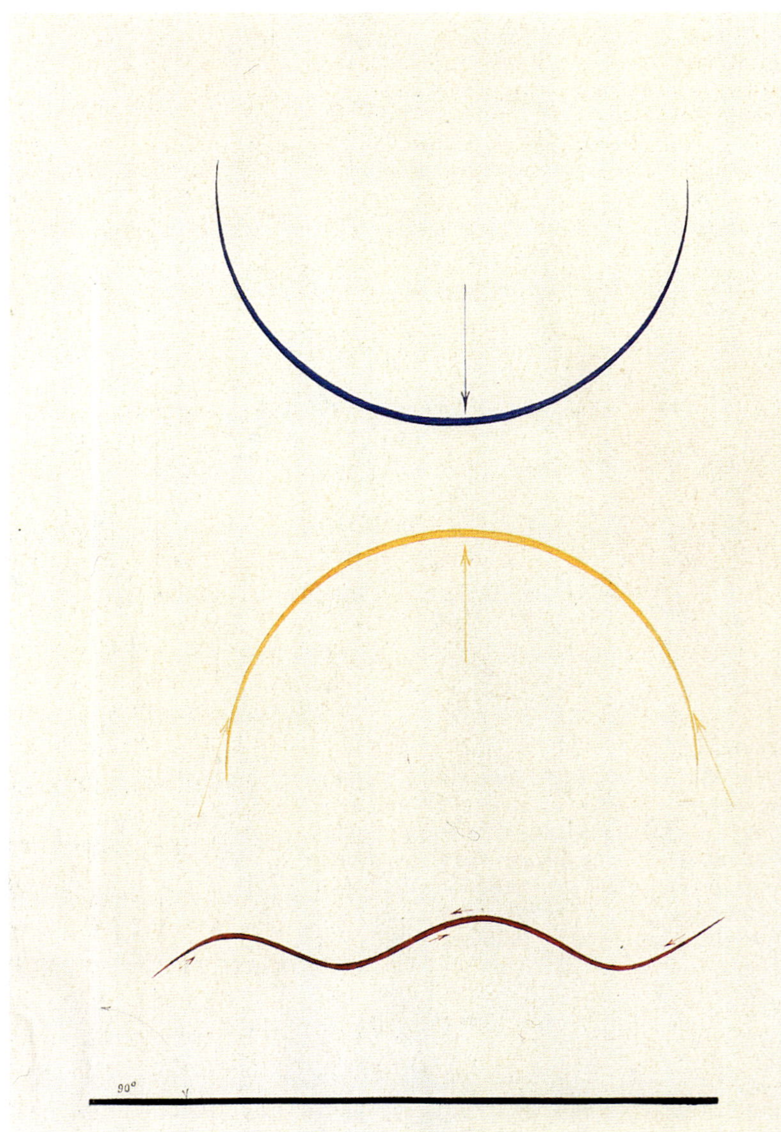

Reinhold Rossig, die linien schwarz, blau, rot, gelb und weiß in ihrer spannung gesehen. 1929, Tusche und Bleistift auf Karton, 29,2 x 20,7 cm, SBD, Archiv der Sammlung. ● Kandinskys Lehre, die er während seiner Bauhausjahre in dem Band „Punkt und Linie zu Fläche" auch theoretisch systematisierte, ging von gesetzmäßigen Beziehungen zwischen Farben und Formen aus. Schülerarbeiten wie die von Reinhold Rossig stellen vor allem Variationen über diesen „Kontrapunkt der Malerei" dar.

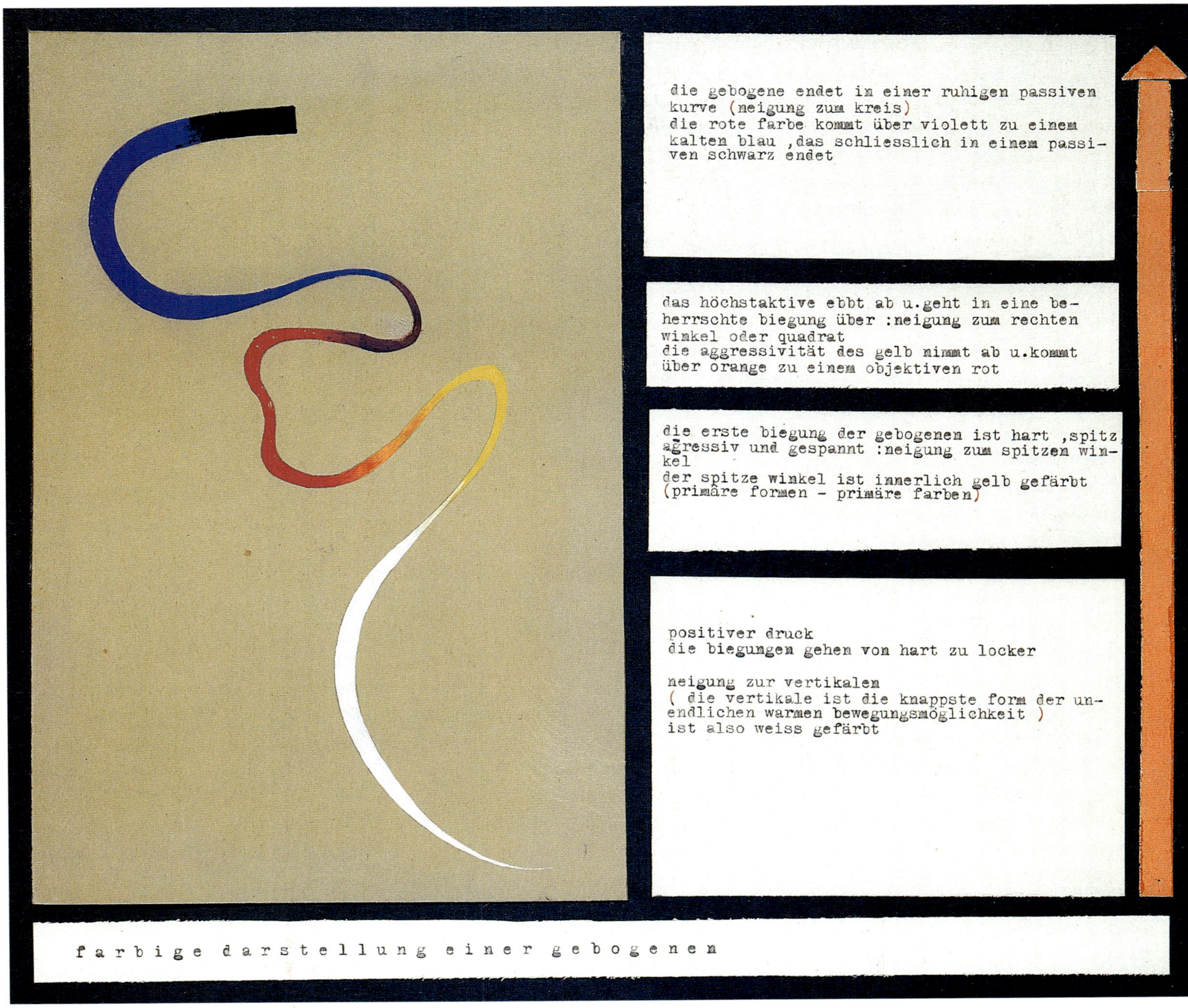

Spannung als absolut betrachtet werden. In Verbindungen von zwei oder mehr Elementen bestehen die absoluten Spannungen fort, aber sie erhalten einen mittleren Wert. Diese relativen Werte gehören zu den einzelnen Ausdrucksmitteln der Komposition, das heißt, sie dienen dem Gegenstand als alleiniges Mittel, und durch sie drückt er sich aus."

Ausgehend von der Analyse des Punktes gelangte Kandinsky zur Linie als dessen „Bewegungsspur". Deren Lage auf der Grundfläche als Horizontale, Vertikale und Diagonale bestimmt ihren jeweiligen kalten, warmen oder kalt-warmen Charakter. Nicht weniger sind ihre Kombinationen untereinander durch bestimmte Eigenschaften geprägt: der spitze Winkel ist warm-gelb und der stumpfe kalt-blau. Diesen Korrespondenzen werden wiederum die geometrischen Grundformen Dreieck, Kreis und Quadrat zugeordnet. Am Ende steht ein synästhetisch begründetes, strenges System mit dem Anspruch, in wissenschaftlicher Objektivität die Eigenschaften und Wirkungen sämtlicher Formelemente zu ordnen; ein Regelwerk, zu dessen immanentem Dogmatismus Schlemmer ironisch anmerkt: „Es wurde be-

Hans Thiemann, farbige darstellung einer gebogenen. Um 1930, Tempera über Bleistift auf beigefarbenem Karton bzw. Papier, maschinengeschriebene Erläuterungen, auf schwarzen Karton montiert, 34,9 x 49,3 cm, BHA. ● Diese Skizze, versehen mit umfangreichen Marginalien, veranschaulicht, wie pedantisch alle Elemente der Form und Farbe hinsichtlich ihrer Eigenschaften und Beziehungen analysiert und begrifflich systematisiert wurden. Neben rein formalen Erläuterungen sollten auch „psychische" Eigenschaften von Farbe und Form (das „aggressive Gelb") systematisch erfaßt werden.

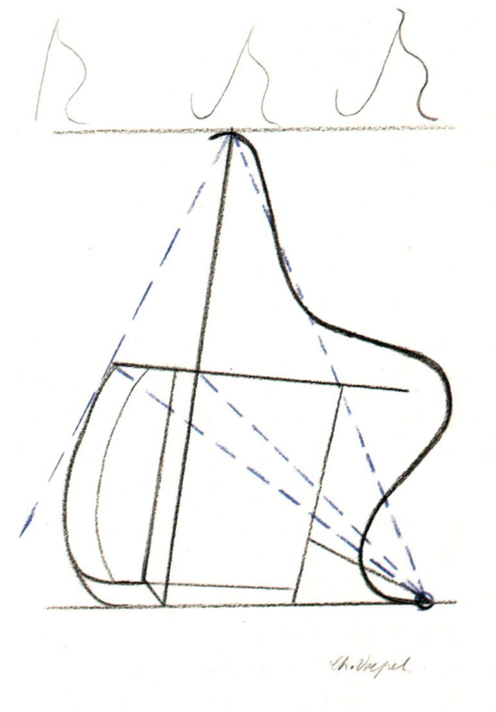

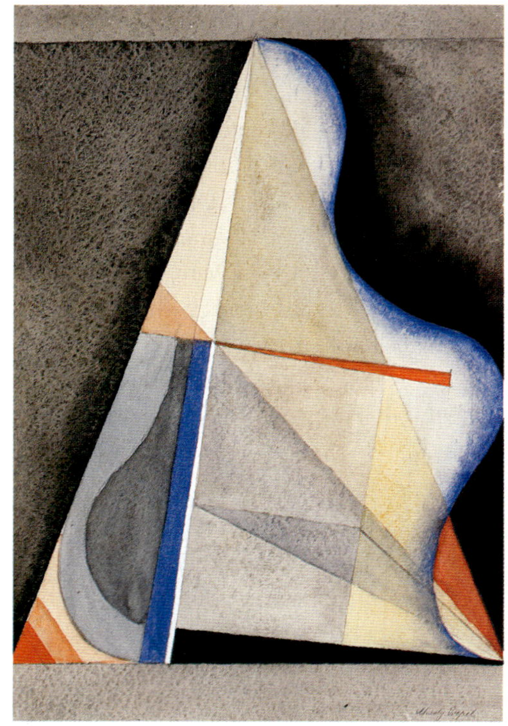

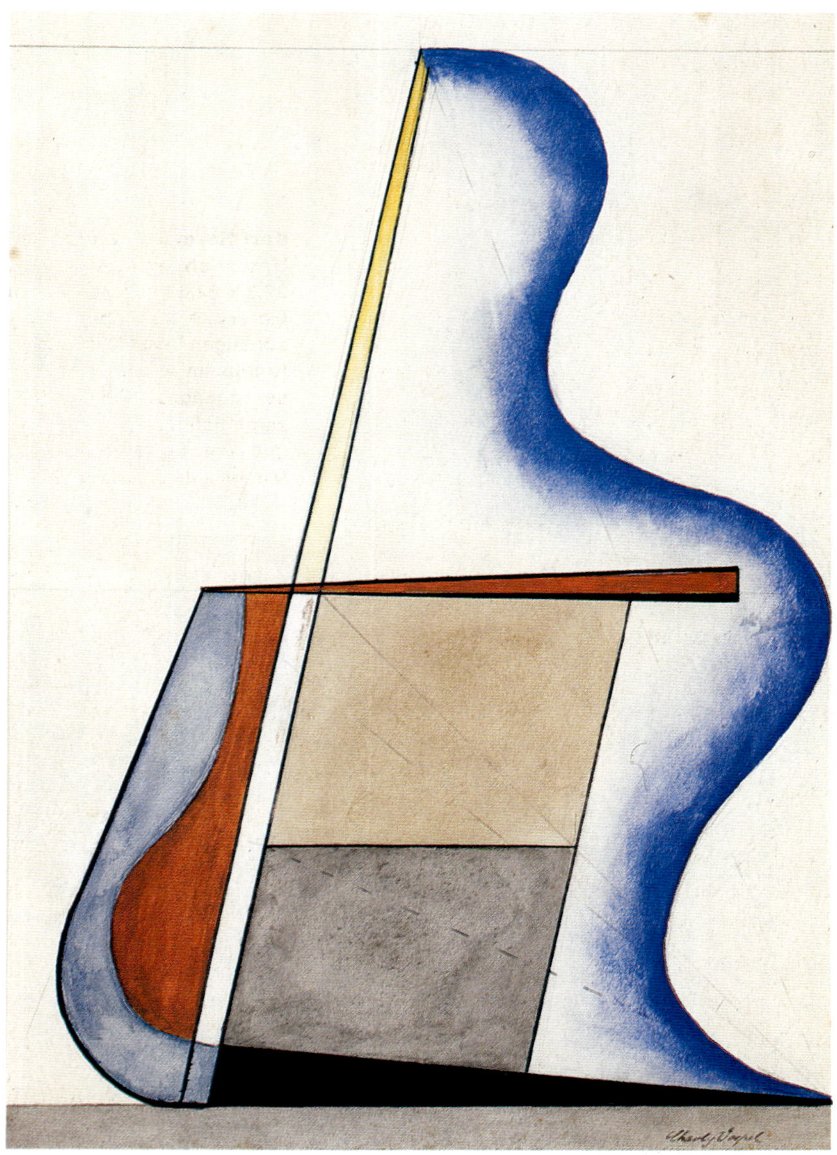

Charlotte Voepel, Farbkompositionen nach analytischer Zeichnung. 1927/1928, links: Farbstifte und Bleistift auf Transparentpapier, 27,9 x 19,2 cm; unten: Tusche und Tempera über Bleistift auf Aquarellkarton, 31,5 x 22,9 cm; rechts: Tempera über Bleistift auf Aquarellkarton, 34,0 x 23,5 cm, BHA. ● Neben dem Unterricht gab Kandinsky einen eigenen Kursus im „Analytischen Zeichnen". Hier sollten die Schüler zunächst anhand eines Stillebenarrangements die wesentlichen konstruktiven Spannungen zwischen den Gegenständen analysieren und zeichnerisch darstellen. Ausgehend von dieser Analyse wurden eigenständige Kompositionen entwickelt. So gerieten theoretisch gewonnene Erkenntnisse zur Grundlage eigenständiger künstlerischer Synthese.

schlossen, daß sie Gelb für Dreieck, Blau für Kreis und Rot für Quadrat (hielten); sozusagen ein für allemal." (Briefe und Tagebücher, Stuttgart 1977, S. 70) Um derartiger Kritik zu begegnen, relativierte Kandinsky die unbedingte Gültigkeit seines Regelsystems: „Theoretisch gesehen, ist das Dreieck immer gelb. In der Praxis jedoch ergibt diese Verbindung:
1 (absoluter Wert des Dreiecks) + 1 (absoluter Wert von Gelb) = 2.
Ein blaues Dreieck wird ergeben:
1 (Dreieck) + 1 (gelb) + 1 (zusätzlicher Wert des ‚Harmonischen') = 3.
Die erste Kombination ist sozusagen von ‚Lyrismus', die zweite von ‚Dynamik' gefärbt. Beide sind in der Praxis möglich, aber da sie in den Resultaten verschieden sind, müssen sie mit genauem Wissen um die Natur des Inhalts verwendet werden. Der Inhalt ist nichts anderes als die Summe der organisierten Spannungen."
Neben solchem mehr theoretischen Unterricht gab Kandinsky auch einen Kursus „Analytisches Zeichnen". Dieses abstrakte Naturstudium galt der „Erziehung zum Beobachten, exakten Sehen und exakter Beobachtung nicht der äußeren Erscheinung eines Gegenstandes, sondern der konstruktiven Elemente, ihrer gesetzmäßigen Kräftespannungen, die in gegebenen Gegenständen zu entdecken sind, und des gesetzmäßigen Aufbaus derselben – Erziehung zur klaren Beobachtung und klaren Wiedergabe der Zusammenhänge, wobei Flächenerscheinungen eine Einfühlungsstufe zum Räumlichen sind." (Analytisches Zeichnen. In: bauhaus, 1928, Heft 2/3, S. 11) Auf der ersten Stufe der streng gegliederten Studien wurden die Spannungslinien und dynamischen Kraftfelder noch unmittelbar von den vor den Studenten aufgebauten Objekten hergeleitet. Auf der nächsten Stufe lockerte sich dann die Bindung an den Gegenstand, um statt dessen das konstruktive Netz rein hervortreten zu lassen. Schließlich wurden die Kräftelinien – teilweise mittels Pauspapier – Anlaß für selbständige Variationen über einzelne Segmente. „Aufgrund ihres hohen Grades von Abstraktion konnten", wie Clark W. Poling bemerkt, „die analytischen Zeichnungen der dritten Stufe ohne weiteres als Grundlage bildnerischer Kompositionen dienen." (Kandinsky-Unterricht am Bauhaus, Weingarten 1982, S. 46 f) Damit wiederholt das „Analytische Zeichnen" – so Magdalena Droste – die schrittweise Emanzipation der abstrakten Form „vom Gegenstand zur Komposition" in Kandinskys eigener Kunst. (Bauhaus 1919–1933, Köln 1990, S. 67)
Ähnlich müssen auch Kandinskys „Analysen Alter Meister" verstanden werden. Mehr noch als Itten, dessen Zugang zu den historischen Vorbildern wesentlich spontaner und emphatischer sein konnte, demonstrierte Kandinsky im Unterricht an Gemälden von Bouts, Rembrandt oder Poussin systematisch die Allgemeingültigkeit seiner Gestaltungslehre. Die gleichen konstruktiven Spannungen, die er sowohl in seiner Elementarlehre als auch im „Analytischen Zeichnen" untersuchte, erscheinen nun als ästhetische Essenz der gesamten Kunstgeschichte; ein Wissen, das allein durch den Materialismus des 19. Jahrhunderts verschüttet worden sei: „Es kann mit voller Sicherheit angenommen werden, daß die Malerei in dieser Beziehung nicht immer so hilflos war wie heute, daß gewisse theoretische Kenntnisse nicht bloß in bezug auf rein technische Fragen existierten, daß eine gewisse Kompositionslehre dem Anfänger beigebracht werden konnte und wurde und daß speziell einige Kenntnisse über die Elemente, ihr Wesen und ihre Anwendung für den Künstler eine allgemein bekannte Sache waren." (Wassily Kandinsky, Punkt und Linie zu Fläche, München 1926, S. 12)
Klees Überlegungen waren in vielerlei Hinsicht denen seines Freundes Kandinsky ähnlich. Während letzterer seine Gestaltungslehre jedoch eher systematisch entwickelte, verband Klee sie eng mit einer Formgenese als spirituellem Gleichnis auf die Entstehung von künstlerischer Form und Kosmos. Er „forderte das Studium der natürlichen Wachstums- und Bewegungsvorgänge, um auf Grund der darin gewonnenen Einsichten zu einem vertieften Erfassen der Weltzusammenhänge vorzudringen." (Christian Geelhaar, Paul Klee und das Bauhaus, Köln 1972, S. 23) Auch Klees „Naturgeschichte" der Kunst – die er 1925 als „Pädagogisches Skizzenbuch" in der Reihe der Bauhausbücher zum Teil veröffentlichte – setzt bei der Analyse des Elementaren an, um in klar abgesetzten Lektionen zum Komplexen voranzuschreiten. Er beginnt mit der Bewegung des Punktes, aus dem sich die Linien ergeben. Es geht weniger um fertige Kompositionen, als um das Prozeßhafte im Bild. Das Zeitmoment

Karl Hermann Haupt, Aktzeichnung aus dem Unterricht Paul Klee. 1923, Bleistift auf Papier, 27,5 x 22,0 cm, Getty Research Center, Research Library. • Klee übernahm ergänzend zu seinen sonstigen Verpflichtungen gelegentlich auch den Kursus im Aktzeichnen. In den Ergebnissen dieser zunächst klassisch-akademischen Übung zeigt sich das Interesse an der Eigengesetzlichkeit der Form jenseits einer konventionellen Mimesis des Naturstudiums.

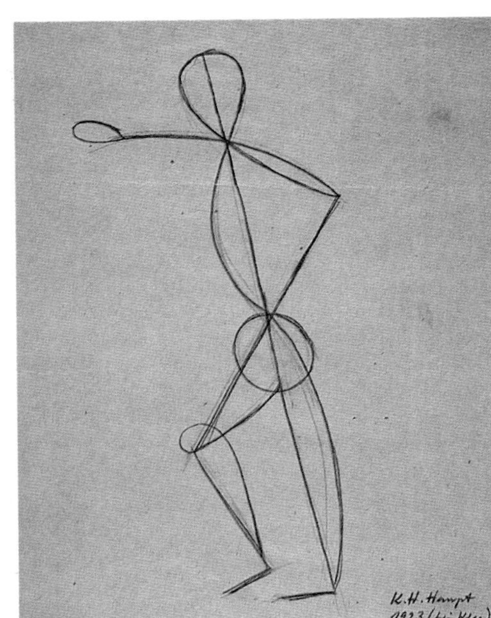

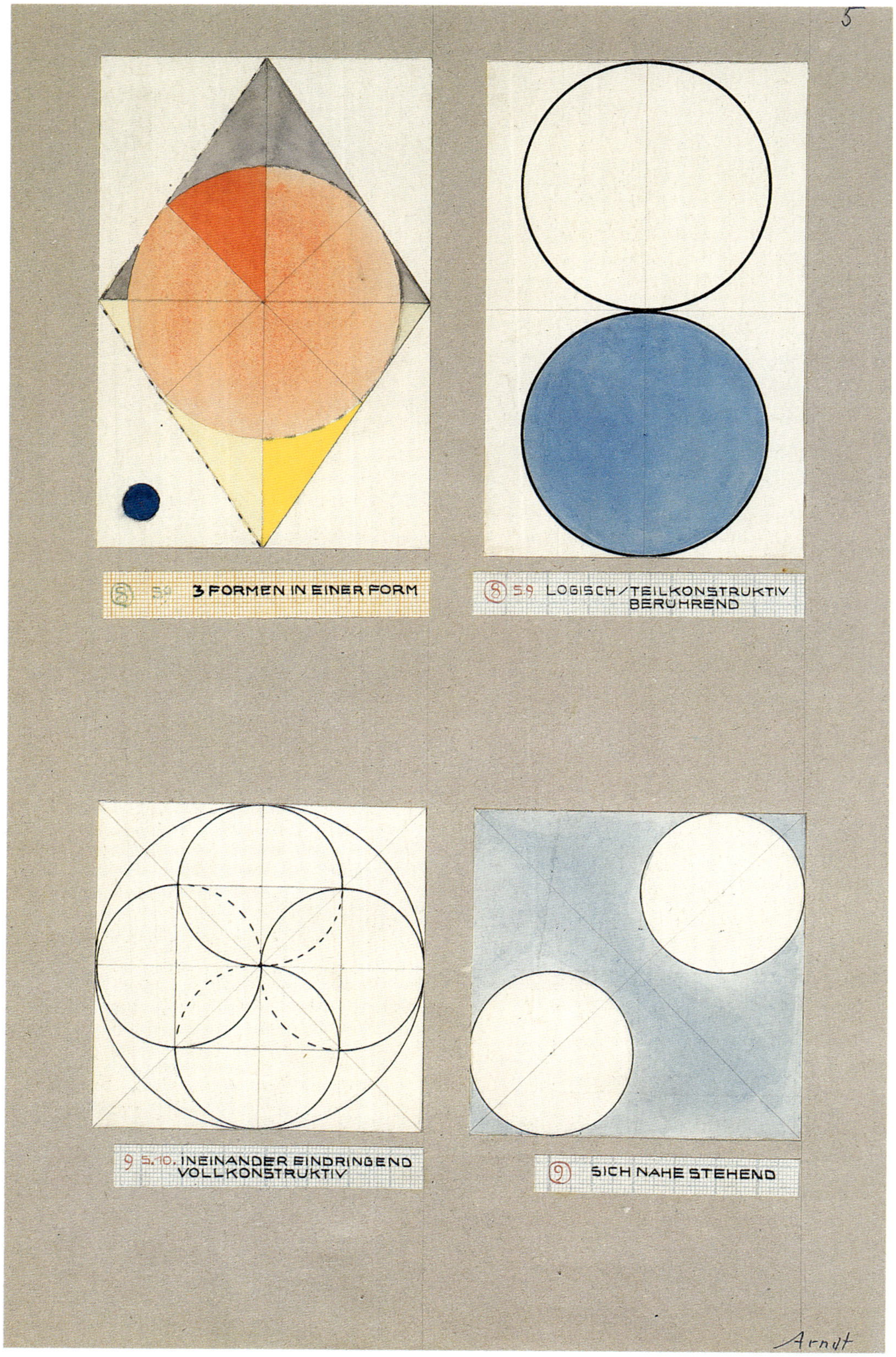

Gertrud Arndt, Drei Formen in einer Form/ logisch-teilkonstruktiv berührend/ineinander eindringend vollkonstruktiv/sich nahestehend. 1923/ 1924, Aquarell und Tusche über Bleistift auf Karton, Karton 33,0 x 22,0 cm, BHA. ● Klee entwikkelte in seinen Vorlesungen eine systematische Gestaltungslehre, in der Farben und Formen unter besonderer Betonung der Dynamik ihrer Beziehungen untersucht wurden. Die Entwicklung der künstlerischen Form wird zum Gleichnis „schöpferischen Werdens".

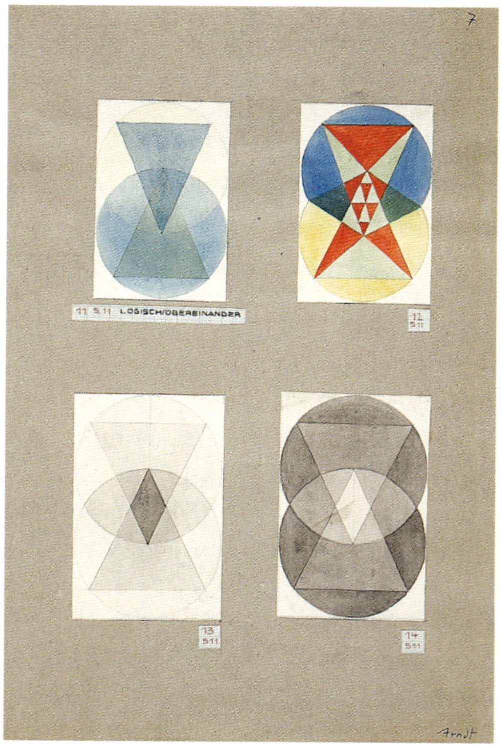

Gertrud Arndt, Logisch/übereinander. 1923/ 1924, Aquarell und Tusche über Bleistift auf Karton, Karton 44,0 x 31,5 cm, BHA. ● Für Klee führen die Formen ein Eigenleben. Anmutungsqualitäten, wie sie seine Schülerin Gertrud Arndt neben ihren „visuellen Notaten" festhielt – „sich berührend oder ineinander eindringend, sich nahestehend" –, scheinen sich zu verlebendigen.

ist mehr als ein bloßes Formelement: Der Prozeß ist Spiegel der dynamischen Struktur des Kosmos. So setzt sich der Punkt als Linie in geraden und krummen Bewegungen fort, um schließlich Flächen zu umschließen. Man mag die weiteren Schritte im einzelnen den umfangreichen, später teilweise publizierten Vorlesungsskripten entnehmen. Beispielhaft sei hier die Lehre vom Gleichgewicht erwähnt, denn jede „Energie erheischt ein Complement, um einen in sich selber ruhenden, über dem Spiel der Kräfte gelagerten Zustand zu verwirklichen." (Paul Klee, Aufsatz im Sammelband „Schöpferische Konfession". 1920. In:

Ders., Schriften, Rezensionen, Aufsätze, hrsg. von Christian Geelhaar, Köln 1976, S. 121) Aus der Vermittlung von aktiven und passiven Energien der bildnerischen Mittel entwickelte Klee das Symbol der Waage. Im Gegensatz zum Kalkül der Gleichgewichtsübungen Moholys war dies ein romantisches Natur- und Kunstsymbol, in dem alle Widersprüche zum harmonischen Ausgleich kommen.

So sehr all diese Elemente auch Klees eigenes Werk prägten, stellte der Regelkanon für ihn keinen direkten Schlüssel zur eigenen Kunst dar. Statt dessen betonte er das intuitive Moment. Wenn für ihn, wie gleichermaßen für Kandinsky, die Inhalte der Gestaltungslehre, die Kenntnis des Kontrapunkts und das Gleichnis des Kosmos sowohl künstlerisches Programm wie die Essenz jedes Kunstunterrichtes bedeuteten, blieb dennoch das Verhältnis eigener künstlerischer Praxis und systematischer Gestaltungslehre beider Kardinalproblem. Die Literatur hat dies oft unterschätzt, wenn sie diesen Konflikt auf die bloße Integration von emotionalen und rationalen Aspekten reduzierte, denn auch die kühlen Analytiker Moholy und Albers versuchten, psychische Dimensionen in ihre pädagogische Praxis einzubeziehen. Es ging den Spätromantikern Kandinsky und Klee jedoch um eine grundlegendere Gefahr für ihr Selbstverständnis als Künstler. Da sie sich als Künstlerindividuen im Sinne des 19. Jahrhunderts verstanden, barg eine allgemeingültige rationale Formenlehre die Gefahr eines Verlustes intuitiver künstlerischer Schaffenskraft in sich. So relativiert Klee in seinen „Beiträgen zur bildnerischen Formenlehre" 1921/1922 den Anspruch auf eine verbindliche Gestaltungslehre: „Solche Mißverständnisse führen zu Konstruktionen um ihrer selbst willen. Sie spuken in Köpfen engbrüstiger Asthmatiker, welche Gesetze geben an Stelle von Werken. Welche zu wenig Luft in sich haben, um zu begreifen, daß Gesetze nur zu Grunde liegen sollen, damit es auf ihnen

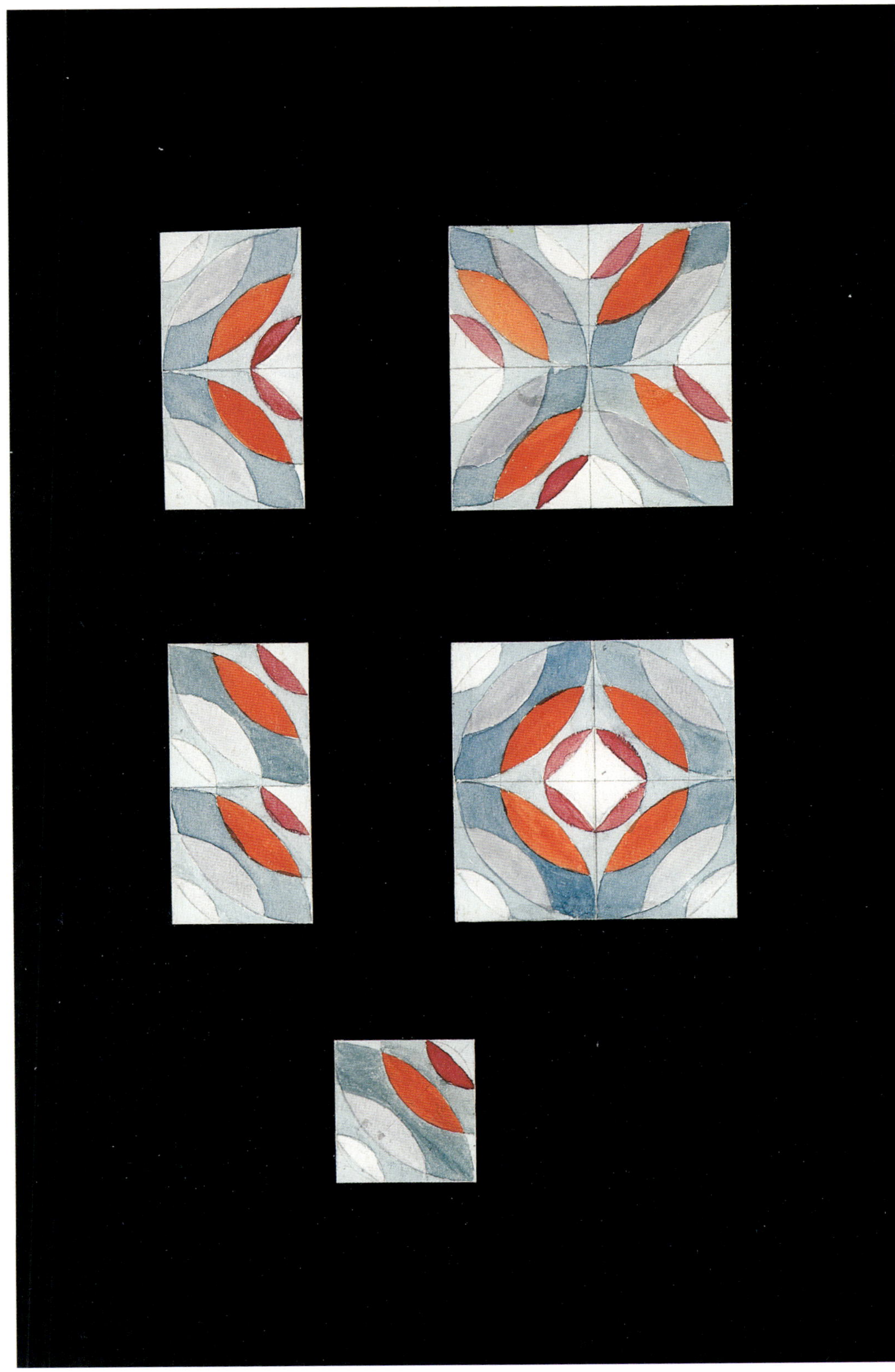

Margaret Leischner, Flächenaufteilungen, Blatt aus Mappe mit Mitschriften und farbigen Tafeln aus dem Unterricht Paul Klee. 1928, Aquarell über Bleistift auf Papier, 20,0 x 30,0 cm, BHA. ● Ähnlich wie im Unterricht Kandinskys wurden auch bei Klee die einzelnen Schritte der Gestaltungslehre anhand von textlichen und bildlichen Notaten nachvollzogen, memoriert und erprobt.

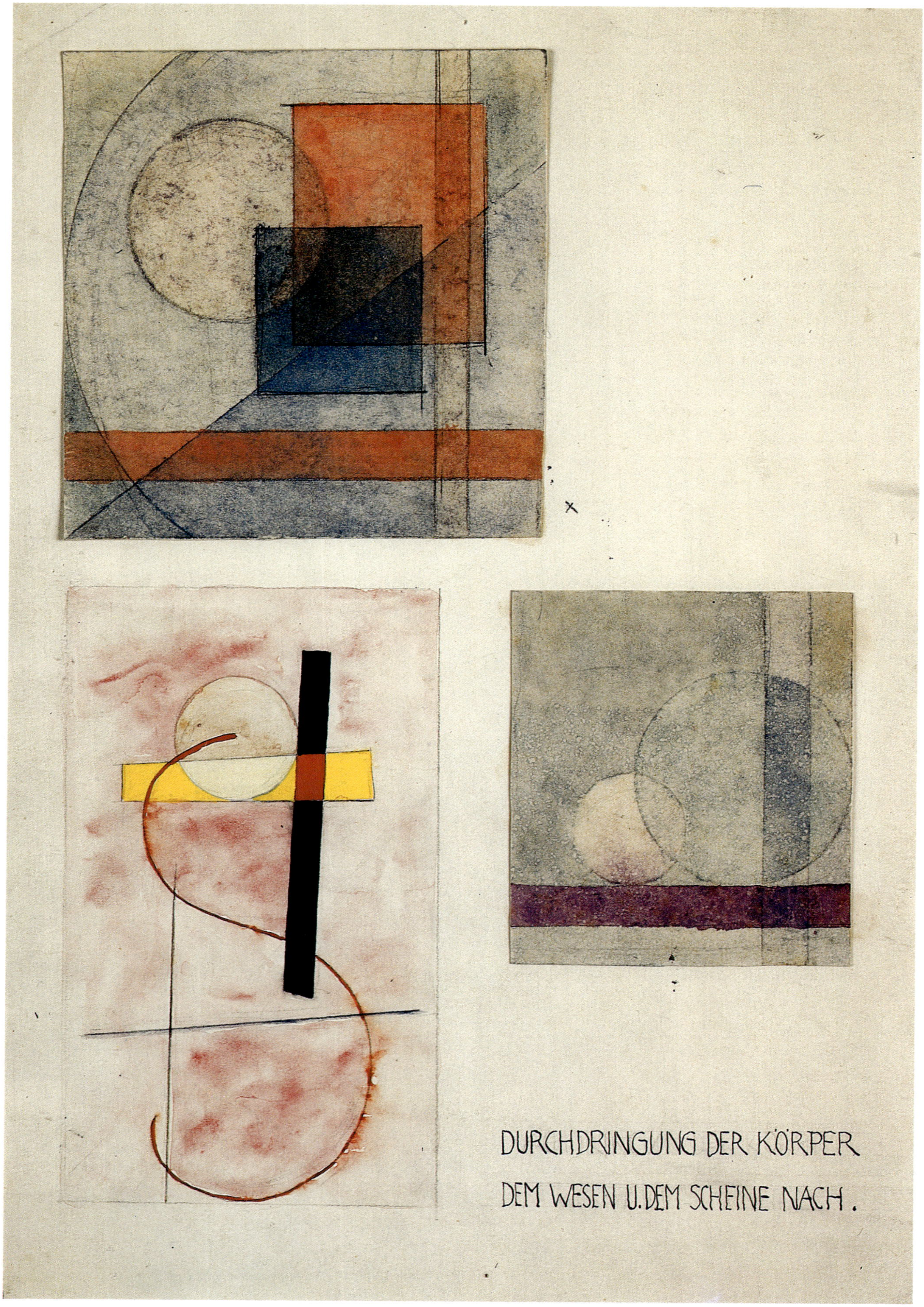
DURCHDRINGUNG DER KÖRPER
DEM WESEN U. DEM SCHEINE NACH.

Grete Reichardt, Durchdringung der Körper dem Wesen und dem Scheine nach. Um 1928, Tempera über Bleistift, 29,7 x 21,0 cm, SBD, Archiv der Sammlung. ● Die zarte Poesie dieser Schülerarbeit erinnert an die Arbeiten des Lehrers: weniger eine Übung denn selbst autonomes Werk.

Peter Keler, Konzentration, Entwurf für ein Glasbild. 2. Fassung 1922, Öl auf Hartfaserplatte, 70,8 x 51,0 cm, SBD, Archiv der Sammlung. ● Der Entwurf stammt aus der Zeit, als Klee auch die Werkstatt für Glasmalerei leitete (1922–1924). Deutlich wird bei dieser Schülerarbeit, daß die ästhetische Grundlehre weniger auf die angewandte Gestaltung zielte, als auf die Entwicklung einer ganzheitlich verstandenen künstlerischen Persönlichkeit.

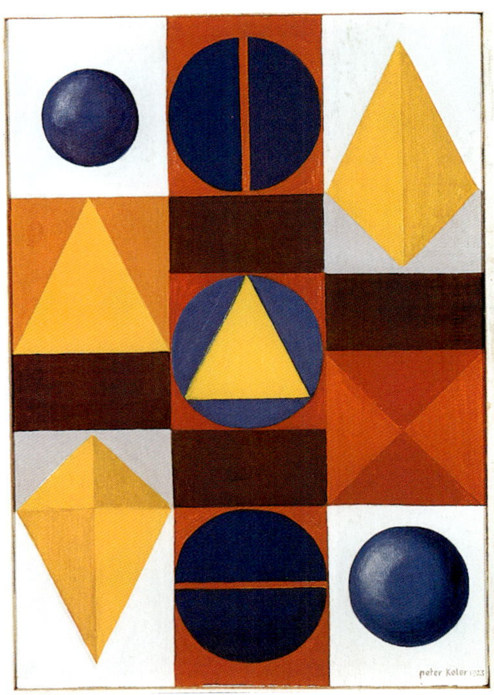

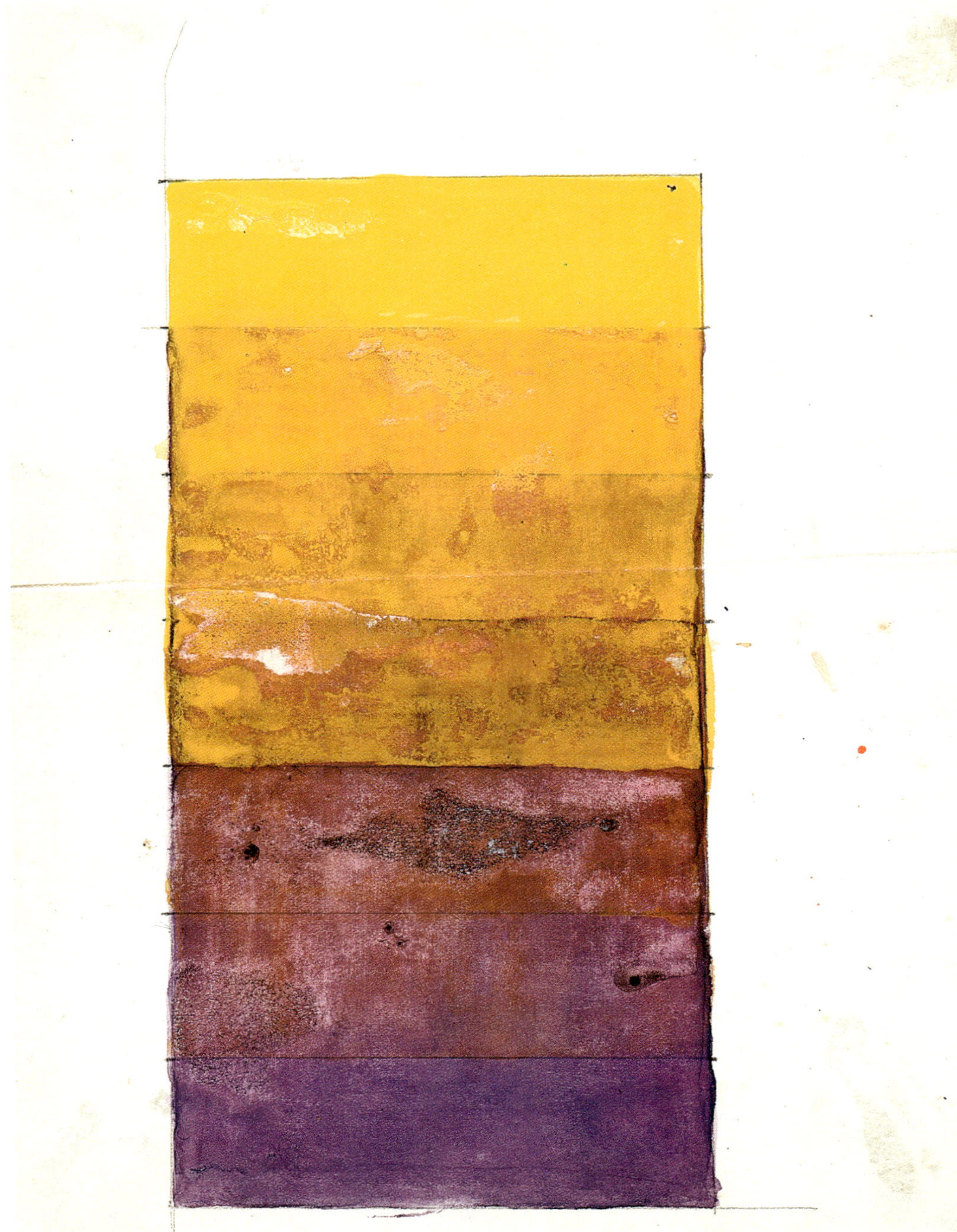

Franz Singer, Farbdurchdringung von Gelb und Violett, Ausschnitt aus einem Blatt im Farbunterricht Paul Klee. Um 1922/1923, vier Blätter auf Karton montiert, Aquarell und Graphit auf Papier, Unterlage 63,7 x 49,7 cm, BHA. ● Die Tabellen, als „idealer Farbkasten", mit ihrer stufenweisen Veränderung des Helligkeitswertes verstand der Musiker Klee als eine Art „visuelle Tonleiter". Diese „optische Musikalität" stand in der Tradition der romantischen Suche nach dem „Generalbaß der Malerei".

blühe ... Daß Gesetze nur gemeinsame Grundlage für Natur und Kunst sind." (Beiträge zur bildnerischen Formenlehre 1921/1922, hrsg. von Jürgen Glaesemer, Basel/Stuttgart 1979, S. 184) Diese Argumentation entsprach der zeitgenössischen Wertung des Kandinsky- und Klee-Unterrichts am Dessauer Bauhaus. Selbst Wohlmeinende erwarteten kaum eine konkrete Hinführung zur späteren Arbeit der Studenten in den Werkstätten, allenfalls so etwas wie eine Sensibilisierung für allgemeine ästhetische Fragen. Nur mühevoll überdeckten allerdings solche Kompromißformeln die wachsende Distanz der romantischen Gründerväter zu den pädagogischen Neuerungen an einer Hochschule für Gestaltung wie dem Bauhaus, in der die klassische Unterscheidung von handwerklicher und genialer Inspiration des Künstlers zunehmend obsolet wurde. Klees Annahme einer Berufung an die Düsseldorfer Kunstakademie lag so in der Konsequenz der Sache, denn an dem traditionsreichen Haus hatte der romantische Künstlerbegriff noch einen sicheren Platz.

Farbenlehre am Bauhaus

Britta Kaiser-Schuster

In den ersten Jahren nach der Gründung des Bauhauses, zwischen 1919 und 1922, wurde Farbe nicht systematisch unterrichtet. Noch 1921 wurde sie in den Satzungen unter „Ergänzende Lehrfächer“ subsumiert und erst 1922 für alle Studierenden obligatorisch. Itten nannte sich zwar selbst „Meister der Farbkunst“ und behandelte Farbe als Teil seiner Grundlehre von 1920 bis 1921/1922, ein nachweislich didaktischer Farbunterricht setzte jedoch erst ab November 1922 mit Klees Vorträgen ein, die als „Beiträge zur bildnerischen Formlehre“ erhalten sind. Die Studentenschaft hatte beim Meisterrat die Einrichtung eines Farbkurses Ittens und wöchentlicher Vorträge Klees beantragt. Gleichzeitig hielt Ludwig Hirschfeld-Mack sein Farbenseminar ab (1922/1923). Grundlagen der farbtheoretischen Arbeit von Itten, Klee und Kandinsky bildeten vor allem die künstlerischen Farbenlehren Goethes, Runges und Hölzels. Hinnerk Scheper und Joost Schmidt stützten sich dagegen in den Werkstätten für Wandmalerei und Reklame weitgehend auf die streng schematische Farbordnung des Chemie-Nobelpreisträgers Wilhelm Ostwald. Gegen ihn hatte man sich in Weimarer Tagen noch verwahrt, 1927 wurde er jedoch zu Vorträgen eingeladen, bald hing in der Werkstatt für Wandmalerei sein 24teiliger Farbkreis. Auch Kandinsky setzte sich mit seiner Farbordnung auseinander. Itten und besonders Klee hatten sie noch als „Farbenindustrie“ und „chemische Färberei“ abgelehnt, denn Ostwald ließ in seiner Harmonielehre die subjektiven Farbwirkungen, die der Kontrastlehre zugrunde liegen, außer acht. Er hatte 1916/1917 in seiner Farbenfibel die Harmonien der Farbe vorgestellt. Sein Ziel war es, die Farben meßbar zu machen, um sie wie Töne nach einer Partitur ordnen zu können. Ostwald unterschied zwischen bunten und unbunten Farben, wobei er von vier Urfarben – „Gelb, Ublau (Ultramarinblau), Rot und Seegrün“ – ausging. Die acht Hauptfarben ordnete er im Farbtonkreis an, zerlegte jede in drei Stufen und gelangte so zum 24teiligen Farbtonkreis. Der Farbunterricht Schepers (1925 bis 1929 und 1931 bis 1932) orientierte sich stark an der Praxis und vermittelte handwerkliche Grundlagen wie Aufbau des Malgrundes, Mörtelherstellung, Verputz bis zum Anstrich in Freskotechnik. Zu seinen Aufgabenstellungen gehörten auch das Anfertigen einer umfangreichen Farbtonskala für die Ölmalerei und die Kenntnis verschiedener Techniken bei der Darstellung von Farbtönen wie Spritzverfahren oder Rasterung. Bei Joost Schmidt war Farbenlehre Bestandteil aller seiner Kurse. In seiner 52teiligen Aufgabenreihe für den Reklameunterricht (1931/1932) waren elf der Farbe gewidmet. Für höhere Semester sah er die Umsetzung von Ostwalds Lehre in den Plakatentwurf vor.

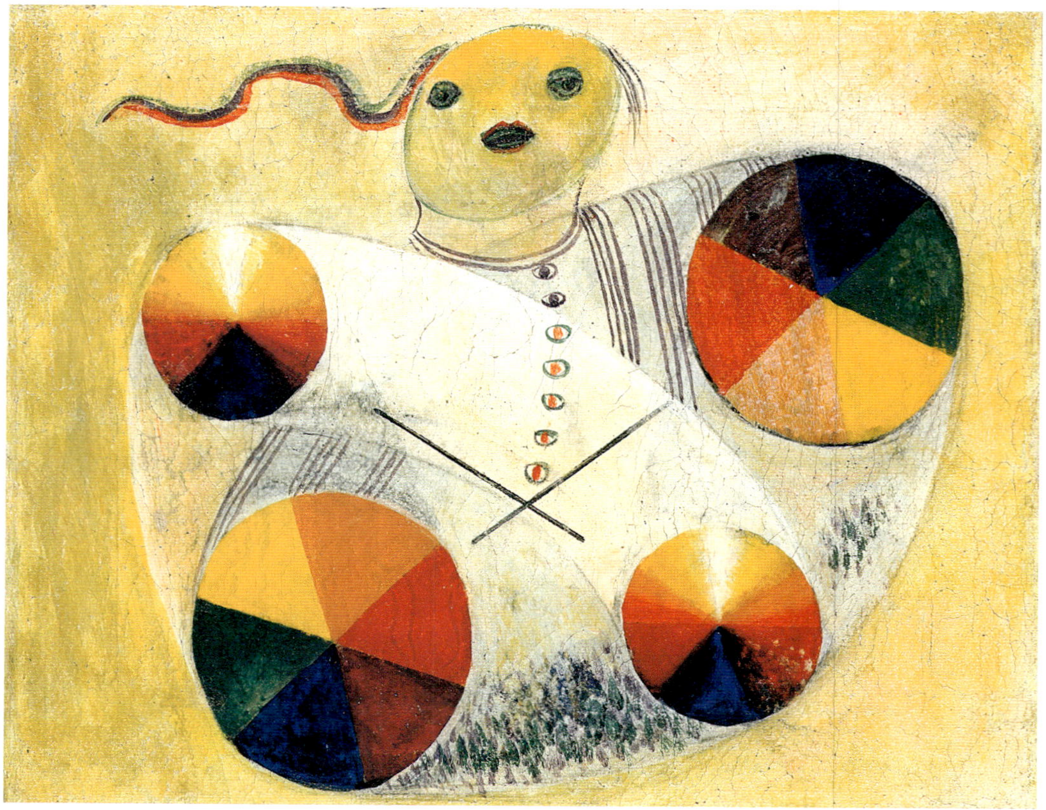

Ludwig Hirschfeld-Mack, Ohne Titel. Um 1923, Tempera auf Leinwand, 35,0 x 45,0 cm, Privatbesitz. ● Additive Farbmischung: Ein Kind spielt mit Farbkreiseln, deren Rotation die Grundfarben Gelb, Blau, Rot optisch zu weiteren Farben mischt, wie die beiden größeren Scheiben sie schematisch zeigen. Je nach Tempo des Kreisels ändern sich Verteilung und Intensität der Farben.

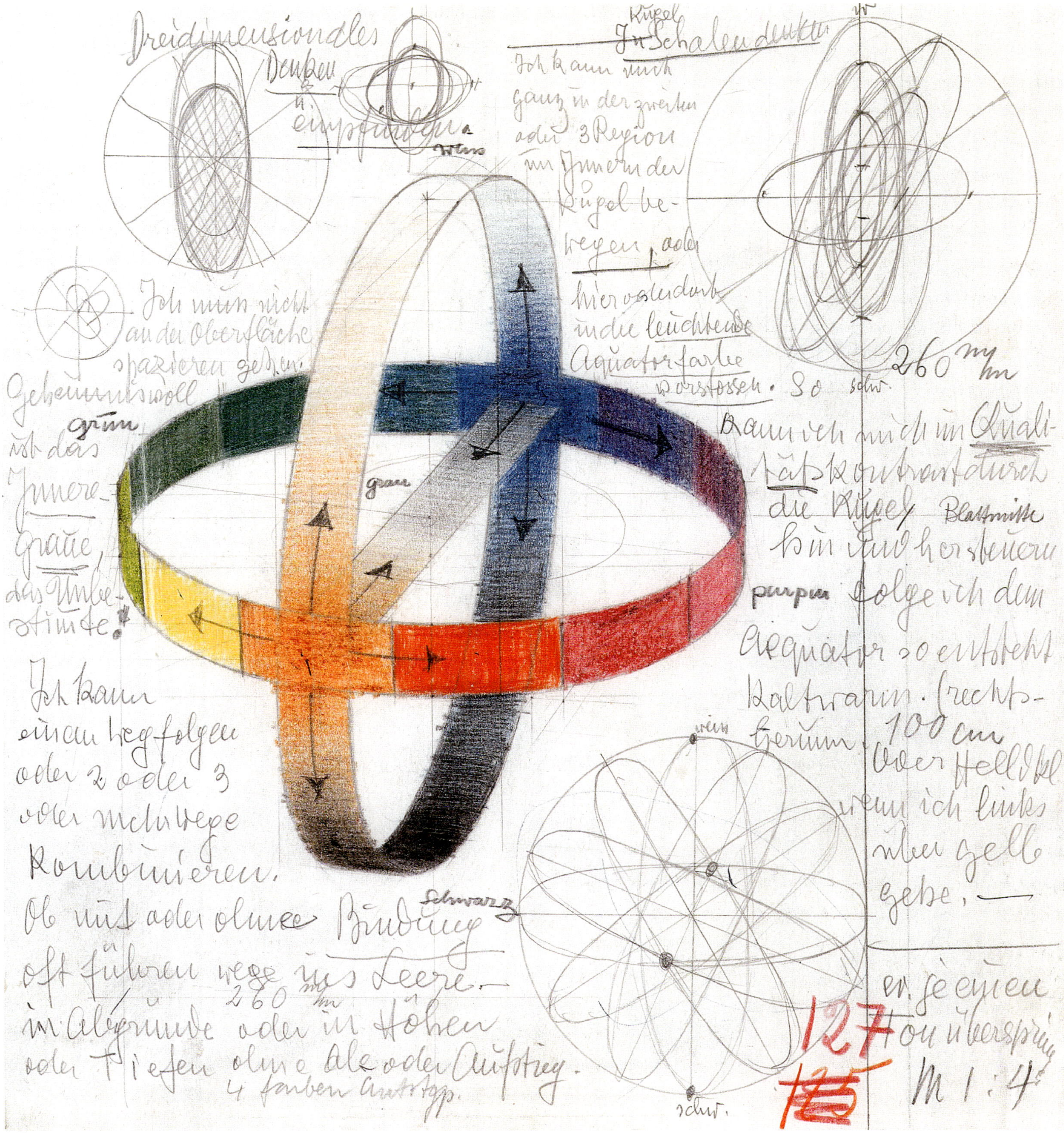
Dreidimensionales
Denken
u.
empfinden
Ich kann nicht
an der Oberfläche
spazieren gehen.
Geheimnisvoll
ist das
Innere
Graue,
das Unbestimmte!
grün
grau
purpur
Schwarz
Blattmitte
260 m/m
100 cm
M 1:4
127

Johannes Itten, Farbkugel bandräumlich. 1919/1920, Graphit und Farbstift auf Papier, 22,6 x 22,0 cm, Itten-Archiv Zürich. ● Itten lehrte am Anschauungsmodell der Farbkugel Denken und Empfinden in der Dreidimensionalität. Entlang Farbmeridianen und -schalen trat man beflügelnde Reisen an: von Warm nach Kalt, vom weißen Pol durchs graue Kugelinnere zum Schwarz oder auch durch Oberflächensegmente gleicher Helligkeit hindurchstoßend zu komplementären Bezirken.

Johannes Itten hatte wesentliche Teile seiner Lehre bereits während seines Studiums bei Adolf Hölzel in Stuttgart (1913 bis 1916) sowie an seiner privaten Kunstschule in Wien (1916 bis 1918) entwickelt. Von seinem Farbunterricht am Bauhaus, der Bestandteil seines Einführungssemesters war und ab Herbst 1920 „Vorkurs“ genannt wurde, sind jedoch keine Aufzeichnungen bekannt. Erst im Tagebuch aus dem Jahr 1930, das seinen Unterricht an der Itten-Schule in Berlin wiedergibt, ist explizit eine Farbenlehre formuliert, die im wesentlichen seine 1961 erschienene Publikation „Kunst der Farbe“ vorwegnimmt. In den Tagebüchern der Jahre 1913 bis 1919 finden sich jedoch zahlreiche Eintragungen: die Beschäftigung mit den Farbenlehren von Wilhelm von Bezold, Ogden Rood, Arthur Schopenhauer und Paul Cézanne sowie der Kontrastlehre Hölzels (1914), Notizen zur Tiefenwirkung der Farben und zur Farbe-Form-Beziehung, in der Itten Rot dem Quadrat, Gelb dem Dreieck, Blau dem Kreis zuordnet (1915/1916); der „Versuch, einen Farbkreis zu konstruieren, bei dem in gleichen Meridianen gleiche Helligkeiten zu finden sind“ (1917), was der Projektion der Rungeschen Farbkugel in die Fläche entspricht; weiterhin die Darstellung einer Farbkugel mit Meridian, Äquatorlinie und Durchmesser in gleichen Helligkeitsstufen, die durch den Zwölftonmusiker Josef Matthias Hauer angeregt wurde (1919/1920), darüber hinaus Reflexionen über die „Plus-Minus-Polarität“ Goethes hinsichtlich der Polaritäten Mann – Frau, Erde – Himmel, Stoff – Geist (1918). Itten formulierte keine neue Farbtheorie, sondern verband verschiedene Theorien miteinander zu einer Farbenlehre, die subjektive Farbempfindungen mit dem Wissen um objektive Grundgesetze kombiniert. Er schloß besonders an Hölzels Unterscheidungen zwischen sieben verschiedenen Farbkontrasten in einer systematischen Ordnung an (Farbe-an-sich-, Hell-Dunkel-, Kalt-Warm-, Komplementär-, Intensitäts-, Qualitäts-, Quantitäts-, Simultankontrast), die schon auf Chevreul (1839) zurückgehen. Sein Farbunterricht am Bauhaus läßt sich an einigen Schülerarbeiten rekonstruieren. Zentrales Zeugnis jedoch ist sein Farbstern, als Beilage zum „Utopia. Dokumente der Wirklichkeit“ 1921 erschienen: eine direkte, zweidimensionale Übernahme von Runges Farbenordnung in Form einer Farbenkugel.

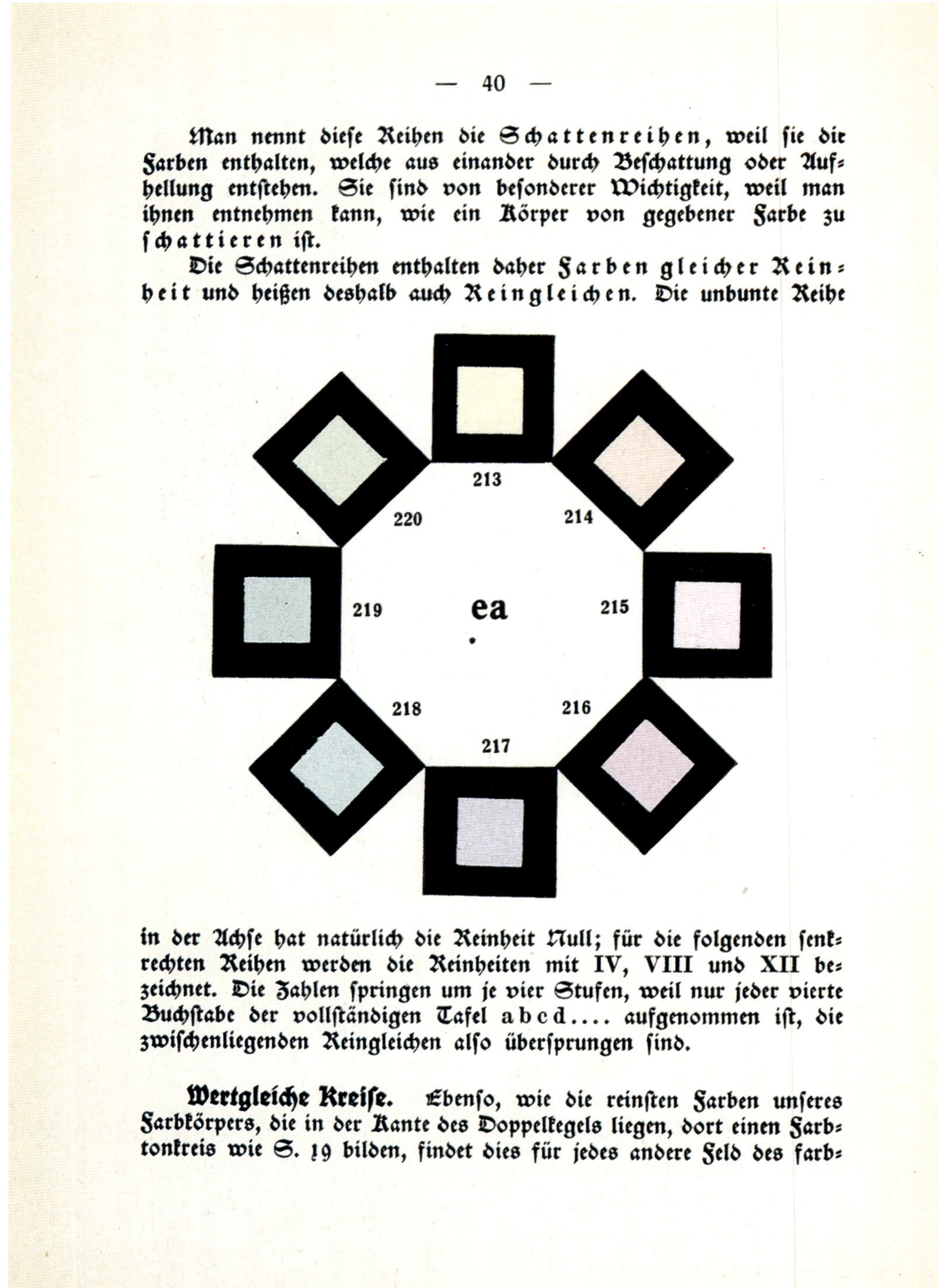
— 40 —

Man nennt diese Reihen die Schattenreihen, weil sie die Farben enthalten, welche aus einander durch Beschattung oder Aufhellung entstehen. Sie sind von besonderer Wichtigkeit, weil man ihnen entnehmen kann, wie ein Körper von gegebener Farbe zu schattieren ist.

Die Schattenreihen enthalten daher Farben gleicher Reinheit und heißen deshalb auch Reingleichen. Die unbunte Reihe

in der Achse hat natürlich die Reinheit Null; für die folgenden senkrechten Reihen werden die Reinheiten mit IV, VIII und XII bezeichnet. Die Zahlen springen um je vier Stufen, weil nur jeder vierte Buchstabe der vollständigen Tafel a b c d .... aufgenommen ist, die zwischenliegenden Reingleichen also übersprungen sind.

Wertgleiche Kreise. Ebenso, wie die reinsten Farben unseres Farbkörpers, die in der Kante des Doppelkegels liegen, dort einen Farbtonkreis wie S. 19 bilden, findet dies für jedes andere Feld des farb-

Wilhelm Ostwald, ea-Kreis aus der „Farbenfibel“. 1916/1917, Abb. aus Wilhelm Ostwald, „Farbenfibel“, Leipzig 1917, BHA. ● Acht Farbtöne, mit Weiß auf die gleiche, meßbare Helligkeitsstufe gebracht, bilden einen Ring „hellklarer Farben“ im kegelförmigen Ostwald-Spektrum aus 680 Farben. Ihnen gegenüberliegend sind die „dunkelklaren“, mit Schwarz gemischten Töne angeordnet.

Benita Koch-Otte, Farbfächer. Um 1925, Tempera und Tusche über Bleistift auf Zeichenkarton, 31,2 x 31,4 cm, Historische Sammlung der v. Bodelschwinghschen Anstalten Bethel. ● Die späte Datierung des Farbfächers deutet darauf hin, daß die Weberin Otte, die den Grundkurs bei Itten und Klees Farblehre am Weimarer Bauhaus besucht hatte, diesen bei Webkompositionen als Farbtemperaturmesser und Mischhilfe nutzte.

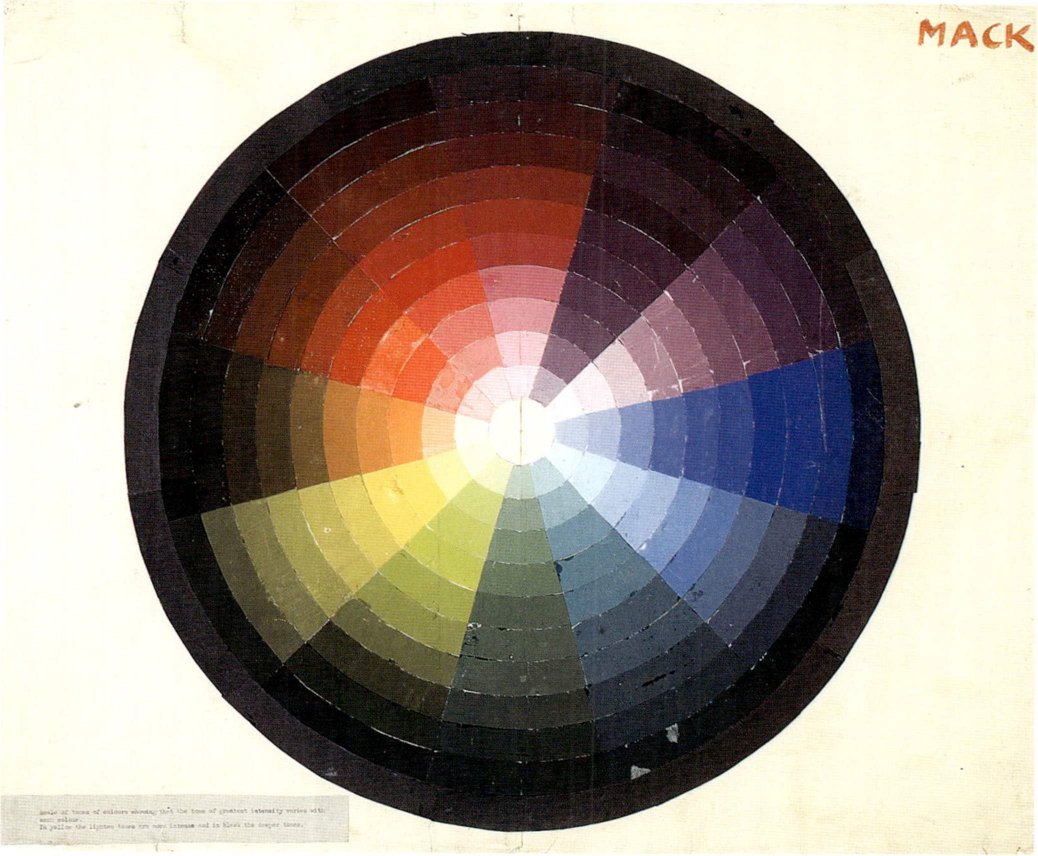

Auch die Mazdaznanlehre mit ihrer Kontrast- und Temperamentenlehre hat Eingang in Ittens farbtheoretische Beschäftigung gefunden.
Zu dem außerplanmäßigen Farbenseminar für Schüler und Meister, das der Itten-Schüler Ludwig Hirschfeld-Mack abhielt, existieren keine schriftlichen Aufzeichnungen, erhalten sind jedoch zahlreiche Farbtafeln mit Ordnungsschemata wie Hell-Dunkel-Studien mit Farb- und Grauleitern sowie Studien zur Farbe-Form-Beziehung, die zum einen elementare Farbsysteme, zum anderen Einzelphänomene der Farbe darstellen. Die Ordnung der Farben veranschaulichte Hirschfeld-Mack durch Farbdreieck und Farbkreis. Er ergänzte Goethes elementaren Gegensatz zwischen Weiß und Schwarz, Gelb und Blau mit einer Grauskala, deren mittleres Grau dem Lichtwert der Farbe Rot entspricht, die nach Goethe durch Intensitätssteigerung der beiden Ausgangsfarben entsteht. Den zwölfteiligen Farbkreis stellte Hirschfeld-Mack mit konzentrisch verlaufenden Helligkeitsstufen dar. Bei der Hölzelschen Kontrastlehre war es besonders der Qualitäts-

Ludwig Hirschfeld-Mack, Zwölfteiliger Farbenkreis (120 Farben), Studie zur Farbintensität. 1922/1923, Gouache und Collage auf Neuruppiner Bilderbogen, 51,5 x 63,5 cm, BHA. • Selbst bei gleichmäßiger Abstufung aller zwölf Farben zum Schwarz oder Weiß hin erweist sich, daß gleiche Intensität und gleiche Helligkeit der Töne durchaus nicht auf demselben Ring zu finden sind.

Ausgehend vom zwölfteiligen Farbkreis, der die Äquatorlinie der Kugel bildet, entwickelte Runge seine Farbskala zu einem weißen und einem schwarzen Pol hin, wobei im Innern der Kugel die trüben Farben angesiedelt sind. Itten nahm zusätzlich eine Ausrichtung des Kreises nach Hell – Dunkel und Kalt – Warm vor. Die Harmonielehre Ittens, nach der sich die Farben in einem harmonischen Gleichgewicht befinden, wenn zum einen das Auge sie zu einer „Totalität" ergänzen kann, zum anderen Harmonie erreicht ist, wenn die Mischung zweier oder mehrerer Farben ein neutrales Grau ergibt, ist ebenfalls im Zusammenhang mit Runge zu sehen. Welche zentrale Bedeutung die Farbenlehre für Itten hatte, zeigt sein „Kinderbildnis" (1921/1922), in dem sein Sohn Matthias umgeben von für Itten wichtigen Symbolen wiedergegeben ist: neben dem Mazdaznanstern im Vordergrund die Farbenkugel, auf dem Würfel rechts im Quadrat die Farben des zwölfteiligen Farbkreises, in deren Mitte die drei Grundfarben plus Weiß als Farbe-an-sich-Kontrast.

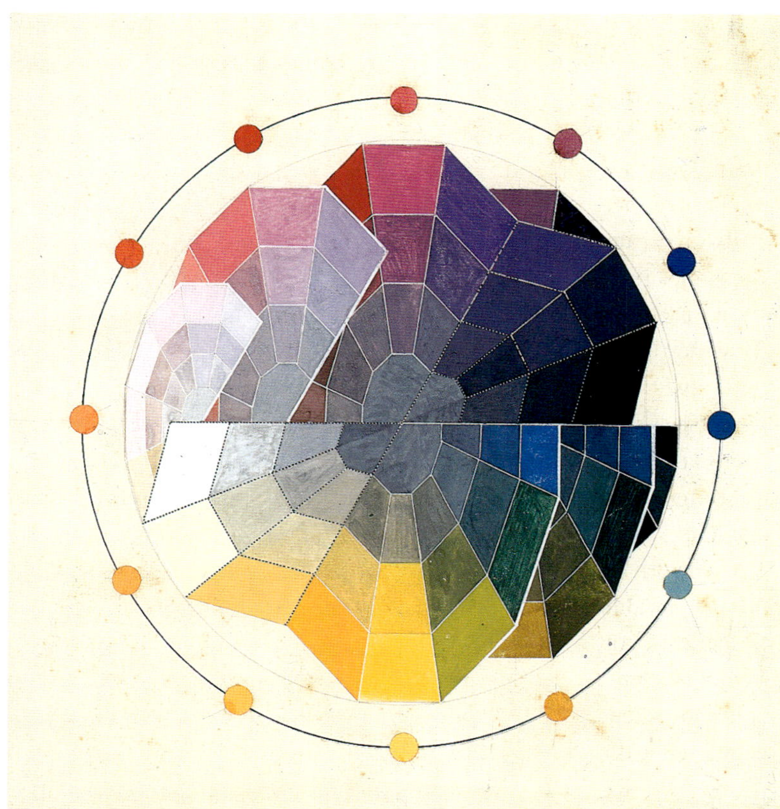

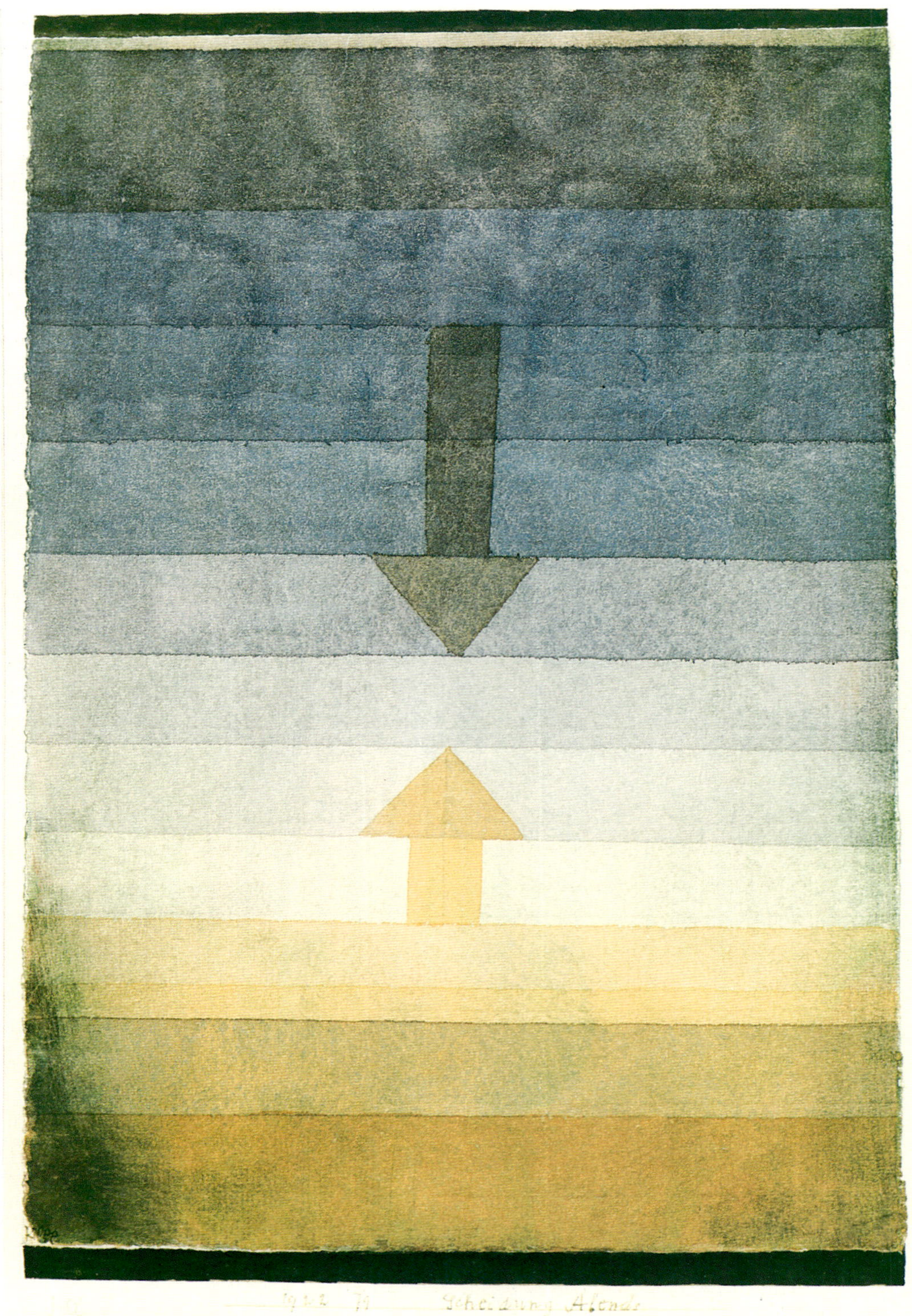

Paul Klee, Scheidung abends. 1922, Aquarell auf Ingres, 33,4x23,2 cm, Sammlung Familie Klee. ● Klees Farbenlehre und seinem Wirken als Formmeister in verschiedenen Bauhauswerkstätten verdankten die Studierenden, zumal der Weberei, „vertiefte, begrifflich durchgeklärte Probleme der Form, der Verhältnisse, der Farbwerte".

kontrast, auch bei Schopenhauers quantitativem Farbkreis wiedergegeben, der Hirschfeld-Mack zum optischen Farbmischer anregte: Dieser „Farbkreisel" beruhte auf dem Prinzip der optischen Mischung durch Bewegung farbiger Flächen. Die aufsteckbaren Farbscheiben veranschaulichen Versuchsanordnungen zu Problemen der Grau- und Buntausmischung unter Berücksichtigung des Quantitäts- und Intensitätskontrastes.

Im Rahmen der bildnerischen Formlehre war die Farbenlehre erstmals 1922/1923 Gegenstand des Unterrichts von Paul Klee, danach vermutlich im Sommersemester 1923 sowie im Wintersemester 1923/1924 und schließlich in der Dessauer Bauhauszeit. In Klees grafischer Darstellung zur Idee und Struktur des Bauhauses (1922) nimmt die Farbenlehre bereits einen festen Platz ein. In seinen „Beiträgen zur bildnerischen Formlehre" sind ausführliche Vorbe-

Léna Meyer-Bergner, strahlung/abgewandertes zentrum, Studie aus dem Unterricht Paul Klee. 1927, Aquarell auf Zeichenkarton, 23,3 x 32,7 cm, BHA. ● Die Spuren der „Abwanderung" beginnen blau, laufen nach beiden Richtungen in ähnlich additiver Mischung bis zum Gelb, um von da aus in unterschiedlicher Weise wieder über Blau dem Schwarz zuzustreben. Die Wiederholung der Töne in „Weg" und „Ziel" läßt die Bewegung umkehrbar erscheinen und die Sterne pulsieren.

reitungen zu einer eigenen Farbenlehre dokumentiert. Zahlreiche Unterrichtsmitschriften und Notizen seiner Schüler belegen detaillierte Aufgabenstellungen. Klee übernahm, wie er selbst zu Beginn seiner Ausführungen über die Farbenlehre betonte, „ohne Bedenken Gedanken von Leuten vom Fach und von anderen. Um einige wenige Namen herauszugreifen, nenne ich Goethe, Philipp Otto Runge, dessen Farbkugel 1810 publiziert wurde, Delacroix und Kandinsky (Über das Geistige in der Kunst)." (Paul Klee, Beiträge zur bildnerischen Formlehre, Weimar 1921/1922, S. 153). Klee gelangte jedoch zu einem eigenen theoretischen Konzept, dessen Besonderheit in der Komponente des Bewegungsmoments der Farbe beruht. Im Unterschied zu Kandinsky oder Hirschfeld-Mack untersuchte Klee die Farben nicht isoliert, sondern erfaßte ihre Reichweite auf der Peripherie des Farbkreises. Ausgangspunkt Klees bildet das Naturstudium mit der Betrachtung des Regenbogens, den er zum sechsteiligen Farbkreis schloß. „Der erste Teil meiner Aufgabe ist nun, eine Art von ideellem Malkasten vor Ihnen aufzubauen, in dem die Farben eine wohlbegründete Ordnung erfahren, eine Art von Werkzeug-Schrank, wenn Sie wollen." (ebenda) Die diametralen Paare Rot – Grün, Gelb – Violett und Orange – Blau nannte Klee die wichtigsten komplementären Farbenpaare. Durch Drehen des Diameters erhielt er drei weitere Paare: Rotviolett – Gelbgrün, Gelborange – Blauviolett, Rotorange – Blaugrün. Da sie sich aus bereits vorhandenen Farben zusammensetzen und in der komplementären Mischung ebenfalls Grau ergeben, sind sie im Sinne Klees, wie die Ausgangsfarbenpaare, echte Farbenpaare im Gegensatz zu den unechten Farbenpaaren, die nicht durch eine diametrale Verbindung entstehen. Den Übergang von der Farbreihe zum Kreis faßte Klee als Pendelbewegung auf, die zur Kreisbewegung wird. Dieses Bewegungselement ist Klees Leitmotiv. Als peripherale Farbbewegung bezeichnete er diejenige entlang der Kreisbegrenzungslinie; hier reihen sich die Übergänge fortlaufend aneinander zu einem warmen und einem kalten Ende sowie zu einem Gipfelpunkt. Die Reichweite der Farbe definierte Klee durch die farbfreie Strecke, die auf dem Kreis der farbigen Strecke gegenüberliegt. Als diametrale Farbbewegung bezeichnete er jene nach den Kreisdurchmessern, von denen es im sechsteiligen Farbkreis drei hauptsächliche gibt. Die mit dem Durchmesser verbundenen Komplementärfarben zerstören sich farbig, wenn sie sich in diametraler Richtung zu Grau mischen. Die Gesamtfigur nannte Klee den „Kanon der Totalität" (vergleiche Goethe und Runge). Diese zweidimensionale Darstellung übertrug Klee in die Dreidimensionalität zur Farbkugel (vergleiche Runge) mit drei verschiedenen Bewegungsrichtungen: der peripheralen nach Warm oder Kalt, der diametralen nach der Komplementärfarbe und der polaren Bewegung nach Weiß und Schwarz.

Wassily Kandinsky unterrichtete neben analytischem Zeichnen schwerpunktmäßig Farbenlehre. Die Basis bildete seine Schrift „Über das Geistige in der Kunst" (1911), die er ab 1925 ausbaute zu einer Phänomenologie von Farbe-Form-Beziehungen. Die „Wirkung der Farbe"

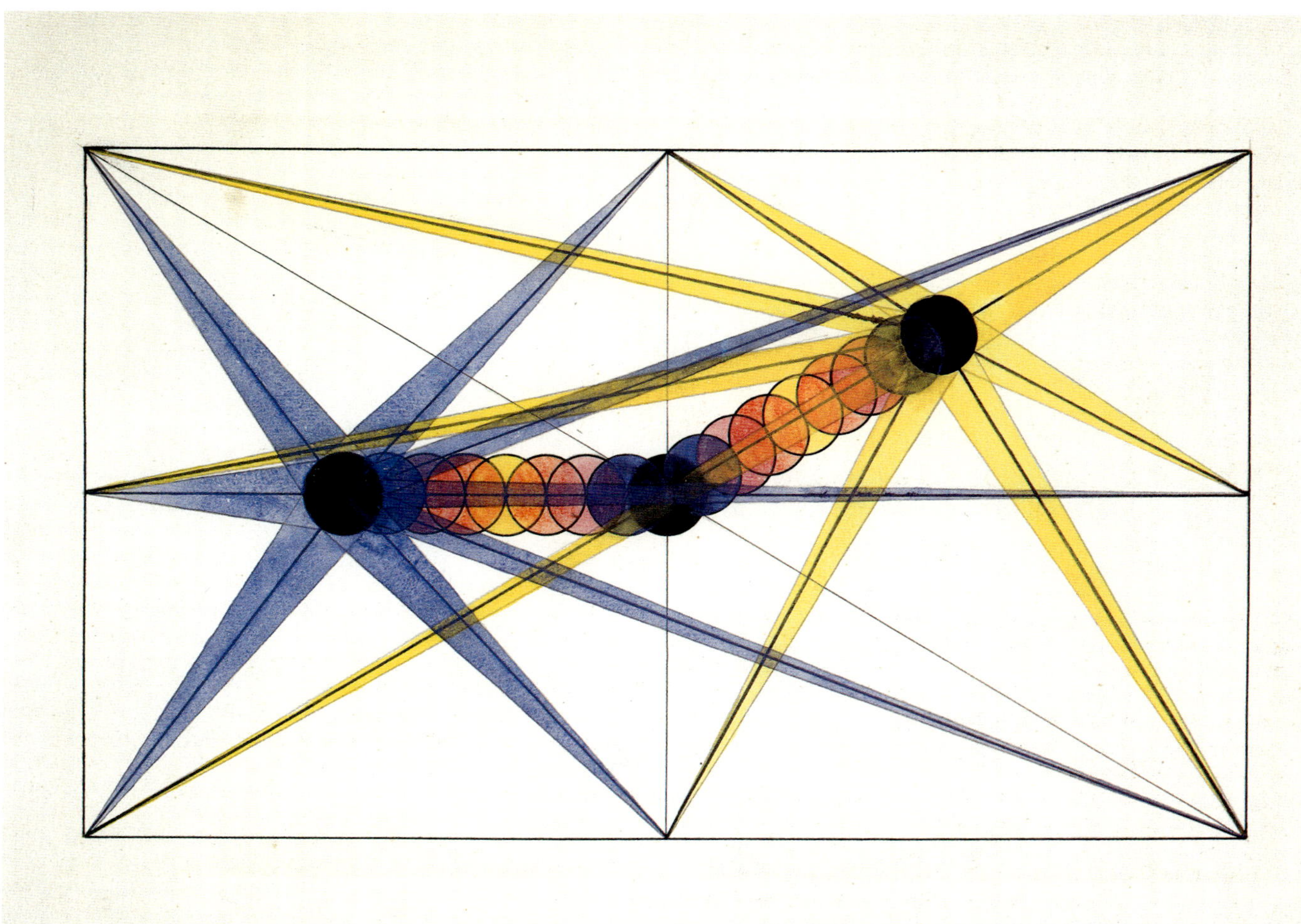

unterschied er in physische und psychische Wirkung; Farbe und Form analysierte er folgendermaßen: „... zunächst konzentriert man sich auf isolierte Farbe, wobei sofort zwei große Abteilungen ins Auge fallen: 1. Wärme und Kälte des farbigen Tones und 2. Helligkeit und Dunkelheit desselben. Daraus entstehen vier Hauptklänge: 1. warm-hell, 2. warm-dunkel, 3. kalt-hell, 4. kalt-dunkel ... Die Wärme oder die Kälte der Farbe ist eine Neigung ganz im allgemeinen zu Gelb oder zu Blau", für Kandinsky der „erste große Gegensatz im inneren Wert". Gelb bewegt sich zum Beschauer, hin zum Körperlichen, Blau entfernt sich von ihm zum Geistigen. „Der zweite große Gegensatz ist der Unterschied zu Weiß und Schwarz ... die Neigung der Farbe zu Hell oder zu Dunkel". Diese Neigungen stellte er als Bewegungen „in erstarrter Form" dar. (Wassily Kandinsky, Über das Geistige in der Kunst, Bern 1952, S. 59 ff und S. 87 ff) Jene Charakterisierung der Gegensatzpaare erweiterte Kandinsky am Bauhaus durch Komponenten des Geruchs, des Geschmacks und der Musik. Das ideale Gleichgewicht in der Mischung dieser zwei in allem diametral verschiedenen Farben bildet nach Kandinsky das Grün: die Bewegungen vernichten sich, es entsteht Ruhe. Dem Grün setzte er das Rot entgegen. Beide gemeinsam sind bewegungslos. Damit ist der dritte große Gegensatz hergestellt. Den vierten Gegensatz bildet Orange–Violett. Für beide Farben gelten die gleichen Bewegungen wie für Gelb und Blau, jedoch in abgeschwächter Form. Damit ergeben sich drei komplementäre Farbenpaare, die Kandinsky im Farbkreis so einander gegenüberstellen mußte, daß eine, wie bereits Rainer K. Wick in seiner „Bauhaus-Pädagogik" (Köln 1994, S. 223) bemerkte, falsche Farbfolge im Sinne der pigmentären Farbenmischung entsteht: Gelb – Grün – Violett – Blau – Rot – Orange. Problematisch erscheint zudem, daß die Pole außerhalb des Kreises liegen. „Wie ein großer Kreis, wie eine sich in den Schwanz beißende Schlange (das Symbol der Unendlichkeit und Ewigkeit) stehen vor uns die sechs Farben, die in Paaren drei große Gegensätze bilden. Und rechts und links die großen Möglichkeiten des Schweigens; das des Todes und das der Geburt." (Wassily Kandinsky, Über das Geistige in der Kunst, 1911)

Im Gegensatz zu diesen theoretischen Ausführungen ging Kandinsky am Bauhaus zunehmend von der materiellen Substanz der Farben, den Pigmentfarben, von den primären Buntfarben Gelb – Blau – Rot sowie den Sekundär- und Tertiärfarben aus. Neu ist auch die Untersuchung der Farbharmonien. Die Vorstellung polarer Gegensätze (vergleiche die Plus-Minus-Polarität bei Goethe), die besonders im Gelb-Blau-Kontrast ihren Ausdruck fand, wurde um Kontrastpaare wie Wirkung –

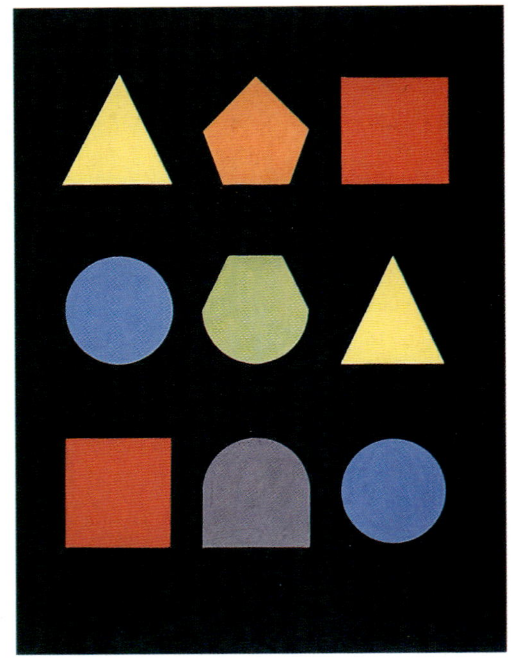

Eugen Batz, Korrespondenz zwischen Farben und Formen. 1929/1930, Tempera über Bleistift auf schwarzem Papier, 42,3 x 32,9 cm, BHA. • Analogien zwischen Farben und Formen zu finden, war ein Schwerpunkt in Kandinskys Unterricht. Vom Temperaturausgleich bei den Winkeln in ihrer Beziehung zur Farbe wurden die Studierenden zu den Farbaffinitäten von geschlossenen Formen geführt.

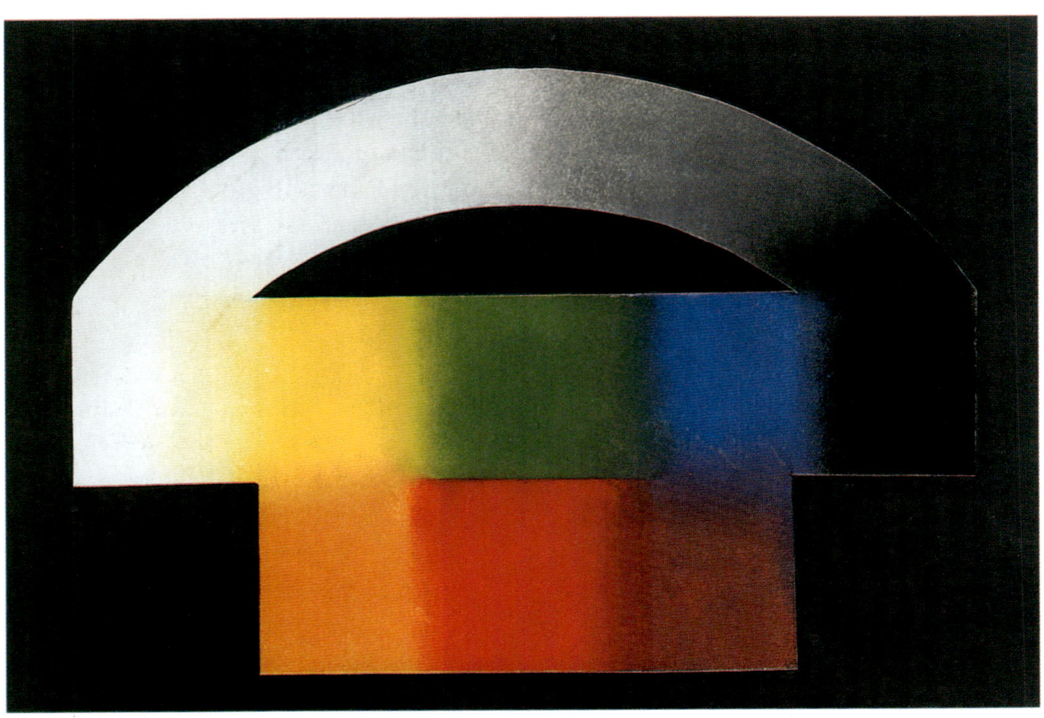

Lothar Lang, Farbskala. 1926/1927, Tempera über Bleistift auf weißem Karton, Darstellung ausgeschnitten und auf schwarzen Karton geklebt, 19,8 x 44,5 cm, BHA. • Bei Kandinsky lernte man verschiedene Farbsysteme kennen. Hier sind drei Skalen so angeordnet, daß an der Basis der Figur Rot, darüber Grün und oben Mittelgrau parallel zueinander liegen. Die gefundene, stabile Ordnung hierarchisiert Wirkungen von Grund- und Nichtfarben und demonstriert ihre Beziehungen.

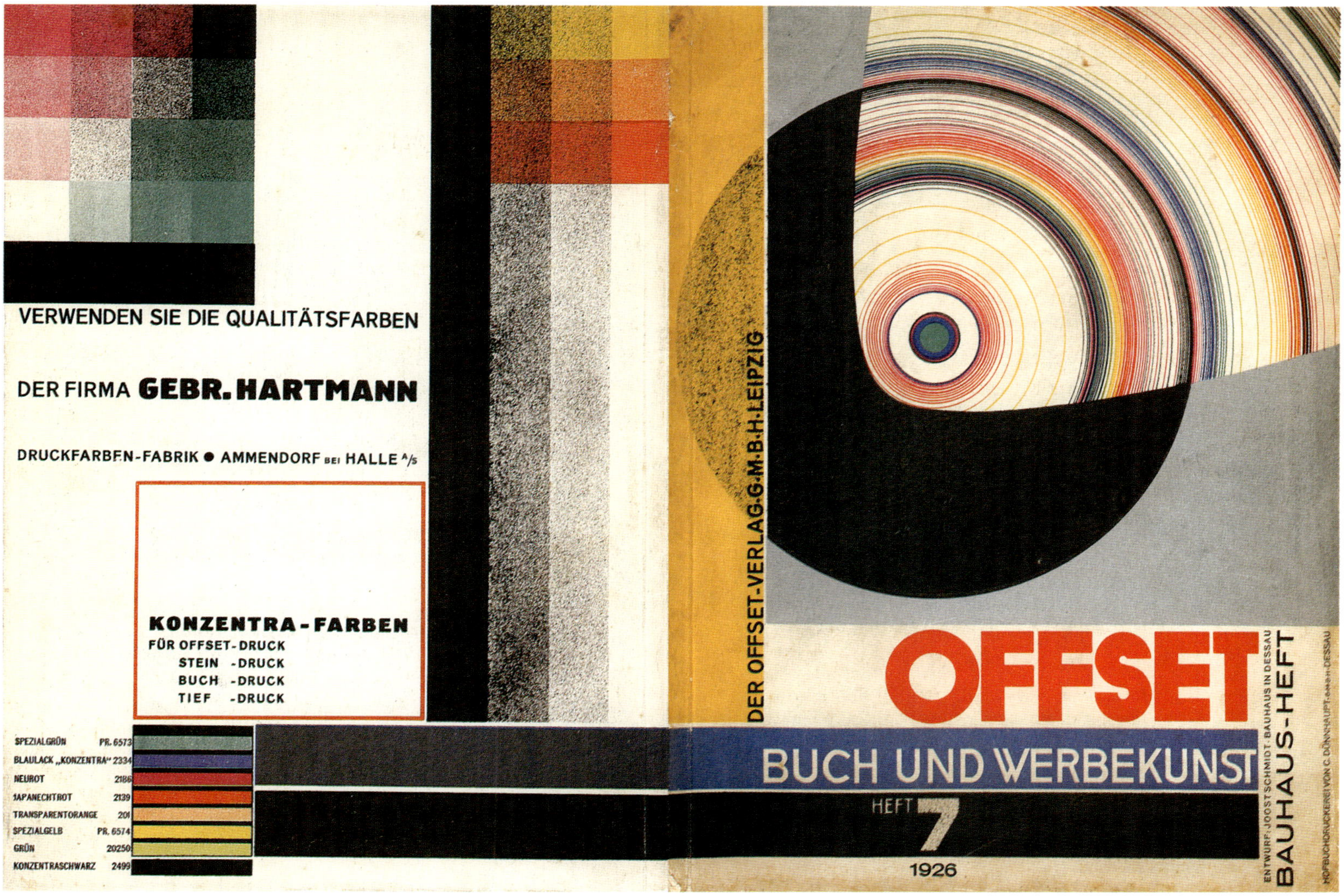

Joost Schmidt, Umschlag für „Offset,- Buch- und Werbekunst". Heft 7, 1926, Offsetdruck, 31,0 x 23,0 cm, BHA. • Farbe, von Wilhelm Ostwald zur meßbaren Größe erklärt, wurde besonders in der Druckindustrie sehr wichtig. Die hier verwendeten Grundfarben brauchen nur mit bestimmten Anteilen von Weiß, Schwarz und Grau versetzt zu werden, um eine genormte Farbskala zu bilden.

Beraubung, Licht – Schatten, Hell – Dunkel, Kraft – Schwäche, Wärme – Kälte, Nähe – Ferne, Abstoßen – Anziehen, Aktiv – Passiv erweitert. Als Bestandteil des „elementaren Formunterrichts" gehörte Kandinskys Farbenseminar zu den Pflichtkursen. Zusätzlich thematisierte er „isolierte Farbe, Farbensystematik, Zusammenhänge, Gesetze der Spannungen, Beziehungen, Wirkungen, Zweckmäßigkeit" sowie „Beziehungen der Farbe und Form, Verschiebungen derselben in Spannung und Wirkung" (1928). Die Farben stellte er mit Ausnahme von Rot, das er isoliert betrachtete, paarweise vor: Gelb – Blau, Weiß – Schwarz, Gelb – Blau mit Weiß und Schwarz, Grün – Grau und Orange – Violett. Die räumliche Wirkung der Farbe untersuchte er hinsichtlich des Simultankontrastes. In Farbreihen und Farbkreisen ließ Kandinsky die Stellung und die Eigenschaften der Farben studieren. Grün und Grau behandelte er als Entsprechungen zu Rot, da sie ebenfalls vermittelnd zwischen dem hellen und dunklen Pol der Tonwertskala lagen. Polare Farbbeziehungen waren für Kandinsky wichtige Elemente der Bildkomposition. Ende des ersten Semesters stellte er die Aufgabe, mit einem Raster aus neun Quadraten, unterteilt in 18 Rechtecke unter Verwendung der Primär- und Sekundärfarben mit Weiß, Schwarz und Grau, ein Gleichgewicht in der Komposition herzustellen. Komplementarität wurde als harmoniestiftend zugrunde gelegt. In Studien zu Grundformen, Winkelbeziehungen und Grundfarben ließ Kandinsky die Entsprechungen herleiten. Er selbst hatte in seiner Schrift „Punkt und Linie zu Fläche" (1926) den Zusammenhang von Farbe und Winkelbeziehungen vorgestellt: der spitze Winkel entspricht der Farbe Gelb, der rechte Winkel der Farbe Rot, der stumpfe Winkel der Farbe Blau.

Am Bauhaus existierte keine einheitliche Farbenlehre. Jeder Lehrer setzte individuelle Schwerpunkte, wobei sich die Maler Itten, Klee und Kandinsky im wesentlichen an den historischen Künstler-Farbtheorien des 19. Jahrhunderts orientierten. Die Lehre von Scheper und Schmidt dagegen war von der unkünstlerischen, aber auf wissenschaftliche Exaktheit ausgerichteten Farbordnung Ostwalds geprägt, die in der Dessauer Zeit dem Bestreben nach Normierung entsprach.

WERK

Werkstätten

Die Tischlerei- und Ausbauwerkstatt

Eva von Seckendorff

Kunst und Handwerk

Leidenschaftlich forderte Walter Gropius in seinem Manifest zum ersten Programm des Staatlichen Bauhauses 1919 die Künstler dazu auf, sich von ihrer Selbstbezogenheit zu lösen und dem Entwurf der Dinge des Alltags zu widmen. „Es gibt keine Kunst von Beruf! Das Endziel aller bildnerischen Tätigkeit ist der Bau! ... Architekten, Bildhauer, Maler, wir alle müssen zum Handwerk zurück." Gropius' Perspektive war es nicht, eine mittelalterlich zünftige Ordnung wiederherzustellen, sondern ein neues Berufsbild zu etablieren. Mit der Bindung der künstlerischen Kräfte an das Handwerk legte Gropius den Grundstein für die Ausbildung des modernen Designers. Den Forderungen der Kunstgewerbebewegung folgend, entwickelte er seine Pädagogik aus der Idee der Werkstättenschule heraus. „Jeder Studierende soll ein Handwerk erlernen!", so eine pragmatische Regel der Gründungsphase. Die programmatische Anpassung jener oft zitierten „Einheit von Kunst und Handwerk" an den gesellschaftlichen und wirtschaftlichen Bedarf ist eine Leistung des Bauhausgründers. Die Realisierung dieser Vision verdankt sich seinem pragmatischen und diplomatischen Geschick.

Zunächst widmete sich Gropius der materiellen und personellen Ausstattung der Werkstätten. Da es eine Tischlerei in der Vorgängerschule Henry van de Veldes nicht gegeben hatte, mußten Einrichtung und technische Ausrüstung neu angeschafft werden. Erst im Laufe des Jahres 1921 konnte der Tischlereibetrieb in den ehemaligen Bildhauerateliers der Hochschule für bildende Kunst die Arbeit aufnehmen. Die Suche nach einem geeigneten Werkstattleiter für die Tischlerei gestaltete sich mühsam. Der individualistische Charakter des Bauhauses verlangte eine aufgeschlossene Persönlichkeit. Allen Gleichheitsbeteuerungen zum Trotz hatten die Handwerksmeister jedoch im Schulbetrieb kaum Einfluß und weder Sitz noch Stimme im Meisterrat. In der Tischlerei folgten innerhalb der ersten drei Jahre drei Werkmeister aufein-

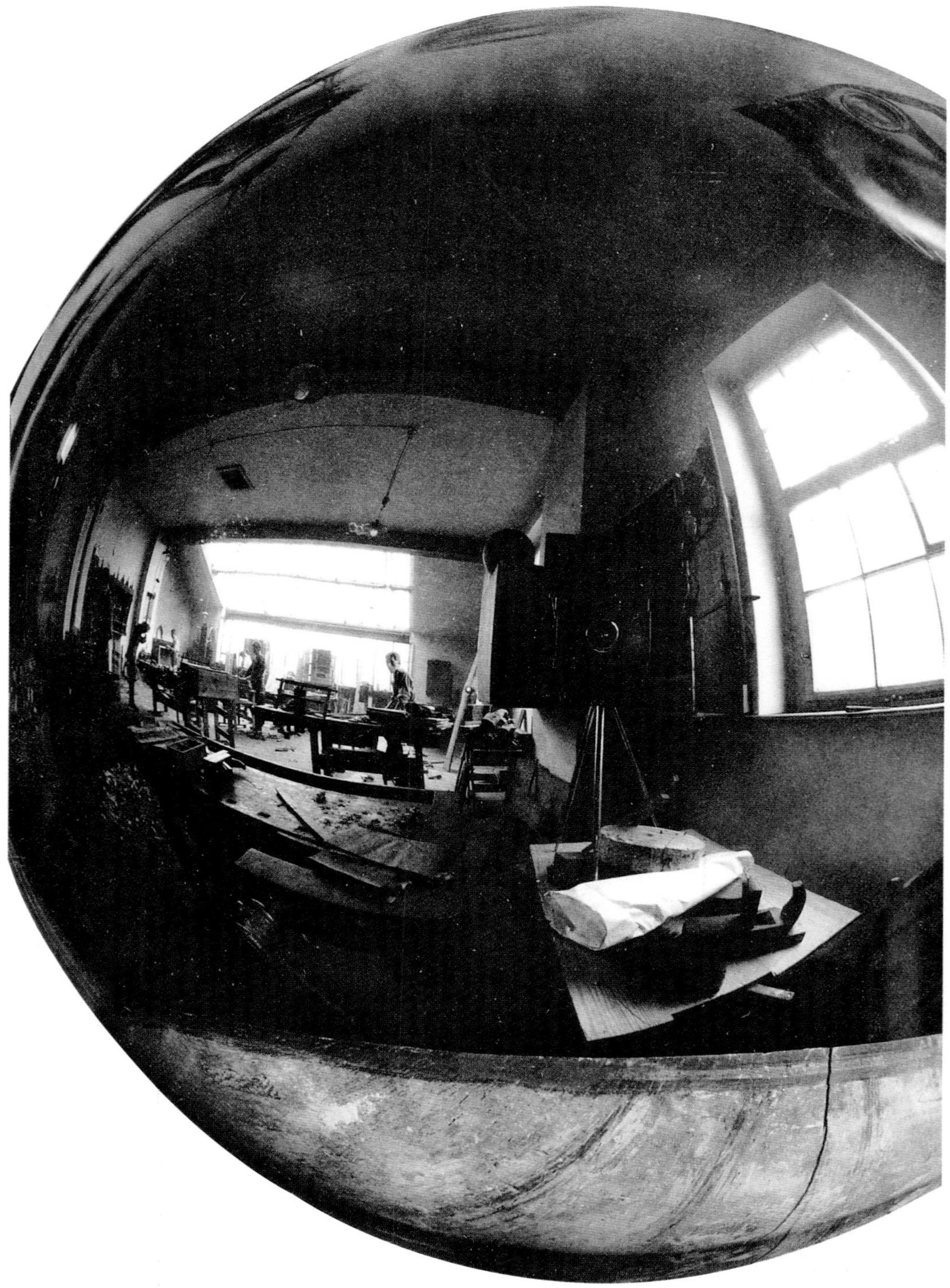

Tischlereiwerkstatt in der Kugel. 1921, Foto von Georg Muche, BHA. ● Aus der Zeit Johannes Ittens, der anfangs fast alle Werkstätten leitete, sind nur vereinzelt Möbel überliefert. Auch hier wird es eher um die Anfertigung von Materiestudien gegangen sein. Themen wie Materialeigenschaften, ihre Verwandlungen in der Kugelkrümmung und Kontraste in Größe, Form und Licht könnten Muche Anlaß zu mehreren fotografischen Studien gegeben haben.

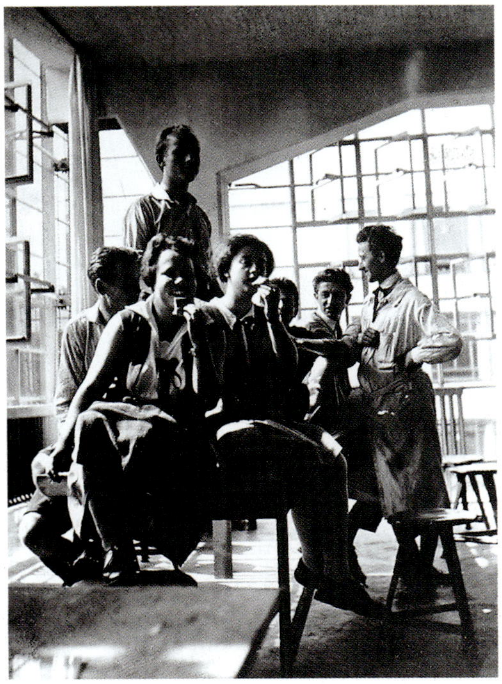

ander. Auch zeigten die Studierenden am Bauhaus vor allem Interesse an den künstlerischen Klassen. Gropius beklagte sich in seiner Ansprache zur Jahresausstellung im Sommer 1919 über fehlende Disziplin und mangelnden Sinn der Studierenden für das Handwerkliche: „Lehrling, Geselle, Jungmeister ... im Augenblick sind diese Begriffe Spielerei." Im Januar 1921 konkretisierte Walter Gropius die Ausbildung in den Werkstätten in einem ersten offiziellen Lehrplan. Nach bestandenem Probehalbjahr konnte der Studierende in die Tischlerei des Bauhauses eintreten und nach dreijähriger Lehrzeit gemäß den Vorschriften der Handwerkskammer seine Gesellenprüfung ablegen. Parallel zur handwerklichen Ausbildung lief die künstlerische Bildung, die entsprechend vom Rat der künstlerischen Formmeister am Bauhaus examiniert wurde.

Johannes Itten – schöpferisches Handwerk

Seit 1920 unterrichtete die Lehrlinge neben dem Werkmeister auch ein Künstler, der Formmeister. In der Tischlerei wie in anderen Werkstätten auch übernahm diese Funktion Johannes Itten. Er regte die Studierenden an, die in seinem Vorunterricht gewonnenen Form- und Materialerfahrungen auf das Material Holz zu übertragen. Seine Lehrlinge sollten „grundsätzlich nicht nach fremden Entwürfen, auch nicht nach Entwürfen der Bauhausmeister" arbeiten. (Ausstellung von Arbeiten der Gesellen und Lehrlinge im Staatlichen Bauhaus Weimar, Druckblatt, April bis Mai 1922) Auftragsarbeit lehnte Itten vollkommen ab. Für ihn waren die Abläufe des traditionellen Werkstattbetriebes nicht wichtig. Er wollte schöpferische Einzelarbeiten jenseits gewerblicher Zwänge, gestattete den Lehrlingen individuelle Arbeitszeiten

Frühstückspause im Werkstattraum, Studenten der Ausbauwerkstatt. Um 1928, von links: Gustav Hassenpflug, stehend August Agatz, Mädchen davor unbekannt, Wera Meyer-Waldeck, Franz Ehrlich, Hermann Bunzel, stehend Albert Buske, Foto von Lotte Gerson-Collein, BHA. ● Die Tischlerei entwickelte sich, vor allem unter ihrem zeitweiligen Leiter Gropius, zur Möbelwerkstatt. Diese Richtung behielt sie auch später bei, als sie mit anderen Werkstätten zur Abteilung „Ausbau" zusammengelegt wurde.

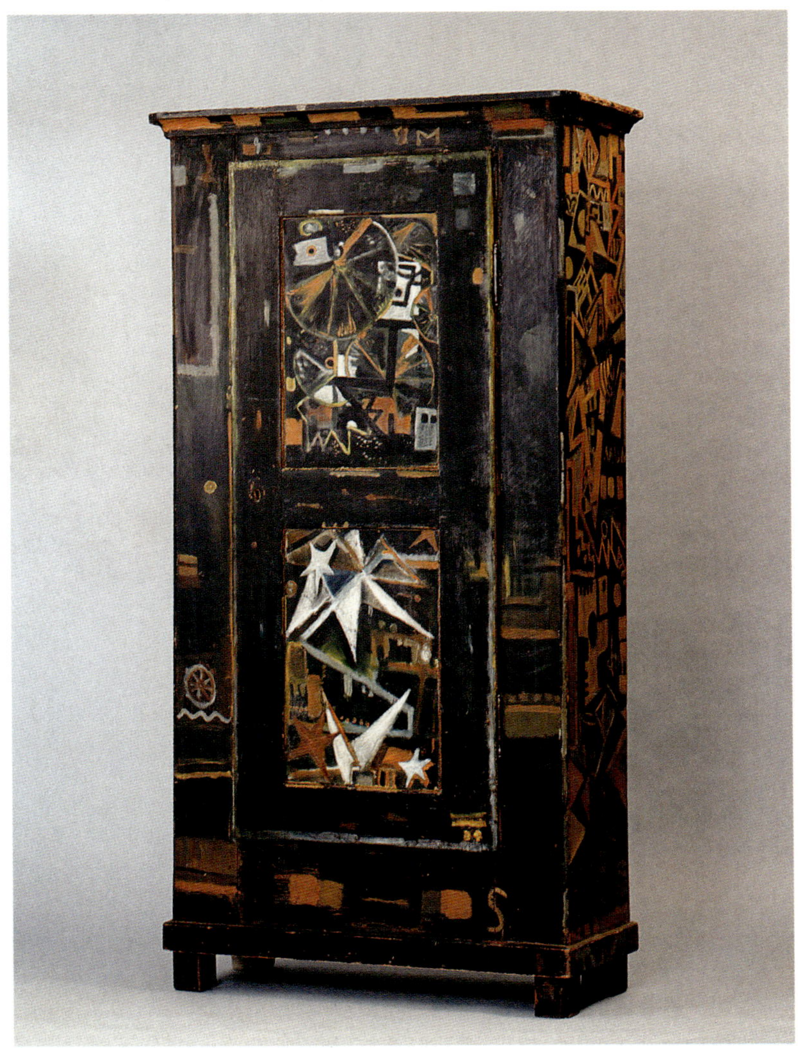

Rudolf Lutz, Bemalter Schrank. 1919/1920, Ölfarbe auf Holz, 192,0 x 102,0 x 43,5 cm, SBD, Archiv der Sammlung. ● Oskar Schlemmer soll gespottet haben, die Tischlerei besitze kaum eine Hobelbank. Wahrscheinlich suchte sich daher der Schüler Lutz einen fertigen Schrank als Malgrund aus.

Peter Keler, Möbelentwürfe für das Bett des Mannes, der Frau und die Kinderwiege. 1923, Collage, 37,5 x 48,7 cm, KW. ● Der Wandmalerei-Lehrling erkannte, daß die Symbole auf braunem Grund intensivere Leuchtkraft erhalten. Dies hatte er schon an Kandinskys Wandbildern für die Juryfreie Kunstausstellung beobachten können.

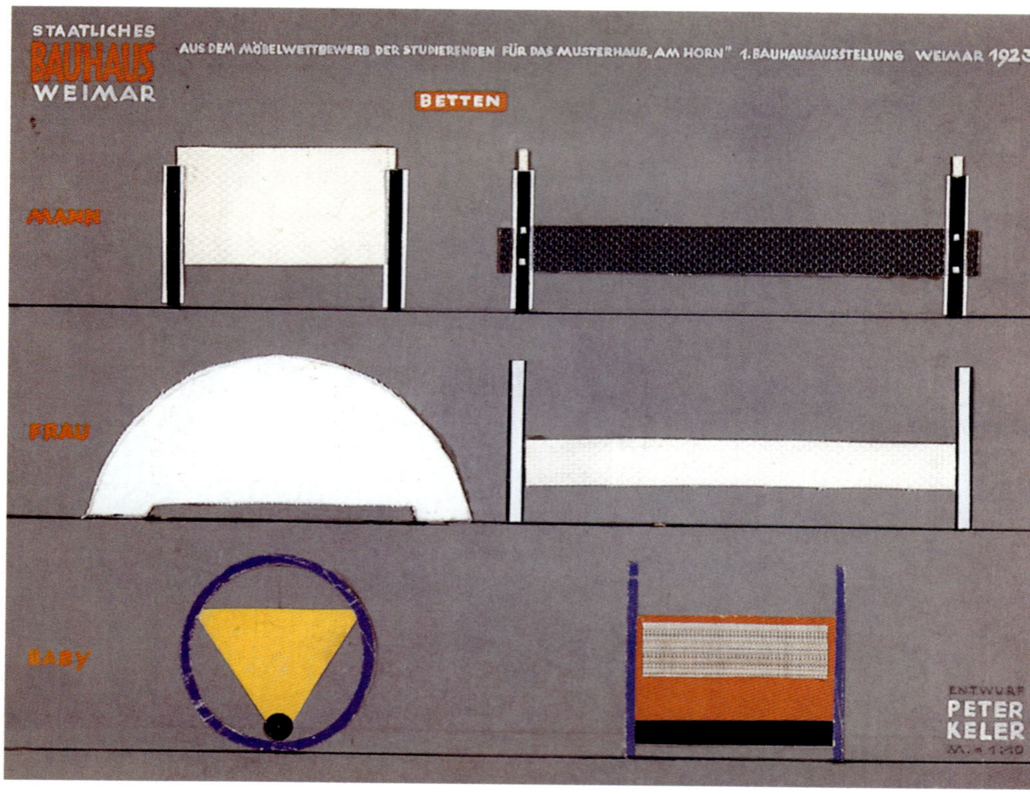

Peter Keler, Kinderwiege. 1922, Holz, farbig lackiert, Seilgeflecht, 91,7 x 91,7 x 98,0 cm, KW, Bauhaus-Museum. ● Dreieck, Viereck, Kreis und ihre Zuordnung zu den Primärfarben beschäftigte Studierende bei Itten wie Kandinsky. Sie zu konstruktiven Elementen eines Gebrauchsgegenstandes zu verbinden, ist nicht ohne den Einfluß von De Stijl denkbar.

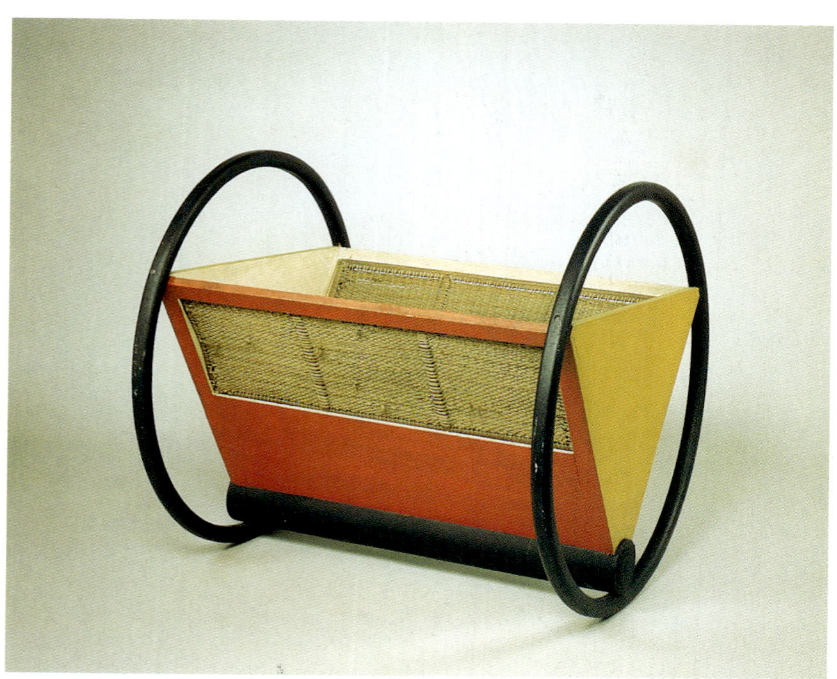

und sorgte mit metaphysischer Kritik für Konfliktstoff: Tischlermeister Josef Zachmann war ihm zu „verkrampft“ und „starr in sich“, so daß der „innere Rhythmus nicht mitschwinge beim Hobeln.“ (Klaus Weber, Kunstwerk – Geistwerk – Handwerk. In: Das frühe Bauhaus und Johannes Itten, Weimar 1994, S. 223) Unter Ittens Leitung sind wenige individuelle Einzelstücke in der Holzwerkstatt entstanden, darunter die Wiege des Meisters für seinen 1920 geborenen Sohn, eine dekorative Komposition aus Kreisen, Dreiecken, Kugeln und Latten. Der „Afrikanische Stuhl“ des Tischlerlehrlings Marcel Breuer mit einer gewebten Lehne von Gunta Stölzl (nur in Fotos überliefert) verweist mit volkstümlicher Ornamentik und grober Holzbearbeitung auf Breuers Heimat Ungarn.

Kunst und Technik – eine neue Einheit

Im Dezember 1921 trat Gropius gegen Ittens pädagogisches Manifest an. Er verwies auf die finanzielle Not der Schule und forderte, daß die Werkstätten Geld zur finanziellen Konsolidierung der Schule erwirtschaften müßten. „Das Bauhaus in seiner jetzigen Form steht oder fällt mit der Bejahung oder Verneinung der Auftragsnotwendigkeit.“ (Notizen vom 9. 12. 1921 zu einer Besprechung im Meisterrat, Bauhaus-Archiv Berlin) Im Februar des folgenden Jahres machte Gropius mit der Herstellung von Prototypen einen entscheidenden Schritt, um den Gegensatz von industrieller Produktion und künstlerischer Arbeit zu überwinden. „Wie die noch breite Kluft zwischen der Tätigkeit, wie wir sie in unseren Werkstätten üben, und dem gegenwärtigen Stand der Industrie und des Handwerks draußen sich einmal schließen wird, das ist das unbekannte X ... Es wäre denkbar, daß die Arbeit in den Werkstätten des Bauhauses mehr und mehr zur Schaffung typischer Einzelstücke führen wird.“ (Die Tragfähigkeit der Bauhaus-Idee, Notizen zu einem Rundschreiben an die Bauhausmeister, 3. 2. 1922, Bauhaus-Archiv Berlin) Der Streit zwischen Itten und Gropius kam zum Höhepunkt, als Gropius beabsichtigte, der Tischlerei einen privaten Auftrag zu erteilen, nämlich die Bestuhlung des von ihm umgebauten Stadttheaters in Jena. Itten gab seine Tätigkeit als Leiter der Holzwerkstatt auf und verließ schließlich im Oktober 1922 das Bauhaus.

Marcel Breuer, Lattenstuhl TI1a. Version 1924, Ahorn gebeizt, Roßhaarbespannung, BHA. ● Problematisches „Konstruktivisteln“ war in der Ära Meyer verpönt. Die Werkstatt erarbeitete nach Breuers Ausscheiden unter der Leitung von Josef Albers, dann Alfred Arndts, betont einfache, besonders für kleine Wohnungen praktische, klappbare Möbel.

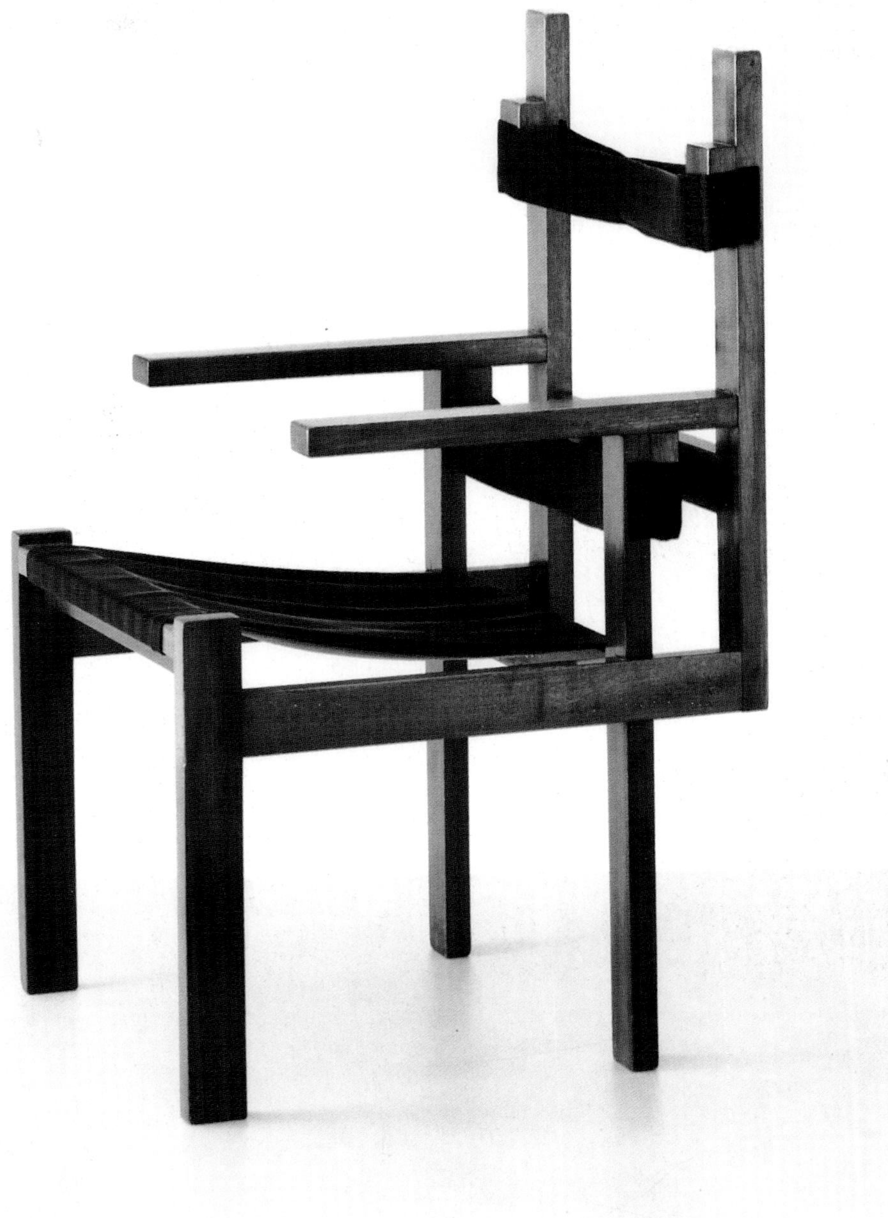

Konstruktivistische Ästhetik

Schon im Laufe des Jahres 1921 entfernte man sich in der Tischlerei von expressionistischen Formvorstellungen, um sich an einer konstruktivistischen Ästhetik zu orientieren. In Marcel Breuers Sitzgarnitur für das Haus des Berliner Bauunternehmers Adolf Sommerfeld, 1921, spürt man dieses neue Leitbild. Der Anstoß für die Neuorientierung kam von außen. Theo van Doesburg, Kopf der Künstlergruppe De Stijl, erregte mit seinem Einzug in Weimar im April 1921 große Beachtung. Die Möbel seines Freundes Gerrit Rietveld wurden am Bauhaus aufmerksam studiert. Rietveld, Möbelbauer und später Architekt, hatte sich in konstruktiver wie auch in formaler Hinsicht weit von traditionellen Tischlermöbeln entfernt. Er baute Möbel aus einfachen Holzbrettern und Latten als harmonische Konstruktionen aus tragenden, lastenden und stützenden Teilen. 1922 entwickelte Marcel Breuer als Lehrlingsarbeit einen Lattenstuhl. Für den Rahmen wählte er Holz, für Sitz- und Lehnflächen elastische Roßhaarbespannung. Breuers Stuhl war das erste Produkt in einer puritanischen und funktionsorientierten Gestaltung, die in den folgenden Jahren die Bauhausprodukte auszeichnete. Deutlich weist der „Lattenstuhl“ auf sein Vorbild, den Rot-Blau-Stuhl von Gerrit Rietveld aus dem Jahr 1917. Der Einfluß zeigt sich auch in den Möbelentwürfen von Walter Gropius, Erich Dieckmann und Josef Albers. Mit den neuen Formen einher ging eine funktionsorientierte Beschreibung der Entwurfsmethode. Marcel Breuer stellte seinen Lattenstuhl als Resultat funktioneller Überlegungen vor:

„Der Ausgangspunkt für den Stuhl war das Problem des bequemen Sitzens, vereinigt mit einfachster Konstruktion. Danach konnte man folgende Forderungen aufstellen:

- Elastischer Sitz und Rückenlehne, aber kein Polster, das schwer, teuer und staubfangend ist
- Schrägstellung der Sitzfläche, weil so der Oberschenkel in seiner ganzen Länge unterstützt ist, ohne gedrückt zu werden, wie bei einer waagerechten Sitzfläche
- Schräge Stellung des Oberkörpers
- Freilassung des Rückgrates, weil jeder Druck auf das Rückgrat unbequem und auch ungesund ist

Dies wurde durch die Einführung einer elastischen Kreuzlehne erreicht. So werden Knochengerüst und Schulterblätter, und zwar elastisch, gestützt ..." (Marcel Breuer, Die Möbelabteilung des Staatlichen Bauhauses zu Weimar. In: Fachblatt für Holzarbeiter 20, 1925, S. 18)

Ausstellung – Versuchshaus „Am Horn"

Obwohl „mangelnde Zusammenarbeit der Werkstätten ... und die geringe Anzahl fertiger, brauchbarer Erzeugnisse in einigen Werkstätten" zu beklagen war, beschloß Gropius, Auflagen der thüringischen Regierung zu erfüllen und die neuesten Bauhausarbeiten in einer großen Gesamtschau von Mitte August bis Ende September 1923 vorzustellen. (Walter Gropius, Rundbrief an die Werkstätten, 25. 3. 1922) In dem vollständig eingerichteten Versuchshaus „Am Horn" wurden auch Interieurs der Tischlerei präsentiert. Sie gelten als „das erste realisierte Beispiel neuen Wohnens in Deutschland". (Magdalena Droste, Bauhaus 1919–1933, Köln 1990, S. 105) Benita Ottes und Ernst Gebhardts moderne „Kochküche" rückte funktionelle Arbeitsflächen, platzsparende Raumlösungen, pflegeleichte Oberflächen und neueste technische Ausstattung in den Mittelpunkt. Marcel Breuer verzichtete mit seinen Möbeln in Wohnraum und Damenzimmer auf gemütliche Stimmungsbilder zugunsten konstruktionsbetonter Formen. Mit farbigen Fassungen und der Kombination verschiedener Holzarten betonte er die Bauelemente des Mobiliars.

Josef Hartwig, Bauhausschach. 1924, Foto von Lucia Moholy, BHA. • Angelehnt an eine Idee des De Stijl-Künstlers Vilmos Huszár entstand bei Josef Hartwig ein von Grund auf funktionales Spiel. Während Huszár die Form existierender Schachfiguren abstrahierte, verdeutlichen Hartwigs Figuren-Formen ihre Bewegungsmöglichkeiten auf dem Spielfeld.

Walter Gropius, Direktorenzimmer im Bauhaus Weimar. 1924, Möbel und Deckenbeleuchtung von Walter Gropius, Wandteppich von Else Mögelin, Teppich von Gertrud Arndt, Foto von Lucia Moholy, im Druck handkoloriert, BHA. • Kubische Möbel gliedern das Zimmer so, daß durch ihre Stellung ein asymmetrisch orthogonales Liniennetz den Raum durchwebt, dessen Spannung das Beleuchtungssystem wörtlich unterstreicht. Die Verkoppelung von Werkstättenarbeit – im Dienste eines architektonischen Gesamtkunstwerks.

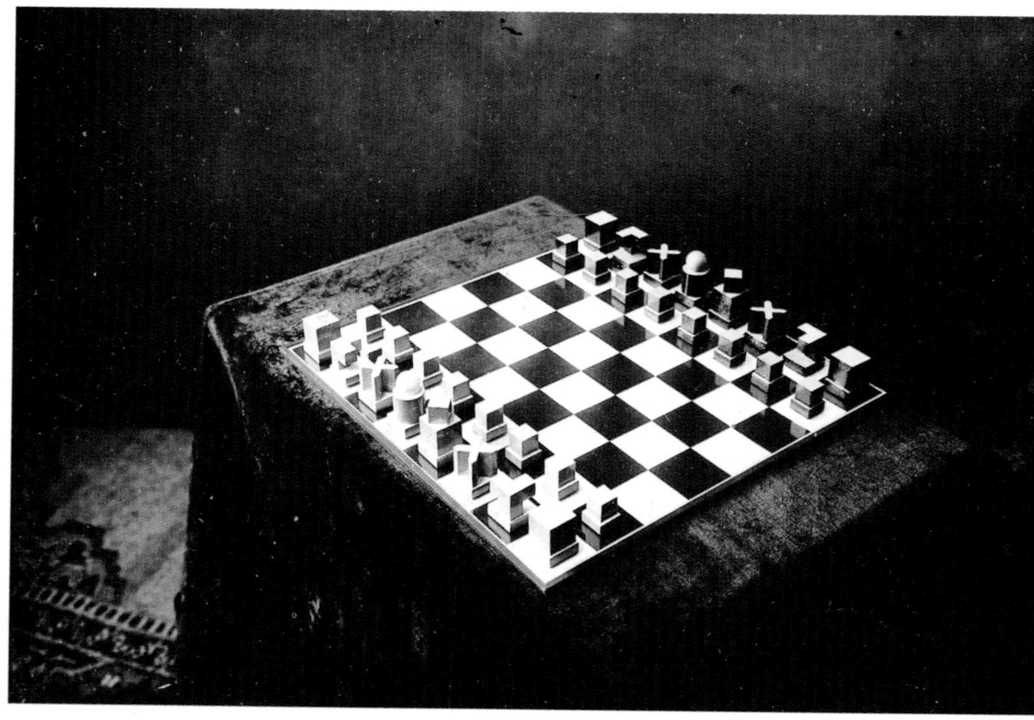

Alma Buscher, Kugelspiel. 1924, Holz, farbig lackiert, 9 Teile, Fotograf unbekannt, BHA. • Der Bauhäusler Eberhard Schrammen richtete neben der Tischlerei 1922 eine Drechslerei ein. Hier wurden Dosen und Schalen hergestellt, aber auch – von Itten angeregt – Spielzeug in Serien.

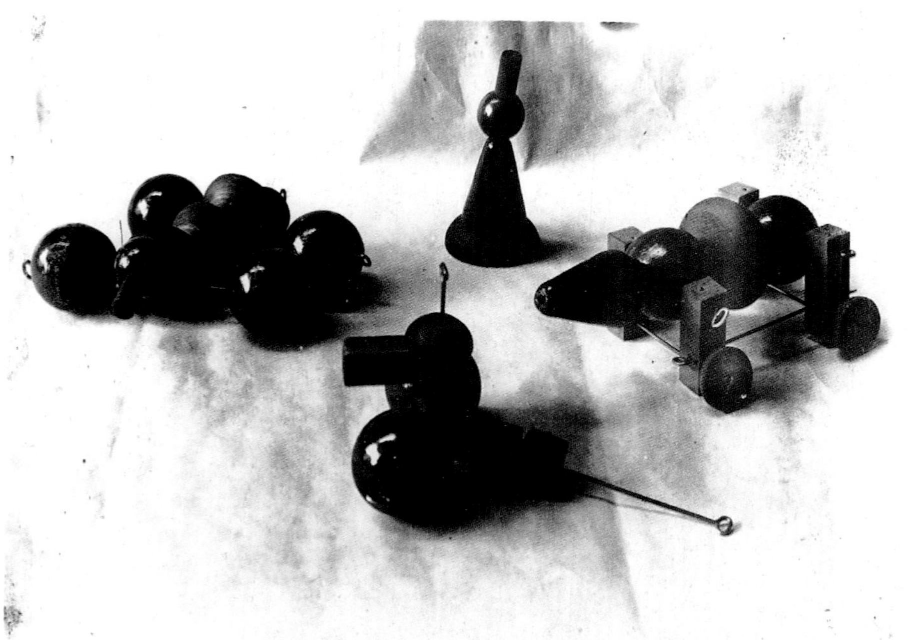

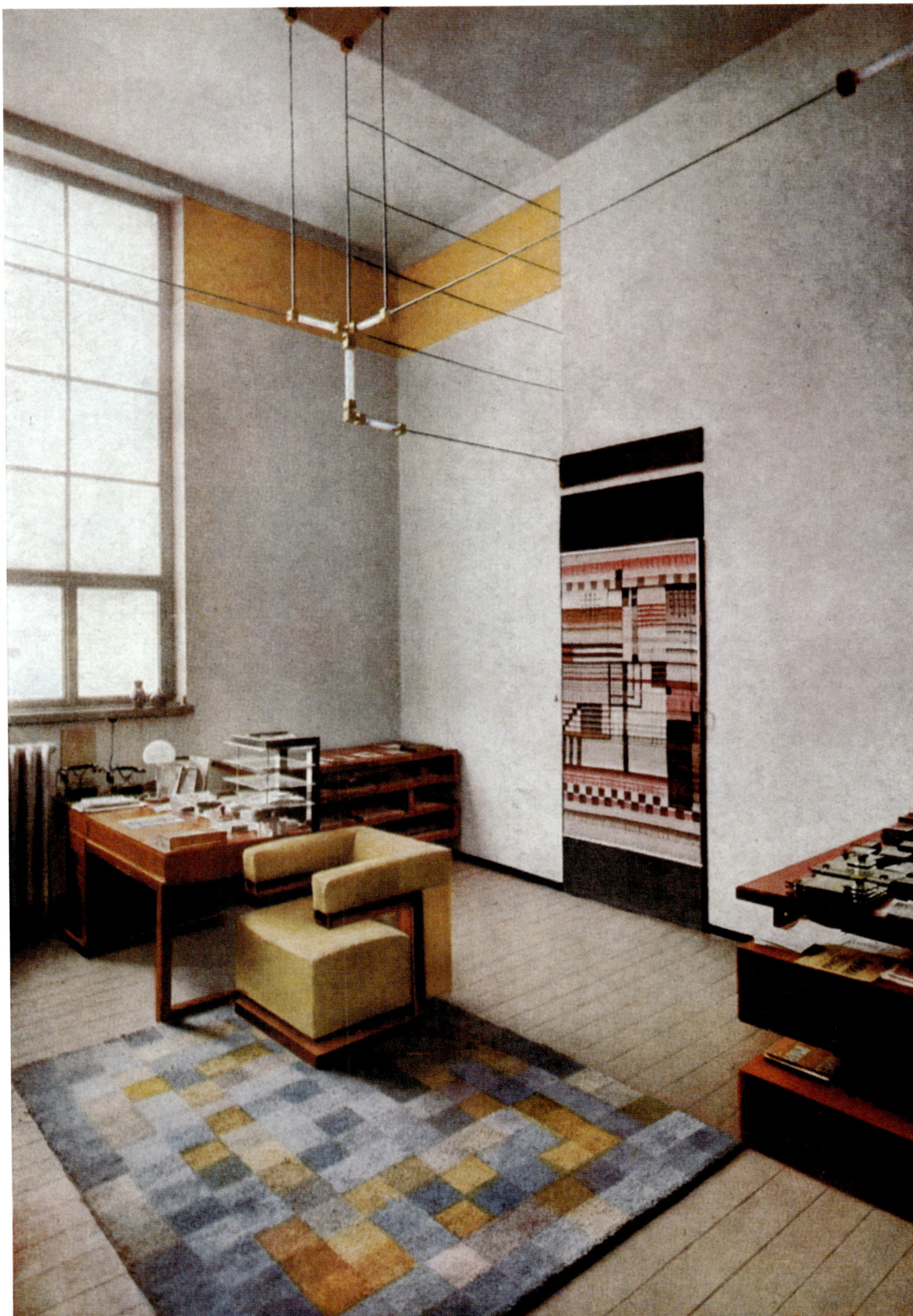

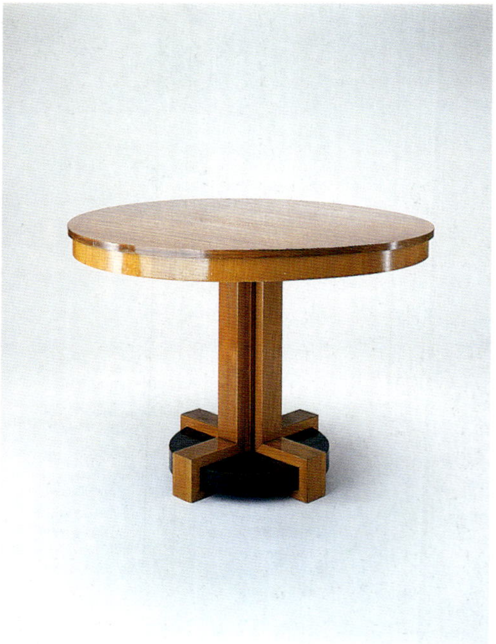

Erich Dieckmann, Tisch. 1923/1924, Mahagoni, Kirsche, Birne, schwarz poliert, Höhe 73,5 cm, Ø 104,0 cm, BHA. ● Das Rund der Kirschbaumplatte wiederholt sich im Fuß, klein und schwarz. Die helleren Lisenen, dem Kirschholz-Mittelpfeiler schmal vorgesetzt, verbinden farblich die zurückspringenden Tischwangen mit dem Boden, indem sie sich auf dem Fuß waagerecht abspreizen und ihn umgreifen. Ein Möbelstück, das farblich die Funktionen herausstreicht, gleichzeitig aber an Meister Ittens Kontrastlehre denken läßt.

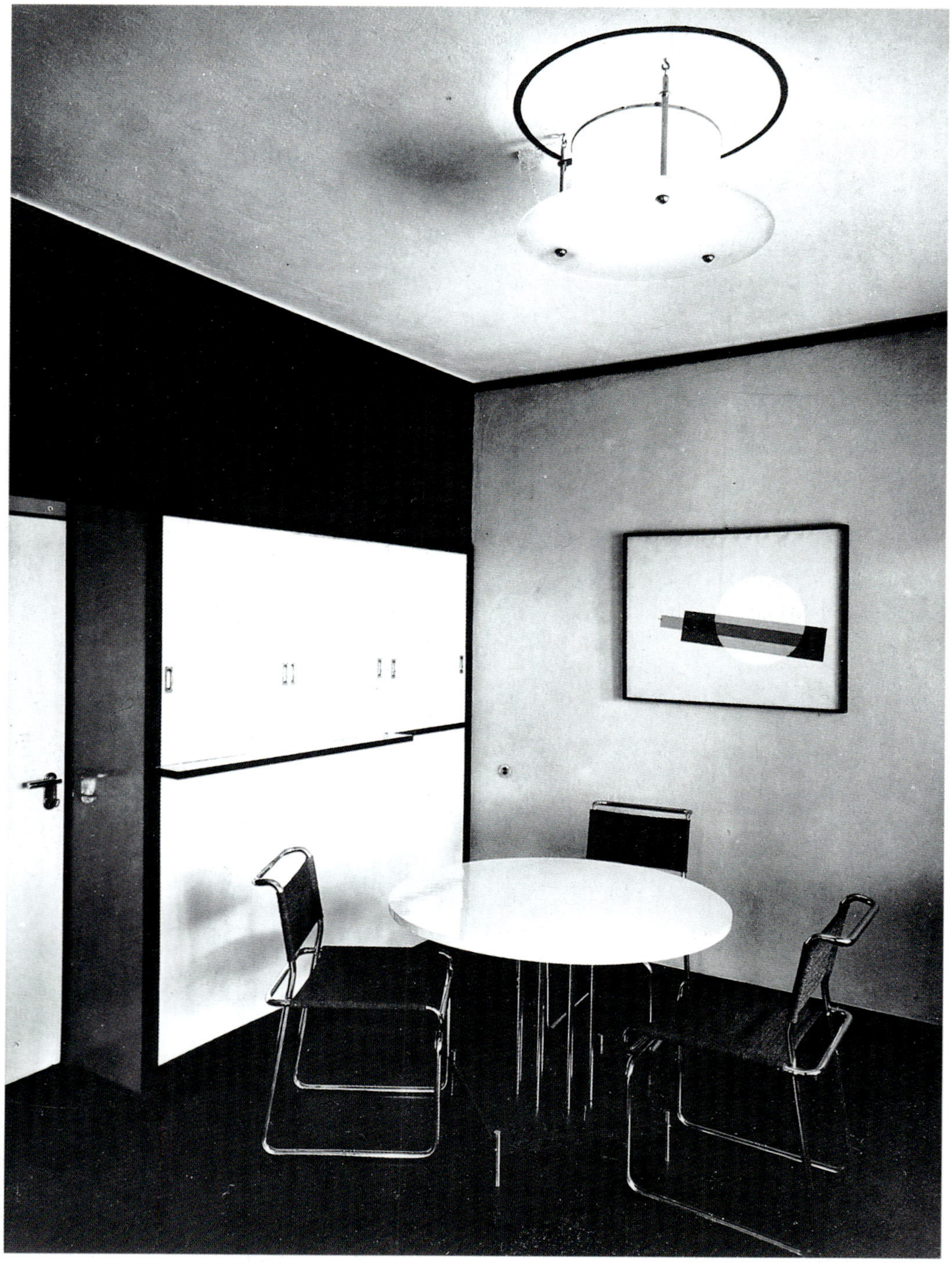

Eßzimmer Moholy-Nagy im Meisterdoppelhaus Dessau. 1927, Foto von Lucia Moholy, BHA. ● Moholy kombinierte Breuer-Stühle mit einem Tisch, der nach Ideen Kandinskys gefertigt sein soll.

Im Kinderzimmer von Alma Buscher spiegeln sich reformpädagogische Erkenntnisse. Keine Erwachsenenmöbel en miniature wurden hier vorgestellt, sondern eine Art Containersystem, das der schöpferischen Phantasie des Kindes freies Spiel läßt und darüber hinaus seinen unterschiedlichen Entwicklungsstadien gerecht wird: „Kippt man den Leiter-Stuhl mit der Rückenlehne auf den Boden, steht er auf Rädern und aus dem Stuhl wird ein Wagen, eine Feuerleiter, ein Vehikel zum Spielen ... Ist das Kind dem Kleinkindalter entwachsen, können Räder und die Fußbank leicht entfernt werden und aus dem spielerischen Leiterwagen wird ein Stuhl mit normaler Sitzhöhe." (Cornelia Will, Alma Buscher-Siedhoff. Entwürfe für Kinder am Bauhaus, Velbert 1997) Die Reaktionen der Zeitgenossen auf die Ausstellung waren durchaus unterschiedlich. Während Paul Westheim, Freund und Biograf expressionistischer Maler, sich in der Berliner Zeitschrift „Das Kunstblatt" 1923 ironisch äußerte: „Drei Tage Weimar und man kann auf Lebenszeit kein Quadrat mehr sehen", lobte der Architekt Bruno Taut in „Die Bauwelt" im selben Jahr die innovative Kraft der Innenausstattung und prophezeite, daß man ihren „Spuren im weiteren architektonischen Schaffen begegnen wird".

Dessau – Möbelwerkstatt

Nach der Umsiedlung des Bauhauses nach Dessau im März/April 1925 führte Gropius das Programm der Weimarer Werkstätten fort: „Die Bauhaus-Werkstätten sind im wesentlichen Laboratorien, in denen vervielfältigungsreife, für die heutige Zeit typische Geräte sorgfältig im Modell entwickelt und dauernd verbessert werden. Das Bauhaus will in diesen

Laboratorien einen neuen, bisher nicht vorhandenen Typ von Mitarbeitern für Industrie und Handwerk heranbilden, der Technik und Form in gleichem Maße beherrscht." (Grundsätze der Bauhausproduktion. In: Neue Arbeiten der Bauhaus-Werkstätten, Bauhausbuch 7, 1925, S. 7) Die Gesamtleitung der Tischlerei übergab er dem Jungmeister Marcel Breuer. Systematisch hatte Breuer an der Idee des „Lattenstuhles" weitergearbeitet. Zur Eröffnung der neuen Bauhausgebäude im Dezember 1926 präsentierte er nun einen „Stahlclubsessel", den er in den Lehrwerkstätten der Flugzeugfirma Junkers in Dessau hatte fertigen lassen. Breuer hatte mit der Entwicklung dieses ersten repräsentativen Stuhles aus nahtlos gebogenem Mannesmann-Stahlrohr, das industriell produziert und zusammengesetzt werden konnte, entscheidende Schritte in Sachen moderner Wohnkultur getan. Der Übergang von der traditionellen Tischlerei zur Möbelwerkstatt war vollzogen. Ausgehend von diesem ersten Stahlrohrmöbel entwickelte Breuer weitere Möbel: Theaterstühle, Tische, Hocker. Zu den Arbeiten des Jahres 1926 zählen die Bestuhlung der Aula und der Kantine im neuen Dessauer Lehrgebäude sowie Möbel der studentischen Ateliers und der Meisterhäuser.

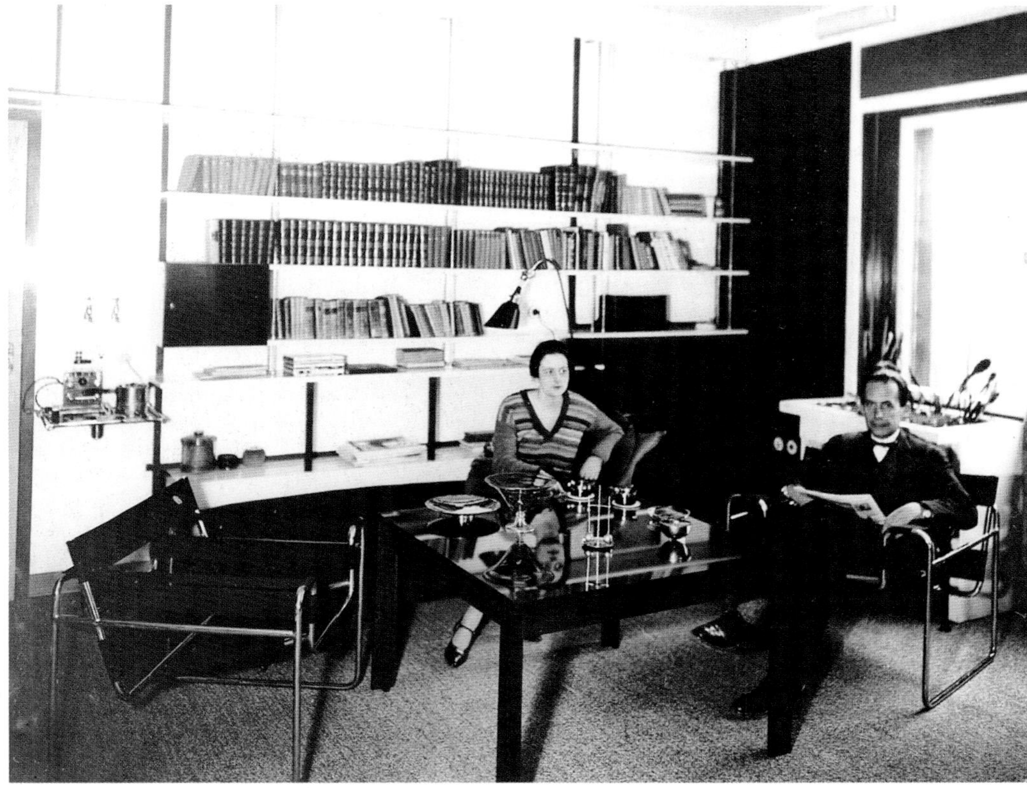

Wohnzimmer Gropius im Meisterhaus Dessau. 1927, Walter und Ise Gropius, Foto von Lucia Moholy, BHA. ● Die Eigenschaften Transparenz und Variabilität zeichnen die moderne Wohnung aus – das verstellbare, „mitwachsende" Bücherregal von Breuer erfüllt diese Ansprüche ebenso wie seine Stahlrohrsessel.

Wohnzimmereinrichtung Siedlung Dessau-Törten. 1926, Foto von Erich Consemüller, Privatbesitz Bremen. ● Für das reduzierte Raummaß der Reihenhäuser in Dessau-Törten wurden variable, stapelbare Schrankmodule entwickelt. Das leichte, gurtbespannte Gestühl beansprucht wenig Raum.

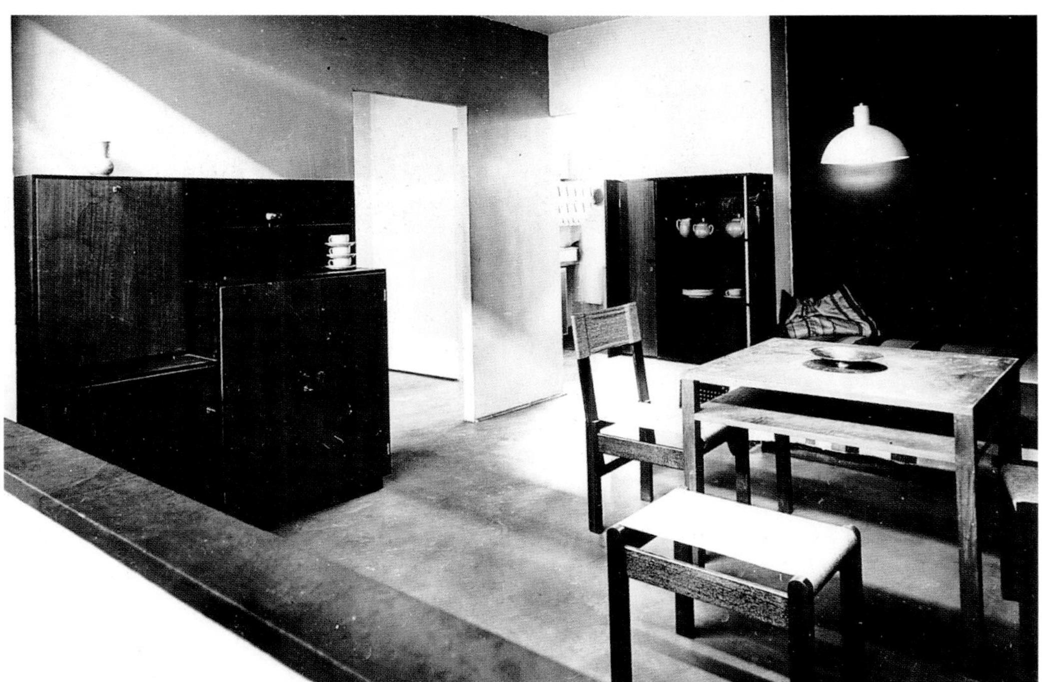

Die Präsentation von Breuers Stahlrohrmöbeln auf der Werkbundausstellung 1927 in Stuttgart brachte den Durchbruch für das neue Möbel. Material und Verarbeitung entsprachen den sozialen und kulturellen Idealen einer aufgeklärten Avantgarde, die gegen großbürgerlich-historisierende Gemütlichkeit polemisierte. Der moderne Mensch betrachtete Wohnen als rein funktionellen Vorgang. Marcel Breuer verteidigte seine Möbel gegen den Vorwurf, sie seien „kalt, krankenhausmäßig" und „erinnerten an einen Operationsstuhl" mit dem Hin-

Hannes Meyer, Das Zimmer Co-op. 1926, Foto von Hoffmann, Basel, BHA. • Noch in der Schweiz ersann der künftige Bauhausdirektor Hannes Meyer seine radikal moderne Mönchszelle, den privaten „think tank“ für Architekten und Gestalter.

Anonym, Klappstuhl TI206. Um 1928, Abb. aus Prospekt „Stühle“, Oktober 1928, BHA. • „Volksbedarf statt Luxusbedarf“ war die Devise Hannes Meyers – auch in der Möbelwerkstatt. Es ging um Einrichtungsgegenstände, die praktisch und erschwinglich sein mußten und die in Wohnungen für das Existenzminimum passen sollten.

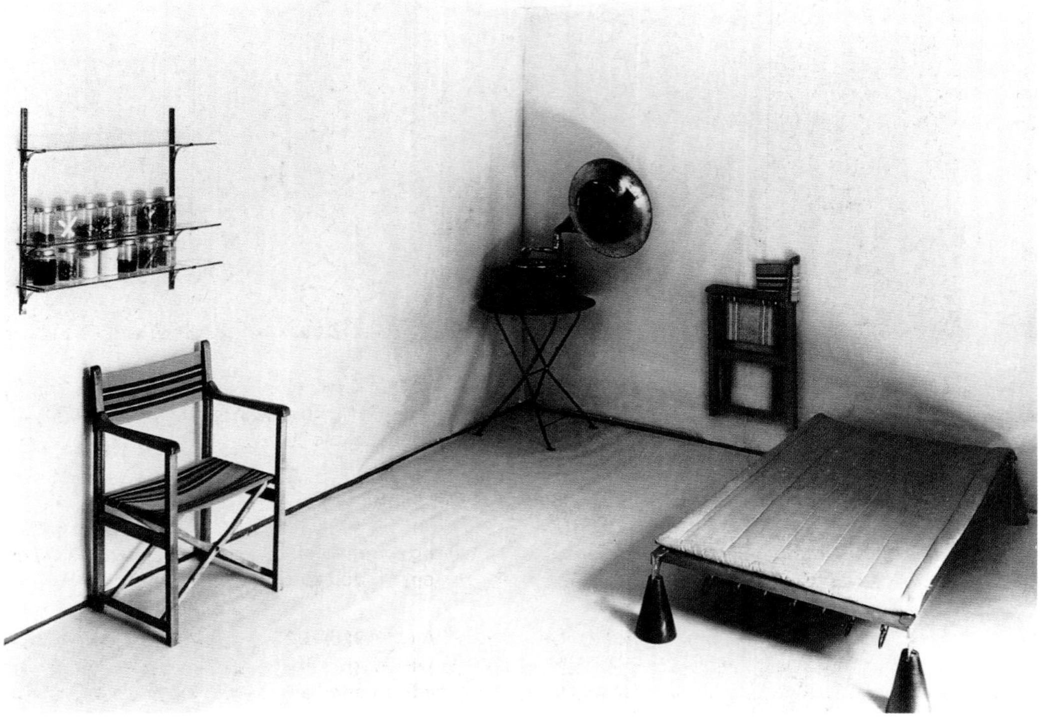

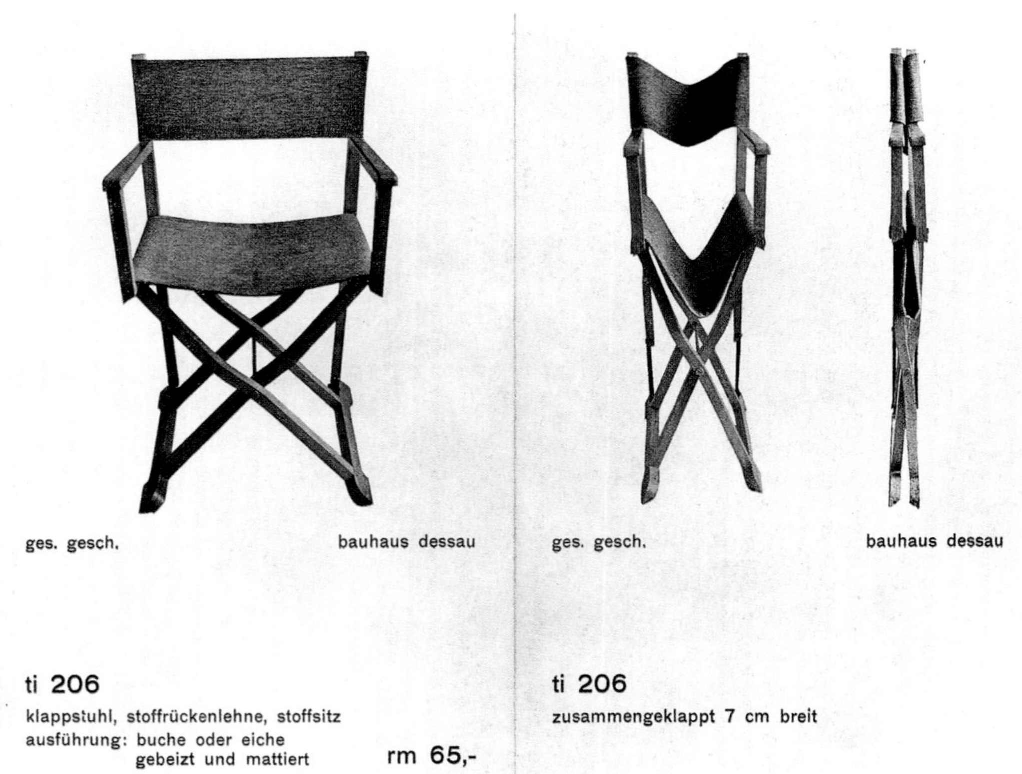

weis auf ihre Funktionalität: „... ein aus hochwertigem stahlrohr konstruiertes sitzgestell, an notwendigen stellen mit gespanntem stoff versehen, ergibt also eine leichte, vollkommen in sich federnde sitzgelegenheit, welche die bequemlichkeit des gepolsterten sitzmöbels hat, mit dem unterschied, daß sie mehrfach leichter, handlicher, hygienischer, also mehrfach praktischer im gebrauch ist.“ (Marcel Breuer, Metallmöbel. In: Zwischen Kunst und Industrie, Ausst.-Kat., Die Neue Sammlung, München 1975, S. 236)
Der Architekturkritiker Julius Posener wandte sich schon 1932 in der „Vossischen Zeitung“ gegen die Auffassung vom „Stuhl als Sitzmaschine“: „Sitzen wird nicht vom Stuhl produziert, sondern vom menschlichen Körper und es gibt sogar, wie gesagt, einige Menschen, die die Gabe haben, ihr Sitzen noch den unmöglichsten Möbeln aufzuprägen, selbst den praktischen!“ Breuer lobte seine Möbel, die zerlegbar, wirtschaftlich im Transport, betriebstechnisch durchdacht und „den breitesten Massen zu einem bezahlbaren Preis“ verfügbar seien. Aber allen funktionalistischen Beschwörungen zum Trotz: Holz war billiger und der Stuhl zu teuer. Der aufgeschlossene Kunsthistoriker Georg Schmidt resümierte 1932 in der Zeitschrift des Schweizerischen Werkbundes „Das Werk“: „Heute noch ist die betonte Sachlichkeit eine Form der Auszeichnung der oberen Schichten. Die Industrie ... wird die Stahlrohrmöbel verbilligen müssen, damit sie wirklich Massenartikel werden.“ Die Möbelwerkstatt experimentierte auch weiterhin mit Holz. Die genormten Möbeltypen von Max Bayer, Peer Dücker und Gustav Hassenpflug waren vielleicht weniger spektakulär. Doch stellten sie realisierbare Prototypen für eine Serienproduktion dar.

Hannes Meyer – Bedarfswirtschaft als Leitmotiv

Für Gropius war die Entwicklung von Prototypen für die Industrie die entscheidende Perspektive der Werkstattarbeit gewesen. Hannes Meyer, der das Bauhaus von 1928 bis 1930 leitete, stellte die Bindung der Bauhausproduktion an soziale Aufgaben in den Vordergrund. In der Tischlerei wurden nun preisgünstige Möbel für die Volkswohnung, Möbel für Alte und Kinder entworfen, nicht mehr „individuell hergestellte Möbel für irgendeinen

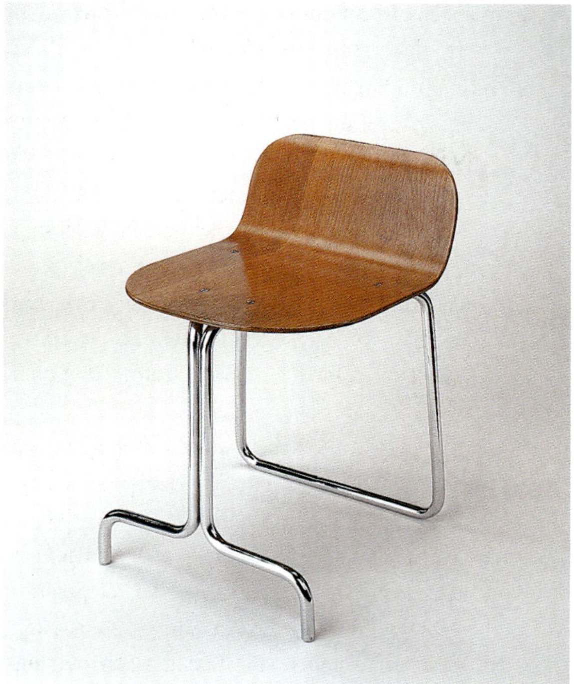

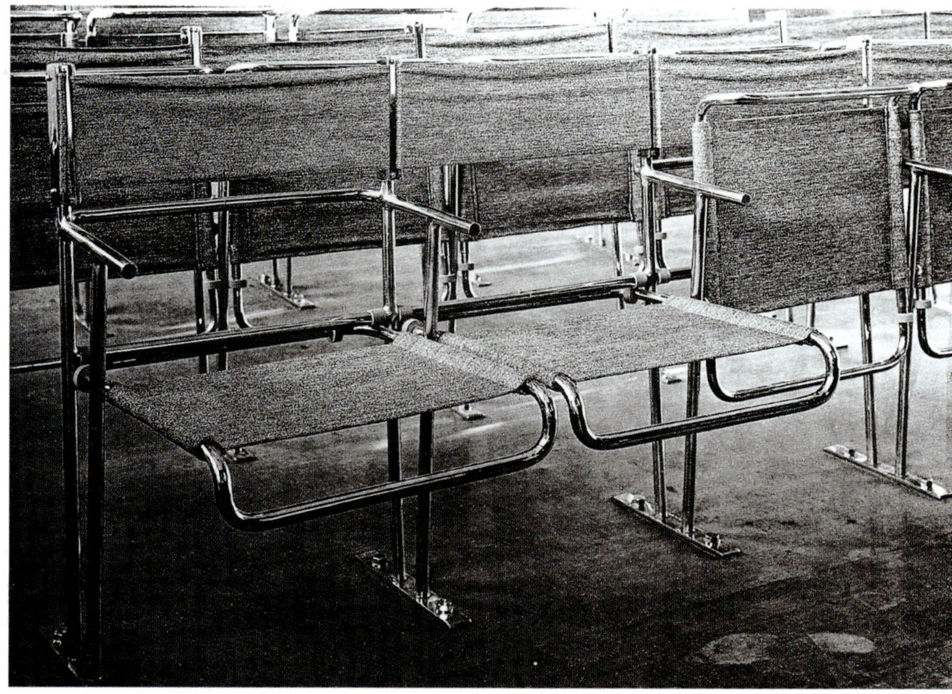

Hin Bredendieck und Hermann Gautel, Hocker ME1002. 1930, Stahlrohr verchromt, Sperrholz lackiert, 60,5 x 39,0 x 48,5 cm, BHA. ● Zwei gebogene Stahlrohre wandeln das Prinzip des Dreibeinhockers neuartig ab: Miteinander zur Kufe verschraubt, umgreifen sie einen prismenartigen Raum, auf dem der sattelähnliche Sitz zu schweben scheint, und laufen nach vorne zur Stütze zusammen. Kurz vor dem Boden spreizen sich die Rohre auseinander, um dem Arbeitenden Fußstützen zu bieten.

Marcel Breuer, Aulabestuhlung im Bauhausgebäude Dessau. 1927, Foto von Erich Consemüller, Privatbesitz Bremen. ● Die klappbare Sitzmaschine funktionierte wegen der Gummipuffer lautlos. Ihre Bespannung, von der Weberei strapazierfähig und elastisch aus Eisengarn entwickelt, sollte stramm sitzen und war nachspannbar. Der Gegensatz zwischen gerundetem Sitzgestell und offen ragendem Armlehnrohr lag bei diesem Modell klar zutage.

Lehrerzimmer der Technischen Lehranstalten. Dezember 1926, Foto nach altem Farbdiapositiv, Foto von AGFA (?), 1926/1927, BHA. ● Die früher vermutete zurückhaltende Farbausgestaltung von Bauhausgebäude und Meisterhäusern hat die Forschung inzwischen widerlegt. Dieses seltene zeitgenössische Farbdokument demonstriert ein klares Farbspiel zwischen Raum und Mobiliar, das Strukturelemente der Stahlbetonbinder an der Decke und am großen Konferenztisch hervorhebt.

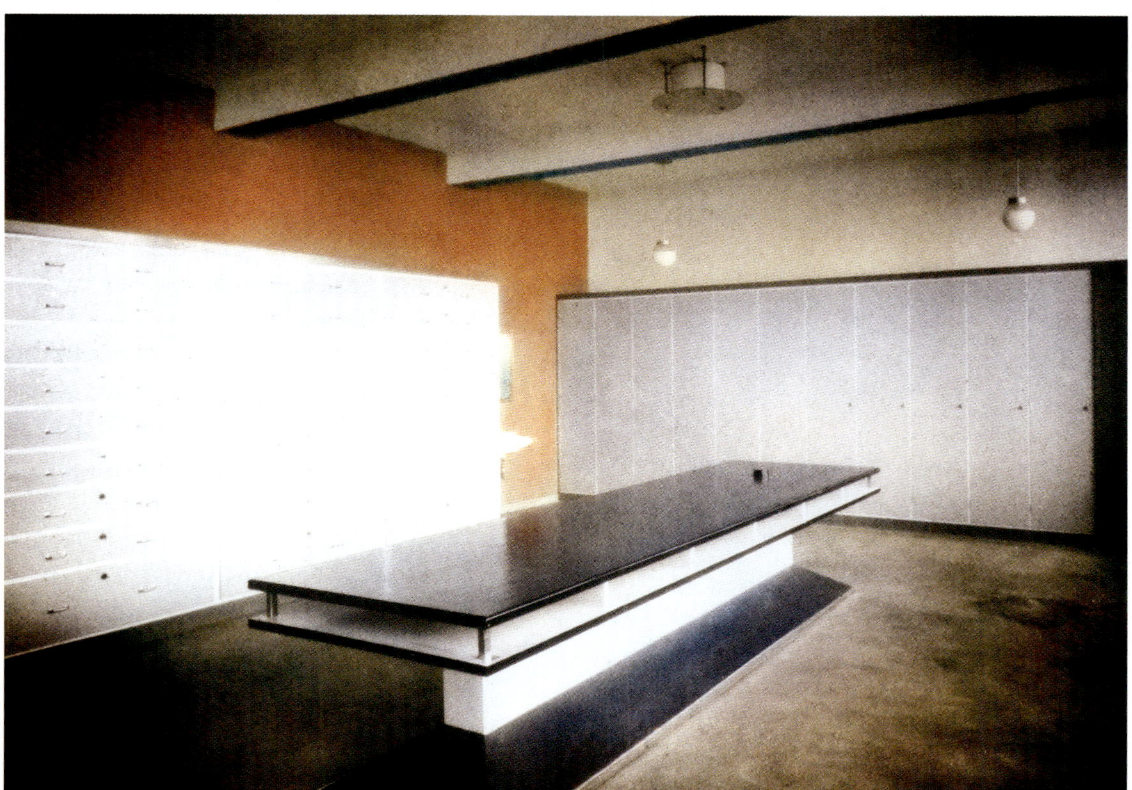

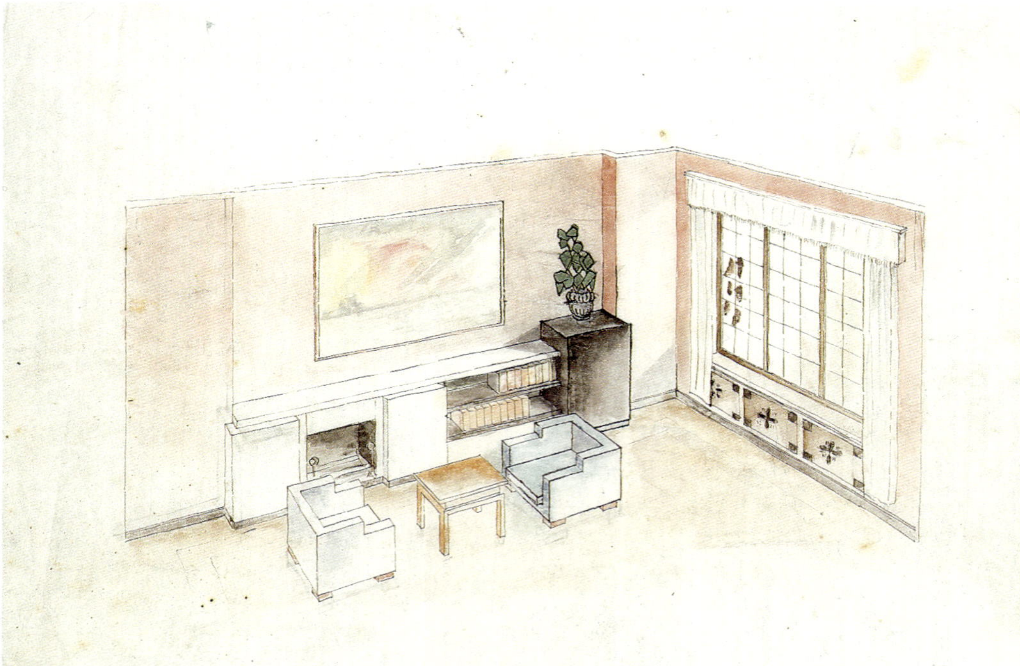

Heinrich Neuy, Entwurf für ein Herrenzimmer. 1928, Aquarell auf Transparentpapier, 32,7 x 49,5 cm, SBD, Archiv der Sammlung. ● Bei diesem Entwurf gehen klare Linien und Formstrukturen mit bürgerlicher Behaglichkeit einen Kompromiß ein, der auf künftige Anwendungen im privaten Bereich deutet.

Titel „die neue linie". Mai 1931, Gestaltung von László Moholy-Nagy, SMBPK, Kunstbibliothek. ● Für die Leserin der „neuen linie" waren bereits damals Stahlrohrmöbel und „Modernes Wohnen" identisch.

‚modernen' begeisterten Snob". Meyer räumte wissenschaftlichem Vorgehen Priorität im Entwurfsprozeß ein. Die Produkte sollten möglichst genau dem tatsächlichen Bedarf entsprechen. Die Studenten stellten dem Entwurf "das Studium von Volksgewohnheiten, sozialer Standardisierung, von physiologischen und psychologischen Funktionen, des Produktionsvorganges und sorgfältigster wirtschaftlicher Kalkulation" voran.

1929 übernahm der Architekt und ehemalige Bauhausstudent Alfred Arndt die Leitung der Werkstätten. (Josef Albers hatte 1928 Marcel Breuer in der Leitung der Möbelwerkstatt abgelöst, konnte sich der Programmatik Meyers aber nicht anpassen.) Im Sommer 1929 faßte Meyer die Tischlerei mit Metallwerkstatt und Wandmalerei zur Ausbauwerkstatt zusammen, um die Bereiche noch enger an das neue Bauhausziel „Bau und Ausbau der Volkswohnung" zu binden. Die Werkstätten wurden zu selbständigen Werkgemeinschaften organisiert, die den Studierenden dazu veranlaßten, sich „mit allen materiellen Widerständen auseinanderzusetzen, welche die Verwirklichung einer Fachaufgabe ihres Gebietes von ihnen erforderte, vom Bestellbrief des erforderlichen Materials bis zur Revision der Schlußabrechnung." (Hannes Meyer, Bauen und Gesellschaft, Dresden 1980, S. 81 f) In den Werkstätten konnten Studierende als Mitarbeiter ihren Lohn verdienen und das Schulgeld sparen. Werkstätten und Mitarbeiter wurden an Umsätzen und Lizenzeinnahmen beteiligt. So konnten auch weniger Bemittelte am Bauhaus studieren. Die Tischlerei erzielte die Verbilligung von Möbeln durch geschickte Konstruktion und Verwendung kostengünstiger Materialien. Es entstanden „Leichtmöbel" und „Steckmöbel" aus Sperrholz und verformtem Schichtholz, oftmals in Kombination mit Metall. Engen und kleinen Wohnungen trug man Rechnung durch klappbare Möbel, die man leicht zur Seite stellen konnte. Die Bundesschule des Allgemeinen Deutschen Gewerkschaftsbundes (ADGB) wurde mit einem Typenmöbelprogramm ausgestattet, das als Modell von der Bauhaustischlerei hergestellt und von einer Bremer Tischlergenossenschaft produziert worden war. Für 90 Arbeiterwohnungen der Siedlung Dessau-Törten entwarf die Ausbauwerkstatt die Inneneinrichtung. Das Mobiliar war nach einheitlichem Maß konstruiert, damit alle Einzelmöbel beliebig kombiniert werden konnten. Deutlich hat man sich in der Ära Meyer von konstruktivistischen Formvorstellungen unabhängig gemacht. Die Tischlerwerkstatt löste einen sozialen Anspruch ein und schuf mit einer Reihe innovativer Möbel soziale Standardmodelle.

Mies van der Rohe – konstruktives Entwerfen

Die Zielsetzungen der Tischlerei wurden durch den letzten Rektor des Bauhauses, Mies van der Rohe, nach 1930 erneut verändert. Sein Augenmerk galt der Architektur. Soziale Fragestellungen gerieten in den Hintergrund. Mies gliederte Tischlerei, Metallwerkstatt und Wandmalerei der Abteilung Architektur an. Die Gesamtleitung der Abteilung „Bau und Ausbau" behielt er sich selbst vor. Unter der Leitung von Alfred Arndt setzte die Ausbauabteilung zunächst die Arbeit an kombinierbaren Möbeln fort. 1931 beteiligte man sich erfolgreich mit einem Typenmöbelprogramm an einem vom Deutschen Werkbund ausgeschriebenen Wettbewerb für die genormte Wohnungseinrichtung. Arndt mußte Ende des Jahres 1931 die Leitung der Werkstatt abgeben, weil er als zu links galt. Mies van der Rohe holte daraufhin seine langjährige Berliner Mitarbeiterin Lilly Reich ans Bauhaus. Sie wurde nun Leiterin der Weberei und des Ausbauseminars. Der Produktivbetrieb wurde eingeschränkt. In der Planung der Junkers-Siedlung konzipierte die Abteilung „Bau und Ausbau" avantgardistische Wohnformen. Doch von der Idee der Vereinigung von Kunst und Handwerk hatte man sich damit weit entfernt. Priorität hatte nun eine konstruktiv und zeichnerisch zu lösende Fragestellung.

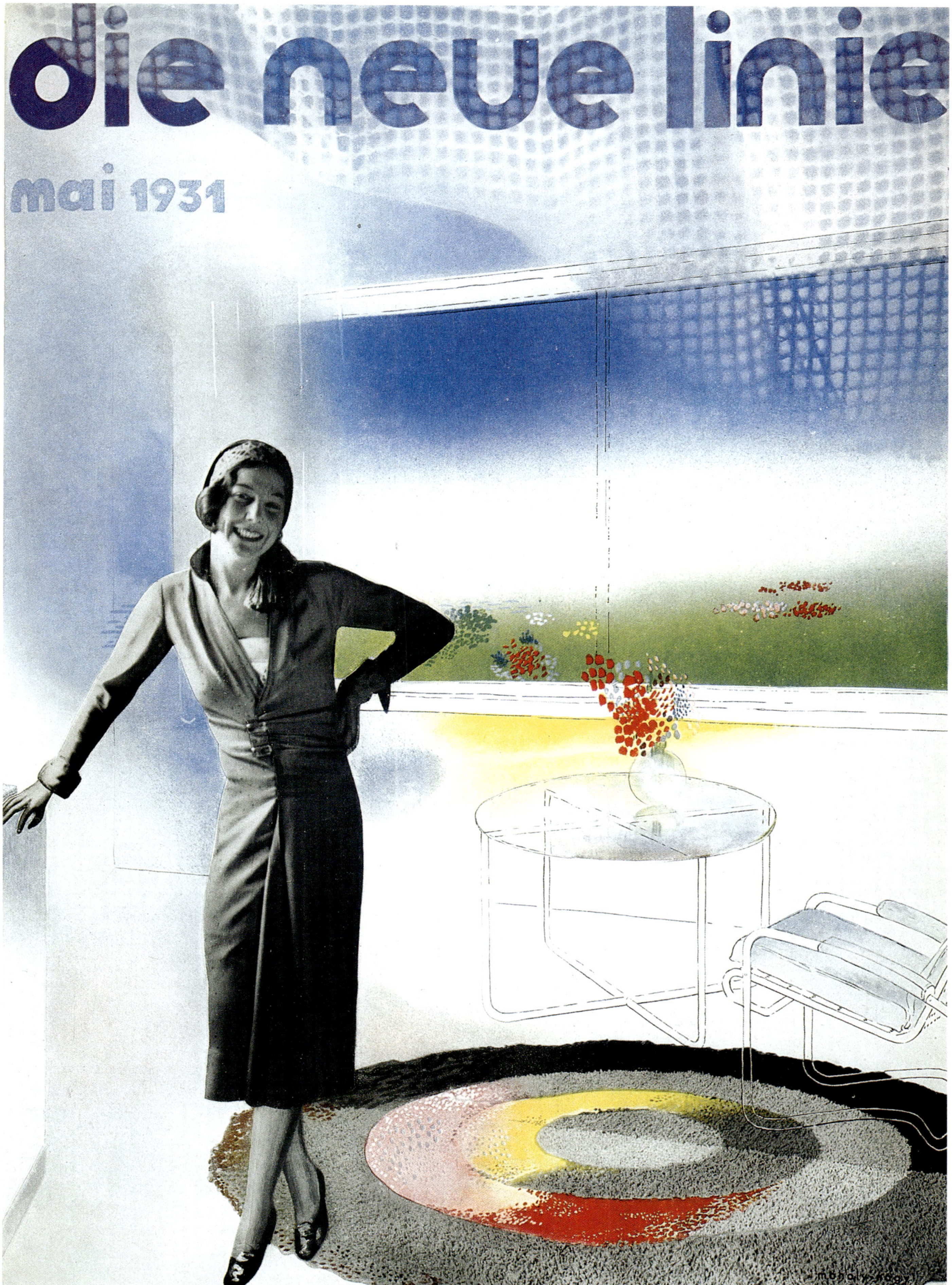
die neue linie
mai 1931

Lizenzen und Geschäfte des Bauhauses

Eva von Seckendorff

Zwei Jahre nach Gründung des Bauhauses, im Dezember 1921, forderte Gropius von den Werkstätten mehr Geschäftssinn: „Das Bauhaus in seiner jetzigen Form steht oder fällt mit der Bejahung oder Verneinung der Auftragsnotwendigkeit. Ich würde es für einen Fehler ansehen, wenn sich das Bauhaus nicht mit der realen Welt auseinandersetzte ..." Die programmatische Erklärung hatte einen prosaischen Hintergrund: Die Finanznot der Schule und der Studierenden machte die Weiterexistenz des Bauhauses von zusätzlichen Geldquellen abhängig. Während beispielsweise Druckerei und Töpferei von Anfang an produktiv wirtschafteten, konnte eine solche Arbeitsweise in der Tischlerei erst mit Weggang von Johannes Itten durchgesetzt werden. Nach dem großen publizistischen Erfolg der ersten großen Bauhausausstellung und der Tischlereierzeugnisse im Versuchshaus „Am Horn", 1923, begann man in den Werkstätten, gezielt und serienmäßig für Ausstellungen und Messen zu produzieren. In der Stuttgarter Werkbundausstellung „Form ohne Ornament" (1924) waren die Bauhauswerkstätten vertreten, und die Präsenz auf der Leipziger Messe hatte zahlreiche Aufträge zur Folge. Die 1925 erschienene Publikation „Neue Arbeiten der Bauhauswerkstätten" stellte 29 Erzeugnisse der Tischlerei vor. Von Sommer 1924 bis März 1925 wurden am Weimarer Bauhaus 26 Exemplare des „Lattenstuhles", 262 Kinderstühle und 32 Tische Breuers hergestellt. Auftraggeber waren aufgeschlossene Privatpersonen und Institutionen wie Kindergärten, die Alma Buschers und Marcel Breuers Kindermöbel bestellten. Aber der tatsächliche finanzielle Erfolg blieb weit hinter den Erwartungen zurück. Doch Gropius warnte im Oktober 1924 die Thüringische Rechnungskammer in seinem „Bericht über die wirtschaftlichen Aussichten des Bauhauses" vor übereilter Verurteilung: „Es handelt sich nicht um einen oder einige Artikel, sondern es soll das Gesicht ganzer Produktionszweige verändert werden. Daß das eine große Menge von Versuchsarbeit und eine längere Versuchsperiode erforderte, ist einleuchtend. Die Versuchsarbeit wurde verteuert durch die Herstellung vieler Einzelteile außerhalb des Hauses, da wichtige Maschinen und Werkzeuge, die in einer Versuchswerkstatt noch wichtiger sind als in jeder anderen, fehlten. Außerdem konnten Rohstoffe nur in kleinen, unwirtschaftlichen Mengen gekauft werden ... durch unrationellen Einkauf in kleinen Posten ohne die Möglichkeit, günstige Konjunkturen auszunutzen, mußte die Ware stark verteuert werden. Diese Verteuerung wirkte sich in Verringerung des Absatzes weiterhin aus."

Um die drohende Schließung des Bauhauses am Ende des Jahres 1924 zu verhindern, schlug Gropius als finanziellen Ausgleich für die staatlichen Mittel die Gründung einer GmbH vor. Ein Stammkapital war vorhanden. Die größten Anteilseigner waren der Allgemeine Deutsche Gewerkschaftsbund und der Berliner Unternehmer Adolf Sommerfeld. Die geschäftlichen Aussichten schienen Gropius gesichert: „Eine Absatzorganisation ist vorhanden, das heißt, es ist jetzt schon eine Reihe von Vertretern vorhanden und Beziehungen zur Industrie wie auch zum Handel sind angeknüpft, die einen gesicherten und ständigen Absatz gewährleisten und das Bauhaus nicht auf gelegentlichen Absatz angewiesen sein lassen." (Walter Gropius, Dr. Necker, Bericht über die wirtschaftlichen Aussichten des Bauhauses, Oktober 1924) Der Staat hätte nurmehr den Lehrbetrieb und die Gehälter der Lehrer zahlen müssen. Aber erst in Dessau gelang Gropius im November 1925 die schon

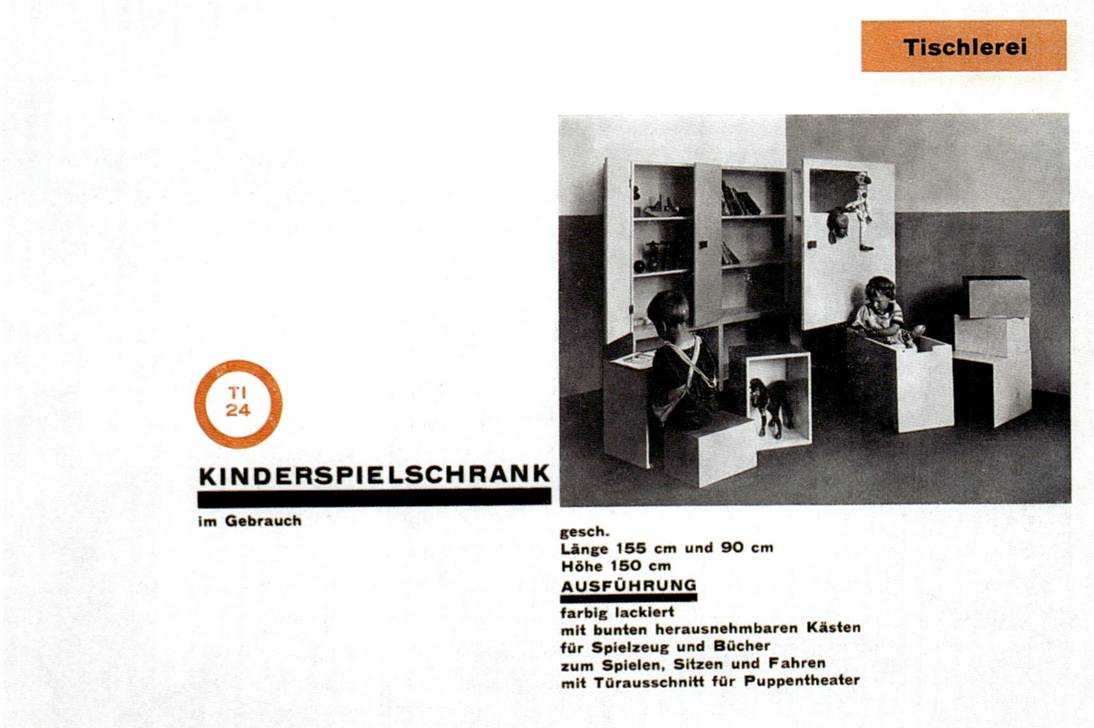

Tischlerei
TI 24
KINDERSPIELSCHRANK
im Gebrauch
gesch.
Länge 155 cm und 90 cm
Höhe 150 cm
AUSFÜHRUNG
farbig lackiert
mit bunten herausnehmbaren Kästen
für Spielzeug und Bücher
zum Spielen, Sitzen und Fahren
mit Türausschnitt für Puppentheater

Alma Buscher, Kinderspielschrank TI24. 1923, Blatt aus Katalog der Muster, 1925, Gestaltung von Herbert Bayer, BHA.
● Mit der Einrichtung einer bauhauseigenen Vertriebsgesellschaft und mit einem Musterkatalog, der jedoch über Möbel und Metallgegenstände nicht hinaus gelangte, sollte der Verkauf von Bauhausprodukten in professionelle Bahnen gelenkt werden.

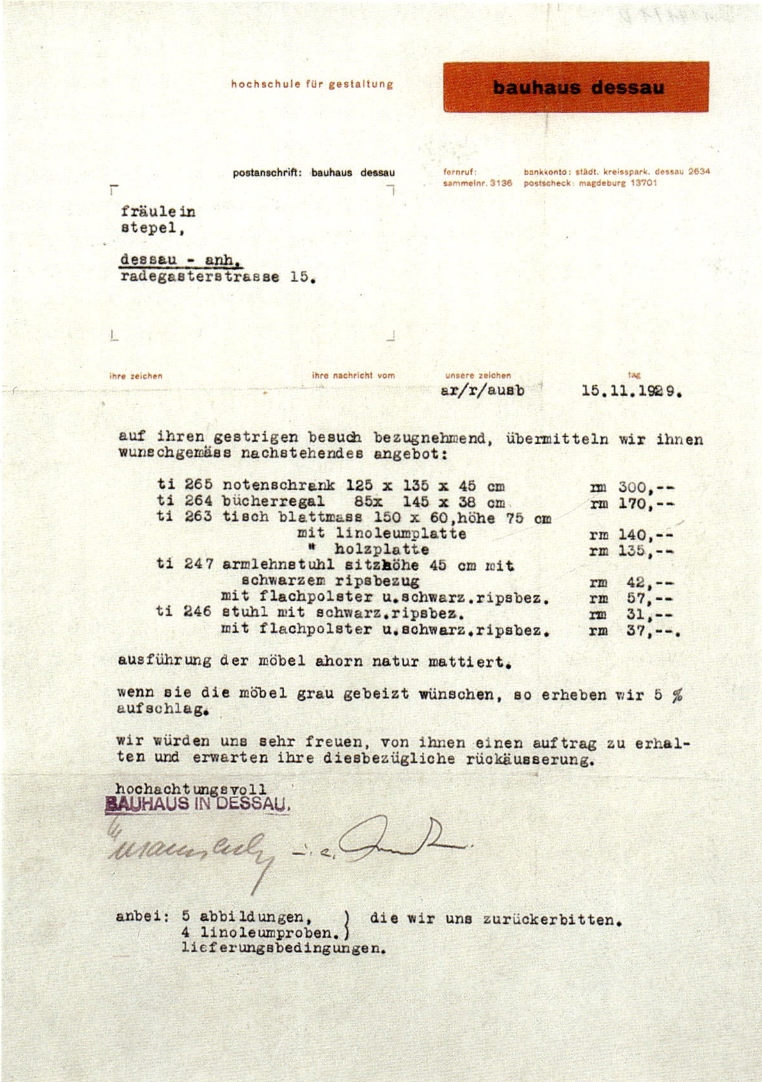

hochschule für gestaltung

bauhaus dessau

postanschrift: bauhaus dessau

fernruf: sammelnr. 3136

bankkonto: städt. kreisspark. dessau 2634
postscheck: magdeburg 13701

fräulein
stepel,

dessau - anh.
radegasterstrasse 15.

ihre zeichen | ihre nachricht vom | unsere zeichen ar/r/ausb | tag 15.11.1929.

auf ihren gestrigen besuch bezugnehmend, übermitteln wir ihnen wunschgemäss nachstehendes angebot:

ti 265 notenschrank 125 x 135 x 45 cm rm 300,--
ti 264 bücherregal 85x 145 x 38 cm rm 170,--
ti 263 tisch blattmass 150 x 60,höhe 75 cm
mit linoleumplatte rm 140,--
" holzplatte rm 135,--
ti 247 armlehnstuhl sitzhöhe 45 cm mit
schwarzem ripsbezug rm 42,--
mit flachpolster u.schwarz.ripsbez. rm 57,--
ti 246 stuhl mit schwarz.ripsbez. rm 31,--
mit flachpolster u.schwarz.ripsbez. rm 37,--.

ausführung der möbel ahorn natur mattiert.

wenn sie die möbel grau gebeizt wünschen, so erheben wir 5 % aufschlag.

wir würden uns sehr freuen, von ihnen einen auftrag zu erhalten und erwarten ihre diesbezügliche rückäusserung.

hochachtungsvoll
BAUHAUS IN DESSAU.

anbei: 5 abbildungen, } die wir uns zurückerbitten.
4 linoleumproben. }
lieferungsbedingungen.

Angebot zum Erwerb von Bauhausmöbeln. 15. 11. 1929, Normbriefbogen-Entwurf von Herbert Bayer, 1927, SBD, Archiv der Sammlung. ● Interessant sind die Preise – schließlich waren die Möbel von Hand hergestellt in einer Schule, die auf eigene Einnahmen angewiesen war.

Titel Katalog „BREUER METALLMÖBEL“. 1927, Gestaltung von Herbert Bayer, BHA. ● Breuer versuchte, seine Stahlrohrmöbel, die am Bauhaus hergestellt wurden, in eigener Regie zu verkaufen. Bayers Prospekt hob mit der Darstellung im Negativ die neue Qualität des Sitzens „im Raum“, nur auf einem linearen Gerüst, besonders gut hervor.

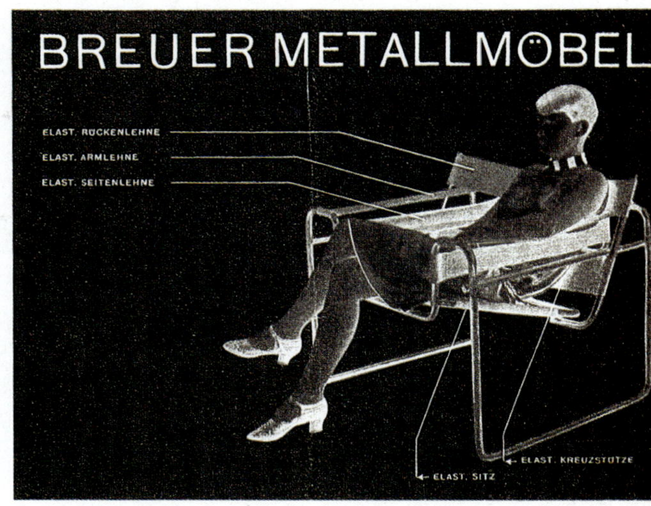

in Weimar geplante Gründung der „Bauhaus GmbH“ mit einem Stammkapital von 20 000 Mark. Zweck der Gesellschaft war die Alleinverwertung der am Bauhaus entwickelten Modelle, die von der Industrie in Serie produziert werden sollten.

Die Eigentumsrechte an circa 80 noch in der Tischlerei in Weimar entstandenen Arbeiten von Marcel Breuer, Erich Dieckmann, Erich Brendel, Alma Buscher und anderen konnte Gropius rückwirkend für die GmbH sichern. In einem ganz entscheidenden Fall allerdings entgingen dem Bauhaus die Lizenzrechte. Da Breuer seinen ersten Stahlrohrsessel privat gebaut hatte, beanspruchte er die Lizenzen des Stuhles und der daraus entwickelten Stahlrohrmöbel für sich alleine. Ohne Rücksprache mit dem Bauhaus hatte er 1926 mit Kalman Lengyel die Firma „Standard-Möbel“ gegründet, die zum ersten Serienproduzenten moderner Stahlrohrmöbel avancierte. Doch konnten Marcel Breuer, Kalman Lengyel und der später hinzugekommene Anton Lorenz die Firma wirtschaftlich nicht konsolidieren. Am 18. 6. 1929 verkaufte die Geschäftsführung die Lizenzen der „Standard-Möbel“ an den Möbelhersteller Thonet, der nun im zukunftsträchtigen Markt der Stahlrohrmöbel eine führende Position einnehmen konnte. „Die Geschichte des Bauhauses hätte völlig anders verlaufen können“, urteilte Magdalena Droste in ihrer 1990 erschienenen Publikation über das Bauhaus, „wenn Breuer seine Lizenzen dem Bauhaus verkauft hätte.“

In den 60er Jahren unseres Jahrhunderts erlebten Stahlrohrmöbel als wohnliche Elemente eine Renaissance. 1962 brachte der italienische Möbelproduzent Dino Gavina Breuers Möbel unter neuem Namen auf den Markt: Der „Stahlclubsessel“, wie Breuer seinen ersten Stahlrohrstuhl genannt hatte, wurde nun als „Wassily“-Stuhl, Hocker und Beistelltischchen wurden als „Laccio“ vermarktet und Breuers freischwingender Stuhl als „Cesca“. Die Vertriebsrechte an letzterem lagen allerdings seit 1932 bei der Firma Thonet, die die Urheberrechte Mart Stams am ersten hinterbeinlosen Stahlrohrstuhl verwaltete. Gavina verkaufte seine Firma 1968 an Knoll International, die Breuers Möbel bis heute in Lizenz nachbaut. Zahlreiche preiswerte Plagiate durch Massenanbieter modernen Wohnens, aber auch Fälschungen belegen die aktuelle Popularität der Möbel, die dem Geist des Bauhauses zu verdanken sind.

Die Holz- und Steinbildhauerei – Plastische Werkstatt

Frauke Mankartz

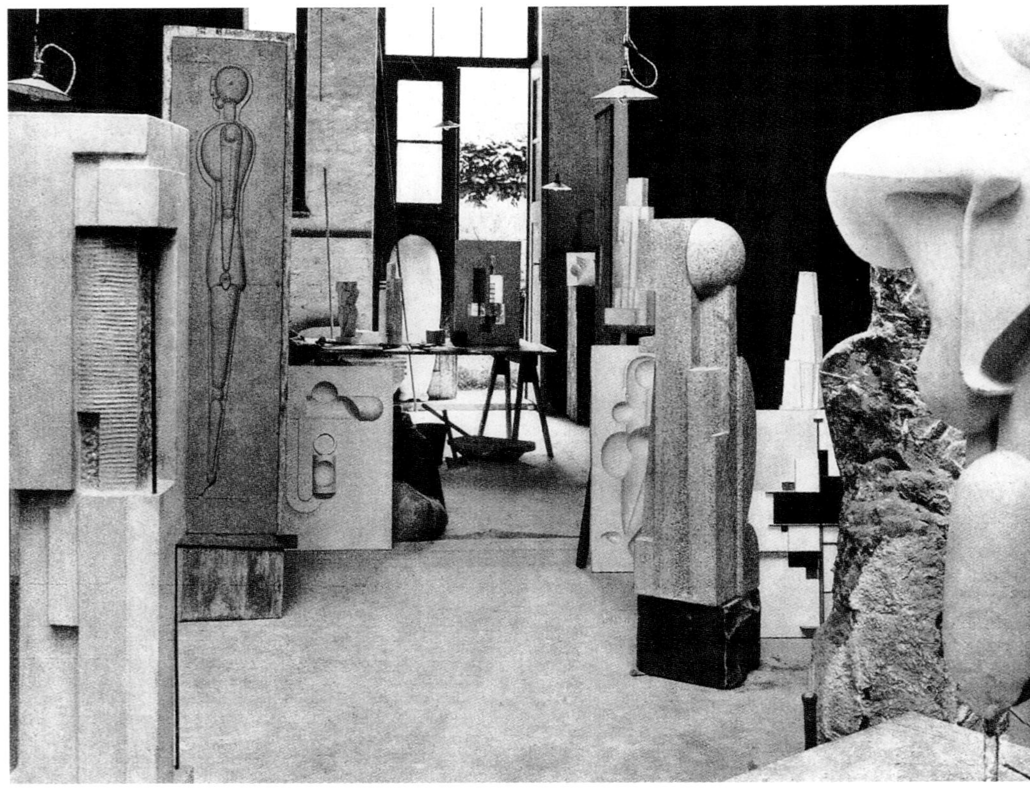

Blick in die Steinbildhauerei des Bauhauses Weimar. 1923, Abb. aus „Staatliches Bauhaus Weimar 1919–1923", Weimar 1923, Fotograf unbekannt, BHA. ● Für dieses Foto, das im Katalogbuch zur großen Bauhausausstellung 1923 erschien, sind vor allem die Plastiken und Reliefs vom Formmeister Oskar Schlemmer und seinem Gesellen Joost Schmidt repräsentativ arrangiert worden. Links und rechts des Durchblicks zur Tür stehen schon Teile jener Wandreliefs bereit, mit denen wenig später die Wände des Bauhauses dekoriert wurden. Ganz links eine Arbeit von Student Kurt Schwerdtfeger mit dem programmatischen Titel „Bauplastik".

Unter der Vorgabe des Bauhausprogramms, daß als „unerläßliche Grundlage für alles bildnerische Schaffen die gründliche handwerkliche Ausbildung" anzusehen sei, wurden für den Bereich Bildhauerei zwei Werkstätten eingerichtet, in denen eine Lehre zum Steinmetz, Bildhauer oder Stukkateur vorgesehen war. Diese traditionellen Berufe sollten im Hinblick auf das „Endziel Bau" dazu befähigen, Anwendungsmöglichkeiten für eine architekturgebundene Ausschmückung zu entwickeln. Zunächst war man jedoch damit beschäftigt, die Funktionsfähigkeit der Holz- und Steinbildhauereiwerkstatt zu gewährleisten. Joost Schmidt schildert, daß in der Aufbauphase „alles in einem dämmrigen Chaos durcheinanderwogte, aus dem noch nicht zu sehen war, was da als Bauhaus Wirklichkeit werden wollte." (Wie ich das Bauhaus erlebte, Typoskript 1947, S. 4) Ein geregelter Lehrbetrieb wurde erschwert, weil die für die handwerkliche Ausbildung verantwortlichen Werkstättenleiter mehrfach wechselten und verbindliche Lehrpläne noch nicht vorlagen. Die künstlerischen Betreuer konnten anfangs von den Schülern noch frei gewählt werden, nur im Fall der Holzbildhauerei stand Richard Engelmann als verbindlicher Formmeister zur Verfügung. Der Bildhauer gehörte zu den von der Hochschule für bildende Kunst übernommenen Lehrkräften, die 1920 das Bauhaus wieder verlassen sollten. Durch seine akademische Ausrichtung schien er nicht unbedingt ein Garant für eine neue Unterrichtsform im Sinne des Bauhauses zu sein. Anfangs ergab sich auch ein die Ausbildung ergänzender Praxisbezug nur selten. In Ermangelung der im Programm vorgesehenen „Probier- und Werkplätze" vermittelte das private Bauatelier von Walter Gropius und Adolf Meyer Aufträge an einzelne Schüler, wie im Fall des Hauses Sommerfeld, 1920 bis 1922. Aus der Holzbildhauereiwerkstatt wurde Joost Schmidt für die Innengestaltung des Blockhauses herangezogen, der durch eine bereits

Josef Hartwig, Handgefertigte Vorstufe zum Bauhaus-Schachspiel. 1922, Lindenholz gebeizt, größte Höhe der Figuren 7,0 cm, SBD, Archiv der Sammlung. ● Ein Spiel aus Elementarformen entwickelte der Werkmeister der Bildhauerei und produzierte es sogar als Serie, für die Joost Schmidt die Werbemittel entwarf.

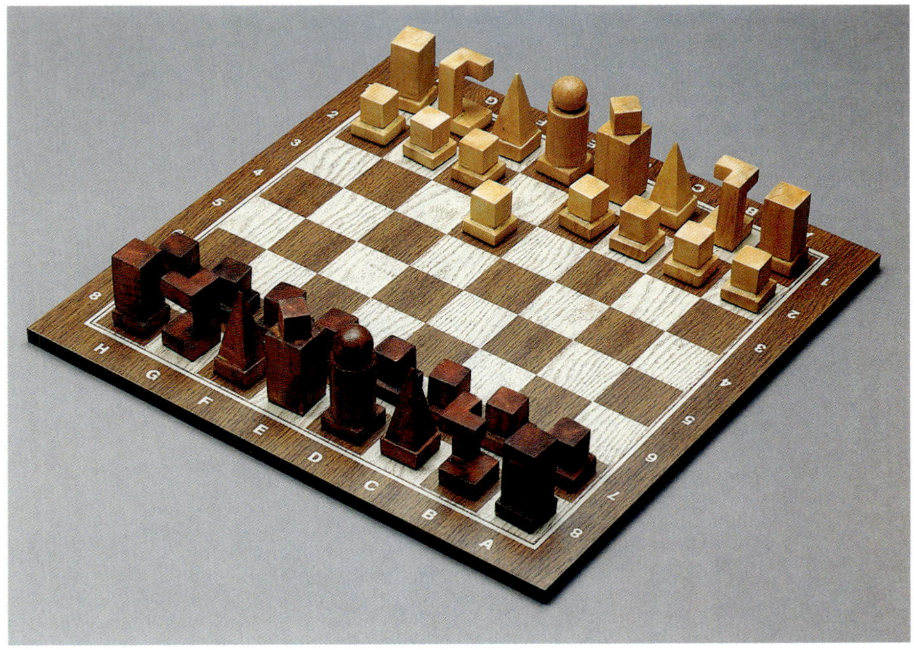

abgeschlossene künstlerische Ausbildung als befähigt für eine solche Aufgabe angesehen wurde. Schmidt führte die Schnitzereien von Türen, Wandreliefs und Treppenverkleidungen aus, die er in enger Abstimmung mit der Bauleitung entwickelte, um ein harmonisches Zusammenspiel von Architektur und Bauornamentik zu erreichen. Es blieb bei solchen Einzelleistungen, auch wenn eine größere personelle Kontinuität die Voraussetzung für einen systematischen Unterricht schaffte.

1921 wurde mit Josef Hartwig eine Persönlichkeit als Werkstattleiter der Holz- und Steinbildhauerei berufen, die dem handwerklich-künstlerischen Ausbildungsbetrieb aufgeschlossen gegenüberstand, da Hartwig sowohl eine Bildhauerlehre als auch ein Akademiestudium absolviert hatte. Im Zuge einer engeren Bindung der künstlerischen Formmeister an bestimmte Werkstätten wurde im Sommer 1921 Oskar Schlemmer die Steinbildhauerei und im folgenden Jahr die Holzbildhauerei zugeordnet. Seine Beschäftigung mit Reliefs, die sich zur Anwendung im architektonischen Zusammenhang besonders eigneten, hatte vermutlich zu seiner Berufung beigetragen. Zur Ausführung kamen derartige Versuche anläß-

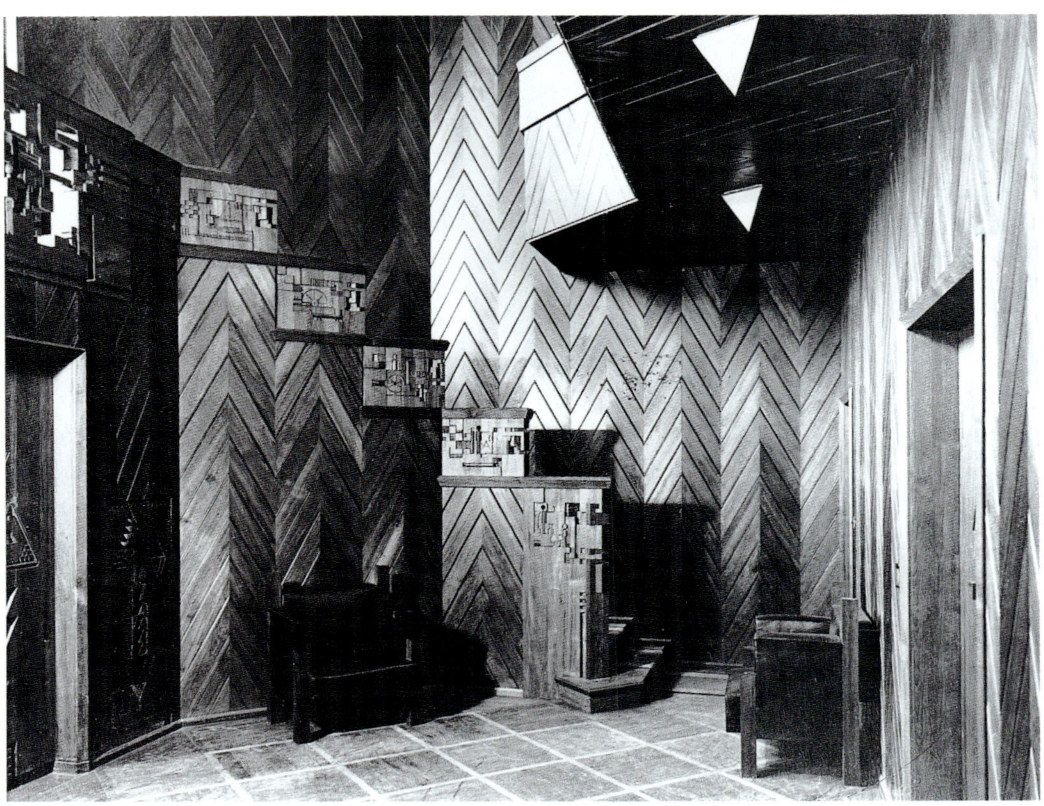

Joost Schmidt, Ausgestaltung des Treppenhauses im Haus Sommerfeld. 1921 (zerstört), Fotograf unbekannt, BHA. ● Der Auftrag des Berliner Unternehmers Adolf Sommerfeld bot die erste Gelegenheit, die Bauhausschüler an zweckgerichtete Aufgaben heranzuführen. Alle Werkstätten wirkten mit. Die Holzbildhauerei führte die Schnitzereien im Inneren und Äußeren des Hauses nach Entwürfen von Joost Schmidt aus. Auf Sommerfelds Wünsche gingen die figürlichen Motive zurück, die der Härte des Teakholzes wegen häufig in Kerbschnitt-Technik übersetzt wurden, die nicht unwesentlich zur expressionistischen Anmutung des Interieurs beitrug.

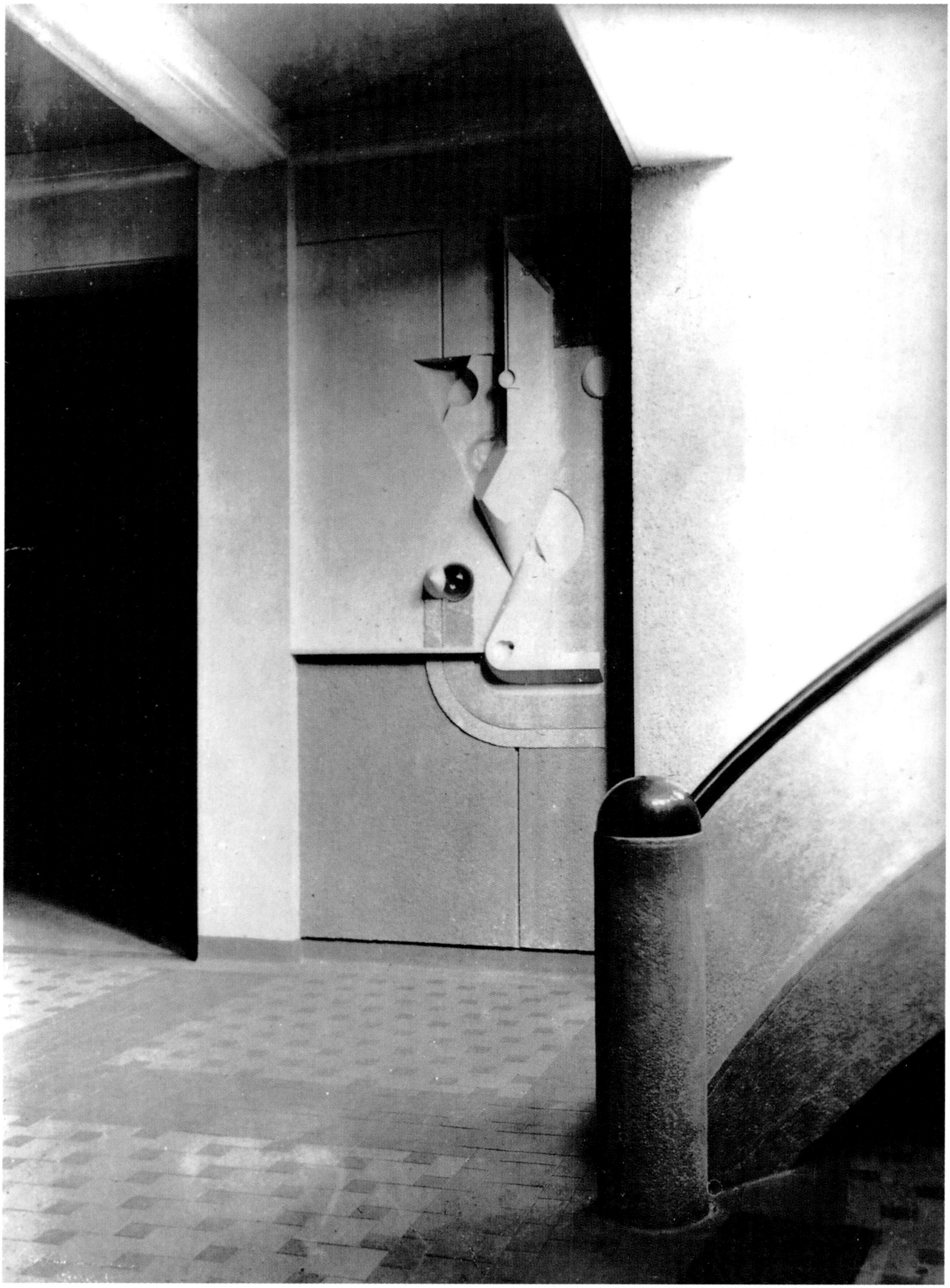

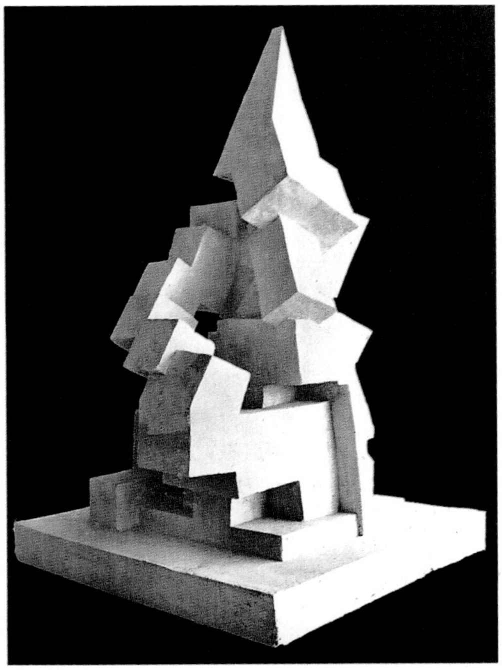

Johannes Itten, Würfelplastik. 1919 (verschollen), Gips, Fotograf unbekannt, Itten-Archiv Zürich. ● Auch Gips spielte in der Werkstatt eine wichtige Rolle, sowohl bei freien Arbeiten als auch zur Vervielfältigung der Werke von Itten und Schlemmer. Später stellte man darüber hinaus Formen für die Serienproduktion in der keramischen Werkstatt her.

lich der Bauhausausstellung 1923, als die schuleigenen Gebäude plastisch-malerisch ausgestaltet wurden. Das Vestibül des von Henry van de Velde errichteten Gebäudes wurde mit drei abstrakten Reliefs aus Stuck und Glas dekoriert, die Joost Schmidt gemeinsam mit Werkmeister Hartwig und einer Gruppe von Mitstudenten anfertigte. Oskar Schlemmer entwarf die Gestaltung für den Eingangsbereich des Werkstattgebäudes, die plastische Wandfelder und Bemalungen vorsah. Der Beitrag der Studenten war – mit Ausnahme von Joost Schmidt – auf die praktische Umsetzung der Schlemmer-Zeichnungen beschränkt. Der Lehrer sah seine Aufgabe vor allem in der künstlerischen Vorbildfunktion, was einem traditionellen Ausbildungskonzept entsprach, aber nicht vorbildlich im Sinne des Bauhausprogramms war, das idealerweise die Entwurfs- und Ausführungsarbeit der Lehrlinge forderte. Unbefriedigend war auch der Umstand, daß die Kompositionen der bereits vorhandenen, nicht für die nachträgliche Dekoration vorgesehenen Architektur angepaßt werden mußten. Dies erschwerte die gewünschte Verschmelzung von Plastik, Malerei und Baukunst. Aber Schlemmer war froh über jede sich bietende Gelegenheit zu übergreifender Arbeit. „Deshalb sind Wandmalerei und besonders Bildhauerei am Bauhaus auch die problematischen Werkstätten, so lange sie die größere Auswirkung nicht haben: der Tempel der Zukunft, der Dom der Demokratie, die Kathedrale des Sozialismus, wird noch eine Weile auf sich warten lassen. Zunächst haben wir heute das einfache Haus und müssen das Repräsentative nehmen, wo wir es finden.“ (Tagebucheintrag November 1922, Briefe und Tagebücher, München 1958, S. 139) In seinem Hoffen auf „die größere Auswirkung“ in einem noch zu planenden Repräsentationsbau verkannte Schlemmer, daß der Verzicht auf plastische Baudekoration im Innenraum oder an Fassaden des „einfachen Hauses“ nicht nur eine sich aus Sparsamkeitsgründen ergebende „Mängelerscheinung“ war, sondern zunehmend ästhetische Gründe hatte. Deshalb wurden bei Entwürfen wie dem Versuchshaus „Am Horn“ und späteren Planungen die Bildhauerwerkstätten nicht beteiligt. Sie traten lediglich durch kleine Hilfsarbeiten in Erscheinung, beispielsweise mit der Anfertigung von Gipsformen für die Keramikwerkstatt oder mit Architekturmodellen.

Mit dem Umzug des Bauhauses nach Dessau begann auch für die Bildhauerei ein neuer Abschnitt. Dort wurde nur noch eine Werkstatt eingerichtet, was bereits in Weimar durch die

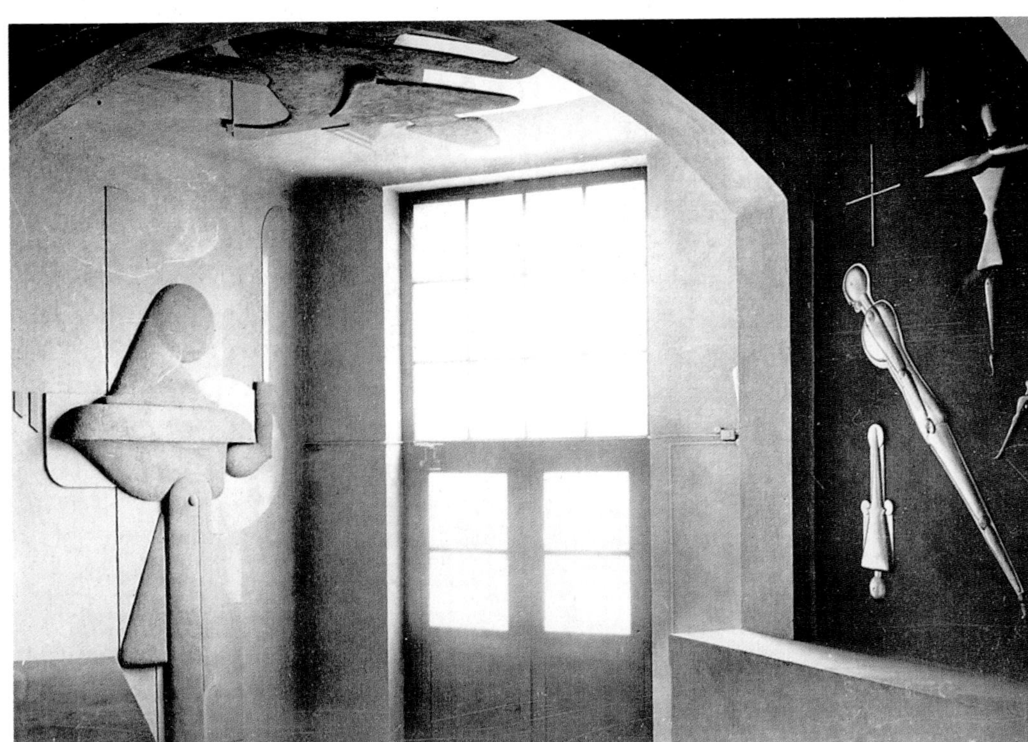

Oskar Schlemmer, Wandgestaltung im Werkstattgebäude des Staatlichen Bauhauses Weimar. 1923, Fotograf unbekannt, Archiv und Familiennachlaß Oskar Schlemmer. ● Zur schwierigen Auftragslage äußerte sich Schlemmer in seinem Tagebuch: „Die illusionistische Welt des Theaters mag hier als Ventil dienen für diese Phantasmen. Wir müssen uns mit Surrogaten zufriedengeben, müssen aus Holz und Pappe das schaffen, was wir nicht in Stein und Stahl bauen können.“ (14. 6. 1921)

Joost Schmidt, Relief im Vestibül des Staatlichen Bauhauses Weimar. 1923, Fotograf unbekannt, BHA. ● Schmidts abstrakte Positiv-Negativ-Komposition aus Gips und Glas gründet auf Ideen seines Lehrers Schlemmer, die aus dessen Tagebuch bekannt sind: „weiße Gipsplatten als Grund, diese gehöhlt, erhöht, durchbrochen darauf – darin, Glas, Glasröhren, Spiegelglas, farbiges Glas ...“

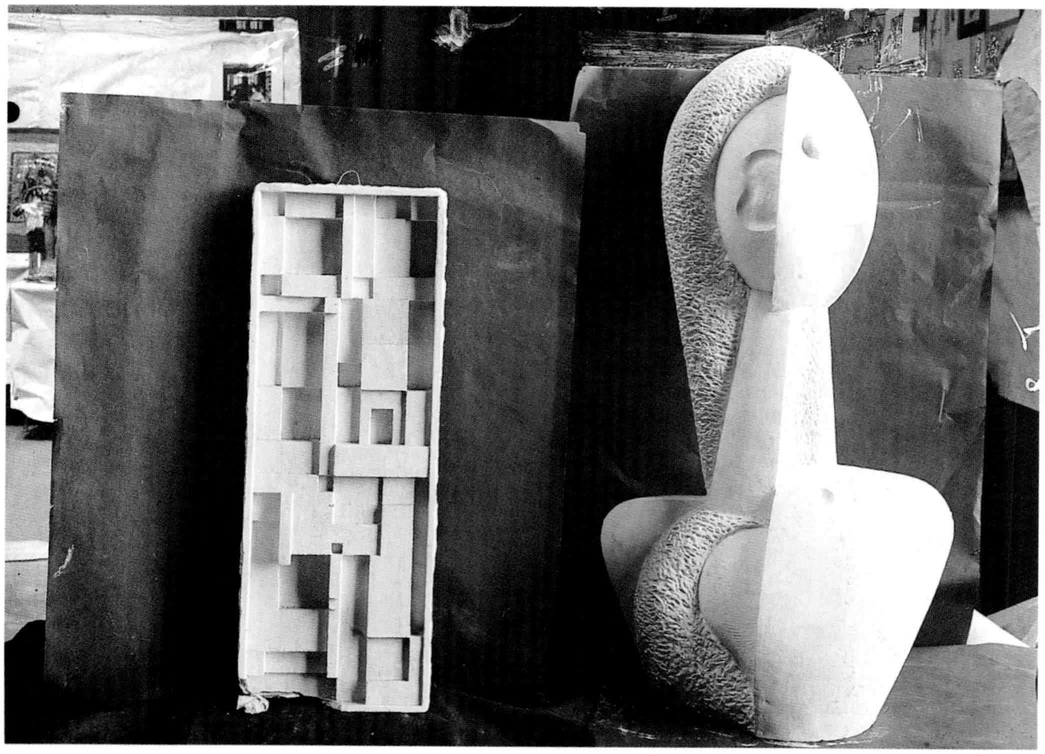

Wandregal im Atelier Joost Schmidt. 1931/1932, Foto von Joost Schmidt oder Heinz Loew (?), BHA. • Requisiten aus Unterricht und künstlerischer Eigenproduktion sind hier arrangiert: Regelmäßige Körper und deren Ableitungen und Kombinationen gingen aus dem Unterricht in der Plastischen Werkstatt hervor. Glaskörper waren Gegenstand fotografischer Studien. An den Torsi ist zu beobachten, wie Aspekte aus Schlemmers universalem Menschenbild Eingang in Schmidts plastische Gestaltung fanden.

Anonym, Hell-Dunkel-Proportionen. 1922/1923, Plastische Arbeiten, Foto von Louis Held, SBD, Archiv der Sammlung. • Die Studierenden orientierten sich an den Meistern, aber auch an internationalen Strömungen der Zeit: Das Relief zeigt starke De-Stijl-Einflüsse, die moderne Büste erinnert an die Formensprache Brancusis oder Archipenkos.

Personalunion von Schlemmer und Hartwig als Form- und Werkmeister der beiden Abteilungen eingeleitet wurde. Der neue Name „Plastische Werkstatt“ verwies darauf, daß eine Einschränkung auf die traditionellen Werkstoffe Stein und Holz, die hauptsächlich in der expressionistischen Anfangsphase des Bauhauses Verwendung gefunden hatten, aufgehoben werden sollte. Neue Materialien galten inzwischen als gestaltungswürdig. Wie in anderen Werkstätten wurde die technische und künstlerische Leitung in der Hand eines am Bauhaus ausgebildeten Jungmeisters vereint. „Obwohl Joost Schmidt schon 1925 zum Leiter der Plastischen Werkstatt ernannt wurde“, erinnerte sich der ehemalige Student Heinz Loew, „war zu dieser Zeit weder ein Etat noch ein geeigneter Raum vorhanden – um korrekt zu sein, nur ein leerer Raum.“ (Lehre und Arbeit am Bauhaus, Düsseldorf 1984, S. 8) Auch im neu errichteten Bauhausgebäude, an dessen Gestaltung die Plastische Werkstatt ebensowenig Anteil hatte wie an der Ausstattung der Meisterhäuser, blieb der für Bildhauerei vorgesehene Raum zunächst leer. Es wurde erst mit der Einrichtung begonnen – an der Studenten wie Franz Ehrlich und Heinz Loew beteiligt waren – als die Plastische Werkstatt 1927 dem neu eingerichteten Bereich „freie malerische und plastische gestaltung“ zugeordnet wurde. Unterrichtsgegenstand waren allgemeine Studien zur Erkundung der räumlichen und gestalterischen Elemente der Plastik. Daneben wurden die Werkstattmitglieder zum Bau von dreidimensionalen Bühnenrequisiten und Architekturmodellen herangezogen. Bereits im Jahr darauf erfolgte unter dem Direktorat von Hannes Meyer eine engere Bindung an die Reklameabteilung, deren Leitung Joost Schmidt 1928 ebenfalls übernahm. Mit der Charakterisierung der Plastischen Werkstatt als „Versuchsklasse für Werbeplastik und freie Plastik“ umschrieb der Lehrer die Pole, zwischen denen sich diese Bauhausabteilung bewegte. Schmidt verstand sie als eine „Experimentierwerkstatt, in der ich und auch meine Studierenden bewegliche Plastiken ausprobierten“, die fotografisch dokumentiert wurden und „deren praktische Folgerungen bei Ausstellungsbauten Verwendung fanden.“ (Wie ich das Bauhaus erlebte, Typoskript 1947, S. 11) Heinz Loews Entwurf für eine rotierende Leuchtreklame wurde beispielsweise 1928 auf der Schau „Berlin im Licht“ präsentiert. Gemein-

Karl Peter Röhl, Totemartige Rundplastik. Um 1920, Holz, farbig gefaßt, Höhe 89,0 cm, KW. • Mit Kerbschnitten und Aushebungen verwandelte Röhl ein gedrechseltes Holz in ein umlaufendes Relief. Wiederkehrend liegt leuchtendes Rot in den Vertiefungen, das der plastischen Gestaltung entgegenwirkt und an die Themen Ittens erinnert.

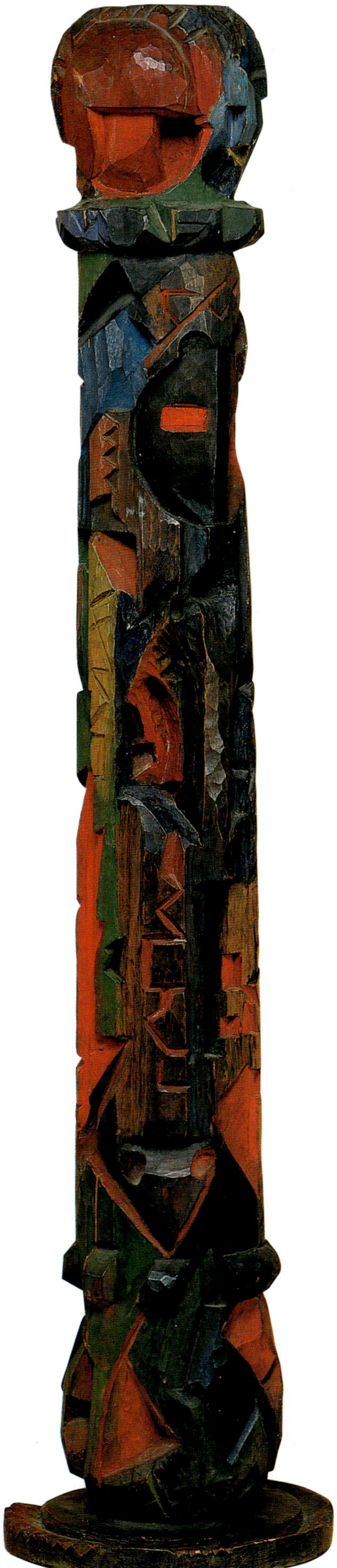

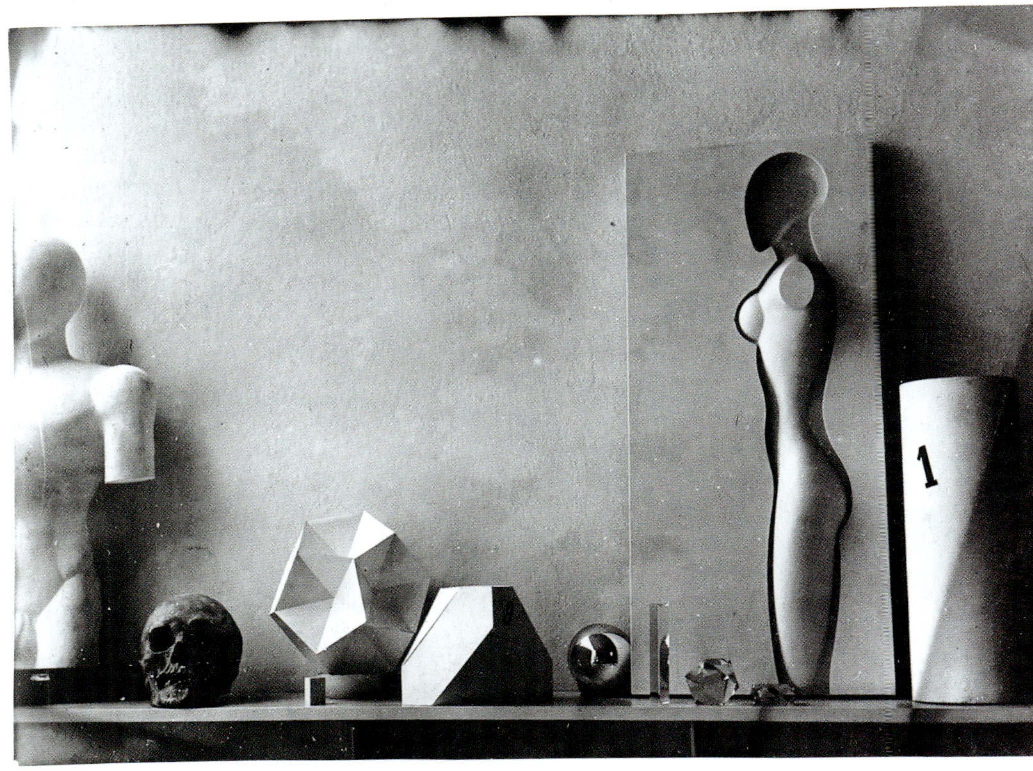

sam mit der Druckerei, Tischlerei und Metallwerkstatt wurde der Stand von Junkers & Co. Dessau auf der Ausstellung „Gas und Wasser" 1929 in Berlin gestaltet.

Wenn auch durch die Einbeziehung in die Reklameabteilung ein größerer Praxisbezug erfolgte, erfüllte sich die damit erhoffte Eigenfinanzierung nicht. So entwickelte sich die Bildhauereiabteilung, wie Helene Schmidt-Nonne in der Rückschau überspitzt formulierte, zu einer „werkstatt, die diesen namen nicht verdiente, sondern bestenfalls ‚krauterbude' heißen konnte – alldieweilen dieses ‚institut' im bauhaus keinen etat hatte und dessen eifrige adepten sich im ganzen haus usw die nötigen utensilien und materialien zusammenklauten – was ihre beliebtheit eliminierte." (Brief an Walter Gropius vom 18. 5. 1963) Es liegt nahe, die geringe Effektivität der Plastischen Werkstatt mit der Persönlichkeit ihres Leiters zu erklären. So bestätigte Heinz Loew, „daß die Zurückhaltung und Bescheidenheit Joost Schmidts es oft nötig machten, daß die Studierenden den Kampf mit der Verwaltung und Direktion des Bauhauses in ihre eigenen Hände nehmen mußten, um ihren Platz unter den anderen Werkstätten zu behaupten." (Lehre und Arbeit am Bauhaus, Düsseldorf 1984, S. 8) Es ist jedoch nicht allein mit dem mangelnden Durchsetzungsvermögen von Joost Schmidt zu erklären, dem „unbekannten Bauhäusler" (Rainer K. Wick), daß die Plastische Werkstatt zum „Stiefkind" des Bauhauses wurde, sondern mit dem wachsenden Unbehagen, sie in das Bauhausprogramm einzubeziehen. Die Bildhauerei wurde im Manifest von 1919 als eine der drei Künste aufgeführt, die neben Architektur und Malerei zum „Gesamtziel Bau" beitragen sollte. Dadurch schien sie eine bedeutende Stellung innerhalb des Bauhauses einzunehmen, was sich in der Einrichtung von zwei Werkstätten niederschlug. In der Realität zeichnete sich jedoch schon in Weimar eine Ratlosigkeit über die zeitgemäßen Anwendungsmöglichkeiten von „Kunst am Bau" ab, weshalb in Dessau eine Zuordnung zur Architekturabteilung und zu den Ausbaufächern unterblieb. Auch nach der Zusammenlegung mit dem Reklamebereich war die Plastische Werkstatt weit davon entfernt, eigene Perspektiven zu entwickeln. Konsequenterweise ordnete sie Mies van der Rohe im Herbst 1930 ausschließlich dem Bereich „bildende Kunst" zu, wodurch diese Abteilung endgültig vom übrigen Werkstattbetrieb isoliert wurde. Als Joost Schmidt nicht als Lehrer an das Berliner Bauhaus berufen wurde, war das Ende der Plastischen Werkstatt besiegelt.

Das Bauhaus und der Gedanke der Dombauhütte

Frauke Mankartz

Walter Gropius forderte zur Zeit der Bauhausgründung, der Architekt solle „die geistig gleichgesinnten Werkleute wieder um sich sammeln zu enger, persönlicher Fühlung – wie die Meister der gotischen Dome in den Bauhütten des Mittelalters – und so in neuen Lebens- und Arbeitsgemeinschaften aller Künstler untereinander den Freiheitsdom der Zukunft vorbereiten ..." (Deutscher Revolutionsalmanach, Berlin 1919, S. 136) Der Zusammenschluß der am gotischen Kirchenbau tätigen Steinmetzen in der Dombauhütte, benannt nach dem provisorisch errichteten Werkstatt- und Versammlungsort auf dem Bauplatz, galt bereits im 19. Jahrhundert als Vorbild. Die Gründung eines Architektenverbandes wurde angeregt, „nach welchem die Gesellschaft gleich vorne herein in ihren Formen, jedoch mit zeitgemäßen Abänderungen, der alten Bauhütte nachgebildet werden sollte", um ähnliche baukünstlerische Leistungen zu vollbringen. Das Mittelalter wurde romantisch verklärt zu einer Epoche, „in der der geringste Arbeiter in herrlichen Schulen gebildet" und alle Werkstattmitglieder „von einem und demselben Geist durchdrungen" waren. (Karl Heideloff, Die Bauhütte des Mittelalters in Deutschland, Nürnberg 1844, S. IX/26) Dieses Idealbild prägte auch die Vorstellungen von Walter Gropius und seinem Kreis. Mit dem Bauhaus, das in der Namensgebung bereits einen Bezug zur Bauhütte andeutete, versuchte er eine moderne Umsetzung dieser Organisationsform. Das den mittelalterlichen Steinmetzzeichen nachempfundene Bauhaussignet wurde zum Symbol der zu bildenden „Arbeitsgemeinschaft führender und werdender Werkkünstler". Diese „neue Zunft der Handwerker" sollte dem Schulprogramm von 1919 zufolge „Bauwerke in ihrer Gesamtheit – Rohbau, Ausbau, Ausschmückung und Einrichtung – aus gleich geartetem Geist heraus" einheitlich gestalten. Der ursprünglich auf den Zusammenschluß der Steinmetzen beschränkte Begriff der Dombauhütte wurde damit ausgeweitet auf die Gesamtorganisation aller am Bau beteiligten Bereiche. Entsprechend den erforderlichen Berufsgruppen und Werkstoffen erfolgte die Einrichtung der Lehrwerkstätten, die eine projektbezogene Ausbildung gewährleisten sollten. Die technischen Werkstättenleiter wurden mit der Benennung „Werkmeister" in bewußte Beziehung gesetzt zu den gleichnamigen Vorstehern der mittelalterlichen Dombauhütten. Diese für die Bauplanung und Ausführung sämtlicher Details verantwortlichen Architekten entstammten selbst dem Ausbildungsbetrieb der Hütte und standen für die Verbindung von Entwerfendem und Ausführendem, von Handwerker und Künstler in einer Person.

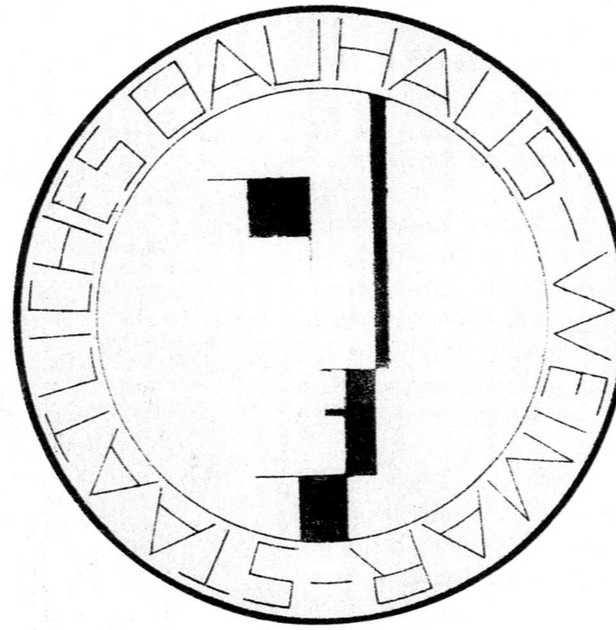

Oskar Schlemmer, Signet des Staatlichen Bauhauses Weimar. 1922, Archiv und Familiennachlass Oskar Schlemmer. ● Meister Schlemmer stellte der Schule nur ein Sinnbild des zu erziehenden, neuen geistigen Menschen voran, das von 1922 an bis zu ihrer Schließung 1933 benutzt wurde.

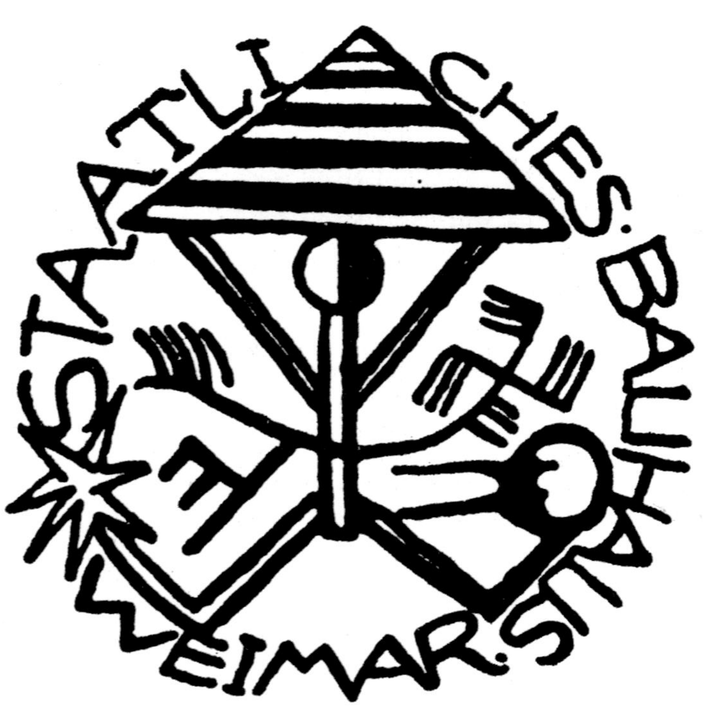

Karl Peter Röhl, Signet des Staatlichen Bauhauses Weimar. 1919, BHA. ● Die Signets gingen aus bauhausinternen Wettbewerben hervor. 1919 wurde die Arbeit am „Bau" mittels ägyptisch-mittelalterlich-romantischer Symbolik thematisiert.

Die Bauhütte war aber nicht nur eine berufliche Organisation, die Ausbildungs- und Arbeitsabläufe regelte, sondern bestimmte auch das gesamte soziale Leben ihrer Mitglieder, von karitativen Vorschriften bis hin zu den Trinksitten. Das Leitbild dieser Lebensgemeinschaft prägte auch die Grundsätze des Bauhauses. Bei Veranstaltungen wurden mittelalterliche Bauhüttenzeremonien nachgeahmt und Zunftkleidung für bestimmte Anlässe wie Richtfeste vorgeschrieben. Die Bauhaustracht oder die Ernährungsvorschriften der Mazdaznan-Anhänger fügten sich in dieses Konzept ein. Ein solches „Brauchtum" sollte das Zusammengehörigkeitsgefühl stärken und gleichzeitig zur Abgrenzung nach außen dienen. Auch die Pläne für ein eigenes „Territorium", einer Siedlungsgemeinschaft von Angehörigen und Freunden des Bauhauses, trug einem in der Nachkriegszeit ausgebildeten Bedürfnis nach sozialer Sicherheit Rechnung. Gleichzeitig stärkte ein festes Regelwerk die Illusion, von politischen und gesellschaftlichen Kräften unabhängig zu sein, wie es die selbstverwalteten Bauhütten des Mittelalters tatsächlich waren, die sogar eine eigene Gerichtsbarkeit besaßen.

Durch die Gemeinschaftsleistung der „Kathedrale der Zukunft" sollte eine solche abgeschlossene Gruppe wie das Bauhaus wieder auf das Gemeinwesen zurückwirken. Der gotische Kirchenbau, in dem alle Einzelkünste zu einem Werk verschmolzen waren, stand als Symbol für die soziale Einheit einer zukünftigen Gesellschaft. Mit dem Glauben an die erzieherische Funktion der Architektur bediente sich Gropius ebenfalls einer romantischen Vorstellung, die bereits Karl Friedrich Schinkel im Projekt eines „Freiheitsdoms" 1814/1815 beschworen hatte. Diese utopischen Phantasien wurden nicht von allen Bauhäuslern getragen. „Ich glaube nicht", äußerte sich Oskar Schlemmer skeptisch, „daß das Handwerk, wie wir es am Bauhaus treiben, über das Ästhetische hinaus tiefere soziale Aufgaben erfüllen kann." (Tagebucheintrag November 1922, Briefe und Tagebücher, München 1958, S. 142) Das mit dem Handwerksideal verbundene Modell der Dombauhütte und das Bild der Kathedrale, das noch das Bauhausmanifest von 1919 geschmückt hatte, waren nicht mehr zeitgemäß, überholt durch die modernen Entwicklungen, die zu einer Entfremdung der bildnerischen Disziplinen von (industriell genormten) Gegenständen des täglichen Bedarfs geführt hatten. Insbesondere die Bildhauer beklagten, daß die Plastiken nicht mehr „unablösliche Bestandteile der großen Baukunst" waren. Mit dem Motto „Kunst und Technik – eine neue Einheit" ging die dem mittelalterlichen Vorbild verpflichtete Phase dem Ende entgegen. Auf der Bauhausausstellung 1923 mischten sich „Erzeugnisse aus der Zeit der expressionistischen Bauhüttenromantik sowie der Zeit der konstruktivistischen technischen Romantik". (Joost Schmidt, Wie ich das Bauhaus erlebte, Typoskript 1947, S. 7)

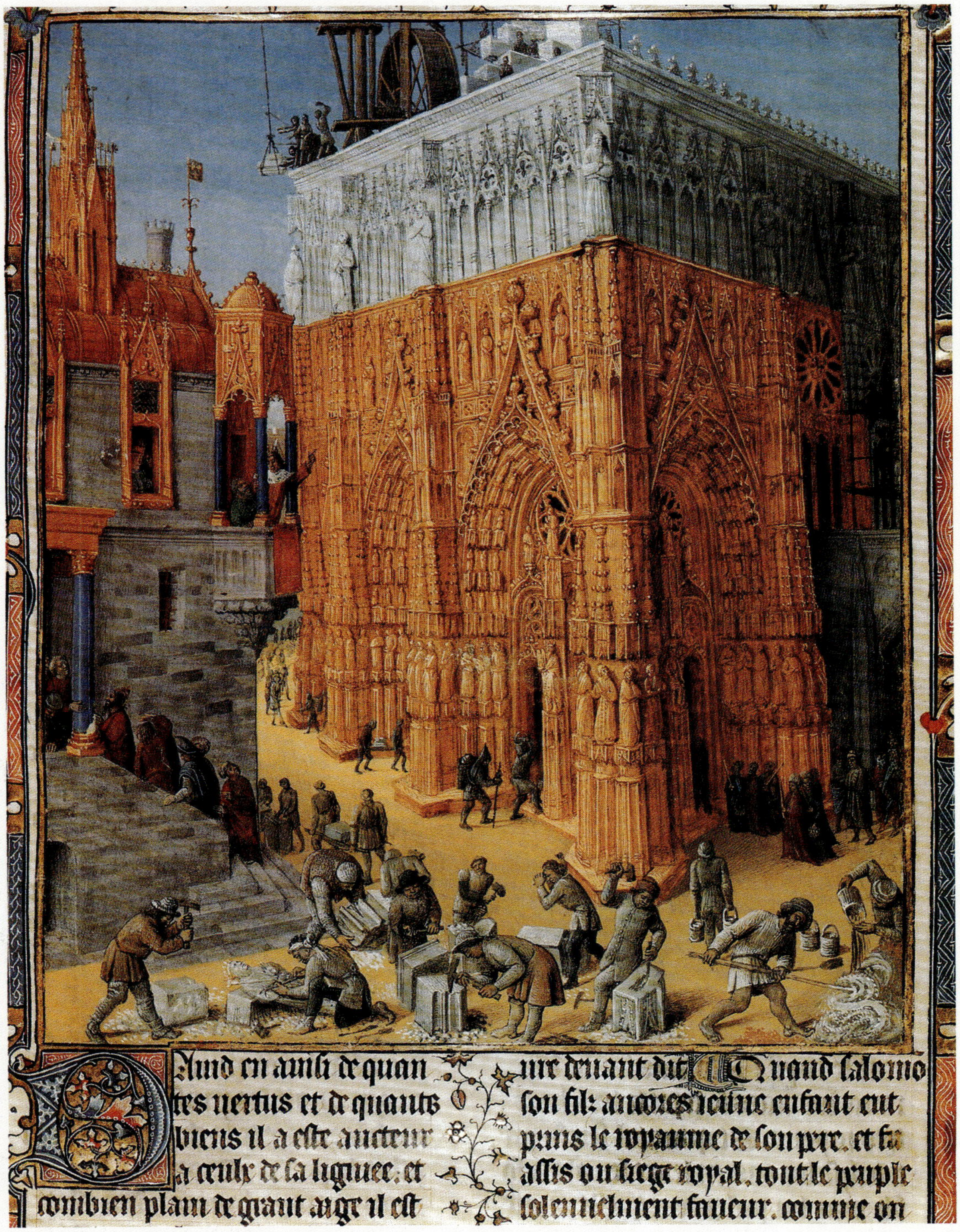

Jean Fouquet, Antiquités et Guerres des Juifs. Ende 15. Jh., ms. fr. 247 fol. 163, Bibliothèque Nationale de France, Paris. ● Die Werkstätten sollten anfangs nach Art der Dombauhütten funktionieren. Doch 1922 bemerkte Schlemmer scharfsichtig: „Der Gedanke an den Dom ist vorläufig in den Hintergrund getreten ... Heute ist es so, daß wir bestenfalls an ein Haus denken dürfen ..." Und in der Bildhauerei diagnostizierte er: „Das Übel liegt darin, daß die großen Aufgaben fehlen."

„plastik ... und das am bauhaus!?!?“ Über die Bildhauerei am Bauhaus

Frauke Mankartz

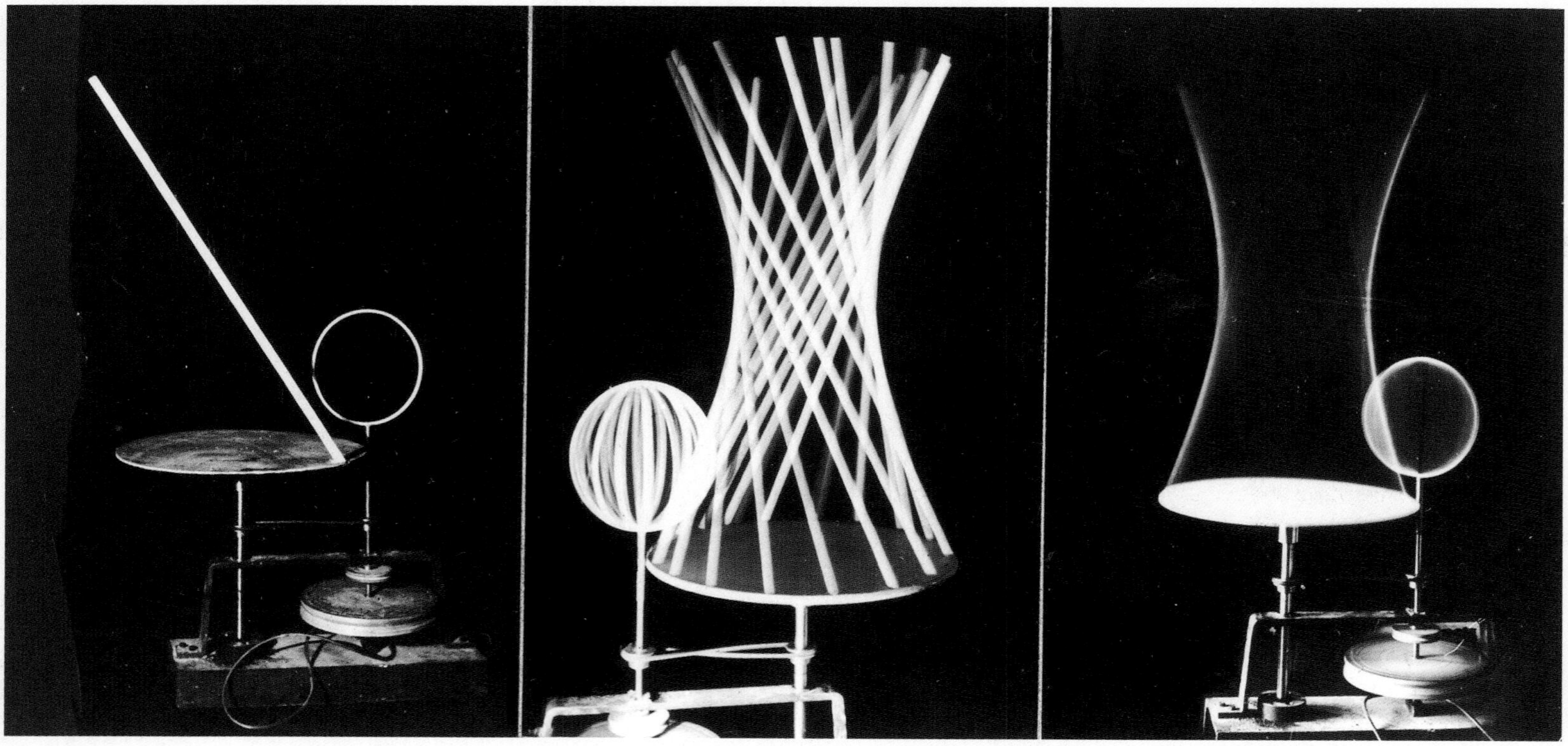

Edmund Collein und Heinz Loew, Lichtplastische Studien. 1928, Foto von Edmund Collein oder Heinz Loew (?), BHA. ● Diese Arbeiten entstanden aus einem Stab beziehungsweise einem Ring, die, schräg auf Teller montiert, mechanisch in Rotation versetzt wurden. Mit Zunahme des Drehtempos nahm das Auge nicht mehr die Bewegung der Ausgangsformen wahr, sondern nurmehr ihre leuchtende Spur, die für Momente ein Paraboloid oder eine Kugel in den Raum zeichnete. Eine Elementarübung, doch zugleich eine kinetische und „entmaterialisierte“ Plastik.

Über die freie Malerei ist am Bauhaus viel geredet und geschrieben worden, doch um die Bildhauerei war es wesentlich stiller. Joost Schmidt stellte deshalb zurecht die rhetorische Frage „plastik ... und das am bauhaus!?!?“ an den Beginn eines Beitrags über die Arbeit der Plastischen Werkstatt, um sie sogleich mehrdeutig zu beantworten: „endlich wieder ... , also doch ... , immer noch ...“ (bauhaus, Heft 2/3, 1928, S. 21) Bei dieser Standortbestimmung betonte Schmidt insbesondere die Eigenständigkeit der Plastik gegenüber den anderen Künsten. „wir haben nicht die absicht: architektur, plastik, malerei zu einer neuen gemeinheit zu triolisieren. was sich einmal ‚ent‘dreit hat, soll man nicht ‚wieder‘ verkuppeln!“ Damit erteilte er dem Konzept von „Kunst am Bau“, einer dem Gesamtkunstwerk dienenden Rolle der Bildhauerei, eine klare Absage. Dem Verdacht, deshalb zweckfreie Werke zu schaffen, wollte sich Schmidt jedoch auch nicht aussetzen. „jeder setzt beim wort ‚plastik‘ in gedanken das wort ‚kunst‘ hinzu. da nun jeder seinen begriff ‚kunst‘ hat, schaffen wir das wort samt den diversen begriffsinhalten ‚kunst‘ ab. man wird auch ohne das fertig.“ Die Werkstattmitglieder produzierten ihrem Selbstverständnis nach keine „Kunst“, sondern grundlegende „Elementarstudien“, die in „Versuchsreihen“ entstanden. Damit schienen sie Hannes Meyers Forderung nach einem wissenschaftlichen Gestaltungsvorgang zu entsprechen. Der Kunstcharakter vieler Arbeiten war jedoch unübersehbar. Künstlerische Eigenständigkeit erlangten insbesondere fotografische Experimente, bei denen durch die Rotation linearer Elemente der optische Eindruck vollplastischer Körper erweckt wurde. Diese „illusionistischen Plastiken“ existierten nur in der Fotografie. Das Bemühen, die Arbeiten nicht als Selbstzweck, sondern in ihrer Bedeutung für den Entwurfsprozeß darzustellen, war eine Reaktion auf den ständigen Rechtfertigungsdruck, dem sich die freikünstlerische Bildhauerei am Bauhaus ausgesetzt sah.

Bereits Schlemmer hatte als Leiter der Holz- und Steinbildhauerei betont, daß nicht anwendungsbezogene Kunstübungen vermieden würden, „weil unser Gewissen es uns verbietet“, denn das Ziel des Bauhauses lag erklärtermaßen nicht in der Ausbildung freier Künstler. Zu den dennoch entstandenen freikünstlerischen, oft rundplastischen Skulpturen seien die Schüler „mangels Aufgaben natürlicherweise gedrängt“ worden. (Brief an den Meisterrat, 22.11.1922) Dabei stand ein „freies Arbeiten“ in den jeweiligen Materialien im 1921 aufgestellten Lehrplan der Werkstätten durchaus an erster Stelle. Eine Trennung zwischen Übungsarbeiten und freien künstlerischen Produktionen war generell schwierig, denn die Studien besaßen zugleich eine ästhetische Form, und das nicht „zufällig“, wie zum Beispiel die Ausführungen von Fritz Kuhr über seine Vorkursentwürfe von 1924 beweisen: „dann kam aber das große, wichtige erlebnis. mit der zweiten holzplastik hatte ich eine balanceübung verbunden, das hauptgewicht jedoch auf den ästhetischen reiz gelegt ... das sinnlose spiel mit dem material war nicht mehr sinnlos“. (bauhaus, Heft 2/3, 1928, S. 29)

Die Studenten wurden von Lehrern, die bildhauerisch arbeiteten – wie Itten, Schlemmer, Moholy-Nagy oder Schmidt – zu eigenen künstlerischen Arbeiten angeregt. Die Werke entstanden aber nicht nur als Ausgleich zur praktischen Werkstattarbeit aus dem „Bedürfnis nach seelischer Entspannung und Ausbalancierung“, wie Ernst Kallai verharmlosend behauptete. (Das Bauhaus Dessau, Ausst.-Kat. Gewerbemuseum Basel, 1929, n. p.) Eine Ernsthaftigkeit war insbesondere bei jenen Studenten vorhanden, die bereits als Bildhauer tätig waren, bevor sie an das Bauhaus kamen, oder die sich als angehende Künstler verstanden. Dem Wunsch nach einer künstlerischen Ausbildung wurde 1927 mit der Einrichtung des Bereichs „freie malerische und plastische gestaltung“ Rechnung getragen, dessen Bildhauereiunterricht im Rahmen der Plastischen Werkstatt erfolgte.

Von den Künstlern, die am Bauhaus arbeiteten, sind zu keiner Zeit stilbildende Impulse ausgegangen, auch wenn Moholy-Nagy sich in seiner 1929 erschienenen Studie „von material zu architektur“ bemühte,

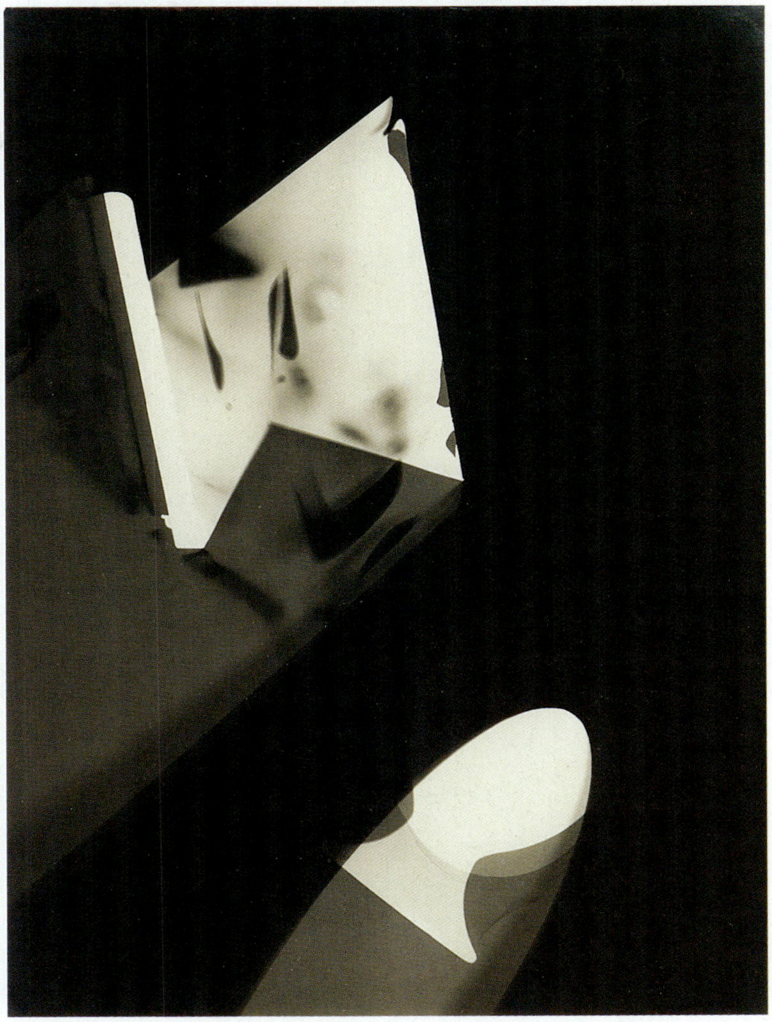

László Moholy-Nagy, Ohne Titel. 1925–1928, Fotogramm, Bromsilber matt, 23,9 x 17,8 cm, Museum Folkwang Essen. ● Moholy-Nagy hatte unter anderem mit seinen Fotogrammen Anregungen zu „entmaterialisierter“ Gestaltung gegeben. Anstelle von Pigmenten ließ er nurmehr das Licht seine Spur in lichtempfindliches Papier zeichnen und Räume schaffen. Sein Bauhausbuch „von material zu architektur“ enthält ein Beispiel „virtuellen“ Volumens, das der Rotationsplastik aus der Plastischen Werkstatt ähnelt.

ihre neuartigen Gestaltungsweisen zu formulieren. Er ordnete zahlreiche Schüler- und Lehrerarbeiten in die von ihm aufgestellte Entwicklungsgeschichte der Plastik ein, als deren höchste Stufe Moholy-Nagy die schwebende beziehungsweise kinetische Plastik ansah. Die in dieser Gruppe aufgeführten Werke zeigten jedoch eine starke Abhängigkeit zur konstruktivistischen Bildhauerei. Die Künstler orientierten sich an den allgemeinen Kunstströmungen außerhalb des Bauhauses. Anfangs entstanden Arbeiten unter dem Einfluß „primitiver“ Kunst aus Afrika oder von den Kykladen. Einige Bildhauer hielten fest am traditionellen Figurenstil oder der Porträtplastik, häufig angelehnt an Rodin oder Lehmbruck. Absolventen des Bildhauereiunterrichts haben sich weder in Weimar noch in Dessau in der Öffentlichkeit als geschlossene Gruppe präsentiert, so wie die „Jungen Bauhausmaler“, die 1928 eine Wanderausstellung organisierten. Entsprechend wurden sie vom Publikum und von den Kritikern weniger wahrgenommen. Vor diesem Hintergrund erscheint die Frage „plastik ... und das am bauhaus!?!?“ noch heute verständlich.

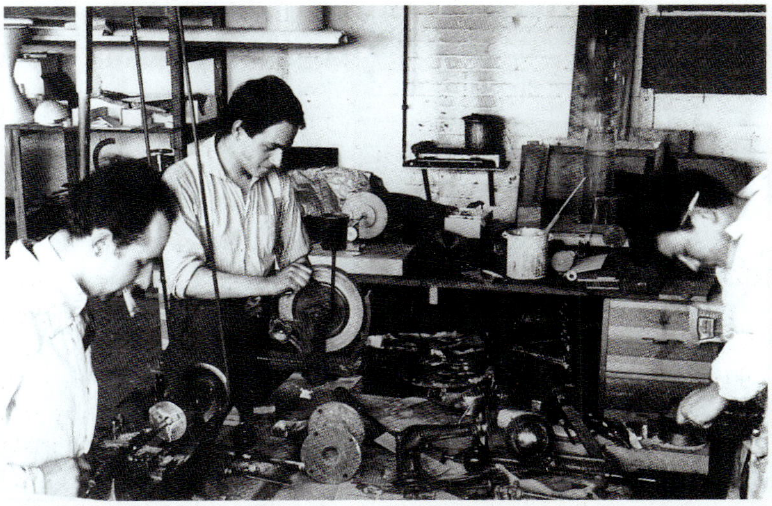

Arbeit in der Plastischen Werkstatt. 1930, Fotograf unbekannt, BHA. ● Handfeste handwerkliche Arbeit war in der Plastischen Werkstatt an der Tagesordnung.

Die Metallwerkstatt

Olaf Arndt

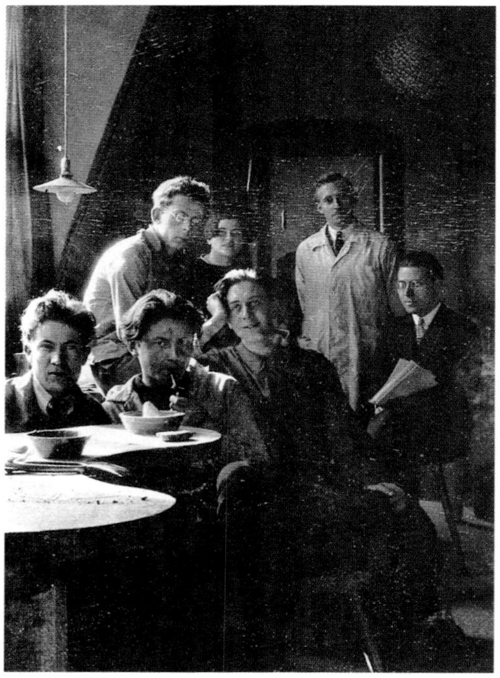

László Moholy-Nagy und Studenten der Metallwerkstatt Weimar. 1924/1925, vorn von links: Josef Knau, Wilhelm Wagenfeld, Otto Rittweger, hinten von links: Max Krajewski, Marianne Brandt, Christian Dell, László Moholy-Nagy, Fotograf unbekannt, BHA. ● Mit László Moholy-Nagy setzte Gropius einen Formmeister ein, der von dessen Ziel, Versuchs- und Modellwerkstätten für die Industrie einzurichten, begeistert war. Die Werkstattangehörigen mußten sich auf neue Aufgaben und Techniken umstellen, die zur industriellen Serienfertigung geeignet waren.

Labor

Am Anfang war alles Alchimie. Wer mit dem Metall umzugehen weiß, besitzt Geheimwissen. Das Feste in einen anderen Zustand versetzen (mit ungeheurer Hitze), ihm eine neue Form geben (kraft des ihm innewohnenden Geistes), das kommt der Schöpfung gleich.

Wenn man heute durch die Museen geht, in denen die Setzereien der ersten Buchdrucker wiederaufgebaut sind, oder vor dem legendären Zuse steht, dem Muttercomputer mit dem silbrigen Zahnwerk, das nicht von ungefähr an ein urbanes Projekt, das Stadtmodell eines wahnsinnig gewordenen Metalldesigners erinnert, ist überall dort der Odem des Vorausdenkens zu spüren. Wir hören den Schmied an der Zukunft werkeln, fühlen die Schönheit des Neuen, sehen Prometheus und das Feuer. Hier werden Entwürfe wahr. Der Laborcharakter, der sich unwillkürlich mit der Bearbeitung von Eisen, Blei und edlen Metallen verbindet, will beschrieben sein, denn heute, am Ende des Schwermaschinenzeitalters, in der Stunde des Todes der Fabrik, schwindet langsam jede Erinnerung an die längst vergangenen Ahnen der Produktion, die Manufakturen, die Arbeitsplätze des Handwerkers. Die Arbeitsplätze der untergehenden Berufe konnte man schmecken. Am Geruch eines Viertels ließ sich sagen, ob es den Gießern oder den Gerbern gehörte. Die Dichte der Luft, Öle, Staub, Späne und Reste des milchigen Kühlmittels an den Schnittflächen der Werkstücke, das Zittern des Bodens, wenn die Maschinen laufen, Fräse, Bohrer, Presse und Drehmaschine, Abkantbank und Sägen, viele Sorten Sägen, kreisende, schrappend sich auslenkende, heulend sich ins Material fressende, und nicht zu vergessen: Schleif-

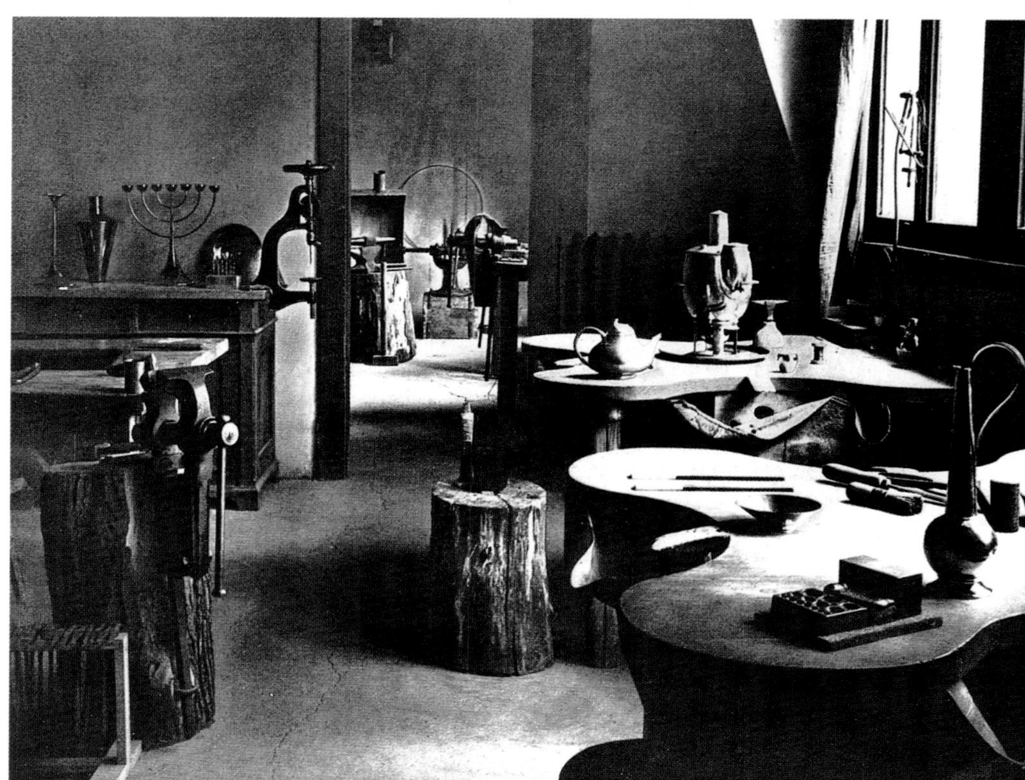

Blick in die Metallwerkstatt des Bauhauses Weimar. 1923, Fotograf unbekannt, BHA. ● Unter Formmeister Itten arbeitete man noch an Einzelstücken, die dessen Interesse an Verbindung rationaler Konstruktion aus Elementarformen und symbolischem Gehalt widerspiegeln. Links hinten der Leuchter von Gyula Pap, das jüdische Kultgerät, ist zum Beispiel aus Kreisformen entwickelt. Paps Gesellenstück auf dem vorderen Tisch – eine Kanne aus einer Kupferkugel mit aufgesetztem Konus aus Bronze, kontrastiert von einem schwingenden Henkelband als verbindendem Moment – erinnert an Ittens Aufgabenstellung, verschiedene Formcharaktere miteinander zu kombinieren.

Marianne Brandt, me. 1927/1928, Blatt aus Portfolio „9 jahre bauhaus. eine chronik", 1928, Collage, 50,0 x 41,0 cm, BHA. ● Marianne Brandt gestaltete am Bauhaus 28 Lampen und leitete lichttechnische Versuche. Wie sehr sie ihre Werkstatt mit der Produktion solcher gut verkäuflichen Produkte identifizierte, demonstriert die Collage – Reflektoren aus Aluminium beherrschen das Bild. Technisch wirkende Metalle hatten die zur Itten-Zeit bevorzugten Buntmetalle abgelöst, und glatte Oberflächen ersetzten die handwerklichen Strukturen. Links in der Collage liegend: Marianne Brandt; der Mann im Anzug ihr Formmeister: László Moholy-Nagy.

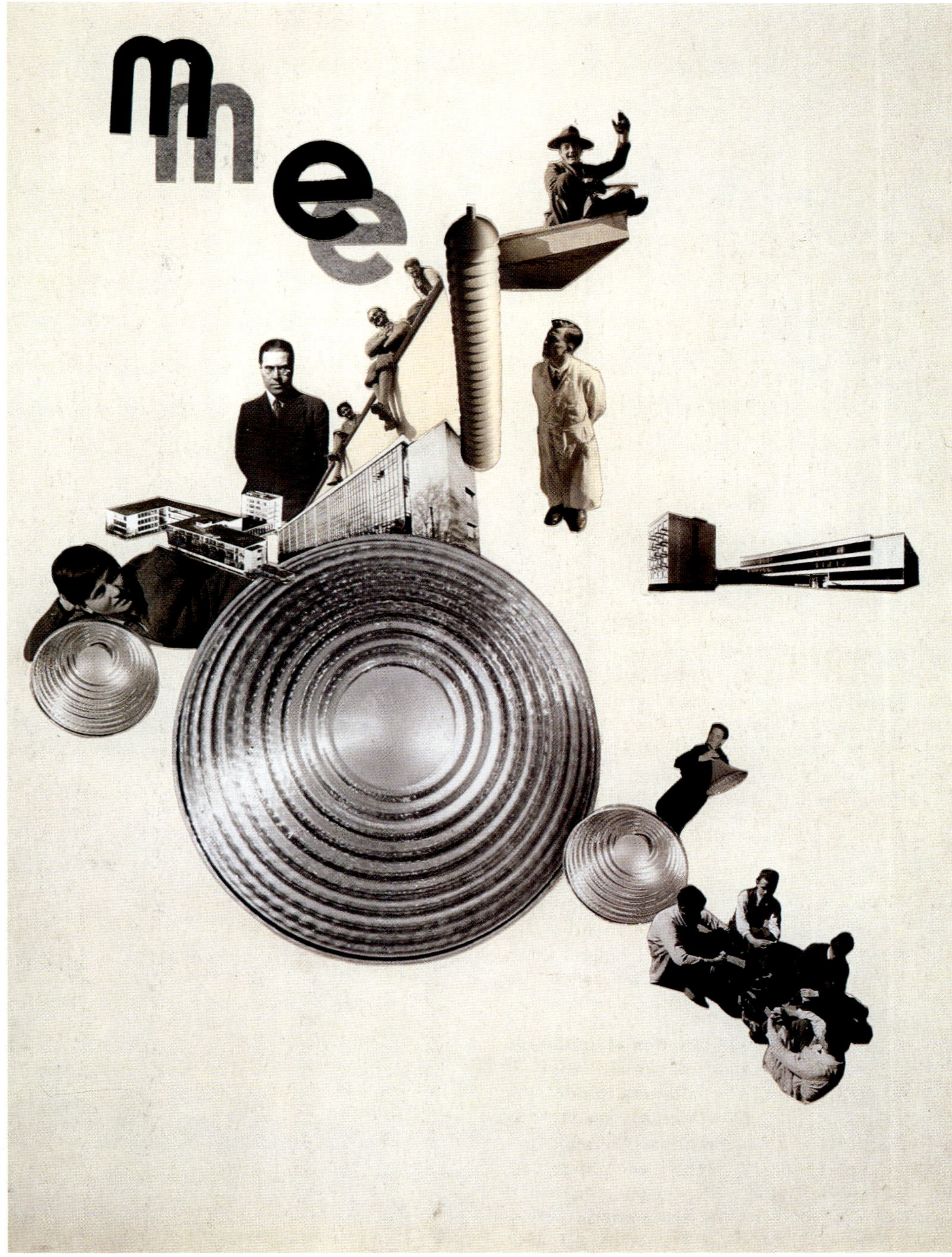

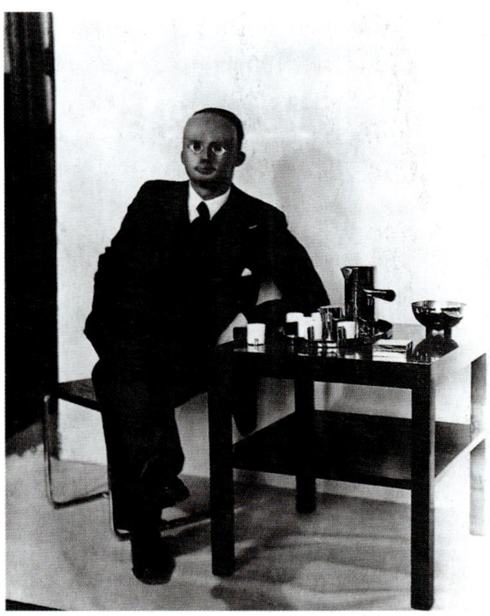

Mann mit Maske am Mokkatisch. Um 1927, Wasserkocher von Wolfgang Tümpel, Schale von Marianne Brandt, Fotograf unbekannt, The J. Paul Getty Museum, Los Angeles. ● Neben Prototypen zur seriellen Fertigung produzierte die Werkstatt auch Luxusgüter, wie sie oben vom unbekannten Metaller präsentiert werden.

maschinen, auf denen dicke Teller aus steinhart gebackenem, griechischem Sand rotieren, und schließlich, Licht und Glut, die starken Verbinder, Lötkolben, Elektroden, Schweißdrähte, ihr Aufleuchten, Schmelzen, Härten – das ist die Kunst des Metallers, das ist das Klima in seinem Universum: im „Met-All".

Versuchsarbeit

Als Walter Gropius 1919 zugleich mit dem Bauhaus auch eine Anzahl von Werkstätten installierte, wollte er in ihnen einen „neuen, bisher nicht bekannten Typ von Mitarbeitern für Industrie und Handwerk" heranziehen. Diese „Versuchsarbeiter" sollten Prototypen für die Serienherstellung, Maquetten für die Massenproduktion entwickeln. In ihren Modellen sollte eine aus der Eigenart der Maschine herrührende Echtheit und Schönheit walten, bestimmt von einem doppelten Qualitätsbewußtsein: Das Bauhaus begriff sich als Speerspitze im Kampf gegen den billigen Ersatz vom Fließband. „Minderwertige Arbeit" sollte durch ihre Vorbildfunktion ebenso ausgeschaltet werden wie „kunstgewerblicher Dilettantismus", der aus der Unkenntnis des Wesens der

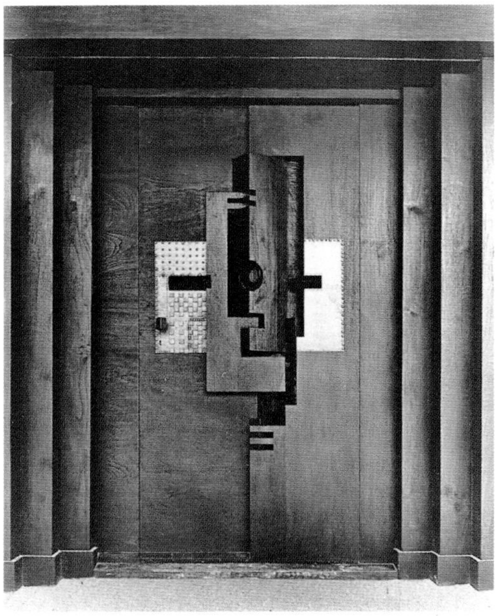

Anonym (Joost Schmidt ?), Beschlag für die Eingangstür des Hauses Sommerfeld. 1921/1922 (zerstört), Fotograf unbekannt, BHA. ● Die Metallwerkstatt arbeitete offenbar erfolgreich mit Joost Schmidt und der Holzbildhauerei zusammen. Das Relief des Türbeschlages rahmt die Schnitzerei und setzt ihre Motive mit anderen Mitteln fort.

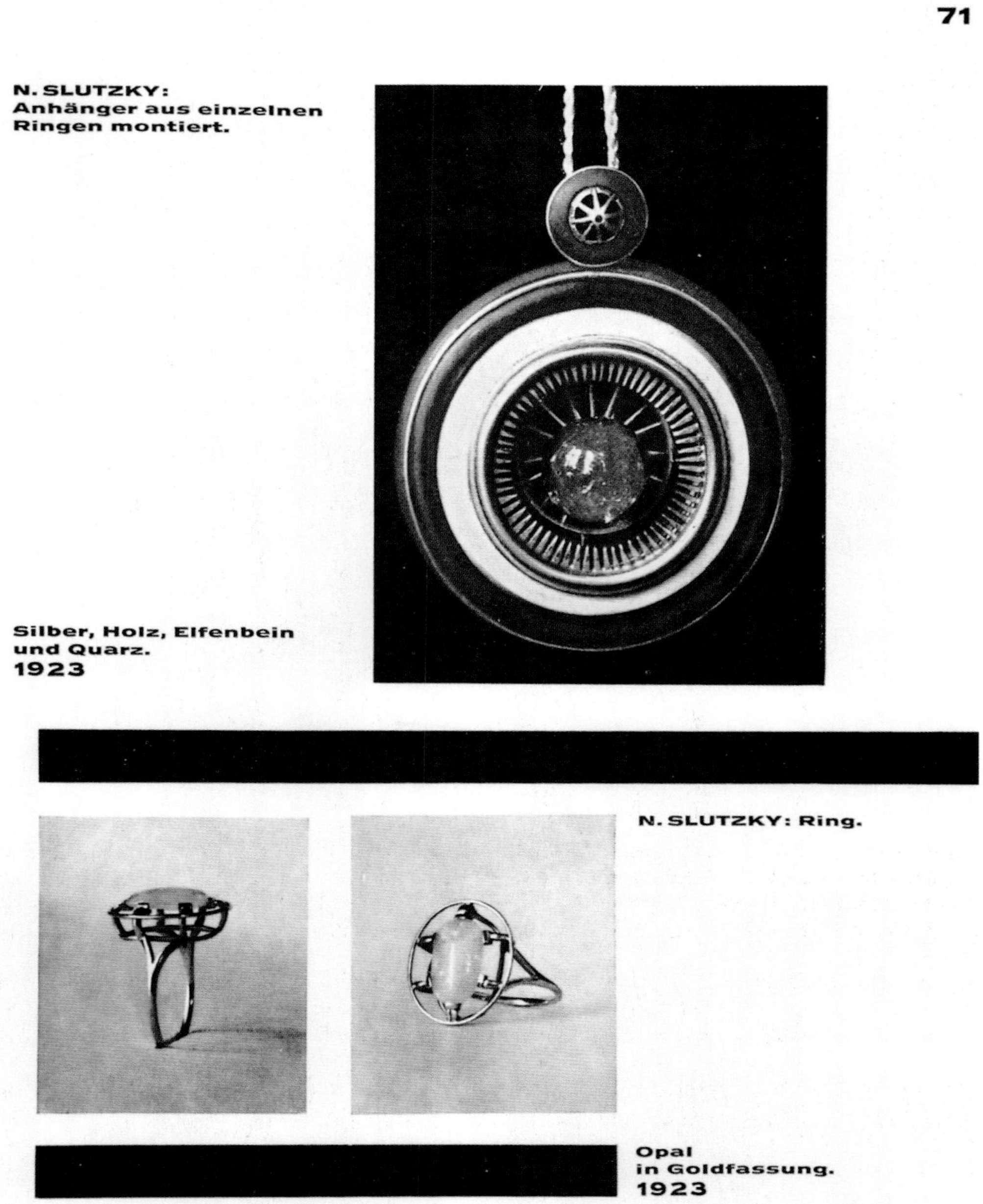

Naum Slutzky, Schmuck. 1923, Seite aus „Neue Arbeiten der Bauhauswerkstätten", München 1925, Bauhausbuch 7, Gestaltung von László Moholy-Nagy, BHA. ● Slutzky leitete eine Zeitlang selbständig eine Goldschmiedewerkstatt am Bauhaus. Die phantasievolle Zusammenstellung derart kontrastreicher Materialwirkungen ist auf seine Ausbildung bei Itten in Wien und am Bauhaus zurückzuführen.

Stoffe herrührt. In Gropius' „Grundsätzen" steht der „Aufbaufaktor" für die Industrie als weithin sichtbarer Leitstern über allen Abteilungen: Schöpferisch begabte Menschen werden der Praxis zugeführt, sie konkurrieren nicht mit den Wirtschaftsbetrieben, sie projektieren für sie. Im Selbstverständnis als Schule wurzelt die Selbstbeschränkung, Typen, nicht Auflagen zu schaffen, Rohlinge, nicht Unikate zu prägen.

Ein frommer Wunsch, wenn man bedenkt, daß in den ersten fünf Jahren wenige der notwendigen elektromechanischen Werkzeuge zum Bestand der Werkstatt zählten, vor der Übersiedlung von Weimar nach Dessau erst einige Kontakte zu Herstellerfirmen bestanden, die sich für die Übernahme der Entwürfe hätten interessieren können, und zudem ein nicht enden wollender Streit über die Frage der rechten Beschäftigung die kontinuierliche Fortführung der Tätigkeit blockierte: Schulleitung und Werkstattmeister, in den Anfangsjahren der Metallwerkstatt fast durchweg Goldschmiede oder Schmuckdesigner, waren sich lange Jahre darüber uneinig, welche konkrete Form der technischen und wirtschaftlichen Ordnung des Spätkapitalismus entspreche und ob die Anfertigung von Schmuckgegenständen überflüssiger bürgerlicher Unfug sei. Schon früh war die Devise der intellektuellen Überväter der Bauhausidee, daß sich die Werkstätten konstruktiv und kritisch mit dem „Gestaltwandel von Heizung und Beleuchtung" auseinanderzusetzen hätten, also mit Fragen des Hausbaus, statt sich mit dem Drechseln von Luxusgegenständen wie Broschen und Klavierlampen aufzuhalten, die zum Gebrauchsmuster nicht taugen und nur einer selbstverliebten Schicht von Geschmacksfreunden als Sammlerstücke dienen. Dem liegt zugrunde, daß die Konzeptualisten wie Gropius und van der Rohe bei „organischer Gestaltung" an radikale Reduktionen und bei

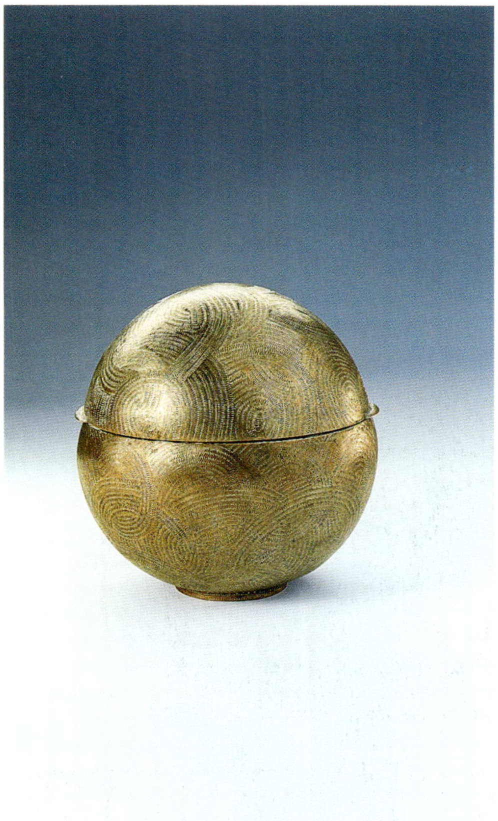

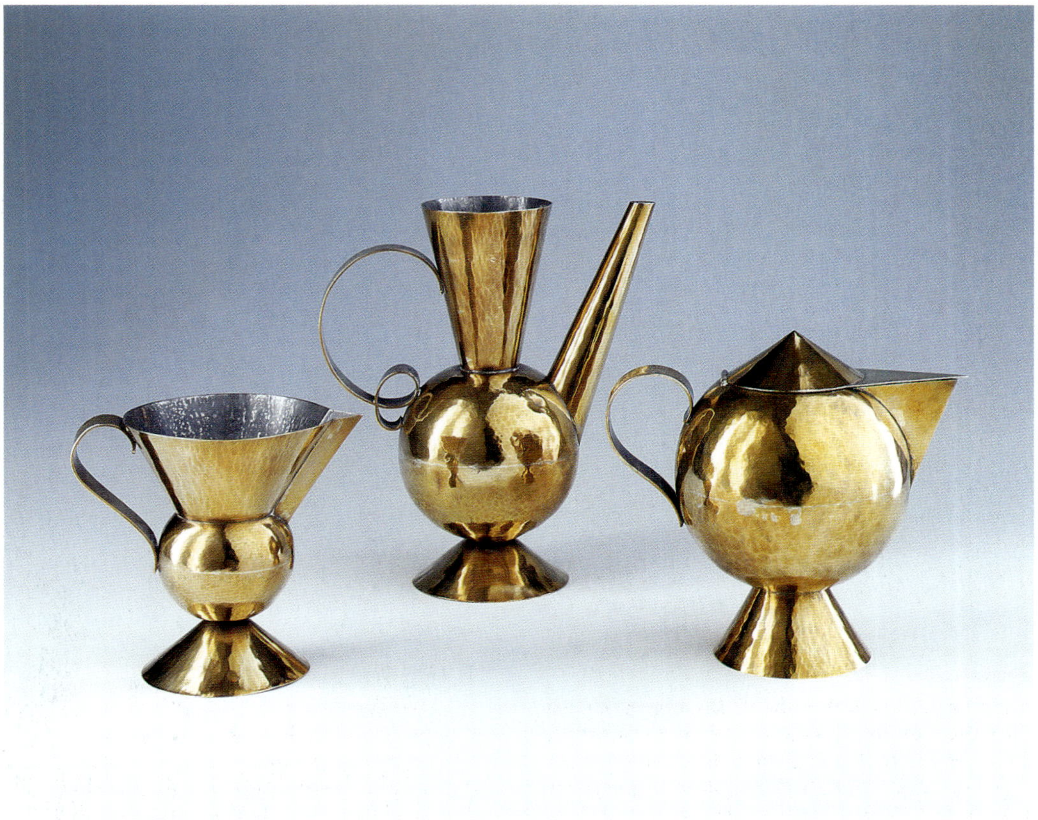

Naum Slutzky, Dose. 1920, Kupfer getrieben und gepunzt, Innenseite verzinkt, Höhe 16,0 cm, Ø 16,0 cm, BHA. ● Zwei leicht höhenunterschiedliche Kugelabschnitte treffen als „Behältnis" und „Deckel" aufeinander. Während Kugel und aufgepunzte konzentrische Kreissegmente, einander formverwandt, harmonieren, widersprechen sich ihre räumlichen Wirkungen: Der konvexen plastischen Großform sind wechselnde Tiefen durch das In- und Hintereinander des feinen, grafischen Musters entgegengesetzt. Kontrast, Rhythmus und Textur waren zentrale Themen der Vorlehre Ittens.

Anonym, Kannen. Um 1921, Messingblech gehämmert, Innenseiten verzinkt, Höhe der hohen Kanne 25,6 cm, der Deckelkanne 21,0 cm und der kleinen Kanne 15,2 cm, BHA. ● Als Lehrlingsarbeiten, vermutlich aus früher Weimarer Zeit, weisen diese Kannen eine klare Trennung von Fuß, Körper und Hals auf. Die Henkel erscheinen als lineare Begleitformen. Die funktionale Bestimmung stand hier im Gegensatz zu Dessauer Produkten noch im Hintergrund.

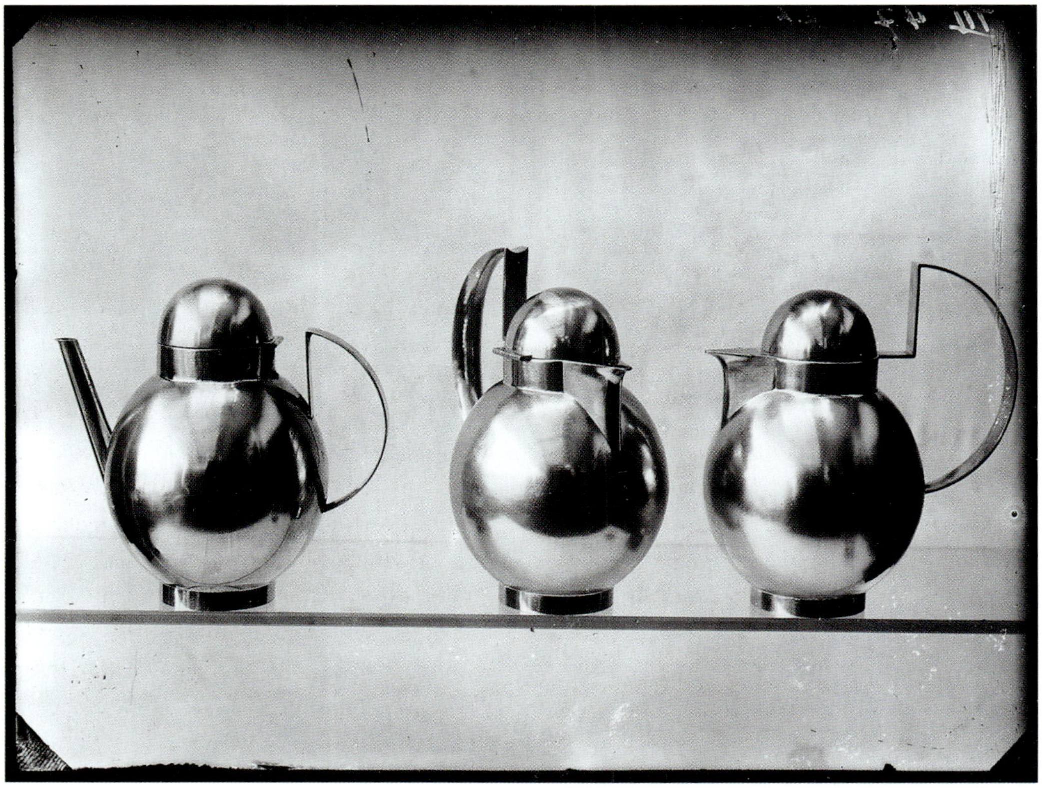

Wilhelm Wagenfeld (Entwurf) und Josef Knau (Ausführung?), Kannen. 1924, Messing versilbert, Deckel und Scharniere Neusilber, Foto von Lucia Moholy, BHA. ● In der für Lucia Moholy charakteristischen Gestaltung von Sachaufnahmen am Weimarer Bauhaus – die Gegenstände „schweben", arrangiert auf einer Glaspappe, vor papiernem Fond – erhalten diese Kannen eine figürliche, nahezu tierhafte Anmutung. Material und Gestaltvariationen sind perfekt herausgearbeitet.

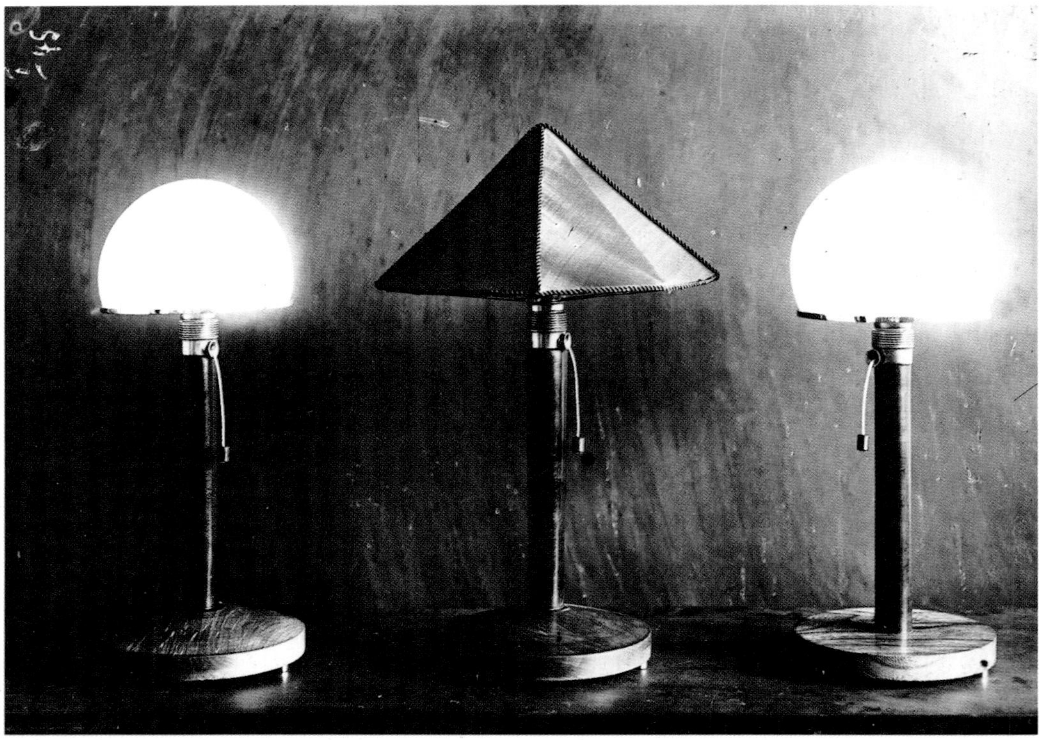

Anonym (Eberhard Schrammen?), Tischlampe mit drei Fußvarianten aus Holz. 1923/1924, Foto von Lucia Moholy, BHA. ● Merkwürdigerweise wurde die „Bauhauslampe“ auch aus Holz gedrechselt und mit einem Papierschirm versehen. Der erfolgreichen „Bauhauslampe“ gingen Versuche Carl Jakob Juckers voraus, eine bis auf das technische Skelett vereinfachte Version von Tischleuchte herzustellen: eine Glühbirne, montiert auf gläsernem Rohr, darin das Kabel und ein kreisförmiger Glasfuß.

„lebendiger Umwelt“ an Fahrzeuge und andere fortschreitende Technik dachten, die sie in ihrer Architektur mit den Gegenständen des Alltags vereinen wollten.

Wer einmal ein Haus dieser Meister genau angesehen und seine Gesetze durchdrungen hat, weiß um die Härte der sich hieraus ergebenden Perspektive. Nicht allein, daß in einem Glashochhaus, an dessen formal nicht entgrateten Kanten sich oft genug die schlichten Seelen seiner Bewohner wundscheuern und dessen einziger Schmuck ein vorgeblendeter Doppel-T-Träger ist, die aufgepolsterte Finsternis der Heimat/Stuben an sich schon ausgetrieben ist. Viel grundsätzlicher wird hier mit dem Eisenbesen ausgekehrt: Tom Wolfe berichtet in seiner ironischen Bauhaus-Musterung, „From Bauhaus to our House“, daß in den Mies-Türmen Amerikas wöchentlich die Geschmackspolizei des Architekten auflief, den Bewohnern die mit Stickornamenten verzierten Schabracken aus der Füllung riß und andere unziemliche Einrichtungsgegenstände rücksichtslos entfernte. Genau in diesem Sinn wollten die Bauhäusler der Wahrheit ins Weiße des Auges blicken, das ganze Leben verändern und nicht nur mit Hilfe einer schlankeren Gabel oder einer praktischen Lampe das „Wohngehäuse“ endlich auf die Höhe seiner Zeit bringen.

Besteck

„Die Lebensbedürfnisse der Mehrzahl der Menschen sind in der Hauptsache gleich.“ Ein Satz, der wie ein Fels steht. Ein Gedanke, der selbst 1925, nach dem Tode Lenins, nach gescheiterter deutscher und stalinisierter russischer Revolution, unter dem Vorzeichen der nahenden, ersten globalen Wirtschaftskrise und in einer Weimarer Demokratie, die wenig später vollständig zersplittern wird, ernstgenommen werden kann. Gropius meint nichts weniger, als daß es möglich sei, mit den Mitteln der Zeit zu garantieren, daß der Massenbedarf eine Angelegenheit der Vernunft werde und eine „Vergewaltigung des Individuums“ durch die maschinennotwendige Typisierung ebensowenig zu befürchten wäre wie die „Uniformierung der Kleidung durch das Diktat der Mode“. Das Zeitalter der Aufklärung hält in den Besteckkasten Einzug.

Wilhelm Wagenfeld, neben Marianne Brandt wahrscheinlich derjenige Mitarbeiter der Metallwerkstatt, dessen Arbeit am weitesten trägt, formuliert nach dem Ende des Zweiten Weltkrieges, noch ganz aus dem Geist von Werkbund und Bauhaus heraus: „Blechnapf und Teller gehören nun einmal gegensätzlichen Welten an, sind symbolhafte Formen dafür ... Entscheidend wirkt immer der Geist dabei,

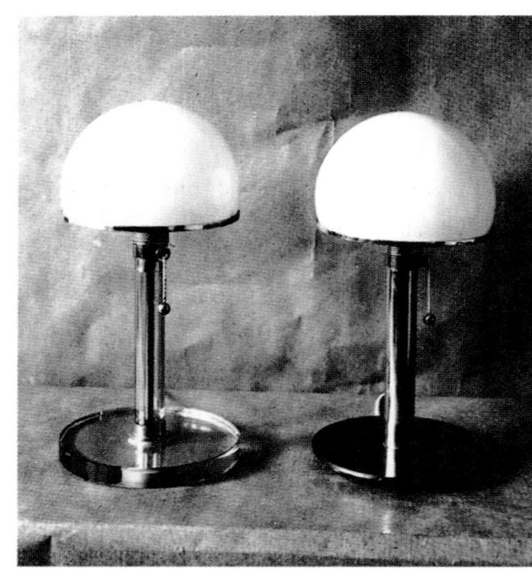

Carl Jakob Jucker und Wilhelm Wagenfeld, Tischlampen. 1924/1925, links: Glasversion MT9, 1923/1924, Messing vernickelt, Felsenglasrohr, Spiegelglas, Opalglas, Höhe 35,0 cm, Schirmhalterung Ø 18,0 cm, Fuß Ø 15,8 cm, rechts: Metallversion MT8, 1924, Messing vernickelt, Fußplatte Eisen vernickelt, Opalglas, Höhe 35,5 cm, Schirmhalterung Ø 17,5 cm, Fuß Ø 17,8 cm, Maße divergieren nach Modell und Herstellungsjahr, Foto von Lucia Moholy, BHA. ● Eine brauchbare Abblendung des Lichts gelang unter gegebenen „konstruktivistischen“ Voraussetzungen erst Wilhelm Wagenfeld. Dieser fügte einer ähnlichen Konstruktion wie jener Juckers, aber aus Metall einen Schirm aus Opalglas hinzu, der das Licht optimal streut.

der uns beseelt; aus ihm gestalten wir und nicht aus dem Stoff, denn der bleibt immer nur Mittel zum Zweck.“ (Dieses und die folgenden Zitate aus: Wilhelm Wagenfeld, Wesen und Gestalt der Dinge um uns, Essays aus den Jahren 1938–1948, Worpswede 1990) Wagenfelds Worte sind schlicht und klar, wie seine Gabeln und Messer, die noch heute, leider durch den Schliff beeinträchtigt, im Griff aber weitgehend unverändert, von der Firma WMF verkauft werden und ihre Bestimmung so vollendet erfüllen, daß sie nie als extravagantes Werkzeug auffallen würden.

Zwar klingt die gesamte Debatte über verbrecherische Ornamente und das Lob der Geometrie zunächst nur nach einem formalistisch motivierten Bruch mit der Tradition. In Sätzen wie „Die beste Eigenschaft der Dinge um uns her sollte das Anspruchslose sein“ bündelt sich jedoch eine neue Sicht der Geschichte. Das tertium comparationis ist der „alte Hausrat ... simpel und eindeutig, aber präzis und uns zugehörig“. Wo bisher selbstverliebt an Stilen gebastelt wurde und Zierde zum billigen Privileg des kleinbürgerlichen Mittelstandes verkam, richtet sich jetzt das Interesse erneut auf den Grund einer Gestalt: „Unsere Vorstellungen von Getränken und Speisen, von ihrem Aufbewahren, Geben und Nehmen, haben sich so eng und innig mit den jeweiligen Gefäßen verbunden, daß uns die Formen hierfür ... oft an kultische Bräuche denken lassen. War nicht die schöpfende Hand die Urform der Schale? Und gaben nicht, zur auffangenden Höhlung zusammengelegt, die Hände den ersten Becher? Hinzu kommt der Teller aneinandergelegter Hände. Schale, Becher und Teller sind aber die Grundformen der offenen Gefäße. Keine von ihnen verwenden wir willkürlich. Jede hat ihre eigene Bestimmung.“

Der dem Bauhaus oft gemachte Vorwurf des „Blechnerianertums“ geht vollständig ins Leere. Wie seinerzeit wohl das erste Erscheinen des Neuen mit Schrecken erlebt wurde, weil der vertraute Schmuck, die überflüssigen, zweckfremden Schnörkel fehlten, so gilt heute als Schimpfwort, wenn einer einen Designerteller sein eigen nennt. Es bedeutet: Das Ding ist unpraktisch und sieht schlimm aus. Diesen Aspekt des Grauens hat Wagenfeld 1941 auf den Punkt gebracht: „Der Kühlschrank ... ist ... durchaus klar entwickelt. Seine verschiedenen Systeme unterscheiden sich voneinander eigentlich nur durch die Verschiedenartigkeit der Kühlvorgänge selbst. Ihre Füße und Stützen sind mitunter von Stilerinnerungen der Konstrukteure beeinflußt, die dann aber einer wirtschaftlichen Ausnützung des Materials ebenso widersprechen wie unseren Vorstellungen von einer wohlgestalteten Form. Das

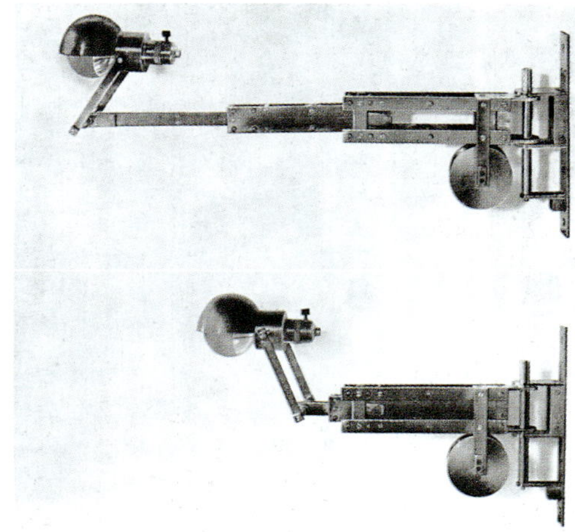

Carl Jakob Jucker, Ausziehbare elektrische Wandlampe. 1923 (verschollen), Eisen und Messing vernickelt, Abb. aus „Staatliches Bauhaus Weimar 1919–1923“, Weimar 1923, Fotograf unbekannt, BHA. ● „... einem Dinosaurier ähnlicher als einem Gebrauchsgegenstand“, urteilte Moholy-Nagy. Und doch lenkten Erfindungen dieser Art Überlegungen zur Funktion einer Lichtquelle in neue Bahnen.

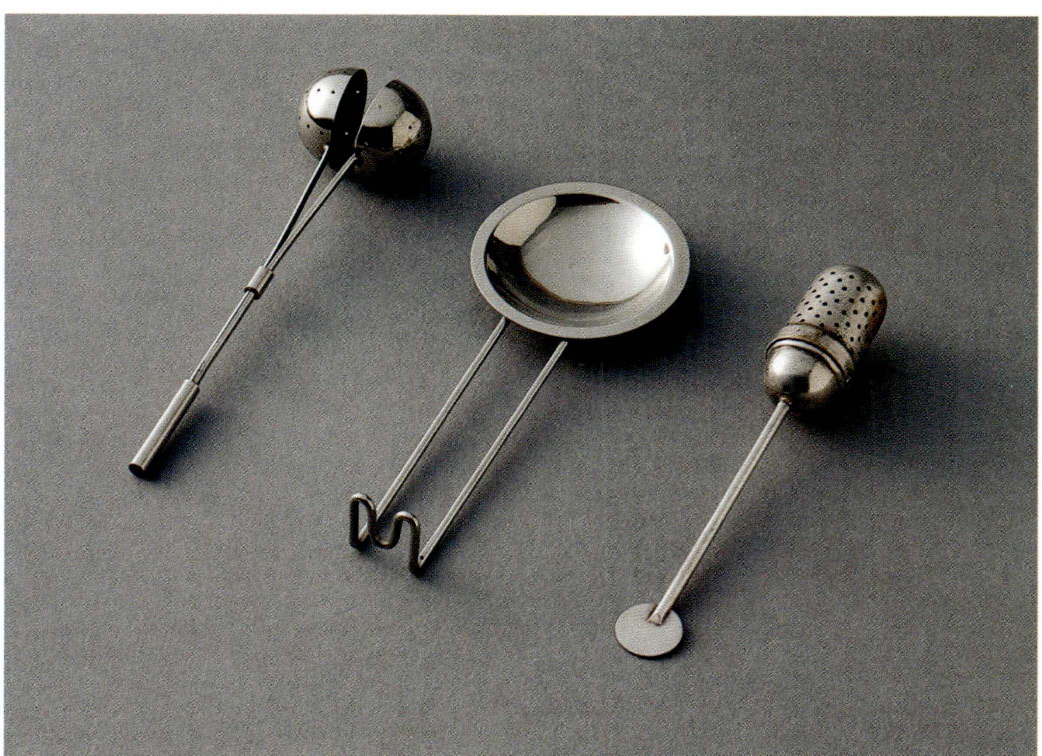

Christian Dell, Wilhelm Wagenfeld und Josef Knau, Tee-Ei, Teekugelhalter und Teekugel. 1924, Tee-Ei: Messing versilbert, Länge 13,1 cm, Teekugelhalter: Messing vernickelt, Länge 14,2 cm, Teekugel: Messing vernickelt, Länge 15,0 cm, SBD, Archiv der Sammlung. ● Das Sieb für ein Glas individuell zubereiteten Tees in Kugelform ist eines der ersten Erzeugnisse, die in der Metallwerkstatt in Serie hergestellt wurden und als „Bauhausprodukt“ galten.

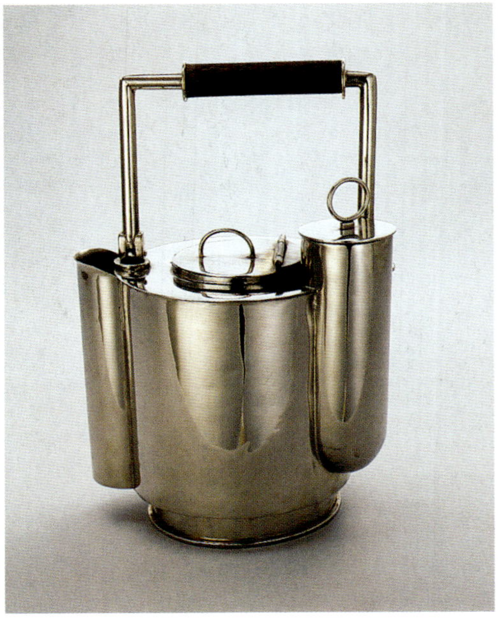

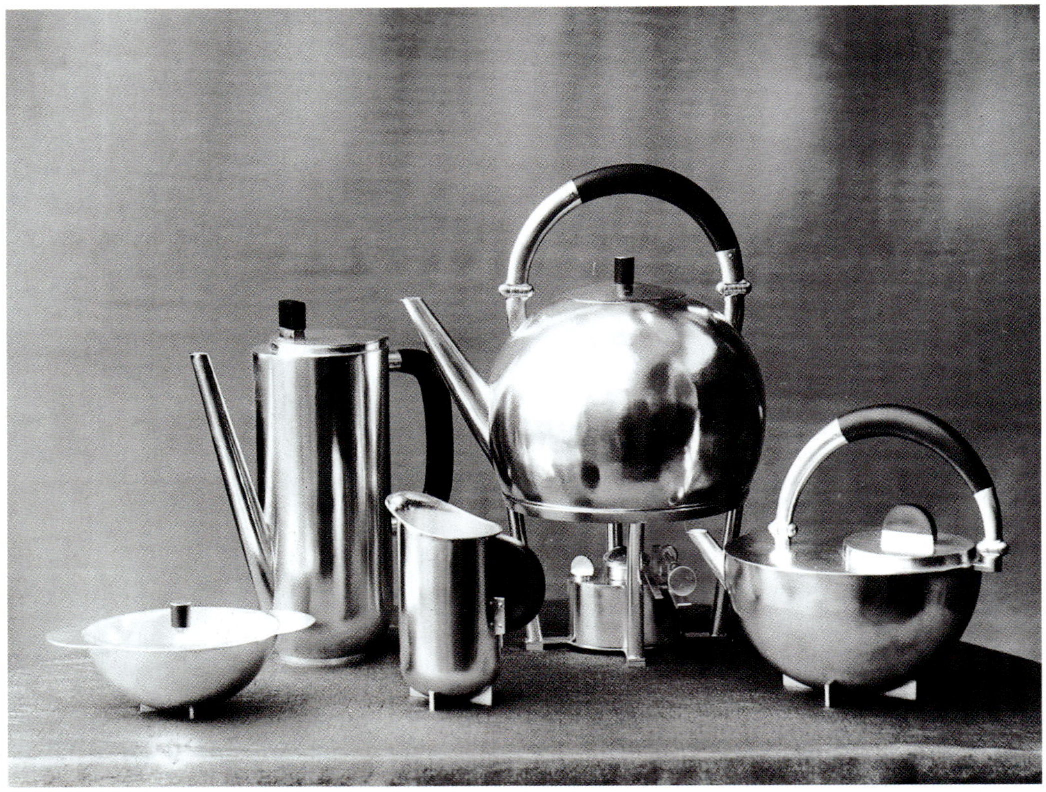

Wolfgang Tümpel, Teemaschine. 1927, Messing vernickelt, Holz, Höhe 28,3 cm, BHA. ● In Halle, wo Tümpel seine Ausbildung an der Burg Giebichenstein abgeschlossen hatte, entwickelte er Geräte von bauhaustypischem Charakter in eleganter Anmutung.

Marianne Brandt, Kaffee- und Teeservice MT50-55a. 1924, Silber, Ebenholzgriffe, Deckel der Zuckerschale aus Glas, Wasserkessel Höhe 23,0 cm, Kaffeekanne Höhe 23,5 cm, Teekanne Höhe 19,0 cm, Zuckerschale Höhe 6,0 cm, Spiritusbrenner, Foto von Lucia Moholy, BHA. ● Das Silberservice war die kostbarste Arbeit, die je in der Werkstatt entstand.

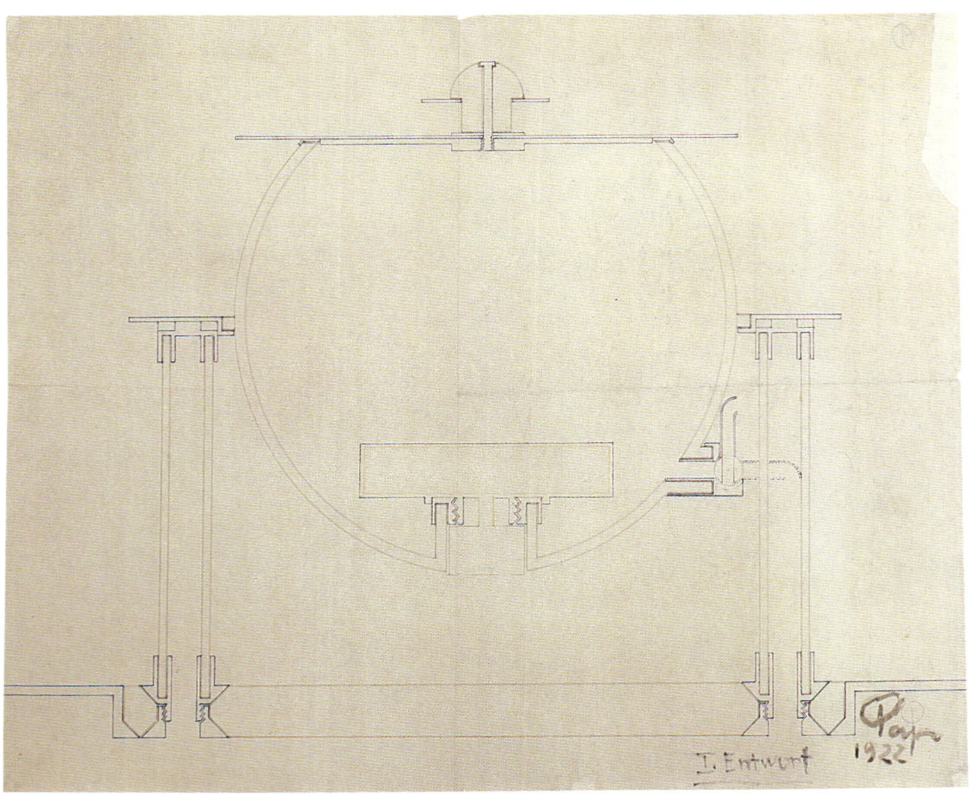

Gyula Pap, Entwurf für eine elektrische Teemaschine aus Glas und Metall. 1922, Farbige Tusche auf Transparentpapier, 30,3 x 37,8 cm, SBD, Archiv der Sammlung. ● Der aufheizbare Wasserbehälter war in einem Metallring hängend gedacht, der auf vier Glasröhren und einer gläsernen Grundplatte darunter ruhen sollte. Die Dreiviertelkugel, die hier nur einen Deckel trägt, wurde später noch mit einem Tee-Extraktkännchen ergänzt.

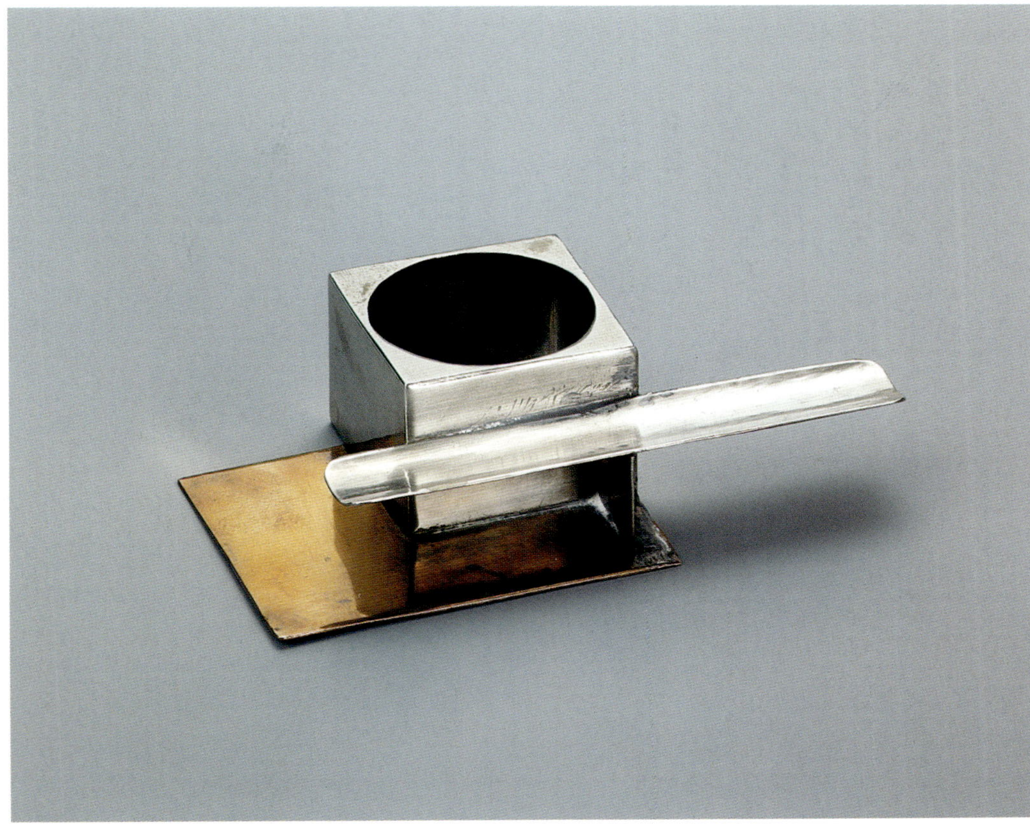

Marianne Brandt, Tintenfaßhalter mit Federablage. 1924, Kupferblech, Neusilber, 3,0 x 11,7 x 6,5 cm, BHA. ● Vorkursthemen von Moholy-Nagy, wie die kühnen asymmetrischen Gleichgewichtskonstruktionen, gefertigt aus technisch wirkenden Materialien, beeinflußten besonders die Studentin Marianne Brandt, die sie hier in einen Gebrauchsgegenstand transponierte.

Rundfunkgerät ist dagegen in seinem Äußeren ein Tummelplatz verworrener Geschmacksvorstellungen geblieben, wobei die Kühlerhauben pompöser Automobile und ähnliche Architekturausstattungen der Filmindustrie wohl abwechselnd Pate stehen mußten." Der Zweck der Forderung, daß der Techniker den Geräten die eindeutige Form aufpräge, erscheint besonders einleuchtend angesichts der damals „jungen Gebilde" wie Telefon, Glühlampe und Stromschalter. Nirgends hat die modische Ausstaffierung weniger Sinn, wirkt sogar widersprüchlich, weil sie den Blick auf den Nutzen verstellt, das schnelle Begreifen der Funktionsweise der Instrumente verhindert.

Leuchte

Die finale Entkernung der komplex verbauten sozialen Verhältnisse zu Beginn des Jahrhunderts besorgte der Erste Weltkrieg. Mit der Monarchie und dem Wahn einer weltpolitischen Führungsrolle sollten in Deutschland, so das Postulat der Weimarer Intelligenz, auch die Schranken des inneren Kolonialismus fallen. Man meißelte am „Neuen Menschen", den sie sich nicht als Bewohner eines kleinbürgerlichen Miefdistriktes vorstellen konnte. In den Wohnzimmern hatte es sich ausgebiedermeiert, jetzt wurde gebrandstiftet. Damit nicht jede Art von Schönheit den preußischen Geschmacksverhältnissen geopfert würde, preschte die Avantgarde aus Thüringen mit markig-manifester Sprache vor. Oskar Schlemmer legte in seiner Zeit als Formmeister der Metallwerkstatt (als Nachfolger von Itten und später von Paul Klee, dessen Arbeit ohne Spuren blieb) den bürgerlichen Sumpf nachhaltig trocken: „Ich bin gegen Luxus, gegen das Zwecklose", „Für Schmuck habe ich keinen Sinn", „Ich glaube nicht an das Handwerk", „Gefäße liefert die Industrie in so vorzüglicher Exaktheit und Form, daß ich sie der Handarbeit vorziehe. Patina und Gehämmertes zum Beispiel liebe ich nicht, umso mehr das Glatte, Glänzende, Präzise ..." (Tagebuch Oskar Schlemmer, o. D. (1922), Abschrift im Bauhaus-Archiv Berlin) 1928 sekundiert ihm László Moholy-Nagy: „Mit Schmucksachen haben wir uns nur wenig befaßt, weil sie nicht zu den elementaren Bedürfnissen gerechnet werden konnten." (Deutsche Goldschmiedezeitung, 1928, Nr. 13, S. 124) Gehindert habe man dennoch niemanden, der ein Döschen ziselieren wollte; wobei das Auslegungssache ist, liest man die zahllosen schriftlich fixierten Klagen und Vorwürfe über die Unselbständigkeit der Entwicklungsarbeit in der Metallwerkstatt unter der Ägide der Silberschmiede.

Ein endloses Gerangel, ein fast unglaubliches Personalkarussell prägt die Anfangsjahre, bis endlich mit Wilhelm Wagenfeld und Marianne Brandt zwei Könner am Werk sind, die sich aus freien Stücken dem Verdikt der Geschmeideanfertigung unterwerfen. Nicht von ungefähr wird Licht zum bedeutendsten Arbeitsfeld der Werkstatt, zumal damit nicht nur dem historischen Auftrag Genüge getan wird, den Ausgang aus der selbstverschuldeten Dunkelheit zu finden, sondern mit den Werkstoffen Glas und Metall zwei stoffliche Exponenten der Moderne zusammengeführt werden, verbunden durch die Elektrizität. Die Faszination durch die Phänomene des Lichts führte schließlich Moholy zu einem Höhepunkt, indem er seine eigenen Experimente im „Licht-Raum-Modulator" kanalisierte und gleichzeitig mit brillanten Anregungen die Arbeit der Gestaltungsingenieure forcierte. Hierzu zählen vor allem seine Versuche, die eigene Malerei und durch ihre Vorbildhaftigkeit zugleich den Gerätebau zu entmaterialisieren, von der Last überflüssigen Behangs zu befreien.

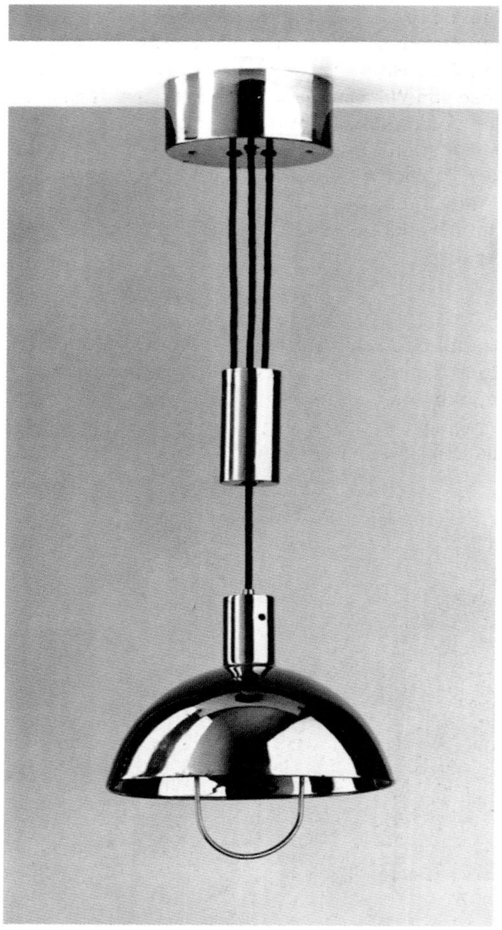

Als hinzutretender Glücksfall kann die Verbindung mit Osram in Berlin gelten und, wichtiger noch, zu Körting & Mathiesen in Leipzig, berühmt unter dem Firmennamen „Kandem“. Diese Kooperation geht vornehmlich auf das Konto der persönlichen Aktivitäten von Marianne Brandt. Ab 1927 sind Produkte im Handel, eine Vielzahl von heute klassischen und in Neuauflagen noch erhältlichen Schreibtisch-, Wand- und Stehlampen. Die nun erst mögliche Radikalisierung bei der Umsetzung, die sich wesentlich aus der Chance zur Serienherstellung speist und den ihr integralen konzeptionellen Anforderungen, wie man eine Lampe simpel, modular und haltbar macht, läßt in kürzester Zeit alle Kinderkrankheiten der ersten zehn Jahre vergessen. Wo anfangs in Weimar noch Kandelaber und Armleuchter in kleinen Stückzahlen zum regelmäßigen Ausstoß der Werkstatt zählten und lange Debatten über Lichtmystik und die Symbolik von Tempelkerzen (Gyula Pap) geführt wurden, rücken nun rationale Klarheit und Transparenz in den Fokus des Interesses. Mit Blick auf die legendären Vorgänger wie den Berliner literarischen Utopisten Paul Scheerbart und seinen Architektenfreund Bruno Taut, die mit ihrer „Gläsernen Kette“ eine funkelnde Debatte über die Baumaterialien und den Esprit künftigen Wohnens anregten, gelangt Marianne Brandt zügig zu einer Ontologie der Lampe, die eine Dispersion des Lichtes durch einen zusätzlichen Glaskörper aus milchigem Stoff und mit erdachter Form drumherum fast grundsätzlich verneinte und das Leuchtmittel selbst, die Birne, in den Vordergrund rückte. Schmähungen seitens geschmacklicher Revanchisten ließen nicht auf sich warten: Man bezichtigte sie der „Nacktkultur“, die Technik sei zu sehr betont, der Zweck oft fraglich, denn der freistehende Glühkörper blende stark.

Doch solche Stücke entsprachen endlich ganz unprätentiös der Theorie: „Konzentration, Sinn für den logischen Aufbau, Erfassung des Totalen auf den Wegen, die heute wirtschaftlich und sozial möglich sind.“ Alles andere sind hinzunehmende Anfangsschwierigkeiten. Schon 1926 geht die Fachpresse vereinzelt und zögerlich auf Kurs, bereitet das Feld für den „Volksbedarf“, für die vielfältigen Anforderungen, die das neue Wohnen und seine Normstücke an den Kunden stellen: „Langsam wird

Marianne Brandt und Hans Przyrembel, Deckenleuchte mit Zugvorrichtung ME105a. 1926, Vernickeltes Messingblech, Gewicht mit Füllung aus Bleigranulat, Reflektor Ø 29,0 cm, BHA. ● Für das Dessauer Bauhausgebäude seriell in der Werkstatt gefertigt, war diese Leuchte doch zu universalem Einsatz bestimmt. Schon 1927 konnte man sie mit und ohne Zugvorrichtung als „Bauhausprodukt“ kaufen. Sie stand mit zwei Reflektorgrößen zur Verfügung, vernickelt wie hier, farbig gespritzt oder auch aus gebürstetem Aluminium, das wenig gefragt war.

Marianne Brandt, Wandstrahler. Um 1927 (verschollen), Aluminiumreflektor, schwenkbares Drahtgestänge, Foto von Erich Consemüller, Privatbesitz Bremen. ● Der Gedanke, Wohnung und Einrichtung so variabel zu konzipieren, daß der Benutzer sie seinen Bedürfnissen anpassen kann, geht auch in die Gestaltung der Beleuchtung ein. Drahtarm und Federhaken, Kabel und blanker Nickelschirm wirken wie eine veränderbare Grafik.

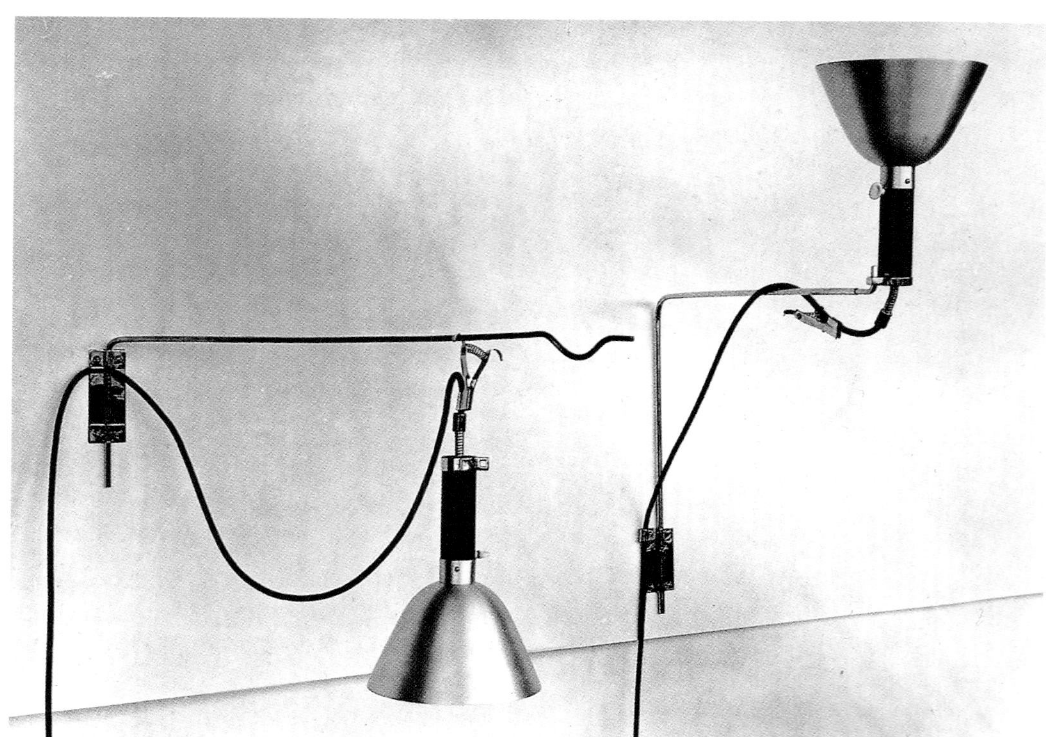

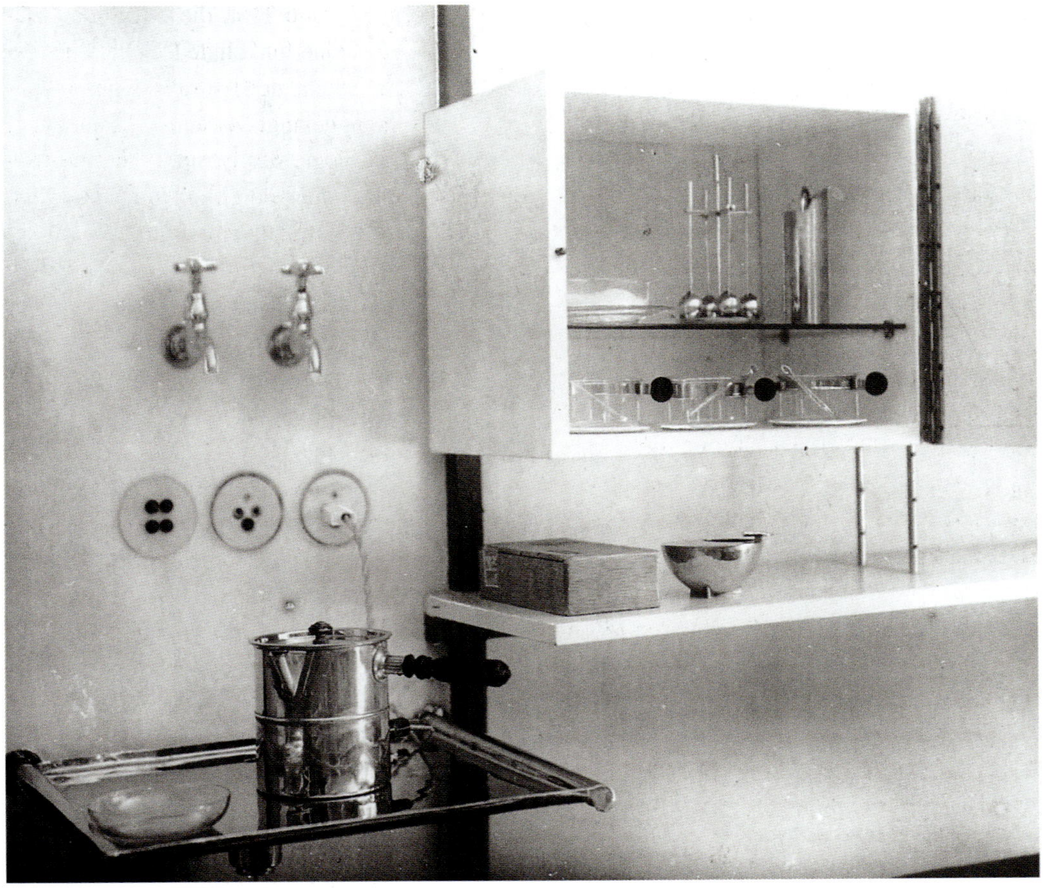

Tee-Ecke im Wohnzimmer des Meisterhauses Gropius. 1926, im Schrank oben: Teekugeln von Otto Rittweger und Wolfgang Tümpel, Teedose von Wilhelm Wagenfeld, darunter: Teegläser von Josef Albers, auf dem Regal: Aschenbecher von Marianne Brandt, Foto von Lucia Moholy, BHA. ● Zum Teebereiten sparte Gropius den Weg in die Küche ein. So reihen sich Produkte der Metallwerkstatt repräsentativ im Wohnzimmerregal.

Anonym, Aschenbecher. Um 1927, Foto von Erich Consemüller, Privatbesitz Bremen. ● Der mobile Aschenbecher dient nicht nur dem Schmuck, sondern wandert von der Kaffeetafel als Utensil auch an den Arbeitstisch.

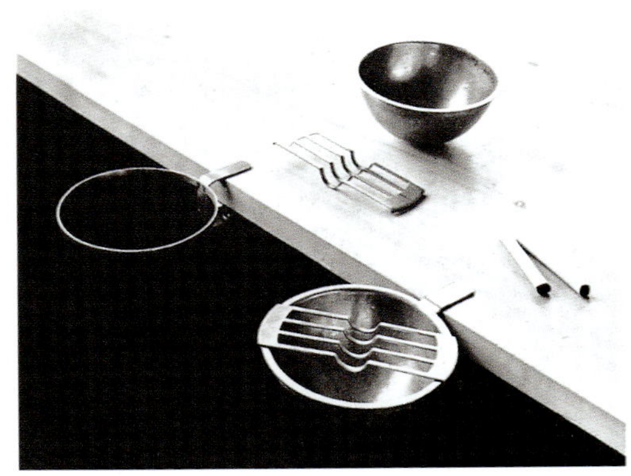

Hin Bredendieck und Marianne Brandt, Kandem-Schreibtischlampe (Nr. 756). 1928, Stahlblech, Stahlteile, Fuß aus Gußeisen, alle Teile rötlich bronziert, Reflektorinnenseite mit Aluminiumfarbe beschichtet, Höhe ca. 47,0 cm, BHA. ● Nachdem man sich in der Werkstatt intensiv mit Lichttechnik und ihren industriellen Herstellungsmethoden beschäftigt hatte, war es möglich, für die Firma „Kandem" eine Tischlampe herzustellen, die Beweglichkeit von Schirm und Arm mit guter Streuung und Reflexion vereinte.

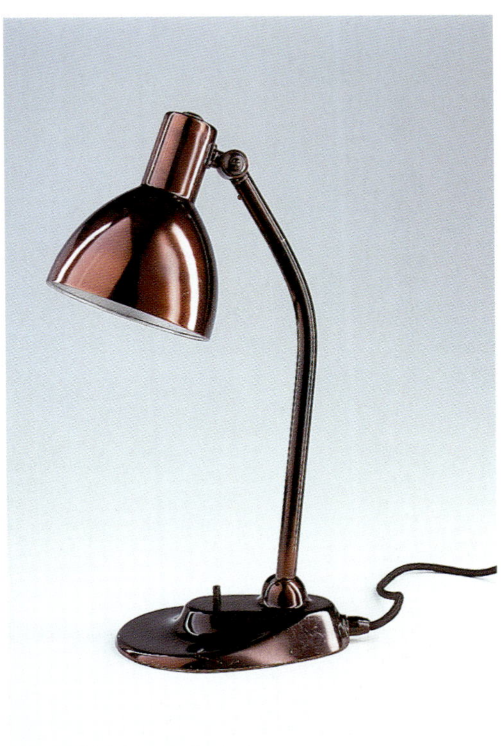

man sich an diese zuerst fremd scheinenden Gegenstände gewöhnen können, ja plötzlich wird ein Licht aufgehen: wie selbstverständlich klar und wunderschön das alles ist."

Abriß

1914 bis 1918 befindet sich Deutschland unter „Stahlgewittern" (Ernst Jünger). 8. 12. 1919: Aus der Verquickung von Henry van de Veldes Kunstgewerbeschule und der Hochschule für bildende Kunst ersprießt in Weimar die „All-Werkstatt" (Wolfgang Tümpel), in der es einen Raum gibt für die Bearbeitung von „Met-All". Die Ausstattung ist kläglich, gemessen an den Ansprüchen, serienreife Stücke für eine Massenauflage im industriellen Herstellungsprozeß bauen zu können. Zum Beispiel wird erst 1926 durch Sponsoring der Junkers-Werke eine Drehbank in den Bestand integriert, die dann kaum jemand nutzt, weil die Einweisung fehlt. Erster Werkstattleiter ist Naum Slutzky, ein Goldschmied. Es ist ein Ort, an dem geistvolle Samoware und intellektuelle Türknöpfe fabriziert werden (Xanti Schawinsky).

Am 1. 4. 1925 übersiedeln die Bauhäusler unter dem Druck der konservativen Landesregierung und geschnitten von den thüringischen Handwerkerverbänden nach Dessau. Man ist bemüht, das „biologisch Wesentliche der Dinge" in den Vordergrund zu stellen (László Moholy-Nagy) und wird doch schon bald von einem geschichtlichen Sturm aus der Startposition gefegt, in dessen Verwirbelungen mächtig viele Bauernmöbel heranpoltern und der von allen kulturellen Problemen unberührt die Deutschen in die „stählerne Romantik" (Joseph Goebbels) zurückbläst. Die kurze Geschichte des Bauhauses in Berlin vor der Auflösung durch die Nazis verzeichnet keinerlei Aktivitäten der Metallwerkstatt. Die eigentliche Strahlwirkung ihrer Erzeugnisse entfaltet sich erst unter Ulbricht und Adenauer.

Das Gesetz der Serie

Olaf Arndt

Die Zeit ist der beste Kunde der Firma „Wiederholung“. Verglichen mit der potentiellen Bandbreite an modularen Gedanken, die ein Ingenieur für die Fertigung auf der Maschinenstraße entwickeln muß, um alle vorstellbaren Bedürfnisse für eine Auflage zu befriedigen, arbeitet Geschichte mit wenigen Urmustern, aus denen sie alle ihre Produkte generiert. Die Serie ist mithin keine Erfindung aus dem Kontext des maschinellen Vervielfältigungsprozesses, sondern ein Gesetz des Lebens. Wenn die Zeitläufe die fließbandmäßige Abwicklung irgendeines historischen Problems fordern, fehlt es später selten an zitablen Anekdoten.

Aller Anfang fällt schwer. Anders bei Guillotine: Er versprach den Käufern seiner Erfindung mehr als 100prozentigen Erfolg bei der ersten Anwendung. (Eine erstaunliche Garantie für ein Werk des 18. Jahrhunderts, wenn man bedenkt, daß heutzutage eine Autofirma damit wirbt, daß die Nullfehlerquote erst am Ende des 20. Jahrhunderts durch Einführung der „lean production“ erreicht werden konnte.) Zudem bereite sein Werkzeug zur serienmäßigen Entkoppelung von Rumpf und Schädel dem Delinquenten lediglich eine kleine „Erfrischung am Hals“, wenn der kühle Stahl den Kopf abtrenne: ein fast unmerklicher, eher angenehmer Übergang. (Polemisches Zitat eines Zeitgenossen Guillotines zu seiner bahn- und genickbrechenden Erfindung)

Bei Massenherstellungen ist es zutiefst wichtig, Schwerpunkte zu setzen. In einer von Autos geprägten Umwelt eine allgegenwärtige Erfahrung. Zu Beginn des 20. Jahrhunderts wurde die Präsenz des lackierten Blechs weit kritischer reflektiert. Der smarte Henry Ford, vom Sensationserfolg seiner „Tin Lizzy“ euphorisiert, antwortete einem Journalisten auf die ungebührliche Frage nach dem etwas schmalen Farbspektrum des T-Modells: „Wir verkaufen Ihnen ein Auto in jeder Farbe, die sie wünschen, solange es nur Schwarz ist.“

Ein weiteres zentrales Gesetz der Serie ist, daß die arbeitende Hand keine wichtige Rolle mehr spielt. Ein Massenvernichtungsmittel, zum Beispiel eine Bombe, muß von der Herstellung bis zum Verbrauch niemals berührt werden, zumindest nicht aus technischen Gründen: Walzen, Stanzen, Gießen geht ohne Körperkontakt vonstatten, ebenso das Konfektionieren und Versiegeln, das schon aus Sicherheitsgründen von künstlichen Händen ausgeführt wird. Das Laden und Abwerfen ist heutzutage ebenfalls vollautomatisiert. Die erste, meist fatale Begegnung zwischen Körper und „Instrument“ findet erst am Schluß statt.

Armatur

Zu den wenigen Ausnahmen in der hermetischen Karriere der Metallwerkstatt am Bauhaus zählt die Kooperation mit den Junkers-Werken. Das Goethesche Bonmot, daß sich die Kunst, die den Alten die Fußböden bereitete, den Christen ihren Kirchenhimmel wölbte, jetzt auf Dosen und Armbänder verkrümelt habe, läßt sich hiernach auf die Heiztherme ausdehnen. Schon früh, 1923, gab es Kontakte zu Hugo Junkers: Das Bauhaus gab Warmwassergerätschaften für eine Hausausstattung (Am Horn) bei Junkers & Co., Dessau, in Auftrag. Breuer und Gropius ließen ihre ersten Stahlrohrmöbel in deren Hallen herstellen. Anders als im ländlichen Weimar möglich, schlugen die Bauhäusler nach der Übersiedlung erheblichen Nutzen aus der räumlichen

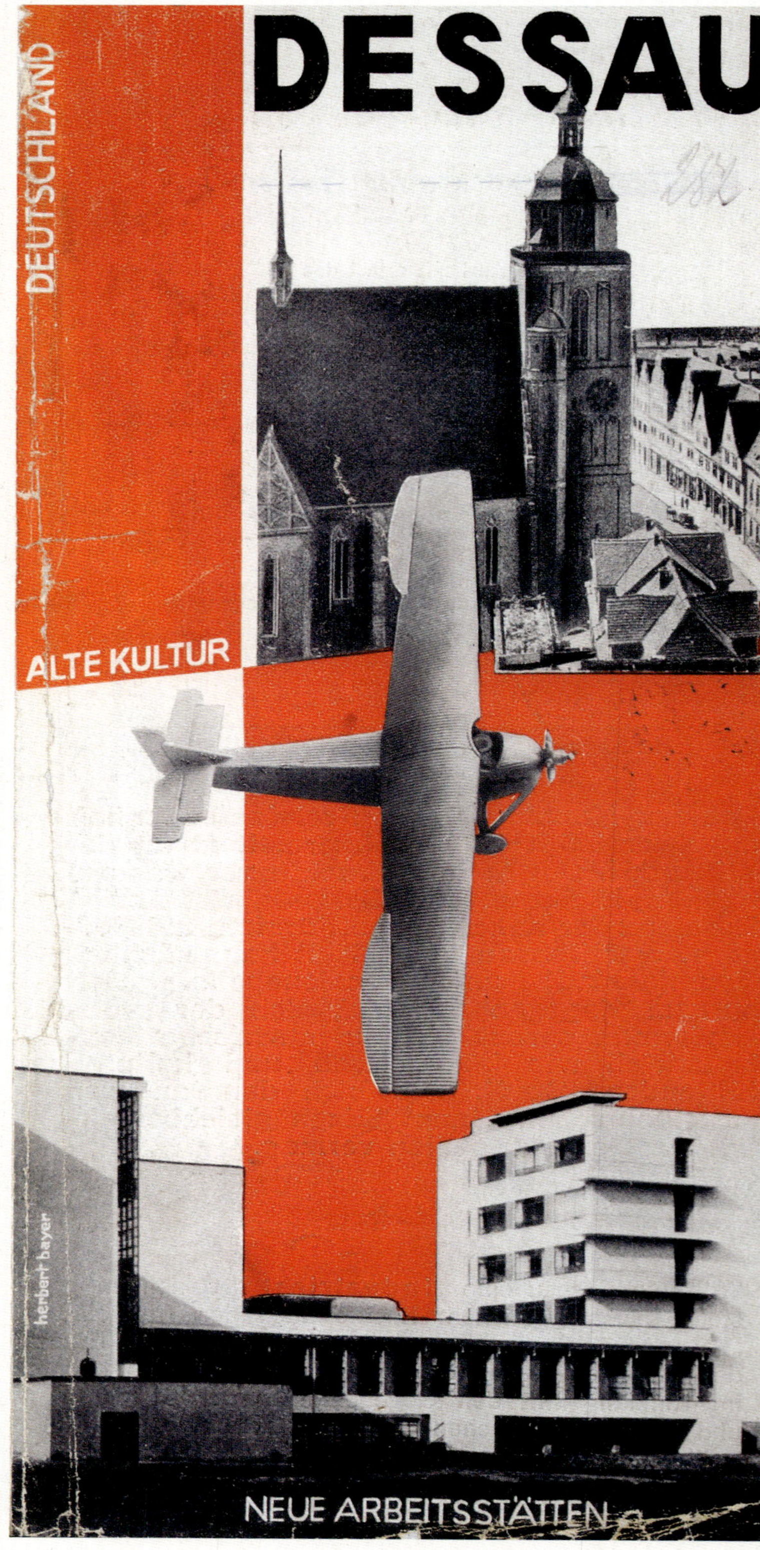

Herbert Bayer, Prospekt für Dessau. 1926, Buchdruck, 20,8 x 52,0 cm, zum Leporello gefaltet, BHA. ● Gropius hatte schon 1923 Kontakt zur Firma Junkers, der auflebte, als das Bauhaus nach Dessau zog. Von Brandt, Przyrembel und Krajewski ist bekannt, daß sie für ihre Innovationen Werkstätten und Know-how im Junkersbetrieb nutzten.

Nähe zu den industriellen Produktionsstätten – nicht nur von Junkers – und profitierten erheblich von deren modernen Fertigungstechniken. Die enge Vernetzung von ästhetischer Avantgarde und technischem Know-how führte 1925 zur Entwicklung und flächendeckender Verbreitung einiger zukunftsweisender Heizkörper und Kessel. Die Zusammenarbeit mit den Junkers-Werken, die im Werksektor Flugzeugbau maßgeblich mit Aluminiumblech und seiner Konfektionierung beschäftigt waren, hatte den Einsatz dieses modernen, zeitgemäßen Werkstoffs im Möbel- und Heizungsbau zur Folge. Darüber hinaus wurden durch den Zugriff auf aktuelle Verarbeitungsmethoden und -maschinen die traditionellen Klempnerarbeiten hinfällig: Komplexe Tiefziehwerkzeuge traten an die Stelle der Buntschmiede, deren Dengeln, Punzen, Hämmern, deren Treiben und Bördeln von Rotmetall bis dato das Erscheinungsbild der Hausversorgungsapparaturen bestimmte. Neueste Umformtechnik ersetzte die hergebrachten Kupfermäntel durch emaillierte Stahlformen.

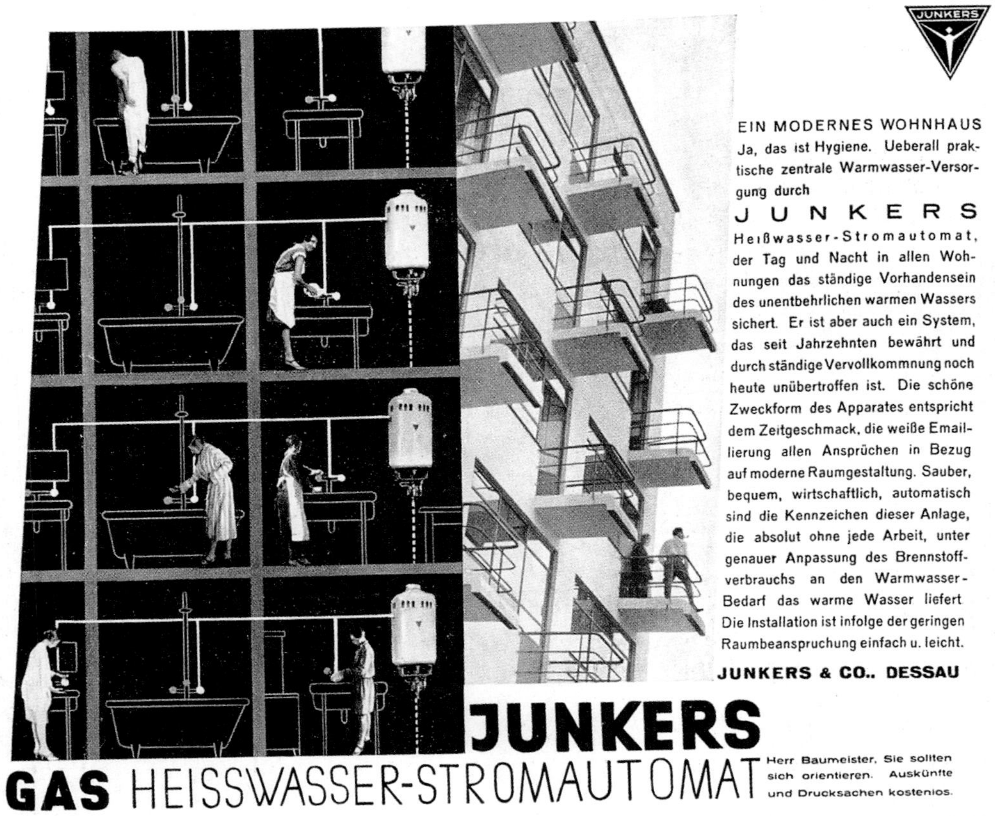

Anzeige für Junkers-Gasthermen. 1929, Abb. aus „Die Form", Nr. 23, Dezember 1929, BHA. ● „Was zieht den künstlerischen Gestalter zu dem vollendeten Vernunfterzeugnis der Technik hin?" fragte Gropius. „Die Mittel der Gestaltung!"

Die Herrschaft der Mechanisierung ist durch eine enge Verschränkung mit dem militärischen Komplex entstanden: Der Krieg ist der Vater fast aller Erfindungen. Der Komfortaspekt ist gewissermaßen ein Abfallprodukt, eine zivile Ausbeute, sowohl in ergonomischer wie in geschmacklicher Hinsicht. Über die formale Identität bestimmter Salzstreuer oder Tee-Eier mit ballistischen Körpern oder Waffen nachzudenken, ist Zeitverschwendung, denn genauso wenig, wie sich die tatsächliche Nachnutzung einer vormals Projektile herstellenden Maschine für die Fabrikation von Küchengerät nachweisen läßt, genauso plausibel scheint uns, nicht zuletzt dank der leuchtend deutlichen Poesie der Futuristen, daß der gewisse Pragmatismus in der Gestaltung der Dinge, die heute um uns sind, zunehmend weniger mit der Schönheit der Nike von Samothrake, dafür jedoch immer mehr mit dem Aussehen von Kampfflugzeugen oder Rennwagen zu schaffen hat. Es war stets der Wunsch von Walter Gropius, daß sich etwas von der „unerbittlichen Bestimmung" zu fliegen, die in jedem Flugzeug haust, etwas von jenem „vollendeten Vernunfterzeugnis der Technik" in die Gestaltung übertrage, damit die Kunst zum Produkt der Technik werde, zu einer Einheit. Von diesem Ideal rührt der Auftrag an die Gestalter her, Formgebung als Ergebnis einer eingehenden „Wesensforschung" zu verstehen. Denn daß eine Heizlamelle richtig funktioniert, heißt in der Dessauer Logik, daß sie zwangsläufig schön ist in dem eben benannten Sinn einer wechselseitigen Durchdringung von Kunst, Funktion und Geschichte. Die daraus resultierende technologisch-konstruktive Ästhetik allerdings hat mit der damals aktuellen Begriffsauffüllung von „Kunst" kaum Überschneidungen. Nur so läßt sich ein Satz aus der Junkers-Eigenwerbung verstehen, daß Künstler „bei der Formung unserer Erzeugnisse" nicht mitwirken.

Vitrine der Metallwerkstatt in der Wanderausstellung des Bauhauses, Kunsthalle Mannheim. 1930, Fotograf unbekannt, BHA. ● Obwohl Hannes Meyer Gropius' Ziel und Arbeitsweise auch in der Metallwerkstatt für überholt hielt, war er doch auf den Gewinn, den das Bauhaus weiterhin aus den älteren Produkten der Metaller zog, angewiesen. Daher verzichtete er in der Bauhaus-Wanderschau nicht auf ihre Ausstellung.

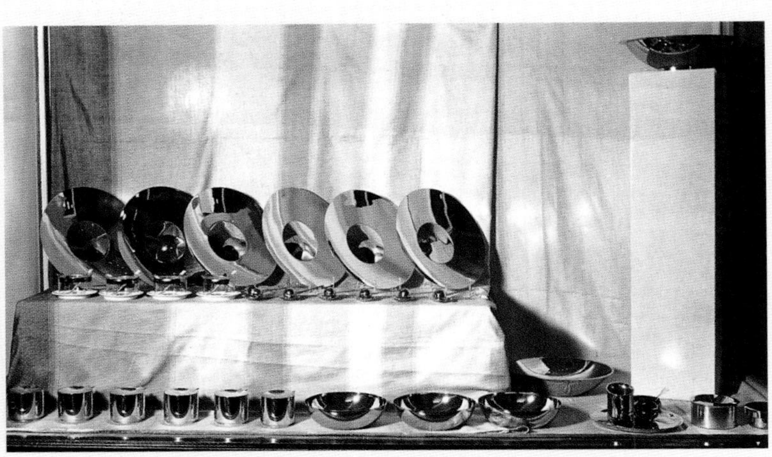

Die Keramikwerkstatt

Cornelia von Buol

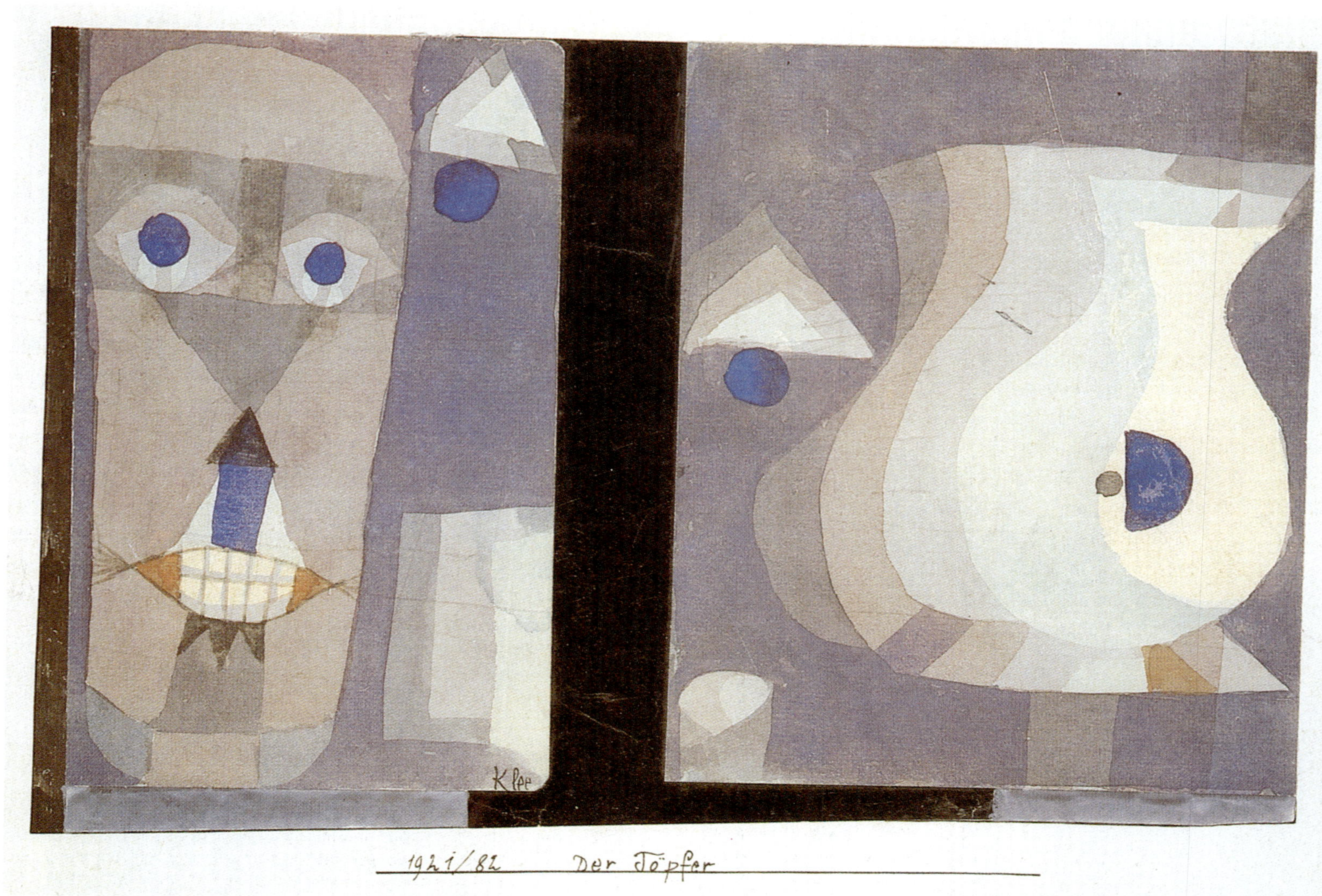

Paul Klee, Der Töpfer. 1921, Aquarell und Gouache auf zwei Zeichenpapieren, mit Gouache und Glanzpapier umrandet, 16,0 x 25,3 cm, Sammlung Heinz Berggruen, Genf. • Klee war von 1921 bis 1931 am Bauhaus tätig. Seine vielfältige Wirkungsbereiche lagen in Buchbinder- und Glaswerkstatt, Weberei,, Form-, Farben- und Kompositionslehre, nicht jedoch in der Töpferei. In dieser Arbeit trennt er den Meister von seiner „seriellen“ Produktion durch schwarzes Glanzpapier.

„Fast unsichtbar war für uns in Weimar die Arbeit der Töpferei; denn die Töpferei mit Gerhard Marcks als Formmeister und Werkmeister Max Krehan hauste in Dornburg, zwischen Jena und Apolda.“ (Lothar Schreyer, Erinnerungen an Sturm und Bauhaus, München 1956, S. 189 f) Mit diesen Worten beschrieb Lothar Schreyer, Leiter der Bühnenwerkstatt, die besondere Situation der Bauhaustöpferei, die nach Dornburg an der Saale ausgelagert war. Etwa 30 Kilometer von Weimar entfernt, bildete sich eine intensive Arbeits- und Lebensgemeinschaft, die von den innerschulischen Konflikten zum größten Teil verschont blieb. In den nur sechs Jahren ihres Bestehens entstand in Dornburg eine Keimzelle für die Entwicklung der Keramik des 20. Jahrhunderts.

Gerhard Marcks und die Anfänge der Keramikwerkstatt

Als einen der ersten Lehrer berief Walter Gropius zum 1. 4. 1919 den Bildhauer Gerhard Marcks (1889–1981) als Leiter der Keramikwerkstatt an das Bauhaus. Gropius und Marcks kannten sich von Kindheit an. Bereits 1914 arbeiteten sie gemeinsam für die Kölner Werkbundausstellung. Marcks gestaltete damals einige Kunststein- und Terrakottareliefs für Bauten von Gropius. Nach Kriegsende waren beide Mitglieder im „Arbeitsrat für Kunst". Bei seinen Entwürfen von Tierplastiken für verschiedene Hersteller der Porzellan- und Keramikindustrie hatte Marcks jahrelang Erfahrungen mit keramischen Werkstoffen und Techniken sammeln können. Durch diese Ausbildung war er prädestiniert, die keramische Werkstatt als Formmeister zu leiten. Ihm oblag die künstlerische Betreuung der Studenten. Ein Handwerker, der als Werkmeister für technische Fragen zuständig war, mußte noch gefunden werden.

Wie alle anderen Werkstätten sollte auch die Töpferei ursprünglich in Weimar als Teil der Werklehre eingerichtet werden. Da in den Schulgebäuden keine Ausstattung vorhanden war und die Kosten für die Einrichtung einer Werkstatt als zu hoch veranschlagt wurden, suchte man nach einer Alternative. Man fand sie in der Weimarer Ofenfabrik J. F. Schmidt, deren Räumlichkeiten das Bauhaus ab Herbst 1919 anmietete. Die Funktion des Werkmeisters übernahm kurzfristig der Keramiker Leibbrand, der bald durch den Töpfer Leo Emmerich abgelöst wurde. In den ersten Monaten gab es nur vier Lehrlinge: Marguerite Friedlaender, Lydia Foucar, Gertrud Coja und Johannes Driesch. Da die mangelhaft ausgerüstete Werkstatt kaum für die Herstellung von gedrehter Gefäßkeramik geeignet war, experimentierten die Schüler vorwiegend mit Kleinplastiken, Reliefs und gebauten Gefäßen. Doch selbst dieses Provisorium war gefährdet.

Max Krehan und die handwerkliche Ausbildung

Der Mietvertrag mit der Ofenfabrik wurde schon im März 1920 gekündigt. Daraufhin nahm Gropius Kontakt mit dem Töpfermeister Max Krehan (1875–1925) auf, der im September desselben Jahres als neuer Werkmeister eingestellt wurde. Sein Bruder Karl wurde als Geselle „mitübernommen". Da Krehan seine Werkstatt in Dornburg nicht aufgeben wollte, wurde die keramische Abteilung des Bauhauses dorthin verlegt. Geeignete Arbeitsräume, Atelier und Wohnung für Gerhard Marcks fanden sich im Marstall und im Kavaliershaus des Dornburger Schlosses. Die notdürftig eingerichtete Werkstatt im Dornburger Marstall wurde am 1. Oktober eingeweiht. Zu den vier Lehrlingen hatte sich inzwischen Ilse Mögelin gesellt, im November folgten Theodor Bogler und Otto Lindig, zwei Persönlichkeiten, die später eine bedeutende Rolle innerhalb der Werkstatt spielen sollten. Sie alle hatten sich, wie ihr Formmeister Gerhard Marcks, dazu verpflichtet, für zunächst zwei Jahre in der Bauhaustöpferei zu arbeiten. Die Ausbildung sollte für künftige Lehrlinge mit der Teilnahme am halbjährigen Vorkurs bei Johannes Itten in Weimar beginnen, der eine sechsmonatige Probezeit in Dornburg folgte. Die anschließende zweijährige Lehrzeit wurde mit der Gesellenprüfung vor der Handwerkskammer abgeschlossen. Für die Studierenden wurden im Obergeschoß des Marstalls kleine Wohnräume und eine Gemeinschaftsküche eingerichtet. Jeder erhielt ein Stück Land zur Bewirtschaftung, so daß eine fast autarke Lebens- und Arbeitsgemeinschaft entstand. „Die äußeren Umstände in Dornburg sind vielversprechend; der internathafte Charakter kommt am meisten dem entgegen, was das Bauhaus beabsichtigt. Eine Gefahr ist nur, daß diese Werkstätte von der Zentrale abreißt, wenn nicht durch Voraussicht vorgebeugt wird." (Protokoll der Meisterrats-

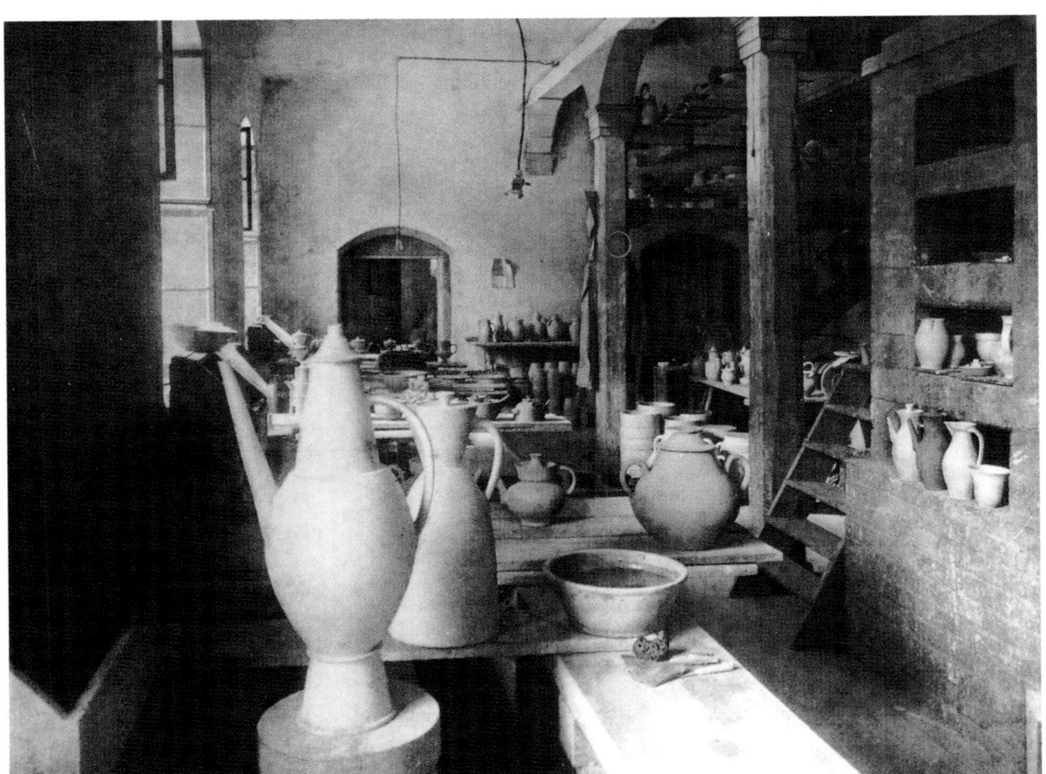

Blick in die Werkstatt der Bauhaustöpferei, Marstall des Dornburger Schlosses. 1923, Abb. aus „Staatliches Bauhaus Weimar 1919–1923", 1923, Fotograf unbekannt, BHA. ● Die Keramikabteilung zog 1920 nach Dornburg, wo der neue Werkmeister Max Krehan in seiner eigenen Werkstatt Lehrlinge ausbildete. Allmählich bauten sich die Keramiker im Marstall eine eigene „Bauhauswerkstatt" und Wohnräume aus.

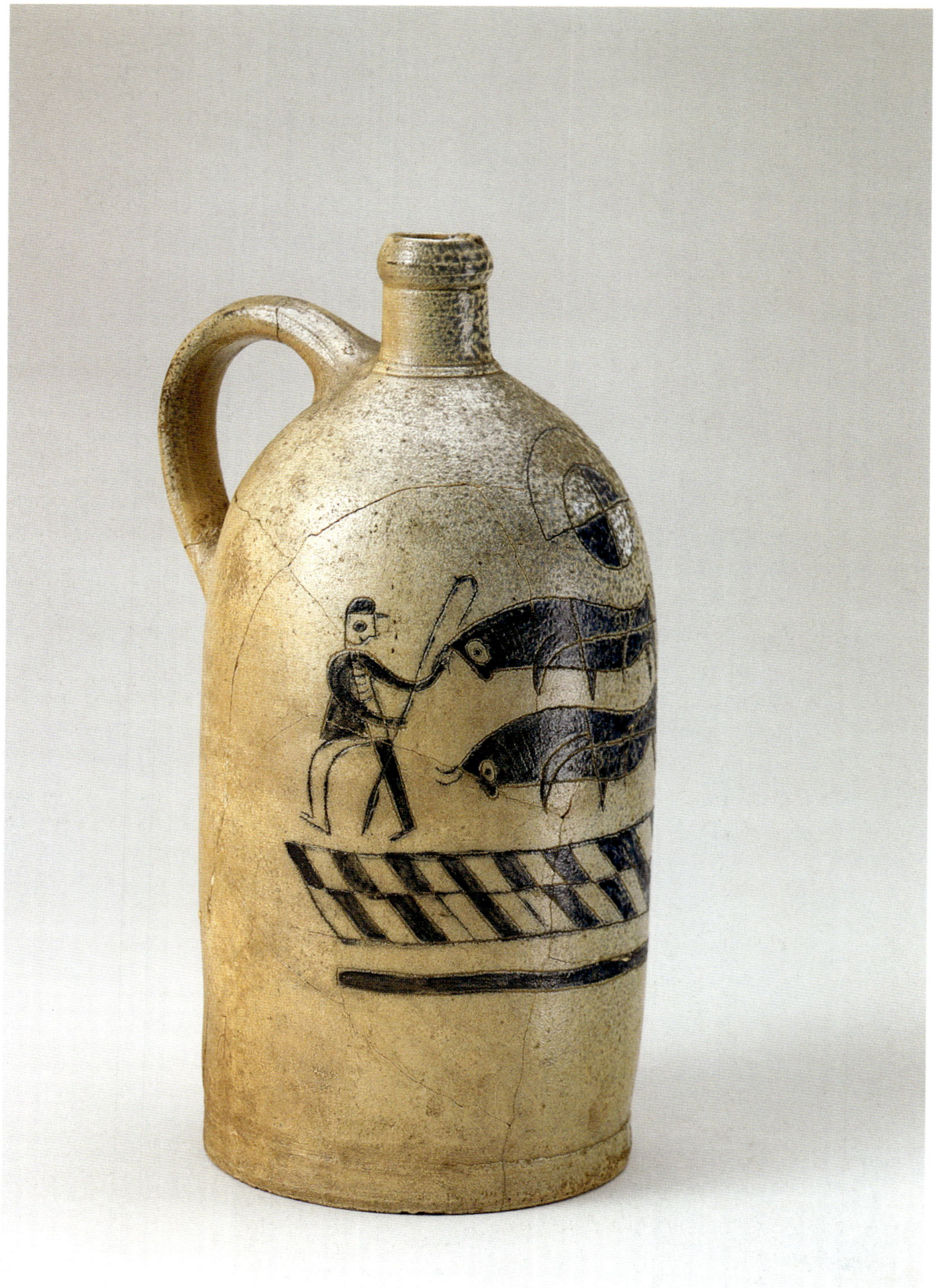

Max Krehan (Form) und Gerhard Marcks (Dekor), Henkelflasche mit Darstellung eines pflügenden Ochsengespanns. 1920/1921, hochgebrannte Irdenware, sandfarbener Scherben mit Salzglasur und Anflug von Kobaltsmalte, Ritzzeichnung mit Malerei in Kobaltsmalte und weißer Glasur, Höhe 26,5 cm, BHA. • Archaisierende Grafik durch Marcks und traditionelle Form der Wasser- oder Essigflasche aus der Hand Krehans passen erstaunlich gut zusammen, signalisieren aber noch keinen Einfluß der Bauhaus-experimente.

sitzung vom 20. 9. 1920, Staatsarchiv Weimar. Zitiert nach: Keramik und Bauhaus, Ausst.-Kat. Bauhaus-Archiv, Berlin 1989, S. 12)

Die Thüringer Kunsttöpferei befand sich wegen Holz- und Tonmangels in einer wirtschaftlichen Krise, und so kam für die traditionsreiche Dornburger Töpferfamilie Krehan die Zusammenarbeit mit dem Bauhaus wie gerufen. Die Brüder Krehan pflegten solide Handwerksarbeit. Sie drehten ihre Gefäße auf der Töpferscheibe, dekorierten sie von Hand und brannten sie im sogenannten Kasseler Ofen, der noch aus dem Jahre 1770 stammte. Die klaren, einfachen Formen wurden aus ihrer Funktionalität entwickelt, auch wenn sie traditionellen Mustern folgten. Max Krehans handwerkliche Kompetenz und Experimentierfreude prägten gerade in der Frühzeit den Ausbildungsbetrieb. Umfassend und praxisbezogen wurden die Lehrlinge unterrichtet: „Die Lehre bei Krehan – dem letzten Thüringer Meister – war hart und begriff in sich Holz spalten (was für Mengen für den alten Kasseler Ofen!), Ton graben und Abortgrube ausleeren. Nichts wurde geschenkt und der Futternapf war auch damals klein. Die Anregungen der Formmeister wurden kritisch aufgenommen und in's Handwerk übersetzt; das ländliche Leben schützte vor Verstiegenheit und Zersplitterung." (Gerhard Marcks, Otto Lindig. In: Sigill. Blätter für Buch und Kunst 6/1, Hamburg 1977, n. p.) Die meiste Zeit

Vitrine der Keramikwerkstatt in der Ausstellung „Staatliches Bauhaus Weimar 1919–1923“. Weimar 1923, Fotograf unbekannt, BUW, Bildarchiv. ● Anläßlich der Bauhausausstellung entstanden nach Gropius' Konzept erstmals Musterstücke für die industrielle Herstellung.

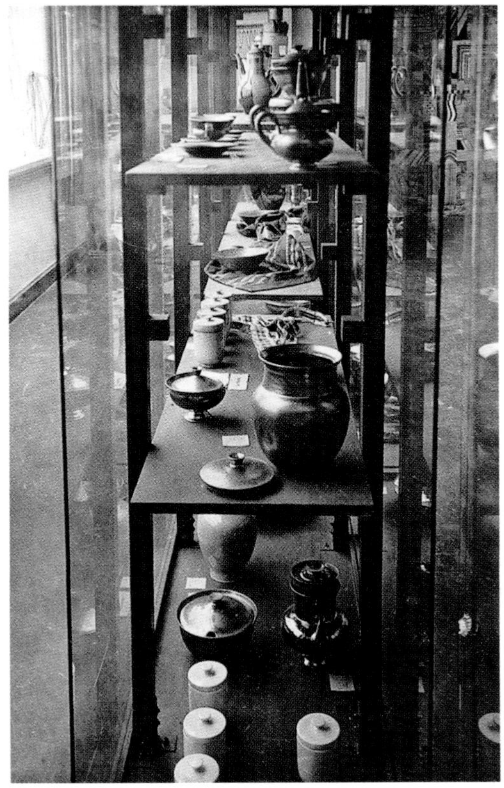

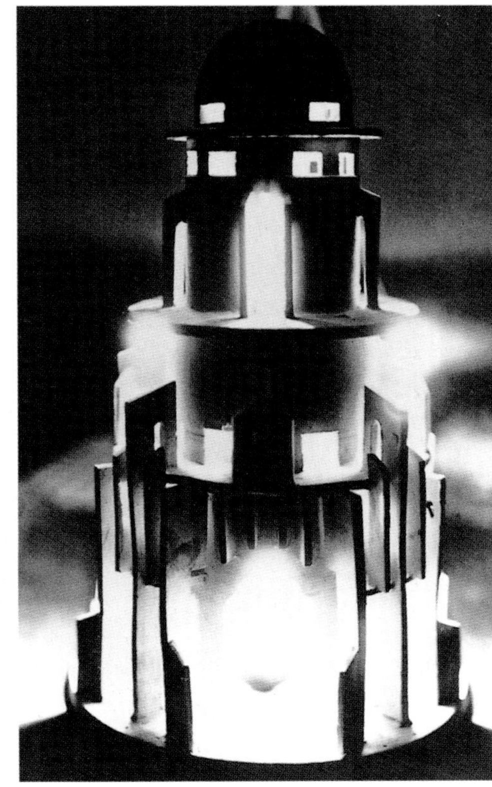

Otto Lindig, Lichttempel in Keramik. 1920/1921 (verschollen), Fotograf unbekannt, BHA. ● Auch fern des Bauhauses suchte offenbar mancher Keramiker Anregung bei Itten.

Präsentation der Töpferei in der Ausstellung „Staatliches Bauhaus Weimar 1919–1923“. 1923, Fotograf unbekannt, BUW, Bildarchiv. ● In Krehans Werkstatt wurde die Herstellung traditioneller Thüringer Gebrauchsgefäße gelehrt, die für den Verkauf gedacht waren. Es entstanden vor allem Einzelstücke in einfachen Formen und Glasuren, die sich offenbar kaum von den in Thüringen beheimateten Vorbildern unterschieden.

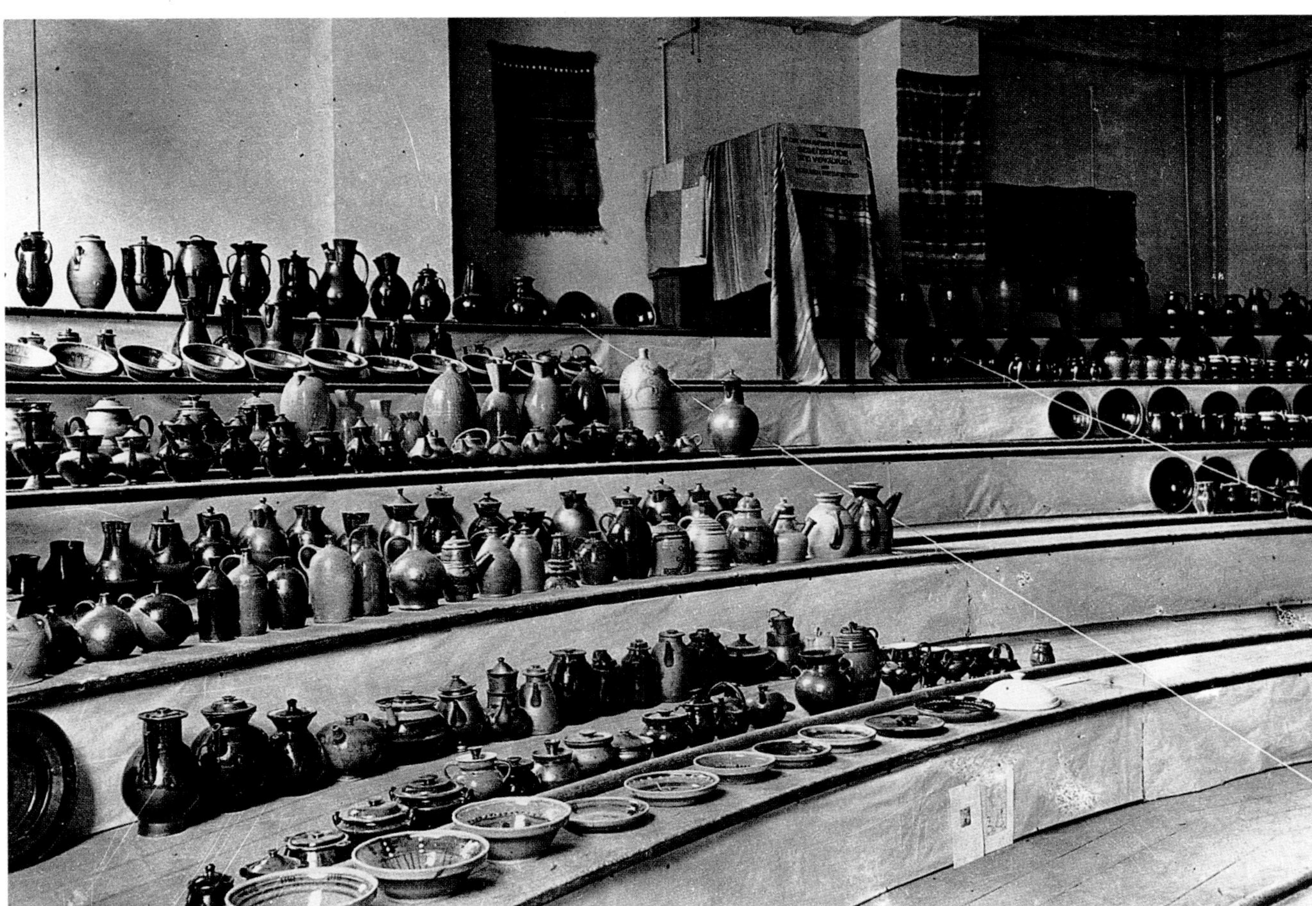

arbeiteten die Lehrlinge in Krehans Werkstatt. Zur Finanzierung führte dieser weiterhin sogenannte Wirtschaftsbrände durch – bäuerliche Keramiken, die für den Verkauf produziert wurden. Dadurch war die Töpferei in den ersten Jahren neben der Weberei die einzige Bauhauswerkstatt mit eigenen Einkünften. Für ihre Mitarbeit an den rein kommerziellen Objekten wurden die Lehrlinge entlohnt. So war die Anfangszeit der Keramikabteilung des Bauhauses in Dornburg vor allem geprägt von den traditionellen Formen. Zwischen dem Formmeister Marcks und dem Werkmeister Krehan entwickelte sich ein kameradschaftliches, respektvolles Verhältnis. In gemeinschaftlicher Arbeit gestalteten sie verschiedene Gefäße. Krehan führte hierbei meist die Form aus, die dann vom Bildhauer Marcks mit Ritzzeichnung oder Bemalung dekoriert wurde. Marcks selbst entwickelte kaum neue Formen, was in Weimar auf Kritik stieß: „... hier wollen alle Bauhäusler etc. mehr Fortschritt sehn. Das geht aber bei uns Schritt für Schritt." (Brief an Richard Fromme vom 29. 1. 1921. In: Gerhard Marcks. 1889–1981. Briefe und Werke, München 1988, S. 38)
Zum Ende des Jahres 1921 konnte in der nun vollständig mit Drehscheiben eingerichteten Marstallwerkstatt der reguläre Betrieb aufgenommen werden. Zur Unterscheidung von der Krehanschen Töpferei wurde sie „Bauhauswerkstatt" genannt. Die hier entstandenen Arbeiten wiesen einen ausgesprochen experimentellen Charakter auf. Die Grenzen zur Plastik wurden immer wieder überschritten, und die Funktionalität spielte eine eher untergeordnete Rolle. Marcks war an den skulpturalen Möglichkeiten der Gefäßkeramik interessiert und förderte bei seinen Schülern den freien, kombinierenden Umgang mit den einzelnen Bestandteilen der Gefäße: Fuß, Körper, Hals, Henkel und Ausguß wurden in immer anderen Proportionen in spielerischer Weise variiert, was häufig zu extremen Lösungen führte. Genau diese Experimentierfreudigkeit behielten die Lehrlinge und späteren Gesellen beziehungsweise Meister auch in ihren reiferen Arbeiten mit unkonventionellen, eigenwilligen Formschöpfungen bei. Die technischen Möglichkeiten unterschieden sich in den beiden Werkstätten kaum voneinander. Die Öfen waren holzgefeuert und erreichten eine Brenntemperatur von knapp unter 1200 °C. Auch die Tonmasse stammte jeweils aus der Dornburger Umgebung. Erst mit der Einführung des Gießverfahrens wurden ab Anfang des Jahres 1923 andere, dafür geeignetere Tone eingesetzt. Das Interesse galt vorwiegend der Form. Die Glasur blieb ihr stets untergeordnet. Glasurexperimente waren weder angestrebt, noch durchführbar, da zum einen die Rohstoffe teuer und zum anderen die Brennmöglichkeiten eingeschränkt waren. Damit traten auch Dekorationen in den Hintergrund. Lindig und Bogler setzten sparsame Liniendekore oder Glasuraussparungen an Hals, Fuß und Randzonen vorwiegend zur Akzentuierung der Form ein. In der Krehanschen Werkstatt mit ihren traditionellen Gefäßen spielten Dekorationen noch eine größere Rolle. Johannes Driesch, Lydia Driesch-Foucar oder Marguerite Friedlaender verzierten ihre Keramiken weiterhin mit Schlickermalerei. Aber nie sollten bunte Glasuren einen minderwertigen Scherben verdecken oder von einer schlechten Form ablenken. „Handwerkliche Ehrlichkeit" war das maßgebliche Stichwort, und ihr Ziel war, die handwerkliche Qualität und den Gebrauchswert der keramischen Erzeugnisse zu steigern.

Otto Lindig, Theodor Bogler und die Orientierung zur Serienfertigung

1922 änderte sich der Grundtenor in der Bauhaustöpferei. Die internen Diskussionen im Weimarer Meisterrat über das Programm der Schule und ihre weitere Entwicklung machten auch vor der Dornburger Exklave nicht halt.

Theodor Bogler, Krippenfiguren. Um 1921, Foto von Louis Held, SBD, Archiv der Sammlung. • Wie Gefäße waren diese Figürchen aus Ton gedreht.

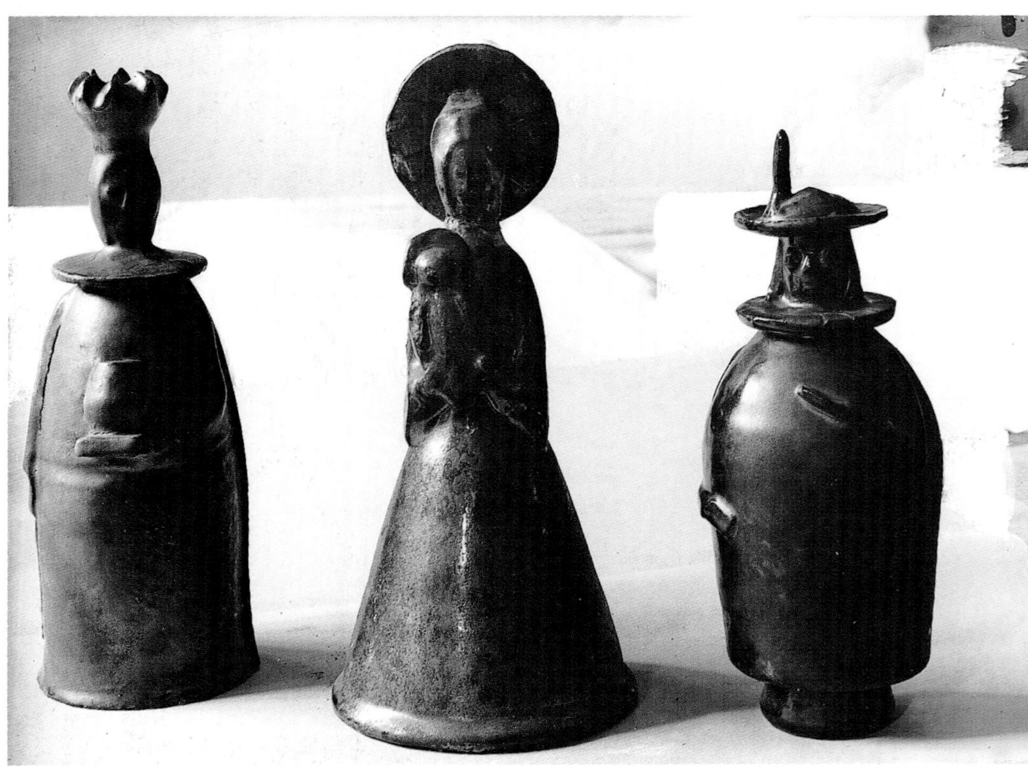

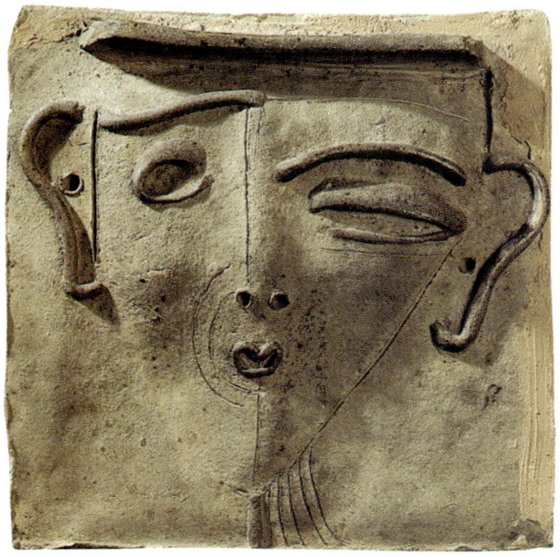

Gropius war der Meinung, daß Handwerk und Industrie nicht getrennt sein dürften. Die Bedeutung der handwerklichen Ausbildung negierte er keineswegs. Aber sie sollte stärker auf die Bedingungen der Industrie ausgerichtet sein. Durch die Entwicklung von typischen Einzelstücken als Vorbild für Industrie und Handwerk strebte er eine stärkere Integration der Werkstattarbeit in den technisierten Produktionsprozeß an. Diese neuen Ansätze lehnte Krehan als traditionsorientierter Handwerksmeister ab, Marcks begegnete ihnen skeptisch. Dagegen zeigten sich Theodor Bogler (1897–1968) und Otto Lindig (1895–1966), die beide ihre Gesellenprüfung 1922 zusammen mit Marguerite Friedlaender abgelegt hatten, diesen Vorstellungen gegenüber durchaus aufgeschlossen. Bereits drei Jahre nach ihrer Entstehung deutete sich ein Generationswechsel in der Bauhaustöpferei an, der sich in den Vorbereitungen zur 1923 geplanten Bauhausausstellung manifestierte. Im Oktober 1922 forderte Gropius die Meister auf, entsprechend der Devise „Kunst und Technik – eine neue Einheit“ die bisherige „romantische Arbeitsweise“ zugunsten einer rationellen Produktion funktionaler Gebrauchsgegenstände aufzugeben. Kontakte zur Thüringer Porzellan-

Gerhard Marcks, Ofenkachel. 1921, Töpferton unglasiert, 18,7 x 18,7 cm, KW. ● Formmeister Marcks widmete sich in der Dornburger Exklave intensiv den wenigen angehenden Keramikern, so auch dem Lehrling Otto Lindig, dessen Porträt die Kachel zeigt.

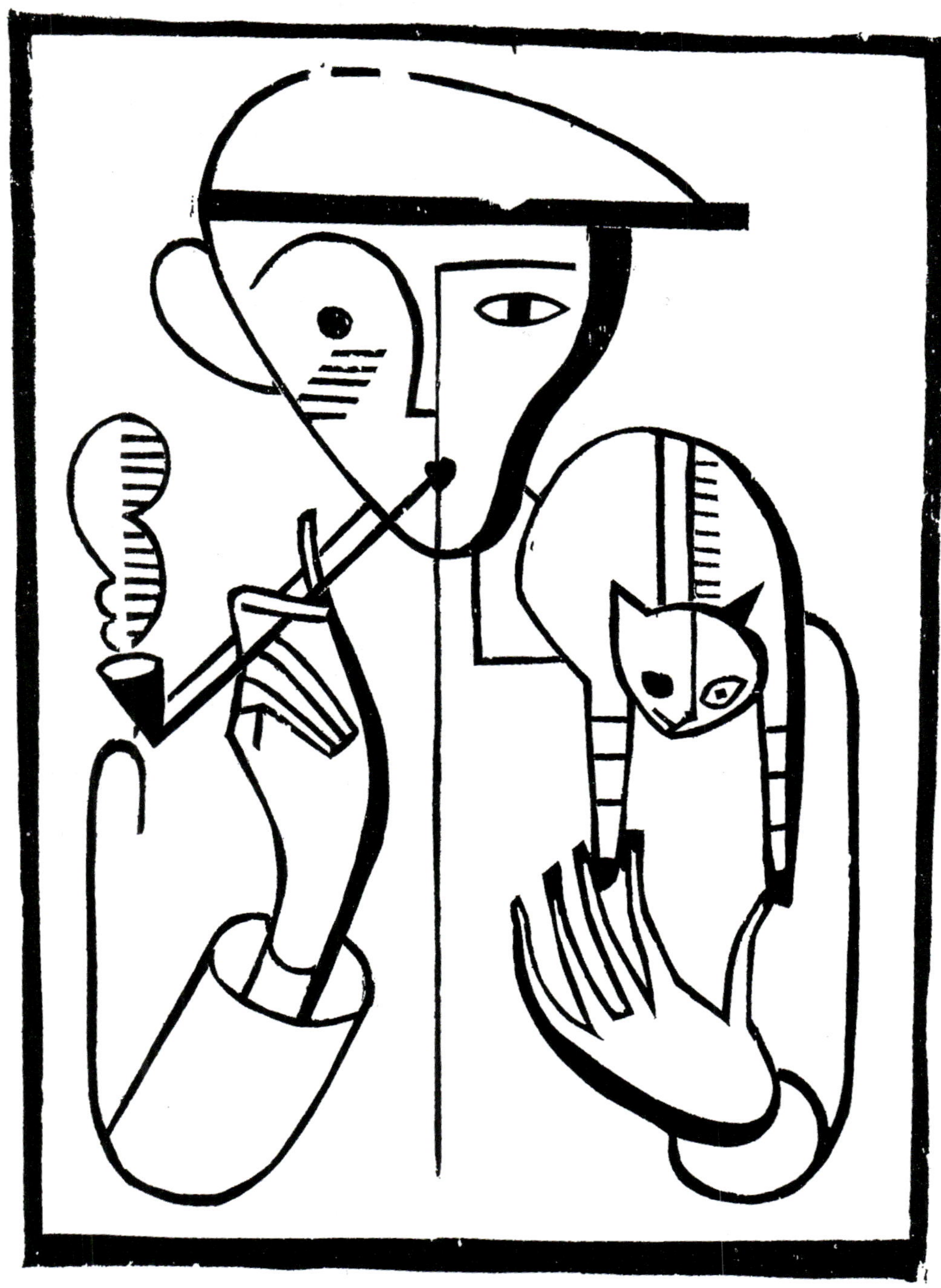

Gerhard Marcks, Porträt Otto Lindig. 1922, Holzschnitt auf Japanpapier, Stock: 22,2 x 16,0 cm, Blatt: 30,0 x 19,2 cm, BHA.

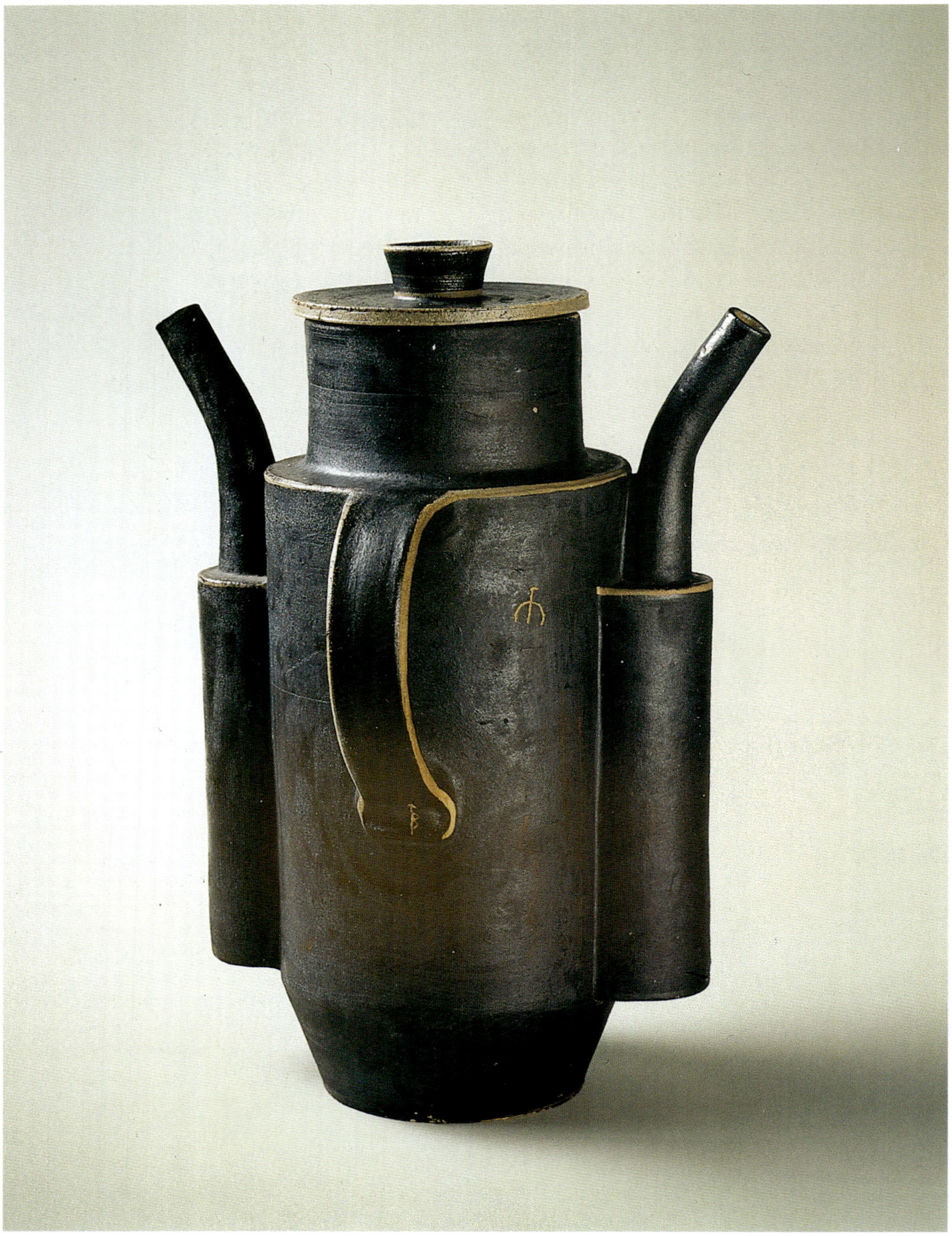

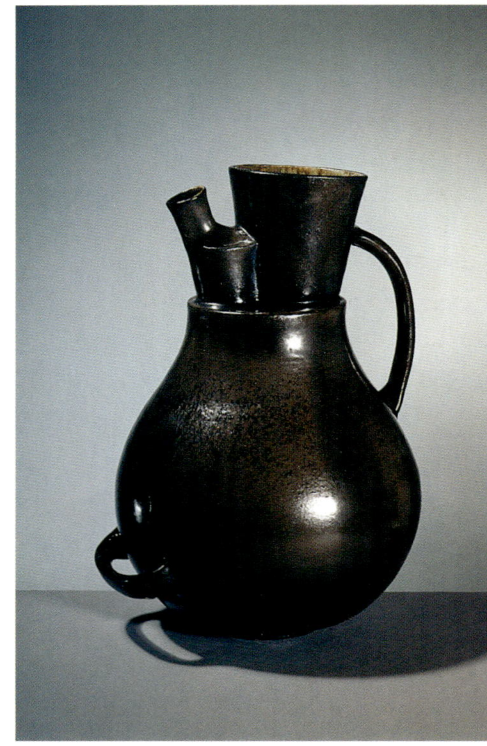

Otto Lindig, Große Kanne. 1922, hochgebrannte Irdenware, hellsandfarbener Scherben, innen graue, außen dunkelbraune Glasur, Höhe 43,0 cm, KW, Bauhaus-Museum. ● Das Interesse an neuen plastischen Qualitäten durch den Werkstoff Ton wird von Seiten des Bildhauers Marcks gefördert worden sein. Diese eigenwillige Kombination gegensätzlicher plastischer Formen erfüllt ihren Zweck als Kanne nur nominell.

Theodor Bogler und Gerhard Marcks, Doppelkanne. 1922, hochgebrannte Irdenware, sandfarbener Scherben, freigedreht und montiert, innen ockergelbe Transparentglasur, außen mit dünn aufgetragener, schwarzbrauner Engobe bemalt, Höhe 31,8 cm, KW, Bauhaus-Museum. ● Konstruktiv sind zylindrische Formen addiert und zu einem symmetrischen Gefäß gestaffelt, aus dem schräg abgeknickt die Tüllen ragen. In einer zweiten Symmetrieachse sind die halbrunden Henkel angebracht. Oben wie unten leiten konische Formen in gegenläufiger Richtung zum waagrechten Abschluß des Gefäßes über.

industrie wurden im Dezember desselben Jahres aufgenommen. Um die Produktionsbedingungen und die Technik des Gießens in Gipsformen kennenzulernen, besuchten Lindig und Bogler drei Fabriken. Mit der „Aeltesten Volkstedter Porzellanfabrik“ ergaben sich konkrete Vereinbarungen über die Herstellung von Musterstücken. Ferner konnte Bogler Prototypen seiner Küchengarnitur bei den Steingutfabriken Velten-Vordamm entwickeln, die während der Bauhausausstellung im Sommer in der Küche des Versuchshauses „Am Horn“ in Weimar gezeigt wurden. Da ein Großteil der in der Bauhaustöpferei gefertigten Gefäße weiterhin aufwendige und teure Einzelstücke waren, wurden die Entwicklung der Gießtechnik und die serielle Produktion forciert. Durch diese Schwerpunktverschiebung entschloß sich Max Krehan im März 1923, seine eigene Werkstatt dem Bauhaus zu überlassen. Bogler übernahm nun die geschäftliche Leitung beider Dornburger Werkstätten. Im Sommer dominierten noch Unikate die Präsentation der Bauhaustöpferei. Aber zwei der wichtigsten und charakteristischsten Modellgruppen gegossener Gefäße wurden für die

Ausstellung 1923 konzipiert und später in Serie produziert: die Kombinationsteekanne von Bogler und die balusterförmigen Kannen und Vasen Lindigs. Entscheidend hierbei war die Entwicklung einer Gefäßgrundform, die mit wenigen Henkel- und Ausgußvarianten in unterschiedlicher Weise montiert werden konnte. So ergaben sich eine Vielzahl von Formen mit unterschiedlichen Nutzungsmöglichkeiten.

Die erste große Bauhausausstellung und die Teilnahme an den Messen in Frankfurt und Leipzig ließen die Bekanntheit und die Nachfrage nach Bauhauskeramik rasch steigen. Da sich jedoch die Industrie noch zurückhielt, mußte die Werkstatt selbst die Produktionskapazität durch rationellere Arbeitsabläufe erhöhen. Aus Kostengründen konnten jedoch weder die notwendige technische Ausstattung beschafft noch das benötigte Personal für eine größere Serienproduktion angefordert werden. Nur eine provisorische Gießerei wurde eingerichtet. Krehan und Marcks waren mit den Veränderungen nicht einverstanden. Im Januar 1924 schrieb Marcks nach Weimar: „Wir müssen uns immer vor Augen halten, daß das Bauhaus eine Bildungsstätte sein soll, das heißt, daß Leute von einiger Begabung und Charakter zu einer ihnen gemäßen Tätigkeit ausgebildet werden, auf unserem Gebiet etwas Mustergültiges zu leisten. Zur Erreichung dieses Zieles erscheint uns der praktische Betrieb das richtige. Der Betrieb darf aber niemals das Ziel sein. Sonst wird das Bauhaus die 101. Fabrik der 100 schon bestehenden, das heißt, eine völlig gleichgültige Angelegenheit." (Brief an das Staatliche Bauhaus in Weimar vom 2. 1. 1924. In: Gerhard Marcks. 1889–1981. Briefe und Werke, München 1988, S. 40) Krehan bot infolge dieser Auseinandersetzungen seine Kündigung an, wurde aber von Marcks und Friedlaender überredet, zu bleiben. Durch die

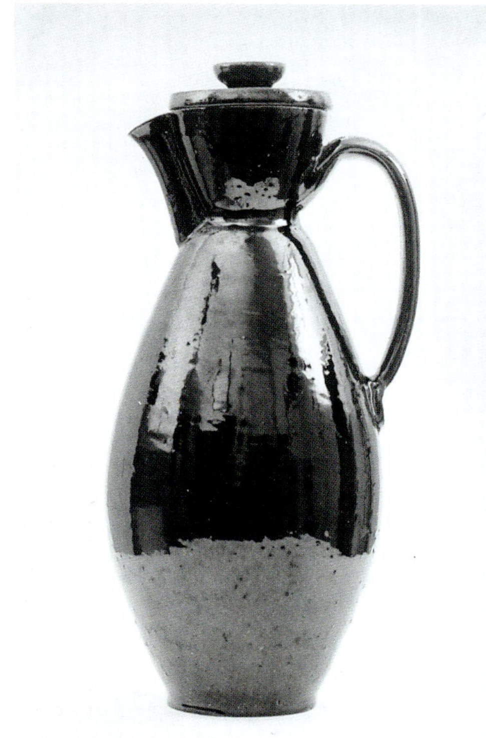

Theodor Bogler, Hohe Deckelkanne. 1923, hochgebrannte Irdenware, lehmgelber Scherben freigedreht und montiert, innen und außen dunkelbraune, stellenweise metallisch glänzende Glasur mit Blasenbildung, Höhe 43,5 cm, KW. ● Aufwendige Glasurexperimente gab es nicht. Es herrschte Mangel an kostspieligen Rohstoffen, und die Brennmöglichkeiten in dem selbstgebauten Ofen waren beschränkt.

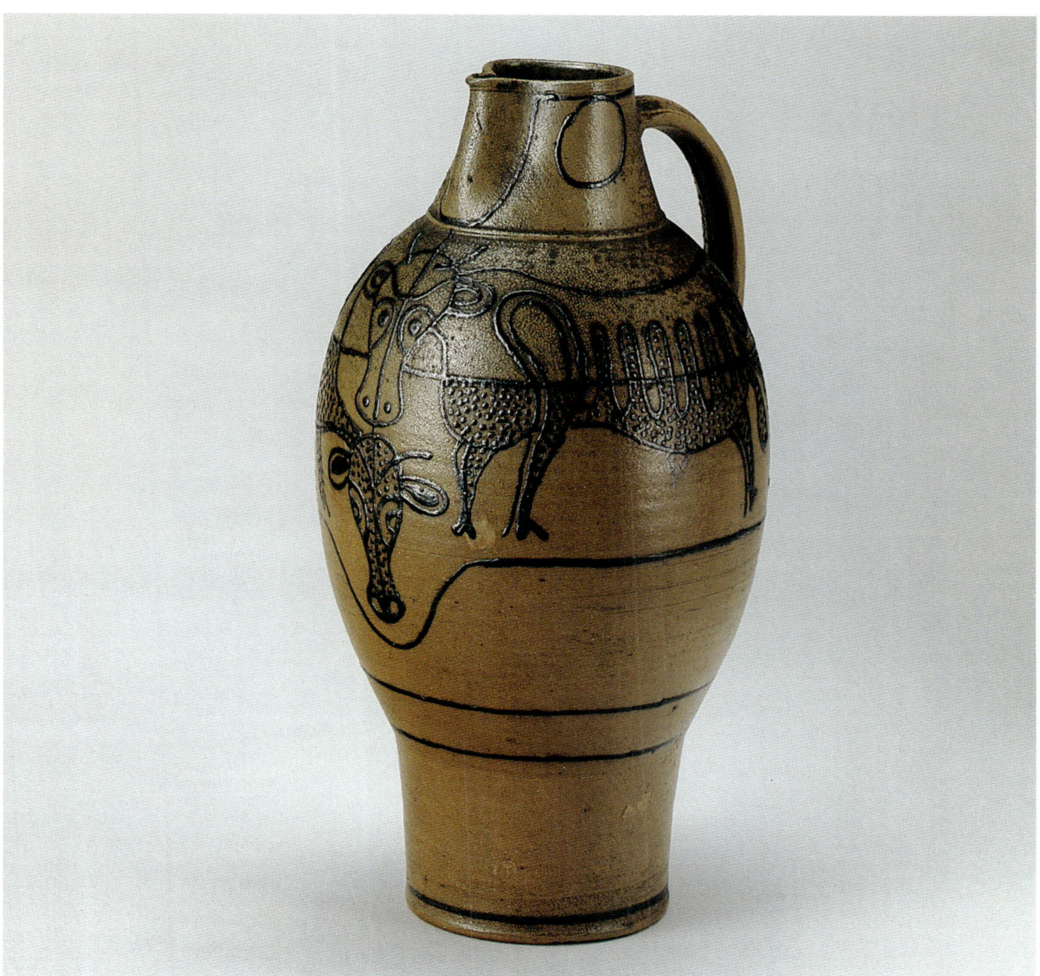

Marguerite Friedlaender, Henkelkrug mit Schlickermalerei. 1922/1923, hochgebrannte Irdenware, sandfarbener Scherben freigedreht, dünne Salzglasur über Dekoration aus schwarzbraunem Tonschlicker mit dem Malhörnchen aufgetragen, Höhe 34,0 cm, BHA. ● Dem traditionellen Einfluß aus der Lehrwerkstatt Krehans entzog sich die Töpferin auch nach abgelegter Gesellenprüfung nicht. Hier verwendete sie ein grafisches Dekor, das von Marcks stammen könnte.

Otto Lindig, Niedrige Kakaokanne. 1923, Steinzeug, hellbrauner Scherben, innen hellgraue, außen ockerfarbene Glasur, Deckel sandfarbener Scherben gegossen, Höhe 14,7 cm, BHA. ● Von ungewöhnlichen Proportionen ist diese Kanne, deren weit vorkragende Schnaupe die Balance zu stören scheint. Zu skurril in ihrer Formgebung, um für die Serienproduktion tauglich zu sein, bleibt diese Kanne Einzelstück.

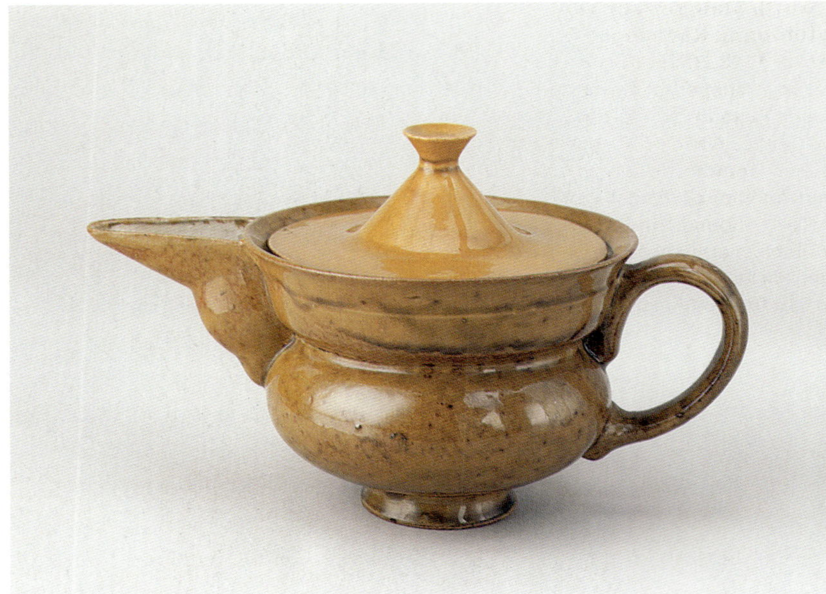

Otto Lindig, Vase, Kleine Kanne, Kakaokanne. 1923, Vase: Steinzeug, dunkelrotbrauner Scherben, gegossen und auf der Scheibe überarbeitet, innen schwarzbraune Mattglasur, außen dünn rostrot engobiert, Höhe 18,2 cm, kleine Kanne: Steinzeug, dunkelrotbrauner Scherben, gegossen, montiert und auf der Scheibe überarbeitet, innen schwarzbraune Mattglasur, außen dünn rostrot engobiert, Höhe 18,4 cm, Kakaokanne: dunkelrotbrauner Steinzeugscherben, gegossen, auf der Scheibe überarbeitet und montiert, hellgraue Glasur, der Scherben stellenweise rotbraun durchscheinend, Höhe 20,5 cm, BHA. ● Gropius wollte auch in der Keramikwerkstatt Modelle für die industrielle Serienproduktion hergestellt sehen. Bogler und Lindig arbeiteten an Tonmassen und Modellen, die für eine Produktion im Gießverfahren geeignet waren. Lindig ersann eine Grundform aus Gips, die zu 16 Varianten verändert werden konnte.

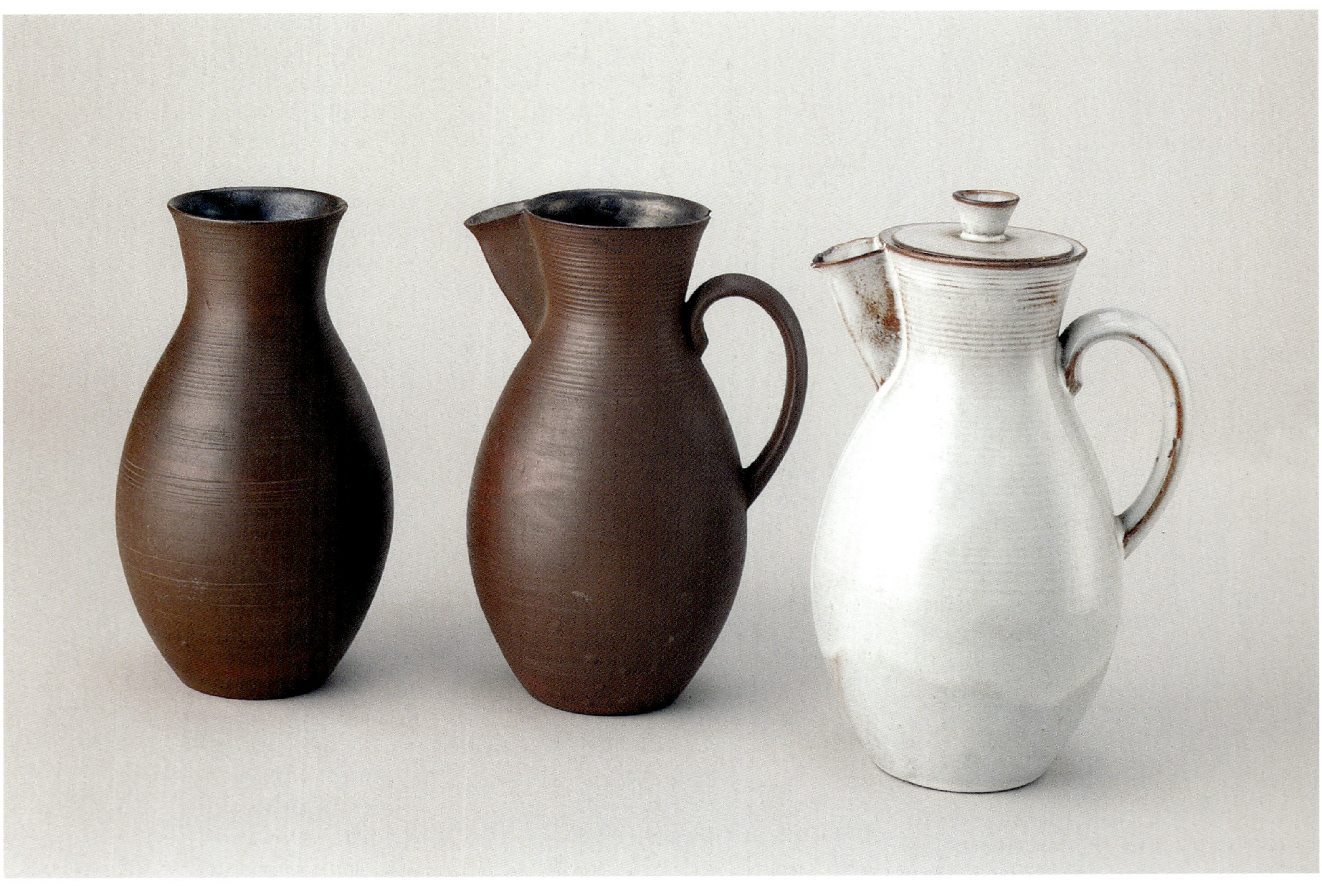

Theodor Bogler (Entwurf)/Steingutfabriken Velten-Vordamm (Ausführung), Küchengarnitur für das Haus am Horn. 1923, Steingut, gelbweißer Scherben, gegossen, transparent glasiert, auf der Wandung mit Schablone in Schwarz beschriftet, verschiedene Maße, BHA. ● Die Verwendung stereometrischer Grundformen wurde von Josef Albers prompt funktionalistisch interpretiert: „Die Töpfe sind eng nebeneinander aufzustellen und dennoch leicht herausnehmar, da ihr unterer, halbkugeliger Teil so gehalten ist, daß er leicht mit den Händen zu umgreifen ist."

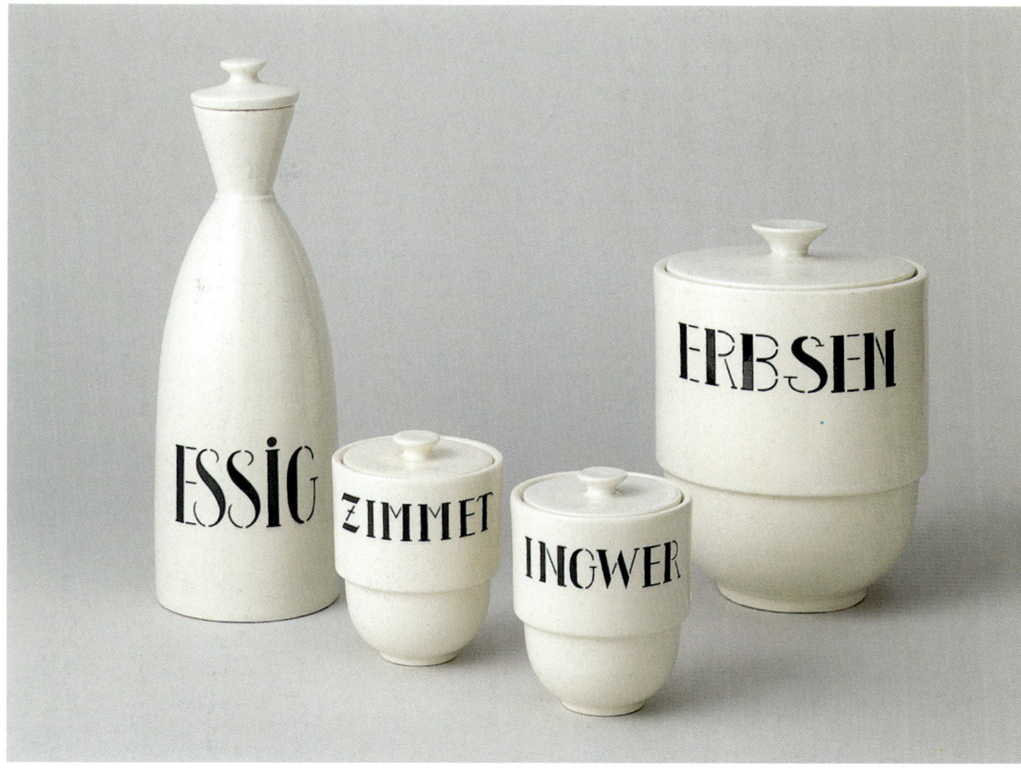

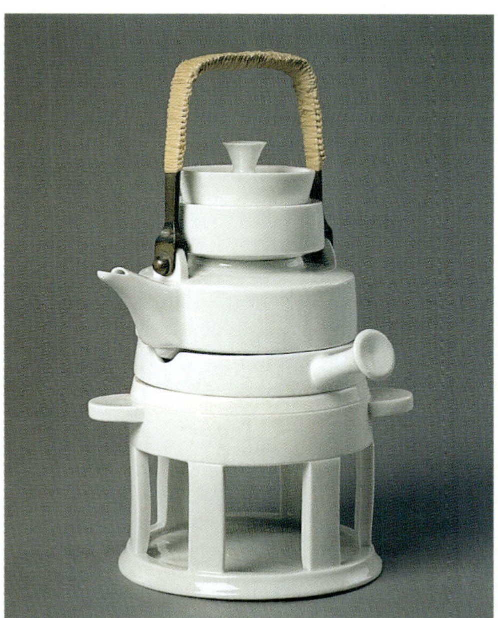

Theodor Bogler (Entwurf)/Aelteste Volkstedter Porzellanfabrik (Ausführung), Mokkamaschine. 1923, fünfteilig, bestehend aus Rechaud, flacher Schale zum Erhitzen des Wassers, mit seitlich angebrachtem Röhrengriff, niedriger Kanne mit Bügelhenkel, Filtereinsatz und kleinem Sieb zur Verteilung des aufgegossenen Wassers, Porzellan, gegossen und montiert, Höhe in zusammengesetztem Zustand 21,5 cm, KW, Bauhaus-Museum. ● Diese Kombinationsform ist weniger „Maschine" als die platzsparende Version einer Wärmekanne, in der bei Tisch Mokka aufgegossen werden kann. Sie wurde in der Fabrik aus Porzellan hergestellt.

Anfang Februar 1924 beschlossene „Neuorganisation der Töpfereiwerkstätten in Dornburg" wurden die Zuständigkeitsbereiche der beiden Werkstätten klarer abgegrenzt: Krehan sollte weiterhin die Lehrlingsausbildung in der „Bauerntöpferei" leiten und war für deren Produktion allein verantwortlich. Die „Bauhauswerkstatt" im Marstall wurde zur Versuchs- und Produktivwerkstatt, beaufsichtigt durch den Formmeister Marcks, während die technische Leitung Otto Lindig und die kaufmännische Theodor Bogler übertragen wurde. Angestrebt wurde dort ein „wirtschaftlich arbeitender Produktivbetrieb mit fabrikationsmäßigem Herstellungsverfahren", in dem nur noch Gesellen und fortgeschrittene Lehrlinge arbeiten sollten. Aus Geldmangel war jedoch der Ausbau der Werkstatt nur beschränkt möglich. Dennoch trieben Bogler und Lindig vor allem die Serienproduktion voran, so daß die Entwicklung neuer Muster und Typen praktisch völlig vernachlässigt wurde. Man aktivierte erneut die Kontakte zur Industrie. Die Steingutfabriken Velten-Vordamm übernahmen die Küchengarnitur Boglers in ihre Serienherstellung. Auch die Volkstedter Porzellanfabrik fertigte nun einige Modelle, unter anderem eine mehrteilige Mokkamaschine Boglers sowie ein Kakaogeschirr Lindigs. Da man jedoch mit der Qualität der ausgeführten Stücke unzufrieden war, führten Bogler und Lindig Verhandlungen mit der Staatlichen Porzellan-Manufaktur Berlin. Letztlich blieb es bei diesen wenigen Versuchen einer Zusammenarbeit mit der Industrie. Selbst die positive Resonanz der Werkbundausstellung im Sommer 1924 brachte für den Ausbau der industriellen Serienfertigung keine neuen Lösungen. Dennoch bleibt anzumerken, daß die Mitarbeiter der Töpferei mit ihren Kontakten zur Industrie eine Vorreiterrolle innerhalb des Bauhauses gespielt haben. Erst um 1928 folgte man ihrem Beispiel im Bereich der Lampen- und Textilherstellung.

Das Ende der Bauhaustöpferei

Unter diesen Umständen blieb man bei der Kleinserienfertigung in der Produktivwerkstatt und versuchte trotz Ton- und Glasurrohstoffmangels und zunehmender finanzieller Engpässe die steigende Nachfrage zu bewältigen. Diese immer schwierigeren Zustände, gerade auch im Hinblick auf die unsichere zukünftige Situation des Bauhauses, veranlaßten Theodor Bogler dazu, Anfang 1925 die Leitung der Veltener Modellwerkstatt in den Steingutfabriken Velten-Vordamm zu übernehmen. Der Beschluß des Meisterrats vom 26. 12. 1924, das Weimarer Bauhaus zum 1. 4. 1925 aufzulösen,

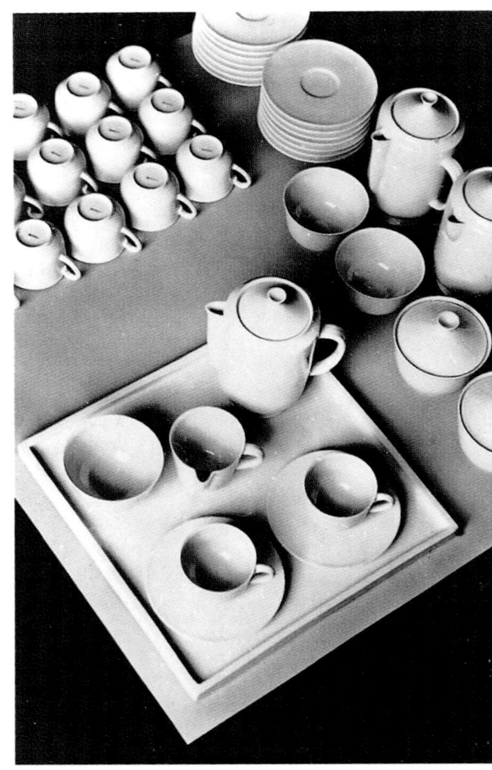

Marguerite Friedlaender (Entwurf)/Staatliche Porzellan-Manufaktur Berlin (Ausführung), Mokkaservice „Hallesche Form". 1929/1930, Foto von Hans Finsler, Staatliche Galerie Moritzburg Halle, Landeskunstmuseum Sachsen-Anhalt, Sammlung Photographie, Hans-Finsler-Nachlaß. • Friedlaender wechselte nach Schließung des Bauhauses an die Kunstgewerbeschule Burg Giebichenstein in Halle. Unter ihrer Leitung kam es zur Zusammenarbeit der Porzellanwerkstatt mit der Berliner Porzellan-Manufaktur, für die sie Serviceformen entwickelte.

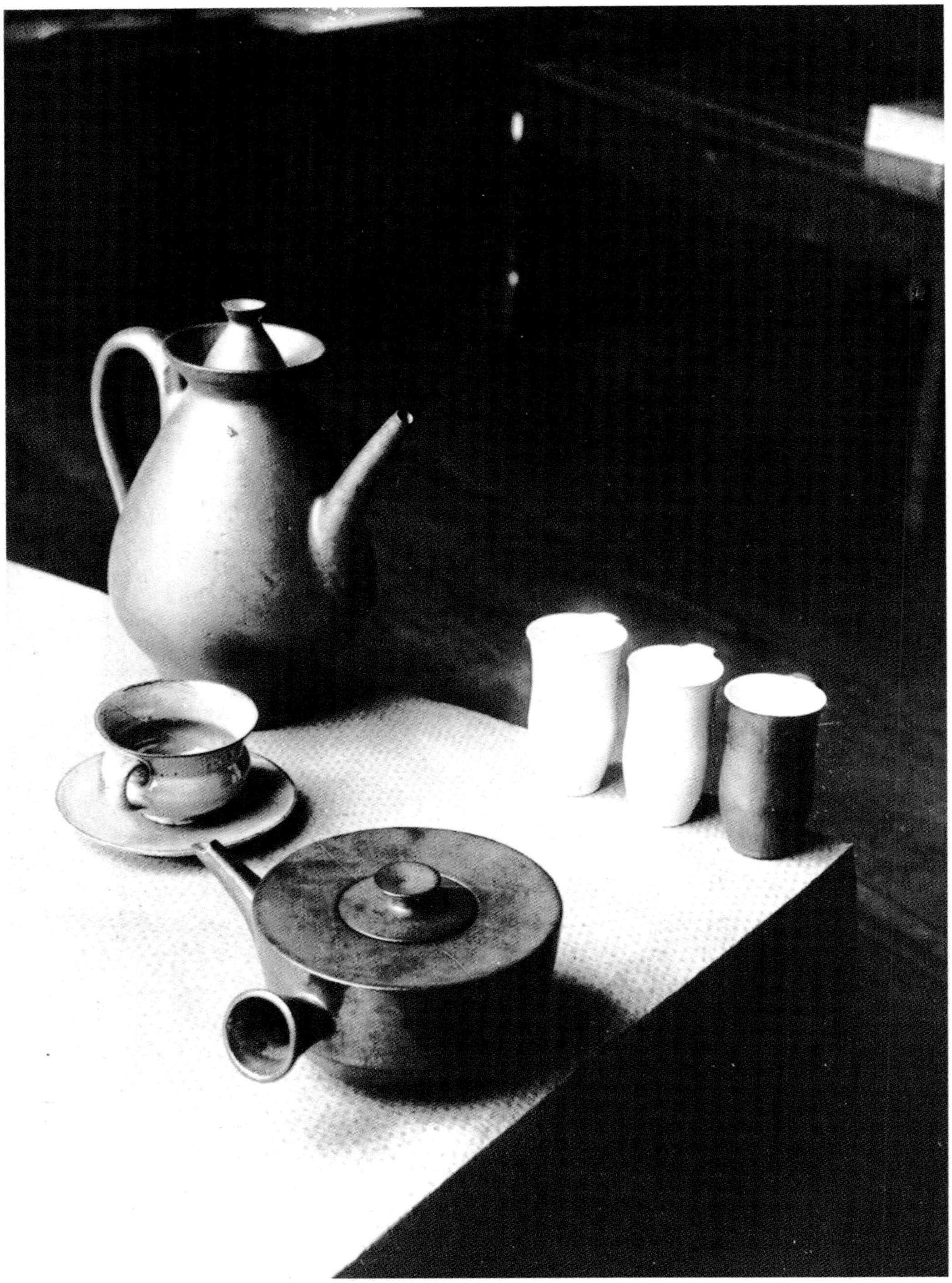

Otto Lindig, Theodor Bogler und Marguerite Friedlaender, Kaffeekanne und Tasse, Kombinationsteekanne, Henkelbecher. 1923, Foto von Lucia Moholy, BHA. • Die Fotografin arbeitete die Eigentümlichkeiten der Gefäßkörper und ihrer Proportionen heraus. Besonders der Röhrengriff der Bogler-Teekanne kommt gut zur Geltung.

hatte für die Dornburger Werkstätten fatale Konsequenzen. Die relativ schnell beschlossene Umsiedlung nach Dessau schloß die Keramikwerkstatt aus. Ob noch kurzzeitig an eine Fortführung der Töpferei in Dessau gedacht wurde, ist ebenso wenig sicher wie die Bereitschaft der Dornburger, mit umzuziehen. Außerdem hätte Meister Krehan seine Werkstatt wohl nicht aufgeben wollen. Marguerite Friedlaender arbeitete dort bis zu Krehans Tod im Oktober 1925. Dann folgte sie Gerhard Marcks an die Kunstgewerbeschule der Stadt Halle auf Burg Giebichenstein, wo dieser seit Mitte September 1925 die Bildhauerklasse leitete. Seinen Unmut gegenüber der Tätigkeit am Bauhaus drückte Marcks in einem Brief aus: „Die Töpferei hier verlasse ich gern – sie hat aufgehört mich zu interessieren, und wuchs mir zum Schluß völlig ‚über den Kopf'. Das heißt, die heranwachsenden Gesellen wollten den Ruhm

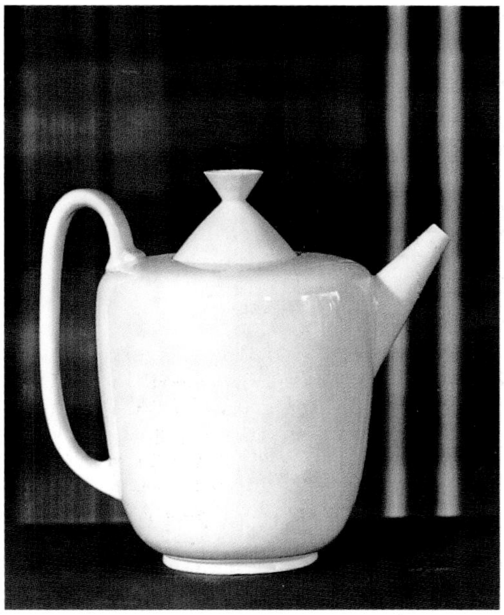

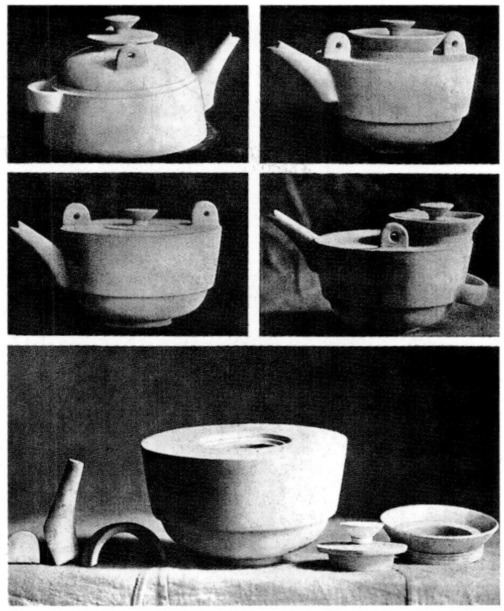

Theodor Bogler, Gipsmodell einer kombinierbaren Teekanne. 1923, Abb. aus „Staatliches Bauhaus Weimar 1919–1923“, Weimar 1923, BHA. • Das Baukastenprinzip aus der Architektur findet Eingang in die Keramik: Vorgefertigte Teile ergeben vier Varianten. Bogler mußte zunächst die Hilfe der Steinbildhauerei zum Gießen der Formen beanspruchen, ehe die Werkstatt eine äußerst bescheidene eigene Gipserei und Gießerei aufbauen konnte.

Otto Lindig (Entwurf)/Aelteste Volkstedter Porzellanfabrik (Ausführung), Kaffeekanne. 1923/1924, Porzellan gegossen und montiert, Höhe 18,0 cm, KW. • Lindigs bauchige Gefäßformen sind hier einer elegant gewandelten, beinah wie in den 50er Jahren abgerundeten Zylinderform gewichen, mit der die kurze, gerade Tülle und ein umgedrehter Doppelkegel als Deckel frech kontrastieren.

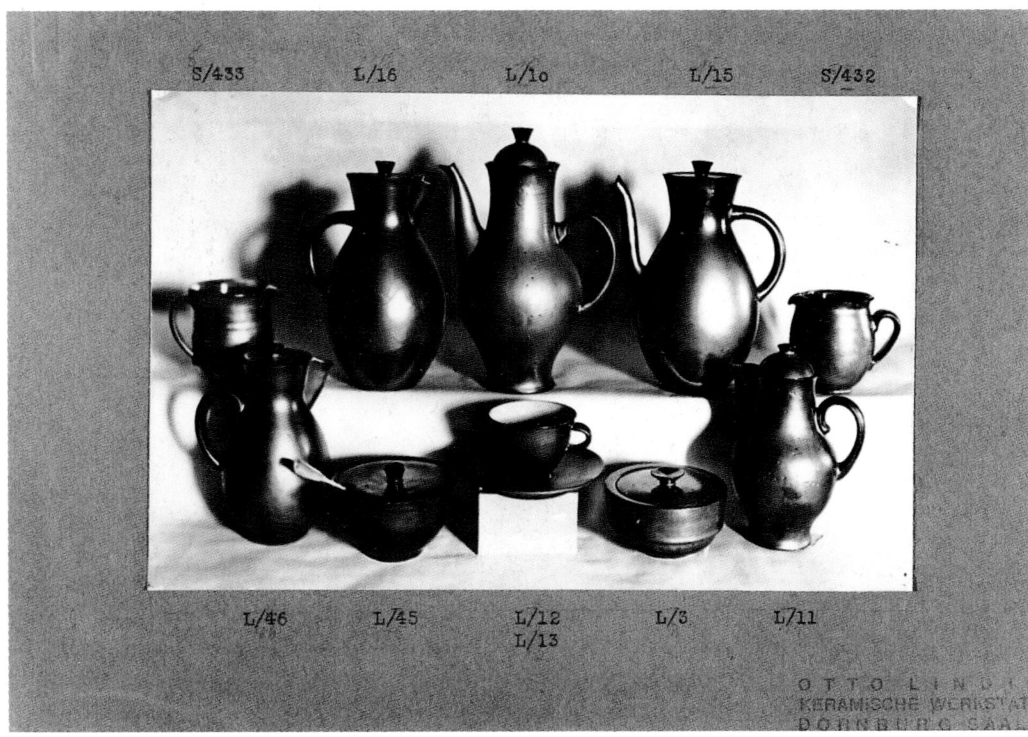

Musterkarte der Werkstatt Otto Lindigs. Um 1931, BHA. • Lindig hat die Dornburger Werkstatt als Abteilung der Staatlichen Bauhochschule in Weimar weitergeführt. Nachdem das Institut bald darauf von den Nationalsozialisten übernommen worden war, die die Werkstatt nicht integrieren wollten, führte er sie als selbständigen Betrieb weiter.

gern für sich haben, und gingen da wenig ehrenvoll zu werke.“ (Marcks in einem Brief an Richard Fromme vom 8. 2. 1925. In: Gerhard Marcks. 1889–1981. Briefe und Werke, München 1988, S. 41) Friedlaender betrat ihren neuen Wirkungsbereich in Halle noch im November, legte 1926 die Meisterprüfung ab und übernahm anschließend die Leitung der Keramikwerkstatt. Drei Jahre später konnte sie die schon von Bogler und Lindig angestrebte intensive und fruchtbare Zusammenarbeit mit der Industrie umsetzen, indem sie auf der Burg Giebichenstein eine Porzellanwerkstatt aufbaute. Diese diente als künstlerisches Versuchslabor der Staatlichen Porzellan-Manufaktur Berlin. Otto Lindig blieb in Dornburg und führte die Marstallwerkstatt ab April 1926 als „Keramische Abteilung der Staatlichen Bauhochschule Weimar“ weiter, bevor er 1930 die Werkstatt in eigener Regie übernahm und sie bis 1947 leitete. Für die weitere Entwicklung des Bauhauses in Dessau und Berlin spielte die Keramik keine Rolle mehr. Obwohl das Bauhaus für die industriell gefertigten Porzellane die Vertriebsrechte besaß, wurde keines der Geschirre weiter produziert. Doch außerhalb des Bauhauses fanden die in Dornburg ausgebildeten Keramiker gute Möglichkeiten, ihre wegweisenden Ideen zu perfektionieren und zu realisieren.

Japan und die Bauhaustöpferei

Cornelia von Buol

Seit Japans Öffnung für den Westen ab 1854 erreichte eine Flut von Kulturgütern und Ideen aus dem Osten Europa. „Japonismus" war das Schlagwort, vor allem in Künstlerkreisen. Einer der großen Kenner der japanischen Ästhetik war Henry van de Velde. Aus seiner Entwurfstätigkeit unter anderem für Samuel Bing, den bekannten Pariser Japanhändler, waren ihm Keramiken aus Nippon bestens vertraut. 1902 wurde van de Velde zum künstlerischen Berater für Industrie und Kunsthandwerk im Großherzogtum Sachsen-Weimar ernannt. Im Rahmen dieser Tätigkeit war er darum bemüht, den traditionellen Töpfern hohe technische und künstlerische Qualität zu vermitteln. Was es von der japanischen Keramik zu lernen gab, waren die klaren, einfachen Formen, herausragende Glasuren und der sensible Umgang mit dem Material Ton. Zur Verbesserung der Ausbildung gründete van de Velde in Weimar das „Kunstgewerbliche Seminar" und später die Kunstgewerbeschule. Otto Lindig, der künftig das Profil der Bauhaustöpferei wesentlich mitbestimmen sollte, absolvierte schon zu van de Veldes

Theodor Bogler, Tee-Extraktkännchen. 1923, Rotbrauner Steinzeugscherben, gegossen und montiert, innen mattschwarz glasiert, außen dünne hellgraue, weitgehend rotbraun verfärbte Glasur, Höhe 6,7 cm, BHA. ● Eine Variante der „Kombinationsteekanne" ist mit einem die Hand vor Hitze schützenden Röhrengriff ausgestattet, der in Plazierung und Form neu und eigenartig scheint. Die einzeln gegossenen Elemente konnten variabel am Körper der Kanne befestigt werden. Es liegt nahe zu vermuten, daß eine in Japan gebräuchliche Kannenform als Vorbild diente.

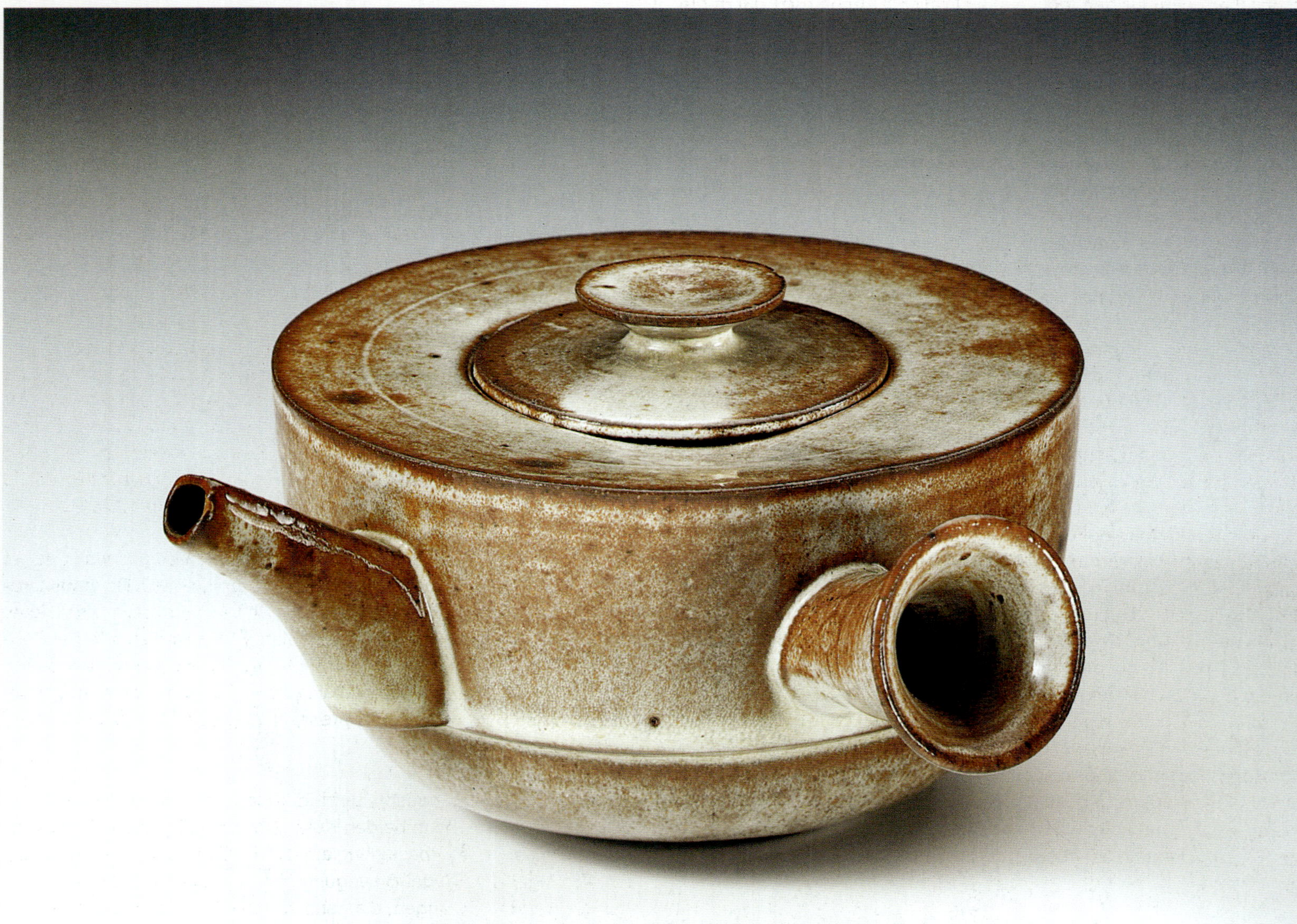

Zeiten von 1913 bis 1915 sein Studium an der Kunstgewerbeschule. Das Interesse an den Formschöpfungen Japans könnte so von van de Velde über Lindig bis in die Bauhaustöpferei weitergegeben worden sein.

Ein Bezugspunkt zwischen dem Bauhaus und Japan ergibt sich über den wohl unkonventionellsten Meister in Weimar: Johannes Itten. Er hatte sich schon vor seiner Lehrtätigkeit am Bauhaus ausgiebig mit der fernöstlichen Kunst und Philosophie auseinandergesetzt, welche direkten Eingang in seinen Bauhausvorkurs fanden. Die Bildanalysen ostasiatischer Tuschmalerei zeugen davon ebenso wie die Materialstudien. Durch diese konnten die Studenten die jeweiligen ästhetischen Eigenschaften eines Werkstoffes entdecken. Jeder sollte für sich seine persönliche Begabung im Umgang mit den Materialien erkennen und nutzbar machen. Dieses Vorgehen entspricht dem Verständnis japanischer Handwerker, die Ureigenschaften der Rohstoffe nicht zu überdecken, sondern sensibel herauszuarbeiten.

Erstaunlicherweise entwickelte sich parallel zum Bauhaus in Japan die Mingei-Bewegung, eine „Volkskunst"-Bewegung („Handwerk gewöhnlicher Leute für den täglichen Gebrauch"), unterstützt durch die herausragende Persönlichkeit Soetsu Yanagis, eines Philosophen und Kulturkritikers. Nachdem die Industrialisierung auch in Japan immer stärker vorangeschritten war und die meisten maschinengefertigten Erzeugnisse Yanagis Qualitätsansprüchen nicht genügen konnten, suchte er nach neuen Anregungen und Formen. Hier stieß er auf das traditionelle Kunsthandwerk und begann es zu sammeln. Schönheit war für ihn untrennbar mit Zweckmäßigkeit und täglichem Gebrauch verbunden. Kunst um der Kunst willen lehnte er ebenso ab wie rein dekoratives Kunsthandwerk. Vergleichbar der Auffassung, die in der Bauhaustöpferei vor allem durch den Werkmeister Max Krehan vertreten wurde, besann er sich zurück auf die Tradition; doch nicht durch schlichte Übernahme von Technik und Form, sondern in der Reflexion, im Austausch mit den traditionellen Arbeiten sollten die neuen entstehen. Hierbei spielte auch die erzieherische Komponente eine Rolle. Durch qualitätvolles Kunsthandwerk sollte eine Verbindung von Kunst und täglichem Leben, von Kunst und Handwerk geschaffen werden – ähnlich den reformerischen Ansätzen des Arts & Crafts Movement im 19. Jahrhundert bis zu jenen des Bauhauses.

Die japanischen Mingei-Formen überzeugen in ihrer auf das Wesentliche konzentrierten Form, die geprägt ist von Klarheit und Strenge. Einfachheit gilt als Ausdruck von Qualität, die mit Schönheit harmonisiert. Damit steht die ausgewogene und schlichte Form über der exzentrischen Lösung eines Künstlers. Mingei-Keramiken strahlen eine Harmonie aus, die auf die Ausgeglichenheit der geraden und gewölbten Elemente, auf Strenge und Weichheit zurückzuführen ist. Die gestalterische Qualität zeichnet sich durch die Verbindung von Funktion und sparsamem Dekor aus. Nie „verschönern" oder verdecken oberflächliche Glasuren eine ausgewogene Form. Vielmehr unterstützen Schlichtheit, Eleganz und häufige Monochromie der Glasuren die herausragenden „einfachen" Schöpfungen. In diesem Sinne ähneln sie den Bauhauskeramiken, ebenso in der Wahl der Glasurfarben und in den Texturen.

Am deutlichsten niedergeschlagen hat sich der japanische Einfluß auf eine der bekanntesten Bauhauskeramiken, die Kombinationsteekanne Theodor Boglers aus dem Jahre 1923. Sie wurde mit unterschiedlichen Glasuren gefertigt, und die einzeln gegossenen Elemente konnten in mehreren Varianten montiert werden. Ein Typ besitzt einen auffälligen seitlichen Röhrengriff. Schräg nach oben ragend, ist er annähernd im rechten Winkel zur Tülle am Gefäßkörper angebracht, so daß ein bequemes Ausgießen gewährleistet ist. Die Hohlform des Griffes verhindert zu starkes Erhitzen. Der Deckel kann leicht mit dem Daumen gehalten werden. Die Teekanne besticht durch ihre Schlichtheit, die Klarheit der Form und entspricht dem Primat der Funktionalität.

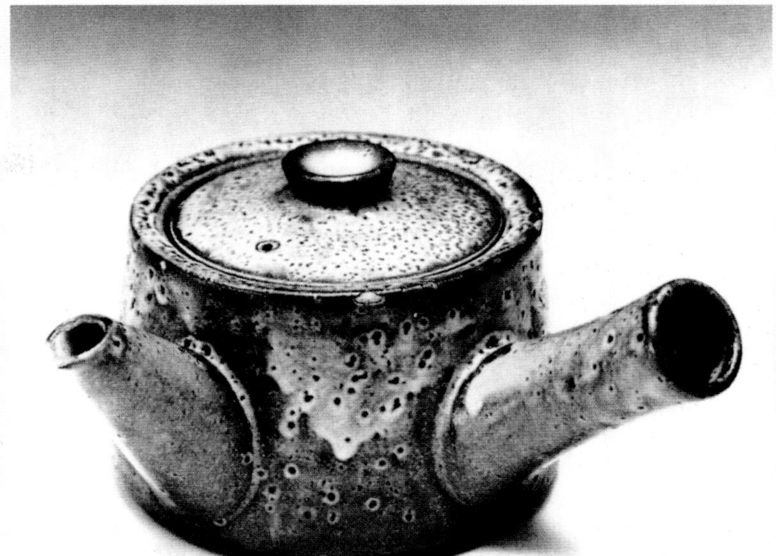

Anonym, „Kyusu". 20. Jh., Japan, kleine Teekanne aus Steinzeug mit seitlichem Griff, BHA. ● Teezeremonien, so charakteristisch für Japans Kultur wie die Kunst des Ikebana oder das Kabuki-Theater, durchliefen in den acht Jahrhunderten ihres Bestehens drei Transformationen: eine medizinisch-religiöse, eine luxuriöse und eine ästhetische, bei welcher das Kultgeschirr einzig integraler Bestandteil des Ritus blieb und als kostbares Familienerbe über Generationen weitergereicht wurde. Die Beachtung eines komplizierten Codes der Etikette gehört zur Zeremonie ebenso wie die Verehrung der Einfachheit, die in den schlichten Harmonien des Teegerätes zum Ausdruck kommt.

Genau dieser Teekannentyp mit seitlichem Röhrengriff war und ist auch in Japan sehr gebräuchlich. In der Sammlung von Bauhauskeramik in den Museen der Stadt Gera befindet sich solch eine kleine japanische Teekanne. Da sie als Einzelstück zusammen mit den Bauhausgefäßen in das Museum gelangte, diente sie vermutlich schon der Dornburger Bauhaustöpferei als Anschauungsmaterial. Insbesondere der charakteristische Röhrengriff läßt das japanische Vorbild erkennen.

Die Suche nach ästhetisch befriedigenden Möglichkeiten bei der Serienfertigung führte in beiden Kulturkreisen völlig unabhängig voneinander zu einer Rückbesinnung auf die Tradition. In ihr fanden sowohl die Anhänger der Mingei-Bewegung als auch die Bauhaustöpfer formal vorbildliche Lösungen, die ganz von der Funktion geprägt waren. Zusätzliche Inspirationsquellen wie die japanischen Keramiken nahmen die Bauhauslehrlinge mit ihrer Experimentierfreude gerne auf und fertigten daraus neue unkonventionelle Gefäße, die in der europäischen Tradition standen und doch einen Hauch Japan ausstrahlten.

Die Werkstatt für Wandmalerei

Sabine Thümmler

„Weiss, alles weiss" – dieser vielzitierte Aufsatz von J. E. Hamman in der Zeitschrift „Die Form" aus dem Jahre 1930 verstellte nachhaltig den Blick auf die farbigen Raumgestaltungen des Neuen Bauens und letztlich auch auf jene des Bauhauses. In der Rezeptionsgeschichte fand die weiße Ausführung der Gebäudefassaden von Walter Gropius ebenso wie die puristische weiße Phase seines französischen Kollegen Le Corbusier eine derartige Überbetonung, daß die farbigen Innenraumgestaltungen der 20er Jahre weitgehend außer acht gelassen wurden. Aus diesem Grund und auch aufgrund der Tatsache, daß die vom Bauhaus ausgeführten Raumgestaltungen mehr oder minder verlorengingen, fand die Abteilung für Wandmalerei im nachhinein weniger Beachtung als andere Werkstätten, obwohl gerade sie eines der Standardprodukte erzeugte, welches perfekt die späteren Grundsätze der Schule erfüllte und zudem die größten Lizenzbeiträge einbrachte: nämlich die Bauhaustapete.

Im Gegensatz zu anderen berühmten Architekten der Zeit – wie Bruno Taut oder Le Corbusier – haben die Lehrer der Wandmalereiklasse bis auf kurze Notizen keine theoretischen

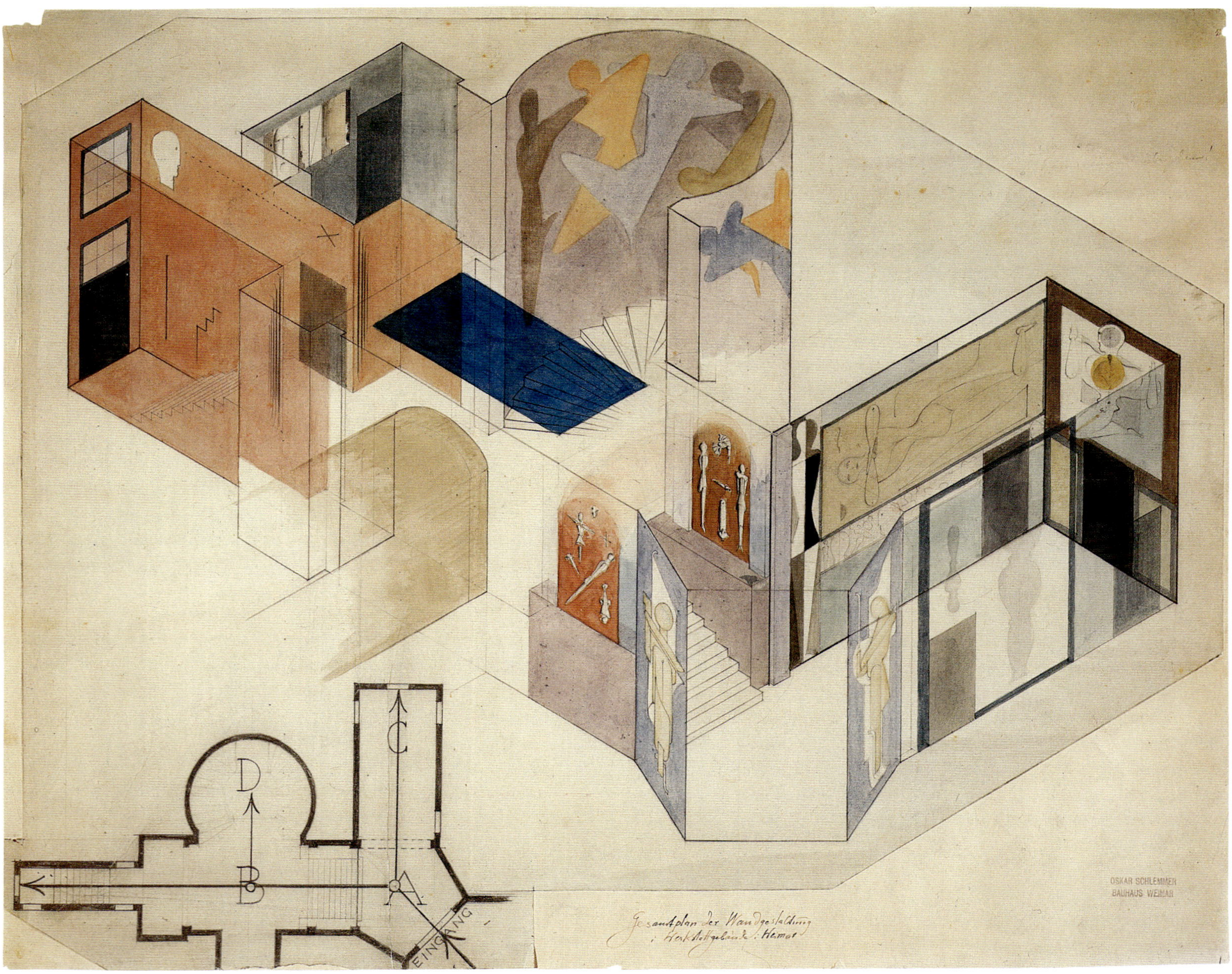

D
B
C
A
EINGANG
Gesamtplan der Wandgestaltung i. Werkstattgebäude i. Weimar
OSKAR SCHLEMMER
BAUHAUS WEIMAR

Alfred Arndt, Grundrißabwicklung und perspektivische Ansicht zur farblichen Gestaltung des Hauses Auerbach in Jena. 1924, Tempera und Tusche auf Papier, ausgeschnitten und auf einen weiteren Bogen geklebt und beschriftet, 56,5 x 86,0 cm, BHA. ● Durch abgesetzte Farbgebung in Fläche oder Linie erhält jedes architektonische Detail seine Würdigung. Spannung erzeugende Proportionen der Architektur wiederholen sich auf Fußboden oder Decke und lenken die Aufmerksamkeit auf die Qualitäten des Gropius-Baus. Ein Analyse-Planspiel, das ohne Hinnerk Schepers Einfluß nicht möglich gewesen wäre.

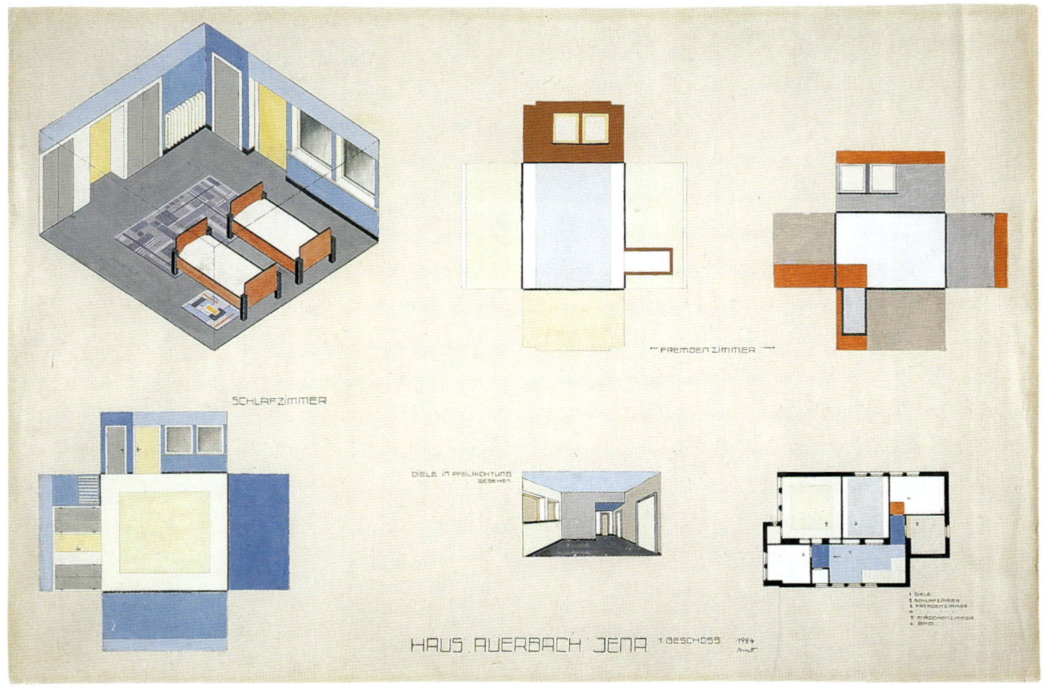

Peter Keler und Farkas Molnar, Raumgestaltung einer Durchfahrt. 1923, Lithografie aus „Staatliches Bauhaus Weimar 1919–1923“, Weimar 1923, Farbtafel VI, BHA. ● Wie Ideen aus De Stijl auch Studenten der Wandmalerei beeinflußten, zeigt besonders anschaulich dieser Torweg. Leuchtend gelbe Wände und eine dunkle Decke liegen nebeneinander und gebärden sich wie ein Gemälde. Bildkunst und Farbplan des Wandmalers sind nicht mehr zu trennen.

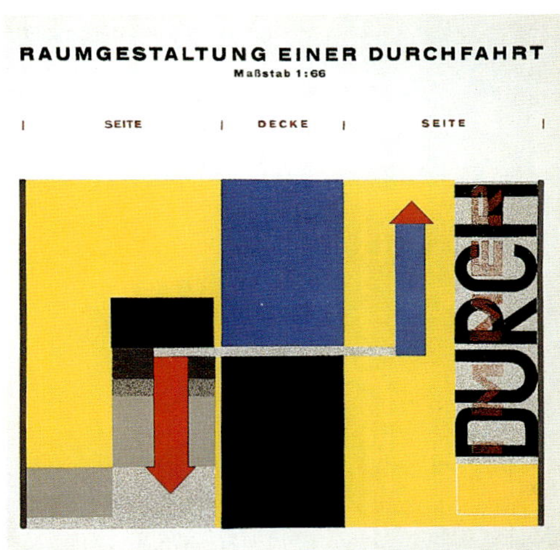

Schriften über ihr Schaffen oder ihren Umgang mit Farbe verfaßt. Dabei äußerte sich Walter Gropius in späterer Zeit wie selbstverständlich über dieses Thema: „Wie stark die Gestaltung der einheimischen vier Wände oder seiner Arbeitsräume den Menschen, bewußt oder unbewußt, in seiner Stimmung beeinflußt, weiß jeder aus eigener Erfahrung. Die Wand, die wir als Schutz und Abgrenzung zwischen uns und die Natur, zwischen uns und die anderen Menschen stellen, kann zum Gefängnis oder zur Quelle von Wohlbehagen werden; sie kann uns heiter oder ernst stimmen, entspannen oder anregen. Diese Wirkungen beruhen nur zum Teil auf den tatsächlichen, meßbaren Größen- und Proportionsverhältnissen eines Raumes; größer sind oft die Wirkungen, die durch bloße Oberflächenbehandlung der Wände optische Illusionen erzielen, denen sich niemand entziehen kann. Dunkle Farben lassen die Wand scheinbar zurücktreten, aktive, brillante Farben verkürzen den Abstand. Identische Räume eines Mietshauses mögen uns in einem Falle als anziehend, im anderen als abstoßend oder gleichgültig erscheinen, je nachdem, ob ihr Gestalter verstanden hat, sie durch Farbe, Textur und Muster der Wandflächen mit einer neuen Dimension zu versehen, die die Psyche des Menschen anspricht. Dieser Einfluß geht so weit, daß sogar die Illusion einer höheren Raumtemperatur entstehen kann, wenn zum Beispiel statt ‚kalter‘ blauer oder grüner Wandfarben ‚warme‘ gelbe oder rote verwendet werden.“ (Außerordentliche Wirkungen erzielen. In: Die Leistung, 1960, S. 3)

Der Impuls für eine intensive Auseinandersetzung mit Farbe in der modernen Architektur der 20er Jahre kam aus der Malerei. Le Corbusier war sowohl Maler als auch Architekt, die holländische Bewegung De Stijl vereinte den Maler Theo van Doesburg mit den Architekten J. J. P. Oud und Cornelis van Eesteren, und auch Bruno Taut hatte zu Beginn seiner Karriere zwischen Malerei und Architektur geschwankt. Ebenso ist es kein Zufall, daß ausgerechnet der Maler Wassily Kandinsky den Lehrkanon für die Wandmalerei nach ersten Versuchen unter Itten und Schlemmer formen sollte. Die im Gründungsmanifest von 1919 geforderte Einheit der Künste unter der Führung der Architektur zog konsequenterweise die Einrichtung einer Werkstatt für Wandmalerei nach sich. In der ersten Weimarer Phase wurde die Klasse abwechselnd von Johannes Itten und Oskar Schlemmer geleitet.

Oskar Schlemmer, Gesamtplan der Wandgestaltung im Werkstattgebäude in Weimar. 1923, Bleistift und Aquarell auf Maschinenbütten, auf Karton aufgezogen, 42,5 x 55,0 cm, Bühnen Archiv Oskar Schlemmer. ● Wegen fehlender Aufträge beschäftigte sich die Werkstatt zunächst mit der Ausgestaltung des Bauhauses und stattete unter Schlemmers Leitung das Treppenhaus des Werkstattgebäudes mit einem Wandbild-Zyklus aus.

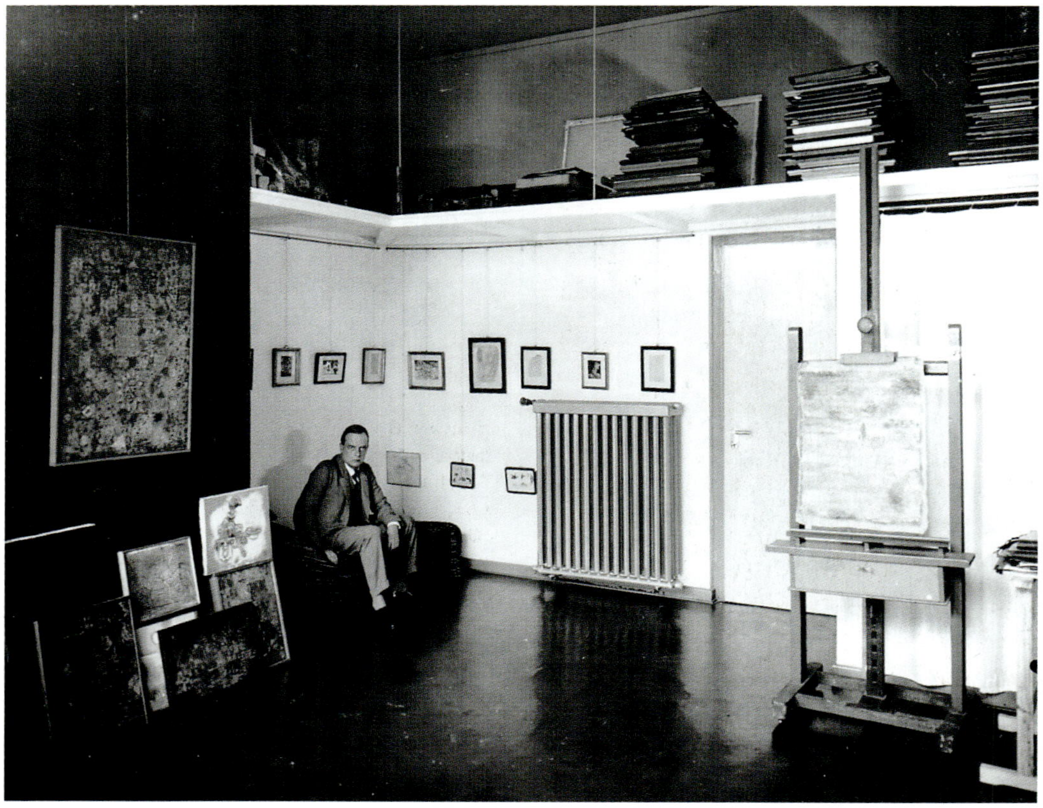

einen fernöstlichen Sinnspruch ... Aber das war der Ausklang seines Einflusses auf die Wandmalerei im Bauhaus. Es war das Ende einer Anschauung, die den Raum mehr das Gehäuse für den Menschen als das architektonische Gebilde sah, ihn nach innen bezog und nach außen abschloß, eine fast klösterliche Konzeption, die sich auch auf die Farbgebung auswirkte." (Rückschau. In: Eckhard Neumann, Hrsg., Bauhaus und Bauhäusler, 1971, S. 93 f)

Unter dem Einfluß von Johannes Itten wurde eine zwar noch immer bunte, aber nicht klare mit Braun und Grau gemischte Tonigkeit bevorzugt, um die schmückenden Muster auf die Wände zu bringen. So schreibt sichtlich irritiert die Berliner „Tägliche Rundschau" im Dezember 1920 über die Ausmalungen in den Fluren: „... sie haben die Korridore nach eigenem Geschmack angestrichen, jede Wand, jeden Pilaster anders. Da steht ein schmutziges Ockergelb neben giftigem Grüngelb, pom-

Blick ins Atelier von Paul Klee. 1927, Foto von Lucia Moholy, BHA. • Der offene, mit einem Vorhang versehene Wandschrank diente ebenso wie das raumlange, darüberliegende Wandregal zur Aufbewahrung von Gemälden, Rahmen und Zeichenmappen. Den weißen Eckbereich gegenüber vom Atelierfenster hatte Klee mit kleinformatigen Arbeiten ausgeschmückt.

Fritz Kuhr, Farbplan für das Atelier Paul Klee im Meisterhaus Dessau. 1926, Ausführung Frühjahr 1927, Tempera, Silberbronze und Bleistift auf Papier, 24,0 x 34,0 cm, BHA. • Auf diesem Entwurf in ruhigen Blau- und Grautönen scheint der Raum geradezu auf die Wirkung der schwarzen Stirnwand hin konzipiert zu sein, die zum Hängen von Bildern gedacht war. Ise Gropius dagegen bezeugte ein schwarz-gelbes Atelier.

Nach gescheiterten Bemühungen, öffentliche Aufträge zu erhalten, beschränkte man sich zunächst darauf, die eigene Schule auszumalen. Dies scheint nach den Notizen von Lou Scheper zunächst in einer freien improvisierten Art, mit einer bunten, vom Expressionismus beeinflußten Farbgebung geschehen zu sein: „So bei der Ausmalung der Kantine (im Mai 1920), deren Wände und Deckenkonstruktion bis in die letzten, nur mit farbgetränkten hochgeschleuderten Schwämmen erreichbaren Ecken als Tummelplatz bewegter Ornamente in kleinstem Format und heiterster Farbigkeit dienten. Wir malten und spritzten in Gemeinschaftsarbeit ... mit Lust und schlechtem Gewissen, denn wir waren uns bewußt, daß unser Tun gänzlich unfunktionell sei ... Itten, der Gesetzgeber, verlangte, unseren expressiven Überschwang ablösend, ein freudloses Graugrün der Kontemplation als Hintergrund für

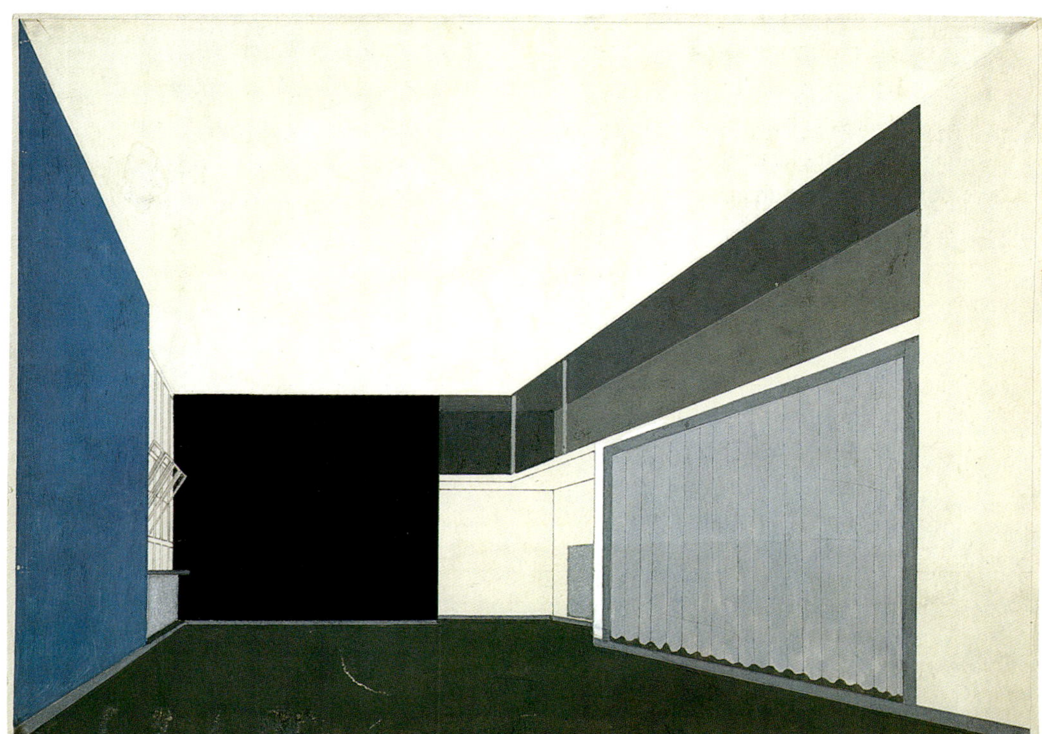

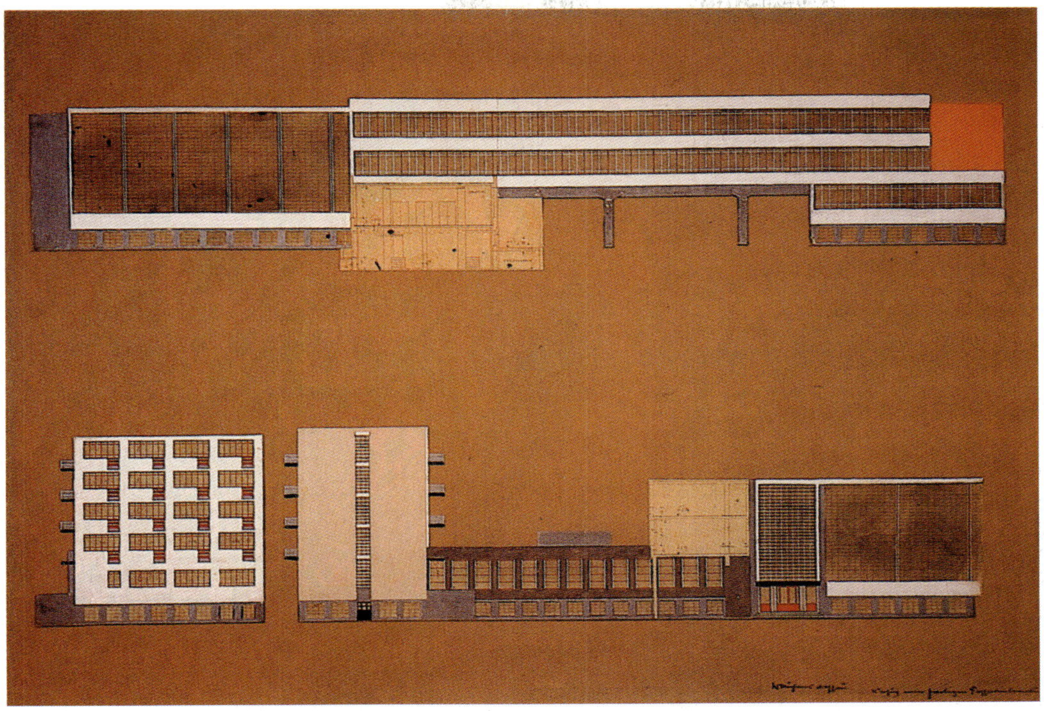

Hinnerk Scheper, Bauhaus Dessau/Versuch einer farbigen Fassadenbemalung. September 1926, Tempera und Tusche über Lichtpause collagiert, auf grauem Karton, 68,5 x 100,0 cm, Nachlaß Scheper, Berlin. ● Ein farbiger Anstrich der Bauhausfassade war wohl nie geplant. Im Inneren jedoch wurde Schepers Konzept realisiert: „Farbe soll nicht wie eine Verkleidung – sie muß wie eine Eigenschaft der Architektur wirken."

peijanisch Rot neben dreckigem Kupfer, eine trübblaue Ölfarbentür neben einem Pilaster in waschblauer Farbe ... über die ockergelbe Wand zieht sich ein meterhoher, in Rötel und Schwarz gezeichneter Fries. Lauter Hieroglyphen, Pfeile, Spiralen, Augen, Teile von Dampfschiffen, Buchstaben ..." Letztlich waren hier Dekorationsmalereien entstanden, wie sie sich zu jener Zeit besonderer Beliebtheit als Alternative zu tapezierten Räumen erfreuten, jedoch radikaler und weniger gefällig.

Oskar Schlemmer sollte mit seiner Ausstattung der Eingangshalle und des Treppenhauses im Werkstattrakt eines der bedeutendsten Beispiele für Raumgestaltung jener Jahre liefern. Anläßlich der großen Bauhausausstellung im Jahre 1923 überzogen Schlemmer und seine Schüler die vorgefundene, nüchterne Innenarchitektur Henry van de Veldes mit Wandbildern und Reliefs, die allerdings bereits 1930 auf Veranlassung der thüringischen NS-Regierung wieder zerstört wurden. Doch historische Fotografien und ein farbiges Modell des damaligen Bauhausschülers Alfred Arndt, welches er nach alten Unterlagen 1955 konstruierte, können uns eine Vorstellung von der Arbeit vermitteln. Im Mittelpunkt stand eine figurale, ethisch untermauerte Komposition, die nach Schlemmer das zentrale Thema des Wandbildes sein sollte. Der Eingangsraum, der Vorraum der Treppe und die geschwungene Wand

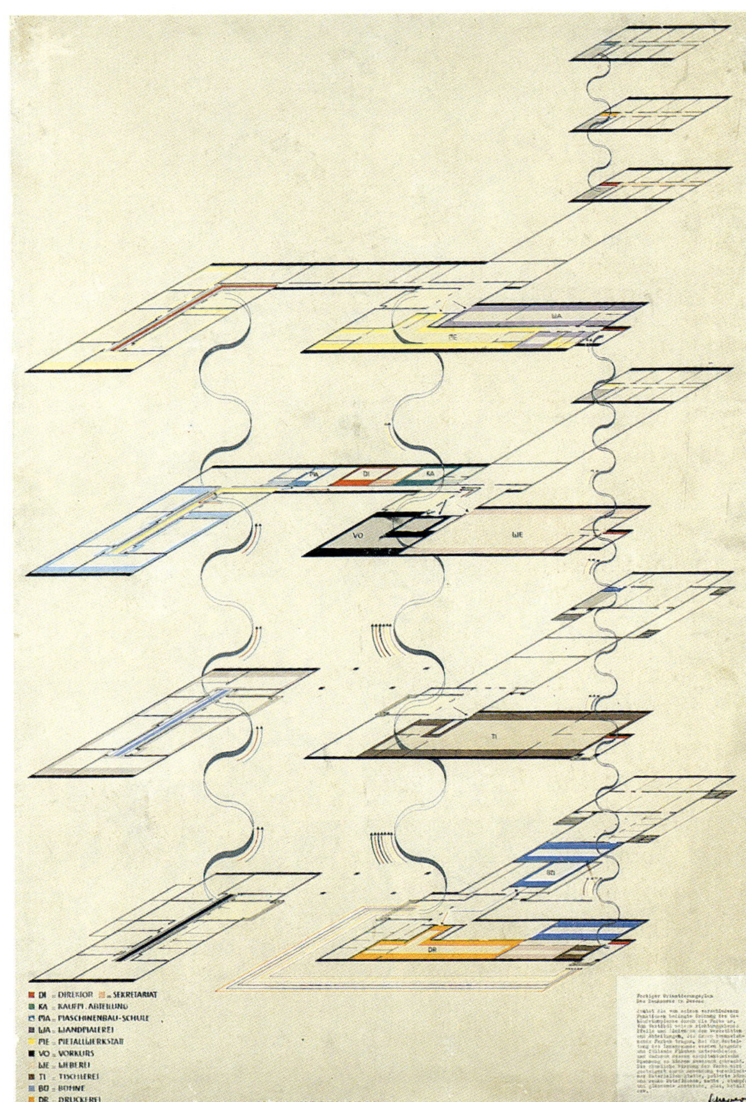

Hinnerk Scheper, Farbiger Organisationsplan des Dessauer Bauhauses. 1926, Tempera und Tusche auf Papier, auf Pappe aufgezogen, 100,0 x 69,0 cm, BHA. ● Mit hochaktuellen Themen wie „Organisation" und „Orientierung" mittels Farbe regte Scheper ganz neue Aufgabengebiete für die Wandmalerei an. Der Versuch fällt zusammen mit Herbert Bayers Idee, einen Teil des Reklameunterrichts in der Wandmalerei absolvieren zu lassen. Offenbar machte man sich über Berührungspunkte zwischen den Fachrichtungen Gedanken.

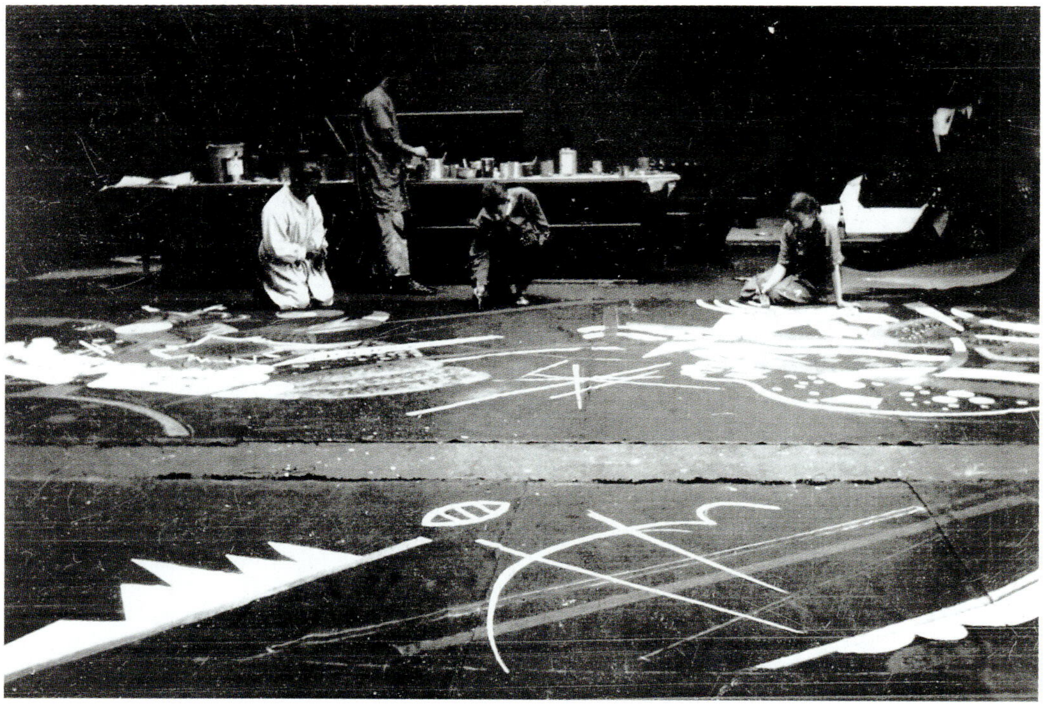

Bauhausstudierende bei der Herstellung der Leinwände für das Wandbild in der Juryfreien Kunstschau, Berlin. 1922, Fotograf unbekannt, Getty Research Institute, Research Library. ● Die Leinwände wurden unter Anleitung des neuen Formmeisters Wassily Kandinsky in der Aula des Bauhausgebäudes bemalt.

Wassily Kandinsky, Entwurf für das Wandbild B in der Juryfreien Kunstschau, Berlin. 1922, Gouache und weiße Kreide auf schwarzem Papier, aufgezogen auf Karton, 34,7 x 60,0 cm, Musée National d'Art Moderne, Centre Georges Pompidou, Paris. ● Die „synthetische Arbeit im Raum, also mit dem Bau zusammen, ist mein alter Traum", bekannte Kandinsky 1924. Es reizte ihn, monumentale Bilder zu schaffen. Dies ist eines von mehreren Wandbildern, von denen manche eine Breite von etwa acht Metern hatten – gedacht für einen oktogonalen Raum, der nicht realisiert wurde.

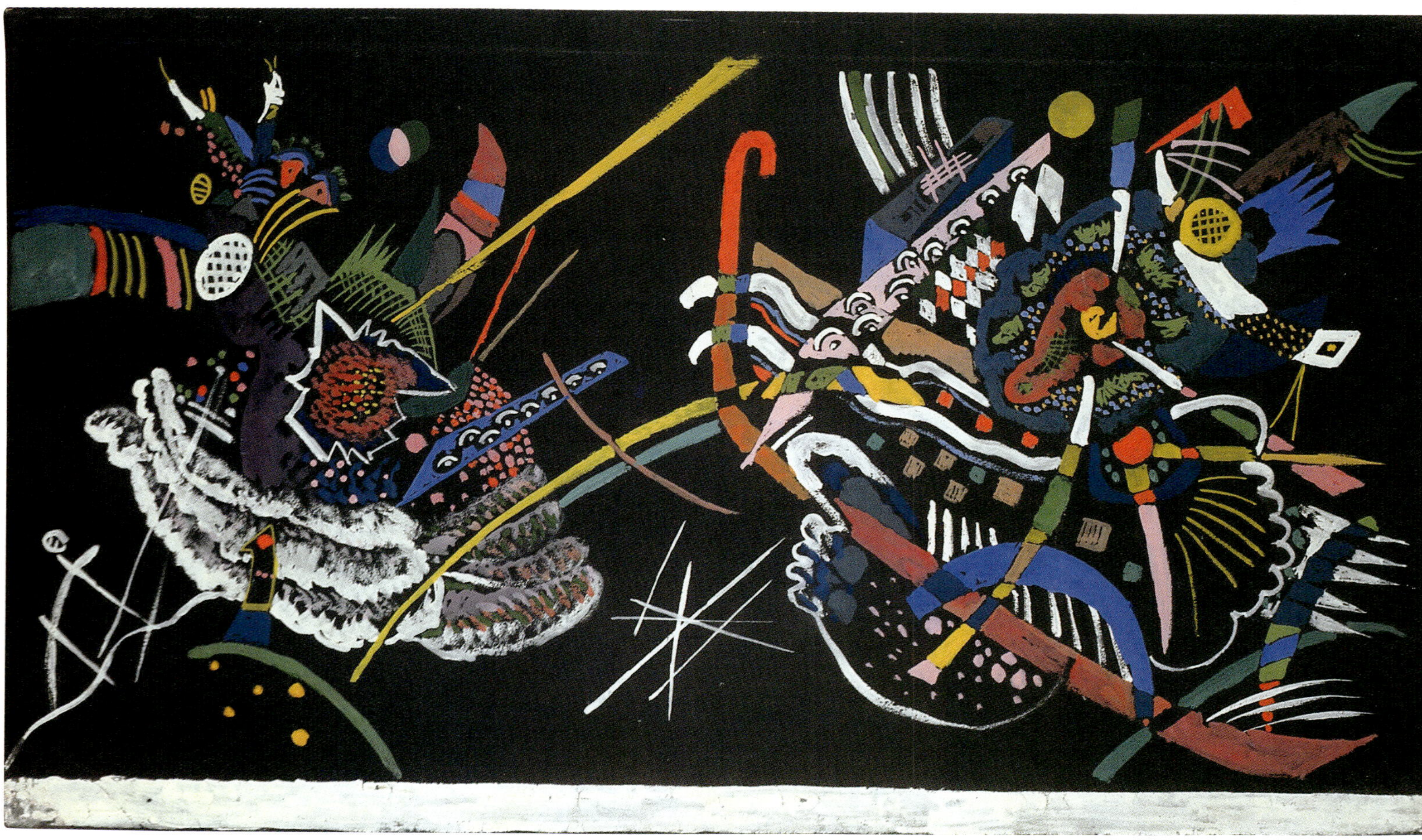

des Treppenhauses sowie ein Gang und eine Nische im Obergeschoß waren mit Reliefs und überdimensionalen figürlichen Friesen in der für Schlemmer typischen, abstrahierenden Formensprache ausgeschmückt, während in den Deckenfeldern geometrische Formen erschienen. Als Farben wählte er lasurfähige Erdfarben und die Metallfarben Gold, Silber und Kupfer. Die große geschwungene Wand des Treppenhauses hatte einen hellvioletten Fond, auf dem die Figuren in Caput mortuum, Hellenglischrot, Hellultramarin, Umbra, Violett, Englischrot, Ultramarin gesetzt waren. Die Fenster im Erdgeschoß waren blau mattiert und die Türen schwarzblau gestrichen. Alles in allem muß es eine ausgesucht delikate Farbigkeit gewesen sein im Kontrast von verschiedenen rötlichen Tönen zu Blautönen.

Auch unter Wassily Kandinsky, der von 1922 bis 1925 die Werkstatt für Wandmalerei leitete, wurden noch großformatige Wandbilder geschaffen. Kandinsky setzte sich intensiv mit dem Phänomen der Farbe auseinander: Er führte eine Systematik ein, in welcher die einzelnen Techniken vom Aufbau des Malgrundes über die Eigenschaften der unterschiedlichen Pigmente und Bindemittel bis hin zu den verschiedenen Arten der Farbaufträge gelehrt wurden. Die Vermittlung von handwerklichem Rüstzeug wie dem Grundieren, der Leimfarbenmalerei und der Techniken des Fresko und Sgraffito nahm breiten Raum im Unter-richt ein. Neben den chemisch-physikalischen Eigenschaften

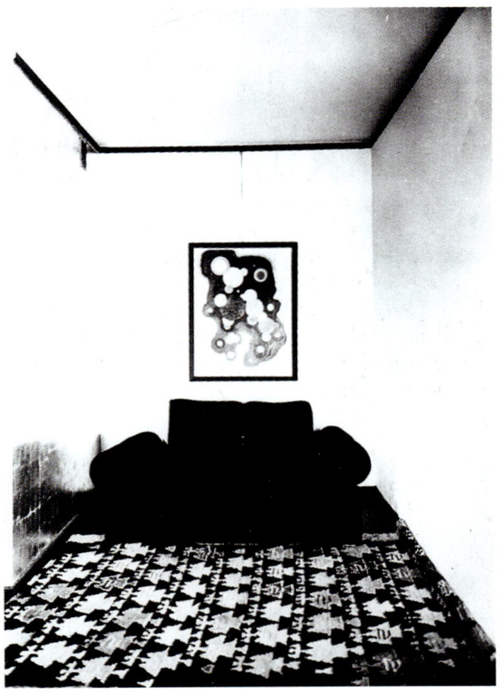

Blick in die teilweise mit Blattgold ausgelegte Nische des Wohnzimmers in Kandinskys Meisterhaus. Um 1928, Fotograf unbekannt, Musée National d'Art Moderne, Centre Georges Pompidou, Paris. ● Kandinsky formte seine Räume mittels Farbe und gab ihnen damit Atmosphäre. Das Wohnzimmer hatte hellrosa Wände, eine Farbe, mit der er Weichheit und Immaterialität assoziierte. Die Decke war grau, was der Architektur angeblich das „Drückende" eher nahm als Weiß, dazu betonten Kontraste wie spiegelndes Gold in der Nische und schwarze Türen die empfundenen Spannungen der vorgefundenen Architektur.

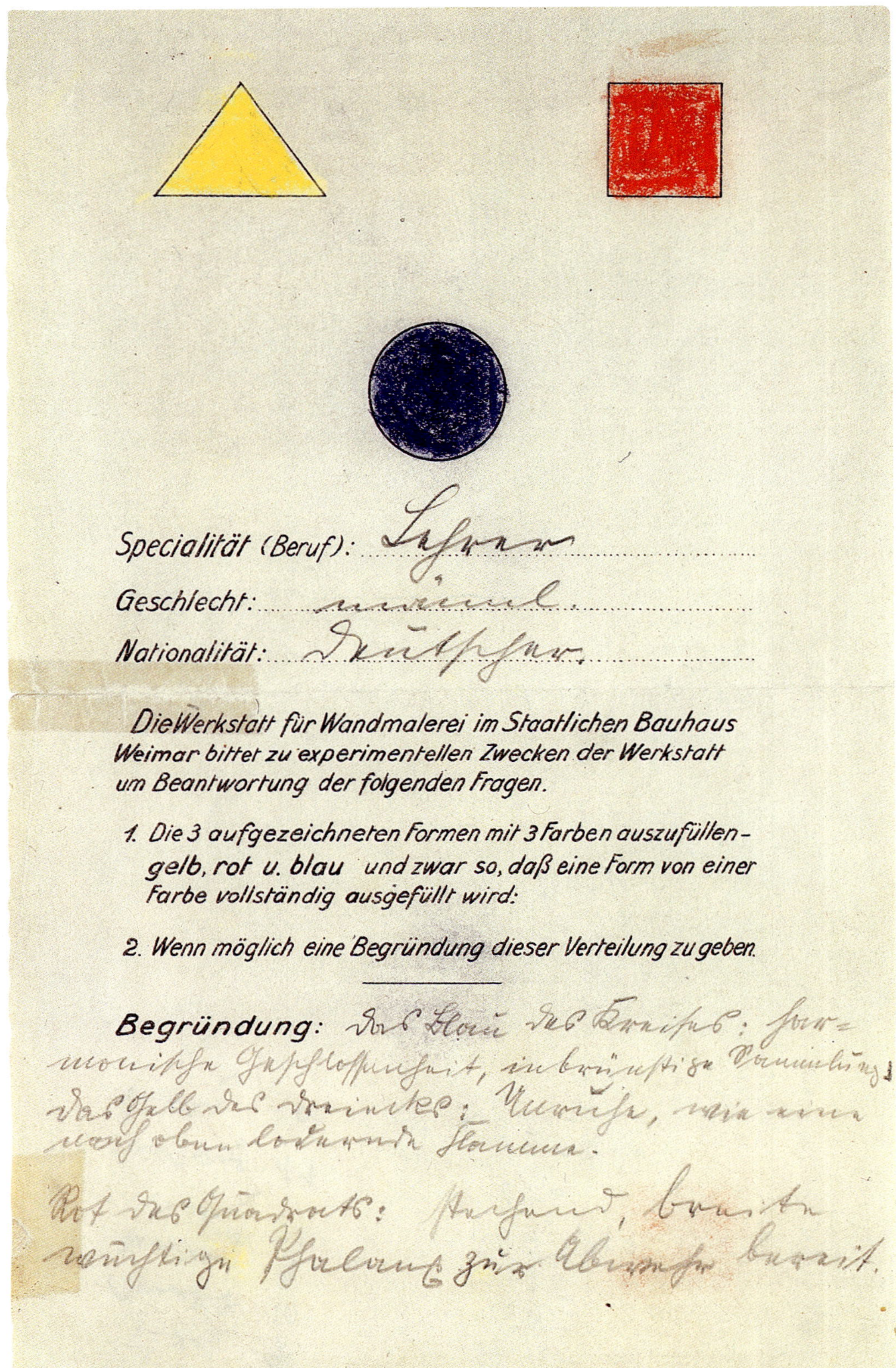

Specialität (Beruf): Lehrer

Geschlecht: männl.

Nationalität: Deutscher

Die Werkstatt für Wandmalerei im Staatlichen Bauhaus Weimar bittet zu experimentellen Zwecken der Werkstatt um Beantwortung der folgenden Fragen.

1. Die 3 aufgezeichneten Formen mit 3 Farben auszufüllen – gelb, rot u. blau und zwar so, daß eine Form von einer Farbe vollständig ausgefüllt wird:

2. Wenn möglich eine Begründung dieser Verteilung zu geben.

Begründung: Das Blau des Kreises: harmonische Geschlossenheit, inbrünstige Sammlung; das Gelb des Dreiecks: Unruhe, wie eine nach oben lodernde Flamme.

Rot des Quadrats: stehend, breiten ruhigen Schwung zur Abwehr bereit.

Wassily Kandinsky, Fragebogen der Werkstatt für Wandmalerei, ausgefüllt von einem unbekannten Bauhäusler. 1923, Lithografie, Bleistift und Farbstifte auf Papier, 23,3 x 15,1 cm, BHA. ● Für Kandinsky war Farblehre allein nicht denkbar. Er sah sie stets in Kombination mit der Form, in der sie auftrat. Seine Theorie über die Korrespondenz bestimmter geometrischer Grundformen mit Primärfarben suchte er empirisch zu belegen, indem er am Bauhaus Befragungen durchführte.

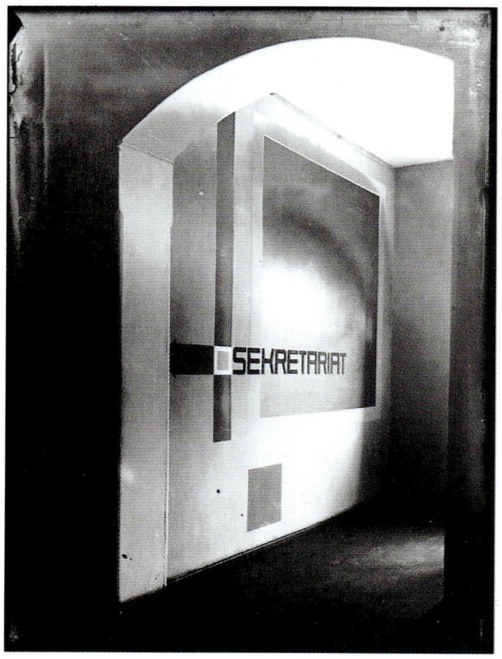

Herbert Bayer, Wandbild im kleinen Treppenhausaufgang des Bauhauses Weimar. 1923, Foto von Lucia Moholy, BHA. ● Beginnend mit Kreismotiven im Erdgeschoß, zieren Quadrat und Dreieck die folgenden Stockwerke. In Anlehnung an Kandinskys monumentale Projekte geriet die Geometrie überdimensional, die zugeordneten Primärfarben wiederum erinnern an Kandinskys Korrespondenztheorie. Als angehender Gebrauchsgrafiker aber sah Bayer die Bildfolge vielleicht eher als Orientierungshilfe – eine frühe Form des heute üblichen Leitsystems.

der Farbe wurden ihre psychologischen Eigenschaften, das heißt, ihre schöpferischen Kräfte untersucht. Dazu vermerkte Kandinsky: „Unter den verschiedenen Kräften, die die Farbe besitzt, kommt für das Bauhaus in erster Linie die Kraft der Farbe in Betracht, durch welche die Farbe eine gegebene Form verändern kann, so daß aus der gegebenen Form eine andere entsteht ... Die daraus fließende Kraft der Farben, auch den gegebenen Raum auf diese und andere Weise zu gestalten, ist eine der wichtigsten Angelegenheiten der Bauhausaufgaben." (In: Hans M. Wingler, Das Bauhaus, Bramsche 1962, S. 93.) Einen weiteren Schwerpunkt des Unterrichts bildeten spekulative Versuchsreihen und die Erarbeitung von Farbmusterskalen. In diesem Zusammenhang wurde ein Fragebogen entwickelt, der an alle Mitglieder des Bauhauses verteilt wurde, um die psychologische Wirkkraft des Wechselspiels von Form und Farbe zu untersuchen. Rot, Gelb und Blau sollten jeweils einem Dreieck, einem Quadrat oder einem Kreis zugeordnet werden. Die Mehrheit entschied sich für ein gelbes Dreieck, ein rotes Quadrat und einen blauen Kreis. Neben den bereits erwähnten Ausmalungen unter Oskar Schlemmer wurden bei der berühmten Bauhausausstellung von 1923 weitere Arbeiten der Werkstatt für Wandmalerei vorgestellt, welche die Einflüsse von Kandinskys Lehre verraten. So hatte zum Beispiel Herbert Bayer das kleine Treppenhaus im Hauptgebäude ausgemalt, bei dem er Experimente über die Beziehung von Form und Farbe direkt umsetzte. Folglich erhielt das erste Stockwerk eine Komposition in Dunkelblau mit Kreisen, der zweite Stock wurde in Hellrot mit Quadraten und der dritte Stock schließlich Hellgelb mit Dreiecken ausgemalt. In den Räumen der Werkstätten wurden die verschiedenen Maltechniken gezeigt, wie etwa Fresko, Sgraffito oder Leimfarbenmalerei. Neben anderen hatten Herbert Bayer, Rudolf Paris und Walter Menzel Wandbilder entworfen, die – angelehnt an den Konstruktivismus – geometrische, sich überschneidende Formen von starker Farbigkeit aufwiesen. Von dieser dekorativen Wandgestaltung wendeten sich Peter Keler und Farkas Molnár ab und setzten Farbe als architektonisches beziehungsweise raumgliederndes Mittel ein. Die Wände der Durchfahrt zur Belvedere-Allee hatten sie mit Farbflächen ausgemalt, die raumverändernd und spannungsgeladen gegeneinander abgesetzt waren. Hier kann man deutlich die Einflüsse der De-Stijl-Bewegung am Bauhaus ablesen, besonders in der stringenten Verwen-

Franz Ehrlich, Farbpläne für ein Gebäude, Studienblatt aus dem Unterricht Joost Schmidt. 1928, Tempera auf Papier, 74,0 x 60,0 cm, SBD, Archiv der Sammlung. ● Franz Ehrlich war einer derjenigen Studenten, die die Vielseitigkeit der Bauhausausbildung nutzten. Er betätigte sich später sowohl als Werbegrafiker und Ausstellungsgestalter wie auch als Designer und Innenarchitekt.

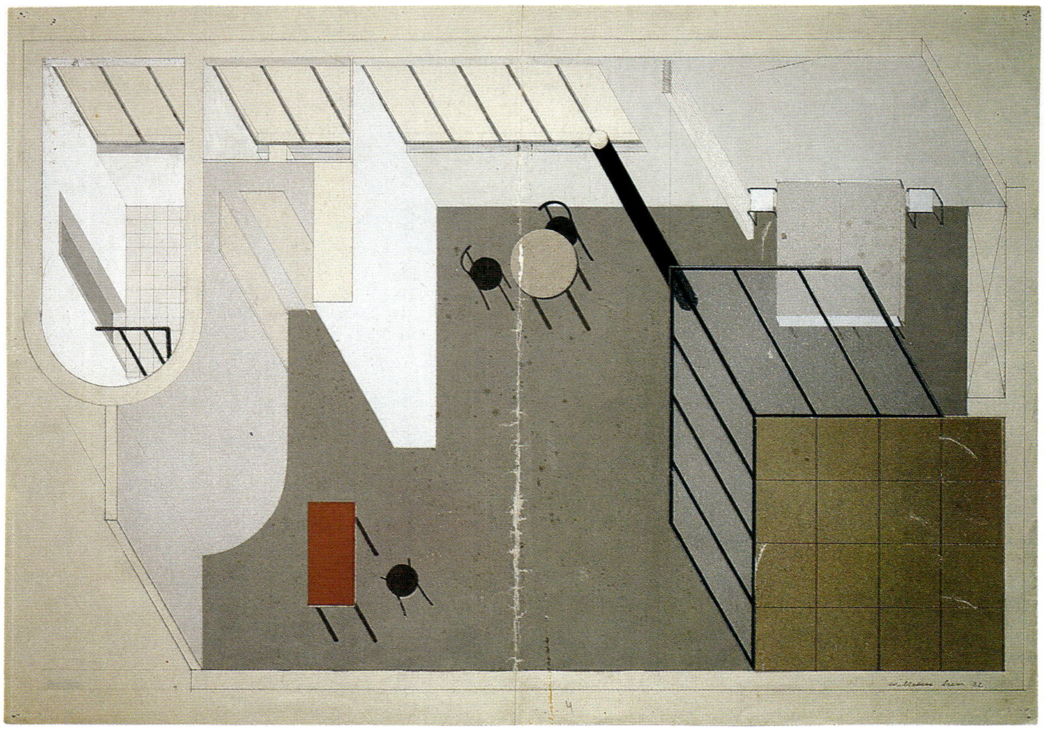

Wilhelm Jacob Hess, Farbplan für ein Appartement der Junkers-Siedlung. 1932, Tusche, Bleistift und Tempera auf Zeichenpapier, 41,5 x 60,2 cm, BHA. ● Die Farbe wird auch in dieser Schülerarbeit nicht zum dominierenden Element der Raumgestaltung, sondern definiert die klaren architektonischen Strukturen.

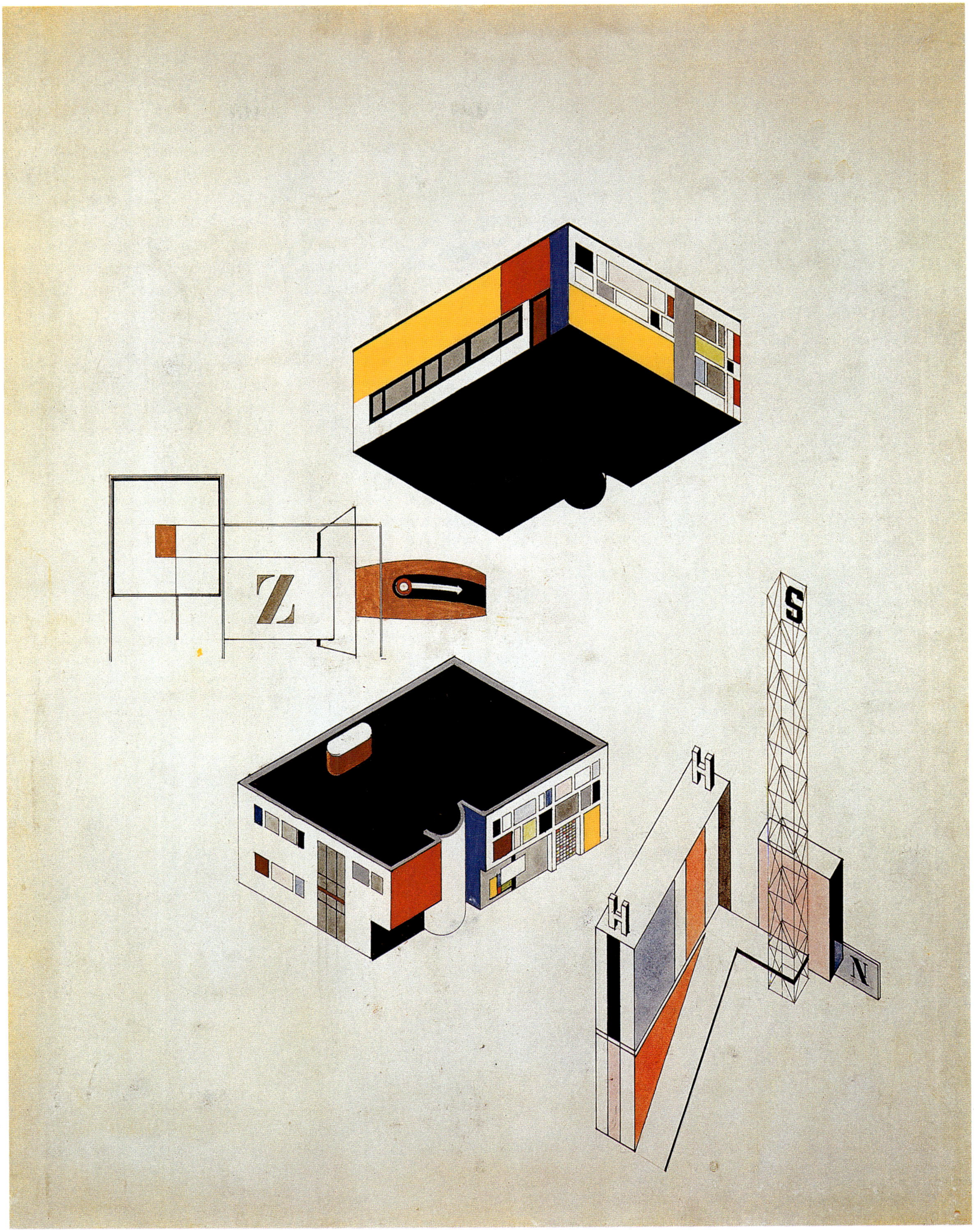
Z
S
H
H
N

dung der drei Grundfarben, ergänzt um Weiß, Schwarz und Grau.

Mit dem Umzug des Bauhauses von Weimar nach Dessau und der damit endgültig vollzogenen Abkehr von expressionistischen, handwerklichen Tendenzen hin zur industriellen Formgebung änderte sich auch grundlegend die Arbeit in der Werkstatt für Wandmalerei. Die figurative Dekorationsmalerei wurde zugunsten einer flächenbezogenen Gestaltung aufgegeben. Bestes Beispiel für jene Umorientierung war die farbliche Ausgestaltung der Meisterhäuser, die 1925/1926 von Walter Gropius errichtet wurden. Die räumliche Organisation innerhalb der Wohnungen sollte mit farbig abgesetzten Wänden, Decken, Ecken, Türen etc. betont werden, wobei jeder Raum als eigene Einheit behandelt wurde. Nina Kandinsky erinnerte sich an ihre Wohnung in Dessau wie folgt: „Der Wohnraum war hellrosa getüncht, eine Nische mit Blattgold ausgelegt. Das Schlafzimmer erhielt einen mandelgrünen, das Arbeitszimmer Kandinskys einen hellgelben, das Atelier und das Gästezimmer einen hellgrauen Anstrich. Die Wände meines kleinen Privatraumes leuchteten in hellem Rosa ... jeder Raum ein architektonisches Individuum." (Kandinsky und ich, Bergisch-Gladbach 1978, S. 121)

Hinnerk Scheper leitete in Dessau ab 1925 und dann später in Berlin die Werkstatt, der er einst als Schüler angehört hatte. Während seines anderthalbjährigen Rußlandaufenthaltes wurde er von seinem ehemaligen Mitschüler Alfred Arndt vertreten. Hinnerk Scheper ging es in erster Linie um farbig orientierte Anstriche zur Akzentuierung der Architektur und um eine farbige Raumgestaltung. Im Gegensatz zu vielen farbigen Architekturen der 20er Jahre wurde Farbe bei Scheper nie zum beherrschenden Element. Die Wandmalerei sollte sich ganz der Architektur unterordnen, und Farbe sollte der Hervorhebung und Begrenzung des Raumes dienen. Dabei bevorzugte er eine feinnuancierte, sehr helle Farbgebung mit gebrochenen Pastelltönen – anders als etwa bei einem Bruno Taut, der Misch- oder Pastelltöne rigoros ablehnte. Die Werkstattlehre umfaßte nun eine noch differenziertere Ausbildung in Theorie und Praxis. Verschiedenste Malgründe, wie Kalk-, Gips-, Marmorstaub- oder Alabasterputze, Spachtelungen auf Putz, Holz und Metall, alle bekannten Anstreich- und Maltechniken mit unterschiedlichen Farbsorten, wie

Hinnerk Scheper und Studierende der Wandmalereiwerkstatt. Um 1926, Fotograf unbekannt, BHA. • Der Leiter der Wandmalereiwerkstatt, Hinnerk Scheper, hatte dieses Fach bei den Formmeistern Itten und Schlemmer studiert. Während der darauffolgenden Berufstätigkeit entwickelte sich seine Einstellung, Farbgestaltung zur Unterstützung der vorgefundenen Architektur einzusetzen.

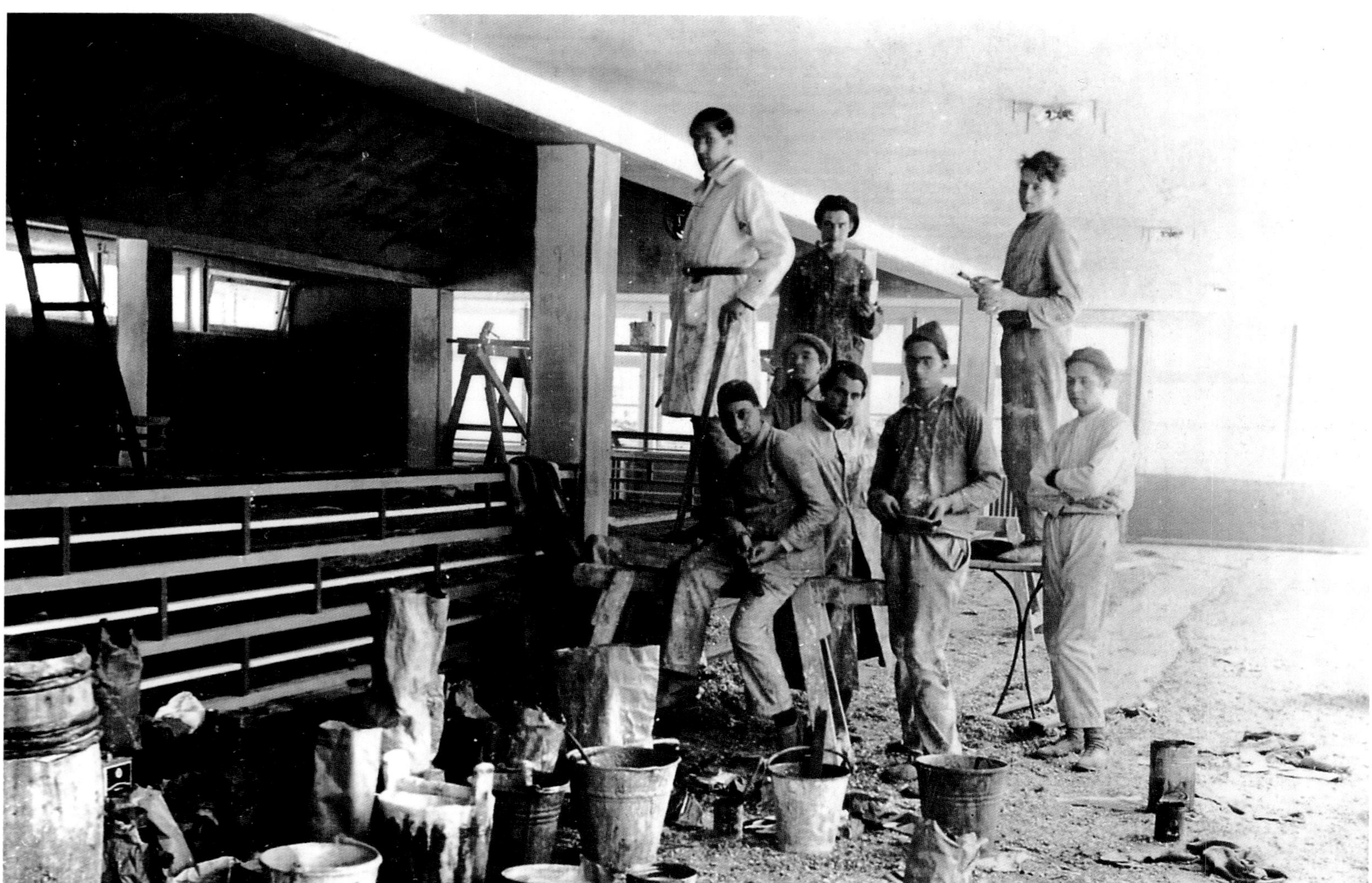

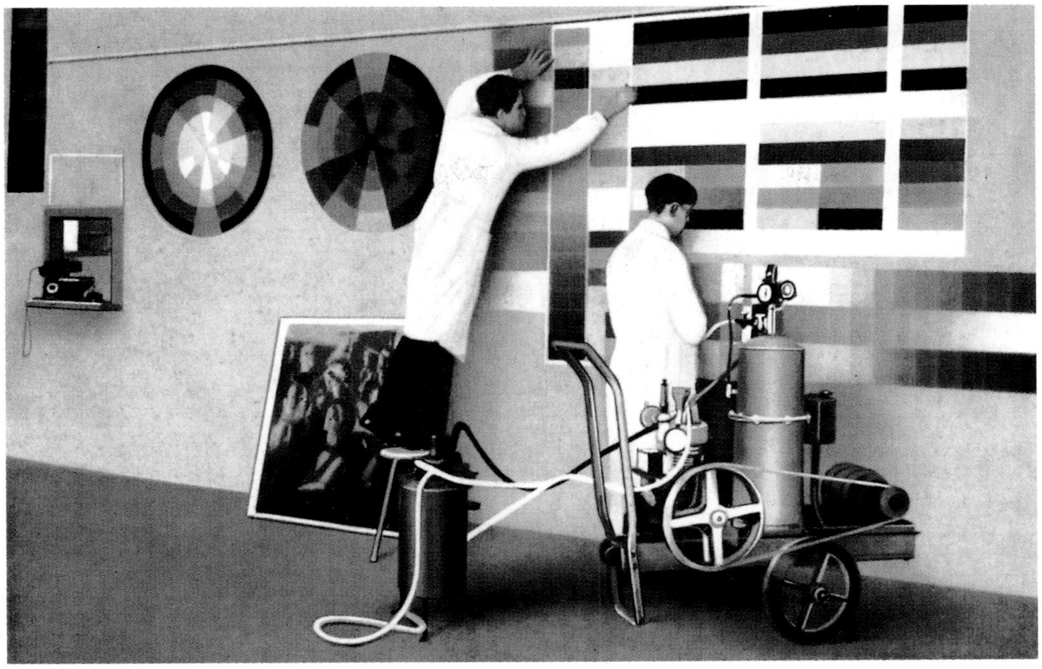

Studierende beim Spritzen von Demonstrationsfarbleitern. Um 1929, Fotograf unbekannt, BHA. ● Die Aneignung handwerklicher Fähigkeiten spielte im Unterricht Schepers eine große Rolle, denn der Träger der Farbe, ihre Zusammensetzung und Oberfläche sowie die Art des Farbauftrags galten als bestimmende Faktoren für den endgültigen Eindruck einer Farbgestaltung.

beispielsweise Kalk-, Mineral-, Wachs-, Lackfarben usw., standen auf dem Stundenplan. Daneben wurden neue Techniken entwickelt und erprobt. Die Grundbegriffe der Farbenharmonie wurden ebenso behandelt wie Entwurfsarbeit, Gerüstbau und Buchführung.

Scheper wurde von Walter Gropius mit der farbigen Gestaltung des neuen Bauhausgebäudes in Dessau betraut. Seinem farbigen Organisationsplan für das Innere des Gebäudes fügte Scheper grundsätzliche Überlegungen zur farbigen Gestaltung hinzu: „Bei der Gestaltung werden tragende und füllende Flächen unterschieden und dadurch deren architektonische Spannung zum klaren Ausdruck gebracht. Die räumliche Wirkung der Farbe wird gesteigert durch Anwendung verschiedener Materialien: glatte, polierte, körnige und rauhe Putzflächen, matte, stumpfe und glänzende Anstriche, Glas, Metall usw." (Experiment Bauhaus, Ausst.-Kat. Bauhaus-Archiv, Berlin 1988, S. 294)

Scheper spielte nicht nur mit dem Farbton, sondern auch mit dem jeweils unterschiedlichen Zusammenklang von Farbe und Material. Vom Treppenbereich und dem Lehrerzimmer haben sich alte Farbfotos erhalten, die zeigen, wie dezent Farbe von Scheper eingesetzt wurde. Große Flächen waren weiß gestrichen, während die tragenden und füllenden Deckenteile sowie Ecken und strukturelle Teile in Blau-, Rot- oder Gelbtönen betont waren. Weiter schrieb Scheper zur farbigen Behandlung: „Sie ist nicht so sehr Angelegenheit des persönlichen Geschmacks, also ästhetisch bedingt, als an formale und technische Gesetzmäßigkeiten ... gebunden ... Das Prinzip der farbigen Raumgestaltung muß also durch die architektonische Grundform bedingt sein. Gleichgewicht der Farbigkeit wird durch das Verhältnis der Menge und Intensität reiner Farben zum neutralen Ton bestimmt. Mißverhältnisse zerstören die Statik, richtige Verhältnisse schaffen den neuen, klaren, als bewußtes architektonisches Gefüge empfundenen Raum ... Farbe soll nicht wie eine Verkleidung – sie muß wie eine Eigenschaft der Architektur wirken ... wichtigste Funktion der Farbe im Raum ist ihre psychologische Wirkung auf den Menschen. Farbe kann erheitern oder bedrücken, den Raum erweitern oder beengen, frisch, belebend oder trübe, ermüdend wirken." (Bauhaustapete. Reklame & Erfolg einer Marke, Ausst.-Kat. Stiftung Bauhaus Dessau, Köln 1995, S. 90)

Die gestalterische Zurückhaltung Schepers mag auch darin begründet gewesen sein, daß seine Farbgebung nicht zusammen mit der Architektur entworfen worden ist – wie etwa bei Le Corbusier. Die Wandmalereiwerkstatt durchlief alle künstlerischen Phasen. Letztere brachte die erfolgreichen Bauhaustapeten hervor.

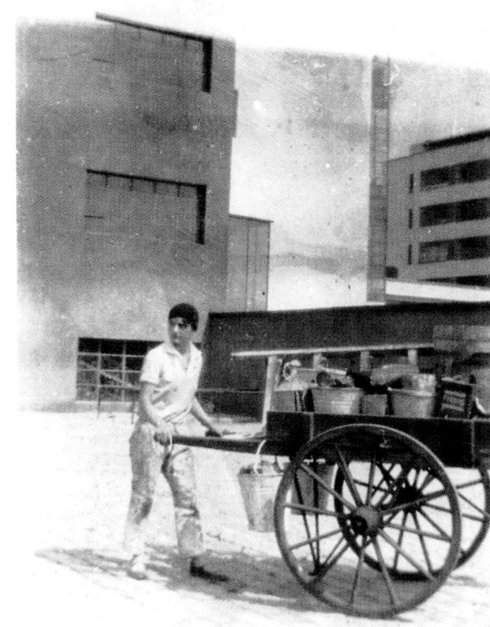

Transport von Material für die Wandmalereiwerkstatt. Um 1930, Fotograf unbekannt, BHA. ● Die Wandmalereiwerkstatt wurde in der Regel von männlichen Studierenden besucht. Offenbar war die anstrengende Arbeit – mit Ausnahmen – für Frauen wenig reizvoll oder aber sie wurde nicht gern gesehen.

Edle Schlichtheit von der Rolle – die Bauhaustapeten

Sabine Thümmler

Bereits bei der Errichtung der Siedlung Dessau-Törten durch Walter Gropius und die Ausbauabteilung am Bauhaus, 1926 bis 1928, wurde die Werkstatt für Wandmalerei mit der Aufgabe konfrontiert, eine beträchtliche Anzahl von Wohnungen mit farbigem Anstrich zu versehen. Obwohl die Verwendung von Tapeten im Bauhaus diskutiert wurde, entschied man sich trotz ihrer rationellen Verarbeitungsweise strikt gegen sie. „Tapete“ entsprach nicht den Vorstellungen der Bauhäusler von Materialgerechtigkeit und galt als schlechtes Surrogat mit geschmacklosen Mustern. Bei den großen Siedlungsbauten der Weimarer Republik allerdings wurde Tapete unter dem Gesichtspunkt des Wandbaustoffes, quasi als Fertigteil, wieder in die Überlegungen einbezogen.

Der entscheidende Durchbruch gelang dem Tapetenfabrikanten Emil Rasch. Der Juniorchef hatte über seine Schwester Maria Verbindungen zum Bauhaus, die dort zur Weimarer Zeit bei Feininger und Kandinsky studiert und als einen ihrer Mitschüler Hinnerk Scheper kennengelernt hatte. Auf Vermittlung Schepers trat Emil Rasch 1928 in Kontakt zum damaligen Leiter des Bauhauses, Hannes Meyer, der dem Produkt Tapete zunächst skeptisch gegenüberstand, obwohl er im Sinne einer sozial orientierten Entwurfsarbeit wenige, doch allgemeingültige Standardprodukte schaffen wollte. Erst als Rasch ihn davon überzeugen konnte, daß Tapeten als zweckmäßiger und kostengünstiger Industriebaustoff für Siedlungsbauten in das Bauhauskonzept paßten, willigte Hannes Meyer ein. „So entstand die Bauhaustapete aus der Abneigung des Bauhauses gegen Tapeten“, wie Hinnerk Scheper es paradox formulierte. (Wie die Bauhaustapete entstand. In: Werk und Zeit, 1955, Sonderbeilage Rasch) Im März 1929 wurde zwischen dem Bauhaus und der Hannoverschen Tapetenfabrik Gebrüder Rasch & Co. ein Exklusivvertrag über eine Tapetenkollektion vereinbart. Alle Entwürfe und Kolorits mußten ausdrücklich vom Bauhaus genehmigt werden, ebenso behielt sich das Bauhaus das Recht vor, Reklamearbeiten zu entwerfen und herzustellen, um auch das publizistische Erscheinungsbild nach den ästhetischen Leitlinien des Bauhauses gestalten zu können.

Die Arbeit wurde der Werkstatt für Wandmalerei übertragen. Zunächst schrieb man einen offenen Wettbewerb unter allen Schülern aus, bei dem sich offenbarte, daß es keinen Konsens darüber gab, wie eine vom Bauhaus gestaltete Tapete auszusehen habe: „Es gab, man wollte es nicht glauben, solche mit Fischen, Vögeln, Blumen und geometrischen Motiven, Männchen aus Dreiecken und Kreisen. Angstträume, weil der Rapport an der Wand vervielfältigt wurde.“ (Hans Fischli zitiert aus „Die Bauhaus-Tapete“. In: Bauhausutopien, hrsg. von Wulf Herzogenrath, Stuttgart 1988, S. 181) Die aus den Lehrern Josef Albers, Ludwig Hilberseimer, Hinnerk Scheper und Joost Schmidt bestehende Jury wählte aus der Vielzahl von Arbeiten nur solche Entwürfe aus, die sich mit Strukturen beschäftigten und die mit den von der Wandmalerei erarbeiteten Gestaltungsprinzipien übereingingen. Einer der Sieger des Wettbewerbes, Hans Fischli, setzte Josef Albers' Methode im Vor-

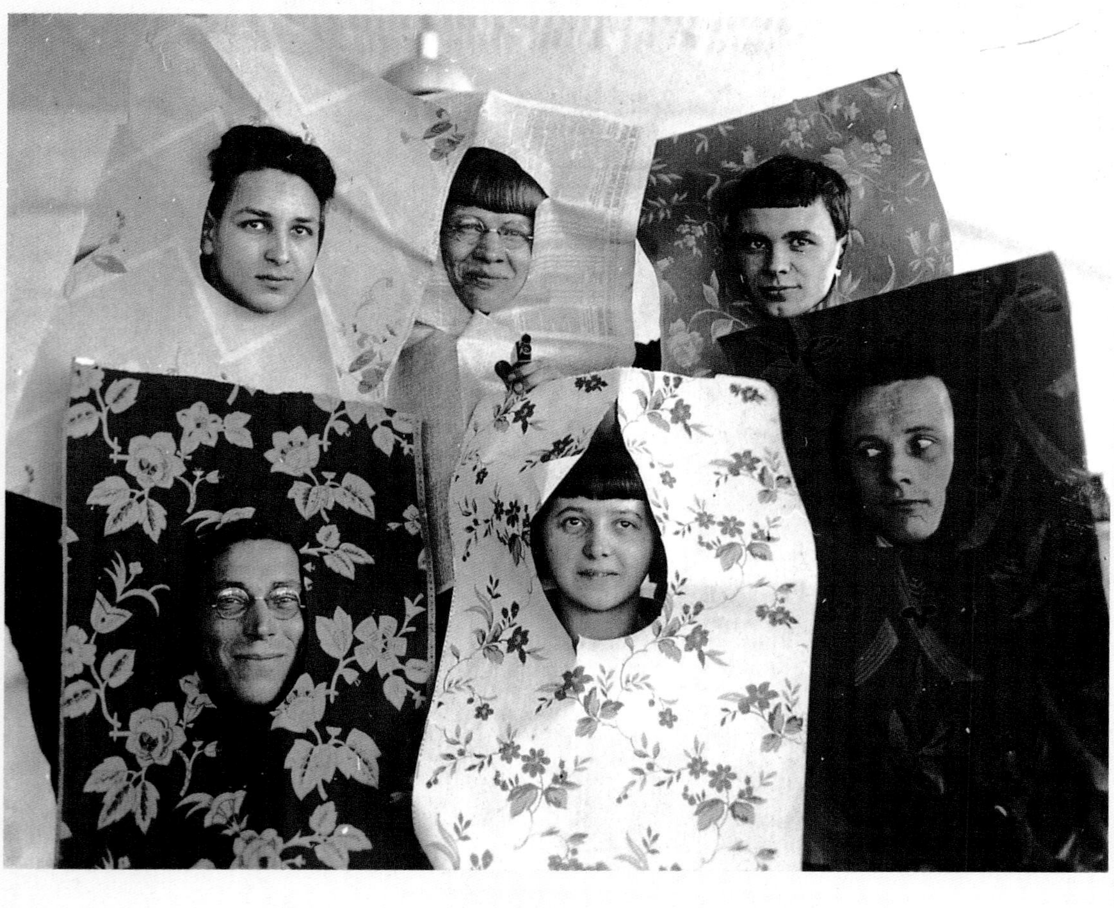

Scherzfotografie. O. J., Fotograf unbekannt, The J. Paul Getty Museum, Los Angeles. ● Mummenschanz von der Rolle: Tapete, dachte man zunächst am Bauhaus, sei ein schlechtes Surrogat für die Wirkung echter Materialoberflächen.

„Bauhaus Weimar May“, Tapetenmuster der Firma Rasch, Bramsche. 1937, Andruck einer farbigen Anzeige, BHA. ● Der ersten Kollektion der Bauhaustapeten sieht man ihre Herkunft von zartfarbigen Putzstrukturen an, wie sie die Scheper-Werkstatt gern verwendete. Auf Rollenpapier industriell vervielfältigt, hatte diese preiswerte Art lebendiger Farbausgestaltung dauernde Erfolge. Man sieht sie hier auf der Reklame neben konventionellen Tapetenmustern der Zeit, die gleichfalls von Rasch hergestellt wurden.

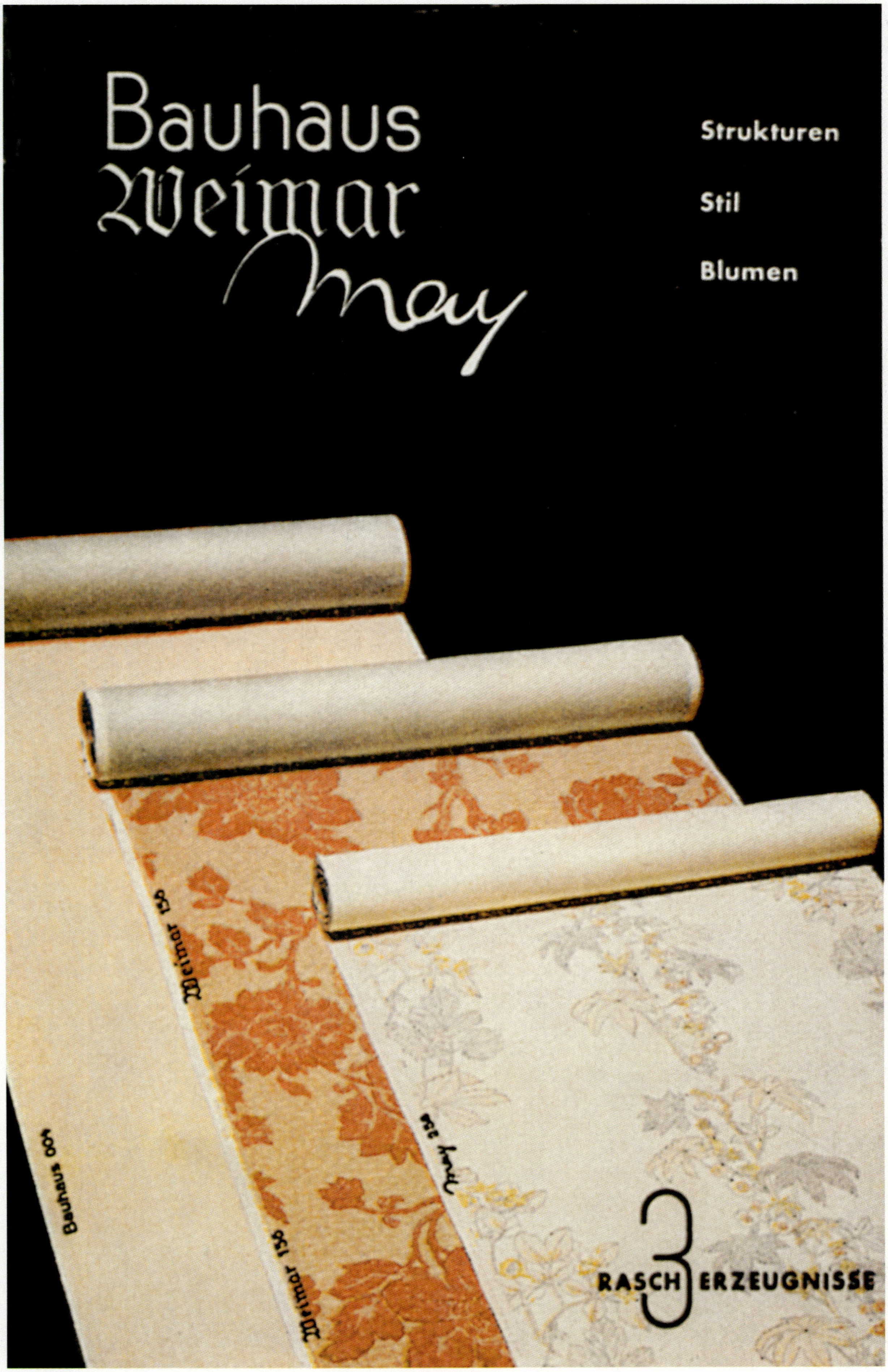
Bauhaus
Weimar
May
Strukturen
Stil
Blumen
Bauhaus 004
Weimar 156
Weimar 156
May 258
RASCH 3 ERZEUGNISSE

kursunterricht auf Tapete um: „Albers lehrte uns ... aus einem Minimum an Material ein Maximum an Erscheinungsform zu erzeugen." (Hans Fischli. Bilder, Zeichnungen und Skulpturen, Ausst.-Kat., Zug 1986, Vorwort) Fischli experimentierte mit verschiedensten Farbzusätzen und stellte Farbbreie her, die er auf dem Papier mit Gabeln, Kämmen etc. bearbeitete. Beabsichtigt war dabei die Wiedergabe von materiellen Oberflächenerscheinungen. Den Erfolg teilte er sich mit der Schülerin Margaret Leiteritz, die ihrerseits zurückhaltende, dezente Muster mit Linierungen und Punktrastern erfunden hatte. Andere Entwürfe dieser Richtung, wie etwa jene Siegfried Bormanns, zeigten Strukturen von Geweben und ähnlichem, die mit Rötelstift durchgerieben waren. Mit der Abkehr von der traditionellen Ornamentik war die Bauhaustapete geboren, und ihre Charakteristika waren von einigen wenigen Bauhausschülern festgelegt worden.

Die erste Bauhausmusterkarte lag im September 1929 vor. Sie zeigte insgesamt 14 Muster, von verschwimmenden Querschraffuren, vertikalen und horizontalen Strichelungen, über feinste Rasterungen und Gitterungen, aufgelöst durch Verdickungen bis hin zu klaren Kammzugwellen. Drei Farbnuancen eines Pastelltones bildeten jeweils ein Muster, das an der Wand optisch verschwamm und lediglich den Gesamtton zum Schwingen brachte. Die fein abgestuften Kolorierungen und Farbvarianten hatte Scheper mit seinen Schülern direkt an den Druckmaschinen in der Tapetenfabrik festgelegt. Schepers Grundidee, die vom Bauhaus erarbeitete Farbigkeit und Oberflächenwirkung von Putz auf Papier zu übertragen, war realisiert und über die farbikmäßige Herstellungsweise ein Produkt geschaffen worden, das durch seine Preisgünstigkeit breite Bevölkerungskreise ansprach. Beim Siedlungsbau konnte die Bauhaustapete preislich mit dem Anstrich konkurrieren. Entsprechend wurde sie mit den Schlagworten „modern", „hell" und „praktisch" für die „Volkswohnung" beworben.

Auch in der Berliner Zeit wurde die Bauhaustapete produziert. Nach der Schließung des Bauhauses, 1933, erwarb Emil Rasch von Mies van der Rohe per Vertrag das Recht, unter der Marke „Bauhaustapeten" die Kollektion weiterhin herzustellen. So wurden kontinuierlich im Sinne

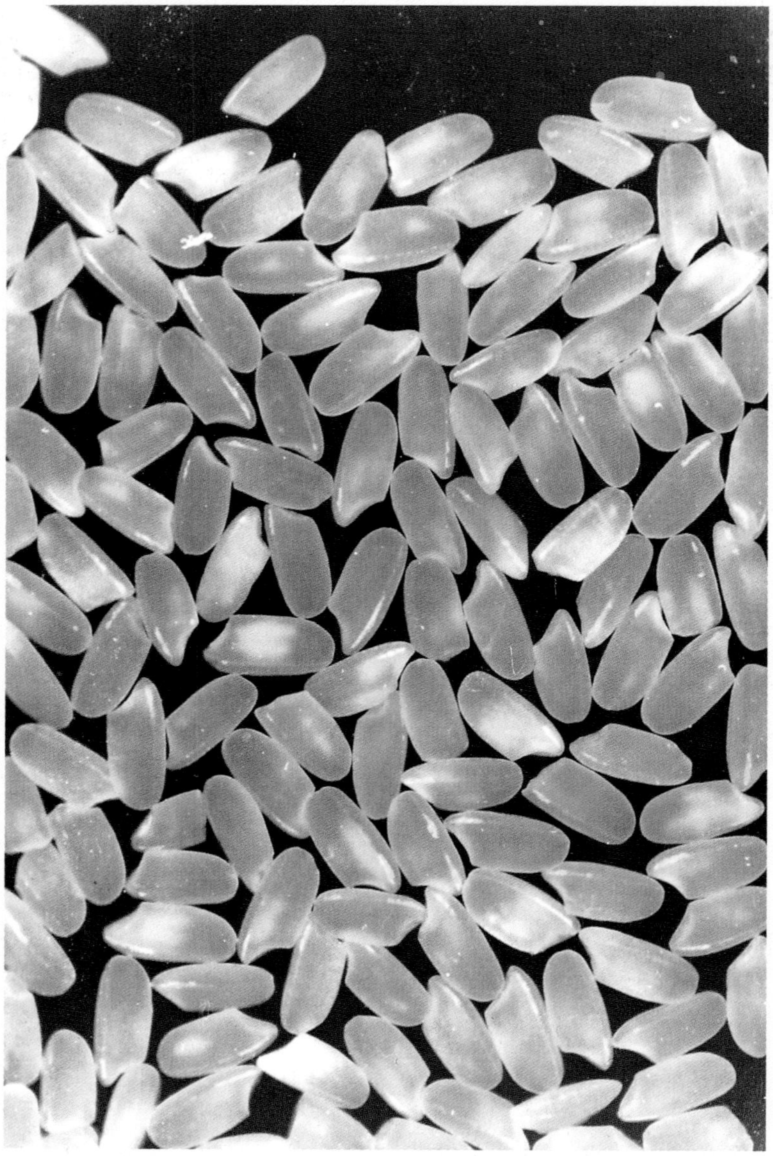

Hermann Fischer, Fotogramm. Um 1923, Gelatinesilber, glänzend, 12,1 x 8,9 cm, BHA. ● Wie in diesem Fotogrammentwurf sichtbar, wählte man besonders kleinteilige abstrakte Strukturen und Streumuster als Alternative zu den üblichen großformatigen Blumen oder Ranken aus. Bauhaustapeten waren so auch für kleine Räume geeignet. Sie halfen, Wandunebenheiten auszugleichen und minderten durch fast unsichtbaren Rapport erheblich den Verschnitt.

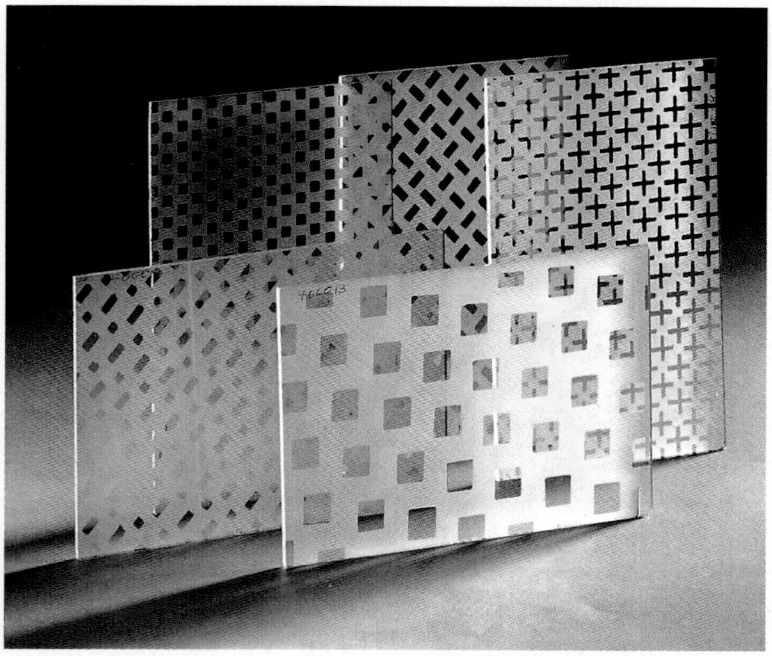

Hermann Fischer, Produktionsmuster für Bauhaus-Mattglas. 1931/1932, einseitig geätztes Glas, ca. 10,5 x 15,0 cm, BHA. ● Der Gestalter dieses Verkaufsproduktes hatte die Aufgabe, die Musterung so einzurichten, daß ein undurchsichtiger Gesamteindruck entstand.

des Bauhauses bis 1940/1941 dem Bestand neue Muster hinzugefügt. Bis heute werden seit Kriegsende Bauhaustapeten gedruckt. Hinnerk Scheper ist in den Jahren 1952/1953 und 1953/1954 nochmals zum Entwurf und zur Betreuung der Kollektionen gebeten worden.

Trotz alledem waren die Bauhaustapeten keine singuläre Erscheinung. „Die Bauhaustapete ist für den Fachmann durchaus nichts Neues gewesen. Wir besitzen Musterhefte verschiedener Fabriken, welche ähnliche Tapeten zeigen, die zwei bis drei Jahre vor der Bauhaustapete erschienen sind und ihnen gleichen, wie ein Ei dem anderen. Diese Tapeten fanden damals sehr wenig Anklang, weil ihnen die großzügige Reklame des Bauhauses fehlte ..." (Deutsche Tapeten-Zeitung, 1931, S. 100) Gemeint waren hier Kollektionen, wie etwa die „Siedlungsunis" und „Siedlungsraster" – Tapeten der Marburger Tapetenfabrik, die 1928 in Zusammenarbeit mit Hans Leistikow für Frankfurter Großsiedlungen entworfen worden waren. Der Erfolg der Bauhaustapeten gründete auf der Konzeption einer langlebigen Standardkollektion, auf ihrer technischen und gestalterischen Perfektion zu einem niedrigen Preis, auf offensiver Reklamearbeit, aber wohl ganz besonders auf der Wirkung des Namens „Bauhaus" und auf dem Ruf dieses Institutes. „Die Bezeichnung ‚Bauhaus'-Tapeten hat im Kampf gegen den Wandanstrich, im Kampf gegen eine tapetenfeindliche Grundeinstellung moderner Architekten geradezu Wunder gewirkt." (Deutsche Tapeten-Zeitung, 1932, S. 286)

Irene Hoffmann, Entwurf für ein Rasch-Plakat. 1930, Collage, Gouache, 64,8 x 48,3 cm, Misawa Bauhaus Collection, Misawa Homes Co., Ltd. Tokyo. ● Ein Vertrag zur Zusammenarbeit des Bauhauses mit der Tapetenfirma Rasch löste eine wahre Flut von Tapetenentwürfen aus. Darüber hinaus wurde Werbung für das erfolgreiche Bauhausprodukt zu einem Schwerpunkt des Reklameunterrichts.

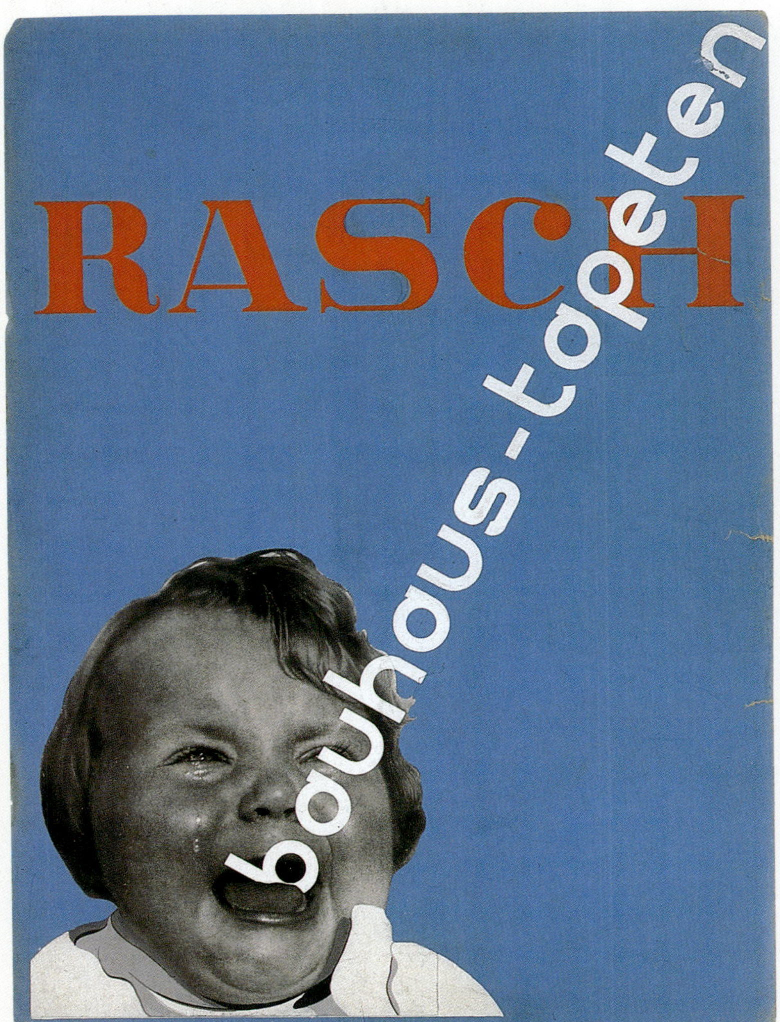

Joost Schmidt, der bauhaustapete gehört die zukunft, Entwürfe für den ersten Katalog der Bauhaustapeten. 1931, Foto, Gelatinesilber, 15,0 x 20,7 cm, BHA. ● Die Bauhaustapete als Accessoire modernen Wohnens – vermittelt in aktueller Fotosprache. Zu künstlerisch vielleicht, mag Rasch eingewendet haben, zu wenig Tapete! Das realisierte Titelblatt zeigt stattdessen in der Spiegelkugel, wie der Raum mit Tapete elegant überformt wird.

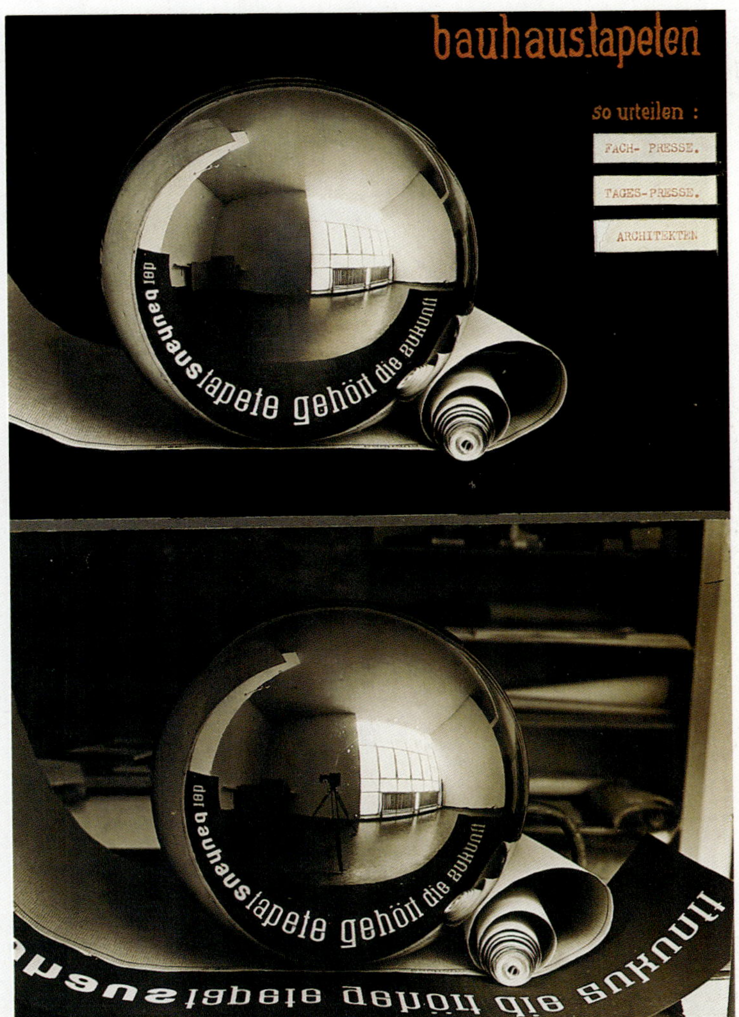

Die Webereiwerkstatt

Anja Baumhoff

„Wo Wolle ist, ist auch ein Weib, das webt und sei's zum Zeitvertreib", ulkte Oskar Schlemmer einst über die Weberinnen, denen er persönlich sehr zugetan war. Trotzdem war sein Geschlechterdenken, wie das seiner männlichen Kollegen, überraschend konventionell. Den Bauhausfrauen selber war dies nicht immer bewußt, aber manche von ihnen spürten die Diskrepanz. Dies galt besonders für jene, die das Weben als weiblichen Zeitvertreib schlecht mit dem Bild der neuen Frau in den 20er Jahren, mit Bubikopf, Zigarette und eigenen Plänen, vereinbaren konnten. Gerade am Bauhaus wollte manche Studentin sich frei entfalten. Deshalb regelte sich die Wahl der

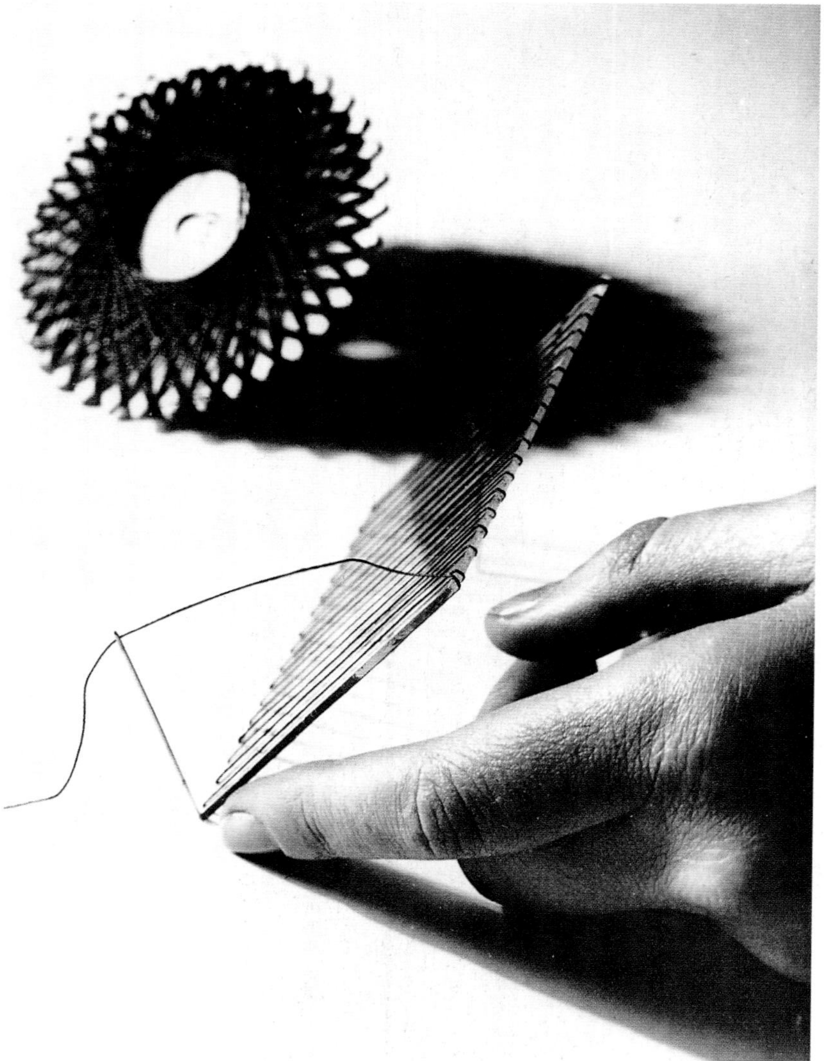

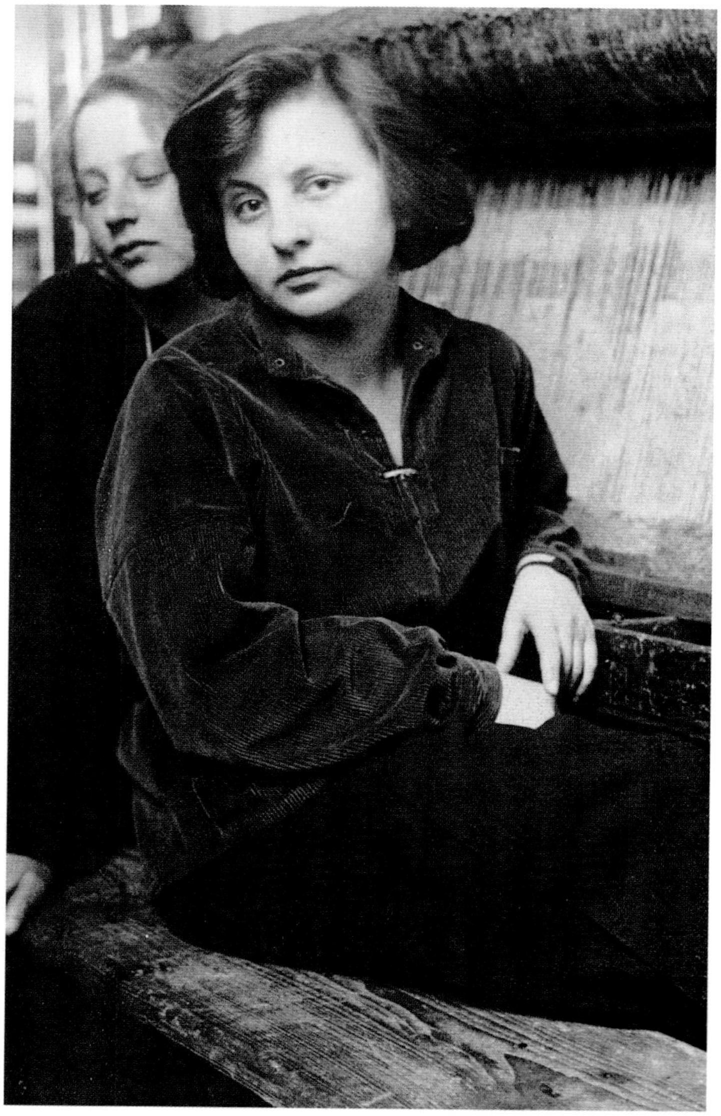

Fotokomposition, Stilleben für die Bauhausweberinnen. 1922, Foto von Georg Muche, BHA. ● „Handwerkliche Ausbildung in den textilen Techniken" umfaßte 1921 nicht nur das Weben, sondern auch Knüpfen, Häkeln und Nähen. Muche war bis 1927 Formmeister in dieser Werkstatt, die sich bald zur reinen Weberei entwickelte.

Gertrudt Arndt und Marianne Gugg am Webstuhl. Um 1924, Foto von Walter Hege, BHA. ● Daß die Weberinnen ernsthaft eine berufliche Karriere anstrebten, stand außerhalb der Denkkategorien mancher Bauhausmeister.

Michiko Yamawaki am Webstuhl. Um 1931, Foto von Hajo Rose, BHA. ● Michiko Yamawaki trug gemeinsam mit ihrem Mann Iwao, der auch an der Schule studiert hatte, die Bauhausidee nach Japan.

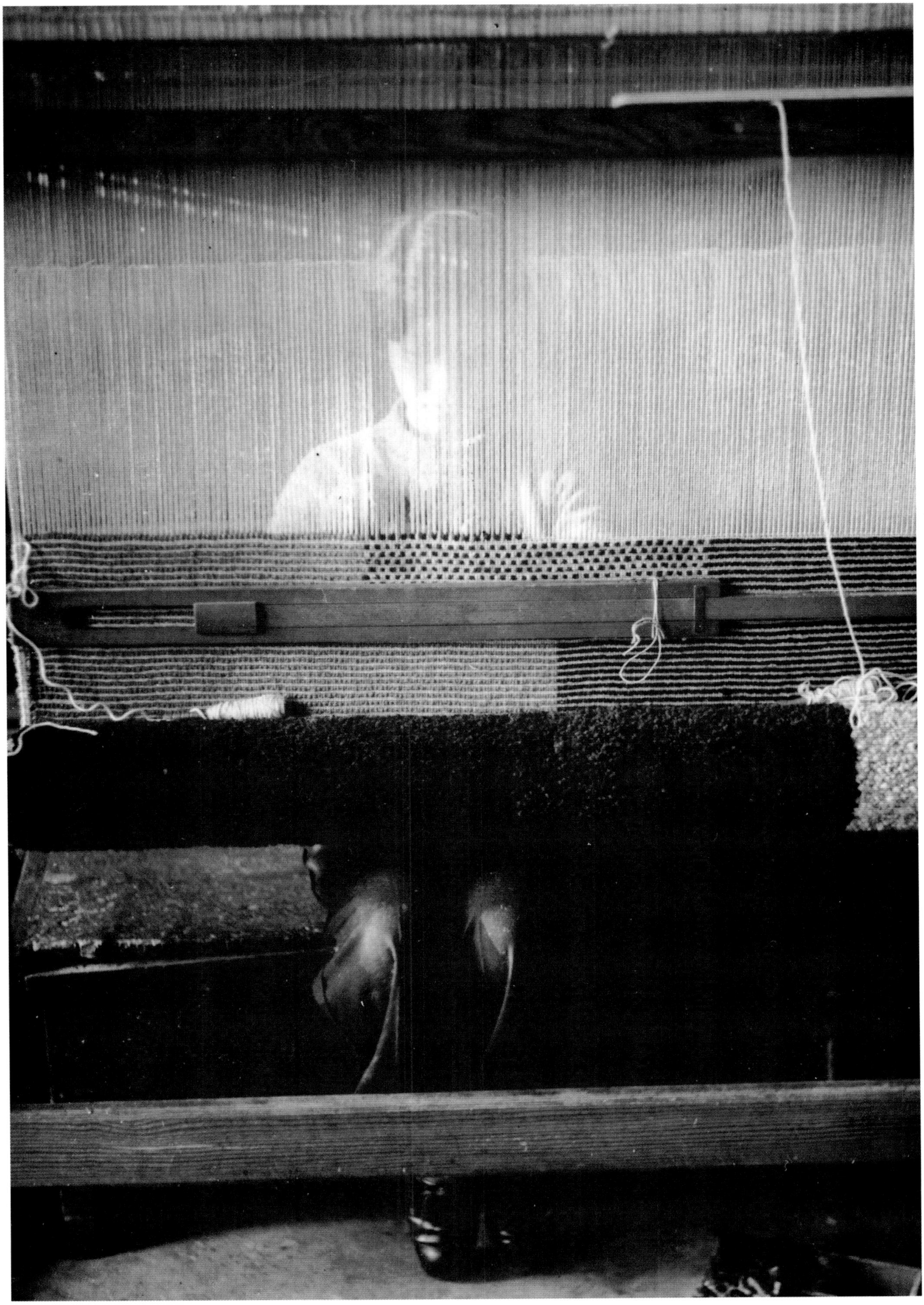

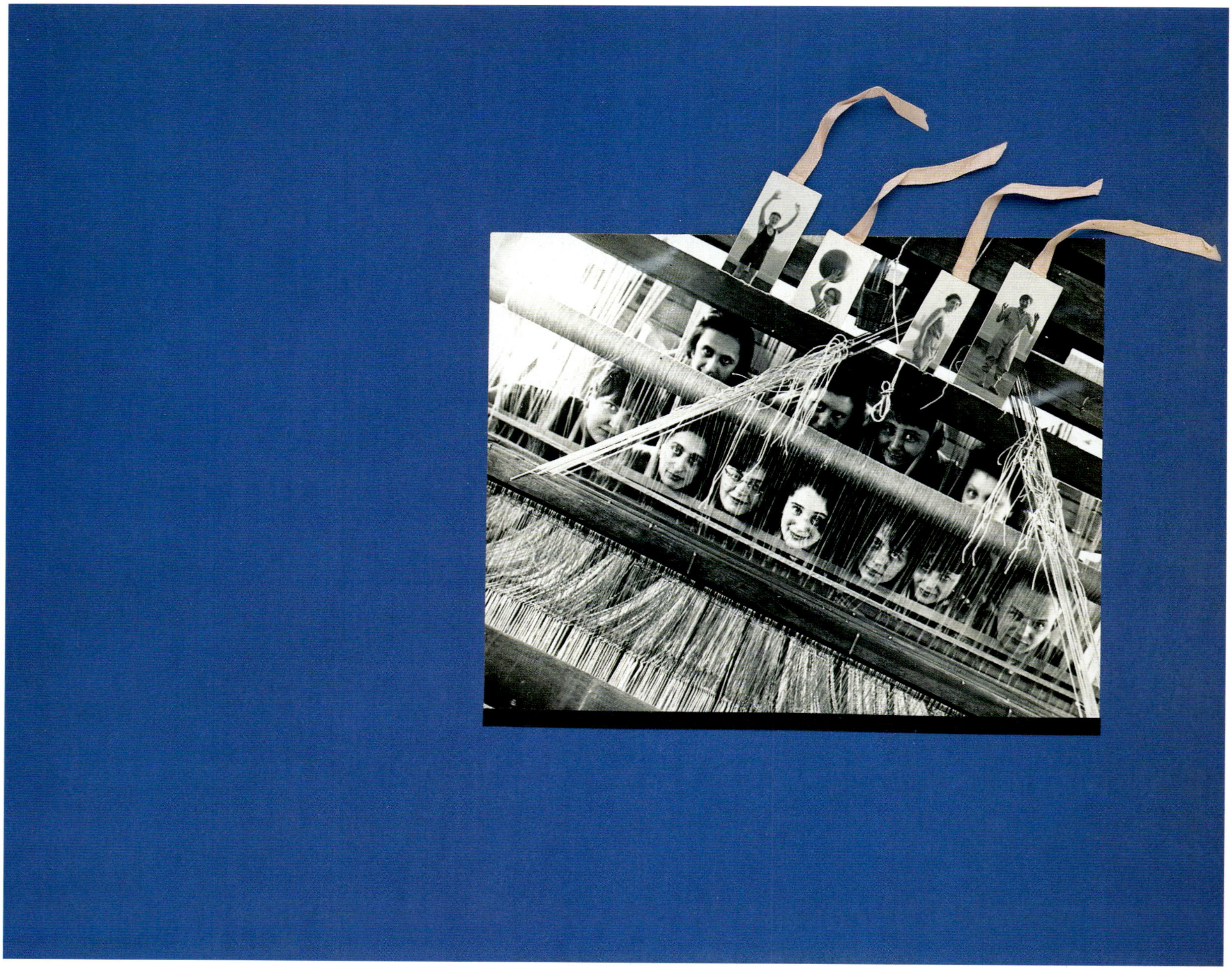

Die Webereiklasse hinter einem Webstuhl. 1928, Blatt aus Portfolio „9 jahre bauhaus. eine chronik", 1928, Collage anonym, Foto von T. Lux Feininger, Fotomontage mit herausziehbaren Fotos an Bändern, auf blauen Karton montiert, 41,7 x 59,3 cm, BHA. ● Die spielerische Kombination individueller Gesichtszüge mit der vertikalen Strukturbespannung eines Webstuhles signalisiert: In der Lust an der Arbeit liegt das kreative Potential der Bauhäuslerinnen.

Werkstatt nicht immer im Sinne der Bauhausmeister. Da anfänglich die Studentinnen die Mehrzahl bildeten, suchten die Meister dem weiblichen Andrang zu begegnen, indem sie die gut ausgestattete Weberei als Werkstatt für die Bauhäuslerinnen reservierten. Diese Entscheidung bedeutete den geringsten Verlust für die männlichen Studierenden.

Die Berufsperspektive im textilen Bereich war damals insgesamt schwierig, da sich die Stoffherstellung in der Industrie automatisiert hatte und ein Arbeiten am Webstuhl, wie am Bauhaus üblich, vor allem teure Einzelstücke hervorbrachte. Damit schien dieser Bereich von der zukunftsorientierten industriellen Massenproduktion abgeschnitten und der meist wenig rentablen kunsthandwerklichen Einzelproduktion zugeordnet. Für Männer war dies ein uninteressantes Betätigungsfeld, obwohl es auch hier Ausnahmen gab. Viele Bauhäuslerinnen suchten ihren eigenen Weg, der nicht unbedingt mit den Geschlechterzuschreibungen der damaligen Zeit übereinstimmte. Vereinzelt scherten die „Damen", wie der Direktor sie nannte, immer wieder aus, um neue Möglichkeiten für sich zu erproben, sei es an der Bauhausbühne, in der Holz- oder Metallwerkstatt. Es blieb ein fortwährender Kampf, die Frauen für die Weberei zu gewinnen.

1921 erhielt die Webereiwerkstatt in Gestalt von Georg Muche ihren eigenen Formmeister, und Johannes Itten konnte als Werkstattleiter abgelöst werden. Der neue Formmeister hatte sich geschworen, niemals einen Faden in die Hand zu nehmen, um seinen theoretischen Unterricht wirkungsvoll abzugrenzen von der kunsthandwerklichen Arbeit in der Werkstatt. Auch wollte er nicht mit der weiblichen Aura dieser Tätigkeit in Verbindung gebracht werden, denn sein eigentliches Fach war die Malerei. Außer ihm arbeitete in der Weberei noch Helene Börner, Mitglied der „Paulinenstiftung für Gewerblichen Hausfleiß“ in Weimar. Seit den Tagen Henry van de Veldes leitete sie die Webereiwerkstatt in praktischer Hinsicht und wirkte an dem reformierten Bauhaus fort. Mit ihr kamen die wertvollen Webstühle in die Schule, die als Privatbesitz die Wirren des Krieges heil überstanden hatten. Helene Börner brachte sie als Kapital in ihre Stellung mit ein. Ohne die Ausstattung der Werkstatt hätte das Bauhaus sie vermutlich nicht übernommen und sich eine modernere Persönlichkeit gesucht. Den Studierenden erschien Helene Börner als Fossil alter deutscher Tradition, obwohl sie sich engagiert und vielseitig für die Belange der Schule einsetzte.

Im Frühjahr 1922 gehörten 22 Schülerinnen zur Werkstatt. Allerdings konnten sie bei der lokalen Innung keinen Gesellenbrief erwerben, wie es eigentlich die Richtlinien der Schule vorsahen. Dies war ein gravierender Nachteil, der erst durch den Umzug nach Dessau beseitigt werden sollte, als die dortige Innung in Glauchau den Weberinnen einen Gesellenbrief ausstellte. Der Abschluß als Geselle war ein wichtiger Schritt zu einer weiteren Professionalisierung der Bauhausfrauen.

Ehrgeiz und Kreativität der Weberinnen manifestierten sich bei vielen Projekten. Im Rahmen der ersten großen Bauhausausstellung, 1923, prägten ihre Möbelstoffe und Teppiche wesentlich die Inneneinrichtung des Versuchshauses „Am Horn“. Auch das Zimmer des Direktors wurde repräsentativ mit Webarbeiten bestückt. Der Werkstatt taten diese Aufträge

Ida Kerkovius, Decke/Wandbehang. Um 1921, Applikation, Filz, 206,5 x 164,0 cm, BHA. ● Die Malerin Kerkovius, die bei Adolf Hölzel in Stuttgart studiert hatte, gehörte mit 41 Jahren zu den ältesten Weberinnen. Aus ihrer Zeit am Bauhaus, 1920–1923, sind nur vier Arbeiten bekannt, von denen die hier vorgestellte Applikation aus Klapp- und Spiegelsymmetrien ohne Entsprechung in der Farbordnung aufgebaut ist.

Dörte Helm, Vorhang im Haus Sommerfeld. 1920/1921 (verschollen), Applikation, Fotograf unbekannt, BHA. ● Die Lust der Frauen am Experiment scheint größer gewesen zu sein als jene, handwerkliche Techniken bei der Werkmeisterin Helene Börner zu erlernen. Wie hungrig nach künstlerischer Anregung man war und bereit, sich auf die erste gemeinsame Bauaufgabe einzustellen, dokumentiert der Vorhang. Darin wurden die Formen des Hauses motivisch verarbeitet.

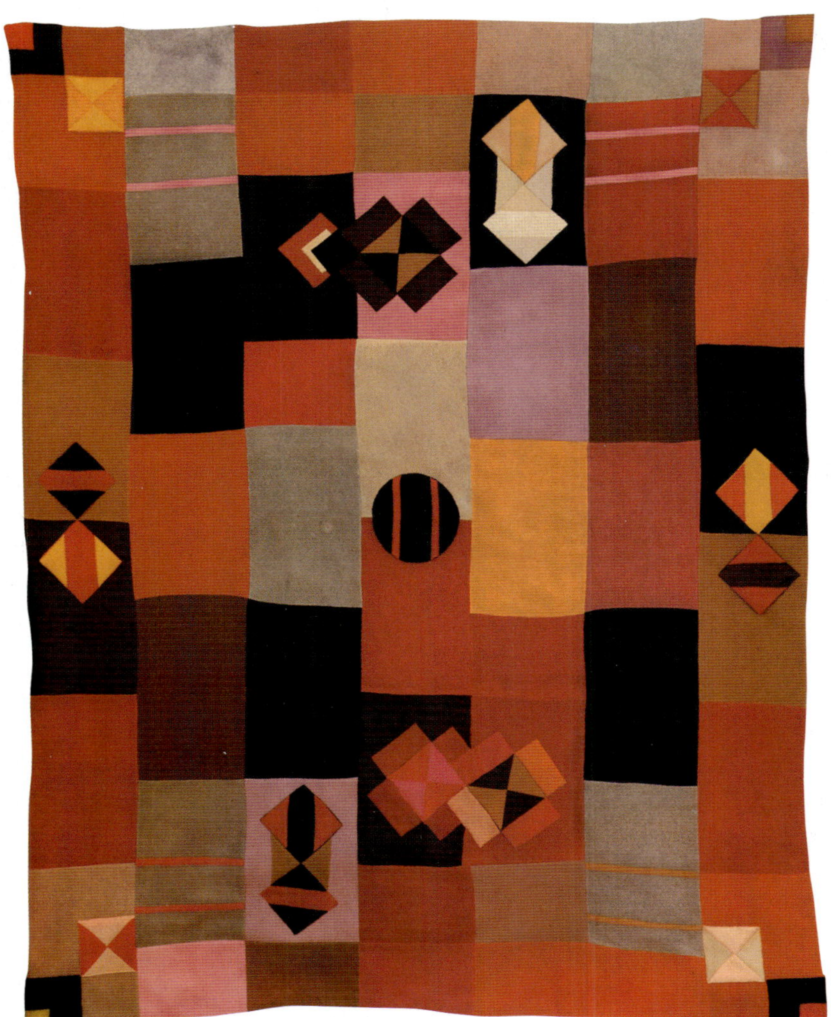

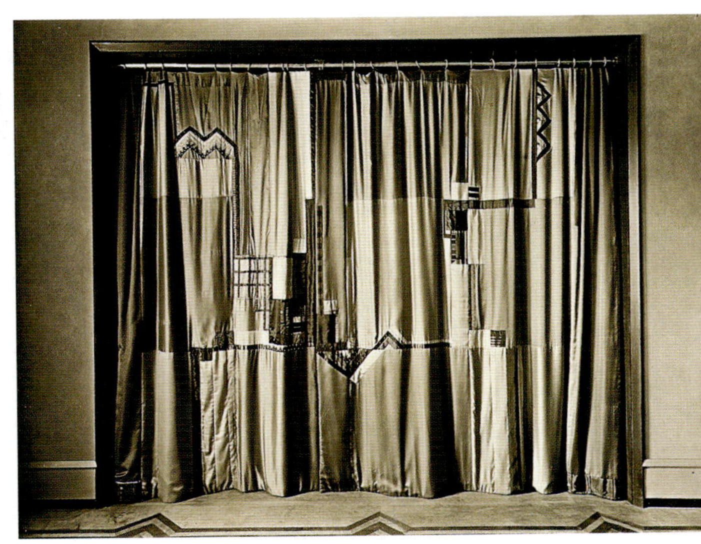

Anonym, Hell-Dunkel-Studie. Um 1921, Kohlezeichnung, Bleistift und Kreide auf Papier, 42,4 x 31,7 cm, BHA. ● Mit verschiedenen Strukturen und Materialien unterschiedliche Hell- und Dunkelwirkungen zu erreichen, war Aufgabe im Unterricht Ittens, der etwa zwei Jahre Formmeister der Weberei war. Viele Weberinnen profitierten für ihre weitere Arbeit von Ittens Kontrastübungen.

Felix Kube, Stoff. Um 1921, Leinenbindung, Baumwolle gespritzt, 38,0 x 60,0 cm, BHA. ● Als einer der wenigen Weber der Werkstatt bedient sich Kube frühzeitig einer Schablonenspritztechnik zum Auftragen von Zahlen und Buchstaben, die erst in den 50er Jahren beliebt werden sollte.

Gunta Stölzl, Wandbehang Schwarz-Weiß. 1923/1924, Halbgobelin, Leinenbindung, Zellwolle und Wolle, 182,0 x 119,0 cm, KW. ● In einfacher Leinenbindung erreichte Stölzl erstaunlich viele Halbtöne zwischen Schwarz und Weiß, die aus unterschiedlichen Strukturen entwickelt und kontrastreich komponiert sind.

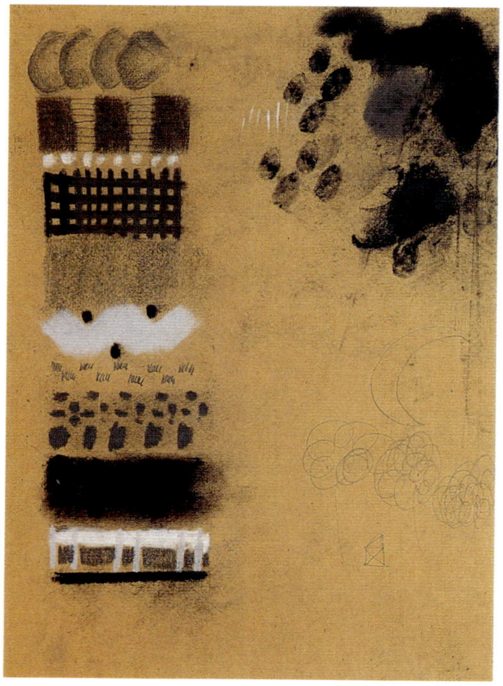

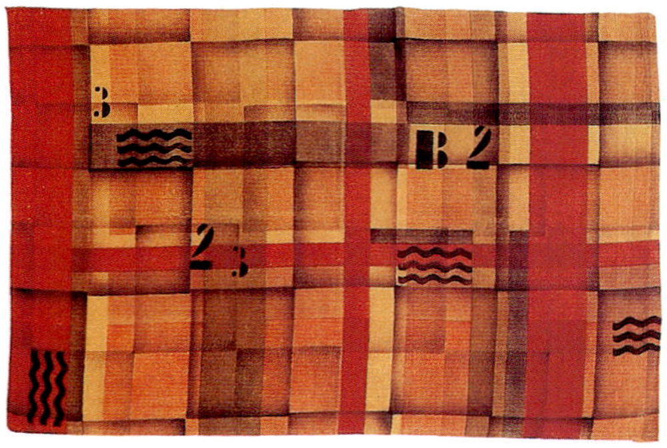

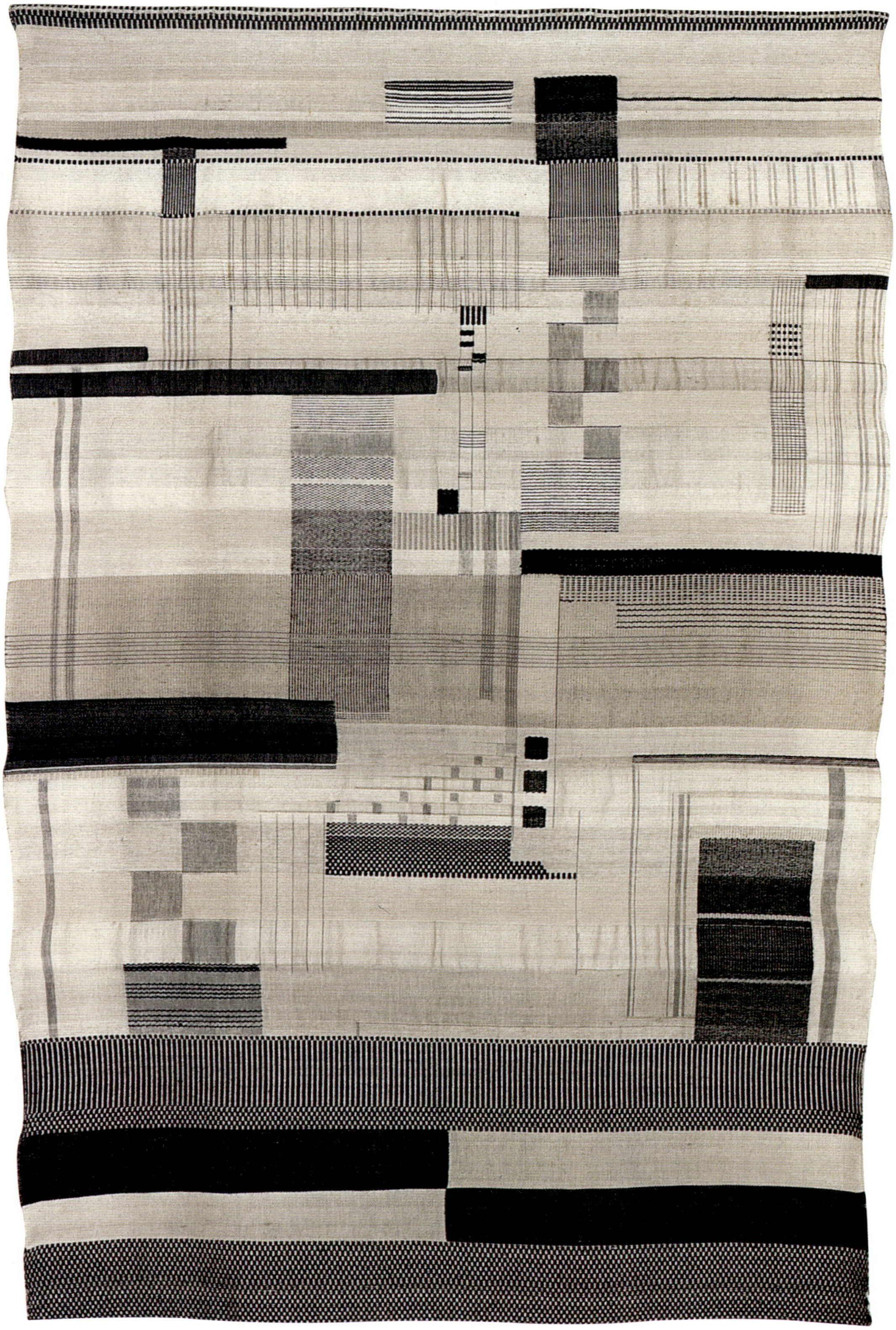

gut, und im Wintersemester 1923/1924 arbeiteten hier 20 Studierende von insgesamt 114 Bauhäuslern. Im Herbst 1924 machte Walter Gropius der Weberei das Kompliment, die am besten ausgestattete Handweberei in ganz Deutschland zu sein.
Am Weimarer Bauhaus war es üblich, die Werkstücke ohne Namensnennung zu verkaufen, womit man das Bauhaussiegel bekannter machen wollte. Die Idee der Schule und des Produkts sollte vor die Person des Ausführenden gestellt werden. Die fertigen Stücke gehörten rechtlich dem Bauhaus, das dafür das Material bereitgestellt hatte. Die Weberinnen wehrten sich teilweise dagegen und wollten einzeln genannt werden, wenn es zu Ausstellungen und Messen ging. Sie hatten ernste berufliche Absichten, und ohne eigenen Namen war ein persönliches künstlerisches Profil kaum zu entwickeln. Daß den Frauen tatsächlich am Aufbau ihrer Karriere gelegen war, wurde von den männlichen Meistern unterschätzt, die eher dazu neigten, die weibliche Berufung in Ehe und Mutterschaft zu sehen.

Als das Staatliche Bauhaus am 1.4.1925 in Weimar aufgelöst wurde, schied auch Helene Börner aus der Schule aus und verblieb in der Nachfolgeeinrichtung der Staatlichen Bauhochschule Weimar unter dem neuen Direktor Otto Bartning – wie manch anderer Bauhäusler auch. Da ihr die Einrichtung der Werkstatt gehört hatte, mußte das Bauhaus die Weberei in Dessau völlig neu einrichten. Gunta Stölzl übernahm die Stelle der Werkmeisterin und konzipierte die Werkstatt grundleged um, während Formmeister Muche sich der Kunst und Architektur widmete. Nachdem Georg Muche ohne Rücksprache mehrere Jacquardwebstühle teuer eingekauft hatte, wurde die Kritik an ihm so laut, daß er sich kaum zu rechtfertigen wußte. Zwar hatte es auch an Helene Börner immer wieder Kritik gegeben, auch waren die Weberinnen für ihre Aufmüpfigkeit bekannt, aber kaum in diesem Ausmaß. Während des gesamten Jahres 1926 schwelte der Konflikt, da die Frauen sich weigerten, mit Muche zusammenzuarbeiten. Muche resignierte schließlich und verließ das Bauhaus im April 1927. Gunta Stölzl konnte nun die Leitung der Werkstatt übernehmen und wurde dadurch die erste und einzige Jungmeisterin der Schule. Stölzls Berufung muß als die

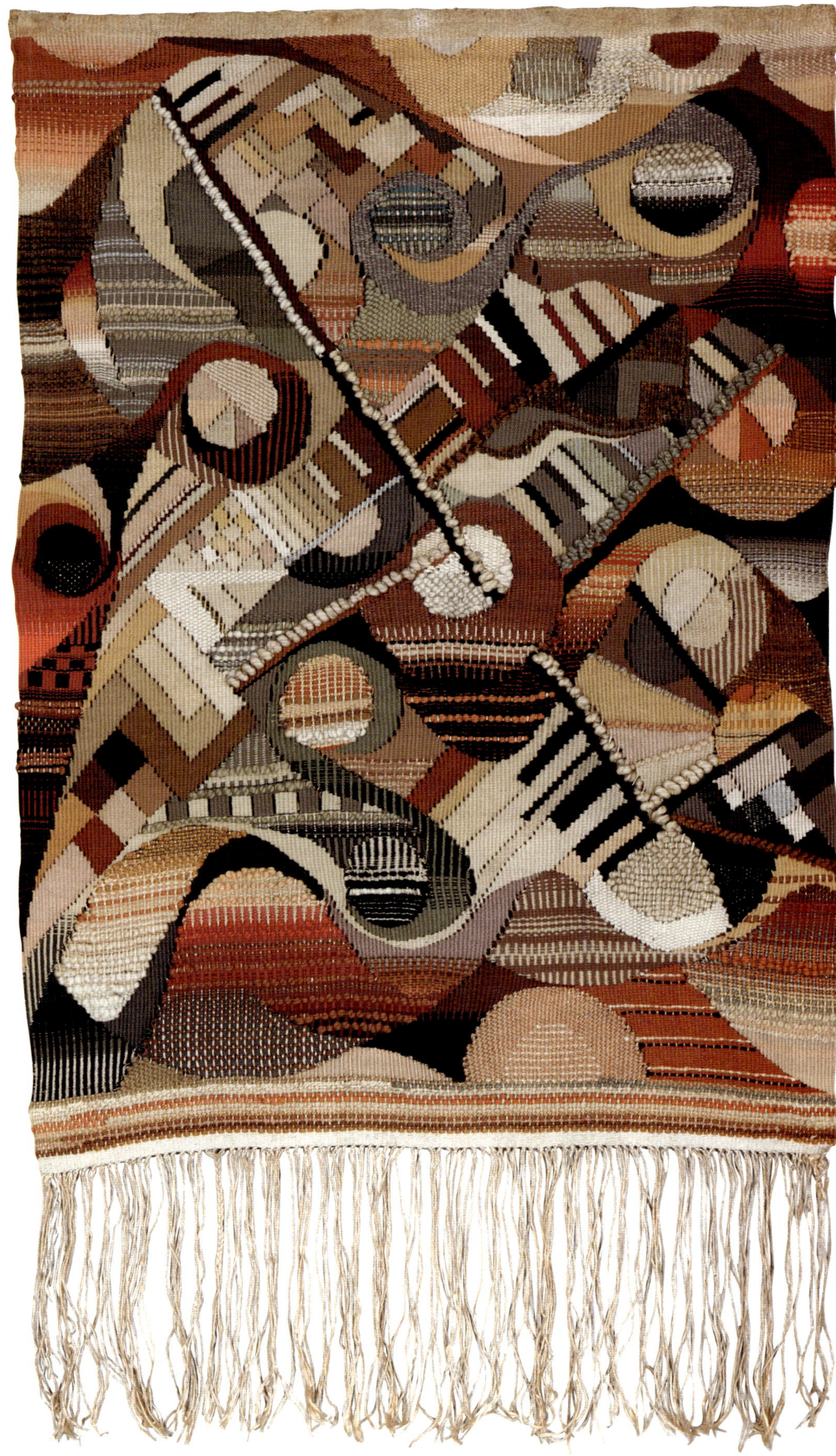

Hedwig Jungnik, Gobelin mit abstrakten Formen. Um 1922, Gobelin, Leinen, Baumwolle, Chenille, Kunstseide, Wolle und Silberlahn, 125,0 x 90,0 cm, KW. • Gobelintechnik ist außerordentlich zeitaufwendig, besonders anspruchsvoll ist zudem die für dieses Stück verwendete Materialkombination. Gemäß Ittens Kontrastlehre sind matte Flächen aus Wolle, Kamel- und Ziegenhaar mit glänzenden Effekten aus Perlgarn und breit gewalzten Metallfäden versetzt. Verschiedene Materialstärken geben der Komposition zusätzliche Reliefwirkung.

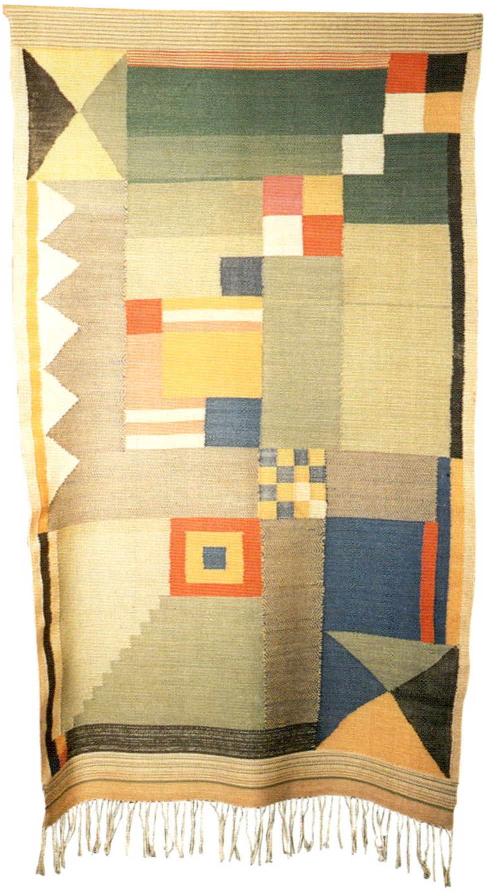

Benita Koch-Otte, Teppich für ein Kinderzimmer. 1923, Halbgobelin, Leinen- und Köperbindung, Baumwolle und Viskose, 177,0 x 101,5 cm, KW, Bauhaus-Museum. ● Die Verwendung fein abgestufter, fast transparent wirkender, gestaffelter Grüntöne und ein durchsichtiges Grau erinnern an Bilder von Paul Klee. Dessen Farbtheorien und elementare Gestaltungslehre der Fläche hatten auf die Weberei großen Einfluß – nicht ohne auf ihn zurückzuwirken. Um 1923/1924, auch 1927/1928 gab er in der Webereiwerkstatt Formunterricht.

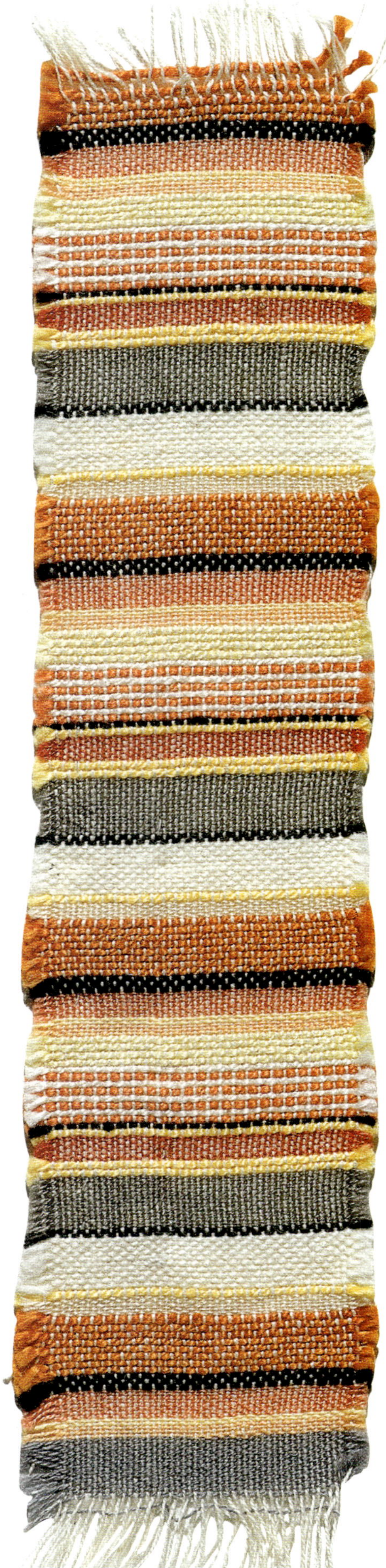

Gertrud Arndt, Arbeitsbogen Stoff rosa und Stoffprobe. 1925, Karton beschriftet mit Tinte, oben links aufgeklebte Patrone, Musterstück, aufgenähte Wollproben, aquarellierte Entwurfszeichnung, 22,3 x 41,2 cm, Stoffprobe: Leinenbindung, Baumwolle, BHA. ● Gunta Stölzl, in Dessau zur Werkmeisterin geworden, verlangte von den Weberinnen sorgfältig geführte Arbeitsbögen. Auf Kästchenpapier wurde der Rhythmus von Schuß- und Kettenfäden verzeichnet, der Rapport und die zugehörigen Materialien sowie die Kalkulation des Verbrauchs.

ungewöhnlichste Stellenbesetzung in der Geschichte des Bauhauses bezeichnet werden. Bis zum Schluß hatte man versucht, den jungen Kollegen Muche doch noch zu halten. Nie zuvor oder danach war gegen den Vorbehalt des Direktors und der Meister eine Führungsposition vergeben worden.

Im Oktober 1926 war das neue Bauhausgebäude in Dessau bezogen und die Webereiwerkstatt in Betrieb genommen worden. Nun gab es auch eine Färberei, geführt von der Bauhäuslerin Lis Beyer. Kurt Wanke wurde als technischer Leiter eingestellt, und Gunta Stölzl erarbeitete ein völlig neues Ausbildungsprogramm. Die Jungmeisterin strukturierte auch die Werkstattarbeit neu, indem sie die Weberei

Gunta Stölzl, Farbige Gurtbespannung für einen Stuhl von Marcel Breuer. 1921, gewebte Gurte aus Wolle, miteinander verflochten, KW. ● Wie „auf dem Stuhl gewebt" erscheinen die Gurte – ein frühes Beispiel für die Zusammenarbeit zweier Werkstätten, die sich an anderen Sitzmöbeln von Breuer und Albers wiederholte. Hier ist die Entwicklung von „Eisengarn"-Stoffen zu erwähnen, die mit ihrem nicht dehnbaren Baumwollmaterial, das mit Wachs oder Paraffin zusätzlich geglättet war, genau auf die Anforderungen der Stahlrohrsessel zugeschnitten waren.

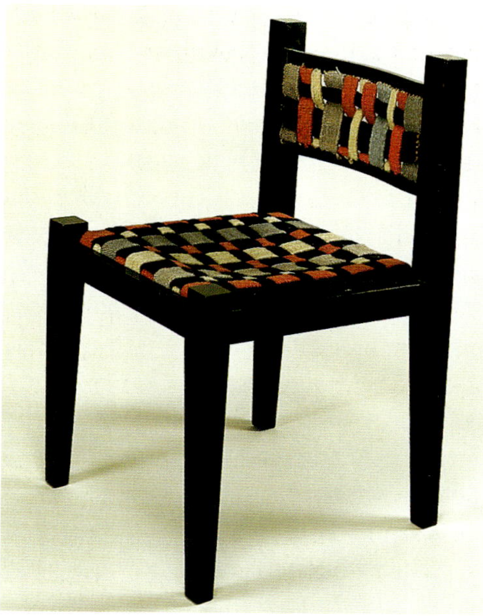

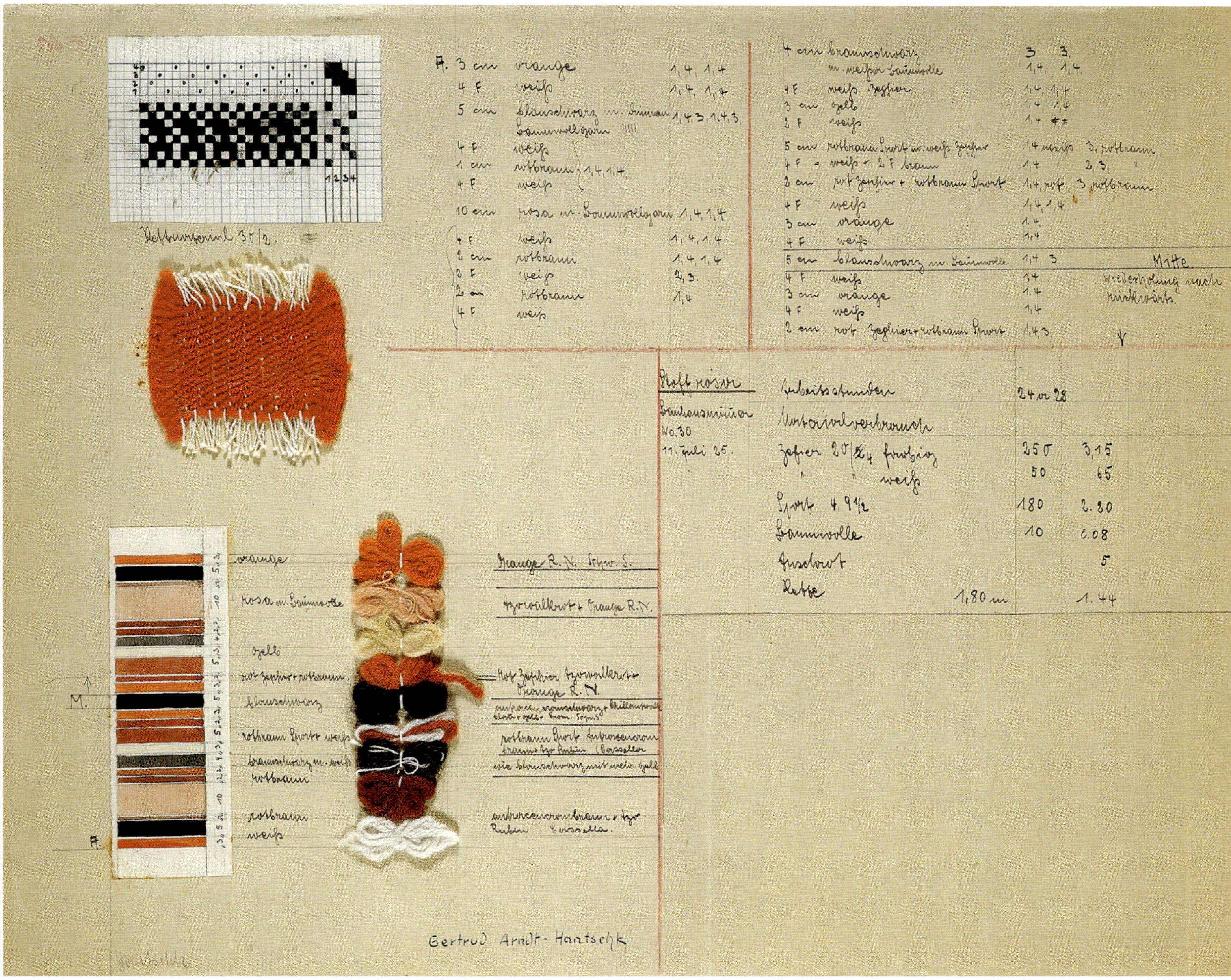

in eine Lehr- und eine Produktionswerkstatt unterteilte. In der Produktionswerkstatt konnten die gelernten Weberinnen an Mustervorlagen für die Industrie und an stärker künstlerisch orientierten Einzelstücken arbeiten, während die ungelernten Studentinnen im anderen Teil unterrichtet wurden. Zunehmend wurde mit neuen Materialien experimentiert, um strapazierfähige und preisgünstige Stoffe für den breiten Markt zu entwickeln, die auch gestalterisch hohen Ansprüchen genügen sollten.

Noch unter Muches Leitung verfaßte Walter Gropius einen Arbeitsplan für die Weberei am Dessauer Bauhaus, in dem er die Aufgaben der Werkstatt deutlich benannte. Ziel der Lehrwerkstatt sei es, schöpferisch befähigte Menschen auszubilden. Die Praxis unterteile sich in die Handweberei an Schaft- und Jacquardstühlen, es gebe die Gobelinweberei, Teppichknüpferei, Wirkerei und eine Färberei. Nach anderthalb Jahren könne die Gesellenprüfung abgelegt werden. Daran schließe sich, falls erwünscht, eine Arbeit in der Versuchs- und Modellwerkstatt des Bauhauses an. Diese beinhalte die theoretische und praktische Ausbildung am mechanischen Webstuhl und den höheren Fachunterricht in Färberei und Textilkunde. In dieser Werkstatt würden Modellstücke für die Industrie entwickelt, ebenso die textile Ausstattung von Innenräumen geplant und durchgeführt. Auch freies Arbeiten sei hier vorgesehen. Nach weiteren anderthalb Jahren solle sich die nächste Prüfung anschließen, für die das Bauhaus ein Zeugnis vergebe. An diesem Punkt nimmt Gropius' Arbeitsplan für die Weberei eine ungewöhnliche Wende: „Nach dieser Abschlußprüfung kann entweder die Arbeit ... fortgeführt werden oder bei Eignung und Neigung die ... Übernahme des Studierenden in die Baulehre erfolgen ..." (Die Leitung des Bauhauses, „Arbeitsplan der Weberei". In: Gunta Stölzl, Weberei am Bauhaus, Ausst.-Kat. Bauhaus-Archiv, Berlin 1987, S. 124) Es ist vom Bauhaus intern jedoch niemals angestrebt worden, Weberinnen in die Baulehre zu integrieren. Gropius hatte sich von Anfang an sogar gegen eine Ausbildung von

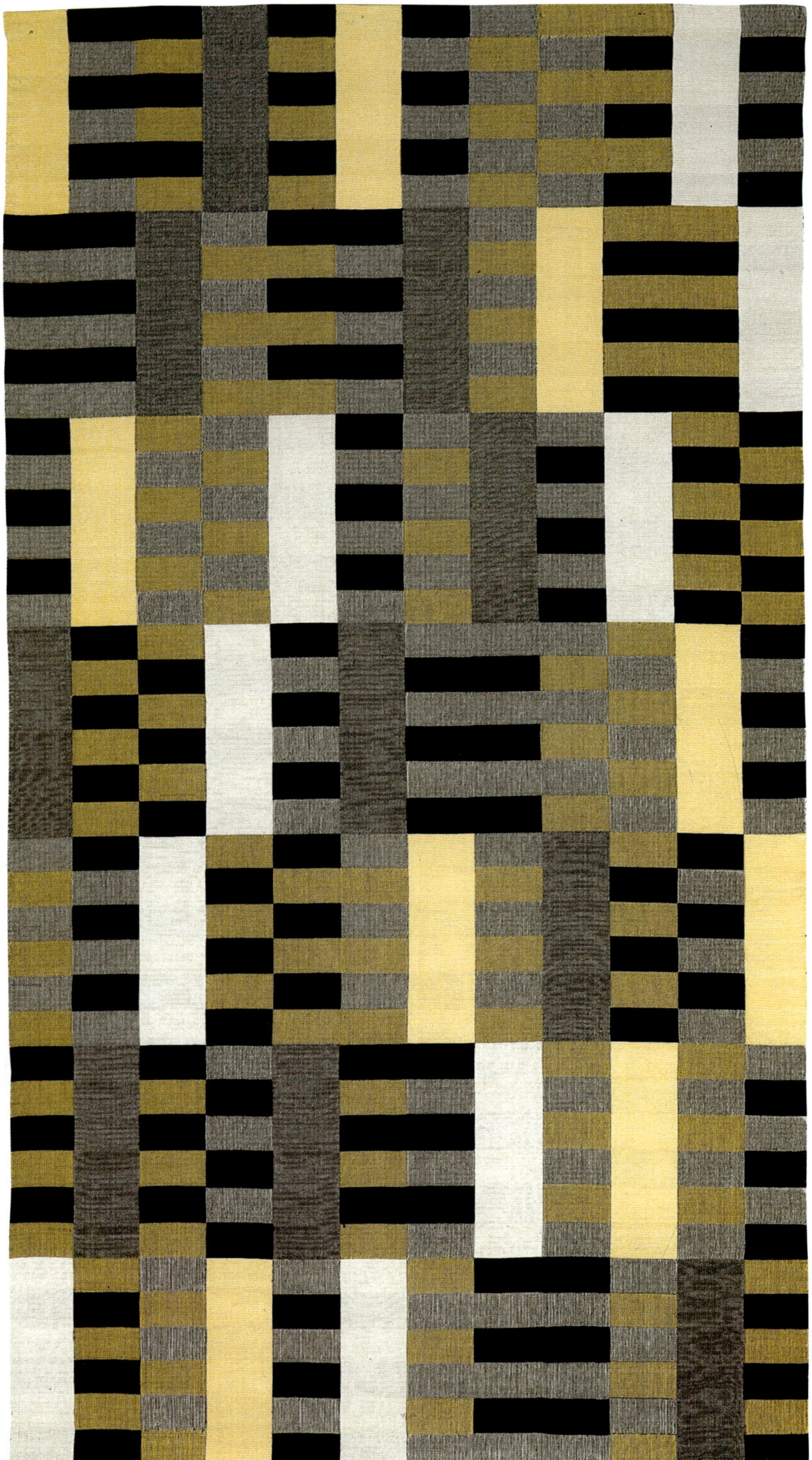

Architektinnen ausgesprochen. Zudem wurde alles Textile mit einer gewissen Geringschätzung betrachtet. In der Öffentlichkeit wollte man jedoch ein egalitäres, fortschrittliches Image aufrechterhalten. In den Zeitungen der 20er Jahre konnte man zum Beispiel über das Bauhaus lesen: „Das Verhältnis zwischen Lehrern und Schülern ist durchaus kollegial, die Frauen sind selbstverständlich in allem gleichberechtigt." (Fritz Schiff, „Bauhaus-Dessau". In: Die neue Leipziger. Illustrierte Beilage, Zeitlupe, 1932, S. 9) Doch der Studienalltag der Bauhäuslerinnen sah etwas anders aus.

Nach außen hin funktionierte das Image der „corporate identity", wie man es heute nennen würde, recht gut. Intern aber blieben, trotz Gunta Stölzls Aufwertung zur Jungmeisterin, diverse ungelöste Widersprüche bestehen. 1928 kam es zu einem weiteren großen Umbruch in der Entwicklung der Schule, als Walter Gropius die Direktion an seinen Nachfolger Hannes Meyer übergab. Meyer interessierte sich für die Weberei und veranlaßte eine gründliche Revision der Werkstattarbeit. Er kritisierte unter anderem den individuellen, künstlerischen Zugang zum Weben: „Der Würfel war Trumpf und seine Seiten waren gelb, rot, blau, weiß, grau, schwarz ... Das Quadrat war rot. Der Kreis war blau. Das Dreieck war gelb. Man saß und schlief auf der farbigen Geometrie der Möbel. Man bewohnte die gefärbten Plastiken der Häuser. Auf deren Fußböden lagen als Teppiche die seelischen Komplexe junger Mädchen. Überall erdrosselte die Kunst das Leben." (In: Hans Maria Wingler, Das Bauhaus, Bramsche 1975, S. 170)

Meyer war pragmatisch und reagierte schnell. Der Gestaltunterricht wurde weiterhin von Paul Klee gegeben, doch gleichzeitig holte der neue Direktor externe Dozenten zu wissenschaftlichen Vorträgen an die Schule. Die Werkstattarbeit wurde insgesamt produktiver und rentabler. Daneben blieb noch Zeit für heftige Diskussionen über die gesellschaftliche Relevanz der Webarbeit, die zu einer stärkeren Betonung des Funktionalen führte. Meyer förderte dieses Umdenken, das zu einer Favorisierung von Strukturstoffen führte, Stoffe, die dienen und weniger dekorieren sollten. Das wohl gelungenste Beispiel dafür ist ein von Anni Albers entwickelter Stoff für die von Hannes Meyer

Anni Albers, Flügeldecke/Wandbehang WE 493/445. 1926, Dreifachgewebe, Baumwolle und Kunstseide, 223,0 x 117,0 cm, BHA. ● Eine Serie genormter Rechtecke im Hochformat wird gereiht und durch Querbänder in wechselnden Farbstellungen unterbrochen oder freigelassen, so daß sie verklammert oder voneinander getrennt werden. Die Feldgrößen ergeben sich aus einem weitgehend unsichtbar bleibenden Quadrat, das senkrecht gedrittelt und waagrecht gesechstelt wurde. Der Behang läßt an serielle Architektur denken, zwischen der gelegentlich die weiße Wand durchschimmert.

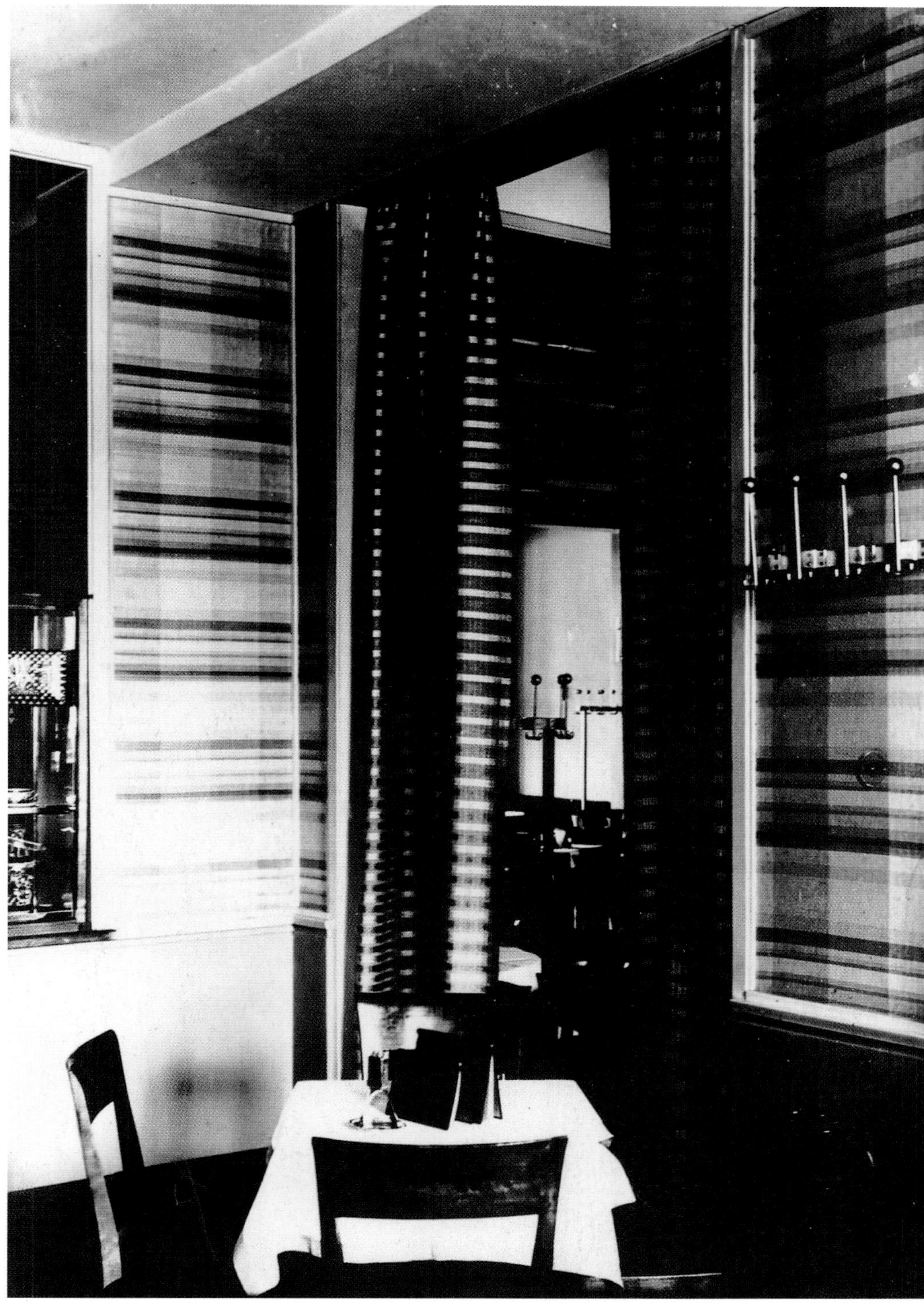

Café „Altes Theater", Ausstattung mit Bauhausstoffen durch die Bauhausweberei. 1927, Fotograf unbekannt, BHA. ● Im Gegensatz zu anderen Aufträgen, die die Herstellung von Meterware verlangten, deren Wirkung in verarbeitetem Zustand die Weberinnen meist nicht mehr sahen, konnten sie hier auch das Zusammenwirken ihrer Stoffe im Raum beeinflussen.

in Bernau errichtete Gewerkschaftsschule, der lichtreflektierende und schallschluckende Eigenschaften hatte. Im Herbst des Jahres 1929 erhielt Anni Albers für kurze Zeit die stellvertretende Leitung der Werkstatt. Ansonsten wechselten die Stellenbesetzungen häufig, es wurde viel unentgeltlich gearbeitet, und Verträge waren in der gesamten Bauhauszeit eher kurzfristig.

Am 1. 8. 1930 entließ man Hannes Meyer aus politischen Gründen fristlos, und erneut wurde der Direktorenposten mit einem Architekten besetzt. Gropius, der immer noch die Fäden zog, lancierte nun seinen Wunschkandidaten Ludwig Mies van der Rohe. Dieser holte bald seine Partnerin Lilly Reich ans Bauhaus, um ihr die neugegründete Bau- und Ausbauwerkstatt anzuvertrauen, in welche die Weberei integriert wurde. Gunta Stölzl hatte im September 1931 gekündigt, und die kommissarische Leitung übernahm wieder einmal Anni Albers, assistiert von Margarete Leischner. Im Herbst leitete dann die Bauhäuslerin Otti Berger die Werkstatt, allerdings auch nur kommissarisch. Im Januar 1932 trat Lilly Reich ihre Stelle de facto an, versicherte sich aber weiterhin der Mithilfe erfahrener und tüchtiger Weberinnen wie Otti Berger, die sich jedoch bald darauf in Berlin selbständig machen sollte. Lilly Reich fehlte die formale Qualifikation im Weben, und sie war in der Werkstatt wenig beliebt. Auch wurde sie mit ihrer kompetenten, aber sehr selbstbewußten, wenig pädagogi-

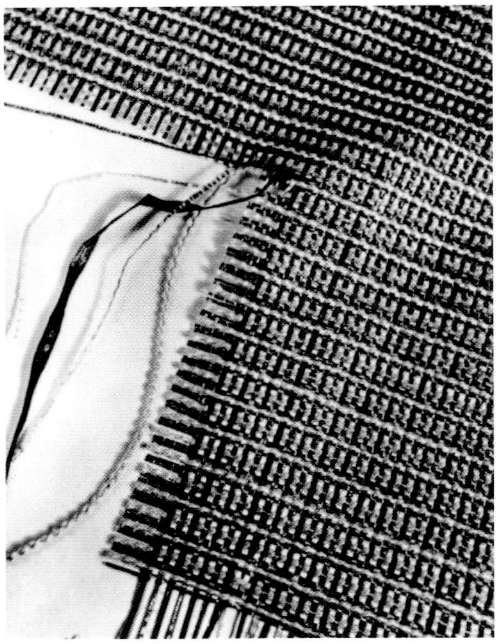

Gunta Stölzl, Wandbespannung unter Verwendung von Cellophan. Um 1931, Foto von Walter Peterhans, BHA. ● Ähnlich anderen Werkstätten experimentierte man auch in der Weberei mit ungewöhnlichen Werkstoffen – so mit dem neuen Material Cellophan, das dem Gewebe Glanz verleiht, doch wegen seiner Sprödigkeit nur als Spannstoff verwendet werden kann. Neue Eigenschaften wie Lichtreflexion oder auch Schalldämmung entwickelte weiterhin Grete Reichardt.

Inneneinrichtung von den Partnern Mies und Reich gemeinsam entwickelt wurde. Doch interessanterweise ging der Auftrag für den Teppich nicht an die Bauhausweberei, sondern an die Lübecker Weberin Alen Müller-Hellwig. Diese arbeitete unter anderem auch mit dem Architekten Hugo Häring zusammen. Für Mies hatte sie seit 1929 wiederholt gewebt, so etwa für das Haus Tugendhat oder für den deutschen Pavillon in Barcelona. Dieser Umstand deutet darauf hin, daß uns die Bauhausweberei heute hauptsächlich deshalb so modern und fortschrittlich erscheinen will, weil andere zeitgenössische Webereien bisher nur wenig erforscht sind.

Das Bauhaus mußte schon damals bei alljährlich wiederkehrenden Ausstellungen, etwa im Grassi-Museum in Leipzig, feststellen, daß es auf textilem Gebiet kaum richtungsweisend war. Auch andere Webereien boten abstrakte Kompositionen an, die auf Quadrat-, Rechteck- und Dreiecksentwürfen oder auf Streifenmustern basierten. Da alte Webmuster von jeher abstrakten Charakter besaßen, war der Weg zur strukturdominierten Darstellung nicht so weit wie in der Malerei. Die wirkliche Innovation des Bauhauses in bezug auf das Weben lag deshalb woanders. Walter Gropius hatte als Werkbundmitglied viel von den Ideen und Anregungen dieser Gruppierung in sein Bauhauskonzept übernommen. Ihm ist es zu verdanken, daß am Bauhaus prinzipiell Entwurf und Ausführung einer Arbeit wieder zusammengelegt wurden. Dadurch wurde das Weben enorm aufgewertet. Der rein handwerklichen Umsetzung einer Vorgabe wurde die künstlerischen Art nicht in der Werkstatt akzeptiert. Es gelang ihr allerdings, dem Textildruck mehr Geltung zu verschaffen. Lilly Reich hatte in dem einen Jahr, das ihr vor der Schließung des Bauhauses blieb, keine Gelegenheit mehr, ihre vielfältigen Kenntnisse im Möbeldesign, in der Innenausstattung und in der Mode voll in den Unterricht einzubringen. Trotz des umfassenden Angebots der Werkstatt nahm die Studentenzahl kontinuierlich ab. Als im August 1932 die Bauhausgegner im Stadtrat von Dessau gewannen, hatte die Werkstatt gerade noch drei Studenten.

Die Arbeit von Lilly Reich ist aufgrund ihres frühen Todes lange Zeit kaum wahrgenommen worden. Dazu beigetragen hat sicher, daß ihre enge Zusammenarbeit mit Mies van der Rohe erst spät bekannt wurde. Auf die ungewöhnlich intensive Kooperation zwischen dem Architekten und der Textilgestalterin geht zum Beispiel der Entwurf des ersten einfarbigen Teppichs zurück. Ein nichtgemusterter, monochromer Teppich stellte 1931 ein völliges Novum da. Der Auftrag wurde für die Bauausstellung in Berlin erteilt, in der auch die

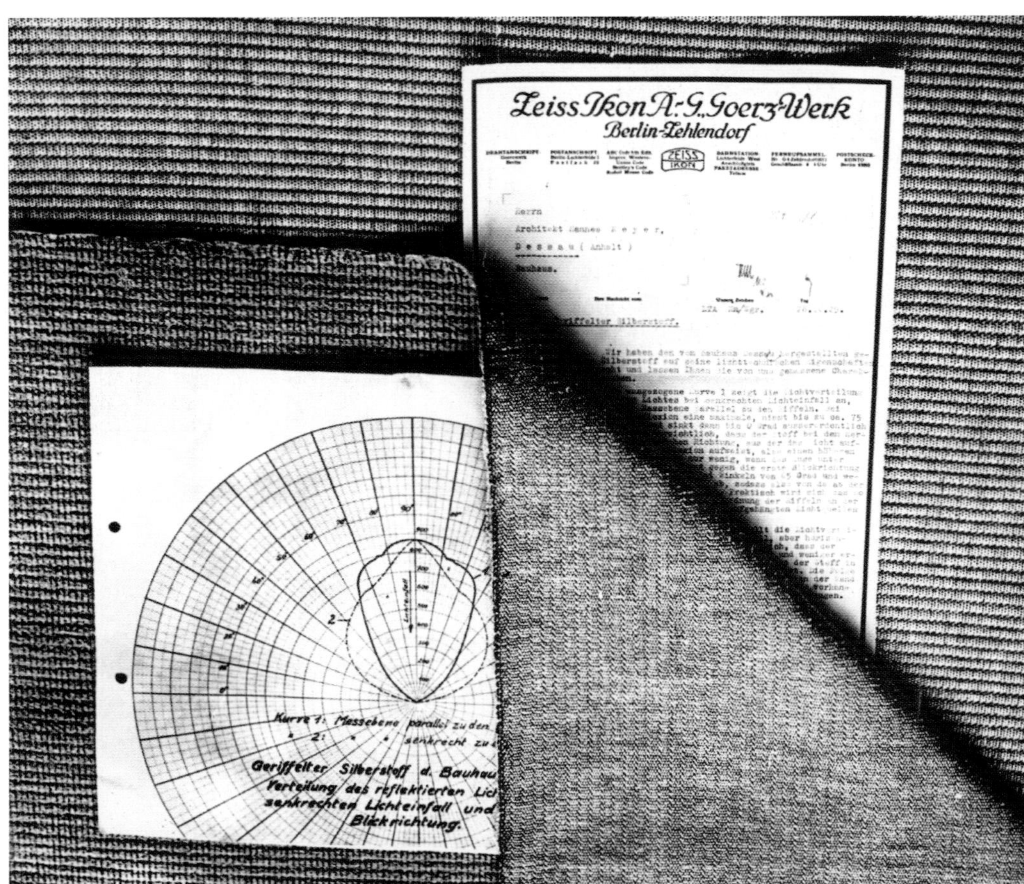

Anni Albers, Stoff für die Bundesschule des Allgemeinen Deutschen Gewerkschaftsbundes Bernau. 1929/1930, BHA. ● Direktor Meyer drängte auf Herstellung von Standardstoffen anstelle von künstlerisch-dekorativen Produkten. In der Folge entstanden Stoffe mit einfacheren Mustern und definiertem Verwendungszweck wie Vorhang, transparente Gardine, Möbelbezug oder Wandbespannung. Ergänzend zur eigenen Produktion von Meterware vergab man auch Lizenzen zur industriellen Fertigung.

rische Arbeit des Entwerfens hinzugefügt. Dies bedeutete eine Emanzipation der Weberei vom rein Handwerklichen. Alen Müller-Hellwig hingegen griff oftmals auf fremde Entwürfe zurück, und so ist anzunehmen, daß die Idee eines einfarbig weißen Teppichs auf Lilly Reich und Ludwig Mies van der Rohe zurückgeht.

Gunta Stölzl ist heute die vielleicht bekannteste Bauhausweberin. Ihre Stoffe und Gobelins wurden viel gerühmt. Wenn Stölzls Arbeiten heute von Museen dieser Welt gesammelt werden, so nicht allein wegen ihrer eigenständigen Qualitäten, sondern auch als Zeugnis für die Bauhausweberei. Diese Zeit hat sie berühmt gemacht, und schließlich wurde sie dank der Bauhausforschung auch bekannter. Ihr Lebenswerk als Weberin muß allerdings aufgrund unterschiedlicher biografischer Voraussetzungen eine andere Deutung erfahren als jenes von Anni Albers. Diese emigrierte mit ihrem Mann nach Amerika, wo sie am Black Mountain College ihre eigene Karriere als Weberin, Gestalterin und Lehrerin freier entfalten konnte. Anni Albers hat in den USA ihre Arbeit stark reflektiert und mehrere Bücher verfaßt, die sie auch als Autorin bekannt gemacht haben. Sie hat sich darüber hinaus in ein neues künstlerisches Gebiet hinein entwickelt und befaßte sich seit den 70er Jahren hauptsächlich mit Druckkunst. Ihr Gesamtwerk ist häufig gewürdigt worden. Aus internationalem Blickwinkel ist Anni Albers die scheinbar bedeutendere Künstlerin, wenn auch Gunta Stölzl die Bauhausweberei verkörpert wie niemand sonst.

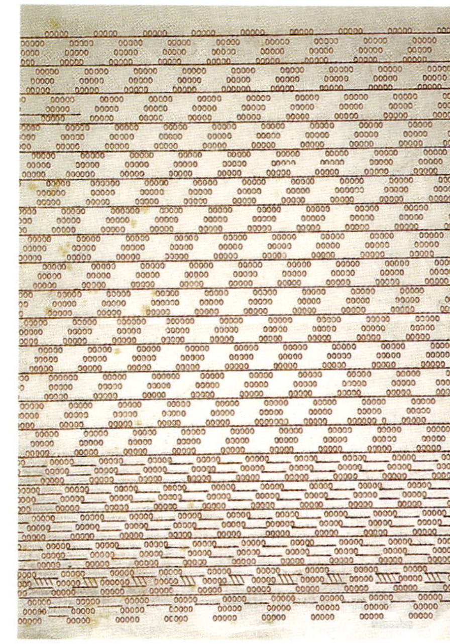

Hajo Rose, Entwurf für Druckmuster. 1932, Schreibmaschinenschrift, DIN A 4, BHA (Abb. oben). ● Unter Direktor Mies van der Rohe fanden in allen Werkstätten zu Zwecken der Qualitätssteigerung Wettbewerbe statt. Der Grafikstudent Rose entwarf Stoff- und Tapetenmuster mit der Schreibmaschine.

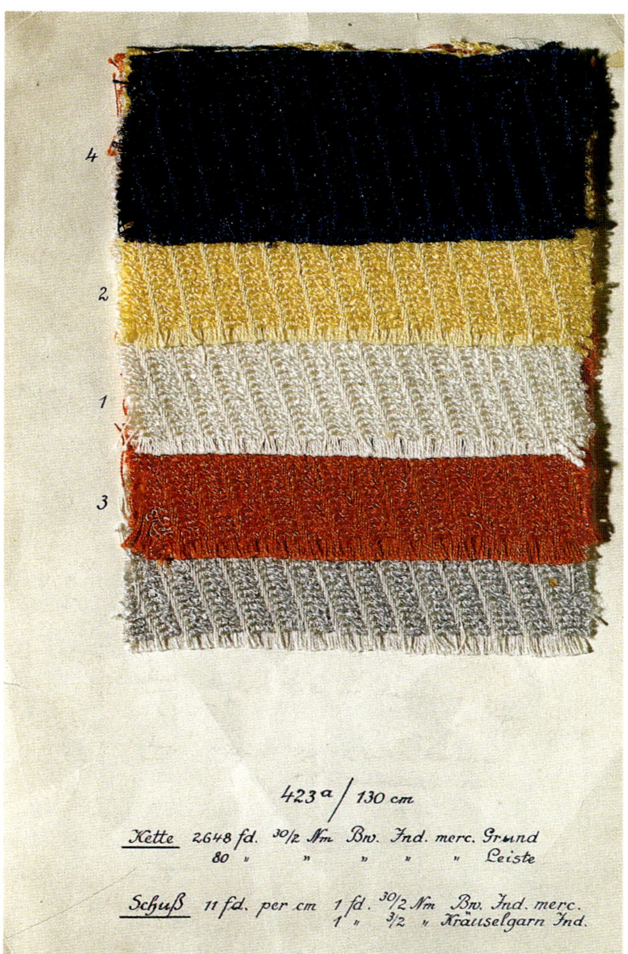
4
2
1
3
423a / 130 cm
Kette 2648 fd. 30/2 Nm Bw. Ind. merc. Grund
80 " " " " " Leiste
Schuß 11 fd. per cm 1 fd. 30/2 Nm Bw. Ind. merc.
1 " 3/2 " Kräuselgarn Ind.

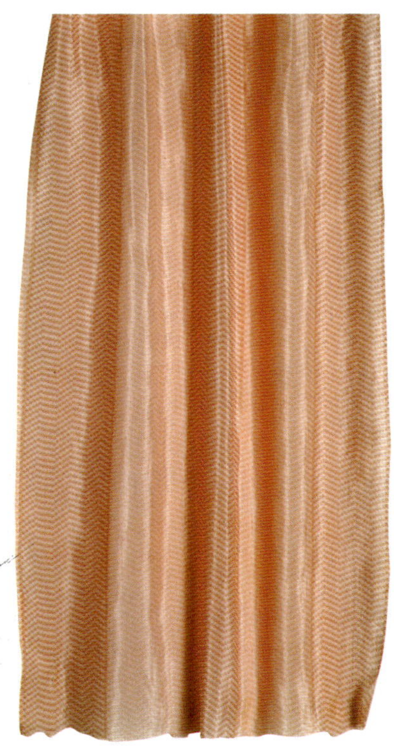

Hajo Rose, Druckstoff. 1932, nach Proben aus dem 2. Musterbuch mit Bauhausdruckstoffen, 1932/1933, Baumwolle und Kunstseide, BHA (Abb. links). ● Das Bedrucken von Stoffen war schon seit den frühsten Weimarer Jahren aufgegeben worden. Lilly Reich, als Leiterin der Weberei im Rahmen der kombinierten Werkstatt „Innenausbau", regte den Stoffdruck wieder an.

Otti Berger, Stoff für das Bauhausmusterbuch in fünf verschiedenen Farbstellungen. 1932/1933, Köperbindung, Baumwolle und Kunstseide, BUW, Bildarchiv (Abb. ganz links). ● In drei Musterbüchern, die das Bauhaus 1932/1933 vorlegte, sind Stoffe mit hoher Qualität präsentiert, die von der Firma C. E. Baumgärtel & Sohn im Vogtland industriell hergestellt wurden. Das erste Album zeigt Druckstoffe für Vorhänge, das zweite „eine Kollektion teurer gewebter Stoffe aus bestem Material", das dritte „höchstlichtdurchlässigen" Gardinen- und Gittertüll.

Zur Rolle des Kunsthandwerks am Bauhaus

Anja Baumhoff

Waren umgeben uns heute in einem nie gekannten Ausmaß und strukturieren Wunschdenken und Handlungsmuster gleichermaßen. Die Produktkultur ist explodiert, aber trotzdem kaufen wir weiter. Konsum hat sich in einen kontinuierlichen Prozeß verwandelt, auf dessen Freuden kaum jemand verzichten möchte, gleichgültig, wieviel er bereits besitzen mag. Dagegen wäre es sinnvoll, weniger zu produzieren und die Designer, wie ehemals in der DDR, zur Reduktion der Produktpalette anzuhalten. Auch das Bauhaus hatte bereits eine ähnliche Idee, indem es dem Gründerzeitplüsch den Kampf ansagte und die Innenarchitektur entscheidend veränderte. Die Möbel wurden leichter und damit mobiler, der weinrote Samtbezug mit glattem, schwarzem Sitzleder vertauscht und die Ästhetik modernisiert. Ziel war es, eine preiswerte und ansprechende Inneneinrichtung für die breite Masse der arbeitenden Bevölkerung zu entwerfen. Dies gelang dem Bauhaus nicht. Der Stil der klassischen Moderne war seit jeher ein Zeichen der gebildeten Schichten. Heute sind die Ziele der Neuen Sachlichkeit und des Bauhauses zwar massenwirksam geworden, aber kaum für die Schicht der Arbeiter, deren Leben sie verbessern sollten. Nur der Freischwinger hat Kongreßhallen wie Kantinen gleichermaßen erobert und begegnet uns in vielen Variationen fast überall.

Der Boden, auf dem diese Reform entstand, war weniger die Kunst, als das verpönte Kunsthandwerk. In der populären Bauhausrezeption wird manchmal übersehen, daß die Schule sich zwar gerne von der Kunstgewerbebewegung abgrenzte, daß sie aber durch ihre Gründungsgeschichte zur Hälfte eine Kunstgewerbeschule war. Indem Walter Gropius die Bauhausausbildung eng mit dem Handwerk verknüpfte, versuchte er, das Kunstgewerbliche zurückzudrängen. Dem kunstgewerblerischen Wesen wollte das Bauhaus entgegenwirken – ein Begriff, der synonym mit dem negativ belegten Wort Dilettantismus gebraucht wurde. Dilettantismus wurde in der zeitgenössischen Debatte oftmals mit weiblichen Attributen belegt, abgeleitet von älteren weiblichen Tätigkeiten wie dem Nähen, Sticken oder Klöppeln. Ende des 19. Jahrhunderts drängten immer mehr Frauen in ein expandierendes kunstgewerbliches Betätigungsfeld, teils um zu verdienen, teils weil ihnen die Tempel der Kunst versperrt waren. (Magdalena Droste, Beruf: Kunstgewerblerin. Frauen in Kunsthandwerk und Design, 1890 – 1933. In: Design Center Stuttgart, Frauen im Design. Berufsbilder und Lebenswege seit 1900, Stuttgart 1989, S. 174 ff) Mit dem negativen Renommee der Kunstgeschichtsbewegung kamen einzelne Bauhausmeister auch persönlich in Berührung. Klee und Kandinsky hatten in ihrer Münchner Zeit vor dem Bauhaus Kritiken bekommen, die ihnen vorhielten, ihre abstrakte Malerei sei kunstgewerblich. Damit sollte gesagt werden, daß ihre Arbeit dekorativ sei, nicht in der Tradition des Tafelbildes stünde, und somit den Anforderungen der sogenannten hohen Kunst nicht genüge. Auch Walter Gropius behagte das Kunstgewerbliche nicht, dem der Geruch einer dilettantischen Frauenschule anhaftete. Diese Befürchtung verbreitete sich schnell. Die Studentin Gunta Stölzl berichtete nach Hause: „Unsere Klasse ist leider heuer recht voll und nicht recht viel Anregendes ist zu sehen. Überhaupt wird unsere Schule jetzt bald Zufluchtsstelle für Absolventinnen der Töchterschule.“ (Brief an Erwin Stölzl, 2. 7. 1917) Der Ruf des Kunstgewerblichen betraf auch das Weben, und am Bauhaus hatte man im allgemeinen ein widersprüchliches Verhältnis zu dieser Tätigkeit. Sie schien zu den innovativen Bestrebungen der Schule, zum Stahlrohrmöbel und zum Flachdach, schlecht zu passen. Alles Textile war mit einer teils durch das Material bedingten Geringschätzung versehen. Anni Albers erinnerte sich: „Weben hielt ich für zu weibisch. Ich war auf der Suche nach einem richtigen Beruf: Und so fing ich ohne große Begeisterung mit dem Weben an, da ich mit dieser Wahl nun einmal am wenigsten Anstoß erregte.“ (Zitiert nach: Wortmann Weltge, Bauhaus-Textilien, Schaffhausen 1993, S. 47) Albers erkannte rückblickend, daß ihre Arbeiten auf Papier als Kunst eingestuft würden, ein ähnliches Motiv in textiler Ausführung aber plötzlich Kunstgewerbe sei. Damit einher gingen Status-, Prestige- und Preisunterschiede, die aus der Sicht der Produzentin kaum gerechtfertigt waren.

Lilly Reich, Die Wohnung. Messestand mit Bauhausdruckstoffen für van Delden in Halle 6. Stuttgart 1927, Fotograf unbekannt, MOMA, NYC. • Der Messestand für die Firma van Delden ist die letzte Präsentation von Bauhausprodukten. Die Gestaltung übernahmen Anni Albers und Lilly Reich.

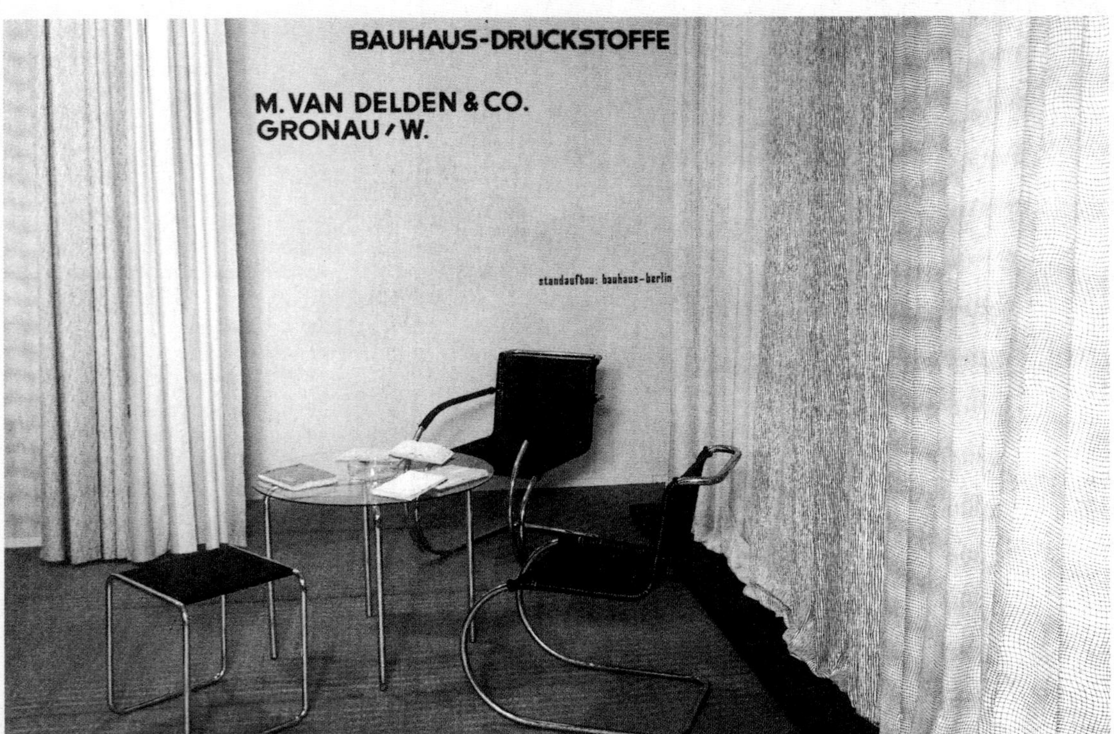

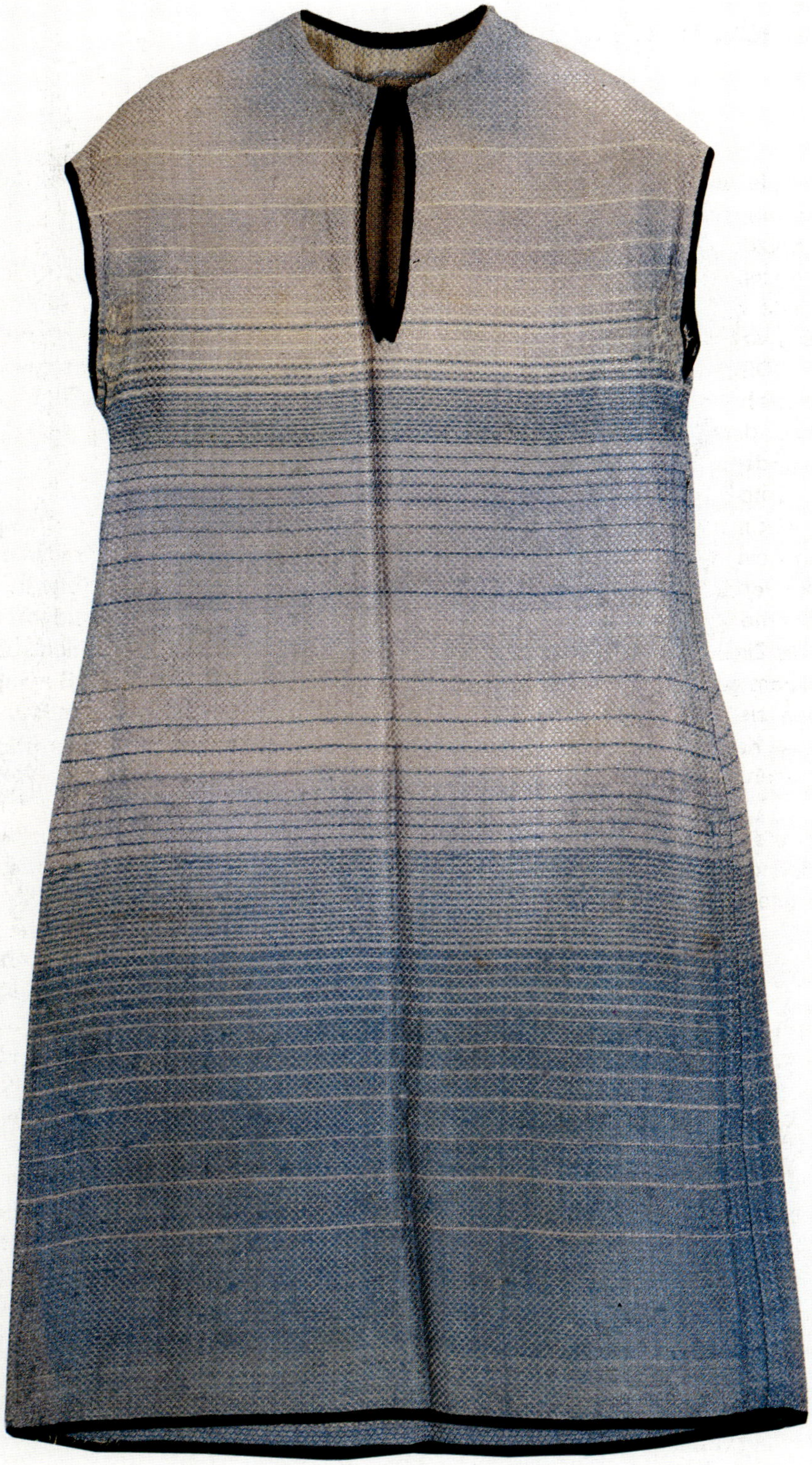

Carl Fieger, Kleid. 1927, Bauhausstoff, Länge 150,0 cm, Rockweite 57,0 cm, SBD, Archiv der Sammlung. ● Der Anteil an Kleidungsstücken unter den Webereiprodukten war verschwindend gering und in der teuren Einzelanfertigung für die an größeren Aufträgen interessierten Bauhausweberinnen nicht lukrativ genug.

In der Hierarchie von Kunst, Handwerk und Gestaltung stand die Webwerkstatt am Bauhaus an unterster Stelle. Zwar war ein derartiges Geschlechterdenken am Bauhaus nicht programmatisch, insgesamt bestimmte es dennoch den realpolitischen Umgang der Institution mit den Weberinnen. Das Bauhaus stand damit nicht allein, die ganze moderne Bewegung war gegen dekoratives Kunsthandwerk eingestellt, und besonders verhaßt waren Ornamente. Der Architekt Adolf Loos erklärte: „alle dinge, die wir modern nennen, haben kein ornament. bis auf die dinge, die der frau gehören." (Adolf Loos, Sämtliche Schriften, Wien, München 1962, S. 162) Das Weibliche, Ornamentale, Kunstgewerbliche und Modische schien zwangsläufig aufeinander bezogen zu sein und mußte deshalb auch zusammen reformiert werden, wollte die Moderne sich durchsetzen. Das Bauhaus hatte sich diesem Kampf verschrieben, indem es den Dilettantismus bekämpfte und damit stillschweigend das weibliche Kunstgewerbe meinte.

Die Weimarer Kunstdruckerei

Ute Brüning

Im Wintersemester 1919/1920 ließ Walter Gropius vier künftige Grafikstudenten zunächst das Handwerk der Kunstdruckerei erlernen und gab ihnen einen gesetzlichen Lehrvertrag – desgleichen einer Frau, die aber bald aus der Werkstatt verschwand. (13/282, 42) Denn daß Frauen sich „in den seltensten Fällen für die schweren Handwerke" eignen, wußte Gropius aus „Erfahrung" und gab es dem Meisterrat endgültig am 15. 3. 1921 zu bedenken, mit Erfolg. Charakteristisch für Gropius' Schulkonzept, das die Erneuerung der Kunst über eine handwerkliche Ausbildung versprach, war die Existenz eines künstlerischen neben einem technischen Werkstattleiter. Bis Herbst 1920 hatte diese Position der Grafiker Walther Klemm inne. Künstler und Werkstatt waren aus der Großherzoglichen Hochschule für Bildende Kunst, dem Vorgängerinstitut des Bauhauses, übernommen worden. Die technische Leitung versah seit Oktober 1919 der Lithograf Carl Zaubitzer als „Werkmeister".

Während andere Werkstätten noch lange um ihre Einrichtung kämpfen mußten, war die Druckerei voll betriebsfähig. Auf Gropius' Betreiben hin im Sommer 1920 noch erweitert, standen nun eine Steindruckpresse, zwei Kupferdruckpressen und eine Buchdruckhandpresse zur Verfügung, an denen die klassischen Techniken im Flach-, Tief- und Hochdruck gelehrt wurden. (183/14)

Nach dem ersten Jahr bereits entspann sich hier ein grundsätzlicher Konflikt zwischen dem Anspruch, mit dem Handwerk schöpferische Fähigkeiten zu fördern, aber gleichzeitig dem finanziell immer ausgehungerten Bauhaus ein Zubrot zu verdienen. Im Oktober 1919 hatte Gropius Reproduktionsaufträge „aller graphischen Künstler Deutschlands" ins Auge gefaßt. (C 1468/3) Ob die Druckerei von Anfang an nach diesem Konzept arbeitete, ist nicht bekannt, doch konstatierte der Meisterrat am 20. 9. 1920, sie sei die finanziell erfolgreichste Werkstatt. Im selben Atemzuge aber war von Krisenstimmung die Rede: Die Schüler „tragen sich mit dem Gedanken umzusatteln. Der Grund liegt in dem reproduktiven Charakter dieses Handwerkszweiges. Die künstlerische Seite ... wird durch das bloße Drucken zu wenig angeregt." Gropius zog zwei Konsequenzen. Zum einen gab er zu erwägen, Meister und Schüler könnten doch eigene Werke herausgeben, wie „Mappenwerke von graphischen Blättern oder illustrierte Bücher". Zum anderen bekam die Werkstatt einen Sonderstatus, festgeschrieben aber erst im Lehrplan vom Juli 1922. Man verzichtete jetzt auf gesetzliche Lehrbriefe und bildete statt dessen Bauhausmitglieder auf Wunsch aus. Die Lehrwerkstatt war nun offiziell „vorwiegend" Produktionsstätte, das heißt, man arbeitete für den Verkauf. Obwohl Gropius ihre Vereinbarkeit mit Lehre und Experiment immer wieder in Zweifel zog, akzeptierte er den Zustand aus finanziellen Erwägungen.

Diese Entwicklung hatte sich schon vor 1922 angebahnt. Während Gropius noch lange kleine gebrauchsgrafische Entwurfsaufträge nicht an Druckereilehrlinge, sondern an fortgeschrittenere Grafikschüler vergab, nutzten einige Schüler von sich aus die Druckerei kreativ. (70 und 183) 1920 wollte der Druckereilehrling Ziegfeld Entwurf, Druck und Verlag für das „Nachrichtenblatt des Reichsbundes deutscher Kunsthochschüler" in der Werkstatt einrichten, wie ein Titelblatt verrät. Schon 1920/1921 arbeiteten Schüler anderer Werkstätten dort wie Bogler, Gilles, Breuer oder Dicker, Molnár und Stefan. Schüler Röhl begann 1920 damit, Werbung für Bauhausveranstaltungen selbst zu entwerfen und zu vervielfältigen, was Meister und Schüler begeistert aufgriffen und zur Tradition werden ließen. Man konnte gewiß sein, daß Schöpferisches sich auch ohne Lehrbrief in der Druckerei entwickelte. Bis zum Gesellenbrief brachten es folglich nur Hirschfeld-Mack und Baschant, die, nacheinander als Gesellen eingestellt, zusätzlich den knappen staatlichen Bauhausetat belasteten. Vier Mitarbeiter zählte also das ständige Personal (ein Hilfsarbeiter eingerechnet; C 1468/23; 183/114), nicht notwendig für drei bis fünf Auszubildende, wohl aber für die professionelle Produktion, die Gropius offenbar schon immer fest eingeplant hatte.

Bei der Neuverteilung der Werkstätten auf die „Formmeister" am 15. 3. 1921 erhielt Lyonel Feininger in der seit Ende 1920 verwaisten Druckerei diese Funktion. Er hatte schon in der September-Krisenstimmung 1920 auf Gropius' Produktionsidee reagiert und gleich im Dezember sein erstes Verkaufsprodukt angekündigt. Mit dem Zyklus „12 Holzschnitte" eröffnete er die große Reihe von zehn umfangreichen druckgrafischen Bauhausmappen, mit deren Vorbereitung und Auflagendruck die Werkstatt 1922/1923 nicht „vorwiegend", sondern fast vollständig Dienstleistungsbetrieb für Bauhausmeister und andere Künstler wurde: Die fünfteilige Serie „Neue Europäische Graphik" war 1921/1922 im Druck, dazu Kandinskys „Kleine Welten", 1923 unter anderem Schlemmers Mappe „Spiel mit Köpfen" und die „Meistermappe des Bauhauses", 1923/1924 Marcks' „Wielandslied der Edda". Die finanziellen Hoffnungen jedoch zerschlugen sich durch die galoppierende Inflation. In Dessau griff man daher den bislang sekundären roten Faden auf, Verdienstchancen in der Reklame zu suchen. Ausschlaggebend für den endgültigen Wechsel von der grafischen Kunst zur Werbung wird das wachsende Bedürfnis nach professioneller Eigenpropaganda gewesen sein.

(Hinweis: Ziffern in Klammern bezeichnen hier Bauhausakten im Thüringischen Hauptstaatsarchiv, Weimar – dem Schrägstrich folgt die Seite.)

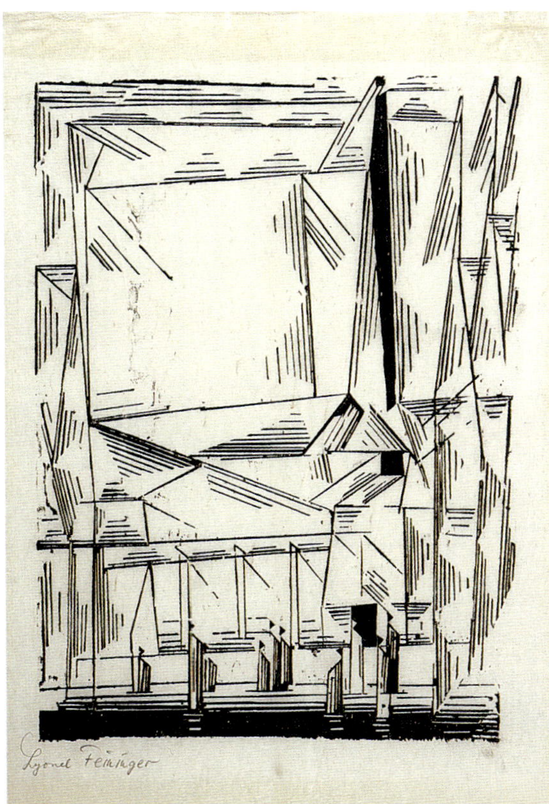

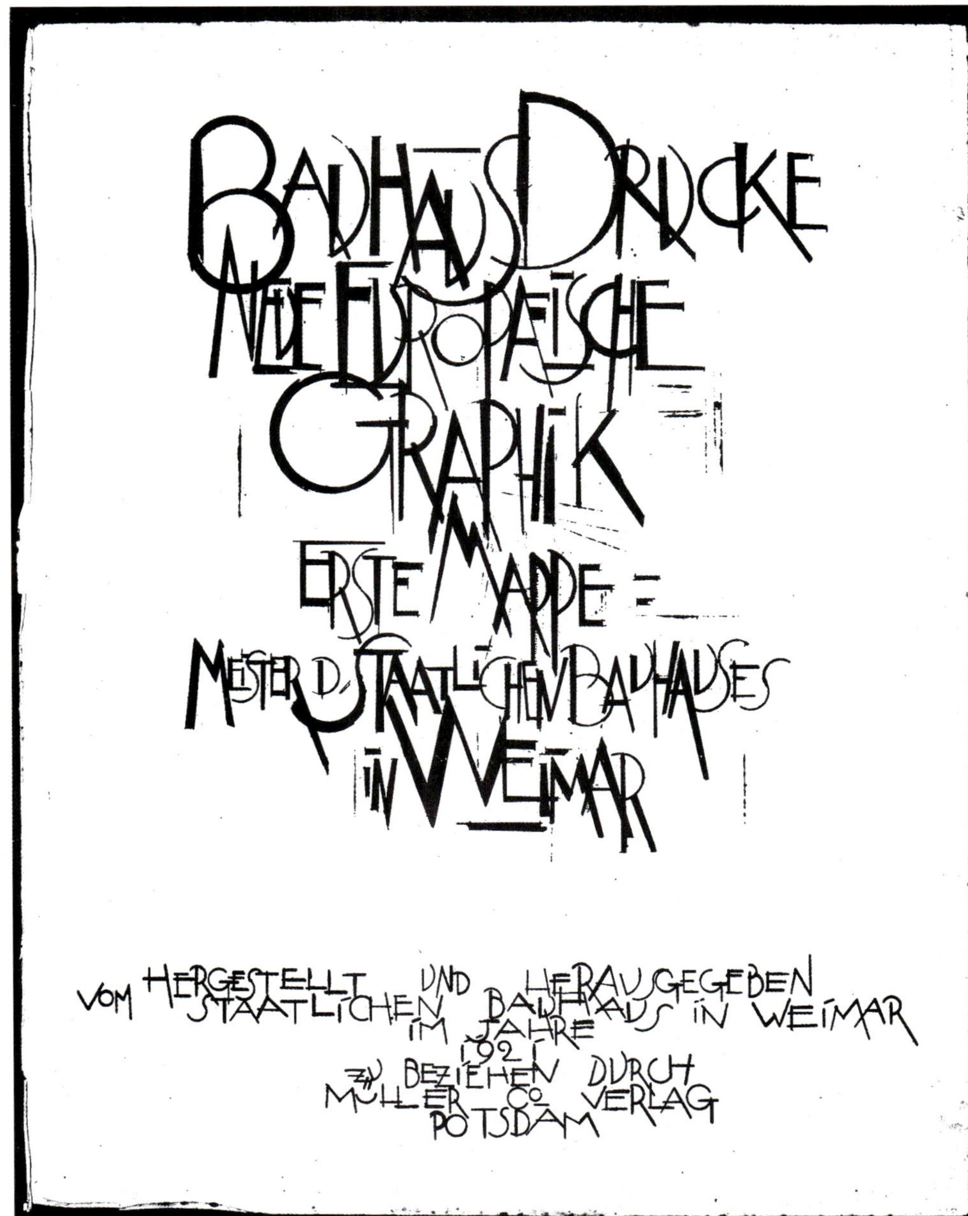

Lyonel Feininger, Gelmeroda. 1920, Blatt aus „Meistermappe des Staatlichen Bauhauses". 1923, Holzschnitt auf Japanpapier, Blatt: 40,3 x 29,8 cm, Abdruck: 33,1 x 24,5 cm, BHA. ● Feininger schuf mit seinem Blatt kein neues Werk für diese Mappe, sondern griff auf eine ältere Arbeit zurück. Der Druckstock des Holzschnittes „Gelmeroda" ist auf den 28. 11. 1920 datiert. Die Pfarrkirche von Gelmeroda, einem Dorf bei Weimar, das er 1913 gemeinsam mit seiner Frau Julia entdeckte, sollte fortan zu seinen favorisierten Motiven gehören.

Lyonel Feininger, Titelblatt für „Bauhaus-Drucke. Neue Europäische Graphik", erste Mappe: „Meister des Staatlichen Bauhauses in Weimar". 1921, Holzschnitt, 56,0 x 44,5 cm, BHA. ● Die erste Zusammenstellung grafischer Arbeiten von Bauhausmeistern trug ein Titelblatt des neuen Formmeisters der Kunstdruckerei. Feininger, dem am 15. 3. 1921 diese Position übertragen wurde, eröffnete mit ihr einen Zyklus von zehn druckgrafischen Mappenwerken.

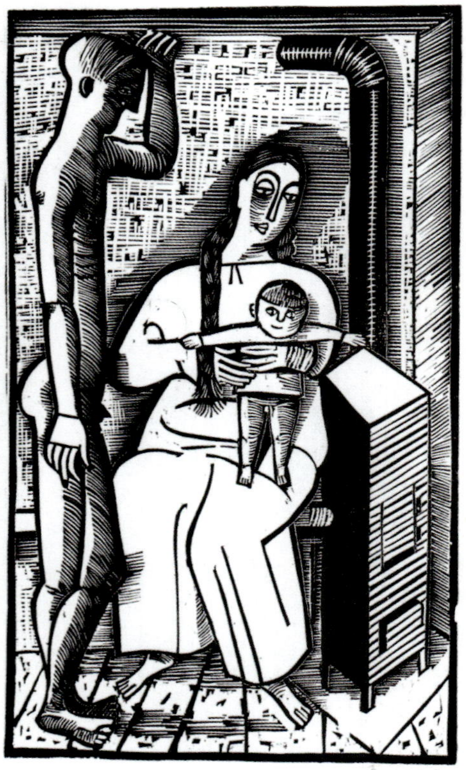

Gerhard Marcks, Am Öfchen (Familie). 1923, Blatt aus „Meistermappe des Staatlichen Bauhauses“, 1923, Holzschnitt auf Bütten, Blatt: 40,3 x 30,6 cm, Abdruck: 27,3 x 16,5 cm, BHA. ● Der Bildhauer und Formmeister der Bauhaustöpferei Marcks schrieb zu dieser Arbeit: „Am Bauhaus war Abstraktion die Parole. Ich nahm mir nur soviel davon an, als ich zur Organisierung der Fläche, des Bretts nämlich, brauchen konnte: Schwarze, graue, weiße Flecke an die ihnen zukommenden Stellen zu setzen, ein Liniennetz sinngemäß zu ordnen, aber alles im Sinne einer Darstellung, nicht als Selbstzweck.“

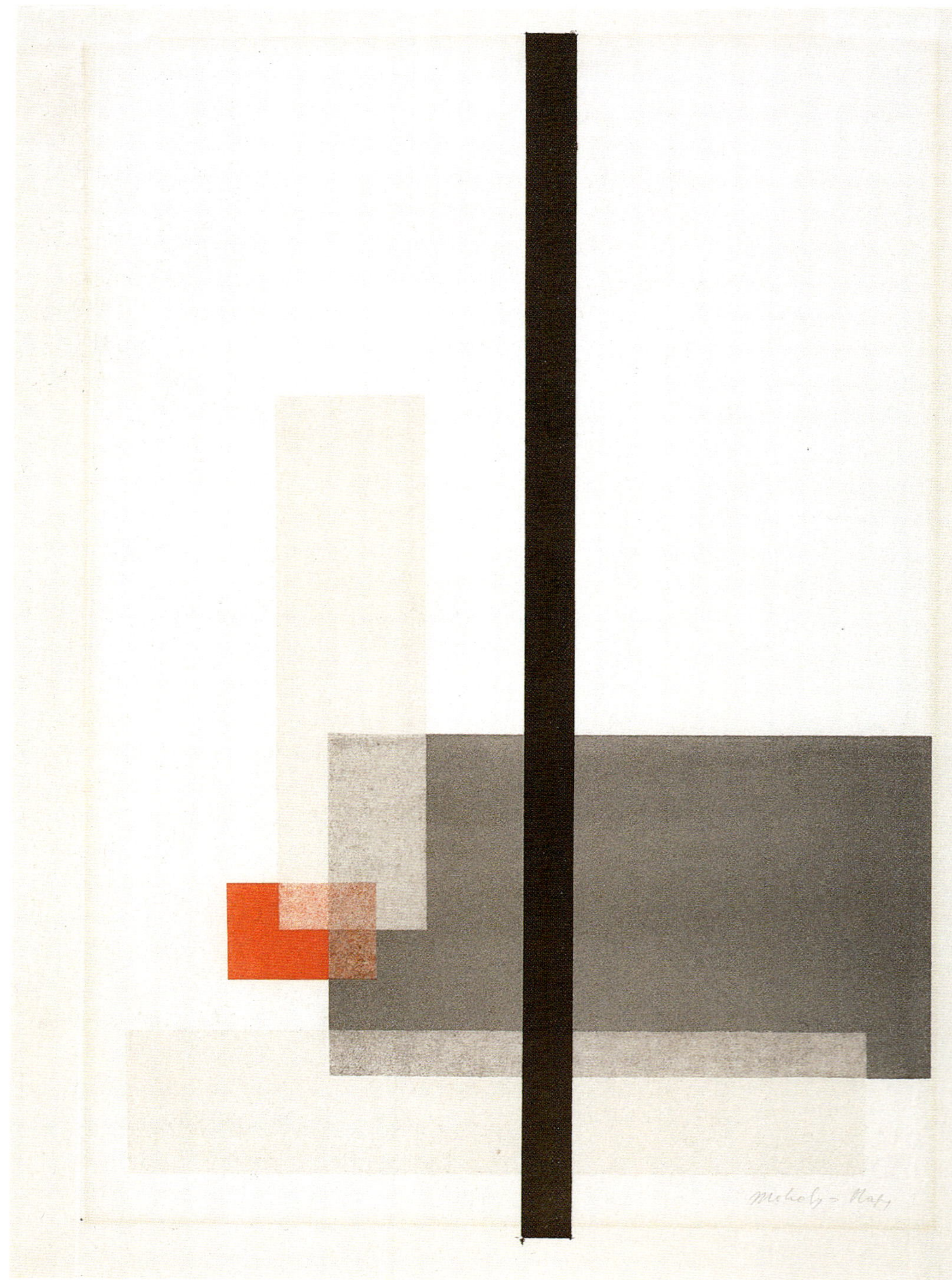

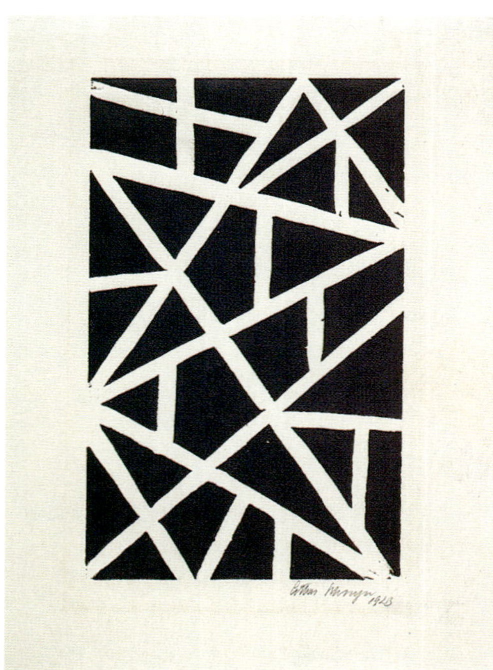

Lothar Schreyer, Ohne Titel. 1923, Blatt aus „Meistermappe des Staatlichen Bauhauses“, 1923, Holzschnitt auf Bütten, Blatt: 26,8 x 19,8 cm, Abdruck: 20,0 x 12,5 cm, BHA. ● Das schroffe weiße Gitterwerk, akzentuiert in spitzigen Balkenbündeln, möchte das Geviert dieser dynamischen Arbeit sprengen, die noch ganz den Geist des Expressionismus atmet.

László Moholy-Nagy, Komposition. 1923, Blatt aus „Meistermappe des Staatlichen Bauhauses“, 1923, Farblithografie auf Velin, vier Steine, Blatt: 39,0 x 28,8 cm, Abdruck: 36,0 x 25,5 cm, BHA. ● Licht und Transparenz, Bewegung und Balance nebst den ihnen innewohnenden Spannungsverhältnissen waren die großen Themen Moholys – in Malerei, Plastik, Fotografie, so auch in der Grafik.

Wassily Kandinsky, Fröhlicher Aufstieg. 1923, Blatt aus „Meistermappe des Staatlichen Bauhauses“, 1923, Farblithografie auf Velin, vier Steine, Blatt: 34,2 x 26,7 cm, Abdruck: 23,8 x 19,3 cm, BHA. ● Dieses Blatt scheint noch zwischen Objektwelt und Abstraktion zu schweben, denn findet nicht der aufsteigende „Ballon“ in der trapezoiden „Startrampe“ sein erdhaftes Gegengewicht?

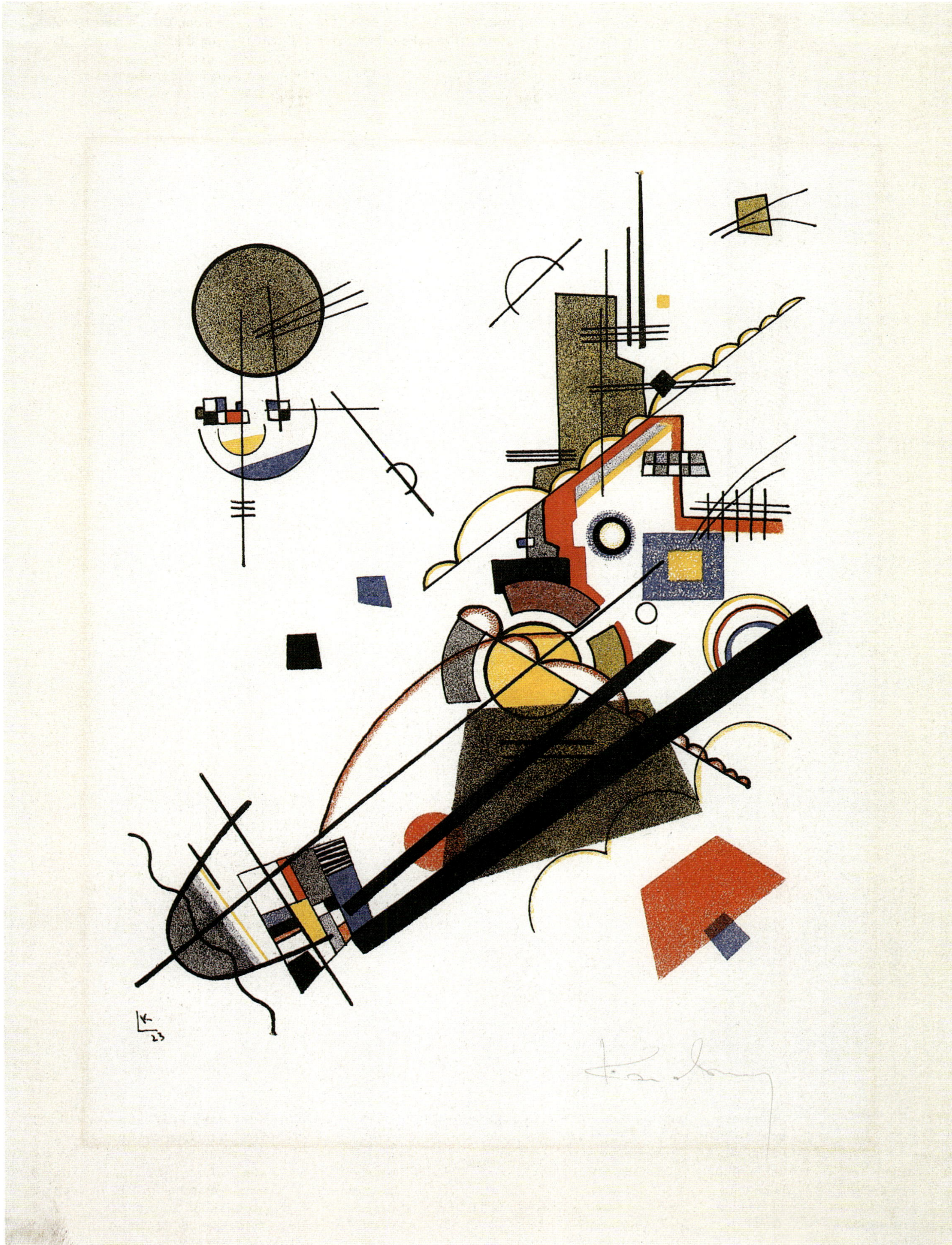

Weimarer Kunstdruckerei

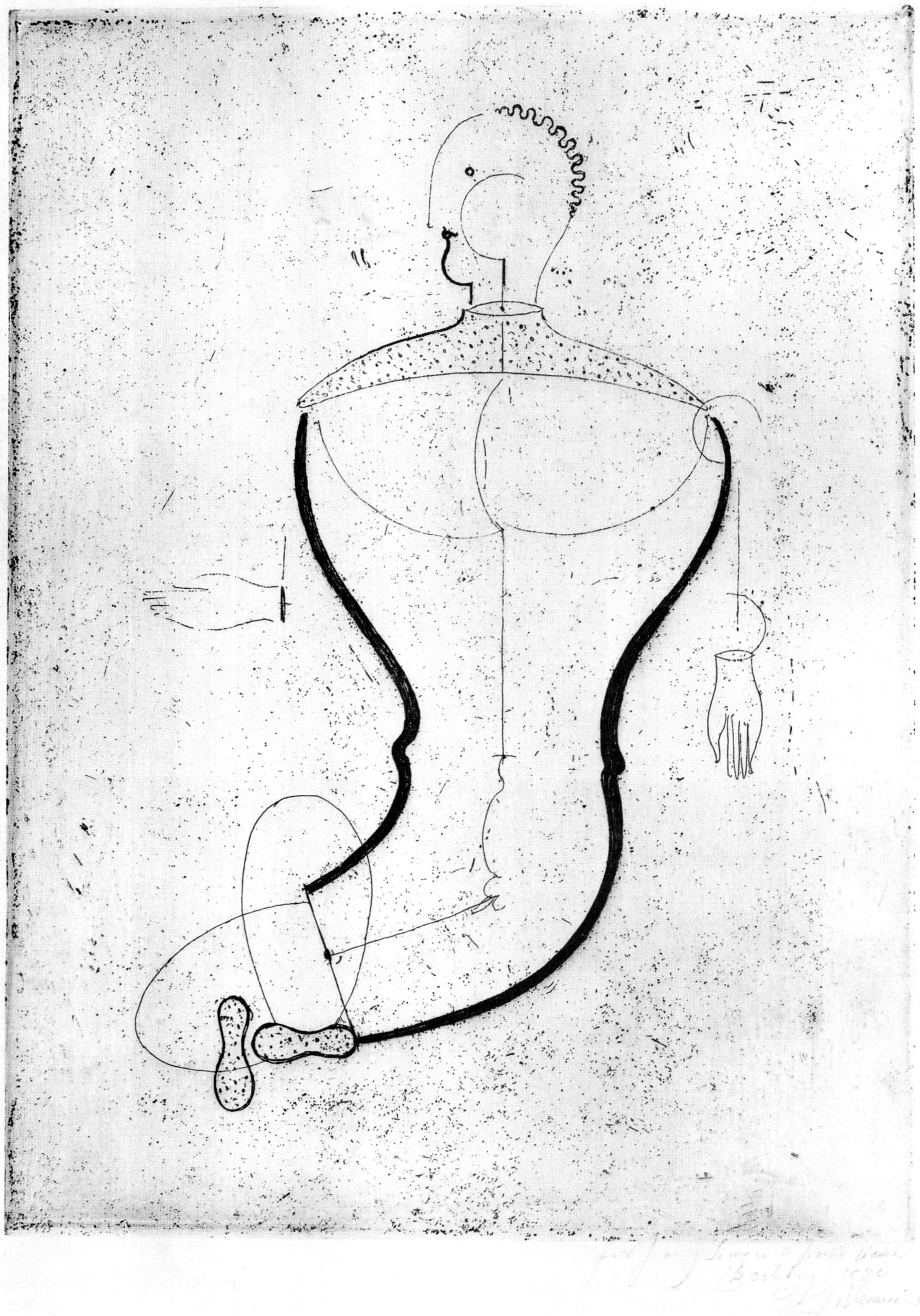

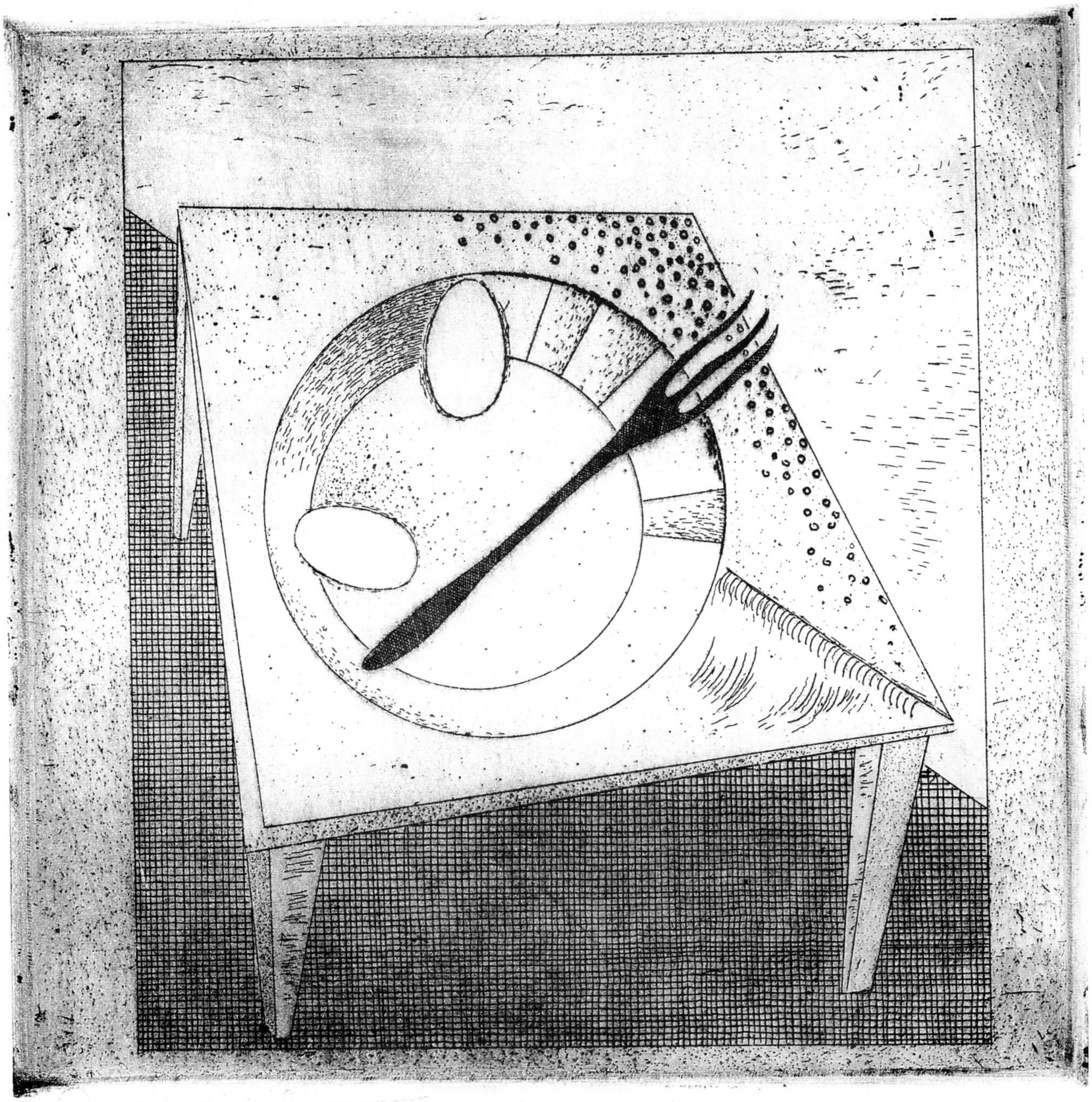

Georg Muche, Auf dem Tisch. 1923, Blatt aus „Meistermappe des Staatlichen Bauhauses", 1923, Radierung auf Kupferdruckkarton, Blatt: 40,0 x 30,4 cm, Abdruck: 31,6 x 24,0 cm, BHA. ● Für Muches grafisches Œuvre stellt diese Radierung den Wendepunkt von Abstraktion zu gegenständlicher Arbeit dar. Mehrfach gegeneinander verschobene Ebenen von Raum zu Flächen verleihen seiner Komposition ein instabiles Gleichgewicht.

Oskar Schlemmer, Abstrakte Figur nach links (Figur „S"). 1923, Blatt aus „Meistermappe des Staatlichen Bauhauses", 1923, Radierung auf Kupferdruckkarton, Blatt: 40,0 x 30,4 cm, Abdruck: 31,6 x 24,0 cm, BHA. ● Diese einzig überlieferte Radierung entwickelte Schlemmer aus mehreren Tuschzeichnungen, deren harte Kontrastierung aus schwarzen Konturen auf weißem Grund er schätzte. Zwei schwungvolle, kräftige Linien markieren den Rumpf der Figur als Zentrum für Dynamik und Ausgleich.

Druckgrafische Editionen

Ute Brüning

Die hohe Qualität aus der Werkstatt für Handdruck sollte vielseitiger Verwendung zugeführt werden. Mit außerordentlichen künstlerischen, editorischen und bibliophilen Leistungen trat das Bauhaus seit 1921 an die Öffentlichkeit. Im Laufe dieses Jahres begann man, die ehrgeizige Reihe der „Bauhausdrucke“ vorzubereiten, in der die wichtigsten Tendenzen der europäischen Avantgarde als Mappenwerk „Neue Europäische Graphik“ zusammengetragen und im Potsdamer Verlag Müller & Co. veröffentlicht wurden. In dieser fünfteiligen Serie stellten sich die Bauhausmeister in Mappe eins mit hervorragenden Zeitgenossen in eine Reihe – deutschen, italienischen und russischen Künstlern, auch französischen, deren Mappe jedoch fragmentarisch blieb. „Ein internationales Unternehmen von diesem Anspruch und Umfang“, urteilt Klaus Weber, „ist im Bereich der Grafik weder vorher noch später“ in Angriff genommen worden. (Bauhaus-Künstler, Ausst.-Kat. Kunsthalle Weimar, Weimar 1993) Drei Ziele galt es, mit der Mappenproduktion zu erreichen: Für das politisch und finanziell immer gefährdete Bauhaus waren Solidaritätsbeweise der beteiligten Künstler zu erlangen, indem sie ihre Beiträge spendeten; eine Verbesserung der Auftragslage war beabsichtigt und schließlich die Assoziierung der Schule mit der Avantgarde. Es scheint, als diente die Druckerei den Präliminarien für ein erst später zu eröffnendes Bauhaus.

Die nächste Grafikmappe der Bauhausmeister geriet in ein geradezu antagonistisches Verhältnis zu den Zielen des Hauses. Als am 26. 5. 1923 die finanzielle Sicherung des bauhauseigenen Verlages bekanntgegeben wurde – unverzichtbar für das Katalogbuch zur großen Leistungsschau –, kam im Meisterrat die Idee auf, zu dieser Ausstellung eine „kleine Mappe mit Originalen“ herzustellen. Obwohl noch immer Inflation herrschte, erschien diese „Meistermappe“ tatsächlich im eigenen Verlag. Acht Lehrer trugen je ein Werk bei. Doch war dies nicht neuerlich eine Ausgliederung der Grafik aus der großen Synthese der Künste, die gerade die Leistungsschau offenbaren sollte? Und wurde bei dieser Gelegenheit die Kunst nicht größtenteils ins Museum verbannt, und geschah nicht dasselbe im Katalogbuch, das im Kapitel drei die freien Künste sprechen ließ? Vorbildlich zeigt die Gliederung dieses Buches die gedachte Einheit der Zweigleisigkeit von Kunst und „Bau“. Die Kapitel „Die Schule“ mit ihrer Vorlehre und „Freie Arbeiten“ verklammern das Kapitel der Werkstätten, das „Bau“ heißt. Doch so sehr Moholys dynamische Gestaltung das gesamte Buch durchdringt, so sehr auch sperrt es sich gegen jede Bindung. Gerade die Originallithografien brechen mit dem dickeren Papier die Einheit immer auf.

Dennoch gab es produktive Beziehungen zwischen Kunst und Handwerk. Wie nahe die freie Kunst dem Thema „Bau“ kam, zeigt die „Meistermappe“. Während Feininger als routinierter, akzeptierter Meister der Fläche die Mappe betritt, bearbeitet Bildhauer Marcks als Meister der Töpfereiformen schon eher ein fächerübergreifendes Problem. Im Dienste eines profanisierten Heiligenbildes zeigt er in flächiger Darstellungsform elementare plastische Kontraste. Maler Schlemmer präsentiert hier als Meister der Bildhauerei geometrisch-stereometrische Koordinaten eines sitzenden Mannes und spielt mit dessen Torsoabstraktion auf ein sich s-förmig verbiegendes Streichinstrument an. Maler Muche, Formmeister der Weberei, läßt hier, statt in ein fotografisches, in ein grafisches Stilleben blicken, und es scheint an simplen, einander einbeschriebenen Elementarformen ein kleines Strukturenalphabet auf, brauchbar zur Verschränkung von Raum und Fläche. Bühnenmeister Schreyer, der sich vom Bauhaus bereits losgesagt hatte, verzichtet hier auf Figurinen und bietet, wie schon 1922, das Drama der Kraft von Schrägen gegenüber den Senkrechten – in ihrem lapidaren Solo fast eine Demonstration gegen die Herrschaft von De Stijl. Ungeich komplexer demonstriert Maler Kandinsky die Diagonalkräfte der Linien in „Fröhlicher Aufstieg“. Der Leiter der Wandmalerei zeigt, wie weißer Raum mit schwebenden Bewegungen zu erfüllen ist. Wie Linien, ob als Strahl, freie Gerade oder dick wie ein Balken, Farbflächen zurecht- und abschneiden, sie überlagern, sprengen und in Bewegung setzen können, indem er malerische Effekte wie Farbverläufe und amorphe Gebilde ausläßt. Und es wird deutlich, wie wenig klare Farbe sich der eingrauenden Kraft widersetzen kann, die sich als schwarze Punktschicht über Gelb legt. Moholy-Nagy gar, frisch eingestellt in der Metallwerkstatt, scheint direkt zum Bau gewagter Farbgleichgewichte aus neuen, durchsichtigen Materialien aufzurufen. Maler Klee hingegen, derzeit unterbeschäftigter Meister der Glasmalerei, nutzt in der Lithografie „Der Verliebte“ die Möglichkeit, Farbüberlagerung zu geheimnisvoll ironischem Dunst zu machen. Die elementare Kreisform macht er zur seifenblasenartig gedunsenen Vision erregender Geschehnisse im Kopf des Verliebten. Das witzigste aller Bauhausbilder, die sich um die Themen „Kopf“, „Herz“ und „Hand“ ranken, deutet eine zarte Mahnung an, wie durch Kopflastigkeit die anderen Faktoren bei der Bau-Arbeit im Hause zu entfallen drohten.

Paul Klee, Der Verliebte. 1923, Blatt aus „Meistermappe des Staatlichen Bauhauses“ 1923, Farblithografie auf Velin, zwei Steine, Blatt: 34,5 x 27,0 cm, Abdruck: 27,6 x 19,0 cm, BHA. ● Die Augen weit nach innen gesenkt, die Hände in tiefer Einkehr gefaltet, schwebt Klees Verliebter schmachtend über irdischen Profanitäten. Ein hohes Lied der Liebe, wie im Violinschlüssel angedeutet, oder eine Karikatur dessen, was stets die Sinne des Mannes beherrscht und später als comicartiges Vexierbild Sigmund Freuds berühmt werden sollte.

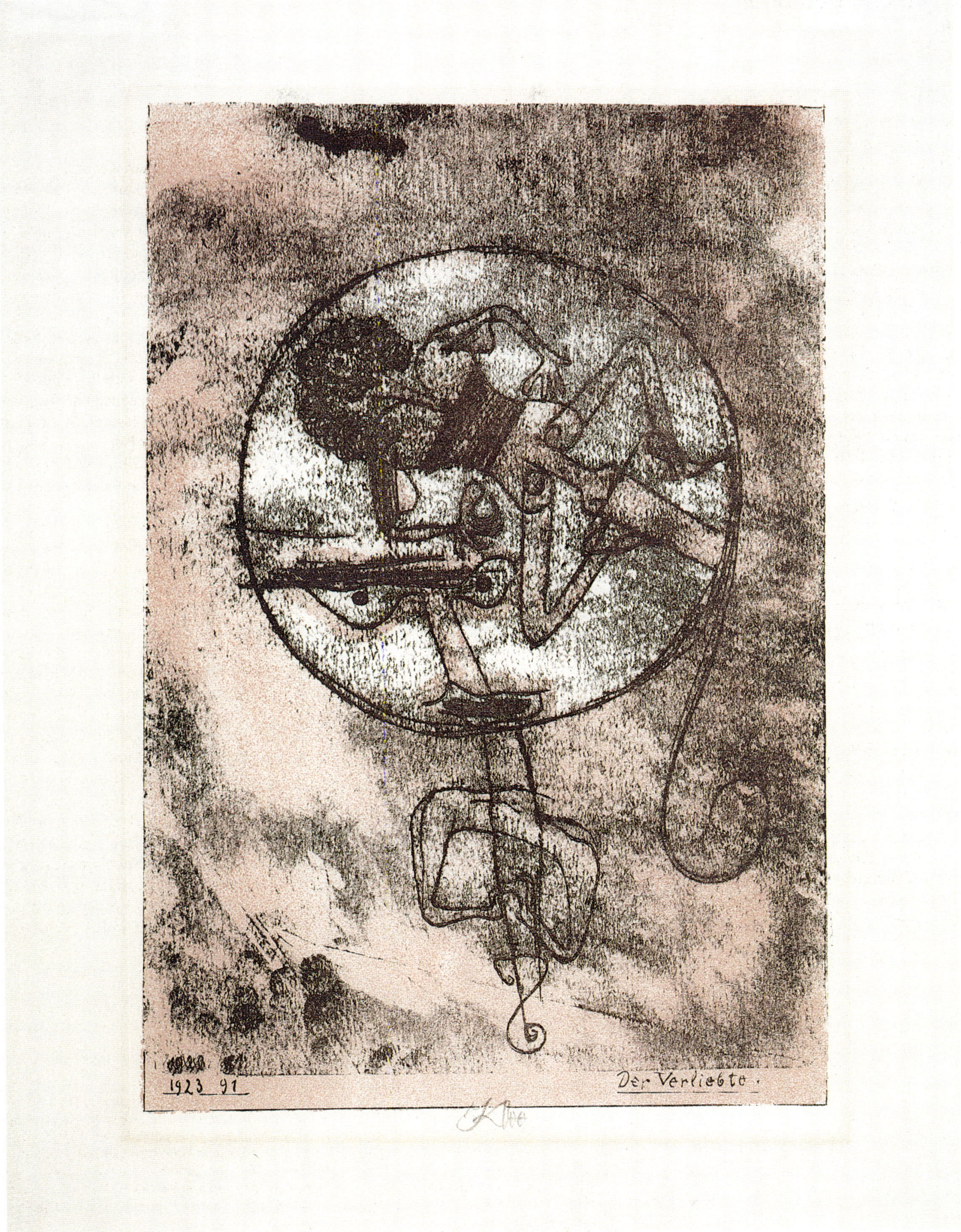
1923 91
Der Verliebte.
Klee

Druckerei, Reklame, Werbewerkstatt

Ute Brüning

In rund sieben Jahren ihrer Existenz, 1925 bis 1932, hat die Werkstatt für Druck und Reklame unter drei Direktoren ihre Ziele und Arbeitsweisen dreimal grundlegend geändert. Sie wurde in der Gropius-Ära unter Herbert Bayers Regie de facto eine „Produktivwerkstatt" kleinen Umfangs, aber in reinerer Form als je wieder. Ihr Hauptprodukt Reklame ging von der revolutionären, internationalen Strömung der „elementaren Typographie" aus, die das Interesse an Werbung am Bauhaus noch heftiger entfachte. Unter Hannes Meyer übernahm die Abteilung dann offiziell Produktionsaufgaben des Hauses und erhielt damit eine wichtigere Stellung am Bauhaus. Werkstattleiter Joost Schmidt ließ jetzt auch dreidimensionale Werbemittel entstehen, die Eigenheiten von Ware und Firma dem Betrachter anschaulicher machen konnten, als das in der Zeit der ersten Verarbeitung künstlerischer Anregungen aus De Stijl und Konstruktivismus beabsichtigt war. Kaum war Schmidt 1930 bei dem Traum angelangt, aus seiner „Werbewerkstatt" mit angeschlossener Foto- und Plastikabteilung ein großes „Werbeinstitut" zu machen, fiel sie unter Mies van der Rohe bald zurück in den Dämmerschlaf einer trockenen Lehrwerkstatt, gedacht für Werbegrafiker, und sie starb daran, bevor das Bauhaus 1933 geschlossen wurde.

Die „Bauhaustypografie", wie Setzer und Drucker bald empört, bald lobend sagten, begann in Dessau, noch bevor die Schule überhaupt eine eigene Druckerei einrichten konnte. Die ersten Experimente machte Bayer wahrscheinlich allein – wo – das ist noch immer nicht geklärt. Überhaupt sind Quellen über Druckerei und Reklamewerkstatt zur Zeit Bayers rar. Stellvertretend sind wir auf seine eigene Arbeit verwiesen. Die „Arbeitspläne"

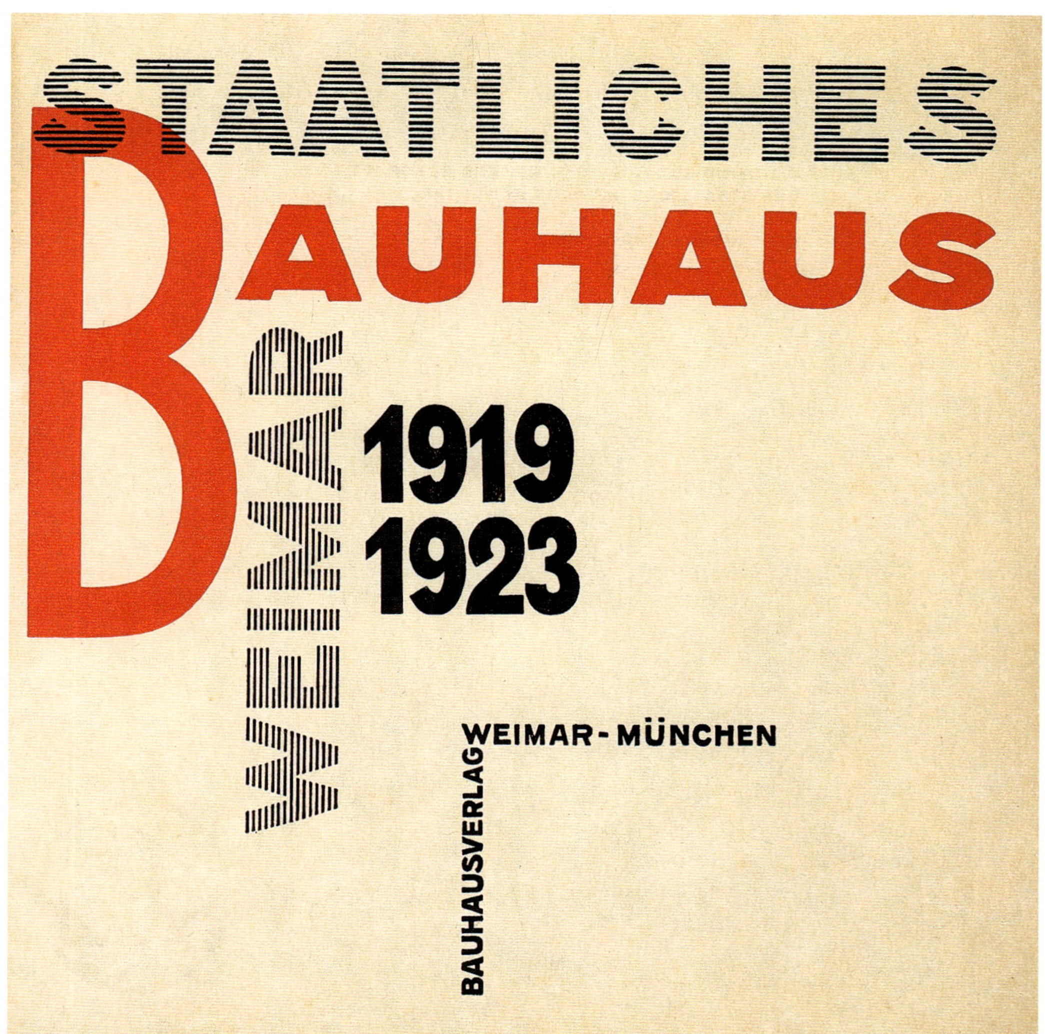

László Moholy-Nagy, Innentitel der Publikation „Staatliches Bauhaus Weimar 1919–1923". 1923, Buchdruck, 25,0 x 25,5 cm, BHA. ● „Für die Technik unserer heutigen Arbeiten ist die Ausnutzung maschineller Möglichkeiten charakteristisch ...", konstatierte Moholy-Nagy 1923. Seine Vorliebe, am Material des Setzkastens Formen zu entdecken, die sich zu Kompositionen aus Spannung und Dynamik fügen ließen, sollte am Bauhaus erheblichen Einfluß haben. Seine Experimente in Satz, Druck und Layout entfachten eine anhaltende Debatte über zweckbetonte Typografie.

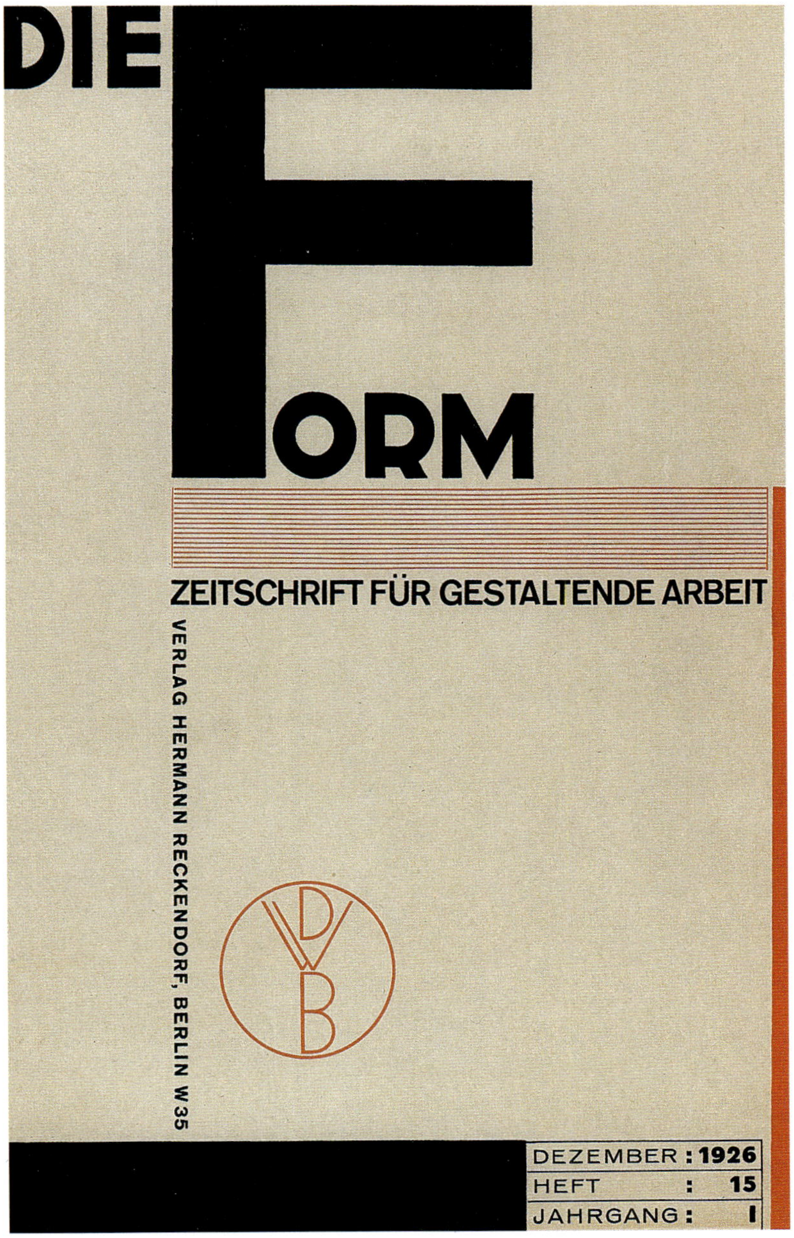

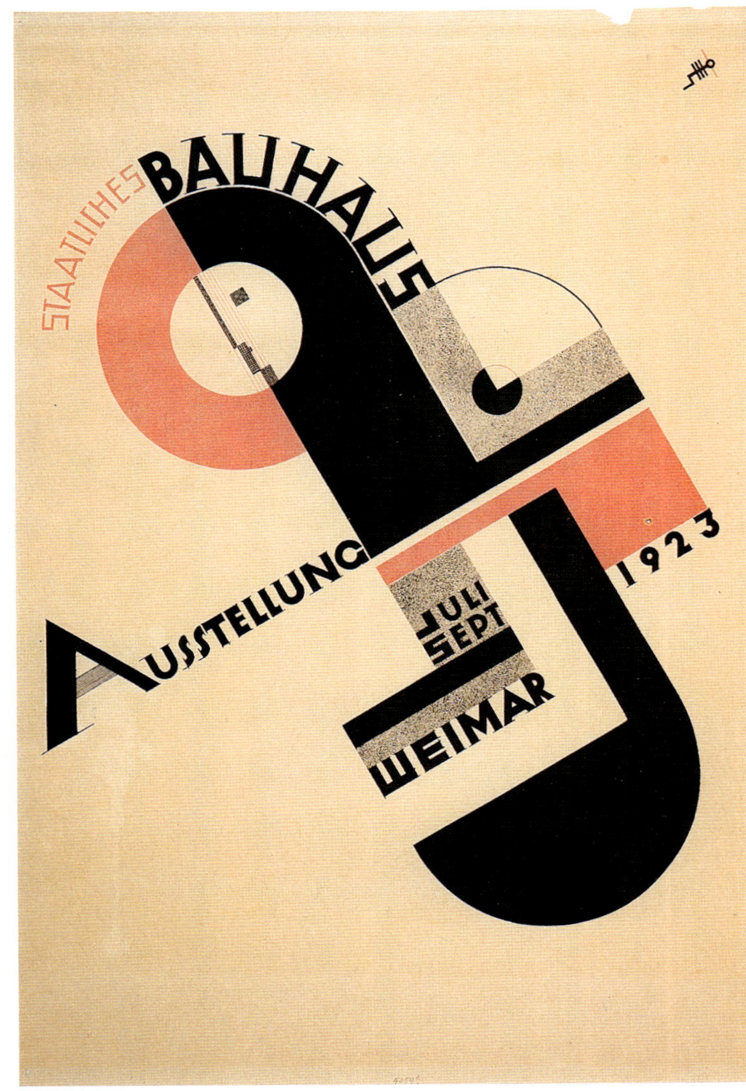

Joost Schmidt, Titelblatt der Zeitschrift „Die Form". Dezember 1926, Buchdruck, DIN A 4, BHA. ● Die neuen Typografen forderten Einfachheit, Klarheit und Präzision. Joost Schmidt, Autodidakt auf diesem Gebiet, hob die Buchstabengeometrie mit ähnlichen Formen hervor und erreichte eine zeichenartige Komposition.

Joost Schmidt, Plakat. 1922/1923, Lithografie, 60,5 x 48,0 cm, BHA. ● Schmidt, zu jener Zeit Geselle in der Bauhausbildhauerei, orientierte sein preisgekröntes Plakat an der Formensprache seines Lehrers Schlemmer. Schrift und Bauhaussignet führen neben der abstrakten Figur noch kein eigenständiges Leben.

vom November 1925 zeigen noch stark das Weimarer Konzept. Grafische Reproduktion war geplant, was wohl nicht mehr realisiert wurde. Das neue Angebot von Buchdruck und Handsatz, anfangs mit einer Groteskschrift in allen Größen und Graden, war für die beabsichtigte Produktion wichtiger. Bayer gab der Werkstatt einen neuen Sinn, indem er anstelle der an das Buchdruckerhandwerk nur angegliederten Reklameabteilung das Fach „Reklame" einführte. Nachdem der Druckereibetrieb, laut „Werkstattordnung", im August 1925 zumindest auf dem Papier begonnen hatte, erfährt man 1926 im neuen Lehrplan stichwortartig von Unterrichtsinhalten: Die Werbemittel, auch Werbebau, und ihre wirksame Anwendung seien zu untersuchen, weiterhin seien Werbeplan, Normung, Werbepsychologie zu behandeln. Das deutet auf eine hochaktuelle Verknüpfung unterschiedlicher Wissenschaften, die bisher noch keine deutsche Ausbildungsstätte aufzuweisen hatte. „Werbebau" wird Bayer als Berührungspunkt mit der Abteilung Wandmalerei gesehen haben, wo der Unterricht „zeitweilig" stattfinden sollte – man erinnere sich an Bayers Weimarer Entwürfe in der Wandmalerei, die projektierte Licht-

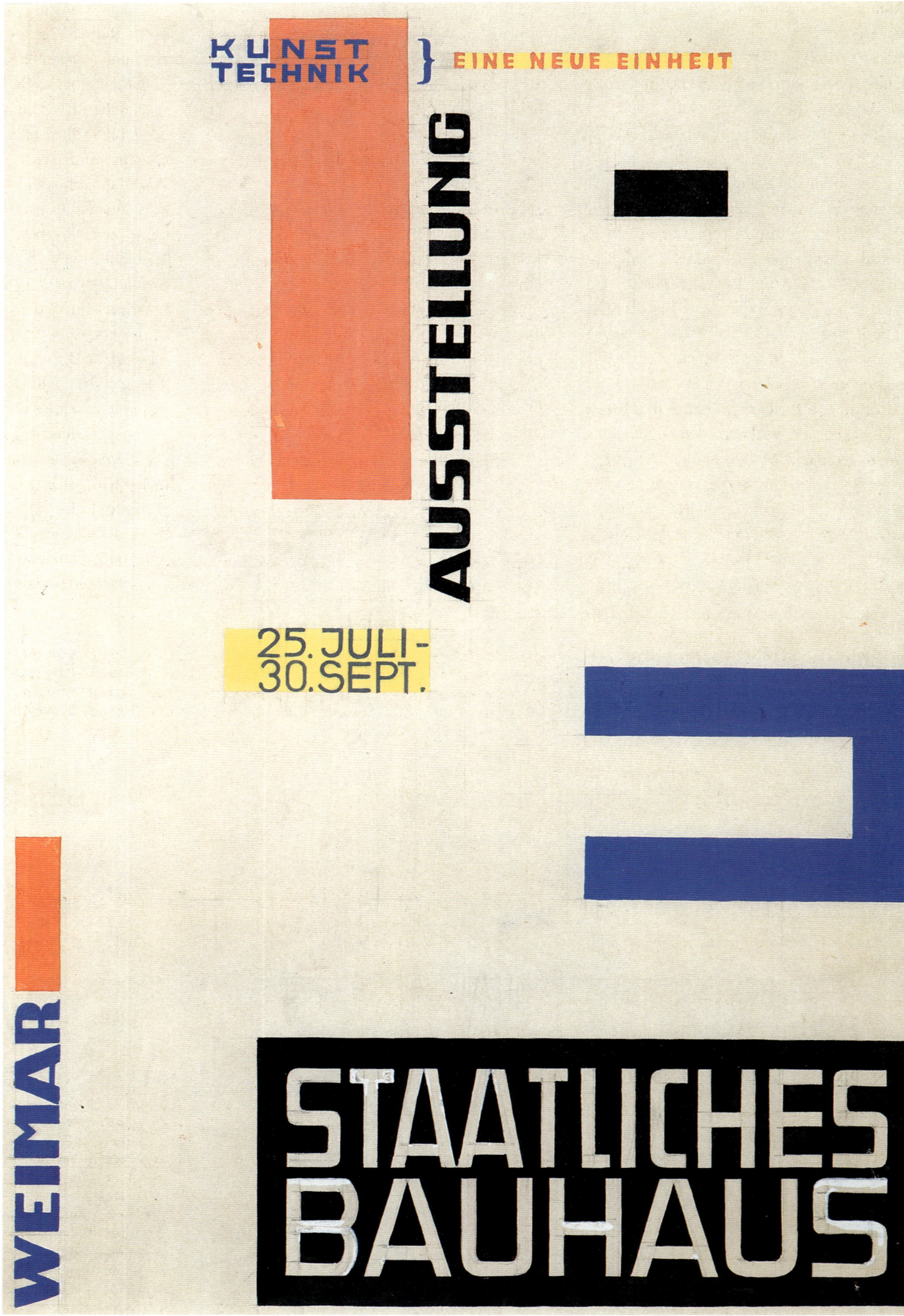
KUNST
TECHNIK
EINE NEUE EINHEIT
AUSSTELLUNG
25. JULI-
30. SEPT.
WEIMAR
STAATLICHES
BAUHAUS

reklame für Glasmaler Kraus und farbige Reklamebauten.
Während der ersten Dessauer Zeit jedoch war Moholy-Nagy der heimliche Typografielehrer, dem Bayer sich bald entzog. Moholy hatte seine künstlerisch-pädagogischen Experimente auch auf Druck und Werbung erstreckt und fuhr fort, revolutionäre Neuerungen gerade in die Produkte zu bringen, die das Bauhaus nach außen hin am stärksten repräsentierten: die Bauhausbücher und der erste Jahrgang der „bauhaus"-Zeitschrift für Gestaltung. Sie gingen erst 1928 an Bayer und bis 1929 an Schmidt über. Es sind 1925/1926 keine direkten Bayer-Schüler bekannt, indessen Studenten aus anderen Werkstätten, so aus Moholys Metallabteilung. Mit Jindrich Koch zum Beispiel, dem Wanderer zwischen den Werkstätten Wandmalerei und Metall, endlich Druckerei, und Alexander Schawinsky aus der Bühne beschickten 1927 auch die ersten Bauhausschüler die Avantgardeausstellung „Neue Reklame" in Zwickau. Auch der Metaller Otto Rittweger machte 1926 professionelle Reklame. Und Marianne Brandt erklärte Besuchern die nach außen hin haarsträubend wirkende Kleinschreibung des Bauhauses, woraufhin sie mit Stöcken bedroht wurde. Es war Moholy-Nagy, der 1926 ein „bauhaus"-Sonderheft mit seinem einflußreichen Artikel „Typofoto" und mit Bayers und Albers Schriftversuchen ausstattete, sie in einer Zeitschrift des Druckereigewerbes publizierte und weiterhin versuchte, die Fachwelt für kreativ offene Augen zu gewinnen. Doch bald hatten die drei „großen" Bauhaustypografen Moholy, Bayer, Schmidt bis 1928 eine stabile, wenn auch sicher nicht ganz unumstrittene Aufgabenteilung gefunden. Moholy konzentrierte sich weiterhin auf den Bereich der Bauhauspublikationen. Bayer kümmerte sich um eigene Produktionen in der Druckerei. Schmidt übernahm 1925 bis 1932 das für den Vorkurs obligatorische Fach „Schrift".
Das gemeinsame Interesse an Reklame wurde in der „werbeunterrichtlichen Woche" im Oktober 1927 deutlich. Man hatte diese von Werbwart Weidenmüller eingerichtete Fortbildungsveranstaltung des Verbandes deutscher Reklamefachleute an das Bauhaus geholt, und es nahmen Gropius, Bayer, Moholy-Nagy teil, aber auch die Vorkurslehrer Albers und Schmidt. (Die Reklame, 1927, H. 16; Volksblatt für Anhalt, 16. 10. 1927) Bayers Bericht auf dieser Veranstaltung zufolge wird klar, daß sich sein Ziel nicht geändert hatte. Statt der an Kunstschulen üblichen Ausbildung zum Werbegrafiker bot er die zum Werbefachmann. Schon im ersten Semester der Setzerlehre sollten die Schüler praktisch arbeiten. Auch danach waren Theorie und Praxis gemischt: Behandlung der Werbung im Überblick, Differenzierung der Werbemittel; „elementare", „aufmerksamkeitserregende" Gestaltung, Zeichnen und das derzeit Wichtigste, „werbegerechter Einsatz" von Fotografie und Film. Von einer Filmproduktion Bayers hört man allerdings erst 1933 wieder. (Commercial Art and Industry, 1933, H. 89) Im vierten Semester kamen Aufbau und Aufstellung des Werbeplans hinzu sowie die „zweck- und zeitgebundene" Arbeit an Aufträgen. Bayers

Herbert Bayer, Entwurf für ein Plakat. 1923, Tempera und Tusche über Bleistift auf Papier, 43,6 x 31,9 cm, Courtesy of the Busch-Reisinger Museum, Harvard University Art Museums, Gift of Herbert Bayer. ● Die erste Reklamekampagne, die 1923 für die Bauhausausstellung warb, leitete Herbert Bayer. In mehreren Wegweiserplakaten ponderierte er farbige Wortbänder wie De-Stijl-Bilder gegeneinander aus. Diese Versuche trugen dazu bei, daß Grundfläche und Schrift künftig zu gleichwertigen Gestaltungselementen werden konnten, die überlieferte typografische Muster wie Symmetrie und Rahmen überflüssig machten.

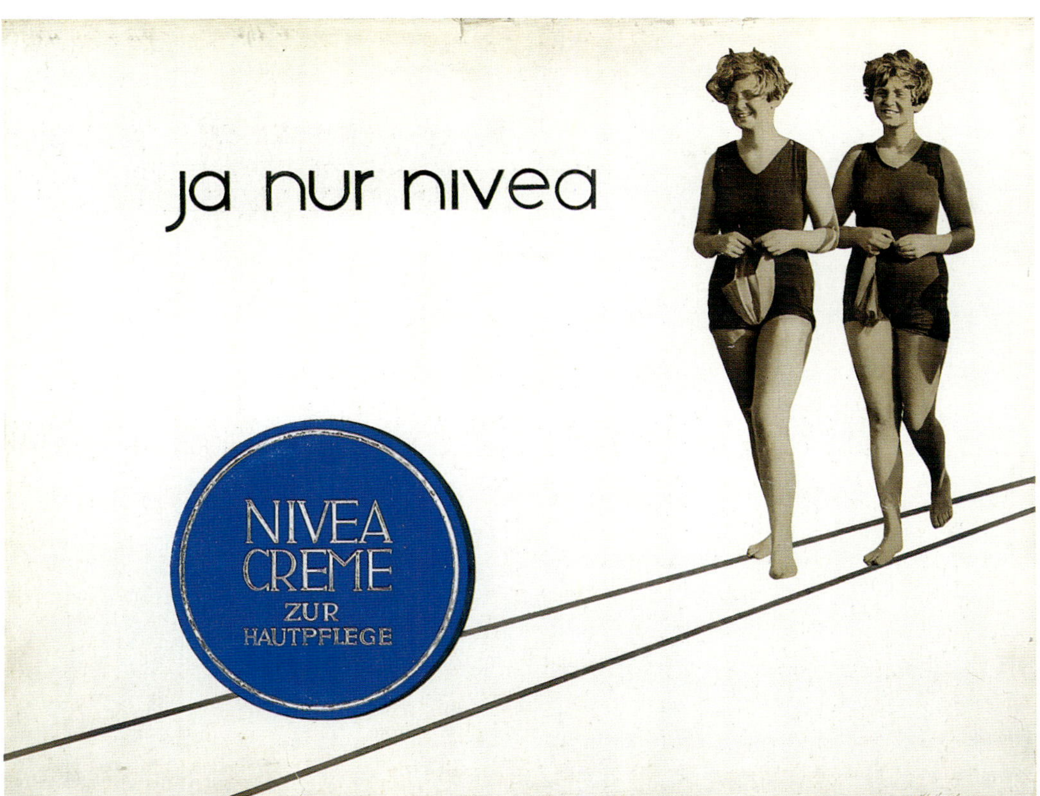

Charlotte Voepel, Plakatentwurf. Um 1928, Collage aus Zeitungsausschnitten, Tusche und Tempera über Bleistift, 50,3 x 65,3 cm, BHA. ● Übungen aus Joost Schmidts Vorkurs „Schrift und Reklame" zielten auf Fertigkeiten im Letternzeichnen und kompositorisches Training. Wie stark dabei aktuelle künstlerische Vorbilder und Techniken wirkten, zeigt diese Arbeit. Sie orientiert sich deutlich an Moholy-Nagys Fotoplastiken und benutzt gar dasselbe Zeitungsfoto wie der Meister.

Johan Niegeman, Eintrittskarte zum Bauhausfasching „Metallisches Fest". 9. 2. 1929, Buchdruck, 14,0 x 10,7 cm, BHA. ● Werbung muß über ein Angebot orientieren, sachlich informieren. Diese Auffassung vertrat mancher Bauhäusler wie Joost Schmidt, Hannes Meyer oder auch sein Gastdozent Niegeman. Der Architekt trug zur Ausstattung des Metallischen Festes bei. Orientierung bot er sogar auf den Eintrittskarten, in deren metallischer Oberfläche ein Stadtplan geprägt ist.

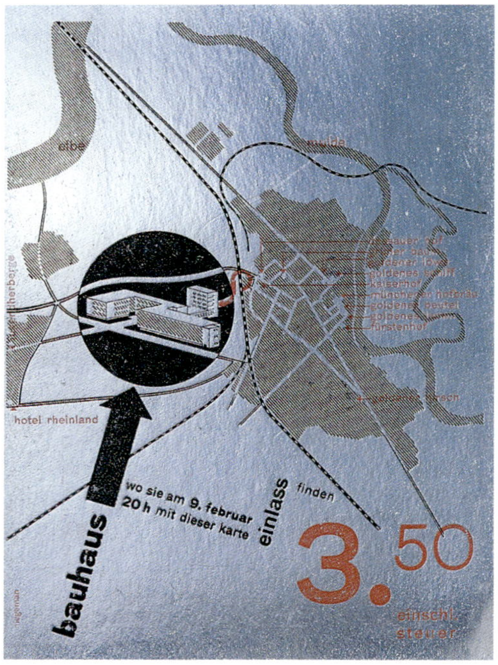
elbe
hotel rheinland
wo sie am 9. februar
20 h mit dieser karte
einlass
finden
bauhaus
3.50

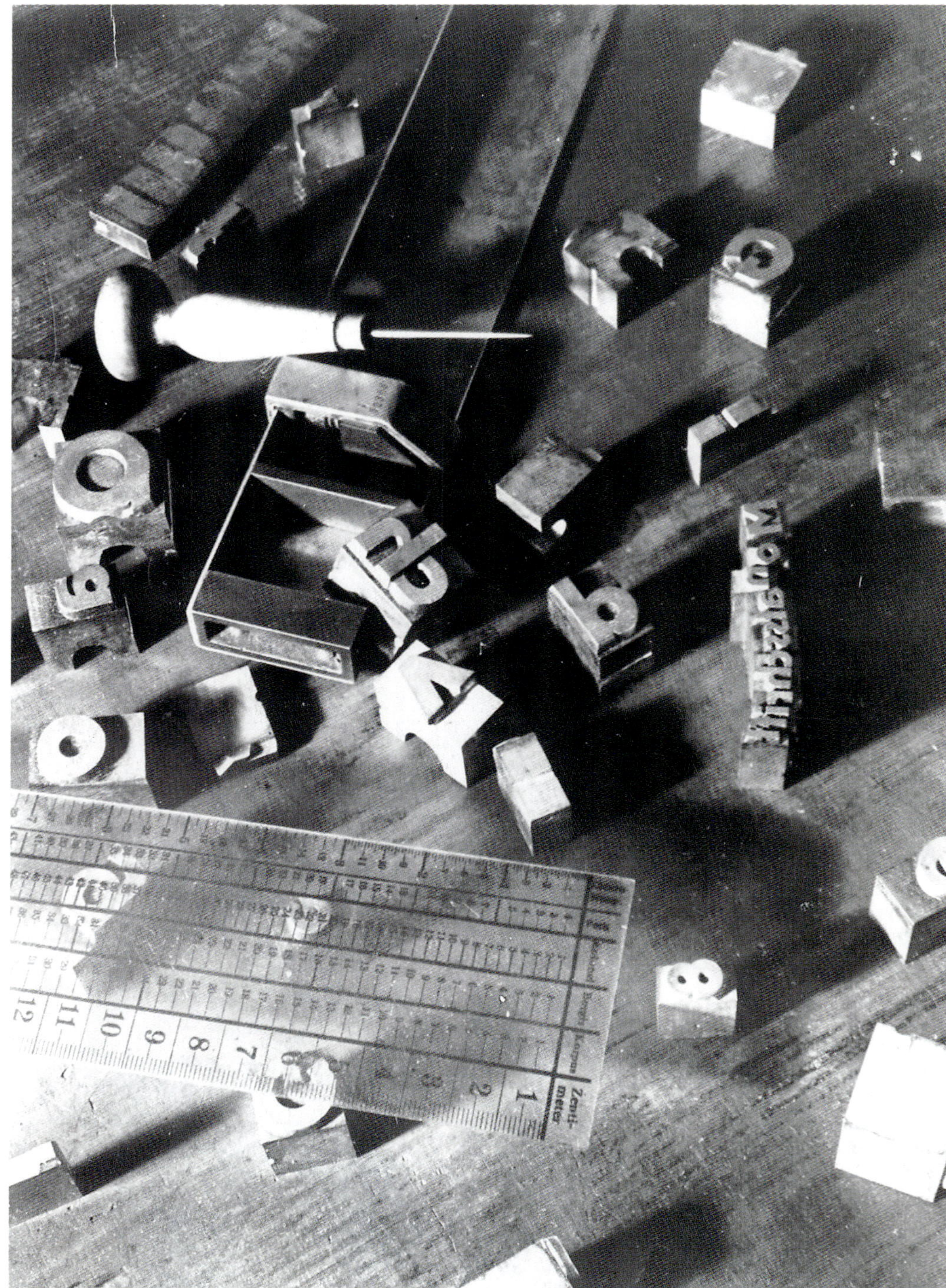

Komposition mit Bleilettern und Lineal. Um 1926, Foto von Erich Comeriner, Getty Research Institute, Research Library.

Programm orientierte sich in Sprache und Inhalt an der Werbelehre Hans Weidenmüllers, zugeschnitten auf die Bedingungen des Hauses. Es gab keine Aufträge, an denen die Folgen eines ökonomisch und allseitig durchorganisierten Werbeplanes hätten deutlich werden können. Was übrig blieb, sind Bayers Drucksachen, die den neuen Forderungen entsprechen: Vermeidung subjektiver Ausdrucksformen durch die technischen, „objektivierenden" Mittel Drucksatz und Foto. Die damals propagierte Ökonomisierung der Nachrichtenübermittlung wurde mittels DIN-Format und -Textanordnung sowie Techniken schneller Blicklenkung thematisiert. Die klare, knappe „Nachricht" über ein „Angebot" diente als

„Zweck“. So hatte Weidenmüller die derzeit üblichen Vorstellungen von Reklame handlich für Theorie und Praxis neutralisiert. Jedoch setzte Bayer ihnen sein sicheres Gefühl für die Gratwanderung zwischen Standardisierung, Technisierung und Innovation in der Werbung entgegen.

Werk und Unterricht des Nachfolgers in Druckerei und Reklameabteilung, Joost Schmidt, unterschieden sich grundlegend von Bayers Arbeit. Schmidt hatte sich am Weimarer Bauhaus von 1919 bis 1925 vielseitig betätigt – in Plastik, Relief, Grafik – und arbeitete zuletzt erfolgreich an Werbung. In Dessau half er 1926 bei der Bühneneinrichtung und trug Entwürfe für eine „mechanische Bühne“ bei. In grafischer Darstellung führte er alle elementaren Kombinationsmöglichkeiten für Verschiebungs- und Rotationsbewegungen geometrischer Spielebenen und/oder Kulissen auf. Mit Schlemmer geriet er darüber in Konflikt. Neben Bayer war also ein Bauhäusler herangewachsen, der eine abstrakte Formensprache aus vielen künstlerischen Disziplinen herausdestilliert hatte. Sein Anliegen, Elementarfiguren kontrastreich in Positiv und Negativ immer neu zu kombinieren, verwandelte er seit 1925 in ein ständig sich erneuerndes Unterrichtskonzept. Er stellte nicht das Fach „Reklame“ in den Mittelpunkt, sondern widmete sich der Entwicklung seiner „Gestaltungslehre“, die am Bauhaus mindestens die vierte war. Schmidt sah sie allerdings, beharrlich beim Einfachsten beginnend, dazu vor, Studenten umfassend auf alle Anforderungen der Werbepraxis vorzubereiten. Unterricht und Werk Joost Schmidts verknüpften sich unlösbar auf Bauhausweise und verschmolzen seit 1928 ganz und gar in der Pädagogik. Sein Schaffen wirkt wie eine gewaltige Kombinationsaufgabe – den Weimarer „Baukasten im Großen“ noch vielfach steigernd. „Es ist fast unmöglich, einen Teil (aus) Joost Schmidts Unterricht getrennt von seinem Gesamtunterricht zu betrachten“, sagte sein Schüler Heinz Loew, und er hat recht. (Joost Schmidt, Düsseldorf 1984) Sein universal anwendbares, elementares Denken entwickelte und vermittelte Joost Schmidt als Vorkurs- und Fachlehrer in Akt- und Figurenzeichnen, Fachzeichnen wie auch als Leiter der Werkstätten für freie Plastik (1927–1931) und Reklame.

Die Reklameabteilung befaßte sich also unter seiner Regie mit optischen Gesetzen der Gestaltung, die der Student aber im Unterschied zu Kandinsky und Klee indirekt aus den Aufgabenstellungen selbständig erschließen mußte, kaum aus Korrektur, eher noch aus Diskussion. Anfangs sollte man mit geometrischen Elementarformen experimentieren, später mit gegebenen oder nach Vorschrift angefertigten komplexeren Elementen, selten mit freien Formen. Es waren „Kontraste“ oder „Konstellationen“ in Serien, seit 1931 52teilig, her-

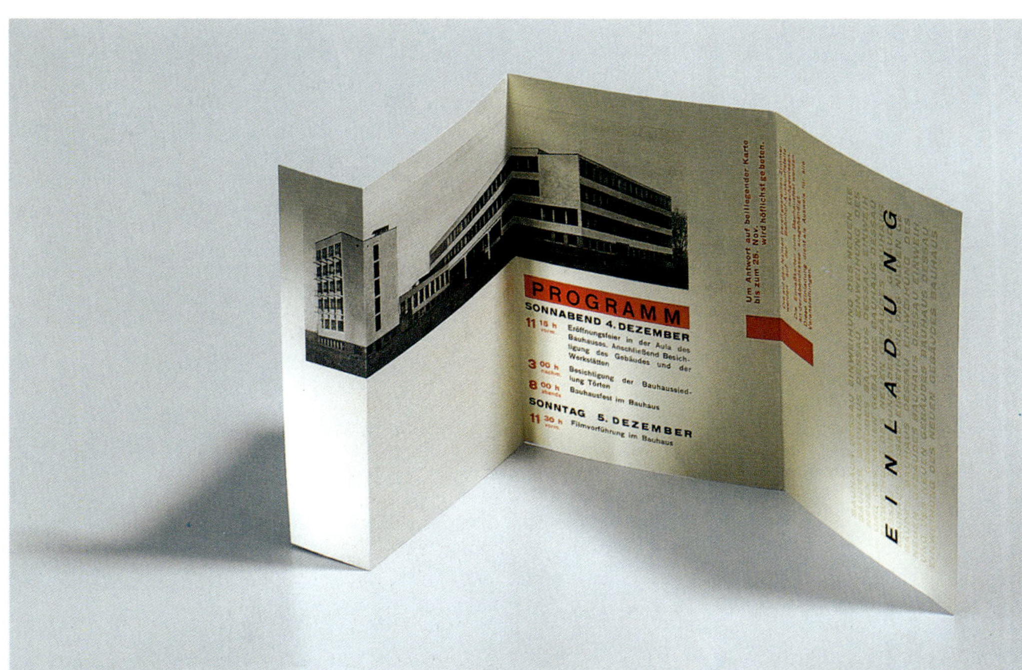

Herbert Bayer, Einladung zur Einweihung des neuen Bauhausgebäudes. 4./5. 12. 1926, Buchdruck, 14,9 x 34,6 cm, gefalzt zu DIN A 6, BHA. ● Die übertriebenen Kontraste der neuen Typografen mäßigte Bayer und verwandelte sie in hierarchisch gegliederte Informationen. Aus Moholys Idee der Zweckbetonung entwickelte Bayer die Zweckentsprechung, hier mit den Techniken Foto, Satz und Faltung. Während der Bauhauslehrer selbst den Reiz solcher technisierten Gestaltung für Reklamezwecke bald ungeeignet fand, sollte diese „neutrale“ Typografie ein reges Nachleben haben.

zustellen. Stürmisch sich verändernde Resultate der Werbelehre oder -psychologie wurden unausgesprochen den „ewigen“ optischen Gesetzen subsumiert. So stimmig dieses Verfahren für Werbung gerade noch 1920 gewesen sein mag, so überholt mußte es sich um 1931 erweisen. Das zeigt eine Aufgabe, die Schmidt für den fertigen Grafiker aus der Schule Willi Baumeisters, Hannes Neuner, erdachte. Gefordert war die Untersuchung, „wie das Wort (Bauhausfest) von der Horizontallage über die Diagonallage zur Vertikallage an Leserlichkeit verliert und an Ausruf gewinnt.“ (Brief von Neuner an Helene Nonne-Schmidt vom 6. 3. 1968, Nachlaß Nonne-Schmidt) Avantgardistische Werbung hatte sich inzwischen weit vom Ausrufen entfernt, aber trotzdem blieben Untersuchungen zur Leserlichkeit in Schmidts Curriculum reine Marginalien. Auch Schriftübungen, Fotografien oder Collagen galten nicht zuerst der Werbeanwendung, sondern waren zunächst Experimente mit abstrakter Form, denselben optischen Gesetzen unterliegend wie jede andere Flächenform.

Um zu erklären, warum diese Ausbildung geeignet schien, auch Werbegestalter hervorzubringen, ist ein Blick in die Plastische Werkstatt nützlich. Denn hier entsteht der Eindruck, als ob die Pfade, die Bayer oder andere schon betreten hatten, sich am effektivsten kreuzten. Heinz Loew hatte 1927 Schmidts Ideen zur „Mechanischen Bühne“ in ein plastisches Modell für die Internationale Theaterausstellung in Magdeburg umgesetzt. Es demonstrierte Wirkungsmöglichkeiten elementarer Raum- und Flächenformen in Bewegung. Solche Unter-

Joost Schmidt, Entwurf zur mechanischen Bühne. 1925, Tempera und Tusche auf Karton, 64,0 x 44,0 cm, Germanisches Nationalmuseum Nürnberg. ● Dieser Beitrag zur Errichtung der Bauhausbühne wurde nicht realisiert. Dennoch ergab sich aus der Systematik elementarer Formen und ihrer wesentlichen Bewegungsrichtungen manche Idee für bewegliches Ausstellungsdesign.

Joost Schmidt, Aufgabe 8: contraste bilden zu einem gegebenen optischen element; gegeben das schriftzeichen P (9 Lösungen im Quadrat). 1931, Collage mit mehrfarbiger Tusche, teilweise in Spritztechnik, Aquarell und Zeitungsfotos, 42,0 x 43,0 cm, BHA. ● Anhand eigener Experimente entwickelte Schmidt seine Unterrichtsaufgaben, die grundsätzlich beim Einfachsten begannen und sich steigerten. Hier eine Aufgabe für die Reklameschüler.

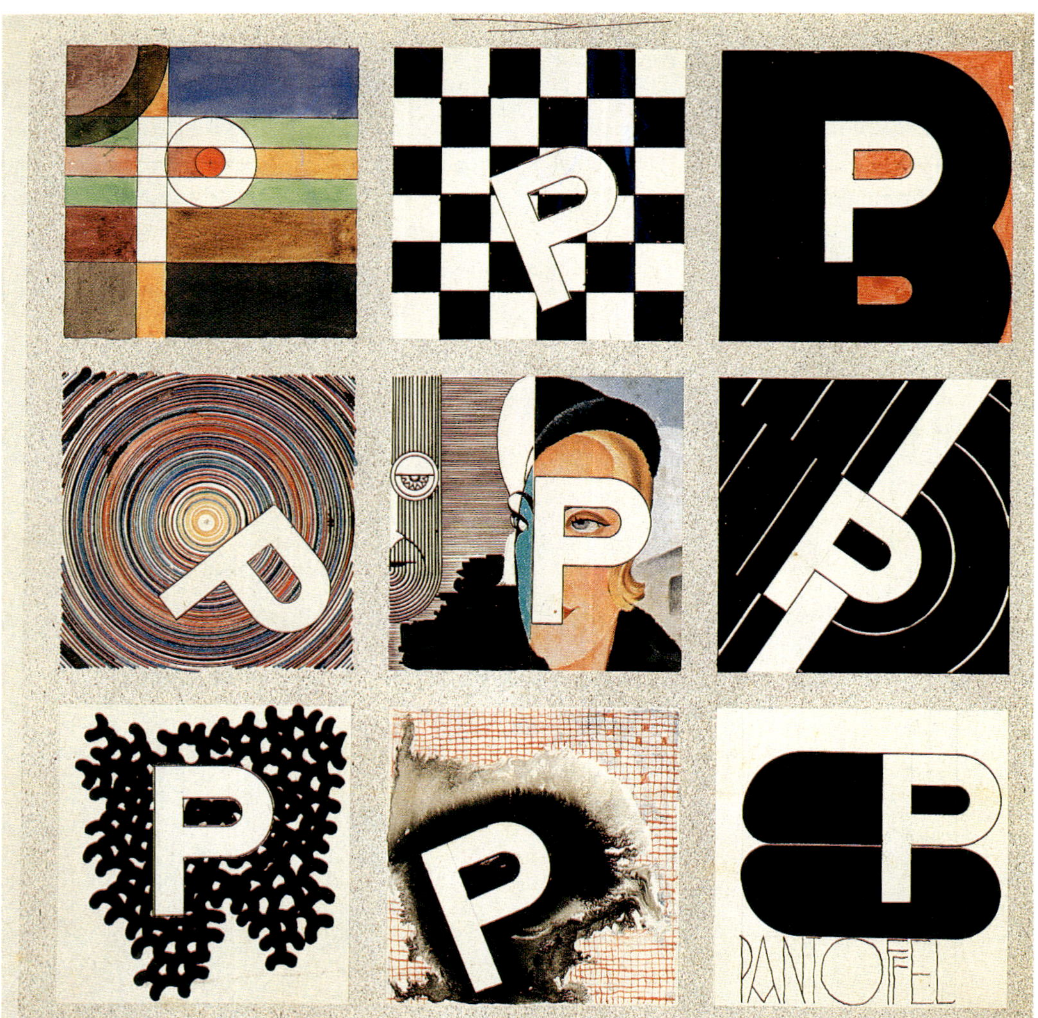

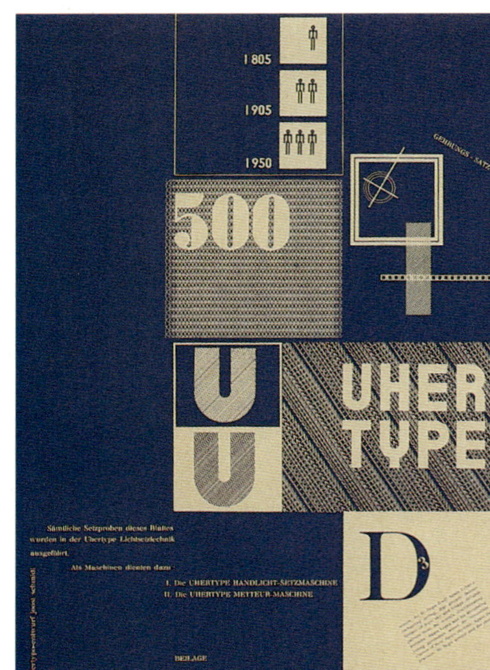

Joost Schmidt, Werbeblatt für die Uher Type (Lichtsetzmaschine). 1932, Lichtpause DIN A 4, BHA. ● Das Werbeblatt führt vor, wie eine der ersten Lichtsetzmaschinen messerscharfe Zeichen in beliebigen Größen in Positiv- und Negativform hervorbrachte und welche Dreheffekte das dazugehörige Metteurgerät erzeugen konnte.

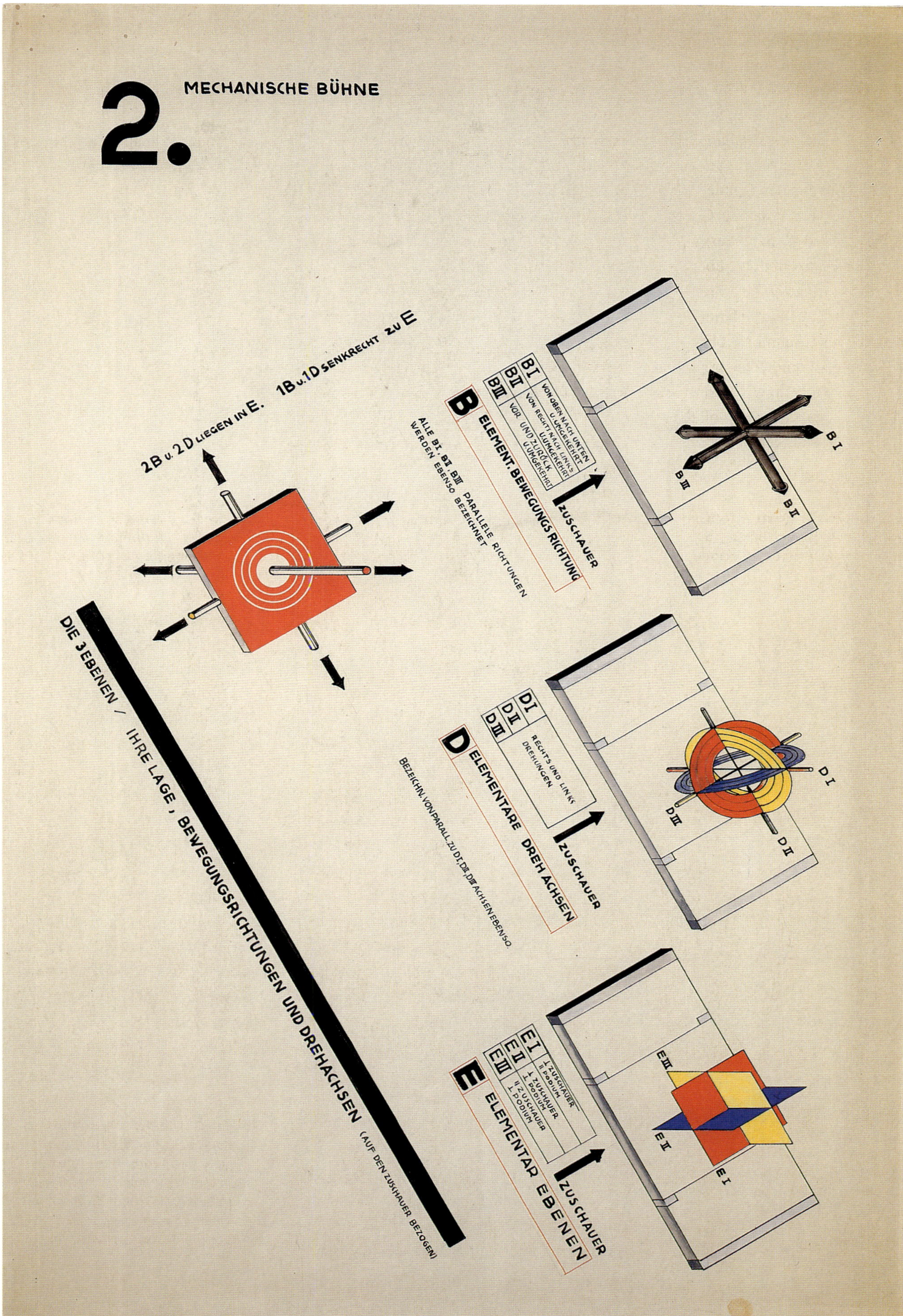

2.
MECHANISCHE BÜHNE
2B u. 2D LIEGEN IN E.
1B u. 1D SENKRECHT ZU E
B
ELEMENT. BEWEGUNGS RICHTUNG
BI VON OBEN NACH UNTEN U. UMGEKEHRT
BII VON RECHTS NACH LINKS U. UMGEKEHRT
BIII VOR UND ZURÜCK U. UMGEKEHRT
ALLE BI, BII, BIII PARALLELE RICHTUNGEN WERDEN EBENSO BEZEICHNET
ZUSCHAUER
BI
BII
BIII
D
ELEMENTARE DREH ACHSEN
DI
DII
DIII
RECHTS UND LINKS DREHUNGEN
BEZEICHN. VON PARALL. ZU DI, DII, DIII ACHSEN EBENSO.
ZUSCHAUER
DI
DII
DIII
E
ELEMENTAR EBENEN
EI ⊥ ZUSCHAUER ∥ PODIUM
EII ⊥ ZUSCHAUER ⊥ PODIUM
EIII ∥ ZUSCHAUER ⊥ PODIUM
ZUSCHAUER
EI
EII
EIII
DIE 3 EBENEN / IHRE LAGE, BEWEGUNGSRICHTUNGEN UND DREHACHSEN (AUF DEN ZUSCHAUER BEZOGEN)

Herbert Bayer (?), Entwurf für eine Reklame. O. J., Foto von Irene Bayer, Collage und Gouache, 22,9 x 31,9 cm, Misawa Bauhaus Collection, Misawa Homes Co., Ltd. Tokyo. ● Das werbende Moment der Fotografie: „Wahrheit in der Reklame". Mit einem Foto vom fertigen Nudelgericht – in Deutschland noch nicht üblich – fühlte man sich damals jeder gezeichneten Reklame überlegen.

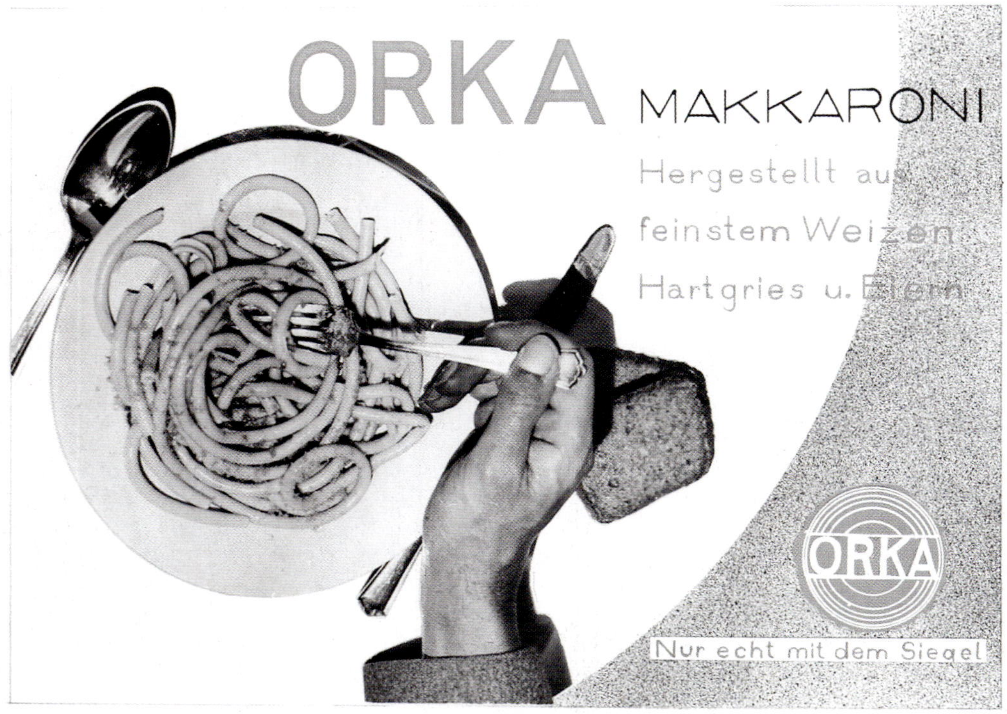

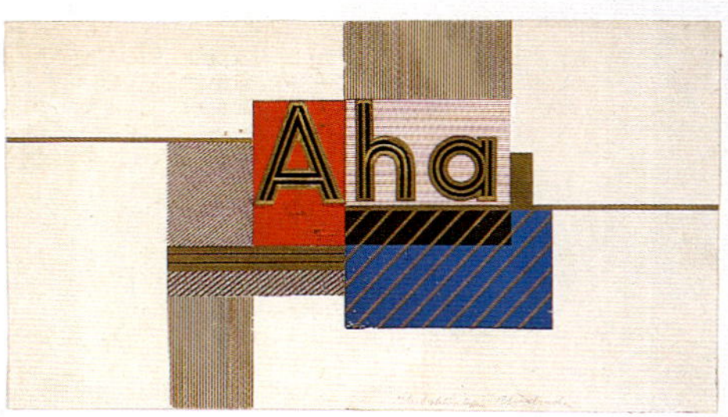

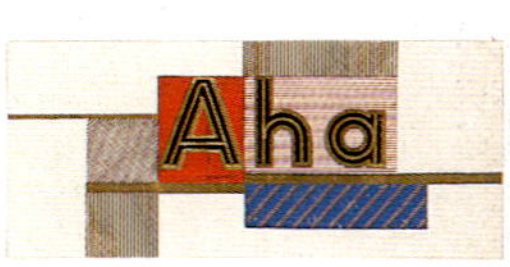

Irene Hoffmann, Plakatentwürfe. Um 1931, Collage, Gouache, Tempera auf Karton, oben: 12,9 x 56,0 cm, unten: 13,1 x 23,6 cm, Misawa Bauhaus Collection, Misawa Homes Co., Ltd. Tokyo. ● Das Thema „Beziehungen zwischen Schrift und Schriftgrund", das hier bearbeitet wird, nahm anfangs nur wenig Raum in Joost Schmidts Unterricht ein. Viele seiner Aufgaben waren eher als allgemeines Kompositionstraining gedacht. Erst in der Ära Mies van der Rohe begann eine Spezialisierung auf Werbegrafik.

suchungen schienen allgemeingültiger Art und daher mit Assoziationen in jeder Anwendungsrichtung verknüpfbar. Man konnte sie leicht mit der Bedeutung von „Lichtwerbung" und „Schaufenster" versehen, wie 1928 und 1929 durch die Schüler Loew und Ehrlich geschehen, darunter gar „schwimmende Leuchtkähne" für die Berliner Veranstaltung „Nacht im Licht". (Brief von Loew an Nonne-Schmidt vom 14. 12. 1968, Nachlaß Nonne-Schmidt) Die systematische Erforschung plastischer Körpereffekte, die 1928 bei den Eigenschaften einfachster stereometrischer Formen und deren Kombinationen bei Durchdringung anfing – und stehenblieb –, könnte in Bayers zukunftsweisendem Titelfoto der Zeitschrift „bauhaus" gemündet sein. Ein Wechsel des Materials, von der Gips- zur beliebten Spiegelkugel, gab auch Veranlassung für andere Titelfotos, wie jene, die der Schüler Funkat 1929 oder der Pädagoge selbst 1931 anfertigten. Schmidt ließ die Vision Moholys von der „Entmaterialisierung" mit rotierenden Stäben in virtuelle Körper umsetzen und erreichte neuartige kinetische Modelle für Ausstellungen. In der Figur des überzeugten Bauhäuslers Joost Schmidt scheint sich wie in einem Brennglas die Bauhausutopie vom kollektiven Werk zu sammeln. Unterdessen war den Reklamestudenten die Aneignung technischer Fertigkeiten exakt vorgeschrieben, so Satz und Druck, seit 1927 bei Werkmeister Hauswald, wo auch notwendige Hausdrucksachen, charakteristischerweise nebenbei, erledigt wurden. Bei Schmidt wurde perspektivische Darstellung gelehrt, Schattenkonstruktion, Zeichnen und Malen, auch gegenständlich, Ostwalds Farblehre, wahlweise ab 1929 bei Peterhans Fotografie. Wie das riesige Arsenal der Möglichkeiten seinen Sinn bewies, zeigen besonders gut die unter Hannes Meyer im Auftrag der Industrie entstandenen Ausstellungsstände. Schmidt übernahm die Koordination der beteiligten Bauhauswerkstätten, entwarf auch selbst und leitete die Reklamestudenten an. Es folgten 1928 bis 1930 dicht aufeinander sechs Entwürfe und Ausführungen. Auf prominenten Ausstellungen wie der Berliner „Gas und Wasser" wurde zum April 1929 die Koje für Junkers-Warmwassergeräte gestaltet, die auf der gleich folgenden „Reklameschau" nochmals in Berlin auftrat; in Linz, auf der Ausstellung „Wohnung und Siedlung", entstand im selben Jahr die Koje des Wiener Gesellschafts- und Wirtschaftsmuseums. 1930 auf der Dresdner Hygieneausstellung war der Stand für die „Wirtschaftliche Vereinigung der Konservenindustrie" zu sehen. Es läßt sich denken, daß für die gleichzeitig 1929/1930

laufende Wanderschau des Bauhauses die Kapazität der Werkstatt nur für die Station Breslau auf der Ausstellung „Wohnung und Werkraum“ reichte. Möglicherweise fand sogar kaum jemand Zeit, die Gastveranstaltungen der ausländischen Werbegestalter Piet Zwart im Dezember 1929 und Karel Teige im Februar 1930 zu besuchen. Sichtbare Einflüsse hinterließen sie jedenfalls nicht.
War am 15. 10. 1930 in den Protokollen des Bauhausbeirates davon die Rede, daß die „Produktivabteilung“ – von Hannes Meyer zur Auftragsbewältigung eingerichtet – doch tunlichst zur Entlastung Joost Schmidts aus der Reklameabteilung auszugliedern sei, so war dort am 2. 12. des Jahres vom Gegenteil die Rede: Man sprach von Möglichkeiten der „Belebung“ dieser Werkstatt. Man brauchte Aufträge und wollte großen Firmen Reklame des Bauhauses anbieten. Obgleich die Abteilung gerade ihre Leistungsfähigkeit bewiesen hatte, sollte ein hausinterner Wettbewerb für Inseratentwürfe den Nachweis „geeigneter Kräfte“ erbringen. Joost Schmidt wehrte sich, er mußte eine „Desavouierung seiner Person als Werkstattleiter“ darin sehen. (10. 12. 1930) Mies stand Joost Schmidts Arbeitsweise kritisch gegenüber. Die Ausschreibung weiterer Wettbewerbe um die Erlangung von Werbemitteln für Bauhausprodukte und erst recht der Einsatz einer „Reklamejury“ beweisen, wie sehr Joost Schmidt in Zweifel gezogen wurde. Der Beirat hatte jedoch wahrscheinlich nicht einmal so unrecht, wenn er am 15. 2. 1932 die Inseratsentwürfe für „Rasch“-Bauhaustapeten einer Reklamejury überantwortete oder in anderen Fällen Arbeiten als „nicht befriedigend“ und „nicht ausreichend“ zurückwies. (12. 5. und 14. 7. 1932) Die Werbewerkstatt war – unter verschärften Arbeitsbedingungen nicht nur am Bauhaus – einem spezialisierten Verwertungsinteresse wie jenem Mies van der Rohes nicht mehr gewachsen. Auch Peterhans, der ja Reklameschüler fotografisch ausbildete, rückte von Schmidt ab. Er regelte am 9. 7. 1930 die Benutzung des Labors durch seine Genehmigung, setzte damit seine Qualitätsmaßstäbe und erweiterte ab 5. 3. 1931 seinen Unterricht für Reklamestudenten – auf Kosten Joost Schmidts. (Beiratsprotokolle) Da Aufträge der Werkstatt weiterhin fehlten, meinte Schmidt 1931/1932, das Beste daraus zu machen, indem er seinen „Kombinationsbaukasten“ auf Arbeiten in der Fläche beschränkte, systematisierte und auf das Berufsbild „Werbegrafiker“ zuschnitt. Sein umfassendes Konzept jedoch war damit zusammengebrochen. Sein Ziel, Künstler und Techniker in einer Person auszubilden, die allen Anforderungen einer „Praxis“ gewachsen sein sollte, wurde ad absurdum geführt, wie die Arbeit Schmidts und vieler anderer Bauhäusler, beginnend im Nationalsozialismus, demonstrierte.

Heinz Loew, Mechanisches Bühnenmodell. 1927, Rekonstruktion 1968, bemaltes Holz und Metallteile, 92,0 x 153,0 x 76,0 cm, BHA. ● Kinetische Demonstration der Bewegungsmöglichkeiten geometrischer Grundformen und -farben. Die Inspiration lieferte Joost Schmidts Idee der mechanischen Bühne.

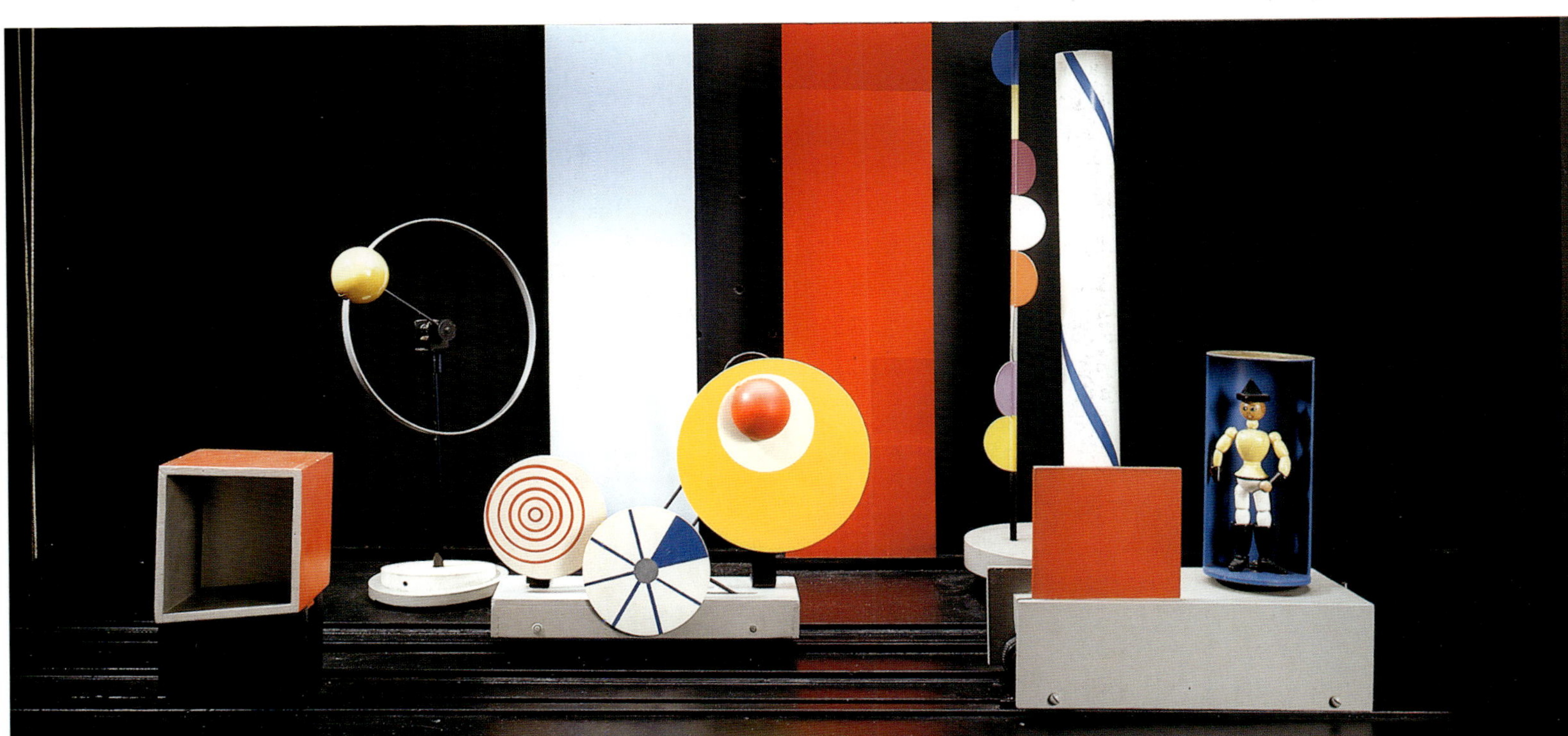

Ausstellungsgestaltung – eine Summe von Techniken?

Ute Brüning

Teams vom Bauhaus entwickelten 1928 bis 1931 eine Fülle von Ausstellungstechniken, die zum Teil jahrzehntelang weiterbenutzt wurden. Bei der Arbeit an Werbeaufträgen entstanden neue Möglichkeiten, durch eine Ausstellung mittels visueller Regie zu führen. Setzt man ihren Ausgangspunkt, das Bedürfnis nach „totaler Gestaltung", mit den damals gültigen Grundlagen zur Entwicklung von Werbestrategien in Beziehung, dann wird deutlich, wie abstrakt die Bauhäusler Werbefragen angehen mußten und welche Folgen das hatte.

Aufmerksamkeitserregung war sicher das werbepsychologische Gebot, das die Bauhäusler in ihren Ausstellungen am meisten beachteten und durch ihren unkonventionellen Gebrauch aller Materialien und Techniken ohnehin erzielten. Um 1930 hatte dieses erste Teilziel der Werbung noch einen größeren Stellenwert als heute, weil Aufmerksamkeitserreger überall da einspringen mußten, wo Vorstellung von Leistungsfähigkeit und Zusammenspiel der eingesetzten Werbemittel fehlten. Davon zeugte zum Beispiel der Einsatz der vielen Demonstrationsapparate, ob als selbsttätige Statistikbewegung oder als „Lichtrequisit". Es wundert nicht, wenn Adolf Behne den Bauhausstand für Warmwassergeräte von Junkers als „erdrückendes Werbeaufgebot" empfand. (Die Welt am Abend, 19. 8. 1929) Alexander Schawinsky verwandte zur Fesselung des Blicks skurrile Theaterideen: Seine Protagonisten für Warmwasser erschienen im Riesenformat, mit dick aufgetragener Schönheitsmaske oder in akrobatischer Bewegung. Moholy-Nagy und Gropius animierten 1928 zum Besuch der Ausstellung „bauen und wohnen" mit Licht, Luft und Sonne. Es flatterten Fähnchen und Farbscheiben rotierten, deren eine einladend „komm rein!" rief, frei stehende Schrift warf Schattenbilder. Architektur und Ausstattung provozierten neugierige Blicke. Man trennte Schaubereiche ab mit durchsichtigen Materialien wie Maschendraht, Cellophan, später Glas. Daneben hielt man einen Durchgang bereit. So wurde endlich auch begehbar, was im Schaufenster immer nur sichtbar gewesen war. Das öfter benutzte „peep hole"-Prinzip (Schlüssellochprinzip) sprach sicher noch tiefere Instinkte der Schaulust an.

Interesse wecken am Thema war eine Forderung, der die Bauhäusler am liebsten etwas allgemeiner nachkamen. Schawinskys mechanische „Bilderuhr" demonstrierte 1929 nur die tagtäglich wiederkehrende Notwendigkeit warmen Wassers aus dem Hahn. Das wäre auch für manch andere Firma auf der Ausstellung „Gas und Wasser" passend gewesen. Von Joost Schmidt kennen wir die Auffassung: Den Betrachter von den Vorteilen eines Produktes sachlich zu überzeugen, statt zu überreden, erforderte allgemeine Argumente. Die notwendige „Hinstimmung" zum „Kaufentschluß" entfiel damit. Dieser notwendige Zwischenschritt, die Herstellung angenehmer Atmosphäre, wurde 1930 in der Pariser Werkbundausstellung mit Licht erreicht. Die Vorstöße, den Betrachter zur eigenen Entdeckungsreise anzuregen, Globen zu drehen, Flächen zu verschieben, hatten vermutlich eher die Wirkung von Arbeits- statt Kaufatmosphäre.

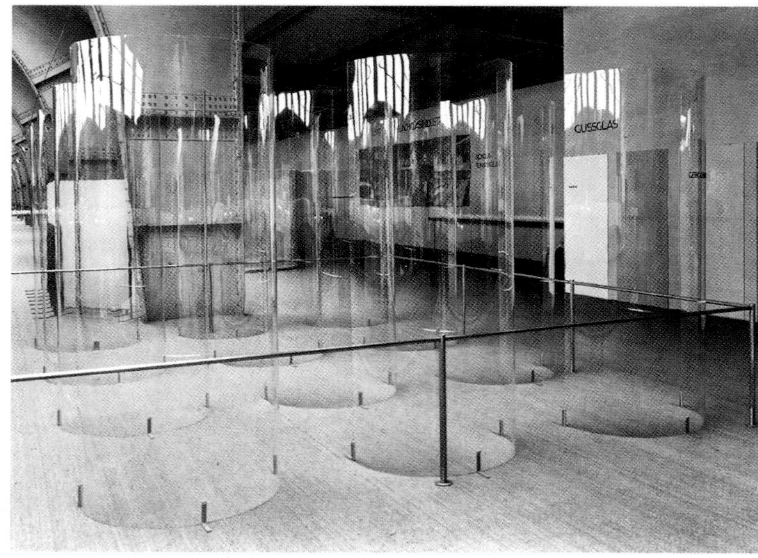

Ludwig Mies van der Rohe und Lilly Reich, Gestaltung der Abteilung Glas auf der Ausstellung „Deutsches Volk — Deutsche Arbeit", Berlin. 1934, Fotograf unbekannt, MOMA, NYC. ● Mies und Reich demonstrierten auf dieser NS-Monumentalschau Schönheit des Materials im offenen Raum. Modernste Ästhetik förderte so die „Gemeinschaftswerbung", mit der der Staat eine Identifikation mit der „Volksgemeinschaft" durchsetzen wollte.

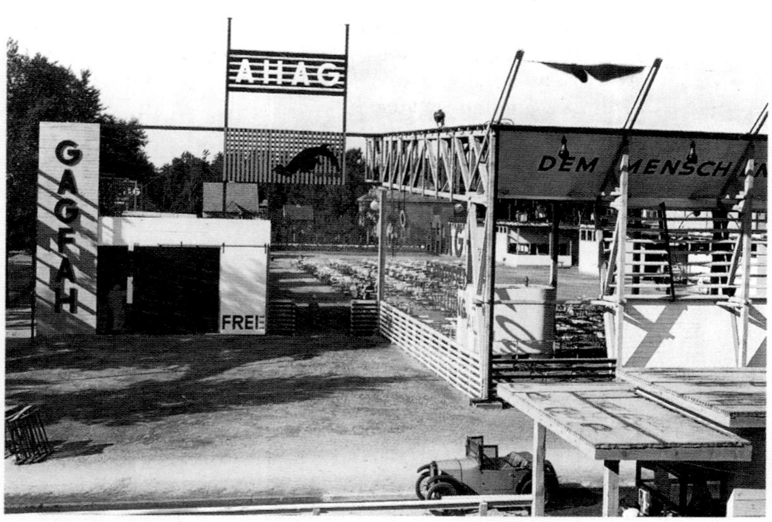

Walter Gropius und László Moholy-Nagy, Gestaltung von Eingangsbereich und Restaurant der Ausstellung „bauen und wohnen", Berlin. 1928, Foto von Lucia Moholy, BHA. ● Licht, Luft, Sonne, die Parameter des Neuen Bauens, ließ Moholy-Nagy in dieser Ausstellung zum Gestaltungsmittel werden: Lattengerüste und Zäune dienten als Schriftträger, die die Sonne zu reizvollen Schattenbildern im Gelände verwandelte. Fähnchen und Farbscheiben, bei Wind in Bewegung, lockten den Besucher.

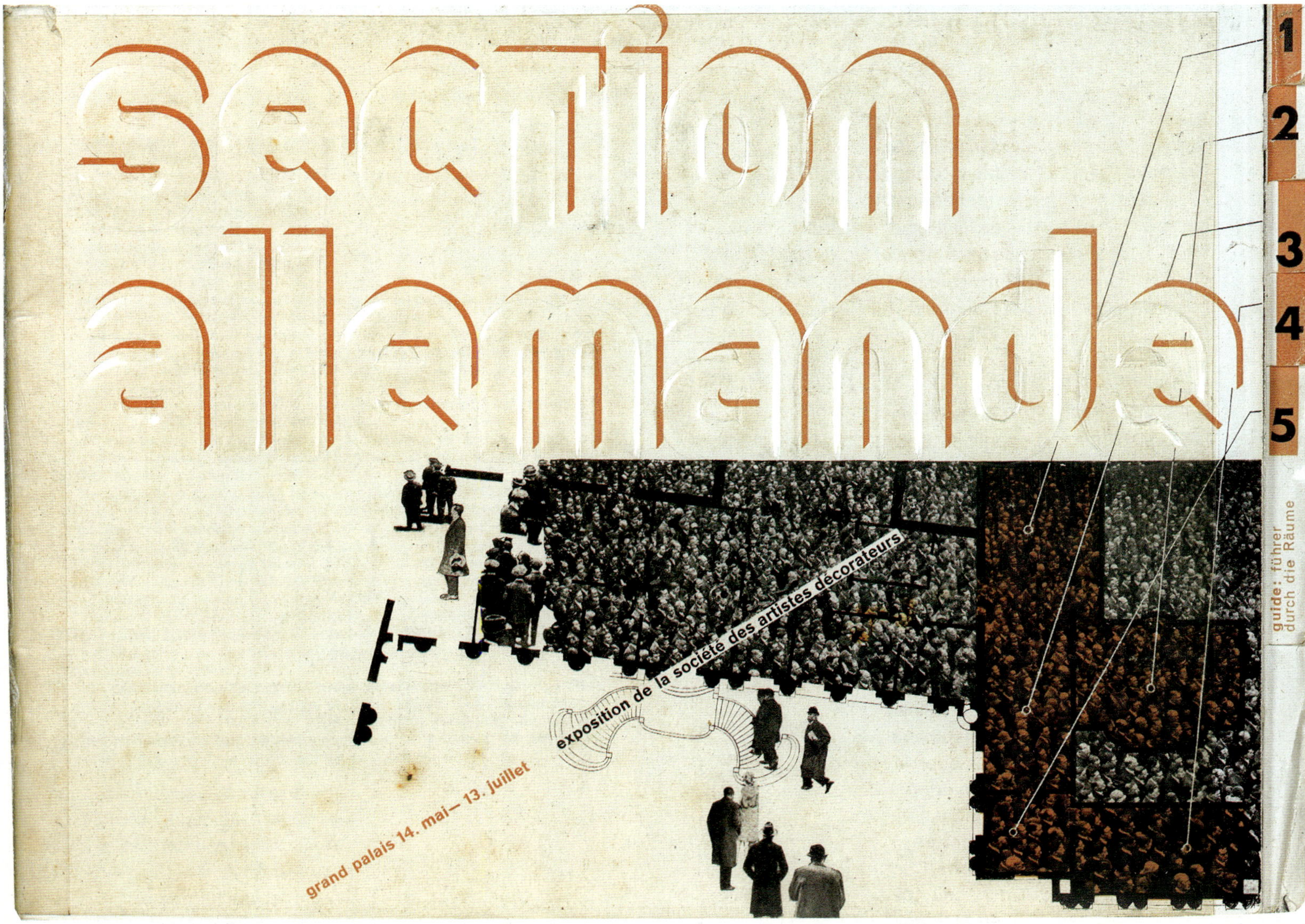

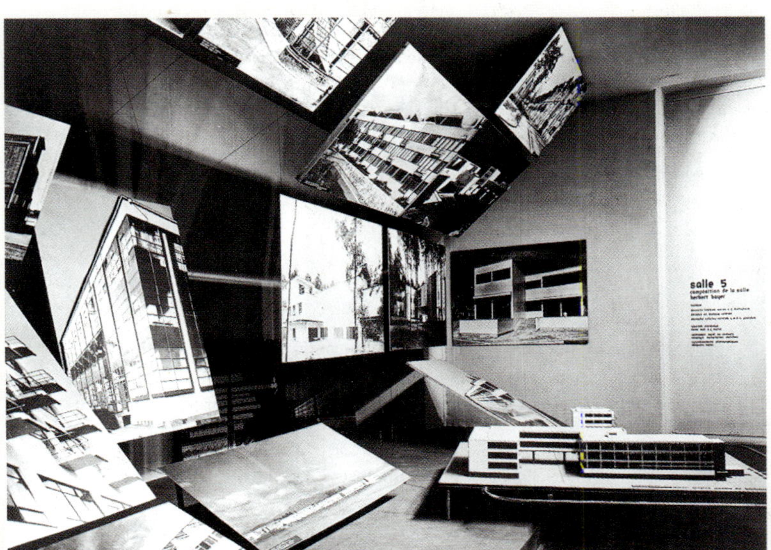

Herbert Bayer, Katalog zur „section allemande" der Internationalen Ausstellung der „Société des artistes décorateurs français", Paris. 1930, Buchdruck rotbraun/schwarz auf Kunstdruckpapier, geprägter Cellophanumschlag, DIN A 5 quer, BHA. ● Den Leitfaden am Daumen: nicht nur Produkte und Hersteller konnte man in diesem Katalogregister aufsuchen, sondern auch ihre Situierung im Ausstellungsraum. Der stumme Führer begleitete den Besucher besonders zielsicher durch Gropius' Gesellschaftsraum, indem er zum Miniaturmuseum wurde. Denn zu dessen räumlicher Anschauung waren die Möbel eingezeichnet und die äußeren Wände plastisch aufstellbar.

Herbert Bayer, Gestaltung des „salle 5" auf der Internationalen Ausstellung der „Société des artistes décorateurs français", Paris. 1930, Foto: Berliner Bildbericht, BHA. ● Neue Strategie der Verführung: Nicht der geneigte Betrachter beugte sich zu den Exponaten, sondern diese kamen ihm entgegen, indem sie sich in seinen Blickwinkel begaben.

Wege zum Kaufentschluß dramaturgisch zu gestalten, hat wahrscheinlich Moholy angeregt. In seinem künstlerisch-pädagogischen Anliegen, den Betrachter zu aktivem, neuem Sehen anzuregen, brachte er 1928 abstrakte Themen wie Durchdringung, Entmaterialisierung, Transparenz in die Ausstellung der Allgemeinen Häuserbaugesellschaft. Er produzierte damit einen spannungsgeladenen Erlebnisgang, der in die Aufforderung „Heraus aus dem Steinmeer!" mündete. Völlig anders, mit grafischem Aufbau einer Argumentationsreihe, beging 1930 Joost Schmidt diesen psychologischen Weg, der zu der Entscheidung für oder gegen Konserven führen sollte. Er fragte am Ausgang: „So oder so?" Orientierung des Betrachters auf kürzestem visuellen Wege ist eines der erfolgreichsten Ergebnisse der Bauhausarbeit. Joost Schmidt bot Ausstellungsbesuchern signifikante Leitsysteme. 1929 durch wiederkehrende Farben und Materialien, 1934 mit Licht und Akustik brachte er mechanische Ordnung in die Werbung. Umfassende Orientierung in Form „objektiver" Statistiken wurden gar zum Werbehelfer. Joost Schmidts Übersetzung der bildstatistischen Mittel Otto Neuraths aus der Soziologie in das Werbefach trug dazu bei, daß noch heute populäre Statistiken gern bildhaft gestaltet werden, genau wie Orientierungssysteme im öffentlichen Raum. Während 1930 in Paris die Werkbundexponate zugunsten bezwingender Gesamtwirkung angeordnet waren, wies der Katalog, zum Miniaturmuseum ins Dreidimensionale auffaltbar, den Weg zum Standort der Produkte und ließ Namen und Hersteller schnell auffinden. Techniken der Verführung – auch auf dem Weg der „Information" – hielten die Bauhäusler für vielseitig verwendbar, gerade da, wo Eindrücke passiv entgegengenommen werden sollten. Die Entdeckung, daß Besucherführung eine Aufgabe der Gestalter sei, hatte Kojen verbannt und durch Wege ersetzt, im Extremfall mit „zwangsläufiger Gehrichtung", wie sie Heinz Loew entwarf. Folglich konnte 1936 ein nationalsozialistischer Werbefachmann „die idealste Möglichkeit des Führens" gar darin sehen, Besucher mit Laufband, Fahrstuhl und Karussell zu befördern. (Alfred Förster, Gedanken zur Ausstellungstechnik, Börsenblatt für den deutschen Buchhandel, 4. 2. 1936) Die nach allen Seiten hin offene, reine „Materialschau", wie sie Mies van der Rohe und Reich überwältigend gestalteten, bot freie Bewegung und suggerierte Entscheidungsfreiheit. Diese Alternative erwies sich jedoch, genau wie die anderen erwähnten Ausstellungskonzepte vom Bauhaus, als fadenscheinig. Denn Techniken der Ausstellungsgestaltung unter Ausblendung ihrer politischen Funktion zu entwickeln, wirkt heute zweifelhaft.

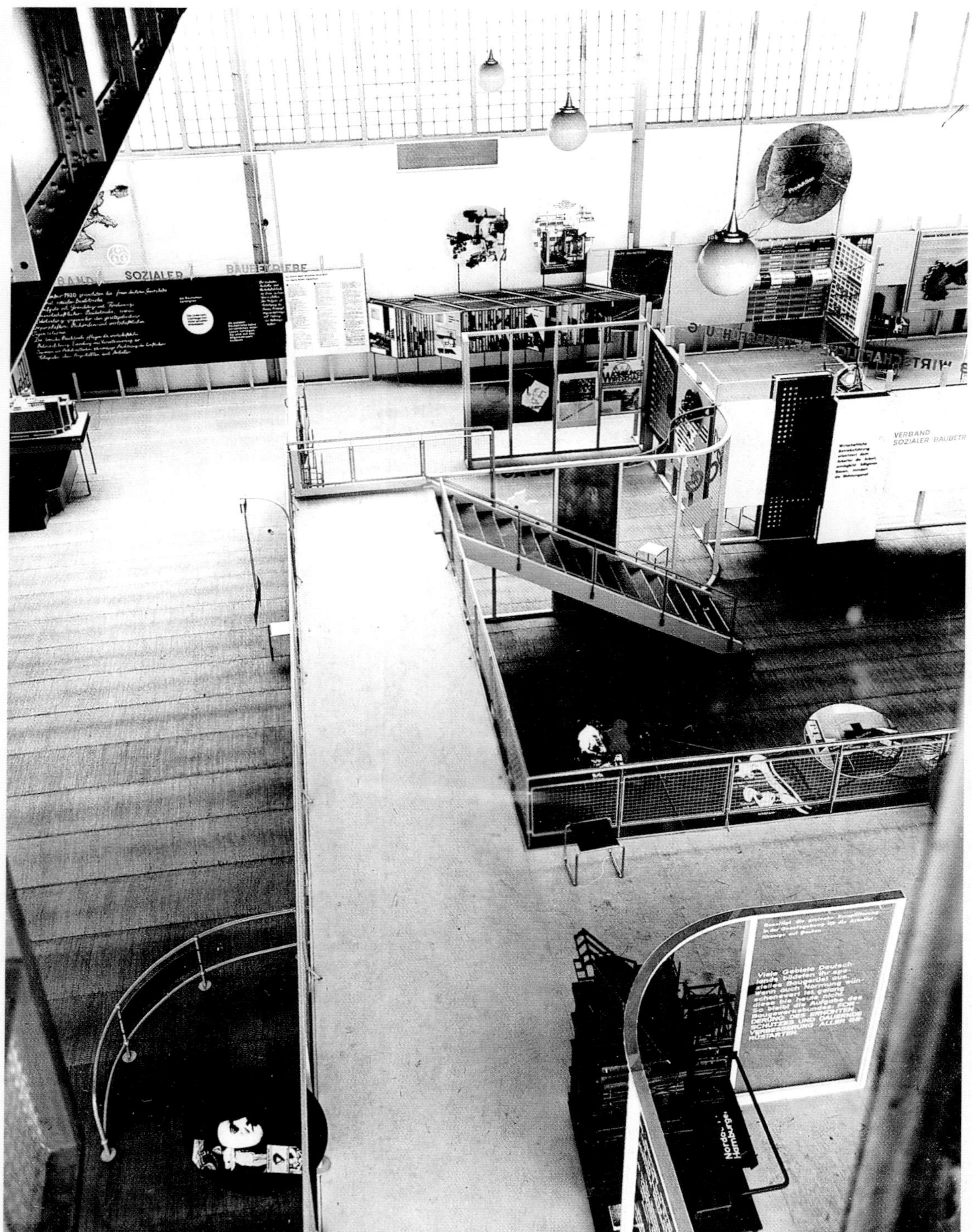

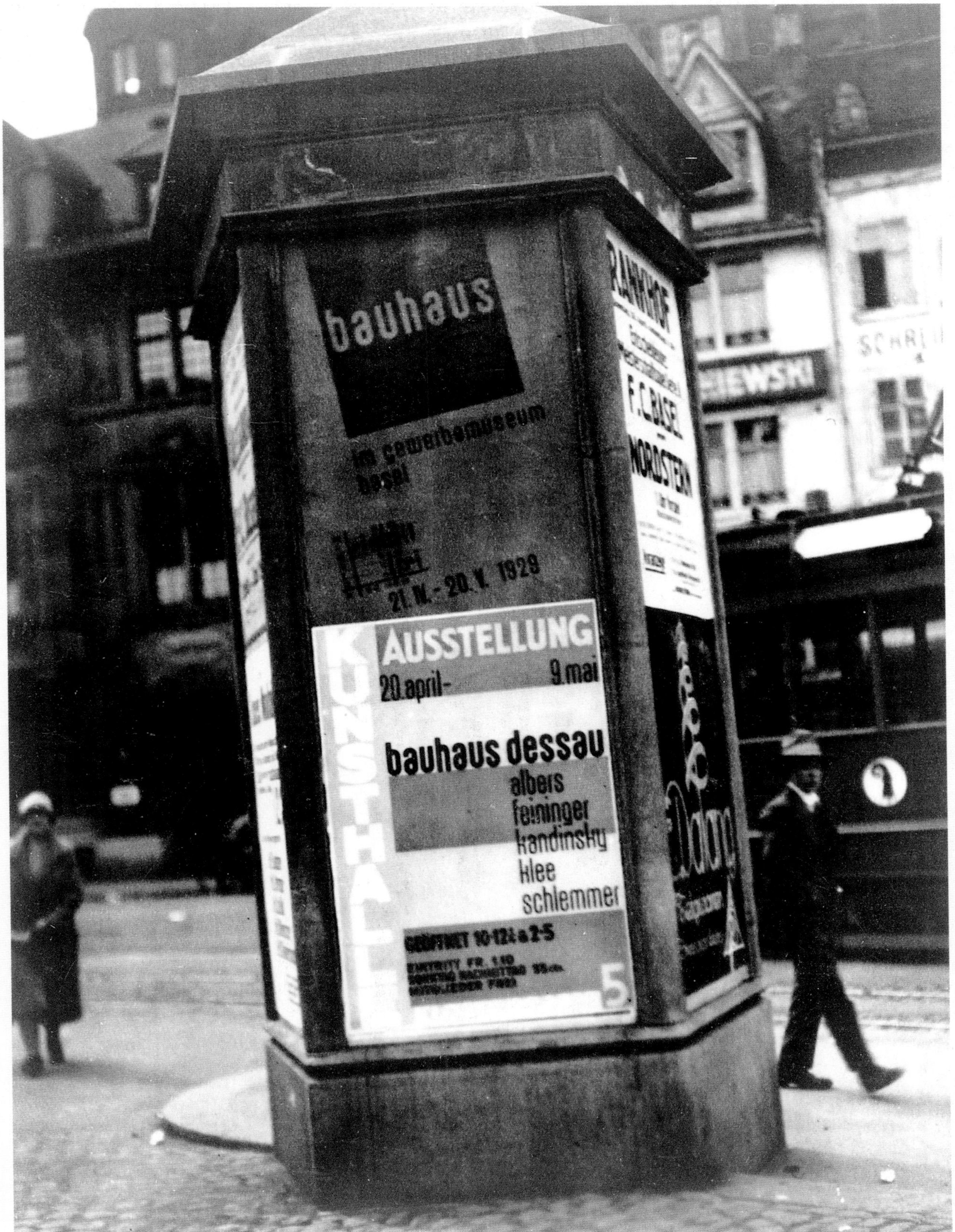
bauhaus
im gewerbemuseum
basel
21. IV. - 20. V. 1929
KUNSTHALLE
AUSSTELLUNG
20. april-
9. mai
bauhaus dessau
albers
feininger
kandinsky
klee
schlemmer
GEÖFFNET 10-12 & 2-5
5
F.C. BASEL
NORDSTERN

Herbert Bayer, Walter Gropius und László Moholy-Nagy, Gestaltung einer Ausstellungseinheit in der Abteilung des Deutschen Baugewerksbundes, Deutsche Bauausstellung, Blick von der Empore, Berlin. 1931, Fotograf unbekannt, BHA. ● „Totale Gestaltung": Unter ausgeklügelter visueller Regie psychologische Aspekte in der Besucherführung wahrnehmend, erprobten die Macher ein bis heute modernes Ausstellungsdesign.

Litfaßsäule mit Plakaten zur Ankündigung zweier Bauhausausstellungen, Basel. 1929, Fotograf unbekannt, Getty Research Institute, Research Library. ● Das obere, rot-schwarze Plakat auf gelbem Grund verhieß eine hochmoderne Bauhausschau. Die Präsentation verzichtete jedoch auf aktuelle, werbende Momente. Freie Malerei, unten angekündigt, wurde separat gezeigt.

Von unterkühlter Anmut zur Ermüdung des Rationalen – Propaganda vorgestern, Reklame gestern, Werbung heute, Kommunikation morgen

F. Karl Kühn

Vorgestern

Für Deutschland war der Erste Weltkrieg verloren. Das Land verabschiedete sich damit nicht nur von Kaiser Wilhelm II., sondern auch von einem Zeitalter, das heute seinen Namen trägt. Das politische und kulturelle Deutschland der post-wilhelminischen Jahre zeigte alle Symptome des Aufbrechens und des Ausbrechens aus versteinerten Strukturen.

In der Vielfalt aller gesellschaftlichen Ansätze gab es jedoch einen Konsens, den jede Nach-Zeit einer geschichtlichen Epoche kennzeichnet – die Suche nach neuen Wahrheiten und deren Gestaltungsformen. Bei der Vermittlung und Durchsetzung dieser Suche bei den jeweiligen Zielgruppen galt der Kompromiß als Schwäche. Die Haltung war von beinahe alttestamentarischer Polarisierung: Wer nicht für uns ist, ist gegen uns. Die Weimarer Zeit hatte die demokratischen Spielregeln noch nicht gelernt. In ihren politischen und kulturellen Inhalten erzeugte sie eine gewaltige Welle des Neuen, in ihren Umgangsformen erlitt sie einen bitteren Rückfall in wilhelminische Zeiten.

Gestern

Wohin dies politisch führte, wissen wir – in die angewandte Gewalt mit einem apokalyptischen Darwinismus. Literarisch gab es zeitgleich neben einem maßvollen Thomas Mann den Rückzug auf sich selbst und den Traum von einer anderen, sanfteren Kultur, wie zum Beispiel bei Hermann Hesses „Narziß und Goldmund", dem „Glasperlenspiel" oder Waldemar Bonsels „Indienreise" und der „Biene Maja". Die Malerei zauberte Traumbilder von Max Ernst und Alpträume von George Grosz, die Fauves wüteten in Frankreich in instinktiver Leidenschaft, und Salvador Dalí wie Pablo Picasso entwickelten analog zur Renaissance neue Perspektiven: Ihr Ausgangspunkt war auch hier ihre pure Individualität. Ihr Ziel war, die Sinne individuell im Betrachter anzusprechen. Anders das Bauhaus.

Das Bauhaus

Vergleichbar den mittelalterlichen Dombauhütten verstanden die Bauhäusler sich wohl als eine Art Orden. Diente man damals dem christlichen Gott, so schuf diese Schule jetzt eine Kultur, der es darum ging, laizistisch, aber durchaus ebenso konsequent und sendungsbewußt „... die Gestalt jedes Gegenstandes aus seinen natürlichen Funktionen und Bedingtheiten heraus zu finden." (Zitat aus Walter Gropius' programmatischem Aufsatz „Bauhaus-Produktion", Juli 1925) Zu dieser Gestalt gehörte die entsprechende werbliche Gestaltung, die logischerweise darum so karg sein mußte, weil das jeweilige Produkt im Wortsinn „für sich selbst" sprechen sollte. Eine „Clementine" aus der Waschmittelwerbung oder ein „Meister Proper" als werbliche Vehikel wären darum undenkbar gewesen. „Die Dinge an sich", so Josef Albers im Jahr 1926, „in Klarheit geordnet, zwingen heute am stärksten." Um den Unterschied zu verdeutlichen, stelle man sich die rechts abgebildete Katalogseite aus dem Jahr 1925 mit einer Headline von 1980 vor: „IKEA. WATT IHR VOLT!" Dann geschieht mit dieser Bauhauskatalogseite etwas Erstaunliches. Dem rein rationalen und funktionalen Ansatz des Bauhauses wird eine neue Dimension hinzugefügt, die Qualität des Sensuellen und Integrativen. Bild und Wort fügen sich zusammen zu einer konjugierten Botschaft, deren Charakter nicht länger projektiv, sondern involvierend und einladend ist. Die Botschaft an den Leser und Betrachter wird integrativer Teil des Produkts! Dies konnte oder wollte das Bauhaus nicht leisten. Diese kreative Strategie zieht in „tone-of-voice" und Inhalt bewußt den Betrachter ins werbliche Konzept ein. Bis in die 80er Jahre ist die bewußte Bauhauskargheit in Produktausstattung und -werbung im totalitären Teil Deutschlands, der DDR, wiederzufinden. Schnittbohnen in der Konserve wurden beispielsweise als „Schnittbohnen, Ernte 1989, fein, Qualitätsklasse A", nebst Herkunftsnachweis usw. verkauft. Vom Entwickeln einer Marketingkultur gab es keine Spur. Logisch, es gab auch keinen Wettbewerb. Im Westen präsentierte sich das gleiche Produkt als „Bonduelle ist das famose Feingemüse aus der Dose", nebst einem freundlichen Jingle und Grafiken von Tomi Ungerer, selbstverständlich mit den erforderlichen Herstellerangaben. Das ist, was der amerikanische Kommunikations-Guru Marshall McLuhan einst mit „The medium is the massage", meinte.

Heute

Albers, Gropius und Moholy glaubten an Sinn und Wert der Dinge an und in sich. Heute glaubt man an deren Kommunikation. Und die Wirksamkeit der Kommunikation beweist das. Es gibt heute keine Produkteinführung mehr, für die man nicht mit berechenbarem Budget eine „Awareness" von mehr als 20 % innerhalb eines Jahres sorgen kann. Das gilt für politische oder geistige Software vom Parteiprogramm bis zum Fernsehmagazin. Das schließt jeden Konsumartikel vom Shampoo bis zur Ferienreise ein. Beschränkte sich das Bauhaus damals auf die Aussagefähigkeit der Produkte selbst, so dominiert heute die Macht der Medien sowohl den Produktanreiz als auch die Werbekreativität. Es ist nicht mehr die Botschaft, die aus dem Produkt resultiert, sondern die Botschaft, die sich aus seiner Positionierung im Markt ergibt, die den Erfolg garantiert. Hinzu kommt der Synergismus der Medien. Konnte sich das Bauhaus neben der Produktpräsentation selbst allein auf Printmedien stützen, gibt es heute einen Medienmix wie er zuvor nie bestanden hat. Mehr noch: Die Marketingstrategie wendet sich im engen Markt immer seltener gegen das Konkurrenzprodukt selbst, sondern gegen den konkurrierenden Werbeauftritt. Und dies nicht länger projektiv, sondern interaktiv.

Morgen

Jede Botschaft wird verbunden mit dem Angebot zu vertiefenden Kontakten. Jedes Kontaktangebot zu einem Produkt fordert notwendige Ergänzungen und schafft eine spezifische Erlebniswelt. Jedes einzelne hat im wachsenden Informationsüberangebot der Zielgruppen zu bestehen. Die Formel zur werblichen Produktpflege lautet: „Make it simple, simple, simple!"

Was Albers und Gropius in den 20er Jahren für ihre Produkte und aus ihnen heraus forderten, verlangt das heutige Marketing für die Kommunikation unserer aktuellen Produkte. Doch mehr noch: Es geht im nächsten Schritt nicht länger darum, kommunikative Bedürfnisse funktional und gestalterisch zu befriedigen, sondern vielmehr darum, sie neu zu entwickeln und zu promoten. Wer die allabendliche Vorschau im Fernsehen für die Sendungen von übermorgen sieht, erkennt, daß die „Werbung für Kommunikation" diese Spirale aufs

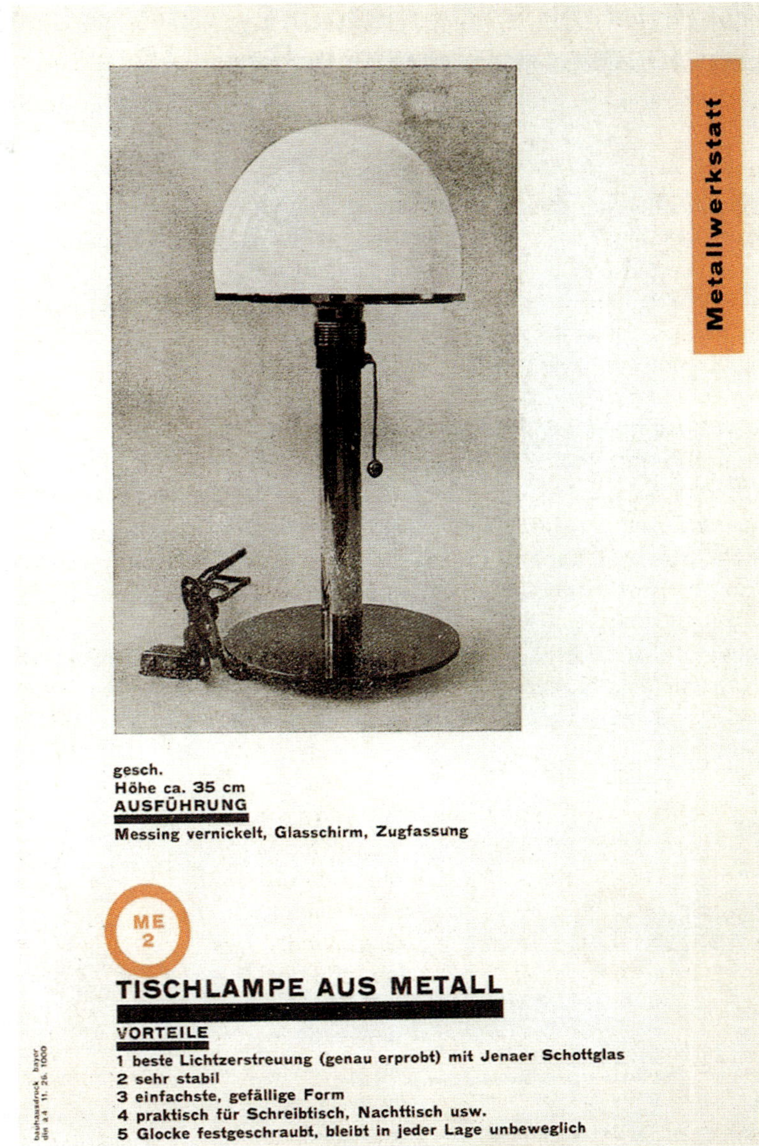
Metallwerkstatt
gesch.
Höhe ca. 35 cm
AUSFÜHRUNG
Messing vernickelt, Glasschirm, Zugfassung
ME 2
TISCHLAMPE AUS METALL
VORTEILE
1 beste Lichtzerstreuung (genau erprobt) mit Jenaer Schottglas
2 sehr stabil
3 einfachste, gefällige Form
4 praktisch für Schreibtisch, Nachttisch usw.
5 Glocke festgeschraubt, bleibt in jeder Lage unbeweglich

Herbert Bayer, Einlegeblatt für den Katalog der Muster: ME 2, ME 1.
1925, Buchdruck auf Kunstdruckpapier, DIN A 4, BHA.

neue andreht. Videoclips für Tonträger zeigen den Synergismuseffekt im Medienmix, Interneteinsuperungen im Fernsehbildschirm sind vergleichbare Mittel im selben Spiel.

Retrospektives

Das Bauhaus, damals, hat sich einfach schlecht verkauft, weil es aus Selbstverständnis auf die Kraft seiner Ideen setzte. Als Gropius und Mies van der Rohe von Deutschland in die USA gingen, änderte sich das unmittelbar. Kreatives Angebot, US-Bedarf, die schier uner-meßlichen finanziellen Resourcen und kommunikativer Zusammenprall öffneten sich zu einer wirksamen internationalen Verbindung. Damit wurde das Bauhaus zu einer kommunikativen Größe. Dies aber erst in der Neuen Welt. Es wurde daraus architektonisch eine gewaltige Kultur von Hochhäusern von Dessau bis Chicago, wie sie diese Welt seit den Pyramiden in Ägypten noch nie gesehen hat. Aber diesmal wurden die Steine nicht gebrochen, sondern erstmalig in solchen Dimensionen in Beton neu angefertigt und durch den menschlichen Geist in ein System gebracht: „Beton ist, was man daraus macht!" Gropius hätte diesen Werbeslogan der 80er Jahre unterschrieben.

Tägliches

Die großen Namen des Bauhauses hätten wohl heute in einer Werbeagentur nie einen Job als Art Director, schon gar nicht als Texter oder Konzeptioner bekommen. Hier werden keine gestalterischen Theorien entwickelt, sondern ausschließlich Erfolge. Keine Ausstrahlung eines TV-Spots, keine Anzeige oder „below the line"-Kampagne trägt den Namen ihres Schöpfers. Gestaltung ist anonym geworden. Und schneller denn je. Muse und Muße schließen einander aus. Aber an den Computern schreibt man in der Konzeptphase immer noch bevorzugt in serifenlosen „Bauhausschriften" und richtet sich nach Gestaltungsmustern, die 70 Jahre jung sind. Aber das nutzt man, ohne es wissen zu müssen. Man arbeitet in Hochhäusern, die wie von Gropius entworfen sind, und weiß auch dies nicht. Um die Headline von Gauloises blondes zu schreiben: „Heute schon gelebt?", ist dieses Wissen nicht erforderlich. Das Erbe des Bauhauses ist instrumentalisiert, ist zum gestalterischen Versatzstück geworden. Hier differenziert kein Macher zwischen Reklame, Werbung und Kommunikation – man macht sie. Alles andere überläßt man Archivaren. Walter Gropius hätte dies wohl gelassen zur Kenntnis genommen – und sich danach mit geübtem Griff seine legendäre Fliege gerichtet.

Roter Balken, rechter Winkel – ein Synonym für Bauhaus?

Erik Spiekermann

Seit über 30 Jahren steht auf meinem Briefbogen links oben ein angeschnittener roter Balken. Noch zu Buchdruckzeiten befand sich darunter mein Name, rot gedruckt. Seitdem dies technisch per Fotosatz und Offsetdruck kein Problem mehr darstellt – ungefähr seit 1968 – ist der Name aus dem roten Balken weiß auskopiert. In einer Zeit, in der nahezu alle funktional und geometrisch aussehenden Gegenstände dem Bauhaus zugeschrieben werden, auch wenn sie von Mackintosh, Le Corbusier oder Hoffmann stammen, wundert es mich nicht, daß die Gestaltung meines Briefbogens sogleich mit Bauhaus assoziiert wird. Vielleicht sollten wir in Deutschland damit zufrieden sein, wenigstens einen weltweit bekannten und sogar beliebten „Stil" hervorgebracht zu haben, wenn uns schon die Italiener die Eleganz voraushaben (und damit den Stil schlechthin), die Amerikaner das High-Tech und die Briten die Tradition.

Wenn ich erklären soll, was denn nun heute vom Bauhaus und seinen Ideen bleibt, so fällt es mir schwer, mehr als eben diesen „Stil" anzuführen, denn über die Jahrzehnte haben sich zu viele Theorien als Ideologien entpuppt. Ich will hier allerdings meine Bemerkungen auf Typografie, Reklame und Drucksachengestaltung beschränken, wie sie am Bauhaus entwickelt wurden. Die damit verknüpften Ideologien sollte man hierzulande inzwischen offen diskutieren können, was jedoch kaum möglich scheint. Es reicht offensichtlich auch heute wieder, ein paar gestalterische Binsenweisheiten mit rhetorischer Autorität zu formulieren und möglichen Widerspruch als Dummheit und Abweichlertum vorauseilend abzuwehren. Und schon gibt es ganze Generationen, die solche als Weisheiten verpackte Behauptungen zur eigenen Überzeugung machen und alle Andersdenkenden zu ungläubigen Gotteslästerern erklären. Humor und Lässigkeit auch in der theoretischen Diskussion sind offensichtlich keine deutschen Tugenden.

In Texten von Bauhäuslern und Sympathisanten über jene Gebiete, die wir heute als Typografie, Grafikdesign und Werbung bezeichnen würden, finden wir denn auch etliche Behauptungen, die sich gar zu Weltanschauungen versteigen. Betrachtet man daraufhin die dazugehörigen Arbeiten, bleibt von den hehren Ansätzen nur in seltenen Fällen ein Wille zum Stil übrig. Gerd Fleischmann demonstriert in seinem Standardwerk „bauhaus. drucksachen typografie reklame" (Düsseldorf 1984) anhand der Entwürfe von Moholy-Nagy für Mitgliedskarte und Beitrittserklärung (für den „kreis der freunde des bauhauses") aus dem Jahre 1925, daß trotz der Bemühungen um „eine klare Mitteilung in der eindringlichsten Form" (László Moholy-Nagy, Die neue Typographie, 1923) die Drucksachen zwar elementar gestaltet sind, jedoch auf neue Art dekorativ erscheinen. Eine spätere Ausführung, vermutlich von Herbert Bayer, 1927, ist hingegen tatsächlich als funktioneller Vordruck gestaltet. Willi Baumeister schreibt über „Neue Typographie": „Will man etwas hervorheben, so begnüge man sich mit dem Mittel der gesteigerten Größe und Fette." (In: Die Form, 1926) Er räumt dann immerhin ein: „Zweifellos kann aber ein Balken hin und wieder einen rhythmisch-kompositionellen Wert haben." Theo van Doesburg bemerkt in seinem Beitrag „Das Buch und seine Gestaltung" (in: Die Form, 1929) zu den anfangs inflationär eingesetzten Stilmitteln: „Es liegt auf der Hand, daß diese reichliche Verwendung von Balken, Streifen, Stäben und Punkten im Grunde genau so kitschig ist wie die früher üblichen Blümchen, Vöglein und typografischen Verzierungen." Bei aller Widersprüchlichkeit dieser – und vieler anderer – Aussagen ging es trotz alledem darum, besser zu gestalten. Gerade weil auch wir heute erneut den Fehler begehen, Gestalter an ihren Sprüchen und nicht an ihrer Arbeit zu messen, sollten wir uns lieber an die Ergebnisse halten. Dabei entdecken wir in den handwerklichen Unzulänglichkeiten der Arbeiten eher den Charme des Handgemachten als einen laienhaften Umgang mit komplexer Technik.

Der Bleisatz hat sich in seiner 500jährigen Entwicklung ein ausgereiftes mechanisches System geschaffen, das aber selbst für den wohlmeinenden Laien nur schwer durchschaubar ist. Für die zwar technikbegeisterten, doch selten entsprechend ausgebildeten Künstler muß es recht frustrierend gewesen sein, ihre Vorstellungskraft durch die bleierne Schwere des Materials eingeschränkt zu wissen. Ihre Skizzen wurden von Setzern und Druckern umgesetzt, die in den

Erik Spiekermann, Firmenbriefbogen. 60er Jahre, Rekonstruktion 1999, Archiv Spiekermann.

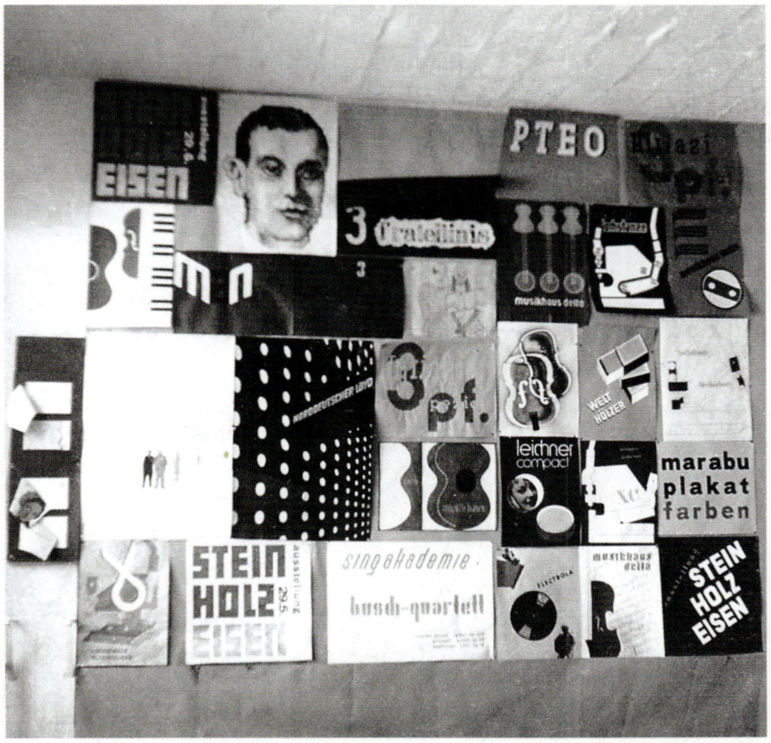

Arbeiten aus dem Unterricht Joost Schmidt in der Ausstellung der Bauhaus-Reklameabteilung. 1932, Foto von Johann Jacobus van der Linden, BHA. ● Fläche und Perspektive, Schrift und Farbe, Aktzeichnen und Porträt, Fotografieren und Collagieren – alle Themen gehörten in die Ausbildung bei Joost Schmidt. 1931/1932 trainierten angehende Werbegrafiker vor allem ihr Kombinationsvermögen verschiedener Elemente in der Fläche.

Ansprüchen der neuen Typografie oft genug nur die Zumutung sahen, ihr gelerntes Handwerk zu hinterfragen. Der Kampf mit dem Material äußert sich im Charakter der Arbeit. Beim Bleisatz geht viel Aufwand in den Zusammenbau der Zwischenräume, die zwar nicht mitgedruckt werden, aber aus demselben Material wie die Buchstaben und Bilder gebaut werden müssen. Auch wenn sie unsichtbar bleiben, geben die Zwischenräume dem sichtbar Gedruckten ihren Willen mit. Ähnlich wie heute viele Drucksachen verraten, mit welcher Version der jeweiligen Software sie hergestellt wurden, hat auch bei den Bauhausdrucksachen die Technik mehr über das Aussehen bestimmt, als in den stürmischen Theorien vorgesehen war. Nachgerade einsichtig gibt sich denn auch Herbert Bayer. Er schreibt 1928 unter dem Titel „typografie und werbsachengestaltung“ unter anderem: „das programm der elementaren typografie, das zuerst von den konstruktivisten kam, hat zweifellos der auffassung typografischer arbeit neue, grundsätzliche wege gewiesen. es hat vor allem veranlaßt, auf den gegebenheiten des materials zu bauen und daraus eine satztechnische form zu entwickeln ... oberflächliche nachahmung hat den eigentlichen sinn, die zweckbetonte verwendung der elemente, jedoch mißverstanden oder übersehen ... es blieben nur mehr derbe punkte und dicke balken, oder gar ornamente und nachahmung der natur mittels typografischen materials. damit war man wieder am ausgangspunkt. trotzdem waren die erfahrungen aus dieser entwicklung wertvoll.“

Wenn schon 1928 ein „Bauhausstil“ als reine Äußerlichkeit übriggeblieben ist, erstaunt es kaum, daß heute der Anblick eines roten Balkens als Assoziation eben dieses „Stils“ ausreicht. Die Forderung, aus den Gegebenheiten des Materials zu arbeiten, nützt wenig. Dieses Material aus unsichtbaren Nullen und Einsen macht fast jede Abbildung möglich, auch die unvorstellbare. Eindeutigkeit ist für Marketingstrategen nicht mehr erstrebenswert. Wo Erlebniswelten zu Kauf und Verbrauch reizen sollen, wären eindeutige Informationen geradezu kontraproduktiv. Was also bleibt? Der Ansatz, „die Gebiete zweckmäßiger Gestaltung nach Erforschung ihrer Elemente mit dem Ziel ‚Bau‘ zusammenzufassen“, wie es Bayer formuliert, und dabei wirtschaftliche, soziale, formale und ethische Fragen zu diskutieren, ist sicherlich heute noch (oder wieder) erstrebenswert, wenn mit „Bau“ nicht lediglich Häuser aus Stein gemeint sind, sondern alle Artefakte. Das, was wir heute als Vernetzung bezeichnen und oft nur als Verkabelung bekommen, ist für Gestalter der Weg aus der Unmündigkeit, aus der Entfremdung, die mit den grenzen- und schrankenlosen Möglichkeiten der neuen Technik einhergeht.

Warum also noch immer der rote Balken auf meinem Briefbogen? Was heute als Zitat verstanden und gemeint sein könnte, war damals (1964?) die reine Notwendigkeit. Ich hatte keine Ahnung vom Bauhaus, mußte aber – auch ohne Herbert Bayer gelesen zu haben – auf die Gegebenheiten des Materials „bauen“. Wer diese Art von Gestaltung als „Bauhausstil“ bezeichnet, hat so unrecht nicht und diffamiert keineswegs die damaligen Bestrebungen. Aus den Gegebenheiten des Materials hatte ich, wenn auch ohne theoretischen Hintergrund, eine satztechnische Form entwickelt. Alle Elemente waren zweckbetont eingesetzt und eindeutig. Zweckbetont und eindeutig: Auch wenn diese Eigenschaften zur Zeit nicht angesagt sind, so sind sie für mich noch immer die Hauptmerkmale typografischer Gestaltung. Und wenn ein roter Balken genügt, diese Eigenschaften ins Gespräch zu bringen, werde ich weiter daran festhalten.

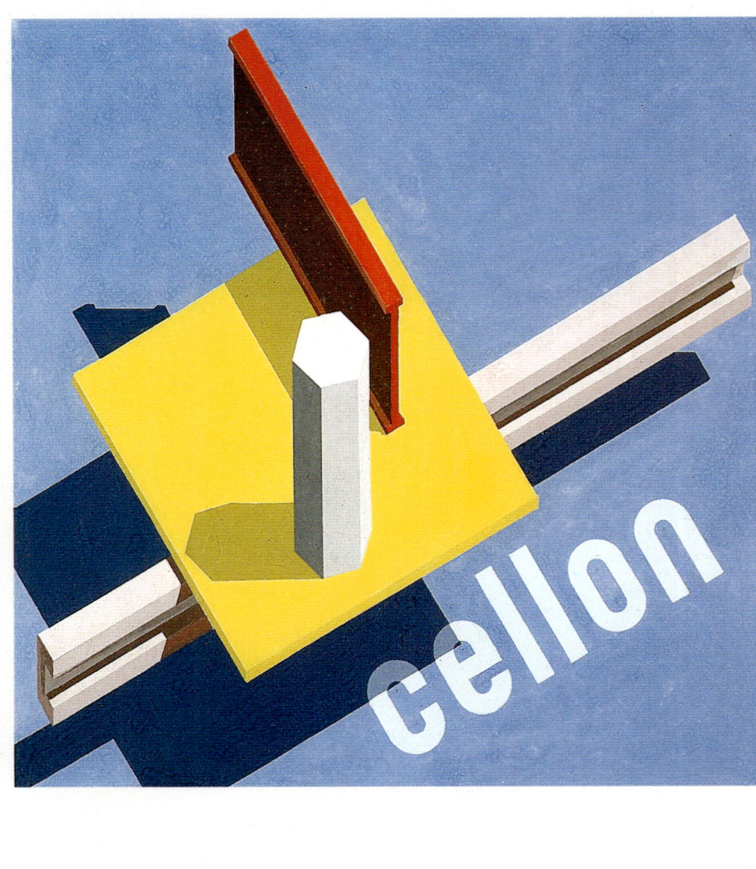

Eugen Batz, Plakatentwurf. 1930/1931, Tempera auf Papier, 40,0 x 40,0 cm auf DIN A 3 quer, BHA. ● Joost Schmidt ließ im Reklameunterricht didaktisch aufbereitete Aufgabenreihen bearbeiten. Auch räumliche Darstellung war zu erlernen. Anhand vorgegebener Maße wurden hier Parallelperspektive und Schattenkonstruktion geübt. Selbst gewählte Farbkonstellationen sollten die räumliche Wirkung unterstützen.

Fotografie am Bauhaus

Katherine C. Ware

Es ist überraschend, daß die Fotografie als avanciertes technisches Medium am Bauhaus – als einer Kunstschule, die sich um die Versöhnung von Kunst und industrieller Lebenswelt bemühte – zumindest anfangs kaum eine Rolle spielte. Wenn sie auch hier und dort zum Einsatz kam, so wurde Fotografie erst ab 1929 als offizielles Lehrfach am Dessauer Bauhaus eingeführt. Diese relativ späte Öffnung gegenüber zeitgenössischen Medien (der Film blieb aus Kostengründen gleichwohl ausgeklammert!) war wiederum signifikant für die Umorientierung der Hochschule für Gestaltung unter dem Direktorat Hannes Meyers.

Jene schnellebige Zeit war geprägt von der raschen Verbreitung der einstmals komplizierten Technik. Die erste benutzerfreundliche Kleinbildkamera, die 1925 von Leitz in Wetzlar auf den Markt gebrachte Leica, konnte einen fulminanten kommerziellen Erfolg verbuchen und wurde gemeinsam mit ihren zahlreichen Nachahmerinnen fester Bestandteil des Alltagslebens. Kurze Belichtungszeiten, einfache Bedienung und leichter Transport des Gerätes eröffneten nicht nur dem Berufsfotografen eine ungeheure Bandbreite an Motiven und Perspektiven außerhalb der Studiowände; auch der Laie nahm die Leica mit ins Freie, um pulsierendes Stadtleben, sonntägliche Ausflüge oder gewöhnliche Sensationen seines Privatlebens einzufangen. Desgleichen änderten sich die Publikationsformen der Fotografie: Zeitschriften wie „Der Querschnitt", „Die Dame", „Das illustrierte Blatt" und andere moderne Wochenmagazine spiegeln eine frische Selbstverständlichkeit im Umgang mit dem Medium und neu zu erschließenden Bildwelten.

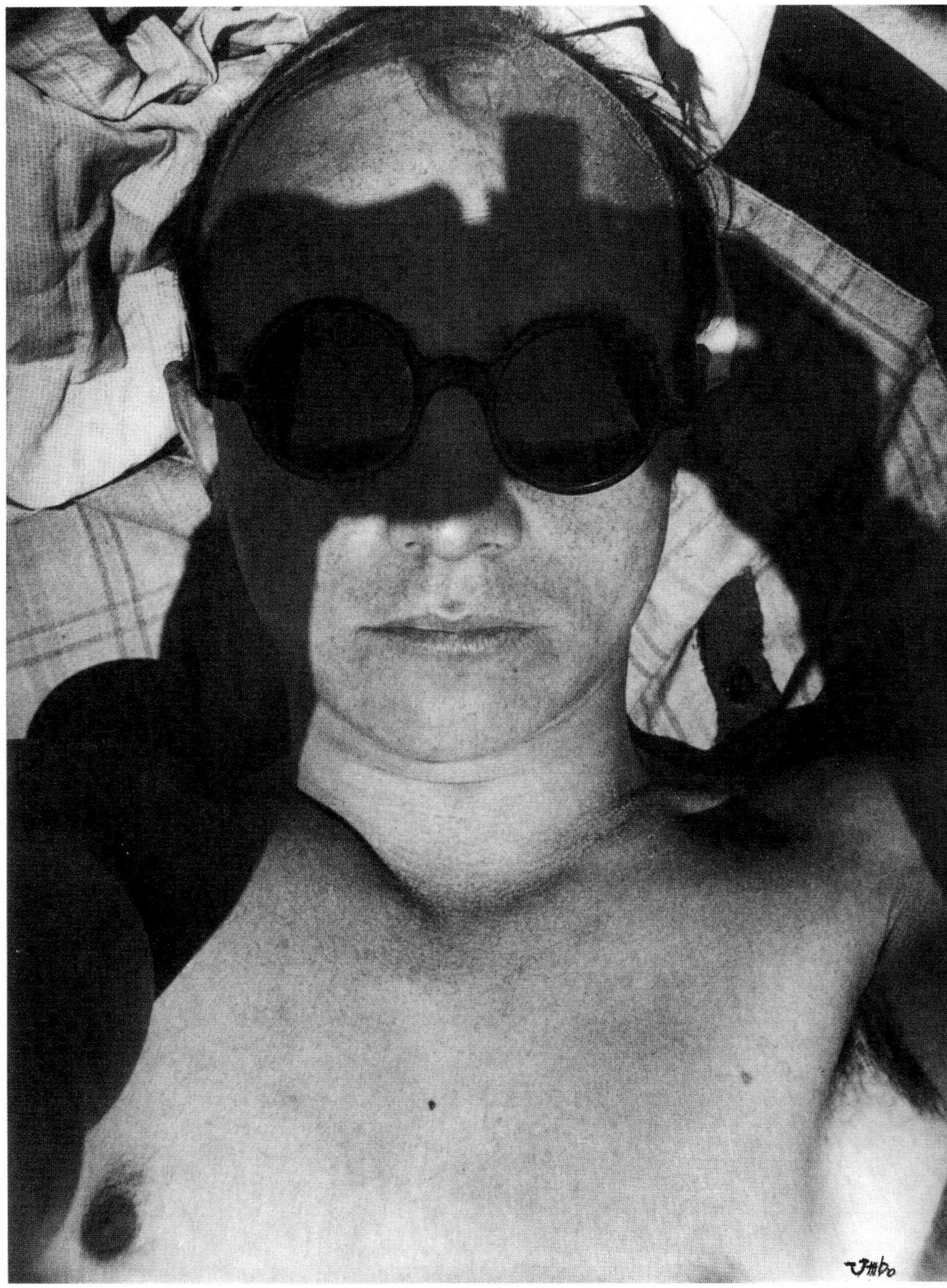

Umbo (Otto Umbehr), Selbstporträt am Strand. Um 1930, Vintage Print, Gelatinesilber, 29,3 x 22,0 cm, MOMA, NYC. ● Die Dominanz der neuen Seh-Prothese wird in Umbos Selbstporträt emblematisch inszeniert: Die Silhouette der Kamera verschattet die Augen des Fotografen.

Florence Henri, Pariser Fenster. 1929, Modern Print von 1974, Gelatinesilber glänzend, 25,3 x 18,8 cm, Galerie Wilde, Köln. ● Durch Aufstellung eines Spiegels geraten Fensterstreifen und scheibenlose Felder mit der „hinterlegten" räumlichen Struktur völlig aus dem Lot. Mit einfachsten physikalischen Mitteln wurde an diesem diaphanen Motiv die Zentralperspektive außer Kraft gesetzt und in einen spannenderen Raum umgewandelt.

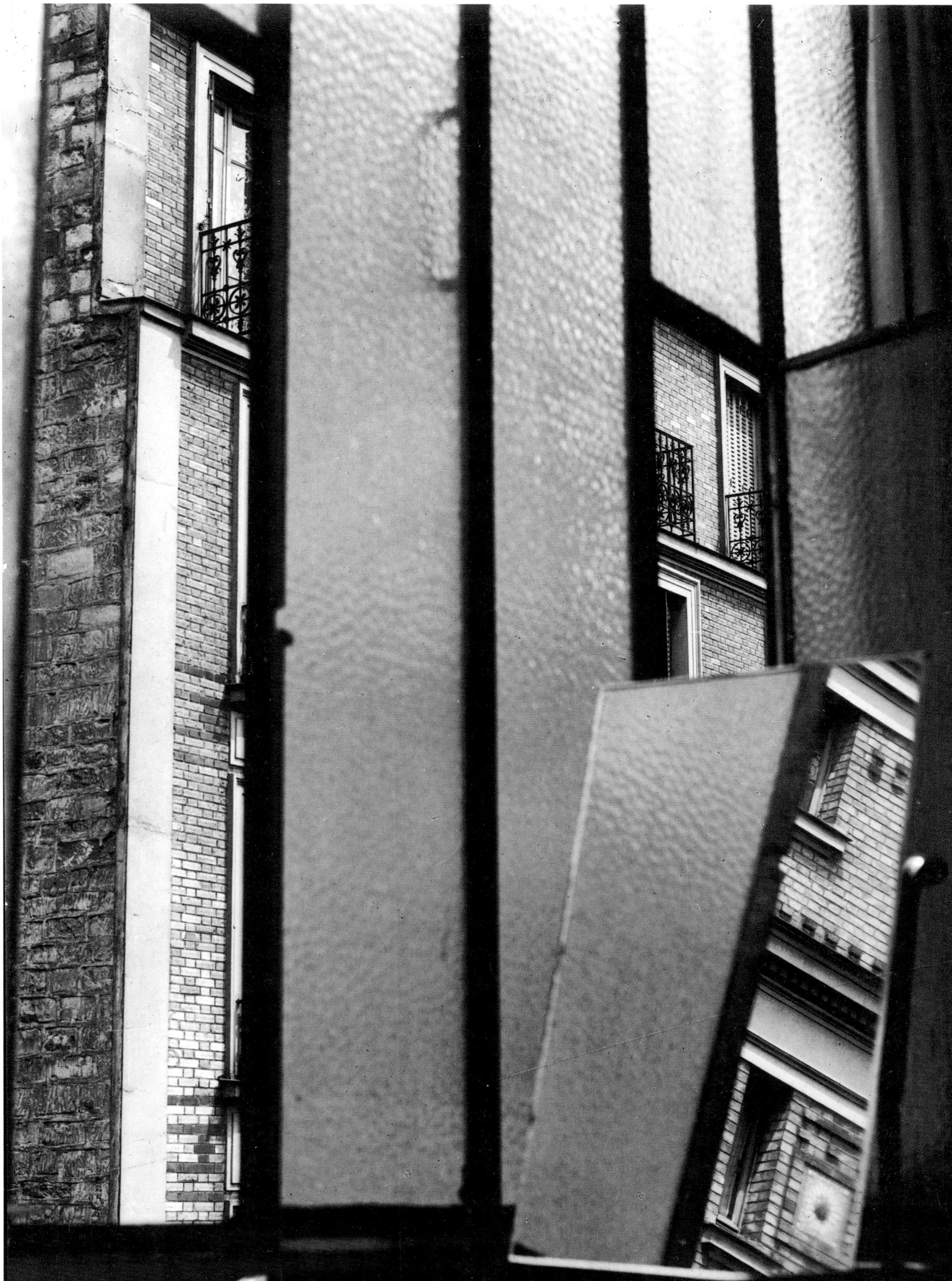

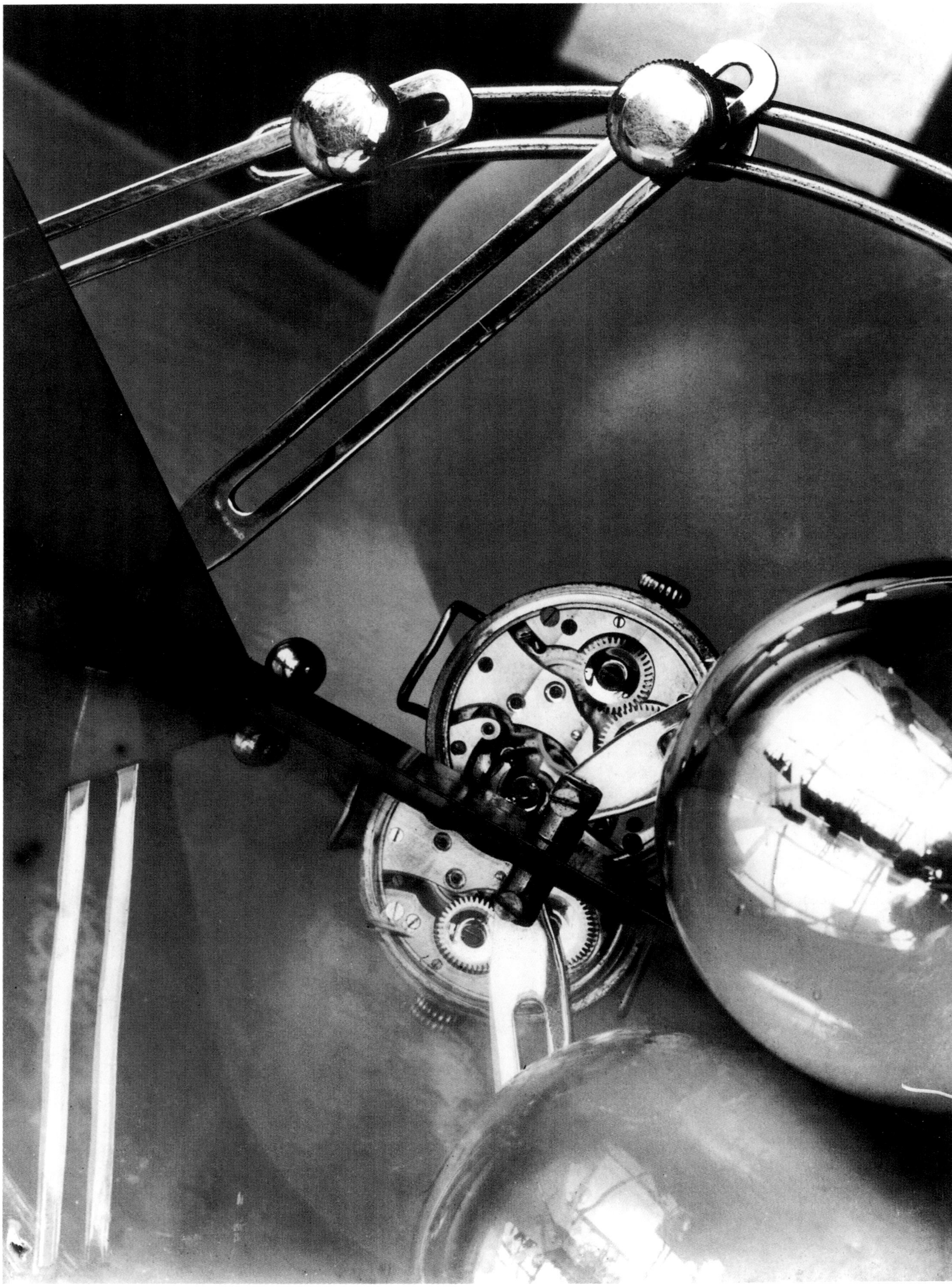

Marianne Brandt, Spiegelungen. 1928/1929, Modern Print vom Originalnegativ, Gelatinesilber, Hochglanz, 22,0 x 16,7 cm, BHA. ● Als Spezialistin der Metallverarbeitung erprobte Marianne Brandt auch diese „mühelose“ Art des Zusammenfügens unterschiedlicher Werkstoffe. Das Auge der Kamera erschließt die Lichtreflexe metallener Oberflächen und fügt sie zu einem abstrakten Stilleben.

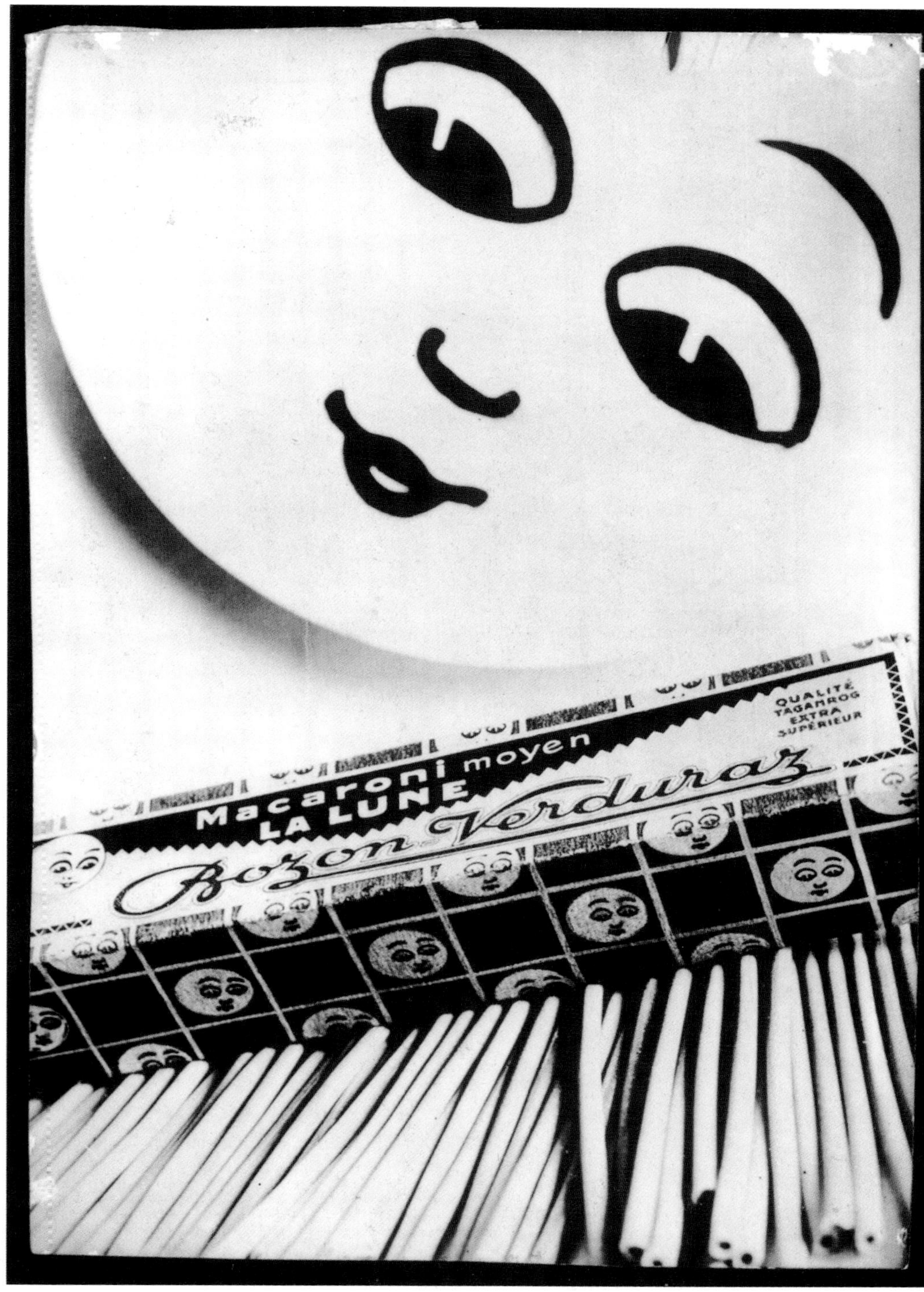

Florence Henri, La Lune Coquillettes (Reklamefotografie). 1929, Vintage Print, Gelatinesilber, 37,2 x 27,2 cm, The J. Paul Getty Museum, Los Angeles. ● Eine Verpackung zu analysieren, den Inhalt herauszunehmen und ein neues Bild daraus zu bauen, das dann ein lächelndes Mondgesicht beherrscht, war damals wahrhaftig ungewöhnlich in der Lebensmittelwerbung. Es ist die Arbeit einer Malerin, die das Handwerk der Analyse und Synthese bei Léger und Kandinsky erlernt hatte.

Fotografie auf spontane Weise jenseits der Normen einer handwerklich orientierten Berufstradition einzusetzen, die das junge Medium noch um die Jahrhundertwende bestimmte, offenbart vor allem das vibrierende Lebensgefühl der Goldenen 20er. Hier gingen maschinelle Technik und Faszination am schnellen Großstadtleben noch unzweifelhaft in eins, wurden kritiklos bejaht. Die damals einsetzende Bilderflut beeinflußte auch die Schüler am Bauhaus. Durch Printmedien und Boulevardpresse mit den Möglichkeiten der Fotografie vertraut, brannten sie darauf, deren kreatives Potential auch für ihre eigene Arbeit zu nutzen. Das galt ebenso für die jüngere Lehrergeneration der Hochschule wie László Moholy-Nagy, Herbert Bayer und Josef Albers; ja, selbst ein konservativer Meister wie Lyonel Feininger begann, auf Anregung seiner Söhne Andreas und T. Lux zu fotografieren. Die ersten fotobegeisterten Amateure am Bauhaus mußten sich das notwendige Wissen jedoch auf eigene

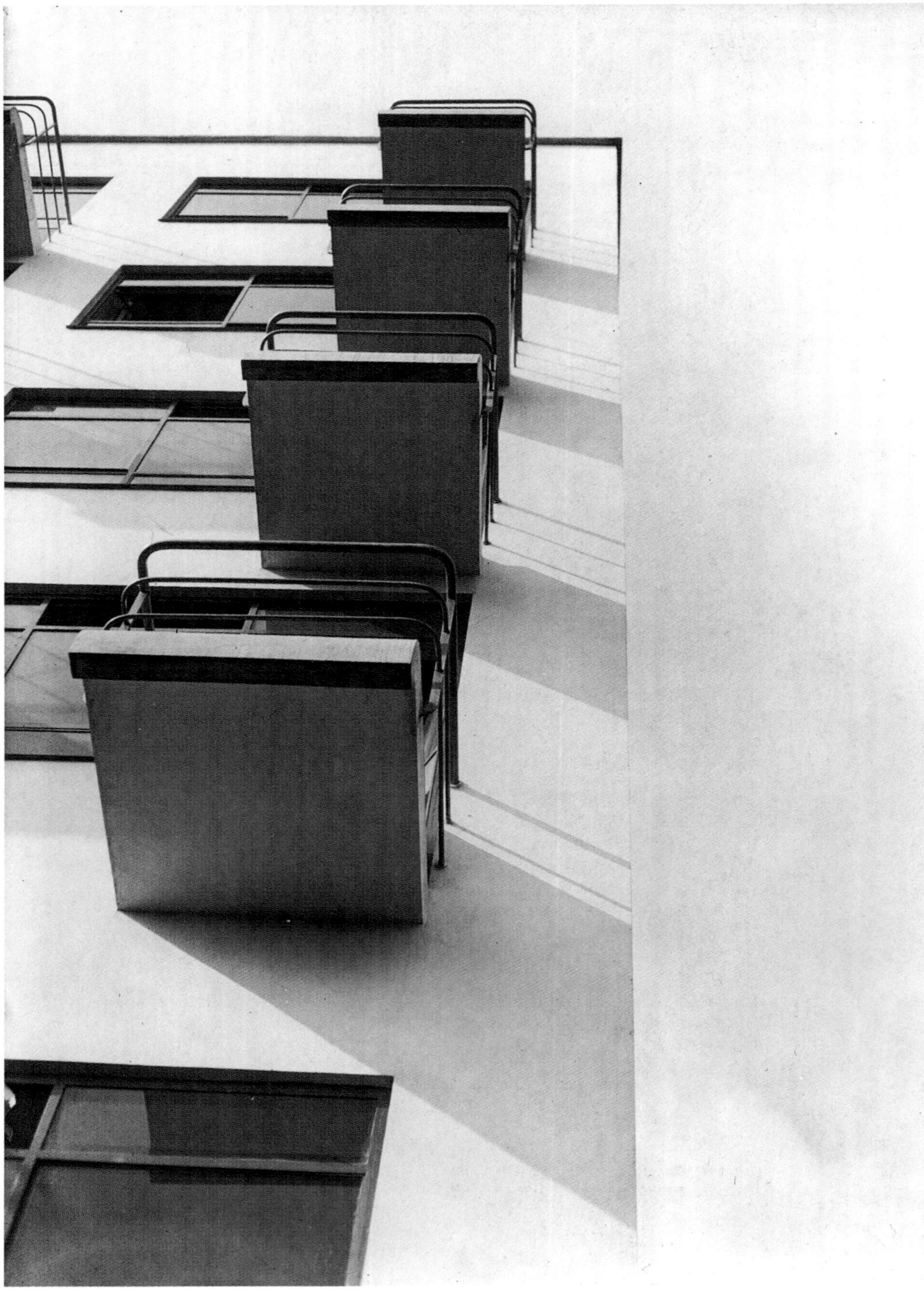

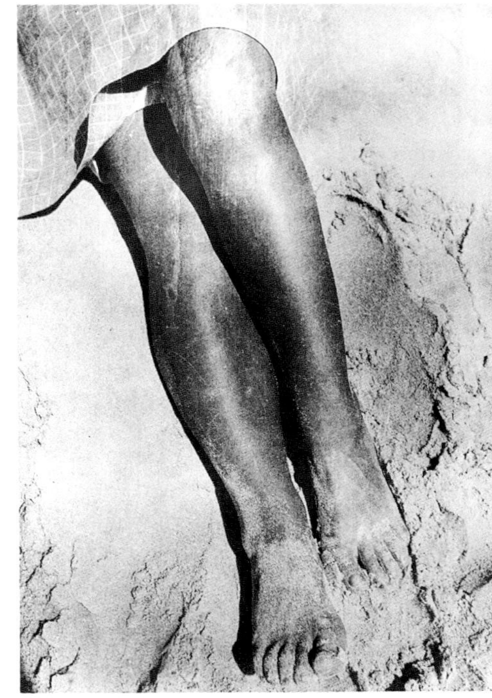

Herbert Bayer, Beine. Um 1928, Vintage Print, Gelatinesilber, Hochglanz, 28,3 x 20,6 cm, BHA. ● Schneidet man mit dem Sucher zwei gebräunte Beine beim Rocksaum ab, der sich im hellen Sand verliert, so entsteht, mit geneigtem Apparat von oben aufgenommen, plötzlich ein Paar ganz körperunabhängiger, plastischer Organe.

László Moholy-Nagy, Puppen. 1926/1927, Vintage Print, Gelatinesilber, 8,1 x 5,5 cm, The J. Paul Getty Museum, Los Angeles. ● Der Beobachter, meinte Moholy, muß sich nur des Sonnenlichts und der „automatisch" registrierenden Kamera zu bedienen wissen, damit sich ihm neue Raumerlebnisse auftun. Mehrere Ebenen liegen hier übereinander und werden in ihren Grenzen ungewiß: Das reale Gitter wandelt sich im Schattenwurf zur gemusterten Fläche, die auf der weißen Unterlage durchsichtig wird und doch durch die Plastizität der Puppen wieder aufgehoben ist.

Irene Bayer, Bauhausneubau, Prellerhaus-Balkons (von unten gesehen). 1927, Modern Print nach Duplikat vom Originalnegativ, Gelatinesilber, Hochglanz, 22,2 x 16,2 cm, BHA. ● Die Sicht von unten nach oben zweidimensional fixiert, läßt die Fassade „nach hinten kippen", betont das Herausragen der Balkonböden und reiht sie zu einer dunklen Schrägen.

Faust aneignen oder sich an anderen Institutionen ausbilden lassen. Konkurrierende Reformschulen waren hier vorangeschritten und hatten den expressionistischen Kult um archaisierende Abbildungsformen (Holzschnitt etc.) bereits weit hinter sich gelassen. Zum festen Programm im Lehrplan gehörte die Fotografie, beispielsweise im Lette-Verein Berlin, an der Folkwangschule Essen und an der Kunstgewerbeschule Burg Giebichenstein in Halle. Das Bauhaus hingegen blieb in seinen Anfangsjahren von der Dominanz der alten Künste und Disziplinen geprägt.

Die zahlreich erhaltenen Fotografien aus den turbulenten Gründerjahren Weimars und späterhin in Dessau waren zumeist improvisierte

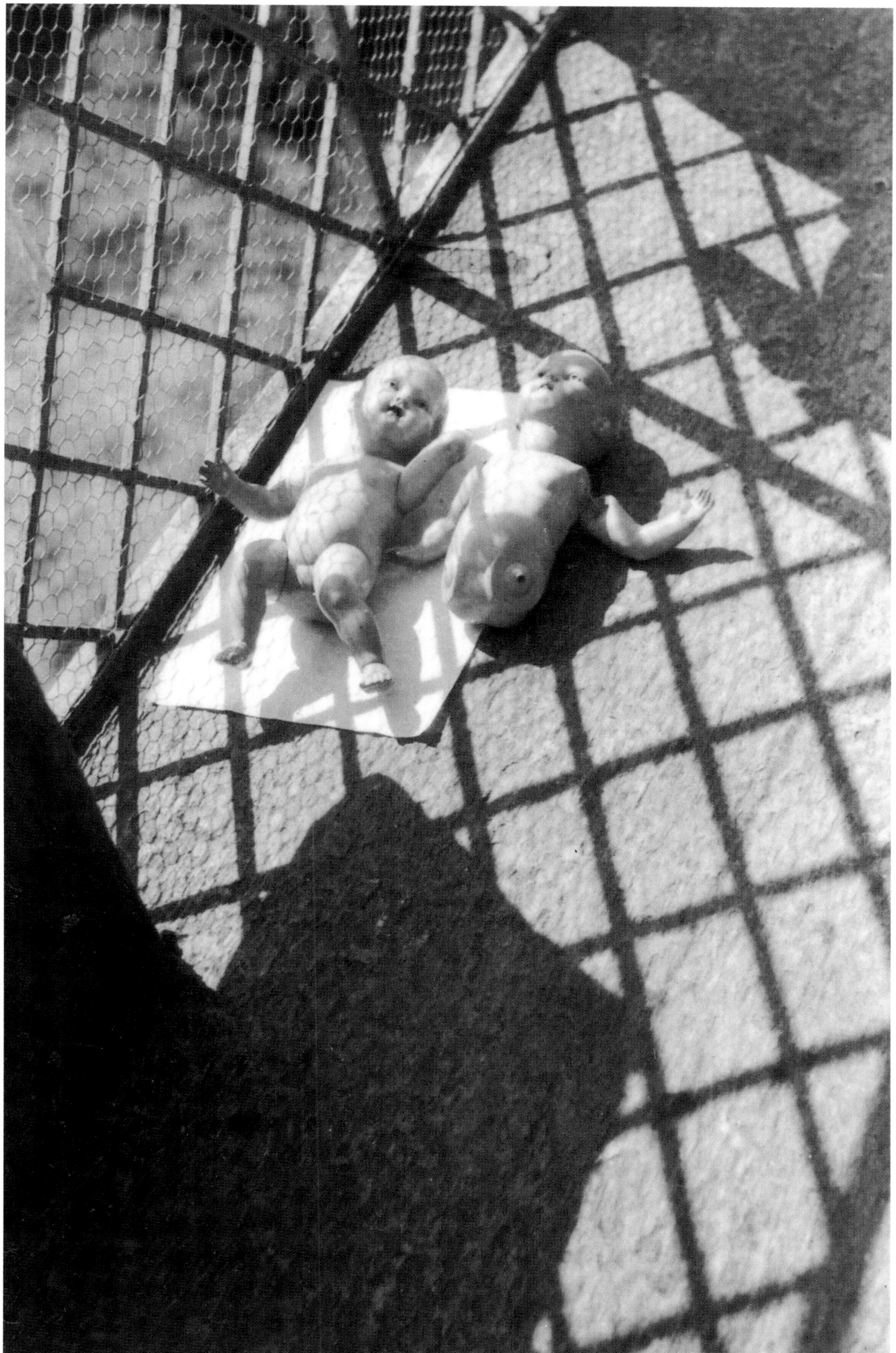

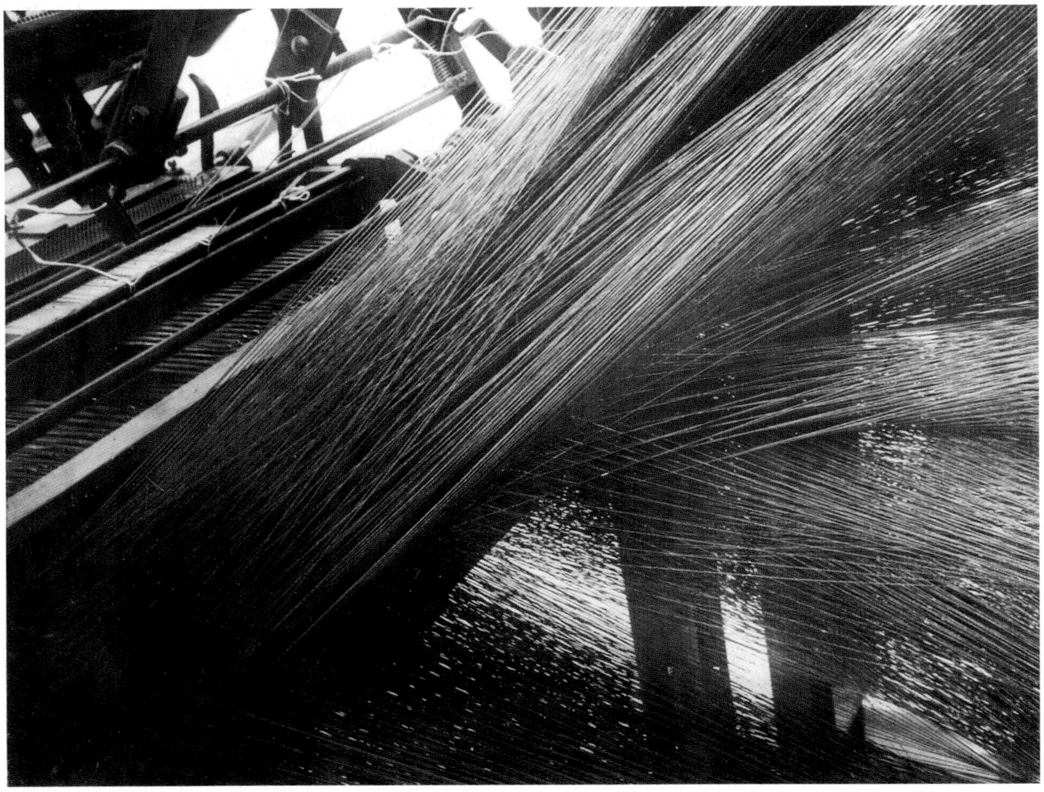

Badezimmern und anderen Räumlichkeiten hergestellt. Erst nach dem Umzug der Hochschule richteten einige der Lehrenden in ihren Dessauer Meisterhäusern Dunkelkammern ein. Ab 1927 teilte der Studierende Walter Funkat am Bauhaus ein kleines Fotolabor mit seinen Kommilitonen: Zur Ausstattung gehörten ein altes Vergrößerungsgerät sowie eine Boxkamera, und es gab eine Auswahl an Objektiven zur allgemeinen Nutzung. Bei Aufnahmen für Werbezwecke und für die Öffentlichkeitsarbeit wurden in der Regel professionelle Fotografen engagiert. Lucia Moholy und Erich Consemüller waren die prominenten Dokumentaristen der Schule und ihrer Produkte. Im Zentrum der künstlerischen Reform standen diese Fotografien aber allesamt nicht.

Entschieden hatte Walter Gropius schon 1923 eine neue Einheit von Kunst und Technik gefordert – eine Programmatik, die die allgemeine Grundtendenz des Wandels von einer

Werner David Feist, Detail aus einem mechanischen Webstuhl. Um 1929, Vintage Print, Gelatinesilber glänzend, 16,5 x 22,7 cm, BHA. ● Da Anfang und Ende der Kettfäden nicht erkennbar sind, kreuzen sich ihre Linien wie dynamisch durchs Bild schießende Lichtbündel.

Hannes Meyer, Komposition. 1926, Vintage Print, Gelatinesilber glänzend, auf Karton montiert, Fotografie: 17,0 x 22,8 cm, Karton: 29,6 x 42,0 cm, Sammlung Kieren, Berlin. ● Elementare Stereometrie und Geometrie fließen in dunklen Tönen ineinander und werden von einem amorphen Schatten durchkreuzt, dem der glänzende Lichtreflex organisches Leben einzuhauchen scheint.

Schnappschüsse, die die täglichen Ereignisse des Studienbetriebes festhielten. Vieles von dem, was wir über das konkrete Leben am Bauhaus wissen, resultiert aus der Vielfalt der dort aufgenommenen Fotografien. Obwohl eine Kamera namentlich während der Inflationszeit für die Studenten eine erhebliche finanzielle Belastung darstellte, war ihr Erwerb für viele erstrebenswert. Der Kauf des Fotoapparates stellte allerdings nicht die einzige finanzielle Ausgabe dar. Dazu gesellten sich hohe Kosten für Ausrüstung, Chemikalien und Papier. Wegen des privaten oder experimentellen Charakters vieler dieser Bilder war ein 10 x 13 cm großer Kontaktabzug vom Negativ ausreichend und verdeutlichte überdies ihren Amateurstatus als Schnappschuß und Erinnerungsstück und nicht als ausstellungsreifes, fotografisches Kunstwerk. Darüber hinaus standen den Schülern trotz aller Eigeninitiative immer noch keine Dunkelkammern zur Verfügung. Abzüge wurden in umfunktionierten

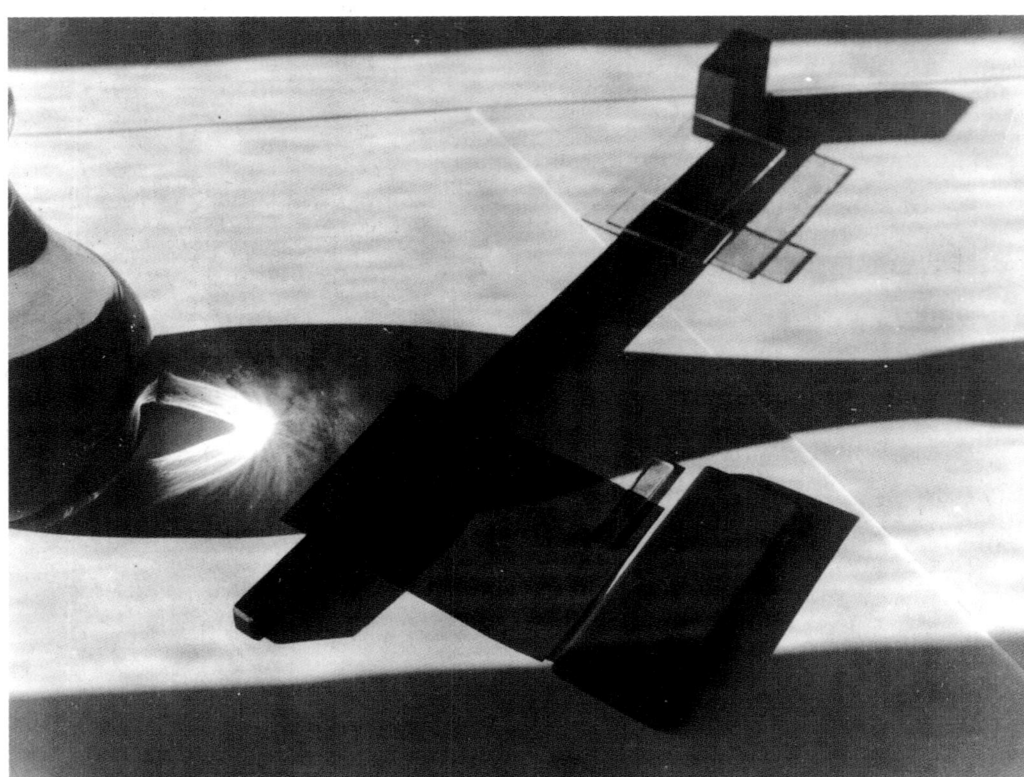

Gotthardt Itting, Bauhausgebäude Dessau, Ecke des Haupttreppenhauses mit dem Werkstattbau. Um 1927, Vintage Print, Gelatinesilber glänzend, auf Karton montiert, retuschiert, Fotografie: 14,5 x 9,4 cm, Karton: 16,3 x 11,1 cm, BHA. ● Wieder ist es ein aufgefangener Spiegeleffekt, der diese Gebäudeecke als konstruktivistische Komposition erscheinen läßt. Fenstersprossen, Wand wie auch Heizkörper erscheinen völlig entmaterialisiert und bilden ein abstraktes Gefüge gegenläufiger Diagonalrichtungen.

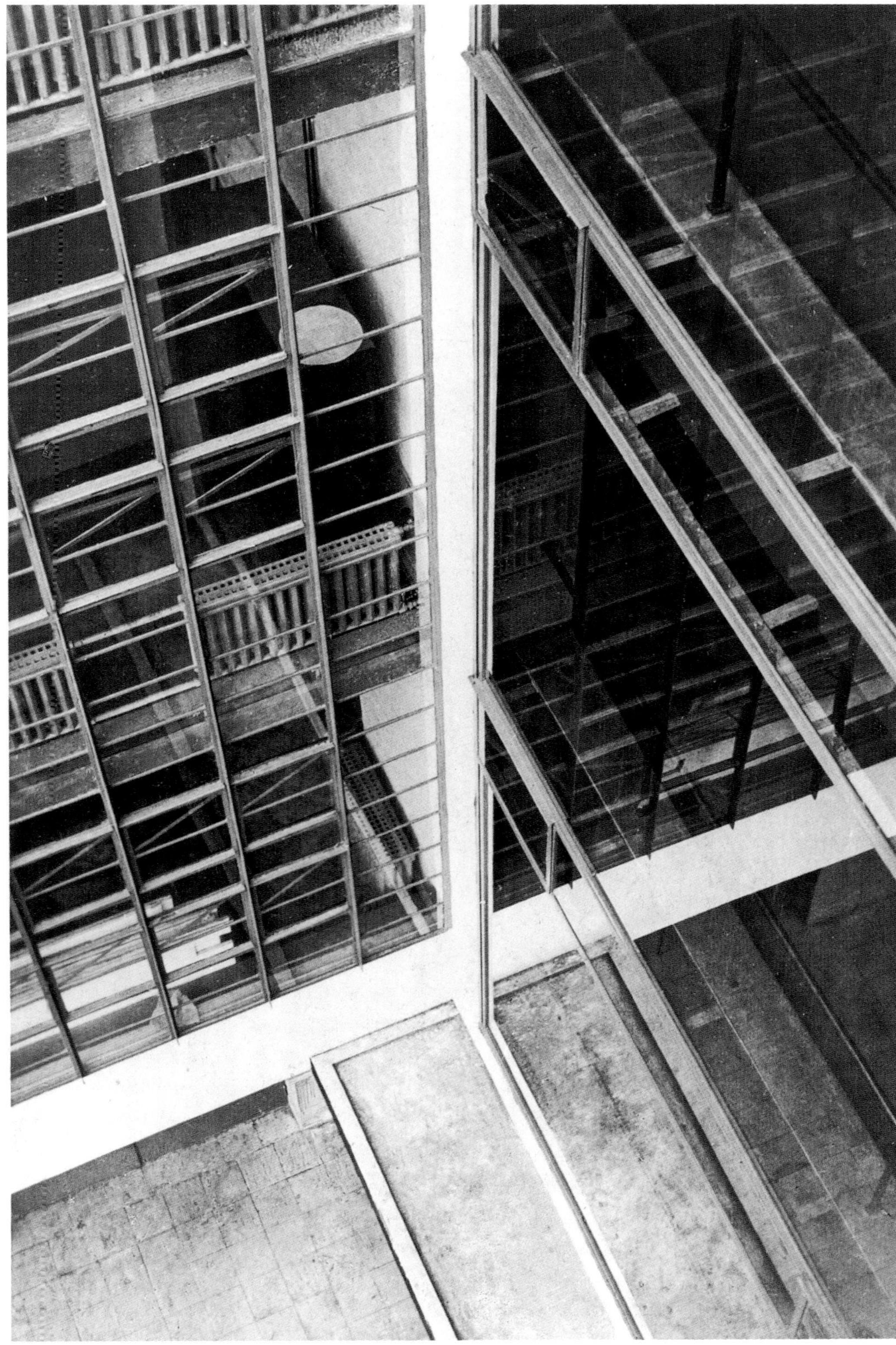

Künstlergemeinschaft zur technisch orientierten Hochschule für Gestaltung anschob: Die Werkstätten wurden umgerüstet und auf Massenproduktion eingestellt. (Dies hatte zur Folge, daß vermehrt Bilder zur Reproduktion beziehungsweise fotografische Elemente der Werbung und der angewandten Buchgestaltung Einzug ans Bauhaus fanden.) Im selben Jahr und im Zuge des ideologischen Fortschreitens lud Gropius den Künstler László Moholy-Nagy ein, als Leiter der Metallwerkstatt und als Vorkurslehrer am Weimarer Bauhaus zu wirken. Die Tatsache, daß der ungarische Konstruktivist traditioneller Staffeleimalerei und künstlerisch geprägter Handwerkskunst mit offener Ablehnung begegnete, machte ihn bei langjährigen Mitgliedern des Lehrkörpers, wie zum Beispiel Paul Klee und Oskar Schlemmer, nicht eben beliebt. Der frische Wind, den der Neuerer in die Ausbildung brachte, entsprach jedoch der Stimmung vieler Studierender. Moholy, unermüdlicher Propagandist des Wandels, wurde nun zum lautstärksten Befürworter der Integration von Fotografie in die Lehre und

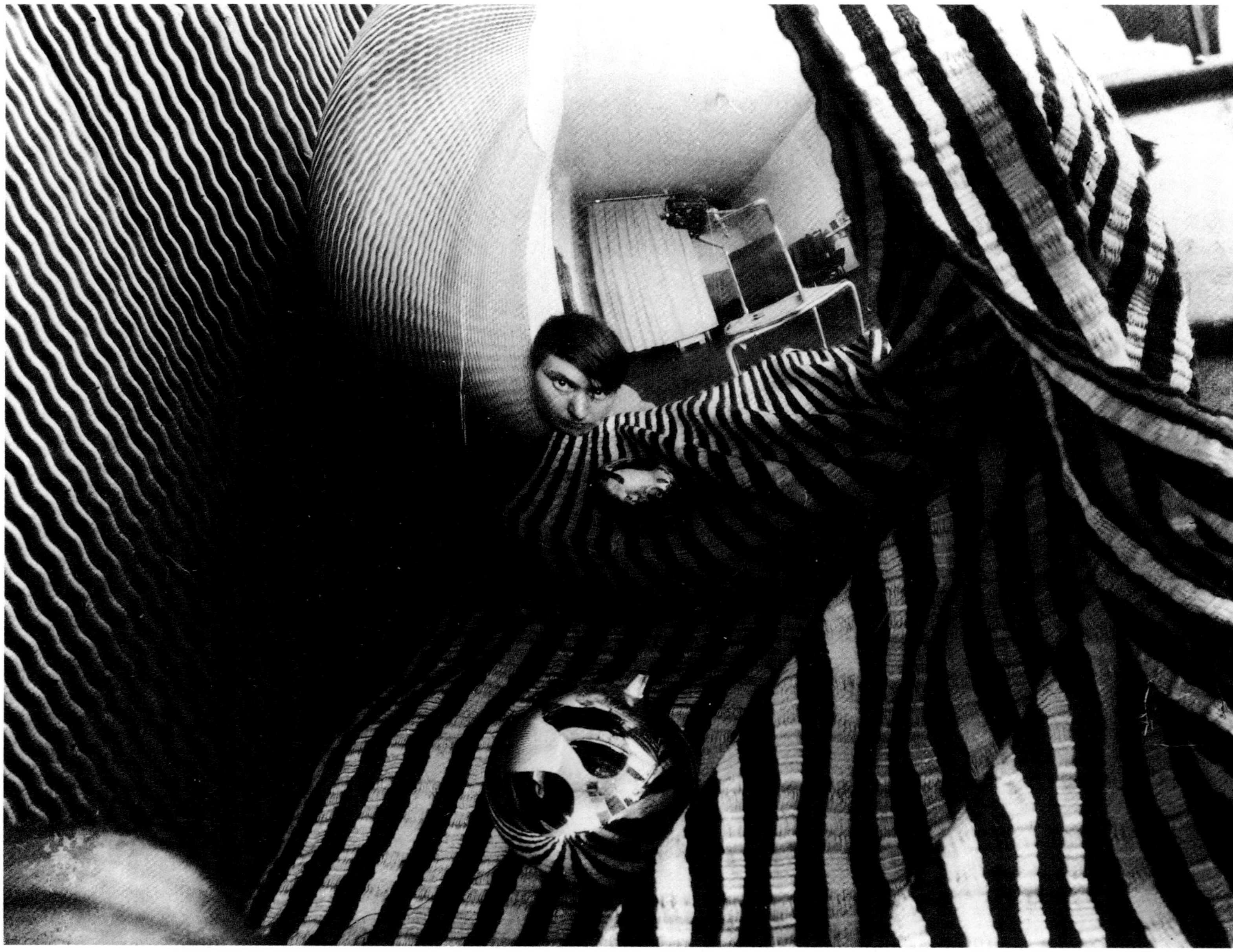

Marianne Brandt, Selbstporträt in der Kugel. 1929, Modern Print vom Originalkleinbildnegativ, Gelatinesilber, Hochglanz, 16,0 x 21,0 cm, BHA. ● Brandts Selbstporträts thematisieren häufig den Prozeß ihrer Herstellung: Kamerapositionierung oder Selbstauslöserkabel sind deutlich sichtbar. Die Christbaumkugel gerät hier wie auf anderen Bildnissen der Künstlerin zum Emblem der Metallerin wie der Selbstspiegelung.

führte diese zumindest inoffiziell in seinen Vorkurs ein. Gerade der „technische Blick" des Kameraauges, die Mechanik von Bilderzeugung jenseits individueller Künstlerhandschrift, ließen für ihn das Medium geeignet erscheinen, eine Bildsprache für die moderne Gegenwart zu schaffen, durch die die menschliche Wahrnehmung um eine neuartige Dimension des Visuellen bereichert würde. Fotogramme, unmittelbare Lichtabdrücke von Gegenständen auf das lichtempfindliche Papier, aber mehr noch eigenwillig schräge, oft geometrisch, beinah abstrakt gebaute Kompositionen aus ungewöhnlichen Perspektiven galten ihm als angemessener Ausdruck visueller Kultur im industriellen Zeitalter.

Moholy war mitnichten an einer direkten Abbildung des Vorhandenen, Realen interessiert, sondern an der Gestaltung einer neuen Welt aus dem Geiste der Technik: „Das Geheimnis ihrer Wirkung ist, daß der fotografische Apparat das rein optische Bild reproduziert und so die optisch-wahren Verzeichnungen, Verzerrungen, Verkürzungen usw. zeigt, während unser Auge die aufgenommenen optischen Erscheinungen mit unserer intellektuellen Erfahrung durch assoziative Bindungen formal und räumlich zu einem *Vorstellungsbild* ergänzt. Daher besitzen wir in dem fotografischen Apparat das verläßlichste Hilfsmittel zu Anfängen eines objektiven Sehens. Ein jeder wird genötigt sein, das Optisch-Wahre, das aus sich selbst Deutbare, Objektive zu sehen, bevor er überhaupt zu einer möglichen subjektiven Stellungnahme kommen kann ... Wir sind – durch hundert Jahre Fotografie und zwei Jahrzehnte

Marianne Brandt, Gitter und Treppe mit Schatten. o. J., Modern Print vom Originalnegativ, Gelatinesilber, 9,5 x 13,8 cm, BHA. ● Räumliche Irritationen mithilfe unerwarteter oder unerklärlicher Schattenphänomene herzustellen, sollte bald zum fotografischen Topos von Werbe- oder Modeaufnahmen werden.

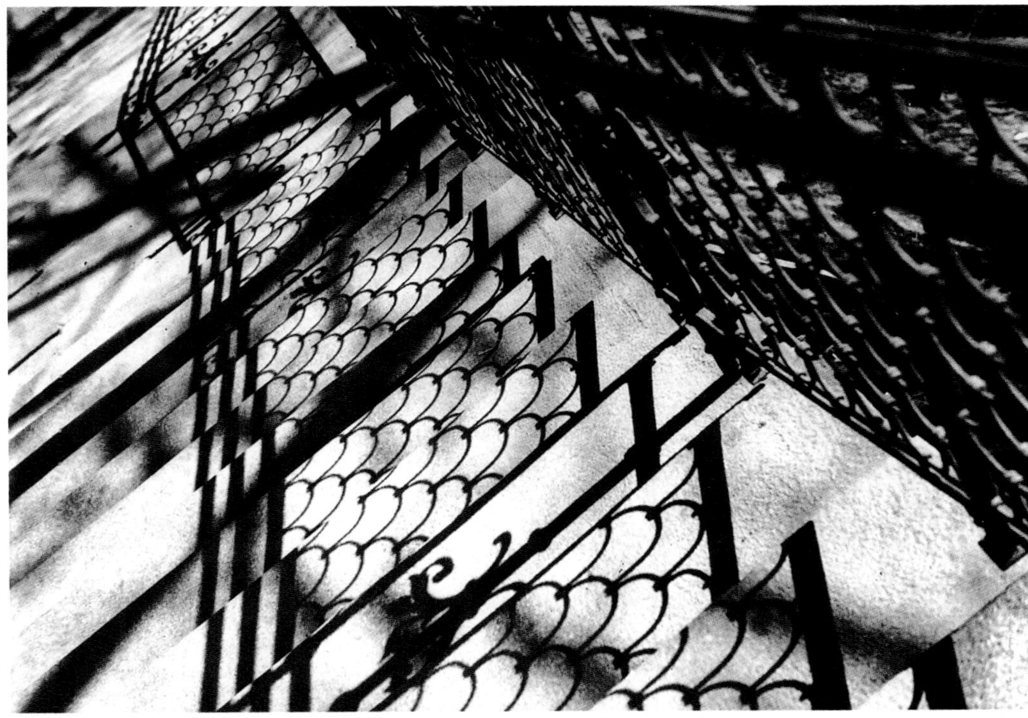

Karl Hermann Haupt, Straße im Winter (Fotoexperiment). o. J., Collage aus Fotografien, je 2,8 x 5,5 cm, montiert auf Karton, 16,5 x 16,5 cm, BHA. ● Mit der Technik mechanischer Vervielfältigung verwandelte man selbst Motive aus der Natur zu überindividuell-abstrakten Texturen.

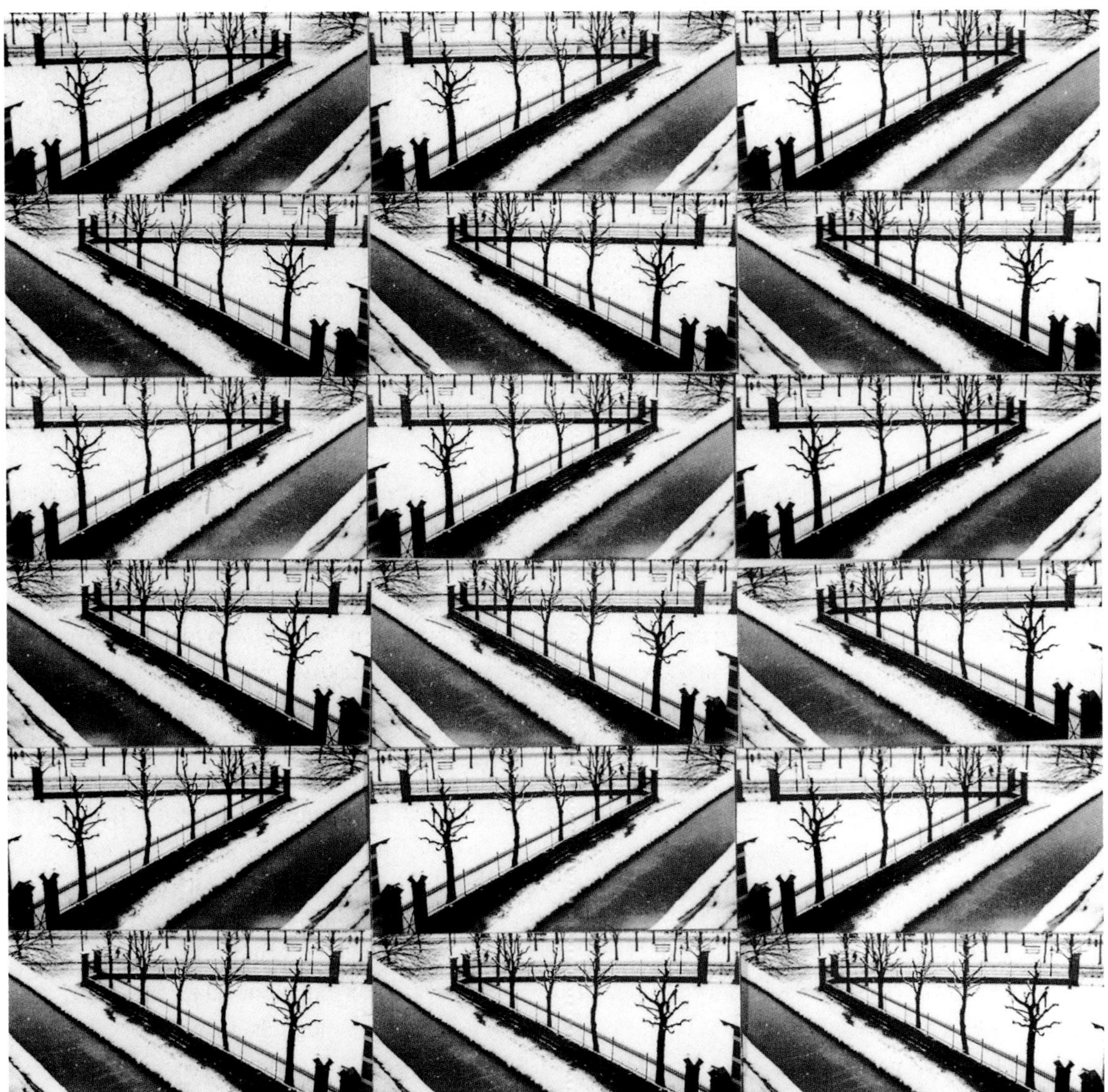

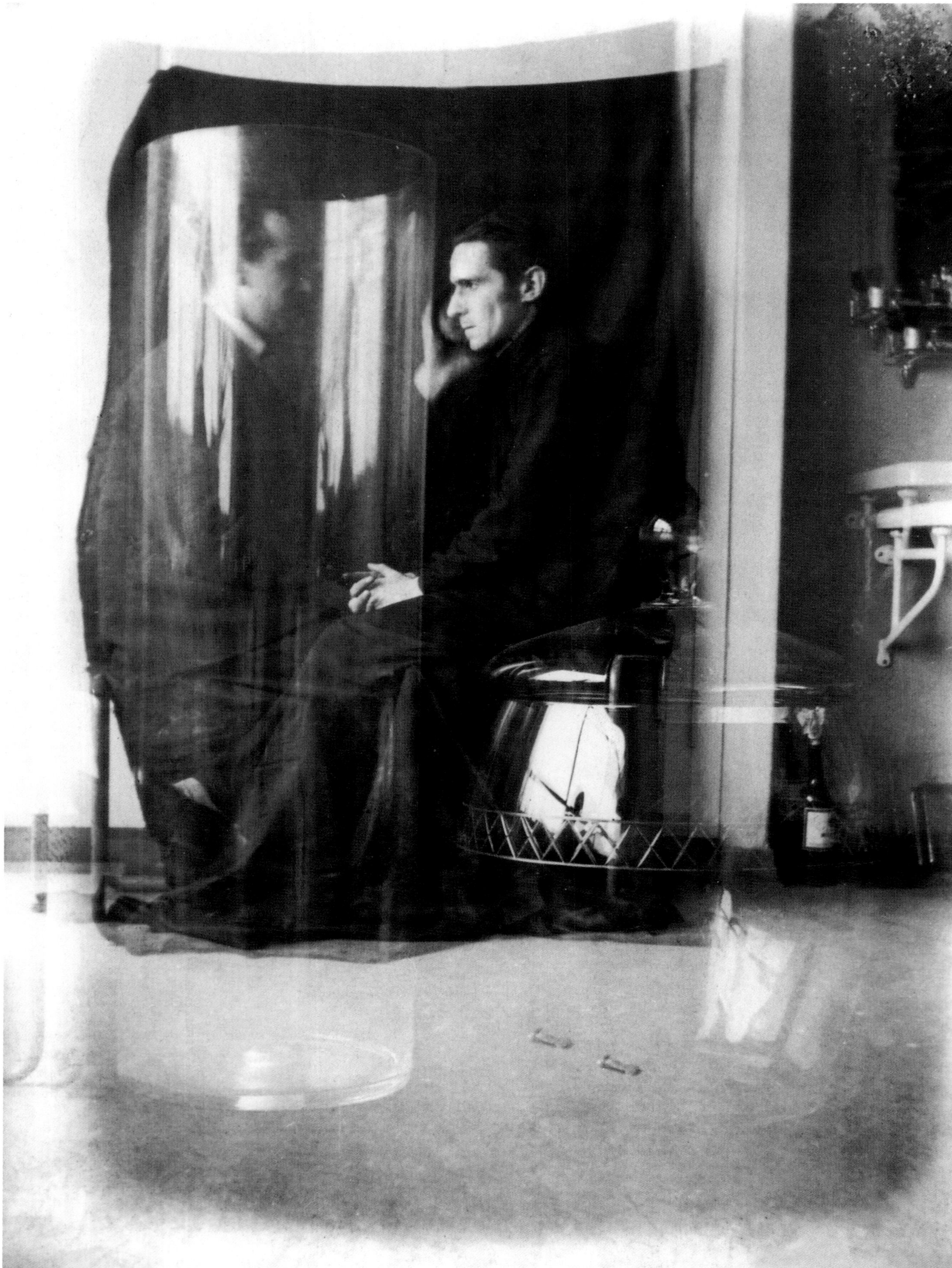

Heinz Loew und Hermann Trinkaus, Doppelporträt Loew und Trinkaus. 1927, Modern Print vom Originalglasnegativ, Mehrfachbelichtung, Gelatinesilber glänzend, 21,3 x 15,7 cm, BHA. ● Die seltsam verglaste Kommunikation im Dunkeln ist vor der Aufnahme sorgfältig arrangiert. Während der eine fotografierte, saß der andere Modell und umgekehrt. Diese gespenstische Situation existiert also nur virtuell.

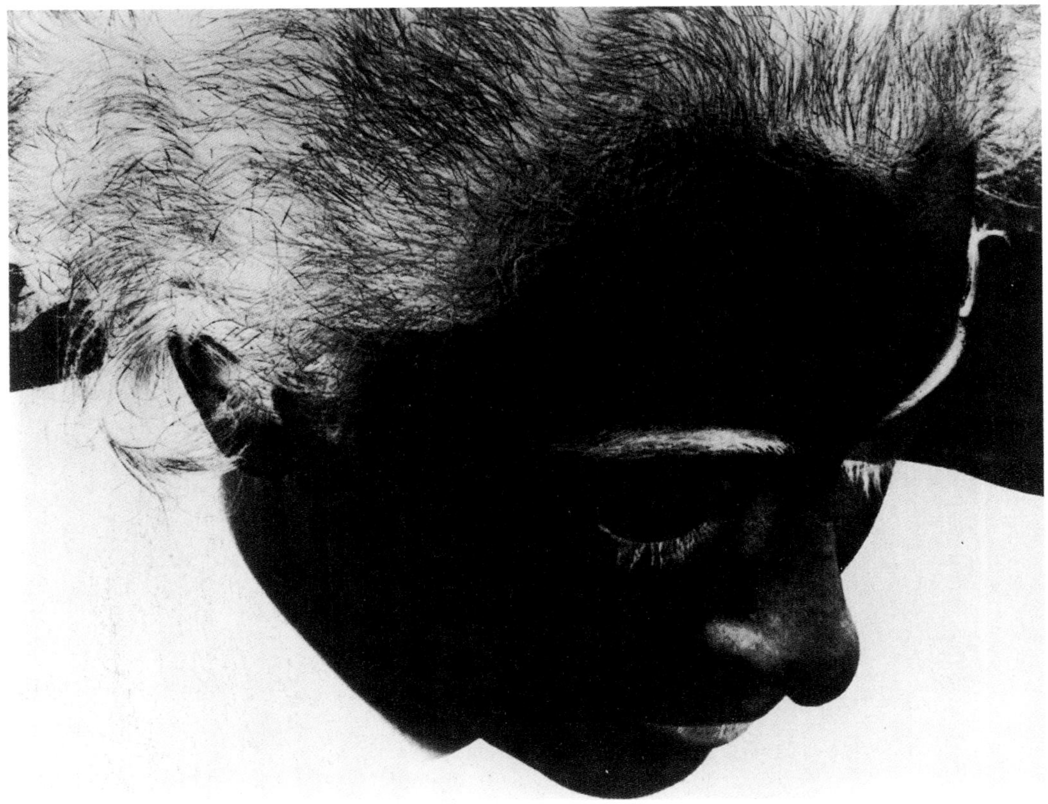

Gertrud Arndt, Porträt Vera Meyer-Waldeck im Negativ. 1930, Vintage Print, Gelatinesilber halbmatt, auf Karton montiert, Fotografie: 16,7 x 22,7 cm, Karton: 24,6 x 32,2 cm, BHA, Leihgabe Gertrud Arndt. ● Ins Positiv verkehrt, wäre das Porträt eine mißlungene Aufnahme, denn das Gesicht erwiese sich als unterbelichtet. Das, was einst als technischer Fehler galt, erklärte der neue Fotograf zu unbekannten optischen Reizen.

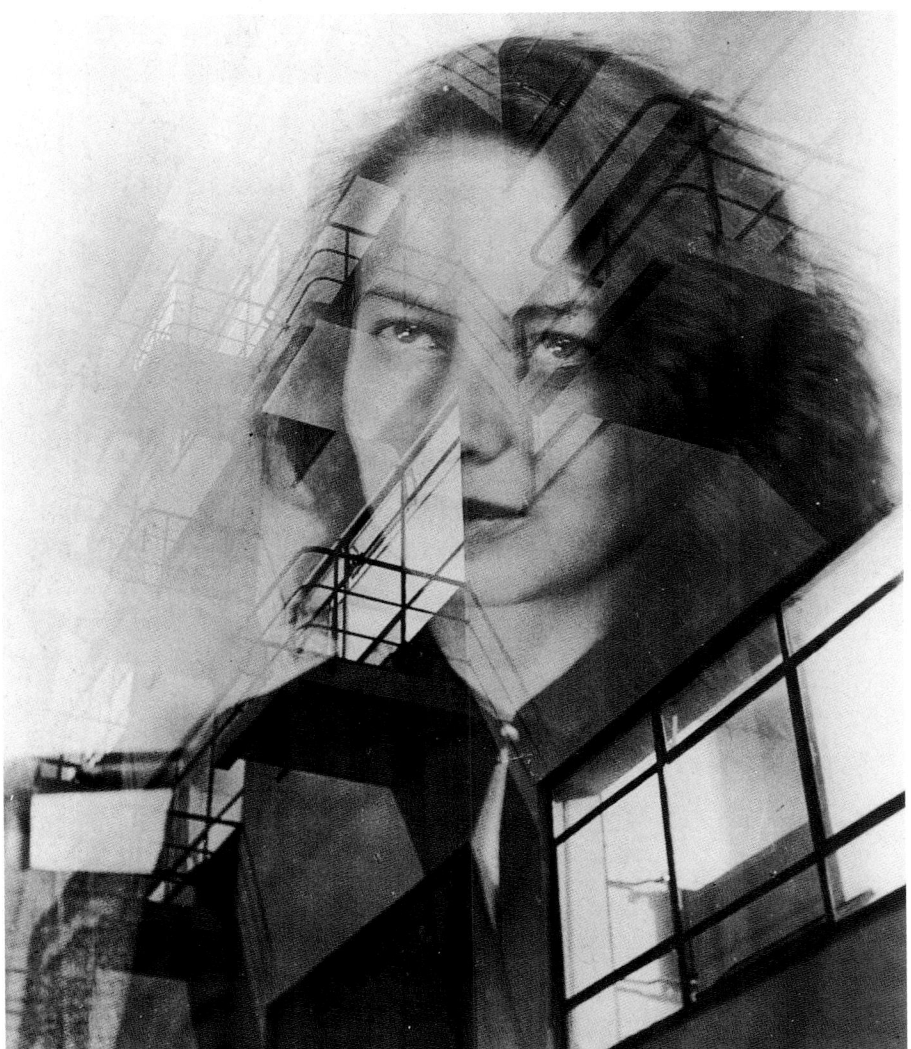

Anonym (Gertrud Arndt ?), Porträt Otti Berger und Atelierhaus. Um 1930, Vintage Print, Doppelbelichtung, Gelatinesilber glänzend, 9,2 x 7,8 cm, BHA, Leihgabe Gertrud Arndt. ● Traumartig zeichnen sich Balkongitter ins Gesicht – wie im Nebel verbindet sich Gesichts- mit Mauergrau, und tiefstehende Lampenreflexe in den Augen des Mädchens bringen die von innen erleuchteten Fenster in Assoziationsnähe.

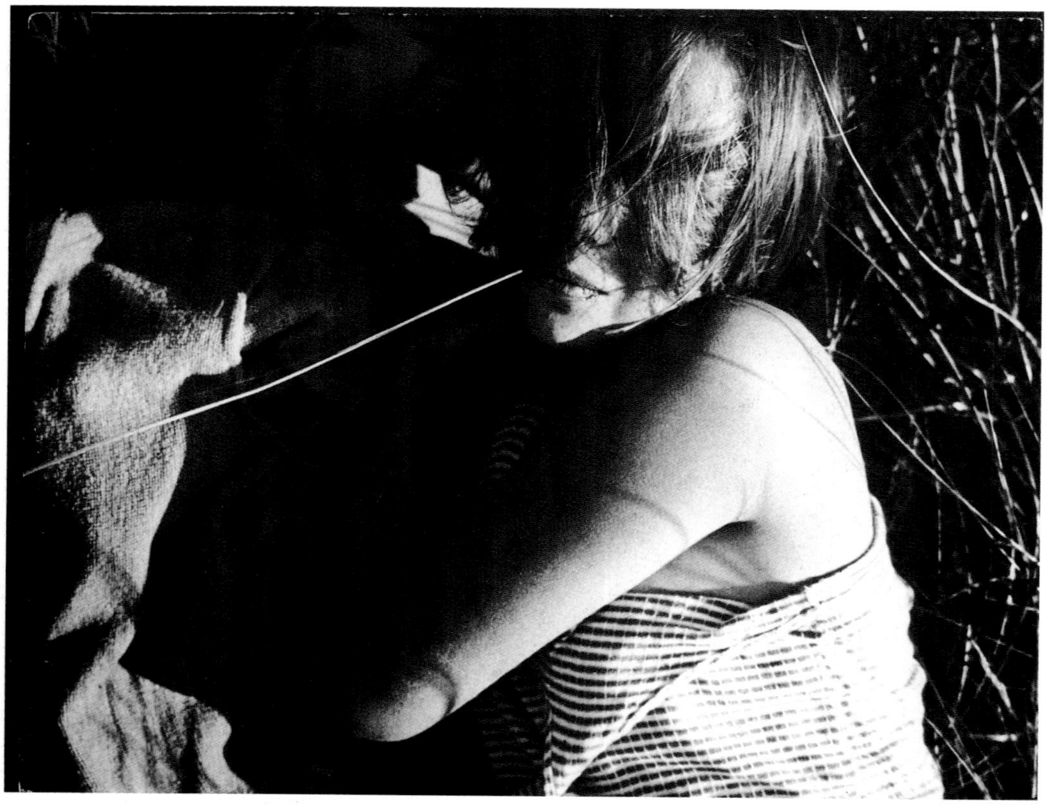

T. Lux Feininger, Mädchen im Gras. 1928, Vintage Print, Gelatinesilber, 19,8 x 23,2 cm, The J. Paul Getty Museum, Los Angeles. ● Der Betrachter darf einem intimen Blick des Fotografen auf das Mädchen unter ihm folgen. Er sieht, halb im Licht, halb schattig, ein reizvolles Bild von sonnigem, verwuscheltem Haar, Lippen mit einem Grashalm dazwischen, einem auf warmer Decke ausgestreckten Körper.

Grit Kallin-Fischer, Doppelporträt Hilde Rantzsch und Myriam Manuckiam. Um 1927, Vintage Print, Gelatinesilber glänzend, 17,0/20,5 x 16,0/16,5 cm, BHA. ● Zwei Mädchenköpfe, vertraut nebeneinander liegend, fordern zum Vergleich heraus. Doch da der Betrachter keine ihrer gegenläufigen Richtungen einnimmt, sondern aus einer dritten von der Seite so hinabschaut, daß die Köpfe übereinander im Format erscheinen, ist er mit der Suche nach der „richtigen" Perspektive beschäftigt, die sich ihm nicht bietet.

Film – in dieser Hinsicht ungeheuer bereichert worden. *Man kann sagen, daß wir die Welt mit vollkommen anderen Augen sehen.* Trotzdem ist das Gesamtergebnis bis heute nicht viel mehr als eine visuelle enzyklopädische Leistung. Das genügt uns aber nicht. Wir wollen planmäßig *produzieren*, da für das Leben das Schaffen *neuer Relationen* von Wichtigkeit ist." (Malerei Photographie Film, München 1925, Bauhausbuch 8, S. 26 f) Daß er selbst – gemessen an den hohen Standards der alten Berufsfotografie – ein technischer Laie war, störte ihn wenig, denn es sollte ja gerade jener Automatismus der technischen Apparatur sein, der überlieferte handwerkliche Könnerschaft obsolet machte. Für die mit ihren Leicas und anderen Handapparaten dilettierenden Studenten bot sich so reichlich Gelegenheit, ihre Experimentierlust auch in die offizielle Ausbildung einzubringen. Fotografierten sie zunächst vor allem ihre Freunde und das bunte kulturelle und gesellschaftliche Leben am Bauhaus, spiegelten sich doch in diesen ungezwungenen Bildern durch häufige Betonung der Hell-Dunkel-Kontraste, in Mehrfachbelichtungen und ungewöhnlichen Perspektiven der Einfluß Moholys und seines Konzeptes vom „Neuen Sehen".

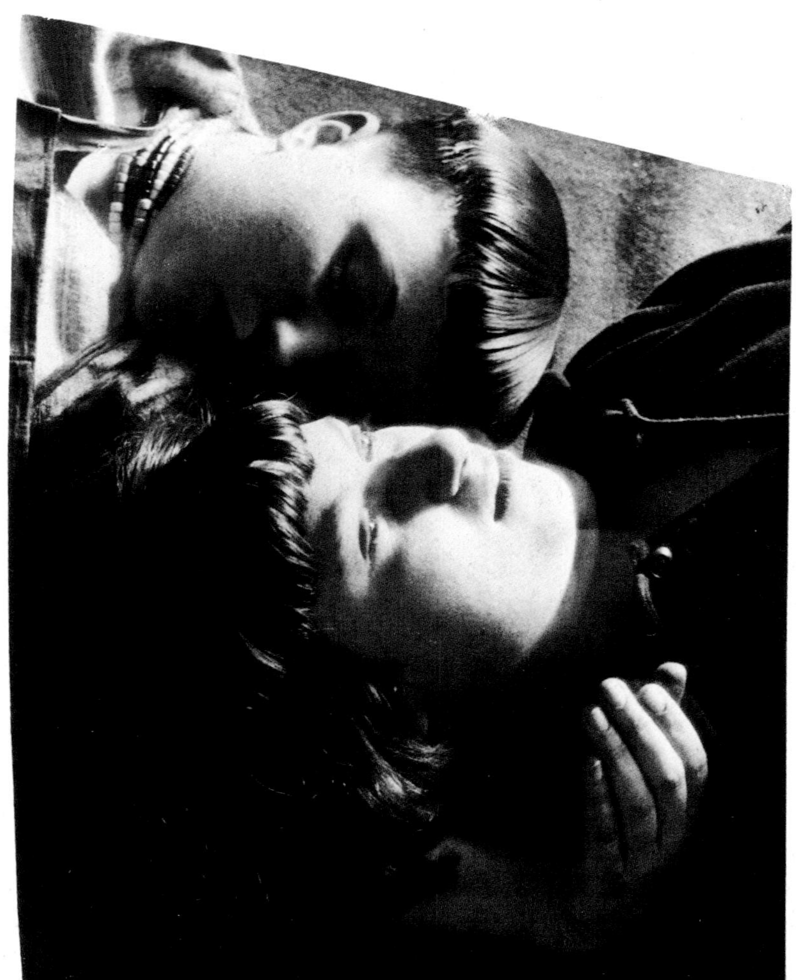

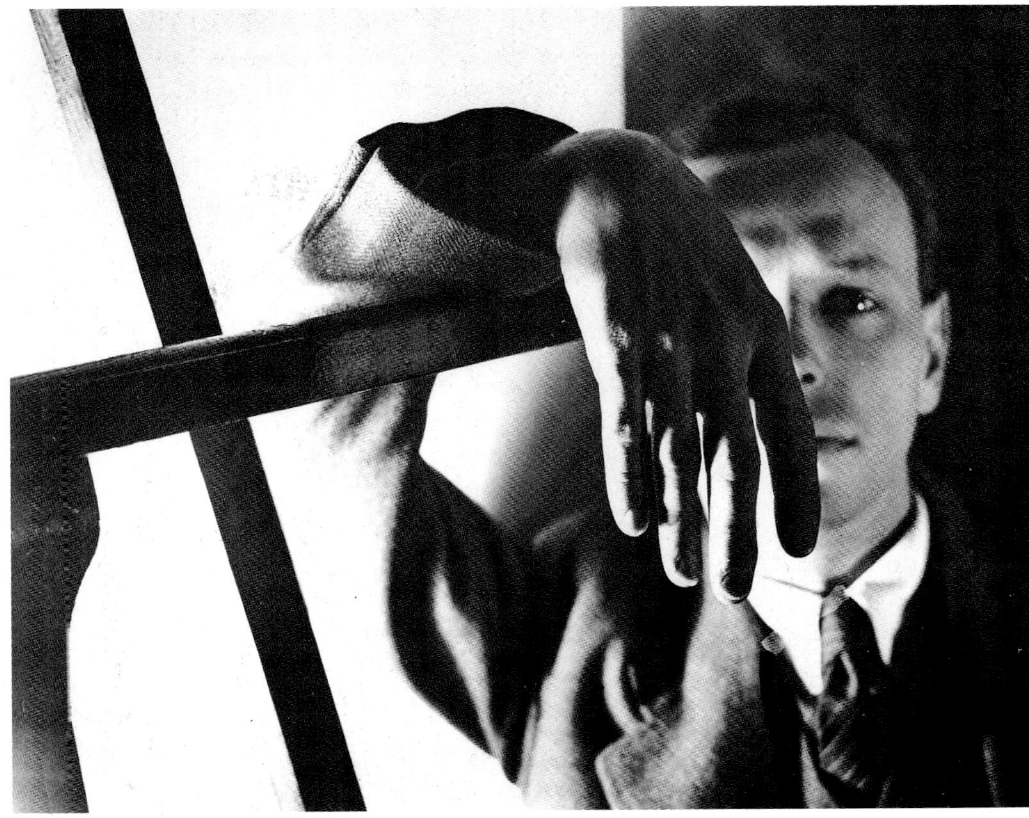

Grit Kallin-Fischer, Porträt Edward E. Fischer. 1926–1928, Vintage Print, Gelatinesilber glänzend, 17,2 x 22,3 cm, BHA. ● Die Hand schwebend über dem „konstruktivistischen Kreuz" und seltsam abgetrennt vom Körper, formuliert dieses Porträt eine ungewöhnliche Gleichzeitigkeit von Brustbild und Handstudie.

Mit dem Weggang von Gropius, Moholy-Nagy und Herbert Bayer 1928 zeichnete sich eine weitere „Wachablösung" am Bauhaus ab. Im April 1927 wurde Hannes Meyer, ein für seine radikal linksgerichteten politischen Anschauungen bekannter Architekt, neuer Direktor der Schule. Meyers besondere Interessen zeigten sich schon bald in der Vormachtstellung der Architekturabteilung sowie einer verstärkten Betonung sozialer Aspekte in der künstlerischen Arbeit. Er strukturierte einzelne Werkstätten um; dabei wurden eher akademische und theoretisch ausgerichtete Schwerpunkte gesetzt. Obgleich Moholy wie Meyer aus dem weitesten Umfeld des Konstruktivismus kamen, interpretierten sie diesen doch sehr unterschiedlich. Moholys Werk und seine Theorien mündeten letztlich stets in eine ästhetische Utopie; Meyer hingegen wollte seine ästhetisch-soziale Vision praktisch und ökonomisch effizient verwirklichen.

Vor diesem Hintergrund beauftragte Meyer im Frühjahr 1929 Walter Peterhans, einen 32jährigen Fotografen mit einem Studio in Berlin, den ersten offiziellen Kursus in Fotografie zu unterrichten. Peterhans, ausgestattet mit umfassendem technischem Können und praktischer Erfahrung als Berufsfotograf, vermittelte zwischen den Traditionen fotografischen Handwerks und der sich soeben in der Fotografie Bahn brechenden Ästhetik der Neuen Sachlichkeit. Allein der Name war Programm, denn solch „nüchterner" Zugriff auf die Realität stand in extremem Kontrast zu den technischen Utopien Moholys. Im Gegensatz zu dessen rastlosem Blick fixierte Peterhans seine Motive in größter Kontemplation, legte Wert auf technische Präzision und Sauberkeit der handwerklichen Ausführung. Während Moholy die Grenzen des Mediums im Experiment auslotete, war dem neuen Bauhausmeister an einer adäquaten, ja dienenden Darstellung der Dingwelt gelegen. Jene Fertigkeit, die Objektwelt genau und scharf – eben „objektiv" – jenseits aller subjektiven, artistischen Spielerei wiederzugeben, war ihm Grundvoraussetzung für den sinnvollen Einsatz von Technik im Kontext praktischer wirtschaftlicher Anwendung. Daneben verstand sich sein Kursus auch als Anleitung zu geübtem und verantwortungsbewußtem Umgang mit einem wichtigen Werkzeug des Grafikdesigns, nämlich der Fotografie, und nicht als Ort für die Ausbildung subjektiver Kreativität von Künstlerindividuen. Darauf aufbauend wurde Fotografie als Teil der Werkstatt für Druck/Reklame/Ausstellungswesen unter der Leitung von Joost Schmidt unterrichtet.

Inwieweit Peterhans' Kritik das Theoriegebäude Moholys überhaupt angemessen erfaßte, sei dahingestellt; sie trifft allerdings einen entscheidenden Widerspruch in Theorie und Praxis des ungarischen Kunstrevolutionärs, wenn diese dessen radikale Programmatiken einer technisch-angewandten Industriekunst doch immer wieder nur als Gestus eines einsamen Künstlergenies realisiert sah. Peterhans' eigener vertrauter Umgang mit der Kamera begann schon in der Jugend mit Unterstützung seines bei Zeiss-Ikon beschäftigten Vaters. Er studierte Ingenieurwesen in Dresden und München, machte in Göttingen seinen Abschluß in Mathematik und Philosophie und setzte seine Ausbildung für ein weiteres Jahr an der Staatlichen Akademie für Graphische Künste und Buchgewerbe in Leipzig fort. Nach Abschluß der Ausbildung startete Peterhans seine Laufbahn als professioneller Fotograf; 1926 wurde er in Weimar Meister für Fotografie. Im darauffolgenden Jahr eröffnete er in Berlin ein Studio mit dem Schwerpunkt Porträtfotografie und erteilte daneben auch Privatunterricht. Versiertheit und Erfahrung im Lehren kennzeich-

Grete Stern, Porträt Ellen Auerbach. Um 1930, Modern Print, Gelatinesilber glänzend, 27,9 x 21,6 cm, BHA. ● Ein Porträt durch die liegende Position des Modells in äußerster Entspannung aufzunehmen, war eine Methode ihres Lehrers Walter Peterhans. Hier sind Hand und Gesicht mit dunkler Rahmung und geringer Schärfentiefe zur hellen, weichen Fläche zurückgenommen, die das Bild allein auf die Zeichnung der in die Weite blickenden Augen konzentriert.

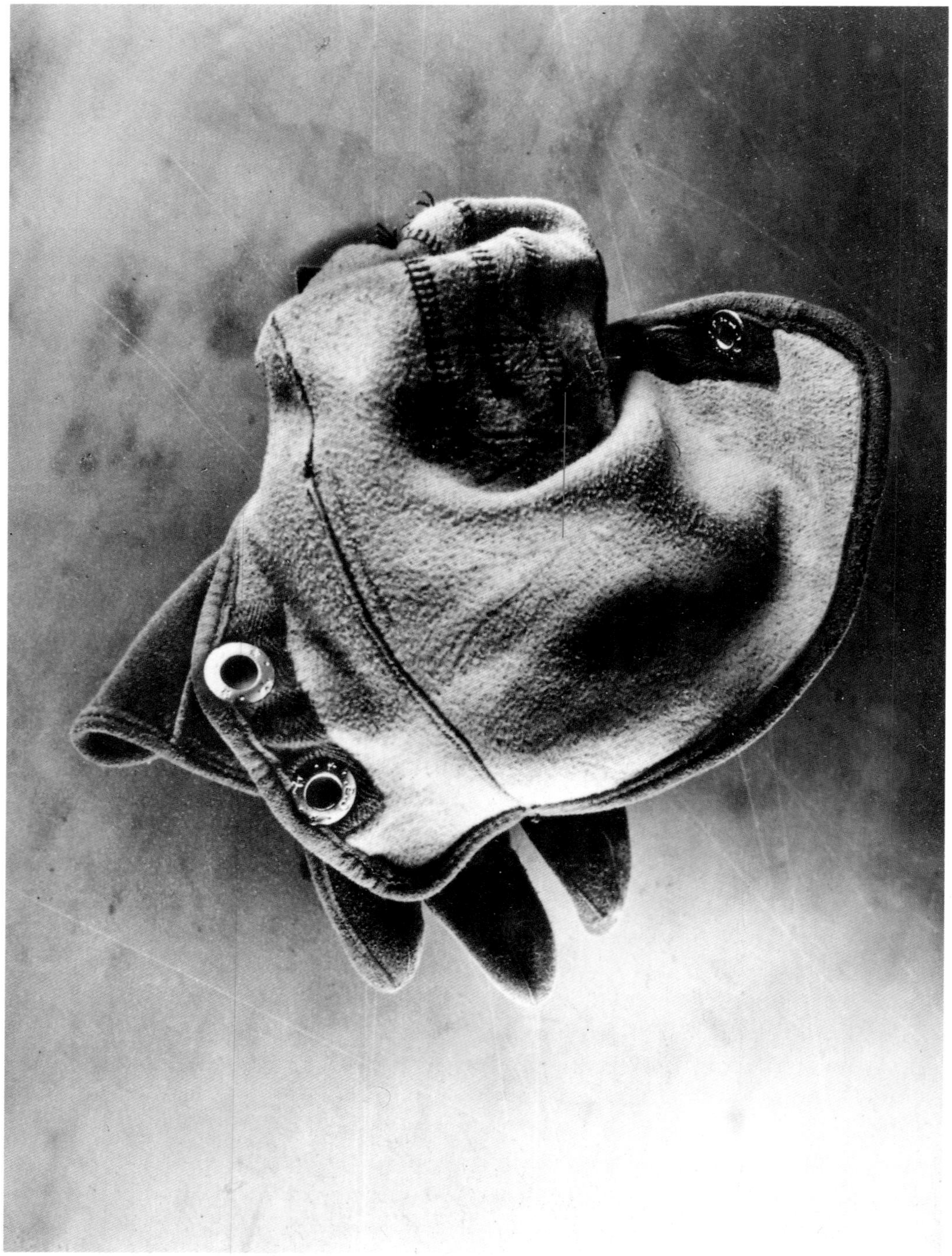

ringl+pit (Ellen Auerbach), Handschuh. 1929, Reprint, Bromsilbergelatine, 20,5 x 15,3 cm, Museum Folkwang, Essen. ● Beim Ausziehen stülpt ein Handschuh manchmal das Innere nach außen. Er gleicht hier einem amorphen Gebilde mit Augen, das mit einer Lichtquelle „von unten" aus dem Liegen ins Schweben gerät.

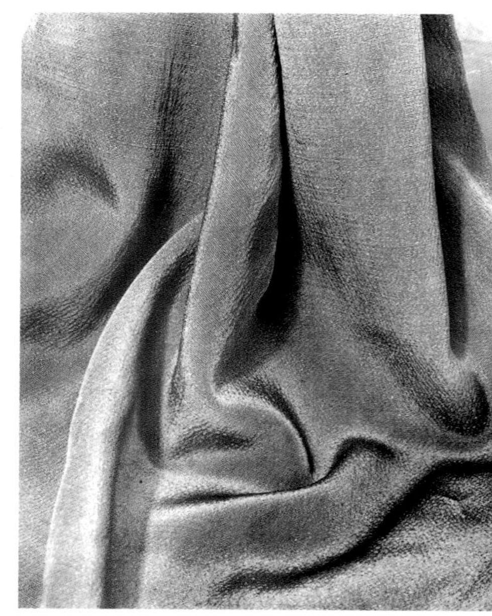

Nelly A. Peissachowitz, Stoff. Um 1932, Vintage Print, Gelatinesilber, 20,8 x 17,2 cm, The J. Paul Getty Museum, Los Angeles. ● Die Eigenart eines Stoffes so darzustellen, daß Oberfläche und Stärke des Materials deutlich, aber ohne Übertreibung zur Geltung kamen, daß Bindung, Musterung und Geschmeidigkeitsgrad erkennbar wurden, darin waren Peterhans' Schüler meisterhaft trainiert.

neten seinen didaktischen Ansatz im Bauhaus. Peterhans, der nicht nur ein vollendeter Techniker, sondern auch ein engagierter Lehrer war, widmete sich dieser pädagogischen Herausforderung mit großem Elan und einem Interesse an der Vermittlung, das ihn deutlich von den die Lehre häufig als leidige Pflicht mißachtenden Altmeistern am Hause unterschied.

In den Arbeiten seiner Schüler – unter ihnen Johannes Auerbach, Eugen Batz, Irene Blühova, Roman Clemens, Werner Feist, Walter Funkat, Kurt Kranz, Herbert Schürmann und Hajo Rose – läßt sich der Einfluß des Meisters deutlich erkennen. Die „Fototheorie Peterhans" vereinte die akademischen Anforderungen einer Universität mit der praktisch orientierten Ausbildung einer technischen

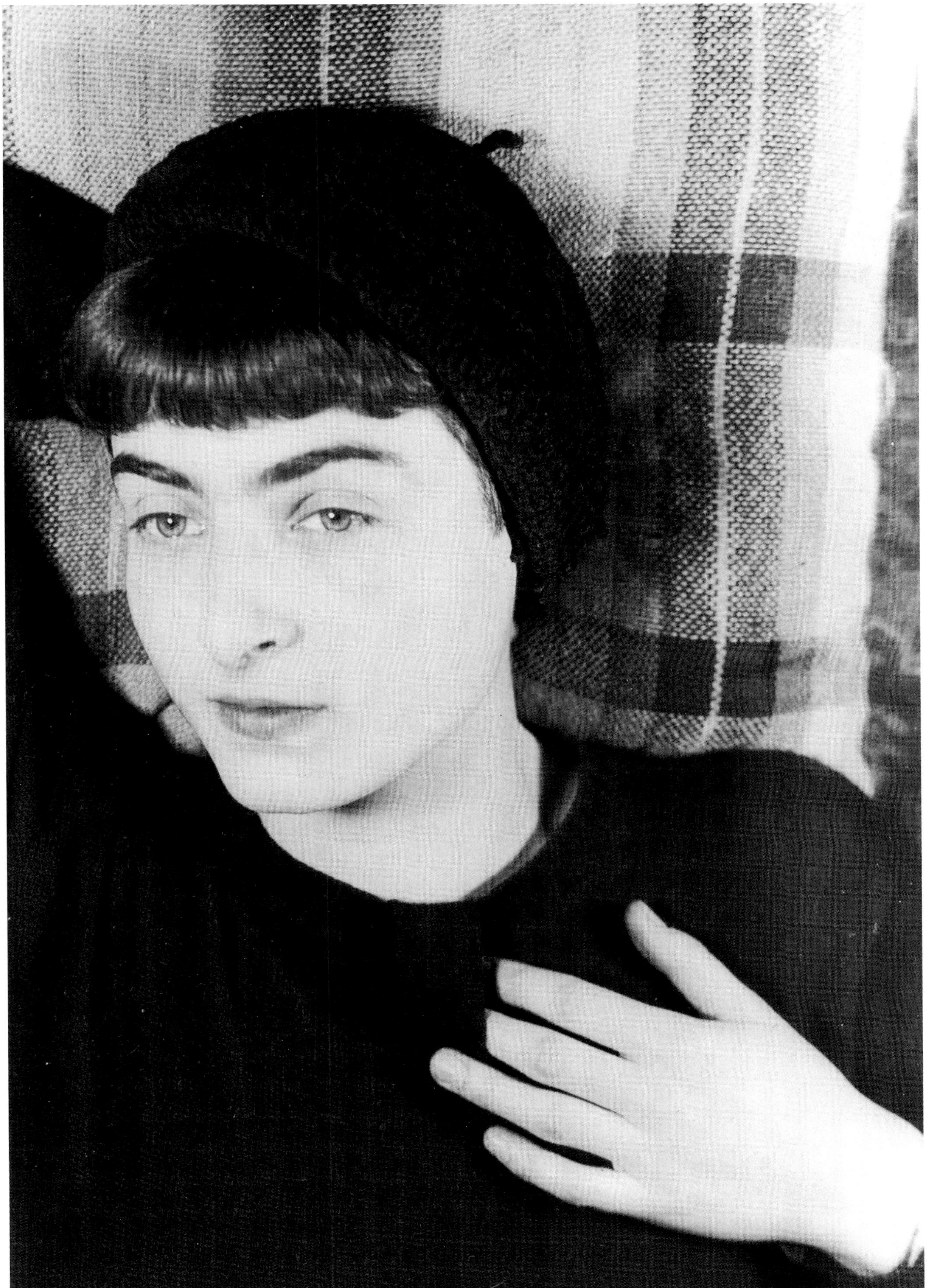

Studierende aus dem Unterricht Peterhans, Arbeiten aus einem Leporello. Um 1929, Leporello in 21 Teilen mit 41 Fotos (u. a. von Gertrud Arndt, Irene Hoffmann, Fritz Kuhr, Hannes Schmidt), Gelatinesilber glänzend, unterschiedliche Maße, BHA. ● Es waren die Oberflächen der Dinge, die man in Peterhans' Unterricht bis ins Detail fotografisch zu schildern lernte. Der Blick auf „Struktur, Textur, Faktur und Haufwerk", wie Moholy sagte, hatte hier allerdings keinen abstrakten Eigenwert, sondern galt der technischen Übung.

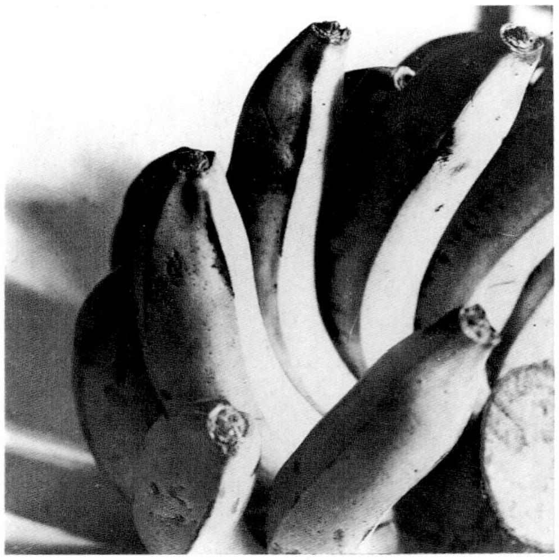

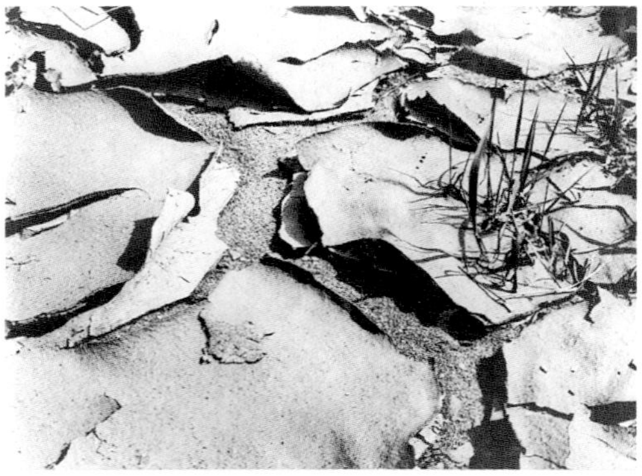

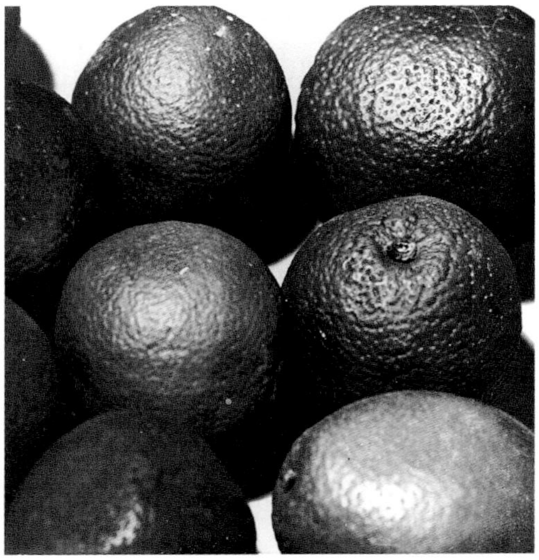

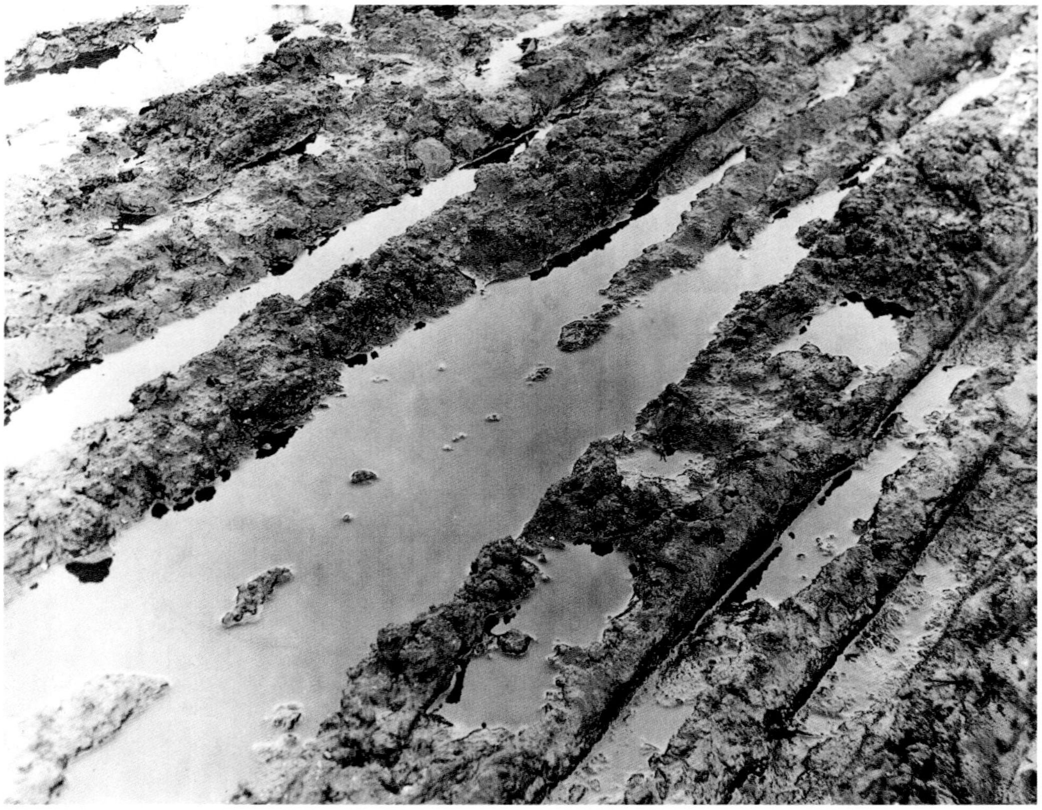

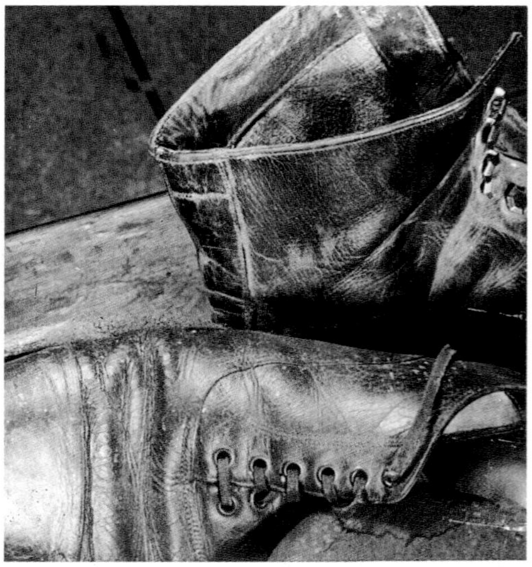

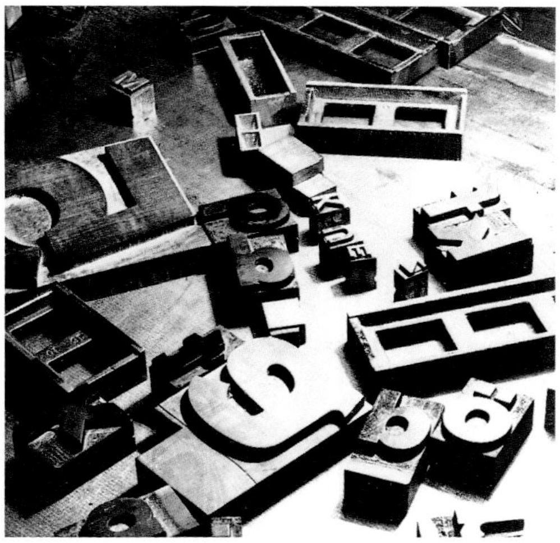

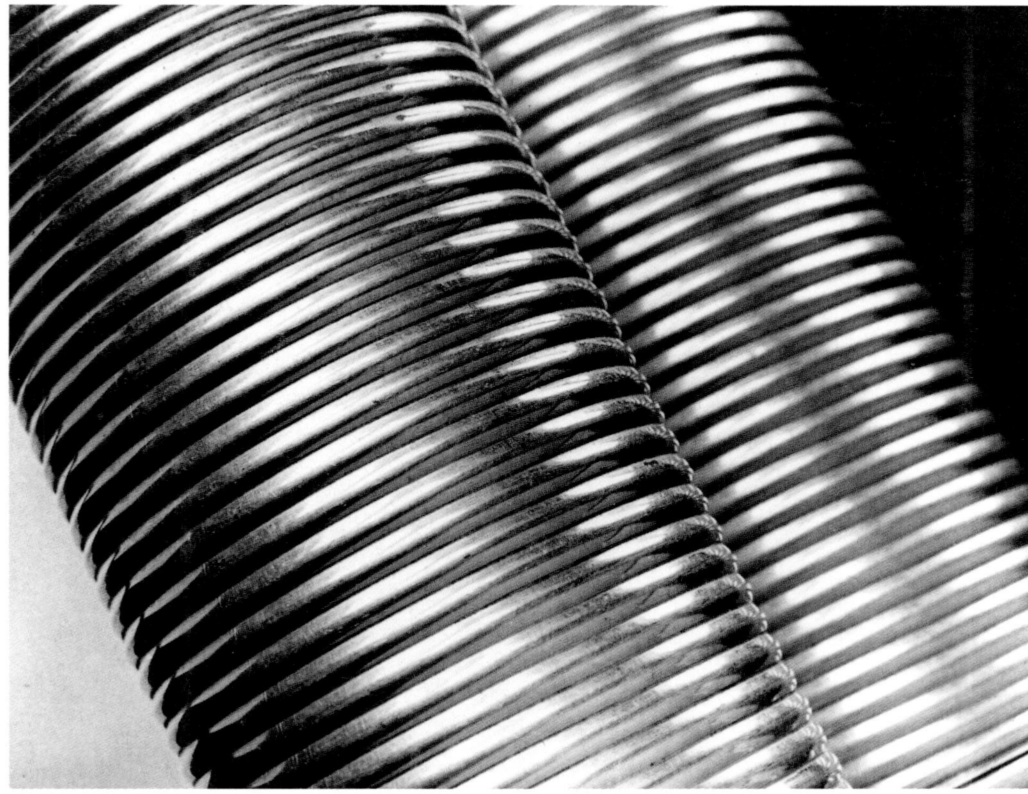

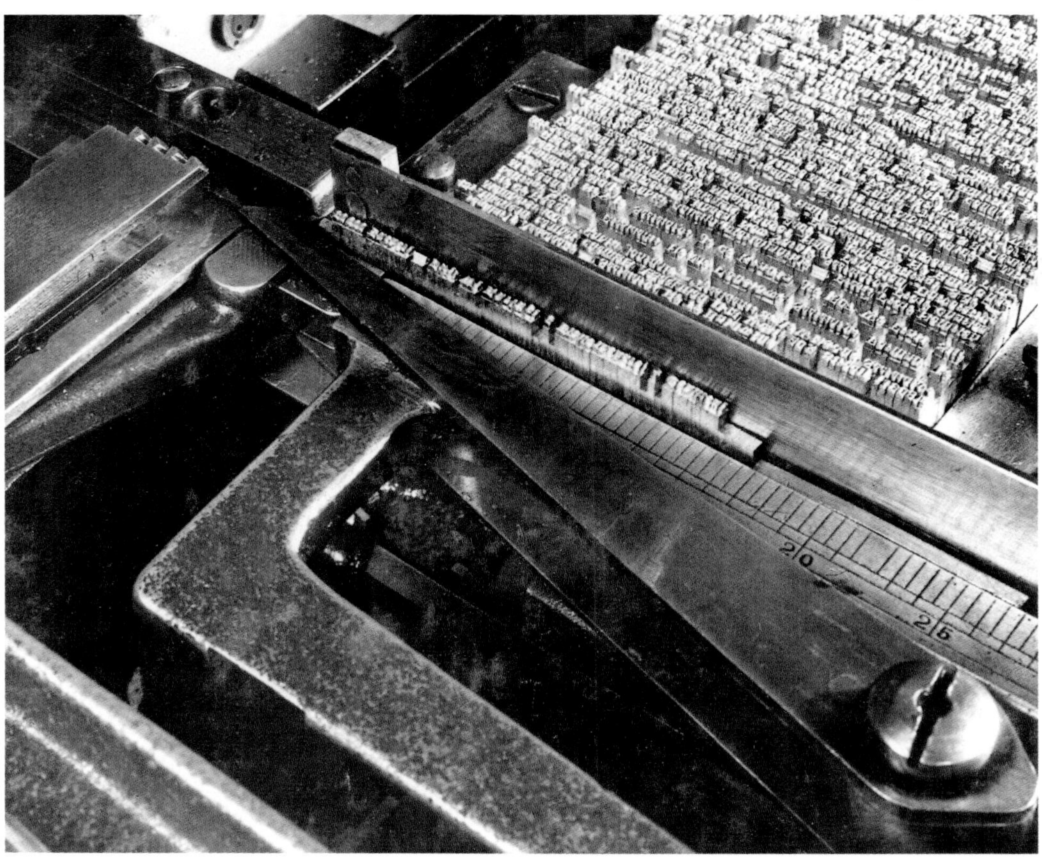
20
25

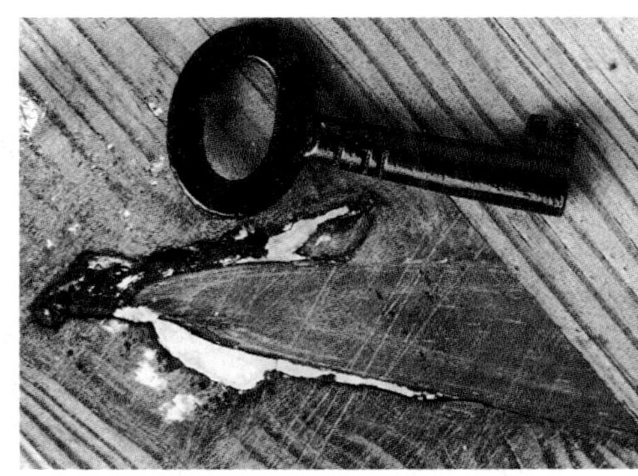

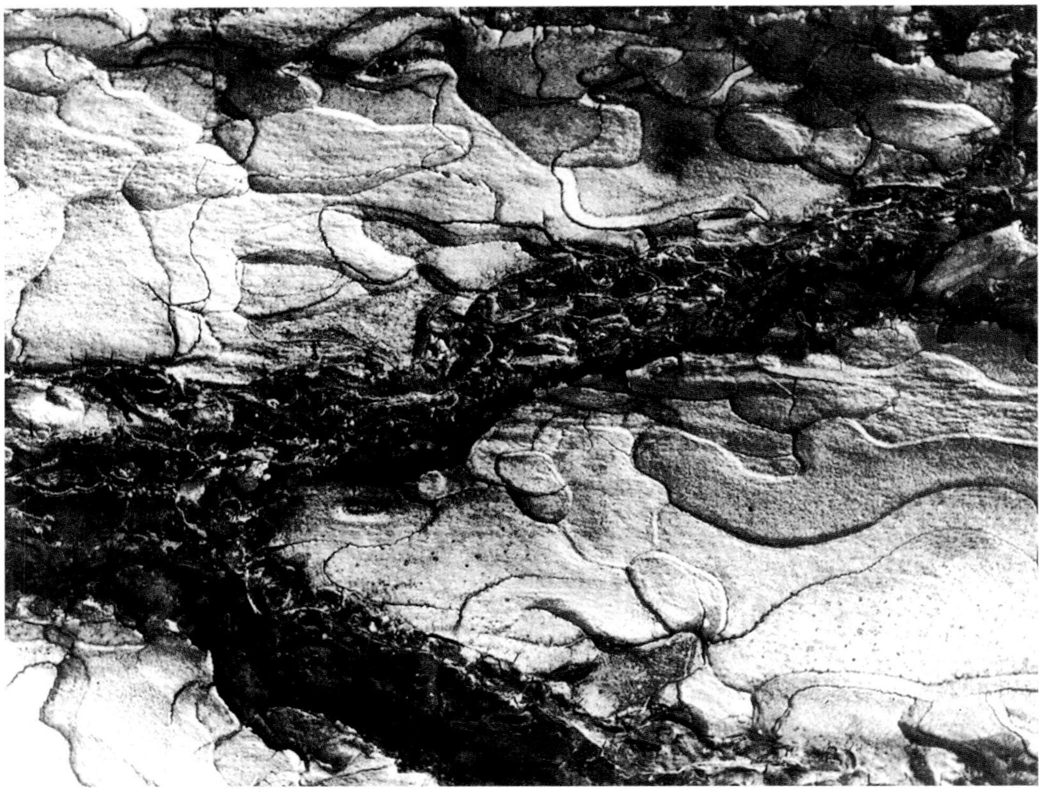

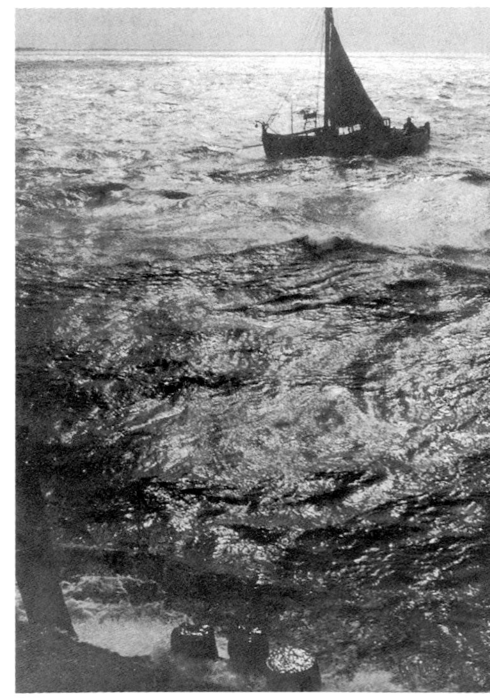

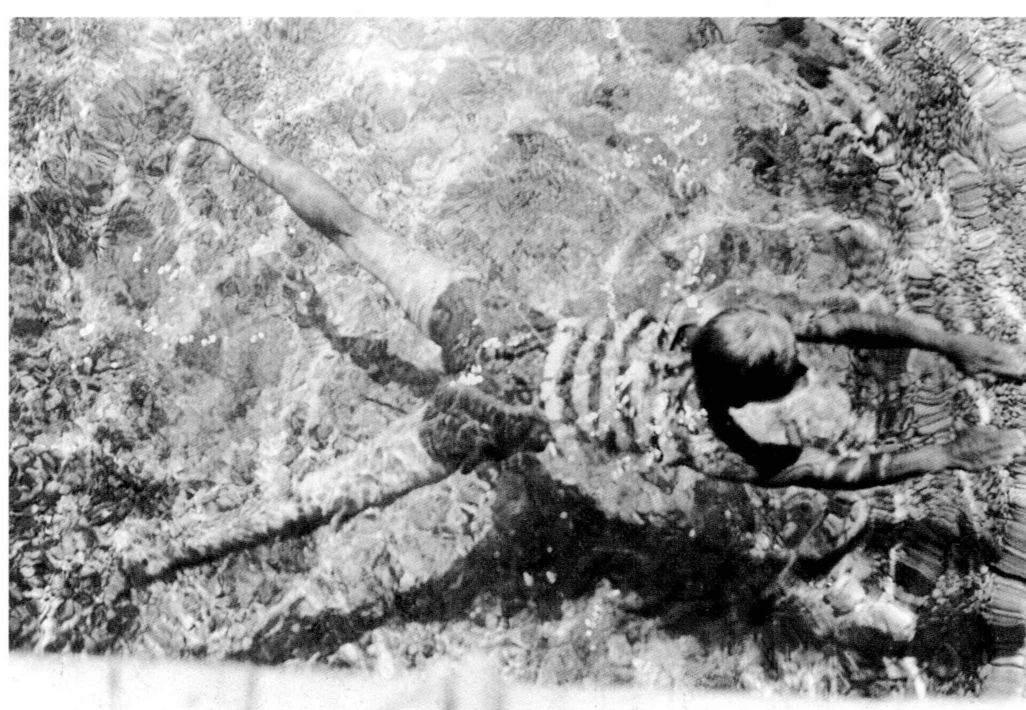

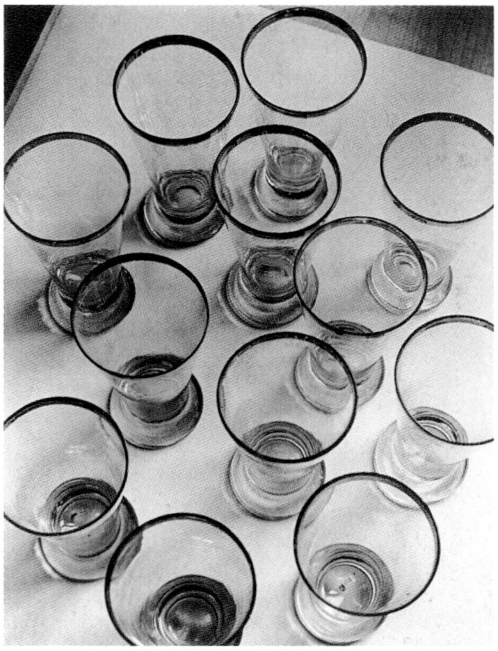

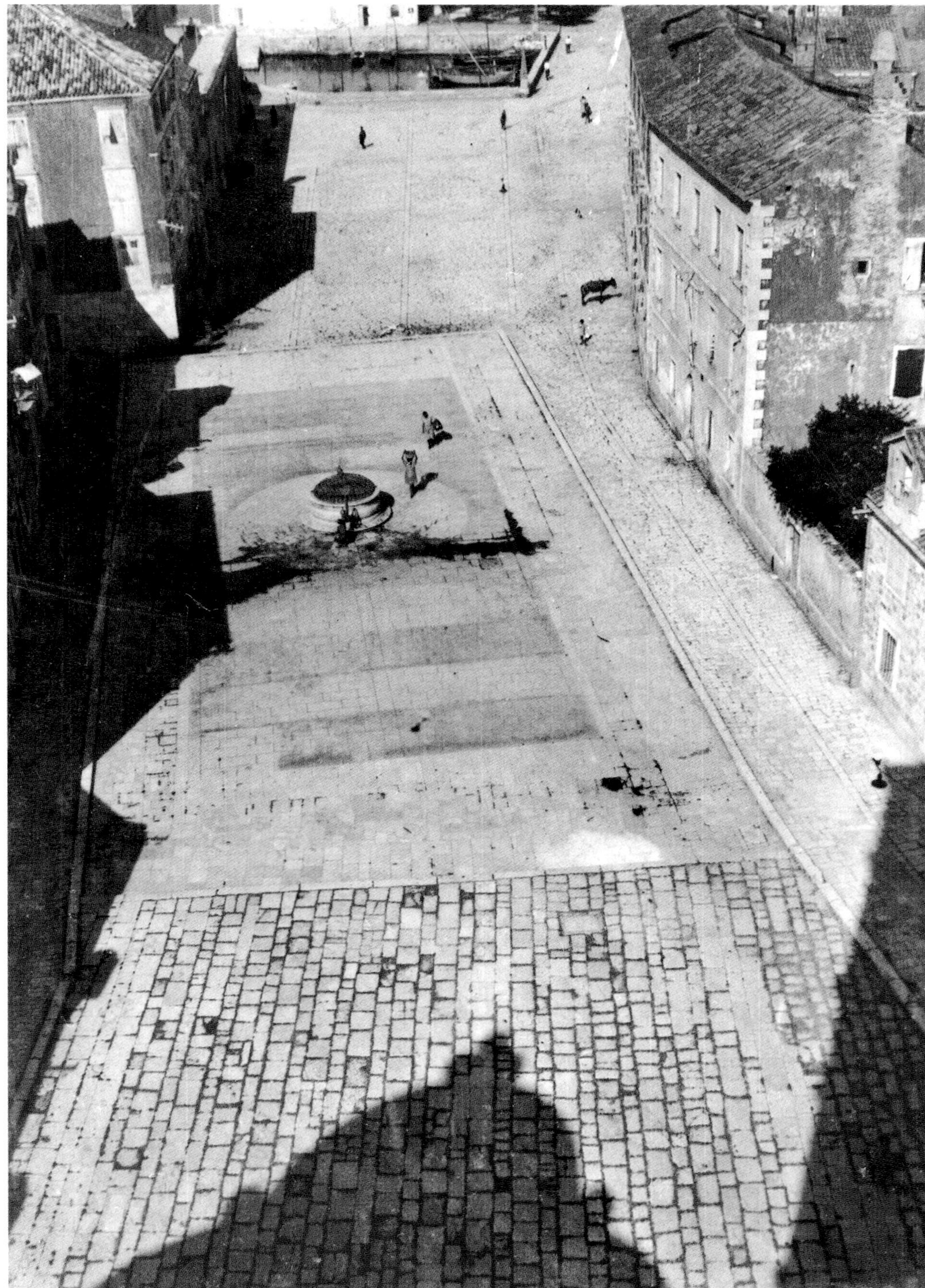

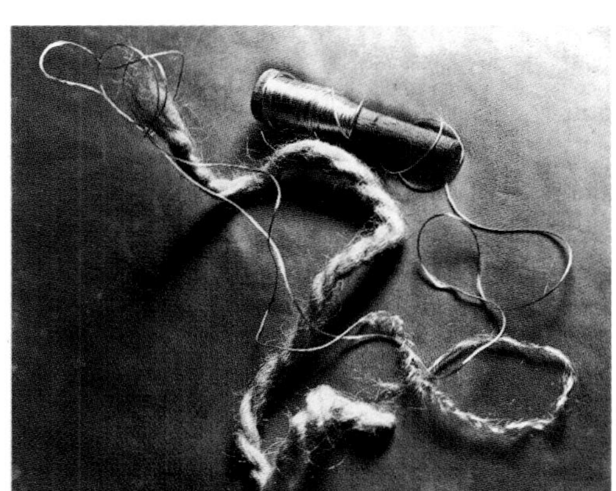

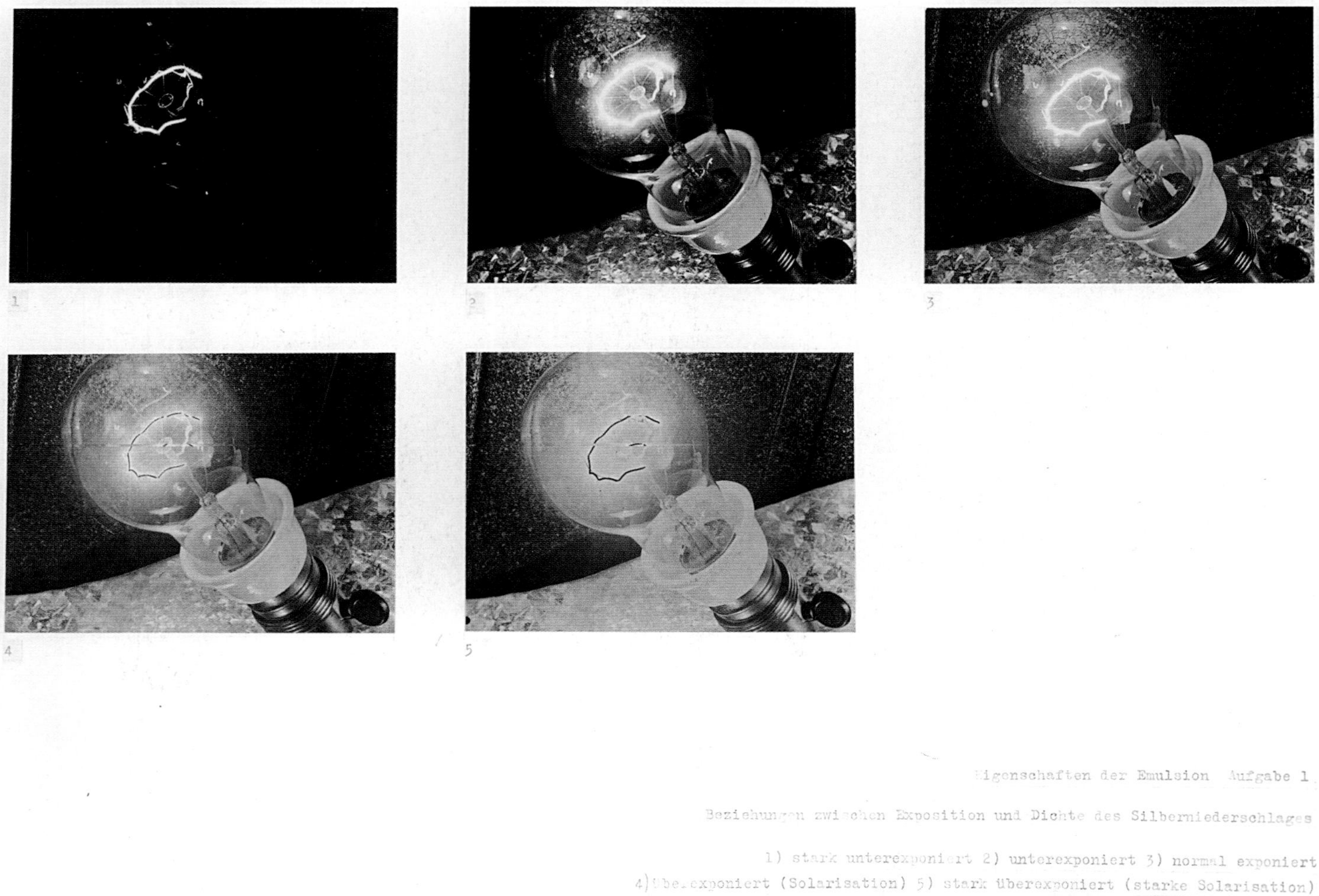

Theo Ballmer, Versuchsreihe aus dem Unterricht Peterhans: Eigenschaften der Emulsion. Beziehungen zwischen Exposition und Dichte des Silberniederschlages. Um 1929, Collage, Fotos und schreibmaschinenbeschriftete Streifen auf Karton montiert, 29,7 x 42,0 cm, The J. Paul Getty Museum, Los Angeles. ● Chemischen Prozessen bei der Negativ- wie Positiventwicklung wurde experimentell höchste Aufmerksamkeit gewidmet, galt es doch, zwischen Schwarz und Weiß eine möglichst gleichmäßige Skala feinster Grauabstufungen herzustellen. Die Versuchsreihe sollte demonstrieren, welchen Effekt Über- und Unterentwicklung auf die Kornballung der Emulsion hat. Die Versuche wurden bis zur Solarisation, d. h. bis zur nachträglichen Belichtung im Entwicklerbad, ausgedehnt.

Schule. Ludwig Mies van der Rohe, der 1930 als Nachfolger von Hannes Meyer die Leitung des Bauhauses übernahm, schrieb später: „Hier lernte ich seine sorgfältige Arbeit mit den Schülern kennen; die große Disziplin, mit der er sie unterrichtete und die er ihnen auch abverlangte." (Walter Peterhans, Elementarunterricht und Fotografische Arbeiten, Ernst-Ludwig-Haus, 1967, S. 5) Zu diesem gehörte – gleichsam als philosophischer Unterbau – eine solide Grundlage in Mathematik und Philosophie; ein theoretisches Wissen, das für Peterhans vor allem ungestümem Experiment die notwendige Basis für eine rationale Annäherung an das Medium darstellte. Seine Vorlesungen glichen gelegentlich einem wissenschaftlichen Vortrag, und die Aufzeichnungen seiner Schüler lesen sich wie Chemiefibeln, angefüllt mit detaillierten, pedantisch festgehaltenen Notizen über chemische Reaktionen und Versuchsanordnungen in der Fotografie.

Peterhans trat dafür ein, zunächst aufmerksam zu beobachten und das weitere Vorgehen zu planen, bevor die Kamera zum Einsatz käme. Die Fotoaufnahme oder Komposition wurde dergestalt zu einem intellektuellen Unternehmen. „Sie müssen die Dinge wie mit dem

Theo Ballmer, Glühbirne. Um 1929, Vintage Print, Gelatinesilber, 34,7 x 27,4 cm, The J. Paul Getty Museum, Los Angeles. ● Ballmer schilderte die Glühbirne materialgerecht als durchsichtigen Hohlkörper mit präziser, filigraner Drahtkonstruktion, gleichzeitig aber auch die konvexe Oberfläche, die gekrümmte Spiegelbilder in Weitwinkeloptik einfängt. Das verknitterte Papier verstärkt Glanz, Glätte und Perfektion des technischen Objekts.

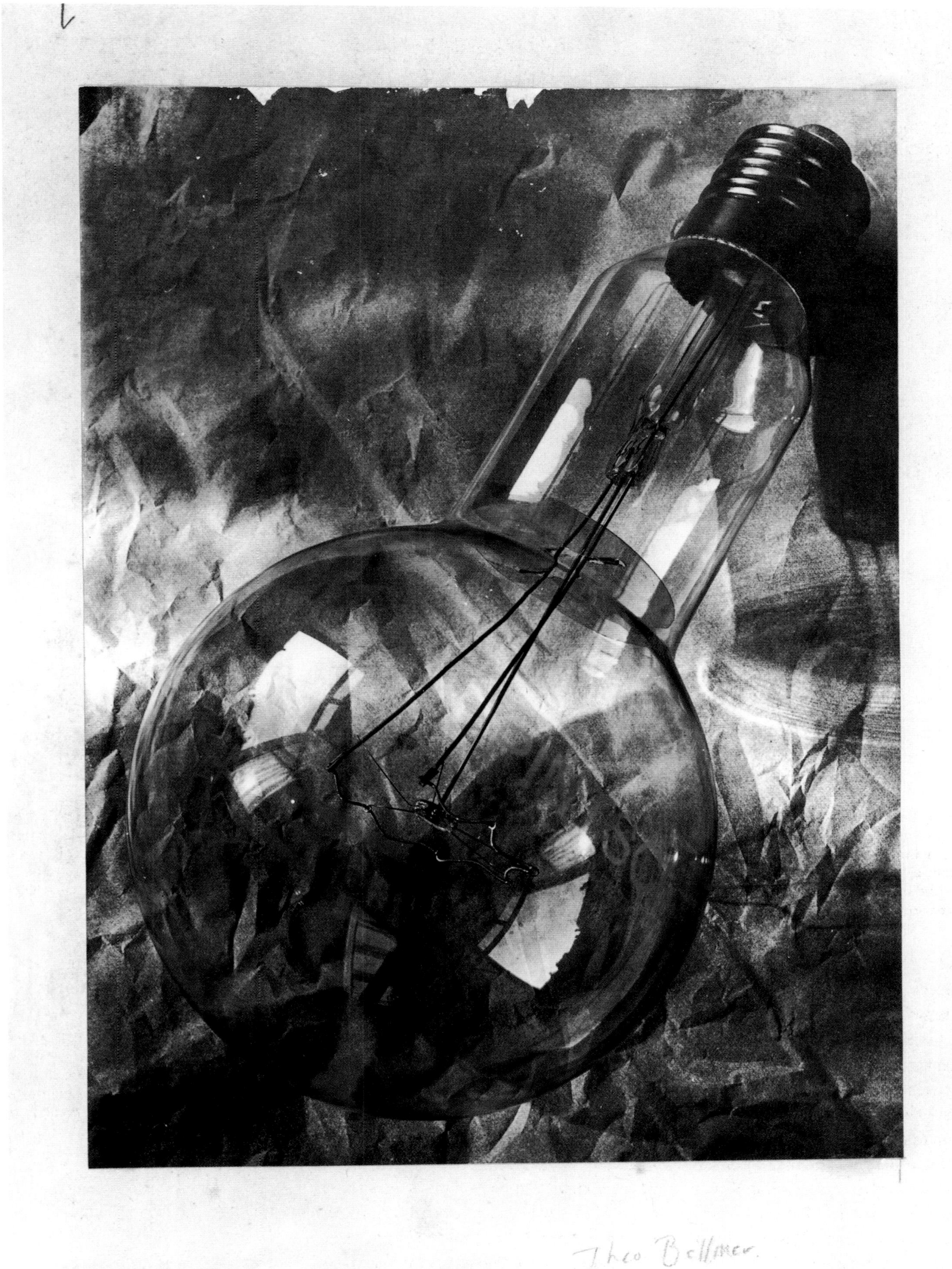
Theo Bellmer.

Auge der Kamera betrachten", schärfte er seinen Schülern ein. Seiner Ansicht nach waren Analyse, Vorbereitung und Begabung für eine erfolgreiche Aufnahme weitaus wichtiger als Glück oder der berühmte „entscheidende Moment" am Auslöser. Diese Operationen müssen jedoch eher als das Gegenteil jener gewagten Perspektiven Moholys und der Fotografie des „Neuen Sehens" begriffen werden, wobei letztere Methode, Peterhans zufolge, an Respekt vor der genuinen Qualität des Mediums missen läßt: die faszinierende Fähigkeit der Kamera zur objektiven Wiedergabe der Dingwelt. „Fotografieren wie mit einem Hammer" nannte Peterhans diese Praxis verächtlich. (Zitate aus einem Gespräch der Autorin mit der Peterhans-Schülerin Ellen Auerbach) Er ermutigte seine Studenten, statt der dort geübten Vorliebe für heftige Schwarz-Weiß-Kontraste in ihren Arbeiten eine möglichst breite Palette an Grautönen zu erzielen. Dazu brauchte man neben einem erstklassigen Negativ natürlich Kenntnisse über den optimalen Einsatz der Dunkelkammer, um schlußendlich ein wirklich gutes Foto zu erhalten. Daneben erlernten die Schüler Beleuchtung und Bildgestaltung als die wesentlichen Voraussetzungen, das Potential eines Negativs voll auszuschöpfen. In der Praxis experimentierten sie mit unterschiedlichen Oberflächenstrukturen und Objektivfiltern. Sie fotografierten dasselbe Motiv mehrmals hintereinander und versahen jede Aufnahme mit einer anderen Lichtquelle und -intensität. Von allen Negativen wurden Abzüge angefertigt, die man zum Vergleich und zur Ansicht an einem Gitter

Theo Ballmer, Optikaufgabe 5 aus dem Unterricht Peterhans: abbildung vom selben standpunkt mit verschiedenen brennweiten. Um 1929, Collage, Fotos auf Karton montiert, grafische Darstellung der Aufgabe, Getty Research Institute, Research Library. ● Mit dieser Aufgabenstellung förderte Peterhans physikalisches Verständnis für optische Abbildungsprozesse: Mit Verringerung der Brennweite des Objektivs, so zeigen Schemata und Aufnahmen, vergrößert sich der Bildgegenstand. Dabei verringert sich die Tiefenschärfe. Eine Art Zusammenfassung derzeitiger Bauhauswege zum Naturstudium: Originalobjekt und Gesetz der Optik, fotografische und manuelle Oberflächenwiedergabe.

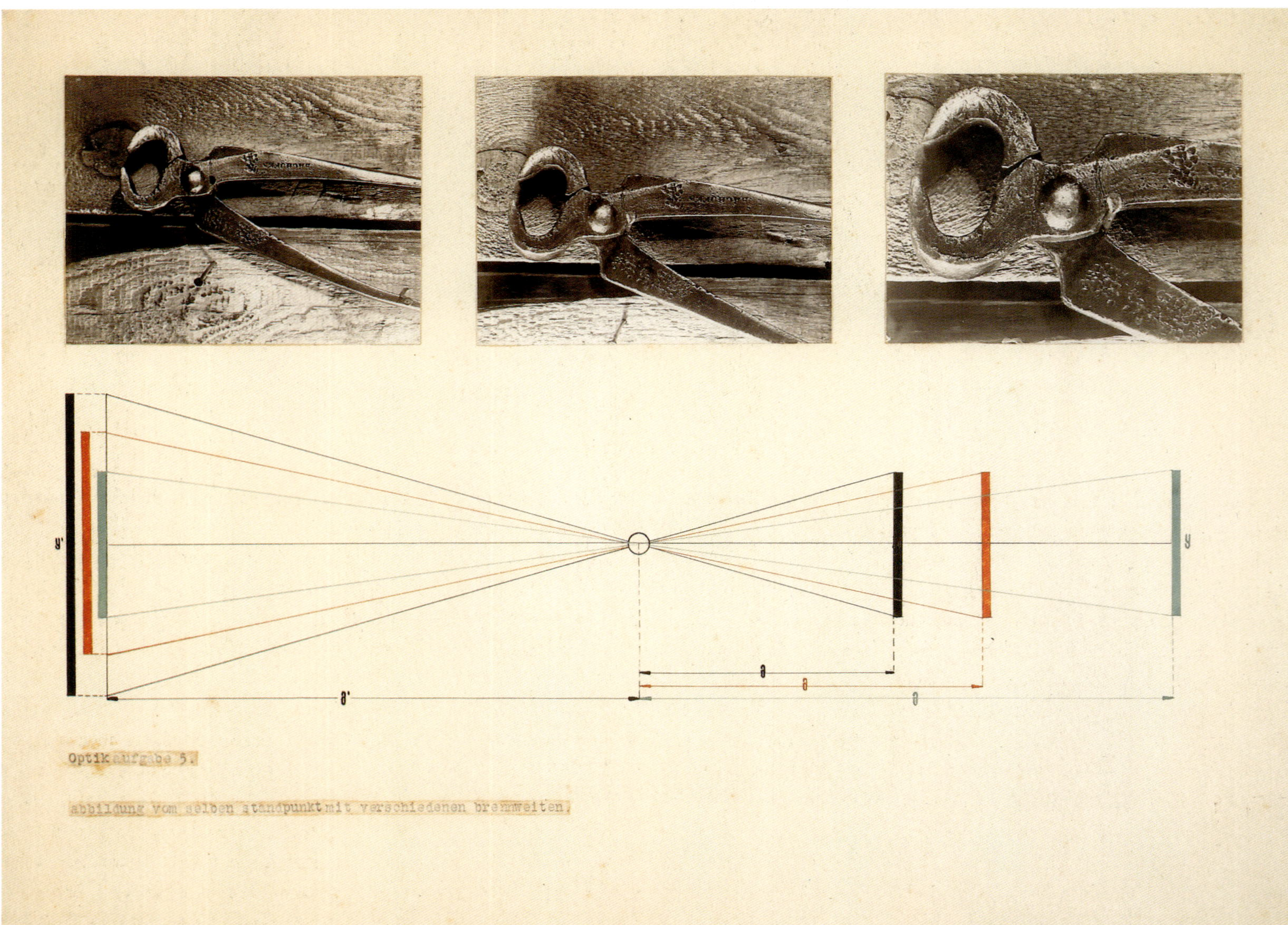

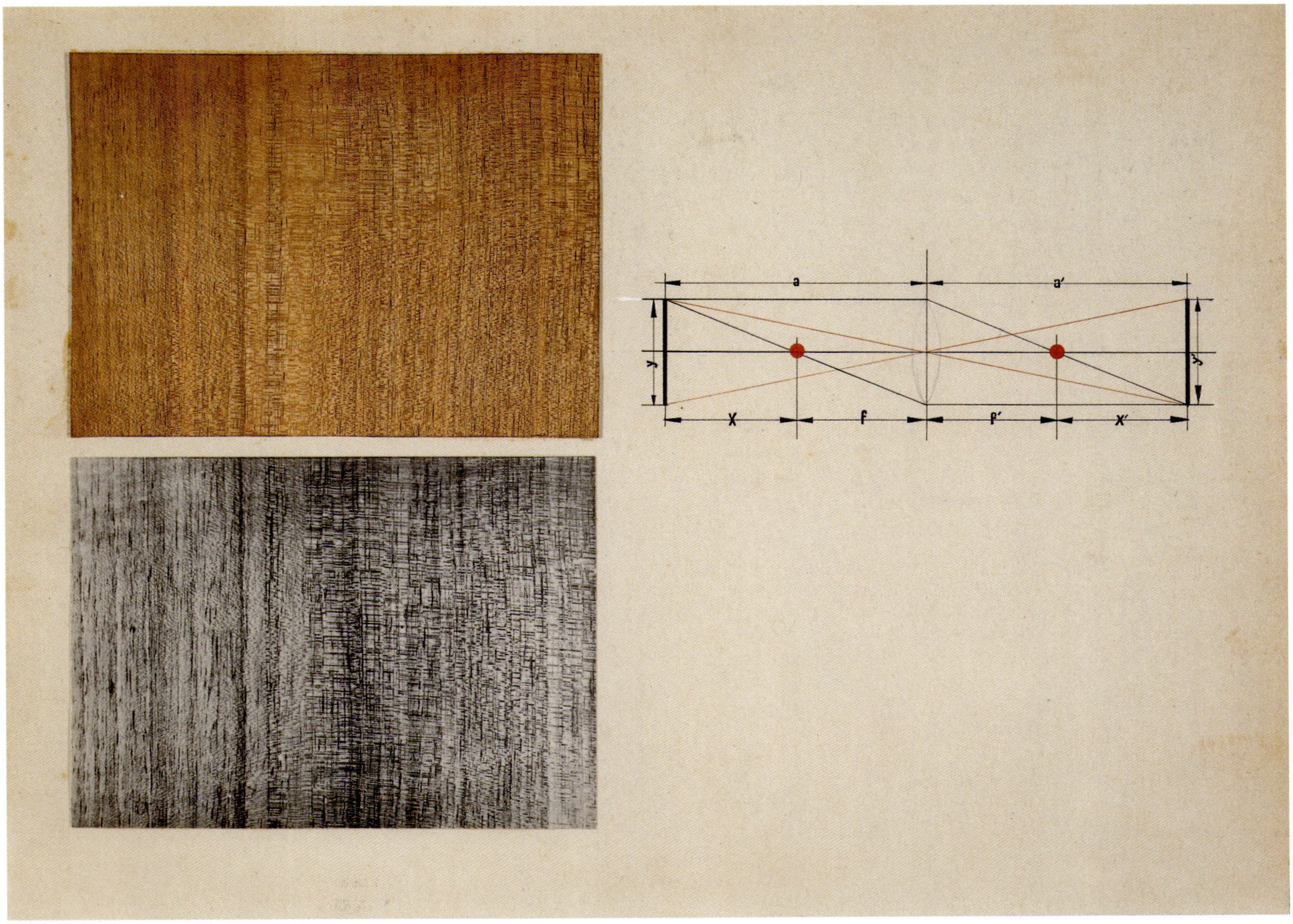

Theo Ballmer, Aufgabe aus dem Unterricht Peterhans, Ohne Titel. Um 1929, Collage, Holzstück und Foto auf Karton montiert, grafische Darstellung der Aufgabe, Getty Research Institute, Research Library. ● Der Vergleich mit dem originalen Fotoobjekt zeigt am besten, ob Brennweite und Entfernung vom Gegenstand für seine Abbildung in natürlicher Größe stimmen.

befestigte. Die Bedingungen, unter denen diejeweiligen Aufnahmen entstanden waren, wurden dabei fein säuberlich neben dem Bild eingetragen. Zu weiteren Aufgaben gehörte, die Ergebnisse angemessen zu präsentieren, die sich mit den verschiedenen Modellen der im Handel erhältlichen fotografischen Platten erzielen ließen, sowie die Wirkung der Dichte von Silberpartikeln in der Fotoemulsion zu untersuchen. Um seine Schüler auf den praktischen Umgang mit der Fotografie vorzubereiten, verlangte Peterhans, Auflistungen von allgemein nützlichen Methoden anzufertigen, wie zum Beispiel ein Bild für eine Publikation entsprechend zu vergrößern oder zu verkleinern sei. Diese Übungen vermittelten nicht nur theoretisches Wissen, sondern gaben den künftigen Berufsfotografen praktische Orientierungen. An die Stelle unbekümmerten individuellen Ausdrucks und der stürmischen Aneignung des Apparate durch die Bauhäusler war die Indienstnahme der Kameratechnik durch Werbung und Presse getreten – war eine Wendung vom „Neuen Sehen“ zur angewandten Sachfotografie erfolgt. Der Amateur war in den frühen 30er Jahren schließlich zum Profi gereift.

Walter Peterhans – auf dem Weg zur subjektiven Fotografie

Ulrike Herrmann

Als 1951 eine der wichtigsten Fotoausstellungen in der deutschen Nachkriegszeit, die „subjektive fotografie", eröffnet wurde, präsentierte sie in einer retrospektiven Einführung die Werke von László Moholy-Nagy und Herbert Bayer – zweier ehemaliger Bauhäusler – sowie Fotos von Man Ray. Otto Steinert, der mit der Ausstellung die modernen, künstlerisch orientierten Tendenzen vorstellte, die in der Fotografie derzeit international verbreitetet waren, bezeichnete die Arbeiten der drei „Klassiker" als wichtige Anknüpfungspunkte für die dort als subjektive Fotografie proklamierten Ausstellungsbeiträge. Jener Titel gab der Fotografierichtung fortan ihren Namen. Es stellt sich nun die Frage, welcher Art die Einflüsse waren, die vom Bauhaus und ganz besonders von Walter Peterhans – dem einzigen dort tätigen Fotolehrer – auf die subjektive Fotografie wirkten?

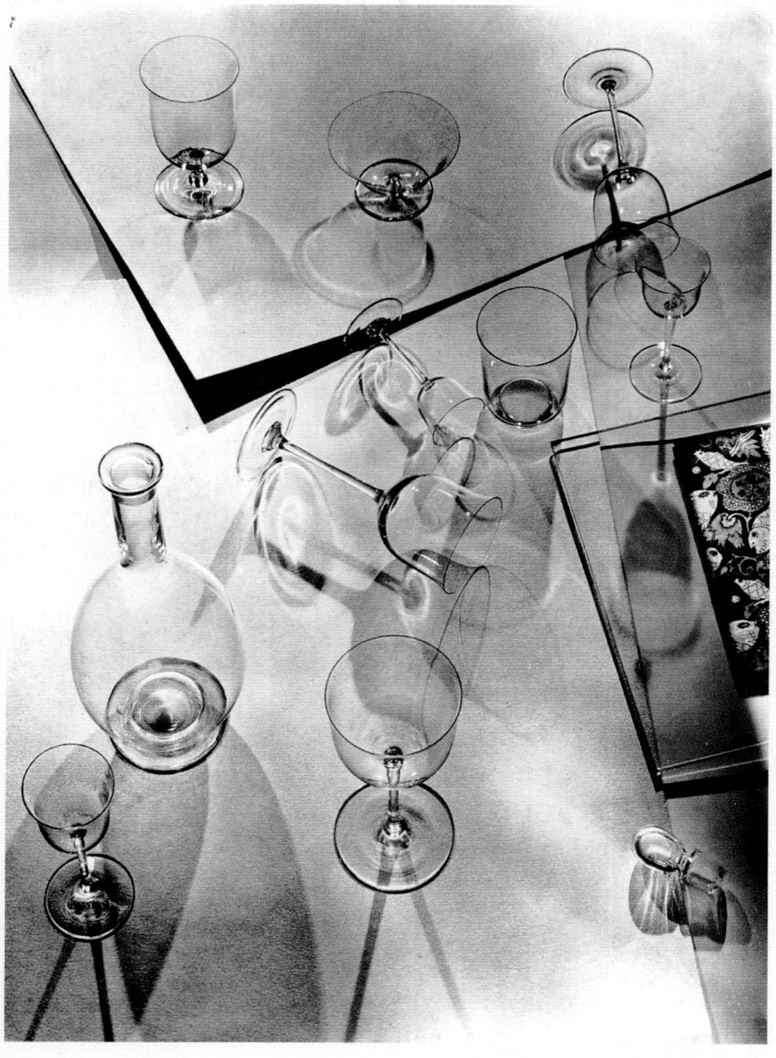

Walter Peterhans, Ohne Titel (Gläser III). 1929, Vintage Print, Gelatinesilber, 23,0 x 17,0 cm, The J. Paul Getty Museum, Los Angeles. ● Die Eigenschaften von Glaskörpern beschrieb Peterhans oft auf zwei verschiedenen Ebenen. Die Durchsichtigkeit des Materials wird an reinen Konturen gezeigt, seine Bauchung an winzigen Spitzlichtern und Grauverläufen zu ihren Seiten. Wandungsdichte oder Massivität sowie das Reflexionsvermögen werden auf der Schattenebene charakterisiert.

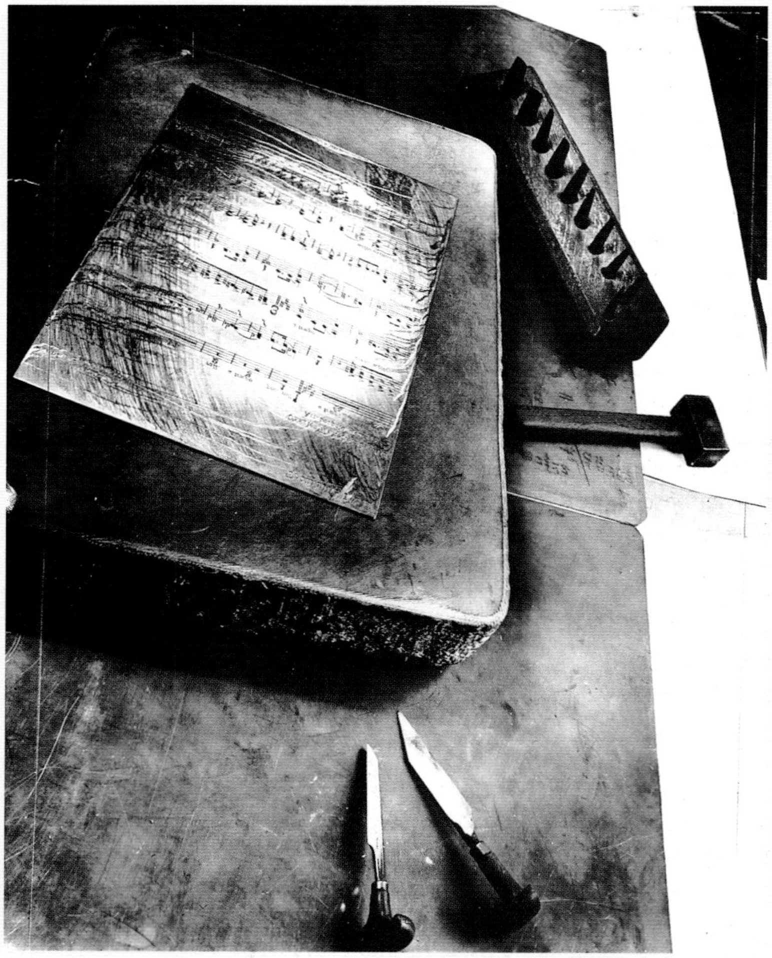

Da jene keinen eng begrenzten, sondern einen Rahmenbegriff für eine stark gestalterisch und autorenbetonte Fotografieauffassung darstellt und sehr vielgestaltig ist, sollte ein Vergleich weniger pauschal denn exemplarisch an einem Werk erfolgen. Dabei bietet sich dasjenige von Steinert an. Er war nicht nur ihr Promoter, sondern auch einer ihrer bekanntesten Vertreter. Darüber hinaus vertrat er die subjektive Fotografieauffassung in der Lehre und zudem ansatzweise in der Theorie. (Otto Steinert, Über die Gestaltungsmöglichkeiten der Fotografie. In: subjektive fotografie 2, München 1955) Es existieren somit zahlreiche Parallelen zwischen ihm und Peterhans. Einen direkten Bezug auf das Bauhaus stellt seine Arbeit „Strenges Ballett – Hommage à Oskar Schlemmer" dar. In ihr nimmt er mit zwei Drahtfiguren, die virtuelle Volumen evozieren, Bezug auf Schlemmers Kostümentwürfe für das „Triadische Ballett". Als Kombination aus Fotogramm, Montage und Bewegungsfotografie führt das Werk Steinerts zeitweise eine intensive Auseinandersetzung mit den neuen, experimentellen Gestaltungsmitteln vor, die sich in den 20er Jahren mit der Avantgarde-Fotografie in der Kunst etabliert hatten. So klingen in seinen Solarisationen Einflüsse von Man Ray und in seinen Fotogrammen solche von Moholy-Nagy an.

Walter Peterhans, Ohne Titel (Kupferplatte mit Notenstich und zugehörigem Werkzeug). Nicht datiert, Vintage Print, Gelatinesilber matt, 29,8 x 23,9 cm, BHA. ● Peterhans' fotografische Materialanalyse leistet selbst in stillebenartiger Anordnung eine Schilderung des technischen Vorgangs.

Dabei interessierten den Saarbrücker zwar die Mittel der Avantgarde, nicht aber der ursprünglich damit verbundene inhaltliche Impetus. Die Wahrnehmung produktiv erweitern – wie von Moholy-Nagy intendiert – wollte er nicht. Weltanschauliche und politische Inhalte sowie Realitätsbezüge finden sich in der künstlerisch orientierten Nachkriegsfotografie in Deutschland nur selten. Damit steht das Fotografieverständnis von Steinert dem unmittelbar auf die Lebenspraxis bezogenen von Moholy-Nagy nur in der äußeren Erscheinung nahe. Seine auf die fotografische Gestaltung konzentrierte Auffassung und seine hohen fototechnischen Ansprüche sind eher mit denen von Peterhans zu vergleichen, obwohl jener Experimente als „Scheinprobleme der Fotografie" ablehnte. Denn ebenso wie Steinert wollte Peterhans nicht die Wirklichkeit verändern oder direkte Kritik an der Zivilisation oder der Kunst üben. Stattdessen ging es ihm neben der Ausschöpfung des technischen Potentials primär um fotospezifische Gestaltungen („durch die unverwechselbare Eigenart ihrer Technik"), um die Betonung des kreativen, auswählenden und umsetzenden Einflusses des Fotografen als schöpferischem Autor und um den autonomen Ausdruckscharakter der Fotografie. Seine Porträts mit ihrem zeit- und ortslosen Kontext, in denen der individuelle Charakter der Dargestellten hinter die bildliche Darstellung tritt, sind vergleichbar mit Steinerts Porträts der 50er Jahre. Auch dort kommt den Porträtierten durch ihre Einbindung in eine abstrahierte, auf den Schwarz-Weiß-Kontrast reduzierte Komposition vorwiegend Gestaltungsmittelfunktion zu. Weitere Parallelen ergeben sich bei den Stilleben. Peterhans' Werke mit den betont herausgearbeiteten Objektformen, ihren nahezu autonomen Strukturen, dem Tonwertreichtum und den ausgefeilten Arrangements bilden fotospezifische Bildräume und Materialitäten. Steinerts Stilleben weisen eine ähnliche visuelle Präsenz auf. So erscheinen im „Stilleben mit Pfeife" der Glanz des Porzellans, die Mattigkeit der Muscheloberflächen und die Kondenswasserflecken auf dem Spiegel so haptisch wie die Bildelemente des Bauhäuslers. Zudem ist auch bei Steinert die räumliche Situation verunklart und letztlich bildimmanent inszeniert worden. Dabei stellen seine strengen Kompositionen mit ihrer betonten Mittelachsenorientierung und der kontrapunktischen Gegenüberstellung der Objekte die Gestaltung durch den Fotografen noch stärker heraus.

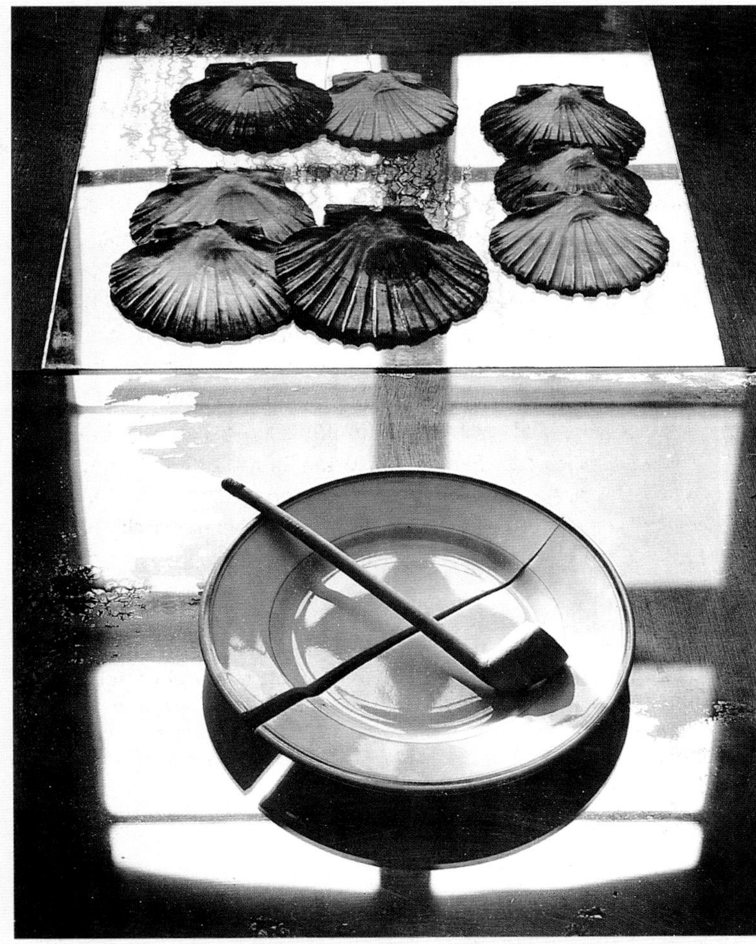

Otto Steinert, Stilleben mit Pfeife. 1958, Vintage Print, Bromsilbergelatine, 59,0 x 48,0 cm, Museum Folkwang, Essen. • Der Rückzug auf innerliche Positionen, der sich in Peterhans' fotografischem Werk ankündigte, verdichtete sich nach dem Krieg in den Weltanschauungen der subjektiven Fotografie und ihres Hauptexponenten Otto Steinert.

Walter Peterhans, Ohne Titel (Stilleben mit Auster und Matze). Um 1929, Modern Print, Kontaktabzug, Gelatinesilber, Hochglanz, 9,0 x 12,0 cm, BHA. • Materialzusammenstellung und Oberflächenbeschreibung gewinnen in planimetrischer Anordnung und feinster Modellierung in umfangreichstem Spektrum der Grautöne eine Unmittelbarkeit, die an „Luftlosigkeit" grenzt. Der Betrachter befindet sich in einem Objektvakuum.

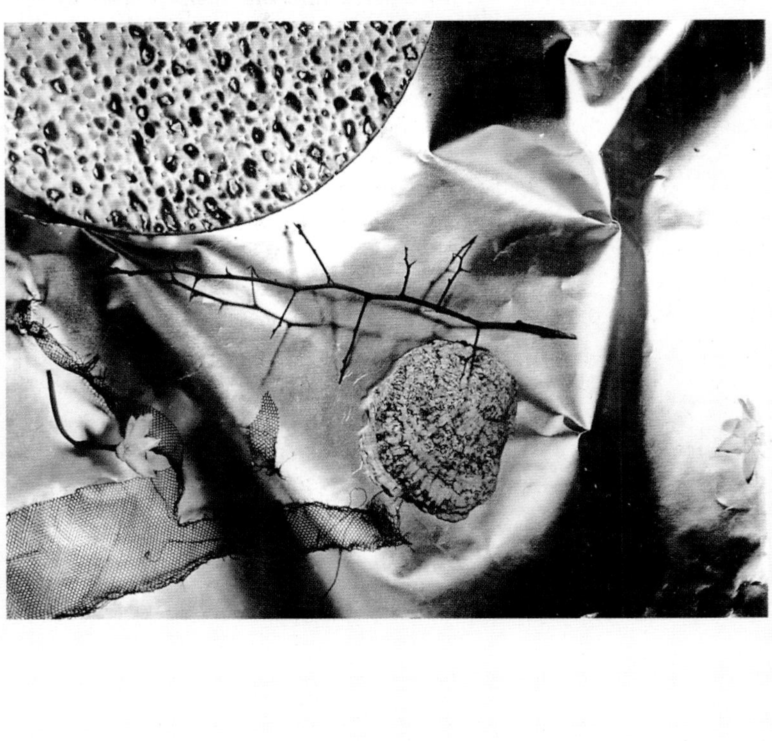

Die Konzentration auf das medienspezifische Potential und die fotografischen Einflußmöglichkeiten kündigte sich bereits im Werk von Peterhans an. Dessen Fotografieauffassung zeigt deutlich, daß die künstlerische Aufbruchstimmung, die zu Beginn der 20er Jahre geherrscht hatte, am Ende des Jahrzehnts abgeebbt war. Die Moderne wollte die Welt nicht mehr verändern. Bewährte, traditionelle Kriterien wie ästhetische Autonomie und Autorenschaft standen längst nicht mehr in der Kritik, sondern wurden wieder aktuell. Über das Medium hinausgehende, weltanschauliche Ansprüche waren angesichts der inzwischen skeptisch beurteilten Fortschrittsgläubigkeit und der sich wieder zunehmend aus sich selbst heraus definierenden Kunst fraglich geworden. Da dies in ähnlicher Weise auch für die Zeit nach dem Zweiten Weltkrieg gilt, verwundert es nicht, daß seinerzeit – unter anderem von der subjektiven Bewegung – zahlreiche Bemühungen ausgingen, an die „späte", stärker medienimmanent und gestalterisch orientierte Avantgarde anzuknüpfen. Daß ihr dabei nicht erst in der Nachkriegszeit, sondern bereits um 1930 herum, die Position einer „gezähmten Klassikerin" zukam, ist an Peterhans' Werk bereits deutlich erkennbar.

Die Bauhausbühne

Arnd Wesemann

Aus lieber Dummheit tat's der alte Schlemmer,
Dem Wein und Bratenduft den Sinn umnebelt
(Heinrich Heine, Almansor)

Die berühmteste Choreographie der Bauhausbühne, das „Triadische Ballett", ist nicht dadurch bekannt geworden, daß sie eine vergleichsweise lange Zeit existiert hat: Am 30. 9. 1922 am Württembergischen Landestheater Stuttgart uraufgeführt, zuletzt gezeigt beim internationalen Tanzwettbewerb in Paris am 4. 7. 1932, sind zehn Jahre für ein Ballett kein hohes Alter. Überdies haben nur etwa 1000 Menschen das „Triadische Ballett" in dieser Zeitspanne gesehen. Oskar Schlemmer, mit dessen Namen das „Triadische Ballett" so eng verbunden ist, hat entsprechend wenig Spaß gehabt mit seiner wegweisenden Choreographie. Durch seine gesamte künstlerische Laufbahn erweist sich das „Triadische Ballett" trotz seines geringen Aufwands – nur drei Tänzer und 18 Kostüme – als ein finanzielles und zuweilen auch künstlerisches Fiasko. Nach heutigen Maßstäben gälte das „Triadische Ballett" als Produktion einer freien Gruppe. Der Aufführungsort ist nicht besser als die Bühne einer Schulaula, und die Finanzierung bleibt ohne Subvention von einem dürftig zahlenden Publikum abhängig. Selbst Schlemmers Lehrstuhl als Leiter der Bauhausbühne in Dessau seit 1925 übt keinen das „Triadische Ballett" fördernden Einfluß aus. Festivals gab es erst wenige, und als Coproduzent boten sich nur einmal die Donaueschinger Musiktage an.
Der Mythos, der sich dennoch um das „Triadische Ballett" rankt, beginnt, als der Maler

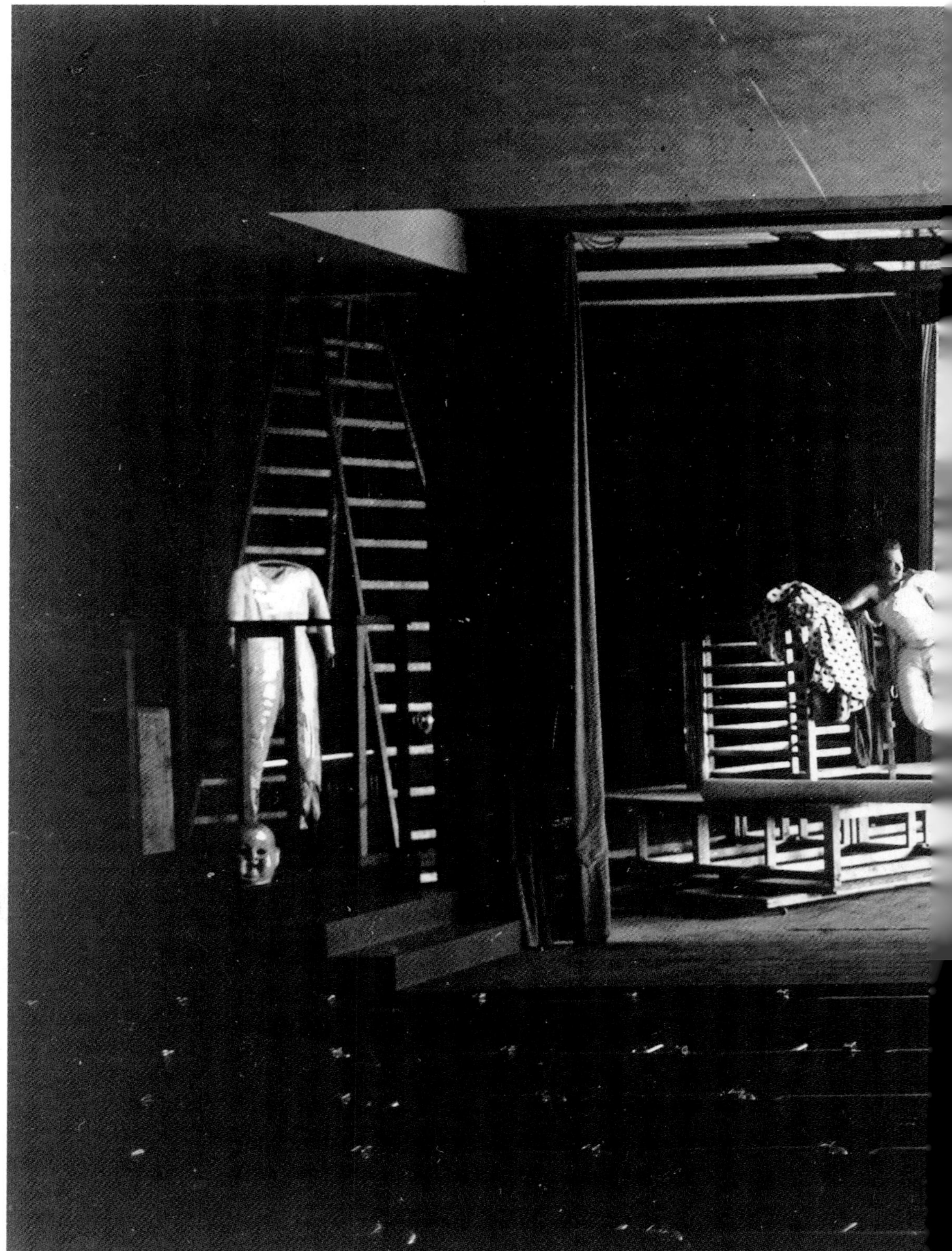

Oskar Schlemmer, Andor Weininger und Studierende bei einer Probe für die Bauhausbühne. Um 1927, Fotograf unbekannt, Bühnen Archiv Oskar Schlemmer. ● Die Dessauer Bühnenabteilung war, wenn auch klein, ein lebendiger Brennpunkt aller gestalterischen Bauhausdisziplinen – ihr Leiter Oskar Schlemmer ein anregendes und mitreißendes Vorbild.

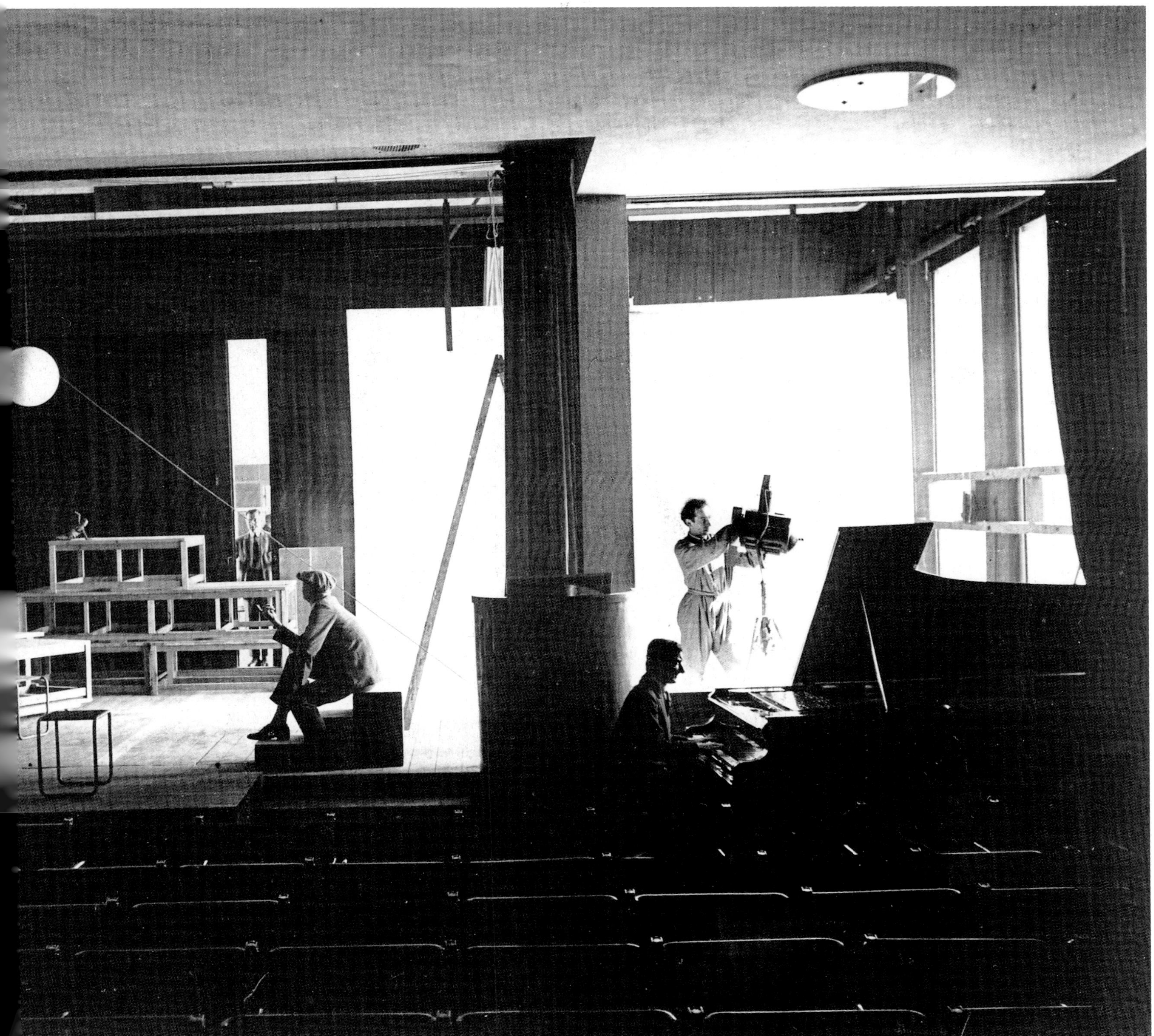

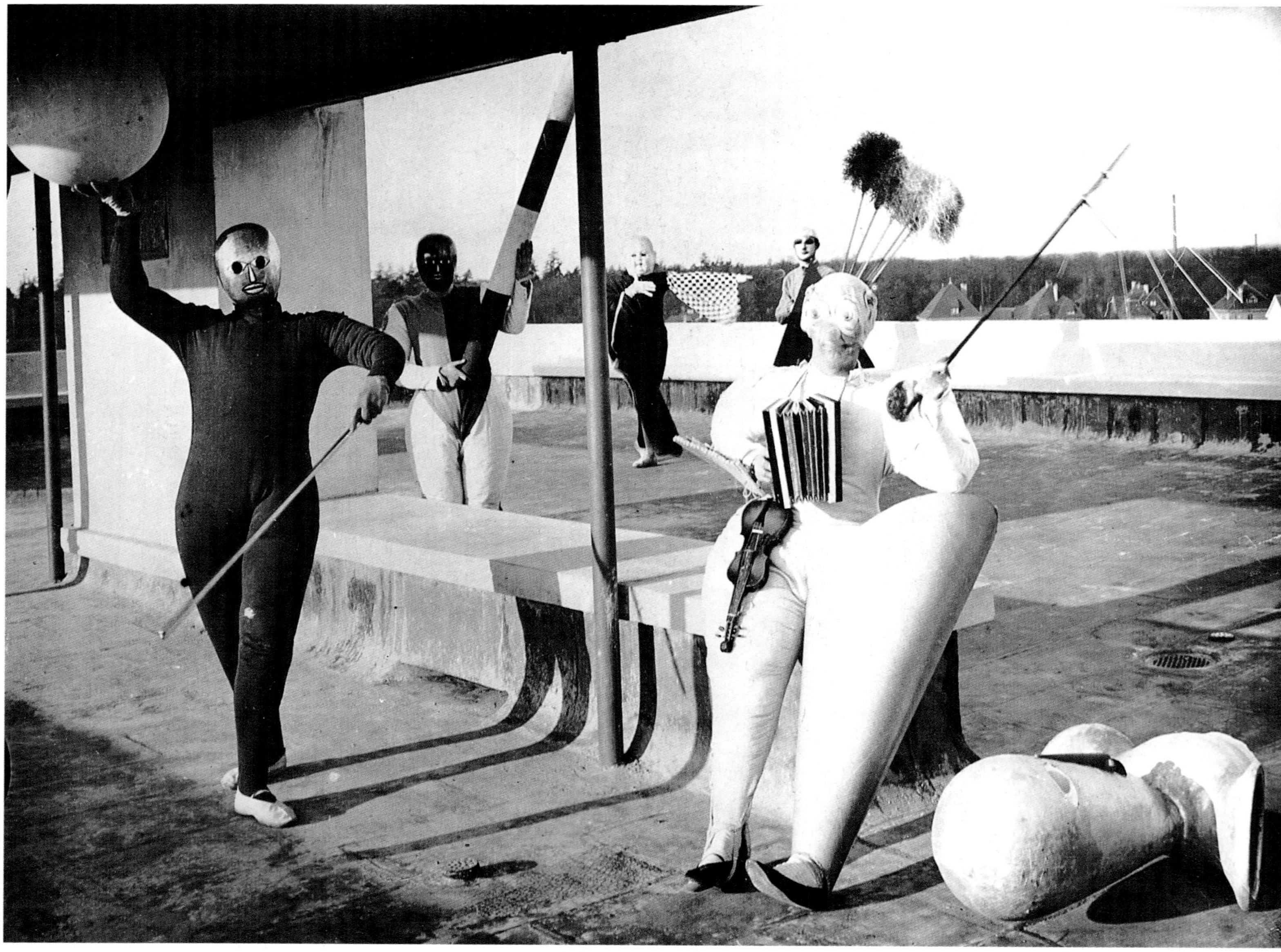

Die Bühnenklasse. 1927, Foto von Erich Consemüller, Bühnen Archiv Oskar Schlemmer. ● Der „Treppenwitz" klettert aufs Dach. Diese Pantomime näherte sich hier ihrer eigentlichen Bestimmung und wirkte in den realen Raum hinaus.

Oskar Schlemmer als Musikalischer Clown. Um 1927, Foto von T. Lux Feininger, Bühnen Archiv Oskar Schlemmer. ● Der Musikalische Clown bestimmte für Schlemmer die „Grenzgebiete des Musikalischen und Grotesken" und bereicherte das Theater um die Ausdruckspalette von Varieté und Zirkus. Zum Bühnenspektakel während der Bauhauseröffnung am 4. 12. 1926 in Dessau gab Andor Weininger den Musikalischen Clown.

Oskar Schlemmer 24jährig in Stuttgart das Tänzerpaar Albert Burger und Elsa Hötzel kennenlernt. Beide begeistern sich heftig für die gerade populäre Jugendstilmode der rhythmischen Gymnastik von Emile Jaques-Dalcroze in Dresden-Hellerau. In dieser Zeit, 1912, entstehen die ersten Skizzen und Entwürfe zum „Triadischen Ballett", die sich verdichten zu einer Trias für drei Tänzer und drei Akte: die sogenannte Gelbe, Rosa und Schwarze Reihe. Zehn Jahre später tanzen Burger, Hötzel und Schlemmer erstmals das „Triadische Ballett" – ohne Gage und ohne rhythmische Gymnastik, dafür mit erheblichen Schulden, die die aufwendige Herstellung der genieteten und gelöteten, mit Pappmaché verstärkten und brüchigen, weil starren Kostüme verursachen, diese untertassenförmigen Steifröcke in Anlehnung an das Tutu, die an Taucher erinnernden Glockenmasken, die Drahtkostüme, die konischen Kopfhelme und Kugelmanschetten. Streitereien beginnen, weil das mittlerweile verheiratete Paar Burger und Hötzel Schwierigkeiten hat bei der Umsetzung des Schlemmerschen Ideals abstrakter Tanzbewegung in diesen an E. T. A. Hoffmanns Automaten gemahnenden Figurinen, diesem aus einfachsten Mitteln erschaffenen kubistischen Kabinett des Dr. Caligari; aber vor allem geht's ums Geld. Die Burgers wollen für ihre Auslagen die Hälfte der Figurinen als Sicherheit. Nach einem beträchtlichen Erfolg in Weimar am 16. 8. 1923 folgt die Pleite zehn Tage später in Dresden. Die paar Zuschauer, die kommen, verschwinden kopfschüttelnd. Das Zerwürfnis ist vollkommen, und Schlemmer ist die Hälfte seiner Figurinen los.

Paul Hindemith komponiert drei Jahre später eine Musik für die mechanische Orgel an-

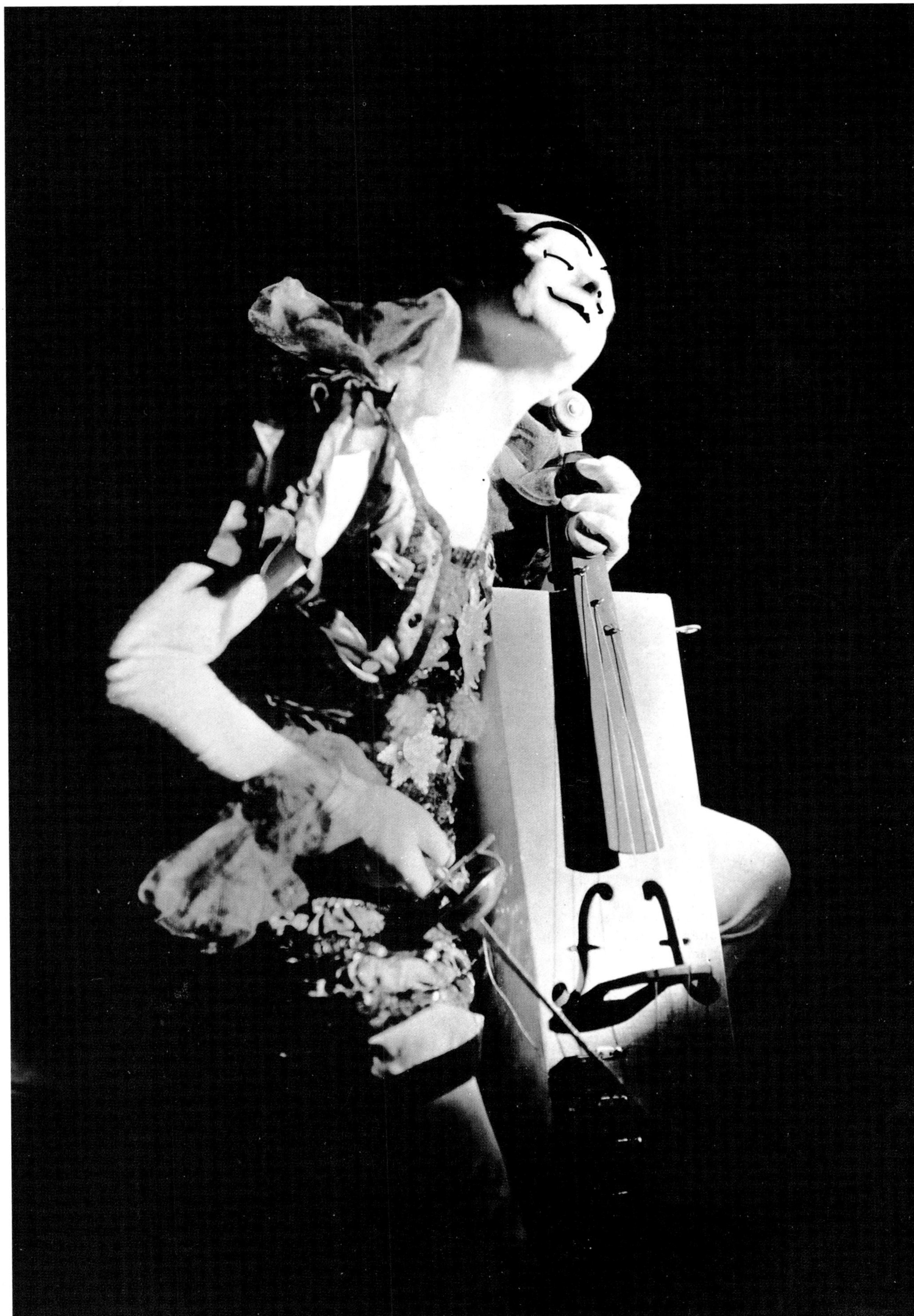

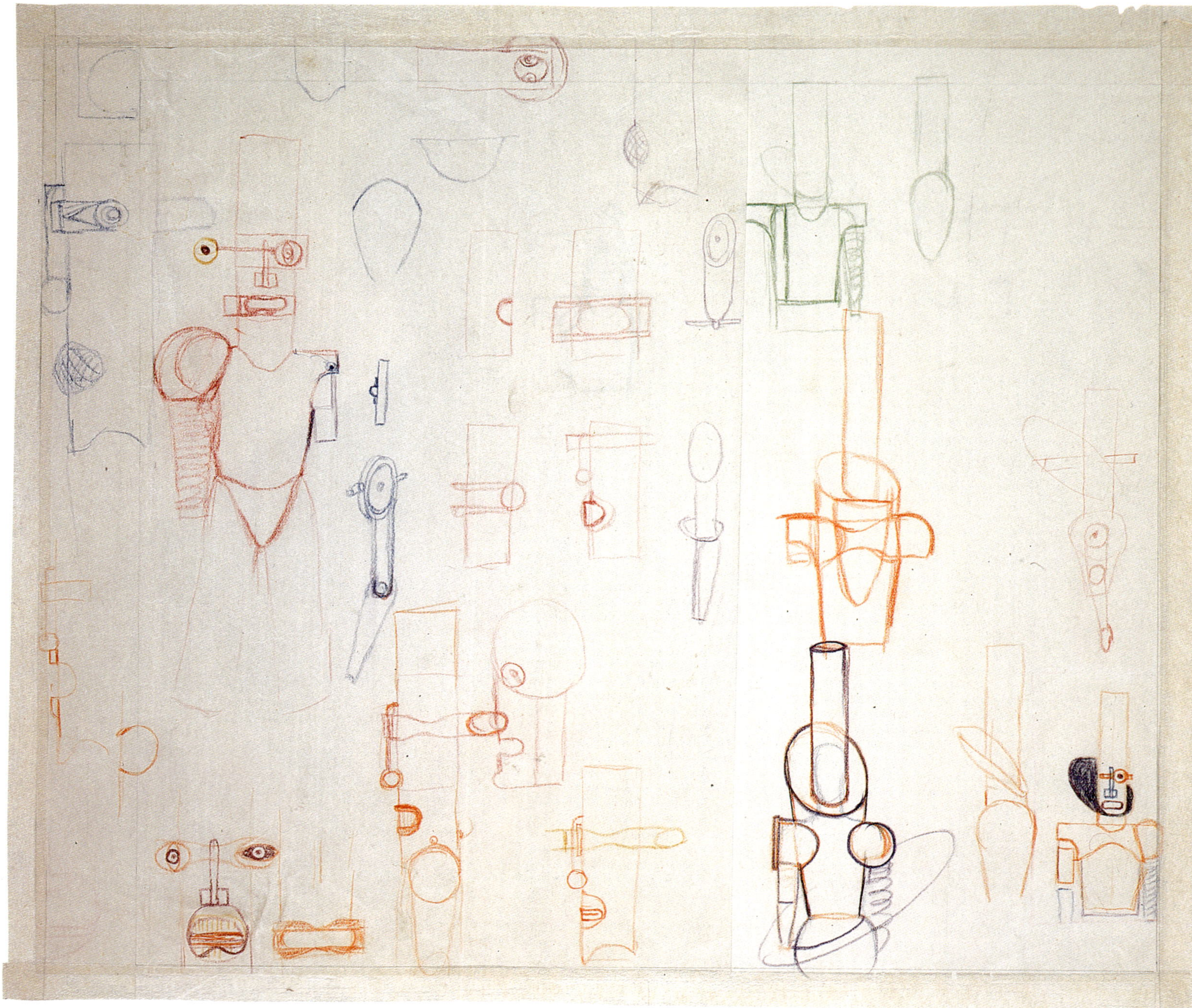

Joost Schmidt, Studie für eine Mechanische Bühne. Um 1928, Farbstifte auf Papier, 34,0 x 31,0 cm, Getty Research Institute, Research Library. ● Der ehemalige Schlemmerschüler engagierte sich bei der Einrichtung der ersten bauhauseigenen Bühne in Dessau. Seine Aufstellung der grundsätzlichen Bewegungsmöglichkeiten im Bühnenraum zielte auf die Installation einer Maschinerie für abstrakte Protagonisten, die aber am Bauhaus natürlich nicht zu finanzieren war.

läßlich der Donaueschinger Musiktage am 25./26. 7. 1926. Zu diesem Orgelwerk wird Schlemmers handlungsloses „Triadisches Ballett" eher hinzugestellt als integriert (und auch nicht sehr gut getanzt). Abermals sind der Transport und die Herstellung der Kostüme kaum zu finanzieren; Schlemmer verleiht die Figurinen – um die Schulden zu senken – obwohl sein mit dem Bauhaus verfeindeter Bruder Carl das Material für ein Butterbrot montiert. Das Berliner Metropol-Theater mietet die Figurinen im September 1926 zur Eröffnung seiner Revue. Ein Honorar gibt es nicht, Schlemmer glaubt sogar, dies sei Reklame für ihn. Drei Monate lang werden die Figurinen ramponiert, die Revue dann abgesetzt. Erst 1932, sechs Jahre später, kommt das Ballett nach aufwendiger Reparatur noch einmal beim internationalen Tanzwettbewerb in Paris zur Aufführung. Die Begeisterung hält sich in Grenzen. Die tänzerische Perfektion, die in Paris verlangt wird, steht zu sehr im Kontrast zu den marionettenhaften Tänzen. Immerhin belegt das Ballett den sechsten Platz. Für Schlemmer aber ist Schluß. Diese Kunst ist zu teuer, zu fragil und erhält zu wenig öffentliche Aufmerksamkeit. Zeitgenossen bemerken eher die Kuriosität der Figurinen als die Idee der

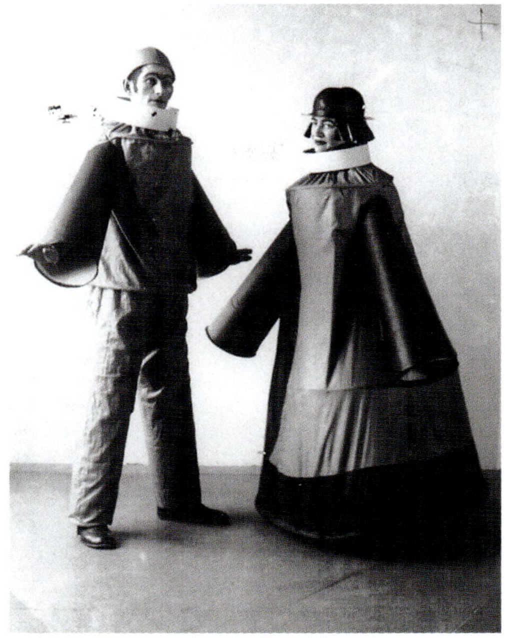

Anonym (Eberhard Schrammen?), Bühnenkostüme. Um 1923, Fotograf unbekannt, Misawa Bauhaus Collection, Misawa Homes Co., Ltd. Tokyo. ● Wahrscheinlich war es Eberhard Schrammen selbst, der sich dazu entschloß, seine Holzpuppen zum Leben zu erwecken und zum Tanz auf die Bühne zu schicken.

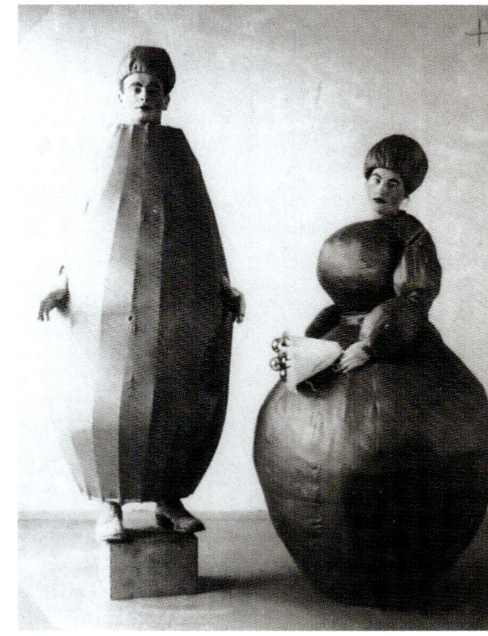

Anonym (Eberhard Schrammen?), Bühnenkostüme. Um 1923, Fotograf unbekannt, Misawa Bauhaus Collection, Misawa Homes Co., Ltd. Tokyo. ● Krinolinenbereift und als „Humpty Dumpties“ mit beschränktem Bewegungsspielraum schien Dada den Figurinen am andern Bühnenende zu winken.

Eberhard Schrammen, Handpuppenentwürfe. Um 1923, Aquarell und Graphit auf Zeichenkarton, 45,5 x 58,6 cm, BHA. ● Die Puppen, nach diesem Entwurf fast wortgetreu realisiert, setzen Kostümideen aus dem „Triadischen Ballett“ in die Tradition erzgebirgischer Spielzeugfiguren.

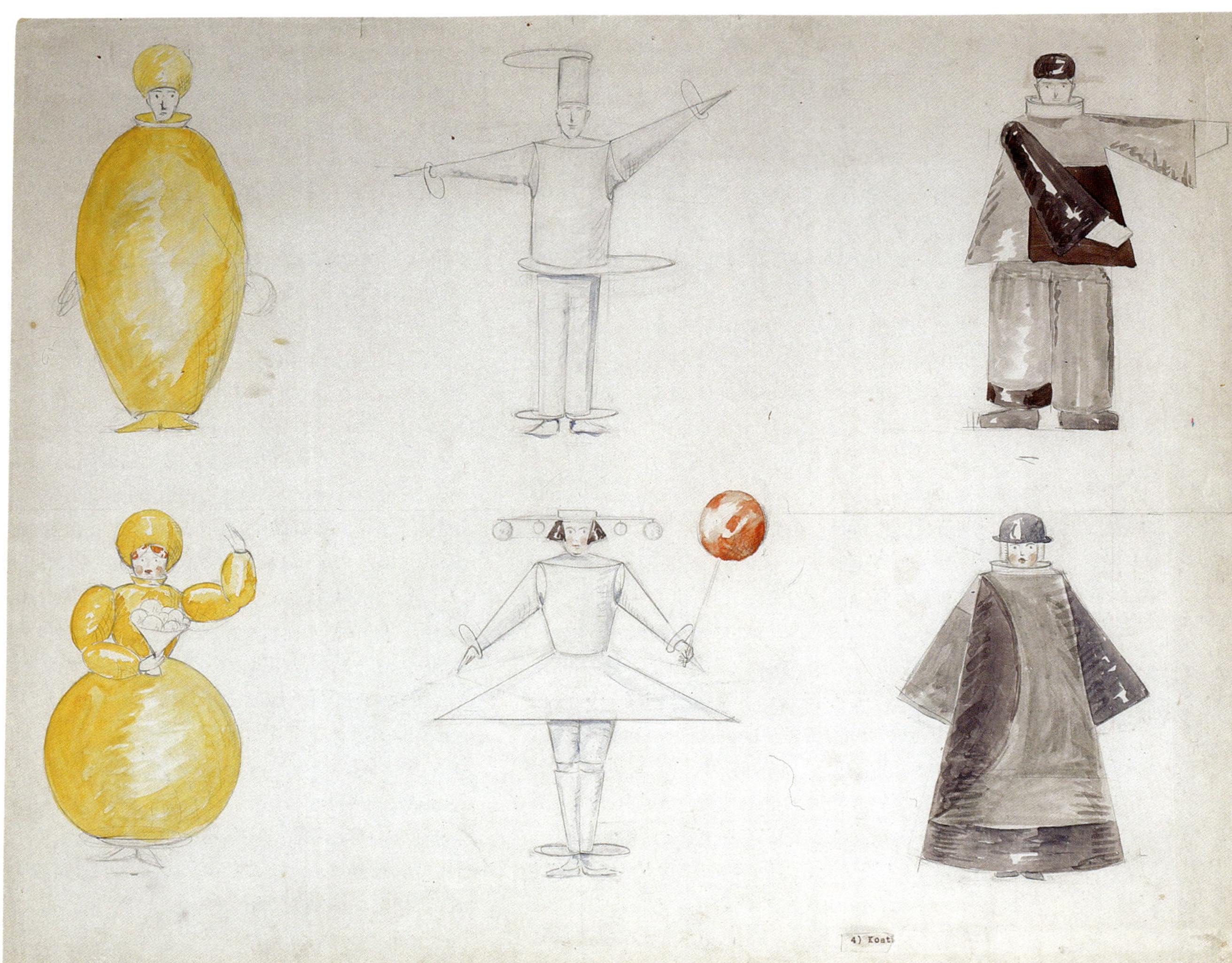

Kurt Schmidt, Entwurf für das Mechanische Ballett. 1923, Deckfarben auf Papier, 33,5 x 48,5 cm, KW, BM. ● Es waren Menschen, die, komisch-heimlich hinter fünf abstrakten Figuren verborgen, diese nach Klängen Hans Heinz Stuckenschmidts durch den Bühnenraum transportierten. Daß Kunst sich mit mechanischer Kraft schließlich vollständig entindividualisieren ließe, schien vielen Weimarer Bauhäuslern selbstverständlich.

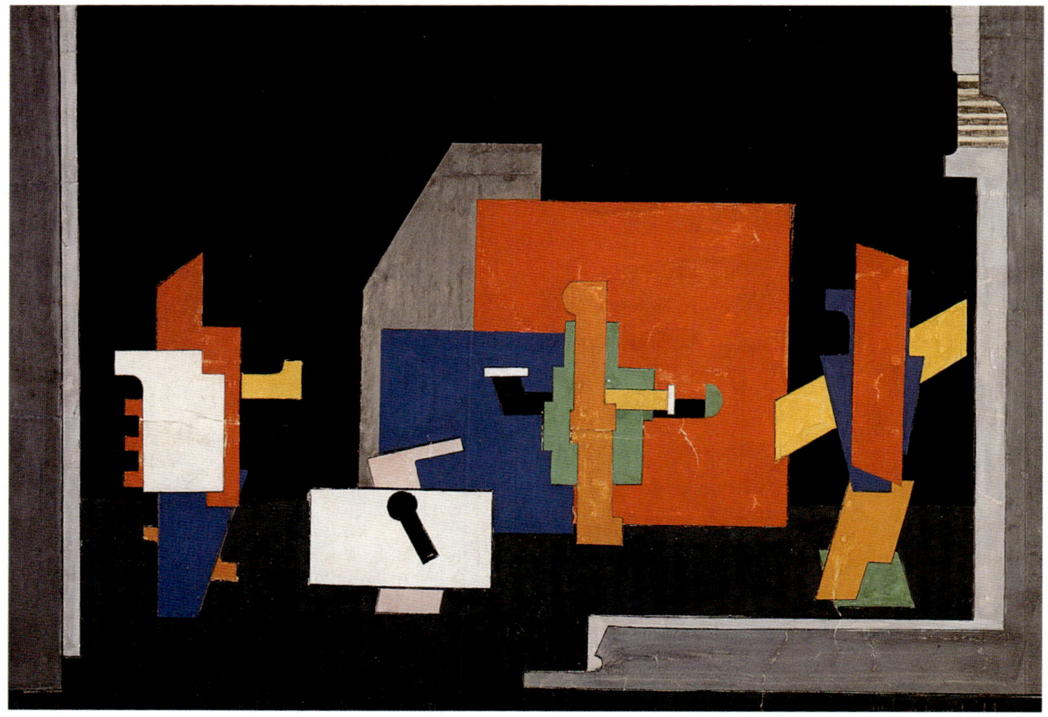

Lothar Schreyer, Der lüsterne Mann. 1918, Figurine zum Marionettenspiel „Geburt", Gouache und Tusche über Graphit auf Papier, 40,0 x 30,5 cm, Schiller-Nationalmuseum, Deutsches Literaturarchiv, Marbach am Neckar. ● Das Projekt wurde nicht verwirklicht. Vielleicht wäre der Aktionsradius dieser so beweglich scheinenden, psychologisierenden Figur nicht größer gewesen als bei anderen Aufführungen der Hamburger „Kampfbühne", von der Schreyer gekommen war. Dort hatte vor allem das Wort, rhythmisch-sakral intoniert, eine wichtige Rolle erhalten. Schreyer brachte diese expressionistischen Kultinszenierungen ans Bauhaus.

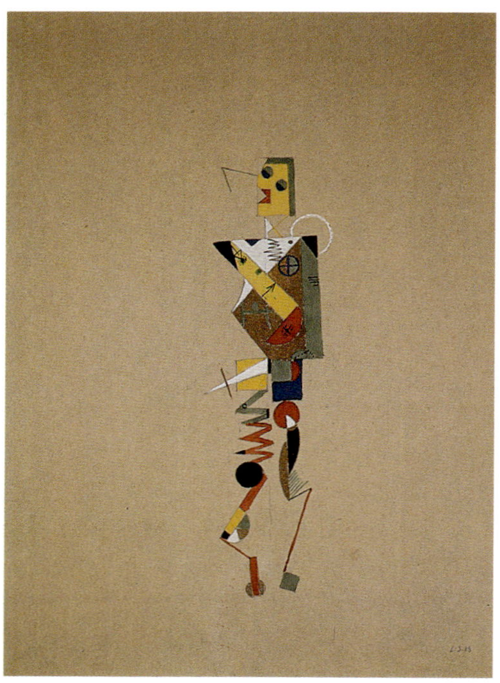

Choreographie, ihren Widerstand gegen die Ballettkonvention und ihre mathematisch anmutende Gleichung von Musik, Plastik, Malerei und Tanz. 1938 wandern neun der 18 Figurinen zu einer Ausstellung nach New York; bunte Pappmaché-Figuren, leblos und trotzdem voller tänzerischer Ausstrahlung. Gottverloren stehen sie da herum, und hier beginnt die eigentliche Geschichte des „Triadischen Balletts". Denn jetzt, wo nichts mehr sich bewegt, fragt ein jeder, wie diese Plastiken wohl mal getanzt worden sind. Plötzlich schreibt das „Triadische Ballett" Geschichte: die Geschichte seiner eigenen Rekonstruktion. Von Tänzern rekonstruiert wird es ab 1968 durch Margarete Hasting in München, ab 1973 durch Gerhard Bohner in Darmstadt, ab 1978 durch Helfried Foron in Tübingen und ab 1982 durch Debra McCall in New York.

Oskar Schlemmer notiert 1935 rückblickend: „Nein, das Triadische Ballett war kein mathematischer Scherz. Aber es war ein Versuch, viele und teils heterogene Elemente zu einer ungewöhnlichen Einheit zusammenzuschmelzen. Es war nicht nur die Geometrie der Tanzfläche zu organisieren, dies reizvolle Schachbrett mit seinem immer neuen Spiel darauf, das die Draufsicht erfordert und also den Galeriebesucher; es war nicht nur das bildmäßig-schöne Relief zu gestalten, das dem Parkett eine Augenweide bereitet. Es war der Versuch gemacht – und hierin liegt die Problematik dieses Balletts –, die Tänzer in mehr oder weniger starre Kostüme zu packen im Glauben, daß die Kraft des Tänzers – die physische freilich ebenso wie die psychische! – ausreiche, die Starre des Kostüms durch die Intensität der Bewegung zu besiegen. Es sei zugegeben, daß dieser Kampf mit der Materie nicht immer mit dem Sieg des Tänzers endete, aber wenn es gelang, das Gefäß des Kostüms mit lebendigstem Gefühl zu laden und es sich zu assimilieren, das heißt einzuverleiben, dann war erreicht, was gewollt war: das Kunstgebiet des Tanzes in einem seiner Teilchen, dem Kostümtanz, oder wie es früher hieß, dem Mummenschanz, zu bereichern und die schönen Möglichkeiten dieser Gattung in Erinnerung zu bringen." Das Ganzkörperkostüm, das zu jener Zeit kaum Vorbilder hat, bestenfalls ein paar Ähnlichkeiten mit Fernand Légers Arbeiten für die „Ballets Suedois", behauptet Schlemmer schon zur Uraufführung am 30. 9. 1922 als inspiriert vom Basler Mummenschanz. Auf der Rückseite des Programmzettels schreibt er: „Ballett? Ballett! – Denn von den Erscheinungsformen des Tanzes – dem cultischen Seelentanz und dem ästhetischen Mummenschanz – dies letztere. Dort in der Folge die Nacktheit hier das Kostüm, das Vermummende. (Dazwischen die

Fähnchendürftigkeit und Flatterseligkeit heutiger Tänzetänzerinnen, deren Mittelweg sie Nacktheit wie Kostüm gleichermassen scheuen lässt)."

Schlemmers Schreibstil ist noch bester Expressionismus. Mit dem „cultischen Seelentanz" ist unzweifelhaft Emile Jaques-Dalcroze gemeint, die rhythmische Gymnastik, die Befreiung des Körpers von seinen Disziplinierungen, aus deren Mitte der deutsche Ausdruckstanz entstanden ist. Das Staatliche Bauhaus in Weimar bildet dazu eine ziemlich sonderbare Gegenbewegung. Zur Euphorie des „befreiten Körpers", dem Schlemmer in seinen Vorträgen zum Thema „Der Mensch" noch 1928 anhängt, gesellt sich das „mathematisch Erhabene" nach Kant. Diesen Zeitgeist repräsentiert vor allem Lothar Schreyer, der erste Leiter der Bauhausbühne von 1919 bis 1923, der in expressionistischer Manier in einer beinahe kultischen, „klangsprechenden" Handlung auf der Bühne einen „kosmischen Spiegel" sieht, wenn auch in mathematischer Schönheit, weil ebenfalls beeindruckt durch den Kubismus. 1916 schreibt Schreyer in der Zeitschrift „Der Sturm": „Die Grundformen (des Theaters) sind mathematische Körper und Flächen. Die Grundfarben sind schwarz, blau, grün, rot, gelb, weiß ... Bewegte Farbe ist bewegtes Licht oder bewegter Körper. Bewegter Körper ist bewegte Form. Bewegung der Körper wandelt den Raum." Diese Sätze in ihrer rudimentären Analyse der einzelnen Theaterelemente ‚Körper', ‚Licht' und ‚Raum' erscheinen als reines Bauhaus – und dennoch sind sie Plagiat. Ihr Vorbild findet sich bei Wassily Kandinsky, dem späteren Bauhausmeister, der schon 1910 seinen Aufsatz über „Bühnenkomposition" geschrieben hat. Dessen Position teilt auch Oskar Schlemmer als bald darauf führender Mann der Bauhausbühne. Schlemmer optiert auf die Herkunft des Tanzes aus dem Fest, für

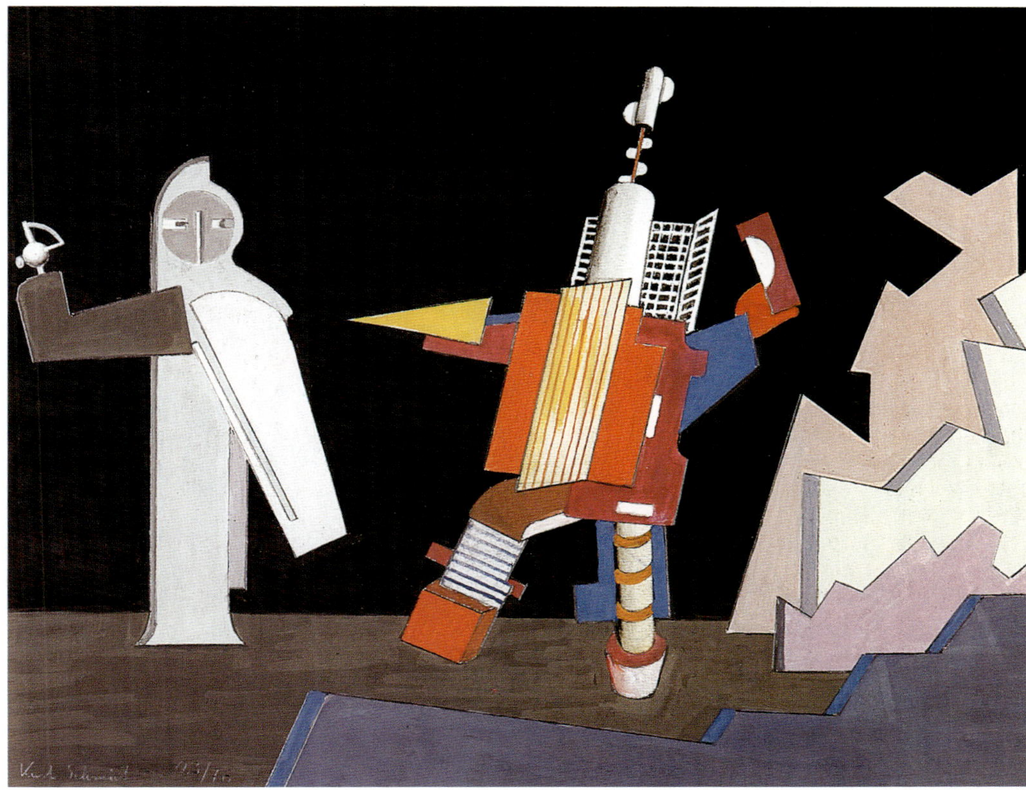

Kurt Schmidt, hippopotamus, Blatt 2. 1923, Tempera über Bleistiftvorzeichnung, 35,8 x 47,7 cm, SBD, Archiv der Sammlung. ● Auf der simplen Verschiebung flacher geometrischer Kulissen, die hintereinander gestaffelt wurden, beruhte Schmidts großer Erfolg mit dem Stück „Das Mechanische Ballett", 1923. In diesem Entwurf arbeitete er mit der Umwandlung „organischer Formen in technisierte Gebilde" – das Nilpferd wurde wohl bereits zum „hippopotamus" aus dem Titel technisiert.

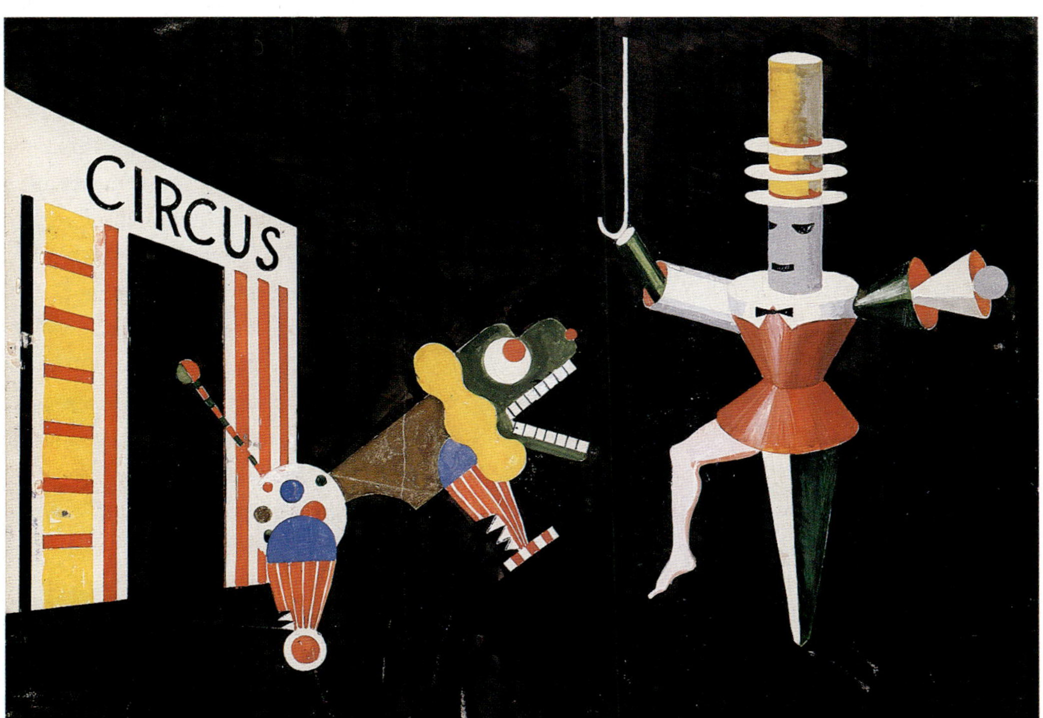

Xanti Schawinsky, Bühnen- und Kostümentwurf zu Circus, Szene „Dompteur und Untier". 1924, Tempera, Tusche und Bleistift auf Papier, 34,2 x 50,1 cm, BHA. ● Zur Eröffnung des Bauhauses am 4.12.1926 bildete Schawinskys „Circus"-Pantomime den heiteren Schlußakzent auf der neuen Studiobühne: Eine Schulreiterin dressiert ihr Steckenpferd, ein Athlet stemmt Pappmaché-Gewichte und eine Seiltänzerin hält die Balance auf einem imaginierten Seil – ein auf dem Bühnenboden aufgebrachter weißer Strich.

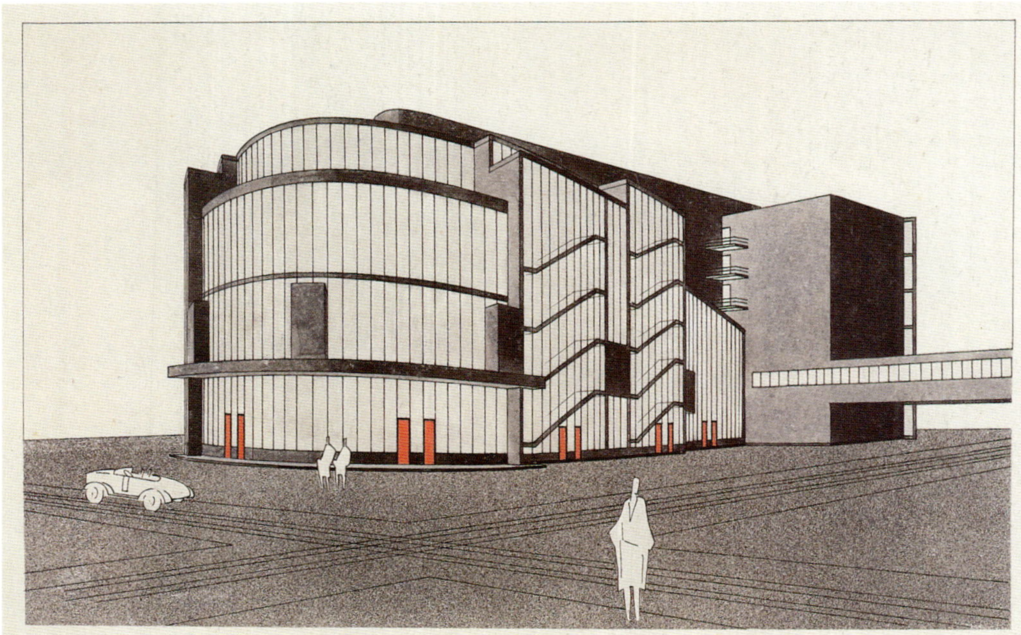

Walter Gropius, Projekt Totaltheater für Erwin Piscator. 1927, Perspektivische Zeichnung von Stefan Sebök, Tusche und Tempera gespritzt, 69,0 x 95,7 cm, Courtesy of the Busch-Reisinger Museum, Harvard University Art Museums, Gift of Walter Gropius. ● Die Bemühung um eine Form demokratischen Theaters anstelle des üblichen absolutistischen Bühnenschemas erwirkte äußerlich den Wegfall der Eingangsfassade und eine architektonische Nivellierung. Das Innere, vom Guckkasten zum Amphitheater und zur Arena wandelbar, bot Möglichkeiten, das Publikum total ins Geschehen zu involvieren – implizierte aber auch Preisgabe des Auditoriums an die Totalbeeinflussung.

Farkas Molnár, U-Theater in Betrieb. 1924, Abb. aus Oskar Schlemmer, László Moholy-Nagy, Farkas Molnár, Die Bühne am Bauhaus, München 1925, Bauhausbuch 4, BHA. ● Analysen der Bühnenelemente erfassen auch den Bühnenraum. Das traditionell zweiteilige Schema von Zuschauer- und Spielbereich begann, sich gegenseitig zu durchdringen.

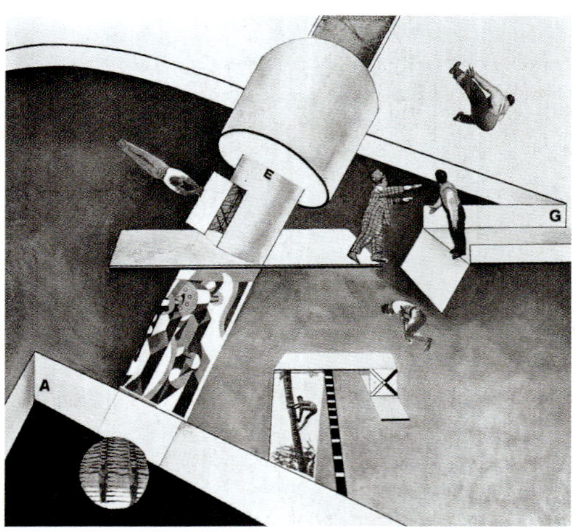

den Mummenschanz, nicht ohne Not: Wie weit die Bühne am Bauhaus, die oft genug völlig ohne Mittel dasteht, einem antiexpressionistischen Diktat unterworfen scheint, schreibt Schlemmer 1923 seinem Freund Otto Meyer-Amden: „Das Literarische wird fast prinzipiell gemieden; daher Formales ... Mechanisches, Lichteffekte. Höchstens Tanz."

Am 17. 8. 1923 wagt sich die Bauhausbühne erstmals an die Öffentlichkeit. Euphemistisch heißt die Veranstaltung die (gewonnene) „Schlacht von Jena", und auf dem Programmzettel steht: „Das mechanische Kabarett". In Jena wird Kurt Schwerdtfegers Idee des Schattenspiels als „reflektorisches Lichtspiel" (ein Vorläufer des abstrakten Films) ebenso genossen wie das in Wassily Kandinskys Tradition stehende „Mechanische Ballett" von Kurt Schmidt und Georg Teltscher (das in Kandinskys „Bilder einer Ausstellung" 1928 in Dessau den Höhepunkt findet) sowie Schlemmers „Figurales Kabinett" aus kubistischen Pappfiguren. Der menschliche Körper, vor dem Weltkrieg noch einer unbändigen Befreiungsideologie unterworfen, wirkt nun als „mechanischer Conferencier" mit; die eigentlichen Protagonisten sind Leinwände, Pappflächen und Rhythmus – ein skulpturales Theater, das die Menschen wie im japanischen Puppenspiel Bunraku zu Mechanikern bestimmt. Der Künstler erscheint als Ingenieur und tritt fast unsichtbar hinter seine mechanische Schöpfung zurück.

Finanzierung und öffentliche Anerkennung des „Mechanischen Kabaretts" bleiben trotz seines ersten Erfolgs ungesichert. Es bietet sich an, die gleich neben der Kantine gelegene Bühne, die Aula als Zentrum des Bauhauses, zum „party space" zu öffnen, teils um Einnahmen zu ergattern, aber auch um öffentliches Einverständnis mit den Ideen und Zielen des Bauhauses herzustellen. Im Bühnenbereich zielen die Visionen hoch. Nur kann niemand die vielschichtigen Lichtklang-Kompositionen eines László Moholy-Nagy realisieren oder das gewaltige Totaltheater für Erwin Piscator, 1927 von Walter Gropius konzipiert, Andreas Weiningers 1926/1927 entwickeltes Kugeltheater oder Farkas Molnárs 1200 Plätze fassendes „U-Theater" – all das sind architektonische Theatervisionen mitten in der Weltwirtschaftskrise, gigantische Alternativen zur herkömmlichen Guckkastenbühne, aber ein Bauhaus-Bayreuth wird's nie geben. In der Realität feiert man weiterhin Schlemmers kubistischen Mummenschanz beim „Laternenfest" zur Sonnenwende und beim „Drachenfest" im Herbst. Wie es auch heute wieder Mode wird, ist

Metalltanz. 1929, Szenenaufnahme mit Karla Grosch, Foto von T. Lux Feininger, Bühnen Archiv Oskar Schlemmer. ● Der Metalltanz gehörte zum Repertoire jener Tänze, die das Material und die ihm innewohnenden szenischen Möglichkeiten zum Agens erhoben. Bei dem nur anderthalbminütigen „Tanz" vollführte der Akteur – hier die Gymnastiklehrerin am Bauhaus, Karla Grosch – eher turnerische als tänzerische Bewegungen.

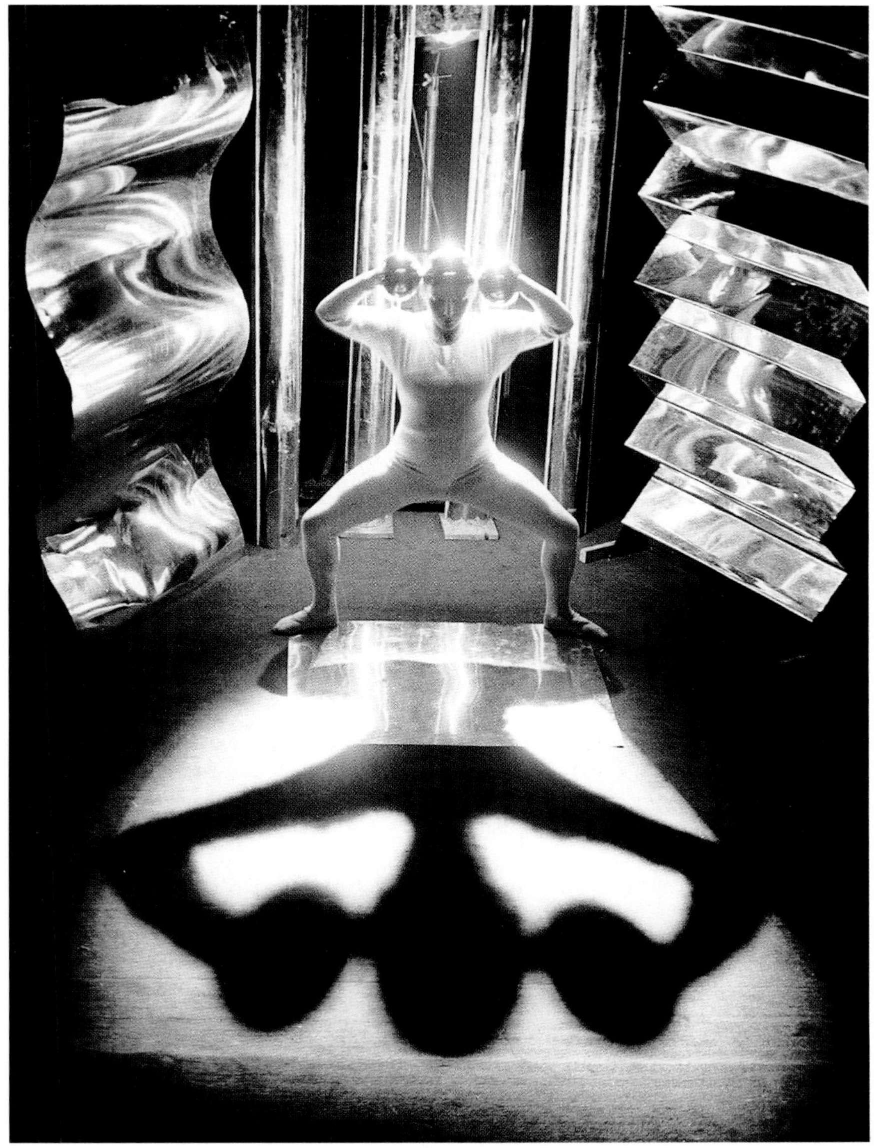

Raumlineatur. 1926, Szenenaufnahme (Mehrfachbelichtung) mit Werner Siedhoff, Foto mit eingeritzten Einfassungslinien von T. Lux Feininger, Bühnen Archiv Oskar Schlemmer. ● Schlemmers Idee, Bewegungstypen von den Koordinaten des Bühnenraumes abzuleiten, erinnert an Effekte der Frankfurter Küche. Die Bewegungen der Hausfrau erhalten durch lineare Raumorganisation maschinellen Charakter. Die Körperstellungen des Schauspielers ordnen sich der linearen Organisation einer imaginären Architektur unter.

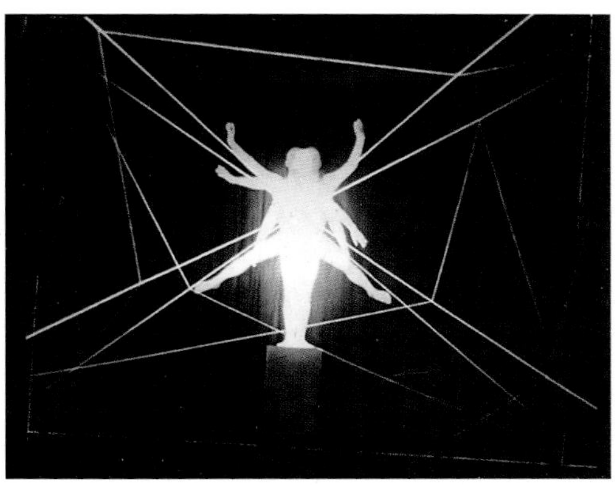

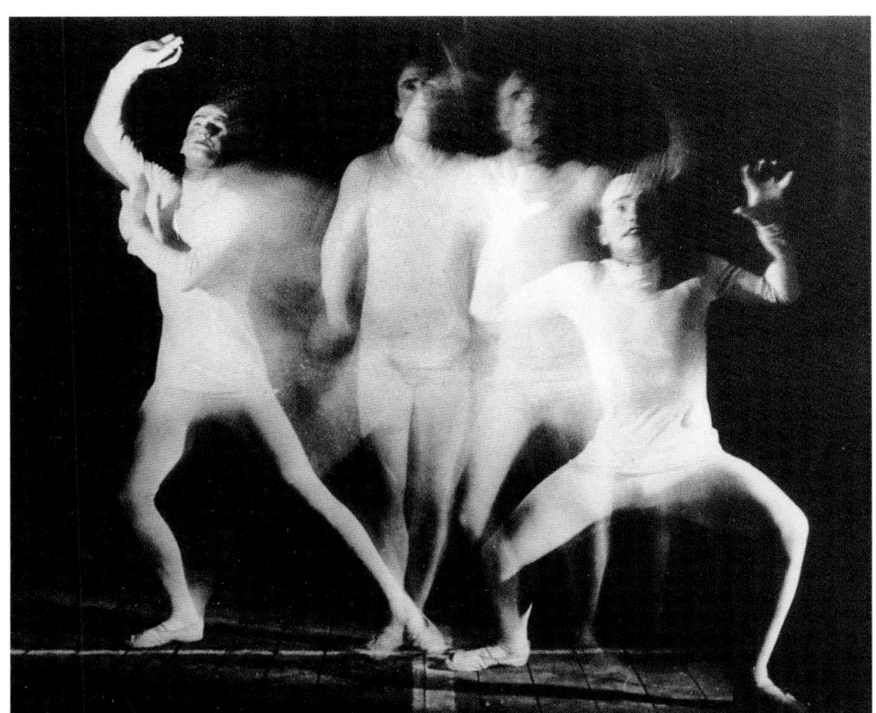

Stadien dramatischer Gestik. 1927, Szenenaufnahmen (Mehrfachbelichtung) mit Werner Siedhoff, Foto von Erich Consemüller, Bühnen Archiv Oskar Schlemmer. ● Unheimliche Vervielfachung menschlicher Konturen und Bewegungen mit dem Schauspieler und Tänzer Werner Siedhoff als Agenten dramatischer Gestik. Er wirkte von 1925 bis 1929 an der Bauhausbühne.

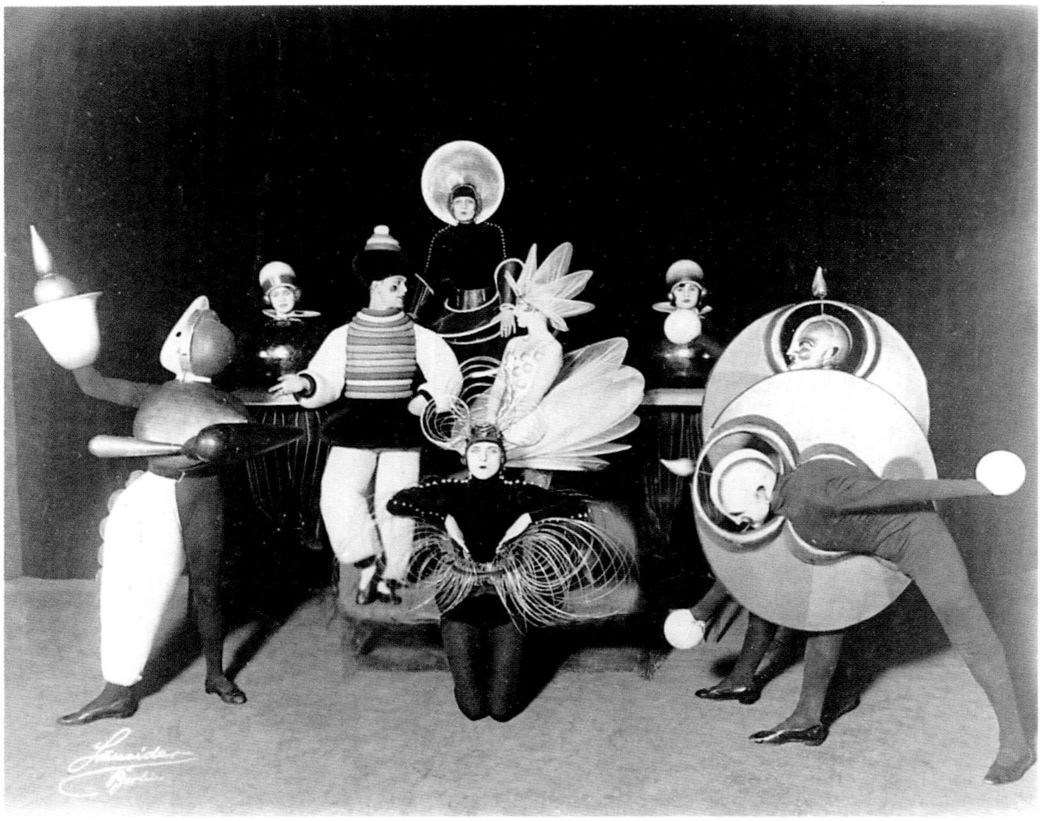

Oskar Schlemmer, Figurenplan für das Triadische Ballett. 1927, Blatt 2 aus dem Regieheft für Hermann Scherchen, Bleistift und Aquarell auf gedrucktem Figurenschema, angefertigt auf kariertem Schreibpapier, collagiert, 30,0 x 21,0 cm, Bühnen Archiv Oskar Schlemmer. ● „Heiter-burlesk“ sollten die ersten drei Szenen vor zitronengelbem Grund wirken, „festlich-getragen“ die mittleren beiden auf rosafarbener Bühne und „mystisch-phantastisch“ die letzten drei auf Schwarz.

Die Kostüme des Triadischen Balletts in der Revue „Wieder Metropol“, Metropol-Theater Berlin. 1926, Gesamtübersicht (gestellte Aufnahme) aus dem Regieheft für Hermann Scherchen, 1927, Foto von Ernst Schneider, Bühnen Archiv Oskar Schlemmer. ● Die Verwandlung menschlicher Konturen in Material und Farbe, Geometrie und Stereometrie geht nicht so weit, daß sie die Tänzer vergessen läßt. Gerade die in Kostümen beschränkten menschlichen Bewegungen erzeugen eine abstrakte Organik.

Kastenspiel – Treppenwitz. 1926, Szenenaufnahmen (Doppelbelichtung) mit Werner Siedhoff und Wolfgang Hildebrandt, Foto von Ruth Hollós, Bühnen Archiv Oskar Schlemmer. ● Das Kastenspiel war kein Treppenwitz avantgardistischer Bühnengeschichte, sondern der Versuch, das Wesen des Requisits als dem „Initiator pantomimisch-tänzerischer Gestaltung“ zu erforschen.

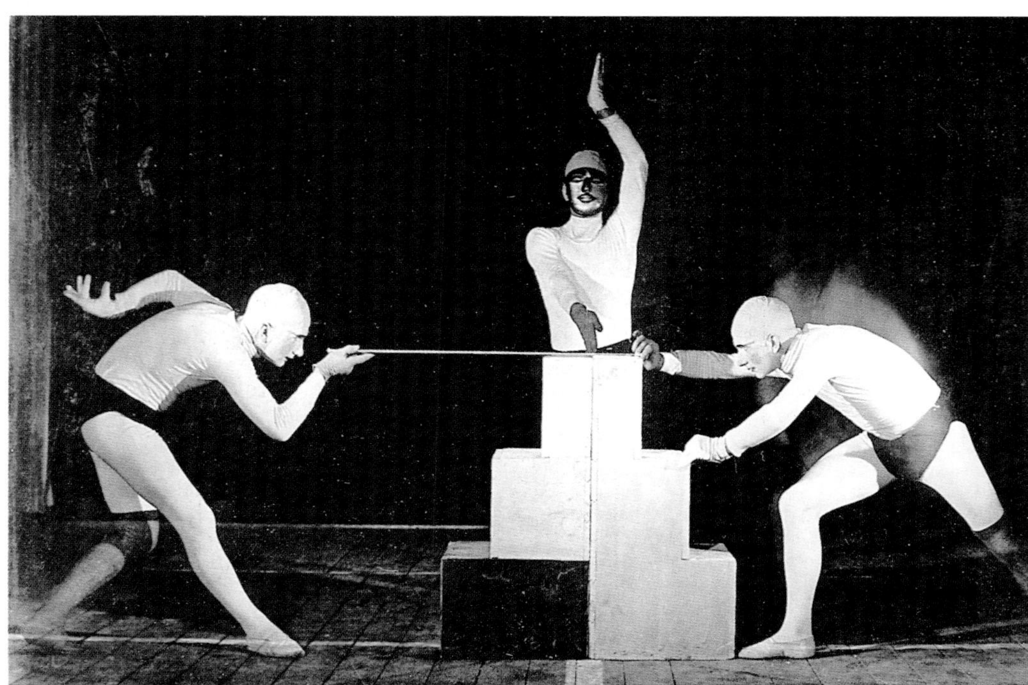

Theater nicht das ausschließliche Programm, sondern Anlaß des Abends. Zwischen dadaistischer Bühnenshow, Paul Klees Kasperlespielen und Kostümparty (auf der „Andor“ Weiningers Bauhauskapelle musiziert) wird gegessen, getrunken und ziemlich viel gelacht, zum Beispiel bei „einer Interpretation von Morgensterns Fischgesang mit anschließenden Gurgelvariationen“.

Nach dem erzwungenen Umzug nach Dessau, wo Schlemmer nach anfänglichem Hin und Her von 1925 bis 1929 die Bühnenabteilung leitet, baut er (unterbrochen von Engagements als Bühnenbildner meist an der Berliner Volksbühne) die Idee vom „Theater als Fest“ aus. Die Bauhausbühne behält ihre Funktion einer Versuchsbühne; heute würde man sagen: sie ist eine Probebühne. Professionelle Tänzer gibt es keine, der Amateurstatus dominiert – wes-

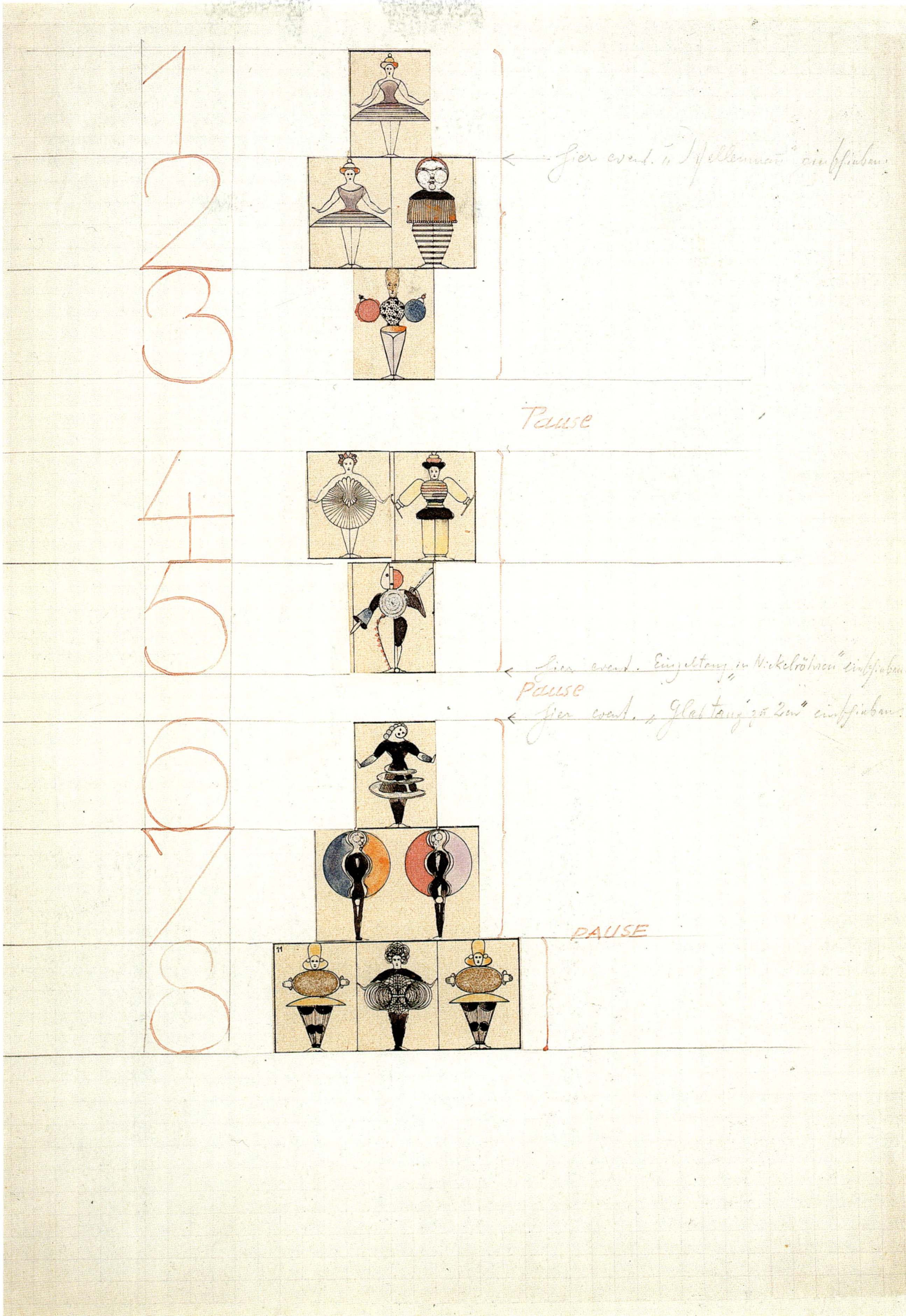

Bauhausbühne

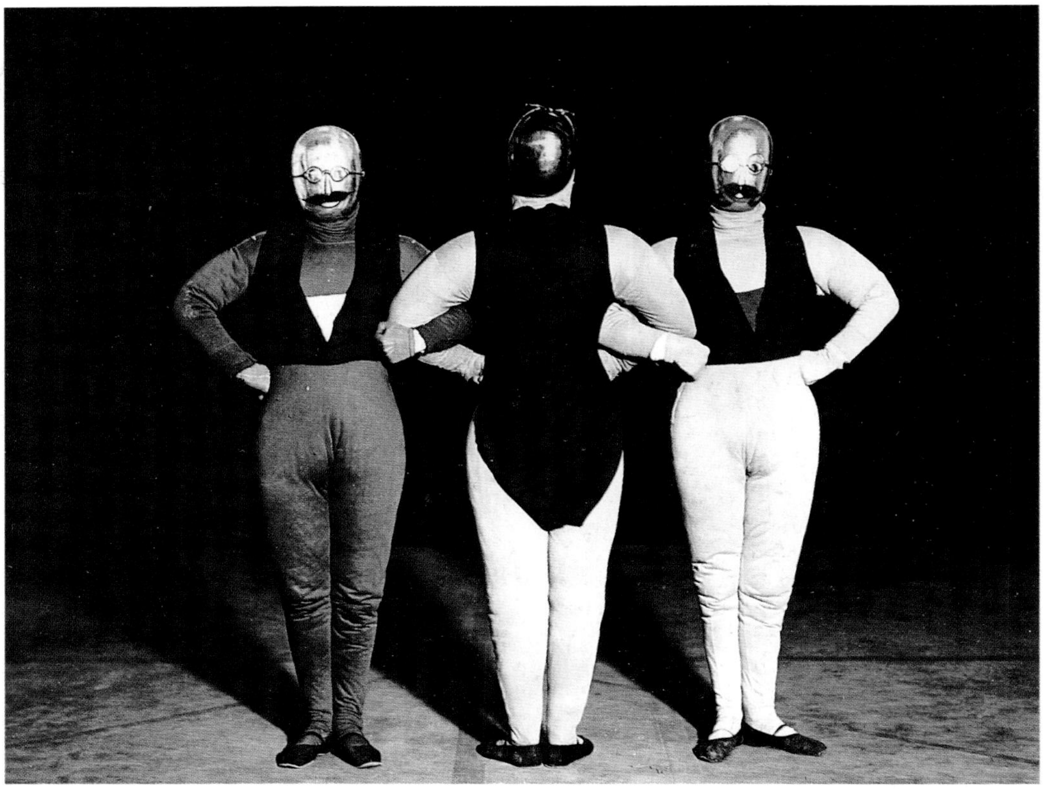

Abendeinnahme wird nahe an zweihundert Mark herankommen, die ich verteilen will an die Beteiligten." Es gibt „Sektzellen" und meist ausgelassene Feiern. Angel González, Kunsthistoriker in Madrid, nennt diese Theaterparties am Bauhaus unverblümt ein „Tollhaus", in dem das Publikum die Nächte durchtanzte, während die Puppen sich auf der Bühne amüsierten, denn „nur durch Tanzen konnte das Bauhaus die entgegengesetzten Kräfte vereinen und versöhnen, die es zu zerstören drohten." Als zum Beispiel Gropius' Demission aus Weimar durch die seit 1924 regierenden Rechtsparteien bekannt wird, schreibt Schlemmer nach der Feier in sein Tagebuch: „Gropius wurde mehr herumgetragen und herumgezerrt, als er vertragen konnte. Alles schrie und brüllte. Ich war sehr abgekämpft und ging allein, halbfünf Uhr, nach Hause."

Der von Schlemmer formulierte Mummenschanz, die abstrakte Kostümierung erhält in der politisch aggressiven Stimmung der Zeit halb sie so freiheitlich und letztlich sogar revolutionär wirken kann. Manche Passagen in Schlemmers Tagebuch dieser Zeit erinnern auch eher an Beschreibungen von aktuellem Diskothekendesign als an Theater. Zum „Metallischen Fest" am 9. 2. 1929 schreibt er: „Eine weißblechbeschlagene Rutschbahn führte unter im Scheinwerferlicht strahlenden, zahllos aufgereihten Silberkugeln hinein ins Fest ... Eine Treppe, bei der jede Stufe anders klingelte, ... führte zur Tombola, wo zwar keine zusammenklappbaren Metallhäuser und Wohnmaschinen zu gewinnen waren, aber doch die Vorstufen dazu: Stahlstühle, Nickelschalen, Aluminiumlampen, auch metallisch angehauchte reizvolle Kuchen." Auf diesen Clubbings, bei denen die Hauptbeteiligten von Schlemmer entworfene Kostüme tragen, sind die vorgeführten „offiziellen Programme", die abstrakten Tänze und Kabaretts, eingerahmt von Tombolas, die nicht unwesentlich zur Finanzierung des Aufwands beitragen: „Die

Gestentanz III. 1927, Szenenaufnahme mit Oskar Schlemmer, Werner Siedhoff und Walter Kaminsky, Foto von Erich Consemüller, Bühnen Archiv Oskar Schlemmer. ● Beziehungen eierköpfiger Schreibtischtäter? Oder: Wie simple Masken, mit Schnurrbart, Frack und Brille versehen, in einem 6minütigen Tanz gestisches Vokabular hervorzaubern.

Reifentanz. 1928, Szenenaufnahme mit Manda von Kreibig, Foto von T. Lux Feininger, Bühnen Archiv Oskar Schlemmer. ● Beleuchtung, Rotation und perspektivische Überschneidung vollbringen am hölzernen Material die Umwandlung in eine bewegte Grafik.

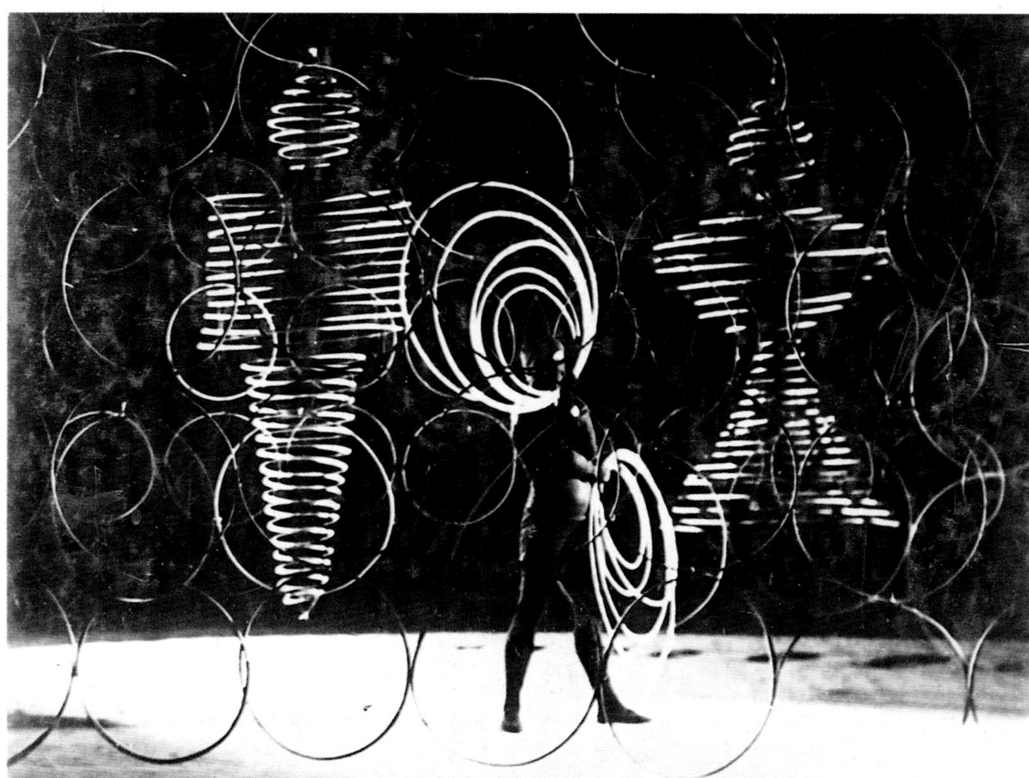

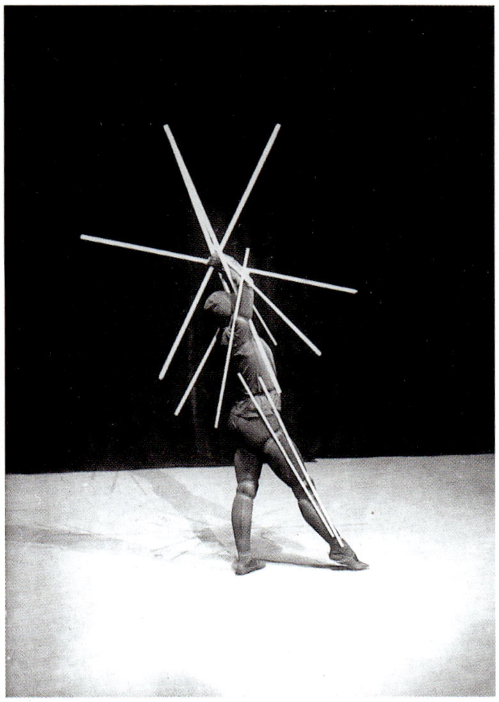

immer mehr den Charakter einer Panzerung. In Schlemmers berühmtem Aufsatz „Mensch und Kunstfigur", 1925, betont er zwar die tragende Rolle „des kostümverwandelten (,) im Raum sich bewegenden Tänzermenschen": „Wunderfiguren dieser Art, Personifikationen höchster Vorstellungen und Begriffe, ... werden auch einem neuen Glauben wertvolles Sinnbild zu sein vermögen." Altstudenten wie Kurt Schmidt und Xanti Schawinsky aber nehmen diesen sozialutopischen Gedanken des mit Maske und Kothurn bewehrten Grotesktänzers nicht ganz so politisch (und Schlemmer selber wohl auch nicht). Sie verbinden die Maske vielmehr mit der Maschine, etwa in Schawinskys „Steptänzer gegen Stepmaschine" zum „Weißen Fest" in Dessau, 1926, oder in Schmidts „Der Mann am Schaltbrett" (der nicht nach Dessau folgt). Die am Bauhaus geborene Hoffnung auf Versöhnung von Kunst und Industrie nimmt statt dessen weiter ab. Der Versuch des Schweizer Architekten und

Stäbetanz. 1928/1929, Szenenaufnahme mit Manda von Kreibig, Foto von T. Lux Feininger, Bühnen Archiv Oskar Schlemmer. ● Lehrsatz aus der Körpergeometrie: Der eingeschränkten Bewegung an den Gliedmaßen entspricht eine vergrößerte Bewegung an deren Verlängerung. Die „Mathematik des menschlichen Körpers" sollte hier zur Anschauung kommen.

Oskar Schlemmer, Stelzenläufer. 1927, Vorstudie zum „Stäbetanz", Aquarell über Bleistift auf chamoisfarbenem Aquarellpapier, 45,3 x 60,7 cm, Bühnen Archiv Oskar Schlemmer, Sammlung UJS. ● Schlemmer war Meister im Entdecken einfachster Requisiten, die menschliche Körperformen mit ihrer radikalen Elementarisierung konfrontierten.

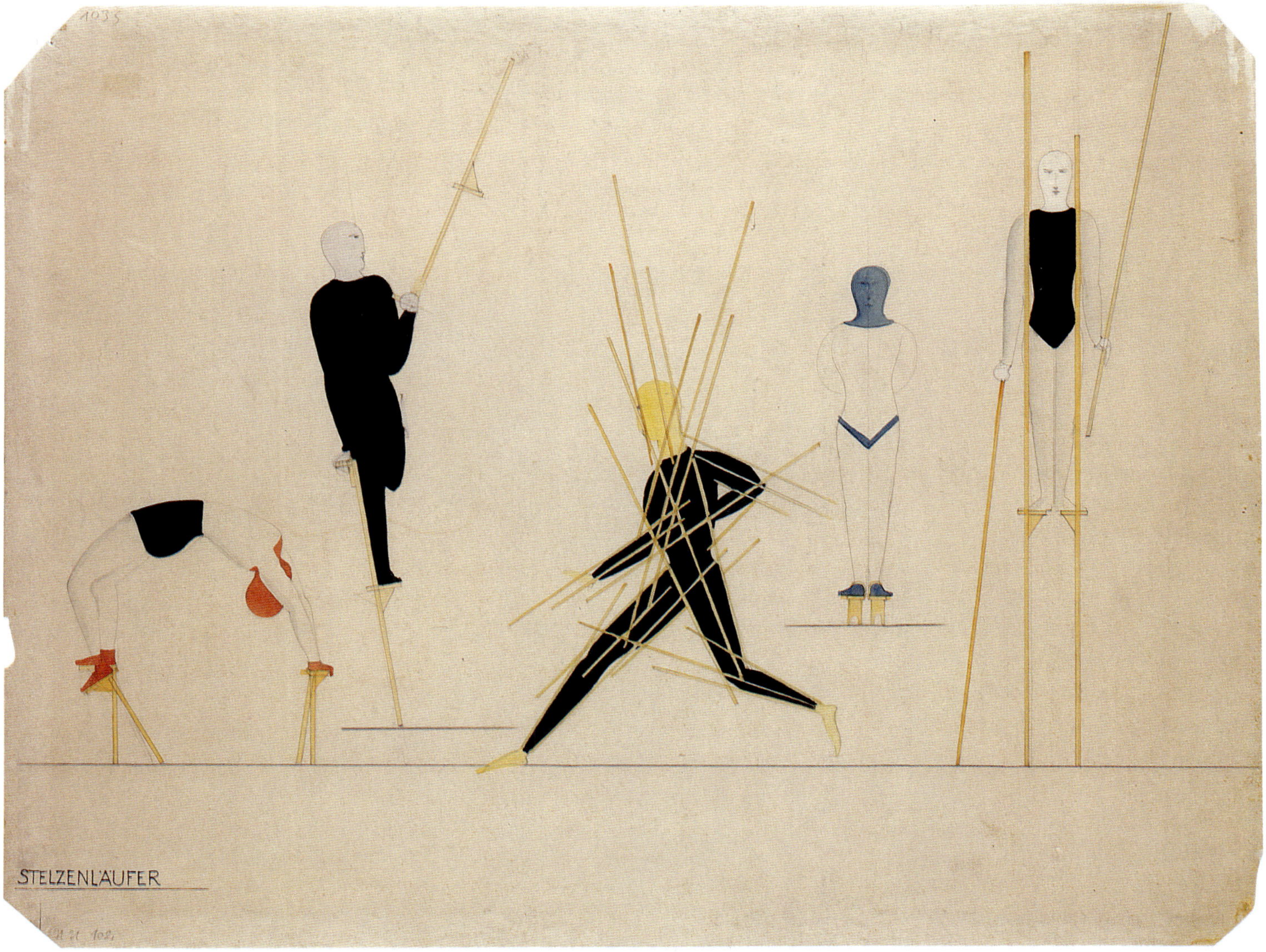

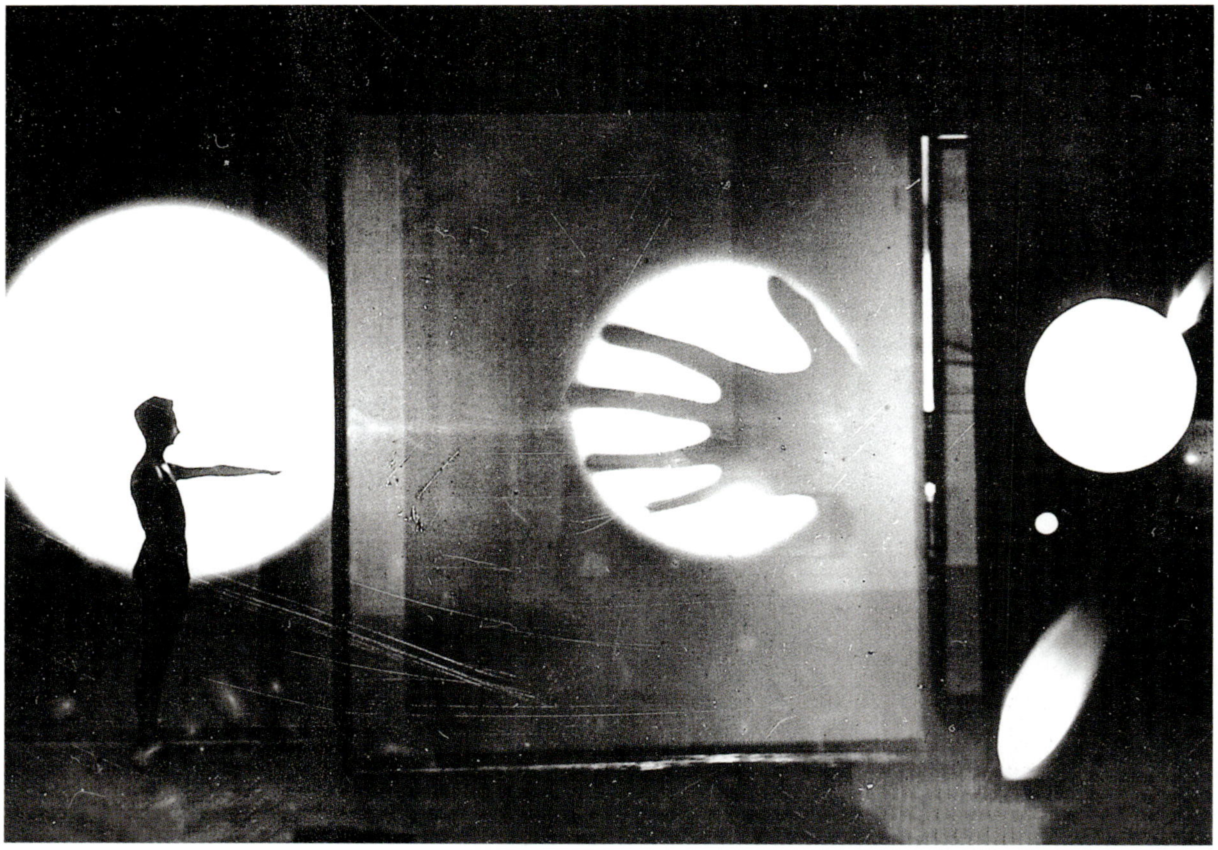

lichtspiele/versuche mit licht in verschiedener gestalt. 1927, Fotografie von T. Lux Feininger, Bühnen Archiv Oskar Schlemmer. ● Bewegter Körper plus bewegtes Licht erzeugen aus vier parallelen Transparenten in der Zuschaueroptik neue Räume.

Roman Clemens, Szenenentwurf Spiel aus Form, Farbe, Licht und Ton, 3. Bild: Tango. 1929, Tempera, 31,0 x 49,0 cm, Universität zu Köln, Theaterwissenschaftliche Sammlung. ● Roman Clemens ist das einzige Mitglied der Bauhausbühne, das den ganzheitlich elementaren Ansatz später professionell weiterführte.

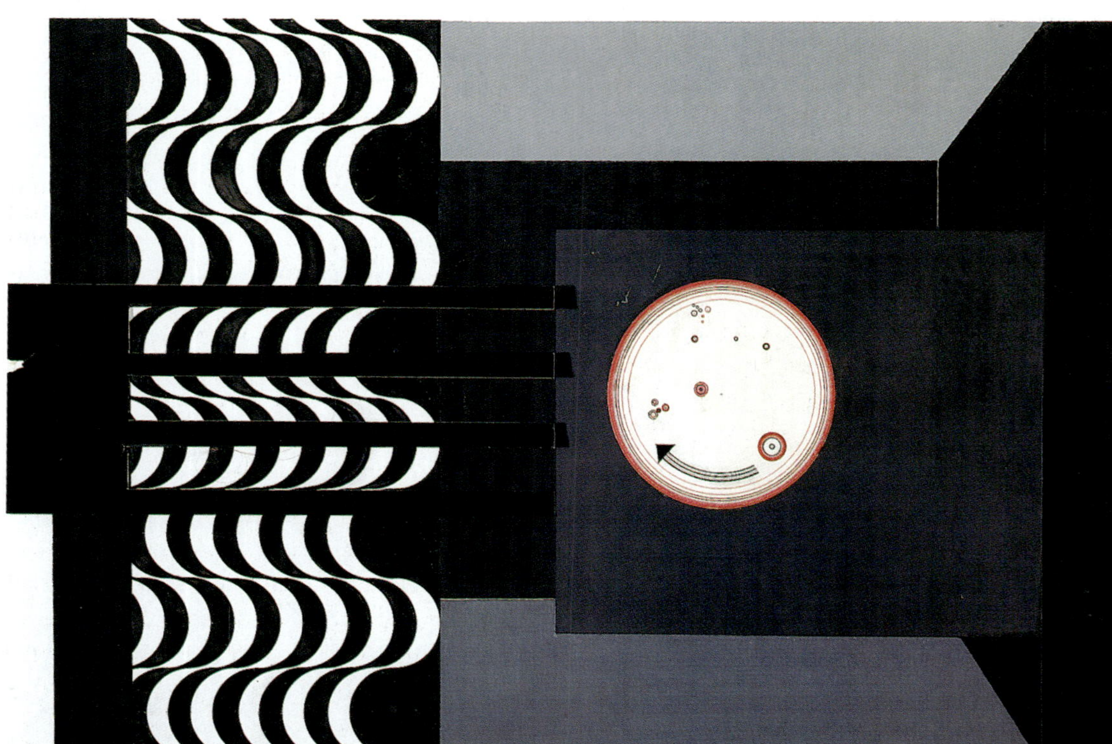

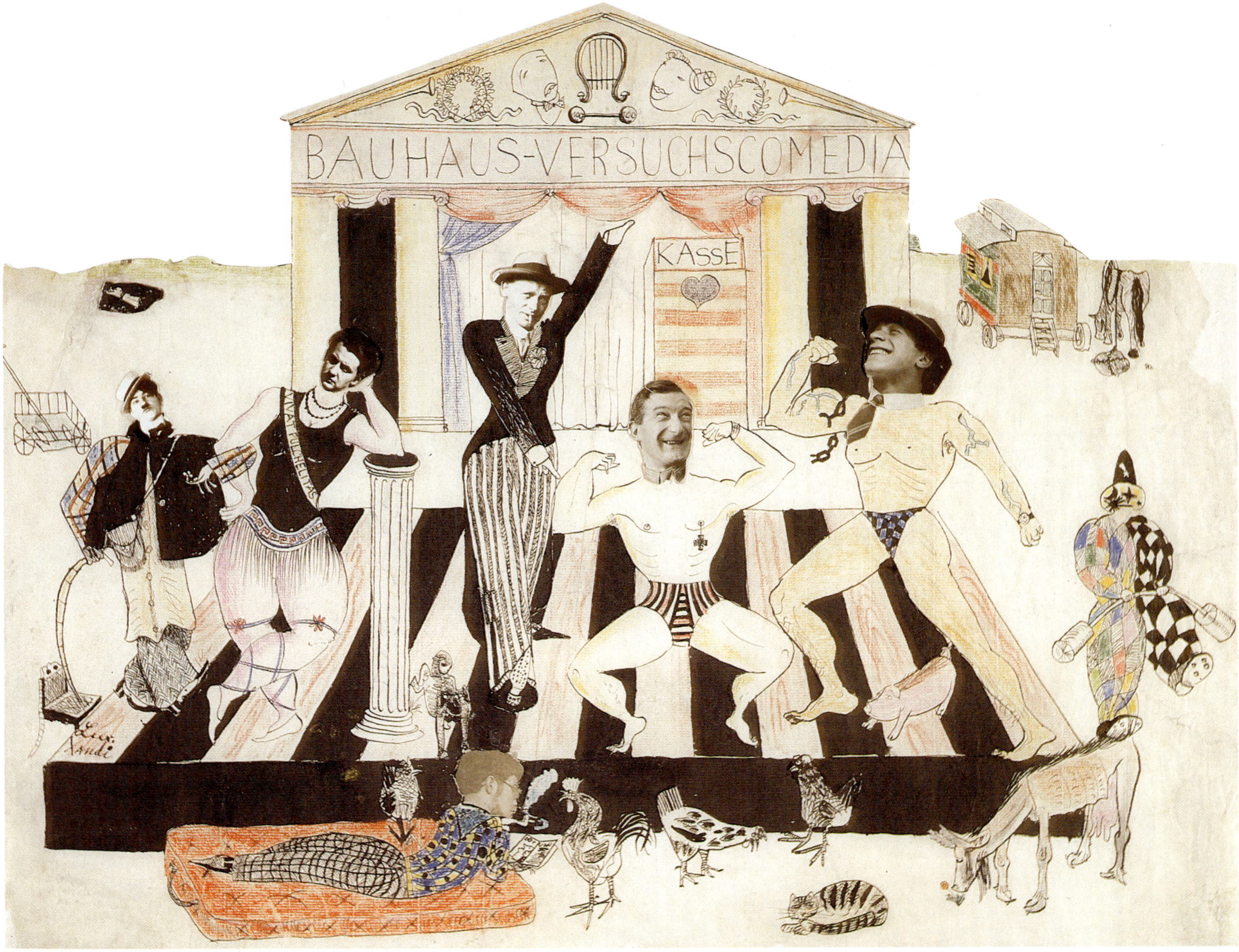

Xanti Schawinsky, Bauhaus-Versuchscomedia. Um 1928, Collage mit Fotos von T. Lux Feininger, Buntstifte, Tusche und Bleistift auf Papier, 39,6 x 52,6 cm, BHA. ● Ein Wanderzirkus gastiert mit Artisten, Komödianten und Charlie Chaplin vor seiner klassischen Kulisse mit eingebautem Abtritt. Daß die Show vor gelangweilten Haustieren stattfindet, während der Souffleur im Magazin „Der Uhu" liest, tut dem Vergnügen keinen Abbruch.

Gropius-Nachfolgers Hannes Meyer, die Mechanisierung des Theaters als eine kommunistische „Propaganda-Theater Co-Op" zu interpretieren und sich die Maske als „Verfremdungseffekt" zunutze zu machen, schlägt auf Dauer fehl.

Einer sehr viel konsequenteren Selbstreflexion des Theaters verschreibt sich Schlemmer – gegen den zunehmenden Widerstand am Bauhaus. Er beginnt 1926, nach dem Vorbild der Commedia dell'arte „Typenfiguren" zu entwerfen und untersucht in seiner „Demonstration der Bühnenelemente", 1927, die Wirkweise des Vorhangs, das Verhältnis der menschlichen Figur zum stereometrischen Raum mithilfe eines Netzes von Schnüren, der Wirkung von Masken, abstrakter Kulissen und Lichtprojektionen. 1928 ist die Darmstädter Tänzerin Manda von Kreibig in Dessau zu Gast. Sie entwickelt unter anderem die beim Gastspiel der Bauhausbühne an Kurt Jooss' frisch gegründeter Folkwangschule in Essen berühmt gewordenen „Stäbetänze". Hier wird die Raumwirkung des Körpers damit demonstriert, daß lange Holzstäbe die Gliedmaßen verlängern. Am 3. 3. 1929 gastiert die Bauhausbühne vor immerhin 2000 Gästen bei einer Matinee an der Berliner Volksbühne und zeigt ihr Repertoire von mittlerweile zehn solcher „raumanalytischen" Tänze, weitere Gastspiele finden in Frankfurt/Main, Stuttgart und Basel statt. Die Bauhausbühne wird zum Begriff, und in genau diesem Moment in Dessau unter Hannes Meyer politisch diffamiert. Schlemmer, der frustriert einem Ruf nach Breslau folgt, bietet Kandinsky wie Klee die Übernahme der Bühne an. Beide verneinen. Meyer führt sie als interne Agitpropbühne bis 1930 in die völlige Bedeutungslosigkeit.

Bauhausmasken – eine lose Liaison von Tänzern und Künstlern

Arnd Wesemann

Die Maske löscht den Menschen als Person aus und gibt dem zur Gestaltung drängenden Tanzgeschöpf Raum. (Mary Wigman)

Die Gastspiele der Ballets Russes mit dem Oberfaun Waslaw Nijinski zogen in den 20er Jahren Scharen von Malern an. Die Bühne inspirierte die Künstler. Futurist Fortunato Depero baute schon 1918 seinen Ballettphantasien nicht enden wollende Bühnenvariationen. In der Nähe des Weimarer Bauhauses, in Halle, modellierte Katharina Heise in Ton den seinerzeit berühmtesten modernen Tänzer und ersten männlichen Wigman-Schüler, Harald Kreutzberg. Unverheimlicht war Ernst Ludwig Kirchners Faszination für Mary Wigman selbst, der Grande Dame des deutschen Ausdruckstanzes. So wenig sie auch unmittelbaren Kontakt zum Bauhaus pflegte, war sie es, die dem expressionistisch begründeten Ausdruckstanz bald Züge der am Bauhaus weiterentwickelten Neuen Sachlichkeit verlieh. Mary Wigman, die in Dresden wirkte, war sehr von Wassily Kandinsky beeindruckt, was direkten Einfluß auf ihre Arbeit hatte. Ihre Choreographie „Kreis", 1923, folgte Kandinskys Gemälde „Kreise im Kreis" aus demselben Jahr. Mit Oskar Schlemmer verband sie weni-ger eine Freundschaft als distanzierte Bewunderung. Sie half beim Dresdner Gastspiel des „Triadischen Balletts" am 26. 8. 1923 mit ihrem Pianisten aus und schrieb ihm drei Jahre später folgenden Empfehlungsbrief: „Sie wissen selber, welch starken Eindruck ich seinerzeit von den Aufführungen hier in Dresden hatte, und wie sehr ich es bedauert habe, daß diese in ihrer Art einzig tänzerisch-dekorativen Arbeiten nicht öfter gezeigt werden konnten. Es wäre in jeder Weise zu begrüßen, wenn das Ballett in stärkerem Maße als früher der kunstinteressierten Öffentlichkeit gezeigt werden könnte, und der Rahmen einer Theaterausstellung wäre dazu wohl der beste Weg. Denn Ihre Schöpfungen sind, abgesehen vom reinen Kunstwert, Anregung und Wegweiser für das gesamte moderne Darstellungswesen." Nicht nur Schlemmer, in seinem 1922 uraufgeführten „Triadischen Ballett", auch Mary Wigman bediente sich der Maske. Ihr „Hexentanz", 1926, den sie mit einer hölzernen Maske vor dem Gesicht darbot, machte sie weltberühmt.

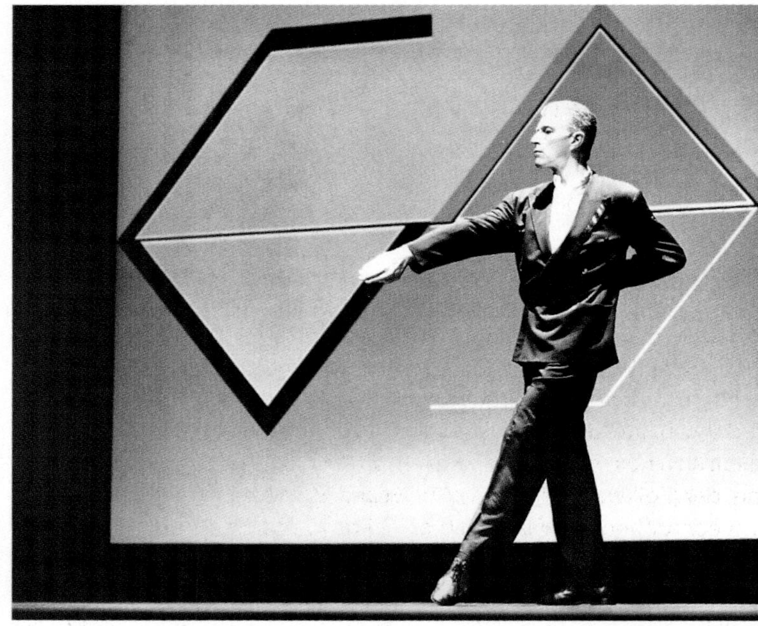

Gerhard Bohner „Im (Goldenen) Schnitt". 1990, Bühnenbild von Paul Uwe Dreyer, Foto von Klaus Rabien, Archiv „ballet-tanz". ● Körpergeometrie ohne Requisiten: Schlemmers Konzept erwies sich als noch weiter reduzierbar.

Eine der begabtesten Schülerinnen Wigmans, Gret Palucca, die in Dresden 1925 ihr eigenes Studio in Konkurrenz zur (meist völlig überlaufenen) Wigman-Schule öffnete, pflegte intensivere Kontakte zum Bauhaus. Gropius, Mies van der Rohe, Schlemmer, Feininger und Moholy-Nagy vom Bauhaus, Lissitzky und Jawlensky verehrten in ihr die Tänzerin der „Exaktheit" und das, was Kandinsky als ihre „Hauptvorzüge" beschrieb: „1. Die Einfachheit der ganzen Form und, 2., das

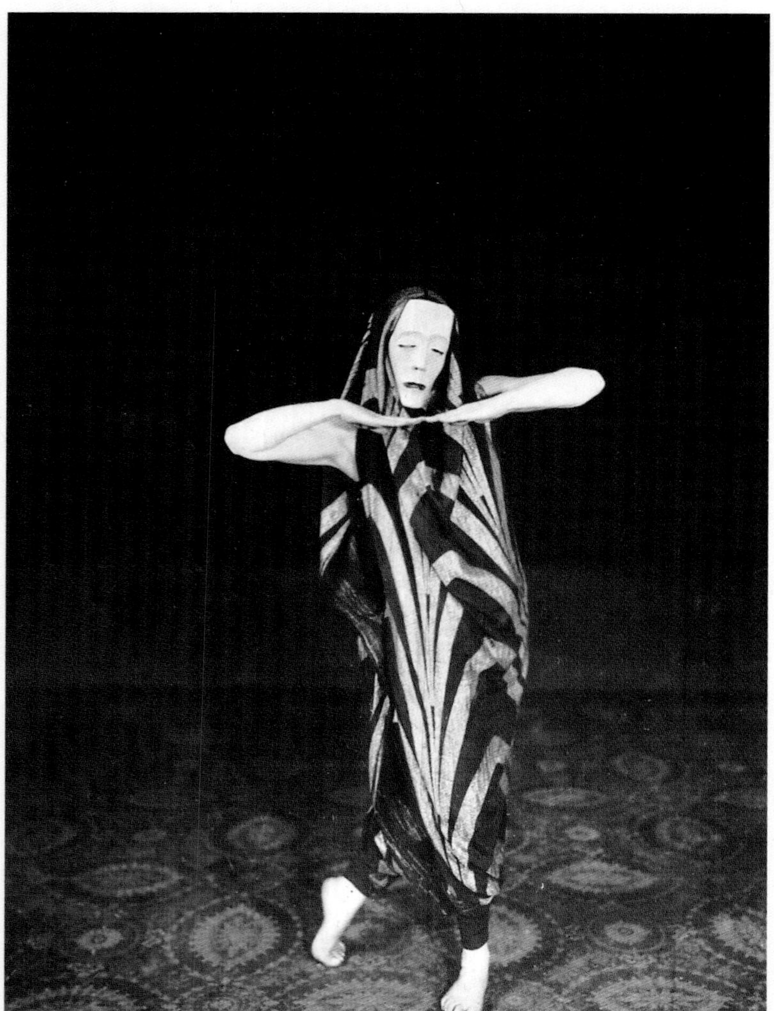

Mary Wigman im „Maskentanz". 1926, Fotograf unbekannt, Ullstein Bilderdienst. ● Was Wigman als individuellen Ausdruck allgemein menschlicher Empfindung begann, führten Schlemmers Maskentänze zu organischem Ausdruck elementarer Gestaltungsmittel weiter.

Aufbauen auf der großen Form." Von Kandinsky stammen die vier berühmten „Analytischen Zeichnungen nach Photos der tanzenden Palucca von Charlotte Rudolph". Ihre Tanzhaltungen, ihr Körper werden hier mit pfeilartigen Strichen interpretiert – die Zeichnungen erinnern an Blitzschläge. Ernst Kolbe modellierte Paluccas Kopf 1925/1926. Ernst Ludwig Kirchner, der Wigman-Verehrer, malte 1932 die „Springende Tänzerin Gret Palucca" und ergänzte das Gemälde um farbige Holzschnitte. In Paluccas Übungssaal hing bis 1944 Piet Mondrians „Komposition I mit Blau und Gelb" aus dem Jahre 1925. Gret Palucca war, wenn auch nie direkt dem Bauhaus verbunden, die einzige aus dem Dresdner Tanzkreis, die hin und wieder, wie im April 1927, auch auf der Bauhausbühne auftrat.

Den Bekanntheitsgrad einer Wigman oder einer Palucca erreichte sie nie: Die Darmstädter Ballettmeisterin Manda von Kreibig kam 1927/1928 an das Bauhaus und gewann in Schlemmers Bühnenarbeiten entscheidend an Einfluß. An der Seite des Schauspielers Werner Siedhoff entstanden unter anderem ihre „Reifen-" und „Stäbetänze". Kreibig ist zu verdanken, daß die nicht unbedingt interdisziplinär arbeitende, oft solistisch sich abschirmende Tanzwelt, die sich damals zwischen Dresden und der Folkwangbewegung in Essen polarisierte, Schlemmer als Choreographen überhaupt ernst nahm. Denn Schlemmers offizielle Arbeit für den Tanz bestand im wesentlichen in Bühnenbildaufträgen, so für Strawinskys Ballett „Les Noces", das er bis 1928 mit dem Dirigenten Herman Scherchen plante, aber nie realisieren konnte. Im selben Jahr in Dresden erlebte Tschaikowskys „Nußknacker"-Suite in Bühnenbildern von Schlemmer einen zumindest mäßigen Erfolg. Die Choreographie stammte von der heute vergessenen Ellen von Cleve-Petz.

Tatsache ist, daß Künstler sich vom Genre Tanz weitaus beeindruckter zeigten, als dies – mit Ausnahme von Gret Palucca – umgekehrt der Fall gewesen ist. Tanz erscheint in der Weimarer Republik als eine Art Leitkunst. Andor Weinigers abstrakte Revue, eine tanzende Geometrie aus Farben, die „Elektromechanische Bauhausbühne", 1926, orientierte sich ebenso an rhythmischer Bewegung wie Kandinskys „Bilder einer Ausstellung". Das Bild selbst sollte tanzen können. Daß hingegen der Tanz ein Bild werden könnte, daß Tanz sich überhaupt als eine (raum-) bildende Kunst würde verhalten können, ist in der Tanzwelt immer nur theoretisch beabsichtigt gewesen. Mary Wigman postulierte statt dessen: „Nicht der begreifbare, der begrenzte und begrenzende Raum der konkreten Wirklichkeiten, sondern der imaginäre, der irrationale Raum der tänzerischen Expansion, der die Grenzen der Körperlichkeit aufzuheben vermag und der ins Fließen gebrachten Gebärde eine scheinbare Unendlichkeit verleiht ..." gilt als erstrebenswert.

Vor Mary Wigmans „Hexentanz" steht schon 1892 die Amerikanerin in Paris, Loie Fuller, als erste Garantin eines solch „immateriellen" Wechselspiels aus Licht, Farbe und Tanz. Als Protoavantgardistin gilt sie als Vorreiterin der Maskentänze einer Wigman und eines Schlemmer gleichermaßen: Mit Hilfe riesiger, an Stäben gehaltener Tücher tanzte Fuller eine „wehende" Architektur in wechselnden Lichtständen. In ihrer Nachfolge stehen Schlemmers „Metalltanz" ebenso wie Otto Pienes „Lichtballette" nach dem Zweiten Weltkrieg – Versuche, die Materialien selber tanzen zu lassen und den Körper eher als Motor dieser „tanzenden Architektur" zu begreifen. Der erste Künstler, der mit „Rekonstruktionen" der Bauhausbühne, etwa „Im (Goldenen) Schnitt", 1990, den Körper aus dieser rein als „Motor" begriffenen Funktion zurückeroberte, war Gerhard Bohner. Ihm gelang es, Traditionen des modernen Tanzes und der Architekturballette im Bauhaus wieder vom Körper aus zu denken: Durch seine mitreißende Konzentration gerieten Maske und Material, wie etwa Stäbe, zu wahrhaften Mittlern zwischen Mensch und Abstraktion. Bohner war der erste Tänzer und Choreograph, der Schlemmer nicht rekonstruierte, sondern im Gegenteil, Schlemmer überhaupt erst ins Recht setzte, indem er in Architektur und Abstraktion genau jenen Widerstand suchte, den sie real auf den Körper ausüben.

Wassily Kandinsky, Tanzkurven zu den Tänzen der Gret Palucca. 1926, Abb. aus „Das Kunstblatt", Nr. 10, 1926, BHA. ● Eine Fotografie, auf der die Zeit angehalten zu sein scheint, reizte Kandinsky zu „analytischen Zeichnungen". Die abgebildete Körperspannung gab ihm Anlaß, sie in bildnerische Spannungsäquivalente zu übersetzen.

Wassily Kandinsky, Tanzkurven zu den Tänzen der Gret Palucca. 1926, Abb. aus „Das Kunstblatt", Nr. 10, 1926, BHA. ● Kandinsky schilderte als Paluccas „Hauptvorzüge 1. Die Einfachheit der ganzen Form und, 2., das Aufbauen der großen Form."

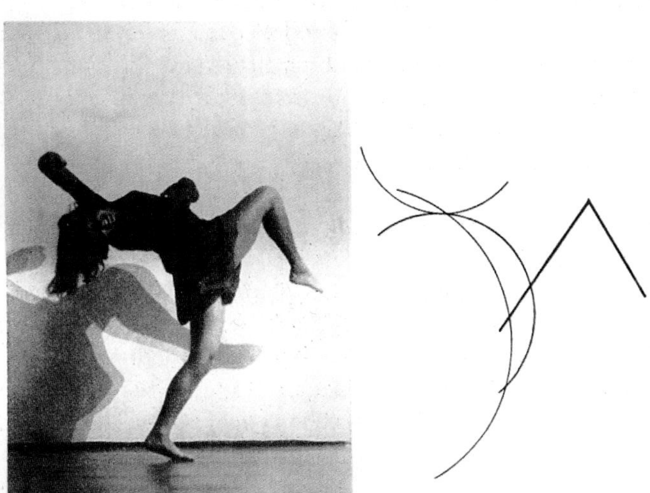

PALUCCA

Drei Gebogene, die sich in einem Punkt treffen. Als Gegensatz – zwei Cerade im Winkel. Beispiel für die extreme Biegsamkeit des Körpers – Gebogene als bestes Mittel dazu.

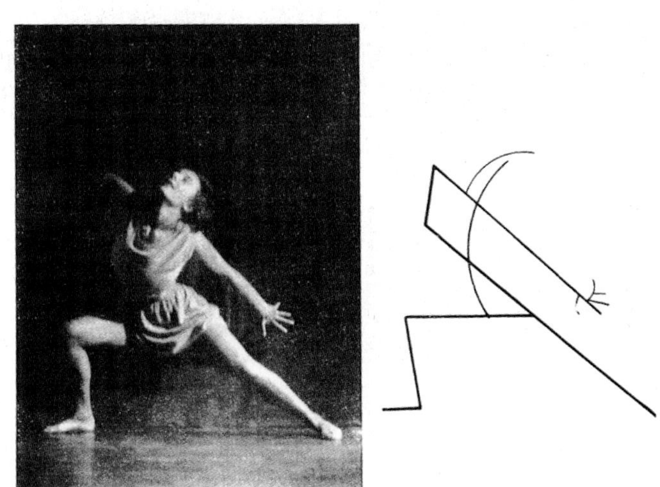

PALUCCA

Zwei große parallellaufende Linien auf einen geraden Winkel gestützt. Energische Entwicklung der Diagonale. Genauer Aufbau der Finger als Beispiel für Exaktheit in jeder Einzelheit.

Die Bauhausbühne nach der Bauhausbühne

Arnd Wesemann

Die echte Bauhausbühne befindet sich in Dessau. Sie hat die winzige Dimension einer Schulaula. Wo immer heute Tänzer Stangen oder schwere Masken tragen, wo immer die alte Kabarettform mit ihren mechanischen Apparaturen und witzigen Dekorationen auftaucht, sind Bühnen nicht mehr klein, sondern so groß wie eine ganze Stadt. Dennoch scheinen Open-air-Paraden reine Schlemmer-Nachfolgerinnen; im Spektakel feiern und bilden Mensch und Architektur ein groteskes soziales Neuerleben des städtischen Raums. Schlemmers eigene Inspirationsquelle, der Mummenschanz, der Karneval, ergießt sich heute in den „Street Parades". Eine schnurgerade Linie ließe sich von den ersten Versuchen der Bauhausbühne sogar bis zum Christopher Street Day ziehen, käme dabei auch nichts anderes heraus, als der in Dessau nie gewagte Gedanke, das heute von „political correctness" geprägte Bild des ganzheitlichen Menschen in solch populären Dimensionen zu realisieren.

Natürlich fehlt es diesen Veranstaltungen an Homogenität oder an der „Reinheit", die Schlemmers Bühne vorsah. Und natürlich denkt man bei solchen Parties nicht sofort an Bauhaus. Aber die Dezentrierung des Menschen, die Auflösung der Unterschiede zwischen Akteur und Zuschauer entstammen einem Ideenfundus, aus dem schon am Bauhaus gefischt wurde. Die Rekonstruktion von Schlemmer-Balletten hingegen oder Versuche, Kandinskys Dramenentwürfe, wie jüngst „Violett", zur Uraufführung zu bringen, wirken bloß retrospektiv. In Düsseldorf gibt es das „Theater der Klänge", das eine unmittelbarere Traditionslinie zum Bauhaus für sich reklamiert. Doch Einfälle und Inszenierungen, die das Bauhaus heute als Vorlage nutzen, haben mit dem Original kaum mehr zu tun. Die Akzente hatten sich bereits im Nachkriegsdeutschland verschoben. Der Weiterentwicklung des Bauhauses in der Bühnenkunst am nächsten kam hierbei, ebenfalls in Düsseldorf angesiedelt, die Gruppe „Zero" um Otto Piene, Günther Uecker und Heinz Mack. Für sie stand das Bauhaus nach 1950 als historisches Vehikel vor allem für Reinigung und Rationalität, um aus „dem Dreck, dem Schutt, dem aufgezwungenen Drama herauszukommen in eine reinere, heilere Welt". Das Heilsmotiv der Moderne schürft nach „der Reinheit der Farbe, der Reinheit des Lichts" und nach einer Kunst, die „den Kontrast verbiete, die die Tragik beschämt, das Drama verabschiedet", so Otto Piene. Er wollte auf das tragische Subjekt verzichten. Und überhaupt wehte der naturalistischen Theaterstaffage ein Mißtrauen entgegen – wie schon einmal, nach dem Ersten Weltkrieg, wo ebenfalls ein Aufräumen stattgefunden hatte, eine gleichermaßen auf mathematisches Maß und Utopie gerichtete handwerkliche Bühnenkunst, wie eben zum Beispiel auf der Bauhausbühne.

Während auf deutschen Bühnenbrettern Grotesken und Absurdes Theater den Krieg verarbeiten halfen oder das Heil in der vermeintlich dialektisch aufgeräumten Welt eines Bertolt Brecht gesucht wurde, schuf Piene seit 1959 sogenannte „Lichtballette", Inszenierungen sich langsam bewegender Folien, die durch ihre Lichtspektren den Raum veränderten. Diese „Lichtballette" erinnern nicht nur an László Moholy-Nagys „Licht-Raum-Modulator", 1922 bis 1930. Sie sind exakt das, was heute als „ambient" im Design etwa eines Nick Schweiger geschätzt wird. In ihrer Zeit, den 60er Jahren, zollte ihnen gar die Theateravantgarde Respekt. Nicht mehr die materielle Pappmaché-Figurine oder die bemalte Holzwand wie in Kandinskys „Bilder einer Ausstellung", sondern das Licht, das Immaterielle selbst, kann in ihnen als Fortschreibung der Bauhausbühne gelten. Bereits 1929 hatte Moholy-Nagy bei seiner Ausstattung von „Hoffmanns Erzählungen" an der Berliner Kroll-Oper versucht, eine Bühne nur aus Licht und Schatten, eine vollkommen immateriell wirkende Architektur zu schaffen. Der sicher bekannteste Nachfolger solcher aus Licht gefügten Choreographien ist nach Alwin Nikolais in den 70ern der Amerikaner Robert Wilson. Mittels Lichtregie ermöglicht seine Bühne nicht nur den Auftritt des Akteurs – vielmehr erscheint in ihr der Mensch wie eine eingeblendete Figur in ein Gesamtbild. Diese nicht mehr selbstzentriert im Mittelpunkt aller Perspektiven über die Bühne trampelnden HeldInnen sind verdeckte Schlemmer-Abkömmlinge.

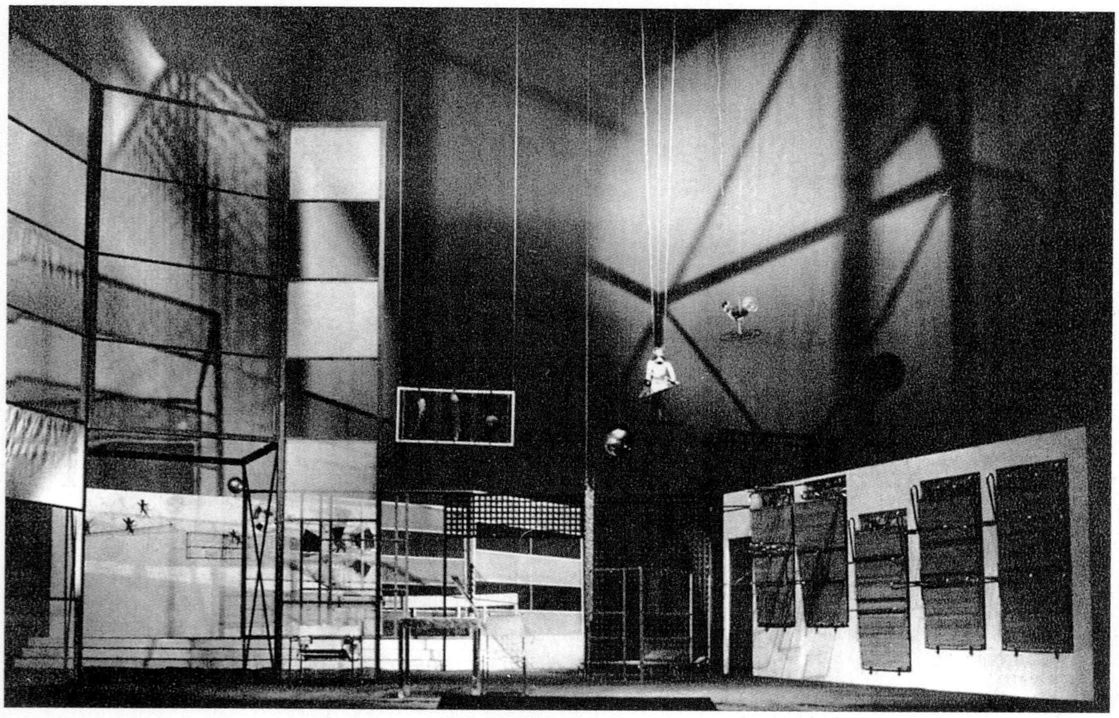

Das Bauhaus verkommt in einigen Fällen zum attraktiven Namensgeber. Suchte man in ihm noch die Wurzel aus dem mathematisch-symbolischen Menschenbild in einer durch Licht und Elektrifizierung immaterieller erscheinenden Welt zu ziehen, bezeichnet ein früher Propagandist neuer Technologien, Jürgen Claus, den Einsatz aktueller Medien ohne viel Aufhebens als

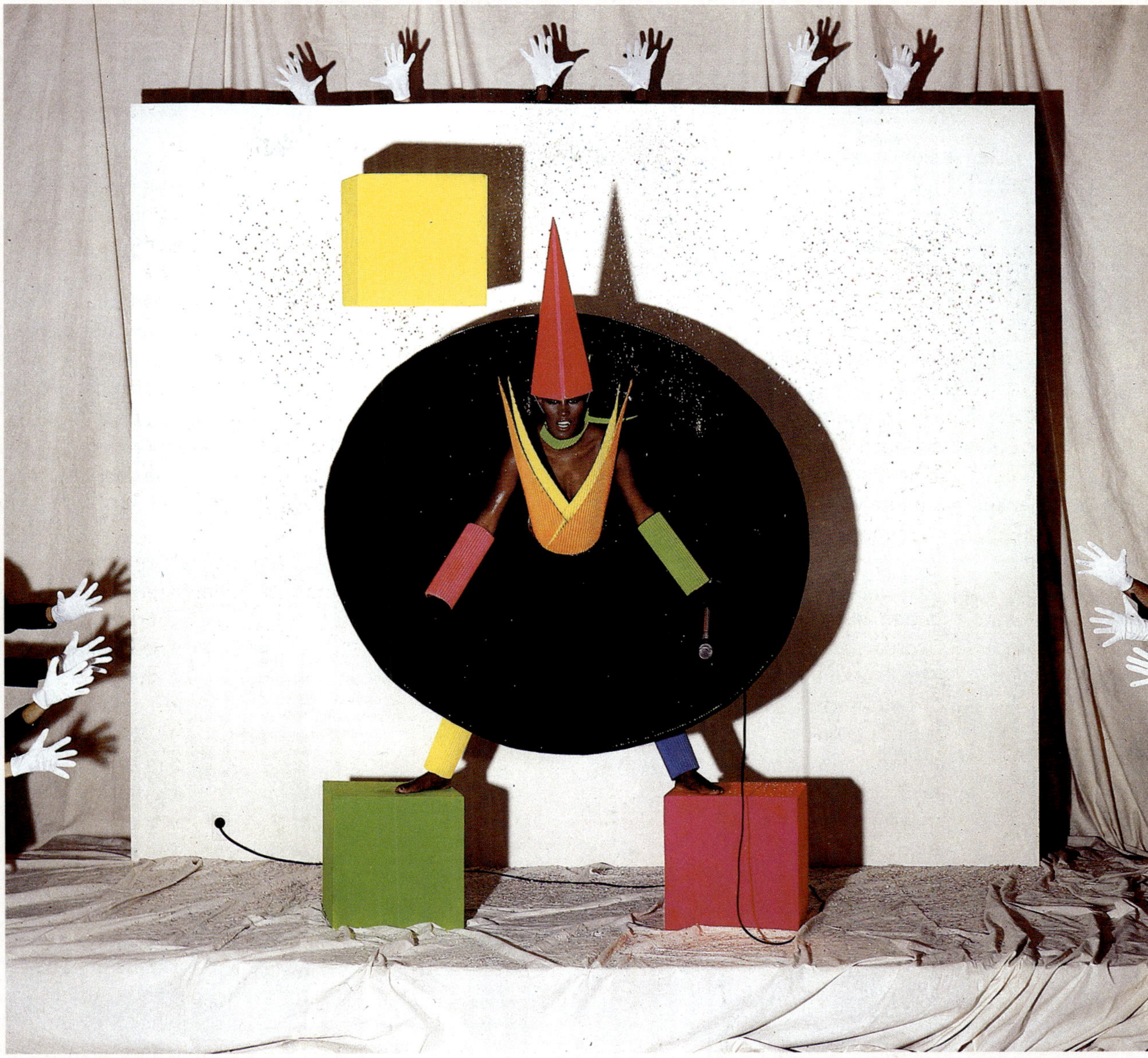

László Moholy-Nagy, Bühnenbild zu Jacques Offenbach „Hoffmanns Erzählungen". 1929, Foto von Lucia Moholy, BHA. ● Die Bühne als „Licht-Raum-Modulator": Es sind wenige, durchsichtig gefügte Materialien, die das Licht bündeln, streuen, reflektieren. Licht und Schatten erweitern die Kulisse um ungewisse Räume.

Grace Jones Show, NYC. 1979, Foto von Jean-Paul Goude, Privatsammlung. ● Unsichtbare Claqueure applaudieren der „postmodernen" Aneignung von Bauhauskulisse und -kostüm durch die Kultfigur Grace Jones.

„Das elektronische Bauhaus": Das dem Menschen dienende Design wird um eine entstofflichte Dimension erweitert, für das Mathematische steht der Computer, für visuelle treten virtuelle Elemente ein. Das Theater reagiert auf solche Seitenwege eher hilflos und wehrt sich kaum gegen die augenscheinliche Abschaffung des menschlichen Subjekts, wie es im übrigen schon die Bauhausbühne mit reiner Abstraktion probiert hatte. Die Bauhausidee, daß sich andere Zeichen dem Menschen auf der Bühne gleichberechtigt hinzugesellen, wird als antihuman denunziert. Aber nicht zuletzt durch stetige Akzeptanz von Virtualität und Gentechnologie sind Stimmen wie die des australischen Performers Stelarc, der vom „obsolete body" spricht, beinahe so populär geworden wie in den 80er Jahren die Pop-Symbolik der berühmtesten Après-Bauhaus-Diva überhaupt: Grace Jones. Ihr schwarzer Briketthaarschnitt ist Markenzeichen, ihr Körper bleibt perfekte Maske, erscheint als rein biologische Architektur, die jederzeit in eine andere Gestalt, in einen anderen Seinszustand mutieren kann. Aus ihrem Video „Slave To The Rhythm", 1985, einer Reminiszenz an das Bauhaus, ersteht zugleich ein neues Bauhausmanifest: Schlemmers Kostüme für das „Triadische Ballett" werden aus dem Schrank geholt. Per Computeranimation, Mitte der 80er Jahre noch ein Novum, gelingt es, Jones' Gesicht als Maske zu einer ausklappbaren Bühne zu machen, sie in ein elektronisch animiertes Automatenkabinett zu verwandeln, das Schlemmers Figurinen auf Jones' Nase tanzen läßt. Mit diesem Video ist – effektiver und populärer als durch irgendeinen anderen Versuch der Wiederbelebung – das Bauhaus als Mutter der forschenden Bühnenkünste rehabilitiert worden.

Vom Bauhaus zum Hausbau – der Architekturunterricht und die Architektur am Bauhaus

Martin Kieren

Schon sehr häufig ist bei der Rezeption der Tätigkeiten und Wirkungen des Bauhauses verwundert angemerkt worden, daß es bis zur Berufung des Schweizer Architekten Hannes Meyer im Jahre 1927 keine separate Bau- beziehungsweise Architekturabteilung gab, obschon es bereits 1919, im ersten Satz des Bauhausmanifestes, verfaßt von Walter Gropius, hieß: „Das Endziel aller bildnerischen Tätigkeit ist der Bau." Die Gründe dafür sind aber in diesem Manifest selbst zu finden und dargelegt, denn Gropius erklärte hier schon das „Bildnerische" zur Priorität und nicht etwa architektonische Fragen wie die Konstruktion, die Wissenschaft, die Technik oder gar die Tektonik. Das eigentliche Dilemma liegt gerade darin, daß die Disziplin Architektur in einer „Kunstschule", und als eine solche muß man das Bauhaus betrachten, aufgehen sollte. In einer Schule also, die eben dieses Bildnerische zum Fanal erhob. Es ist deshalb auch nicht ganz so befremdlich, daß alle architektonischen Arbeiten, die in den Jahren bis zu Meyers Berufung im Frühjahr 1927 am Bauhaus entstanden sind – natürlich auch noch einige spätere –, mehr oder weniger einem künstlerisch-bildnerischen Impuls folgen und nicht einem architektonisch begründeten und abgesicherten Theoriegebäude. Den Arbeiten aus Weimar von 1919 bis 1925 und denen der ersten Dessau-Phase ist anzusehen, daß man sich zunächst an einem bildhaften Ausdruck der Architektur abarbeitete, der oftmals der Bildhauerei und Malerei des Expressionismus entliehen war. Das die Architektur begründende Potential von Raum und Ordnung, Konstruktion und Technik, Tektonik und Fügung wurde hingegen nicht zum Gegenstand der Lehre und der Entwürfe gemacht.

Aber nicht nur den Arbeiten des Bauhauses eignete dieses Stigma des Formalen, sondern auch in den Projekten von Walter Gropius findet es sich als ablesbare Spur: vom die Menschheit erlösenden Expressionismus, über die

Studenten der Baulehre. Um 1930, von links: Wils Ebert, unbekannt, unbekannt, Selman Selmanagič, Fotograf unbekannt, Sammlung Kieren, Berlin.

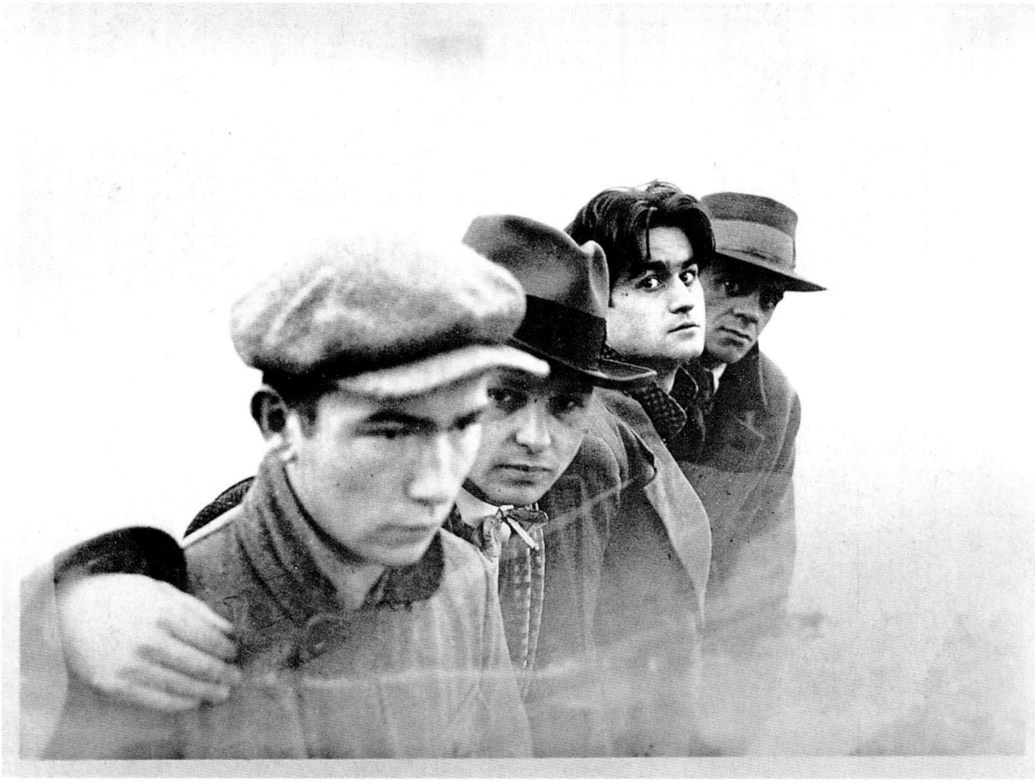

Studenten der Baulehre. Um 1930, von links: unbekannt, Hilde Reiss, unbekannt, Jean Weinfeld, Selman Selmanagič, unbekannt, Fotograf unbekannt (Hajo Rose oder Irena Blühova?), Sammlung Kieren, Berlin.

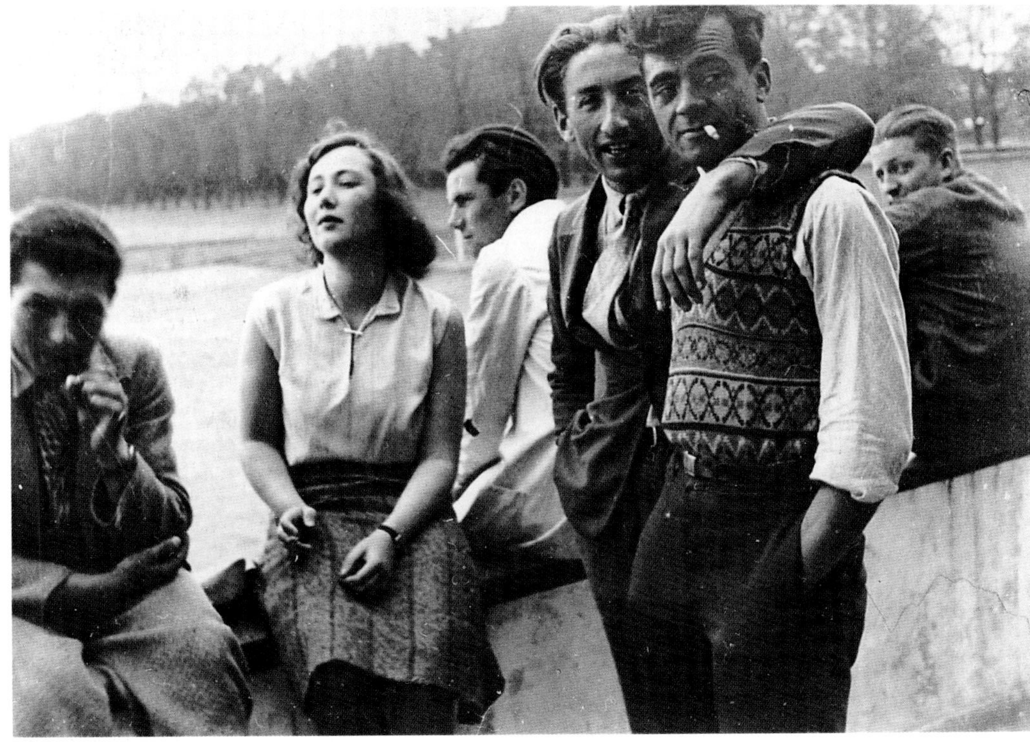

Bauhaussiedlung, Zusammenstellung für die Ausstellung „Staatliches Bauhaus Weimar 1919–1923", Weimar. 1923, BHA. ● Ein Versuch, sich durch das „Baukastenprinzip" an der Debatte um Serienproduktion zu beteiligen. Im Vordergrund stehen aber sichtlich formale Aspekte (kubische Volumen) und der Gedanke an ein „modernes" Flachdach. Von einer Tendenz zur „leidenschaftlichen Betonung des dynamischen Moments", die Adolf Behne 1923 der sowjetischen Architektur attestierte, war und blieb das Bauhaus weit entfernt.

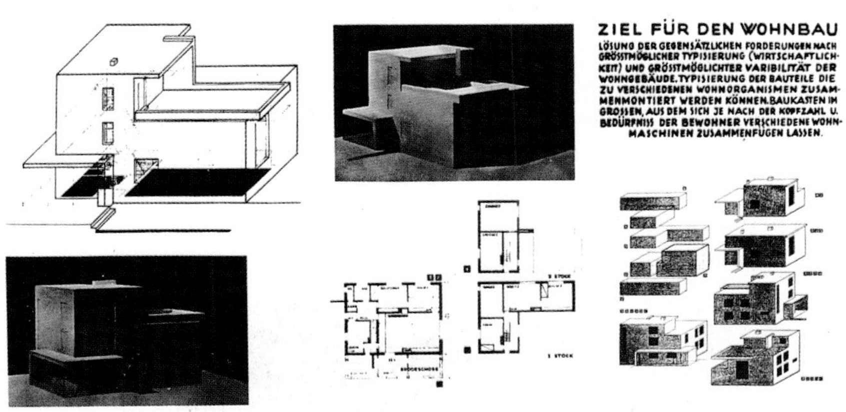

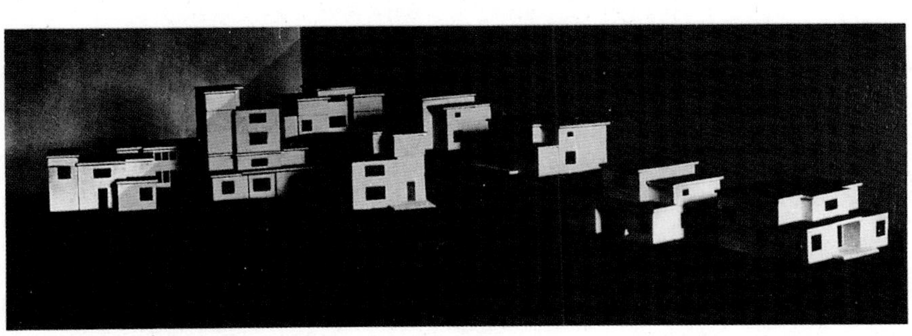

Lyrismen der Abstraktion zum Gebäudevolumen nur formal betonenden Neoplastizismus; von hier zum kubischen Suprematismus und weiter zum ästhetizistisch-geometrischen Konstruktivismus bis hin zur weltverbessernden Neuen Sachlichkeit oder dem Funktionalismus, der plötzlich mit der Behauptung auftrat, in der Erfüllung des Funktionalen liege das die Architektur aus allen Zwängen Befreiende. Die praktische und rhetorische Leistung von Gropius lag darin, aufmerksam die europäische Architekturszenerie und deren Theorien zu verfolgen und deren Ergebnisse gleichsam zu absorbieren und in seine eigenen Projekte – aber eben nur „formal" – einzuarbeiten. Bei näherer Betrachtung und Analyse wird deutlich, daß die Ausdrucksfindung bei Gropius immer diesen rein formalen Prinzipien folgte, nicht aber architektonischen Fragen, mit denen sich andere Architekten, fernab der Weimarer Idylle des Bauhauses, auseinandersetzten.

Diese Tatsachen mögen aus der Zeit erklärbar sein, aus der chaotischen gesellschaftlichen Gemengelage nach dem Ersten Weltkrieg: sowohl die heute fremd anmutenden Symbolismen und Formalismen bei Gebäuden als auch

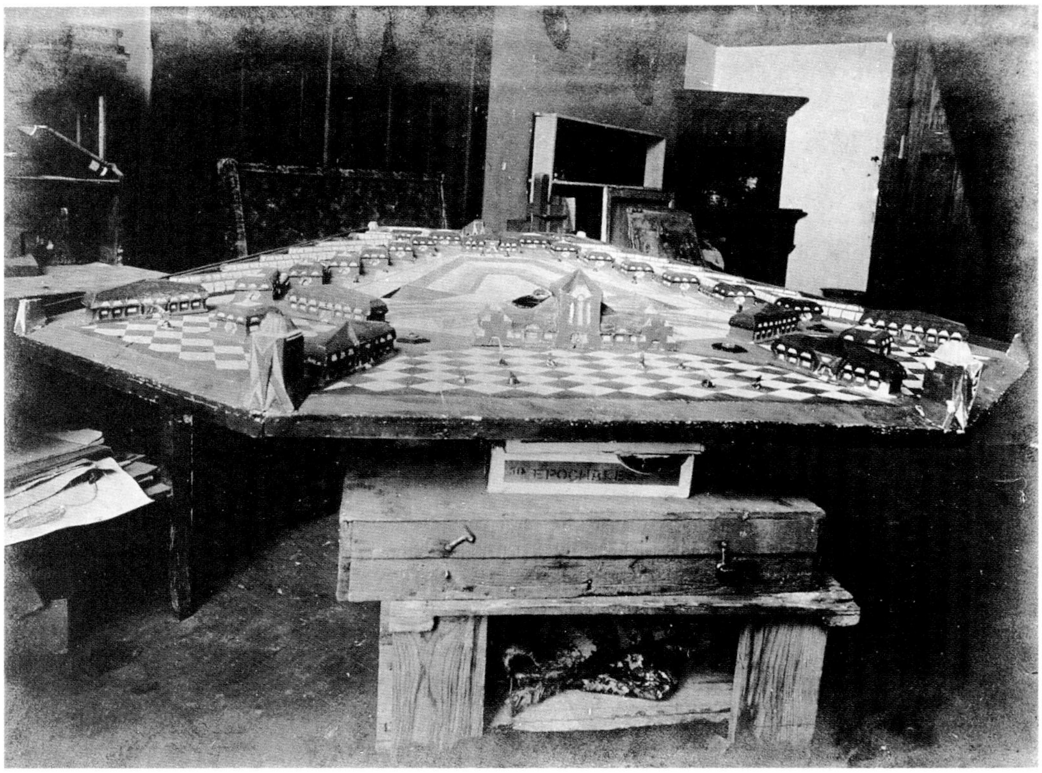

Entwurf für die Bauhaussiedlung, Weimar. 1920, Modell von Walter Determann, Fotograf unbekannt, KW. ● Dieser Entwurf ist stark dem Nachkriegsexpressionismus verpflichtet. Der Gemeinschaftsgedanke drückt sich im Zentralbau und dem freien Platz für Versammlungen, Sport und Gymnastik aus.

Walter Determann, Entwurf für die Bauhaussiedlung, Weimar. 1920, Deckfarben auf Transparentpapier, 66,0 x 50,0 cm, KW. ● Hier wird einmal mehr der formale Gedanke sichtbar, der diesem Entwurf zugrunde liegt: Der streng symmetrische Grundriß der Anlage ist als rhythmisch-kristallines Ornament der Topografie eingeschrieben. Rational-funktionale Aspekte sind nicht berücksichtigt. Die Siedlung als Emblem für reformerisches Gedankengut.

das oft kathedraleske Auftreten der Entwürfe und Projekte (man denke nur an die Strahlenmystik vieler Architekturzeichnungen oder selbst noch an die Obergaden im zentralen Raum im Haus am Horn von Georg Muche) und eine „Suche nach der Form" als Ersatz für fehlenden gesellschaftlichen Halt. Doch die eingangs zitierte Zielsetzung des Bauhausmanifestes blieb lange ein uneingelöstes Versprechen: alle Anstrengungen, am Bauhaus jener Jahre eine eigene Bauabteilung zu konstituieren, als selbständige Einheit zu installieren und mit den anderen Werkstätten sinnentsprechend zu vernetzen, schlugen fehl. Erst mit dem Umzug nach Dessau und der Berufung Hannes Meyers schien die Möglichkeit auf, der Architektur endlich ihren angemessenen Platz im Kanon der künstlerischen Bauhausarbeit zu sichern.

Walter Gropius, Weimar

Während der Weimarer Bauhausjahre sind die Leistungen in bezug auf die Architektur unmittelbar verknüpft mit dem privat geführten Büro von Walter Gropius und Adolf Meyer. An den in diesem Büro gefertigten Entwürfen und ausgeführten Bauten sind zwar immer wieder Studenten des Bauhauses beteiligt, aber eben nur als Mitarbeiter. In der Lehre wurden diese Projekte nicht thematisiert. Zur Architektur am Bauhaus dieser ersten Jahre läßt sich daher nur feststellen, daß es sich um eine Reihe von Darstellungen und Kathedralvisionen gehandelt hat, die die Aufbruchstimmung illustrieren und Zeugnis ablegen für das von Gropius 1918 gegenüber Karl Ernst Osthaus abgelegte Bekenntnis, eine „Bauhütte ins Werk setzen" zu wollen. Die expressionistischen Züge dieser Phase kommen zum Beispiel in Johannes Ittens „Turm des Feuers", in dem „Lichttempel in Keramik" und in dem Entwurf für die erste Bauhaussiedlung von Walter Determann zur Geltung. Es ist eine entfesselte Architektursprache, die sich hier Bahn bricht, an der Wirklichkeit des Baugeschehens der Zeit völlig vorbeigeht und die selbstgenügsame Züge aufweist. In einer ersten gemeinsamen Anstrengung versuchte sich das Bauhaus – wieder in Zusammenarbeit mit dem damit beauftragten Baubüro Gropius – an einer realen Bauaufgabe: der Errichtung des Hauses Sommerfeld in Berlin, 1920/1921. Fast alle Werkstätten wurden am Ausbau und an der Ausstattung dieses Holzhauses beteiligt. Die Werkstatt für Glasmalerei entwarf die Treppenhausfenster, die Tischlerei fertigte einen Bücherschrank und eine Sitzgruppe, die Metallwerkstatt entwarf die Heizkörperverkleidungen und Beleuch-

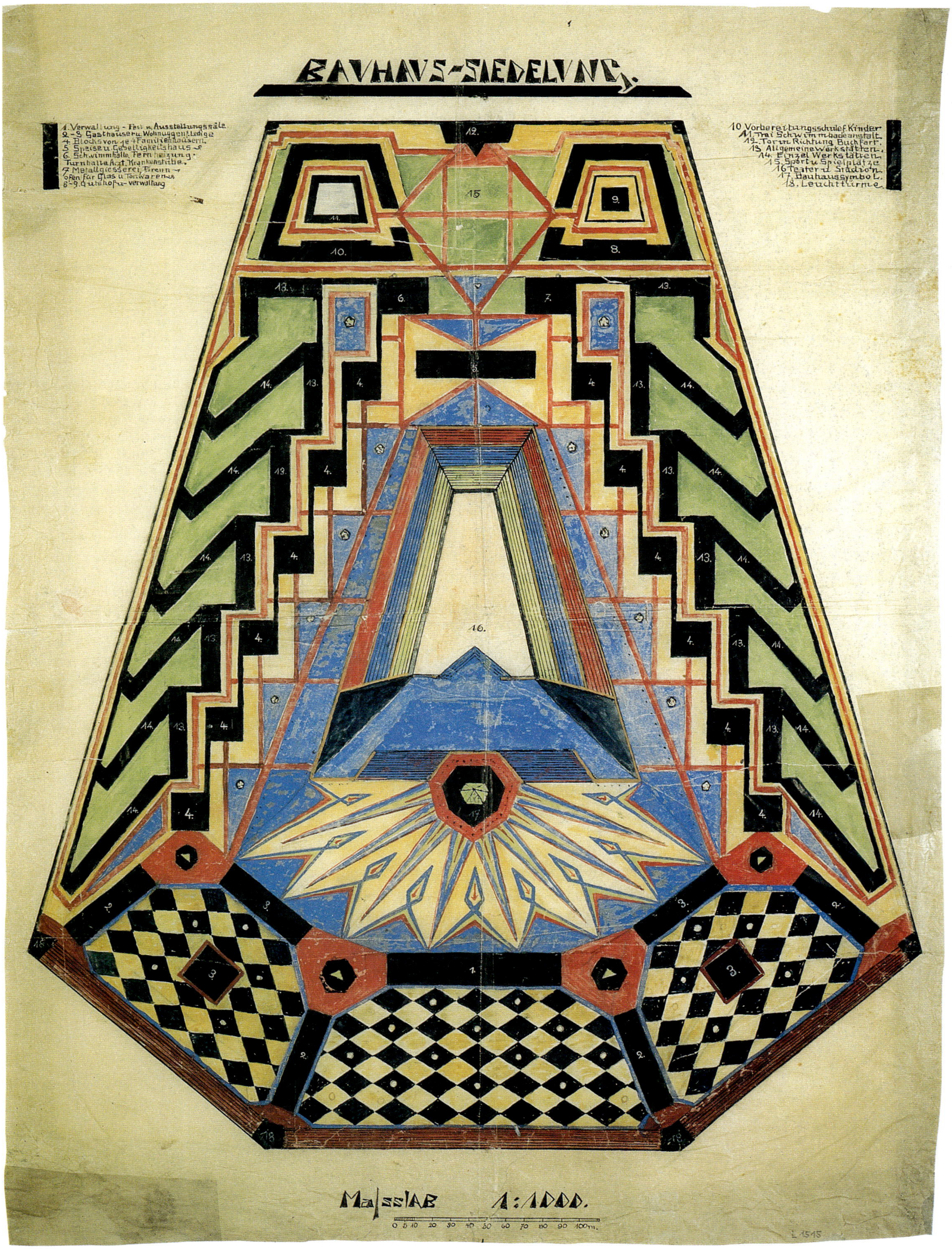
BAUHAUS-SIEDELUNG.
1. Verwaltung - Fest u. Ausstellungssäle.
2-3 Gasthäuseru. Wohnungen f. Ledige
4. Blocks von je 4 Familienhäusern.
5 Speisen u. Geselligkeitshaus
6. Schwimmhalle, Fernheizung.
Turnhalle Arzt. Krankenstube.
7 Metallgiesserei, Brenn-
ofen für Glas u. Tonwaren
8-9. Gutshof u. -verwaltung
10 Vorbereitungsschule f. Kinder
11. Thal Schwimmbadeanstalt
12. Tor in Richtung Buchfart.
13. Allgemeine Werkstätten.
14. Einzel Werkstätten.
15. Sport u. Spielplätze
16 Teater u. Stadion.
17. Bauhaussymbol.
18. Leuchttürme.
Masstab 1:1000.
0 5 10 20 30 40 50 60 70 80 90 100 m.

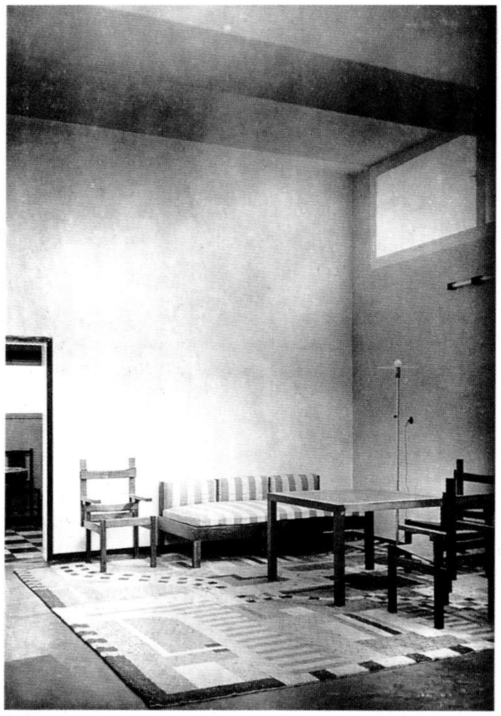

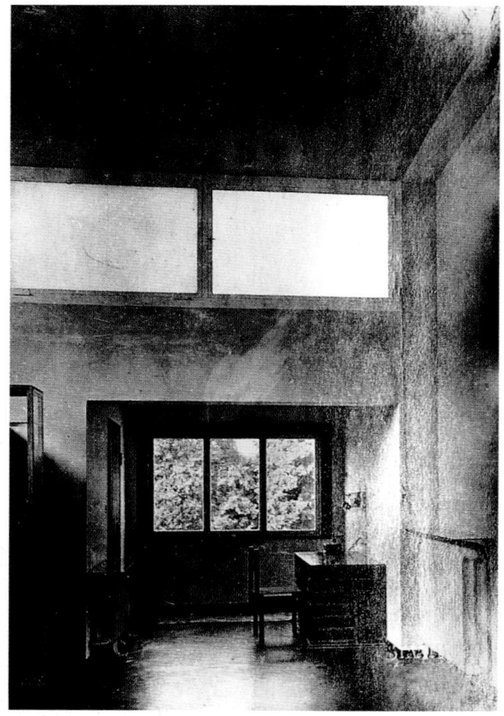

tungskörper, und die Weberei schließlich fertigte drei Teppiche. Ab 1922 entstanden im Zusammenhang mit den schon 1919 beginnenden Planungen für eine Bauhaussiedlung einige Entwürfe für Typenhäuser. Es wurden Bauelemente entwickelt, die sich zu unterschiedlichen Hausformen beziehungsweise -typen zusammensetzen lassen sollten. Gropius sprach in diesem Kontext von einem „Wabenbau". Dabei ging es ihm darum, die Serienproduktion anderer Produktbereiche auf den Hausbau zu übertragen, eine Idee, die in anderen Ländern und anderswo in Deutschland schon seit längerem verfolgt wurde. Die Durcharbeitung dieses auch „Baukasten im Großen" genannten Projektes oblag dem Studenten Fréd Forbát, der in der Folge auch den Typus des Zentralraumes als Grundrißfigur einführte, wie er 1923 im schon erwähnten Haus am Horn wieder auftauchen sollte. Weitere Projekte,

Wohnraum, Musterhaus am Horn, Weimar. 1923, Innenausstattung durch die Bauhauswerkstätten, Fotograf unbekannt, BUW, Bildarchiv. ● Der aus der Kirchentypologie stammende Obergaden und die so entstandenen hohen freien Innenwände geben dem Innenraum etwas Sakrales, Asketisches. Unterstützt wird diese Wirkung durch das karg anmutende Mobiliar.

Wohnraum mit Arbeitsnische, Musterhaus am Horn, Weimar. 1923, Innenausstattung durch die Bauhauswerkstätten, Fotograf unbekannt, BUW, Bildarchiv. ● Man erkennt hier die Durchdringung der unterschiedlichen Baukörpervolumen, die den Gebäudeorganismus im Innern rhythmisieren und Binnenräume schaffen.

Georg Muche (Entwurf) und Baubüro Gropius, Bauhauswerkstätten (Innenausstattung), Deutsche Industrie und die Firma Adolf Sommerfeld, Berlin (Bauausführungen), Musterhaus am Horn, Weimar. 1923, Fertigstellung zur Ausstellungseröffnung des Staatlichen Bauhauses Weimar, 15. 8. 1923, Fotograf unbekannt, BUW, Bildarchiv. ● In diesem Gebäude, dem Versuchs- oder auch Musterhaus genannten Haus am Horn, finden sich palladianische Aspekte des Zentralbaus und formale Anklänge der frühen Bauhausphase wieder. Vor allem die starre Geometrie steht der propagierten, funktionalen Durchbildung des Gebäudeorganismus entgegen.

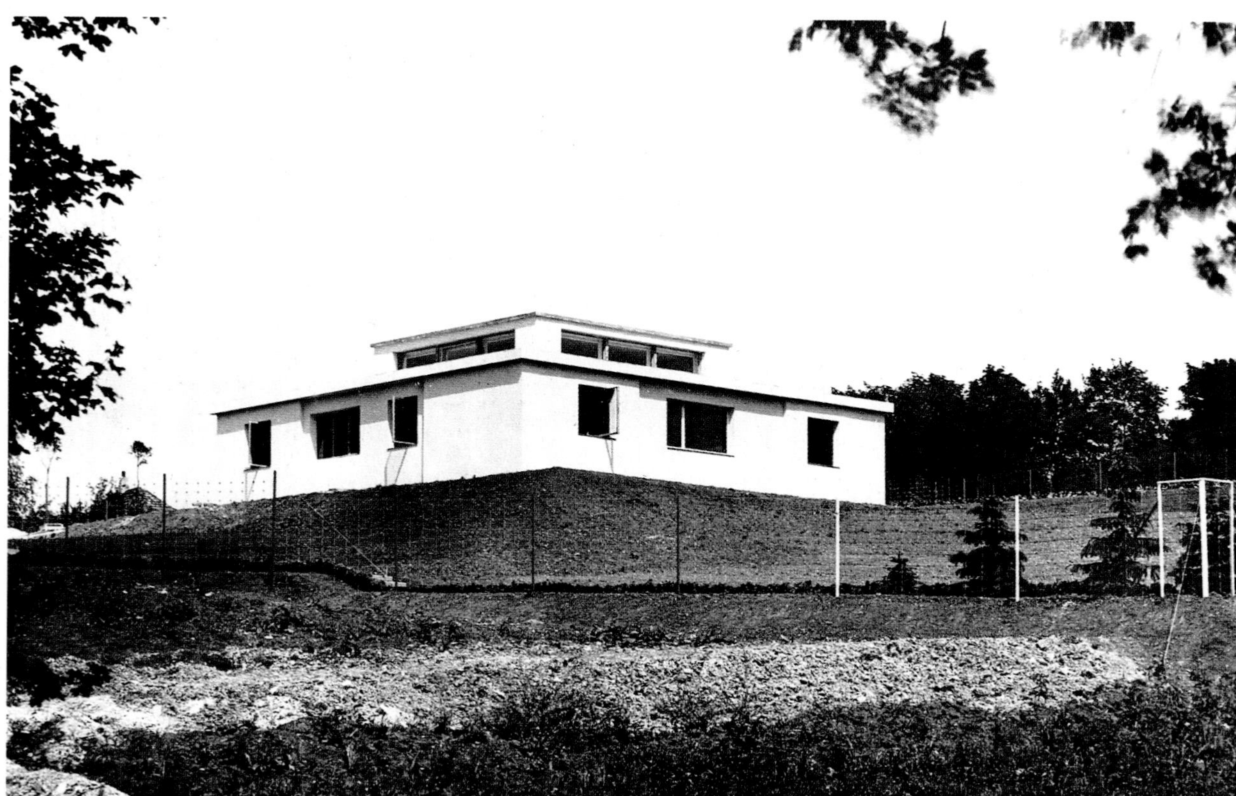

Georg Muche, Typenhausgrundriß eines Einfamilienhauses (Musterhaus am Horn). 1923, BHA. ● Der Grundriß verdeutlicht den Widerspruch zwischen der strengen Geometrie und den unterschiedlich dimensionierten Raumfiguren, die eine andere, weniger strenge Gebäudekubatur nahelegen. Neben dem Haus Sommerfeld in Berlin ist das Musterhaus das einzig realisierte Bauvorhaben der Schule in ihrer Weimarer Phase.

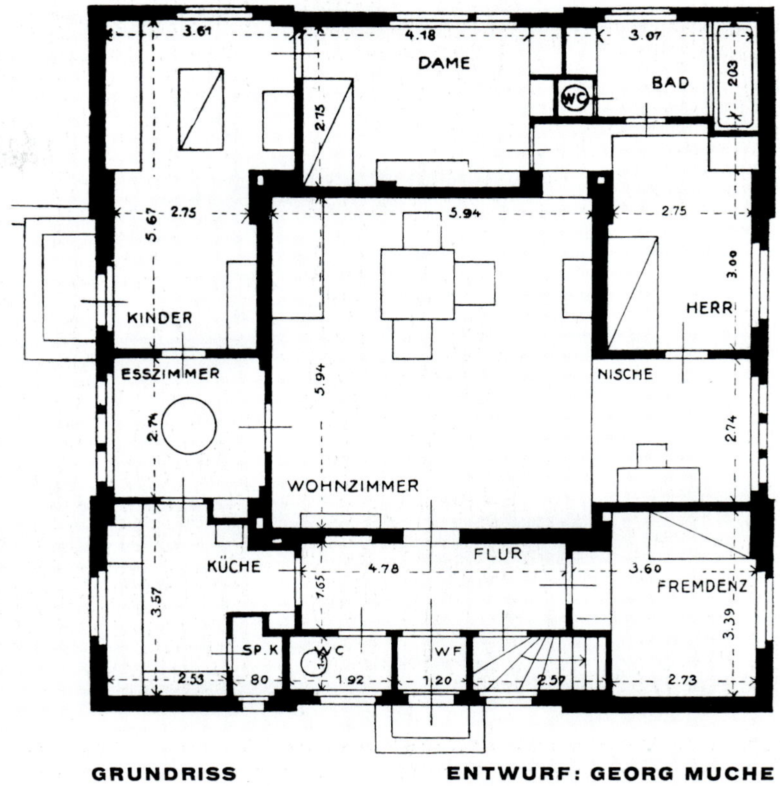

Benita Otte, Isometrische Darstellung des Musterhauses am Horn. 1923, Einzelblatt aus „Staatliches Bauhaus Weimar 1919–1923“, Weimar 1923, BHA. ● Der isometrischen Zeichnung kommt die Aufgabe zu, alle Gebäudeteile, Wände und Raumfiguren in ihrem tatsächlichen Verhältnis zueinander darzustellen. Das zart lavierte Blatt der Weberin Otte lädt ein zum Baukastenspiel und zur Verschiebung der räumlichen Volumina.

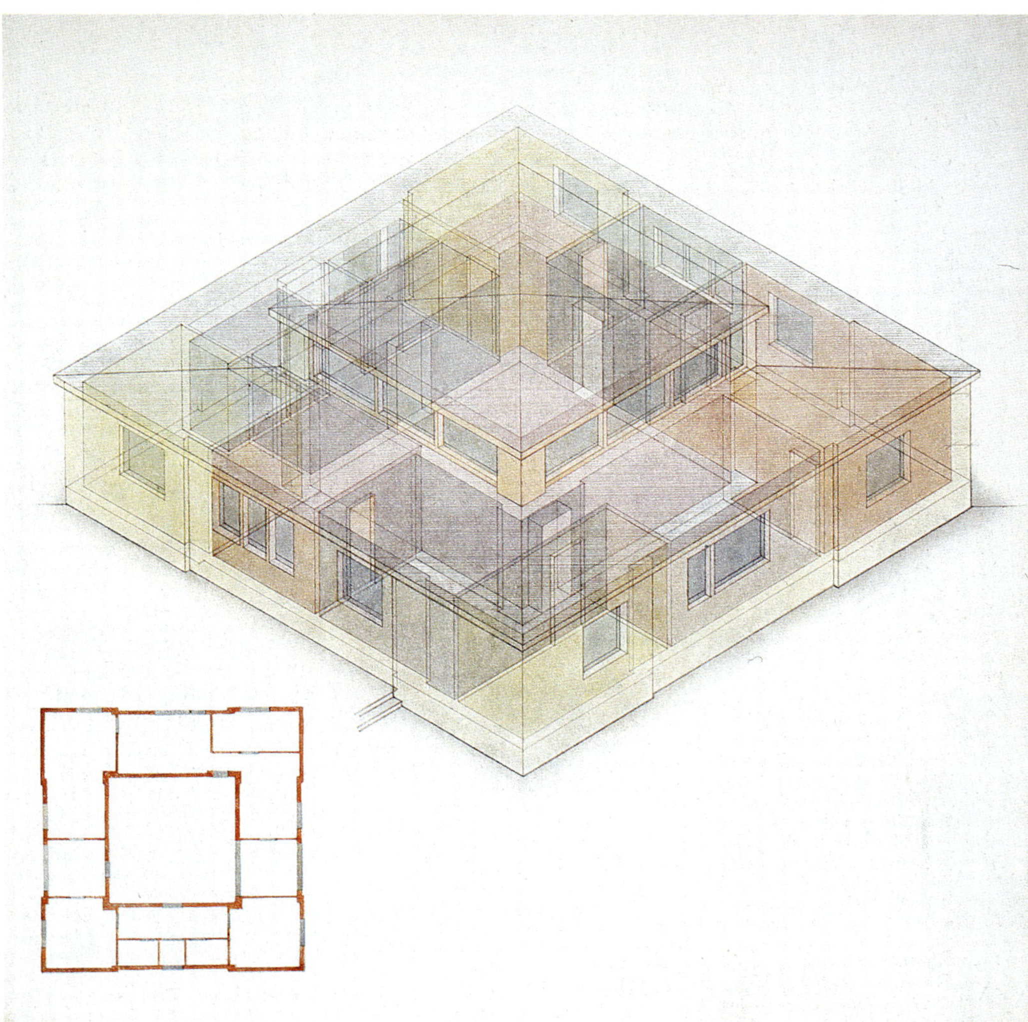

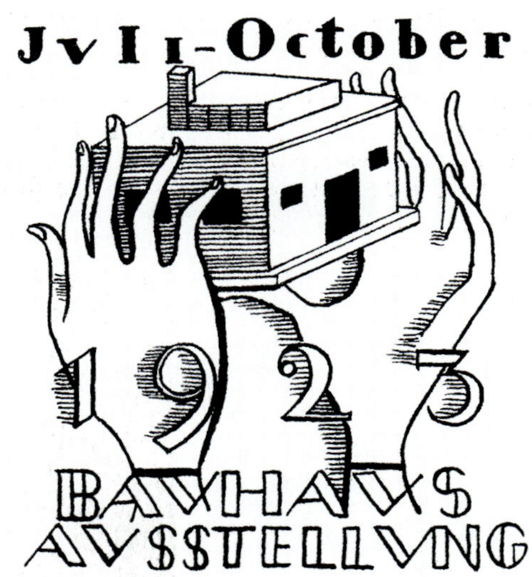

Gerhard Marcks, Postkarte zur Bauhausausstellung. 1923, BHA. ● Neben der Physiognomie des Musterhauses fällt vor allem der Widerspruch zwischen Rationalität von Gebäudekubatur und expressiv-malerischer Geste der Hände auf – letztere ist wie die Typografie der „neuromantischen“ Frühphase des Bauhauses verpflichtet.

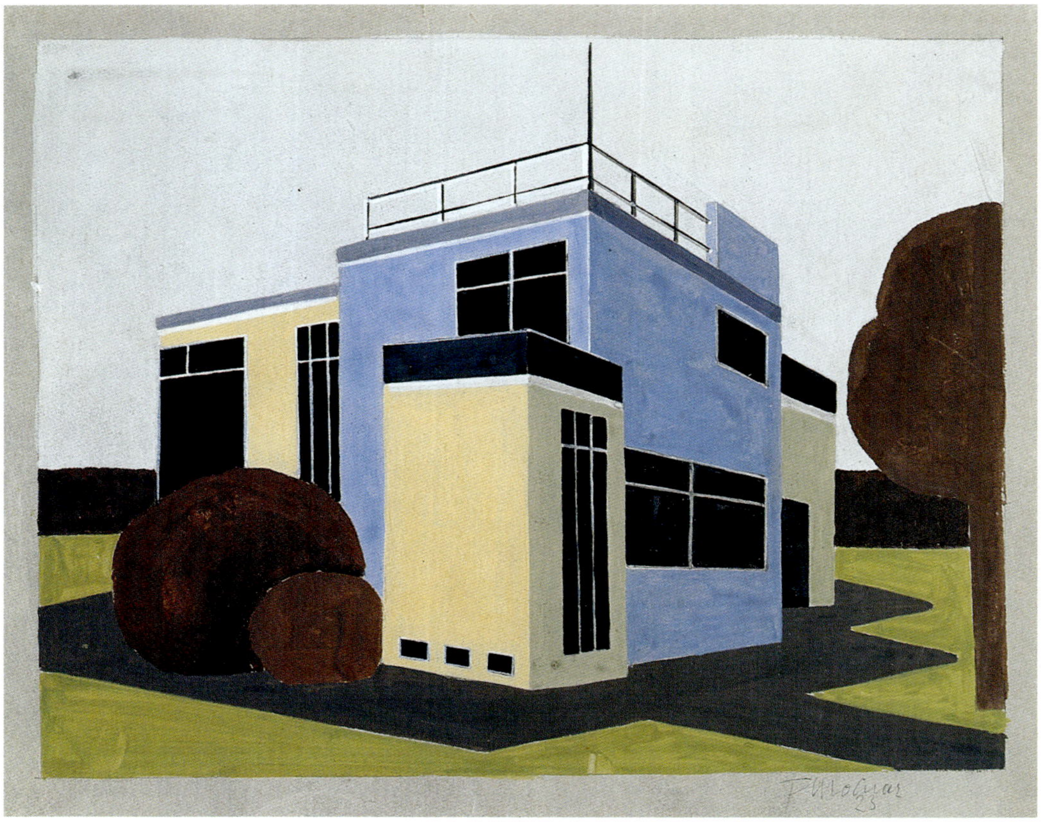

Horn ein Bauhausgebäude, zu dem Georg Muche den Entwurf lieferte. Das Haus war Bestandteil einer von der Landesregierung geforderten Leistungsschau, mit der das Bauhaus die Ergebnisse seines Schaffens dokumentieren sollte. Als Muster- und Ausstellungshaus sollte es den neuesten Stand der Bautechnologie demonstrieren, so zum Beispiel die Vermauerung großformatiger Schlackbetonsteine und eine zweischalige Mauerwand mit einer dazwischenliegenden Torfoleumschicht zur Isolierung. Die Raumorganisation in diesem Haus folgt funktionalen Erkenntnissen, wobei allerdings die idealtypische Zentralraumanordnung einem zweckmäßigen Gebrauch im Wege steht. Wie schon beim Haus Sommerfeld in Berlin wird in diesem Haus die Inneneinrichtung von den Werkstätten des Bauhauses angefertigt; auch findet sich hier eine der ersten Einbauküchen als Vorläuferin der später unter dem Signum „Frankfurter Küche" bekanntgewordenen standardisierten Kücheneinrichtung.

Farkas Molnár, Entwurf für ein Einfamilienhaus. 1923, Foto einer Zeichnung, BHA. ● Flächigkeit und Farbigkeit dieser Zeichnung verweisen unmittelbar auf den Einfluß Theo van Doesburgs, der sich zwischen 1921 und 1923 wiederholt, auch lehrend, in Weimar aufhielt.

Farkas Molnár, Der rote Würfel, Entwurf für ein Einfamilienhaus. 1922/1923, Modell, BUW, Bildarchiv. ● Dieser Entwurf ist die radikalste Interpretation der nurmehr formelhaft verwendeten Parameter: farbige Fläche, pure Geometrie, Reduktion des Gebäudevolumens auf eine Figur mit gleich großen Fassaden.

die im Zusammenhang mit diesem „Baukasten" entstanden, waren „Der rote Würfel" von Farkas Molnár und ein Atelierhausentwurf von Fréd Forbát. Es sind dies allesamt formale Spielereien, die den Bauhauswürfel thematisieren, nicht aber das Haus als konstruktiven und funktionalen Organismus.

Gropius hat während dieser Jahre zwar immer wieder auf die Notwendigkeit zur Industrialisierung des Bauens hingewiesen, fand aber angesichts einer fehlenden Architekturabteilung in der Schule nicht zu einer Verankerung dieses Gedankens in einem systematisch aufgebauten Unterricht. So blieben alle Versuche, sich an die Bedingungen der Bauwirtschaft anzupassen und die dafür entsprechenden Entwürfe zu liefern, vorläufig in der Absichtserklärung stecken. Erst 1923 entstand mit dem Haus am

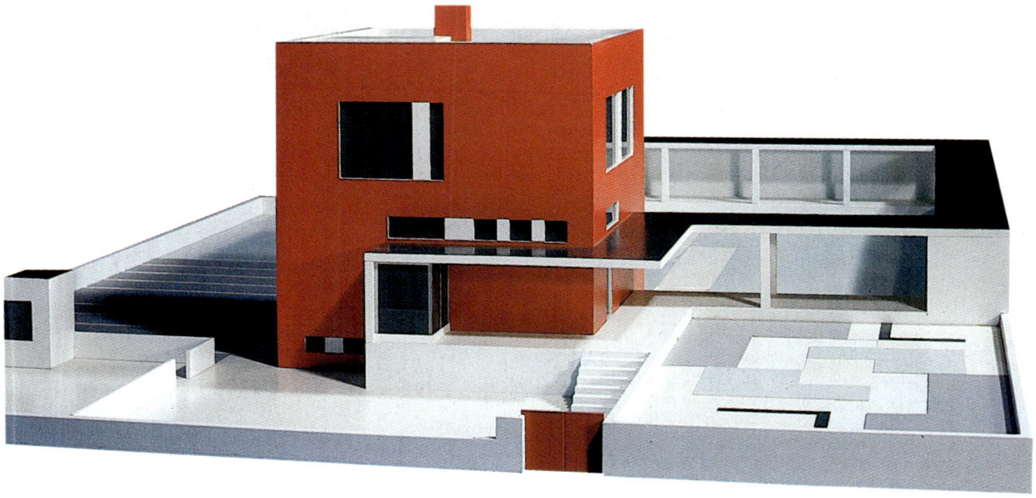

Carl Fieger (Entwurf), Wohnhaus Fieger, Dessau. 1927, Ansicht von Westen, Fotograf unbekannt, um 1944, SBD, Archiv der Sammlung. ● Der Mitarbeiter von Gropius verlieh seinem eigenen Wohnhaus viele formale Aspekte der Neuen Sachlichkeit: Durchdringung verschiedener Körper, Anordnung der Fenster nach funktionalen Aspekten, einfache Linienführung, glatte, nichtornamentierte Fassaden- bzw. Wandabschnitte.

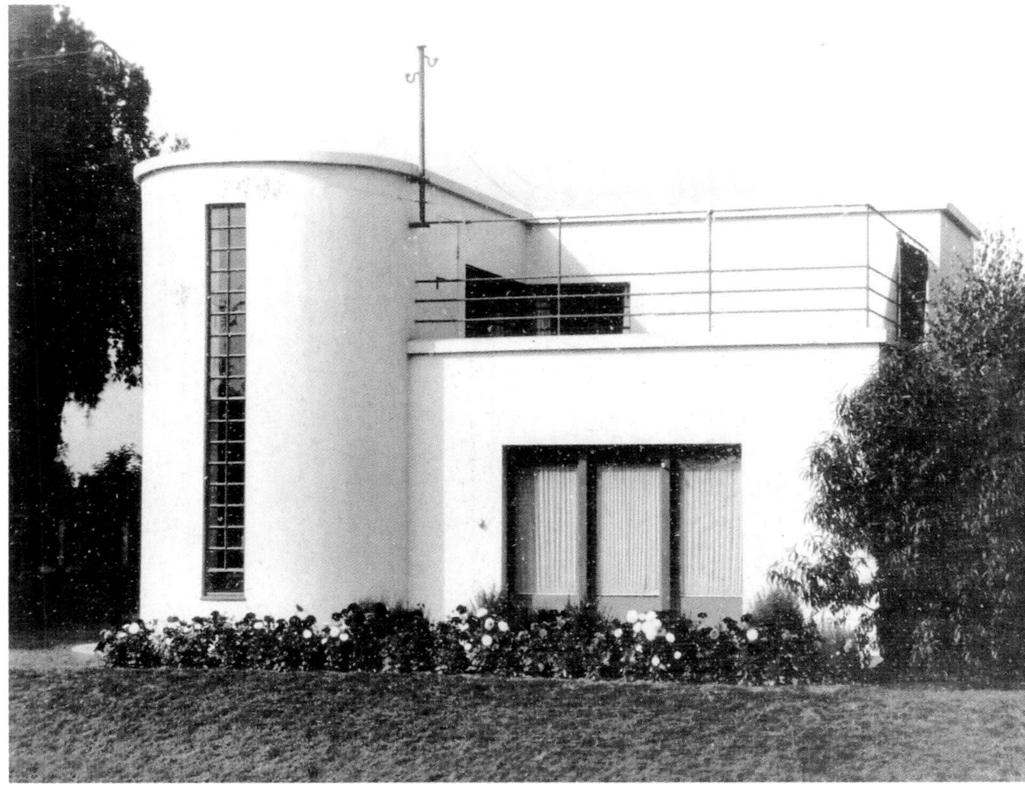

Carl Fieger (Entwurf), Gaststätte Kornhaus, Dessau. 1928–1930, Ansicht von Südwesten, Foto von W. Moser, 1930, SBD, Archiv der Sammlung. ● Hier werden sowohl die Grundrißorganisation als auch die konstruktiven Merkmale eines Gebäudes zum Ausdruck gebracht. Rhythmisierung und Anordnung der nach außen hin dargestellten inneren Raumfiguren sind vorbildlich gelöst.

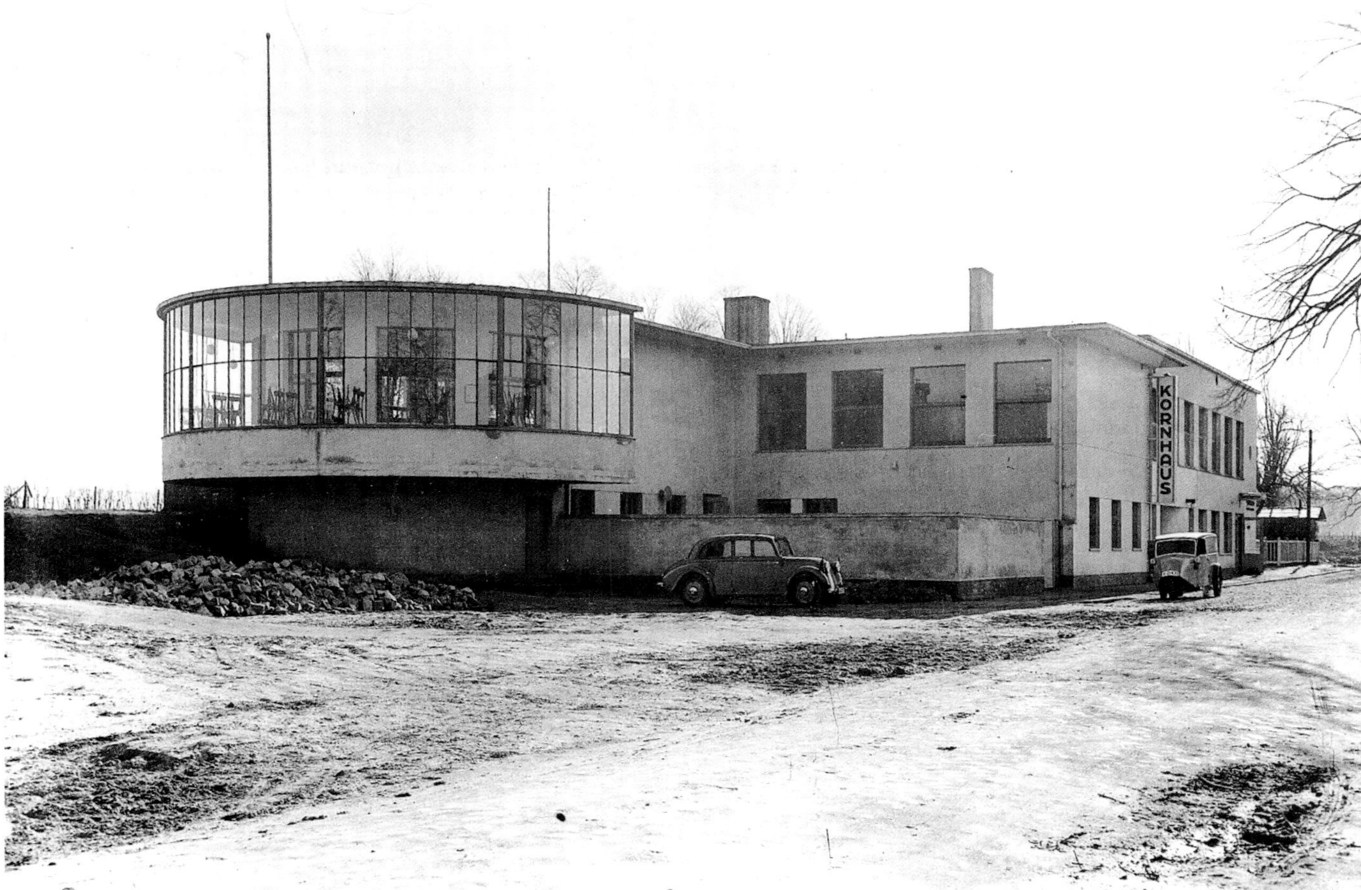

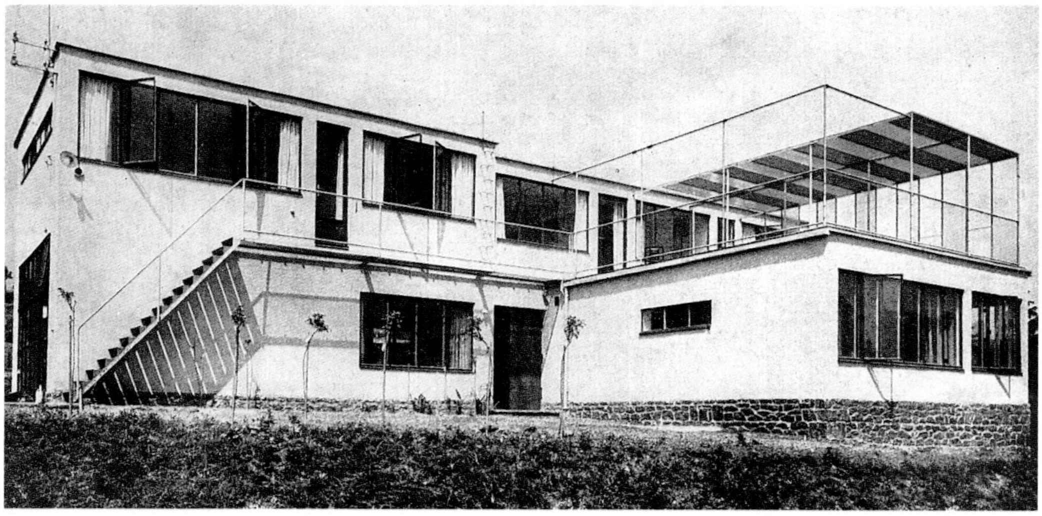

Hans Wittwer (Entwurf) und Bauabteilung Bauhaus Dessau, Haus Nolden. 1928, Fotograf unbekannt, BHA. ● Ein lange Zeit unentdeckter Bauhausbau, der für einen Arzt als Wohnhaus und Praxis errichtet wurde. Die Anordnung der Gebäudeteile folgt dem Gebäudeorganismus, der wiederum an funktionalen Aspekten ausgerichtet ist.

Georg Muche, Zeichnung zur Anfertigung eines Modells, Entwurf für ein Siedlungshaus aus vorgefertigten Einzelteilen in Stahlkonstruktion. 1924, BHA. ● Dieser Entwurf reiht sich ein in die lange Liste von „Fertighäusern", die während der 20er Jahre – ob in Stahl oder Kupfer – von vielen Herstellern bei Entwerfern in Auftrag gegeben wurden. Serienproduktion und verkürzte Montagezeiten sollten die Kosten für Aspiranten auf ein Eigenheim niedrig halten.

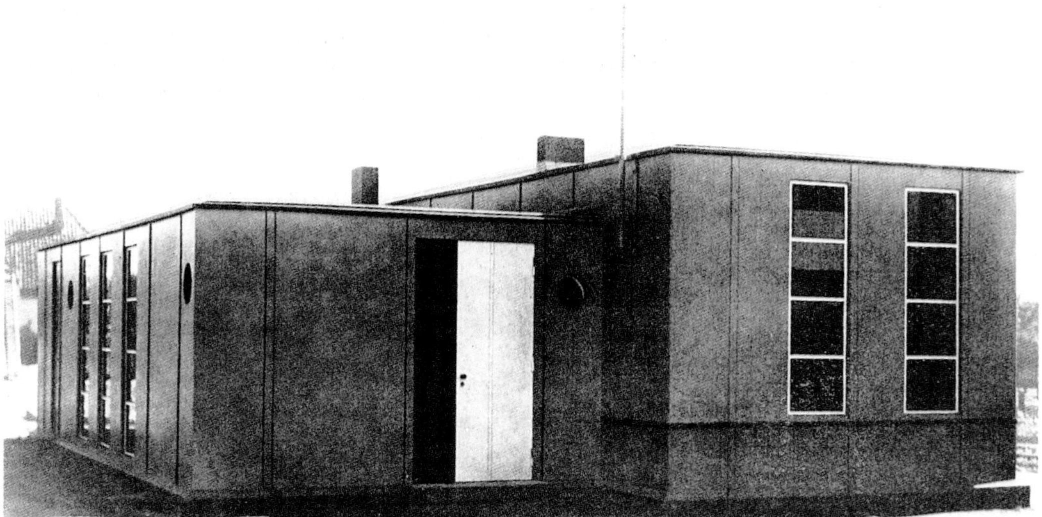

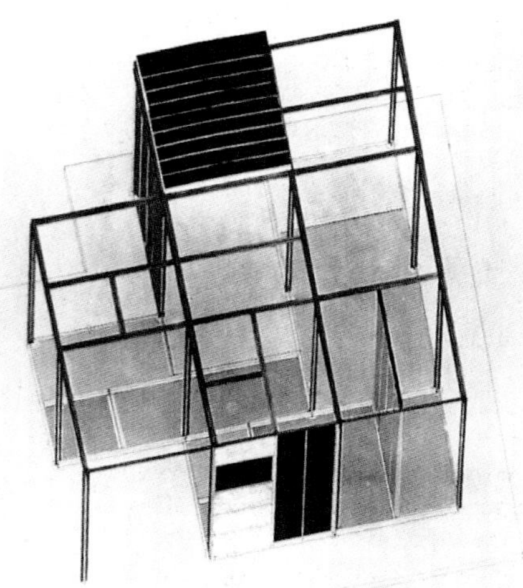

Georg Muche und Richard Paulick (Entwurf), Stahlhaus. 1926/1927, Ansicht von Südwesten, Fotograf unbekannt, SBD, Archiv der Sammlung. ● Die Anmutung eines „Wohncontainers", so die damalige Kritik der Presse, macht deutlich, daß ästhetische Aspekte bei der Serienproduktion von Gebäuden ebenso berücksichtigt werden müssen wie funktionale und ökonomische Vorgaben.

In der letzten Phase in Weimar werden kaum mehr Architekturentwürfe erarbeitet, vor allem nicht systematisch als Teil der Ausbildung. Es gibt nur Versuche Einzelner, bestimmte Fragen des industrialisierten Bauens weiter zu verfolgen. Marcel Breuer zum Beispiel liefert Entwurfsvarianten zum Haus am Horn, und Farkas Molnár lotet in einem Entwurf für ein Etagenreihenhaus die Möglichkeiten für eine Eisenbeton-Skelettkonstruktion aus. Muche, Molnár und Breuer sind es auch, die mit ihren Entwürfen 1924 auf einer Bauausstellung in Stuttgart auftreten, womit ansatzweise die Bestrebungen am Bauhaus, sich an einer fortschrittlichen Architekturproduktion zu beteiligen, in der Öffentlichkeit bekannt werden.

Hannes Meyer, Dessau

Mit dem Umzug nach Dessau änderte sich das Verhältnis zur Architektur grundlegend. Der als Leiter der neu gegründeten Bauabteilung 1927 an die Schule berufene Schweizer Architekt Hannes Meyer schrieb 1926 an Gropius: „wir sind uns darüber einig, daß ein richtiger unterricht über bauliche gestaltung nur durchführbar ist im direkten zusammenhang mit der praxis am baue selbst. sonst würde sich die neue architekturabteilung in nichts von derjenigen irgendeiner technischen hochschule unterscheiden, d. h. überflüssig sein. die grundtendenz meines unterrichtes wird absolut eine funktionell-konstruktive sein. bezüglich des unterrichts-programms finde ich ihre idee richtig, zunächst ein solches überhaupt nicht aufzustellen. an hand von aufgaben aus der praxis (ausführungen oder wettbewerben) könnten die grundfragen baulicher organisation zunächst erläutert werden." Von großer Bedeutung für die in den folgenden Jahren entwickelte Baulehre Hannes Meyers sind zunächst die von ihm häufig verwendeten Begriffe „Harmonie" und „Ausgleich der Kräfte". Hinzu kommen Ansätze zu einer stark biologistischen Architekturauffassung, die sich immer mehr verdichten und direkt auf die Lehre – in Form exakter Analysen – und auf seine Entwürfe auswirken werden. Zuletzt ist ein ausgeprägter Hang Meyers zu Formeln zu beobachten, zu mathematisch „errechneten" Entwurfspara-

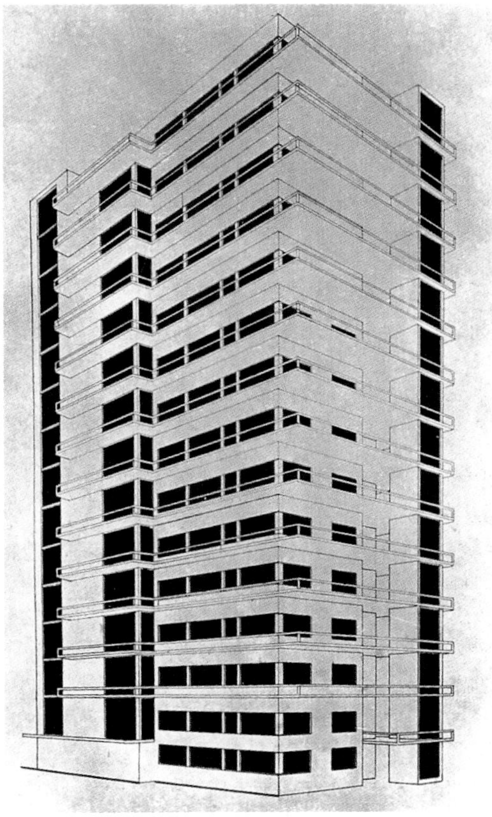

Georg Muche, Entwurf für ein Stadtwohnhaus mit Etagengärten. 1924, BUW, Bildarchiv. ● Der Entwurf fällt allein schon durch seine Größe – es handelt sich um eine frühe Idee für ein Appartementhaus – aus dem Rahmen. Die Rationalität der Konstruktion in Verbindung mit einem relativ elastischen Grundriß ist ein Ergebnis zunehmenden Forscherwillens am Bauhaus.

metern, und somit zu deren vermeintlichem objektiven und unumstößlich wirkenden Wahrheitscharakter; Meyer selbst spricht von „wissenschaftlicher denkart".

Das Jahr 1927 scheint organisatorisch und auch ökonomisch am Bauhaus sehr schwierig gewesen zu sein, und es läßt sich nach Auswertung aller Quellen feststellen, daß ein regelmäßiger Bau- beziehungsweise Architekturunterricht nicht stattfand. Von einer systematischen Baulehre kann also erst mit der Übernahme des Direktorats durch Meyer im Frühjahr 1928 gesprochen werden; und das wohl auch nur bedingt, da Meyer durch Besuche seiner Baustelle in Bernau, Vortragsreisen und anderweitige Verpflichtungen kaum zu einer eigenständigen Lehre fand. Zunächst aber berief er zur Unterstützung der neuen Bauabteilung seinen Kollegen aus Schweizer Zeit, Hans Wittwer. Dieser leitete die Entwurfslehre und war für kurze Zeit Leiter des Baubüros, das eingerichtet wurde, nachdem man im Frühjahr 1928 den Wettbewerb für die Bundesschule des Allgemeinen Deutschen Gewerkschaftsbundes (ADGB) in Bernau bei Berlin gewonnen hatte.

Wenn man die These einer „Verwissenschaftlichung" des Architekturunterrichts am Bauhaus unter Hannes Meyer belegen will, muß man verschiedene Aspekte berücksichtigen: In der Bauabteilung waren nie mehr als zehn Studenten (mit sehr unterschiedlicher Vorbildung) pro Semester eingeschrieben, und einige aus diesem versprengten Haufen gehörten überdies zum Baubüro Gropius. Und hier erhärtet sich der Verdacht, Gropius habe das Bauhaus oftmals für seine eigenen Zwecke benutzt. Das macht auch der Umstand deutlich, daß die ersten Nummern der seit Ende 1926 erscheinenden „bauhaus"-Zeitschrift eine Reihe von Bauten und Projekten von Gropius (als Privatarchitekt) dokumentieren, wobei von einer Beteiligung der Bauhausstudenten nie die Rede ist, geschweige denn von einer Bauabteilung oder einem Architekturunterricht an der Schule.

Eine Untersuchung über die von Meyer behauptete Tendenz zur „Verwissenschaftlichung" des Unterrichts beschränkt sich daher auf die Jahre 1928 bis 1930. Für eine eingehende Analyse ist das Material nicht sehr reichlich, und es kommen hierfür in Frage: die Unterlagen, die die Umstrukturierung des Unterrichts dokumentieren, Berufungslisten, Meyers Positionsbestimmungen in seinen während dieser Periode verfaßten Texten, einige wenige Blätter von Studentenarbeiten und – das aber nur sehr bedingt – die realen Bauten, die in der Ära Meyer verwirklicht wurden. Und das sind, wenn man ausschließlich die von Studenten mitbearbeiteten betrachtet, die ADGB-Bundesschule und die Laubenganghäuser der Siedlung Dessau-Törten.

Dem Semesterplan von 1927 läßt sich entnehmen, wie im ersten Jahr gearbeitet und gelehrt wurde. Demnach gab es wie zuvor in Weimar im ersten Semester den für alle Studenten obligatorischen Vorkurs. Das zweite Semester war der Werkstattarbeit vorbehalten, ebenso das dritte Semester. Innerhalb der Architekturabteilung gab es die Bereiche „Bau" (Entwurf und Technik) und „Inneneinrichtung" (Tischlerei, Metallwerkstatt, Wandmalerei und Weberei). Ab dem vierten Semester bis zum Diplom begann die „arbeit im entwurfsatelier mit anschließender baupraxis" und es waren „einzelvorträge über baukonstruktion, eisenbetonbau, statik, wärmelehre, installation, veranschlagen, ausschreibung und normenlehre" zu besuchen. Zusätzlich gab es Sonderkurse über Städtebau, Verkehr und wirtschaftliche Betriebsführung. Die Ausbildung beruhte also im wesentlichen

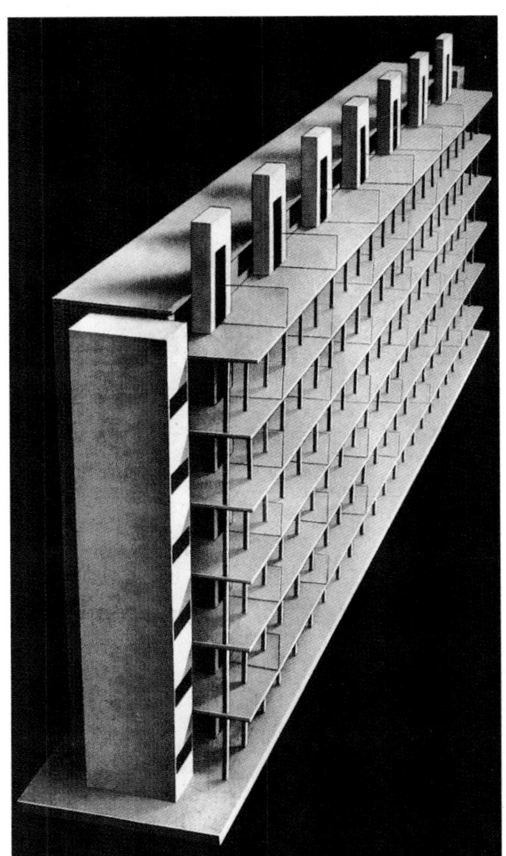

Marcel Breuer, Entwurf für ein Etagenwohnhaus, Modell. 1924, Beitrag zum Wettbewerb der Zeitschrift „Bauwelt", BUW, Bildarchiv. ● Breuer reagierte mit diesem Hochhausentwurf auf die Debatte um die Verdichtung der Großstädte, die – von Le Corbusier angestoßen – in Berlin vor allem von Ludwig Hilberseimer propagiert wurde.

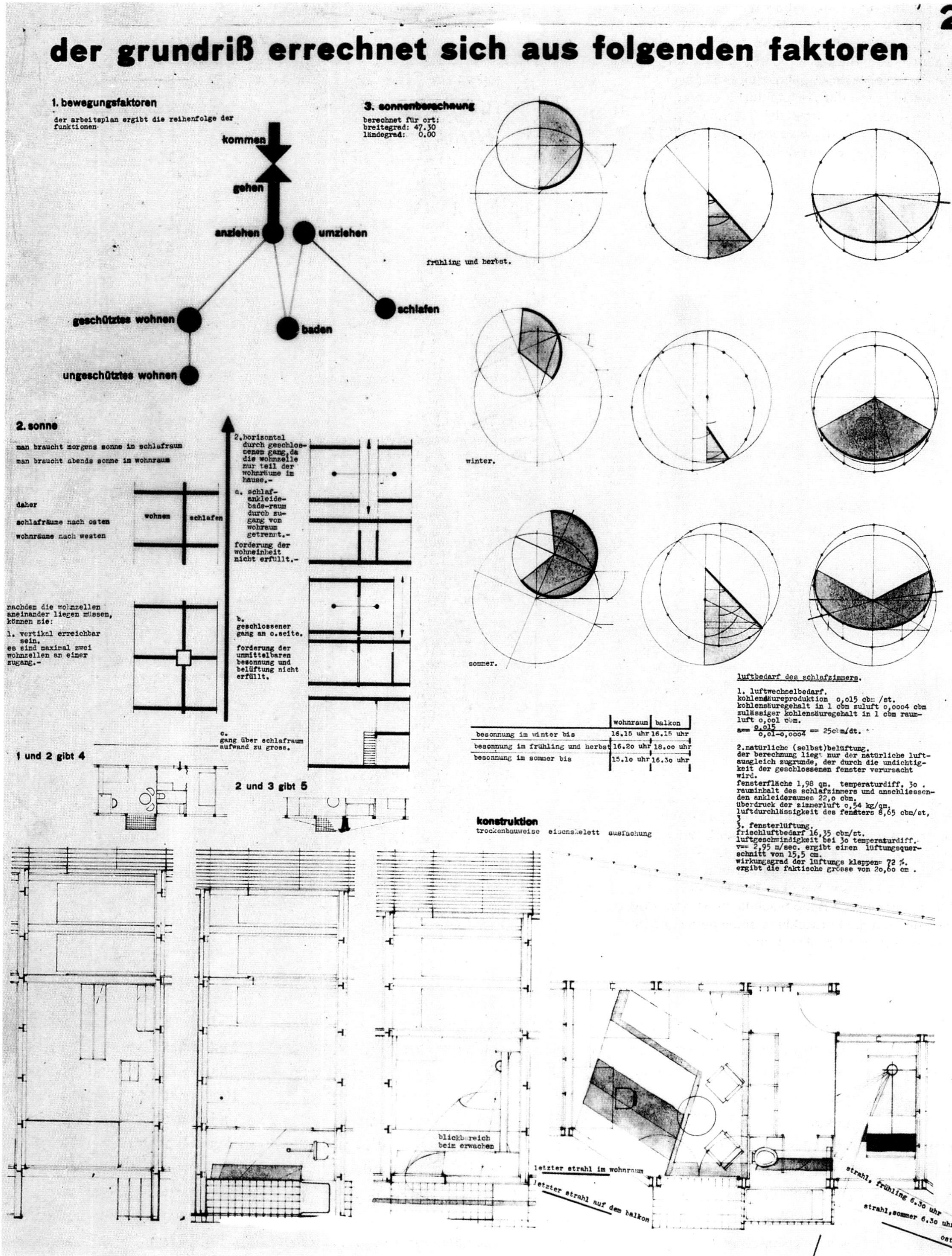

Werkstätten

Philipp Tolziner und Tibor Weiner, Entwurf eines Gemeinschaftswohnhauses für die Arbeiter einer Fabrik des sozialisierten Staates. 1930, Blatt 2 von drei Blättern, BHA. ● Unter Hannes Meyers Bauhausleitung sind andere Schwerpunkte der Architektur in den Vordergrund getreten. Hier liegt der Versuch vor uns, einen Entwurf nach „wissenschaftlichen" und sozialen Kriterien zu entwickeln.

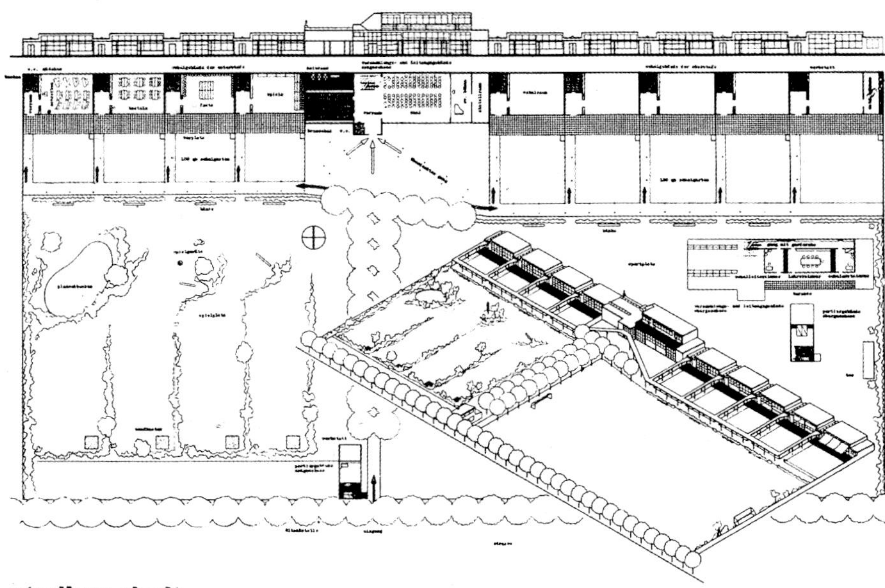

studienarbeit

zu einer achtklassigen siedlungsvolksschule.

aufgabe: bauliche neugestaltung einer achtklassigen siedlungsvolksschule in großstadtnähe, auf grund neuer pädagogischer erkenntnisse.

vorschlag: nach süden geöffnetes flachbausystem mit davorgelagertem gartenland und spielplätzen.

beschreibung:

das portiergebäude: blick über eingang und schulgelände. zweizimmerwohnung mit küche, bad und garten. werkstatt mit abstellraum.

versammlungs- und leitungsgebäude: im mittelpunkt des schulgeländes. erdgeschoß: vorraum mit w.c., springler und treppenaufgang. rechts: saal mit abstellraum, durch schiebewand vom vorraum trennbar, für spiel, gymnastik, theater, singunterricht, versammlungen. links: brausebad, für 15 mann schichtweise benutzbar. heizraum. obergeschoß: gang mit garderobe, waschgelegenheit, sitzplätzen. schulleiterzimmer mit arbeitsplatz, schrank, ablegetisch, empfangsplätzen. lehrerzimmer mit sitzungstisch, bibliotheks- und sammlungsschrank, ruheplätzen. schularztzimmer mit arbeitsplatz, schrank, metallbett, sitzplätzen. umkleideplätze im gang. terrasse: blick über das schulgelände.

schulgebäude und werkstätte der oberstufe mit sportplatz: innige verbindung der schulgebäude mit garten und sportplatz. vorraum mit garderobe, w. c. und waschgelegenheit. schulraum mit schrankwand, schreibflächen ringsum. fensterwand im sommer zu öffnen, markise als sonnenschutz. gepflasterter vorplatz mit 150 qm gartenfläche, geräteschuppen. sportplatz 95×55 m, für freie spiele, fuß-, faust- und handball, barlauf usw. sitzbänke. werkstatt mit materialraum für elementaren werk-, physik-, chemie- und biologieunterricht.

schulgebäude der unterstufe mit spielplatz: wie oben. 100 qm gartenland, spielplatz 50×60 m. in kleine spielgelegenheiten unterteilt (vorliebe 6—10jähriger für alles zierliche) reichlich bepflanzt, planschbecken, sandkästen, rundlauf, wippen usw.

konstruktion und material: eisenbetongerippe, isolierende ausfachung, schiebefenster, gummifußboden, vitaglas, ölbeheizte pumpen, warmwasserheizung.

bepflanzung: linden (schatten, duft, lange belaubt) und immergrüne sträucher.

anmerkungen: alle raumgrößen bestimmen sich durch ihre verwendungszwecke. tür, w.c., mobiliarmasse usw. bestimmen sich durch die jeweilige kindesgröße; jede altersstufe verbleibt 4 jahre in „ihrem" schulgebäude.

ernst göhl, bauabteilung, bauhaus

Ernst Göhl, studienarbeit zu einer achtklassigen siedlungsvolksschule, Unterricht Hannes Meyer. Um 1928, Seite aus „bauhaus", Heft 4, 1928, BHA. ● Die Elastizität der Bauanlage und die konstruktive Durcharbeitung beziehen sich auf die von Hannes Meyer und Hans Wittwer entworfene Bundesschule in Bernau. Bei ihnen beginnt die Entwicklung eines neuen, noch heute wirksamen Schulbautypus.

auf der entwurflichen und theoretischen Bearbeitung von ausgewählten, selbstgestellten Bauaufgaben. Die im Baubüro Gropius von Studenten bearbeiteten Aufgaben waren nun nicht mehr Bestandteil der Lehre. Das Lehrprogramm, das Hannes Meyer im Frühjahr 1928 kurz nach seiner Ernennung zum Direktor vorlegte, sah somit eine systematischere Ausbildung, eine Straffung der Semesterleistungen, zusätzliche wissenschaftliche Fächer und die Beteiligung von Studenten an realen Bauaufgaben vor. Um diesem Selbstverständnis und diesem anspruchsvollen Programm gerecht werden zu können, berief Meyer in der Folgezeit einige neue Lehrer an die Bauabteilung: Hans Wittwer als Leiter des Baubüros und für die Entwurfslehre; Ludwig Hilberseimer als Leiter der Baulehre und für konstruktives Entwerfen und Städtebaukurse; Mart Stam hielt Vorlesungen über elementare Baulehre und Städtebau; Anton Brenner übernahm die Leitung des Bauateliers (Baubüros) und die Entwurfslehre; Alcar Rudelt lehrte Mathematik, Statik, Festigkeitslehre und Stahl-, Beton- und Ingenieurbau; Edvard Heiberg übernahm die Lehre für Wohnungsbau und Entwurf.

Wenn man sich die wenigen überlieferten Studentenarbeiten anschaut, die während der zwei Jahre in der „Baulehre Hannes Meyer" entstanden sind, fällt auf, daß sich einige Entwürfe wie Illustrationen zu zwei Texten von Meyer ausnehmen, die dieser 1928 und 1929

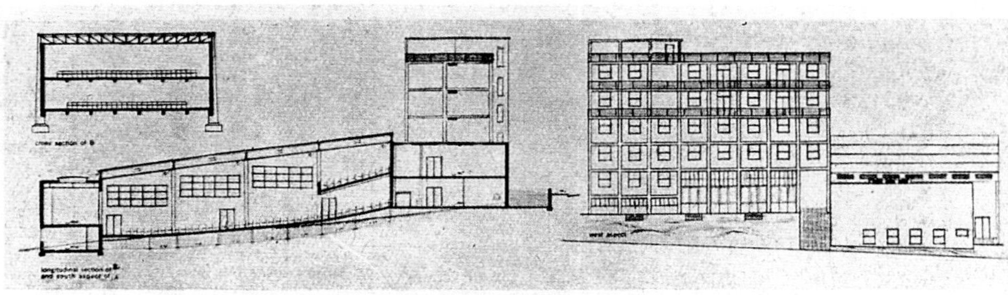

Siegfried Giesenschlag, Beziehungen zum Nachbar, Studienarbeit in der Baulehre Hannes Meyer. 1930, BUW, Bildarchiv. ● Hier werden funktionale, soziale und biologische Untersuchungen angestellt, um aus ihnen Entwurfsparameter zu gewinnen. Meyers „biologistische" Überlegungen zum Bauen treten hier offen zutage.

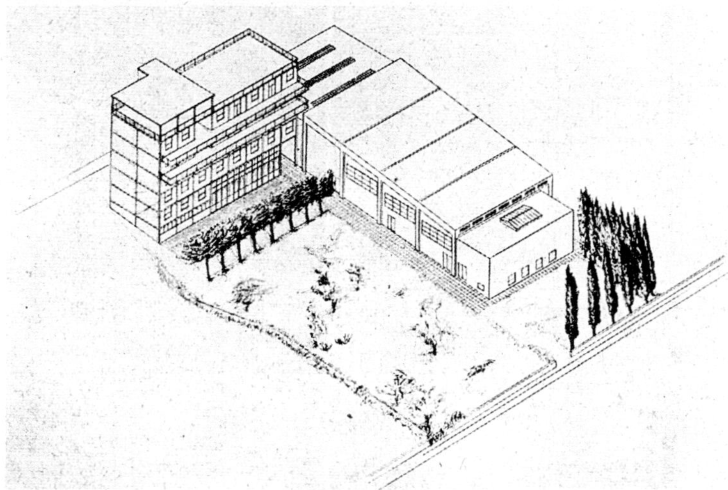

Arieh Sharon, entwurf für das haus des arbeiterrates in jerusalem, Unterricht Hannes Meyer. Um 1928, Abb. aus „bauhaus", Heft 1, 1929, BHA. ● Die Baukörpergliederung und die funktionale Binnenorganisation sind typische Produkte der späten Phase des Architekturunterrichts, in dem konstruktiv-technische Kriterien im Vordergund standen.

am Bauhaus verfaßt hat: Sie haben Untersuchungen des Tagesablaufs zum Thema, sind nach Sonnenstandsberechnungen angelegt oder kreisen um das Thema des kollektiven Wohnens. Diese Themen finden sich wieder in Meyers aufschlußreichen Texten „bauen" und „bauhaus und gesellschaft". Andere Studienarbeiten wiederum entstehen offensichtlich in direktem Zusammenhang mit der ADGB-Bundesschule in Bernau oder dem Bau der Siedlung Dessau-Törten, für die die Bauabteilung unter Hannes Meyer im Jahr 1929/1930 einen Bebauungsplan aufgestellt hat und von der der erste Bauabschnitt in Form von fünf Laubenganghäusern realisiert wurde. Bei Schulprojekten von Studenten wiederum ist der Einfluß der Entwürfe für die Petersschule und den Völkerbundpalast von Meyer/Wittwer aus den Jahren 1926/1927 spürbar, andere lassen Einflüsse von Mart Stam und auch von Ludwig Hilberseimer erkennen, vor allem was die städtebaulichen Strategien und Reihenhausstudien betrifft. Alle diese Studienarbeiten eint ein stark analytischer „bauwissenschaftlicher" Ansatz, den Hannes Meyer in den beiden erwähnten Texten vorformuliert hat, wenn er zum Beispiel schreibt: „wir untersuchen den ablauf des tageslebens jedes hausbewohners, und dieses ergibt das funktionsdiagramm für vater, mutter, kind, kleinkind und mitmenschen. wir erforschen die beziehungen des hauses und seiner insassen zu fremden: postbote, passant, besucher, nachbar, einbrecher, kaminfeger, wäscherin, polizist. wir ermitteln die jahresschwankungen der bodentemperatur, und wir berechnen danach den wärmeverlust der fußböden und die tiefe der fundamentsohlen. wir errechnen den sonneneinfallswinkel im jahreslauf und bezogen auf den breitengrad des baugeländes, und wir konstruieren den sonnenlichtfächer des fensters im schlafzimmer, wir errechnen die tagesbeleuchtung der arbeitsfläche im innenraum. das neue haus ist ein soziales werk. die neue siedlung vollends ist als ein endziel der volkswohlfahrt ein bewußt organisiertes gemeinkräftiges werk, in welchem auf einer integral-genossenschaftlichen grundlage die kooperativkräfte und individualkräfte zum gemeinkräftigen ausgleich kommen. die modernität dieser siedlung besteht nicht aus flachdach und vertikal-horizontaler fassadenaufteilung. – bauen ist nur organisation: soziale, technische, ökonomische, psychische organisation."

Hier findet Meyer seinen Ton: „die neue baulehre ist eine erkenntnislehre vom dasein. als gestaltungslehre ist sie das hohelied der harmonik. als gesellschaftslehre ist sie eine strategie des ausgleichs. diese baulehre ist keine stillehre. sie ist kein konstruktivistisches system, und sie ist keine mirakellehre der technik. sie klärt gleicherweise die belange des physischen, psychischen, materiellen, ökonomischen. sie erforscht, begrenzt und ordnet die kraftfelder des einzelmenschen, der familie und der gesellschaft. zuguterletzt ist alle gestaltung schicksalsbedingt durch die landschaft: als gestalter erfüllen wir das geschick der landschaft." Wenn man neben den Studienarbeiten den Entwurf für die ADGB-Bundesschule betrachtet, ergibt sich hier eine exakte Summe der „wissenschaftlichen Denkart", der „Harmonielehre" und der „Baulehre" von Hannes Meyer.

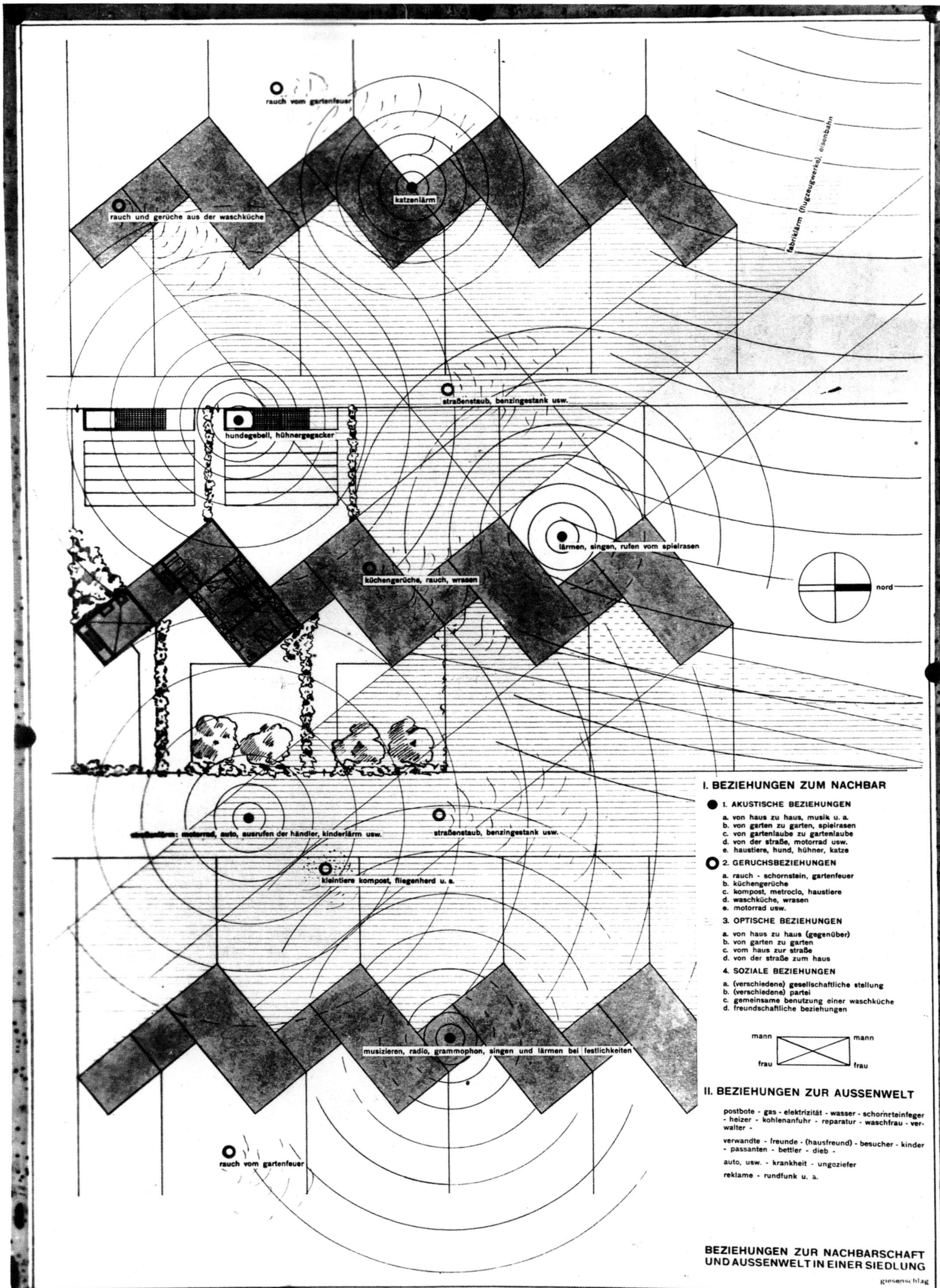
rauch vom gartenfeuer
katzenlärm
rauch und gerüche aus der waschküche
fabriklärm (flugzeugwerke), eisenbahn
straßenstaub, benzingestank usw.
hundegebell, hühnergegacker
lärmen, singen, rufen vom spielrasen
küchengerüche, rauch, wrasen
nord
straßenstaub, benzingestank usw.
kleintiere kompost, fliegenherd u. a.
musizieren, radio, grammophon, singen und lärmen bei festlichkeiten
rauch vom gartenfeuer
I. BEZIEHUNGEN ZUM NACHBAR
1. AKUSTISCHE BEZIEHUNGEN
a. von haus zu haus, musik u. a.
b. von garten zu garten, spielrasen
c. von gartenlaube zu gartenlaube
d. von der straße, motorrad usw.
e. haustiere, hund, hühner, katze
2. GERUCHSBEZIEHUNGEN
a. rauch - schornstein, gartenfeuer
b. küchengerüche
c. kompost, metroclo, haustiere
d. waschküche, wrasen
e. motorrad usw.
3. OPTISCHE BEZIEHUNGEN
a. von haus zu haus (gegenüber)
b. von garten zu garten
c. vom haus zur straße
d. von der straße zum haus
4. SOZIALE BEZIEHUNGEN
a. (verschiedene) gesellschaftliche stellung
b. (verschiedene) partei
c. gemeinsame benutzung einer waschküche
d. freundschaftliche beziehungen
mann
mann
frau
frau
II. BEZIEHUNGEN ZUR AUSSENWELT
postbote - gas - elektrizität - wasser - schornsteinfeger - heizer - kohlenanfuhr - reparatur - waschfrau - verwalter -
verwandte - freunde - (hausfreund) - besucher - kinder - passanten - bettler - dieb -
auto, usw. - krankheit - ungeziefer
reklame - rundfunk u. a.
BEZIEHUNGEN ZUR NACHBARSCHAFT UND AUSSENWELT IN EINER SIEDLUNG
giesenschlag

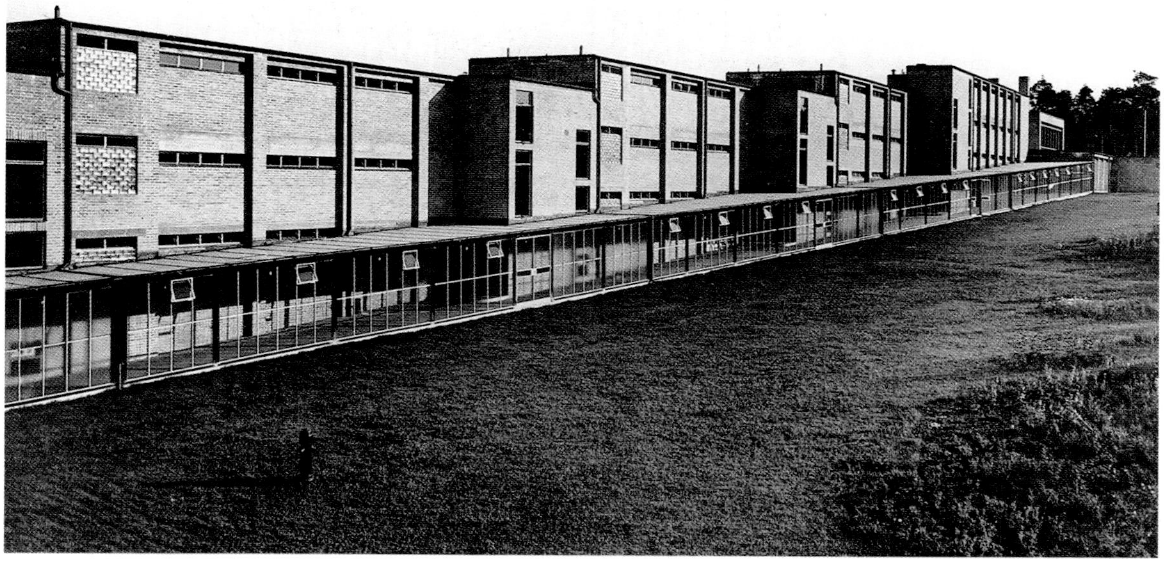

Hannes Meyer, Hans Wittwer und Bauabteilung Bauhaus Dessau, Bundesschule des ADGB, Bernau. 1928–1930, Lehrerflügel mit Laubengang, Foto von Walter Peterhans, BHA. ● Mit der Bundesschule wurden neue Maßstäbe im Bereich des Schulbaues gesetzt. Topografische und binnenorganisatorische Untersuchungen führten zu einer originellen Bauanlage, die internationale Beachtung fand und überdies – neben den Laubenganghäusern der Siedlung Dessau-Törten – das einzig realisierte Projekt der Bauabteilung unter dem Direktorat von Hannes Meyer darstellte.

Hannes Meyer, Hans Wittwer und Bauabteilung Bauhaus Dessau, Bundesschule des ADGB, Bernau. 1928–1930, Inneneinrichtung eines Studentenraumes, Foto von Walter Peterhans, BHA. ● Das „Typenzimmer", von Meyer auch „Wohnzelle" genannt, war Ausgangspunkt für den Entwurf. Die Anordnung dieser Zellen zueinander erklärt sich aus Meyers „System der kleinen Kreise", das wiederum aus einem Erziehungsgedanken Pestalozzis entwickelt worden war.

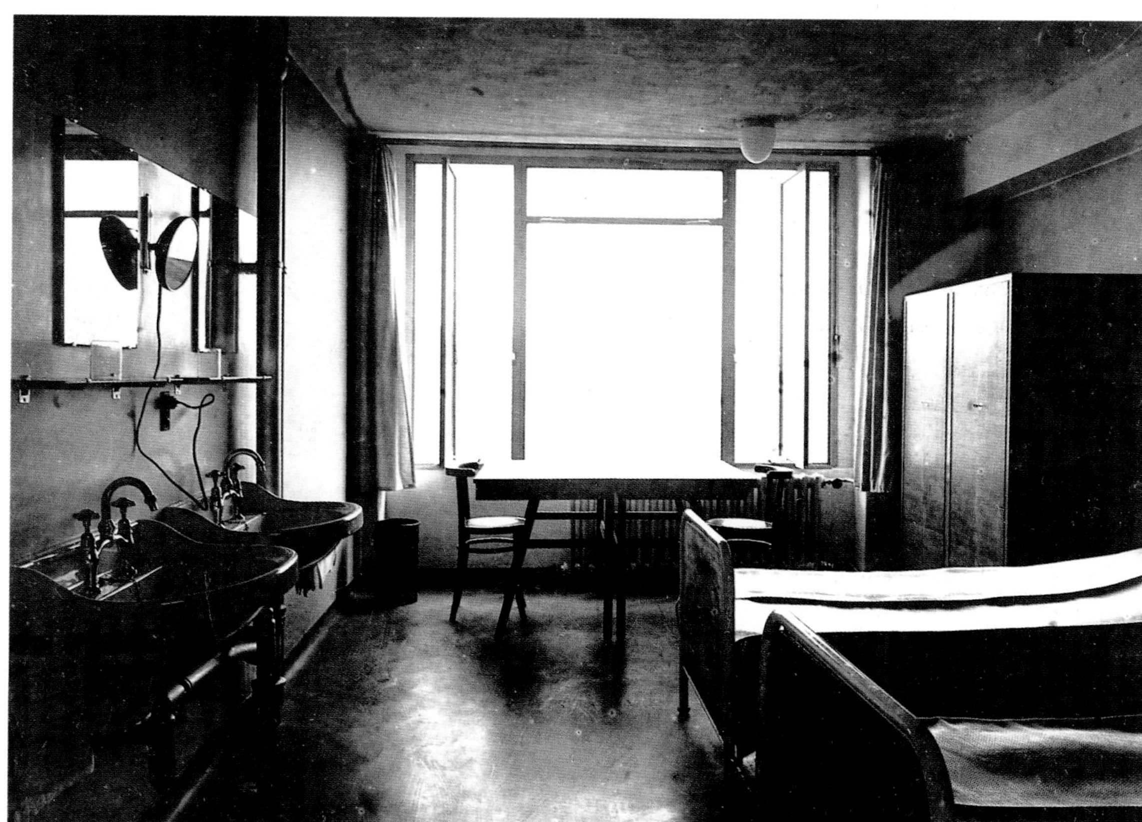

Die Blätter des Wettbewerbsprojekts sind gespickt mit vermeintlich „wissenschaftlichen" Formeln, Berechnungen und Analysen der äußeren Bedingungen und der funktionalen Anforderungen. Die Bauanlage, mit ihren versetzten Pavillons entlang eines verbindenden Glasganges, trägt Züge einer harmonischen Komposition und die einzelnen Zellentrakte in den Wohnpavillons entsprechen „vertikalen Brigaden", nach denen Meyer die Baulehre organisiert. In diesen Brigaden genannten Einheiten lernen die Studenten der unteren Semester, unmittelbar am Bau beteiligt, von denen in den oberen Semestern. Hier, in der Schule im Wald, im „geschick der landschaft", ist das „System der kleinen Kreise", Meyers Lieblingsmotiv für jegliche Bauaufgabe, eingebunden in eine Komposition von räumlichen Folgen, die dem Rhythmus des Geländes angepaßt sind, diesem gleichsam entwachsen und sich zu einem organischen Ganzen formen.

Ludwig Mies van der Rohe, Dessau/Berlin

Ludwig Mies van der Rohe ist von den drei Bauhausdirektoren unzweifelhaft der bekannteste und auch begnadetste Architekt gewesen. Über Gropius soll er einmal geäußert haben, seine größte Leistung sei die Erfindung des Namens „Bauhaus" gewesen – seine Rolle als Architekt hielt er für maßlos überschätzt. Mies' Ruhm ist so gut wie gar nicht an das Bauhaus und seine dortige Tätigkeit gekoppelt, sondern an seine Bauten und die Lehrtätigkeit am Illinois Institute of Technology in Chicago. Anläßlich einer Anfrage zur Mitarbeit an einer Bauhausausstellung 1968 äußerte er: „Ich habe nichts mit dem Bauhaus zu tun."

Was den Unterricht betrifft, so hat Mies das Institut Bauhaus zu einer anderen Bildungsanstalt umstrukturiert: „Ich will keine Marmelade, nicht Werkstatt und Schule, sondern Schule." In der Rückschau ist tatsächlich zu erkennen, daß Mies den Unterricht jenem anderer Schulen anglich: Zunächst wurde der obligatorische Vorkurs abgeschafft; dann wurde die Produktion der Werkstätten in Frage gestellt – und zuletzt eingestellt. Er signalisierte bei allen Änderungen, daß es ihm beim Bauhaus – nomen est omen – vor allem darauf ankam, zu bauen, Architektur zu lehren. Einen Produktionsbetrieb wollte er nicht leiten. Zur Seite stand ihm dabei der von Hannes Meyer berufene Ludwig Hilberseimer, mit dem Mies seit

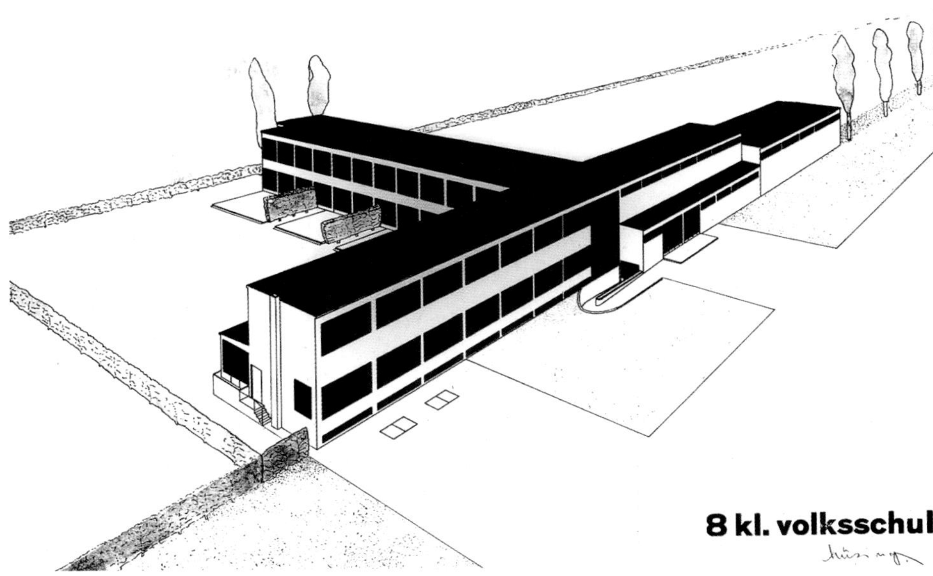

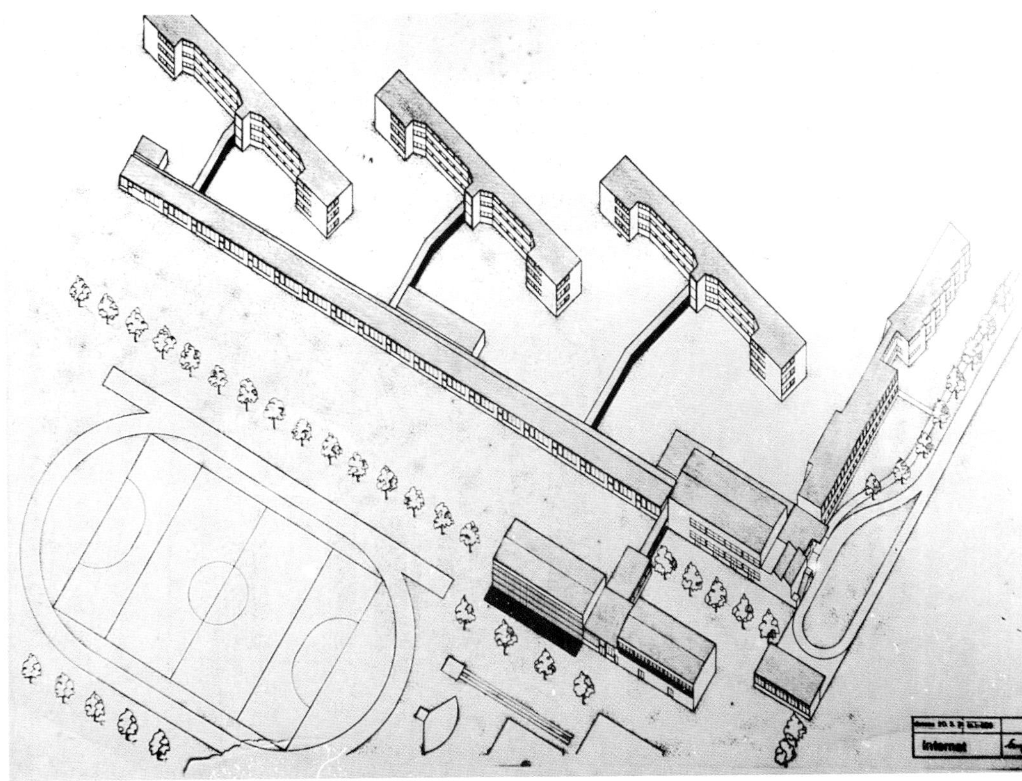

Waldemar Hüsing, 8 kl. volksschule. 1932, Perspektive, Tusche laviert, getippte Erläuterungen und gedruckte Etiketten auf Zeichenpapier, 41,9 x 59,4 cm, BHA. ● Hüsings Perspektive zeugt von der Ausbildung bei Mies, denn die Darstellung ist auf das Notwendigste reduziert: Rhythmisierung der Bauanlage, körperhafte Gebäudevolumen, Mauerflächen, Fensteröffnungen.

Lothar Lang, internat. 20. 3. 1931, Foto einer Zeichnung, BHA. ● Diese Zeichnung gehört in eine Reihe von Schulhausentwürfen, die im Kontext der ADGB-Bundesschule Studierende als öffentliche Bauaufgaben interessierten. Hier bezieht sich die Gangerschließung augenscheinlich auf den Bernauer Bau.

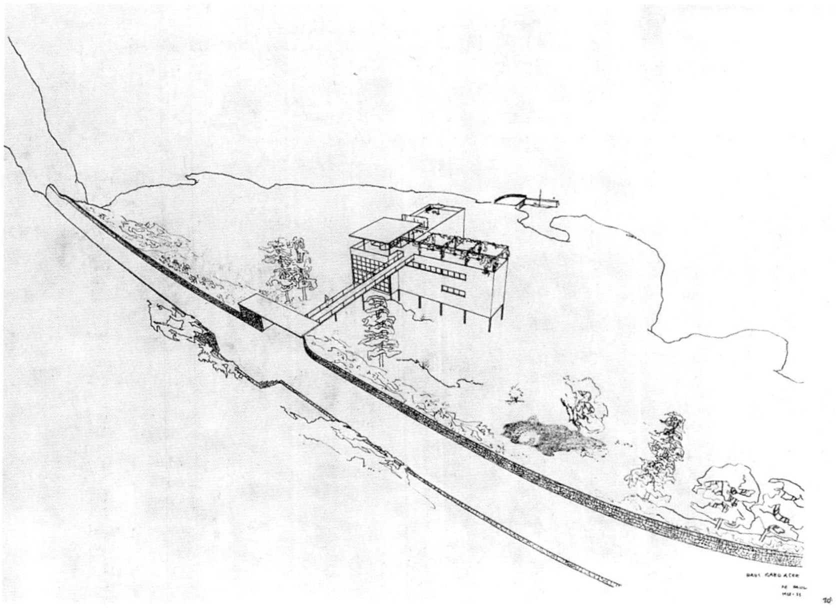

Pius Pahl, Haus Gardasee. 1932/1933, Ansicht aus der Vogelschau von Nordwesten, BHA. ● Diesem Blatt sind deutlich Einflüsse der Villen anzusehen, die Le Corbusier zu jener Zeit entworfen und gebaut hat. Das betrifft vor allem die Verbindung von Baukörpern, die „pilotis" (Stützen) und die Anordnung der Fensterbänder.

Pius Pahl, Haus ‚C'. 1931/1932, Perspektivische Ansicht des Wohn- und Schlaftrakts vom Garten, BHA. ● Bis hinein in die Darstellung (Freischwinger) sind Einflüsse von Mies van der Rohes Villenentwürfen spürbar: offene, fließende Raumfiguren, schlanke Stahlstützen, weitgeöffnete Fenster, das Fehlen „klassischer" Fassaden.

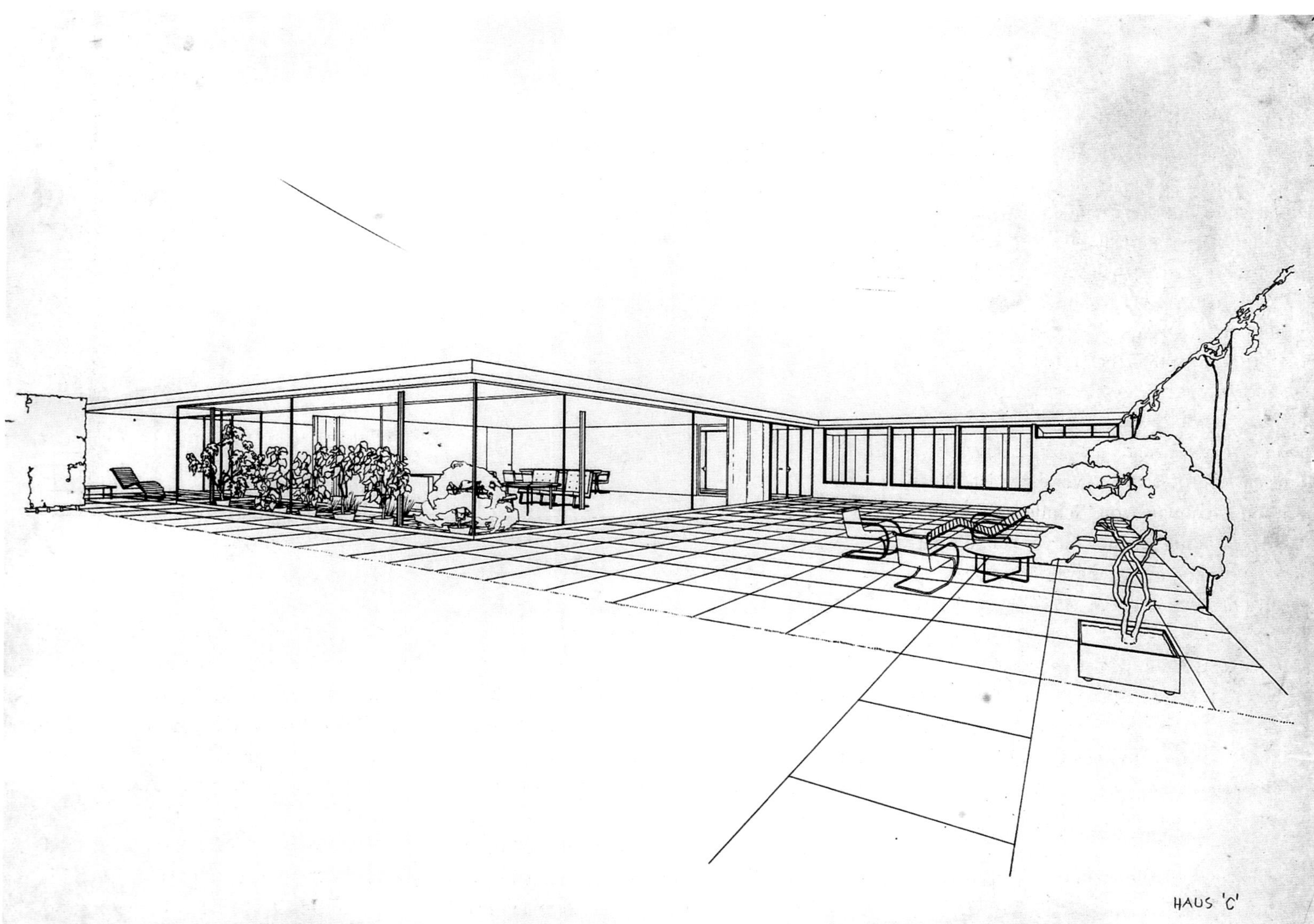

Howard Dearstyne, Grundriß eines Hofhauses. 1931, Bleistift auf Papier, BHA. ● Die Grundrißfigur besteht nurmehr aus Mauerscheiben und großformatigen Fenstern, die als Glasfassaden ausgebildet sind; es ist dies die extremste Annäherung eines Schülers an seinen Lehrmeister.

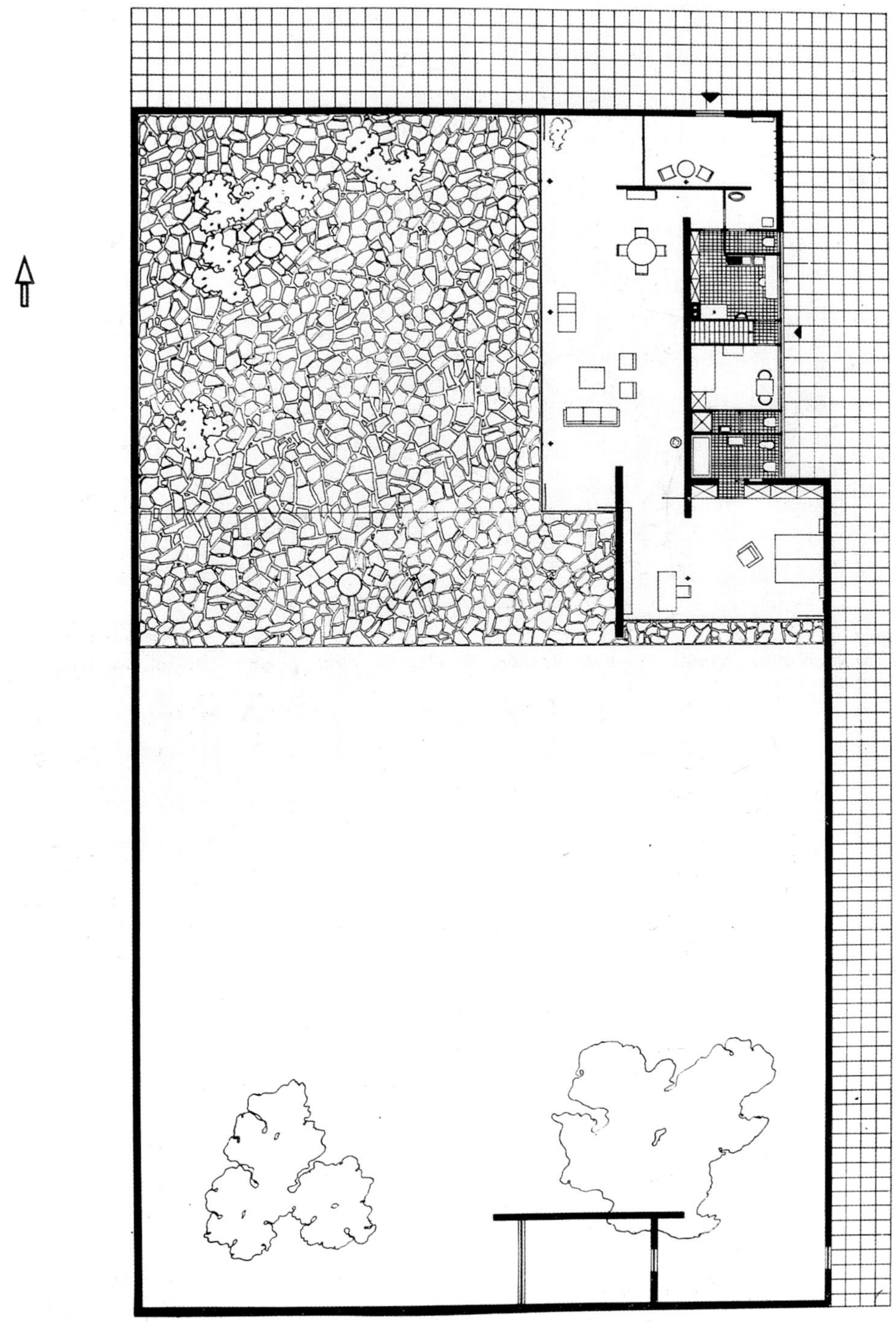

Jahren eng befreundet war und mit dem er wiederholt zusammengearbeitet hatte. Den erhaltenen studentischen Projektentwürfen sieht man zweierlei an. Die einen waren noch sehr der theoretischen, der „wissenschaftlichen Denkart" von Hannes Meyer und dessen Entwurfsmethoden verpflichtet. Meist waren es Baukörper, die sich an die Topografie anschmiegen, oder in kleine Raummodule zerlegte Strukturen, die der Topografie des Grundstückes folgten. Oder sie waren beherrscht von dem Geist einer konstruktivistisch-funktionalen Ästhetik, wie sie den Entwürfen für die Petersschule, dem Völkerbundpalast oder der ADGB-Bundesschule von Hannes Meyer/ Hans Wittwer eigen ist. Diese Arbeiten stammen von Schülern, die ihre längste Zeit unter Hannes Meyer studiert hatten. Die anderen Studentenarbeiten widmeten sich abstrakten, nicht in der Praxis verankerten Aufgabenstellungen; mit Vorliebe wurde das freistehende Einfamilienhaus entworfen. Mies' Rolle beschränkte sich dabei auf Entwurfskorrekturen. Man spricht seither auch etwas abfällig von den „Mieslingen", die unter Mies am Bauhaus studiert haben; und naturgemäß ist vielen Arbeiten dieses Epigonentum anzusehen.

Nebenher wurden die Studenten wie an anderen Hochschulen in einem speziellen Fächerkanon unterrichtet. Hilberseimer wiederum bearbeitete mit den Studenten immer wieder den Hofhaustypus, wobei sich erkennen läßt, daß dieser Typus einerseits auf die konkrete Aufgabenstellung des zweiten Bauabschnittes der Siedlung Dessau-Törten unter Hannes Meyer zurückzuführen ist. Hier sollte er zur Anwendung kommen. Andererseits folgen die erarbeiteten Hofhausvarianten städtebaulichen Studien, die Hilberseimer seit Mitte der 20er Jahre verfolgte. Rückblickend kann festgestellt werden, daß sich der Begriff „Bauhausarchitektur" einem Mißverständnis verdankt. Nämlich, daß man durch die gezielte Propaganda und die öffentlichen Ausstellungsaktivitäten des Bauhauses und seines Erfinders Walter Gropius meint, daß das Bild der Architektur der 20er Jahre wesentlich vom Bauhaus erzeugt und geprägt wurde – aber es verhält sich genau umgekehrt. Denn das Bauhaus bekam wesentliche Impulse von außen, die man im „Institut" allerdings gerne für sich reklamierte.

Vom Siedlungshaus zum Städtebau – der Architekt, Städtebauer und Pädagoge Ludwig Hilberseimer

Martin Kieren

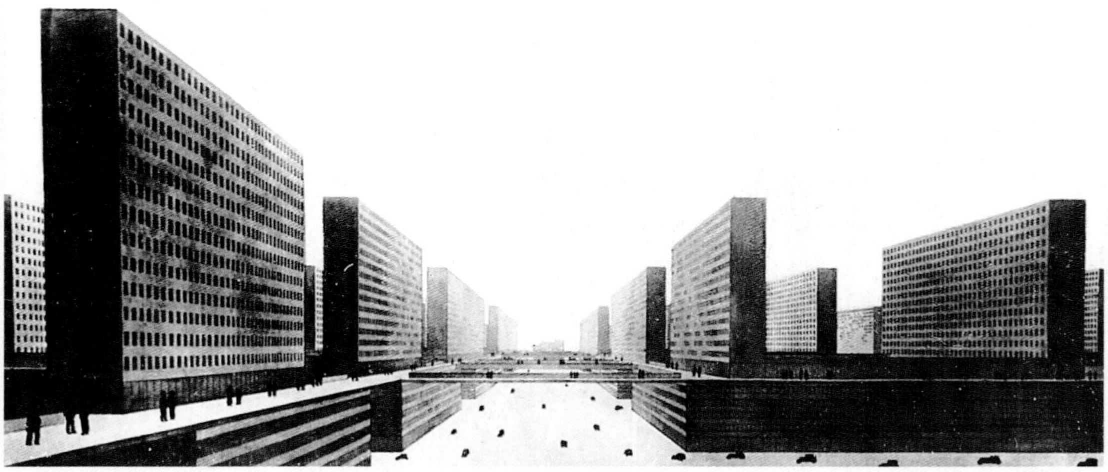

Ludwig Karl Hilberseimer, Projekt einer Hochhausstadt, Nord-Süd-Straße. 1924, Foto der Zeichnung, BHA. ● Mit diesem Projekt liegt eine der radikalsten Formulierungen für die Zonierung der Stadt vor: gleichwertige Wohnungen mit Ost-West-Ausrichtung, ein Fußgängerbereich, darunter Büro- und Geschäftsbauten an Verkehrsstraßen. Zugleich wurden puristische Entwürfe wie diese zum Maßstab für die Kritik an einer „entseelten" Architektur.

Ludwig Hilberseimer war einer der interessantesten Lehrer in der späten Phase des Bauhauses. Sein Einfluß auf die Architekturlehre und auf die Arbeit späterer Architektengenerationen, auch solcher, die nicht unmittelbar mit dem Bauhaus in Berührung kamen, kann gar nicht hoch genug eingeschätzt werden. Einigen seiner städtebaulichen Konzeptionen sind zukunftsweisende Ansätze eigen, die erst sehr viel später wieder aufgegriffen und diskutiert wurden und als angebliche Innovationen in den Plänen folgender Generationen erneut auftauchten. Seine ureigensten Themen waren der Siedlungs- und der Städtebau sowie die Erscheinungsform neusachlicher Eisenbeton-Konstruktionen, für die er einen von jedweden Stilmerkmalen entschlackten Ausdruck forderte. Von Hannes Meyer 1928 an das Bauhaus berufen, in der Baulehre als Leiter der Bauabteilung zunächst unauffällig, aber einflußreich im Hintergrund tätig, entfaltete er während des Direktorats von Mies van der Rohe eine Entwurfslehre, die vom kleinen Typenhaus bis zu differenzierten Siedlungstypologien reichte.

Hilberseimer wurde im September 1885 in Karlsruhe geboren. Hier studierte er Architektur an der Technischen Hochschule, unter anderem als Schüler von Friedrich Ostendorf. Sein Bild des Phänomens Stadt war infolgedessen zunächst geprägt von der strengen, barocken Anlage seiner Heimatstadt. Seine späteren städtebaulichen Arbeiten können als anhaltender Reflex und nachhaltige Kritik an dieser Art traditioneller Stadtanlage gelesen werden. Ab 1911 arbeitete er als freier Schriftsteller und Kritiker in Berlin, wo er auch erstmals mit Mies van der Rohe zusammentraf, der seit 1905 als Möbelzeichner bei Bruno Paul und ab 1908 im Atelier von Peter Behrens tätig gewesen war. Beide arbeiteten spätestens seit 1918/1919, also seit dem Zeitpunkt der Gründung der „Novembergruppe" und des „Arbeitsrates für Kunst", in Berlin eng zusammen. Vor allem in der Zeitschrift „G. Material zur elementaren Gestaltung" trafen sich die Interessen von Hilberseimer und

Ludwig Karl Hilberseimer, Modell aus verschiedenen Hölzern als Unterrichtshilfe für das Studium der Beziehungen zwischen Bauformen und Bevölkerungsdichte. 1930, BHA. ● Die Studie entstand im Zusammenhang mit dem Entwurf für den zweiten Bauabschnitt der Siedlung Dessau-Törten. Hilberseimer konzentrierte seine Arbeit zu dieser Zeit auf das Ausloten der Vor- und Nachteile unterschiedlicher Haustypen.

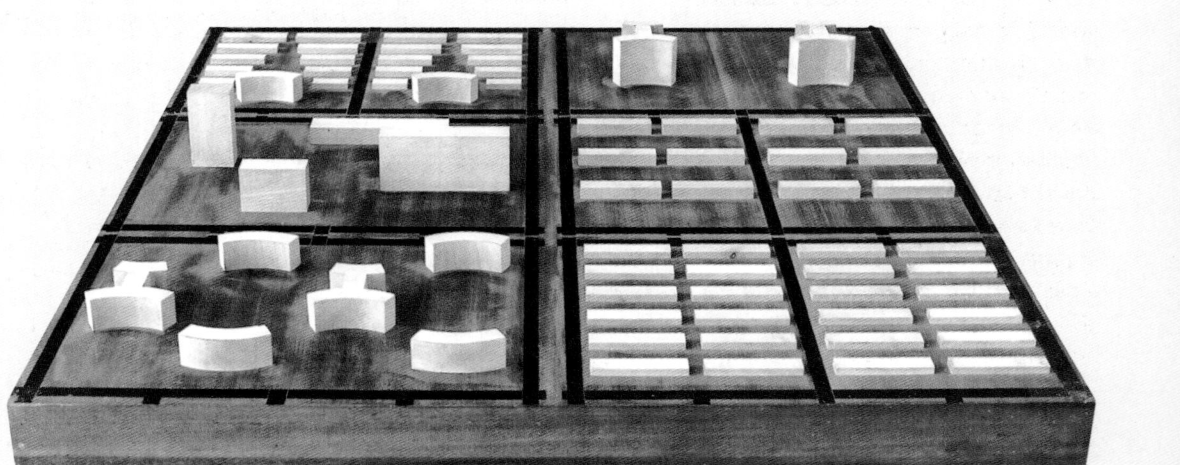

Mies, der zeitweise als Redakteur für dieses Organ tätig war und Hilberseimer zur Mitarbeit einlud. Über diese programmatische, kurzlebige Zeitschrift, die stark von der russischen, von El Lissitzky initiierten und herausgegebenen Zeitschrift „Vesc/Gegenstand" beeinflußt war, und über den Herausgeber Hans Richter, der gute Kontakte zu Gleichgesinnten in der Schweiz und in Frankreich unterhielt, wurden die ersten internationalen Kontakte geknüpft. Hier propagierten sie ihre Thesen zur Anwendung von Stahlbeton-Konstruktionen, über Anlage und Gestaltung von Städten und zur industriellen Fertigung von Gebäuden. In Nummer 2 von „G." schrieb Hilberseimer 1923 zum Beispiel einen Artikel über „Bauhandwerk und Industrie", in dem er einmal mehr die Architekten dafür geißelte, daß sie nicht in der Lage seien, sich auf die zukunftsträchtige industrielle Massenproduktion einzustellen: „Die Architektur des letzten Jahrhunderts war retrospektiv gerichtet. Durch allerlei Form-Attrappen suchte man diesem Mangel abzuhelfen. Selbst in ihren besten Leistungen kamen die Architekten über die Kaschierungen des Notwendigen mit ‚Schönheit' nicht hinaus. Statt den Ingenieuren und der Industrie Forderungen nach neuen Konstruktionen und Materialien zur Verwirklichung neuer Formvorstellungen zu stellen, haben die Architekten die dargebotenen neuen Konstruktionen und Materialien völlig sinnlos, als Ersatz für alte, benutzt." Damit streifte er genau die Fragen, die Gropius zu dieser Zeit ebenfalls sowohl in der Praxis als auch am Bauhaus beschäftigten.

Wenn man die zahlreichen Publikationen Hilberseimers dieser Jahre systematisch durchgeht, fällt auf, daß ihn das Phänomen des (amerikanischen) Hochhauses am meisten faszinierte und beschäftigte; und hier speziell die Schnittstelle von Fassade und Konstruktion, von Stilhülse und Kern. Eisen und Eisenbeton waren die Materialien, mit denen der Diskurs über eine zeitgemäße „Bekleidungstheorie" besetzt wurde und mit deren Hilfe – nach Mies und Hilberseimer – der „Dualismus" zwischen Tragwerk und Fassade aufgelöst werden könne, wenn man sich nur von den Phantastereien und Stilmerkmalen der letzten Jahrhunderte beziehungsweise Jahrzehnte lösen wollte.

Eine der Zeichnungen, mit denen sich Hilberseimer in das (Sünden-)Buch der städtebaulichen Radikalfunktionalisten des 20. Jahrhunderts eingeschrieben hat, ist sein „Schema einer Hochhausstadt", das er

bauhaus **zeitschrift für gestaltung**

herausgeber: hannes meyer
schriftleitung: ernst kállai

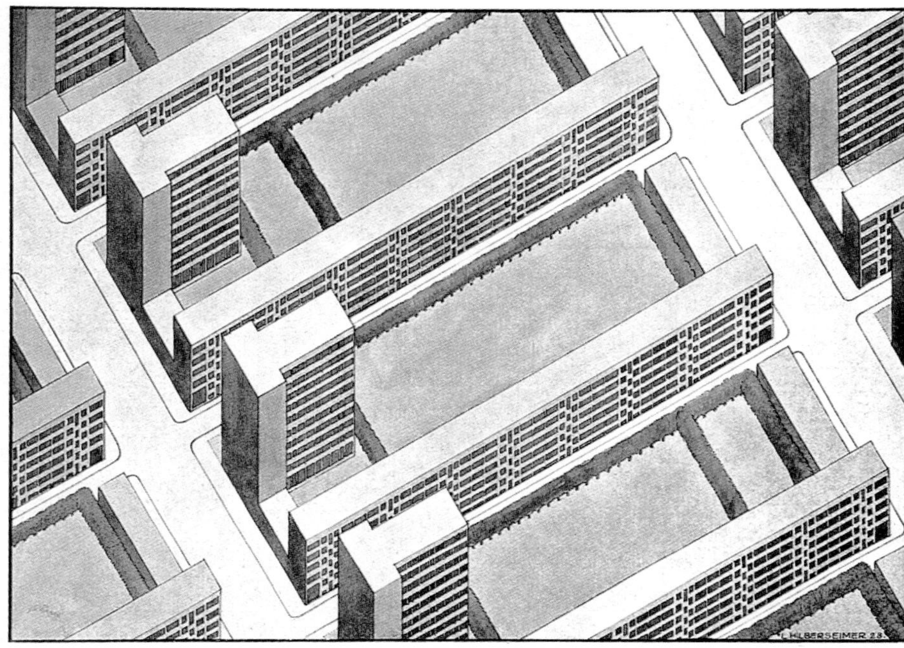

gesamtübersicht

l. hilberseimer
kleinstwohnungen
größe, grundriß und städtebauliche anordnung.

über nichts herrscht größere unklarheit als über die größe einer wohnung. man ist traditionell gewohnt, durch die übliche zimmerteilung die größe einer wohnung nach der anzahl der zimmer zu bestimmen. so gibt es ein, eineinhalb, zwei, zweieinhalb, drei, dreieinhalb usw. -zimmerwohnungen. nichts ist falscher als mit solchen dehnbaren begriffen wie zimmer und ihre anzahl die größe und art einer wohnung festzulegen.

heute bestimmt man die wohnungsgröße nach der größe der wohnfläche. so sollen nach den neuesten bestimmungen der berliner wohnungsfürsorgegesellschaft kleinstwohnungen eine fläche von 48, 54, 62 qm haben, wobei 48 qum einer eineinhalb-zimmer-wohnung, 54 qum einer zwei-zimmer-wohnung, 62 qum einer zweieinhalb-zimmer-wohnung, entspricht. aber auch diese flächenbemessung ist genau wie die bemessung nach zimmern von traditionellen gewohnheiten abhängig und für eine freiere grundriß-gestaltung, die auf das wirkliche bedürfnis der bewohner eingeht, ist damit noch keine basis geschaffen.

die an sich richtige methode, die größe nach der fläche zu bemessen, scheitert an der willkürlichen annahme dieser fläche, die von der alten zimmerteilung abhängig ist.

bei festlegung der flächengröße für eine wohnung muß die erste überlegung die sein, wieviel personen darin unterzubringen und wie die räume auf der fläche zu verteilen sind. es ist zu ermitteln: die wohnungsgröße für 1, 2, 3, 4, 5, 6 usw. personen, wobei zu berücksichtigen ist, daß jede wohnung, gleichgültig für wieviel personen sie gedacht ist, den nötigen wohn- und schlafraum, bad und küche haben muß.

Ludwig Karl Hilberseimer, kleinstwohnungen. Um 1929, Titelseite aus „bauhaus", Heft 2, 1929, BHA. ● „mit diesen grundrissen wurde versucht, dem jedem menschen zustehenden mindestanspruch an wohnraum zu genügen. die erfüllung von ansprüchen ist jedoch abhängig vom reichtum eines volkes und vom stande der technik.", so Hilberseimer im Kommentar.

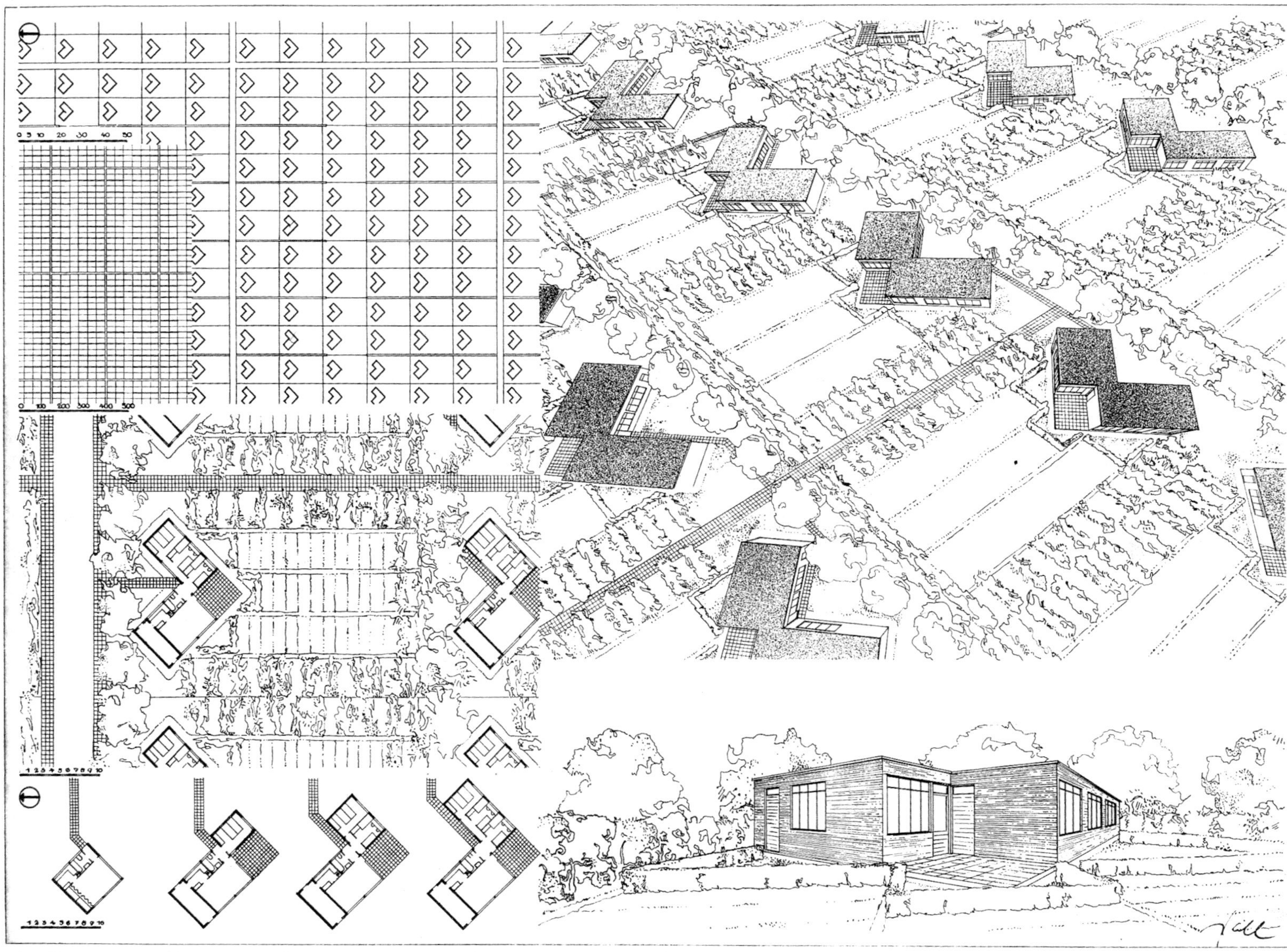

Pius Pahl, Bebauungsplan, Grundrisse und Ansichten für eine Siedlung aus L-förmigen, erweiterungsfähigen Einfamilienhäusern. 1931/1932, BHA. ● Der L-Typ wird hier erweitert – eine Hausform, mit der auch Hilberseimer häufig experimentierte und der nachbarliche Sichtblenden, ein wichtiger Aspekt bei großflächigen Siedlungen, strukturimmanent waren.

1924 erstmals publiziert hat. Dieses Schema wurde von ihm in den folgenden Jahren immer wieder variiert und zu verschiedenen Anlässen veröffentlicht, um sein Anliegen, seine Forderung nach einer „vertikalen Funktionstrennung der Stadt", zu propagieren. Diese gipfelte schließlich in seinem heute erschreckend naiv und romantisch zugleich anmutenden „Vorschlag zur Citybebauung" (Berlins) von 1929, bei dem er ein mehrere Hausblöcke umfassendes Areal in der südlichen Friedrichstadt westlich der Friedrichstraße mit gigantischen Reihenhochhäusern überformte, die auf durchgehenden, zweigeschossigen Gebäudesockeln ruhen. In seiner Radikalität erinnert dieses Schema an die Vision der „Ville Contemporaine", 1922, von Le Corbusier oder dessen „plan voisin", 1925, einer ebenfalls gigantischen Überformung beziehungsweise Überbauung der Pariser Innenstadt.

Jener „linke Baufunktionalismus" (Winfried Nerdinger), dem eine Reihe von Architekten der Zeit, zum Beispiel auch Mart Stam, Hannes Meyer und Hans Schmidt, anhingen, basierte auf der Vorstellung, daß sich alles planen ließ, wenn man es nur wollte. Sie glaubten nicht an eine Selbstgenerierung und -regulierung der urbanen Energien und Raumordnung; dieser wilde Mechanismus der inneren Stimulans bedeutete für sie das Chaos Stadt schlechthin. Etwas Neues mußte dem offensichtlichen Durcheinander entgegengesetzt werden. Dies aber mußte aus einem allgemeinen, quasi übergeordneten Wandel heraus gedacht werden, nämlich aus der Änderung der gesellschaftlichen Verhältnisse, aus der revolutionären Umwertung alles bisher Gedachten. Hilberseimer schrieb dazu in der Zeitschrift „G": „Das wirklich Neue aber, das heute alle angeht, die eigentlichste Aufgabe unserer Zeit – ist es nicht die Schaffung einer neuen Gesellschaftsordnung und die Propagierung der ihr zugrunde liegenden Ideen?" (Nr. IV, 1926) Mit dieser Haltung war er in den Augen von Hannes Meyer natürlich geeignet für die Position des Leiters der Bauabteilung am Bauhaus. Er war hier zunächst für konstruktives Entwerfen zuständig und hielt nebenher Städtebaukurse ab. In seinen Entwürfen und Studien wird zunehmend sein Interesse für die Probleme des Siedlungsbaus deutlich. Er untersuchte zum Beispiel mit den Studenten die Abhängigkeit der Bebauungsdichte von der entsprechenden Wohnform für Minderbemittelte und entwickelte in diesem Zusammenhang spezielle Einfamilienhaus- und Wohnungstypen, die auf städtebaulichen Analysen aufbauten. Theoretisch hielt er dabei immer an linken Ansichten fest. Das heißt, daß er die Suche nach neuen architektonischen und städtebaulichen Lösungen immer rückkoppelte an die gesellschaftlichen Verhältnisse, vor allem an die Bezahlbarkeit von Wohnraum für die ärmeren Volksschichten.

Unübersehbar ist in diesem Zusammenhang der bislang nie auch nur ansatzweise erwähnte und deshalb auch nie entsprechend gewürdigte Einfluß Hilberseimers auf den unter Meyer im Jahr 1930 erarbeiteten Bauabschnitt der Stadtsiedlung Dessau-Törten. Hilberseimers Anteil an dieser originären, im Bauhaus erarbeiteten Siedlungsanlage – es ist der einzige direkt an die Bauabteilung ergangene Auftrag! – ist wohl deshalb nie gesehen worden, weil Meyer diese Arbeit immer für sich reklamierte und unter eigenem Namen publizierte. Die Erweiterung der von Walter Gropius zwischen 1926 und 1928 errichteten Siedlung sah eine spezielle Mischbebauung vor, bestehend aus einem Laubenganghaustyp und verschiedenen Flachbautypen. Diese Art der Mischbebauung aus verschieden kombinierten Haustypen wurde in den 20er Jahren kaum oder gar nicht – außer eben von Hilberseimer – auf ihre Brauchbarkeit hin untersucht. Andere Konzepte waren immer starrer, also unflexibler und einseitiger ausgerichtet. In diesem Sinne verfeinerte und transformierte er die bestehenden städtebaulichen Ansätze von Le Corbusier, die jener für die Stadt Paris entwickelt hatte und die Hilberseimer selbst Mitte der 20er Jahre noch als vorbildlich ansah.

An zwei vorhandenen Plänen, oftmals publiziert – doch niemals unter dem Namen Hilberseimer –, läßt sich sein Einfluß unzweifelhaft ablesen, denn sowohl der Geländeschnitt mit den Straßenprofilen als auch die Vogelperspektive sind typische Analyseergebnisse und Darstellungsformen aus dem Hilberseimerschen Repertoire. Aber auch die Durcharbeitung der Einzelhaustypen geht auf Hilberseimer zurück. L-förmige Haustypen in Zick-Zack-Form oder derart in Reihen angeordnet, daß eine Art offener Hofhaustypus entsteht. Zusätzlich noch ein Reihenhaustypus mit einer speziell auf Hilberseimer zurückgehenden Grundrißdisposition. Für all diese Haustypen finden sich in den Folgejahren immer wieder Entwürfe und Grundrißstudien von Studenten des Bauhauses, die unter Hilberseimers Anleitung entstanden. Offensichtlich verfolgte er diese Idee kontinuierlich weiter; er sah in diesen Entwurfsprojekten wahrscheinlich die Möglichkeit, die Studenten mit realen Bauaufgaben und nicht, wie bei Mies, mit abstrakten Aufgabenstellungen zu beschäftigen.

Unter dem Direktorat von Mies van der Rohe wurde Hilberseimer zu einem der wichtigsten Lehrer, sowohl was die organisatorischen Belange der Schule und somit die Umstrukturierung des Unterrichts als auch was die unmittelbare Durcharbeitung und Betreuung der studentischen Entwürfe betrifft. Fast allen Studentenarbeiten aus den letzten Bauhausjahren ist ihre doppelte Herkunft anzusehen: Die formalen Anleihen und Ausdrucksqualitäten entstammen der strengen Entwurfslehre von Mies, die konzeptionelle und funktionale Durcharbeitung folgt hingegen der typologischen und rationalen Strenge, wie sie Hilberseimer lehrte. Sein Einfluß ist später, von den Vereinigten Staaten ausgehend, noch gewachsen. 1938 folgte er, auf Vorschlag von Mies, einem Ruf an das Illinois Institute of Technology, wo er bis zu seinem Tod 1967 lehrte und wo er weiterhin sehr eng und freundschaftlich verbunden mit Mies zusammenarbeitete. Ab 1955 leitete er die Abteilung für Städtebau und Regionalplanung. Aus dieser Zeit stammen einige seiner wichtigsten Schriften, aus deren Masse vor allem das Buch „Entfaltung einer Planungsidee" (deutsch 1963) herausragt, das als eine Art Vermächtnis des Schaffens dieses Architekten, Städtebauers und Pädagogen gelten kann.

Pius Pahl, Grundrisse und Ansichten für eine Kettenbebauung mit erweiterungsfähigen, L-förmigen Reihenhäusern. 1931/1932, BHA. ● Pahl versuchte hier, wie Hilberseimer, aus einem Haustyp eine Reihe, ein rhythmisches Additionsprinzip zu entwickeln, um zu einer Art Hofhaus zu gelangen.

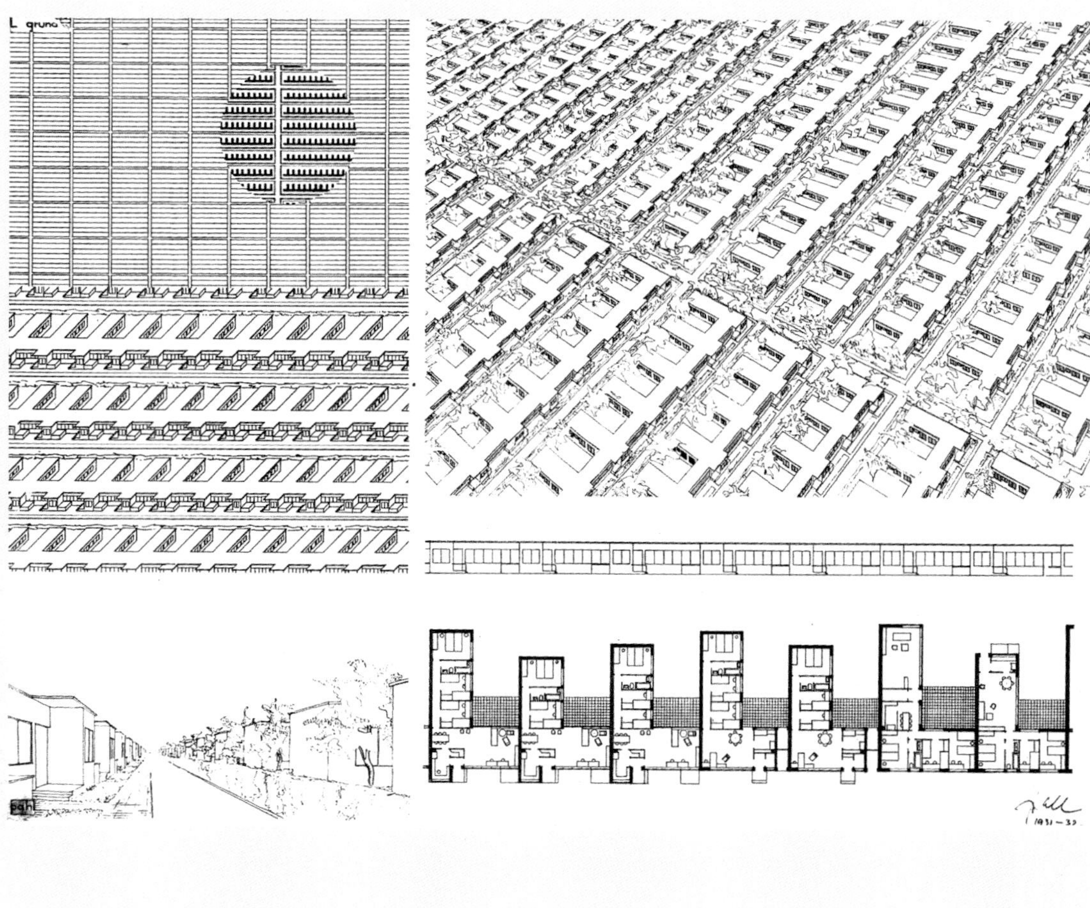

Die Schöne Neue Welt – eine Hausbaurevue. Spaziergang durch eine unmögliche Bauhausstadt

Martin Kieren

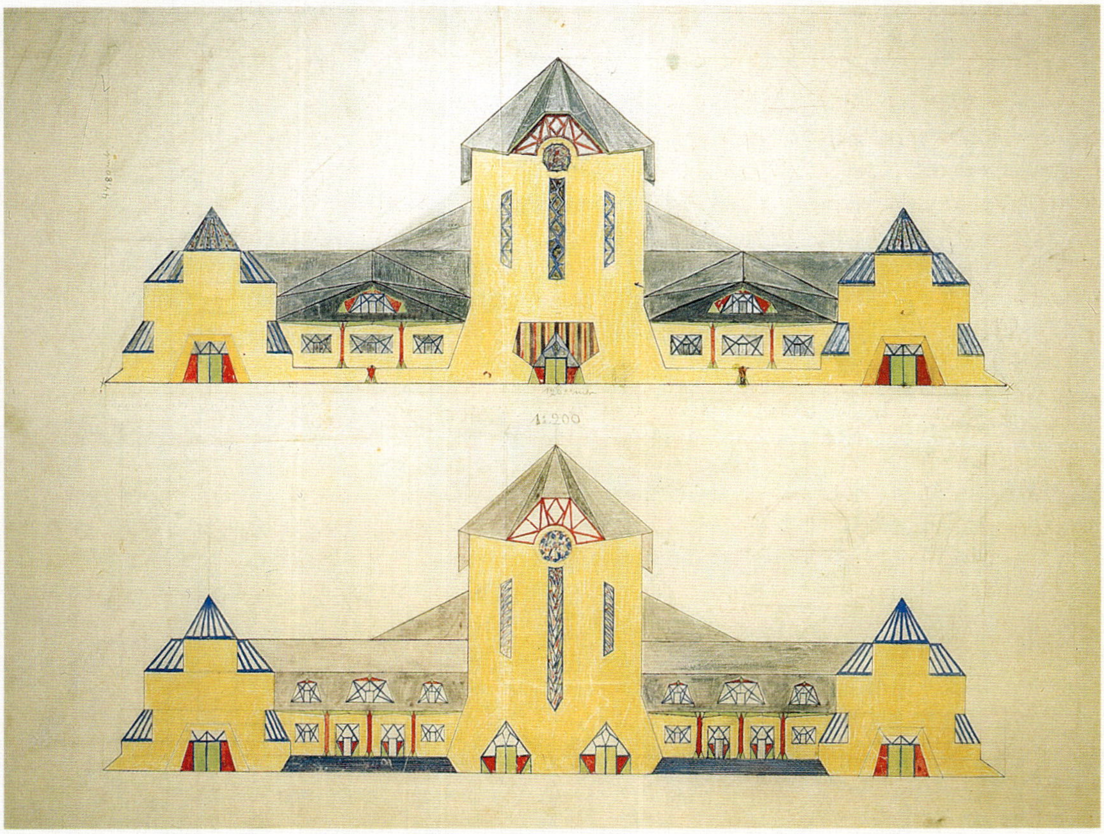

Walter Determann, Bauhaussiedlung, Hauptgebäude, zwei Ansichten. 1920, Aquarell und Tusche über Graphit auf Papier, 62,7 x 79,5 cm, KW. ● Expressionistische Volkshausgedanken, sakrale Elemente und solche der Volkskunst finden sich in diesem Entwurf wieder. Dergestalt ist der geplante Mittelpunkt für die Weimarer Siedlungsanlage ein typisches Zeugnis für die frühe Bauhausphase.

Eine jede Vision will Wirklichkeit werden. Einmal in die Welt gesetzt, als auf die Zukunft als Projektionsfläche zugeschnittenes und ihr anheimgegebenes Bild, will sie weiter- und also über ihren Status als Vision hinauskommen und materialisiert werden. Ersonnen aus vielerlei Gründen – manchmal auch Abgründen –, hauptsächlich aber als Kritik formuliert, mithin als Reflex auf bestehende Zustände, sucht sich eine jede Vision dank der ihr immanenten Energien einen Weg durch das Dickicht der Wirklichkeit, um in ihr einen Platz einzunehmen. Nein, nicht nur einen Platz unter anderen – sie will die anderen Plätze einnehmen, das vorhandene, in der Geschichte sedimentierte Bildpotential ersetzen durch ein aus ihr heraus entwickeltes Vokabular. Mit der Vision beziehungsweise den avisierten Zielen des Bauhauses verhält es sich nicht anders. Im Vordergrund bei der Gründung dieser Institution stand nicht, eine am Ende des 20. Jahrhunderts berühmte Kunstgewerbeschule oder alternativ-snobistische Handwerksausbildungsstätte zu gründen, sondern – eine Vision. Eine, die Lebens- und Produktionsbedingungen ebenso einschloß wie ein der Tradition gegenüber verändertes Bewußtsein und Denken, das darauf gerichtet war, die sichtbare, die materialisierte Welt zu verbessern, ansehnlicher zu machen. Häuser und Alltagsgegenstände, Kleidung und Möbel, Tapeten und Stoffe – alles sollte anders, schöner, besser werden. Mit der Idee „Das Endziel aller bildnerischen Tätigkeit ist der Bau!" war ja nicht eigentlich ein Bauwerk als Hülle für ein angenehmeres Wohnen und Arbeiten gemeint, sondern der Weltenbau als die aus den Fesseln der Tradition befreite Behausung für einen neuen Menschen.

Eines der Ziele war, neben der Erziehung zum Geistigen, die Verschönerung der Welt. Zumindest aber, jedenfalls zunächst einmal, die Verschönerung unserer Städte oder der „gebauten Umwelt", wie es heutzutage heißt. Auch wenn das eigenartig klingen mag: Gestaltung, sei es im kleinen oder großen Maßstab, mag es Gegenstände oder Gebäude betreffen, hat immer auch mit „venustas" (Schönheit) zu tun, mit jenem Überschuß, der über das Notwendige hinausgeht und einen unerklärlichen Rest wahrt, ein Geheimnis – sonst könnte man sie getrost den Ingenieuren und den von ihnen konstruierten Maschinen überlassen. Es werden jedoch immer nur Teile der in diesen Visionen aufgehobenen Ideen realisiert. Das ist in unseren Städten sichtbar. Während die einen dies als Scheitern in der Totalen bedauern, zumal die Visionäre, begrüßen andere diesen Umstand des Nebeneinanders, Mannigfaltigen, des Vielzubunten. – Angesichts dessen, was das Bauhaus zu Beginn seines Bestehens an Materialisationen einer „Schönen Neuen Welt" erdachte und sah, ist es heute müßig zu fragen, ob es vorteilhafter wäre, eher der Begrüßungsfraktion anzugehören als jener, die daran verzweifelt, daß einmal mehr eine totalitäre Strategie an ihren eigenen Antagonismen gescheitert ist. Auch wenn das, was uns als sichtbares Ergebnis begegnet, nicht immer als „schön", geschweige denn als Folge einer Verschönerungsmaßnahme bezeichnet werden kann.

Wie bei den anderen Werkstätten und Abteilungen des Bauhauses läßt sich gerade auch in der Haltung zur Architektur (eine eigene Abteilung gab es ja lange Zeit nicht) eine Akzentverschiebung – innerhalb des eigenen Metiers vor allem im Kontext der anderswo diskutierten Ideen – im Taktschlag kurzer Zeiträume feststellen. Das lag zum einen an den verschiedenen Architekten-Direktoren des Bauhauses – Gropius, Meyer und Mies –, die aus unterschiedlichen Milieus stammten, unterschiedliche praktische und ideologische Voraussetzungen hatten und auch sehr divergierende Begabungen und Neigungen mitbrachten. Zum anderen aber lag dieser ständige Wandel an dem Umstand, daß die wirtschaftlichen, die produktionstechnischen und vor allem die politischen und sozio-kulturellen Bedingungen in Deutschland während des 14jährigen Bestehens des Bauhauses einer rasanten Bewegungs- und Veränderungslogik unterlagen. Und von dieser blieb nichts unberührt. Schon gar nicht jene Ausbildungsstätte, die sich selbst diese Bewegungsmotorik, quasi als inneres strukturelles Motiv zur Veränderung und Verschönerung der Welt, auf die Fahnen geschrieben hatte.

Wenn wir uns – als geistige Übung und Kompensation für das Scheitern der Vision(en) – eine Stadt vorstellten, die ganz im Sinne der Bauabteilung (unter Berücksichtigung der Zuarbeit und unter Zuhilfenahme von Ausschmückungs- und Verschönerungselementen der anderen Werkstätten) entstanden wäre, würden die wirren Umstände und Voraussetzungen, unter denen in Weimar, Dessau und zuletzt in Berlin gearbeitet wurde, deutlich. Aber auch ein abstruses Bild von Urbanität und (Stil-)Brüchen der Elemente und Gebäude, aus denen diese Städtevision besteht, würde sichtbar. Wenn man die Gebäude, die zwischen 1919 und 1933 von Bauhäuslern entworfen und gebaut wurden, einmal typologisch sortieren würde, könnte man staunend entdecken, daß sich daraus tatsächlich eine komplette Stadt „synthetisch" zusammensetzen ließe. Feststellen ließe sich außerdem, daß diese Stadt eben nicht einheitlich, einer visuellen Vision folgend, erschiene, sondern daß sie sich wie die Wirklichkeit verhielte: zusammengesetzt aus Sedimenten und Manifestationen verschiedener Visionen und Ideen.

Die typologische Bandbreite umfaßt, als unvollständige Liste, geordnet nach den Städten Weimar, Dessau, Berlin: Fabriken in moderner Stahlkonstruktionsweise, ein umgebautes Stadttheater und ein überhöht symbolistisch-expressionistisches Denkmal in Nachbarschaft zu einem „palladianischen Tempel" als Zentralbau, der einer Familie zu Wohnzwecken dient; handwerklich und auch im tayloristischen Maschinentakt produzierte Ein- und Mehrfamilienhäuser, denen man ihre „Platten"-Logik aus dem Geiste dieser mechanisierten Verfahren und auch die daraus erwachsenen Bauschäden ansieht; expressionistisch anmutende und streng orthogonal, in De-Stijl-Manier errichtete Gebäude, die der Bilderwelt und der Malerei van Doesburgs und Mondrians entstiegen zu sein scheinen und jenem späteren, vielbeschworenen Funktionalismus völlig fremd sind; mystisch flackernde Lichttempel aus verschiedenen Materialien wie Blech und buntem Glas, einen Turm des Feuers und ein Blockhaus ganz aus Holz im Stile US-amerikanischer Präriehäuser, Bauten aus dem Bereich der Verkündungsabteilung „Alles wird gut"; Wohnkolonien in alternativ-folkloristischer Bauart mit bunten Versatzstücken, deren Grundrisse aussehen wie Fleckenteppiche aus der Pop-Ära, und einen Wolkenkratzer aus einem mit Muschelkalk verkleideten Stahlbetonskelett für eine große Zeitung, modern zwar, aber doch mit entlehnten Bauelementen; Lager- und Verwaltungsgebäude, glatt verputzt und verklinkert im Stile der Neuen Sachlichkeit, also taktisch einheitlich befenstert und wie Hausrohlinge auf Großstadtbildern von George Grosz anzuschauen; waghalsig konstruierte Grabanlagen, eine philosophische Akademie als streng-rhythmische und nach funktionalen Kriterien angelegte Baufigur, ein Kindererholungsheim, ein Kindergarten und -hort und kubisch-würfelförmige

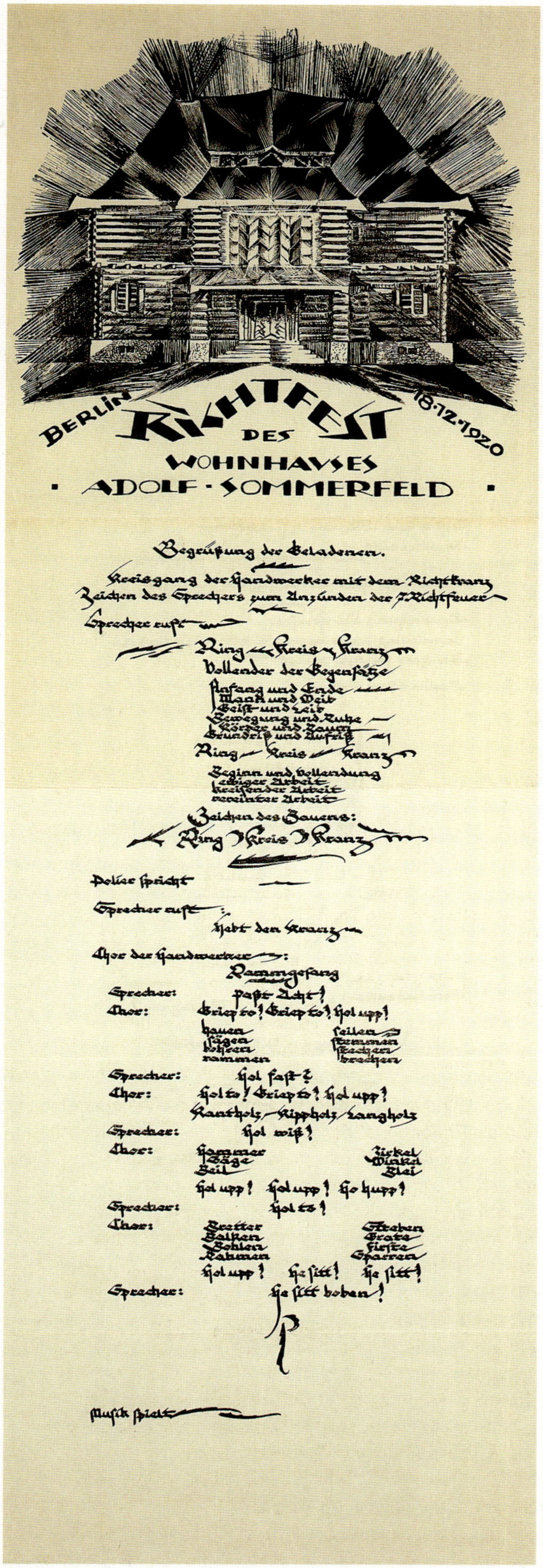
BERLIN RICHTFEST 18·12·1920
DES
WOHNHAUSES
· ADOLF · SOMMERFELD ·

Begrüßung der Geladenen.
Kreisgang der Handwerker mit dem Richtkranz
Zeichen des Sprechers zum Anzünden der 7 Richtfeuer
Sprecher ruft
Ring Kreis Kranz
Vollender der Gegensätze
Anfang und Ende
Mann und Weib
Geist und Leib
Bewegung und Ruhe
Körper und Raum
Grundriß und Aufriß
Ring Kreis Kranz
Beginn und Vollendung
ewiger Arbeit
kreisender Arbeit
vereinter Arbeit
Zeichen des Bauens:
Ring Kreis Kranz
Polier spricht
Sprecher ruft:
Hebt den Kranz
Chor der Handwerker:
Rammgesang
Sprecher: Paßt Acht!
Chor: Griep to! Griep to! Hol upp!
hauen, sägen, bohren, rammen — seilen, stemmen, stechen, brechen
Sprecher: Hol fast!
Chor: Hol to! Griep to! Hol upp!
Kantholz, Ripphölz, Langholz
Sprecher: Hol wiß!
Chor: Hammer, Säge, Beil — Zirkel, Winkel, Blei
Hol upp! Hol upp! Ho hupp!
Sprecher: Hol to!
Chor: Bretter, Balken, Bohlen, Rahmen — Streben, Grate, Firste, Sparren
Hol upp! He sitt! He sitt!
Sprecher: He sitt boben!
Musik spielt

Programm für das Richtfest des Wohnhauses Adolf Sommerfeld, Berlin. 18. 12. 1920, Holzschnitt von Martin Jahn, BHA. ● In der Mystik des Mittelalters, seinen Bauhütten und der kristallinen Strahlensymbolik erkannte man in der ersten Bauhausphase Vorläufer der eigenen Ideen. Einer Epiphanie gleich steigt das Haus Sommerfeld in Jahns Holzschnitt aus einem Strahlenkranz.

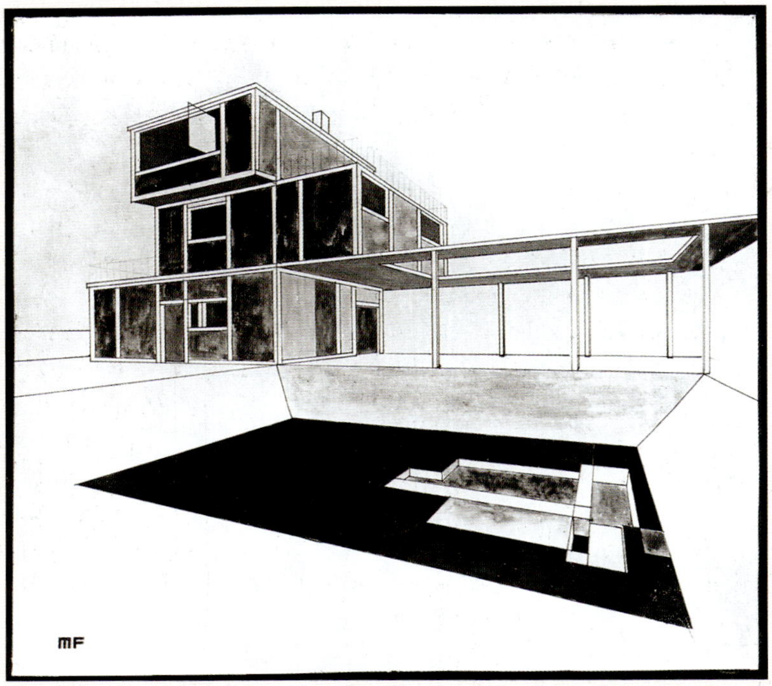

Farkas Molnár, Entwurf eines Einfamilienhauses in Fachwerk (Eisenbeton). 1923, Originalreprofoto des Entwurfes, BUW, Bildarchiv. • Molnár versuchte mit diesen Studien, Konstruktion, Struktur und Baukörpervolumen in ein ausgewogenes Verhältnis zueinander zu bringen. Das Bauhaus entdeckte zu dieser Zeit den Eisenbeton als Bau- bzw. Konstruktionsmaterial.

atmende Bau für die gewerbliche Berufsschule beziehungsweise technische Lehranstalt. Die Schule ist fertig, der Lehrbetrieb beginnt, die Studenten und Lehrer planen und bauen, die Produktion von Bildern für die „Neue Stadt" läuft an. Es werden gebaut: zunächst Wohnhäuser für die Professoren (die heimlichen „Meister"), ein Verbund von kubisch miteinander verschnittenen Volumen, wohlproportioniert und gediegen; ein Gebäude für den Konsumverein und ein Arbeitsamt, schwungvoll und präzise in den Stadtraum plaziert; ein Stahlhaus (als „Experimentierbaustelle"), weitere Einfamilienhäuser und Villen in allen kubischen Stilvariationen, also würfel- und kistenförmig, Flachdach, arhythmisch befenstert; ein „Haus des Volkes", ein Haus für einen Arzt (terrassiertflach, clean, kühl, gesund); eine klösterliche organisierte Gewerkschaftsschule, die sich der Landschaft und dem bewegten Gelände anschmiegt; eine Arbeiterbank, deren städtebauliche Situation und architektonische Durcharbeitung aus einem ergonomisch korrekt belichteten Schreibtisch abgeleitet ist; eine Gaststätte am Fluß, Laubenganghäuser für Arbeiter in klassischem Backstein ähnlich englischen Arbeiterhäusern aus dem 19. Jahrhundert und neuartige Hofhaustypen für Angestellte am Stadtrand, die die Familienidylle der heutigen Vorortsiedlungen vorwegzunehmen scheinen; ein Flughafen, räumlich und architektonisch verschieden angelegte Schulen, Großsiedlungen und weitere Flachbau- und Reihenhaussiedlungen, die das ganze Potential der nächsten 60 Jahre Bauen beinhalten; ein Totaltheater für experimentelle Aufführungen und schließlich eleganteste Villen im Stile des „Barcelona-Pavillons", den Mies anläßlich der Weltausstellung 1928/1929 entwirft. Letztere entstehen vor allem in der Berliner Zeit – wie eine Reihe anderer Edelbauten, die in einem abstrusen Kontrast zu Atelierhäuser, die die Anmutung der zwanghaft beibehaltenen Grundfigur aus dem Vorkurs nicht abstreifen können und, zuletzt, ein Ausstellungsgebäude als Demonstrationsobjekt, das sich selbst ausstellt und in dem zusätzlich alle diese Versuche, eine Stadt und die in ihr integrierten Elemente zu planen und zu bauen, ausgestellt werden. Soweit dieses städtebaulich-architektonische Potpourri aus Weimar.

Bleiben wir in diesem Bild, in dieser Beschreibungsmechanik der Stadt, die es nie gab, die wir aber gleichwohl vor unserem inneren Auge Revue passieren lassen können. In Dessau werden die ersten (Stadt-)Erweiterungen vorgenommen. Zunächst wird die Schule gebaut, in der die Architekten ausgebildet werden, die sich diese Stadt ausdenken, sie entwerfen, im Detail planen und im großen erweitern. Es ist das strenge, kubische, strahlendweiße „Laboratorium" für neue Ideen zur Architektur und Stadt. Einer „reinen Lehre" entwachsen, strahlt es gleichsam neutral, sachlich und doch auch, mit seiner kristallin-gläsernen Wand, pathetisch in die „Neue Welt". Dem Schulbau angegliedert ist der den gleichen Geist

Andor Weininger, Haus Stijl Fantasia. 1922/1951, Tusche, Graphit und Gouache auf Papier, 30,5 x 42,4 cm, KW. • Das Motiv geht auf den Einfluß van Doesburgs zurück, der sich zur Zeit der Entstehung dieser Zeichnung in Weimar aufhielt und mit Agitation wider ein expressionistisches Bauhaus bzw. Kampfthesen für De Stijl Bauhausstudierende in seinen Bann zog.

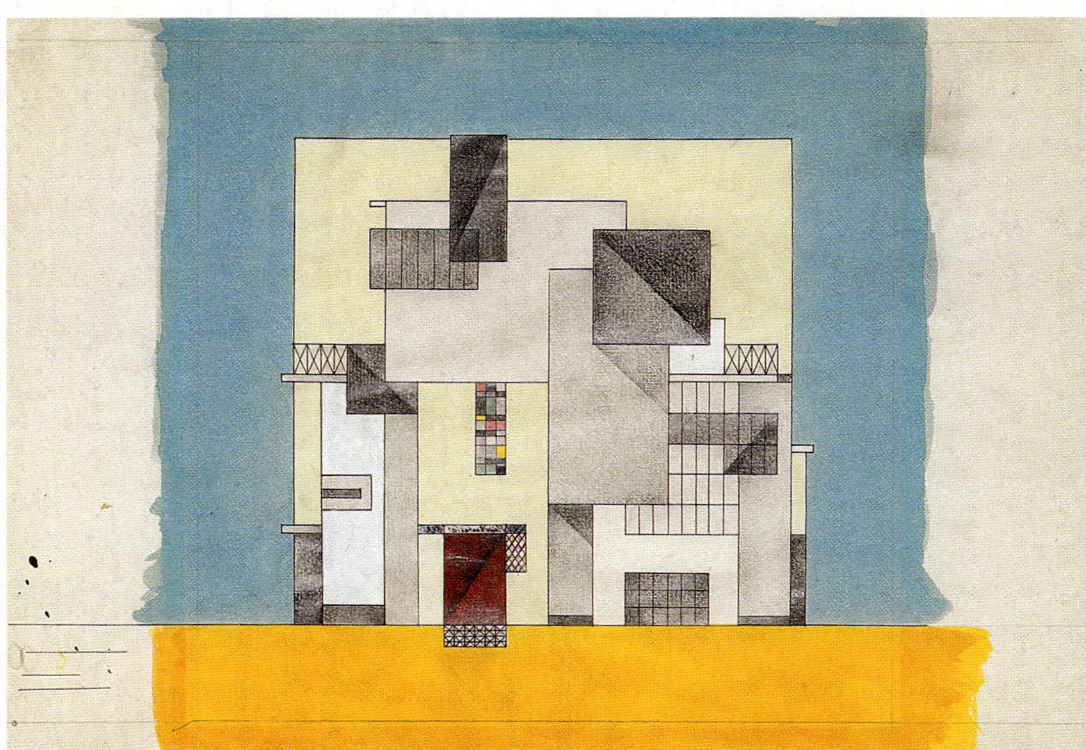

ihrer Zeit und den Bedürfnissen der Menschen stehen –, bevor man das Experiment der Planung und des Baus einer neuen Stadt beenden muß. Die Elemente sind real, doch die komplette Stadt ist nicht existent – und doch: Nach dem Zweiten Weltkrieg wurde die Vision des Bauhauses von ganz unterschiedlicher Seite aktiviert, wurden einzelne Fragen erneut aufgeworfen, die sich mit dem Bau dieser visionierten Stadt verbanden. Dabei rückten bestimmte Probleme in den Vordergrund. Die rationalisierte Bauweise für große Siedlungseinheiten findet sich sowohl im kapitalistischen Westen wie im sozialistischen Osten wieder. Die einfache kubische Form wird für fast jeden Bautypus angewendet, bis sie von den unbegabtesten Epigonen totdekliniert worden ist und durch den Nierenschwung ersetzt wird; der in diesen Kuben aufgehobene Gedanke der klaren und sachlichen Form aber wird immer wieder gerettet, verfeinert, auf die Höhe der Zeit bis in unsere Gegenwart gezogen. Im privaten Villenbau werden ebenfalls einige Prinzipien der „Neuen Welt“ weiter angewendet: offene Raumfolgen mit inszenierten Durchblicken, ökonomische Wegeführung und rationale Raumdisposition, Rücksicht auf topografische Gegebenheiten und flachdachterrassierte Verschränkung der Baumassen beziehungsweise -volumen.

Was sich nicht erfüllt hat, ist die Vision der Verschönerung als Strategie der Versöhnung der verschiedenen Klassen, der Gegensätze, die die Gesellschaft produziert und visuell im Alltag abbildet. Man wollte schöne Inseln bauen, der Stadt gleichsam beispielhafte Architektur injizieren. Man wollte sie kontaminieren, auf daß sie sich, um überleben zu können, dazu veranlaßt sähe, diese neue Schönheit zu absorbieren, deren Kriterien sich anzuverwandeln. Es verhält sich in der deprimierenden Rückschau allerdings eher umgekehrt proportional zu den avisierten Zielen. Aus der Gemengelage unserer gebauten Umwelt, der seit dem Bauhaus materialisierten, gebauten Sedimente im Verhältnis zu dem, wie die „Schöne Neue Welt“ aussehen könnte, ragen einzelne Zeugen, umbraust vom Verkehr und umstellt von Werken unbegabter Epigonen, schweigend heraus.

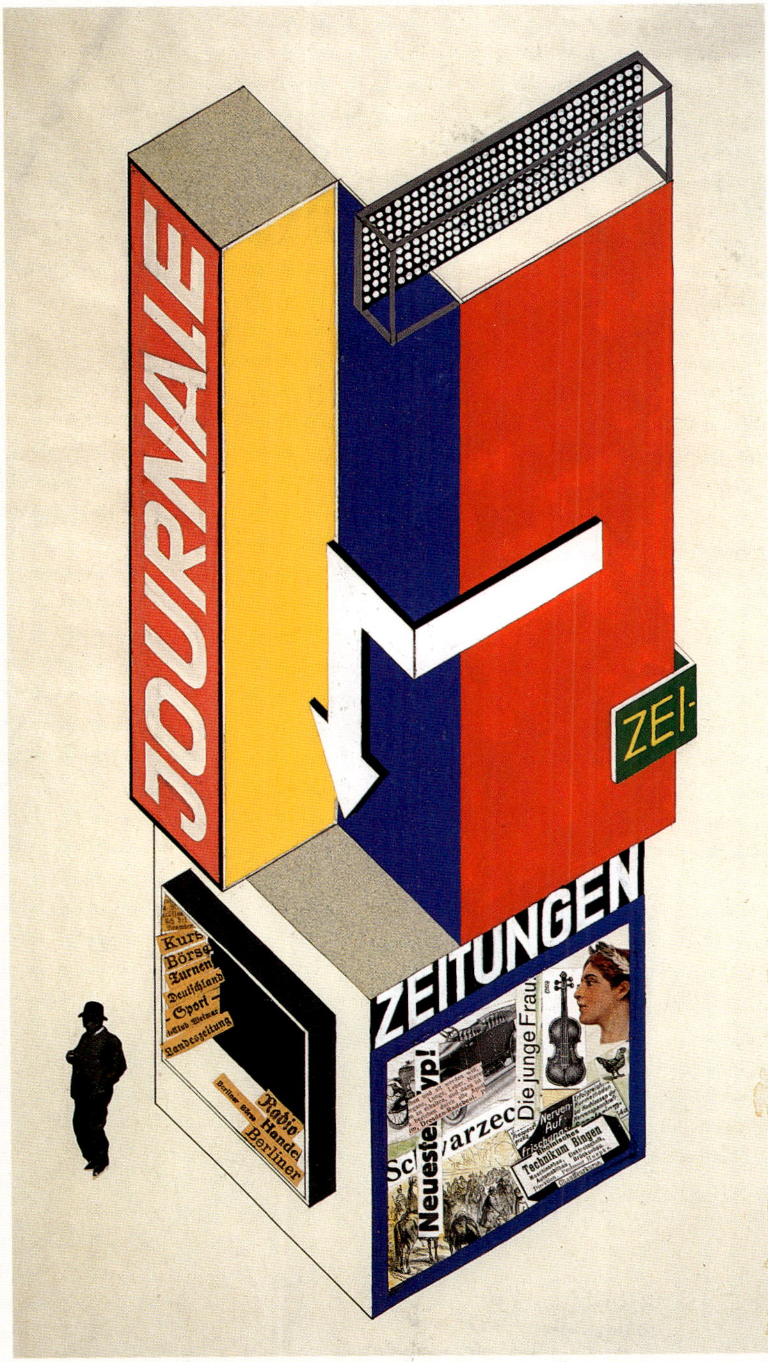

Herbert Bayer, Entwurf eines Kioskes für den Zeitungsverkauf. 1924, Tempera und Collage, 64,5 x 34,5 cm, BHA. ● Bayer versuchte hier einmal mehr, Fläche und Typografie, Baukörpervolumen und Farben für eine Idee zu aktivieren. Die entsprechenden Vorbilder lieferten Propagandakunst und Konstruktivismus der sowjetrussischen Avantgarde.

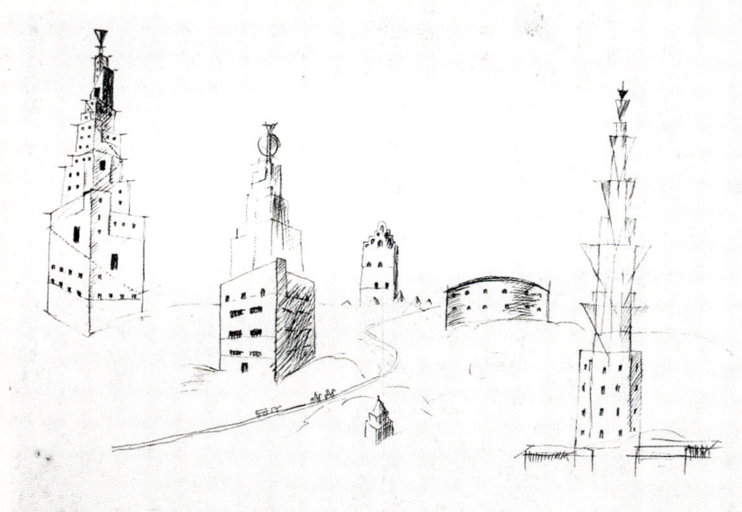

Gerhard Marcks, Landschaft mit Turmarchitekturen. Um 1919, Feder auf Papier, Archiv der Gerhard Marcks-Stiftung, Bremen. ● Fast in Kleescher Manier skizziert Marcks eine eigenartige Situation: Phantasievolle und postmodern anmutende Turmbauten ragen aus einer Art Gebirgslandschaft, die von einem Pfad durchzogen wird, auf der sich zwei Reiter und ein Eselskarren bewegen. Der Töpfer Marcks als Schöpfer bizarr-romantischer Architekturen.

Theorie

Das Bauhaus als Biskuit – gegen retrospektive Prophetien

Bazon Brock

Bauhaus? Nun ja. Vorkurs, Grundlehre, Kooperation von Formmeistern und Werkmeistern, Einheit von Kunst und Technik – das war vielleicht einmal ganz attraktiv, aber heute ist es wohl kaum noch der Rede wert. Wer gibt schon etwas auf Programmatiken? Und herausgekommen ist ja kaum mehr als höheres Kunstgewerbe.

Wenn das kaum der Rede wert ist, warum dann die zahllosen Studien zur Geschichte des Bauhauses in Weimar, Dessau und Berlin, in Tel Aviv, Chicago und Cambridge? Warum ist es dann nicht möglich, irgendein Gespräch über die Zukunft industrieller Gestaltung, über Curricula der Studien oder über das Selbstverständnis von Künstlern und Designern zu führen, in dem auch nur die Erwähnung des Namens oder Begriffs „Bauhaus" vermieden werden könnte?

Die am weitesten verbreitete Antwort auf diese Frage lautet: Das Unternehmen Bauhaus fiel den rigiden und bornierten Polit- und Kulturstrategien der Nationalsozialisten wie der Universalsozialisten zum Opfer. Aus eigener Erfahrung eng begrenzter Durchsetzungsfähigkeit neigen wir dazu, uns mit den Bauhäuslern als Opfern zu identifizieren. Wir vollziehen eine Art Wiedergutmachung für uns selbst, wenn wir darstellen, was den Bauhäuslern angetan wurde. Und dann legen wir uns ins Zeug für eine retrospektive Prophetie: Was hätte aus dem Bauhaus werden können, wenn es geworden wäre, was es nie war, weil es das nicht sein durfte? Wie hätte sich unser Verständnis kultureller Produktion verändert, wenn auch wir zu Bauhäuslern geworden wären als Gemeinschaft der vervielfältigten Gropiusse: mit direktoraler Entscheidungsautonomie, gewandt im Umgang mit Unternehmern, Meinungsmachern und Politikern – ökologischen Parametern so selbstverständlich verpflichtet wie dem wirtschaftlichen Nutzen und den zukünftigen Generationen?

Wer sich die ausgemalten Prophetien ansieht, erlebt eine Überraschung. Wir sind genau das geworden, was wir uns als verhinderte Bau-

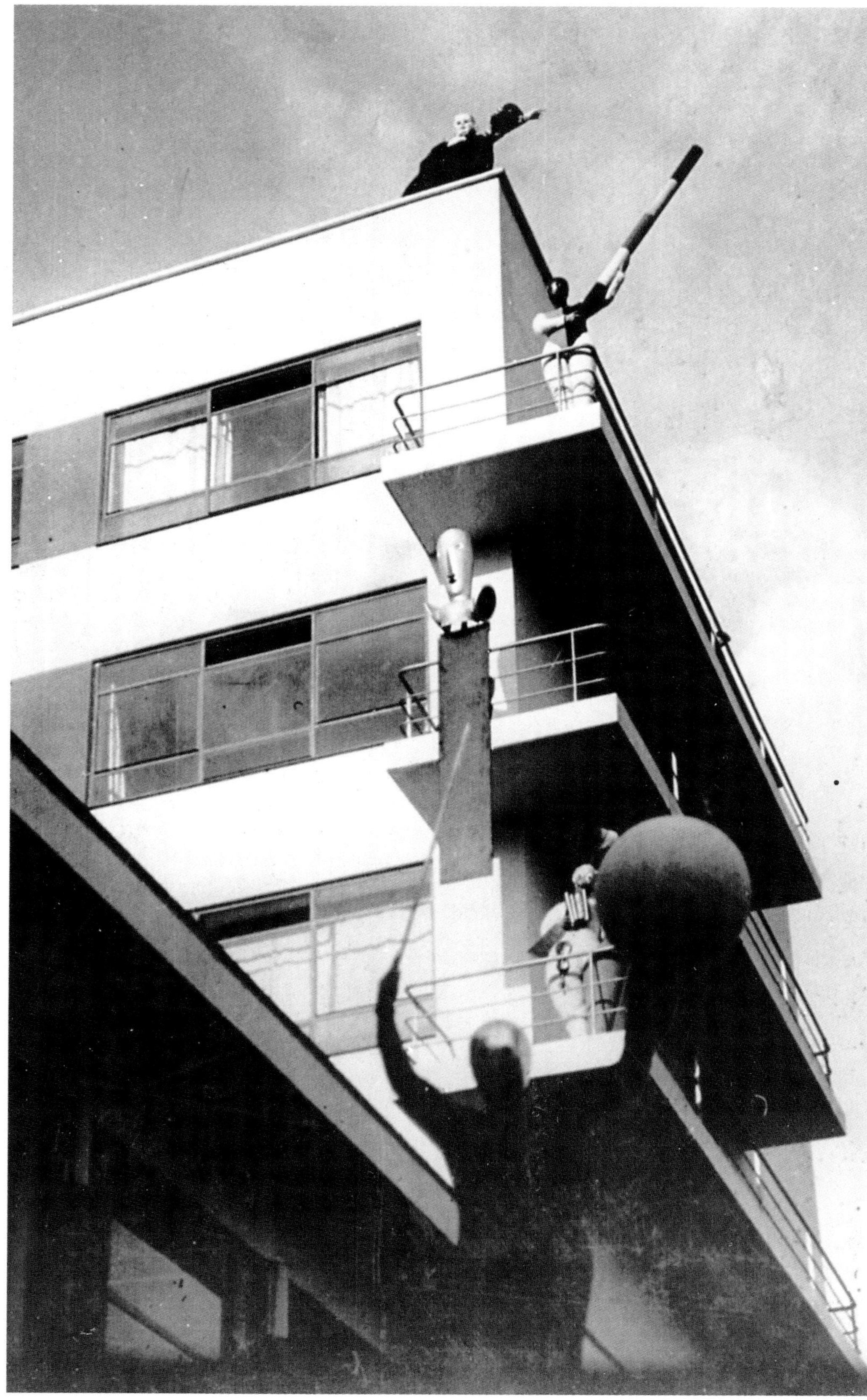

Der Bau als Bühne. Um 1927, Foto von Erich Consemüller oder T. Lux Feininger, Bühnen Archiv Oskar Schlemmer. ● Schlemmer nutzte die sprungturmähnliche Anlage des Atelierhauses als Freilichtbühne und zur inszenatorischen Staffelung der dramatischen Geste in die Vertikale. Eine Frühform der „Kunst mit dem Bau".

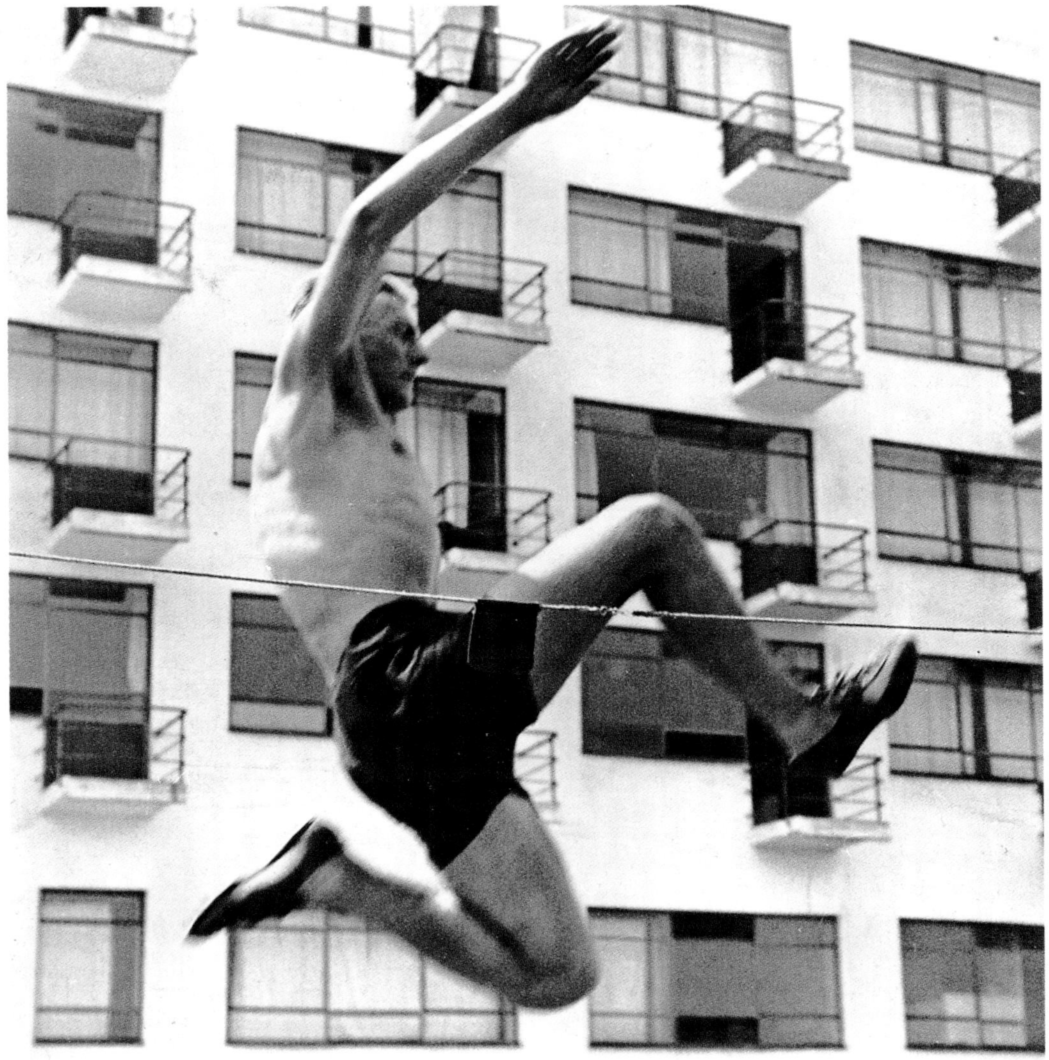

Hochspringer vor dem Prellerhaus. 1930, Foto von Hajo Rose, BHA. ● Die Wiese vor dem Dessauer Atelierhaus, auch „Prellerhaus" genannt, diente als Spielgrund für Fußball und andere Formen körperlicher Ertüchtigung.

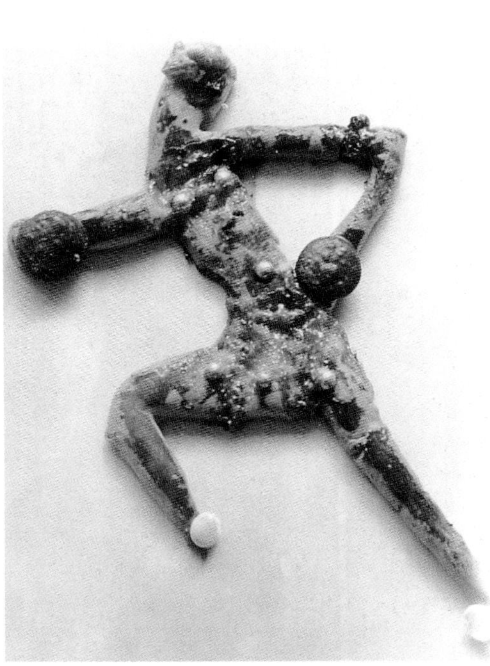

Lebkuchen für das „Weiße Fest". 1926, Dekoration für ein Bauhausfest von Gunta Stölzl, Foto von Lucia Moholy, BHA. ● Selbst ein Lebkuchen scheint dynamisiert, wenn er von einer Bauhäuslerin hergestellt wurde.

häusler nie zu werden getraut haben. Mit uns triumphiert das Bauhaus als erfolgreichste Unternehmung von Kulturpraxis im 20. Jahrhundert. Wer würde noch darauf verzichten, für seine Arbeit avancierteste Technologien und Methoden des Experimentierens zu verwenden? Wer verweigert sich der massenhaften Verbreitung seiner Produkte? Wer legitimiert sich nicht als teamfähig, gerade weil er als selbstbewußtes Individuum auftreten kann? Wer hält nicht selbstverständlich die Balance zwischen ökonomischem Nutzen und spiritueller Selbstbefriedigung? Wer befördert nicht seinen Erfolg systematisch durch „Parteiung" in exklusiven Gemeinschaften auf der Basis gegenseitiger „Berühmung"? Mit historischen Begriffen heißt das: Wir alle akzeptieren den Produktionscharakter jeden Arbeitens; wir anerkennen den Primat des Funktionalismus inklusive der ästhetischen, psychologischen und sozialen Funktionen. Wir unterwerfen uns der Einheit von Lebensformen mit körperlicher Ertüchtigung, Psychotherapie, gesunder Ernährung und Lebensplanung. Insbesondere aber sind wir bereit, selbstverständlich als vorherrschenden Stil der klassischen Moderne den des Bauhauses auszugeben, obwohl er quantitativ für Architektur und Design, Dekor und Mode faktisch kaum ins Gewicht fällt. Diese Diskrepanz zwischen deklariertem Modernitätsbewußtsein der Gesamtpopulation und dem „business as usual" erzeugt eine Art von Bekenntnisekel vor dem Bauhaus, aus dem sich die historisch distanzierenden Urteile begründen lassen. Es ist der genau Ekel vor dem Erfolg des Bauhauses als Rechtfertigungsideologie.

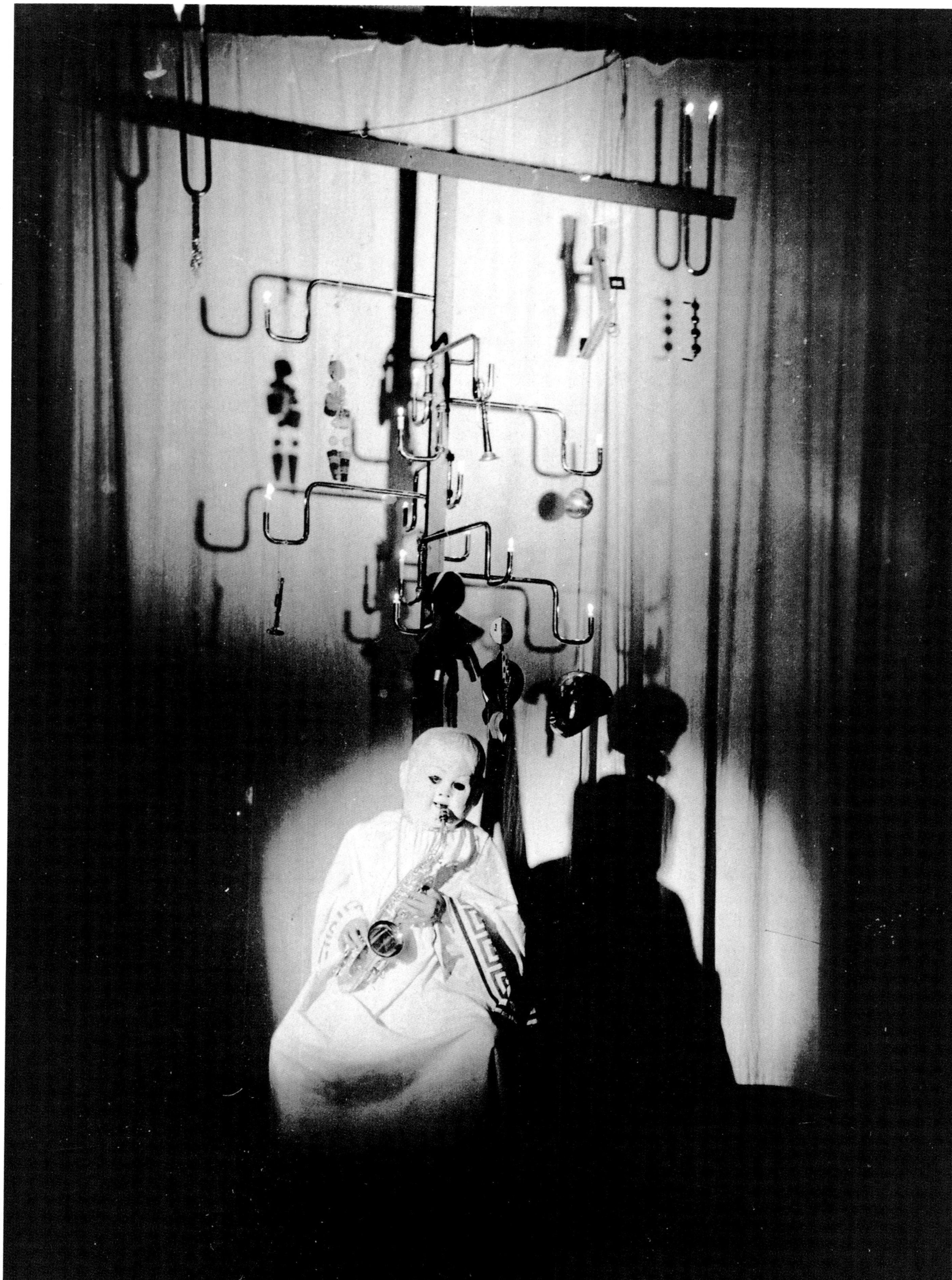

Bauhausweihnachtsbaum mit Engel in Babymaske. Um 1928, Foto von T. Lux Feininger, BHA. ● Rätselhaftes Musizieren und Meditieren unter einem Christbaum, der aus Bauteilen des „Wassily"-Stahlrohrsessels gefertigt scheint.

Wir möchten nicht rechtfertigen oder gerechtfertigt sehen:

- Hitler auf dem Freischwinger. Es ist uns unerträglich, daß Naziprogramme wie „Schönheit der Arbeit" und „Kraft durch Freude" genuiner Ausdruck jener Modernität gewesen sind, die wir gern als ohnmächtiges Opfer des Totalitarismus rein erhalten wollen. Wir wollen nicht akzeptieren, daß die programmatische Verwirklichung von Modernität weltweit zumindest totalitäre Züge annahm und weiterhin annehmen wird;
- daß Gropius und Mies ohne programmatische Verrenkungen für das Dritte Reich Ausstellungen veranstalten konnten und tatsächlich gestalteten, die bis heute beispielhaft sind;
- daß zumindest bis 1936 einige junge Nationalsozialisten dem Bauhaus als ihrem Ausdruck von Modernitätsbewußtsein huldigten;
- daß in der Architektur der Funktionsbauten Bauhausmodernität während des gesamten Dritten Reiches vorbildlich blieb;
- daß sich die Funktionslogiken von Modernität vorrangig im Waffendesign des 20. Jahrhunderts durchsetzten (noch heute wagt es niemand, diesen Spitzenleistungen moderner Designer alle Preise der „Guten Form" zu verleihen, deren Kriterien sie wie keine andere Produktgruppe erfüllen).

Und umgekehrt weigern wir uns, anzuerkennen, daß die Modernisten, allen voran die Bauhäusler, mindestens ebenso esoterische Propheten des spirituellen Heils gewesen sind, wie sie dem formalistischen Kalkül huldigten. Die historischen Begriffe von Gropius hießen „Magie" und „Geistigkeit". Ihre Formen der Gemeinschaft entstammten den gleichen Quellen wie die deklarierte Volksgemeinschaft oder gar die Orden der Naziaktivisten mitsamt den Konzepten der nationalpolitischen Erziehungsanstalten.

Wir kamen nicht umhin, derartige Rechtfertigungsversuche mit Blick auf Heidegger und Benn, Jünger und Carl Schmitt zur Kenntnis zu nehmen – selbstverständlich ohne jede Konsequenz für unser Selbstverständnis als Repräsentanten der Moderne. Sollten wir jetzt auch noch gezwungen werden, die Bauhausheroen Gropius und Mies, von anderen ganz zu schweigen, solch zweifelhafter Aufklärung zu unterwerfen? Das lehnen wir ab.

Studien wie die von Elaine Hochman zu Mies van der Rohe und dem Dritten Reich werden ebensowenig ins Deutsche übersetzt wie die von Hannah Arendt ins Hebräische. Noch prekärer ist es, trotz Thomas Manns früher Vorgabe von „Bruder Hitler", auch nur ansatzweise verschämt zu bedenken, was aus unserer Selbsterhebung zum neuen, modernen Menschen würde, stellten wir uns der Zumutung, in Stalin und Hitler die wahren Repräsentanten absoluter Modernität sehen zu sollen. Da bleiben wir besser bei dem schönen Proustschen Zeremoniell: Wir portionieren das Bauhaus zu delikatem Gebäck nach Gesundbeterrezepten und tunken auf Bauhauskongressen gemeinsam das Bauhausbiskuit in Gesundheitstee, um in Erinnerungen an die verlorene Moderne zu schwelgen. Kindliche Erinnerungen an das, was es nie gab.

Wir stilisieren Moderne und vor allem das Bauhaus als ihren glänzendsten Repräsentanten zu kontrafaktischen Behauptungen. Die Rückwirkungen solcher Geschichtsstilisierungen auf unser Bewußtsein zeitgenössischer Modernität sind aber noch viel verheerender, als es die des Abschieds von der unschuldigen Reinheit der Moderne wären. Die normative Kraft des Kontrafaktischen ist stets mächtiger als die des Faktischen. Deswegen wirken die Versuche, eine andere, eine zweite Moderne zu entwickeln, so schwach oder gar verloren. Denn diese Versuche müßten ja mit den historischen Fakten rechnen, also mit der Realität; die wäre aber nur eine, wenn sie sich nicht den noch so humanen Vorstellungen und noch so wünschenswerten Gestaltungsprogrammen unserer Zukunft beugte. Beugt sich die Realität unseren Wünschen nicht, verlieren wir zwangsläufig den Impetus, auf sie gestaltend mit Erfolg einwirken zu können. Das aber käme dem Eingeständnis unserer Ohnmacht gleich.

Weltweit gibt es aber bisher nur einen einzigen Versuch, aus dem radikalen Eingeständnis der Ohnmacht das menschliche Verhältnis zur Realität zu begründen – im Christentum mit seinem Gründungsakt der Kreuzigung aller Heilsbringer, Kulturheroen und Führer. Heißt das, unsere wahrhaft zeitgemäßen Beschäftigungen mit dem Bauhaus hätten darauf hinauszulaufen, das historische Bauhaus und seine Heroen gleichsam zu kreuzigen, damit sich am Scheitern dieses Unternehmens, absolut modern zu sein, seine wahre Beispielhaftigkeit fruchtbringend anerkennen ließe? Was bei diesem Versuch herauskäme, bleibt bis auf weiteres offen.

Ich vermute, daß die Bauhäusler in den USA derart überzeugend wirken konnten, weil die amerikanischen Eliten noch homogen christlich geprägt waren. Die Pioniergesellschaften folgten noch weitgehend sozialen Kooperationsmustern, die Gropius mit der Ableitung des Programmnamens „Bauhaus" aus den christlichen Bauhütten reaktivieren wollte. Amerikaner konnten vorbehaltloser die Begründung von Modernität aus christlicher Gemeinschaftsbildung akzeptieren als die von Nietzsches Modernitätskonzept überwältigten Europäer. Nietzsche gewann seine Vorstellungen aus der simplen Verkehrung von Erleiden in Triumphieren, von Gemeinschaft der Ohnmächtigen in die eisige Singularität machtvoller Heroen. Amerikanische Pioniere waren sich ihrer Abhängigkeit von den Gemeinschaften, die sie trugen, bewußt; sie dachten egalitär. Ihre zivilisatorischen Leistungen waren von Nietzsches Aberwitzigkeiten her nicht zu bestimmen. An dessen Vorstellungen gemessen, arbeiteten die Amerikaner geradezu unmodern christlich und alteuropäisch – ein Begriff, mit dem man expressis verbis bereits im Ersten Weltkrieg zu klären versuchte, ob dieser Krieg aus der konsequenten Modernisierungsforderung resultierte oder aber das Resultat der Verweigerung von Modernität sei.

Der amerikanische Missionarismus der Präsidenten Wilson, Roosevelt, Truman oder Kennedy und der Missionarismus von Zivilisatoren vom Typ Fords bezogen ihre Dynamik nicht aus dem Bruch mit christlich begründeter Gemeinschaftsbildung, sondern aus ihrer Optimierung. Der Erfolg des Bauhauskonzepts in den USA ließe sich als Fähigkeit der Amerikaner verstehen, die Bauhausmoderne nicht als radikalen Umbruch zu werten, wie das speziell in Deutschland behauptet wurde. Zu fragen bleibt, ob die Bedeutung des Bauhauses nicht tatsächlich darin zu sehen ist – im Sinne Webers gegen Nietzsche –, die Kontinuität alteuropäischer christlicher Weltverständnisse gewahrt zu haben, anstatt die Moderne als radikale Verabschiedung ihrer europäischen Wurzeln zu behaupten.

Putzige Gewalten – drei denkbare Rückblicke auf eine verräumlichte Moderne

Michael Erlhoff

Paul Citroën, Großstadt (Metropolis). 1923, Reproduktion der Originalfotocollage (1969), BHA. ● Citroën präsentiert mit emphatischem Gestus den Zukunftsglauben der 20er Jahre: den Rausch von Metropole, Verkehr und Geschwindigkeit; gleißende Reklamen erleuchten den Weg in eine Zukunft, den Ingenieursgroßtaten säumen – Amerika als Vorbild immer vor Augen.

Gewiß haben viele von denen, die nun seit längerer Zeit ganz modisch das Ende der Moderne behaupten, sich eher von einem geschlossenen Bild dessen, was sie für Moderne halten, leiten lassen. Doch dabei haben sie die seit der „Dialektik der Aufklärung" vielfältig dargelegten radikalen Widersprüche von Moderne schlicht übersehen oder nicht ausgehalten oder als nicht modern zu akzeptieren verweigert. Hier allerdings trafen sie sich genau mit jenen, die wiederum die Moderne als Schmuckschatulle mißverstanden, sich aus ihr jeweils glänzend zu bedienen und ihre eigene Legitimation abzuleiten suchten, also jegliche Widersprüche kappten und in holder Einfalt lediglich ihrer Harmonieseligkeit frönten. Beide Seiten lohnen nicht, sich hier weiter mit ihnen auseinanderzusetzen.

Ist man gefordert, über das Phänomen Moderne in den 20er Jahren nachzudenken, wird man gleichwohl mit diesen Haltungen konfrontiert, schwebt gewissermaßen über einem unübersichtlichen Feld, um rückblickend irgendwie Urteilskräfte walten zu lassen. So spinnt man die Fäden und sieht, wo sie reißen und wo sie halten: Baudelaire paßt nicht zu Raoul Hausmann, wohl aber könnte man diesen mit Helmholtz verknüpfen; Faraday stolpert über Robert Houdin, wird jedoch von Albert Speer entsetzlich aufgehoben; Mallarmé könnte sich mit Gropius über Lewis Carroll verstricken oder besser noch mit Bruno Taut, doch dann tritt Alfred Hitchcock gemeinsam mit Charlie Chaplin dazwischen, wickelt Piscator und Meyerhold in eine Rolle Zeitungspapier und trifft damit Rodschenko, der ihn fallen läßt. Inzwischen springen einige am Monte Verità herum, verlieren sich Traumdeutungen auf schnellen Stadtbahnwegen, und über allem droht ein schwarzes Quadrat.

Richtet man in diesem Tumult seinen Blick auf das Bauhaus, so kann man sich womöglich des Eindrucks nicht erwehren, mitten hinein in ein Zimmer pubertierender Jugendlicher geraten zu sein, in dem die da leben, es schon als Raum und nicht mehr im Spiel von „fort und da" zu realisieren suchen. Klar, aus dieser Verstrickung löst man sich nur tentativ, aber das könnte trotzdem vorübergehende Einsichten vermitteln.

Gesellige Hygiene

An sich begeistert vom „Neuen Bauen" etwa eines Bruno Taut und von der „Glasarchitektur" insgesamt, reimte gleich zu Beginn unseres Jahrhunderts der Schriftsteller Paul Scheerbart: „Das Ungeziefer ist nicht fein, ins Glashaus kommt es niemals rein." Unterstellen wir behutsam, dieser Werbespruch sei nicht ohne Chuzpe formuliert worden, so enthüllt er – gleichgültig, ob schlicht hypochondrisch oder nur tückisch – radikale Widersprüchlichkeiten der neuen Glashausfestungen. Denn schon im ersten Rückblick auf das „Neue Bauen" entpuppt sich die Moderne der 20er Jahre als vielfältig monumental, pathetisch, heimelig oder rein gestisch als Schein und blanke soziale Gebärde. Paul Scheerbarts Reim nämlich kündet wie viele der Gebäude und Interieurs ebenso unverhohlen wie verstohlen vom eigentlichen Dickicht der Städte; er schaut auf die Rückseite der transparenten Glasarchitektur mit ihren lichtdurchfluteten Wänden, die Durchlässigkeit und Kommunikation imaginieren, tatsächlich aber in glasklarer Exklusivität einen gewissen Lebensstil oder ein spätromantisches Sehnen abzusichern trachten. Dabei wird Kommunikation unversehens als das erkennbar, was sie im ständigen Ausschluß all derer ist, die an ihren Mitteln nicht partizipieren können: Innen und Außen geraten schon damals zum bloßen Fernsehprogramm, die Fenster werden zur Mattscheibe, und das jeweils Betrachtete muß heftig enthusiasmiert werden, sich zur fiktiven Größe aufblähen, um Eindruck zu schinden und dadurch nicht mehr als Ungeziefer zu gelten.

„Die Landschaft strömt herein", schrieb 1929 Sigfried Giedion angesichts eines von Döcker entworfenen Krankenhauses in Waiblingen und setzte diese seine Erkenntnis ganz im Sinne Scheerbarts, nur noch drastischer, fort:

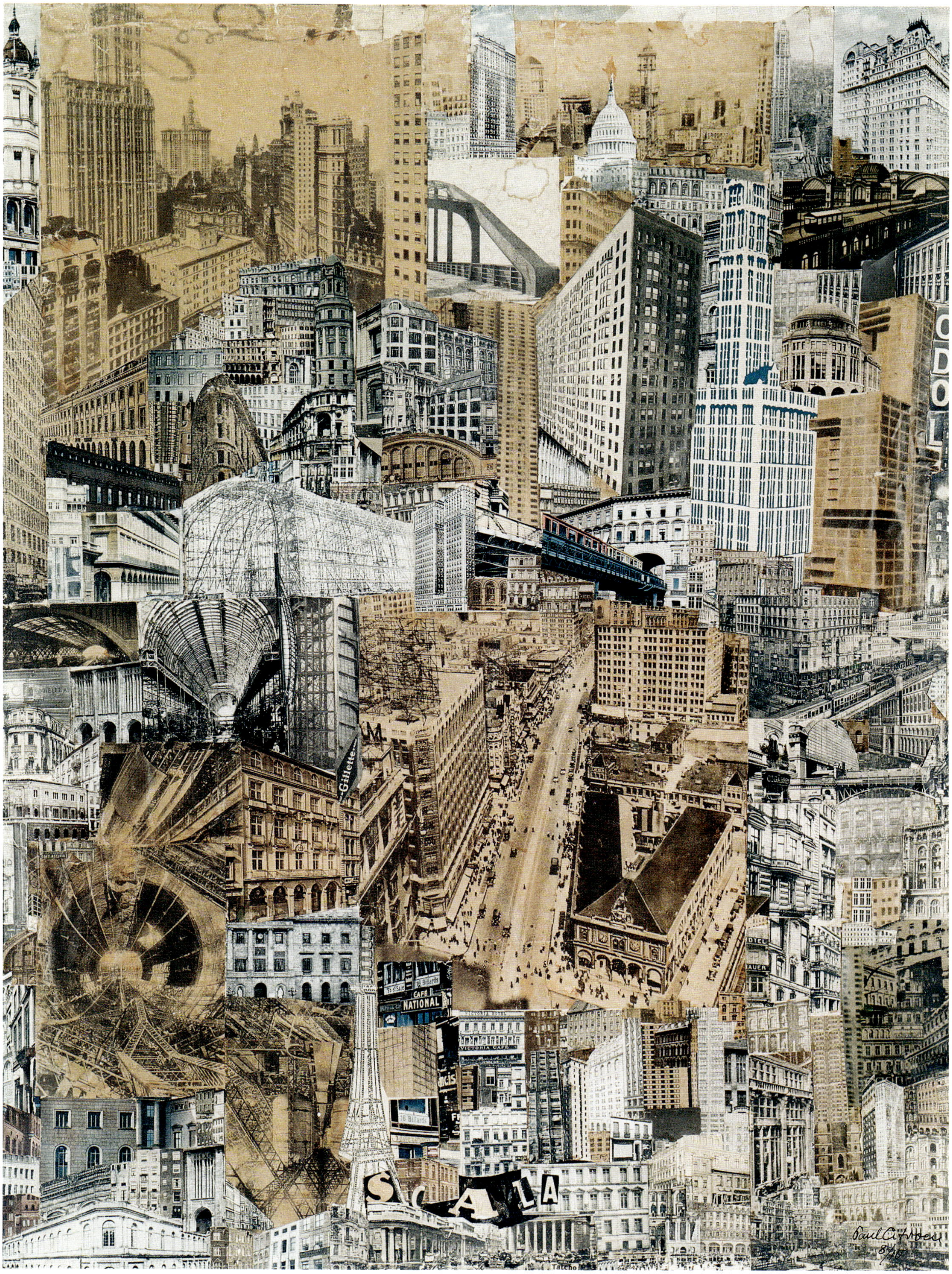
Gillette
NATIONAL
SCALA

„Der Kranke braucht Licht und psychische Erleichterung ebenso notwendig wie Antisepsis." Giedions Einsicht hat eingedenk damaliger Architekturfloskeln gewissermaßen ein soziales Recht auf ihrer Seite, da Mietskasernen, dunkle Wohnräume und schmuddelige Krankenhäuser das Leben des kleinen Mannes depravierten. Gleichwohl enttäuscht Giedion hier listig alle Hoffnung derer, die jene – man kann wohl sagen – Pubertät der Moderne, wie sie sich im „Befreiten Wohnen" ausdrücken mochte, mit anderer als bloß funktionalistischer und industriell fleißiger Utopie zu assoziieren gedachten. Obschon das 1929 von Giedion zusammengestellte und kommentierte Buch „Befreites Wohnen" auf dem Titel von „Licht – Luft – Öffnung" kündet, bildet es auf demselben Umschlag eher das Innere eines Tuberkuloseheims am Zauberberg ab und zitiert auch noch als Motto zuerst Jabert: „Wie bei Pflanzen und Tieren, so erscheint auch in der Architektur eine neue Rasse erst nach dem Verschwinden der alten", und dann Henry Ford: „Es hat lange gebraucht, aber jetzt wird der Fortschritt sehr rasch vor sich gehen." Womit nicht nur, wie so häufig und bezeichnend in jener Zeit, Fortschritt als eine Art Notdurft – weil naturwüchsig und naturhaft, zwangsläufig unvermeidbar – ausgegeben wird. Vielmehr rückt dies gemeinsam mit der ewigen Begeisterung für Reinlichkeit, stählerne Körper, Fitneß (im Buch wird auch das Schlafzimmer Erwin Piscators abgebildet, selbstverständlich mitsamt Gymnastikwand), für Landschaft, Heraldik der rechten Winkel und Heroik des Sauberen ebenso unerbittlich wie womöglich unbedacht in die Nähe jenes komplettesten Gestaltungswahns bisheriger Geschichte – in die Nähe des „Tausendjährigen Reiches". Auch dort gab es bekanntlich die Feier stählerner Körper und ornamentalisierter Massen, den Wahn von Maschinen und Lichtdomen, den Versuch, Geschichte naturgesetzlich fortzuschreiben, den Zwang zu Ordnung, Normierung und Sauberkeit, den Jubel über Serienproduktion und soziale Eingliederung, das elendige Glück am Standard und an der Regel.

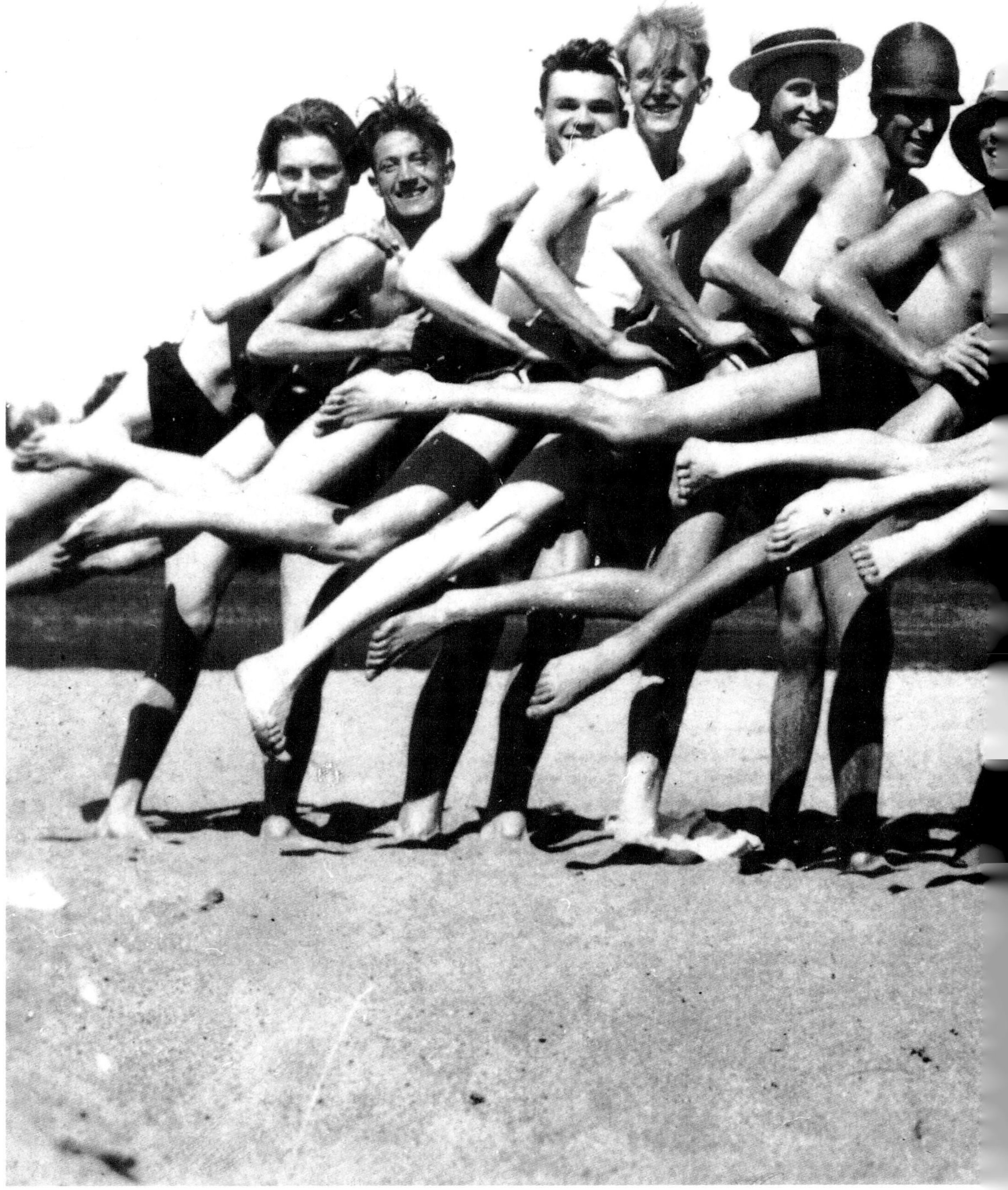

Nun betrifft dies wahrlich nicht bloß oberflächliche Assoziationen, vielmehr wurden die Disziplin, die schäbige soziale Legitimationswut, der uferlose Glaube, alles und jeden regelrecht gestalten zu können, lediglich harsch in

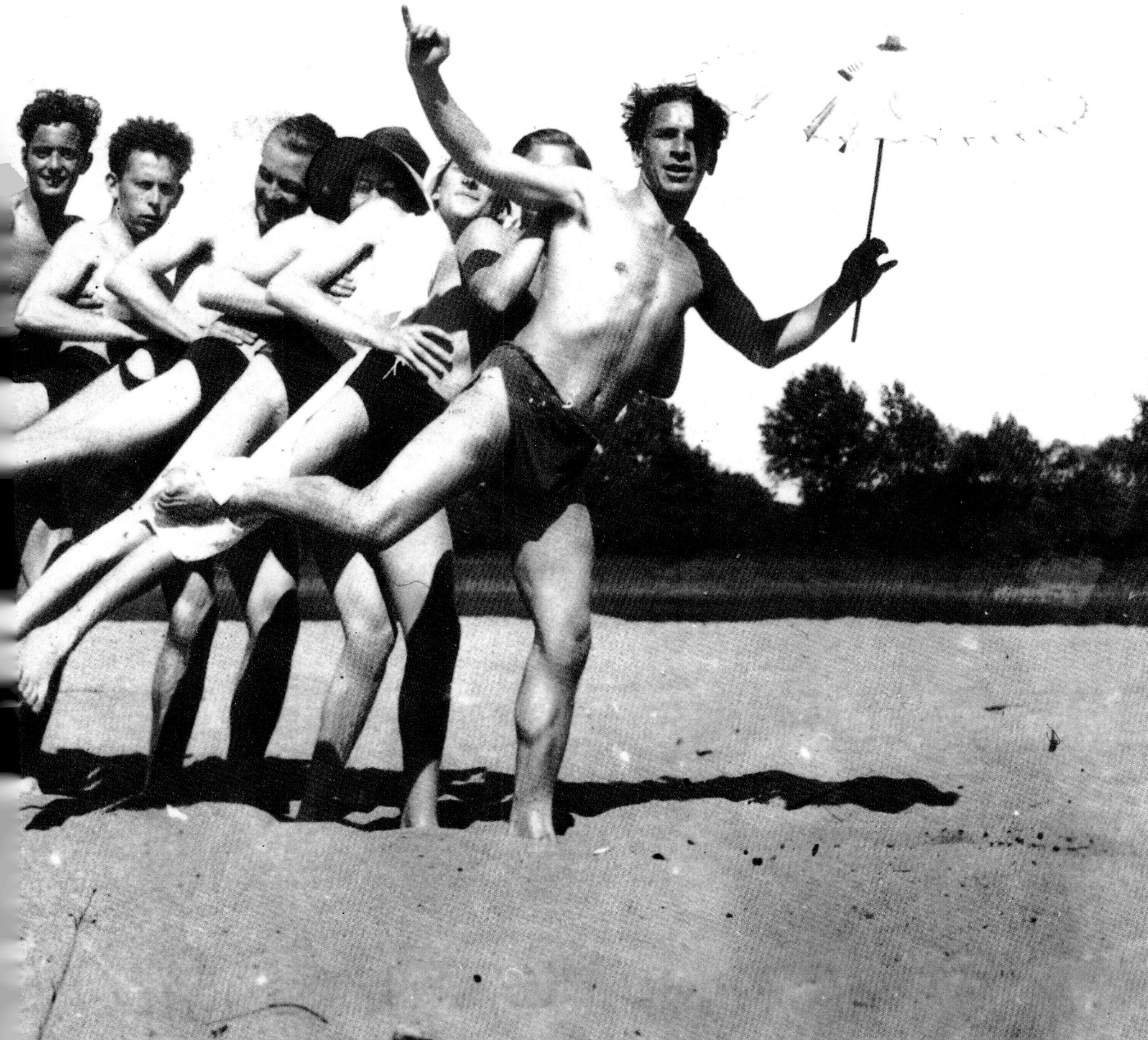

Am Muldestrand. 1928/1929, Foto von Irene Bayer, BHA. ● „Gesellige Hygiene" oder Eine sommerliche Bauhausrevue – angeführt von Xanti Schawinsky als „Schirmherr". Zu den Bademeistern und Debütanten gehören Georg Muche, Hinnerk Scheper und László Moholy-Nagy.

schen die Rede ist und jedes Foto zwangsläufig immer nur spezifische Menschen offenbaren würde. (Die in den Anfangsgründen des bürgerlichen Trauerspiels noch Figuren mit Lehrcharakter waren, erfuhren im 19. Jahrhundert eine eigenartige partielle Re-Individualisierung ihrer Schicksale, die in den 20er Jahren im Maskenspiel bewegter Puppen erneut aufgehoben wurde. Ein Phänomen, das zu jener Zeit etliche Fotografen, unter ihnen Umbo, faszinierte.) Andererseits jedoch korrespondiert diese Menschenleere der abgebildeten Gebäude und einzelnen Räume präzise mit dem Programm gebauter Moderne, in dem sich häufiger Gesetze tummelten als Lebewesen und in welchem die Namen der Schöpfer womöglich wichtiger wurden als die Bewohnerinnen und Bewohner, die tagein tagaus in den Gebäuden zu leben hatten. Dies ist freilich unabdingbar paradox, da beispielsweise Bauhausarchitektur und -interieurs ex cathedra Erfahrungen vermitteln sollten, sich aber jeglicher Vernunftsgründe und anderer Einsprüche erwehrten. Diese Räume und Häuser existierten mithin nicht für empirische Menschen, sondern vielmehr für ideale Wesen, weshalb den Gestaltern folglich eine Art genialischer Sozialität zugestanden werden mußte. Dies steckt übrigens auch den damals (und teilweise bis heute) üblichen Rahmen funktionalistischer oder gar ergonomischer Erörterungen ab, da man sich von Taylor bis Gastev und bis hin zur „Deutschen Industrienorm" immer mühte, statt Menschen Musterkollektionen von Idealbenutzern als Gardemaß von Handlung und Ordnung vorzustellen.

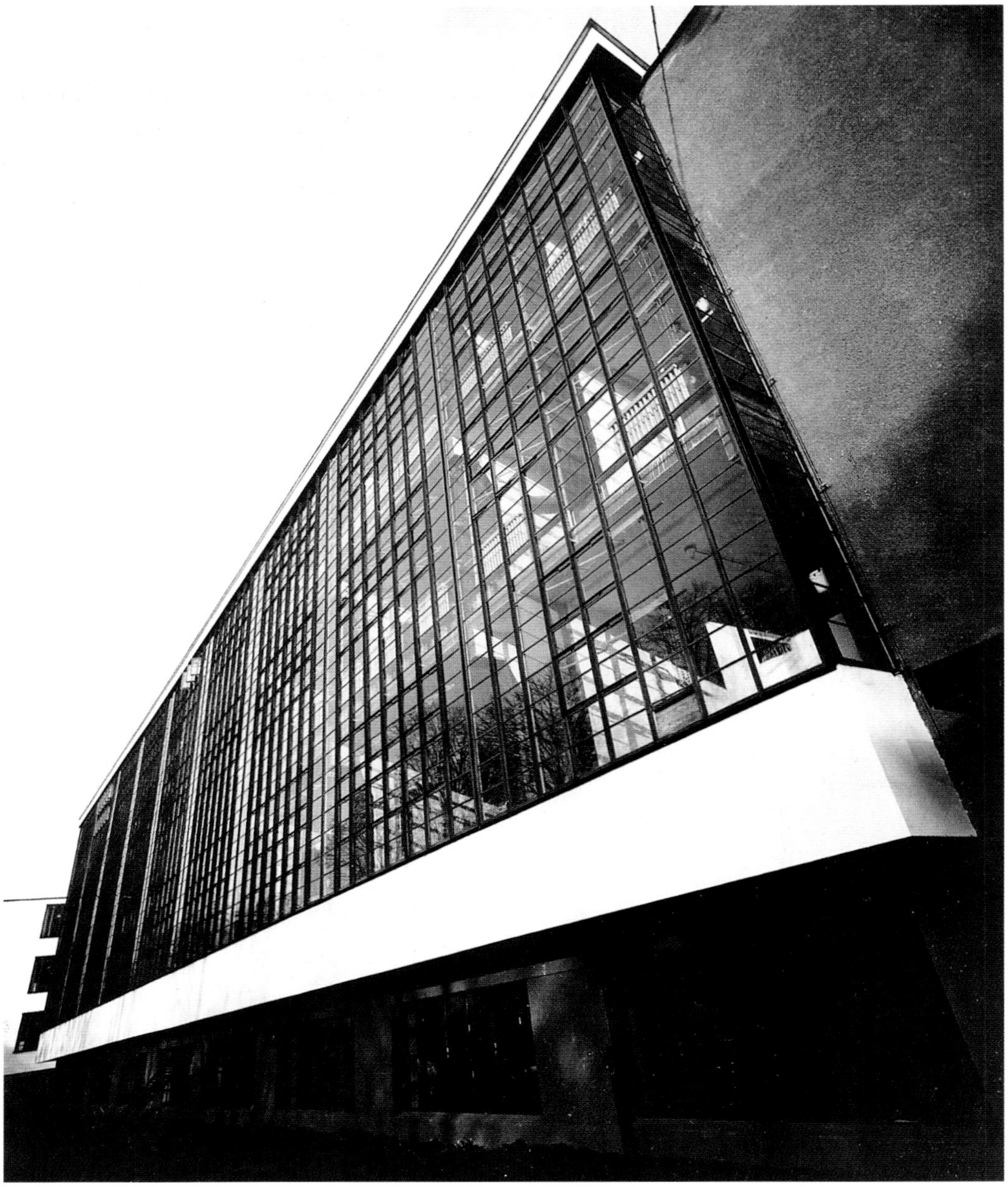

Bauhausgebäude Dessau, Werkstattfassade. 1926, Foto von Lucia Moholy, BHA. ● Menschenleere Architektur, doch leicht vorstellbar: hinter ihrem berühmten Glasvorhang ein emsiges Werken und Gestalten an einer neuen Umwelt.

den Triumph des Willens und in eine endgültige Ästhetisierung der Politik überführt, in eine porenlose Totalität von Pathosformeln und damit auch in eine ästhetisierte Ökonomie bis hin zur Vernichtung all jener, die als Ungeziefer das Glashaus eben nicht bevölkern durften.

Modern morden

Im zweiten Rückblick fällt angesichts der zahlreich überlieferten Abbildungen des modernen Bauens deutlich auf, daß im Widerspruch zu ihren Legenden und Bildtiteln – die fortwährend vom Menschen und seinen Lebensbedingungen reden – diese Fotos den Menschen nur äußerst selten zeigen. Dies ließe sich einerseits damit begründen, daß in den Texten stets von einem „allgemeinen" Men-

Den in diesem Kontext gewiß plausibelsten Einwand gegen das Bauhaus hat schon in den 20er Jahren der Hannoversche Künstler Kurt Schwitters in die Debatte geworfen. Er gab zu bedenken, daß ein an sich und in sich harmonischer Raum von vornherein unmenschlich sei, da jeder Mensch, der diesen Raum beträte, die Harmonie zerstörte. (Schwitters hat deshalb schon beizeiten mit flexiblen Räumen experimentiert, die durch die sie betretenden Menschen neu ermessen werden sollten.) Tatsächlich präsentieren sich die Räume der Moderne als menschenleer exklusiv, wenn nicht gar als fundamentalistische Artikulationen oder Ableitungen allgemeiner Nutzungsrechte. Ihre Gegenstände verweigern sich den üblichen Gebrauchsspuren und negieren jegliche Patina

6 Personen haben ein Auto. Um 1924, Fotograf unbekannt, BHA. ● Frei nach Luigi Pirandellos Stück „6 Personen suchen einen Autor", das 1924 in Berlin unter der Regie von Max Reinhardt uraufgeführt wurde. Links außen Hebestreit, der Hausmeister des Prellerhauses, der Unterkunft der Bauhausstudierenden in Weimar. Die sechs Personen von links nach rechts: Marcel Breuer, Lotti Hebestreit, Günther Nordmeyer, Walter Herzger, Wolfgang Tümpel, Johannes Driesch, Georg Teltscher (?). Rechts außen der Chauffeur.

eigener Alterungsprozesse. Denn diese Räume repräsentieren (aber das ist bis auf wenige Ausnahmen bis zum heutigen Tag das Problem eifernd raumgreifender Architektur) Zurichtungen des Lebens, blank konstruierte Behauptungen und die eigene enthusiastische Ergriffenheit angesichts imaginär ökonomischer Regeln. Noch entäußerte sich in den 20er Jahren die gebaute Moderne mehr oder minder, jedenfalls preußisch, als autoritative und stationäre Didaktik, die Utopie immer als Ort anbietet, demgemäß objektive Gegebenheiten vermeintlich als Prämissen und als Grundsätze versteht und alle auf einen allgemeinen Nenner einzudampfen sucht (das gilt im Kontext des Bauhauses beispielsweise auch für Paul Klees „Pädagogisches Skizzenbuch" oder für Moholy-Nagys Filmtheorie, die eben ganz anders argumentieren will als etwa Viking Eggeling oder Hans Richter).

In diesem Zusammenhang nimmt es nicht wunder, daß jene Kommanditisten von Dada oder die Merz-Vertreter, die die gesellschaftlichen Regeln für chaotisch hielten und deshalb nach offenen Systemen oder gar empirischen Spielformen suchten – die also eher die ruinöse Seite der Moderne als Qualität vertraten –, im Bauhaus oder in der offizialisierten Moderne keinen Platz fanden. Ganz im Gegenteil, sie wurden von deren Protagonisten eher davongejagt (mit wenigen Ausnahmen, wie etwa im Fall einer kurzen Kooperation zwischen Schwitters und Gropius), wobei zu dieser Problematik gewiß auch gehört, daß jene, die einst mit Dada verbunden waren, ab 1933 Deutschland rasch und konsequent verließen, verlassen mußten, und im Exil verarmten. In das gelobte Land der Demokratieverweser, in die USA, gelangten sie ohnehin nur in Ausnahmen, während die modernen Gentlemen wie Gropius und Mies – nicht ohne vorheriges reichliches Bändeln mit den Braunen – drüben reüssierten, und schließlich, gar säuberlich reingewaschen und geläutert, nach 1945 den Deutschen wiederum als weißer Fleck auf der Restaurationsweste ihrer Heimat präsentiert wurden.

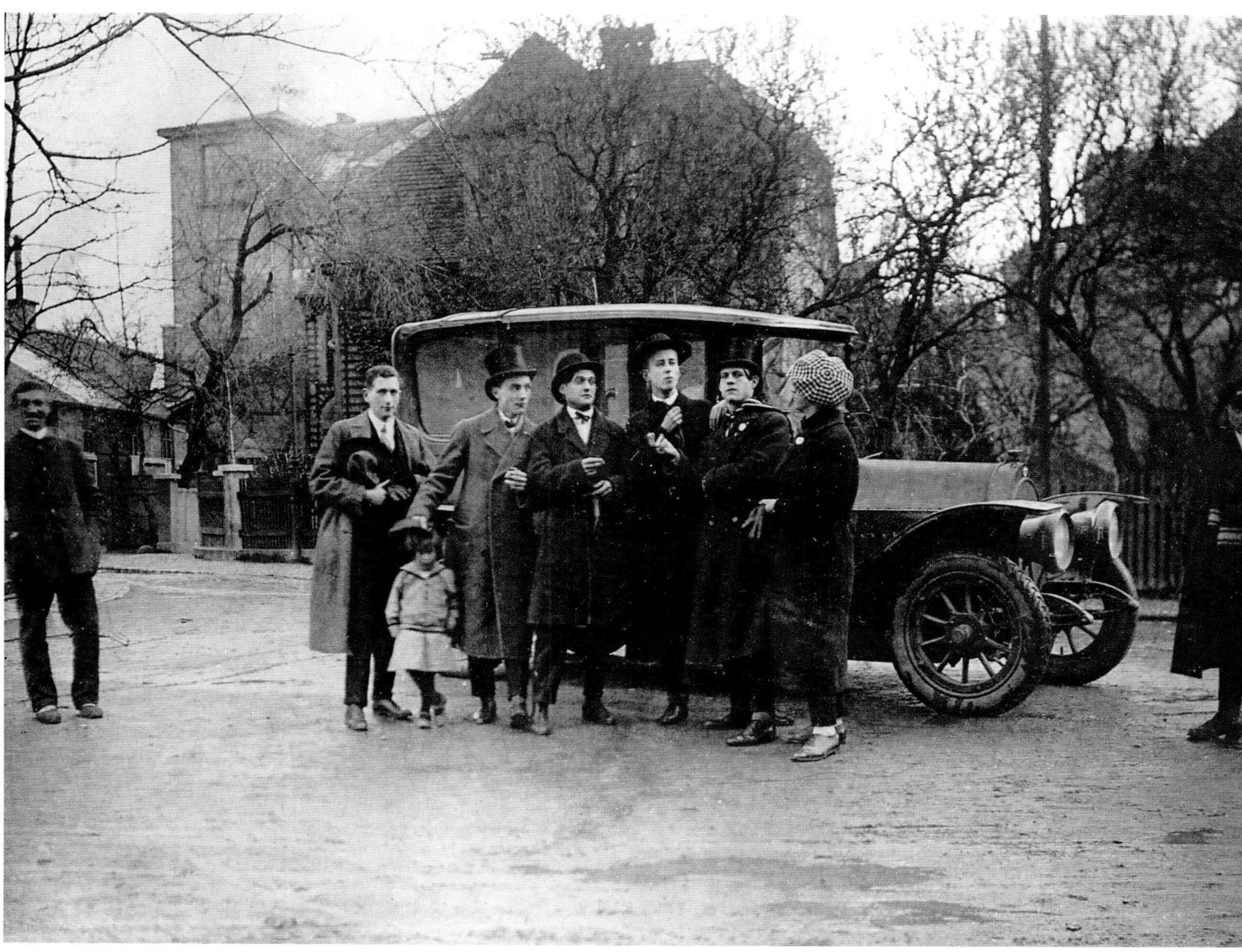

Bauhausgebäude Dessau, Blick aus dem Vestibülfenster zum Werkstattflügel. 1926, Foto von Lucia Moholy, BHA. • Eines von vielen Fenstern zur Moderne öffnet sich auf den „think tank" der Bauhäusler.

Das Fenster zur Welt

Sicherlich bedeutet Kritik an gebauter und insgesamt gestalteter Moderne immer auch Kritik an allgemeiner Wahrnehmung und insbesondere am intellektuellen Diskurs der letzten Jahrzehnte. Und womöglich verbrüdert sich diese Kritik mit einer Frustration darüber, daß das Leben eben doch nicht so regelgerecht ist, wie uns jener ordnungsliebende Teil der Moderne anheimelnd vorgaukeln möchte. Es geht hier nicht um Schuldzuweisungen, aber gleichwohl stellt sich das Problem, wie die innere Dynamik und die noch herrschende Affektation jenes Stils zu verstehen seien und wie innerhalb dieser Widersprüche zu handeln wäre. Somit könnte es darum gehen zu begreifen, daß Serienproduktion auch die Serienmörder impliziert, daß die bestfunktionierenden Gegenstände noch heute Waffen sind, daß auch eine Garotte oder ein „electric chair" von denen, die sie herstellen oder die sie auch nur legitimieren, stets als funktional, human und ethisch beschrieben werden (und als ökonomisch, selbstverständlich). Transparenz führt auch zur vergötterten Schaufensterscheibe, das Ideal erfährt seine endliche Zurichtung in der Virtualität, und jeder harmonische Raum deklariert Innerlichkeit.

Nun wäre spätestens hier der Ort, die Vorstellung von „Moderne" allmählich zu relativieren, sie zumindest in kulturhistorisch differente Regionen zu unterscheiden. Eingedenk der gebotenen Kürze des Textes mag jedoch lediglich ein Augenblick möglicher Unterscheidbarkeit erläutert werden, jener allgemeine, in Kunst- und Literaturgeschichte formulierte Bezugspunkt der Moderne: die Romantik. Als Metapher für die aufgebrochenen und erkannten oder gar gestalteten Widersprüche und Divergenzen von Aufklärung stellt sie sich in Mittel- und Osteuropa offenkundig völlig anders dar als im Westen oder Süden. Gerade in den sich rasch industrialisierenden Regionen des protestantischen Nordens konnte die Romantik sich etablieren, hier war das Denken im Prozeß politischer Umwälzung und gestalterischer Produktion vielfach erschüttert und verunsichert. Die Hilflosigkeit angesichts neuer Realitäten und Phänomene des Alltags führte in der künstlerischen Verarbeitung zum Griff in die romantische Zauberkiste: So kramte der Bergbauingenieur Novalis Zwerge hervor, andere erfanden Märchen oder eine komplizierte Schauerromantik und wieder andere flohen in Mystik und Religiosität (es brauchte immerhin einen Baudelaire, endlich im Gedicht eine Eisenbahn fahren zu lassen). Tragisch artikuliert sich das vor allem bei all jenen, die noch im 19. und im frühen 20. Jahrhundert nach Kriterien für die Gestaltbarkeit des Alltags und der Gebäude suchten. Wie einst die deutschen Poeten Tieck und Wackenroder, die vom industrialisierten Fürth ins mittelalterliche Nürnberg entkamen, bedienten sich John Ruskin und William Morris aus den Wunderkammern des Mittelalters, vergoldete sich in ihnen die Mischung aus vorindustrieller Produktions- und Lebensweise und der Idee vom vollkommen durchgestalteten Leben, woraus sie das wegweisende Programm für Gestaltung (nämlich das Landhaus) und des Arts and Crafts Movement entwickelten.

War England immerhin skurril genug, trotz oder wegen solcher Prinzipien mit Lewis Carroll oder Margret Cameron eigenwillige Seitenwege zu beschreiten, so war dem preußischen Beamten Hermann Muthesius, der von seiner Regierung zwecks Qualifizierung deutscher Produkte durch Übernahme englischer Richtlinien Ende des 19. Jahrhunderts nach London geschickt worden war, nur noch gegeben, die linearen Strukturen auf Deutschland zu übertragen. Immerhin war dieser Muthesius der wichtigste Wegbereiter des Deutschen Werkbunds, der es sich zur Aufgabe gemacht hatte, die offizielle Moderne anzusagen. – Mag dies allein noch nicht staunen machen, so könnte aus heutiger Sicht um so mehr verwundern, daß auch der sich human wähnende Liberalismus der Jahrhundertwende, hervorragend personifiziert durch Friedrich Naumann, ähnlichen Mustern verfiel, ebenso aus einem imaginierten Mittelalter häusliche Ländlichkeit und Kunsthandwerklichkeit extrapolierte und zu Prämissen zeitgenössischer Arbeits- und Lebensformen erhob. Gropius wiederum war Abonnent der von Friedrich Naumann publizierten Zeitschrift und implantierte in das Bauhaus und damit in das Modell gestalteter Moderne handfeste mittelalterliche Strukturen wie die Meisterklassen und überhaupt die Idee ganzheitlicher Produktion und Meisterschaft.

Merkwürdigerweise übersah man dabei, daß nicht nur die Naturwissenschaftler, sondern auch der seine romantisierende Gegenwart bis in die letzten Untiefen auslotende Spätromantiker E. T. A. Hoffmann mit seiner Reflexion über gesellschaftliche und ästhetische Zustände als Kritiker noch des Bauhauses gelesen werden könnte. Denn E. T. A. Hoffmann verfolgte und analysierte schon beizeiten etwa die Moden der Spiegel, der Ausblicke, der Reinlichkeit, idyllischer Sozialität und verorteter Utopie. Aufzählung und Erläuterung solch möglicher Verwicklungen der gestalteten Moderne verdeutlichen nun, daß der Mythos einer rationalen, klaren und durchökonomisierten Moderne reine Mystifikation ist. Im Grunde verharrte sie in verklärter Idylle und erstrebter Einfalt. Was ja nicht an sich, wohl aber deshalb tragisch ist, weil sich die verräumlichte Moderne selber als Religion zurechtschmiedete und innere Widersprüche allzu lange eskamotierte. Nur in ihren Werken prägten sich mitunter solche inneren Zerreißproben ab.

Wie klug und schmerzlich zugleich ist deshalb, daß ausgerechnet jener Künstler, dessen Gemälde „Schwarzes Quadrat" von 1918 schon in den 20er Jahren von den Modernen als Sargnagel der traditionellen Malerei propagiert wurde, daß eben Kasimir Malewitsch in einem Brief an Matjushin schrieb, dieses „Schwarze Quadrat auf weißem Grund" sei das Fenster zur Welt, mithin bloß symbolisch zu begreifen. Das klingt zwar nach Albrecht Dürer, doch machen wir uns nichts vor: Gerade die offizielle Moderne hat (nur scheint es, fast wider Willen) das Leben und die Anschauung vom Leben verändert und gehört zur Wirkungsgeschichte eben jener so widersprüchlichen Moderne, die wir womöglich gerade zu begreifen beginnen, während sie uns heftig schüttelt und involviert.

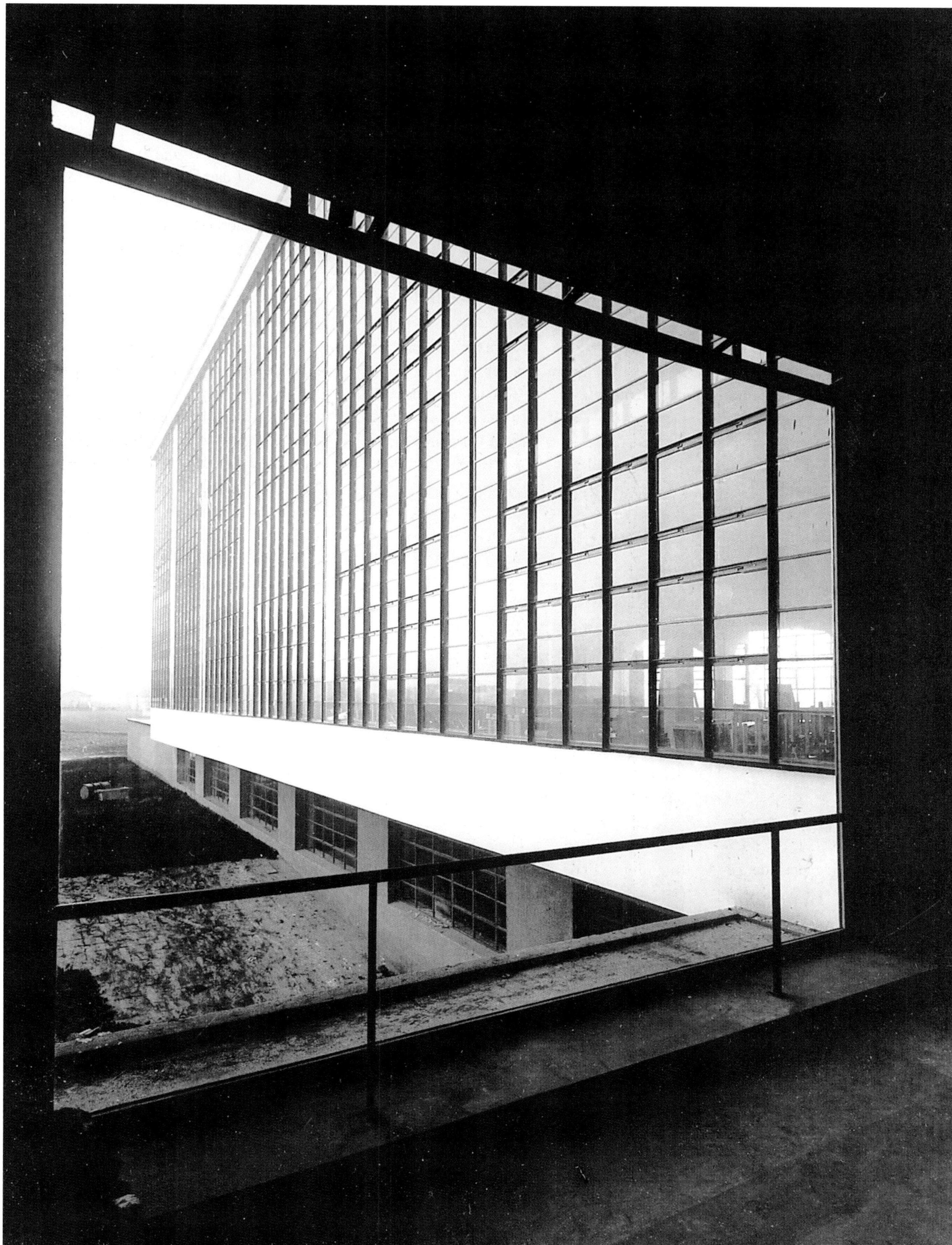

Kreide und Computer – Ordnungsprinzipien in der Dynamischen Bildgestaltung

Olaf Arndt

„Sprachen des Sehens“

Peter Eisenman, Altmeister und vornehmlicher Theoretiker unter den zeitgenössischen Architekten, hat einmal gesagt: „Der Tag, an dem das Aussehen meiner Gebäude vom Computer bestimmt ist, ist mein letzter Tag als Architekt.“ Sein Schüler Greg Lynn, der als eine der Lichtgestalten des neuen Entwerfens gilt und ein enthusiastischer Befürworter der Lehre vom Gestalten ohne Autor ist, hat genau dies bei seinem Lehrer aufgedeckt. Lynn konstatiert mit bestürzender Klarheit: „Am Aussehen ihrer Gebäude kann ich zweifelsfrei erkennen, daß Peter mit Form-Z arbeitet und Frank Gehry CATIA benutzt.“ Er erklärt das Fachchinesisch folgendermaßen: „Jede Computer-Software hat ihre ganz eigentümliche Art, eine bestimmte Form zu beschreiben. Eine Kurve, die mit Form-Z gebaut wurde, ist etwas ganz anderes, als eine Kurve, die auf der Basis von ALIAS, dem Programm, das wir benutzen, entstanden ist.“

Das Ende des Architekten als Autor ist erreicht. Banale Werkzeuge und ihre Möglichkeiten bestimmen zunehmend das Bild des Gebäudes, nicht mehr das Genie des Entwerfers. Das heißt nichts weniger, als daß unsere physische Umwelt in Kürze von den Zufälligkeiten einer Programmiersprache bestimmt sein wird. Es heißt sogar noch mehr: Sie ist es schon! Das Guggenheim-Museum in Bilbao, gleich nach der Errichtung als Jahrhundertwerk gefeiert, wäre nach Aussage vieler Fachleute niemals ohne die spezifischen Arbeitsmöglichkeiten mit dem Computer entstanden, selbst wenn Gehrys erster Entwurf noch ein handgebautes Modell war, das später eingescannt und weiterbearbeitet wurde.

Noch vor 50 Jahren eröffnete György Kepes, der 1906 in Ungarn geborene Maler, Gestalter, Fotograf und Lehrer, später Abkömmling des Bauhauses mit Wirkungsbereich in Nordamerika, sein Hauptwerk „Language of Vision“ mit dem apodiktischen Satz: „Heute erfahren wir Chaos.“ Was für ihn 1944 noch einzig die Unfähigkeit zur Organisation bedeutete, wurde schon kurz darauf am neu gegründeten Massachusetts Institute for Technology, heute unter dem Kürzel MIT berühmt, als die weltweit erste Kaderschmiede in Sachen Medien, Robotik und neue Architektur, zum Gegenstand ausgedehnter Untersuchungen über das Thema Komplexität gemacht. Das unter dem Stichwort „fraktal“ gefaßte, vielfach zerbrochene Bild der kleinsten Einheiten wurde sprichwörtlich, als in ihm plötzlich wieder eine Menschengestalt auftauchte: das Apfelmännchen.

Bevor die enorme Kapazität von Großrechnern, die damals noch ganze Räume füllten, solche Einsichten möglich machte, arbeiteten Gene-

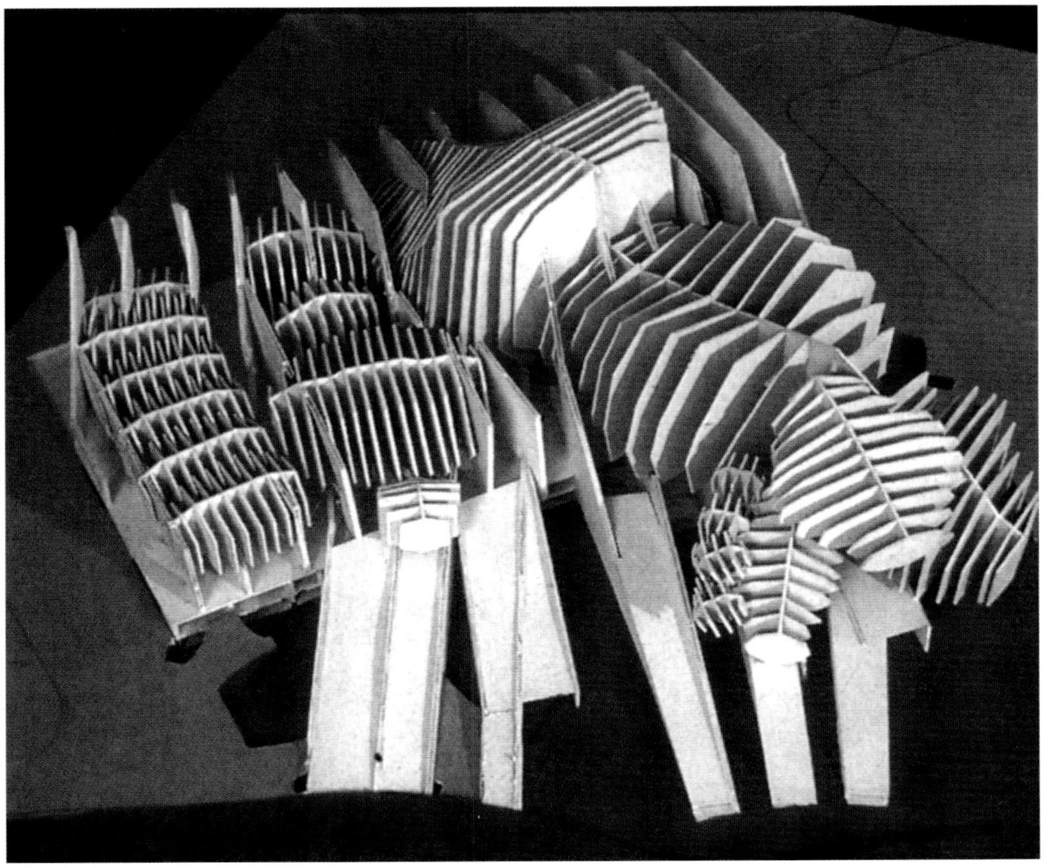

Greg Lynn und Ed Keller, Modell für das Cardiff Bay Opera House. Abb. aus „Arch +“, Nr. 128, 9/1995. • Lynn ist der philosophische Artist unter den Verfechtern der Theorie, daß eine Maschine die kreative Arbeit des Entwurfs übernehmen kann und soll. Seine These lautet: Symmetrie ist Verlust von Information. Asymmetrisch ausgeprägte Formen verkörpern Intelligenz. Computeralgorhythmen sind solche künstlichen Genies.

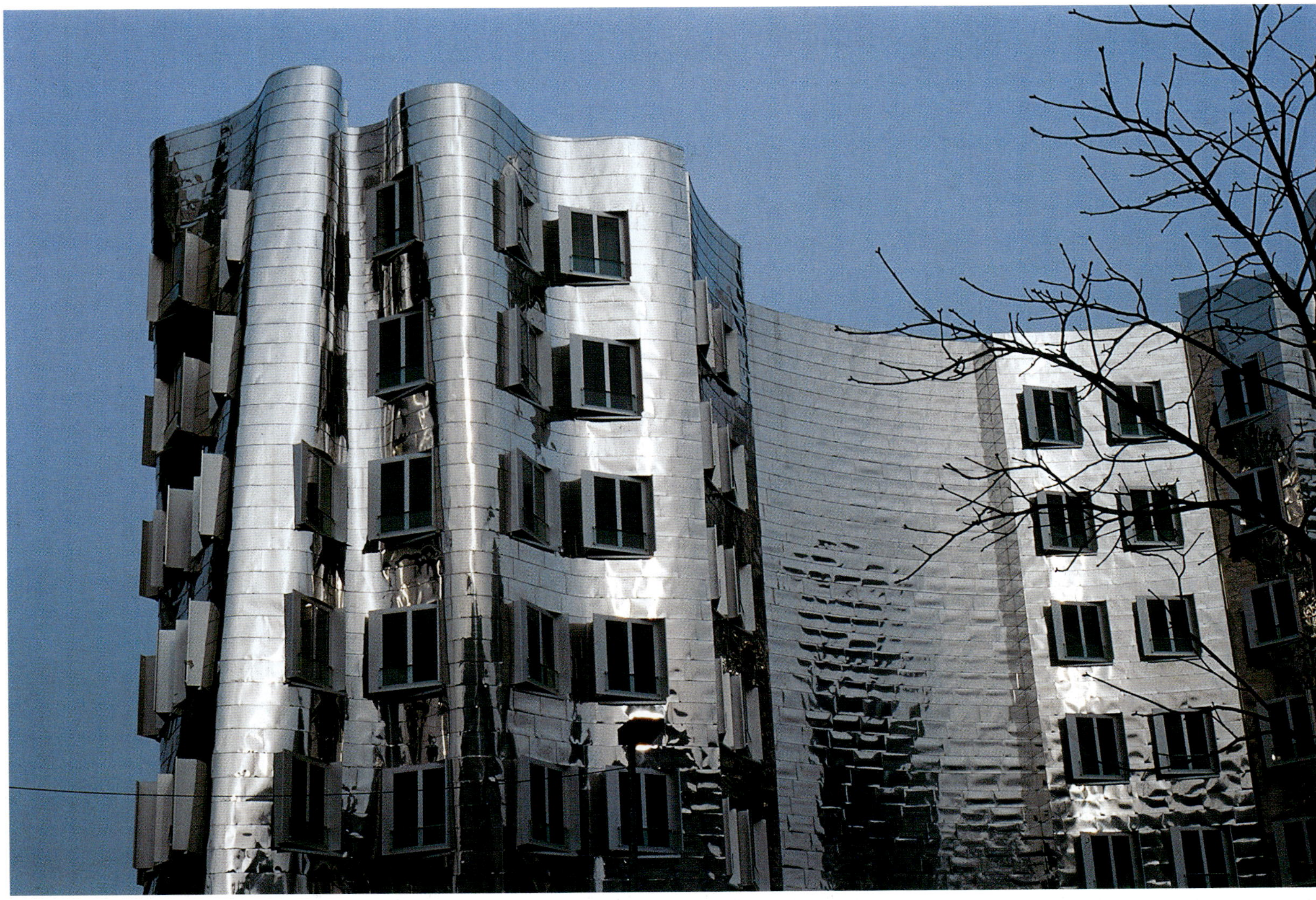

Frank O. Gehry, Neuer Zollhof, Düsseldorf, Rheinhafen, Ansicht von der Stadtseite. Baubeginn: September 1996, Fertigstellung Haus B und C: Dezember 1998, Haus A: Juni 1999, Foto von David Artichouk, Archiv Arndt.

rationen von Planern und Gestaltern an der Entwicklung von handlichen „Modulen", den auf das menschliche Körpermaß und seine Kanonisierung abgestimmten Entwurfsprinzipien. Der Mensch als „Modulor", wie ihn Le Corbusier in Beton gedrückt hat, bescherte uns die heute vorzugsweise mit schiefem Kopf zu betrachtenden endlosen Hochhausflure von 2,26 m Höhe und reihenweise kastenförmige Sessel, in die kaum ein deutsches Hinterteil paßt.

Dynamische Bildgestaltung

Die Ästhetik des Entwerfens hat in diesem Jahrhundert viele Stunden Null gesehen: das Ende der Malerei, zelebriert durch Malewitschs „Schwarzes Quadrat auf weißem Grund" am Ausgang des Ersten Weltkrieges; Yves Kleins Ende der ausstellbaren Kunst – eine leere Vitrine; und ein weiterer Alptraum des Leeren, des Entleerens – Le Corbusier und sein „plan voisin", Paris komplett abzureißen und in Form einiger weit verteilter, kreuzförmiger Hochhäuser neu zu errichten. Radikalität stand das gesamte Jahrhundert lang hoch im Kurs. Lieber abräumen und neu beginnen, denn als jemand gelten, der bereit ist, Zugeständnisse zu machen. So nimmt es zunächst fast Wunder, daß die vor dem größten Gau des Jahrhunderts, dem Plan der totalen Neuordnung in Groß-Germanien, nach Amerika exilierten Künstler fern der blutigen Böden Europas einen anderen Weg zurück zu natürlichen Ordnungen suchten.

Sie alle, so auch György Kepes, haben mittlerweile eine gesunde Skepsis gegenüber dem extrem Puren entwickelt und suchen nach einer gesellschaftlichen Rückbindung ihrer – zumeist „revolutionär" genannten – Thesen: „Die vererbte visuelle Sprache hat die Ereignisse durch ein statisches Zeichensystem in Fossilien verwandelt. Die Revolution der plastischen Künste hat uns im Bereich der Sinne eine dynamische Annäherung zurückgebracht. Diese Strukturen müssen sich, ohne die Qualitäten einer plastischen Strenge aufzugeben, ausdehnen, um die bedeutungsgeladenen Bilder einer konkreten sozialen Erfahrung aufzusaugen ... Dieses Ziel ist erst erreicht, wenn die Kunst wieder mit dem menschlichen Leben in unauflösbarer Eintracht lebt." (vom Verf. übersetzt nach: György Kepes, Language of Vision, New York 1995) Sein Anspruch soll uns als Richtwert dienen bei der Beurteilung der gegenwärtigen Tendenzen, die Komplexität des Lebens in einem schöpfungsähnlichen Prozeß mit Hilfe potenter Rechenmaschinen einzufangen.

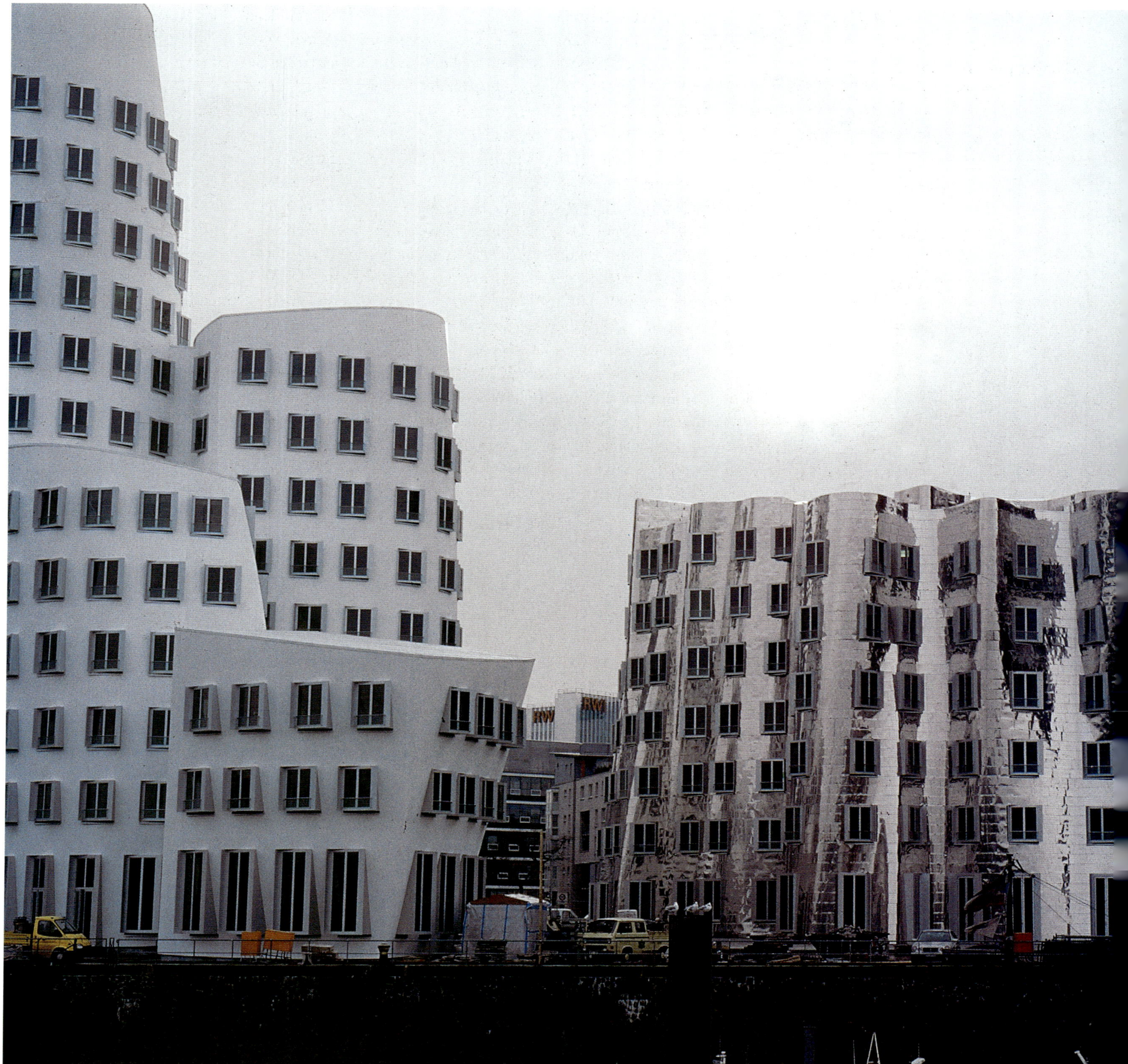

Frank O. Gehry, Neuer Zollhof, Düsseldorf, Rheinhafen, Ansicht von der Hafenseite. Baubeginn: September 1996, Fertigstellung Haus B und C: Dezember 1998, Haus A: Juni 1999. Foto von David Artichouk, Archiv Arndt. ● Auf den ersten Blick meint man, vor einem gewaltigen Monitor in eine computergenerierte Simulation zu schauen. Jedes der Gebäude bekommt durch seine Haut eine individuelle Note: Haus C hat eine chamoisfarben verputzte Fassade, Haus B, als Mittelpunkt des Ensembles, erstrahlt in Edelstahl, in dem sich die beiden anderen Klone der Häusergruppe spiegeln. Haus A versteht Gehry als Referenz an den Standort Hafen; es ist wie die Kaimauern mit Ziegeln verkleidet.

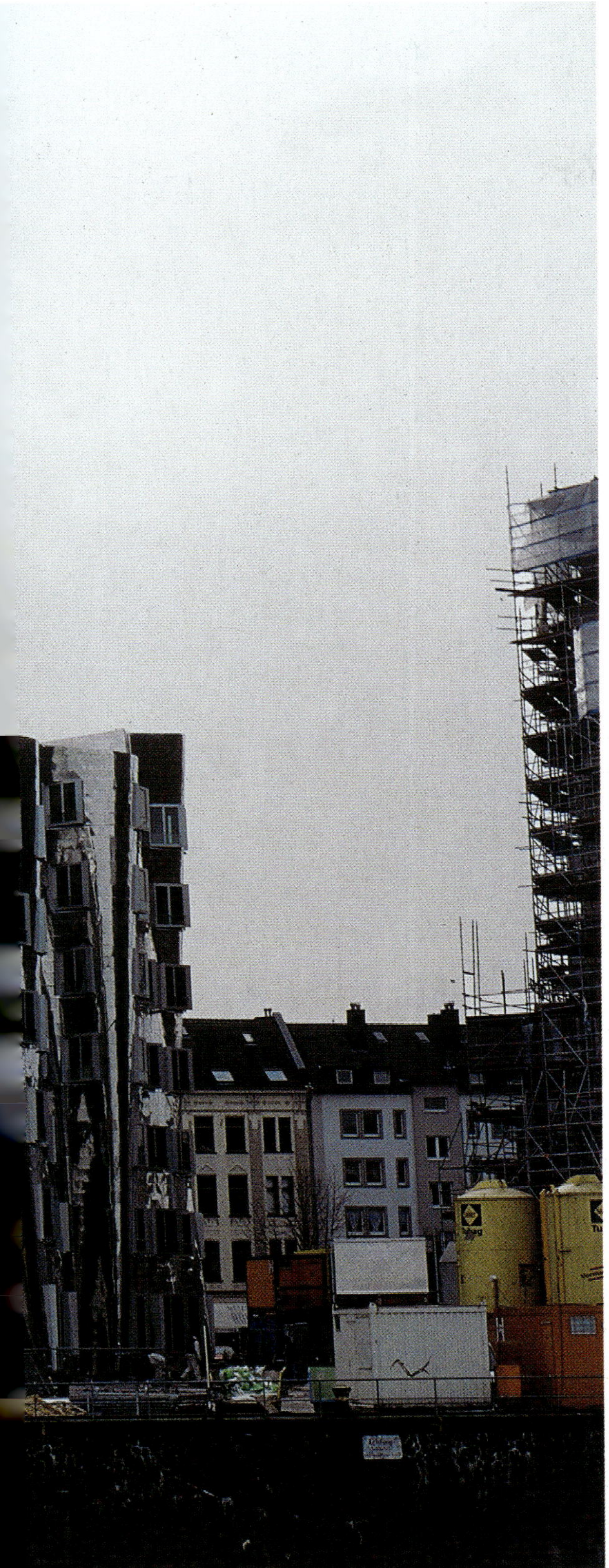

Natürliche Systeme

Greg Lynn, zusammen mit Hani Rashid der Erfinder des „papierlosen Büros“, in dem alles auf Bildschirmen animiert und vieles von Rechnern erfunden wird, gibt die wohl fortschrittlichste Berufsbeschreibung: „Der Architekt ist heute nicht so sehr Formgeber wie Dirigent bei der Entstehung von Formen.“ Der Prozeß verläuft in seinem Büro wie folgt: Sobald ihm ein Baugrund zur Beplanung angeboten wird, füttert er seinen Computer mit einer Serie von Informationen, die im orthodox gehandhabten Geschäft nur randständige Bedeutung besitzen: Windgeschwindigkeit an der Baustelle, Verkehrsfluß auf einer nahe gelegenen Autobahn, denkbar wären auch Wege von Passanten auf dem Grundstück. Hierauf beobachtet er, wie der Computer die Vorgaben in algorhythmische Kurven verwandelt. Er aktiviert seine Animationssoftware und erlaubt diesen Kurven, sich im virtuellen Raum des Programmes zu entfalten. Sie interagieren dort mit dem Ziel, Vorschläge für ein mögliches Design des zu errichtenden Gebäudes anzubieten. Sieht die Konfiguration interessant aus, „friert“ Lynn den Bildschirm ein und hält dabei ein Bild fest. Der fast kabbalistische Glaube an die Macht der Zahl erlaubt dem Architekten als Formdirigenten erstmals, mit Hilfe der Fähigkeit des Computers wirklich „überraschende“ Formen zu kreieren, wobei der Zufall in den Vordergrund, die menschliche Phantasie hingegen weit zurücktritt.

Flüssiges Bauen

Diesen Prozeß, sich aus dem Strom durchfließender Variationen einzelne Sequenzen herauszupicken, also den Entwurf auf eine sekundenschnelle Entscheidung zu reduzieren, hat Marcos Novak von der Universität in Los Angeles, Kalifornien (UCLA) noch weitergetrieben und auf das realisierte Gebäude übertragen. Er benutzt zu diesem Zweck interaktive Medien als ergänzende Baumaterialien und versucht, ein reaktives, flexibles Ambiente zu schaffen, das sich den Wünschen der Bewohner anpaßt. Die Idee, legendär geworden durch Zeitungsberichte über den Millionen teuren Bungalow des Microsoft-Chefs Bill Gates, wo die Wände sprechen, sich beim Passieren die Farben ändern und die Lieblingsmusik des Besuchers eingespielt wird, nennt Novak höchst poetisch-utopisch „flüssiges Bauen“. Raumfüllende Bildschirmoberflächen und eine Armee von Sensoren sorgen dafür, daß das Haus den Bewohner mit „offenen Armen empfängt“ und Gates gegen ungewünschte Eindringlinge verteidigt.

Stoffe

„Weben war bereits Multimedia“, sagt Sadie Plant in ihrem wunderbaren Buch „Nullen und Einsen“, das von der marginalen Beteiligung der Frauen bei der Entwicklung kommunikativer Werkzeuge handelt. Mit wenigen, plausiblen Argumenten weist sie nach, daß der mechanische Webstuhl, auf dem in einem komplexen maschinellen Prozeß unüberschaubar viele Fäden ineinandergeführt werden, als der erste Bildgenerator und das lochkartengesteuerte Weben als ein frühes Stück digitaler Bildbearbeitung angesehen werden können. Sie illustriert die Idee mit dem Hinweis darauf, daß Jacquard zum Beweis der Leistungsfähigkeit seines Webstuhls ein Selbstporträt mit einer Auflösung weben ließ, die selbst vom Medium der Fotografie in den folgenden 50 Jahren nicht übertroffen werden sollte. Vielleicht würde eine Untersuchung darüber lohnen, ob die Kunst der Gestaltung am Bauhaus in der etwas naserümpfend als weibliche Domäne abgetanen Webereiwerkstatt im Hinblick auf die spätere Übernahme des Entwerfens durch Computer nicht weiter vorangetragen wurde als durch den Unterricht für künftige Architekten in der Bauabteilung der Schule.

Die Zelle

„In unseren Forschungen dürfen wir nie die vollkommene menschliche ‚Zelle‘ aus den Augen verlieren, die Zelle, die am vollkommensten unseren physiologischen und emotionalen Bedürfnissen entspricht.“ (Le Corbusier)

Wir lernen heute wieder viel von der Biologie. Nachdem uns zu Beginn unseres Jahrhunderts vieles erstmals klarer wurde durch die Teratologie, die Lehre von den Mißbildungen, und die Emergenz, die plötzliche Herausbildung neuer Eigenschaften in riesigen Gruppen von Individuen, die sogenannte Massenintelligenz, zählt es heute zu den gängigen philosophischen Strategien, sich der Muster der Natur zu erinnern oder sie im neuen Licht komplexer Technologie zu betrachten. Abgesehen von der fragwürdigen Methode, globale Märkte nach diesem Prinzip zu erklären (Geldflüsse,

Telekommunikation, Stadtentwicklung) und ökonomisch gesteuerte und am Profit orientierte Prozesse zu organischen Entwicklungen, der Naturgeschichte ähnlich, zu verklären und dabei Exploitation und Evolution zu verwechseln, erzeugt die Tendenz zur Biologisierung unserer Wirtschaftsverhältnisse immerhin einige intelligente Muster zur Bestimmung abweichender Entwicklungen, die sich schon im Ansatz den starren Taktungen des Taylorschen Prinzips der Disziplinierung am Arbeitsplatz verweigern und tauglich sind, überkommene (Herrschafts-)Strukturen aufzuweichen, wenn nicht abzulösen.

Die Uhr, insbesondere ihre böse Base, die Stechuhr, steht stellvertretend für ein System antiorganischer, zerstörender Einteilungen von Leben. Das ihr stets verbundene Bild ist das des Strahls, der alles durchdringt. Auf dem Zeitstrahl wird das Leben beliebig verfügbar. Der Uhr gegenüber steht das Prinzip der Zelle als ideale kleinste Einheit, aus der das Vielgestaltige sich durch einen Vorgang der Vermehrung entwickelt, durch Abzweigung, Aufspaltung und andere Tricks und Kniffe der Natur. In Modulen denken heißt unterscheiden können zwischen zwei grundverschiedenen Sorten von Einheiten: den standardisierten, übergestülpten, anorganischen Einteilungen, deren serielle Folgen die „Auflagen" der Natur imitieren und sogar vorgeben, sie durch Perfektion, also durch Einförmigkeit zu übertreffen, und den Grundbausteinen des Lebens, selbstähnlichen und unendlich kombinierbaren Partikeln.

Prothesen

Die Technik der Optimierung bei der Ausbeutung der Arbeitskraft heißt Ergonomie und gilt heute als ein Forschungszweig, der uns hauptsächlich rückgratgerechte Stühle und halbmondförmig ausgeschnittene Arbeitsplatten beschert hat. Ihr liegen zwei Gedanken zugrunde, die eng mit der Zeit ihres Entstehens verwoben sind: den Arbeiter als Werkzeug zu betrachten (als Effekt der annähernden Vollmechanisierung der Fabriken) und selbst noch den halben Menschen als voll funktionsfähiges Rädchen im Betrieb zu installieren (ein Effekt des Ersten Weltkrieges). Die Wiege der Ergonomie steht in den Lazaretten, die mit den Amputierten der Materialschlachten gefüllt waren. Die Masse der „Versehrten" in den normalen Produktionsablauf einzugliedern, war die erste große Aufgabe der neuen Arbeitswissenschaften: den Einbeinigen an der Werkbank zum Stehen zu bringen, den Armlosen zum Bohren zu befähigen – der Ersatz der Organe durch die Krücke.

Den Arbeiter als Werkzeug zu denken, seine Arme als Zangen, seine Füße als Rollen, heißt, den praktischen Nutzen des Körpers als „einfache komplizierte" Maschine zu erkennen. Es bedeutet, ihn aufzuspalten in verschiedene Fähigkeiten, ihn als Ganzheit zu ignorieren. Sein Standvermögen erhöhen, sein Gefühlsleben mit dem Ziel der Steigerung seiner Reaktionsgeschwindigkeit minimieren, seine physischen Extensionen auf ihre Eignung zum Transmissionsriemen prüfen, das war die Aufgabe der Ergonome. Der Arbeiter ist plötzlich medial geworden: nicht länger er selbst! Es heißt, daß man die Qualität einer Kultur daran messen könne, wie viele Maschinen sie entwickelt, die ihrerseits Maschinen herstellen. Dies zeigt den Grad der Zerlegung, mit dem Geschichte als Technikgeschichte, als Geschichte der Erfolge durch Erfindungen gedacht wird, als Sieg der „zweiten Natur" über die erste, natürliche. Solche Maschinen können auch Menschen sein.

Cut/CAD

Aus den Arbeiten des Biologen Gregory Bateson, der sich lange mit mißgebildeten Händen beschäftigt hat, wissen wir, daß der Verlust an Information mit einem Zuwachs an Symmetrie einhergeht. Nun ist die Hand die spannendste Schnittstelle zwischen Innen und Außen in der anthropologischen, in der kulturgeschichtlichen Entwicklung des Menschen. Sprache und Schrift sind untrennbar mit der Evolution vom Vierbeiner zum Zweibeiner verbunden. Kurz gesagt, Theoretiker wie André Leroi-Gourhan nehmen an, daß erst die Entbindung der Zähne vom Zerreißen der Nahrung durch das Freiwerden der Hände für diese Tätigkeit (als Folge des aufrechten Ganges) das Entstehen von Kommunikation mit den Mitteln eines differenzierten Codes (Sprache) möglich gemacht hat. Der Mensch büßte seinen stabilen Stand auf vier Extremitäten ein und erhielt im Gegenzug zum potentiell permanenten Taumeln auf zwei Beinen die Chance, komplizierte Verkehrsformen zu entwickeln. Er installierte ein modulares Prinzip, das eine höhere Dichte der vermittelbaren Information bewirkt: Sprache besteht aus Worten, Silben, Lauteinheiten, im Setzkasten des Druckers als variabel kombinierbares System mit festgelegten Kleinstteilchen, den Lettern. Batesons Schlüsse über die Struktur in der Natur, gezogen aus der Untersuchung mutierter Insektenfüße, aus der Betrachtung deformierter Menschenhände, besagen, daß Information Symmetrie verhindert. Der Bruch der Symmetrie erzeugt ein Mehr an Organisation in einem offenen, flexiblen, dynamischen System. Eine ähnliche Verlust-Gewinn-Bilanz kann für die Kontrolle von komplexen Prozessen aufgestellt werden. Wenn heute Computer parallel geschaltet werden, um gewisse Probleme mit der Geschwindigkeit durch die physischen Grenzen von Speicherräumen und sogar von den Prozessoren selbst zu überbrücken, gewinnt man zwar die gewünschte höhere Effektivität, verliert aber an Einflußmöglichkeit. Diese Erfahrung ist Fischen, Vögeln und anderen Schwarmwesen wohl vertraut. „More is different", mehr ist anders, sagt die zeitgenössische Systemphilosophie. Neue, unerwartete Eigenschaften treten auf (emergieren), solche, die allein die Gruppe besitzt und die im Einzelwesen, würde man es aus seinem Schwarm isolieren und sezieren, nicht zu finden sind. Der zerpflückende Blick, der Versuch, am Zahnrad das Funktionieren der gesamten Apparatur zu erklären, geht an den wahren Qualitäten des Super-Organismus vorbei.

Wie wir aus den endlosen Reproduktionen der Mandelbaum-Männchen wissen, die mittlerweile zur Tapete des Digitalzeitalters verkommen, ist Gleichförmigkeit und Ordnung selbst in uns unüberblickbar chaotisch erscheinenden Mustern vorhanden. Forscher haben vor wenigen Jahren eine wild zerklüftete Küstenlinie in verschiedenen Maßstäben untersucht und von der Superform, dem kilometerlangen Verlauf der Linie zwischen Land und See bis zur Gestalt einer einzelnen Bucht, eine Quasi-Geometrie entdeckt, eine in der Größe absteigende Identität des Musters. Solche Strukturen des Organologischen machen sich Computerprogramme heute zunutze, um den Kreativprozeß, den Entwurf von Formen zu unterstützen. Wie lebendige Wesen, so sollen die computergenerierten Projekte wachsen. Der Gestalter als Autor tritt dabei vollständig in den Hintergrund, ist lediglich damit befaßt, für seinen Entwurf das geeignete Programm, die Maschine

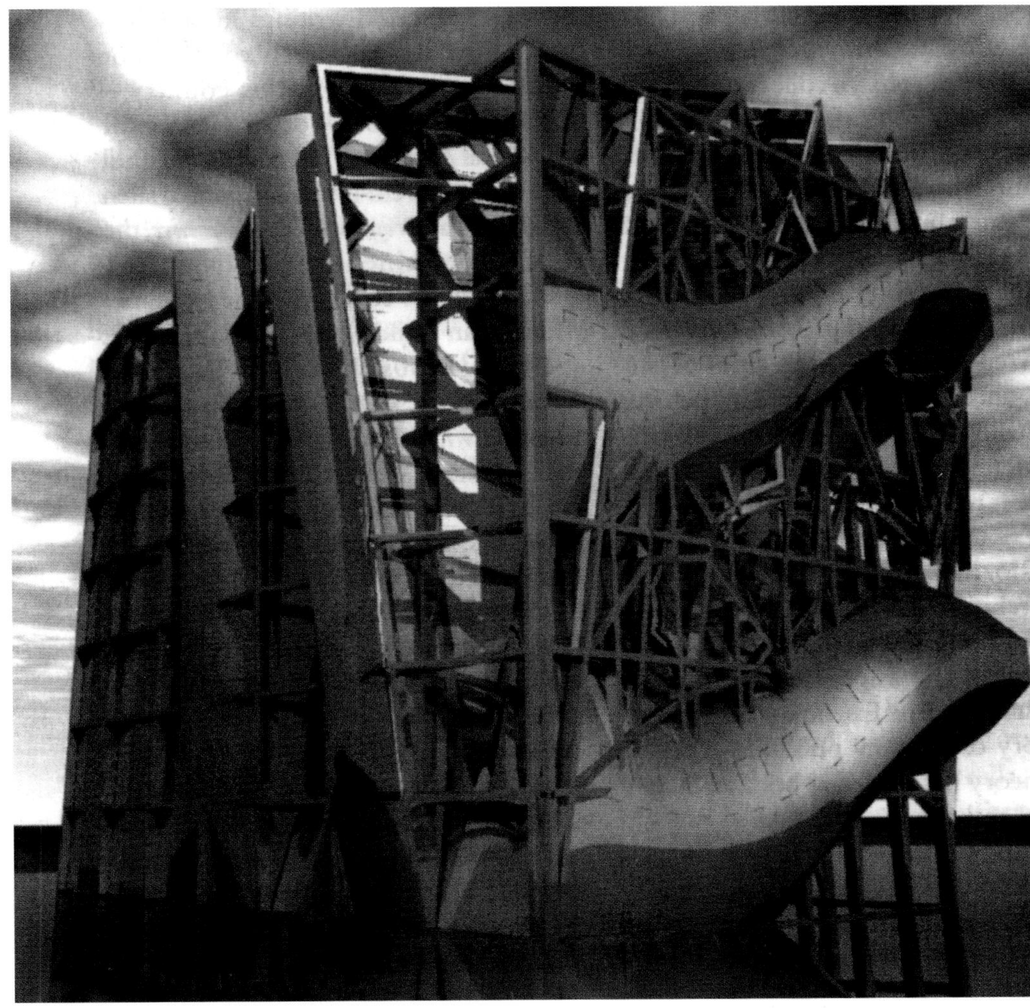

Marcos Novak, Animation einer sogenannten flüssigen Architektur („Liquid Architecture"). Abb. aus „Lingua Franca. The Review of Academic Life", 1998. ● Die Zukunft der Behausung ist nicht mehr fest. Für viele zeitgenössische Vordenker der Architektur verwischt sich der Unterschied zwischen realem und virtuellem Raum, erdachten und gebauten Häusern. Explodierende Formen und wild züngelnde Daten-Phantasien sind nicht der einzige Grund, warum viele dieser Projekte allein in der Welt hinter dem Screen existieren: die „Unwirklichkeit unserer Städte".

und ihre Software auszuwählen und „hochzufahren". Die Fachsprache nennt diese Technik CAD (computer aided design), den vom Computer unterstützten Designprozeß. Das Verschwinden der Materie wird bereits im Atelier eklatant. Der CAD-Benutzer lebt in jenem papierlosen Büro Lynns. Hier wird nicht länger geschnippelt, hier wird geklont. Der Guru des CAD, Bill Mitchell, hat inzwischen, nachdem er als absoluter Cyber-Enthusiast Mitte der 80er Jahre einen digitalen Arbeitsplatz für jeden Designstudenten in Harvard eingerichtet hat, seine neue Heimat ebenfalls am MIT gefunden.

Solche ästhetischen Experimente mit wenig stofflichem Substrat und geringer Nutzersteuerung sind hinlänglich als „Morphing" bekannt. Die allgegenwärtige Anwendung als Videospiel zur lustvollen Veränderung von Gesichtern – Mann schmilzt in Frau und wird zum virtuellen Mischwesen; ein Hund vereinigt seine Gesichtsdaten mit denen eines Politikers und alle lachen. Selbst die Polizei nutzt die Software zur Erstellung von Phantombildern. Die digitale Nachbearbeitung von Bildern bestimmt zunehmend das Special-effects-Geschäft. Es werden Bildelemente aus dem Film herausgetrennt, „gepainted" und wieder eingebaut, wo sie dann ein „Eigenleben" führen, mit dem Echtbild verschmolzen. Ganze Sequenzen mit zwischenzeitlich verstorbenen Darstellern werden am Rechner erzeugt. Auch die Tierwelt bleibt nicht verschont. Der Fledermausschwarm in „Batmans Return" ist komplett animiert. Der Programmierer, der „Imagineur" Craig Reynolds, hat die Eigenschaften seiner Computermäuse stark eingeschränkt und ihnen dadurch eine gewaltige, kollektive Intelligenz eingehaucht. Jeder für sich kann nur drei primitive Befehle ausführen, die allerdings erfolgreich zwangsverknüpft sind: Alle voraus!, Alle zusammenbleiben! und: Hindernissen ausweichen! So wurde Natur täuschend echt simuliert durch das Zerlegen komplexer Vorgänge in überschaubare Einheiten.

Heute arbeiten zunehmend mehr Künstler und andere interdisziplinär umherschweifende Nomaden auf ihren Hochgeschwindigkeits-Laptops mit diesen neuen, prothetischen

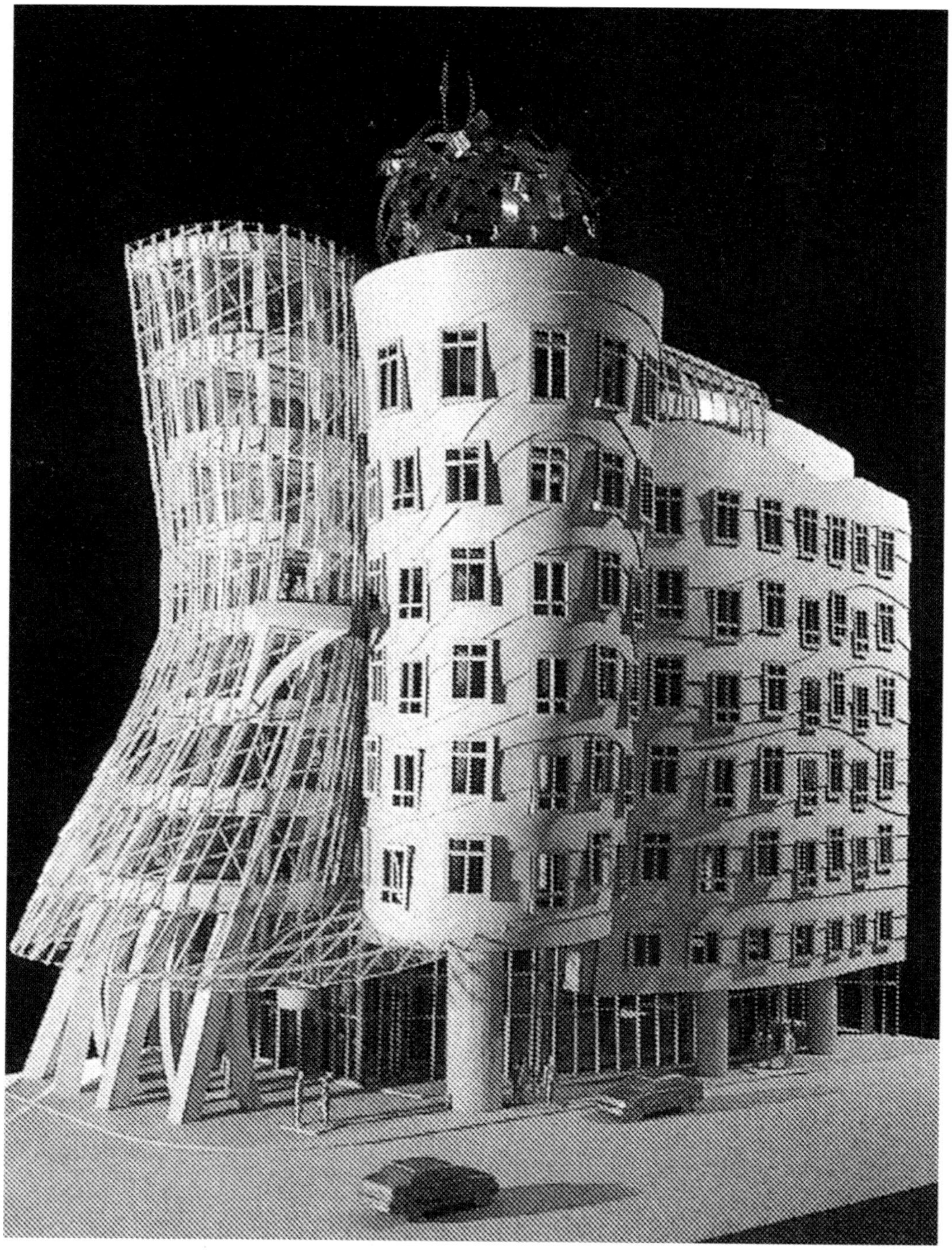

Frank O. Gehry, Modell eines Prager Wohnhauses. 1995, Abb. aus „Arch +“, Nr. 128, 9/1995, Entwurf mit Catia Software auf IBM Risc 6000. ● Der Einbruch der Parallelwelt in den Alltag: Dieses mit einer CAD-gesteuerten Fräse gesägte Modell zeigt ein Haus, das mittlerweile in Prag errichtet wurde. Ein Gebäude, das unter die Nachbarn seiner Zeile paßt wie der Golem unter die Menschen, als wäre es eine Hommage an den Dichter Gustav Meyrink. Auch hier frappiert der perfekt ins Überdimensionale transponierte Bildschirmeffekt.

„tools“. An manchen Tagen sammeln sie sich im Süden Deutschlands. Denn neben das (geschichtliche) Bauhaus und das (noch höchst aktuelle) MIT drängt neuerdings mit Macht das Karlsruher Großlabor ZKM, das Zentrum für Kunst und Medientechnologie, das schon vor seiner Errichtung als „digitales Bauhaus“ qualifiziert wurde. Sicher ist nach ersten Besuchen nur, daß Baden ein virtuelles Thüringen ist, und ein wenig vom Weimarer Konservatismus ist auch zu spüren. Das Multimedialab des ZKM ist mit etlichen Silicon-Graphics-Maschinen und vielem Besserem mehr ausgerüstet. Dank der Förderung des reichen Bundeslandes und etlicher Industrieinteressen ist hier eine Stätte zur horizontalen Vernetzung von Forschung und Ästhetik entstanden.

In Feldern denken

Wer heute mit digitalen „Prothesen“ experimentiert, denkt in Feldern, nicht in räumlich geprägten Formen. Wenn die Standardisierung als Ahnin der Animation gilt, dann nur insofern, als Zahlen in beidem eine Rolle spielen. Die im vielfach kombinierbaren standardisierten Teilchen steckende Potenz verhält sich jedoch zum Wildwuchs der wurzelartigen Verknospungen, zum hierarchiefreien Raum der digitalen Rhizome, wie die Höhlenmalerei zur Fotografie. Die totale Entkleidung von jedem Zierat, die pragmatische Schönheit der Module in der Serienfabrikation ist die andere Seite einer Entwicklung, die am Ende unseres Jahrhunderts wiederum mit Hilfe von Maschinen, nun jedoch auf den verschlungenen Pfaden der „künstlichen Intelligenz“, die Domäne der wahren Schönheit zu erobern versucht und der Fülle des Lebens ihren Alleinanspruch auf die höchste Gestaltung streitig macht.

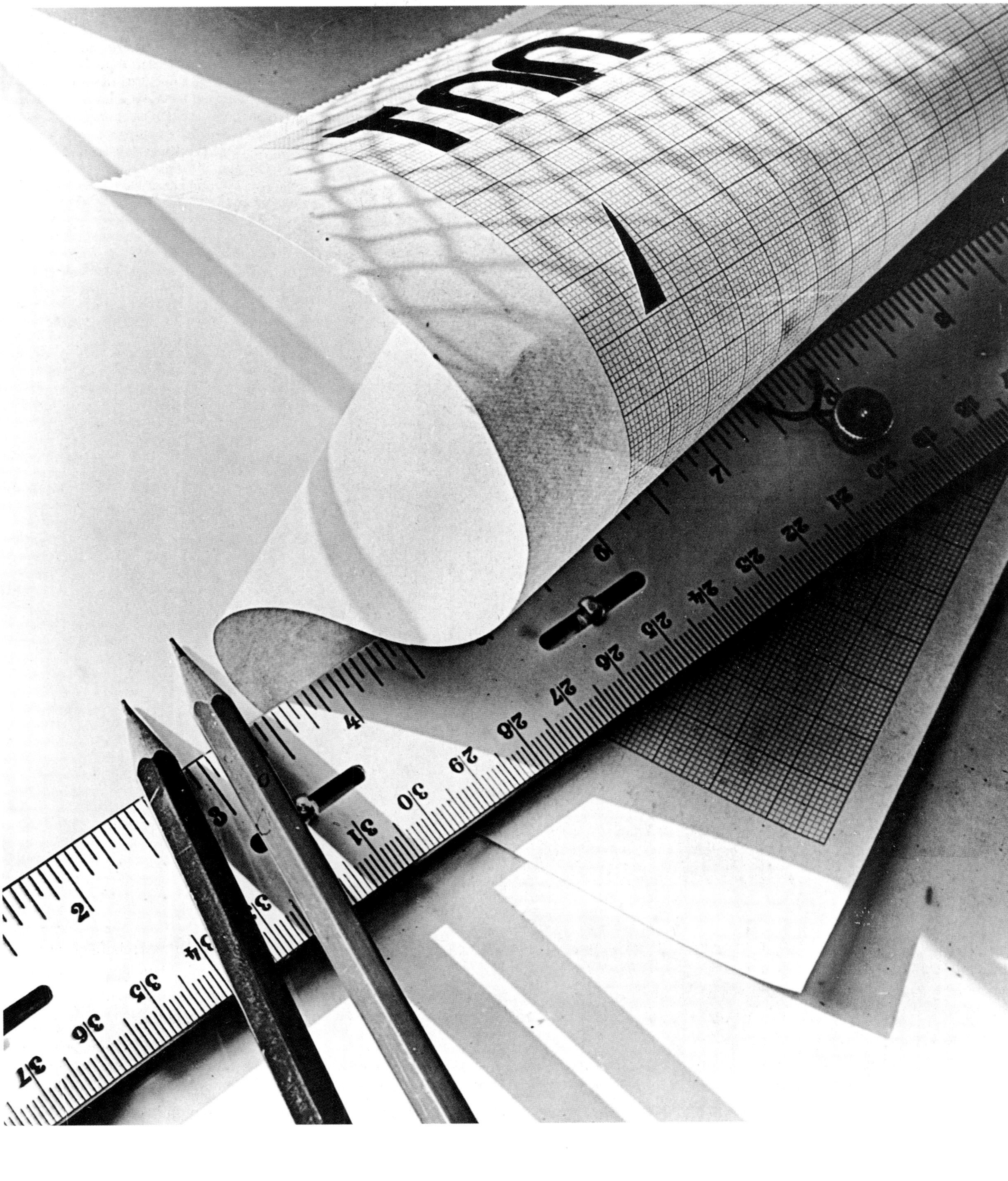

Fotostudie für ein Titelblatt. 1930, Foto von Grit Kallin-Fischer, BHA. ● „Archetypisches“ Schreibgerät: die Studie mit Bleistift und Lineal auf Millimeterpapier fand als Titel weder auf der Zeitschrift „Gebrauchsgraphik“ noch auf den „Typografischen Mitteilungen“ Verwendung.

Dokumentation

Bauhaus-Zeittafel

Ulrich Giersch

WEIMAR

1860

Großherzog Carl Alexander gründet in Weimar eine Kunstschule (ab 1910 Kunsthochschule). Als Lehrer wirken neben anderen Böcklin, Begas und Lenbach.

In den 80er Jahren entwickelt sich hier eine realistische, der Landschaft zugewandte Freilichtmalerei, die als „Weimarer Malerschule" kunsthistorische Bedeutung erlangt.

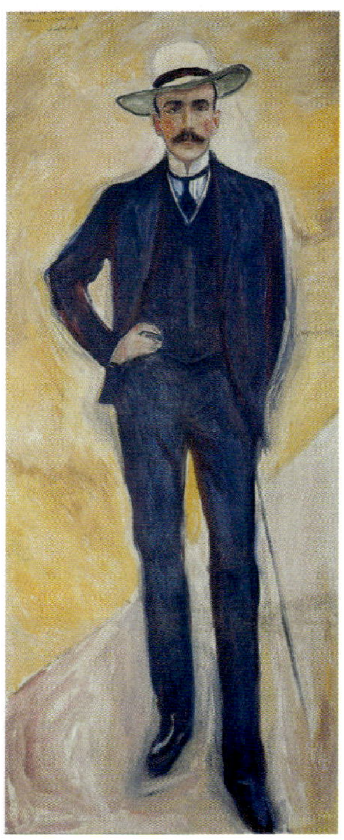

1902

Durch Vermittlung von Harry Graf Kessler und Elisabeth Förster-Nietzsche, den führenden Köpfen einer kleinen Gruppe von Reformern zur Erneuerung von Kunst und Kultur, wird - Henry van de Velde nach Weimar berufen und erhält von Großherzog Wilhelm Ernst den Auftrag, eine künstlerische Beratungsstelle für Handwerk und Kunstgewerbe, das „Kunstgewerbliche Seminar", einzurichten mit dem Ziel, Geschmack und Stilgefühl der Produzenten zu fördern, um die thüringische Kleinindustrie gegenüber der internationalen Massenfabrikation konkurrenzfähig zu machen. Vor allem soll eine moderne Produktgestaltung die regionale Wirtschaft stärken.

Zwischen 1904 und 1911 wird in zwei Bauabschnitten nach Plänen van de Veldes ein Neubau für die Kunsthochschule errichtet. (Von 1919–1925 ist er Atelier- und Verwaltungsgebäude des Staatlichen Bauhauses. Der Westflügel dient ab 1921 als Ateliergebäude der Staatlichen Hochschule für bildende Kunst, die sich zu diesem Zeitpunkt vom Bauhaus separiert hat.)

Zwischen 1905/1906 entsteht ebenfalls nach Plänen van de Veldes der gegenüberliegende Gebäudetrakt der Kunstgewerbeschule mit Bildhaueratelier der Kunsthochschule. (Ab 1919 dient er als Werkstattgebäude des Staatlichen Bauhauses.)

Im Mai wird die Erste Internationale Ausstellung für moderne dekorative Kunst in Turin eröffnet. Neben Exponaten von den bedeutendsten Vertretern der europäischen Moderne sind auch Arbeiten Henry van de Veldes vertreten.

F. W. Taylor entwickelt in den USA eine Rationalisierungsmethode, den Taylorismus; durch Zeit- und Bewegungsstudien wird eine Steigerung der Arbeitsproduktivität und -effektivität angestrebt.

1903

Im März wird Harry Graf Kessler ehrenamtlicher Leiter des Museums für Kunst und Kunstgewerbe in Weimar. Er will hier ein internationales Zentrum für die moderne Kunst etablieren. Der von konservativen

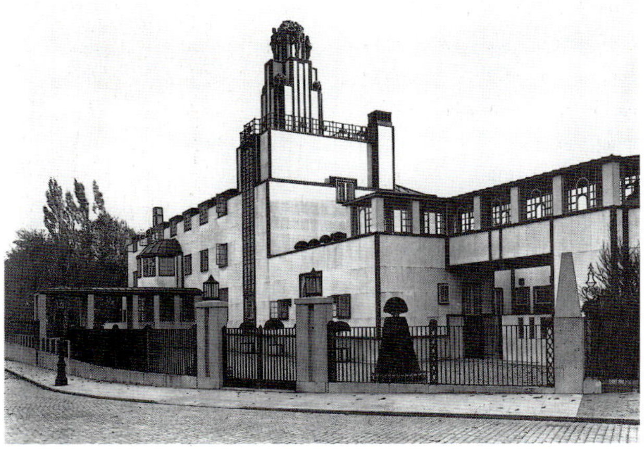

Kreisen angestiftete „Rodin-Skandal" beendet sein Engagement bereits 1906.

Im Mai wird von Koloman Moser, Josef Hoffmann und Fritz Waerndorfer die „Wiener Werkstätte" gegründet, eine Produktionsgenossenschaft von Kunsthandwerkern, die sich von der Massenproduktion und der Kommerzialisierung des Secessionsstils distanzieren. Der sachlich-geometrische Stil ist vom Arts and Crafts Movement des Schotten Charles Rennie Mackintosh beeinflußt.

Am 15. Dezember findet in Weimar die Gründungssitzung des Allgemeinen Deutschen Künstlerbundes statt; die reaktionäre Kulturpolitik des Deutschen Kaiserreichs war der Auslöser für den Zusammenschluß moderner Künstler und ihrer Fürsprecher.

1905

Am 7. Juni gründen die Studenten Erich Heckel, Ernst Ludwig Kirchner, Karl Schmidt-Rottluff und Fritz Bleyl in Leipzig den expressionistischen Künstlerbund „DieBrücke".

1907

In der neugegründeten Großherzoglich Sächsischen Kunstgewerbeschule stellt van de Velde einen praxisnahen Werkstattunterricht in den Vordergrund der Ausbildung. Schrittweise werden Werkstätten für Buchbinderei, Keramik und Emaillebrennerei, Metallbearbeitung und Ziselierung, Weberei, Stickerei und Teppichknüpferei sowie Goldschmiedearbeit aufgebaut.

Am 6. Oktober wird in München der Deutsche Werkbund als Zusammenschluß von Künstlern, Kunsthandwerkern und Industriellen zur Qualitätsförderung gewerblicher Produktion gegründet.

Mit der Produktion von Bakelit bricht die Ära der Kunststoffe an. Der neue Werkstoff ersetzt auf vielen Gebieten herkömmliche Materialien.

Pablo Picasso und George Braque begründen, ausgehend von Paul Cézannes Reduzierung der Wirklichkeit auf wenige geometrische Grundformen, den Kubismus.

1908

Adolf Loos publiziert seine Schrift „Ornament und Verbrechen" als Manifest gegen die historistische Scheinarchitektur. Für einen ehrlichen Bau fordert er den Verzicht auf Fassadendekor

1909

Am 20. Februar publiziert der italienische Schriftsteller Filippo Tommaso Marinetti sein futuristisches Manifest in einer Pariser Tageszeitung.

Die Turbinenmontagehalle der AEG in Berlin wird fertiggestellt; unter Verwendung von Glas und Stahl hat Peter Behrens – seit 1907 künstlerischer Berater der AEG – ein funktionales Fabrikgebäude entwickelt.

Im Büro von Behrens lernt der junge Walter Gropius von 1908 bis 1910 das gesamte Spektrum moderner Formgebung für die industrielle Fertigung kennen.

Am 1. Dezember wird in der Münchner Galerie Thannhäuser die erste Ausstellung der von Wassily Kandinsky und Alexej Jawlensky gegründeten „Neuen Künstlervereinigung" eröffnet.

1910

Auf der Weltausstellung in Brüssel findet die kunstgewerbliche Produktion Deutschlands große Anerkennung, was auch auf den Einfluß von van de Velde zurückzuführen ist.

Herwarth Walden gründet die avantgardistische Zeitschrift „Der Sturm".

1911

Gemeinsam mit Franz Marc gründet Wassily Kandinsky in München die Künstlervereinigung „Der blaue Reiter". Im Unterschied zur „Neuen Künstlervereinigung" wird nun die völlige Abstraktion vom Gegenständlichen gefordert.

1912

Herwarth Walden gründet die „Sturm"-Galerie und veranstaltet ab diesem Jahr die „Sturm"-Kunstausstellungen.

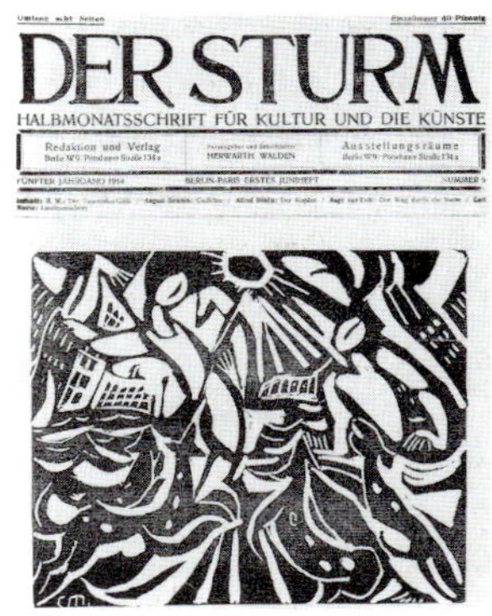

1914

Immer häufiger nationalistischen Anfeindungen ausgesetzt, kündigt der Belgier van de Velde noch vor Ausbruch des Ersten Weltkrieges seine

Edvard Munch, Harry Graf Kessler. 1906, Öl auf Leinwand, 200 x 84 cm, SMBPK, Nationalgalerie. ● **Josef Hoffmann, Palais Stoclet.** Brüssel, 1905–1911, Bildarchiv Foto Marburg. ● **Carlo Mense, Titelblatt der Zeitschrift „Der Sturm".** Nr. 5, 5. Jg. 1914, Linoleumschnitt, 19,1 x 24 cm.

Direktorenstelle an der Kunstgewerbeschule, die 1915 geschlossen wird. (Erst 1917 kann er Deutschland verlassen.) Van de Velde empfiehlt dem Ministerium Walter Gropius, Hermann Obrist und August Endell als Nachfolgekandidaten für das Amt des Direktors der Kunstgewerbeschule.
Gropius weilt im Dezember zu einer persönlichen Aussprache in Weimar und hat eine Audienz beim Großherzog.

Am 28. Juni kommt der österreichisch-ungarische Thronfolger Franz Ferdinand in Sarajewo bei einem Attentat ums Leben. Die Mobilmachung im Deutschen Reich wird am 1. August verkündet; der Erste Weltkrieg beginnt.

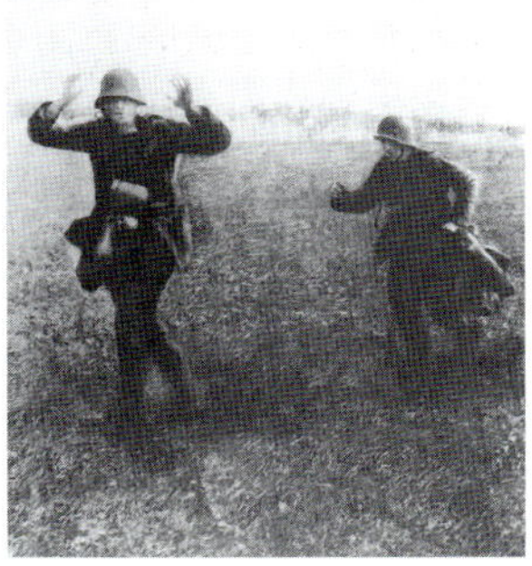

1915

Ausgehend von Kubismus und Futurismus entwickelt sich in Rußland der Konstruktivismus. Kasimir Malewitsch begründet den Suprematismus. Beide Richtungen beeinflussen später auch die künstlerische Arbeit am Bauhaus.

1916

Im Februar wird von Hugo Ball in Zürich das „Cabaret Voltaire" eröffnet, Ausgangspunkt für die europaweite Ausbreitung des Dadaismus.

1917

Im Juni erscheint das erste Heft der Zeitschrift „De Stijl" in Amsterdam und zur gleichen Zeit in Zürich die erste Nummer von „Dada". Am 1. Oktober gründet Theo van Doesburg zusammen mit Piet Mondrian die niederländische Künstlervereinigung „De Stijl".
Gerrit Rietveld konstruiert den „Rotblau-Stuhl", ein Vorbild für den berühmten Lattenstuhl, den Marcel Breuer ab 1922 am Weimarer Bauhaus entwickelt.
Herwarth Walden gründet mit Lothar Schreyer die „Sturm"-Bühne.

Am 7. November beginnt in Petrograd die Oktoberrevolution.

1918

Der erste Berliner Dada-Abend in Berlin wird am 18. Februar in der Galerie von I. B. Neumann inszeniert.
Im November wird das erste De-Stijl-Manifest veröffentlicht.
Im selben Monat wird von Künstlern und Intellektuellen der „Arbeitsrat für Kunst" gegründet, um in Anlehnung an die in der Revolutionszeit entstandenen Arbeiter- und Soldatenräte eine neue Kultur zu schaffen.
Am 3. Dezember gründen revolutionär gesonnene Künstler, die überwiegend dem Expressionismus zugehören, darunter Max Pechstein und Erich Mendelsohn, in Berlin die „Novembergruppe".

Waffenstillstand am 5. November. Am 8. November greift die Novemberrevolution in Deutschland auch auf die Reichshauptstadt über. Am 9. November wird in Berlin die Republik ausgerufen; Kaiser Wilhelm II. dankt ab.

BAUHAUS WEIMAR

1919

Die offizielle Gründung der neuen Ausbildungsstätte erfolgt am 1. April durch den nach Thüringen berufenen Walter Gropius: „Staatliches Bauhaus in Weimar – Vereinigte ehemalige Grossherzogliche Hochschule für bildende Kunst und ehemalige

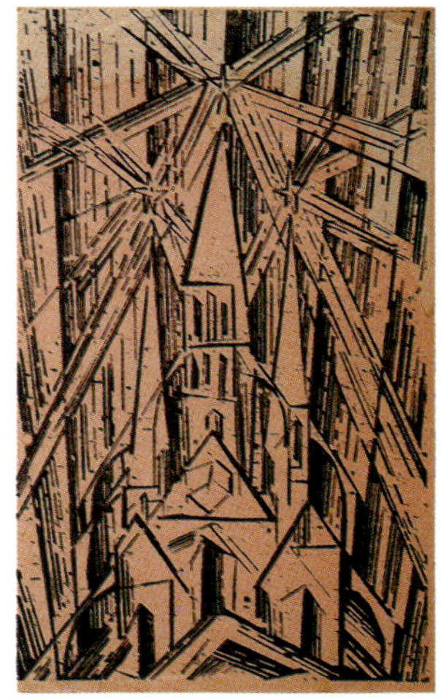

Grossherzogliche Kunstgewerbeschule."
Gropius publiziert als vierseitiges Flugblatt das Manifest und Programm des Staatlichen Bauhauses mit dem Titelholzschnitt der Kathedrale von Lyonel Feininger. Darin finden sich die programmatischen Sätze: „Das Endziel aller bildnerischen Tätigkeit ist der Bau!" und „Architekten, Bildhauer, Maler, wir alle müssen zum Handwerk zurück! ... Der Künstler ist eine Steigerung des Handwerkers."
Gropius verlegt sein Baubüro nach Weimar (Mitarbeiter: Adolf Meyer, Carl Fieger, Ernst Neufert u. a.).
Es erfolgt die Berufung von Lyonel Feininger als Leiter der grafischen Druckerei; etwa zeitgleich nimmt Gerhard Marcks seine Arbeit als künstlerischer Leiter einer zu gründenden Keramikwerkstatt auf.
Der Kunstpädagoge Johannes Itten wird als Lehrer für Malerei berufen; er leitet den Vorkurs und, ab 1920, auch mehrere Werkstätten.
Dem Lehrkörper gehören außerdem noch vier Lehrer der alten Kunsthochschule an. Neben dem Unterricht der Meister existieren die Werkstätten für Buchbinderei und Weberei sowie die Kunstdruckerei.
Bereits Ende 1919 wird das Bauhaus mit Anfeindungen rechtsorientierter Kreise konfrontiert. Ausgetragen wird dieser Konflikt in politischen Versammlungen, in der Presse und im Thüringischen Landtag. Als landeseigene Schule abhängig von der parlamentarischen Bewilligung von Zuschüssen, bleibt das Bauhaus durch derartige Querelen und sich ändernde politische Mehrheiten von Anbeginn in seiner Existenz bedroht. Unterstützung erhält Gropius durch Freunde aus dem Kreis des Deutschen Werkbundes, des Arbeitsrates für Kunst und der Novembergruppe.
Die Schule hat mit 101 weiblichen und 106 männlichen Studierenden im Wintersemester 1919/1920 den höchsten in Weimar erreichten Schülerstand.

Der Berliner Arbeitsrat für Kunst fordert die Befreiung der künstlerischen Ausbildung von staatlicher Einflußnahme, ihre soziale Ausrichtung sowie die Reform der Kunst durch das Handwerk. Der Arbeitsrat wird anfangs von Bruno Taut, später von Walter Gropius geleitet.
In Paris gründen Le Corbusier und Amédée Ozenfant die Avantgarde-Zeitschrift „L'Esprit Nouveau". André Breton versammelt um sich Mitstreiter für den Surrealismus.
Im September wird in Stuttgart die erste Waldorfschule durch den Anthroposophen Rudolf Steiner eröffnet. Charakteristisch für diesen Schultyp ist die Einbeziehung künstlerisch-musischer und praktisch-handwerklicher Fächer.
In Berlin entsteht der Klassiker des expressionistischen Films „Das Kabinett des Dr. Caligari" von Robert Wiene. An der Ausstattung sind Mitglieder der Berliner Künstlergruppe „Der Sturm" beteiligt.

Die Nationalversammlung tagt wegen der unsicheren Situation in der Reichshauptstadt Berlin bis zum Sommer im Weimarer Hoftheater (später Deutsches Nationaltheater). Am 11. Februar wird der Sozialdemokrat Friedrich Ebert zum Reichspräsidenten gewählt. Das neugewählte Parlament erarbeitet die Weimarer Verfassung. Am 18. Februar beschließt hier der Staatenausschuß (Ländervertretung) die Einführung der Farben Schwarz, Rot und Gold als Nationalfarben der Weimarer Republik.
Rechtsradikale Militärs ermorden am 15. Januar Rosa Luxemburg und Karl Liebknecht.
Am 18. Januar wird die Pariser Friedenskonferenz eröffnet.
Anfang April wird in München die Bayrische Räterepublik ausgerufen und einen Monat später durch Freikorps blutig niedergeschlagen.
Am 28. Juni wird der Friedensvertrag von Versailles, der Deutschland und seinen Verbündeten die alleinige Kriegsschuld zuspricht und für alle Kriegsschäden haftbar macht (Reparationsforderungen), unterzeichnet.

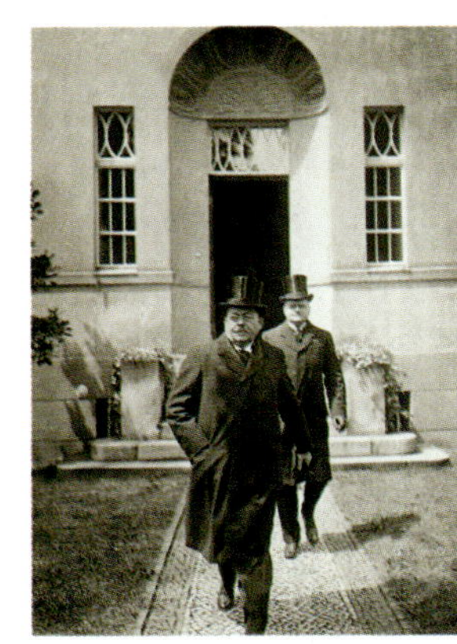

1920

Der Maler Georg Muche wird als Meister für die Holzbildhauerei und die Buchbinderei berufen. Wie auch andere Meister des Weimarer Bauhauses kommt er aus dem Kreis der Galerie „Der Sturm" und war Leiter der „Sturm"-Schule. Aufgebaut werden eine Kupfer- und Silberschmiede (später Metallwerkstatt), Holz- und Steinbildhauerei, Dekorationsmalerei (dann

„Kamerad, nicht schießen!" Gefangennahme eines Deutschen südlich von Soissons im Herbst 1918, Fotograf unbekannt, SVT Bild/Das Fotoarchiv. • **Lyonel Feininger, Die Kathedrale des Sozialismus, Titelblatt des Manifestes und Programms des Staatlichen Bauhauses zu Weimar.** 1919, Holzschnitt auf rosafarbenem Papier, 31.9 x 19,6 cm, BHA. • **Reichspräsident Friedrich Ebert.** SVT Bild/Das Fotoarchiv.

Wandmalerei), Tischlerei und eine Töpferei (in Dornburg/ Saale).
Die Ausbildung am Bauhaus entspricht in dieser Zeit einer Handwerkslehre, die mit der Prüfung vor der Handwerkskammer abzuschließen ist. Gemäß der konzeptuellen Verbindung von Kunst und Handwerk werden die Werkstätten seit dem Wintersemester jeweils von einem Handwerker als Werkmeister und einem Künstler als Formmeister geleitet. Feininger übernimmt die Druckerei, Marcks die Töpferei; alle anderen Werkstätten werden zunächst von Itten und Muche geleitet.
Aus einem zu absolvierenden Probesemester unter Itten entsteht der Vorkurs. In dieser künstlerischen Vorlehre werden die elementaren Bedingungen jeder Gestaltung zum Thema gemacht: das Material, seine Formungs- und Darstellungsmöglichkeiten sowie die Konstruktion. Itten unterrichtet den Vorkurs, der die Bauhauspädagogik nachhaltig prägt, bis zum Frühjahr 1923; im Sommer übernimmt Muche den Kursus.
Im April beginnt die erste Reihe der Bauhaus-Abende.
Zum Wintersemester 1920/21 hat die Schule 143 Studierende, davon sind 81 männlich und 62 weiblich.

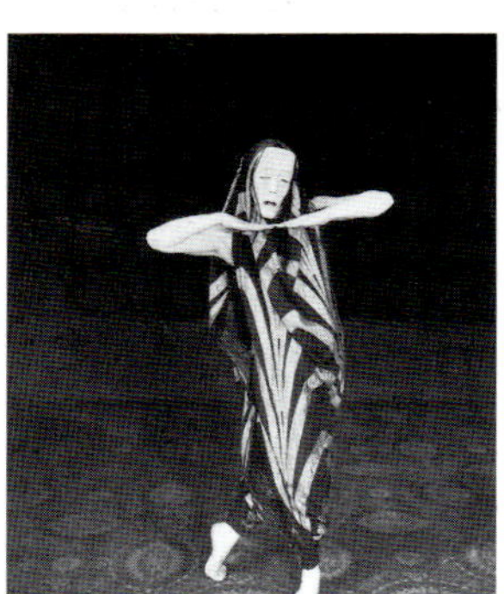

Mary Wigman gründet in Dresden eine Schule des neuen künstlerischen Tanzes.

Auf dem Telegraphenberg bei Potsdam entsteht der expressionistische Einsteinturm von Erich Mendelsohn.
In der Sowjetunion werden die WchUTEMAS (Abkürzung für künstlerisch-technische Ateliers, ab 1927 Hochschule) gegründet, an denen u. a. Malewitsch, Kandinsky, Rodschenko, Tatlin und El Lissitzky arbeiten.

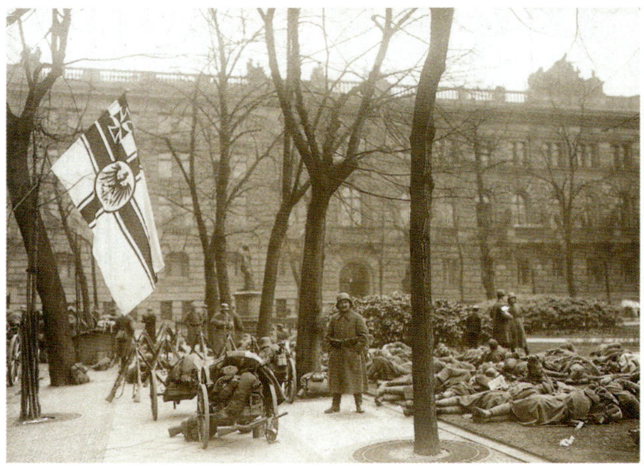

Am 13. März erfolgt der Kapp-Lüttwitz-Putsch von militanten Rechten gegen die Reichsregierung. Nach Ausrufung des Generalstreiks durch die Gewerkschaften bricht der Putsch nach wenigen Tagen zusammen. In Weimar werden Demonstranten durch anrückendes Militär gewaltsam auseinandergetrieben; zu den Opfern zählen acht Tote und 35 teils schwer Verletzte.
Am 18. März werden hier die Märzgefallenen beigesetzt; auch Bauhäusler nehmen an der Trauerfeier teil. Gropius bleibt, getreu seiner Maxime, das Bauhaus aus der Politik herauszuhalten, der Demonstration fern.
Nach Neuwahlen am 6. Juni tritt der erste gewählte Reichstag der Weimarer Republik zusammen, in dem die demokratische Weimarer Mitte-Links-Koalition aufgrund der starken Gewinne der rechten Parteien keine Mehrheit mehr hat.

1921

Zu Jahresbeginn werden Paul Klee und Oskar Schlemmer berufen; im Herbst wird Lothar Schreyer Leiter einer neu eingerichteten Bühnenabteilung.
Es kommt zu einer Neuaufteilung der Werkstattleitung: Gropius übernimmt die Tischlerei, Schlemmer die Steinbildhauerei, Muche die Holzbildhauerei und Weberei; Paul Klee wird Formgestalter der Buchbinderei.
Das Bauatelier Gropius entwirft und baut unter Mitarbeit der Bauhauswerkstätten das expressionistische Blockhaus für den Unternehmer Adolf Sommerfeld in Berlin-Dahlem.
Die eher traditionell ausgrichtete Kunsthochschule hat sich bereits im Oktober 1920 vom Bauhaus getrennt und wird am 4. April als eigenständige Schule eröffnet.
Im Sommer besucht Itten den Mazdaznan-Kongreß in Leipzig und bringt anschließend die mystische Heilslehre mit nach Weimar. Durch ihn und Muche gewinnt Mazdaznan Einfluß auf einen Teil der Schülerschaft; die Bauhauskantine gibt vegetarisches Essen aus. Auch durch jene quasi religiöse Indoktrinierung verschärfen sich die inneren Spannungen am Bauhaus.
Theo van Doesburg, führender Kopf der holländischen Künstlergruppe De Stijl, weilt zwischen April 1921 und November 1922 in Weimar. Er opponiert gegen die expressionistische und handwerkliche Ausrichtung des Bauhauses und propagiert sein an moderner Technik orientiertes Konzept einer konstruktivistischen Gestaltung.
Im Oktober beschließen die Bauhausmeister die Edition der „Bauhaus-Drucke. Neue europäische Graphik, herausgegeben vom Staatlichen Bauhaus in Weimar."
Maler des Bauhauses stellen im November/Dezember in der Berliner Galerie „Der Sturm" aus.
Im Wintersemester 1921/22 hat die Schule 108 Studierende, davon sind 44 weiblich und 64 männlich.

1922

Seit Jahresbeginn leitet Gropius den konzeptionell-strukturellen Wandel des Bauhauses ein: Durch Ausrichtung an industrieller Produktion kommt es zur Polarisierung mit Itten, der sich zum freien künstlerischen Ausdruck als pädagogischem Prinzip bekennt. Dieser legt die Leitung der Metallwerkstatt und der Tischlerei nieder, behält jedoch die Holzbildhauerei sowie den Vorkurs bis zum Ende des Semesters.
Am 1. Mai wird das von Gropius entworfene Denkmal der Märzgefallenen auf dem Weimarer Hauptfriedhof eingeweiht.
Der neuberufene Wassily Kandinsky übernimmt – in Nachfolge Schlemmers – die Werkstatt der Wandmalerei. Töpferei und Weberei sind die einzigen Werkstätten, die durch Verkauf ihrer Arbeiten einen nennenswerten Beitrag zur Finanzierung der Schule leisten.
Mit Gründung einer Bauhaus-Siedlungsgemeinschaft entsteht ein Siedlungsplan, der Wohnhäuser unterschiedlicher Typen für Lehrer, Schüler und

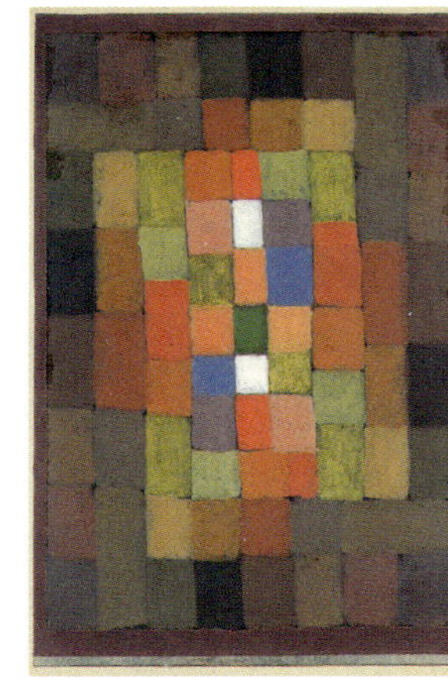

Freunde des Bauhauses, später auch ein Schulhaus vorsieht. Aufgrund der schwierigen Finanzsituation kann 1923 nur ein Musterhaus zur Bauhausausstellung realisiert werden.
Im Oktober übernimmt Klee die Werkstatt für Glasmalerei und Kandinsky jene für Wandmalerei.
Im Wintersemester 1922/23 hat die Schule 119 Studierende, davon sind 48 weiblich und 71 männlich.

In Düsseldorf findet vom 29. bis 31. Mai der Internationale Kongreß fortschrittlicher Künstler statt; die Internationale Fraktion der Konstruktivisten spaltet sich am 30. Mai ab und beschließt ein erneutes Treffen im Herbst des Jahres in Weimar.
Am 20. September kommt die Uraufführung des Triadischen Balletts von Burger/Hötzel/Schlemmer in Stuttgart zustande.
Ende September organisiert Theo van Doesburg in Weimar einen Konstruktivisten- und Dadaistenkongreß. Unter den Teilnehmern befinden sich László Moholy-Nagy, Kurt Schwitters, Tristan Tzara, Hans Arp, Hans Richter sowie Studierende des Bauhauses. Der Wettbewerb für das Gebäude der Chicago Tribune wird ausgeschrieben; über 30 deutsche Entwürfe werden dazu eingereicht.
Wilhelm Köhler, Direktor der Weimarer Kunstsammlungen, richtet im Schloßmuseum Räume mit Werken einiger Bauhausmeister ein.

Mary Wigman im „Maskentanz". 1926, Fotograf unbekannt, Ullstein Bilderdienst. ● **Berliner Lustgarten während des Kapp-Putsches 1920.** Fotograf unbekannt, SVT Bild/Das Fotoarchiv. ● **Paul Klee, Statisch-dynamische Steigerung.** 1923, Öl und Gouache auf Büttenpapier, mit Aquarallfarbe und schwarzer Tinte umrandet, auf Karton aufgezogen, 38,1 x 26,1 cm, MMA, The Berggruen Klee Collection, NYC, 1987.

Der am 16. April unterzeichnete Vertrag von Rapallo zwischen dem Deutschen Reich und der Sowjetunion regelt die Kriegsfolgen und dient der Aufnahme normaler politischer Beziehungen.

Am 24. Juni wird der deutsche Außenminister Walther Rathenau ermordet; es ist einer von zahlreichen politischen Morden in den Anfangsjahren der Republik.

Seit August verstärkt sich die Inflation der deutschen Währung. Im September erklärt Friedrich Ebert das „Deutschlandlied" zur Nationalhymne.

Am 30. 12. wird die Union der sozialistischen Sowjetrepubliken (UdSSR) gegründet.

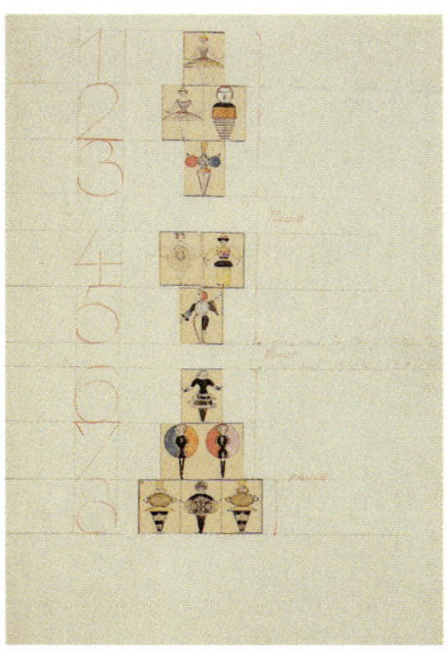

1923

Als Itten das Bauhaus im März verläßt, wird der Konstruktivist László Moholy-Nagy als Leiter der Metallwerkstatt nach Weimar berufen und unterrichtet vom Herbst an auch den Vorkurs. Nach Schreyers Abschied übernimmt Schlemmer die Bühnenwerkstatt und ist als Nachfolger Ittens auch Leiter der Steinbildhauer- und Holzbildhauerwerkstätten.

Erste Teilnahme des Bauhauses an der Leipziger Herbstmesse mit Webereien, Keramik und Metallarbeiten.

Die Bauhausausstellung vom 15. August bis zum 30. September in Weimar dient als erster großer Rechenschaftsbericht gegenüber der Landesregierung zwecks weiterer finanzieller Unterstützung. Gezeigt werden Arbeiten aus dem Unterricht, den Werkstätten, freie Kunst der Meister sowie eine Ausstellung internationaler Architektur.

Im Hauptgebäude des Bauhauses entstehen Wandgestaltungen von Herbert Bayer und Joost Schmidt, im Werkstattgebäude von Oskar Schlemmer. Nach Entwürfen von Gropius wird das Direktorenzimmer von Tischlerei, Weberei, Wandmalerei- und Metallwerkstatt des Bauhauses ausgestattet.

Der Bau eines Musterhauses Am Horn (nach Entwürfen von Georg Muche) erfolgt unter Beteiligung der Bauhauswerkstätten als Gemeinschaftsarbeit im Sinne des angestrebten Gesamtkunstwerks.

Im August findet die „Bauhauswoche" mit Bühnenveranstaltungen, Konzerten und Vorträgen statt. Durch die Ausstellung findet die Schule national wie international Beachtung.

Schwerpunkt der Arbeit liegt nunmehr auf Gestaltungstechniken, die sich an der Industrie und maschinellen Produktionsweisen orientieren. Mit dem Motto „Kunst und Technik – eine neue Einheit" formuliert Gropius das neue maßgebliche Konzept des Bauhauses. Im Herbst erscheint die Publikation „Staatliches Bauhaus Weimar 1919–1923".

Ab dem Wintersemester umfaßt der Vorkurs zwei Semester: die Werklehre bei Josef Albers, den Kursus „Material und Raum" bei Moholy-Nagy sowie Form- und Farbkurse bei Paul Klee und Wassily Kandinsky.

Am 23. November findet bei Gropius eine Hausdurchsuchung durch die Reichswehr wegen anonymer politischer Anschuldigungen statt. Im Wintersemester 1923/24 sind am Bauhaus 114 Studierende eingeschrieben, davon sind 41 weiblich und 73 männlich.

Arnold Schönberg komponiert „Fünf Klavierstücke" (op.23) in der von ihm entwickelten Zwölftontechnik. Kandinsky schlägt vor, Schönberg als Rektor der Weimarer Musikschule zu berufen.

Le Corbusier veröffentlicht seine programmatische Schrift „Vers une Architecture", die 1926 unter dem Titel „Kommende Baukunst" in Deutschland erscheint.

Auf der Großen Berliner Kunstausstellung präsentiert El Lissitzky seinen Prounen-Raum.

Es erscheint Henry Fords Autobiografie „Mein Leben und Werk", in dem er neue Arbeitsmethoden propagiert. Seine Ideen zur Fließbandproduktion und Massenfertigung

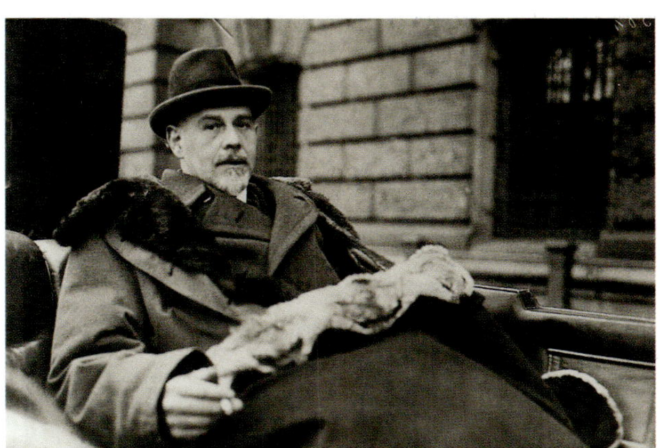

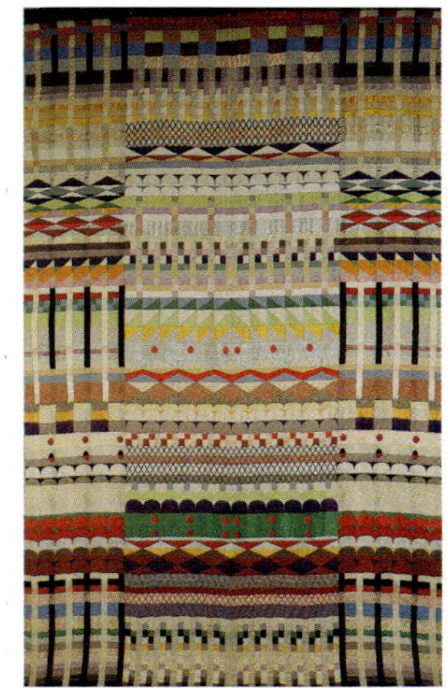

finden in Industrie wie Kulturwelt rege Akzeptanz.

Im Januar wird das Ruhrgebiet, vorgeblich zur Sicherung der Reparationszahlungen, durch französische und belgische Truppen besetzt.

Eine Regierung der großen Koalition aus SPD, Zentrum, Demokraten und Volkspartei wird unter Stresemann gebildet.

Im September/Oktober erreicht die Inflation in Deutschland ihren Höhepunkt.

Im November unternimmt der Führer der NSDAP, Adolf Hitler, mit Gleichgesinnten in München einen Putschversuch, der jedoch scheitert.

1924

Die Wahlen zum Thüringer Landtag im Februar führen zu einer bürgerlich-konservativen Regierung. Im September werden die Verträge der Bauhausmeister „vorsorglich" zum 31. März 1925 gekündigt. Sowohl die finanzielle Situation als auch politische Anfeindungen blockieren jegliche Weiterarbeit. Deshalb erklären die Meister am 26. Dezember die Auflösung des Bauhauses zum 1. April 1925.

Der „Kreis der Freunde des Bauhauses" wird im Oktober gegründet, um die Schule zu unterstützen. Zu den Mitgliedern zählen u. a. Peter Behrens, Marc Chagall, Albert Einstein, Gerhard Hauptmann und Arnold Schönberg.

Im November wird der Produktionsbetrieb des Bauhauses in eine GmbH überführt.

Auf der Werkbundausstellung „Die Form" in Stuttgart werden Arbeiten der Tischlerei, der Metallwerkstatt und der Töpferei des Bauhauses gezeigt.

In Utrecht wird das Haus Schröder von Gerrit Rietveld, gebaut nach Gestaltungsprinzipien des De Stijl, fertiggestellt.

André Breton veröffentlicht in Paris das surrealistische Manifest.

Bei den Reichstagswahlen im Mai ergeben sich Verluste für die bürgerlichen Parteien und die SPD und Gewinne für die radikalen Parteien.

Die Neuwahlen vom Dezember bringen Gewinne für die SPD und Verluste für NSDAP und KPD.

Im Reich beginnt eine Phase wirtschaftlichen Aufschwungs und relativer Stabilität bis zur Weltwirtschaftskrise 1929.

1926

Der Lehrbetrieb in Weimar wird ab dem 1. April 1926 unter der Leitung des Architekten Otto Bartning als „Staatliche Hochschule für Handwerk und Baukunst" fortgeführt. Ehemalige Bauhausschüler, u. a. Ernst Neufert, Wilhelm Wagenfeld, Otto Lindig und Erich Dieckmann, bleiben als Lehrkräfte am Weimarer Nachfolgeinstitut des Bauhauses tätig. Hier findet nun auch eine reguläre Architekturausbildung statt. Produktentwicklungen für die Industrie, insbesondere das Typenmöbelprogramm, werden durch eine eigene Vertriebsorganisation vermarktet. 1930 wird Paul Schultze-Naumburg vom nationalsozialistischen Minister Wilhelm Frick zum neuen Schuldirektor der Nachfolge-

Oskar Schlemmer, Figurenplan für das „Triadische Ballett". 1927, Blatt 2 aus dem Regieheft für Hermann Scherchen, Bleistift und Aquarell auf gedrucktem Figurenschema, angefertigt auf kariertem Schreibpapier, collagiert, 30,0 x 21,0 cm, Bühnen Archiv Oskar Schlemmer. • **Walther Rathenau.** Fotograf unbekannt, SVT Bild/Das Fotoarchiv. • **Gunta Stölzl, Jacquardbehang „5 Chöre".** 1928, Jacquard, Baumwolle, Wolle, Seide, 143,0 x 229,9 cm, Museum für Kunst und Kulturgeschichte der Hansestadt Lübeck.

institution, der „Staatlichen Hochschule für Baukunst, Bildende Künste und Handwerk", ernannt.

BAUHAUS DESSAU

1925
Anfang des Jahres erfolgen Verhandlungen über eine Weiterführung der Schule mit mehreren Städten, darunter Frankfurt am Main und Dessau. Im März beschließt der Dessauer Gemeinderat auf Initiative des Oberbürgermeisters Fritz Hesse die Übernahme des Bauhauses.

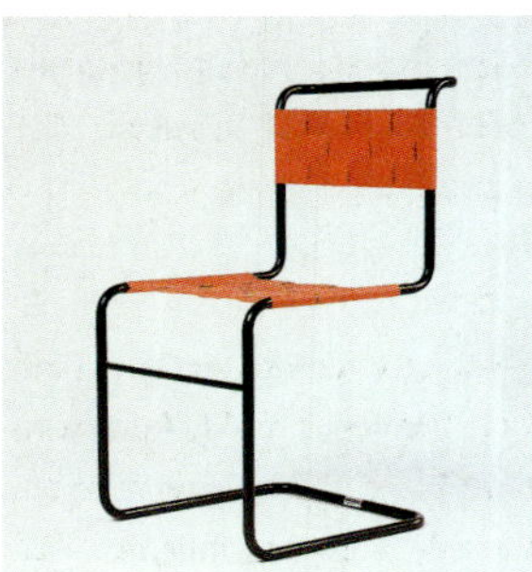

Im April beginnt der Unterricht am Bauhaus Dessau. Außer Marcks folgen alle Formmeister nach Dessau; ehemalige Studierende übernehmen als Jungmeister die Werkstätten: Herbert Bayer leitet die Werkstatt für Typografie/Reklame (ehemals Druckerei), Marcel Breuer die Tischlerei. Weiterhin existieren die Metallwerkstatt, Weberei, Wandmalerei, Plastische Werkstatt und die Bühne. Die Töpferei, die Glasmalereiwerkstatt sowie die Holz- und Steinbildhauerei werden in Dessau nicht wieder eingerichtet.
In seinem neuen Programm stellt Gropius die Bedeutung von Industrie und Wissenschaft für die Gestaltung heraus. Zur zentralen Aufgabe erklärt er die zeitgemäße Entwicklung der Behausung, „vom einfachen Hausgerät bis zum fertigen Wohnhaus". Die Werkstätten werden als „Laboratorien" zur Herstellung von Modellen für die Industrie erklärt. Ab diesem Jahr entstehen Stahlrohrmöbel und zwei Jahre später die legendären Freischwinger von Marcel Breuer, Mart Stam und Mies van der Rohe.
Ab Juni erscheint die Serie der „Bauhausbücher", herausgegeben von Walter Gropius mit der Gestaltung von László Moholy-Nagy. Autoren sind u. a. Klee, Kandinsky, Malewitsch, J. J. P. Oud und Mondrian.
Für das typografische Erscheinungsbild der Schule werden ab Oktober die Kleinschreibung sowie die Anwendung der DIN-Normen für alle Drucksachen bestimmend.
In Dessau bildet sich ein Bürgerverein, um das Bauhaus zu bekämpfen.
Im November wird die Bauhaus GmbH zur kommerziellen Verwertung der Produkte gegründet. Im Wintersemester 1925/1926 sind 63 Studierende eingeschrieben.

In Paris wird die „Exposition Internationale des Arts Décoratifs et Industriels Modernes" zur Manifestation eines neuen Stils, der „Art Déco" genannt wird. In stereometrischen Formen errichtet Le Corbusier den Pavillon de l'Esprit Nouveau.
Die Wanderausstellung „Neue Sachlichkeit" eröffnet in Mannheim. Gustav F. Hartlaub prägt mit ihr den Begriff für einen neuen Stil in der Malerei der 20er Jahre.
Im November wird in der Pariser Galerie Pierre die erste Gruppenausstellung der Surrealisten gezeigt.
Sergej M. Eisensteins Film „Panzerkreuzer Potemkin" hat am 21. Dezember in Moskau Premiere.

Im Reich wird die erste Regierung unter Einbeziehung der Deutschnationalen gebildet.
Generalfeldmarschall Paul von Hindenburg wird am 26. April zum Reichspräsidenten gewählt.

1926
Im März findet das Richtfest des Bauhausgebäudes statt. Im Oktober wird von der Landesregierung der Hochschulcharakter anerkannt, die Meister werden zu Professoren ernannt. Von nun an führt das Bauhaus den Untertitel „Hochschule für Gestaltung".
Am 4. Dezember wird das neue Bauhaus mit über 1000 Gästen aus aller Welt eingeweiht.
Die Ausbildung entspricht von nun an einem Studium, das mit dem Bauhausdiplom beendet wird. In dieser Zeit festigt sich der internationale Ruf des Bauhauses durch seine spektakulären Neubauten: das Schulgebäude, die Meisterhäuser und die Siedlung Dessau-Törten.

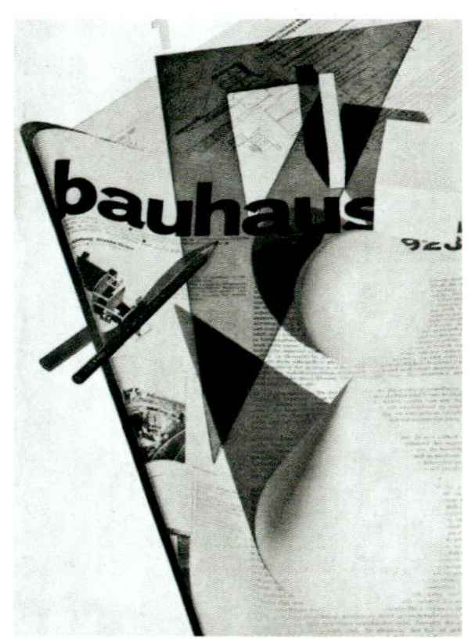

Es wird die erste Nummer der Zeitschrift „bauhaus" herausgegeben, die bis 1929 und erneut 1931 vierteljährlich erscheint.

Gründung der Architektenvereinigung „Der Ring". Unter den Mitgliedern sind Hugo Häring, Max und Bruno Taut, Mies van der Rohe und Gropius.

1927
Im April wird eine Architekturabteilung eröffnet, die der Schweizer Architekt Hannes Meyer leitet. Daneben werden die freien Malklassen von Klee und Kandinsky eingerichtet, so daß erstmals eine rein künstlerische Ausbildung möglich ist.
Im Juli verläßt Muche aufgrund von Querelen mit den Bauhausweberinnen die Schule; trotz Widerstands im Kollegium wird Gunta Stölzl daraufhin Leiterin der Webereiwerkstatt und bleibt damit einzige weibliche Meisterin.

Am 10. Januar hat Fritz Langs Film „Metropolis" in Berlin Premiere.
Im Rahmen der Werkbundausstellung „Die Wohnung" in Stuttgart wird die Weißenhofsiedlung gebaut. Unter Leitung von Mies van der Rohe sind u. a. die Architekten Peter Behrens, Le Corbusier, J. J. P. Oud, Hans Scharoun und Walter Gropius beteiligt.

1928
Gropius tritt zum 1. April als Direktor zurück, u.a. um sich in Berlin auf seine Tätigkeit im eigenen Baubüro zu konzentrieren. Mit ihm gehen Bayer, Breuer und Moholy-Nagy.
Auf Vorschlag von Gropius wird Hannes Meyer neuer Direktor. Dieser begreift Gestaltung als wissenschaftlichen Vorgang, der sich an rationalen Erfordernissen ausrichtet. Die bisherige Arbeit des Bauhauses kritisiert Meyer als formalistisch und fordert als soziale Grundlage: „Volksbedarf statt Luxusbedarf".
Erstmals werden Bauhausentwürfe (für Metallleuchten) an die Industrie zur Serienfertigung verkauft. Später entwirft auch die Weberei für Meterware; andere Werkstätten folgen dieser Ausrichtung.
Die Schule hat 166 Studierende.

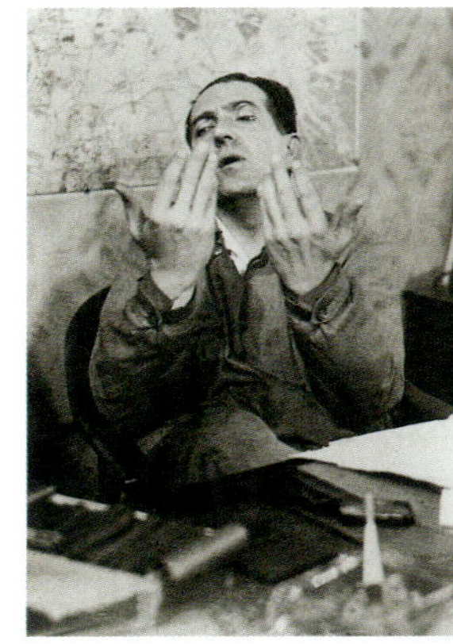

In Budapest wird von Sándor Bortnyik das sogenannte Budapester Bauhaus unter dem Namen „Műhely" als Privatinstitut eröffnet. Lehrer ist u. a. Farkas Molnár.
In La Sarraz/Schweiz wird der CIAM (internationale Kongresse für Neues Bauen) gegründet. Zu den Teilnehmern zählen Le Corbusier und Hannes Meyer.
Die „Pressa" (Internationale Presse-Ausstellung) findet von Mai bis Oktober in Köln statt. El Lissitzky gestaltet den sowjetischen Pavillon.
Am 31. August wird in Berlin Brechts „Dreigroschenoper" uraufgeführt.

1929
Im April wird im Basler Gewerbemuseum die „bauhaus-wanderschau" eröffnet, die danach in Breslau, Mannheim und Zürich zu sehen ist. Die Ausstellung bietet einen repräsentativen Überblick über die Arbeit am Bauhaus unter Hannes Meyer.
Im Mai findet das Richtfest der Bundesschule des ADGB in Bernau bei Berlin statt. An diesem bedeutendsten Bauprojekt unter dem Direktorat Hannes Meyers sind alle Werkstätten beteiligt.
Unter der Leitung von Alfred Arndt werden im Juli Metallwerkstatt, Tischlerei und Wandmalerei zur Ausbauwerkstatt vereinigt. Damit wird die Bauabteilung zum obersten Primat erklärt.
Im November verläßt Schlemmer Dessau, worauf die Büh-

Mart Stam, Stuhl. 1926, TECTA/Stuhlmuseum Burg Beverungen. • **Hebert Bayer, Titelseite der Zeitschrift „bauhaus".** Nr. 1/1928, BHA. • **Fritz Lang während der Aufnahme des Filmes „Dr. Mabuse der Spieler".** 1922, Fotograf unbekannt, SVT Bild/Das Fotoarchiv.

nenabteilung aufgelöst wird. Mit der Berufung des Fotografen Walter Peterhans erfolgt erstmalig die Einrichtung einer Fotografiewerkstatt.
Der Architekt und Stadtplaner Ludwig Hilberseimer wird in die Bauabteilung berufen.
Die Hochschule zählt 170 Studierende, davon sind 51 weiblich und 119 männlich.

In Stuttgart eröffnet im Sommer die Schau „Film und Foto“, die wichtigste Ausstellung zur Fotografie in den 20er Jahren. Die fotografische Abteilung des Bauhauses ist mit 90 Arbeiten vertreten.
Im September folgt im Leipziger Grassi-Museum die Ausstellung „Deutsches Kunstgewerbe“. Einer von drei modernen Museumsräumen wird vom Bauhaus gestaltet und eingerichtet.
Der 2. CIAM-Kongreß mit dem Thema „Die Wohnung für das Existenzminimum“ findet in Frankfurt statt.
Attraktion der Weltausstellung in Barcelona ist der deutsche Pavillon von Mies van der Rohe, ein Flachdachbau aus Stahl, grünem Glas und gelbem Onyx. Auf der Ausstellung sind auch die Werkstätten des Bauhauses vertreten.

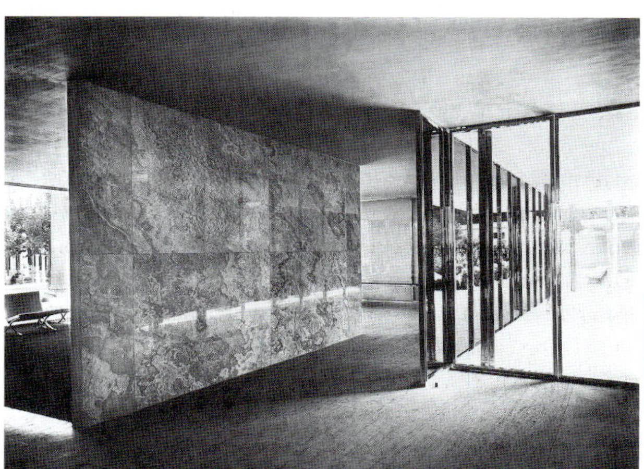

Am 25. Oktober, dem „Schwarzen Freitag“, brechen die Kurse an der New Yorker Börse zusammen, und die Weltwirtschaftskrise beginnt.

1930

Anfang des Jahres kommt die Bauhaustapete in den Handel; sie ist kommerziell außerordentlich erfolgreich.
Der soziale Anspruch des Lehrplans unter Hannes Meyer läßt die Studentenschaft nicht unbeeinflußt. Als sich einige Studenten eindeutig dem Kommunismus zuwenden und dessen Parolen auch am Bauhaus propagieren, wird Meyer von der Stadtregierung Dessau entlassen. Meyer geht mit zwölf Studierenden nach Moskau.
Durch erneute Vermittlung von Gropius wird im April der Architekt Ludwig Mies van der Rohe als Direktor berufen und nimmt seine Tätigkeit im Herbst auf.
Unter Mies ist die Ausbildung in fünf Abteilungen gegliedert: Bau und Ausbau, Reklame, Weberei, Fotografie und bildende Kunst.
Neben der Verschulung und Verkürzung des Studiums auf fünf Semester gewinnt die Architekturausbildung unter Mies weiter an Gewicht; bautechnische Probleme und ihre Ausrichtung an ästhetischen Fragestellungen stehen im Vordergrund, während die industrielle Entwurfsarbeit an Bedeutung verliert.
Durch eine neutrale Haltung gelingt es Mies zunächst, die Schule aus den sich verschärfenden politischen Debatten herauszuhalten.

Im Frühjahr findet in Paris die Ausstellung der „Société des artistes décorateurs français“ statt. Die deutsche Abteilung gestaltet Gropius gemeinsam mit Herbert Bayer, Marcel Breuer und László Moholy-Nagy. Es werden exemplarische Inneneinrichtungen, Lampen und Möbel sowie Fotografien gezeigt. Moholy-Nagy stellt seinen „Licht-Raum-Modulator“ vor.

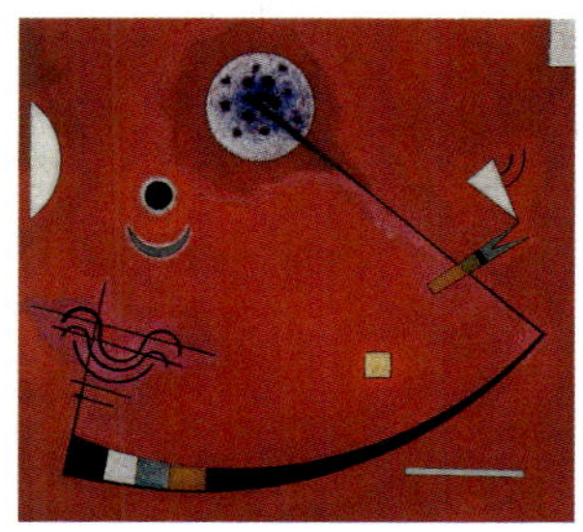

Am 23. Januar wird der Nationalsozialist Wilhelm Frick Volksbildungsminister in Thüringen; es ist der erste Minister der NSDAP in einer Landesregierung. Im Oktober läßt sein Fachberater Paul Schultze-Naumburg die Malerei der Moderne aus dem Weimarer Schloßmuseum entfernen, darunter Bilder von Kandinsky, Klee, Feininger und Schlemmer. Unter seinem Direktorat der Weimarer „Staatlichen Hochschule für Baukunst, Bildende Künste und Handwerk“ werden im Oktober die Wandgestaltungen für die Bauhausausstellung 1923 im Schulgebäude zerstört.

1931

Im Januar und Februar findet die erste Bauhausausstellung in der neuen Welt, in der John-Becker Gallery New York, statt.
Klee folgt einer Berufung an die Düsseldorfer Akademie, im Oktober verläßt auch Gunta Stölzl das Bauhaus.
Bei den Gemeinderatswahlen in Dessau wird die NSDAP zur stärksten Partei. In ihren Wahlaufrufen fordert sie die Aussetzung von Zuschüssen und den Abriß des Bauhauses.

BAUHAUS BERLIN

1932

Zum Jahresbeginn kommt die Innenarchitektin und langjährige Partnerin von Mies, Lilly Reich, als Leiterin der Ausbauabteilung an das Bauhaus.
Die politischen Konflikte an der Schule spitzen sich zu. Auf Antrag der NSDAP beschließt der Dessauer Gemeinderat die Auflösung der Schule zum 1. Oktober. Mies will die Schule in Berlin als Privatinstitut fortführen, was unter anderem durch Lizenzeinnahmen möglich scheint.
Im Oktober wird eine leerstehende Telefonfabrik in Berlin-Steglitz angemietet.
Im Sommersemester gibt es in Dessau 168 Studierende, im Wintersemester 114 Studierende am Bauhaus Berlin. Zu den Lehrern gehören weiterhin Kandinsky, Albers, Hilberseimer, Reich und Peterhans.

Im März findet ein CIAM-Kongreß in Barcelona statt; unter den Teilnehmern sind auch Gropius und Le Corbusier.
John-Russell Hitchcock und Philip Johnson geben zur Ausstellung im New Yorker Museum of Modern Art das Buch „The International Style. Architecture since 1922“ heraus, in dem das Neue Bauen als Stil festgeschrieben wird. In London erscheint Aldous Huxleys Anti-Utopie „Schöne neue Welt“. In Berlin hat Dudow/Brechts Film „Kuhle Wampe oder wem gehört die Welt“ Premiere.

Im Februar erreicht die Arbeitslosenzahl mit 6,1 Millionen ihren höchsten Stand. Im Mai stürzt die Regierung Brüning, der das Kabinett

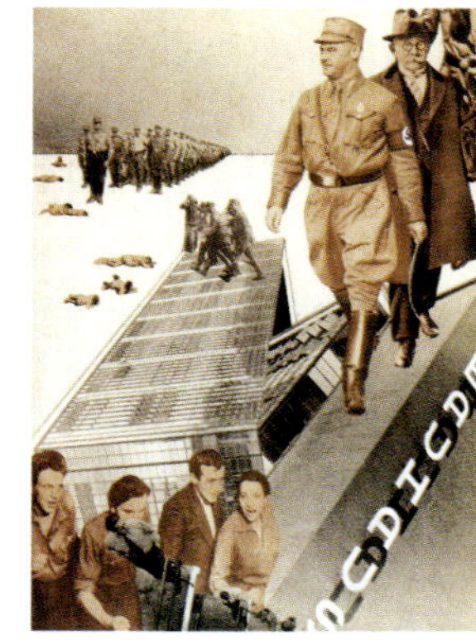

von Papen folgt. Im Mai erlangt die NSDAP bei Landtagswahlen in mehreren Ländern große Gewinne, darunter auch in Anhalt. Dort wird die Landesregierung aus SPD und Demokraten gestürzt und durch eine Regierung der NSDAP und DNVP ersetzt. Bei den Reichstagswahlen Ende Juli wird die NSDAP mit 37 % stärkste Partei.

1933

Nach einer Aktion der Geheimen Staatspolizei am 11. April wird das Bauhaus Berlin versiegelt. Am 20. Juli beschließen die Lehrkräfte, die Schule aufzulösen, da man auf die unakzeptablen Bedingungen der Geheimen Staatspolizei nicht eingehen will. Damit ist durch die nationalsozialistische Regierung der Exodus des Bauhauses vollzogen.

Am 30. Januar erfolgt die Ernennung Adolf Hitlers zum Reichskanzler durch Reichspräsident Paul von Hindenburg.
Im Gebäude des Deutschen Reichstags bricht am 27./28. Februar ein Großfeuer aus. Einen Tag danach unterzeichnet Hindenburg die von der Regierung vorgelegte Notverordnung „zum Schutz von Volk und Staat“; wichtige Grundrechte werden damit außer Kraft gesetzt. Ende März werden im Deutschen Reich erste Konzentrationslager eingerichtet.
Am 10. Mai finden als Höhepunkt der Aktion „Wider den undeutschen Geist“ Bücherverbrennungen statt.

Ludwig Mies van der Rohe, Deutscher Pavillon auf der internationalen Ausstellung, Barcelona. 1928/1929, Innenansicht mit Onyxwand, BHA. • **Wassily Kandinsky, Gespannt im Winkel.** Februar 1930, Öl auf Karton, 48,5 x 53,5 cm, Kunstmuseum Bern, Stiftung Othmar Huber. • **Iwao Yamawaki, Der Schlag gegen das Bauhaus.** 1932, Collage, BHA.

Bibliografie

(Auswahl)

Das A und O des Bauhauses. Bauhauswerbung: Schriftbilder, Drucksachen, Ausstellungsdesign. Ausst.-Kat. Bauhaus-Archiv, Hrsg. Ute Brüning, Leipzig 1995

Adler, Bruno, Das Weimarer Bauhaus. Darmstadt 1963

Albers, Josef, Werkstattarbeiten des Staatlichen Bauhauses zu Weimar. In: Das Badische Handwerk, 21. 2. 1924

Josef Albers. Eine Retrospektive. Ausst.-Kat. Solomon R. Guggenheim Museum, New York, Staatl. Kunsthalle Baden-Baden, Bauhaus-Archiv Berlin, Köln 1988

Das andere Bauhaus. Otto Bartning und die Staatliche Bauhochschule Weimar 1926–1930. Ausst.-Kat. Bauhaus-Archiv, Hrsg. Dörte Nicolaisen, Berlin 1996

Anna, Susanne (Hrsg.), Das Bauhaus im Osten. Slowakische und Tschechische Avantgarde 1928–1939. Ostfildern 1997

Arbeiten der Metallwerkstatt des Bauhauses in Dessau. In: Deutsche Goldschmiede-Zeitung, 31, Nr. 5, 1928, S. 9–12

Argan, Giulio Carlo, Gropius und das Bauhaus. Bauwelt Fundamente 69, Braunschweig/Wiesbaden 1992

Alfred Arndt. Maler und Architekt. Ausst.-Kat., Darmstadt 1968

Alfred Arndt, Gertrud Arndt. Zwei Künstler aus dem Bauhaus. Ausst.-Kat., Regensburg 1991

Gertrud Arndt. Photographien der Bauhaus-Künstlerin. Ausst.-Kat. Das Verborgene Museum, Berlin 1994

Ellen Auerbach. Berlin – Tel Aviv – London – New York. Ausst.-Kat. Akademie der Künste Berlin, München/New York 1998

Avant-Garde. Photography in Germany 1919–1939. Ausst.-Kat. San Francisco Museum of Modern Art, San Francisco 1980

bauhaus. Katalog der Galerie am Sachsenplatz Leipzig, Katalog 6, Leipzig 1977 (und folgende bis in die 90er Jahre)

bauhaus. Zeitschrift für Gestaltung, Dessau 1926–1931 (vierteljährlich)

The Bauhaus. Masters and Students. Katalog der Barry Friedman Ltd., New York 1988

Bauhaus 1919–1928. Ausst.-Kat. Museum of Modern Art, Hrsg. Herbert Bayer, Walter Gropius, Ise Gropius, New York 1938 (dt. Ausg. Stuttgart 1955)

Bauhaus 1919–1933. Le Bauhaus dans les collections de la République Démocratique Allemande. Ausst.-Kat., Brüssel 1988

Bauhaus 1919–1933. Meister- und Schülerarbeiten Weimar, Dessau, Berlin. Eine Ausst. mit Exponaten von Museen der Deutschen Demokratischen Republik. Ausst.-Kat., Zürich 1988

Bauhaus 1919–1933. Da Kandinsky a Klee, da Gropius a Mies van der Rohe. Ausst.-Kat. Fondazione Antonio Mazzotta, Hrsg. Marco De Michelis u. Agnes Kohlmeyer, Mailand 1996

Bauhaus-Archiv, Museum für Gestaltung. Architektur, Design, Malerei, Graphik, Kunstpädagogik, Sammlungs-Kat. (Auswahl), 2. Aufl., Berlin 1987 (1. Aufl. 1981)

Bauhaus Berlin. Auflösung Dessau 1932. Schließung Berlin 1933. Bauhäusler und Drittes Reich. Eine Dokumentation. Zusammengestellt vom Bauhaus-Archiv Berlin, Weingarten 1985

Bauhausbücher. Neue Folge der von Walter Gropius und László Moholy-Nagy begründeten „bauhausbücher", Bd. 1–14, Reprints hrsg. von Hans Maria Wingler, Gebr. Mann Verlag, Berlin

Die Bauhaus-Debatte 1953. Dokumente einer verdrängten Kontroverse. Bauwelt Fundamente 100, Hrsg. Ulrich Conrads, Magdalena Droste, Winfried Nerdinger, Hilde Strohl, Braunschweig/Wiesbaden 1994

Bauhaus Dessau. Katalog der Sammlungen (Auswahl), Dessau 1990

Bauhaus Dessau. Dimensionen. 1925–1932. Ausst.-Kat., Hrsg. Bauhaus Dessau, 1993

bauhaus Fotografie. Düsseldorf 1982

Bauhausfotografie. Ausst.-Kat. Institut für Auslandsbeziehungen, zusammengestellt von Wulf Herzogenrath, Stuttgart 1983

bauhaus fotografie. Mappe mit Originalfotos von Bauhäuslern, Text von Lotte Collein. Staatlicher Kunsthandel der DDR, Galerie am Sachsenplatz, Leipzig 1983

bauhaus fotografie 2. Mappe mit Originalfotos von Bauhäuslern. Staatlicher Kunsthandel der DDR, Galerie am Sachsenplatz, Leipzig 1988

Das Bauhausgebäude in Dessau 1926–1999. Hrsg. Stiftung Bauhaus Dessau u. Margret Kentgens-Craig, Basel/Berlin/Boston 1998

Bauhauskolloquium vom 27. bis 29. Juni 1979 in Weimar. Wissenschaftliche Zeitschrift der Hochschule für Architektur und Bauwesen, 26, H. 4/5, 1979

Bauhauskolloquium. 3. internationales Bauhaus-Kolloquium, 5.–7. Juli 1983. Wissenschaftliche Zeitschrift der Hochschule für Architektur und Bauwesen, Jg. 29, H. 5/6, 1983

Bauhaus. Photographie. Ausst.-Kat. Musée Réattu, Hrsg. Christian Bouqueret, Arles 1983

Bauhaus. Photographien. Ausst.-Kat. Galerie Rudolf Kicken, Köln 1982

Bauhaustapete. Reklame & Erfolg einer Marke. Ausst.-Kat., Hrsg. Tapetenfabrik Gebr. Rasch GmbH & Co. und Stiftung Bauhaus Dessau, Köln 1995

bauhaus utopien. Arbeiten auf Papier. Ausst.-Kat., Hrsg. Wulf Herzogenrath, Budapest/Madrid/Köln 1988

The Bauhaus Weaving Workshop. Source and Influence for American Textiles. Philadelphia 1988

Das Bauhaus webt. Die Textilwerkstatt am Bauhaus. Ausst.-Kat. Bauhaus-Sammlungen in Weimar, Dessau u. Berlin, Hrsg. Magdalena Droste u. Manfred Ludewig, Berlin 1998

Bauhaus Weimar 1919–1925. Werkstattarbeiten. Kunstsammlungen zu Weimar, Weimar 1978

Bauhaus Weimar. Arbeiten der Werkstätten für Holz, Keramik, Metall und Textilien der Weimarer Periode des Bauhauses 1919–1925. Kunstsammlungen zu Weimar, Weimar 1969

Bauhaus-Werkstattarbeiten. Ausst.-Kat., Dessau 1978

Herbert Bayer. Das künstlerische Werk 1918–1938. Bearb. Magdalena Droste, Berlin 1982

Herbert Bayer. Kunst und Design in Amerika 1938–1985. Ausst.-Kat. Bauhaus-Archiv Berlin, Berlin 1986

Emilio Bertonati. Das experimentelle Photo in Deutschland 1918–1940. Ausst.-Kat. Galleria de Levante, München 1978

Bogler, Theodor, Arbeiten des Staatlichen Bauhauses Weimar. Keramische Werkstatt Dornburg/Saale, (von Th. B.). In: Keramos 3, (August) 1924, S. 287–289

Bogler, Theodor, Soldat und Mönch. Ein Bekenntnisbuch. Köln 1936

Bouqueret, Christian (Hrsg.), Bauhaus: photographie. Paris 1984

Brandt, Grete, Die Keramiken Theodor Boglers. In: Die Kunst-Keramik 5, H. 5, 1926, S. 81–84

Brevern, Marilies von, Künstlerische Photographie von Hill bis Moholy-Nagy. Berlin 1971

Bröhan, Karl H., Metallkunst. Kunst vom Jugendstil zur Moderne (1889–1939). Sammlung Bröhan, Bestandskataloge 4, Berlin 1990
Brüning, Ute u. Angela Dolgner, Walter Funkat. Vom Bauhaus zur Burg Giebichenstein. Bauhausminiaturen 3, Dessau 1996
Busch, Günter (Hrsg.), Gerhard Marcks. Das plastische Werk. Frankfurt a. M./Berlin/Wien 1977
Chanzit, Gwen, Herbert Bayer. Early Purveyor of Modernist Design in America. Bd. 1/2, University of Iowa 1985
Claus, Jürgen, Das elektronische Bauhaus. Gestaltung mit Umwelt. Zürich 1987
Claussen, Horst. Walter Gropius. Grundzüge seines Denkens. Studien zur Kunstgeschichte, Bd. 39, Hildesheim 1986
Cohen, Arthur A., Herbert Bayer. The Complete Work. Cambridge (Mass.)/London 1984
Concepts of the Bauhaus. The Busch-Reisinger Museum Collection. Sammlungs-Kat., Cambridge (Mass.) 1971
Contemporary Photographers. Hrsg. George Walsh, Colin Naylor, Michael Held, London 1982
Cucciolla, Arturo, Bauhaus. Lo spazio dell'architettura. Bari 1984
Dada. Photographie und Photocollage. Ausst.-Kat. Kestner-Gesellschaft, Hrsg. Carl-Albrecht Haenlein. Hannover 1979
Dearstyne, Howard, Inside the Bauhaus. New York 1986
Deutsche Keramik des 20. Jahrhunderts. Kataloge des Hetjens-Museums, Bd. 1/2, Bearb. Ekkart Klinge, Düsseldorf 1975
Deutsche Kunst des 20. Jahrhunderts. Aus dem Busch-Reisinger Museum, Harvard University, Cambridge, USA. Ausst.-Kat., Frankfurt a. M./Berlin/ Düsseldorf 1983
Deutscher Werkbund. Ausst.-Kat., Köln 1929
Dexel, Walter, Der Bauhausstil – ein Mythos. Texte 1921–1965. Starnberg 1976
Die Form ohne Ornament. Werkbundausstellung 1924. Bücher der Form, 1, Stuttgart/Berlin/Leipzig 1924
Dietzsch, Folke F., Die Studierenden am Bauhaus. Eine analytische Betrachtung zur Struktur der Studentenschaft, zur Ausbildung und zum Leben der Studierenden am Bauhaus sowie zu ihrem späteren Wirken. Diss., Hochschule für Architektur und Bauwesen, Weimar 1990
Droste, Magdalena, Bauhaus 1919–1933. Köln 1990
Droste, Magdalena, Aus der Ittenschule Berlin 1926–1934. Beiträge zur Geschichte der Ittenschule in Berlin. Ausstellung Baden (Schweiz) 1984
Droste, Magdalena u. Manfred Ludewig (Hrsg.), Marcel Breuer. Design. Köln 1992
Experiment Bauhaus. Das Bauhaus-Archiv Berlin zu Gast im Bauhaus Dessau. Ausst.-Kat., Red. Magdalena Droste u. Jeannine Fiedler, Berlin 1988
Farblehre und Weberei. Benita Koch-Otte: Bauhaus, Burg Giebichenstein, Weberei Bethel. Ausst.-Kat., Berlin 1976
Andreas Feininger. Photographer. New York 1986
Lyonel Feininger. Die Zeichnungen und Aquarelle. Ausst.-Kat. Hamburger Kunsthalle, Kunsthalle Tübingen, Red. Ulrich Luckhardt u. Martin Faass, Hamburg 1998
T. Lux Feininger. Photographs of the Twenties and Thirties. Ausst.-Kat. Prakapas Gallery, New York 1980
Film und Foto. Internationale Ausstellung des Deutschen Werkbunds. Ausst.-Kat., Stuttgart 1929
Film und Foto der zwanziger Jahre. Eine Betrachtung der Internationalen Werkbundausstellung „Film und Foto". 1929. Ausst.-Kat. Württembergischer Kunstverein, Hrsg. Ute Eskildsen u. Jan Christopher Horak, Stuttgart 1979
Fleischmann, Gerd (Hrsg.), Bauhaus. Drucksachen, Typografie, Reklame. Düsseldorf 1984
form + zweck. Fachzeitschrift für industrielle Formgestaltung (Sonderhefte Bauhaus), Jg. 8, H. 6, 1976: 50 Jahre Bauhaus Dessau (1. Bauhausheft); Jg. 11, H. 3, 1979: Bauhaus Weimar Dessau Berlin 1919–1933 (2. Bauhausheft); Jg. 15, H. 2, 1983: Neues Bauen – Neues Gestalten (3. Bauhausheft)
foto-auge/oeil et photo/photoeye. Zusammengestellt von Franz Roh u. Jan Tschichold, Stuttgart 1929
Fotografie am Bauhaus. Ausst.-Kat. Bauhaus-Archiv, Hrsg. Jeannine Fiedler, Berlin 1990
Fotografie in deutschen Zeitschriften. Zusammengestellt von Ute Eskildsen, Ausst.-Kat. Institut für Auslandsbeziehungen, Stuttgart 1982
Fotomontage. Ausst.-Kat. Staatliche Museen, Staatliche Kunstbibliothek, Berlin 1931
Frei, Hans, Die Bauten der HfG (Hochschule für Gestaltung) in Ulm 1949–1955. Architekt Max Bill, Zürich 1985
Das frühe Bauhaus und Johannes Itten. Katalogbuch anläßlich des 75. Gründungsjubiläums des Staatlichen Bauhauses in Weimar. Ausst.-Kat., Weimar 1994
50 Jahre Bauhaus. Ausst.-Kat., Stuttgart 1968
50 Jahre Bauhaus Dessau. Wissenschaftliches Kolloquium in Weimar 27. bis 29. Oktober 1976. Wissenschaftliche Zeitschrift der Hochschule für Architektur und Bauwesen, Jg. 23, H. 5/6, 1976
50 Jahre new bauhaus. Bauhausnachfolge in Chicago. Ausst.-Kat. Bauhaus-Archiv, Berlin 1987
Gaßner, Hubertus (Hrsg.), Wechselwirkungen. Ungarische Avantgarde in der Weimarer Republik. Marburg 1986
Gidal, Tim, Deutschland – Beginn des modernen Photojournalismus. Luzern 1972
Sigfried Giedion 1888–1968. Der Entwurf einer modernen Tradition. Ausst.-Kat., Zürich 1989
Glaeser, Ludwig, Ludwig Mies van der Rohe. Furniture and Furniture Drawings from the Design Collection and the Mies van der Rohe Archive. New York 1977
Graeff, Werner, Es kommt der neue Fotograf! Berlin 1929
Graeff, Werner, Jetzt wird Ihre Wohnung eingerichtet. Das Warenbuch für den neuen Wohnbedarf. Potsdam 1933
Greenberg, Allan C., Artists and Revolution. Dada and the Bauhaus, 1917–1925. Michigan 1979
Grell, Johannes, Deutsche Kunstkeramik. Wege und Wandlungen. In: Keramische Rundschau, 38,1930, S. 200–202
Gropius, Walter, Bauhaus-Produktion. In: Qualität, Jg. 4, H. 7/8, 1925, S. 127–136
Gropius, Walter, u. Günther Freiherr von Pechmann, Das Bauhaus in Dessau. In: Velhagen und Klasings Monatshefte 41, H. 7, 1927, S. 86–90
Gropius, Walter, Idee und Aufbau des Staatlichen Bauhauses Weimar. München 1923
Walter Gropius. Der Architekt Walter Gropius. Zeichnungen, Pläne, Fotos. Werkverzeichnis. Ausst.-Kat. Busch-Reisinger Museum der

Harvard University Art Museums, Cambridge (Mass.) u. Bauhaus-Archiv Berlin, Hrsg. Winfried Nerdinger, Berlin 1985
Gunta Stölzl. Weberei am Bauhaus und aus eigener Werkstatt. Ausst.-Kat. Bauhaus-Archiv, Hrsg. Magdalena Droste, Berlin 1987
Hahn, Peter, Junge Maler am Bauhaus, München 1979
Hahn, Peter, u. Hans M. Wingler (Hrsg.), 100 Jahre Walter Gropius. Schließung des Bauhauses 1933. Berlin 1983
Hahn, Peter u. Hans M. Wingler, Ein Museum für das Bauhaus? Zur Eröffnung des nach Plänen von Walter Gropius errichteten Museumsgebäudes am 1. Dezember 1979. Berlin 1979
Harris, Mary Emma, The arts at Black Mountain College. Cambridge (Mass.) 1987
Haus, Andreas, Moholy-Nagy. Fotos und Fotogramme. München 1978
Herzogenrath, Wulf, Zur Rezeption des Bauhauses. In: Beiträge zur Rezeption der Kunst des 19. und 20. Jahrhunderts, Bd. 29, München 1975
Herzogenrath, Wulf u. Stefan Kraus (Hrsg.), Erich Consemüller. Fotografien Bauhaus Dessau. München 1989
Heyden, Thomas. Die Bauhauslampe. Berlin 1992
Humblet, Claudine, Le Bauhaus. Lausanne 1980
Hundert Jahre Lichtbild. Ausst.-Kat. Gewerbemuseum Basel 1927
Hüter, Karl-Heinz, Das Bauhaus in Weimar. Studie zur gesellschaftspolitischen Geschichte einer deutschen Kunstschule. Berlin 1976
Innenräume. Räume und Einrichtungsgegenstände aus der Werkbundausstellung „Die Wohnung", insbesondere aus den Bauten der städtischen Weißenhofsiedlung in Stuttgart. Hrsg. Werner Graeff, Stuttgart 1928
Isaacs, Reginald R., Walter Gropius. Der Mensch und sein Werk. Bd. 1/2, Berlin 1983/1984
Itten, Johannes, Mein Vorkurs am Bauhaus. Gestaltungs- und Formenlehre. Ravensburg 1963
Jaeger, Falk, Die Bauhausbauten in Dessau als kulturhistorisches Erbe in der sozialistischen Wirklichkeit. Deutsche Kunst und Denkmalpflege, Sonderdruck, München/Berlin 1981
Janda, Annegret, Bauhauskeramik. In: Kunstmuseen der Deutschen Demokratischen Republik, Mitteilungen und Berichte, Bd. 2, 1959
Kandinsky. Russische Zeit und Bauhausjahre 1915–1933. Ausst.-Kat. Bauhaus-Archiv Berlin, Hrsg. Peter Hahn, Berlin 1984
Kandinsky, Wassily, Punkt und Linie zu Fläche. Beitrag zur Analyse der malerischen Elemente. Einf. von Max Bill, 7. Aufl., Bern-Bümpliz 1973
Kandinsky, Wassily, Über das Geistige in der Kunst. Einf. von Max Bill, 10. Aufl., Bern-Bümpliz, o. J.
Keramik und Bauhaus. Geschichte und Wirkungen der keramischen Werkstatt des Bauhauses. Ausst.-Kat. Bauhaus-Archiv, Hrsg. Klaus Weber, Berlin 1989
Keramische Werkstatt Dornburg/Saale. Leiter: Otto Lindig. In: Staatliche Bauhochschule Weimar, Weimar 1929, S. 42–46
Paul Klee als Zeichner 1921–1933. Hrsg. Peter Hahn, Berlin 1985
Paul Klee. Die Sammlung Bergguen im Metropolitan Museum of Art, New York u. im Musée National d'Art Moderne, Paris. Hrsg. Sabine Rewald, Stuttgart 1989
Klee, Paul, Über die moderne Kunst. 2. Aufl., Bern 1979
Kurt Kranz. Frühe Form-Reihen 1927–1932. Textbeitr. von Hans Richter, Werner Haftmann, Werner Hofmann, Hamburg 1975
Künstler des Bauhauses. Arbeiten von 26 Meistern und Schülern aus der Zeit von 1919 bis 1983. Einf. von Peter Hahn, Weingarten 1983
Kutschke, Christine, Bauhausbauten der Dessauer Zeit. Ein Beitrag zu ihrer Dokumentation und Wertung. Diss., Weimar 1981 (masch. schriftl.)
La tessitura del Bauhaus 1919–1933 nelle collezioni della Republica Democratica Tedesca. Venezia 1985
Leben am Bauhaus. Die Meisterhäuser in Dessau. Hrsg. Stiftung Bauhaus Dessau, 1993
Lindinger, Herbert (Hrsg.), Die Moral der Gegenstände. Hochschule für Gestaltung Ulm, Ausst.-Katalog, Berlin 1987
Lotz, Wilhelm, Wie richte ich meine Wohnung ein. Berlin 1930
Luckhardt, Ulrich, Lyonel Feininger. München/New York 1998
Manske, Beate u. Gudrun Scholz (Hrsg.), Täglich in der Hand. Industrieformen von Wilhelm Wagenfeld aus sechs Jahrzehnten. Bremen 1987
Gerhard Marcks – Keramik. Ausst.-Kat. Hetjens-Museum, Düsseldorf 1977
Marcks, Gerhard, Was das (Auge) sah und das (Herz) empfand, zeichnete die (Hand) und nun hast Du's da! Gerhard-Marcks-Stiftung, Bremen 1985
Maur, Karin von (Hrsg.), Vom Klang der Bilder. Die Musik in der Kunst des 20. Jahrhunderts. München 1985
Mellor, David (Hrsg.), Germany. The New Photography 1927–1933. London 1978
Meister der deutschen Keramik 1900–1950. Ausst.-Kat., Köln 1978
Meister- und Schülerarbeiten aus keramischen Lehr- und Versuchswerkstätten. Hrsg. Deutsche Keramische Gesellschaft, Berlin 1927
Die Metallwerkstatt am Bauhaus. Ausst.-Kat. Bauhaus-Archiv, Hrsg. Klaus Weber, Berlin 1992
Hannes Meyer 1889–1954. Architekt, Urbanist, Lehrer. Ausst.-Kat. Bauhaus-Archiv Berlin u. Deutsches Architekturmuseum, Frankfurt a. M./Berlin 1989
Michaud, Eric, Théâtre au Bauhaus (1919–1929). Nevers 1978
misawa homes, Bauhaus Collection. Tokyo 1991
Moholy-Nagy, Sibyl, László Moholy-Nagy, ein Totalexperiment. Mainz/Berlin 1972
László Moholy-Nagy. Compositions Lumineuses 1922–1943. Fotogramme aus dem Centre Pompidou Paris und dem Museum Folkwang Essen. Ausst.-Kat., Paris 1995
László Moholy-Nagy. Ausst.-Kat. Museum Fridericianum Kassel, Ostfildern 1991
Georg Muche. Das künstlerische Werk 1912–1927. Kritisches Verzeichnis der Gemälde, Zeichnungen, Fotos und architektonischen Arbeiten. Bearb. Magdalena Droste, Christian Wolsdorff, Bauxi Mang, Berlin 1980
Georg Muche. Das malerische Werk 1928–1982. Ausst.-Kat. Bauhaus-Archiv, Berlin 1983
Nauhaus, Wilhelm, Die Burg Giebichenstein. Geschichte einer deutschen Kunstschule 1915–1933. Leipzig 1981
Naylor, Gillian, The Bauhaus reassessed: sources and design theory. London 1985
Nerdinger, Winfried (Hrsg.), Bauhaus-Moderne im Nationalsozialismus. Zwischen Anbiederung und Verfolgung. München 1993
Neumann, Eckhard (Hrsg.), Bauhaus und Bauhäusler. Erinnerungen und Bekenntnisse. Erw. Neuaufl., Köln 1985 (1. Aufl. Bern 1971)
Neumann, Eckhard u. Roger Schmid (Hrsg.), Xanti Schawinsky. Foto. Bern 1989
Neusüss, Floris M., Das Fotogramm in der Kunst des 20. Jahrhunderts. Köln 1990
Norberg-Schulz, Christian, Bauhaus Dessau, Roma 1980
Opitz, Georg u. Arturo Cucciolla (Hrsg.), Bauhaus Dessau 1926–1932. Bari 1985
Pannaggi, Ivo, Bauhaus. Recanati 1979
Passuth, Krisztina, Moholy-Nagy. Corvina 1982 (dt.: Weingarten 1986)
Paul, Wolfgang, Zu den städtebaulichen Leistungen der Bauhaus-

architekten Ludwig Hilberseimer, Walter Gropius, Ludwig Mies van der Rohe, Mart Stam, Hannes Meyer. Diss., Weimar 1977 (masch. schriftl.)

Pelka, Otto, Keramik der Neuzeit. Leipzig 1924

Walter Peterhans. Fotografien 1927–1938. Ausst.-Kat. Fotografische Sammlung im Museum Folkwang Essen, Einf. von Inka Graeve, Essen 1993

Photographie und Bauhaus. Auss.-Kat. Kestner-Gesellschaft, Hrsg. Carl Haenlein, Hannover 1986

Poling, Clark V., Kandinsky-Unterricht am Bauhaus. Farbenseminar und analytisches Zeichnen dargestellt am Beispiel der Sammlung des Bauhaus-Archivs Berlin. Weingarten 1982

Probst, Hartmut u. Christian Schädlich, Walter Gropius. Bd. 1–3, Berlin 1985–1987

Radewaldt, Ingrid, Bauhaustextilien: 1919–1933. Diss., Hamburg 1986

Read, Herbert, Kunst und Industrie. Grundsätze industrieller Formgebung. Stuttgart o. J. (1958)

Lilly Reich. Designer and Architect. Ausst.-Kat. Museum of Modern Art, New York 1996

Reineking von Bock, Gisela, Keramik des 20. Jahrhunderts, Deutschland. München 1979

Remsbury, Ann R., The teachers of the Bauhaus. A comparative study of the art pedagogy of Itten, Albers, Moholy-Nagy, Kandinsky and Klee. Diss., Essex 1978 (masch. schriftl.)

Richard, Lionel, Encyclopédie du Bauhaus. Paris 1985

ringl + pit. Grete Stern, Ellen Auerbach. Ausst.-Kat. Museum Folkwang, Die Fotografische Sammlung, Essen 1993

Rodrigues, Jacinto, Le Bauhaus, sa signification historique. Paris 1975

Rübenach, Bernhard, Der rechte Winkel von Ulm. Ein Bericht über die Hochschule für Gestaltung 1958/1959. Darmstadt 1987

Sachsse, Rolf, Lucia Moholy. Düsseldorf 1985

Xanti Schawinsky. Malerei, Bühne, Grafikdesign, Fotografie. Ausst.-Kat. Bauhaus-Archiv Berlin, Hrsg. Peter Hahn, 1986

Schädlich, Christian, Bauhaus Weimar 1919–1925. Weimar 1979

Scheidig, Walther, Bauhaus Weimar 1919–1924. Werkstattarbeiten. Leipzig 1966

Scheper, Dirk, Das Triadische Ballett und die Bauhausbühne. Schriftenreihe der Akademie der Künste, Band 20, Berlin 1988

Oskar Schlemmer. Katalog und Ausst. von Karin Maur, Württembergischer Kunstverein, Stuttgart 1977

Joost Schmidt. Lehre und Arbeit am Bauhaus 1919–1932, Düsseldorf 1984

Schneider, Katja, Keramik der Kunstgewerbeschule Burg Giebichenstein (1925–1933). Arbeiten von Marguerite Friedlaender, Franz Rudolf Wildenhain u. Gerhard Marcks. In: Keramos, 118, 1987

Schulze, Franz (Hrsg.), Mies van der Rohe. A critical biography. Chicago/London 1985

Seckendorff, Eva von, Die Hochschule für Gestaltung in Ulm. Marburg 1989

Seeling, Hartmut, Geschichte der Hochschule für Gestaltung Ulm 1953–1968. Ein Beitrag zur Entwicklung ihres Programms und der Arbeiten im Bereich der Visuellen Kommunikation. Diss., Köln 1985

Naum Slutzky 1894–1965. Ein Bauhauskünstler in Hamburg. Ausst.-Kat. Museum für Kunst und Gewerbe Hamburg, 1995

Spaeth, David (Hrsg.), Mies van der Rohe. Der Architekt der technischen Perfektion. Stuttgart 1986

Staatliche Bauhochschule Weimar. Aufbau und Ziel. Weimar 1927

Staatliches Bauhaus Weimar 1919–1923. Weimar/München 1923 (Reprint des Ausst.-Kat., München 1980)

Mart Stam 1899–1986. Architekt – Visionär – Gestalter. Sein Weg zum Erfolg 1919–1930. Ausst.-Kat. Deutsches Architekturmuseum, Konzeption Werner Möller, Frankfurt a. M./Tübingen/Berlin 1997

Steckner, Cornelius, Zur Ästhetik des Bauhauses. Ein Beitrag zur Erforschung synästhetischer Grundsätze und Elementarerziehung am Bauhaus. Stuttgart 1985

Stiftung Bauhaus Dessau. Die Sammlung. Red. Lutz Schöbe u. Wolfgang Thöner, Ostfildern 1995

Strauss, Konrad, Deutsche Keramik der Gegenwart. Halle/Saale 1927

Gunta Stölzl. Meisterin am Bauhaus Dessau. Textilien, Textilentwürfe und freie Arbeiten 1915–1983. Hrsg. Stiftung Bauhaus Dessau, Ostfildern 1997

Stuckenschmidt, Hans Heinz, Musik am Bauhaus. Vortrag vom 11. 5. 1976, gehalten im Bauhaus-Archiv Berlin, Berlin 1978/1979

Syberberg, Hans Jürgen (Hrsg.), Fotografie der 30er Jahre. Eine Anthologie. München 1977

Tavel, Hans Christoph von u. Josef Helfenstein, Johannes Itten. Künstler und Lehrer. Bern 1984

UMBO. Vom Bauhaus zum Bildjournalismus. Konzeption Herbert Molderings, Ausst.-Kat., Hrsg. Kunstverein für die Rheinlande und Westfalen, Düsseldorf 1995

Vitale, Elodie, Lenseignement au Bauhaus de Weimar (1919–1925). Paris 1985

Der vorbildliche Architekt. Mies van der Rohes Architekturunterricht 1930–1958 am Bauhaus und in Chicago. Ausst.-Kat. Bauhaus-Archiv, Hrsg. Christian Wolsdorff, Berlin 1986/1987

Wangler, Wolfgang, bauhaus – 2. Generation. Köln 1980

Wangler, Wolfgang, Schüler des Bauhauses und ihre Malerei von heute. Köln 1982

Wangler, Wolfgang, Bauhaus-Malerei. Köln 1988

Whitford, Frank, Bauhaus. London 1984

Wick, Rainer K. (Hrsg.), Ist die Bauhaus-Pädagogik aktuell? Köln 1985

Wick, Rainer K., Bauhaus-Pädagogik. Köln 1982

Frans Wildenhain. A Chronology of a Master Potter. Ausst.-Kat., Rochester (N. Y.) 1975

Marguerite Wildenhain. A Retrospective Exhibition. New York 1980

Wilhelm, Karin, Walter Gropius. Industriearchitekt. Braunschweig/Wiesbaden 1983

Wingler, Hans M., Das Bauhaus 1919–1933. Weimar – Dessau – Berlin und die Nachfolge in Chicago seit 1937. 3. Aufl., Bramsche 1975, engl. 2. Aufl. Cambridge/London 1976

Wingler, Hans M. (Hrsg.), Kunstschulreform 1900–1933. Dargestellt vom Bauhaus-Archiv Berlin an den Beispielen Bauhaus Weimar Dessau Berlin – Kunstschule Debschitz München – Frankfurter Kunstschule – Akademie für Kunst und Kunstgewerbe Breslau – Reimann-Schule Berlin, Berlin 1977

Wingler, Hans M., Kleine Bauhaus-Fibel. Geschichte und Wirken des Bauhauses 1919–1933. Mit Beispielen aus der Sammlung des Bauhaus-Archivs, 2. Aufl., Berlin 1979

Winkler, Klaus-Jürgen, Der Architekt Hannes Meyer. Anschauungen und Werk. Berlin 1989

Winkler, Klaus-Jürgen, Die Architektur am Bauhaus in Weimar. Berlin 1993

Wolfe, Tom, Mit dem Bauhaus leben; „From Bauhaus to our house". 2. Aufl., Frankfurt a. M. 1986

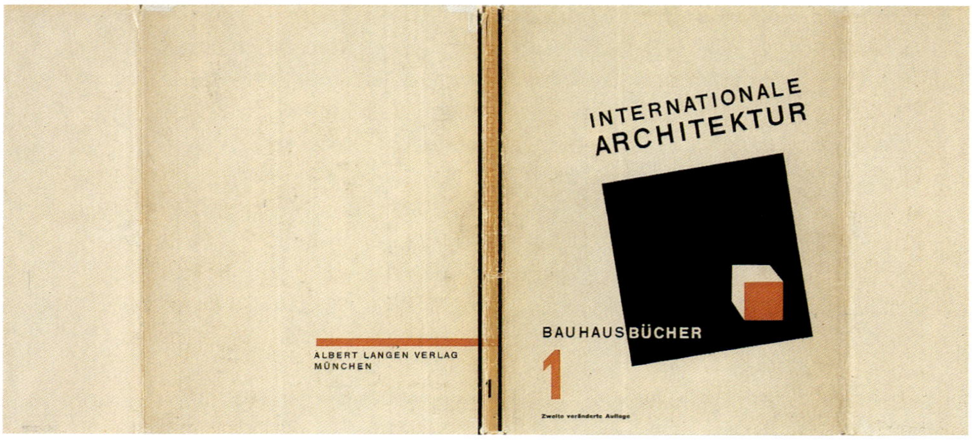

Farkas Molnár, Umschlaggestaltung Bauhausbuch 1. 1925, Buchdruck, 23,5 x 53,9 cm, BHA.

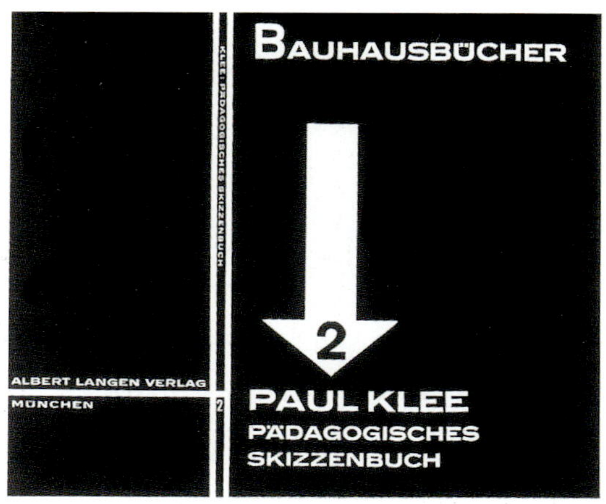

László Moholy-Nagy, Umschlaggestaltung Bauhausbuch 2. 1925, Buchdruck, 23,0 x 53,9 cm, BHA.

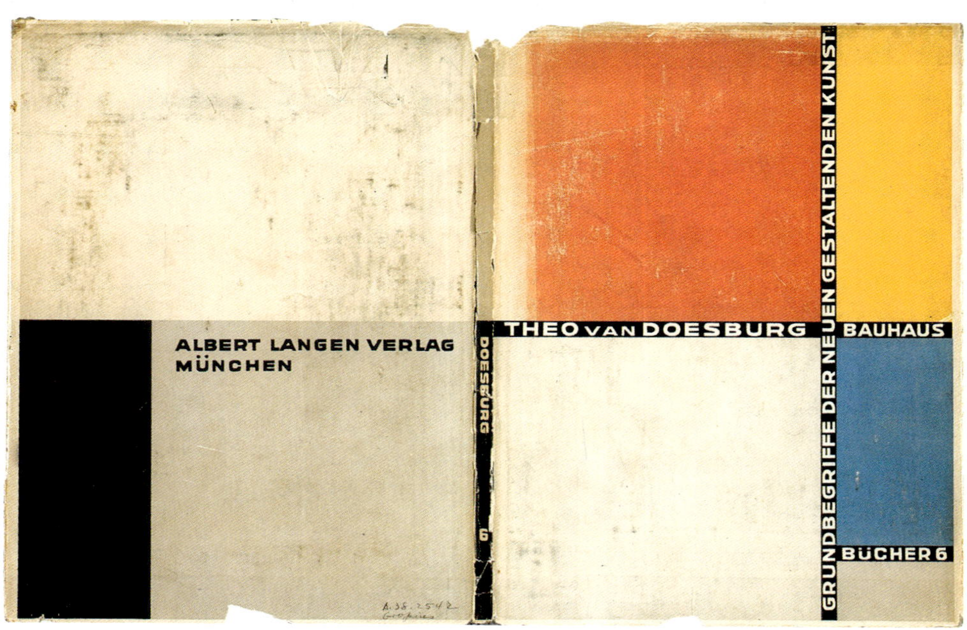

Theo van Doesburg, Umschlaggestaltung Bauhausbuch 6. 1924, Lithografie, lackiert, 23,0 x 52,2 cm, BHA.

László Moholy-Nagy, Umschlaggestalt
27,3 x 55,1 cm, BHA.

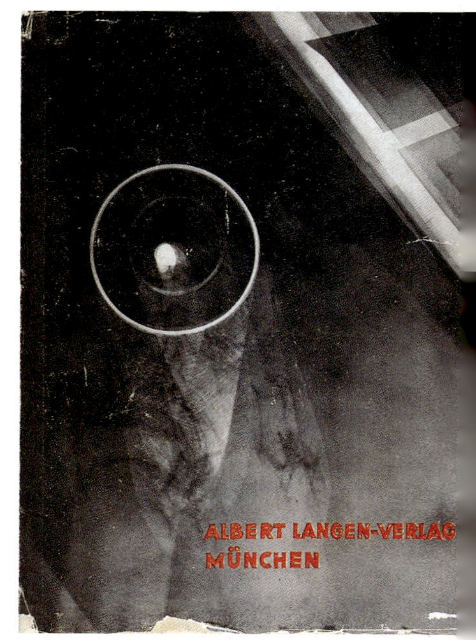

László Moholy-Nagy, Umschlaggestaltur
BHA.

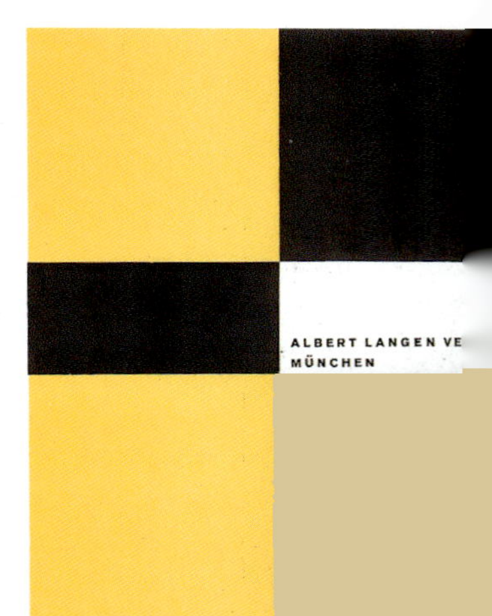

László Moholy-Nagy, Umschlaggestaltun
BHA.

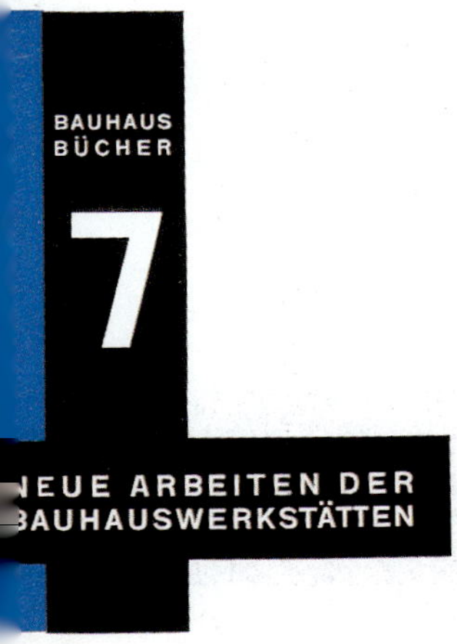

hausbuch 7. 1925, Andruck, Buchdruck,

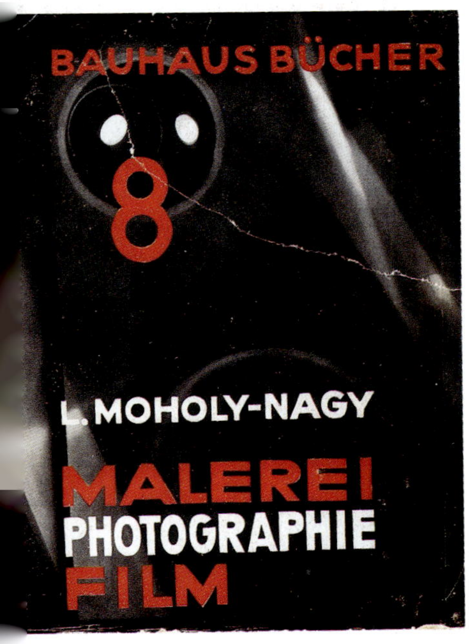

sbuch 8. 1925, Buchdruck, 23,0 x 53,9 cm,

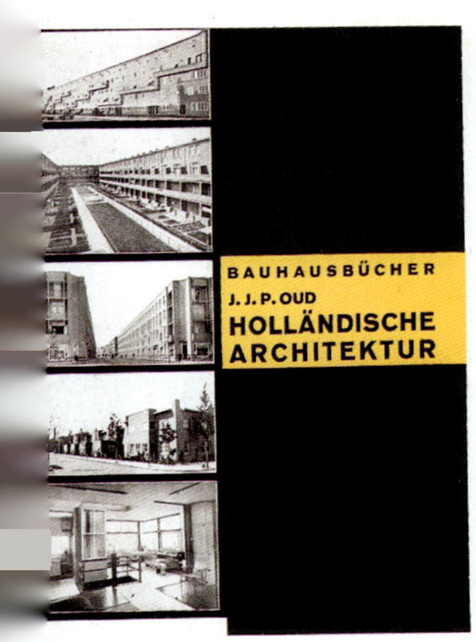

sbuch 10. 1926, Buchdruck, 23,6 x 50,0 cm,

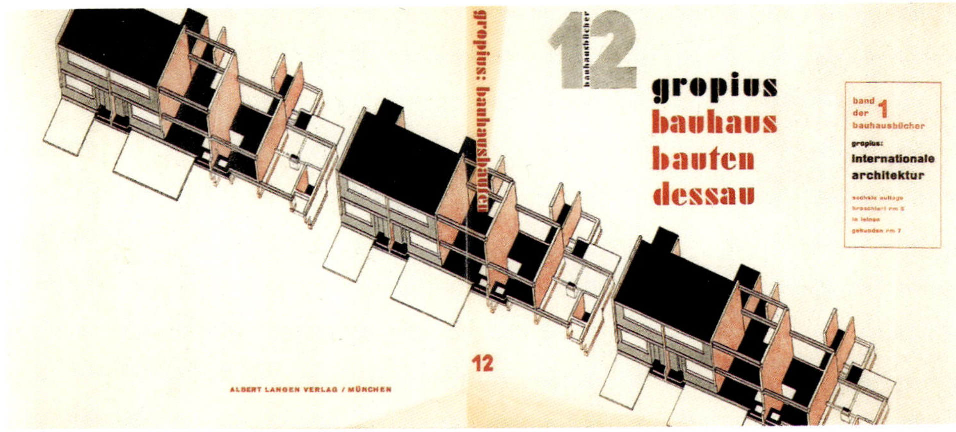

László Moholy-Nagy, Umschlaggestaltung Bauhausbuch 12. 1930, Buchdruck, 23,7 x 54,5 cm, BHA.

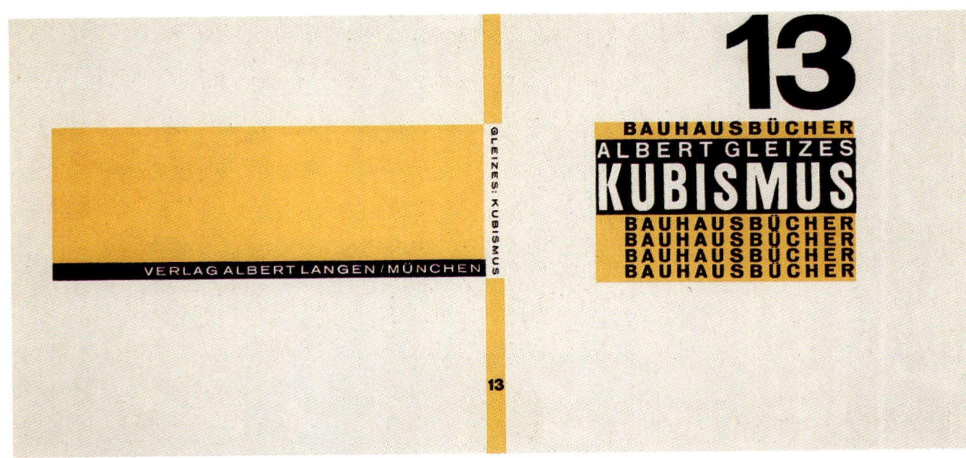

László Moholy-Nagy, Umschlaggestaltung Bauhausbuch 13. 1928, Buchdruck, 23,6 x 52,0 cm, BHA.

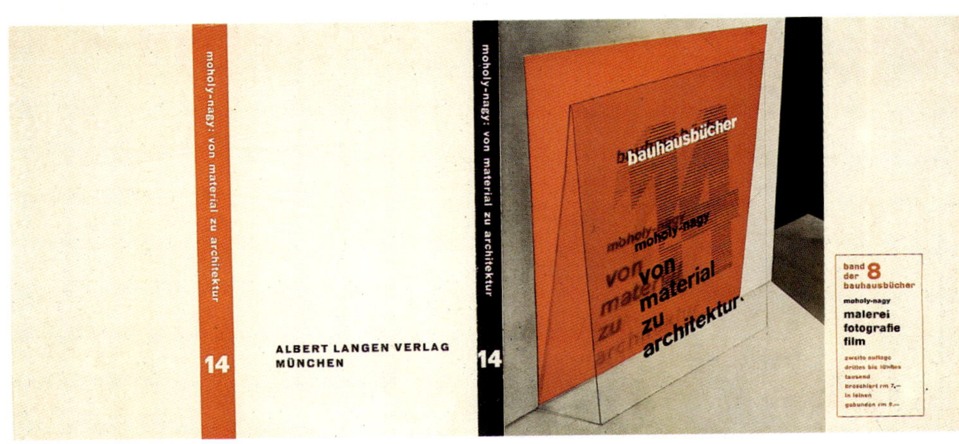

László Moholy-Nagy, Umschlaggestaltung Bauhausbuch 14. 1929, Buchdruck, glänzend lackiert, 23,6 x 56,1 cm, BHA.

Austellungen am Bauhaus

Ute Brüning

Das Bauhaus als Summe der Aktivität einzelner Künstler hat eine atemberaubende Ausstellungstätigkeit aufzuweisen. Es ist an der Zeit, diese zu bearbeiten, um für das Bauhaus schaffende Kräfte auch nach dieser Richtung hin auszuloten und ihr Zusammenwirken endlich annähernd beurteilen zu können. Wieviel trugen beispielsweise Einzel- oder Gruppenausstellungen der Maler zum Image ihres Instituts bei? – auch wenn sie nur kurze Zeit, 1925/1926, unter den Fahnen des Bauhauses segelten. Wassily Kandinsky etwa wollte nicht als Anhänger einer „Richtung" gelten. Die Druckerei und Reklameabteilung hingegen veranstaltete gar keine „Bauhaus-Ausstellungen", beschickten aber durch ein festes Team 1927/1928 alle einschlägigen Schauen. Trotzdem wurden ihre Produkte unter dem Namen „Bauhaus" bekannt. In anderen Ausstellungen wird die Etikettierung „Bauhaus" wieder in neuer Verkleidung aufgetaucht sein. Nicht nur Walter Dexel begegnete dem „Mythos Bauhausstil", Hannes Meyer mußte sich gegen Stilbildung an seinem Institut wehren. Walter Gropius und Ludwig Mies van der Rohe wieder war der Beiname „Bauhaus" aus sehr unterschiedlichen Gründen willkommen.

Beginnend 1922/1923 mit einer sagenhaft gebliebenen Bauhausausstellung in Kalkutta sind es einzelne, große internationale Ereignisse, die sogleich ins Auge fallen, nicht durch die Menge der beteiligten Bauhäusler, sondern durch das Aufsehen, das sie erregten. So zum Beispiel die Werkbundausstellungen „Die Wohnung" in Stuttgart, 1927, und die „section allemande" in Paris, 1930, aber auch die Wanderausstellung „Internationale Baukunst", 1928. 1927 traten fünf Meister als Avantgarde in der Mannheimer Kunsthalle in „Wege und Richtungen der abstrakten Malerei in Europa" auf. Im selben Jahr aber trug beispielsweise nur die Metallwerkstatt zur Ausstellung „Europäisches Kunstgewerbe" in Leipzig bei. Dagegen waren 1929/ 1930 wieder Bauhäusler aus allen Werkstätten auf zwei Wanderschauen moderner Fotografie vertreten, noch bevor die entsprechende Abteilung des Bauhauses wirksam werden konnte: auf der Essener „Fotografie der Gegenwart" und der Stuttgarter „Fifo".

Ob das Bauhaus mit der Beteiligung an Frühjahrs-, Herbst- und Fachmessen, von denen man schon 1923/1924 hörte, erfolgreicher als mit Ausstellungen der Künste war, ist zu fragen. Mit Erstaunen nimmt man wahr, daß fotografisch fast nur bauhausinterne und selbstgestaltete Ausstellungen dokumentiert wurden. Einen eigenen Ausstellungs- und Verkaufsraum für Bauhausbesucher hielt man bereits 1922 für notwendig, folglich wurde in Dessau

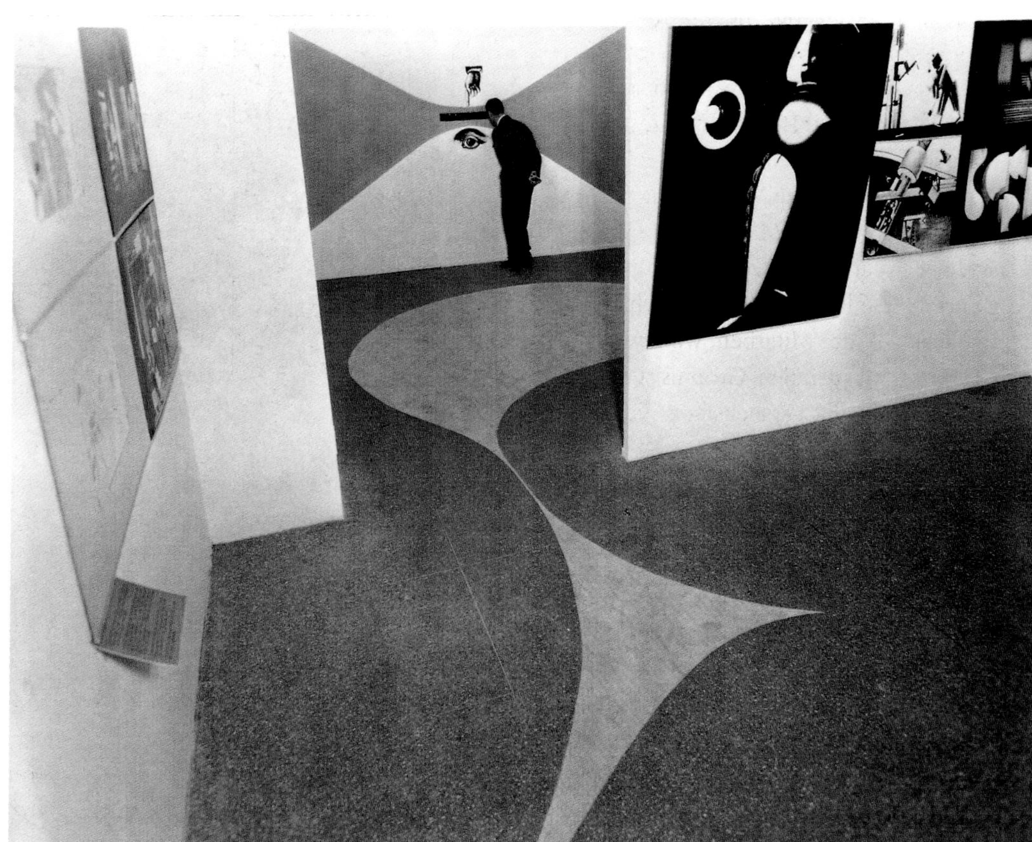

Herbert Bayer, Gestaltung der Ausstellung „Bauhaus 1919–1928", MOMA, NYC. 7. 12. 1938 bis 30. 1. 1939, Fotograf unbekannt, BHA. ● Mit großem Erfolg präsentierte Gropius seine Vision vom Bauhaus einer breiten amerikanischen Öffentlichkeit, exkludierte in dieser Gesamtschau jedoch bewußt seine Nachfolger Meyer und Mies. Dadurch sollte er wesentlich zu einer Jahrzehnte währenden, sehr einseitigen Sicht auf die Schule beitragen.

das ganze Gebäude für Scharen von Besuchern zugänglich. Mit Ausstellungen grafischer Schülerarbeiten informierte man in Weimar wohl vorwiegend intern, 1922 kamen Architektur sowie Gesellen- und Lehrlingsarbeiten hinzu. Die Vorkursausstellungen, initiiert 1920 durch Johannes Itten als Aufnahmeprüfung für Studienanfänger, eine vorzügliche Gelegenheit gegenseitiger Orientierung, wurden unter Mies van der Rohe zur geschlossenen Veranstaltung. Etwa seit 1929 öffnete sich das Bauhaus auch auswärtigen Künstlern für Ausstellungen, und bald wurde genau selektiert, was an der Hochschule öffentlich und was nur intern gezeigt werden durfte.

Wie das Bauhaus seine Arbeit beurteilt wissen wollte, zeigen zwei Leistungsschauen. Die erste, 1923 in Weimar, war von der Regierung erzwungen, die andere wurde auf eigenes, langjähriges Betreiben hin endlich 1929 als Wanderschau realisiert, die in Basel und Dessau, in Breslau und Essen und 1930 in Mannheim und Zürich zu sehen war. Rief Gropius für die Vorbereitung seiner Ausstellung fast ein Jahr zuvor den „Ausnahmezustand" an der Schule aus, um alle Kräfte für dieses Ereignis zu mobilisieren, so ließ Hannes Meyer die Ausstellungsvorbereitungen neben Unterricht und Produktivarbeit einherlaufen. Die unterschiedlichen Bauhauskonzepte liegen in krasser Beleuchtung: 1923 der Versuch, das Zusammenspiel der Bauhauskräfte exklusiv, vor internationalem Publikum zur Darstellung zu bringen, 1929/1930 das Anliegen, über eine Hochschule mit Produktionsstätten für Volksbedarf schlicht zu informieren. Beide Male gestaltete man selbst. In Weimar gründete man dafür eigens die Reklameabteilung, zur Wanderschau verzichtete man auf ihre Mitarbeit, wohl wissend, sie würde zu grell ausfallen. Gropius suchte, an Bauhausgebäude und Versuchshaus die lebendige Vereinigung der Künste und Techniken zu demonstrieren. Meyer vereinheitlichte die Bauhauslehre in den leeren Museumsräumen zu Fächern, die als Folie für Bauhausprodukte wirkten, wohl erläutert, aber nicht um Verständnis werbend. 1923 organisierte man eigens Ausstellungs- und Hängekommissionen, schuf ein Katalogbuch und bot eine Woche lang ein begleitendes Kulturprogramm. 1929 standen nur ein gutes und etliche dürftige Plakate dagegen, nur für zwei Stationen Kataloge sowie die Delegation eines einzigen Meisters und eines Assistenten zum Aufbau. Allein die Breslauer Variante innerhalb der Werkbundausstellung „Wohnung und Werkraum" 1929 setzte mit Hilfe der Reklameabteilung einen Glanzpunkt. Sonst bot die Wanderschau ein trauriges Bild. Der materielle Erlös ging in beiden Ausstellungen gegen Null. Die Gropius-Inszenierung aber wirkt bis heute, denn Mies van der Rohe verzichtete darauf, die Arbeit der wenigen Abteilungen in ein Spectaculum des Bauhauses zu verwandeln.

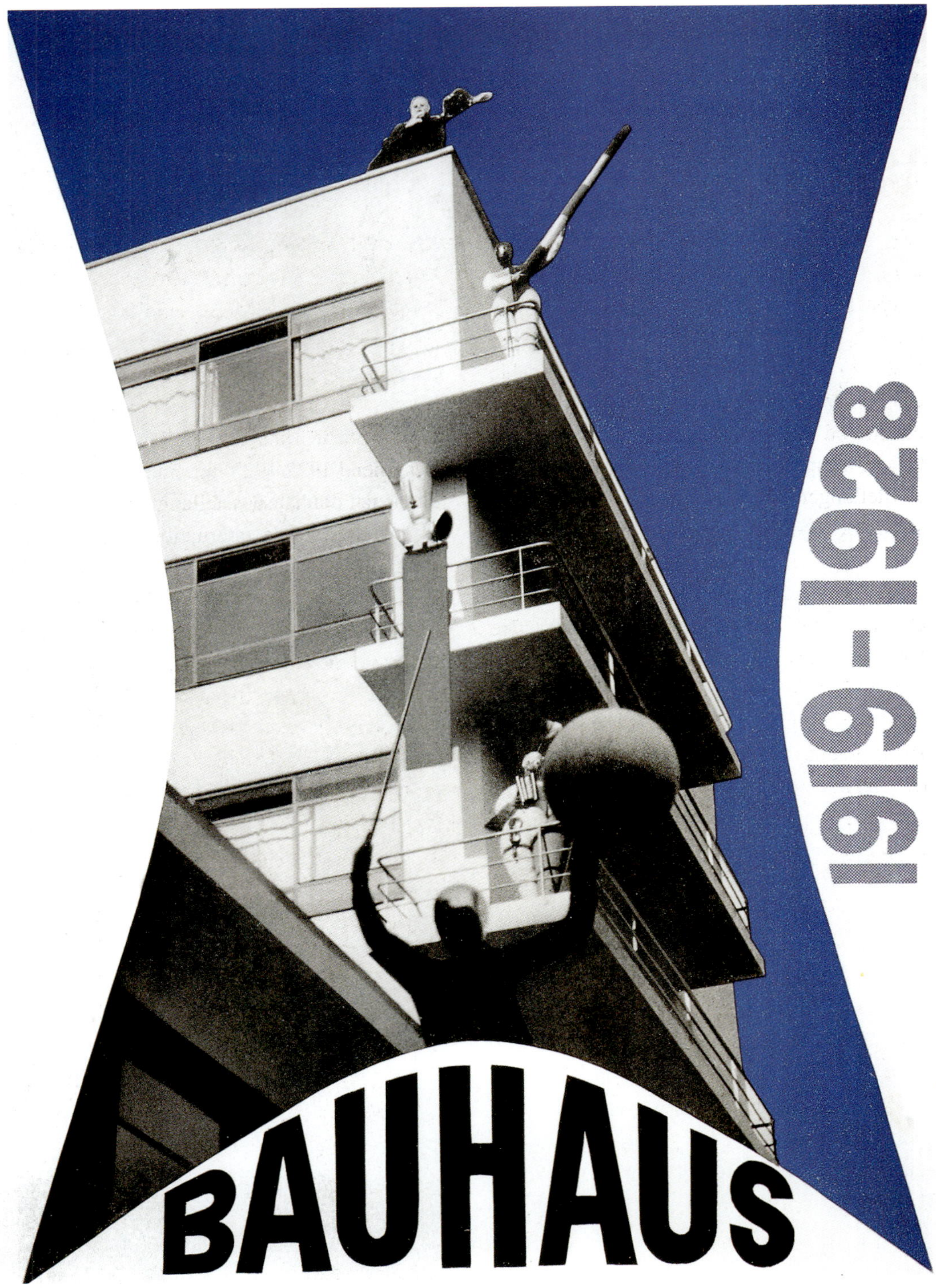

Herbert Bayer (Gestaltung) und T. Lux Feininger (Fotografie), Schutzumschlag des Katalogbuches „Bauhaus 1919–1928", MOMA, NYC. 1938, Andruck auf Kunstdruckpapier, 26,6 x 19,2 cm, BHA. • Zu den in die USA emigrierten Bauhäuslern gehörte neben Gropius, Albers, Breuer, Schawinsky, Moholy-Nagy und Mies van der Rohe auch Herbert Bayer, der 1938 in New York Ausstellung und Katalog der Bauhausschau gestaltete.

Glossar

Ute Brüning

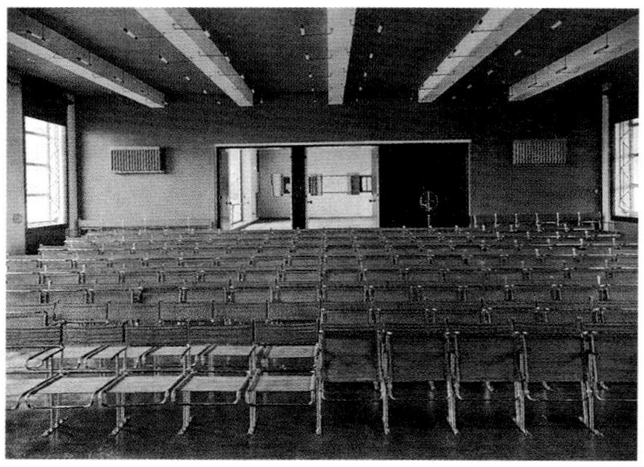

Aula im Bauhaus Dessau, leicht ansteigendes Auditorium mit 164 Sitzplätzen, Durchblick ins geöffnete Vestibül. Foto von Erich Consemüller, um 1927, BHA.

Aulabestuhlung

Die Aula des Bauhauses war nicht nur als Auditorium, sondern auch als Zuschauerraum für die angrenzende Bühne gedacht. Für Marcel Breuer lag also beim Entwurf der Bestuhlung eine Orientierung an Klappstuhlreihen wie in Kino und Theater nahe. Doch die Verwendung von Stahlrohr für diesen Zweck war völlig neu. Allen Stuhltypen Breuers ist das Prinzip der Rahmenkonstruktion gemeinsam, in die anstelle von Sitz und Rückenlehne nur Stoff gespannt wurde. Das raumgreifende Prinzip der Kufen hingegen kam hier nicht zur Anwendung, sondern es wurden knappe Stützen mit fester Verschraubung im Boden eingesetzt.

Awegit

Firmenname für eine Paste, die für den wasserdichten Abschluß von Flachdächern sorgen sollte. Das Material, das warm auf die Dachpappe aufgetragen wurde, war verhältnismäßig preisgünstig und wurde in der Bauhaussiedlung Dessau-Törten verwendet.

Bauhausdiplom

Das Diplom, ein Hochschulzeugnis, konnte erst seit Verleihung des Hochschulstatus, 1926, vergeben werden und war zunächst nur für Absolventen der Baulehre vorgesehen. Alle anderen Studenten erwarben in den Jahren 1919 bis 1928 als Ausweis ihrer handwerklichen Fähigkeiten Gesellen- und Meisterbriefe. Fähigkeiten in der Formgebung konnte man in Weimar ab 1922 vom Bauhausrat prüfen lassen, der zum „Bauhausgesellen" oder „-meister" ernannte. Ab 1925 wurde die Gesellenprüfung zur Zwischenstation zum nachfolgenden „amtlichen Zeugnis", das nach erfolgreichem Besuch der Versuchs- und Ausführungswerkstatt ausgestellt wurde. Erst 1928 konnte man in allen Abteilungen ein Diplom erwerben. Heute sind Diplomzeugnisse aus der Zeit von 1929 bis 1933 eine wichtige Quelle, da sie semesterweise alle belegten Veranstaltungen, vielfach auch Auftrags- und freiwillige Arbeiten auflisten.

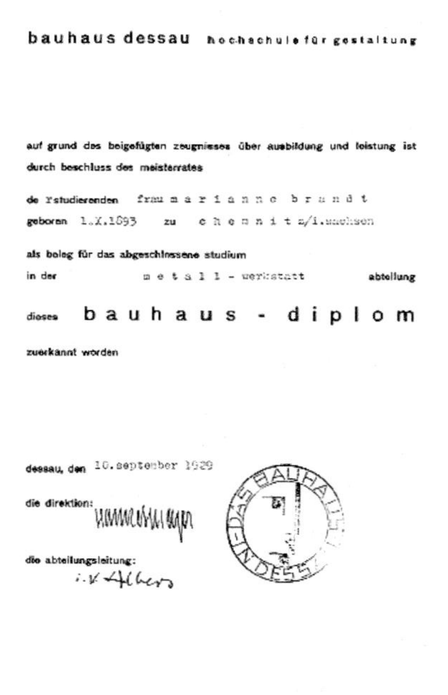

bauhaus dessau hochschule für gestaltung

auf grund des beigefügten zeugnisses über ausbildung und leistung ist durch beschluss des meisterrates

de r studierenden frau m a r i a n n e b r a n d t

geboren 1.X.1893 zu c h e m n i t z/i.sachsen

als beleg für das abgeschlossene studium

in der m e t a l l - werkstatt abteilung

dieses **b a u h a u s - d i p l o m**

zuerkannt worden

dessau, den 10.september 1929

die direktion:

die abteilungsleitung:

i.V. Albers

Bauhausdiplom von Marianne Brandt. Ausgestellt am 10. 9. 1929 als Beleg für das abgeschlossene Studium in der Metallwerkstatt, BHA.

Bauhaus-GmbH

Ein Vertrag über die Umwandlung des Werkstättenbetriebes in eine GmbH war bereits Ende 1923 aufgesetzt worden, um Produktion und Vertrieb unabhängig vom Lehrbetrieb in kaufmännischer Form führen zu können und dem Bauhaus damit ein wirtschaftliches Fundament zu verschaffen. Diese Unternehmung scheiterte zunächst mit Auflösung des Weimarer Schulbetriebes, wurde aber in Dessau realisiert, wo die Gesellschaft am 7. 10. 1925 ins Handelsregister zur „Alleinverwertung" der Bauhauserzeugnisse eingetragen wurde. Professionelle Absichten bezeugen 1925/1926 der „Katalog der Muster" und die Geschäftspapiervordrucke, jedoch fehlten offenbar die Kunden. Mit dem Zustandekommen von Lizenzverträgen wurde die GmbH endgültig bedeutungslos.

Bauhaushund

Hunde waren scheinbar zu konventionelle Gefährten für die meisten Bauhäusler, die eher auf der Suche nach dem neuen Menschen waren. So gab es neben Gyula Paps Hund wohl nur noch das Tier des Hausmeisters, das diese Bezeichnung verdient.

Ein Bauhaushund. Um 1930, Fotograf unbekannt, BHA. (Ellen Frank, Ise Gropius und Dackel)

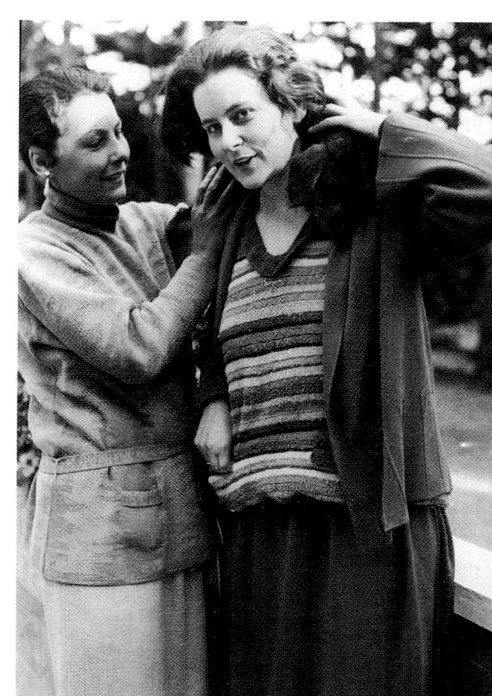

Bauhausstil
Die ungeheuer umfangreichen Werbemaßnahmen aller Art, die Walter Gropius initiierte, um sein Institut zu erhalten und bekannt zu machen, führten schon unter seinem Direktorat in der Öffentlichkeit zu diesem Schlagwort. Es bezog und bezieht sich, teils abschätzig, teils heroisierend, auf den Kunstcharakter der Produkte, gegen dessen Dominanz besonders Hannes Meyer mit wechselndem Erfolg, doch letztlich vergeblich zu Felde zog. Schließlich ließ dieses undifferenzierte Schubladendenken den Kern der Gestaltungsabsichten außer acht: die Funktion.

Bauhausverlag
Bereits im Mai 1922 erwog man die Gründung eines eigenen Verlages, um die anspruchsvolle Verkaufsserie „Neue Europäische Graphik" in eigener Regie herausbringen zu können. Die Realisierbarkeit schien so sicher, daß der Hausprospekt vom Juli 1922 den Verlag bereits als vollendete Tatsache beschrieb. Seine Finanzierung hingegen war so ungewiß, daß man für das Buchprojekt „Staatliches Bauhaus Weimar 1919–1923" auch nach auswärtigen Verlegern suchte. Indessen fand man in dem Münchner Ernst May einen privaten Financier, der über 50 % des notwendigen Kapitals einbrachte. So konnte im Mai 1923 die Bauhausverlag GmbH gegründet werden, in der May als Geschäftsführer fungierte. Neben dem Katalogbuch erschienen die grafischen Werke „Meistermappe" und das „Wielandslied der Edda" von Gerhard Marcks. Die Bauhausbücher, die Albert Langen in München verlegen sollte, wurden hingegen nicht mehr gedruckt, da der Bauhausverlag Anfang 1925 in Konkurs ging.

Beleuchtungskörper
Einzelne Lampen für das Haus am Horn gingen 1922/1923 dem Design-Klassiker von Carl Jakob Jucker und Wilhelm Wagenfeld voraus. Die Tischlampe entstand unter der Regie László Moholy-Nagys, der damit die Metallwerkstatt auf Gropius' Kurs der Musterproduktion für industrielle Fertigung brachte. Bereits 1926 hob man in den Satzungen die Lampenherstellung als „besonderes Arbeitsgebiet" der Metallwerkstatt hervor. Es folgte die Kooperation mit zwei Firmen: 1928–1930 in Form von Lizenzen an die Berliner Lampenfirma Schwintzer & Gräff und 1929–1932 mit einer vertraglichen Regelung der Be- und Überarbeitung von Lampentypen der Leipziger Firma Körting & Mathiesen durch Bauhausstudenten, die unter dem Namen „Kandem" auf den Markt kamen.

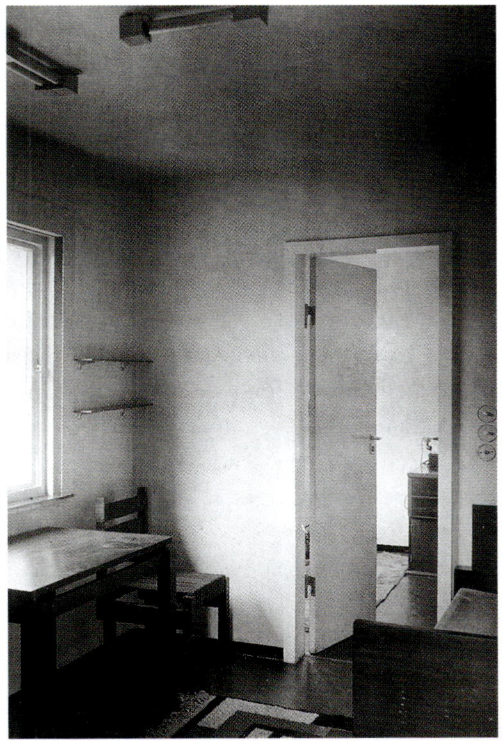

Herrenzimmer im Haus am Horn mit einer Frühform der Soffittenleuchte, Möbel von Marcel Breuer. Weimar 1923, Fotograf unbekannt, BHA.

Cellophan
An dieser neuen Folie, die aus Zellstoff entwickelt worden war, faszinierten die Bauhäusler optische Reize wie Durchsichtigkeit und Glanz und ihre besondere Verarbeitungseigenschaft, die Flexibilität. Man benutzte sie als Eyecatcher und Schriftträger im Ausstellungsdesign und entdeckte in der Weberei Effekte wie Lichtreflexion und Schalldämmung.

Dunkelkammer
Der Student Walter Funkat richtete 1927 erstmalig für seine Kommilitonen eine Dunkelkammer am Bauhaus ein. Nachdem 1929 die Fotografie zum Lehrfach geworden war und das Labor gleichermaßen von Foto- und Reklamestudenten benutzt wurde, kam es ab 1931 immer wieder zu Streitigkeiten zwischen den Abteilungen über Qualitätsmaßstäbe für Fotos, da gute Arbeiten für den Abteilungsleiter Walter Peterhans den Ausschlag für die Zuweisung von Laborterminen gaben. Direktor Ludwig Mies van der Rohe plante für das Berliner Bauhaus gleich zwei Dunkelkammern.

Eisenbeton
Dieses Material, das heute durch Stahlbeton ersetzt wird, war durch seine Eisenarmierung besonders geeignet, größere Zug- und Schubspannungen aufzunehmen als herkömmliche Materialien. Insbesondere Walter Gropius und Adolf Meyer erhofften sich vom Eisenbeton, genau wie von Glas und Eisen, einen revolutionären Einfluß auf die baukünstlerische Formgebung. Die Verwendung dieser drei Baustoffe, bisher lediglich von Ingenieurbauten bekannt, besaß noch keine Tradition in der hohen Architektur. So sah man sich befreit von jeglicher Ableitung der Formen aus baukünstlerischer Tradition und gleichzeitig ermutigt, neue Plastizität in die Architektur zu bringen.

Eisengarn
Der Begriff hat nichts mit der Verwendung von Eisen zu tun, sondern er verweist auf eine besondere Strapazierfähigkeit des Materials. Eisengarn ist ein steifes, glänzendes Baumwollgarn, das mit Wachs und Paraffin auf einer besonderen Ausrüstungsmaschine geglättet wird. Eisengarnstoff ist 1927/1928 am Bauhaus unter maßgeblicher Beteiligung der Weberin Grete Reichardt zur Bespannung von Breuers Stahlrohrstühlen entwickelt worden. Er ist – neben anderen Bindungen – in Rips- und einer zusätzlichen Unterbindung gewebt, so daß er sich nicht verzieht oder ausbeult. In den 30er Jahren wurde er auch für Flugzeugsitze verwendet.

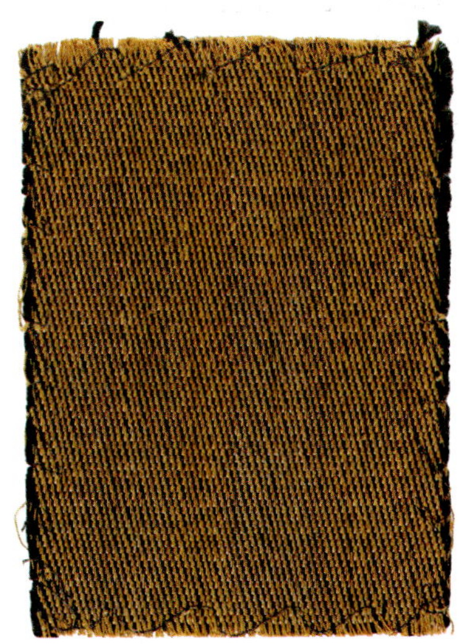

Eisengarnprobe von einer unbekannten Entwerferin am Bauhaus Dessau. Um 1928, BHA.

Elektrische Waschanstalt

Mit Gemeinschaftseinrichtungen suchte Walter Gropius einem Wandel sozialen Lebens Rechnung zu tragen, auf den er durch Theorien des Soziologen Franz Müller-Lyer aufmerksam geworden war. Jener hatte eine gesellschaftliche Entwicklung von der „Epoche des Individuums" hin zur „genossenschaftlichen Epoche" diagnostiziert, einer Zeit, in der die persönliche Entwicklung des Menschen außerhalb der Familie stattfände. Wohnungen konnten daher klein sein, denn sie wurden durch Gemeinschaftsräume mit modernster technischer Ausstattung wie Küchen, Fitneßanlagen oder eben zentrale Waschanstalten ergänzt.

L'Esprit Nouveau

Der Architekt Le Corbusier, Mitbegründer und -herausgeber dieser französischen Kulturzeitschrift aus den Jahren 1920 bis 1925, erhielt 1923 auf der Bauhausausstellung eine Starrolle in der Abteilung „Internationale Architektur". Dem Schöpfer des meistzitierten Schlagworts zum Neuen Bauen, „Wohnmaschine", fühlte sich Gropius als Verfechter der Standardisierung verwandt. Dennoch erntete er von Le Corbusier heftige Kritik. Sie zielte auf Gropius' Versuch, mit der Ästhetik geometrischer Grundformen die industrielle Produktion zu typisieren. Eine Kunstschule, so der Standpunkt Le Corbusiers, sei unfähig, die industrielle Produktion zu verbessern.

Expressionistisches Bauhaus

Die Einordnung des frühen Bauhauses nach Stilmerkmalen und Geisteshaltung in den Expressionismus erfaßt kaum Spezifisches der Schule. Mit dem romantischen Glauben an die bestimmende Rolle der kleinen Handwerkergemeinschaft nach Bauhüttenmuster in der Erneuerung der Kunst wollte man bekannte Ausdrucksformen vermeiden und setzte bei der Veränderung des Erziehungskonzepts an. Auch die fortwährenden Versuche von Gropius, jene himmelsstürmenden Ideen, die er selber in die Welt gebracht hatte, ins Praktische zu wenden, spiegelt dieser Begriff nicht.

Festebene

Fest – Spiel – Arbeit – der Rhythmus gehörte schon in Weimar zum Bauhaus. Musik, Ulk, Verkleidung, szenische Einfälle, Kulinarisches, Tanz, Gäste, all das brauchten die Bauhäusler zur geistigen Lockerung, wußte Walter Gropius, als er das Bauhausgebäude in Dessau entwarf. So liegen Aula, Bühne und Kantine im Erdgeschoß hintereinander und lassen sich zu einem großen Festareal vereinigen, indem die Kantine zur Bühne hin und viceversa geöffnet werden kann.

Flachdach

Zu den gestalterischen Elementen, die das Neue Bauen zu seinen Erkennungszeichen erkor, gehörten Flachdächer ebenso wie Fensterbänder. Bei kubischen Baukörpern wurde die abschließende Fläche oft zu Dachgärten oder Terrassen ausgebaut. Die Emphase, mit der rationale Gründe für das Flachdach angeführt wurden, entsprach allerdings nicht dem Aufwand, die Gebäude dauerhaft gegen eindringende Feuchtigkeit zu sichern. Ideologische Widerstände gegen die Ästhetik der Flachbauweise gab es schon in den 20er Jahren. Das Argument, sie sei undeutsch, setzte sich in der NS-Zeit durch, als Wohnbauten nur noch mit Spitz- und Walmdächern in „bodenständigem Heimatstil" entstanden.

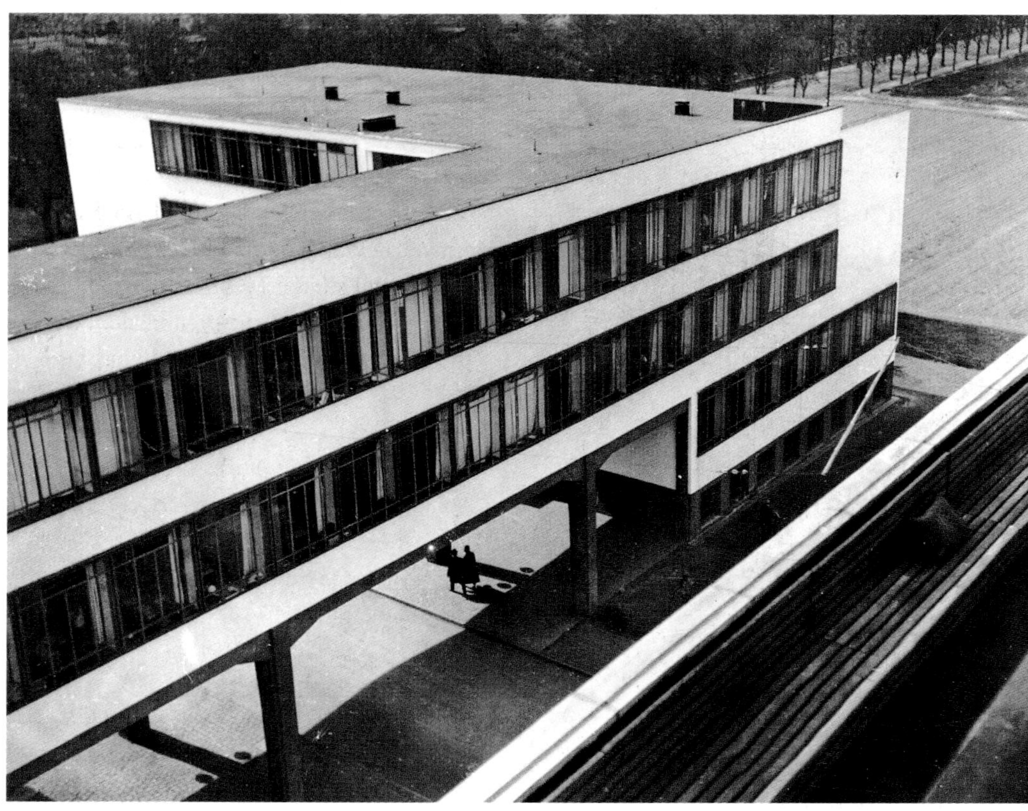

Blick vom Dach des Prellerhauses (Atelierhaus) auf die Dächer der Brücke und der Technischen Lehranstalten, Bauhaus Dessau. 1929, Foto von Mathilde Reindl, BHA.

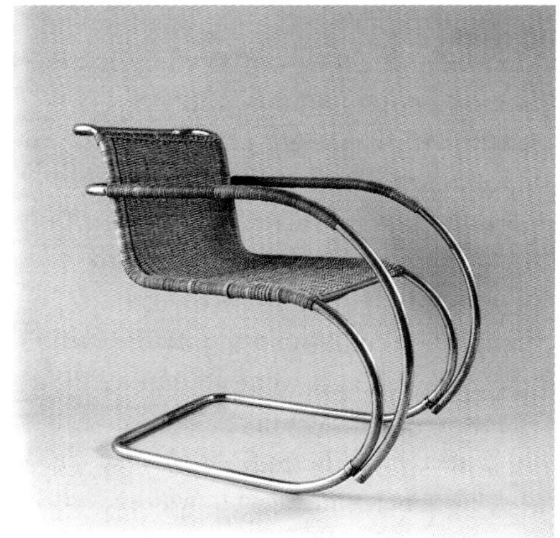

Weißenhofsessel von Ludwig Mies van der Rohe. 1927, Stahlrohr verchromt, Rohrgeflecht, 82,5 x 57,0 x 82,0 cm, BHA.

Freischwinger

Ursprünglich: hinterbeinloser Stuhl aus Stahlrohr, der auf Ideen des Architekten Mart Stam zurückgeht. Ludwig Mies van der Rohe hat er zu seinem „Weißenhofsessel" angeregt. Im Gegensatz zu dem Entwurf Stams aus eisernen Gasrohren nutzte Mies die federnde Eigenschaft des Materials für den Sitzkomfort, was andere Designer aufgriffen. Mit dem Begriff „Freischwinger" hob man später nur noch diesen Vorteil hervor.

Funktionalismus

Die Rückbesinnung in den 20er Jahren auf den Zweck eines Gegenstandes als revolutionäre Abkehr von einem erstarrten Formenkanon hatte Raum für sehr unterschiedliche Gestaltungsweisen und Theorien eröffnet. Walter Gropius nannte seine Methode zur Erfassung von Funktionen „Wesensforschung". Funktionen sollten so ehrlich und klar wie möglich zur Abbildung gebracht werden. Typisch für die Bauhauszeit bis 1930 war das häufige Verdrängen ästhetischer Formdiskussionen, die zu Zweckdebatten umgedeutet wurden. Regelrecht wissenschaftlich eruierte man unter Hannes Meyer Kataloge der Funktionen, die er um wesentliche soziale Dimensionen erweitert hatte. Unter der Maxime „Deckung aller Lebensbedürfnisse" bei Berücksichtigung bester Organisation und Ökonomie kulminierte mit Meyer der Funktionalismus am Bauhaus, während unter Ludwig Mies van der Rohe schließlich auch wieder ästhetische Gesichtspunkte an Bedeutung gewannen.

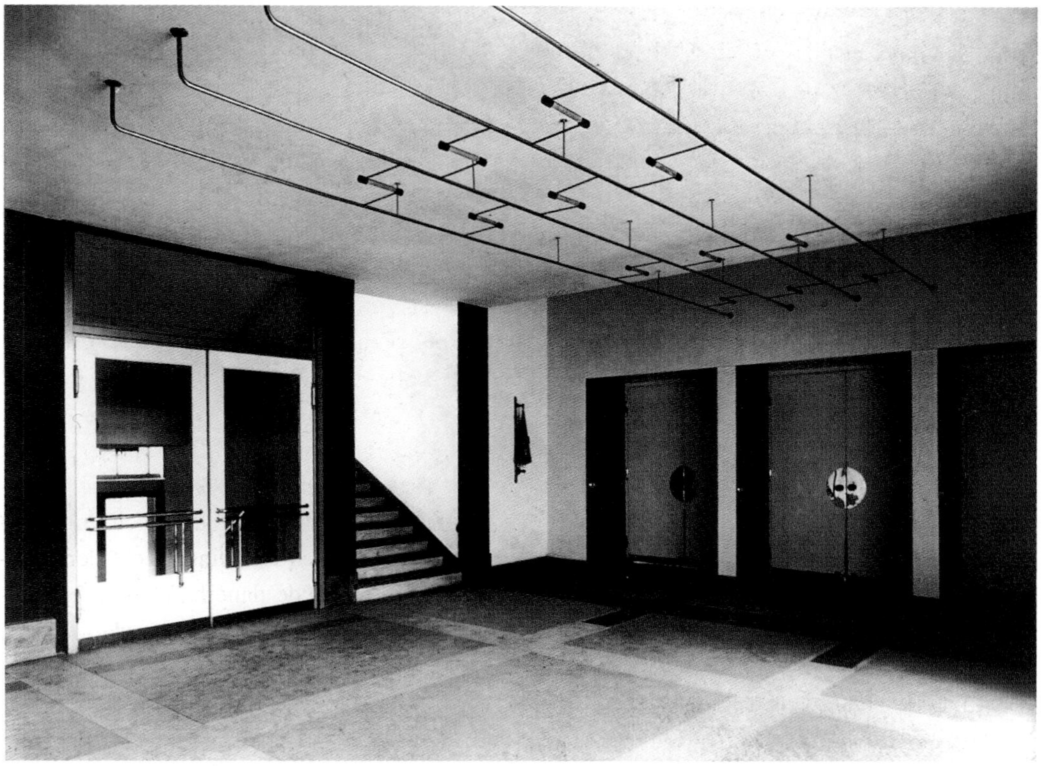

Soffittenkonstruktion von Max Krajewski im Vestibül des Bauhauses Dessau. Foto von Erich Consemüller, 1927, BHA.

Glasvorhangfassade

Fassaden aus Glas wurden nur dadurch möglich, daß man tragende Teile des Gebäudes in sein Inneres verlegte. Dem Werkstättentrakt des Bauhauses konnte durch ein Pfeilersystem aus Eisenbeton, das die Geschosse trug, ein Eisengerüst ohne tragende Funktion vorgehängt werden, welches die Verglasung zweier „Wände" übernahm. Auf diese Weise entstand die berühmt gewordene „gläserne Ecke". Durch die Verwendung einfachen Fensterglases war jedoch die Isolierung der Räume so gering, daß die Bauhäusler unter extremen Temperaturschwankungen zu leiden hatten.

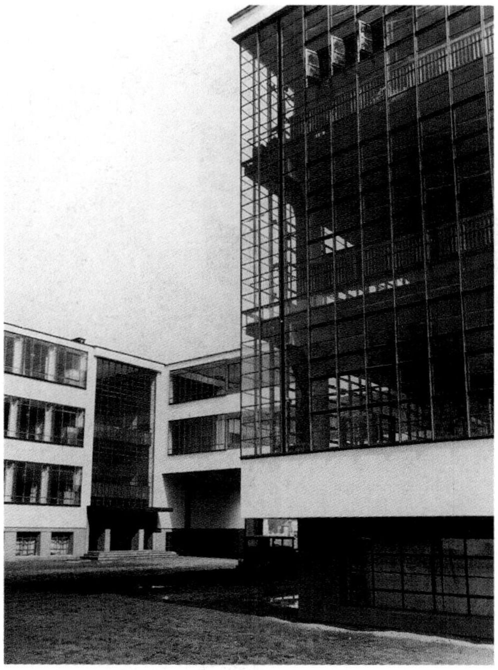

„Die gläserne Ecke", Südwestansicht des Werkstättenflügels am Bauhaus Dessau. Foto von Lucia Moholy, 1927, BHA.

Glühfadensoffitten

Röhrenförmige, zwischen zwei Sockel montierte Glühlampen, deren Verwendung für den Wohnbereich neu war. Als Einzelstücke tauchten diese nackten Leuchtmittel im Haus am Horn und in Walter Gropius' Direktorenzimmer auf, während sie der Metaller Max Krajewski im Dessauer Bauhausfoyer und der Aula zu flächenfüllender Deckenbeleuchtung vervielfältigte. Auch László Moholy-Nagy reihte Soffitten konstruktivistisch an die Decke seines Wohnzimmers im Dessauer Meisterhaus.

Groteskschrift

Schriftfamilie, deren Buchstaben ohne kleine, zeilenbetonende, meist waagrechte Endstriche, die Serifen, auslaufen. Die neuen Typografen vermieden Serifen, die für sie wie überflüssiges Ornament wirkten. Ihre Hoffnung auf Erneuerung der Kommunikationsform Schrift gründete sich auf den schnörkellosen „Skelettcharakter" der Grotesk, der dem gewünschten geometrischen Gesamteindruck bereits am nächsten zu kommen schien.

Internationaler Stil

Den folgenreichen Begriff prägte Alfred H. Barr 1932 anläßlich der gleichnamigen Architekturausstellung im New Yorker Museum of Modern Art, die Philip Johnson und Henry-Russell Hitchcock zusammengestellt hatten. Die Bauten des letzten Jahrzehnts ab 1922 schienen international in drei Kriterien übereinzustimmen: Ihre Wände sind Flächen, die Raum umschließen und Volumen bilden im Gegensatz zu früherer Massigkeit und Solidität. Die neuen Bauten weisen Regelmäßigkeit statt Symmetrie auf und bleiben unberührt von willkürlichem Ornament.

Jacquardwebstuhl

Großflächig und reich gemusterte Stoffe in komplizierten Bindungen könnnen auf diesem Webstuhl hergestellt werden. Er arbeitet mit Lochkarten, die eine Hebung und Senkung der Schäfte steuern, welche im Gegensatz zu anderen Webstühlen alle einzeln beweglich sind.

Für jedes Muster muß auf der Lochkarte die Bewegung aller einzelnen Kettfäden verzeichnet sein. Das Einrichten des Webstuhls dauert entsprechend lange, das heißt, er lohnt nur zur Herstellung großer Stoffmengen.

Kantine
Geselliger Treffpunkt der Bauhäusler und, besonders in Weimar, für viele Studenten der einzige Ort für ein erschwingliches Essen. In Dessau nannte man diese Mensa mit ihrer schönen, oft fotografierten Sonnenterrasse meist weiterhin „Kantine". Die Satzung vom 21. 10. 1930 verbot dort das gesellige Leben, weil der Direktor hier Keimzellen politischer Umtriebigkeit vermutete. Von da an hieß es: „die kantine ist nur zur einnahme der mahlzeiten geöffnet."

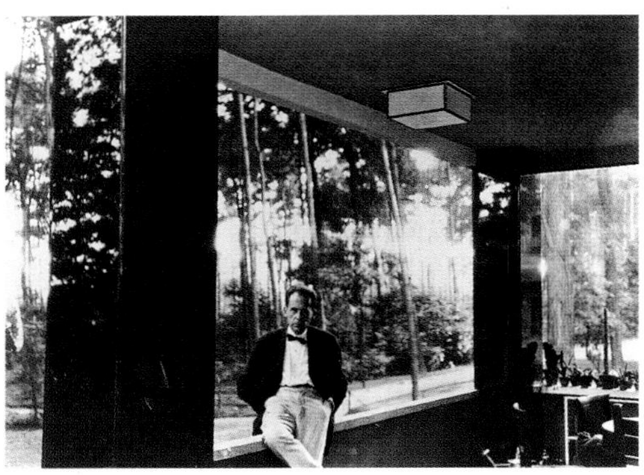

Walter Gropius auf der Veranda seines Meisterhauses, Dessau. Um 1927, Foto von Ise Gropius (?), BHA.

Kakteensammlung
Für den Kakteenliebhaber Gropius mögen gerade diese exotisch organischen Formen ein willkommenes Gegengewicht zur Rechtwinkligkeit seiner Architektur geboten haben. Kakteen gehörten in den 20er Jahren nach üppigem Palmwuchs in Jugendstileinrichtungen zum Zierat des aufgeklärten Bürgertums.

Kleinschreibung
Ökonomischer Umgang mit Zeit und Material war ein Gebot der Stunde – für das chronisch in finanziellen Schwierigkeiten steckende Bauhaus das allererste. Diese Gestaltungsvoraussetzung wurde am Bauhaus bald zum ästhetischen Maßstab umgemünzt – so auch beim Einsparen der Großbuchstaben. Die Anregung kam neben anderen vom Kreis um Werbwart Weidenmüller, der nicht nur klein schrieb, sondern systematisch ausdrucksstarke, die Sprache ökonomisierende Wortneubildungen in die Werbelehre einführte. So weit zog das Bauhaus nicht mit, doch fast alle schrieben sie klein – als Markenzeichen fortschrittlicher Gesinnung.

Kombinationsteekanne
Der Versuch, das Bauhaus zur Modellwerkstatt für die industrielle Serienfertigung zu machen, griff 1923 auch auf die Keramikwerkstatt über. Theodor Bogler muß wie Walter Gropius moderne Montageverfahren vor Augen gehabt haben, als er vorgefertigte Elemente für Teekannen entwarf, die nach dem Baukastenprinzip zu verschiedenen Modellen zusammensetzbar waren.

Konstruktivismus
Konstruktion, die Methode des Ingenieurs, als Organisationsprinzip aller Materialien einzusetzen, gehört zu den künstlerischen Impulsen, die etwa gleichzeitig sowohl von De Stijl als auch von sowjetischen Revolutionären ausgingen. Diese – im einzelnen sehr unterschiedliche – Orientierung an moderner Produktionstechnik hatte mit dem Expressionismus die Ablehnung individueller Willkür gemeinsam. Konstruktion schien jene überindividuelle Gestaltung zu ermöglichen, derer ein, wie auch immer geartetes Gesellschaftskollektiv angeblich bedurfte. László Moholy-Nagy verarbeitete diese Anregungen am Bauhaus zu einem eigenwilligen Konzept, in dem vor allem die Herstellung unbekannter und spannungsreicher Beziehungen zwischen Techniken und Materialien pädagogisch wie künstlerisch höchst produktiv wirkte.

Lattenstuhl
Eine Lehrlingsarbeit Marcel Breuers, der damit 1922 Walter Gropius' Aufruf zur Herstellung nützlicher Gegenstände gefolgt war und sie bis zum serienreifen „Bauhausstuhl" perfektionierte. Die Konstruktion als sparsames Gerüst aus Latten in gleichbleibendem Querschnitt, also billig und rationell herstellbar, hat – analog zum Liegestuhl – nur Stoff als Sitz und Lehne. Breuer selbst leitete die Form ausschließlich aus seiner Funktionsanalyse bequemen Sitzens ab. Die Einflüsse der De-Stijl-Bewegung hingegen, die hier manifest wurden, waren seinerzeit nie Gegenstand der Diskussion.

Kinderstühle im quadratischen Lattenmaß von Marcel Breuer. 1923, Foto von Lucia Moholy, BHA.

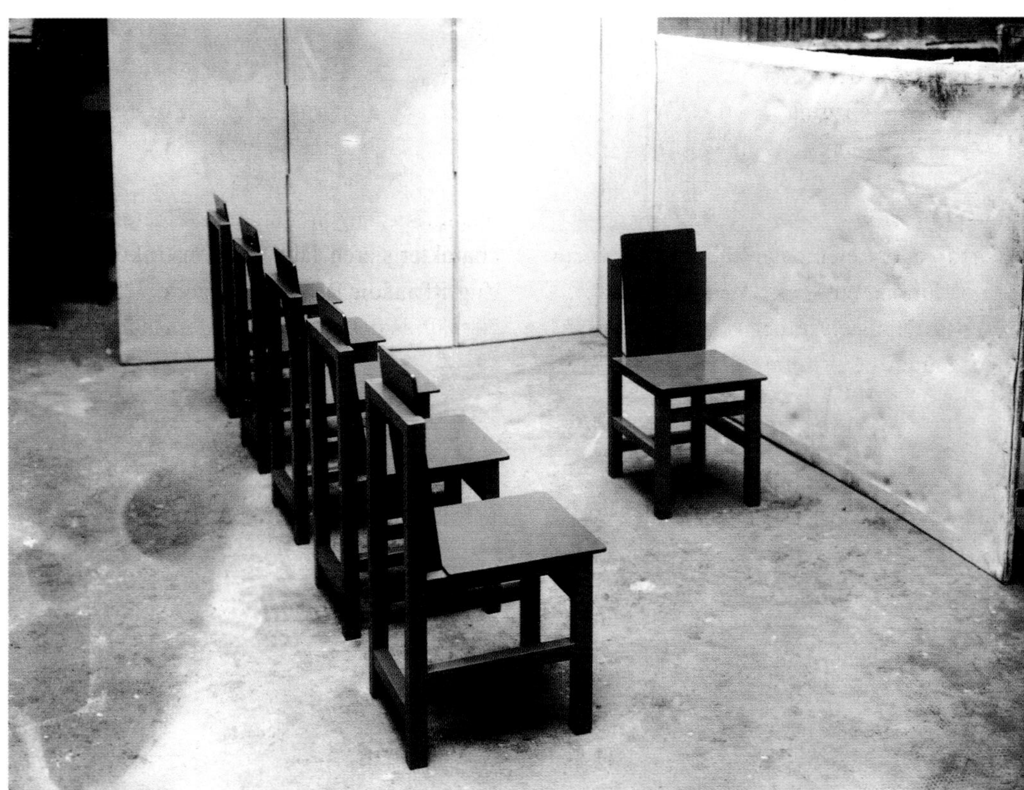

Meisterratsprotokolle
bezeugen in der Zeit zwischen Oktober 1919 und Juli 1922 Beratungen und Beschlüsse des Gremiums der künstlerischen Lehrer zu allen das Bauhaus intern betreffenden Themen, soweit sie nicht ins Ressort der Regierung gehörten. Nach der Satzung vom Juli 1922 wurden sie weitgehend abgelöst von den Protokollen des „Bauhausrates", der auf Verlangen der Handwerksmeister zustande kam und ihnen Stimmberechtigung gab. Da gleichzeitig die Verteilung der Kompetenzen komplizierter wurde, folgten zusätzlich Protokolle getrennter Besprechungen der Formmeister und Werkstättenleiter. Die Originale dieser wichtigen Quellengruppe sind teils im Thüringischen Hauptstaatsarchiv Weimar, teils im Bauhaus-Archiv Berlin zu finden. Nur wenige Protokolle (1931/1932) existieren von der „Konferenz", intern „Meisterrat" genannt; sie sind im Besitz der Sammlungen der Stiftung Bauhaus Dessau.

Monatsberichte der Werkstätten
Die Handwerksmeister waren in Weimar gehalten, über die Tätigkeit ihrer Werkstätten monatlich einen Bericht abzufassen, der an die Regierung ging. Die tatsächlichen Aufzeichnungen ergaben sich je nach Belastung der Werkstatt mehr oder weniger regelmäßig. Sie bieten für die Zeit zwischen 1921 und 1925 ein grobes Bild der Produktionsabläufe und nennen Namen der beteiligten Schüler und Gesellen. Die Originale befinden sich im Thüringischen Hauptstaatsarchiv Weimar.

Neue Typografie
Als „neu" oder „elementar" bezeichnete man jene revolutionären Experimente mit Schrift, die Konstruktivisten in der Absicht unternahmen, Inhalten zu maschineller Präzision zu verhelfen und den Aussagen mittels abstrakt geometrischer Materialien Ursprünglichkeit und Eindringlichkeit zu verschaffen. Es entstanden durch Farb- und Größenkontraste in gewagten Gleichgewichtsverhältnissen ungekannte visuelle Beziehungen zwischen Inhalt und Form, die Ornament und gewohnten symmetrischen Aufbau hinwegfegten. Satz, Druck und fotografische Illustration erschienen als zeitgemäße Techniken für diesen neuen Kommunikationsversuch. Am Bauhaus war es László Moholy-Nagy, der das Interesse an Neuer Typografie entzündete, deren Ausdrucksstärke bald in Zweckgerechtigkeit und Normierung umgemünzt wurde.

Neues Bauen
Diese europäische Bewegung der 20er Jahre befreite sich von erstarrten ästhetischen und technischen Bautraditionen, indem sie ihre Faszination an neuen Materialien, Technologien und Lebensweisen vor allem zur Lösung sozialer Bauaufgaben einsetzte. Themen wie Siedlungs- und Städtebau sowie Verkehrsplanung wurden erstmals auch Gegenstand umfassender politischer Debatten. Le Corbusiers umstrittenes Schlagwort „Wohnmaschine" kennzeichnete für viele die Zielvorstellung präziser Funktionserfüllung und Typisierung. Industrielle Bauweisen mit vorgefertigten Normbauteilen sah insbesondere Walter Gropius nicht nur als Weg zu preisgünstigen und zweckgerechten Wohnungen, sondern auch zur Stilbildung. Seine Theorien bestätigten sich nur zum Teil, denn das neue Formenrepertoire nutzte sich rasch ab.

Neues Sehen
Gegen die Negation des fotografischen Apparats in der Piktorialen Fotografie formierten sich in den 20er Jahren zwei „rivalisierende" Bewegungen: das Neue Sehen und die Sachfotografie/Neue Sachlichkeit. Beeinflußt durch den russischen Konstruktivismus und durch die Filme Sergej Eisensteins und Dsiga Vertovs entwickelte sich ein neuer Stil in der Kamerafotografie, der sich durch extreme Perspektiven, dynamische Schrägsichten und Fragmentarisierungen der abgebildeten Objekte charakterisieren läßt. Im konstruktivistischen Zugriff auf die Realität definierte sich ein neues Verhältnis des Menschen zum Raum und dessen Eroberung durch die Fotografie. Nicht die passive mechanische Reproduktion war beabsichtigt, sondern eine aktive Umgestaltung, die den Betrachter in den Prozeß der Wahrnehmung miteinbezog.

Normung
Das Leben rationell zu ordnen und zu organisieren, hieß, die vorgefundene, technisch und wirtschaftlich unbegründete Vielfalt von Produkten abzuschaffen und sie stattdessen planmäßig zu vereinheitlichen. Viele aktuelle Normungsbestrebungen griff das Bauhaus seinerzeit begeistert auf und machte sie für die Gestaltung funktionaler, rationell herstellbarer Dinge nutzbar – nicht nur für Architektur und Möbel, sondern auch für Papiergröße und Farbe, Schrift und Schriftverkehr.

Prellerhaus
So nannte man in Weimar das ehemalige Ateliergebäude des Malers K. A. Louis Preller für hervorragende Schüler des Bauhauses. 1923 waren es 13 Räume, die vom Meisterrat auf Antrag an je ein bis drei Bauhäusler vergeben wurden. In Dessau übernahm man einfach den Namen für das neue, jetzt ins Bauhaus integrierte Hochhaus mit Wohnateliers. 1931 mußte die Mehrzahl der Bewohner ihre Räume verlassen, weil Mies van der Rohe sie zusammenlegen und in Lehrräume umwandeln ließ.

Produktivbetrieb
Diese Vokabel mutet sozialistisch an, doch der Vorgang, den sie bezeichnete, hatte damit wenig zu tun, obschon er bereits in Weimar Kontroversen auslöste. Gropius drang, unter anderem des allzu knappen Schuletats wegen, in den Werkstätten energisch auf Herstellung nützlicher Dinge, die sich verkaufen ließen. Schon 1922 gab es eine eigene Kasse für den Erlös aus diesem „Produktivbetrieb". Freilich folgte ein ständiger Konflikt zwischen Experiment und reproduktiver Tätigkeit, zwischen

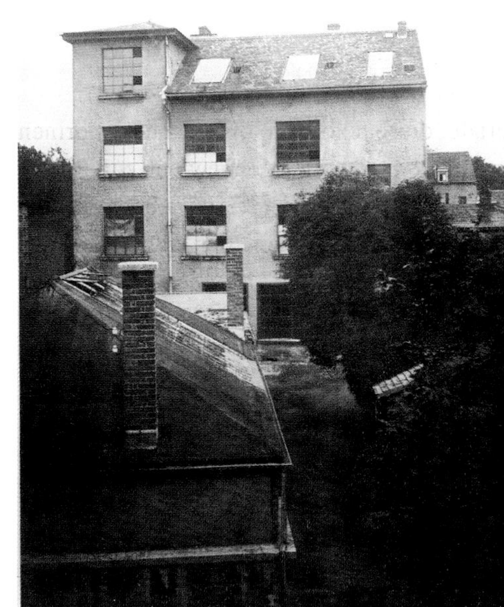

Prellerhaus, Atelierhaus der Studierenden am Bauhaus in Weimar. Um 1920, Fotograf unbekannt, BHA.

Lehre und einem vielfach manufakturartigen Betrieb. Hannes Meyer suchte durch Einrichtung von „Produktivwerkstätten" die Vervielfältigung von Bauhausprodukten vom übrigen Lehrbetrieb zu trennen. Die Vergabe von Lizenzen an Industriebetriebe zur maschinellen Herstellung war eine Erleichterung für den Produktivbetrieb, der unter Mies van der Rohe schließlich eingestellt wurde.

Prototyp und Serienproduktion

Zur Vereinigung von Kunst und Technik dachte sich Gropius das Bauhaus als Laboratium, in dem per „Versuchsarbeit" Mustergegenstände des täglichen Gebrauchs für die industrielle Massenproduktion entstehen sollten. Diese „Typen" sollten handwerklich aus den funktionalen, technischen und ökonomischen Anforderungen heraus entwickelt werden. Er versprach sich von diesem Ansatz ganzheitlicher Neuschöpfung eine Harmonie, die sich grundsätzlich von kunsthandwerklicher Formverbesserung unterscheiden würde. Der Industrie war die Serienherstellung zugedacht. Typisch für die Gropius-Ära waren fehlende Kenntnisse über industrielle Fertigungstechniken. Lange Zeit übernahmen die Werkstätten selbst die Reproduktion ihrer Werke, und nur die Vergabe einzelner Lizenzen löste letztendlich Gropius' Programm ein.

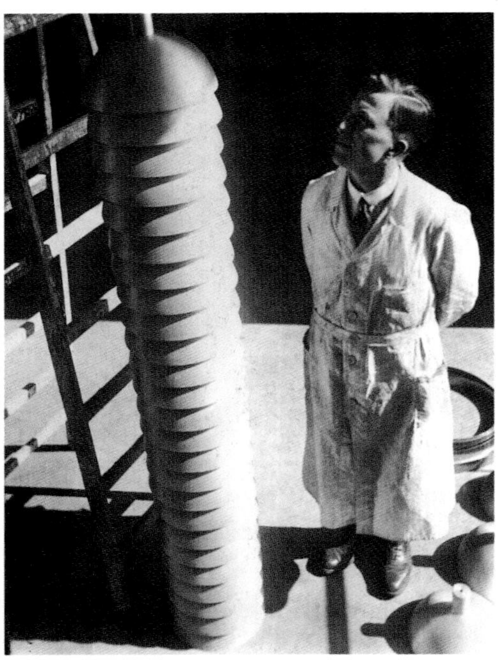

Lampenschirmproduktion der Metallwerkstatt am Bauhaus Dessau. Um 1927, Fotograf unbekannt, BHA.

De Stijl

Eine Harmonie reiner Proportionen und Farben und ihrer Spannungsverhältnisse als Ausdruck künftigen kollektiven Gestaltungsbewußtseins lehrte Theo van Doesburg, jener wandernde Propagandist der niederländischen De-Stijl-Bewegung, auch in Weimar. 1921 und 1922 beeinflußten die importierten orthogonalen Kompositionen und Doesburgs universale Theorien, die zur Gestaltung der Umwelt aufriefen, auf das heftigste eine Reihe von Bauhäuslern. Subversiv wirkte in der Folge dieser Kollektivgedanke, auch „Nieuwe Beelding" (Neue Gestaltung) genannt, am Bauhaus und veränderte Architektur sowie Malerei, Möbel und Reklame. 1923 hatte die „kwadratische Gesinnung", wie Doesburg frohlockte, die individualistische Ära Itten am Bauhaus endgültig verdrängt: Abbildungen aus dem Bibliotheksexemplar der Zeitschrift De Stijl wurden zum Ärger der Bauhausleitung ständig herausgeschnitten.

Technik

Ständiger geistiger und praktischer Bezugspunkt sowie Hoffnungsträger für diejenigen Künstler, die sich als Gestalter zukünftiger Lebenszusammenhänge sahen. Ab 1922 gärte am Bauhaus der Kurswechsel vom Handwerk in Richtung Technik und Industrie, der 1923 als vollzogen galt. Der Anschluß der handwerklichen Entwurfspraxis an die technischen Erfordernisse industrieller Vervielfältigung blieb allerdings häufig Vision. Doch besonders unter László Moholy-Nagys Einfluß wurden Anregungungen aus dem Reich der Technik zum kreativen Faktor und führten in vielen Bereichen zu neuen funktionalen und ästhetischen Ergebnissen.

Teeküche

Jedes Stockwerk des Dessauer Atelierhauses verfügte über eine solche Einrichtung, mit der Gelegenheit zu gemeinsamem Wirtschaften und geselligen Pausen unweit der Ateliers gegeben wurde. Gleichzeitig konnten die Zimmer von störenden Küchenutensilien befreit werden.

Unikat

Einzelstück, dessen Entwurf unter Johannes Ittens Regie in den Werkstätten die Regel war – galt doch das Studium der individuellen Persönlichkeitsfindung. Gropius jedoch bekämpfte diese Arbeitsweise bald zugunsten eines nach außen gerichteten, effektiveren Studiums, das gleichzeitig perfektionierte Muster zur industriellen Vervielfältigung abwerfen sollte.

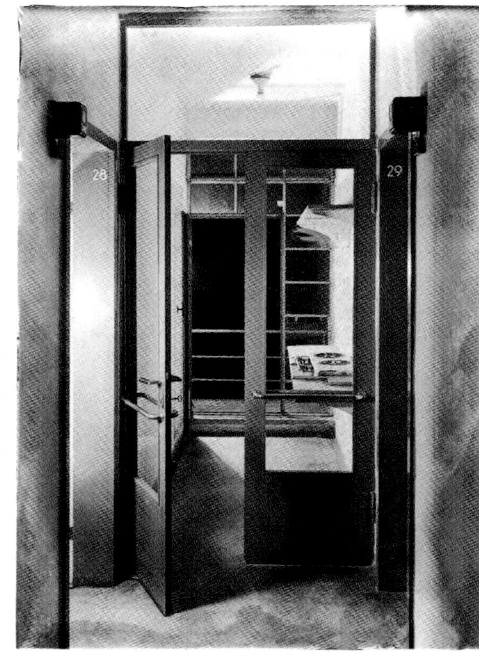

Teeküche im Prellerhaus, Atelierhaus der Studierenden am Bauhaus in Dessau. Um 1928, Fotograf unbekannt, BHA.

Volksbedarf

„Kollektive" Bedürfnisse des Volkes, die unter Hannes Meyer von Arbeitsgruppen durch Untersuchung von Lebensräumen und -gewohnheiten festgestellt wurden und deren Befriedigung Meyer als Ziel der Bauhausarbeit ansah. Nach ökonomischen, technischen und psychologischen Gesichtspunkten verarbeitete man die Erkenntnisse zu standardisierten „Typen". Denn für den Luxusbedarf bürgerlicher Snobs zu entwerfen, lehnte Hannes Meyer ab, so auch jene, angeblich für Individuen erdachte, formale Ausgeburten des „Bauhausstils" der Ära Gropius.

Wohnatelier

Mit 28 Zimmern sorgte Gropius im Prellerhaus für private Rückzugsmöglichkeiten zu Kreation und Rekreation innerhalb des Gemeinschaftslebens. „Wohnateliers" boten also vor allem viel Raum und Licht für die Arbeit – Bett und Waschgelegenheit waren in Nischen untergebracht, die Utensilien in Einbauschränken verborgen.

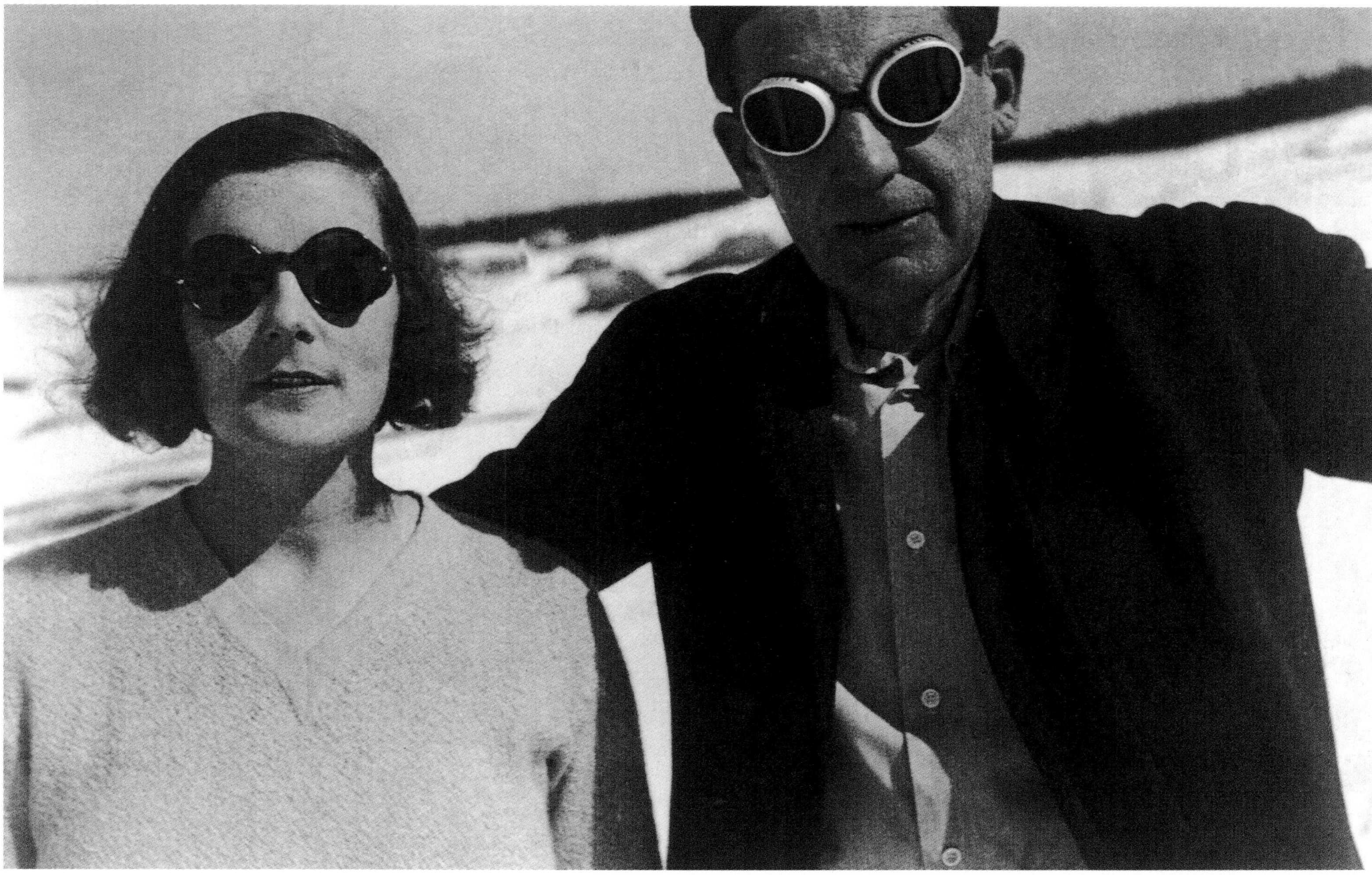

Ise und Walter Gropius, New Hampshire. Um 1930, Fotograf unbekannt, Getty Research Center, Research Library.

Merchandising-Appendix

Karsten Hintz

„Auch scheint es mir etwas komisch, den Stuhl jetzt aufzuwärmen, man sollte ihn in ein Gebetbuch pressen“, so beurteilte Marcel Breuer 1977 das Vorhaben, einen 50 Jahre alten Stuhl erneut zu produzieren. Relativ wenige Bauhausobjekte werden heute hergestellt, und die meisten stammen aus drei Phasen der Schule. Zu den spielerisch-geometrischen Objekten der Jahre 1923 bis 1924 gehören Bauhausleuchte und Schachfiguren. Aus der konstruktivistischen Zeit 1926 bis 1928 stammen wenige Metallobjekte, Leuchten und Stühle. Die Freischwinger, mit denen das Bauhaus meist identifiziert wird, entwarf Breuer erst, nachdem er die Schule verlassen hatte. Daneben gibt es die luxuriösen Möbel Mies van der Rohes, die für das späte Bauhaus stehen können. Unser Bild vom Bauhaus ist von Nachbauten geprägt, darunter die Freischwinger oder die Bauhausleuchte. Dabei haben die Reproduktionen dieses Bild gleichzeitig verzerrt und vereinfacht, durch ihre Auswahl wie durch ihre Ausstattung.

Die Auswahl der hergestellten Bauhausentwürfe hat mit unserer heutigen Ästhetik zu tun, genauso wie die Veränderungen, die vorgenommen wurden. Am auffälligsten ist das bei Breuers Stahlrohrstühlen, die in den 20er Jahren ursprünglich mit Stoff bespannt waren – und niemals mit Leder. Dieser konnte stark

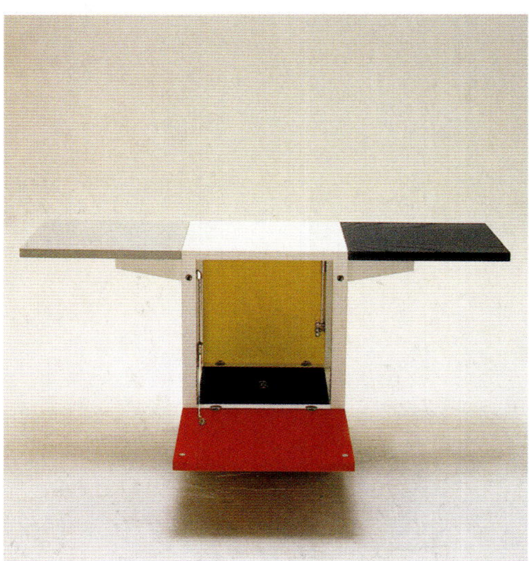

1. Teetisch [K 10]
2. Erich Brendel 1924/1974
3. B 45 cm, T 45 cm, H 60 cm (ausgeklappt 125 x 125 cm)
4. Holz gebeizt
5. Größere Version als Eßtisch
6. Tecta
7. ab DM 2310

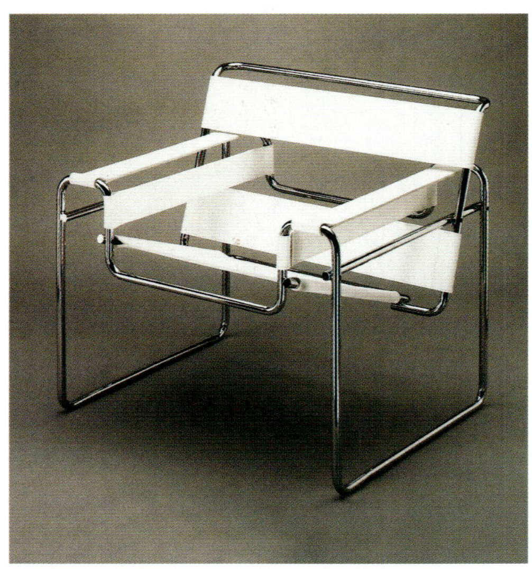

1. „Wassily“-Sessel [50 L]
2. Marcel Breuer 1925 bis 1926/1963 (Gavina)
3. B 79 cm, T 70 cm, H 74 cm
4. Stahlrohr verchromt. Lederbespannung
6. Knoll
7. DM 1948
8. Alter Name: B 3. Die Bespannung aus Leder statt aus Eisengarn widerspricht dem Entwurf.

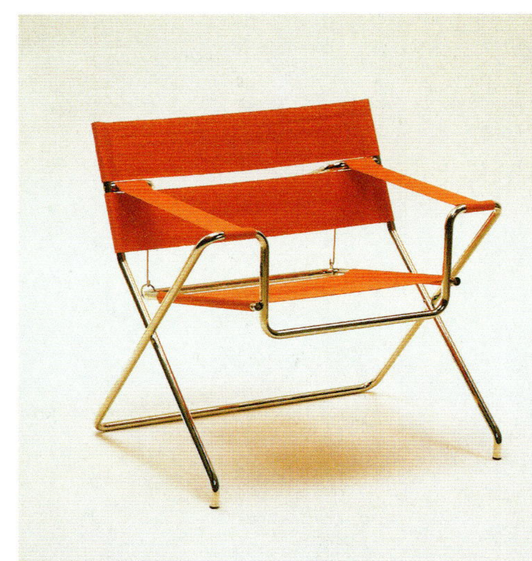

1. Klapp-Sessel [D 4]
2. Marcel Breuer 1927/1980
3. B 78 cm, T 61 cm, H 71 cm, SH 44 cm
4. Stahlrohr vernickelt. Bespannung in farbigem Eisengarn oder Leder
6. Tecta
7. ab DM 1295
8. Alter Name: B 4. Rekonstruiert anhand eines Originals.

1. Name des Objekts [aktuelle Bezeichnung des Herstellers] 2. Entwerfer, Jahr/Jahr der Neuproduktion (sofern bekannt) 3. Maße (SH = Sitzhöhe) 4. Materialien 5. Weitere Teile und Varianten 6. Hersteller 7. Preis 1998 für billigste Variante und Ausführung 8. Kommentar 9. Andere Hersteller

farbig sein wie das lackierte Gestell; heute vielleicht zu anspruchslos und lebendig für einen Klassiker. In der Nachkriegszeit paßten sich die Hersteller an ein Bedürfnis nach gehobener Ästhetik, Repräsentation und langer Haltbarkeit an: Chrom, Leder in Schwarz oder Weiß – typisch Bauhaus eben. Die Sterilität, die dem Bauhaus nachgesagt wird, wurde nach dem Kriege im wesentlichen durch Inszenierungen eines „Bauhausstils" in Banken, Praxen und Wohnungen evoziert.

Das Original muß es natürlich sein, und kein Bauhausprodukt ist dem Fetischismus und Kniefall vor dem Original mehr ausgesetzt als die Bauhausleuchte. Doch gerade von ihr gibt es „das" Original nicht. Zum Klassiker wurde erst das Re-Design: die heute so viel zitierte Proportion aller Teile ist 1980 entwickelt worden, als Wagenfeld die Leuchte überarbeitete. Früher wurde sie am Bauhaus in Weimar, dann in Dessau hergestellt, später nacheinander von verschiedenen Leuchtenfabriken ins Programm genommen. Selbst am gleichen Ort entstandene Exemplare unterscheiden sich deutlich in den Proportionen von Glaskuppel, Schaft und Fuß. Und auch die Überarbeitung von Wagenfeld, die seit 1980 als „Original" angeboten wird, wurde im Laufe der Jahre in etlichen Details nicht zum Besseren verändert: das sichtbare Gewinde rutschte nach oben, die Glühbirne sitzt höher, der Metallzylinder im Glasschaft zeigt einen zusätzlichen Absatz. Ähnliche Veränderungen bei einer wiederholten Produktion in den 20er Jahren gab es bei vielen der unten aufgelisteten Objekte. Die heute so populären, um 1924 in den Bauhauswerkstätten handwerklich hergestellten Metallwaren wurden als Entwürfe für die Serienfertigung angepriesen. Sogar ihr Silberservice sollte für die Serie sein, überlieferte uns Marianne Brandt. Ein kreatives Mißverständnis, der Gedanke war der Arbeit weit voraus: einige dieser Objekte verlieren erheblich an ästhetischer Ausstrahlung, wenn sie tatsächlich aus der Tiefziehpresse kommen.

Erst um 1926 entstehen Entwürfe, die sich für die industrielle Herstellung eignen, wie etwa der zweiteilige Aschenbecher von Marianne Brandt. Veränderungen gab es schon immer bei der Produktion durch die Industrie. Damals wie heute wurden bei einem Markterfolg alsbald

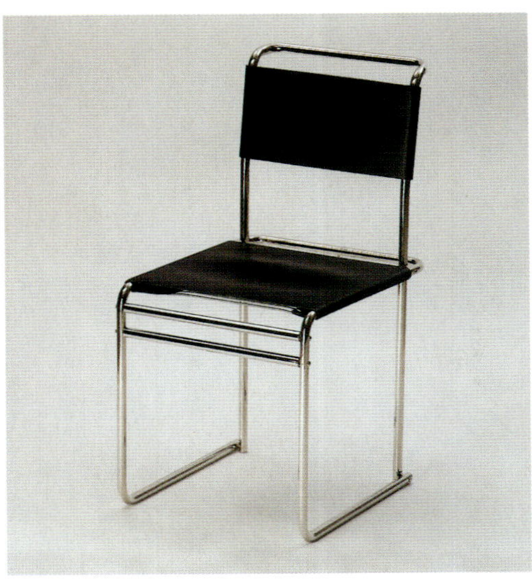

1. Stahlrohrstuhl [B 40]
2. Marcel Breuer 1926
3. B 45 cm, T 51 cm, H 82 cm
4. Stahlrohr vernickelt. Bespannung in farbigem Eisengarn oder Leder
6. Tecta
7. ab DM 691
8. Alter Name: B 5

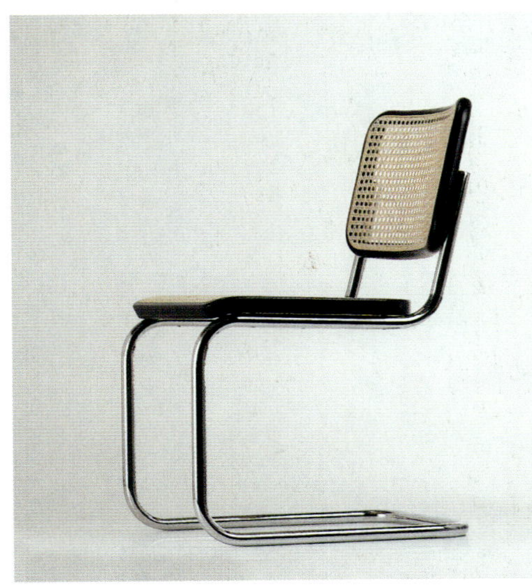

1. „Cesca"-Freischwinger [S 32]
2. Mart Stam/Marcel Breuer 1928
3. B 45 cm, T 57 cm, H 80 cm, SH 44 cm
4. Stahlrohr verchromt. Holz gebeizt, Rohrgeflecht
5. Armlehnstuhl
6. Thonet
7. ab DM 820
8. Alter Name: Stuhl B 32/Armlehnstuhl B 64. Die Armlehnen wurden sinnvoll verkürzt, der Bugholzrahmen der Rückenlehne durch Holz ersetzt.

Foto: Michael Gerlach

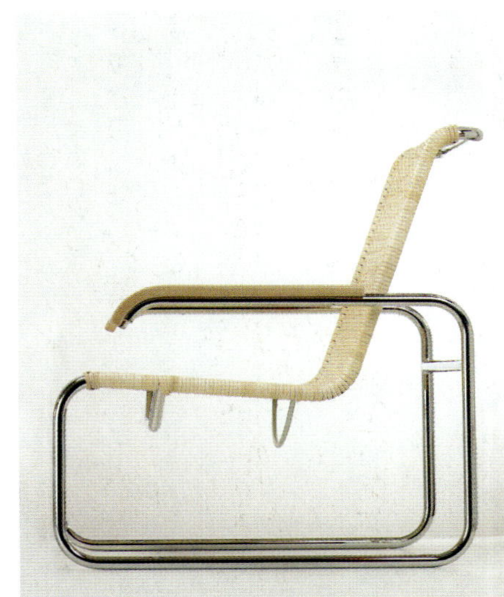

1. Freischwinger(sessel) mit Armlehnen [S 35R]
2. Marcel Breuer 1928 bis 1929
3. B 65 cm, T 83 cm, H 83 cm, SH 36 cm
4. Stahlrohr verchromt. Korbgeflecht
5. Passender Hocker
6. Thonet
7. DM 2236
8. Alter Name: B 35. Zwei Originale haben Eisengarnbespannung; auf alten Fotos ist der Sessel mit einer Polsterauflage zu sehen.

Foto: Thonet

Varianten in Material und Form angeboten. Mit ihrem Türdrücker entwarfen Gropius und Meyer gleichsam eine Skulptur aus Zylinder und Vierkantstab, die quadratische Rosette mit Schrauben in ihren vier Ecken befestigt. In den heutigen Normtüren gibt es dort keinen Halt mehr, nun werden meist zwei Schrauben links und rechts gesetzt – zugegebenermaßen weniger schön. Einer der Hersteller ästhetisiert weiter, indem er zusätzlich mittig oben und unten zwei Schrauben setzt, die nichts mehr halten können und sollen. Nicht zu sagen, wie Gropius entschieden hätte – vermutlich aber von der Anwendung her.

Ob als Industrieentwurf gedacht oder auch nur zu einem solchen idealisiert, entspricht eine neue Produktion durchaus den Objekten. Dafür bieten sich nicht Bezeichnungen wie Replik oder Kopie an, sondern „Neuproduktion". Und jede neue Produktion folgt den Gesetzen ihrer Zeit: Art der Herstellung, Material und Preis werden den Möglichkeiten angepaßt. Welche Veränderungen nötig sind, welche möglich und welche sinnvoll, das ist jeweils am Entwurf zu entscheiden. Genauso wichtig ist, ob das neue Produkt in sich stimmig ist. Mit „Original" werden in der Liste vor 1932 produzierte Exemplare bezeichnet.

Im Überfluß ist der Gebrauch immer weniger ein Argument. Der Wert der Dinge muß an ihnen selbst zum Ausdruck kommen. Bereits früher waren die Anspruchslosigkeit vieler Objekte, dünnes Metall oder technisches Material problematisch, wie Marianne Brandt berichtete: „Den Leuten war Aluminium damals etwas Fatales, wir haben die Schirme (der Leuchten) deshalb manchmal auch farbgespritzt." Mittlerweile sind ähnliche Aluminiumleuchten in vielen Möbelhäusern erhältlich, und das Bauhausprodukt würde sich für ein ungeschultes Auge wenig von ihnen unterscheiden. Daraus resultiert heute ein Hang zum Soliden, zum Eleganten und zur wertvollen Produktion, die den Kunstcharakter verstärkt. Im Original vernickelt oder verchromt, wird die Fruchtschale von Josef Albers nun versilbert, und auch den versilberten „Weißenhof"-Stuhl gab es schon.

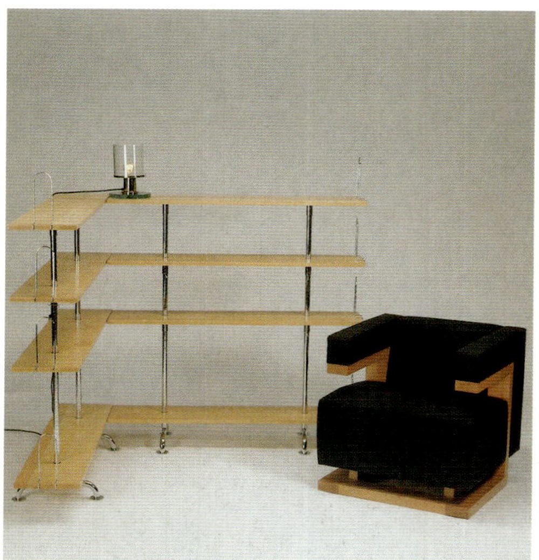

1. Bücherregal [S 44]
2. Marcel Breuer 1932
3. B 120 cm, T 25 cm, H 12 cm
4. Stahlrohr verchromt. Böden Holz lackiert
6. Tecta
7. ab DM 1349

1. Sessel [F 51]
2. Walter Gropius 1920
3. B 43 cm, T 46 cm, H 82 cm, SH 46,7 cm
4. Holzgestell. Polsterung Polyurethan. Bezug Stoff oder Leder
5. Dreisitziges Sofa
6. Tecta
7. Sessel ab DM 2513
8. Rekonstruiert anhand von Fotografien

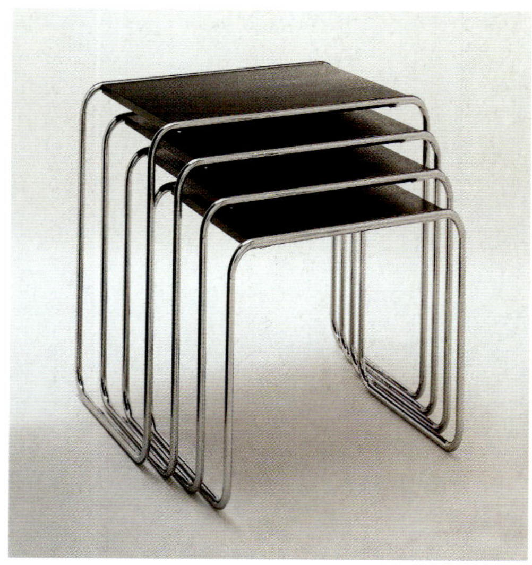

1. Satztische [B 9a bis d]
2. Marcel Breuer 1925 bis 1926
3. Größter Tisch B 75 cm, H 60 cm. Kleinster Tisch B 60 cm, H 45 cm
4. Stahlrohr verchromt. Holz gebeizt
6. Thonet
7. Set ab DM 2652; auch einzeln erhältlich
8. Alter Name: B 9 bis 9c. Die Tische waren früher verschiedenfarbig lackiert; ein Original im Bauhaus-Archiv zum Beispiel rot/gelb/grün/blau in aufgehellten Tönen, die an die Farbpalette der 50er Jahre erinnern.

Foto: Till Leeser/Thonet

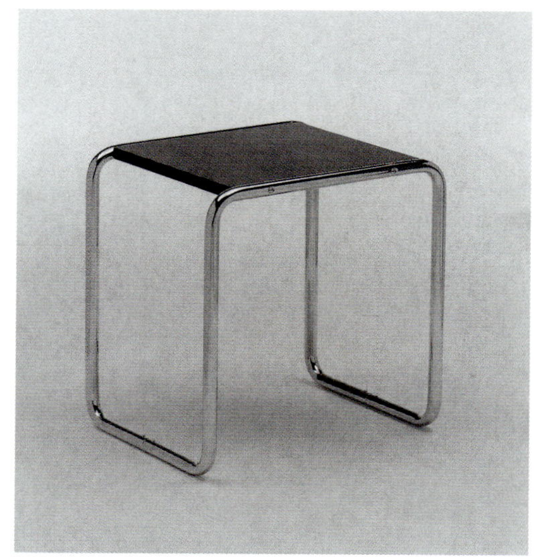

1. Hocker [Laszlo]
2. Marcel Breuer 1926/1994
3. B 45 cm, T 36 cm, H 45,5 cm, Rohr Ø 2,2 cm
4. Stahlrohr verchromt oder vernickelt. Holzplatte lackiert
6. Stendal
7. DM 303
8. Mit dieser Vorversion des Hockers B 9 war die Kantine des Bauhauses ausgestattet. Durch das dickere Rohr etwas grob, doch klar und einfach gestaltet, die Schrauben als konstruktive Details betont, ist der Hocker einer der gelungensten Nachbauten.
9. Tecta: Stahlrohr vernickelt, mit Holzfläche oder Rohrgeflecht [C 4] in den Maßen der späteren Version B 9 (B 45 cm, T 39 cm, H 45 cm, Rohr Ø 2 cm); ab DM 396.

Als chic galten die Stühle aus Stahl bereits um 1930 in Kreisen einer Avantgarde in Kunst und Kultur. In der Wohnung des Künstlers oder Musikers sind die Stühle auch in deutschen Filmen aus den Jahren um 1940 zu sehen. Noch heute ist der Nachbau häufig ein Kultur-Stuhl. Nicht selten dient er der Repräsentation, etwa in Einrichtungen in einem vermeintlichen Bauhausstil. Unters Volk kamen die Stühle erst in den letzten 15 Jahren durch billigste Kopien. In der Verarbeitung mies und in den Details grausam, ganz zu schweigen vom Entwurf, sind selbst solche Ausführungen noch ein für viele Bereiche nutzbarer Alltagsstuhl – verlichen mit ähnlichen Angeboten und Preisen. Die Stühle aus Stahlrohr waren anfangs vernickelt, zu erkennen am wärmeren, leicht gelblichen Farbton. Mit der Zeit wird die Vernickelung matt. Erst ab 1928 war die Verchromung der Stühle möglich, deren bläulich-weißer Glanz kühler und härter wirkt. Daneben wurden die Stühle farbig lackiert; in einem Katalog von 1930 wurden 14 Farbtöne angeboten, darunter Zitronengelb, Erbsengrün und Violett. Das war billiger, aber weniger haltbar. Auf alten Fotos ist es seltener zu sehen – vermutlich schon damals eine Frage der Ästhetik. Heute ist der Stahlrohrstuhl verchromt, nur bei Tecta wird vernickelt, und nur das einfachste Modell, S 43 von Thonet, ist mit farbigem Stahlrohr (heute pulverbeschichtet, da umweltfreundlicher) erhältlich. Die frühen Stühle haben unterschiedliche Textilbespannungen; später wurde das 1927 am Bauhaus entwickelte Eisengarn verwendet, das aus fest verzwirntem, paraffiniertem Baumwollgarn besteht. Die Bespannung mit Leder ist eine Erfindung der Nachkriegszeit. Vermutlich ist es haltbarer, doch das dickere Leder macht den Stuhl optisch schwerer und veredelt ihn künstlich. Tecta ist die einzige Firma, die das Eisengarn herstellen läßt und ihre Stühle mit Eisengarn wie mit Leder anbietet. Vor kurzem fertigte Knoll den „Wassily“ von Breuer in einer hochpreisigen, limitierten Auflage in blauem Eisengarn.

Das künstlerische Urheberrecht für den Freischwinger in kubischer Form wurde nach einem Prozeß in Deutschland Mart Stam zuge-

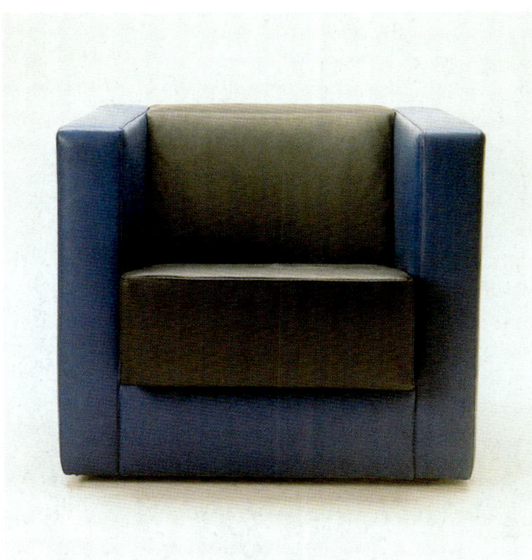

1. „Kubus“-Sessel [D 1]
2. Peter Keler 1925
3. B 80 cm, T 72 cm, H 66 cm
4. Bezug in Stoff oder Leder
5. Passendes Sofa
6. Tecta
7. ab DM 2652

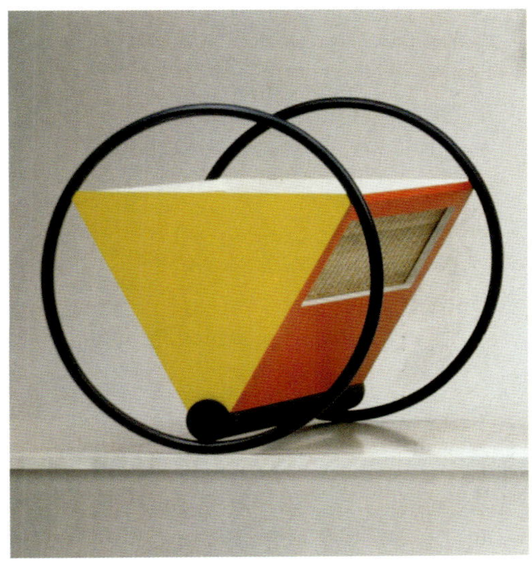

1. Wiege
2. Peter Keler 1922
3. L 98 cm, Ø 91 cm
4. Holz und Stahlrohr lackiert. Korbgeflecht
6. Tecta
7. DM 3203
8. Bei dem einzigen Original in den Kunstsammlungen zu Weimar ist der Reifen abgeplattet und nicht rund; die blaue Farbe ist dunkler.

1. Vitrine [S 40]
2. Marcel Breuer 1923
3. B/T 80 cm, H 165 cm
4. Holz schwarz und weiß lackiert. Glas
5. Verkleinerte Version
6. Tecta
7. DM 4323
9. Rekonstruiert anhand von Fotografien. Breuer entwarf nur die größere Version.

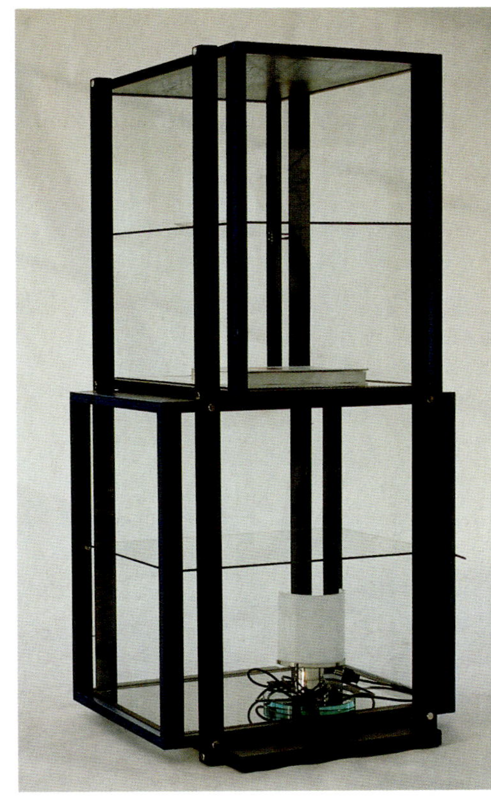

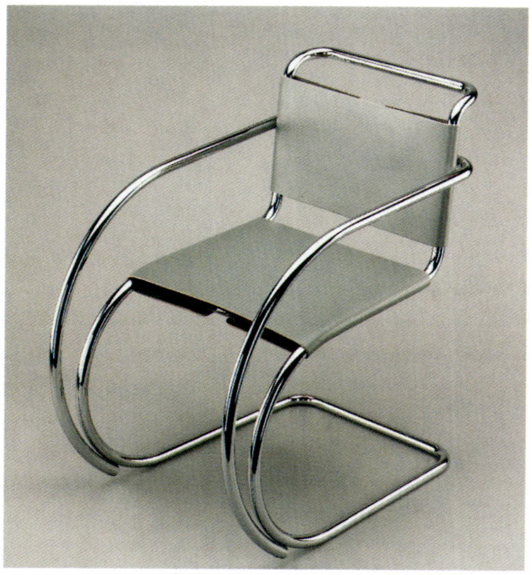

1. „Weißenhof“-Stuhl [256 C]
2. Ludwig Mies van der Rohe 1927/ca. 1964
3. B 53,5 cm, T 82,5 cm, H 79 cm, SH 44 cm
4. Stahlrohr verchromt. Lederbespannung
5. Armlehnstuhl
6. Knoll
7. ohne Lehnen DM 974
9. Thonet: Stahlrohr verchromt, mit Korbgeflecht [S 533R, ab DM 1311]. Tecta: Stahlrohr vernickelt, mit Rohrgeflecht [B 42/ D 42, ab 1045 DM].

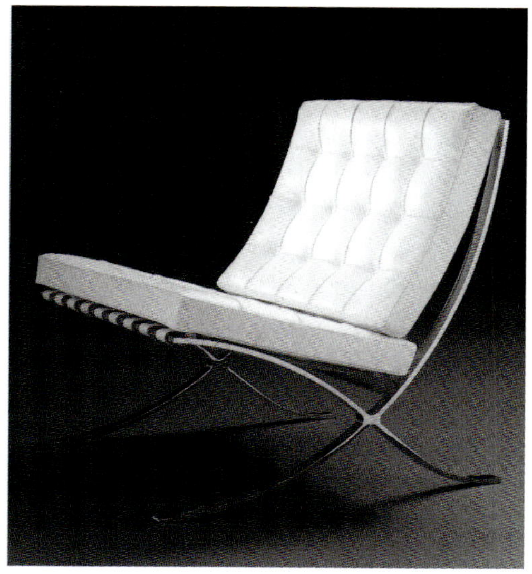

1. „Barcelona“-Sessel [250 L]
2. Ludwig Mies van der Rohe 1929/1948
3. B 75 cm, T 76 cm, H 77 cm
4. Flachstahl verchromt. Bezug Leder
5. Hocker, Liege und Couchtisch
6. Knoll
7. ab DM 6029

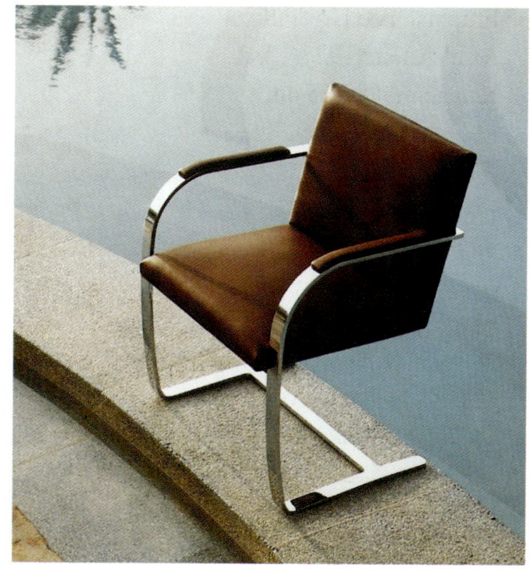

1. „Brno“-Stuhl [255 A]
2. Ludwig Mies van der Rohe 1930/1960 (Flachstahl)/1977(Stahlrohr)
3. B 58 cm, T 57 cm, H 79 cm, SH 46 cm
4. Flachstahl verchromt. Bezug in Stoff oder Leder
5. Variante in Stahlrohr
6. Knoll
7. Flachstahl ab DM 1678;
   Stahlrohr ab DM 1157

sprochen. Da Breuer für seine bekanntesten Freischwinger eben dieses Prinzip verwendete, werden seine Entwürfe in Deutschland heute unter dem Namen von Mart Stam angeboten. Das gilt auch für so bekannte Stühle wie den „Cesca“ mit Sitzrahmen und Rückenlehne mit Rohrgeflecht. Ob „Cesca“ oder „Wassily“, die Namen, unter denen die Stühle populär wurden, sind erst mit der Neuproduktion nach dem Krieg entstanden. In Italien produziert, wurde den Möbeln – wie dort üblich – ein Name gegeben. Der „Wassily“ hieß in einem Prospekt früher sachlich: „Stahlrohrsessel B 3“ (B für Breuer).

Die vorliegende Liste ist eine Auswahl von Highlights, doch es wurden nicht nur Bauhausentwürfe aufgenommen. Würde man sich auf die Bauhauszeit der Entwerfer beschränken, fehlten der bekannte „Weißenhof“-Stuhl von Mies van der Rohe (der vor seiner Bauhauszeit entstand) und alle Freischwinger von Breuer (die nach seinen Jahren am Bauhaus entstanden). Dies ist nicht nur ein Problem dieser Liste, sondern der gesamten Bauhausliteratur. Wichtig war mir, ob der Entwurfsgedanke auf Bauhausideen beruht. Breuers Arbeit am Bauhaus wird mit den Freischwingern sicher konsequent fortgesetzt. Von Wagenfeld, der nur von Herbst 1923 bis Frühjahr 1925 am Bauhaus war, wurde auch das Jenaer Teeservice von 1931 aufgenommen. Dagegen fehlen einige seiner Entwürfe für Leuchten und Metallobjekte aus den Jahren 1927 bis 1930. Aufgeführt sind die Angebote weniger Firmen, die sich bereits seit Jahrzehnten um Bauhausobjekte bemühen und dies als Teil ihrer Firmenkultur begreifen. Sie sind die „offiziellen“ Hersteller solcher Dinge. Da in Italien kein Urheberrechtsschutz für Gebrauchsobjekte existiert, werden die Stühle ebenso von verschiedenen italienischen Firmen im Direktversand angeboten. Deren Qualität muß nicht unbedingt schlechter sein, was jedoch im einzelnen zu untersuchen wäre.

Die Angaben zu den Modellen wurden Firmenkatalogen entnommen. Die kleineren Objekte habe ich, soweit möglich, mit Originalen und Fotografien im Bauhaus-Archiv Berlin verglichen, die für einige Neuproduktionen auch als Vorlage dienten. Erwähnt werden nur grobe oder überflüssige Abweichungen. Alle Aussagen zu heutigen Produkten wurden nach bestem Wissen gemacht und beruhen auf dem Material, das dem Autor bis Sommer 1998 zugänglich war.

1. Fruchtschale [JA 24Si]
2. Josef Albers 1923/1982
3. H 7,5 cm, Ø 36,5 cm
4. Messing versilbert. Glas, Kunststoffkugeln
6. Tecnolumen
7. DM 1300
8. Das Original im Bauhaus-Archiv ist aus verchromtem Messing, früher vermutlich vernickelt; es hat schwarz lackierte Holzkugeln. Die Neuauflage wurde einerseits durch die Versilberung veredelt, andererseits wurden die schwarz lackierten Holzkugeln im Lauf der Zeit durch Kunststoffkugeln ersetzt. Die Stege zwischen Holzkugeln und Metallring wurden unnötig verlängert, der Abstand zwischen Glasscheibe und Metallring ist um die Hälfte größer als beim Original.

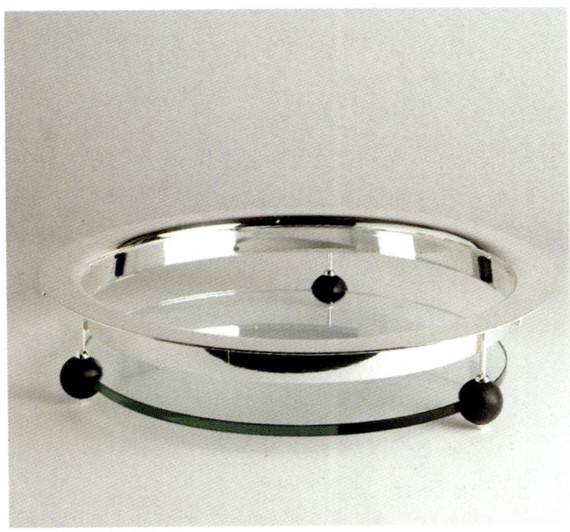

1. Couchtisch [259 T]
2. Ludwig Mies van der Rohe 1927/ca. 1964
3. Ø 71,5 cm, H 52,5 cm, Glas 1,2 cm
4. Stahlrohr verchromt. Glas
6. Knoll
7. ab DM 670

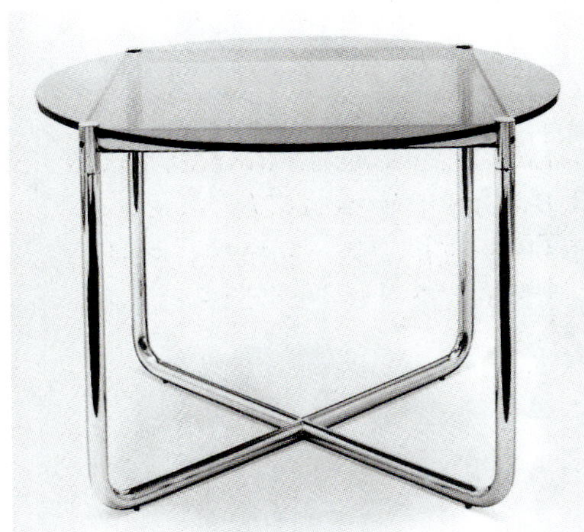

1. Zweiteiliger Aschenbecher [90010]
2. Marianne Brandt 1926/1985
3. Ø 11 cm
4. Messing
5. Edelstahl
6. Alessi
7. Messing DM 103; Edelstahl DM 95
9. Das Original im Bauhaus-Archiv ist aus Messing.

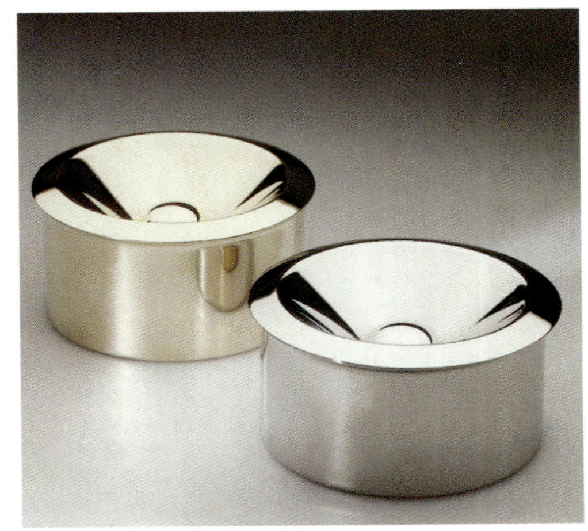

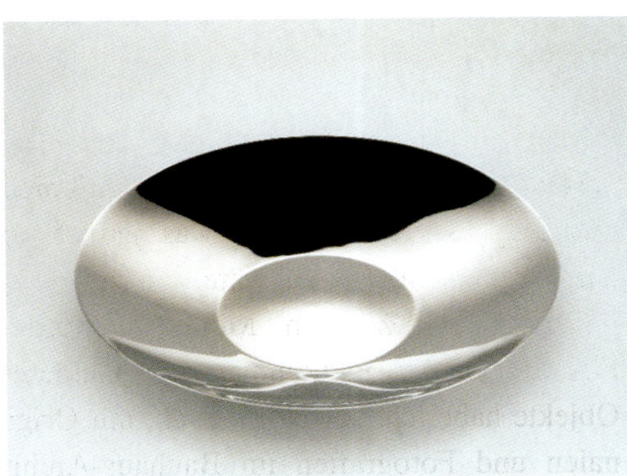

1. Flache Schale [90041]
2. Marianne Brandt 1928/1995
3. Ø 29 cm, H 3,2 cm
4. Edelstahl
6. Alessi
7. DM 99
8. Alter Name: ME 160. Von der Schale gab es auch eine kleinere Version. Die Originale im Bauhaus-Archiv wurden am Bauhaus hergestellt (Messing verchromt oder vernickelt) und später in einer Metallwarenfabrik (Messing verchromt).

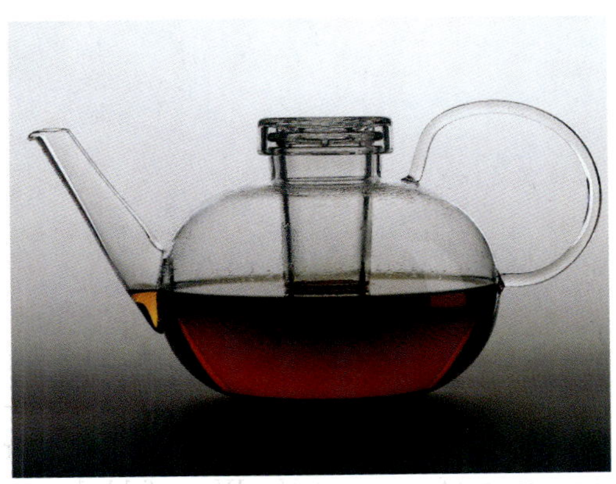

1. Teeservice aus Glas
2. Wilhelm Wagenfeld 1931/1997
3. Kanne H 13,8 cm, Tasse Ø 11 cm
4. Feuerfestes, geblasenes Glas
5. Teekanne, Teetasse mit Untertasse, Kuchenteller, Zuckerschale/Sahnekanne
6. Schott Jenaer Glas
7. Teekanne DM 216; Teetasse mit Untertasse DM 36
8. Die originalen Glaskannen fallen extrem unterschiedlich aus, heute sind sie vereinheitlicht.

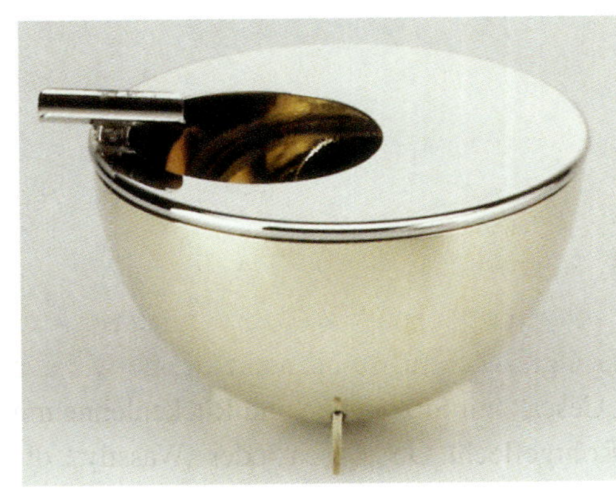

1. Aschenbecher mit runder Öffnung [90047]
2. Marianne Brandt 1924/1995
3. Ø 12,1 cm, H 6,8 cm
4. Schale Messing. Deckel Edelstahl
5. Schale und Deckel aus Edelstahl
6. Alessi
7. Version Messing/Edelstahl 165 DM
8. Beim Original im Bauhaus-Archiv besteht die Schale aus Messing, der Deckel aus vernikkeltem Messing. Eine perfekte Neuauflage, die kaum vom Original zu unterscheiden ist.
9. Tecnolumen: Variante mit dreieckiger Öffnung

1. Tee- und Kaffeeservice aus Silber
2. Marianne Brandt 1924/1985
3. Tablett 51,5 x 32,5 cm
4. 925er Silber, Griffe aus Ebenholz
6. Alessi
7. (1998) zusammen DM 43 660; auch Einzelteile erhältlich, die Teekanne z. B. DM 9460
8. Das Service ist eine genaue, handwerklich hergestellte Kopie des Originals im Bauhaus-Archiv.
9. Tecnolumen: Teekanne DM 9950

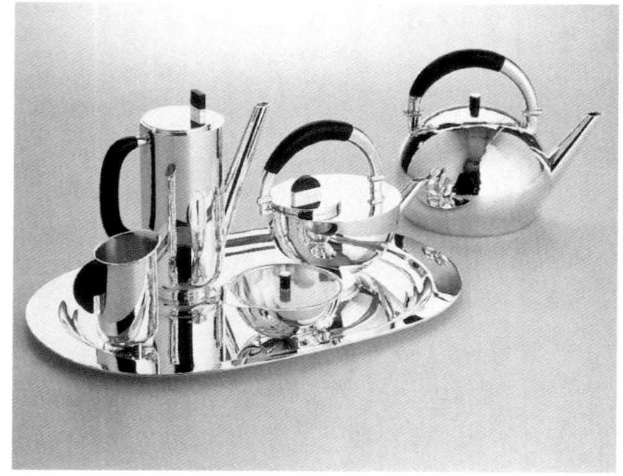

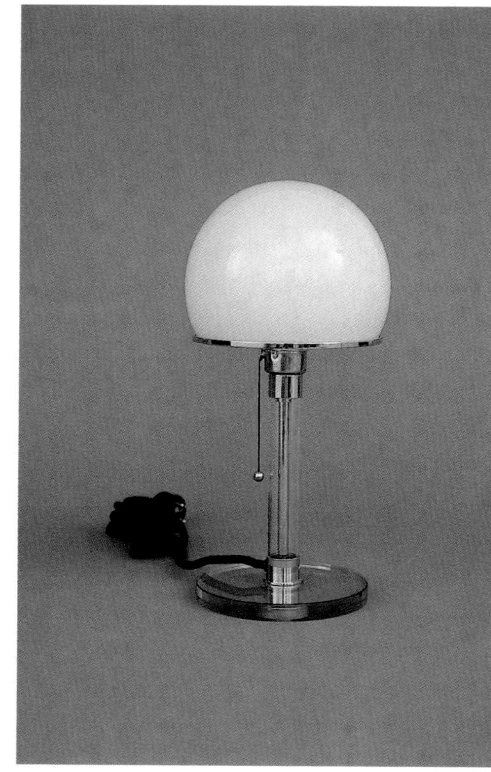

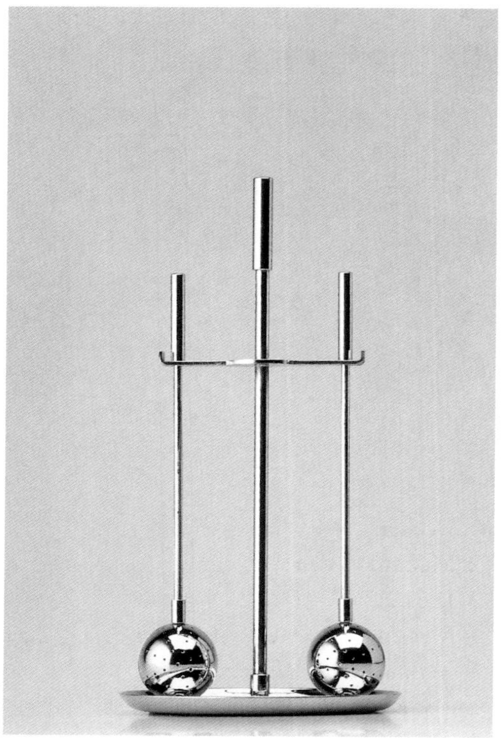

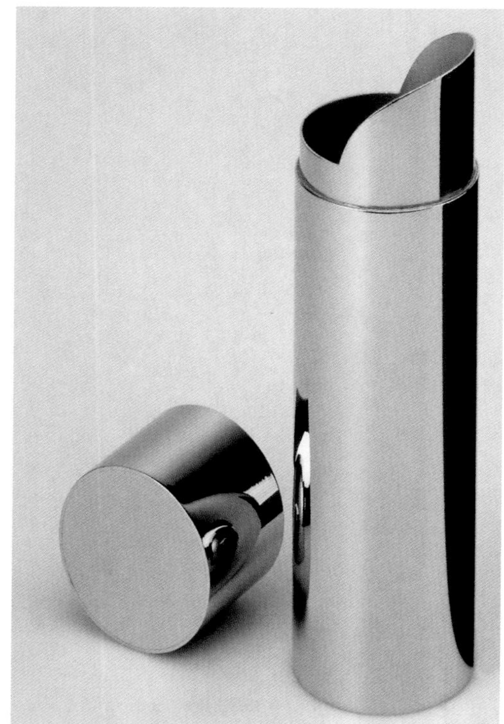

1. Teekugelständer
2. Otto Rittweger (Halter)/Josef Knau (Teekugel) 1924/1995
3. Halter Ø 9,7 cm, H 18,5 cm, Teekugel Ø 2,9 cm
4. Edelstahl
6. Alessi
7. Teekugelhalter mit 2 Teekugeln DM 202; Teekugel einzeln DM 59
8. Die Originale des Teekugelständers sind aus Neusilber, die Teekugel ist aus verschiedensten Materialien hergestellt. Um 1924 wurden am Bauhaus mehrere Lösungen für Teekugeln entwickelt. Der Teekugelständer wurde damals meist mit einer anderen Version der Teekugel versehen, die von Wolfgang Tümpel stammte. Für die Neuauflage wurde diese, raffiniert mit einem Schieber zu öffnende Version ausgewählt.

1. Teedose
2. Hans Przyrembel um 1926/1995
3. Ø 6 cm, H 20,7 cm
4. Edelstahl
6. Alessi
7. DM 153
8. Die Originale sind aus Neusilber; sie bestehen aus einem Zylinder mit eingesetzten Scheiben. Bei der Neuproduktion werden Dose und Deckel jeweils aus einem Stück tiefgezogen. Bedingt durch den industriellen Herstellungsprozeß weicht das Ergebnis vom Original ab.

1. Tischleuchte aus Glas [WG 24]
2. C. J. Jucker/Wilhelm Wagenfeld 1923 bis 1924/1980
3. H 36 cm, Kuppel Ø 18 cm
4. Metall vernickelt. Klarglas Opalglas
5. Metallfuß und -schaft/schwarz lackierter Metallfuß und Metallschaft/Glasfuß und Metallschaft
6. Tecnolumen
7. DM 695
9. Alter Name: ME1. In einem Werbeblatt des Bauhauses als „Tischleuchte aus Glas" beschrieben, heißt die Leuchte heute populär „Bauhauslampe" oder „Wagenfeldlampe". Es ist kunsthistorisch und juristisch umstritten, ob Jucker und Wagenfeld oder Wagenfeld allein als Urheber genannt werden müssen: Von Jucker stammen Glasfuß, Glasrohr mit sichtbarer Elektrik und sichtbares Gewinde, von Wagenfeld hingegen die Kuppel, deren Halterung und das Metallrohr im Glasschaft. Für diese Neuproduktion wurde die Leuchte 1980 von Wagenfeld überarbeitet. Bereits vor 1967 überarbeitete Jucker die Leuchte. Diese Version [von Imago] unterscheidet sich jedoch deutlich von den alten Vorbildern.

1. Stehleuchte [Bst 23]
2. Gyula Pap 1923/1981
3. H 168 cm, Glühbirne Ø 37 cm
4. Eisen schwarz lackiert. Metall vernickelt. Glas ätzmatt
6. Tecnolumen
7. DM 2680
9. Ein Original ist nicht überliefert, als Höhe wurden 160 cm angegeben. Rekonstruiert vermutlich anhand von Fotografien und Zeichnungen ähnlicher Leuchten. Einige Details wurden leicht verändert, insgesamt wirkt die neue Leuchte etwas moderner.

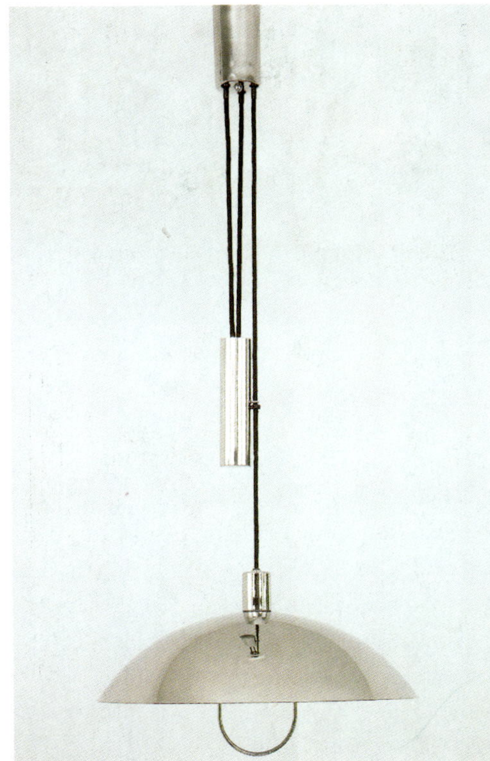

1. Hängeleuchte [HMB 25]
2. Marianne Brandt/Hans Przyrembel 1926/1981
3. Ø 30 cm
4. Aluminium vernickelt oder weiß lackiert
5. Ø 30/50 cm, mit oder ohne Rollenzug und Zugbügel
6. Tecnolumen
7. ab DM 700
9. Alter Name: ME 85a, Ø 30 cm, mit Zugbügel ME 105a, Ø 50 cm mit Rollenzug ME 78b. Die Originale im Bauhaus-Archiv sind aus Messing vernickelt und aus einfachem Aluminiumblech; sie wurden damals aber auch farbig gespritzt. Der Baldachin der alten Exemplare ist breiter und dafür niedriger.

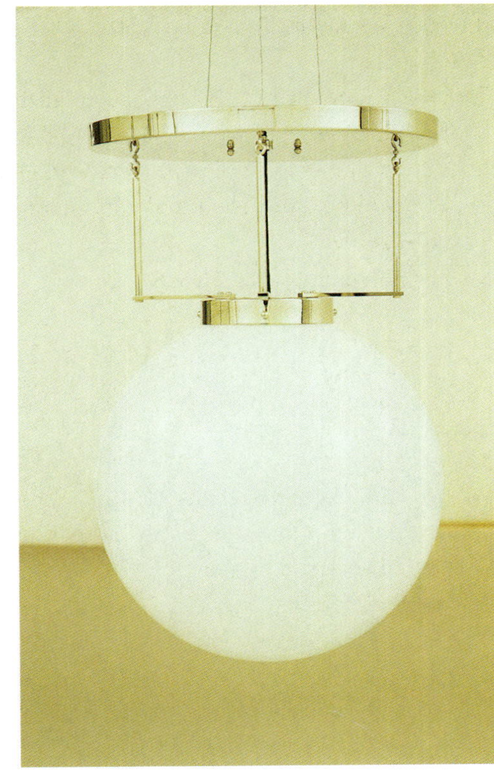

1. Deckenleuchte [DMB 26]
2. Marianne Brandt um 1926
3. H 61 cm, Ø 40 cm
4. Messing oder Messing vernickelt. Opalglas
5. Varianten Ø 25/30/35/40 cm
6. Tecnolumen
7. Ø 40cm, ab DM 1450
8. Alte Bezeichnung: ME 27, Ø nur 40 cm. Fotos zeigen eine Deckenplatte aus dunkel lackiertem Holz, die heute in glänzendem Metall hergestellt wird. Im Atelier von Moholy-Nagy in Dessau waren die drei Beine der Leuchte direkt an die Decke montiert, nur in der Mitte gab es für den Anschluß einen kleinen Baldachin.

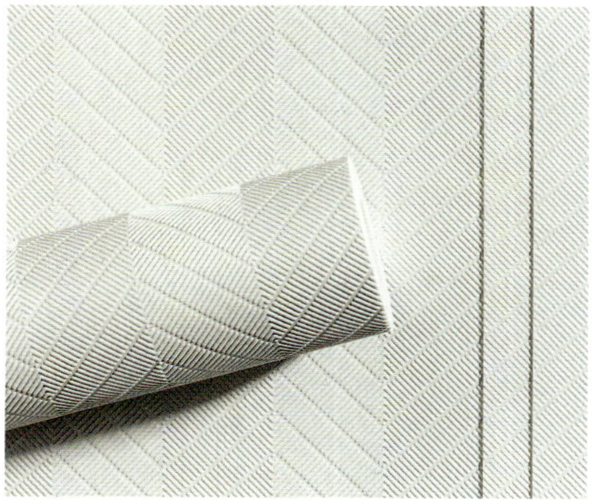

1. Tapetenkollektion „bauhaus 99“
2. Büro Walter Gropius um 1930/1988
3. Rolle 0,53 x 10,05 m
4. Vlies, Reliefauftrag
5. zur Zeit fünf Muster, jeweils in mehreren Farbstellungen
6. Tapetenfabrik Gebr. Rasch
7. ca. DM62/Rolle
8. Die Tapete wird seit 1929 in immer wieder veränderten Mustern hergestellt. Die heutigen Entwürfe stammen von Hermann Fischer und aus dem Büro Walter Gropius.

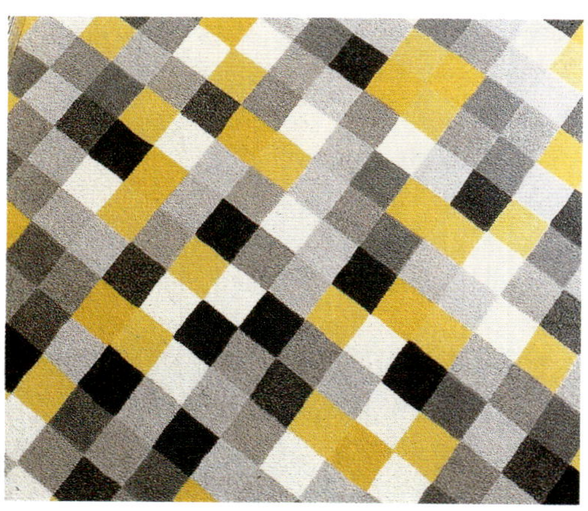

1. Teppichboden
2. Gertrud Arndt und andere 1926 bis 1930/1993
3. Bahnenbreite 4 m
4. Getufteter Feinvelours aus Polyamid
5. Die Kollektion von Teppichböden umfaßt Entwürfe mehrerer Bauhausweberinnen: Gunta Stölzl (2), Gertrud Arndt (2), Kitty Fischer (2), Monica Bella-Broner (2), Grete Reichardt (3).
6. Vorwerk
7. ca. DM 118/m²
8. Die Realisierung der Entwürfe für Weberei oder Teppiche als Teppichboden widerspricht den Ideen von Bauhausproduktion; jedoch haben mindestens zwei der Weberinnen, Gertrud Arndt und Monica Bella-Broner, die Realisierung ihrer Entwürfe mit betreut.

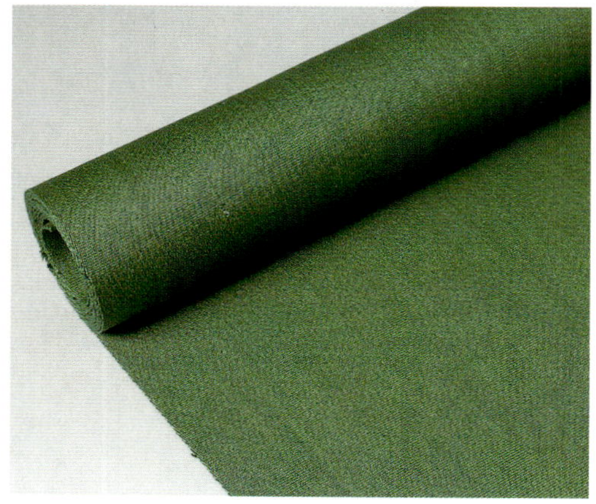

1. Eisengarnstoff
2. Grete Reichardt 1927
3. Breite 7,5 cm, 13,5 cm, 20 cm, 40 cm
4. Eisengarn besteht aus mehrfach gezwirnten, paraffinierten Baumwollfäden. Farben: blau, rostrot, grün, schwarz.
6. Tecta
7. DM 255/m, 40 cm breit
8. Eisengarn ist am Bauhaus zur Bespannung der Stahlrohrstühle entwickelt worden.

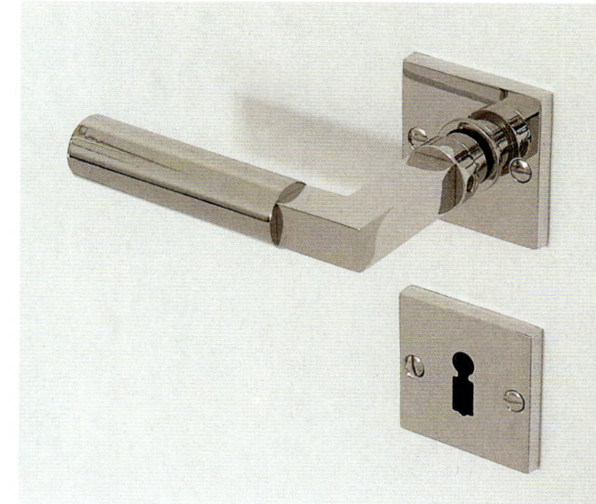

1. Türdrücker
2. Walter Gropius/Adolf Meyer 1922
3. Drücker L 11 cm, Ø 2 cm
4. Messing, Messing matt oder glänzend, vernickelt oder verchromt
5. je nach Hersteller verschiedenste Teile
6. Dorow
7. Klinke mit Rosetten, Schlüsselrosetten vernickelt, ab DM 233
8. 1923 wurde die manufakturmäßige Herstellung in Berlin aufgenommen. Alte Exemplare sind relativ unterschiedlich in der Ausführung und den Maßen.
9. Der Drücker unterliegt nicht mehr dem Urheberrecht und wird daher von mehreren Firmen in unterschiedlichen Ausführungen angeboten:
   Bisschop
   Tecnolumen (seit 1984): ab DM 290
   Redesign von FSB (seit 1986): nur in Edelstahl ca. DM 500 und Aluminium ca. DM 250.
   Als Redesign von Mendini, mit einer kleinen Fuge am Ende des Zylinders, wird der Drücker von FSB angeboten. Durch die modernen Materialien Edelstahl und Aluminium verliert der Drücker seine Geschichte, sein Ausdruck ist technisch und wie von heute; entsprechend ist er in vielen öffentlichen Bauten der letzten Jahre zu sehen. In Messing oder vernickelt wirkt der Drücker eher wie ein „schönes Stück“ für den gehobenen Wohnbereich.

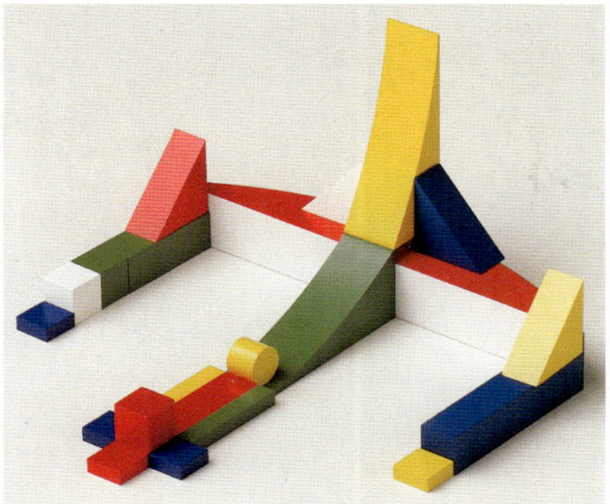

1. Bauspiel des Bauhauses
2. Alma Siedhoff-Buscher 1924/1977
3. 27 x 6,5 x 4 cm (im Karton)
4. Farbig lackiertes Ahornholz, 19 Teile
6. Naef
7. DM 145

Foto: Naef

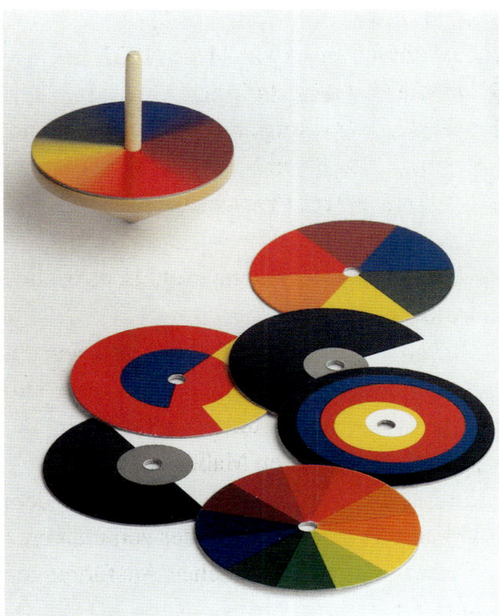

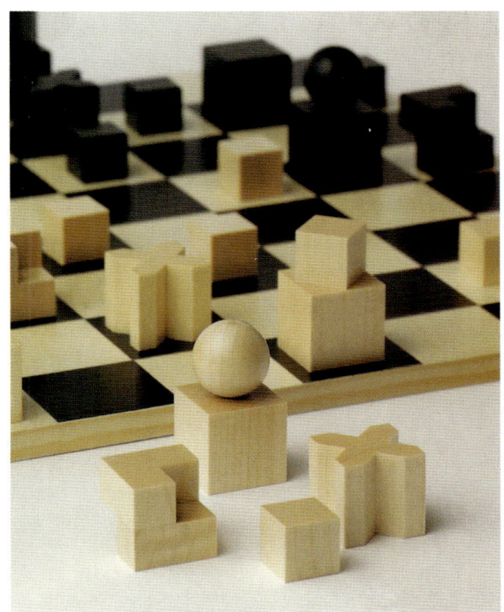

Firmen:
Alessi Deutschland GmbH, Tel. 040-3960000
Bisschop GmbH, Tel. 02051-63049
Dorow GmbH, Tel. 0421-321190
FSB, Tel. 05272-60 80
Jado, Tel. 06074-896 01
Knoll International GmbH, Tel. 07144-2010
Naef AG, Schweiz, 0041-61-851.1844
Schott Jenaer Glas GmbH, Tel. 03641-6810
L. & C. Stendal GmbH, Tel. 03931-6326
Tapetenfabrik Gebr. Rasch, Tel. 05461-81200
Tecnolumen, Tel. 0421-444016
Tecta, Tel. 05273-37890
Gebrüder Thonet GmbH, Tel. 06451-5080
Vorwerk & Co., Tel. 05151-1030

1. Optischer Farbmischer
2. Ludwig Hirschfeld-Mack 1924/1977
3. Ø 10 cm
4. Farblos lackiertes Ahornholz, Spitze mit Metall verstärkt. Sieben Farbscheiben aus lackiertem Karton
6. Naef
7. DM 50
8. Ein Original im Bauhaus-Archiv ist in Form und Farbe des Kreisels aus funktionalen Gründen leicht abweichend.

Foto: Naef

1. Schachfiguren
2. Josef Hartwig 1924/1981
3. 44 x 7,5 x 4,5 cm (Kiste)
4. Ahornholz teils schwarz lackiert, 32 Figuren
6. Naef
7. DM 335
8. Die Schachfiguren wurden in den 20er Jahren in mindestens drei Varianten hergestellt. Das von Naef produzierte Spiel ist die wohl späteste und radikalste Lösung. Brett und Kiste, damals auch in mehreren Varianten hergestellt, wurden neu entworfen.

Foto: Naef

Die Autoren

Ute Ackermann, geb. 1965 in Leipzig; Studium der Kunsterziehung, deutschen Sprache und Literatur in Leipzig; seit 1992 Ausstellungsprojekte zum Bauhausmeister Georg Muche; Mitarbeit an Veröffentlichungen zum Bauhaus und publizistische Tätigkeit; derzeit wissenschaftliche Bearbeitung des Editionsprojektes „Die Protokolle des Meisterrates am Staatlichen Bauhaus in Weimar 1919–1925“ des Thüringischen Hauptstaatsarchivs Weimar; lebt in Weimar.

Olaf Arndt, Autor und bildender Künstler, lebt in Berlin; Gründer der Maschinen-Gruppe BBM; arbeitet derzeit als Art Director des ZKM Karlsruhe für den Themenpark „Wissen“ der Expo 2000.

Christoph Asendorf, geb. 1955, Studium der Kunstgeschichte, Geschichte und Germanistik in Heidelberg und Berlin; seit 1996 Professor für Kunst und Kunsttheorie an der Europa-Universität in Frankfurt (Oder); publizierte zuletzt: „Super Constellation – Flugzeug und Raumrevolution“.

Eva Badura-Triska, geb. 1954 in Wien, Studium der Kunstgeschichte und klassischen Archäologie in Wien und London; seit 1979 Kuratorin am Museum moderner Kunst Wien; zahlreiche Publikationen zur Kunst des 20. Jahrhunderts, darunter monografische Werke zu Johannes Itten, Rudolf Schwarzkogler und Franz West.

Anja Baumhoff, Studium der Germanistik, Politik, Geschichte, Ethnologie und Anthropologie an den Universitäten Freiburg und Oxford; Promotion in Sozialgeschichte an der Johns Hopkins University in Baltimore, USA, über den Zusammenhang von Geschlecht, Kunst und Technik am Bauhaus; 1992–1993 wissenschaftliche Mitarbeiterin am Fachbereich Geschichte der TU Berlin; seit 1994 Assistentin an der Bauhaus Universität Weimar im Fachbereich Designgeschichte; Mitherausgeberin der Zeitschrift „Frauen/Kunst/Geschichte“.

Paul Betts unterrichtet europäische Geschichte an der University of North Carolina, Charlotte; zur Zeit Arbeit an „The Pathos of Everyday Objects: A Cultural History of West German Industrial Design, 1945–1965“, das von der University of California Press veröffentlicht wird; Mitherausgeber des Bandes „Pain, Prosperity and the Past: Twentieth Century German History Reconsidered“, der im nächsten Jahr von der Stanford University Press herausgegeben wird.

Bazon Brock, geb. 1936, Ausbildung und Tätigkeit als Dramaturg; ab 1957 erste Aktionslehrstücke; ab 1968 Besucherschulen auf der documenta in Kassel, Besucherschulen auf der Art Frankfurt; 1965–1976 Lehrtätigkeit im Fach Ästhetik HbK Hamburg, 1977–1980 an der Hochschule für Angewandte Kunst in Wien, seit 1980 an der BUGH Wuppertal; Publikationen (u. a.): „Ästhetik als Vermittlung“, Hrsg. Karla Fohrbeck, Köln 1977; „Ästhetik gegen erzwungene Unmittelbarkeit“, Hrsg. Nicola von Velsen, Köln 1986; „Die Re-Dekade – Kunst und Kultur der 80er Jahre“, Hrsg. Achim Preiß, München 1990; Katalogbuch „Die Macht des Alters“, Köln 1998; „Die Welt zu Deinen Füßen“, Köln 1998. Vorsitzender des Künstlervereins „Malkasten“, Düsseldorf; Herausgeber der Reihe „Ästhetik und Naturwissenschaft“, Springer Verlag Wien.

Ute Brüning, Kunsterzieherin und Kunsthistorikerin, seit 1981 freiberuflich in Berlin tätig; Ausstellungen, Projekte und Publikationen über Werbung, Typografie, Alltagskultur und DDR-Design.

Cornelia von Buol, geb. 1968 in München; Studium der Kunstgeschichte, Kommunikationswissenschaft und Psychologie in München; Magisterarbeit über den japanischen Architekten Tadao Ando; von 1992 bis 1998 an der Neuen Sammlung, Staatliches Museum für angewandte Kunst, in München tätig, in den letzten Jahren vor allem in der Keramik- und Porzellansammlung; zur Zeit Promotion mit einem Thema über den amerikanischen Fotorealismus.

Nicole Colin, geb. 1966; Studium der Philosophie, Germanistik, Geschichte und Ästhetik; Promotion 1993; wissenschaftliche Autorin, Übersetzerin, Dramaturgin und Dozentin; Konzeption historischer Ausstellungen (u. a. für das Goethe-Institut); Publikationen: „Leiden – im Lichte einer existenzialontologischen Kategorialanalyse“, Amsterdam/Atlanta 1994, Bazon Brock. „Der Selbstentfesselungskünstler. Einführung in eine Ästhetik des Unterlassens“, Weimar 1995; lebt und arbeitet in Paris.

Michael Erlhoff, wissenschaftlicher Mitarbeiter für Deutsche Literaturwissenschaft, Chefredakteur einer Kunstzeitschrift, freier Autor, Mitglied im Beirat der documenta 8, Geschäftsführer des Rats für Formgebung, Gründungsdekan des Kölner Fachbereichs Design; Präsident der Raymond Loewy Foundation, Berater internationaler Design-Hochschulen und Unternehmen; lebt und arbeitet in Köln.

Martin Faass, geb. 1963 in Karlsruhe; Studium der Kunstgeschichte und Germanistik an der Philipps Universität Marburg und der Freien Universität Berlin; Magister 1993 mit einer Arbeit über den figurativen Konstruktivismus bei Rudolf Jahns; Promotion an der Freien Universität Berlin über das Thema Lyonel Feininger und der Kubismus; tätig als wissenschaftlicher Autor und als Kurator verschiedener Ausstellungsprojekte; lebt in Hamburg.

Jeannine Fiedler, geb. 1957; Studium der Theater- und Filmwissenschaften, Kunstgeschichte und Publizistik an der FU Berlin; Publikationen u. a.: „Fotografie am Bauhaus“, Berlin 1990, „Paul Outerbridge jr.“, München 1993, „Social Utopias“, Wuppertal 1995; lebt in Berlin.

Ulrich Giersch, geb. 1954 in Moers am Rhein; Studium der Kunst- und Kulturwissenschaften in Marburg, Paris und Berlin; Promotion 1985; Ausstellungskurator und Publizist; Publikationen u. a. „Spurensicherung. 40 Jahre Werbung in der DDR“, Frankfurt/M. 1990, „Sehsucht. Zur Geschichte der Panoramen“, Bonn 1993, „Gummi – die elastische Faszination“, Dresden/Berlin 1995; lebt in Berlin.

Andrea Gleininger, promovierte Kunst- und Architekturhistorikerin; von 1983–1993 wissenschaftliche Mitarbeiterin am Deutschen Architekturmuseum; seit 1994 Lehrbeauftragte und Gastprofessorin an der Hochschule für Gestaltung, Karlsruhe; umfangreiche publizistische Tätigkeit im Bereich Architekturgeschichte des 20. Jahrhunderts, zeitgenössische Kunst, Architektur und neue Medien.

Andreas Haus, Inhaber eines Lehrstuhls für Kunstwissenschaft an der Hochschule der Künste Berlin; Sprecher des dortigen Graduiertenkollegs „Praxis und Theorie des künstlerischen Schaffensprozesses“; Arbeitsfelder und Publikationen: Architektur und Kunst des 17. Jahrhunderts in Italien; Allgemeine Kunstwissenschaft und Ästhetik seit der Aufklärung, insbesondere seit der Industriellen Revolution; K. F. Schinkel; Bauhaus; Geschichte und Theorie der Fotografie; Spezifik des künstlerischen Schaffens im historischen Kontext.

Ulrike Herrmann, geb. 1961; Studium der Kunstgeschichte, Archäologie und Geschichte in Bochum und Berlin; zur Zeit Promotionsverfahren über das fotografische Werk Otto Steinerts an der Ruhr-Universität Bochum; Aufarbeitung des Negativ-Nachlasses von Otto Steinert im Museum Folkwang Essen; Lehrauftrag für Fotogeschichte an der Fachhochschule Dortmund.

Karsten Hintz, arbeitet für die Bauhaus-Archiv GmbH in Berlin und betreut das Programm des bauhaus shops. Im Museum und per Versand werden Designobjekte seit dem Bauhaus angeboten, darunter auch Neuauflagen von Bauhausobjekten.

Britta Kaiser-Schuster, geb. 1957; Studium der Kunstgeschichte und Philosophie in Heidelberg und Berlin; zahlreiche Publikationen und Ausstellungen zum Themenkreis Bauhaus, speziell zur Farbe am Bauhaus; Dezernentin bei der Kulturstiftung der Länder, Berlin.

Martin Kieren, geb. 1954, Architekturstudium in Dortmund und Berlin, 1979 Diplom; 1979–1989 wissenschaftlicher Mitarbeiter an der Hochschule der Künste Berlin, am Bauhaus-Archiv Berlin und an der ETH Zürich; 1989 Promotion; seit 1990 tätig als Lehrbeauftragter, Buchautor, Redakteur, Ausstellungskurator und Mitarbeiter verschiedener Radioanstalten und in- und ausländischer Architekturzeitschriften; lebt in Berlin.

Kay Kirchmann, Hochschuldozent für Medienwissenschaft an der Universität Konstanz; Studium der Theater-, Film- und Fernsehwissenschaft, Germanistik und Anglistik in Köln; Promotion an der Universität GH Siegen; Veröffentlichungen zu Theorie, Geschichte und Ästhetik des Films und des Fernsehens, zur Medien- und Zeittheorie, zur Kultur- und Wahrnehmungsgeschichte der Medien sowie zum Tanz- und Avantgardetheater.

Friederike Kitschen, geb. 1964; Studium der Kunstgeschichte, Literaturwissenschaft und Theaterwissenschaft in Bonn und München; 1994 Promotion mit „Paul Cézanne. Stilleben", erschienen 1995; Publikationen zur Kunst des 19. und 20. Jahrhunderts; seit 1996 Leiterin des Kunstvereins Ulm und Projektleiterin der Ausstellungsgruppe „Architektur und urbaner Raum" am Stadthaus Ulm.

Karl Kühn, geb. 1944; 20 Jahre Konzeptionstexter und Creative Director in internationalen Top-Ten-Agenturen; Etats von De Beers, Pepsi Cola bis zu Pharmaprodukten und International Banking, alle Medien; heute Creative Consultant für Business-to-business-Projekte in Oberursel bei Frankfurt am Main.

Frauke Mankartz, geb. 1965 in Hamm/Westfalen; Kunstgeschichtsstudium in Marburg, Wien und Berlin; Magisterarbeit über Alberto Giacometti; mehrjährige Tätigkeit im Austellungs- und Museumsbereich; Spezialisierung auf Skulptur und Plastik in der 1. Hälfte des 20. Jahrhunderts; z. Zt. Wissenschaftliche Mitarbeiterin am Georg-Kolbe-Museum Berlin.

Christoph Metzger, geb. 1962 in München; 1991 Magister Artium in Frankfurt am Main, Promotion in Berlin 1997 bei Helga de la Motte-Haber und Hermann Danuser: Perspektiven zur Rezeption Gustav Mahlers; Lehraufträge an der TU Berlin; seit 1996 Vorstand der Berliner Gesellschaft für Neue Musik; Veranstalter von Festivals wie: Musik und Licht 1996, Musik im Dialog 1997/98, Minimalisms 1998, transmediale 1999, Klangkunstforum Potsdamer Platz 1999; Veröffentlichungen zur Musik des 19. und 20. Jahrhunderts, zur Filmtheorie und zur Klangkunst; lebt in Berlin.

Norbert M. Schmitz, geb. 1960; Kunst- und Filmwissenschaftler; 1992 und 1996 Assistent an der Universität-Gesamthochschule Wuppertal; Lehrveranstaltungen an der Ruhr-Universität Bochum und der Universität für künstlerische und industrielle Gestaltung Linz. Promotion über „Kunst und Wissenschaft im Zeichen der Moderne" (Exemplarische Studien zum Verhältnis von Kunstwissenschaft und klassischer Avantgarde um 1910, Alfter 1993); weitere Publikationen über stil- und motivgeschichtliche sowie genreästhetische Fragen in Malerei, Fotografie und Film; Herausgeber von Vorlesungsschriften Heinrich Wölfflins und Max Dvoráks, Alfter 1993; Arbeitsgebiete: Wechselverhältnis zwischen Kunst- und Filmgeschichte, Ästhetik der Moderne, Moderne, Medien- und Industriekultur, Fragen der kunstwissenschaftlichen Methodik.

Eva von Seckendorff, geb. 1955; Promotion an der Hochschule für Gestaltung, Ulm; freie Kunsthistorikerin; arbeitet für das Ulmer Museum und das HfG-Archiv; Organisation von Ausstellungen für zahlreiche Museen; Lehrauftrag für Designgeschichte an der Fachhochschule Würzburg.

Erik Spiekermann, geb. 1947, Schriftentwerfer und typografischer Gestalter; nach dem Studium der Kunstgeschichte und einem achtjährigen Englandaufenthalt 1979 Gründung von Meta-Design mit zwei Partnern; Honorarprofessor an der HfKM in Bremen; Vizepräsident des Rats für Formgebung und Präsident des Internationalen Instituts für Informationsdesign; Autor mehrerer Fachbücher über Schrift und Typografie; Seminare, Vorträge und Lehrveranstaltungen in aller Welt.

Sabine Thümmler, geb. 1956; Studium der Kunstgeschichte, Klassischen Archäologie und Ethnologie in Bonn; Promotion 1987; von 1986 bis 1989 Kostümbildnerin am Schauspiel Bonn; seit 1990 wissenschaftliche Mitarbeiterin und seit 1991 Leiterin des Deutschen Tapetenmuseums in Kassel; Ausstellungen und Publikationen zu Design, Kunstgewerbe und Tapetenhistorie.

Justus H. Ulbricht, geb. 1954, verheiratet, zwei Söhne; Studium der Geschichte, Germanistik und Pädagogik in Tübingen 1974–1980; seitdem freier Wissenschaftler und Hausmann; von 1995 bis 1998 Mitarbeiter der Stiftung Weimarer Klassik; zahlreiche Veröffentlichungen zu den Themen Geschichte der völkischen Bewegung, bürgerliche Jugendbewegung, Verlagsgeschichte des 20. Jahrhunderts, neureligiöse Strömungen in Deutschland, über deutsche Intellektuellengeschichte und Kulturgeschichte Thüringens im 20. Jahrhundert.

Katherine C. Ware; seit 1990 Assistentin im Department of Photographs des J. Paul Getty Museums, Los Angeles; letzte Publikationen: „In Focus: Man Ray", „In Focus: László Moholy-Nagy"; Zusammenarbeit mit fotografischen Sammlungen im San Francisco Museum of Modern Art und The Oakland Museum; Herausgeberin beim Smithsonian Institution Traveling Exhibition Service.

Arnd Wesemann, geb. 1961; Studium der Angewandten Theaterwissenschaft in Gießen; Kritiker u. a. für die Frankfurter Rundschau; Redakteur der Zeitschrift „ballet-tanz" in Berlin; bisher erschienen: „Jan Fabre" (in der Reihe „Regie und Theater", Fischer Verlag) und „Netznomaden & Datendummies" (Verlag Fannei & Walz).

Karin Wilhelm, Professorin für Kunstgeschichte an der Technischen Universität Graz; lebt in Berlin und Graz. Lehrtätigkeit in der Bundesrepublik Deutschland, Gastprofessuren in Berlin, Kassel, Oldenburg und Bonn; Studien- und Forschungsaufenthalte in Italien, England und USA. Organisatorin mehrerer internationaler Ausstellungen zur modernen Archtiektur und zum Design (Berlin, London, Stockholm). Themenschwerpunkte: Architektur und Kunst des 18. bis 20. Jahrhunderts, Kunsttheorie und Ästhetik. Publikationen u. a.: „Walter Gropius – Industriearchitektur", „Porträt Frei Otto", „Kunst als Revolte? Von der Fähigkeit der Künste, Nein zu sagen", „Sehen – Gehen – Denken. Der Entwurf des Bauhausgebäudes", „Zeichen des Körpergefühls. Zur Raum- und Körperwahrnehmung in der Architektur" u. v. a.

Register

Halbfette Seitenzahlen verweisen auf Abbildungen.

Bildnachweis

Herausgeber und Verlag haben sich bis Produktionsschluß intensiv bemüht, alle weiteren Inhaber von Abbildungsrechten ausfindig zu machen. Personen und Institutionen, die möglicherweise nicht erreicht wurden und Rechte an verwendeten Abbildungen beanspruchen, werden gebeten, sich nachträglich mit dem Verlag in Verbindung zu setzen.

(o=oben; u=unten; re=rechts; li=links; Mi=Mitte)

© Öffentliche Kunstsammlung Basel: Foto: Martin Bühler: S. 251; S. 266; 607 Mi; **© Naef AG, Basel:** S. 633 o; 633 u, li; 633 u, re; **© AKG Photo, Berlin:** S. 396; **© Bauhaus-Archiv, Museum für Gestaltung, Berlin (BHA):** Umschlagvorderseite; Umschlagrückseite; S. 8; 9; 15 u; 17; 18; 20 o; 20 u; 21; 24; 27; 28u; 30; 31; 46; 50; 51 u; S. 54; 56; 57; 59; 62 o; 65 o; 66; 67; 68; 69; 72; 73; 75 li; 75 re; 76 o, li; 77; 82; 83; 86 li; 88 o; 88 u; 89; 91; 93; 99; 101 li; 103; 105; 106/107; 108; 111; 112; 113; 115 o; 116 o; 118/119; 121; 124 re; 126; 128; 129; 130; 131 o; 133 o; 133 u; 134; 138 o; 144 u; 145; 148; 150 u; 151; 152; 154; 155 o; 156 u; 157; 159 o, re; 159 u; 172; 173 re; 174; 177 li; 177 re; 183 o; 186 o; 186 u; 189 o; 189 u; 190; 191; 196 u, li; 196 u, re; 198; 202 u; 203; 204; 207 o; 207 u; 208; 209; 210; 211; 213; 214 o; 214 u; 216 o; 216 u; 217 li; 217 re; 218/219; 223 o; 223 u; 229; 230; 233; 242; 243 li; 243 re; 244; 247 o; 268 o; 274 u; 276; 278; 280; 288 li; 288 re; 290; 312 o; 314; 315 re; 316 o; 324 o; 329; 351 re; 354 u; 355; 364 li; 364 re; 368 o; 371 u.; 373 o; 375 o; 377 o; 378 re; 380 u; 381 o; 389; 394; 398 o; 402; 403 o; 406 o; 408 li; 409 u; 410 u; 411 u; 416; 417 u; 418; 421 re; 422 u; 424; 425 u; 426 o; 426 u; 427 re; 428 li; 428 re; 429 u; 431 o; 434 o; 437 u; 437 o; 439; 441 o, re; 443 u; 449 o, re; 449 u; 451; 453 o; 453 u; 455 u; 458 u; 460; 461 o; 461 u; 463; 464 o; 466 li; 466 re; 467; 468; 475; 476 o; 476 u; 477 o; 482 o, li; 491; 498 u; 500; 508; 510 li; 512 o; 512 u; 513; 514; 515 o; 515 u; 516; 517 o; 517 u; 518 u; 519; 521; 522 o; 522 Mi, li; 522 Mi, re; 522 u, li; 522 u, re; 523 o, li; 523 o, re; 523 u, li; 523 u, re; 524 o, li; 524 o, re; 524 u; 525 o, li; 525 o, re; 525 u; 530 re; 531 u; 539 u; 540 u; 553 u; 557 o; 558 o; 560 o; 560 u, re; 562; 563; 564; 566 o; 566 u; 567 u; 568 o; 568 u; 569; 570 o; 571; 572; 573; 586/587; 589; 599; 603 Mi; 607 u; 614; 616 o; 616 Mi; 616 u; 617 o; 618 u; 620 o; 620 u; 621; 622 re; 622 li; **Foto: Fotostudio Hans-Joachim Bartsch:** S. 76 o, re; 268 u; 365; 469 li; **Foto: Beeldrecht:** S. 350; **Foto: Otti Berger:** 175 o; **Foto: Berliner Morgenpost:** S. 159 o, re; **Foto: Fritz Bliefernicht:** S. 489 li; **Foto: Blüh:** S. 102 u; **Foto: Wanda von Debschitz-Kunowski:** S. 95; **Foto: Donath, Presse-Bilder**: 80; **Foto: T. Lux Feininger:** S. 149 re; 282 li; **Foto: Fotografische Werbung:** S. 485; **Foto: Frankl:** S. 144 o; **Foto: Reinhard Friedrich:** S. 367 o; 570 u; **Foto: Taylor Gregg:** S. 51 o; **Foto: Großfoto:** S. 114; 131 u; **Foto: Renate Gruber:** S. 291; **Foto: Ernst Hahn:** S. 74; **Foto: Markus Hawlik:** S. 37; 62 u; 65 o; 65 u; 104 u; 117; 193 o, li; 193 o, re; 222; 226 re; 270; 305; 306; 330 re; 331; 351 li; 361 u; 362 u; 376 o; 376 u; 378 li; 385; 388 li; 388 re; 395 o; 397; 398 u; 414; 435 o, re; 436; 470 u, li; 473; 482 u, li; 484; 537 u; 547; 557 u, li; 613 o; 615; **Foto: Louis Held:** S. 58; 132 o; **Foto: W. Hüsing:** S. 567 o; **Foto: Dr. F. Karsten:** S. 619 u; **Foto: Hermann Kiessling:** S. 357; 363; 618 o; **Foto: Hans Kinkel:** S. 53; 76 u; **Foto: Landesbildstelle Berlin:** S. 55 re; **Foto: Gunter Lepkowski:** S. 86 re; 192; 308; 328; 360; 386 o, li; 386 o, re; 386 u; 405; 408 li; 411 o, li; 429 o, li; 429 o, re; 433; 435 u; 440; 445 u; 446 o; 447 o; 450; 457 re; 464 u; 465 re; 474; 492 li; 493; 497; 617 u; **Foto: Lepkowski/Kraus:** S. 446 u; **Foto: Edmund Lill:** S. 188; **Foto: J. J. von der Linden:** S. 505 o; **Foto: J. Littkemann:** S. 356; 470 o, li; 472 Mi; 477 u, li; **Foto: Lucia Moholy, Dr. F. Karsten**: 619 u; **Foto: Musche:** S. 200/201; **Foto: photodocuments Nemerlin:** S. 55 li; **Foto: Niggemeyer:** S. 494 re; **Foto: O.R.T.:** S. 309; **Foto: B. Otte:** S. 557 u, re; **Foto: Walter Peterhans, Brigitte Peterhans:** S. 146; 212 o; 212 u; **Foto: R. Petschow:** S. 193 u; **Foto: Mathilde Reindl:** 175 u; **Foto: Isolde Rose:** S. 581 o; **Foto: Jost Schilgen:** S. 432 o, li; **Foto: Atelier Schneider:** S. 22; 33; 52; 182 o; 185 li; 322 o; 361 o; 367 u; 384 o; 391 re; 399; 415 re; 454 u; 469 re; 488; 494 li; 505 u; 575; 612 o; 612 Mi; 612 u; 612/613 o; 612/ 613 Mi; 612/613 u; 613 Mi; **Lore und Jost Siedhoff:** S. 406 u; **Foto: Ernst Steinkopf:** S. 49; **Foto: Ezra Stoller:** S. 228; **Foto: Theis:** S. 199; 202 o; **Foto: Wingler:** S. 70; 71; **Atsuo Yamawaki:** S. 607 o; **© Designsammlung Ludewig; Berlin: Foto: Gunter Lepkowski:** S. 324 u; **© Dorland Werbeagentur, Berlin:** S. 342; **© Nachlaß Scheper, Berlin: Foto: Markus Hawlik:** S. 455 o; **© Archiv Spieckermann, Berlin:** S. 504; **© Sammlung Kieren, Berlin:** S. 215 u; 553 o; **Foto: Markus Hawlik:** S. 201; 552; **© Staatliche Museen zu Berlin – Preußischer Kulturbesitz (SMBPK**): S. 16; 38; 40; 41 o; 41 u; 47; **Foto: Dietmar Katz:** S. 61; **© Ullstein Bilderdienst, Berlin:** S. 26; 44 u; 96/97; 326; 548 u; 604 u; **Foto: Gert Kreutschmann:** S. 43; **Foto: Klaus Lehnartz:** S. 42; 45; **© Kunstmuseum Bern, Klee-Museum: Foto: Peter Lauri:** S. 265; 267 re; **© Kunstmuseum Bern; Stiftung Othmar Huber:** S. 264; **© Collection The Josef Albers Foundation, Bethany, Connecticut:** S. 142 u; 310; **Foto: Tim Nighswander:** S. 316 u; 318; **© Historische Sammlung der v. Bodelschwinghschen Anstalten Bethel:** S. 395 u; **© Courtesy North Carolina State Archives/Black Mountain College Papers:** S. 63; **© TECTA/ Stuhlmuseum Burg Beverungen:** S. 330 li; 606 li; 624 li; 624 re; 625 li; 626 li; 627 li; 627 Mi; 627 re; **© VG Bild-Kunst, Bonn:** S. 14; 19; 23; 29; 84; 85; 87; 90; 124 li; 183 u; 184; 220; 221 o; 221 u; 235 re; 239 li; 239 re; 241; 259 re; 271; 293; 294; 296; 297; 301 re; 304; 308; 309; 310; 312 u; 313; 315 li; 317; 319 o; 333; 336 u; 337; 338; 347; 353 re; 354 o; 366 u; 369 o; 393; 419 o; 458 o; 481 re; 482 re; 483; 499 u; 510 re; 549 li; 549 re; 550; 581 o; 585; 606 Mi; **Foto: Fotostudio Hans-Joachim Bartsch:** S. 348/349 u; **Foto: Courtesy of the Busch-Reisinger Museum/ Harvard University Art Museums, Cambridge, Mass.:** S. 5; 307; 334; 490; 540 o; **Foto: Bildarchiv Preußischer Kulturbesitz**: 249; **Foto: Joself Albers Foundation, Orange:** S. 311; 316 u; **Dr. Vital Hauser:** S. 102 o; 354 o; 430 u; **Foto: Markus Hawlik:** S. 122 o; 122 u; 123; 180 li; 180 re; 181 li; 181 re; 303; 335 li; 335 re; 339; 438; 481 li; 487; 615; **Foto: Hermann Kiessling:** S. 336 o; 577 li; **Foto: Paul-Klee-Stiftung, Kunstmuseum Bern:** S. 250; 253; 254; 255; **Foto: Gunter Lepkowski:** S. 238 li; 238 re; 271; 362 o; 499 o; **Foto: Museum moderner Kunst/Stiftung Ludwig, Wien:** S. 299; **Foto: 1999** The Museum of Modern Art (MOMA), New York: S. 252 (1999); 295 (1999); **Foto: Museum Folkang, Essen**: 425 o; **Foto: Atelier Schneider:** S. 138 u; 185 re; 236; 237; 240; 296; 315 li; 340/341; 343; 344; 345; 348/349 o; 352 li; 366 u; 489 re; 613 u; **Foto: Paula Stockmar:** S. 232; **Foto: Universität zu Köln/Theaterwissenschaftliche Sammlung:** S. 300; 301 li; **Foto: SMBPK**: 413; **Foto: Westfälisches Landesmuseum für Kunst und Kulturgeschichte Münster/Wakonigg:** S. 298; **© VG Bild-Kunst, Bonn/ The Munch Museum – The Munch Ellingsen Group:** S. 602 li; **© VG Bild-Kunst, Bonn/ ProLitteris, Zürich: Foto: Kunsthaus Zürich:** S. 234; 235 li; **© Archiv der Gerhard Marcks-Stiftung: Foto: Jürgen Nogai:** S. 577 re; **© Privatbesitz Bremen:** S. 411 o, re; **Foto: Markus Hawlik; © Tapetenfabrik Gebr. Rasch, Bramsche:** S. 632 o; li; **© Tecnolumen, Bremen:** S. 629 o, li; 631 li; 631 Mi; 631 re; **© Wilhelm Wagenfeld Stiftung, Bremen: Foto: Dore Barleben:** S. 36; **© Chicago Historical Society:** S. 225 o; 225 u; 226 li; 231; **Foto: Hedrich-Blessing:** S. 224; 227; **© Technische Universität (TU) Darmstadt, Nachlaß Bartning: Foto: Markus Hawlik:** S. 56; **© Museum für Stadtgeschichte, Dessau: Foto: Hans-Joachim Mellies:** S. 560 u; li; **© Stiftung Bauhaus Dessau (SBD), Archiv der Sammlung:** S. 48; 163; 166; 167; 168; 169; 170; 171; 194; 196 o; 368 u; 369 u; 372 o; 372 Mi; 372 u; 379; 382; 383 o; 383 u; 384 u; 390; 391 li; 403 u; 415 li; 417 o; 419 o; 420; 431 u; 432 u; 442; 479; 559 o; 559 u; 560 u, li; 640; **Foto: Peter Kühn:** S. 125; 459; 539 o; **Foto: Rudolf Wakonnig:** S. 412; **© G. und A. Jenny, CH-Dornach, Courtesy Galerie Thomas, München: Foto: Markus Hawlik:** S. 272; **© Kupferstichkabinett, Staatliche Kunstsammlungen Dresden:** S. 100; **© Kunstsammlung Nordrhein-Westfalen, Düsseldorf:** S. 247 u; **© Museum Folkwang, Essen:** S. 141; 158 li; 158 re; 520 li; 531 o; **© Gebrüder Thonet GmbH, Frankenberg: Foto: Michael Gerlach:** S. 625 Mi; 625 re; **Foto: Till Leeser:** S. 626 Mi; **© Staatliche Galerie Moritzburg Halle, Landeskunstmuseum Sachsen-Anhalt/Sammlung Photographie/Hans-Finsler-Nachlaß: Foto: K. Göltz:** S. 448 re; **© Vorwerk & Co., Hameln:** S. 632 u; **© Deutsche Werkstätten Hellerau, Dresden:** S. 44 o; **© Alessi Deutschland GmbH, Hamburg:** S. 629 o, re; 629 u, li; 629 u, re; 630 li; 630 Mi, o; 630 Mi, u; **© Schott Jenaer Glas GmbH, Jena:** S. 629 u, Mi; **© Rheinisches Bildarchiv Köln:** S. 274 o; **© Galerie Rudolf Kicken, Köln/ Phyllis Umbehr, Frankfurt/Main**: S. 11; 81; 98; 109; 156 o; 187; 506; **The Josef Albers Foundation, Orange**: 374; 375 u; **© Galerie Wilde, Köln: Foto: Florence Henri:** S. 507; **© Universität zu Köln; Theaterwissenschaftliche Sammlung:** S. 150 o; 262; 263; 546 u; **© Deutsches Textilmuseum Krefeld:** S. 39 o; 39 u, li; 39 u, re; **© Dr. Stephan Consemüller, Linsengericht-Waldrode:** S. 195 u; 325; 375 o; 377 u; 411 o, re; 434 u; 465 re; 534; 616 o; 619 o; **© Marlborough International Fine Art Gallery, London:** S. 275; **© Bridget Riley, London:** S. 319 u; **© The J. Paul Getty Museum, Los Angeles:** S. 92; 110 u; 135 o; 135 u; 136 u; S. 153; 159 o, li; 175 o; 320; 427 li; 462; 509; 511; 520 re; 526; 527; 530 li; **Foto: T. Lux Feininger:** S. 110 o; 132 u; 140; 147 li; 147 re; 149 li; 173 li; 518 o; **© Getty Research Center, Research Library, Los Angeles:** S. 101 re; 115 u; 116 u; 136 o; 137; 323; 373 u; 380 o; 381 u; 387; 456 o; 492 re; 501; 528; 529; 536; 623; **© Museum für Kunst und Kulturgeschichte der Hansestadt Lübeck:** S. 353 li; 605 o; **© Knoll International GmbH, Marbach am Neckar:** S. 624 Mi; 628 li; 628 Mi; 628 re; 629 o, Mi; **© Schiller-Nationalmuseum/Deutsches Literaturarchiv, Marbach am Neckar:** S. 538 u; **© Bildarchiv Foto Marburg:** S. 602 o; **© Stiftung Museum Schloß Moyland, Sammlung van der Grinten, Nachlaß Elisabeth Coester: Foto: Hugo Schmölz:** S. 60; **© Die Neue Sammlung, Staatliches Museum für angewandte Kunst, München:** S. 346; **© The Metropolitan Museum of Art (MMA), The Berggruen Klee Collection, New York:** S. 245 (1987.455.16); 246 (1987.455.12); 248 (1984.315.33); 604 o; **© Courtesy of The The Mies van der Rohe Archive/The Museum of Modern Art, New York:** S. 34/35; 498 o; **© Courtesy of The Lilly Reich Collection, The Mies van der Rohe Archive/The Museum of Modern Art, New York:** S. 478; **© The Solomon R. Guggenheim Foundation, New York: Foto: David Heald:** S. 256; 258; 267 li; **© Collection Arnold Crane, New York: Foto: Markus Hawlik:** S. 292; **© Germanisches Nationalmuseum Nürnberg:** S. 495; **© Sammlung Huber, Offenbach:** S. 165; 327; **© Archiv und Familiennachlass Oskar Schlemmer, Sekretariat I-28824 Oggebbio:** S. 422 o; 257; 284 li; 284 re; 286; 287; 289; 419 u; **© Bühnen Archiv Oskar Schlemmer, Sekretariat I-28824 Oggebbio:** S. 127 o; 281; 285; 452; 532/533; 535; 541 o, li; 541 o, re; 541 u; 542 o; 542 u; 543; 544 o; 544 u; 545 o; 545 u; 546 o; 580; 582; 605 Mi; **Foto: Erich Consemüller:** S. 534; **© Musée National d'Art Moderne, Paris:** S. 25; 259 li; 260; 456 u; 457 li; **© Bibliothèque Nationale de France, Paris:** S. 423; **© Norton Simon Museum, Pasadena, California/The Blue Four Galka Scheyer Collection:** S. 261; **© L. u. C. Stendal GmbH, Stendal:** S. 626 re; **© Art Gallery of New South Wales, Sydney:** S. 279; **© Misawa Bauhaus Collection, Tokyo:** S. 97; 104 o; 160; 161; 162/163; 164; 465 li; 496 o; 496 u; 537 o, li; 537 o, re; **© Greg Lynn FORM, Venedig:** S. 592; **© Bauhaus-Museum, Kunstsammlungen zu Weimar (KW): Foto: Roland Dreßler:** S. 142 o; 447 u; 472 li; 538 o; **Foto: Renno/Foto-Atelier Louis Held:** S. 322 u; 404 u; 444 li; 444 re; **© Kunstsammlungen zu Weimar (KW):** S. 421 li; 472 re; **Foto: Klaus G. Beyer Afiap:** S. 449 o; li; **Foto: Roland Dreßler:** S. 404 o; 445 o; **Foto: Foto-Atelier Louis Held:** S. 120; 352 re; 443 o; 470 re; 471; 554; 555; 574; 576 u; **© Bauhaus-Universität Weimar (BUW), Bauhaus-Bildarchiv:** S. 558 u; **Foto: J. Littkemann:** S. 77 u; re; **Foto: Fotoatelier Louis Held:** S. 215 o; 321; 441 o, li; 441 u; 556 o, li; 556 o, re; 556 u; 561 o; 561 u; 565; 576 o; **© Stadtmuseum Weimar: Foto: Foto-Atelier Louis Held:** S. 28 o; **© Graphische Sammlung Albertina, Wien:** S. 269; **© Sammlung Dieter und Gertraud Bogner, Wien: Foto: Franz Schachinger:** S. 143; **© Privatbesitz Wien: Foto: Augustin Ochsenweiter, Bozen:** S. 392; **© Dr. Vital Hauser, Zürich:** S. 15 o; 195 o; 197; 370 li; 370 re; 371 o; 406 o; 407; 408 re; 409 o; 429 u; 430 o; 432 o, re; 435 o, li; 448 li; 454 o; 588; 591; **© Institut für Geschichte und Theorie der Architektur an der Eidgenössisch-Technischen Hochschule Zürich:** S. 205; **© Klaus Itten, Zürich:** S. 419 o; **© Claudia Meyer, Züzich:** S. 155 u; 206; 410 o; **© Archiv Wesemann: Foto: Klaus Rabien:** S. 548 o; **© 1999, David Artichouk:** S. 593; 594; **© Frank O. Gehry:** S. 598; **© Marcos Novak:** S. 597; **© The Estate of Josef Breitenbach: Foto: Markus Hawlik:** S. 64; **© Privatsammlung Schweiz: Foto: Markus Hawlik:** S. 332; **© Privatsammlung: Foto: Markus Hawlik:** S. 273; 277; 551; **Foto: Atelier Schneider:** S. 127 u; **© SVT Bild/Das Fotoarchiv:** S. 602 u, re; 603 re; 604 Mi; 605 u; 606 re.

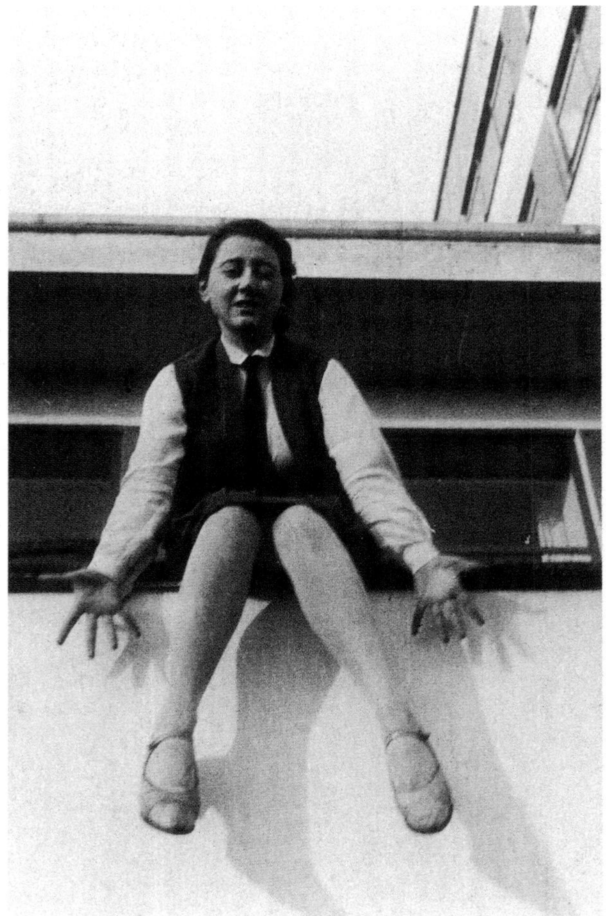

Annje Urias (Dolores del Bochum).
1927, Foto von Walter Allner, SBD,
Archiv der Sammlung.

Dank

Dieses Buch hätte ohne all jene bildgebenden Institutionen, die seit Jahrzehnten das Erbe des Bauhauses hüten, seine Geschichte und Werke erforschen und sammeln, nicht realisiert werden können. Ihnen gebührt an dieser Stelle großer Dank. Ganz besonders herzlich sei ihren Mitarbeiterinnen gedankt, die das ausgewählte Bildmaterial nicht nur hilfreich zusammengestellt, sondern auch mit wichtigen Korrekturen und Hinweisen versehen haben: Sabine Hartmann und Elke Eckert, Bauhaus-Archiv Berlin; Margot Rumler, Stiftung Bauhaus Dessau; Angelika Goder, Kunstsammlungen zu Weimar; Katherine C. Ware, Department of Photographs, J. Paul Getty Museum, Los Angeles; Beth Ann Guynn, Getty Research Center, Research Library, Los Angeles; Kaho Somada, Misawa Bauhaus Collection, Tokyo. Kirsten Thietz, Regine Ermert, Susanne Klinkhamels und Thomas Ristow ist für das sorgfältige Korrektorat der Texte zu danken und Sabine Schwarz für ihre unermüdliche Unterstützung bei der Projektdurchführung.